D1745864

Richard Nickel, August Schummer,
Eugen Seiferle

Lehrbuch der Anatomie der Haustiere

Band 3
Kreislaufsystem,
Haut und Hautorgane

Herausgegeben von
Karl-Heinz Habermehl, Bernd Vollmerhaus,
Helmut Wilkens, Helmut Waibl

Unter Mitarbeit von
Wolfgang Münster, Heide Roos

4., unveränderte Auflage

439 Abbildungen, davon 189 farbig

Parey Verlag · Stuttgart

Bibliografische Information
Der Deutschen Bibliothek

Die Deutsche Bibliothek verzeichnet diese Publikation in der Deutschen Nationalbibliographie; detaillierte bibliografische Daten sind im Internet über http://dnb.ddb.de abrufbar.

Wichtiger Hinweis: Wie jede Wissenschaft ist die Veterinärmedizin ständigen Entwicklungen unterworfen. Forschung und klinische Erfahrung erweitern unsere Kenntnisse, insbesondere was Behandlung und medikamentöse Therapie anbelangen. Soweit in diesem Werk eine Dosierung oder eine Applikation erwähnt wird, darf der Leser zwar darauf vertrauen, dass Autoren, Herausgeber und Verlag große Sorgfalt darauf verwandt haben, dass diese Angabe dem **Wissensstand bei Fertigstellung des Werkes entspricht.**

Für Angaben über Dosierungsanweisungen und Applikationsformen kann vom Verlag jedoch keine Gewähr übernommen werden. **Jeder Benutzer ist angehalten,** durch sorgfältige Prüfung der Beipackzettel der verwendeten Präparate – gegebenenfalls nach Konsultation eines Spezialisten – festzustellen, ob die dort gegebene Empfehlung für Dosierungen oder die Beachtung von Kontraindikationen gegenüber der Angabe in diesem Buch abweicht. Eine solche Prüfung ist besonders wichtig bei selten verwendeten Präparaten oder solchen, die neu auf den Markt gebracht worden sind. Vor der Anwendung bei Tieren, die der Lebensmittelgewinnung dienen, ist auf die in den einzelnen deutschsprachigen Ländern unterschiedlichen Zulassungen und Anwendungsbeschränkungen zu achten. **Jede Dosierung oder Applikation erfolgt auf eigene Gefahr des Benutzers.** Autoren und Verlag appellieren an jeden Benutzer, ihm etwa auffallende Ungenauigkeiten dem Verlag mitzuteilen.

1. Auflage 1976
2. Auflage 1983
3. Auflage 1996

© 2005 Parey Verlag in
MVS Medizinverlage Stuttgart GmbH & Co. KG
Oswald-Hesse-Str. 50, D-70469 Stuttgart

Unsere Homepage: www.parey.de

Printed in Germany

Umschlaggestaltung: Thieme Verlagsgruppe
Herstellung: NEUNPLUS1, Berlin
Satz: Mitterweger, Plankstadt
Druck: Salzlanddruck, Staßfurt
Bindung: LGB, Leipzig

ISBN 3-8304-4164-9   1 2 3 4 5 6

Geschützte Warennamen (Warenzeichen ®) werden **nicht immer** besonders kenntlich gemacht. Aus dem Fehlen eines solchen Hinweises kann also nicht geschlossen werden, dass es sich um einen freien Warennamen handelt.

Das Werk, einschließlich aller seiner Teile, ist urheberrechtlich geschützt. Jede Verwendung ist ohne Zustimmung des Verlages außerhalb der engen Grenzen des Urheberrechtsgesetzes unzulässig und strafbar. Das gilt insbesondere für Vervielfältigungen, Übersetzungen, Mikroverfilmungen oder die Einspeicherung und Verarbeitung in elektronischen Systemen.

Richard Nickel
zum Gedenken

Richard Nickel (1905–1964), Dr. med. vet. habil., Dipl.-Landwirt, ordentlicher Professor für Veterinäranatomie, -histologie und -embryologie von 1948–1964 in Hannover

Verfasser und Bearbeiter der Bände I–V des von
R. Nickel, **A. Schummer** und **E. Seiferle** begründeten
Lehrbuchs der Anatomie der Haustiere

Band I
Bewegungsapparat
1.–3. Aufl.	Nickel, Schummer und Seiferle
4. Aufl.	Nickel, Schummer, Seiferle, Frewein und Wille
5. u. 6. Aufl.	Frewein, Wille und Wilkens

Band II
Eingeweide
1.–4. Aufl.	Schummer und Nickel
5. u. 6. Aufl.	Habermehl, Vollmerhaus und Wilkens

Band III
Kreislaufsystem, Haut und Hautorgane
1. Aufl.	Schummer, Wilkens mit Münster, Vollmerhaus, Habermehl
2. Aufl.	Habermehl, Vollmerhaus, Wilkens mit Münster

Band IV
Nervensystem, Sinnesorgane und Endokrine Drüsen
1. Aufl.	Seiferle
2. Aufl.	Seiferle, Böhme
3. Aufl.	Böhme

Band V
Anatomie der Vögel
1. Aufl.	Schummer
2. Aufl.	Vollmerhaus mit Sinowatz, Frewein und Waibl

*

In englischer Sprache liegen vor:

Band I
The Locomotor System of the Domestic Mammals

Band II
The Viscera of the Domestic Mammals

Band III
The Circulatory System, the Skin, and the Cutaneous Organs of the Domestic Mammals

Band V
Anatomy of the Domestic Birds

Vorwort zur dritten Auflage

Anatomische Kenntnisse sind die Grundlage allen tierärztlichen Handelns. Dieser 3. Band des Lehrbuchs der Anatomie der Haustiere will auf den Gebieten des Kreislaufs und der Haut dafür die Voraussetzung schaffen und dem Tierarzt das Wissen vermitteln, dessen er sich bei seiner Arbeit bedienen kann.

Für die Neuauflage wurden Herr WOLFGANG MÜNSTER, Hannover, der schon in den vorhergehenden Auflagen seine Mitarbeit zur Verfügung gestellt hatte, sowie Frau HEIDE ROOS, München, und Herr HELMUT WAIBL, Hannover, als Mitautoren gewonnen. Das schlägt sich in der Überarbeitung des Textes und in der Erstellung neuer Abbildungen nieder, obwohl keine grundsätzliche Änderung des Konzepts gegenüber der 2. Auflage vorgenommen wurde.

Die Gestaltung der Neuauflage ist durch inhaltliche und verlegerische Merkmale geprägt. Inhaltlich galt es, sowohl einige Neuerungen in der anatomischen Nomenklatur als auch neue Bestimmungen der geänderten Fleischhygiene-Verordnung im Kapitel Lymphsystem einzuarbeiten. Auffällig ist, daß das Kapitel Blutgefäße eine didaktische Aufbereitung erfahren hat. Schließlich sind in alle Kapitel neue Erkenntnisse veterinäranatomischer Forschung eingeflossen. Zur Verbesserung haben Fragen der Studierenden beigetragen. Ebenso sind wir Kritikern und Rezensenten für manche Hinweise und Anregungen dankbar.

Hinsichtlich der vielfältigen Berührungspunkte mit dem Verlag hatten die Autoren in der verhältnismäßig langen Bearbeitungszeit durchgreifende Veränderungen zu überstehen. Bekanntlich hatte sich der Verlag Paul Parey, unter dessen Betreuung das Lehrbuch der Anatomie der Haustiere begründet wurde, und auf dessen Initiative wir auch die Vorbereitungen für die Neuauflage dieses Bandes bereits 1993 begonnen hatten, zunächst mit einem anderen Verlagshaus zusammengetan, bis dann alle wissenschaftlichen Buchtitel vom Blackwell Wissenschafts-Verlag übernommen wurden. Ab Jahresanfang 1996 hat dieser die Rechte zur Führung des Imprints Parey Buchverlag erworben, so daß unter diesem Namen die dritte Auflage erscheint. Weil sich mit den äußeren Veränderungen ebenfalls im Inneren des Verlagshauses Kompetenzen geändert haben, sahen sich die Autoren vor neue Gegebenheiten gestellt. Alle Seiten waren bestrebt, aufeinander zuzugehen, um den bisherigen Rang des Lehrbuchs der Anatomie der Haustiere zu sichern. Wir sind dem Geschäftsführer des Blackwell Wissenschafts-Verlags und des Parey Buchverlags, Herrn Dr. med. A. BEDÜRFTIG, sowie dem Leiter des Lektorats Veterinärmedizin, Herrn Dr. med. vet. A. MÜLLER, zu Dank verpflichtet, daß sie um die Förderung des Werkes großzügig bemüht waren.

Ebenso gilt allen, die an der Herstellung des Bandes bzw. am Korrekturlesen beteiligt waren, darunter unseren Mitarbeitern, Frau Dr. KARIN HEGNER und Herrn Dr. J. MAIERL, München, sowie Frau MARIE-LUISE MEINECKE und Herrn Dr. K. NEURAND, Hannover, unser besonderer Dank.

Gießen, München, Hannover
im Herbst 1996

KARL-HEINZ HABERMEHL
BERND VOLLMERHAUS
HELMUT WILKENS
HELMUT WAIBL

Vorwort zur zweiten Auflage

Die erste Auflage des III. Bandes des Lehrbuchs der Anatomie der Haustiere ist sieben Jahre nach ihrem Erscheinen vergriffen, was für die gute Aufnahme auch dieses Bandes zeugen mag. Einer seiner Autoren und zugleich Mitbegründer des Gesamtwerkes, Herr Professor Dr. AUGUST SCHUMMER, ist am 1. März 1977 verstorben. Ihm war es noch vergönnt, das Erscheinen dieses III. Bandes, der gleichsam den „Schlußstein" des fünfbändigen Lehrbuchs darstellte, zu erleben.

Die verbleibenden Autoren waren bemüht, in seinem Sinne die Neuauflage zu bestellen. Dabei hat KARL-HEINZ HABERMEHL die in der ersten Auflage von AUGUST SCHUMMER verfaßten Kapitel über Blut, Bau und Funktion der Blutgefäße und Herz durchgesehen und überarbeitet. Die übrigen Kapitel wurden von den Autoren besorgt, die sie auch in der ersten Auflage geschrieben hatten. Wie nicht anders zu erwarten, haben sich in den vergangenen Jahren die Erkenntnisse auf Teilgebieten der Anatomie bedeutend entwickelt und vermehrt. Diesem Umstand wurde mit einer adäquaten Überarbeitung entsprochen, ohne die Seitenzahl zu erhöhen.

Es ist uns ein Bedürfnis, allen Kollegen zu danken, die durch Zusendung von Informationen, konstruktive Kritik oder wertvolle Ratschläge unsere Arbeit gefördert haben. Unser Dank gilt darüber hinaus allen Mitarbeitern in unseren Instituten, die bei den unerläßlichen technischen Arbeiten tätig waren. Nicht zuletzt gilt unser Dank dem Verlag Paul Parey für die hervorragende Betreuung des Werkes und insbesondere Herrn Dr. h. c. Dr. h. c. FRIEDRICH GEORGI für die Bereitschaft, auf alle unsere Wünsche bereitwillig einzugehen.

Wie die erste, so möge auch diese zweite Auflage des III. Bandes den Studierenden der Tiermedizin als verläßlicher Ratgeber dienen und dazu anregen, lernbares morphologisches Wissen in funktionellen Zusammenhängen zu begreifen.

Während der Drucklegung dieser Neuauflage hat uns nun auch der dritte Mitbegründer des Gesamtwerkes verlassen. Am 3. September 1983 verstarb Herr Professor Dr. Dr. h. c. EUGEN SEIFERLE. Wir wollen bemüht sein, das Lehrbuch der Anatomie der Haustiere im Sinne der Begründer RICHARD NICKEL, AUGUST SCHUMMER und EUGEN SEIFERLE weiterzuführen.

Gießen, Hannover, München
Herbst 1983

KARL-HEINZ HABERMEHL
HELMUT WILKENS
BERND VOLLMERHAUS

Vorwort zur ersten Auflage

Der vorliegende Band III stellt den „Schlußstein" im fünfbändigen Werk des Lehrbuches der Anatomie der Haustiere dar.

Als Verfasser zeichnen für das Kapitel Blutgefäßsystem A. SCHUMMER, Gießen (Blutgefäße, Allgemeines, Blut und Herz), sowie H. WILKENS, Hannover (Blutgefäße, System der Arterien und Venen), für das lymphatische System B. VOLLMERHAUS, München, und für das Kapitel Haut und Hautorgane K.-H. HABERMEHL, Gießen. Das Kapitel über Arterien und Venen wurde unter Mitarbeit von Herrn Akad. Direktor Dr. W. MÜNSTER, Hannover, erstellt.

Damit sind zugleich Inhalt und Gliederung des Bandes III ersichtlich, dem in der Art der Darstellung der Anatomie der einzelnen Haustiere die gleiche Grundkonzeption wie den früheren Bänden zugrunde liegt.

Von der Überzeugung ausgehend, daß sich klinische Diagnosen sowie pathologisch-anatomische Schlußfolgerungen über das kardio-vaskuläre System nur aus der gründlichen Kenntnis seiner Gesamtkonstruktion ableiten lassen, soll das einleitende Kapitel zunächst hierüber informieren.

Entsprechende Aussagen beziehen sich daher auf die Zusammensetzung, die Bildung und den Abbau sowie auf die Funktion des Blutes, ferner auf den Bau und die Funktion sowie auf die nervöse und hormonelle Steuerung der Blutgefäße in ihren verschiedenen Bereichen. Von der gleichen Überlegung war auch die Darstellung des Herzens bestimmt. Während der erste Teil dieses Kapitels sich mit der Beschreibung der im grundsätzlichen für alle Säugetiere zutreffenden Anatomie des Herzens befaßt, geben die nachfolgenden Abschnitte detaillierte Auskunft über die artspezifischen, vergleichend-anatomischen Besonderheiten des Organes.

Bei der speziellen Beschreibung der Blutgefäße nach ihrem Ursprung und Verlauf sowie nach ihrer Topographie war es unter Beachtung ausreichender Sachinformationen erforderlich, eine die Übersicht unnötig erschwerende Ausweitung des Textes zu vermeiden. Dieses Ziel konnte nur dadurch erreicht werden, daß die Blutgefäße der verschiedenen Körperregionen vergleichend für alle Spezies beschrieben wurden.

Die gewählte Art der Darstellung macht zudem deutlich, daß der Versorgung der verschiedenen Körperregionen ein für alle Tierarten gültiges Prinzip in der Anordnung und Verteilung der Blutgefäße zugrunde liegt, woraus sich auch die Regeln für die Namengebung der einzelnen Blutgefäße ableiten lassen. Dieses Grundverständnis vorausgesetzt, können aus der vergleichenden Beschreibung der Blutgefäße unter der Verwendung der dazugehörigen Abbildungen alle für eine bestimmte Spezies gewünschten Informationen gewonnen werden.

Von obigem Prinzip wurde nur bei den Blutgefäßen des Fußes abgegangen. Hier war eine detaillierte Beschreibung der Situation für jede Tierart zum besseren Verständnis erforderlich.

Einen der Bedeutung des Themas angemessenen Raum nimmt die funktionelle Betrachtung des lymphatischen Systems ein, zumal es mit zahlreichen Forschungsprojekten im Brennpunkt des aktuellen medizinischen Interesses steht. Aus diesem Grunde schien es empfehlenswert, die auf diesem Wissensgebiet zur Zeit (1975) aufgestellten Theorien anzuführen, obwohl gerade hier entsprechende Befunde rascher als überholt gelten können, als dies in anderen Bereichen der Medizin der Fall zu sein pflegt.

Die Abfassung des Textes für das spezielle, auf die einzelnen Tierarten bezogene Kapitel über das lymphatische System soll, entsprechend der Konzeption des Gesamtwerkes, nicht nur Grundwissen vermitteln, sondern über das Studium hinaus auch dem Tierarzt zuverlässige Auskunft in Fragen der Praxis geben.

Von großem Wert war, daß bei diesem Kapitel auf die fundierten deskriptiven Darstellungen von BAUM und seinen Schülern, aber auch auf neuere Untersuchungen anderer Autoren zurückgegriffen werden konnte. Ein umfangreiches wertvolles Bildmaterial aus älteren, längst vergriffenen Monographien konnte mit freundlicher Genehmigung des Springer-Verlages allen an diesem Thema Interessierten zugänglich gemacht werden.

Bei der Abfassung des Kapitels „Haut und Hautorgane" wurden, der Bedeutung der Tierarten und der Konzeption dieses Lehrbuches entsprechend, Fleischfresser, Schwein und Wiederkäuer mehr berücksichtigt, als dies in früheren anatomischen Lehrbüchern üblich war.

Besonderer Wert wurde unter anderem auch auf die Darstellung der speziellen Hautdrüsenapparate gelegt, denen als Duft-, Markierungs- und Signalorgane für die innerartliche Kommunikation bei den Tieren eine große Bedeutung zukommt.

Zahlreich sind die Mitarbeiterinnen und Mitarbeiter an den Veterinäranatomischen Instituten der Universitäten in Gießen und München und der Tierärztlichen Hochschule in Hannover, denen wir für ihre wertvolle Mithilfe bei der Erstellung des Bandes III herzlich danken.

Dieser Dank gilt in Gießen Frau V. GUBE für die mit altbewährtem Können und Einfühlungsvermögen zur Illustration der Kapitel Herz sowie Haut- und Hautorgane angefertigten Zeichnungen sowie Frau S. PLETSCHER, Zürich, für die Erstellung einiger Abbildungen zum Abschnitt „Huf"; Herrn Akademischen Oberrat Dr. K.-H. WILLE, Gießen, für die mit großer Sachkunde durchgeführte kritische Durchsicht und Redaktion derselben Kapitel und nicht zuletzt der Sekretärin des Gießener Institutes, Fräulein H. SEIPP, für die sorgfältige Durchführung der Schreibarbeiten.

In Hannover danken wir Frau R. ROCHNER, Herrn W. HEINEMANN sowie Herrn G. KAPITZKE für sorgfältige graphische Arbeiten und für die künstlerischen, der vorbildlichen Illustration der Kapitel Blutgefäßsystem sowie Haut- und Hautorgane dienenden instruktiven Zeichnungen, Frau M.-L. MEINECKE für gewissenhafte Schreib- und Korrekturarbeiten sowie Frau G. VOIGT und allen übrigen Institutsangehörigen für ihre Mithilfe. Herrn Prof. Dr. H. WISSDORF sei für seine wertvolle initiative Mitarbeit gedankt.

In München sind wir Frau L. KÖRNER für die Anfertigung von Zeichnungen, der Akad. Oberrätin Frau Dr. H. ROOS, der wiss. Assistentin Frau Dr. B. HOSSENFELDER sowie den wiss. Assistenten Dr. H. WAIBL und Dr. H. E. KÖNIG für wertvolle Mithilfe beim Zusammenstellen des Sach- und Literaturverzeichnisses und beim Korrekturlesen sowie Frau A. SPEISER und Fräulein CH. DRECHSLER für das Schreiben der Manuskripte zu besonderem Dank verpflichtet.

Daß mit dem Erscheinen des Bandes III das Gesamtwerk seinen guten Abschluß finden konnte, verdanken wir in hohem Maße dem gleichbleibenden, ganz persönlichen Interesse des Mitinhabers des Verlages, Herrn Dr. h. c. FRIEDRICH GEORGI, der den Belangen der Autoren viel Geduld und großes Verständnis entgegengebracht hat.

Herrn E. TOPSCHOWSKY, Prokurist des Verlages, dessen jahrzehntelange Erfahrung ganz wesentlich zu der mustergültig gelungenen verlegerischen Gestaltung auch dieses Bandes beigetragen hat, gebührt unser besonderer Dank.

Nach den Erfahrungen mit den bisher erschienenen Bänden möchten wir auch dem Band III eine gute Aufnahme wünschen.

Gießen, Hannover, München
Sommer 1976

AUGUST SCHUMMER
KARL-HEINZ HABERMEHL
HELMUT WILKENS
BERND VOLLMERHAUS

Autorenverzeichnis

Univ.-Professor em.
Dr. Dr. h. c. Karl-Heinz Habermehl
Institut für Veterinär-Anatomie,
-Histologie und -Embryologie
Justus-Liebig-Universität
Frankfurter Str. 98
D-35392 Gießen

Akad. Dir. i. R.
Dr. Wolfgang Münster
Anatomisches Institut
Tierärztliche Hochschule Hannover
Bischofsholer Damm 15
D-30173 Hannover

Professor
Dr. Heide Roos
Akad. Direktorin
Institut für Tieranatomie
Ludwig-Maximilians-Universität München
Veterinärstraße 13
D-80539 München

Univ.-Professor em.
Dr. Bernd Vollmerhaus
Institut für Tieranatomie
Ludwig-Maximilians-Universität München
Veterinärstr. 13
D-80539 München

Univ.-Professor
Dr. Helmut Waibl
Anatomisches Institut
Tierärztliche Hochschule Hannover
Bischofsholer Damm 15
D-30173 Hannover

Univ.-Professor em.
Dr. Helmut Wilkens
Anatomisches Institut
Tierärztliche Hochschule Hannover
Bischofsholer Damm 15
D-30173 Hannover

Inhaltsverzeichnis

Organe des Kreislaufs 1

  Blutgefäßsystem 1

    Blut (A. Schummer † und K.-H. Habermehl, Gießen) 2
      Blutplasma 2
      Blutzellen 2
      Erythrozyten 3
      Leukozyten 5
        Granulozyten 5
        Lymphozyten 6
      Thrombozyten 6
      Organe der Blutbildung 6
      Entwicklung der Blutzellen 7

    Blutgefäße, Bau und Funktion 8
      Arterien 8
      Venen 10
      Kapillaren 12
        Arteriovenöse Anastomosen 14
          Ernährung der Blutgefäßwand 15
          Innervation der Blutgefäße 15
          Gefäßaktive Hormone 16

    Herz 17
      Herzbeutel 17
      Form des Herzens 18
      Lage der Herzens 19
      Baumaterial des Herzens 22
        Herzskelett 23
        Architektur der Herzmuskulatur 24
      Binnenräume des Herzens und ihre Einrichtungen 26
        Vorhöfe des Herzens 26
        Herzkammern 30
      Reizbildungs- und Erregungsleitungssystem des Herzens 37
        Innervation des Herzens 40
      Blutgefäße des Herzens 41
        Bau und besondere Einrichtungen der herzeigenen Blutgefäße 43
      Lymphgefäße des Herzens 44
      Artdiagnostische Merkmale des Herzens; allgemeine Betrachtung 44
      Herz von Hund und Katze 45
        Binnenstruktur der Ventrikel 45
        Gewicht und Maße des Herzens des Hundes 46
        Lage des Herzens des Hundes 48
        Herz der Katze, Gewicht und Maße 49

Blutgefäße des Herzens von Hund und Katze	49
Herz des Schweines	53
Binnenstruktur der Ventrikel	53
Gewicht und Maße	54
Lage des Herzens	55
Blutgefäße des Herzens	56
Herz des Rindes	58
Binnenstruktur der Ventrikel	60
Gewicht und Maße	60
Lage des Herzens	61
Herz von Schaf und Ziege	62
Binnenstruktur der Ventrikel (Schaf)	62
Blutgefäße des Herzens der Wiederkäuer	63
Arterien des Herzens beim Rind	63
Venen des Herzens des Rindes	64
Herz des Pferdes	66
Binnenstruktur der Ventrikel	67
Gewicht und Maße	67
Lage des Herzens	68
Blutgefäße	68
Artdiagnostische Merkmale des Herzens der Haussäugetiere	73

Arterien, Arteriae
(H. WAIBL, H. WILKENS unter Mitarbeit von W. MÜNSTER, Hannover) 74

Truncus pulmonalis	74
Aorta	75
Arcus aortae mit Truncus brachiocephalicus	77
Arterien der Schultergliedmaße	81
Vergleichende Darstellung der Blutgefäße am Fuß	97
Arterien am Vorderfuß der Fleischfresser	99
Arterien am Vorderfuß des Schweines	102
Arterien am Vorderfuß der Wiederkäuer	103
Arterien am Vorderfuß des Pferdes	104
Arterien des Halses und des Kopfes	104
Aorta thoracica	121
Arterien der Rumpfwand	121
Eingeweidearterien der Aorta thoracica	129
Aorta abdominalis	132
Arterien der Beckengliedmaße	143
Arterien am Hinterfuß der Fleischfresser	156
Arterien am Hinterfuß des Schweines	157
Arterien am Hinterfuß der Wiederkäuer	160
Arterien am Hinterfuß des Pferdes	162
Arterien von Becken und Schwanz	162
Eingeweidearterien der Aorta abdominalis	166
Eingeweidearterien der Arteria iliaca interna	182

Venen, Venae 189

Venae pulmonales	189
Vena cava cranialis	190
Venen der Brustwand	190
Vena azygos dextra – Vena azygos sinistra	191
Venen der Schultergliedmaße	203
Venen am Vorderfuß der Fleischfresser	216
Venen am Vorderfuß des Schweines	218
Venen am Vorderfuß der Wiederkäuer	219
Venen am Vorderfuß des Pferdes	219

Venen des Halses und des Kopfes	222
Vena cava caudalis	240
Venen der Bauchwand	242
Venen der Beckengliedmaße	249
Venen am Hinterfuß der Fleischfresser	259
Venen am Hinterfuß des Schweines	262
Venen am Hinterfuß der Wiederkäuer	263
Venen am Hinterfuß des Pferdes	264
Venen von Becken und Schwanz	265
Eingeweidevenen der Vena cava caudalis	268
Vena portae	268
Eingeweidevenen der Vena iliaca interna	275

Lymphatisches System (B. VOLLMERHAUS, München) 276

Lymphatische Organe 277

Phylogenese lymphatischer Organe	277
Immunsystem	278
Bau und Funktion lymphatischer Organe	279
Periphere lymphatische Organe	283
Lymphatisches Gewebe	283
Mandeln	284
Lymphknoten	286
Blutlymphknoten	288
Milz	290
Thymus	291
Thymus von Hund und Katze	294
Thymus des Schweines	296
Thymus der Wiederkäuer	297
Thymus des Pferdes	301

Lymphgefäßsystem
(B. VOLLMERHAUS unter Mitarbeit von H. ROOS, München) 302

Phylogenese der Lymphgefäße	302
Ontogenese der Lymphgefäße und Lymphknoten	303
Struktur und Funktion der Lymphbahnen	305
Lymphkapillaren	306
Lymphgefäße	312
Spezifisches Verhalten von Lymphkapillaren und Lymphgefäßen in verschiedenen Organen	315
Lymphsammelgänge und lymphovenöse Anastomosen	316
Systematik und Topographie der Lymphgefäße und Lymphknoten	318
Vergleichende Darstellung des Lymphgefäßsystems	320
Lymphgefäßsystem des Kopfes	320
Lymphgefäßsystem des Halses	322
Lymphgefäßsystem der Schultergliedmaße	326
Lymphgefäßsystem der Brustwand und der Brusteingeweide	330
Ductus thoracicus	334
Lymphgefäßsystem der dorsalen Bauchwand und der Baucheingeweide	335
Cisterna chyli	342
Lymphgefäßsystem der seitlichen und ventralen Bauchwand, des Beckens und dessen Eingeweide sowie der Beckengliedmaße	343
Schlußbemerkung zur vergleichenden Betrachtung	349
Lymphknoten und Lymphsammelgänge des Hundes	349
Lymphknoten und Lymphsammelgänge der Katze	366
Lymphknoten und Lymphsammelgänge des Schweines	374

Lymphknoten und Lymphsammelgänge des Rindes. 391
Lymphknoten und Lymphsammelgänge der Ziege und des Schafes. . . . 410
Lymphknoten und Lymphsammelgänge des Pferdes 422

Haut und Hautorgane (K.-H. HABERMEHL, Gießen) 443

Allgemeine Decke, Integumentum commune 443

Allgemeine und vergleichende Betrachtung 443

Phylogenese der Haut 445
Ontogenese der Haut und ihrer Derivate 446
Unterhaut, Tela subcutanea 448
Lederhaut, Corium 449
Oberhaut, Epidermis 452
Haare, Pili 454
    Deck- oder Fellhaare, Capilli 456
    Flaum- oder Wollhaare, Pili lanei 457
    Lang- oder Roßhaare 457
    Borstenhaare, Setae 457
    Tasthaare, Pili tactiles 457
    Anordnung der Haare 459
    Farbe der Haare 461
    Haarwechsel 462
Hautdrüsen 463
    Talgdrüsen, Glandulae sebaceae 463
    Schweißdrüsen, Glandulae sudoriferae 463
Blutgefäßversorgung der Haut 464
Nervöse Versorgung der Haut 465

Besondere Bildungen der Haut 467

Hautmodifikationen allgemeiner Art 467
Lokalisierte Spezialdrüsenapparate (Hautduftorgane) 467
    Zirkumoraldrüsen, Glandulae circumorales 469
    Infraorbitalorgan, Sinus infraorbitalis 469
    Horndrüse, Glandula cornualis 470
    Ohrenschmalzdrüsen, Glandulae ceruminosae 470
    Mentalorgan, Organum mentale 470
    Sternalorgan, Glandulae sternales 470
    Karpalorgan, Organum carpale 471
    Metatarsalbürsten, Organa metatarsalia 472
    Zwischenklauensäckchen, Sinus interdigitalis 472
    Dorsales Schwanzorgan, Organum caudae 473
    Subkaudaldrüse, Glandula subcaudalis 473
    Analbeutel, Sinus paranales 474
    Inguinaltasche, Sinus inguinalis 475
    Präputialdrüsen, Glandulae praeputiales 475
    Präputialbeutel, Diverticulum praeputiale 475

Milchdrüse, Mamma 476

Ontogenese der Milchdrüse 476
Allgemeine und vergleichende Betrachtung 477
Mammogenese und Laktopoese 481

Spezifische haarlose Hautorgane 484

Ontogenese der spezifischen haarlosen Hautorgane 484
Allgemeine und vergleichende Betrachtung 485
    Ballen 485

Zehenendorgan, Organum digitale 486
    Klaue und Huf 488
    Kralle 490
    Nagel 491
Horn der Wiederkäuer, Cornu 492

Haut und Hautorgane der Fleischfresser 497
  Haut des Hundes 497
  Haut der Katze 500
  Milchdrüse des Hundes 502
  Milchdrüse der Katze 504
  Zehenendorgan der Fleischfresser 504

Haut und Hautorgane des Schweines 508
  Haut des Schweines 508
  Milchdrüse des Schweines 510
  Zehenendorgan des Schweines 512
  Blutgefäße des Zehenendorgans des Schweines 515

Haut und Hautorgane der Wiederkäuer 516
  Haut des Rindes 516
  Haut der Ziege 518
  Haut des Schafes 519
  Milchdrüse des Rindes 520
  Blutgefäße der Milchdrüse des Rindes 528
  Milchdrüse der Ziege 534
  Milchdrüse des Schafes 536
  Blutgefäße der Milchdrüse der kleinen Hauswiederkäuer 537
  Zehenendorgan des Rindes 539
    Allgemeines 539
    Klauenunterhaut, Tela subcutanea ungulae 539
    Klauenlederhaut, Corium ungulae 540
    Klauenoberhaut, Epidermis ungulae 542
  Zehenendorgan der kleinen Hauswiederkäuer 547
  Blutgefäße des Zehenendorgans des Wiederkäuers 549

Haut- und Hautorgane des Pferdes 553
  Haut des Pferdes 553
  Milchdrüse des Pferdes 555
  Blutgefäße der Milchdrüse des Pferdes 556
  Zehenendorgan des Pferdes 557
    Allgemeines 557
    Hufunterhaut, Tela subcutanea ungulae 559
    Huflederhaut, Corium ungulae 560
    Hufoberhaut, Epidermis ungulae 563
    Unterschiede zwischen Vorder- und Hinterhuf 568
    Histologischer Bau der Hufröhrchen 568
  Kastanie und Sporn 570
  Blutgefäße des Zehenendorgans des Pferdes 571

Literaturverzeichnis 577

Sachwortverzeichnis 629

Verzeichnis der Abkürzungen

(Im Plural ist der letzte Buchstabe der Abkürzung verdoppelt)

A.	= Arteria	Inc.	= Incisura	Nl.	= Nodus lymphaticus
Art.	= Articulatio	Lam.	= Lamina	Proc.	= Processus
Can.	= Canalis	Lc.	= Lymphocentrum	R.	= Ramus
Duct.	= Ductus	Lig.	= Ligamentum	Reg.	= Regio
Fiss.	= Fissura	Ln.	= Lymphonodus	Str.	= Stratum
For.	= Foramen	Lob.	= Lobus	Trunc.	= Truncus
Gl. [Gland.]	= Glandula	M.	= Musculus	Tub.	= Tuberculum
Ggl.	= Ganglion	N.	= Nervus	V.	= Vena
Msch.	= Mensch	*Zg.*	= Ziege	*Pfd.*	= Pferd
Ktz.	= Katze	*Schf.*	= Schaf	*Sgt.*	= Säugetiere
Hd.	= Hund	*Rd.*	= Rind	*vgl.*	= vergleichend
Flfr.	= Fleischfresser	*Wdk.*	= Wiederkäuer		
Schw.	= Schwein	*kl. Wdk.*	= kleine Wiederkäuer		

Abbildungshinweis im Text

Die Abbildungshinweise sind eingeklammert. Hinweise auf Teile innerhalb der Abbildungen erfolgen in Kursivschrift und sind durch einen Schrägstrich von der normalen Zahl, die die Abbildung selbst bezeichnet, getrennt [z. B. (36/a)]. Bezieht sich ein „Kursiv-Hinweis" zugleich auf mehrere Abbildungen, so sind jene dem Schrägstrich vorausgehenden, die Abbildungen selbst betreffenden Zahlen durch Kommata voneinander getrennt [z. B. (36, 37, 38/b)]. Bezieht sich jedoch der „Kursiv-Hinweis" nur auf einzelne Abbildungen, so sind die davorstehenden Abbildungsnummern durch Semikolon abgetrennt [z. B. (54; 60, 62/a)].

Nachweis der entnommenen Abbildungen

Abb. 1: SCHEUNERT, A., und A. TRAUTMANN, Lehrbuch der Veterinär-Physiologie, 5. Aufl., Paul Parey, Berlin und Hamburg, 1965.

Abb. 2: GRAU, H., und P. WALTER, Grundriß der Histologie und vergleichenden mikroskopischen Anatomie der Haussäugetiere, Paul Parey, Berlin und Hamburg, 1967.

Abb. 3: STAUBESAND, J., in: M. RATSCHOW (HEBERER/RAU/SCHOOP Hrsg.), Angiologie, 2. Aufl., Thieme, Stuttgart, 1974.

Abb. 24, 136–139, 140–143: ACKERKNECHT, E., Das Herz, Das Eingeweidesystem, in: ELLENBERGER/BAUM (Hrsg.), Handbuch der vergleichenden Anatomie der Haustiere, 18. Aufl., Springer, Berlin, 1943.

Abb. 60, 76, 83, 84, 93, 135, 166, 211, 367, 368, 375, 413, 429: ZIETZSCHMANN, O., Die Arterien, Die Venen, Die allgemeine Decke, in: ELLENBERGER/BAUM (Hrsg.), Handbuch der vergleichenden Anatomie der Haustiere, 18. Aufl., Springer, Berlin, 1943.

Abb. 65, 66, 197: ELLENBERGER, W., und H. BAUM, Handbuch der vergleichenden Anatomie der Haustiere, 17. Aufl., Springer, Berlin, 1932.

Abb. 103, 104, 110, 114, 123, 124, 249, 419, 421–423, 428, 433: MARTIN, P., Lehrbuch der Anatomie der Haustiere, Bd. 2, 2. Aufl., von Schickhardt und Ebner, Stuttgart, 1915.

Abb. 206: SCHMALTZ, R., Atlas der Anatomie des Pferdes, 2. Teil: Topographische Myologie, 5. Aufl., Schoetz, Berlin, 1939.

Abb. 222A: GRAU, H., in: KRÖLLING/GRAU (Hrsg.), Lehrbuch der Histologie und vergleichenden mikroskopischen Anatomie der Haustiere, 10. Aufl., Paul Parey, Berlin und Hamburg, 1960.

Abb. 232: TÖNDURY, G., und ST. KUBIK, Zur Ontogenese des lymphatischen Systems, in: Handbuch der allgemeinen Pathologie, Bd. 3, 6. Teil, Springer, Berlin, Heidelberg, New York, 1972.

Abb. 234: LEAK, L. V., und J. F. BURKE, aus L. V. LEAK, The Fine Structure and Function of the Lymphatic Vascular System, in: Handbuch der allgemeinen Pathologie, Bd. 3, 6. Teil, Springer, Berlin, Heidelberg, New York, 1972.

Abb. 235A: SUSHKO, A. A., aus J. WENZEL, Normale Anatomie des Lymphgefäßsystems, in: Handbuch der allgemeinen Pathologie, Bd. 3, 6. Teil, Springer, Berlin, Heidelberg, New York, 1972.

Abb. 235B: KAMPMEIER, O. F., aus J. WENZEL, Normale Anatomie des Lymphgefäßsystems, in: Handbuch der allgemeinen Pathologie, Bd. 3, 6. Teil, Springer, Berlin, Heidelberg, New York, 1972.

Abb. 236: COURTICE, F. C., The Chemistry of Lymph, in: Handbuch der allgemeinen Pathologie, Bd. 3, 6. Teil, Springer, Berlin, Heidelberg, New York, 1972.

Abb. 238: CASLEY-SMITH, J. R., in: COLLETTE/JANET/SCHOFENIELS (Hrsg.), New Trends in Basic Lymphology, Birkhauser, Basel, 1967.

Abb. 240A, 253, 256, 280, 282–294: BAUM, H., und H. GRAU, Das Lymphgefäßsystem des Schweines, Paul Parey, Berlin, 1938.

Abb. 244, 248, 262–273: BAUM, H., Das Lymphgefäßsystem des Hundes, Hirschwald, Berlin, 1918.

Abb. 246, 255, 257, 321–335: BAUM, H., Das Lymphgefäßsystem des Pferdes, Springer, Berlin, 1928.

Abb. 250, 251, 258, 259, 296–309: BAUM, H., Das Lymphgefäßsystem des Rindes, Hirschwald, Berlin, 1912.

Abb. 281: ZIETZSCHMANN, O., Das Lymphsystem von Schwein, Rind und Pferd, in: SCHÖNBERG/ZIETZSCHMANN (Hrsg.), Tierärztliche Fleischuntersuchung, 5. Aufl., Paul Parey, Berlin und Hamburg, 1958.

Abb. 359, 396, 398: MARTIN, P., und W. SCHAUDER, Lehrbuch der Anatomie der Haustiere, Bd. 3, 3. Aufl., von Schickhardt und Ebner, Stuttgart, 1938.

Die Bibliographie der aus Dissertationen und Zeitschriften übernommenen Abbildungen erfolgt im Literaturverzeichnis.

ORGANE DES KREISLAUFES[1]

Zu den Organen des Kreislaufes gehören das **Blutgefäßsystem, Systema cardiovasculare,** und das **lymphatische System, Systema lymphaticum.**

Das **Blutgefäßsystem** besteht aus dem *Herzen* als Zentralorgan und den *Blutgefäßen*, an denen man die vom Herzen zur Peripherie ziehenden *Schlagadern, Arterien*, die herzwärts gerichteten *Blutadern, Venen*, und die beide Gefäßgebiete miteinander verbindenden *Haargefäße, Kapillaren*, unterscheidet. Zum Blutgefäßsystem gehören ferner das in diesem zirkulierende Blut sowie die *Organe der Blutbildung, Hämatopoese*, sowie die des *Abbaus der Blutzellen*.

Das **lymphatische System** setzt sich aus den in den meisten Fällen die Blutgefäße begleitenden Saugadern, *Lymphgefäßen*, mit der darin enthaltenen *Lymphe* zusammen. Ein weiterer wichtiger Bestandteil dieses Systems ist das im Körper weit verbreitete *lymphoretikuläre Gewebe* in seinen verschiedenen Erscheinungsformen.

Blutgefäßsystem (4)

Zu den Aufgaben des in seinem Gefäßsystem zirkulierenden **Blutes** gehören die Versorgung der Zellen und Gewebe mit den zu ihrem Bestand und ihrer Funktion erforderlichen Betriebsstoffen, der Abtransport von Abbauprodukten zu den Organen der Ausscheidung sowie die Übergabe von Stoffwechselüberschüssen an die Speicherorgane. Weitere Funktionen des Blutes sind die Regulation des Wasser- und Elektrolythaushalts und nicht zuletzt die Mithilfe bei der Aufrechterhaltung einer konstanten Körpertemperatur sowie die Abwehr von Fremdstoffen und von Krankheitserregern.

Voraussetzung für die Erfüllung dieser Aufgaben sind die funktionsgerechte Gesamtkonstruktion des Systems und dessen zweckentsprechender Einbau in den Organismus.

Besonders hohe Anforderungen werden an die Leistungsfähigkeit des Blutkreislaufs und vor allem des Herzens bei den *Warmblütern* gestellt. Ihre durch den Übergang zum Landleben von zahlreichen Anpassungen an das neue Milieu begleitete Lebensweise brachte auch eine Intensivierung des Stoffwechsels mit sich. Diese betraf besonders die Steigerung des Sauerstoffbedarfs, der durch die Umstellung auf reine Lungenatmung erreicht wurde und zudem die Zweiteilung des Herzens und des Blutkreislaufs bedingte. Danach besteht das anatomisch und funktionell *zweigeteilte Herz (Doppelherz)* der *Vögel* und *Säuger* aus einem von arteriellem, sauerstoffreichem sowie einem von venösem, mit Kohlendioxyd angereichertem Blut durchströmten arteriellen bzw. venösen Anteil. Die linke (arterielle) bzw. die rechte (venöse) Herzhälfte besteht aus jeweils einem *Herzvorhof, Atrium cordis*, und einer *Herzkammer, Ventriculus cordis*. Während die linke Herzhälfte den großen oder Körperkreislauf unterhält, versorgt die rechte Herzhälfte den kleinen oder Lungenkreislauf.

---

[1] Die Lehre von den Organen des Kreislaufs wird als *Angiologia* bezeichnet.

Blut

Das **Blut** besteht aus dem *Blutplasma*, einer viskösen gerinnungsfähigen Flüssigkeit, aus den *Blutzellen* sowie aus körperlichen Elementen nichtzelliger Natur, den *Blutplättchen*.

Blutplasma

Das **Blutplasma** ist eine wäßrige Lösung von Bluteiweißkörpern, wie Fibrinogen, Albumin, verschiedenartigen Globulinen sowie von Blutzucker. Die im Blutplasma enthaltenen anorganischen Substanzen sorgen für die Konstanterhaltung der chemisch-physikalischen Eigenschaften des Blutes. Zu ihnen gehören u. a. Natrium-, Kalium-, Kalzium- und Magnesiumionen. Als Bikarbonate und Phosphate üben sie Pufferwirkung aus, indem sie z. B. die von den Geweben abgegebene Kohlensäure oder Milchsäure aufnehmen und damit die leicht alkalische Reaktion des Blutes aufrechterhalten. Weitere Bestandteile des Blutplasmas sind Lipide in feiner Suspension. Das Plasma dient als Zwischenträger der bei der Verdauung aufgenommenen, der Versorgung der Körperzellen und Gewebe dienenden Betriebsstoffe, ebenso auch der Vitamine, Hormone und Enzyme. Zudem enthält das Plasma auch Verbindungen des intermediären Stoffwechsels, das sind aus dem Körper zu eliminierende Abbauprodukte. Im Dienste der Abwehrfunktion stehen schließlich die im Plasma enthaltenen, als Proteinasen bzw. Peptinasen bezeichneten Enzyme sowie Antigene und Antikörper, wie Antitoxine und Agglutinine zur Unschädlichmachung von körperfremdem Eiweiß und Bakterientoxinen.

Innerhalb der Blutbahn bleibt das Blut flüssig. Verläßt es die Gefäße, gerinnt es. Der *Gerinnungsvorgang*, ein für den Organismus lebenswichtiger Schutzmechanismus, beruht auf der Fähigkeit des im Plasma enthaltenen flüssigen *Fibrinogens*, sich unter Mitwirkung des *Thrombins* in ein feines, elastisches Fasernetz von *Fibrin* umzuwandeln. Der durch den Zerfall der *Thrombozyten* eingeleitete Prozeß der Blutgerinnung ist ein komplexer, außerordentlich komplizierter Vorgang, an dem, nach den heutigen Anschauungen, annähernd dreißig verschiedene Faktoren beteiligt sind. Blutgerinnung kann auch in der geschlossenen Blutbahn als pathologischer Prozeß, Thrombose, vor sich gehen, wenn die im intakten Zustand die Gerinnung verhindernde Auskleidung der Blutgefäße krankhaft veränderte Stellen aufweist und so die Bildung von sogenannten *Thromben* verursacht.

In einem Behälter aufgefangenes Blut gerinnt, wenn ihm nicht gerinnungshemmende Stoffe zugesetzt werden. Die Gerinnungszeit ist bei den verschiedenen Spezies sehr unterschiedlich. Beim *Vogel* beträgt sie nur 1–2 Minuten. Bei den *Haussäugetieren* dauert sie bei *Hunden* und *Schafen* 4–8 Minuten, beim *Rind* 8–10, beim *Schwein* 10–15 und beim *Pferd* schließlich 15–20 Minuten. Bei der Gerinnung entstehen am Boden des Gefäßes der Blutkuchen aus Fibrin und sedimentierten Blutzellen und darüber das wasserklare, gelblich getönte, fibrinogenfreie Blutserum, das als Träger von Abwehrstoffen in der Serumtherapie, zur Schutz- und Heilimpfung umfangreiche Verwendung findet.

In diesem Zusammenhang sei auch auf die *Senkungsgeschwindigkeit* der *Erythrozyten* hingewiesen. Darunter versteht man die Erscheinung, daß sich in ungerinnbar gemachtem Blut die roten Blutzellen am Boden eines geeichten Röhrchens nach einiger Zeit absetzen. Die Zeitdauer dieses Vorgangs wird als die Senkungsgeschwindigkeit bezeichnet. Bei verschiedenen Erkrankungen kann sie von den unter physiologischen Bedingungen für die einzelnen Tierarten bekannten Normalwerten abweichen. Der Grund hierfür ist wohl in der veränderten Zusammensetzung des Blutplasmas zu suchen.

Blutzellen (1 sowie Tabelle)

Die **Blutzellen** bzw. die von Zellen abstammenden korpuskulären Bestandteile des Blutes sind nach der Häufigkeit ihres Vorkommens 1. die *roten Blutzellen* oder *-körperchen, Erythrozyten,* 2. die *weißen Blutzellen* oder *-körperchen, Leukozyten,* und 3. die *Blutplättchen, Thrombozyten* (1).

Zur Untersuchung der *Morphologie der Blutzellen,* ihres Verhaltens nach Zahl, Größe und ihrer Reaktion auf chemische Substanzen, z. B. auf bestimmte Farbstoffe,

Abb. 1. Verschiedene Blutzellen von Haussäugetieren (Färbung nach PAPPENHEIM; aus SCHEUNERT/TRAUTMANN, Lehrbuch der Veterinär-Physiologie, 5. Aufl. 1965)

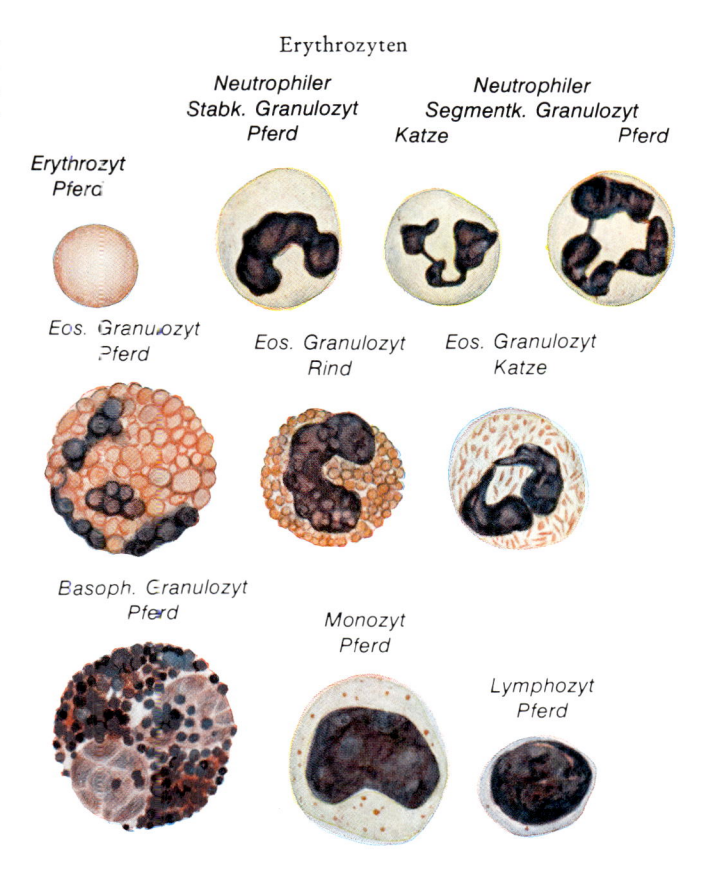

werden in der *Hämatologie* sog. Blutausstriche verwendet. Zu deren Herstellung wird frisch entnommenes Blut auf einem Objektträger so hauchdünn ausgestrichen, daß die Blutzellen einzeln erkennbar in einer Schicht nebeneinander liegen. Der färberischen Differenzierung der verschiedenen Zellarten und ihrer intrazellulären Elemente dienen Gemische von neutralen, sauren und basischen Farbstoffen. Lebenserscheinungen der Zellen lassen sich mit besonderer Versuchsanordnung in dem mit einer isotonischen Flüssigkeit stark verdünnten Blut beobachten. Zählungen der Blutkörperchen werden mit Hilfe von Zählkammern durchgeführt.

Erythrozyten

Die **roten Blutzellen, Erythrozyten,** der *Haussäugetiere* sind im ausgereiften Zustand (*Normozyten*) im strömenden Blut kernlose, bikonkave, kreisrunde Scheibchen (*Tylopoden*, z. B. *Kamele*, *Lama* u. a., haben auch kernlose, jedoch ovale Erythrozyten). Ihr Durchmesser im Trockenpräparat weist bei den verschiedenen *Haussäugetieren* unterschiedliche Werte auf. Sie betragen z. B. beim *Hund* 7,3 µm, bei der *Ziege* hingegen nur 4,1 µm (s. Tabelle). Ebenso schwankt ihre Dicke, am Rande der Scheibchen gemessen, zwischen 2,1 µm beim *Pferd* und 1,5 µm bei der *Ziege*. Gleiches gilt auch für die Anzahl der Erythrozyten in einem µl Blut der verschiedenen Tierarten. Darüber hinaus wird die Zahl der Erythrozyten auch von der Rasse, dem Geschlecht, dem Alter, der Haltung und Ernährung, der Arbeitsleistung und verschiedenen anderen Faktoren beeinflußt. Der einzelne *Erythrozyt* ist gelblichgrün, erst die Massierung ergibt die rote Farbe des Blutes. Die roten Blutzellen sind elastisch und damit reversibel verformbar, eine Eigenschaft, die es ihnen ermöglicht, selbst durch Kapillaren, deren Lumen enger ist als der Durchmesser der Erythrozyten, hindurchzuschlüpfen. Das hervorstechende Merkmal der reifen Erythrozyten der *Säugetiere* ist das Fehlen eines Zellkerns (alle übrigen Wirbeltiere haben kernhaltige, ovale Erythrozyten). Aus ihrer Kernlosigkeit resultiert ihre relativ kurze Lebensdauer von etwa 120 Tagen.

Tab. 1. Zahlenangaben über die Blutelemente der wichtigsten Haussäugetiere[1]

Tierart	Eryhrozyten			Leukozyten					Thrombozyten
	Zahl Mill./µm	Durchmesser µm	Zahl Tausend/µl	Prozentuale Leukozytenverteilung					Zahl Millionen/µl
				Neutrophile Granulozyten	Eosinophile Granulozyten	Basophile Granulozyten	Lymphozyten	Monozyten	
Hund	5,5– 8	7,3	8–18	55–75	3–10	<1	20–25	2– 6	0,2–0,8
Katze	7,2–10	5,7	9–24	55–60	3– 6	<1	30–35	2– 5	0,2–0,8
Schwein	5 – 8	6,1	8–16	45–55	2– 3	<1	40–50	2– 6	0,2–0,8
Rind	5 – 7	5,7	5–10	25–35	5– 6	<1	55–65	5–10	0,2–0,8
Schaf	8 –13	5,1	4–12	30–40	5–15	<1	45–70	2– 5	0,2–0,8
Ziege	13 –17	4,1	8–12	40–45	3– 5	<1	50–55	3– 5	0,2–0,8
Pferd	6 – 9	5,5	7–11	55–60	2– 4	<1	30–40	3– 4	0,2–0,8

[1] Nach EDER: Das Blut. In: SCHEUNERT/TRAUTMANN, Lehrbuch der Veterinär-Physiologie, 7. Aufl. 1987.

Sie besitzen eine elektronenmikroskopisch nachgewiesene, aus mehreren Schichten bestehende semipermeable Membran. Infolgedessen zeigen sie in Medien unterschiedlicher molarer Konzentration charakteristisches Verhalten. In einer isotonischen Lösung, z. B. in sogenannter physiologischer Kochsalzlösung, behalten sie ihre Form, da inner- und außerhalb der Zellen der gleiche osmotische Druck herrscht. In hypertonischen Medien geben die Zellen Wasser ab und schrumpfen zu Stechapfelformen, während sie in hypotonischen Flüssigkeiten aufquellen, schließlich platzen und ihren Inhalt austreten lassen. Es erfolgt die (osmotische) *Hämolyse,* wobei das Medium sich lackfarben rot färbt. Die Hüllen der Blutkörperchen sind nach der Hämolyse als *Blutschatten* nachweisbar.

Das Plasma der roten Blutzellen besteht aus verschiedenen Eiweißkörpern und Lipiden. Besondere Strukturen innerhalb des Plasmas lassen sich mit Spezialfärbungen nur an noch nicht völlig ausgereiften Zellen, den *Retikulozyten* oder *Proerythrozyten*, nachweisen. Es handelt sich um die *Substantia reticulo-filamentosa*, ein von feinen Körnchen durchsetztes Netzwerk.

Der funktionell wichtigste Bestandteil der Erythrozyten als Zwischenträger von Sauerstoff ist der rote Blutfarbstoff, das *Hämoglobin*, das aus einer Eiweißkomponente, dem *Globin*, und dem eisenhaltigen Farbstoff *Häm* besteht. Das Hämoglobin hat die Fähigkeit, während der Passage des Blutes durch die Lunge Sauerstoff in leicht dissoziierbarer Form zu binden, wobei es in Oxyhämoglobin von hellroter Farbe umgewandelt wird. Anschließend gibt es seinen Sauerstoff an die Körperzellen ab, und das Blut nimmt nach der Reduktion des Oxyhämoglobins dunkelrote Farbe an. Diese Leistung der Erythrozyten steht in direkter Beziehung zu ihrem Gehalt an Hämoglobin, der sich durch besondere Verfahren ermitteln läßt. Der Abtransport des Kohlendioxyds aus den Zellen und Geweben zur Abgabe in der Lunge erfolgt zum größten Teil durch dessen ebenfalls dissoziierbare Bindung an die Alkalisalze des Blutplasmas.

Damit das Blut seine zahlreichen Aufgaben erfüllen kann, muß es zunächst in ausreichender Menge vorhanden sein. Sein Gesamtvolumen, das sich mit verschiedenen Methoden ermitteln läßt, beträgt 6–8 % des Körpergewichts. Ebenso wichtig ist der Anteil des Volumens der roten Blutzellen am Volumen des peripheren venösen Blutes, dessen Größe durch den sog. Hämatokritwert angegeben wird. Dieser ist von der Gesamtzahl und der Größe der Erythrozyten sowie vom Plasmavolumen abhängig. Große Bedeutung hat auch die Ermittlung der Anzahl der Blutzellen sowie das quantitative Verhältnis der verschiedenartigen Blutzellen zueinander (s. Tab.).

Rote Blutkörperchen können verschiedenartige, von der Norm abweichende Merkmale aufweisen. Zu diesen gehören die durch unterschiedliches färberisches Verhalten der Erythrozyten nachweisbare Hyper- bzw. Hypochromie, bei zu hohem bzw. zu niedrigem Hämoglobingehalt. Abweichungen von der Normalgröße werden als *Anisozytose,* von der Normalform als

Poikilozytose, von der Normalzahl als *Hypererythrozytose* (bei Neugeborenen physiologisch) bzw. *Oligoerythrozytose* (bei Blutarmut) bezeichnet. Die Feststellung dieser sowie anderer morphologischer, quantitativer und qualitativer Werte gibt dem Kliniker wertvolle diagnostische Hinweise, insbesondere zur Erkennung von Erkrankungen des blutbildenden Systems sowie zahlreicher anderer Systemerkrankungen.

Leukozyten

Die **weißen Blutzellen, Leukozyten,** sind im Gegensatz zu den roten Blutkörperchen farblos, von kugeliger Gestalt und besitzen einen Zellkern. Typische Merkmale, wie unterschiedliche Größe der Zellen, Form des Zellkerns, Einschlüsse im Zytoplasma und deren unterschiedliches färberisches Verhalten, ergeben die Möglichkeit, drei genetisch und funktionell voneinander verschiedene Arten von Leukozyten zu unterscheiden. Es sind dies die *polymorphkernigen Granulozyten,* die *Lymphozyten* und die *Monozyten.* Mit nur 4000–24 000 im μl Blut stehen die weißen Blutkörperchen an Zahl weit hinter der Zahl der Erythrozyten, im Verhältnis von 1:500 bis 1:1500 zurück. Zu ihren hervorstechenden Eigenschaften gehört ihre amöboide Beweglichkeit und damit die Fähigkeit, durch die Wand der Kapillaren aus- und auch wieder einwandern zu können. Dies erfolgt bei den *Granulozyten* unter auffallender Gestaltveränderung sowohl ihres Zelleibs wie auch ihres Zellkerns.

Granulozyten

Die **Granulozyten** (1) entstehen wie die Erythrozyten im roten Knochenmark. Mit einem Durchmesser von 10–15 μm übertreffen sie die roten Blutzellen an Größe und Volumen (1:7). Ihr Zellkern ist im jugendlichen Zustand ungegliedert, stabförmig, im ausgereiften Zustand vielgestaltig, polymorph, und, vom Alter der Zelle abhängig, mehr oder weniger segmentiert. Die amöboide Beweglichkeit der Granulozyten ist besonders groß. Chemotaktisch gesteuert verlassen sie die Kapillaren (Leukodiapedese) und suchen z. B. Orte von Gewebsschädigung oder Ansammlungen von Krankheitserregern auf, umfließen und inkorporieren Zellfragmente oder Bakterien und bauen sie enzymatisch ab. Mit dieser Fähigkeit zur Phagozytose stellen die Granulozyten einen wesentlichen Bestandteil des komplexen Abwehrapparats des Organismus dar. Dabei beträgt ihre Lebensdauer im strömenden Blut nur 1–1½ Tage. Wie erwähnt, unterscheidet man stabkernige und segmentkernige Granulozyten. Eine Vermehrung der „Stabkernigen", damit das Auftreten von Jugendformen, an ihrem S- oder relativ ungegliederten bogenförmigen Zellkern erkennbar, geben dem Kliniker wichtige diagnostische Hinweise auf bestehende Erkrankungen. Durch Anwendung besonderer Färbemethoden mit Gemischen aus neutralen, sauren und basischen Farbstoffen lassen sich **drei Gruppen von Granulozyten** unterscheiden. Ihre im Zytoplasma enthaltenen Granula weisen nämlich zu den angebotenen Farbstoffen pH-abhängige unterschiedliche Affinität auf. Die feinen Granula der einen Gruppe reagieren sowohl mit dem sauren (roten) als auch mit dem basischen (blauen) Farbstoff. Ihre Granula sind violett gefärbt, und die Zellen werden daher als *neutrophile Granulozyten* bezeichnet. Die groben Granula einer zweiten Zellart färben sich elektiv mit dem sauren, roten Farbstoff (z. B. Eosin) an. Es sind die *azido-* oder *eosinophilen Granulozyten.* Mit etwa nur 2–15 % der Gesamtzahl der Granulozyten stehen sie weit hinter den neutrophilen Granulozyten, die nach Tierart 40–75 % der weißen Blutkörperchen ausmachen, zurück. Mit nur 0,5–1 % sind die *basophilen Granulozyten,* auch als *Blut-Mastzellen* bezeichnet, an der Gesamtzahl der Leukozyten beteiligt. Ihr Name besagt, daß sich ihre groben Granula, mit der basischen Komponente des Farbgemisches (z. B. Hämatoxylin oder Methylenblau) dunkelblau bzw. metachromatisch reagierend, dunkelviolett einfärben. Ihr hellblauer Zellkern wird von den Granula mehr oder weniger verdeckt.

Die **Monozyten** sind 10–15 μm große, mit einem rundlichen oder nierenförmigen Zellkern ausgestattete, zytoplasmareiche Zellen. Sie sind amöboid beweglich, zeigen ausgeprägte Fähigkeit zur Phagozytose und werden daher auch als Makrophagen bezeichnet. Mit besonderen Färbemethoden lassen sich in ihrem Zytoplasma feine Granula nachweisen. Ihre nach Tierart unterschiedliche Zahl schwankt von minimal 2–3 % bis maximal 4–10 % der Gesamtzahl der Leukozyten. Über ihre Herkunft ist nichts Genaues bekannt. Vermutlich können sie sowohl im Retikulum des roten Knochenmarks als auch im Retikulum der lymphatischen Organe entstehen.

Lymphozyten[1]

Die **Lymphozyten** (1) bilden die zweite große Gruppe der weißen Blutzellen. Von den Granulozyten unterscheiden sie sich morphologisch, funktionell und auch genetisch. Ihre Zahl je µl Blut weist erhebliche tierartliche, jedoch auch individuelle und vom Alter abhängige Unterschiede auf und liegt zwischen minimal 20 und maximal 70 % der weißen Blutzellen. Lichtoptisch lassen sich zwei Differenzierungsformen unterscheiden. In der überwiegenden Mehrzahl – etwa 90 % – handelt es sich um die sog. kleinen, beim Rest um die großen Lymphozyten. Die *kleinen Lymphozyten* sind mit 6,5 µm etwa gleich groß wie die Erythrozyten. Sie haben aber kugelige Gestalt und besitzen einen relativ großen, chromatinreichen Zellkern, der von einer nur dünnen Hülle von Zytoplasma umgeben ist. Sie sind nicht zur Phagozytose befähigt, und ihre amöboide Beweglichkeit ist geringer als die der Granulozyten. Die *großen Lymphozyten* haben einen Durchmesser von 10–15 µm. Ihr locker strukturierter Zellkern ist von einem breiten Zytoplasmasaum umgeben, in dem sich mit Spezialfärbungen vereinzelte Granula nachweisen lassen. Die Lymphozyten entstehen im Knochenmark und in der Thymusrinde sowie in den Keimzentren peripherer lymphatischer Organe. Über die Differenzierung zu immunkompetenten Zellen berichten die Lehrbücher der Histologie.

Thrombozyten

Die **Thrombozyten** (1), Blutplättchen, haben bei einem Durchmesser von nur 2–4 µm rundliche oder spindelförmige Gestalt. Die Ermittlung der Zahl der Blutplättchen bedarf besonderer Verfahren, da sie nach dem Verlassen der Blutbahn sehr schnell zerfallen. Im strömenden Blut wird ihre Anzahl mit 200 000–800 000 in einem µl angegeben.

[1] s. auch Kapitel „Lymphatisches System".

Als kernlose Gebilde bestehen sie aus der färberisch darstellbaren Grundsubstanz, dem sog. *Hyalomer*, und dem zentralen, aus einer Anzahl von Granula bestehenden *Granulomer*. Die Thrombozyten sind ein Produkt der Knochenmarkriesenzellen, der *Megakaryozyten*, aus denen sie durch Abschnürung entstehen. Nach Verbrauch ihres Plasmas gehen die Megakaryozyten zugrunde. Die Aufgabe der Thrombozyten besteht, wie erwähnt, darin, durch ihren Zerfall das sog. Prothrombin freizugeben, aus dem das Thrombin entsteht. Dieses wandelt das Fibrinogen des Blutplasmas in Fibrin um, das seinerseits Blutstillung bewirkt.

Organe der Blutbildung

Beim Embryo finden die erste *Blutbildung Hämatopoese*, und ebenso die Frühanlage von Blutgefäßen im *Mesoderm* des *Dottersacks* statt. Hier entstehen aus den mesenchymalen Stammzellen des Blutes zunächst die *Hämozytoblasten*. Sie sind zu andauernder Teilung befähigt und liefern u. a. die mit Hämoglobin ausgestatteten primitiven *Erythroblasten*.

Mit dem Erlöschen der *Blutbildung* im Dottersack übernimmt zunächst der *mesenchymale Anteil* der *Leberanlage* diese Aufgabe. Hier entstehen in der Folgezeit nicht nur die primitiven Erythroblasten, sondern auch *Granulozyten* und *Megakaryozyten*. Anschließend schaltet sich zudem die *Milz* in den Prozeß der Blutbildung ein.

Mit zunehmender Graviditätsdauer stellen diese Organe die Hämatopoese ein, und an ihre Stelle tritt das *rote Knochenmark, Medulla ossium rubra*, dessen Aufgabe es bleibt, zeitlebens für den Nachschub der Blutzellen der *myeloischen Reihe*, der *Erythrozyten, Granulozyten, Monozyten* und der *Thrombozyten* zu sorgen. Dieser ständige, auch bei den Erwachsenen sich vollziehende Vorgang der Erneuerung und Auffrischung des Blutes wird als *Blutmauserung* bezeichnet. Das Knochenmark ist in den Markhöhlen und in den Räumen der Schwammsubstanz der Knochen untergebracht. Trotz seiner räumlichen Diskontinuität bildet das in seiner Funktion humoral und neurovegetativ gesteuerte Knochenmark eine Funktionseinheit und wird daher auch unter dem Namen *Markorgan* zusammengefaßt. Während das Knochenmark bei heranwachsenden Individuen für die Zunahme der absoluten Blutmenge zu sorgen hat, obliegt ihm beim Erwachsenen die Aufrechterhaltung der normalen Qualität und Quantität des Blutes. Aus diesen Gründen findet sich in den Markräumen jugendlicher Individuen nur blutbildendes, *rotes Knochenmark*. Bei Erwachsenen hingegen gibt es rotes Knochemark nur in der Spongiosa der kurzen und platten Knochen sowie in den Enden von Röhrenknochen, etwa die Hälfte des Markorgans ist in *gelbes Fettmark, Medulla ossium flava*, umgewandelt.

Das **Knochenmark** besteht aus *retikulärem Bindegewebe*, dessen Zellen innerhalb der Markräume ein feinmaschiges Netzwerk formen, in das die zahlreichen, durch die Vasa nutricia herangeführten, dünnwandigen Blutgefäße eingebaut sind. Die areriellen Kapillaren entlassen ihr Blut durch trichterförmige Übergänge in weitverzweigte venöse Sinusoide (2/F), deren besonders strukturierte, hauchdünne Endothelwand das Einschleusen junger Blutzellen ermöglicht. In den im retikulären Gewebe vorhandenen Interzellularräumen finden sich alle im aktiven, roten Knochenmark entstehenden Blutzellen als Vorstufen und in ausgereiften Formen.

Das rote Knochenmark ist nicht nur Blutbildungsorgan, sondern zugleich auch ein wichtiger Bestandteil des komplexen Abwehrapparates im Organismus, der unter dem Namen *Monozyten-Makrophagen-System (MMS)* bzw. *Retikuloendotheliales System (RES)* zusammengefaßt wird. Sowohl die Retikulumzellen als auch die Gefäßendothelien besitzen die Fähigkeit der Phagozytose. Sie können körperfremde und körpereigene Partikel und Substanzen aufnehmen, sie weiterverarbeiten und sich an der Bildung von Antikörpern beteiligen. Mit gleichen Funktionen ausgestattet sind außerdem die aus Retikulumzellen entstehenden Makrophagen sowie die Plasmazellen.

Auch die Bildung des Fettmarks ist eine spezifische Leistung der Retikulumzellen, die durch Fettspeicherung die Form typischer Fettzellen annehmen. Das Fettmark dient als Reserve- bzw. Depotfett, das bei längerem Hungerzustand oder im Verlauf schwerer Erkrankungen abgebaut wird und sich dabei in sog. Gallertmark umwandelt.

Entwicklung der Blutzellen

Die **Erythrozyten** durchlaufen während ihrer Entstehung einige Zwischenstadien. Die *Erythropoese* beginnt in der Embryonalzeit mit der Umwandlung von Retikulumzellen in *Hämozytoblasten*. Von ihnen leiten sich die vermehrungsfähigen Stammzellen der Erythrozyten, die *Proerythroblasten*, ab. Diese wandeln sich mit der Bildung von Hämoglobin in *Makroblasten* (Erythroblasten) mit locker strukturiertem Zellkern um. Durch Kleinerwerden der Zellen und der Verdichtung ihres Kernes sowie Änderung des zytoplasmatischen Färbeverhaltens entstehen die noch zu mitotischer Teilung befähigten *Normoblasten*. Die Umwandlung von Normoblasten in kernlose Erythrozyten vollzieht sich mit der Ausstoßung, in selteneren Fällen mit dem Abbau seines Zellkerns. Kernhaltige Erythrozyten können vorübergehend, z. B. nach großen Blutverlusten oder im Verlauf von Erkrankungen, die mit vermehrtem Verschleiß der roten Blutkörperchen einhergehen, im strömenden Blut auftreten.

Die Stammzellen der **Granulozyten** sind die ebenfalls aus den Hämozytoblasten hervorgegangenen *Myeloblasten* mit kugeligem Zellkern und basischem Zytoplasma. Diesen folgen als weitere Zwischenstufe die *Promyelozyten* und anschließend die mit spezifisch färbbaren Granula ausgestatteten *Myelozyten*. Auffallende Veränderungen ihrer Zellkerne zeigen die aus dem Myelozyten hervorgehenden Zellen. Der anfangs rundliche Nukleus wird zunächst eingebuchtet und charakterisiert diese Zellen als *Metamyelozyten* oder Jugendformen. Schließlich finden sie sich mit der weiteren Umgestaltung ihres Zellkerns als *stabkernige Granulozyten* im Blut. Mit der Segmentierung des Zellkerns in mehrere, miteinander zusammenhängende Glieder ist die Endstufe der Entwicklung dieser weißen Blutzellen, der *segmentkernigen Granulozyten*, erreicht (1).

Die Entstehung der **Thrombozyten,** als Produkt einer Abschnürung von den bis zu 50 µm großen *Megakaryozyten* des Knochenmarks, wurde bereits beschrieben. Letztere entwickeln sich über mehrere Zwischenstufen aus *Megakaryoblasten*, deren Herkunft wiederum auf die *Hämozytoblasten* zurückgeht.

Einen entsprechenden Werdegang haben die zum Teil im Knochenmark entstehenden **Monozyten**. Auch sie gehen über eine Zwischenstufe aus den ebenfalls von Hämozytoblasten abstammenden *Monoblasten* hervor. Ein anderer Teil der Monozyten entsteht aus Retikulumzellen der lymphatischen Organe.

Die **Plasmazellen** des Knochenmarks, aber auch der peripheren lymphatischen Organe sind Reaktionsformen der Retikulumzellen. Antigene, z. B. Abbauprodukte von Bakterien, veranlassen die Entstehung dieser Immunglobuline bildenden Zellen.

Die **Lymphozyten** gehören der lymphatischen Reihe der Blutzellen an. Aufgrund ihrer Herkunft aus dem mesenchymalen Bindegewebe verfügen sie zeitlebens über eine Pluripotenz, die es ihnen ermöglicht, funktionsnotwendige Differenzierungen zu durchlaufen. Proliferation und Differenzierung zu immunkompetenten Zellen findet in allen lymphatischen Organen statt.

Blutgefäße, Bau und Funktion (2–4)

Ein Vergleich der Gesamtblutmenge des Körpers mit dem erheblich größeren Fassungsvermögen des Blutgefäßsystems läßt erkennen, daß nicht alle Organe und Körperregionen jederzeit mit der gleichbleibenden Blutmenge versorgt sein können. Berücksichtigt man ferner, daß in verschiedenen, als Blutspeicher dienenden Organen erhebliche Blutmengen vorübergehend zurückgehalten werden können, dann ist ersichtlich, daß im Kreislaufsystem blutstromregulierende Einrichtungen vorhanden sein müssen. Sie ermöglichen in Wechselwirkung mit dem Zentralorgan, dem Herzen, die Zuteilung nur jeweils der Blutmenge, die die Organe zur Durchführung ihrer spezifischen Funktion im Dienste des Gesamtorganismus benötigen. Dieses Postulat wird gestützt durch den Nachweis zahlreicher morphologischer Sondereinrichtungen in verschiedenen Gefäßbereichen sowie durch deren Deutung im Hinblick auf ihre hämodynamische Wirksamkeit.

Die vom Herzen in den Körper entlassenen *Puls-* oder *Schlagadern, Arterien* (2/A; 4/schwarz), verzweigen sich peripher in immer kleiner werdende Gefäße, um schließlich über die sehr engen *Arteriolen* oder *präkapillaren Arterien* (2/B) in unzählige, ein breites Strombett bildende *Haargefäße* oder *Kapillaren* (/E) überzugehen, die ihrerseits das Blut in die englumigen *Venolen* oder *postkapillaren Venen* (/C) entlassen. Präkapillare Arterien, Kapillaren und postkapillare Venen bilden die sog. *terminale Strombahn*, in der sich der Austausch all jener Stoffe zwischen Blut und Geweben und Zellen vollzieht, die diese zur Aufrechterhaltung ihrer verschiedenartigen Funktionen benötigen. Die den Kapillaren nachgeschalteten *Venolen* leiten das Blut in den *venösen Schenkel* des Kreislaufs. Er besteht aus den sich zu immer weiter werdenden Gefäßen vereinigenden *Blutadern* oder *Venen*, in denen das Blut schließlich dem Herzen zuströmt (2/D; 4/durch lange Striche gekennzeichnet).

Außer im Bereich der terminalen Strombahn besteht die Wand der Blutgefäße aus drei Schichten: *Tunica intima* (2/a, b, c), *Tunica media* (/d) und *Tunica externa* (/e, f). Es sei aber hier schon vermerkt, daß die Gefäßwände in Anpassung an ihre unterschiedliche mechanische Beanspruchung und an ihre Sonderfunktionen in den verschiedenen Gefäßarealen sowohl quantitative als auch qualitative und strukturelle Unterschiede aufweisen. Dies trifft vor allem für den Bau der Tunica media der Arterien, zum Teil aber auch für die der Venen zu.

Arterien (2/A; 4)

Die **Arterien** lassen schon makroskopisch zwei Bautypen erkennen: Die einen sind die herznahen Gefäße, die Aorta und ihre kopfwärts ziehenden Äste sowie der Truncus pulmonalis und seine großen, in die Lunge eintretenden Zweige. Ihre gelbe Farbe und erhebliche Dehnbarkeit ergeben sich aus dem großen Gehalt der Media (2/d) an elastischen Fasern und Membranen. Es handelt sich um *Arterien* vom *elastischen Typ*. Zur Peripherie hin gehen diese Arterien allmählich in rötliche oder weiße, meist

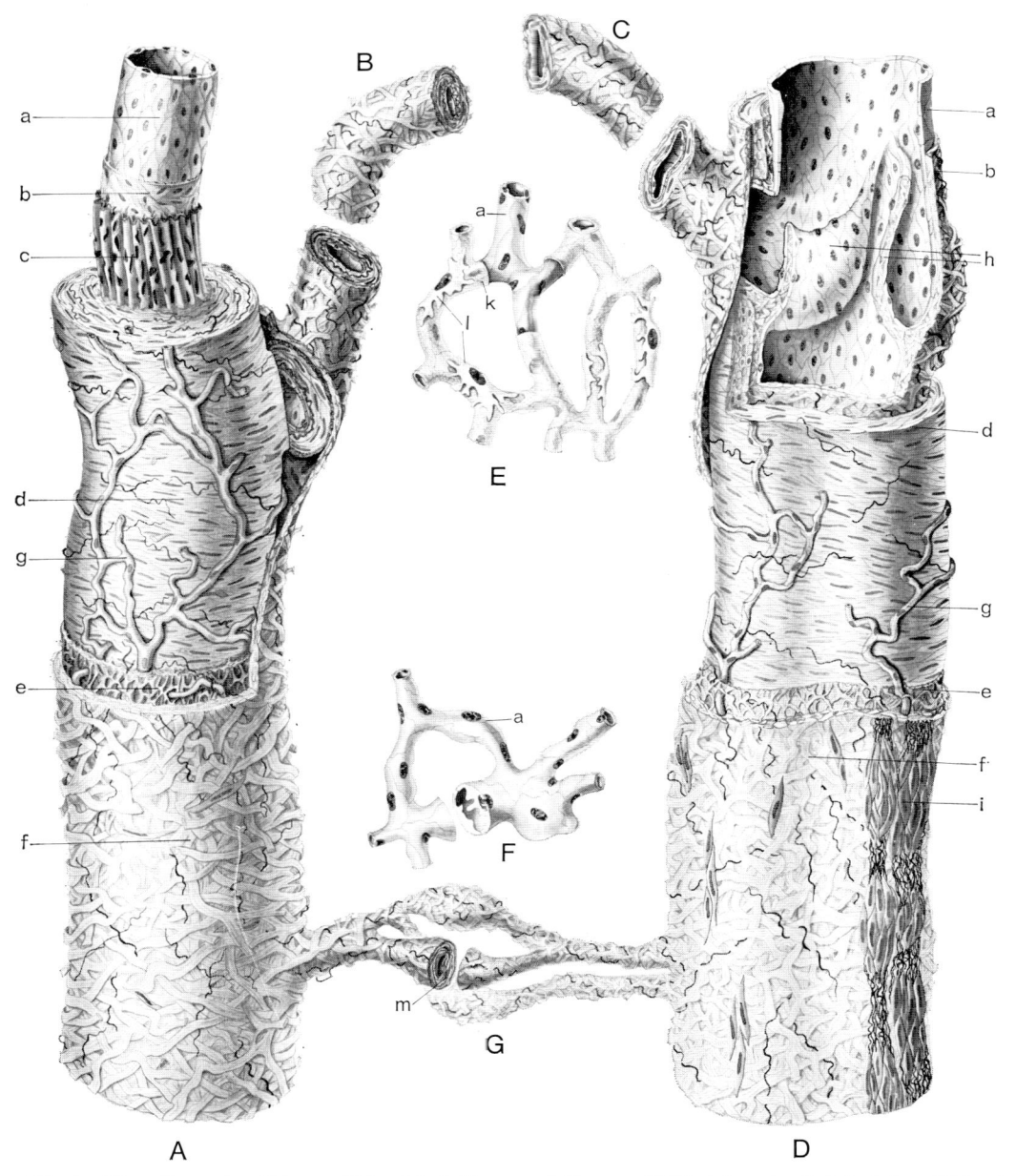

Abb. 2. Wandbau der Blutgefäße (Nach GRAU und WALTER, 1967) *A* Arterie; *B* Arteriolen; *C* Venole; *D* Vene; *E* Kapillare; *F* Sinuskapillare; *G* arteriovenöse Anastomose
a, b, c Tunica intima, *a* Lamina endothelialis, *b* Stratum subendotheliale, *c* Membrana elastica interna; *d* Tunica media; *e, f* Tunica externa, *e* Lamina elastica externa; *g* Vasa vasorum; *h* Venenklappen; *i* Längsmuskulatur der Tunica externa; *k* Grundhäutchen; *l* Perizyten; *m* Intimapolster

dickwandige *Arterien* vom *muskulösen Typ* über.

Die *Intima* (*/a, b, c*) beider Arterienarten besteht aus dem *Endothel* (*/a*), einer einschichtigen Lage von rhombisch platten Zellen, die einer elastischen Membran, der *Membrana elastica interna* (*/c*), aufgelagert sind. Zwischen beiden Schichten findet sich spärliches kollagenes Bindegewebe, das *Stratum subendotheliale* (*/b*).

Die *Membrana elastica interna* der Arterien vom *elastischen Typ* leitet in das aus konzentrisch gelagerten elastischen Membranen bestehende Grundgerüst der *Media* über (/d). Die elastischen Lamellen sind durch die Wandspannung regulierende, als **Spannmuskeln** bezeichnete Muskelzellen verbunden. Welche Bedeutung die Beschaffenheit der Media dieser Arterien im Rahmen des Kreislaufgeschehens hat, läßt sich am Beispiel der Aorta besonders gut demonstrieren: Das unter systolischem Druck in die Aorta gepumpte Blut bringt deren Media in elastische Spannung, wodurch ein Teil der vom Herzen entwickelten Kraft vorübergehend als potentielle Energie gespeichert wird. Diese wird in der diastolischen Pause durch Retraktion der Gefäßwand in kinetische Energie umgesetzt, wodurch das vom Herzen stoßweise geförderte Blut zum gleichmäßigen Abströmen in die Peripherie veranlaßt wird. Somit läßt sich diese Funktion der Aorta wie auch die der anschließenden Arterien des elastischen Typs mit der Wirkung eines Pumpen-Windkessels vergleichen.

Die folgenden *Arterien* vom *muskulösen Typ* haben als Leitungsröhren die Aufgabe, das Blut den Organen zuzuführen. Hierbei unterliegt ihre Wand der durch den Blutdruck hervorgerufenen Längs- und Ringspannung. Außerdem kommt es besonders im Bereich der Extremitäten auch zu einer Längsdehnung der Arterien. Diesen Beanspruchungen werden die Arterien vom muskulösen Typ durch die Art und Anordnung des Baumaterials in der Media, wie auch in ihrer Tunica externa gerecht. Einer meist gut entwickelten Membrana elastica interna (2/c) folgt die vorwiegend aus glatter Muskulatur bestehende Media (/d). Die mit elastischen Fasern unterschiedlicher Menge durchmischten Muskelfaserzüge umgeben das Gefäßlumen in Schraubenzügen verschiedener Richtung und wandlungsfähigem Steigungswinkel. Damit ist die die Querspannung aufnehmende Media in der Lage, sich wechselnden Beanspruchungen anzupassen, durch Weit- bzw. Engstellung des Gefäßlumens den im arteriellen System herrschenden Blutdruck zu regulieren und ihn in physiologischen Grenzen zu halten. Geht dieser ständig in Aktion befindliche Regulationsmechanismus durch degeneratives Starrwerden der Arterienwand verloren, so kann permanenter Hochdruck, mit der Gefahr des Zerreißens brüchig gewordener Arterien, die Folge sein. Die variable Längsspannung und Längsdehnung der Arterienwand werden von der Membrana elastica externa der Tunica media aufgenommen. Sie besteht (/e, f) aus kollagenen, zum geringen Teil aus elastischen Fasern, die sich schraubig überkreuzen und durchflechten. Darüber hinaus besorgt die Tunica externa den funktionsgerechten Einbau der Arterien in ihre Umgebung.

Abgesehen von Organen, wie Gehirn und Niere, deren hoher Bedarf an Sauerstoff eine möglichst gleichmäßige, vom übrigen Kreislaufgeschehen unabhängige Blutversorgung erfordert, werden andere Organe, z. B. Magendarmkanal, Lunge und Skelettmuskulatur, nur mit der, der wechselnden Intensität ihrer Tätigkeit entsprechenden Blutmenge versorgt. Das Kreislaufsystem ist somit in der Lage, bestimmte Gefäßgebiete schwerpunktmäßig reichlicher und andere zu gleicher Zeit mit weniger Blut zu versorgen. Diese Eigenschaft ermöglicht den ökonomischen Einsatz der vorhandenen Blutmenge und verhindert eine übermäßige Belastung des Herzens.

Da die Arterien aller Größen zwar den Querschnitt ihres Lumens in gewissem Umfang, jedoch nicht bis zum völligen Verschluß ändern können, müssen für die Regulierung der an die Organe abzugebenden, funktionsgerechten Blutmenge zusätzliche Gefäßabschnitte vorhanden sein. Sie finden sich in den *Arteriolen* oder *präkapillaren Arterien* der terminalen Strombahn (2/B). Ihr Lumen ist oft nicht weiter als das der nachgeschalteten Kapillaren. Da ihre Media nur aus einer einschichtigen Muskellage besteht und die Elastica interna sich in ein elastisches Fasernetz auflöst, können sie ihr Lumen verschließen, wodurch eine bedarfsabhängige Drosselung bzw. Freigabe des Blutstroms in die Kapillaren erreicht wird.

Blutstromregulierende Einrichtungen anderer Art sind die sog. *Sperr-* oder *Drosselarterien*. Sie sind dadurch gekennzeichnet, daß sich in ihnen aus Längsmukulatur oder aus *epitheloiden Muskelzellen* bestehende Wülste oder Polster vorfinden, die bei Kontraktion die Intima lumenwärts vorwölben können und dadurch den völligen Verschluß dieser Sperrarterien ermöglichen. Diese Sondereinrichtungen sind in Haut, Lunge, Schwellkörpern und anderen Organen zu finden.

Venen (2/D; 4)

Der **venöse Schenkel** des Kreislaufs hat die Aufgabe, das Blut, das von seinem systolischen Druck durch die Strömungswiderstände in den Arterien, Arteriolen und Kapillaren mehr als 80% eingebüßt hat, in kontinuierlichem Strom zum Herzen zurückzubringen. Diesen hämodynamischen Leistungen entsprechen der Bau und die Sondereinrichtungen der Venen im allgemeinen sowie einzelne, durch Topographie und Sonderfunktionen gekennzeichnete Gefäßstrecken im besonderen. Erwähnt sei zunächst, daß die Anzahl der Venen weit größer ist als die der Arterien, da die Schlagadern oft von zwei oder auch mehreren *Kollateralvenen* begleitet werden. Ihre Zahl wird darüber hinaus durch zahlreiche, besonders in der Haut ohne Begleitarterien verlaufende Venen und deren Kollateralgefäße vermehrt. Unter Berücksichtigung, daß das Lumen der Venen stets weiter ist als das ihrer Begleitarterien und sie außerdem an zahlreichen Orten Geflechte bilden, so wird ersichtlich, daß das Fassungsvermögen des Venensystems weit größer ist als das des arteriellen Systems.

In diesem Zusammenhang sei nochmals auf die oben erwähnten Organe hingewiesen, die in der Lage sind, große Blutmengen vorübergehend zu speichern, um sie im Bedarfsfall wieder an den Kreislauf abzugeben. Zu diesen sog. *Blutspeichern* gehören Milz, Leber, Lunge und Haut. Die sich hieraus ergebende Notwendigkeit, das Blut innerhalb der mit Neben- oder Abstellgleisen vergleichbaren Bahnen des Venensystems nach Bedarf verlagern zu können, erklärt die hämodynamisch wirksamen Sondereinrichtungen sowie die nach Regionen verschiedenen strukturellen und materiellen Unterschiede im Bau der Venen.

Die Wand der Venen besteht aus den drei auch für die Arterien beschriebenen Schichten, aus der *Tunica intima, media* und *externa* (2/D), die allerdings nicht deutlich gegeneinander abgesetzt sind.

Die *Endotheltapete* (/a) der Venen ist von einer unterschiedlich dicken Lage kollagener und elastischer Fasern unterlagert (/b). Dieser Schicht folgen ohne scharfe Grenzen die *Media* (/d) und die *Tunica externa* (/e, f).

Die *Media* besteht aus miteinander zu einem funktionellen System verflochtenen kollagenen und elastischen Fasern, kann aber auch Muskulatur in unterschiedlicher Menge enthalten. Von dem Überwiegen der einen oder der anderen Substanz hängt es ab, ob die betreffenden Venen nur passiv dehnbare Schläuche sind oder ob sie sich bei Überwiegen der Muskulatur aktiv in das Kreislaufgeschehen einschalten können. Ersteres trifft besonders für die herznahen Venen zu, während die muskelstärkeren Gefäße einem stärkeren hydrostatischen Druck in der Peripherie ausgesetzt sind. Dies gilt besonders für die Venen der Extremitäten, aber auch für solche in den Schwellgeweben.

Die *Tunica externa* ist bei den meisten Venen die breiteste der drei Schichten. Sie besteht aus zu Netzen verflochtenen kollagenen und zahlreichen elastischen Fasern, die in die Längsmuskelzüge eingebaut sind. Sie besorgt den funktionsgerechten Einbau der Gefäße in ihre Umgebung und schützt diese auch vor Zerrungen und Dehnungen.

Ein auffallendes Bauelement der Venen sind ihre passiv beweglichen, in das Gefäßlumen hineinragenden *Klappen* (2/D, h). Sie bestehen aus einer Endothelduplikatur mit bindegewebiger Grundlage. Jede Klappe setzt sich aus zwei, seltener aus drei oder mehreren *Einzelsegeln* zusammen, deren freie Ränder halbmond- oder sichelförmig sind, während ihre Basis in die Gefäßwand übergeht. Je nach Körperregion und Organsystem in unterschiedlichen Abständen aufeinander folgend, sind die von den Segeln und der Gefäßwand begrenzten *Klappensinus* herzwärts gerichtet. Die Venen fast aller Organe, selbst solche mit einem Durchmesser von nur 50 μm, sind mit Klappen ausgestattet. In besonders dichter Folge finden sie sich in den Venen der Extremitäten. Ihre Aufgabe ist es, das unter hydrostatischem Druck und anderen noch zu erwähnenden Kräften stehende, herzwärts zu befördernde Blut am Ausweichen in zentrifugaler Richtung zu hindern. Damit sind sie in ihrer Wirkung mit den in der Technik gebräuchlichen Rückschlagventilen zu vergleichen.

Weitere blutstromregulierende Einrichtungen in einigen Bereichen des Venensystems sind die sogenannten *Sperr-* bzw. *Drosselvenen*. In das Lumen dieser kleinen Venen ragen *Intimawülste*, die durch Unterlagerung von Muskulatur oder Gruppen epitheloider Zellen hervorgerufen werden. In anderen Fällen sind die Venen in bestimmten Abständen mit Ringmuskeln, Sphinkteren, ausgestattet. Durch diese Einrichtungen kann Blut vorübergehend in diesen Venen aufgestaut werden, wodurch sie perlschnurartiges Aussehen erhalten. Zugleich wird das Blut auch zu längerem Verweilen in den diesen Sperr- bzw. Drosselvenen vorgeschalteten Kapillaren veranlaßt. Sie sind in zahlreichen Organen nachgewiesen, z. B. in Nebenniere, Schilddrüsen, Uterus und Eileiter, in Schwellkörpern, Gekrösen des Darmes und Hufelederhaut.

Verschiedene Kräfte und Faktoren veranlassen das unter erheblich vermindertem Druck aus den Kapillaren über die postkapillaren Venolen den peripheren Venen zuströmende Blut, in kontinuierlichem Strom zum Herzen zurückzukehren. Hierzu gehört zunächst die sog. *Vis a tergo*. Das ist die vom Herzen ausgehende Antriebskraft, die das Strömen des Blutes auch im venösen Schenkel des Kreislaufs in Gang hält. Ferner wirkt der unmittelbar vom Herzen ausgehende systolische Sog auf das Blut in den beiden Hohlvenen und in ihren größeren Ästen ein. Hierbei werden die großen dünnwandigen Venen durch den in der Brusthöhle herrschenden und während der Inspiration noch zunehmenden Unterdruck erweitert und unter Spannung gehalten. Weitere, auf das Venenblut wirkende Antriebskräfte gehen auch von der Skelettmuskulatur aus. Durch die Art des Einbaus der Venen in das intermuskuläre und interstitielle Bindegewebe können sie während der Muskeltätigkeit abwechselnd erweitert und komprimiert werden, wobei das Blut klappengesteuert zum Herzen abfließt.

An zahlreichen Stellen des Bewegungsapparats bestehen zwischen Arterien und Begleitvenen enge topographische und architektonische Beziehungen, die als „arteriovenöse Koppelung" bezeichnet werden. Hierbei sind Arterien mit Begleitvenen in einen Bindegewebsschlauch eingeschlossen oder eingebunden, dessen Außenschicht aus spitzwinklig zueinander angeordneten Ringfasern besteht, während die Fasern der Innenschicht die Arterie und die Venen in Achtertouren umgeben. Aus dieser Situation wurde geschlossen, daß die in dieses „Verbundsystem" hineinlaufende Pulswelle eine rhythmische Kompression der Begleitvenen hervorruft, in denen das Blut, durch die Klappen gesteuert, herzwärts bewegt wird. Experimentelle Untersuchungen haben jedoch gezeigt, daß eine solche funktionelle Wechselwirkung zwischen gekoppelten Arterien und Venen nicht besteht.

Kapillaren (2/*E*; 4)

Aufgabe der *terminalen Strombahn* ist es, den Körperzellen den für ihre Existenz und ihre Funktion erforderlichen wechselseitigen Stoffaustausch mit dem Blut zu ermöglichen. Die unmittelbare Voraussetzung hierfür liefern die dünnwandigen **Kapillaren**, die das ihnen von den *präkapillaren Arterien* zugeteilte Blut den Zellen und Geweben zuführen. Eine weitere wichtige Aufgabe erfüllt die terminale Strombahn bei der Regelung der Körpertemperatur der Warmblüter, indem sie dem Organismus die Möglichkeit gibt, durch intensivere Durchblutung der Haut die Wärmeabgabe zu steigern oder durch Verlagerung größerer Blutmengen in das Körperinnere zu vermindern.

Die veränderliche Weite der Kapillaren oder Haargefäße schwankt zwischen 6 und 30 µm, in selteneren Fällen als „*Riesenkapillaren*" bis zu 40 µm, ihre nur schwer zu bestimmende Länge zwischen 0,5 und 1,0 mm. Sehr viel weitlumigere Kapillaren finden sich als sogenannte *Sinusoide (2/F)* z. B. in Leber, Knochenmark und Hypophyse. Die Dichte des Kapillarnetzes entspricht der Intensität der Stoffwechselvorgänge in den von ihnen versorgten Organen. Besonders groß ist die Zahl der Kapillaren in den inkretorischen Organen, der grauen Substanz des Zentralnervensystems, den Nieren, der Herz- und Skelettmuskulatur sowie der Haut und im Fettgewebe.

Weniger gut kapillarisiert sind dagegen die vorwiegend „passiven" oder bradytrophen Gewebe, wie Sehnen, Faszien, Bänder und Knochen. Frei von Kapillaren sind die Kornea des Auges sowie der hyaline Knorpel. Bemerkt sei jedoch, daß die Größe der für den Stoffaustausch zur Verfügung stehenden Oberflächen nicht allein von der Kapillardichte bestimmt wird. Mit der Steigerung der Funktion der Organe geht stets eine beträchtliche Erweiterung ihrer Kapillaren einher, wodurch es zu einer erheblichen Vergrößerung der Austauschflächen und zu einer vermehrten Durchblutung der terminalen Strombahn kommt.

Ebenso wie die Verteilung der Arterien und Venen innerhalb eines Organs jeweils nach einem charakteristischen Muster erfolgt, besteht eine enge Korrelation zwischen der Struktur der Gewebe und der räumlichen Anordnung der Kapillaren. So ist es ohne weiteres möglich, an Korrosionspräparaten von Blutgefäßen und Kapillaren zu erkennen, welchem Organ sie entstammen. In parenchymatösen Organen bilden die Kapillaren dreidimensionale, in der Lunge und in Drüsen die Alveolen umspannende Netze. Im Papillarkörper der Haut und kutaner Schleimhäute sind es Kapillarschlingen, in der Muskulatur langgestreckte Maschen und in den Nierenkörperchen Kapillarknäuel, sog. Glomerula.

Die Wand der Kapillaren besteht aus dem *Endothel* (2/E, a), der *Basalmembran* oder dem *Grundhäutchen* (/k) und aus den außen eng anliegenden *Perizyten* (/l).

Bei dem *Endothel* handelt es sich um ein hauchdünnes einschichtiges *Plattenepithel*. Diese Zellen haben rhombische Gestalt und stehen mit gewellten oder gezackten Plasmalemmrändern bis auf einen von Kittsubstanz freien Spalt von 10–15 nm untereinander in Verbindung. Neben einem länglichen, das Plasmalemm leicht lumenwärts vorbuchtenden Kern enthalten die Endothelzellen wie andere Körperzellen elektronenmikroskopisch nachweisbare Partikel, wie Mitochondrien, Lysosomen, den Golgi-Apparat, endoplasmatisches Retikulum und Ribosomen. Die Ausstattung der Endothelzellen mit den erwähnten Organellen sowie bestimmten Enzymen zeigt, daß sie sich durch ihre organspezifischen, selektiven Fähigkeiten aktiv in den Stoffaustausch zwischen Blut und Körperzellen einschalten können (Blut-Gewebeschranke).

Die Endothelzellen der Kapillaren verschiedener Organe, z. B. der Niere, innersekretorischer Drüsen, aber auch die Plexus chorioidei und der Synovialzotten lassen im submikroskopischen Bereich durch *dünne Membranen (Diaphragma)* verschlossene Fenster, aber auch *echte Poren* erkennen, die auf einen intensiven Flüssigkeitsaustausch schließen lassen. Von diesen Bildungen sind die in den Kapillaren von Leber, Milz und Knochenmark nachgewiesenen *Interzellularspalten* zu unterscheiden, die die Schrankenwirkung der Endotheltapete herabmindern und Durchlässe auch für korpuskuläre Elemente, z. B. Blutzellen, bilden. Gesteigerte Durchlässigkeit der Kapillaren wird im Verlauf von entzündlichen Prozessen der Gewebe beobachtet.

Stoffaustausch kann auch durch transzellulären Stofftransport erfolgen; ein Vorgang, der als *Zytopempsis* bezeichnet wird und auf der Fähigkeit der Endothelzellen zur sog. *Mikropinozytose* beruht. Hierbei werden an der lumenseitigen bzw. an der basalen Fläche der Zellen submikroskopisch kleine Flüssigkeitströpfchen in Einbuchtungen des Plasmalemms aufgenommen, als Vesikel in das Zellinnere verlagert und anschließend subendothelial oder in das Kapillarlumen abgegeben. Auf diese Weise werden vor allem Plasmaeiweißkörper und andere großmolekulare Stoffe durch die Kapillarwand hindurchgeschleust.

Im Endothel der Kapillaren bzw. Sinusoide von Leber, Milz und Knochemark finden sich plasmareiche, mit Ausläufern versehene, nicht lückenlos zusammengeschlossene Zellen (in der Leber als v. KUPFFERSCHE *Sternzellen*), die neben der Gestalt von Retikulumzellen lymphoretikulärer Organe auch deren Fähigkeit zur Phagozytose besitzen. Mit ihren Fortsätzen ragen sie in das Kapillarlumen hinein und können sich zudem aus ihrem Verband lösen und mit dem Blut weggeschwemmt werden. Diese *Retikuloendothelien* sind ein wichtiger Bestandteil des *Monozyten-Makrophagen-(MMS)* oder *retikuloendothelialen Systems, RES,* und stehen mit gleichartigen Zellen des *lymphoretikulären Systems* im Dienste der Abwehr von Fremdstoffen und Infektionserregern sowie des Abbaues der roten Blutzellen.

Die *Basalmembran* der *Kapillaren* (2/E, k), erscheint im lichtmikroskopischen Bereich homogen. Mit der Versilberungsmethode lassen sich jedoch Gitterfasern nachweisen, die ihr die Eigenschaft einer reversibel dehnbaren bzw. zugelastischen Membran verleihen. Dadurch werden die Kapillaren zu elastischen Schläuchen, die in der Lage sind, ihre Weite der wechselnden Blutmenge anzupassen.

Polarisationsoptische, elektronenmikroskopische und histochemische Untersuchungen haben differenzierte Einblicke in die komplizierte Ultrastruktur der Basalmembran erbracht. Sie haben gezeigt, daß diese nicht nur mechanische, sondern als einzige, ununterbrochene Trennschicht zwischen Blut und Geweben wichtige Filterfunktionen zu erfüllen hat.

Als *Perizyten* (2/E, l) bezeichnet man Zellen, die sich der Basalmembran der Kapillaren außen dicht anschmiegen und sie mit ihren verästelten Fortsätzen umfassen. Die frühere Ansicht, daß es sich bei diesen Zellen um kontraktile Elemente handelt, die das Kapillarlumen einengen können, wird heute bestritten. Ihre phagozytäre Eigenschaft sowie ihre Fähigkeit, als Makrophagen in das umliegende Gewebe abwandern zu können, sprechen für ihre Mitbeteiligung am Stoffaustausch.

Zusammenfassend sei darauf hingewiesen, daß der Stoffaustausch zwischen dem Blut und der Interzellularflüssigkeit ein komplexer, zum Teil noch ungeklärter Vorgang ist und daß, wie bereits erwähnt, an der Überwindung der von den Kapillarwänden gebildeten *Blut-Gewebeschranke* verschiedenartige Mechanismen beteiligt sind.

Arteriovenöse Anastomosen
(2/*G*)

Arteriovenöse Anastomosen sind besondere Gefäßabschnitte, deren Lumen bis zum vollständigen Verschluß regulierbar ist. Sie stellen eine direkte Verbindung zwischen kleinen Arterien und Venen her und leiten in geöffnetem Zustand das Blut ohne Stoffaustausch mit ihren extravasalen Räumen aus der arteriellen Hochdruckbahn direkt in das venöse Niederdruck-Strombett. Sind die Lumina dieser *Kurzschlußgefäße* jedoch geschlossen, dann nimmt das Blut seinen „normalen" Weg über die nachgeschalteten Kapillaren.

Diese hämodynamisch wirksamen, den Blutstrom regulierenden arteriovenösen Anastomosen verbinden als sog. **Brückenanastomosen** Arterie und Vene in kurzem, bügel- bzw. S-förmigem oder unterschiedlich geschlängeltem Verlauf. Man kann an ihnen einen aktiven arteriellen und einen passiven venösen Schenkel unterscheiden. Auffallend ist die Dicke der Wand des arteriellen Schenkels im Vergleich zu jener der Ursprungsarterie. Sie ist bedingt durch die Zunahme an Ringmuskelfasern und Längsmuskelbündeln (2/*G, m*) in der an elastischen Fasern freien Media sowie durch subintimale Einlagerung wechselnder Mengen sog. epitheloider Zellen.

Zahlreich sind die Orte des Vorkommens von Brückenanastomosen. Sie finden sich in Magen- und Darmwand, Speicheldrüsen, Nasenschleimhaut und Lunge, inkretorischen Organen, Penis, Ovar, Uterus, Plazenta und Haut.

Über die Funktion der Brückenanastomosen können experimentell erwiesene, aber auch aus ihrem Bau und ihrem Vorkommen in den verschiedenen Gefäßregionen ableitbare Angaben gemacht werden. Im Vordergrund steht ihre hämodynamische Wirkung. Indem sie in geöffnetem Zustand das Blut aus der arteriellen Hochdruckbahn in das venöse Niederdruck-Strombett überleiten, fördern sie den Abstrom des Blutes in den Venen. Zugleich entlasten sie nach Art von „Überlaufventilen" das ihnen nachgeschaltete Kapillarsystem. Damit können sie auch zur Drosselung bzw. Steigerung der Funktion von periodisch mit unterschiedlicher Intensität arbeitenden Organen, z. B. Darm, Drüsen, Lunge und andere Orte ihres Vorkommens, beitragen. Die thermoregulatorische Wirkung dieser arteriovenösen Anastomosen beruht darauf, daß sie in geöffnetem Zustand den Durchfluß des Blutes in bestimmten Strombereichen fördern. Hierzu gehören vor allem Körperregionen, die der Außentemperatur besonders ausgesetzt und damit von einer Unterkühlung bedroht sind, wie Gliedmaßenenden, Ohrmuschel, Nase und exponierte Bildungen der Haut.

Von den Brückenanastomosen unterscheiden sich morphologisch wie funktionell die aus Gefäßkonvoluten bestehenden knäuelförmigen **Glomusanastomosen.** Auch hier stellen gegenüber der Ursprungsarterie verdickt erscheinende, gestreckt oder gewunden verlaufende Gefäßstrecken die Verbindung zwischen Arterie und Vene her. Die Wand ihres arteriellen Schenkels enthält Längsmuskelbündel sowie als typisches Merkmal subintimale epitheloide Zellen, die das enge Lumen in mehrfacher Schichtung umhüllen. Auffallend ist hier ebenfalls das Fehlen einer Membrana elastica interna in der Intima. Die zahlreichen, meist englumigen dünnwandigen Venen umschließen die zentral gelegenen Verbindungsstücke knäuelförmig und sind selbst von einer Bindegewebskapsel umgeben. Ein weiteres Merkmal dieser Glomusanastomosen ist ihre reichliche Ausstattung mit marklosen Nervengeflechten, die aus benachbarten Gefäßnerven hervorgehen. Aufgrund ihres komplizierten Aufbaus gewinnen die *Knäuelanastomosen* das Aussehen von in die Strombahn eingeschalteten Organen. Sie finden sich z. B. in den Endphalangen von Mensch und Tier, in der Haut und im Hahnenkamm. Gleichartige Gebilde sind auch die Glomera caudalia der Tiere und das Glomus coccygeum des Menschen.

Für die *Glomusorgane* kann eine hämodynamische Wirkung auf das Kreislaufgeschehen schon wegen ihrer komplizierten Knäuelstruktur mit englumigen Venenkonvoluten und dem Unvermögen zur raschen Änderung ihres Lumens ausgeschlossen werden.

Der auffallend große Gehalt an epitheloiden Zellen und die intensive Innervation der Glomusorgane waren die Gründe, ihnen eine humorale Funktion zuzusprechen. Entsprechende Untersuchungen schienen zunächst auch zu bestätigen, daß sie einen lokalchemisch, vasodilatatorisch wirksamen acetylcholinähnlichen Wirkstoff erzeugen. Nach elektronenmikroskopischen und histochemischen Befunden fehlen jedoch in den epitheloiden Zellen der Glomusorgane die typischen Merkmale sezernierender Zellen. Die Funktion der Glomusanastomosen bleibt somit weiterhin ungeklärt.

Ernährung der Blutgefäßwand
(2/A, g; 3)

Die Wand kleinster Blutgefäße wird von dem in ihnen zirkulierenden Blut durch Diffusion und durch Zytopempsis ernährt. Eine solche „Selbstversorgung" reicht jedoch bei dickwandigen Gefäßen nicht aus. Hier werden nur die inneren Schichten transintimal versorgt, während die Ernährung des größeren Teiles der Media von den „*Gefäßen der Gefäße*", den *Vasa vasorum*, übernommen wird. Die Vasa vasorum entspringen nicht unmittelbar aus der Lichtung der zu ernährenden Gefäßabschnitte. Sie entstammen vielmehr rückläufigen Zweigen begleitender arterieller Geflechte, die in die Gefäßwand eindringen und sie kapillarisieren.

Innervation der Blutgefäße

Die an die Gefäße herantretenden, vorwiegend marklosen *vegetativen Nerven* bilden in deren Tunica externa gröbere Geflechte, die sich in der Gefäßwand in netzförmige, bis zur Intima heranreichende Endverzweigungen auflösen. Sie versorgen deren Muskulatur als sog. **Vasomotoren,** stehen aber auch im Dienste der Tiefensensibilität. Während die Reizung der sympathischen Fasern im allgemeinen eine Vasokonstrik-

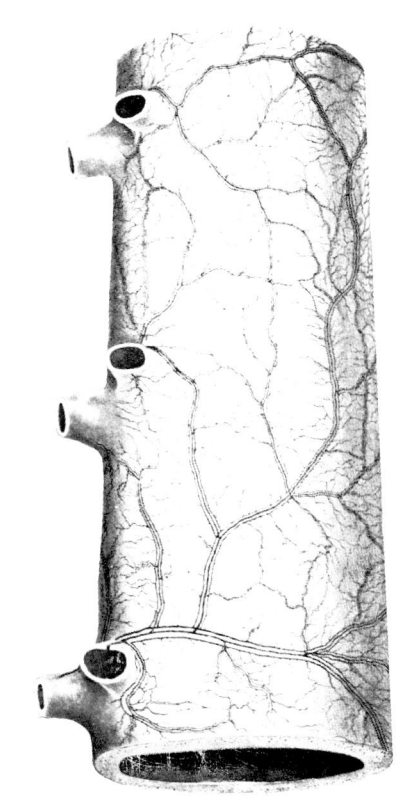

Abb. 3. Abschnitt der Aorta thoracica eines Pferdes mit aus den Aa. intercostales dorsales entspringenden arteriellen, von je zwei Venen begleiteten Vasa vasorum. (Nach STAUBESAND, 1974.)

tion hervorruft, schreibt man dem Parasympathikus vasodilatatorische Wirkung zu.

Die der Innervation der Blutgefäße der Haut und der Skelettmuskulatur dienenden sympathischen Nerven werden in den Vertebralganglien des Truncus sympathicus zu postganglionären Fasern umgeschaltet und erreichen ihre Erfolgsorgane als Bestandteile gemischter Zerebrospinalnerven. Die die Organgefäße innervierenden *Vasokonstriktoren* sind die zunächst präganglionären Fasern des *Truncus sympathicus*, die erst in den zuständigen prävertebralen Ganglien der betreffenden Organe auf das zweite Neuron umgeschaltet werden. Neben den vasokonstriktorisch wirkenden, adrenergen sympathischen Nerven gibt es auch cholinerge, die Blutgefäße der Skelettmuskulatur und vermutlich auch die Herzkranzgefäße erweiternde sympathische *Vasodilatatoren*.

Es ist zweifelhaft, ob die aus den verschiedenen Bereichen des parasympathischen Systems stammenden Gefäßnerven als *Vasodilatatoren* wirken. Eine Gefäßdilatation, die die Senkung des Blutdrucks mit Herabsetzung des Strömungswiderstands zur Folge hat, wird vielmehr auf eine Verminderung der Impulsfrequenz der Vasokonstriktoren zurückgeführt. Eine Erweiterung der Gefäße ruft u. a. auch das Bradykinin, ein von den Verdauungs- und den Schweißdrüsen abgesonderter Wirkstoff, ohne Mitbeteiligung des Parasympathikus hervor.

Gefäßaktive Hormone

Eine wichtige Rolle im Kreislaufgeschehen spielen außerdem verschiedene *gefäßaktive Hormone*. Zu ihnen gehören u. a. die gefäßerweiternden Wirkstoffe *Acetylcholin* und *Histamin* sowie das *Vasopressin*, das *Hypertensin* und das *Serotonin*, die vasokonstriktorisch wirken; einen Doppeleffekt verursacht das *Noradrenalin*, das zwar die meisten Gefäße konstriktorisch, die Herzkranzgefäße jedoch dilatierend beinflußt. Gleiches gilt auch für das *Adrenalin*, das bei sonst ausgesprochen vasokonstriktorischer Wirkung die Gefäße der Skelettmuskulatur erweitert.

Die Regulation der optimalen, den jeweiligen Funktionszuständen der verschiedenen Organe bzw. Organsysteme und Körperregionen angepaßten Blutversorgung beginnt bereits in der terminalen Strombahn. Ein größerer Bedarf der aktivierten Organe an O_2, der erhöhte Anfall von Stoffwechselprodukten wie CO_2 und Milchsäure, von Acetylcholin sowie von Adenosintriphosphat (ATP) und das bereits erwähnte Bradykinin bewirken die Öffnung der präkapillaren Arterien.

Diese lokalchemische Durchblutungsregelung führt zu einer mit passiver Erweiterung der Kapillaren einhergehenden intensivierten Durchblutung der Organe, wodurch dem Gesamtkreislauf eine größere Blutmenge entzogen wird. Bei dem ungleichen Verhältnis, das zwischen der vorhandenen Blutmenge und dem im Vergleich dazu größeren Fassungsvermögen des Kreislaufsystems besteht, kann es dadurch zu einem plötzlichen Abfall des Blutdruckes und damit zu einer nicht ausreichenden Versorgung anderer lebenswichtiger Organsysteme kommen. Dieser Gefahr wirkt das **Kreislaufzentrum** entgegen. Durch Steuerung der Herztätigkeit und des Gefäßtonus sorgt es für die Aufrechterhaltung eines normalen Blutdrucks und damit zugleich für die ökonomische, den Anforderungen aller Systeme angepaßte Verteilung der vorhandenen Blutmenge.

Seinen Hauptsitz hat das Kreislaufzentrum im Bereich der Brücke des Hinterhirns und des verlängerten Markes. Blutdruckregulierende Impulse können außer-

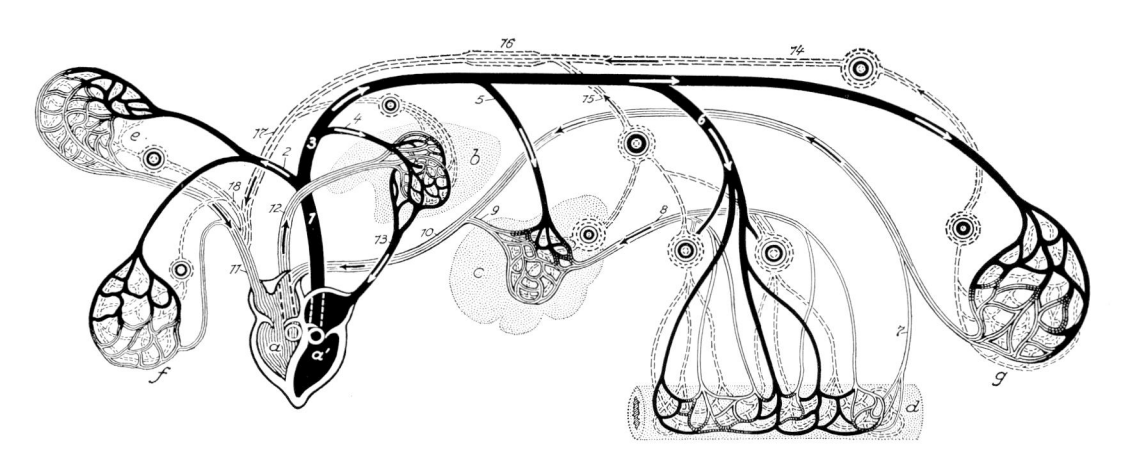

Abb. 4. Schema des Blut- und Lymphkreislaufs. (Nach NICKEL, 1939.) (schwarz: arterielles Blut; lange Striche: venöses Blut; gestrichelt: Lymphe)
a rechte, *a'* linke Herzkammer; *b* Lunge; *c* Leber; *d* Darm; *e* Kapillaren im Kopfbereich und am Halse; *f* Kapillaren der Schultergliedmaße; *g* Kapillaren des Rumpfes, der Beckengliedmaße und des Harn- und Geschlechtsapparats; *1* Aorta; *2* Arterien des Kopfes, Halses und der Schultergliedmaße; *3* Aorta descendens; *4* A. bronchialis; *5* A. hepatica; *6* Darmarterien; *7* Vv. rectales; *8* V. portae; *9* Vv. hepaticae; *10* V. cava caudalis; *11* V. cava cranialis; *12* Truncus pulmonalis; *13* Vv. pulmonales; *14* Trunci lumbales; *15* Truncus visceralis; *16* Cisterna chyli; *17* Ductus thoracicus; *18* Truncus trachealis. In der Lymphstrombahn ist die Lage der Lymphknotengruppen markiert

dem von Rückenmark, Sympathikus, Mittel- und Zwischenhirn sowie Hirnrinde ausgehen. Bei sonst weitgehender Autonomie des Vasomotorenzentrums, an dem ein vasokonstriktorisches und ein vasodilatatorisches Unterzentrum unterschieden werden, steht es jedoch auch unter dem ständigen Einfluß der *Pressorezeptoren*, die den Blutdruck kontrollieren, und der die chemische Zusammensetzung des Blutes registrierenden *Chemorezeptoren*. Bei den *Pressorezeptoren* handelt es sich um neurovegetative Rezeptorenfelder in der *Tunica externa* des *Aortenbogens*, der Teilungsstelle der *A. carotis communis (Karotissinus)*, den Mündungen der *Vv. cavae* sowie in der Wand der *Herzvorhöfe*. Die Pressorezeptoren im Aortenbogen stehen mit dem *Vasomotorenzentrum* durch den *N. vagus*, die des Karotissinus durch den *N. glossopharyngeus* in Verbindung. Registrieren sie eine zu hohe bzw. zu niedrige Spannung der Gefäßwände, so erfolgt über das Zentrum eine Herabsetzung bzw. eine Erhöhung des Blutdrucks. Bei Drucksteigerung in den *Vv. cavae* und in den *Vv. pulmonales* lösen ihre Pressorezeptoren eine Intensivierung der Herztätigkeit aus. Andere Blutdruckrezeptoren finden sich z.B. in der *A. coeliaca, A. mesenterica cranialis* bzw. *caudalis* und in den *Aa. renales*. Die von ihnen ausgelösten Reflexe gehen jedoch von untergeordneten spinalen Zentren aus und beschränken sich demnach auf umschriebene Gefäßbereiche.

Als *Chemorezeptoren* werden die am *Karotissinus* und am *Aortenbogen* vorhandenen *Glomus caroticum* und *Glomus aorticum* bzw. *supracardiale* aufgefaßt. Es handelt sich um aus dem *N. vagus* und aus dem *N. glossopharyngeus* hervorgegangene, durch das Fehlen chromaffiner Zellen charakterisierte *Paraganglien*, die Noradrenalin produzieren. Bei Abnahme des O_2-Druckes bzw. bei Zunahme des CO_2-Druckes sowie der H^+-Konzentration gelangen Impulse über den *N. vagus* und den *N. glossopharyngeus* zum Vasomotorenzentrum und lösen damit eine Erhöhung der Herzfrequenz, Vasokonstriktion, Entleerung der Blutspeicher und gleichzeitig eine Intensivierung der Atmung aus. Die unmittelbare Nachbarschaft beider Paraganglien zu den Rezeptorenfeldern der Aorta und des Karotissinus schließt jedoch deren unmittelbare Beeinflussung durch das Hormon dieser inkretorischen Organe nicht aus.

Herz, Cor, Cardia[*] (5–49)

Das **Herz** ist das muskulöse Zentralorgan des Blutgefäßsystems, das nach Art einer doppelten Druck- und Saugpumpe durch rhythmische Kontraktionen das Blut in einem geschlossenen Röhrensystem, den Blutgefäßen, in Bewegung hält. Seine Gestalt gleicht, nach Tierart etwas verschieden, der eines spitzen oder mehr stumpfen, bilateral leicht abgeflachten Kegels. Es wird von dem allseits geschlossenen *Herzbeutel, Pericardium*, umhüllt.

Herz und Herzbeutel sind in der Brusthöhle in den mittleren Abschnitt des Mittelfells, *Mediastinum medium*, eingefügt. Sie werden dorsal und lateral durch die in ihrem Bereich entsprechend geformten Lungen *(Impressio cardiaca)* abgedeckt. Nur die nach Tierart sowie rechts und links unterschiedlich tiefe *Incisura cardiaca dextra* bzw. *sinistra* der Lungen läßt lateroventral eine kleine Fläche des Herzbeutels mit dem Herzen die Brustwand berühren.

Herzbeutel, Pericardium

Der **Herzbeutel, Pericardium,** beherbergt in seiner Höhle, *Cavum pericardii*, das Herz sowie die Ursprungs- bzw. Mündungsabschnitte der *Aorta*, des *Truncus pulmonalis*, der *Vv. cavae* und der *Vv. pulmonales* (s. Bd. 2, Abb. 351 u. 352). Seine Form entspricht der Gestalt, seine Weite den funktionsbedingten Volumenänderungen des Herzens. Intra vitam und auch postmortal schmiegt sich der Herzbeutel, innen von einer kapillaren Schicht seröser Flüssigkeit, der Herzbeutelflüssigkeit, benetzt, dem

---

[*] *cardia, -ae, f.* hat zwei Grundbedeutungen: 1. Das Herz, 2. der Magenmund. In den Zusammensetzungen: endo-, epi-, myo- und pericardium ist nur die erste Bedeutung erhalten geblieben (FALLER, 1978).

Herzen an. Erst nach Perforation läßt er sich durch das Einströmen der Luft von diesem abheben.

Unter Einbeziehung seines Pleuraüberzuges besteht der Herzbeutel aus drei Schichten, der *Pleura pericardiaca*, dem *Pericardium fibrosum* und aus der *Lamina parietalis* des *Pericardium serosum*. Die *Pleura pericardiaca* ist durch lockeres Bindegewebe, in dem auch wechselnde Mengen Fettgewebe eingelagert sein können, leicht abziehbar mit dem *Pericardium fibrosum* verbunden. Dieses besteht aus mehreren Lagen kollagener Fasern unterschiedlicher Verlaufsrichtung. Die scherengitterartige Anordnung der durch elastische Elemente ergänzten kollagenen Fasern des Pericardium fibrosum gibt dem Herzbeutel die Fähigkeit, sich den Volumenschwankungen des Herzens anzupassen und den von der Lunge bei der Atmung auf ihn ausgeübten Sog auf das Herz zu übertragen. Dorsal geht das *Pericardium fibrosum* in die *Tunica externa* der Blutgefäße über, bekommt damit besonders über die Aorta und deren große Stämme Anschluß an die *Fascia endothoracica* und vermittelt dadurch die Aufhängung des Herzens an der Wirbelsäule.

Beim *Flfr.* verbindet sich die fibröse Schicht des Herzbeutels über das *Ligamentum phrenicopericardiacum* nahe dem Brustbein mit dem Zwerchfell. Bei *Schw.* und *Wdk.* finden sich in Höhe des 5. bzw. 6. Rippenknorpels zwei sehnige *Ligamenta sternopericardiaca*. Das Pericardium des *Pfd.* ist durch das von dem 4. bzw. 5. Rippenknorpel bis zum Zwerchfell reichende, flächenförmig in die *Fascia endothoracica* einstrahlende *Ligamentum sternopericardiacum* mit dem Brustbein verbunden.

Die innere Schicht des Herzbeutels, die *Lamina parietalis* des *Pericardium serosum*, besteht aus einer reich vaskularisierten und innervierten, elastische Fasern enthaltenden Bindegewebslage sowie dem einschichtigen Mesothel. Diese seröse Haut gilt als Quelle der im *Cavum pericardii* enthaltenen geringen Menge der serösen Flüssigkeit. Entzündliche Prozesse des Herzbeutels (Pericarditis), verbunden mit einer Überproduktion und gleichzeitig verzögerter Rückresorption der Herzbeutelflüssigkeit, erzeugen Herzbeutelwassersucht, die wegen der beschränkten Dehnbarkeit des Herzbeutels zur Behinderung der Herztätigkeit führen kann. Größere Blutungen in den Herzbeutel können eine sog. Herzbeuteltamponade und damit Herzstillstand hervorrufen.

An der Basis des Herzbeutels geht die seröse Auskleidung, *Lamina parietalis*, in die *Lamina visceralis*, *Epicardium*, auf das Herz über. Hierbei werden auch die Ursprungsabschnitte der *Aorta* und des *Truncus pulmonalis* sowie die Mündungsstücke der *Vv. cavae* und der *Vv. pulmonales* von der Lamina visceralis umscheidet *(Vaginae serosae arteriorum et venarum)*. Zwischen den genannten Gefäßen kommt es im Kuppelraum des Herzbeutels zur Bildung von Nischen und Buchten. Besonders auffallend ist der *Sinus transversus pericardii*, ein querverlaufender Serosatunnel zwischen *Aorta* und *Truncus pulmonalis* einerseits und den ihnen benachbarten Wänden der *Vorhöfe* andererseits. Durch den Sinus transversus wird die Unabhängigkeit der Bewegungen beider Arterien gegenüber jenen der Vorhöfe während der Herzaktion gewährleistet. Als *Sinus obliquus pericardii* findet sich eine Serosatasche zwischen linken und rechten *Vv. pulmonales* sowie dem *linken Vorhof*.

Form des Herzens
(5–12, 21–49)

Am **Herzen** unterscheidet man einen *rechten venösen* und einen *linken arteriellen Teil*. Beide bestehen aus je einem Herzvorhof, *Atrium cordis dextrum* bzw. *sinistrum* (9, 10, 11, 12/*a*, *b*; 21–23/*a*), und aus je einer *Herzkammer, Ventriculus cordis dexter* bzw. *sinister* (8/*E, F*; 9/*c, d*; 10/*d, e*; 11/*s, t*; 12/*r, s*; 21–23). Die beiden Vorhöfe erheben sich kuppelförmig über der *Herzbasis, Basis cordis*, und umgreifen mit je einer blindsackartigen Ausstülpung, den *Herzohren, Auriculae atrii* (8/*A, B*; 9/*a′, b*; 21–23/*b*), den Ursprung der *Aorta* und des *Truncus pulmonalis*. Dem *rechten Atrium* strömt durch die *V. cava cranialis* bzw. *caudalis* (10/*1, 3*) und durch die *V. azygos dextra* (/*2*) bzw. *sinistra* (37/*17*; 39/*e*) das venöse Blut des Körpers sowie über den *Sinus coronarius* (10/*14*; 37/*16*; 39/*13*) das Blut aus den Herzvenen zu. Das *Atrium sinistrum* empfängt durch die *Vv. pulmonales* sauerstoffreiches Blut aus den Lungen (8/*l, l*; 9/*10*; 10/*7*; 11/*3*). Die beiden *Ventrikel*, von denen der *linke* die *Aorta* (8/*a*; 11, 12/*1*), der *rechte* den *Truncus pulmonalis* (8/*k*; 9/*3*; 12/*4*) entläßt, formen zusammen einen nach Tierart verschiedenen, entweder mehr spitzen oder mehr stumpfen, bilateral leicht abgeflachten Kegel. An ihm unterscheidet man die *Facies auricularis* (8; 9) und die *Facies atrialis* (10), den konvexen *Margo ventricularis dexter* (8/C; 9/m) und den geraden oder leicht konkaven *Margo ventricularis sinister* (/D; /n). Die äußere Grenze zwischen den Vorhöfen und den Kammern bildet die tief einschneidende *Kranzfurche, Sulcus coronarius* (8/I; 9/k; 10/p), die durch den *Truncus pulmonalis* unterbrochen wird. Eine durch den *Sulcus coronarius* gelegte Ebene entspricht der *Herzbasis, Basis cordis*. Da sich auf gleicher Höhe der *Klappenapparat* der *Herzkammern* sowie der *Aorta* und des *Truncus pulmonalis* befindet, bezeichnet man diese Grenzfläche als *Ventilebene* (13, 27, 30, 34, 37, 43, 46). *Linker* und *rechter Ventrikel* werden äußerlich durch zwei vom *Sulcus coronarius* ausgehende, der Herzspitze, *Apex cordis*, bzw. der *Incisura apicis* (38/K, L) zustrebende *Längsfurchen* begrenzt. Die eine beginnt kaudal vom *Conus arteriosus* (8/H; 9/p) der rechten Herzkammer und wird daher *Sulcus interventricularis paraconalis* genannt. (/G; /l). Die zweite nimmt ihren Anfang unterhalb des die *Vv. cavae* aufnehmenden *Sinus venarum cavarum* des rechten Vorhofs und heißt demzufolge *Sulcus interventricularis subsinuosus* (10/q). *Kranz-* und *Längsfurchen* beherbergen die in wechselnde Mengen von Fettgewebe eingebetteten, subepikardial gelegenen Herzgefäße (*Aa. coronariae* und *Vv. cordis* mit ihren Ästen) sowie Lymphgefäße und Herznerven.

Lage des Herzens (5–7)

Das Herz der *Haussäugetiere* paßt sich in seiner Stellung im Brustraum der Form des besonders bei den *Ungulaten* bilateral abgeflachten, kielförmigen Brustkorbs an. Dadurch erscheint es, gegenüber der Lage des Herzens in dem beim Menschen mehr tonnenförmigen Thorax, etwa 90° um seine Längsachse nach links gedreht. Infolgedessen orientieren sich der *rechte Vorhof* und die *rechte Herzkammer* nach rechts kranial (5–7/a, f; 9/d), der *linke Vorhof* und die *linke Herzkammer* nach links kaudal (5–7/c, h). Damit entspricht der *Margo ventricularis dexter* der kranialen (/g), der *Margo ventricularis sinister* der kaudalen Kontur des Herzens (/i). Zugleich ist seine von den Herzohren und An-

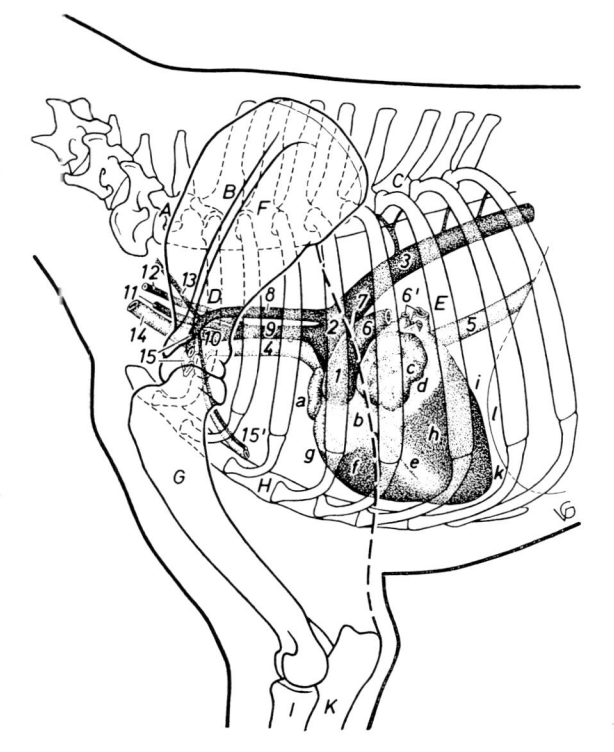

Abb. 5. Lage des Herzens eines stehend formolfixierten Hundes.
A 7. Halswirbel; *B* 1. Brustwirbel; *C* 6. Brustwirbel; *D* 1. Rippe; *E* 6. Rippe; *F* Scapula; *G* Humerus; *H* Sternum; *I* Radius; *K* Ulna
a Auricula dextra; *b* Conus arteriosus; *c* Atrium sinistrum mit Auricula; *d* Sulcus coronarius; *e* Sulcus interventricularis paraconalis; *f* Ventriculus dexter; *g* Margo ventricularis dexter; *h* Ventriculus sinister; *i* Margo ventricularis sinister; *k* Apex cordis; *l* Kontur des Zwerchfells
1 Truncus pulmonalis; *2* Arcus aortae; *3* Aorta thoracica mit Aa. intercostales dorsales; *4* V. cava cranialis; *5* V. cava caudalis; *6* A. pulmonalis sinistra; *6'* Vv. pulmonales *7* Ligamentum arteriosum (Botalli); *8* A. subclavia sinistra; *9* Truncus brachiocephalicus; *10* A. subclavia dextra; *11* A. carotis communis dextra; *12* A. carotis communis sinistra; *13* A. vertebralis; *14* V. jugularis externa sinistra; *15* A. u. V. axillaris sinistra; *15'* A. u. V. thoracica interna. Strichlierte Linie entspricht dem Kaudalrand des M. triceps brachii (Linea m. tricipitis)

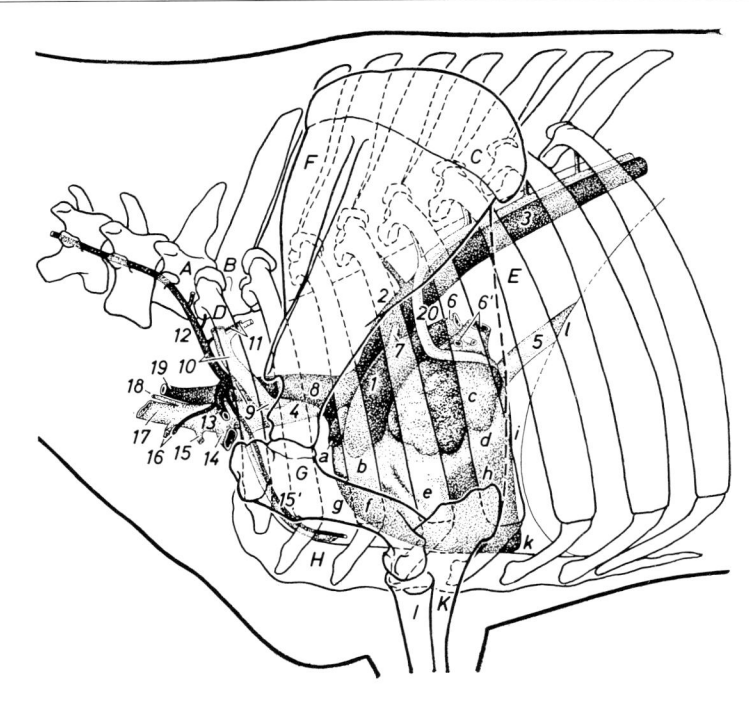

Abb. 6. Lage des Herzens eines stehend formolfixierten Rindes. Linke Ansicht.
A 7. Halswirbel; *B, C* 1. bzw. 6. Brustwirbel; *D, E* 1. bzw. 6. Rippe; *F* Scapula; *G* Humerus; *H* Sternum; *I* Radius; *K* Ulna

a Auricula dextra; *b* Conus arteriosus; *c* Atrium sinistrum mit Auricula; *d* Sulcus coronarius; *e* Sulcus interventricularis paraconalis; *f* Ventriculus dexter; *g* Margo ventricularis dexter; *h* Ventriculus sinister; *i* Margo ventricularis sinister; *k* Apex cordis; *l* Kontur des Zwerchfells

1 Truncus pulmonalis; *2* Arcus aortae; *3* Aorta thoracica mit Aa. intercostales dorsales; *4* V. cava cranialis; *5* V. cava caudalis; *6* A. pulmonalis sinistra; *6'* Vv. pulmonales; *7* Ligamentum arteriosum; *8* Truncus brachiocephalicus; *9* A. und V. subclavia sinistra; *10* Truncus bzw. V. costocervicalis; *11* A. u. V. intercostalis suprema; *12* A. vertebralis; *13* A. axillaris; *14* V. axillaris; *15* V. cephalica; *15'* A. u. V. thoracica interna; *16* A. u. V. cervicalis superficialis; *17* V. jugularis externa sinistra; *18* V. jugularis interna; *19* A. carotis communis sinistra; *20* V. azygos sinistra mit Vv. intercostales dorsales. Strichlierte Linie entspricht dem Kaudalrand des M. triceps brachii

teilen der *Herzkammern* gebildete *linke Fläche,* die *Facies auricularis* mit dem *Sulcus interventricularis paraconalis* (5–7/e; 9/l) der linken Brustwand, die ebenfalls aus Abschnitten beider Vorhöfe und Herzkammern bestehende *Facies atrialis* mit dem *Sulcus interventricularis subsinuosus* (10/q) der rechten Brustwand zugewendet.

Die Längsachse des Herzens bildet beim *Hd.* (5) mit dem Brustbein einen nach vorn offenen Winkel von 40°, bei der *Ktz.* einen solchen von 25–30°, wobei die Herzspitze zwerchfellwärts gerichtet ist. Etwas steiler gestellt ist das Herz des *Schw.* und zeigt mit seiner Spitze zum Brustbein. Fast senkrecht zum Brustbein steht die Herzachse beim *Wdk.* (6) und besonders deutlich beim *Pfd.* (7), wobei die Herzspitze leicht nach links gerichtet ist und etwa 2–3 cm vom Sternum entfernt bleibt. Bei allen *Haussäugetieren* befindet sich die *Herzbasis* in Höhe einer durch die Mitte der ersten Rippe gedachten Horizontalebene, während der konvexe *Margo ventricularis dexter* der Kontur der Innenfläche des Brustbeins folgt (5–7). In kraniokaudaler Richtung reicht das Herz beim *Hd.* von der 3. (4.) bis zur 6. (7.) Rippe, bei der *Ktz.* von der 4. bis zur 7., beim *Schw.* von der 3. bis zur 6., beim *Rd.* von der 3. bis zur 5. (6.), bei *Schf.* und *Zg.* von der 2. bis zur 5. und beim *Pfd.* von der 3. (2.) bis zur 6. Rippe. Auf die Medianebene bezogen, liegen beim *Hd.* 4/7 des Herzens in der linken, 3/7 in der rechten Brusthöhlenhälfte. Für das *Rd.* gilt das Verhältnis 5/7 zu 2/7 und für das *Pfd.* 3/5 zu 2/5. Demnach rückt die *Facies auricularis* näher an die l i n k e als die *Facies atrialis* an die r e c h t e Brustwand heran – eine Tatsache, die für die klinische Untersuchung des Organs bedeutsam ist.

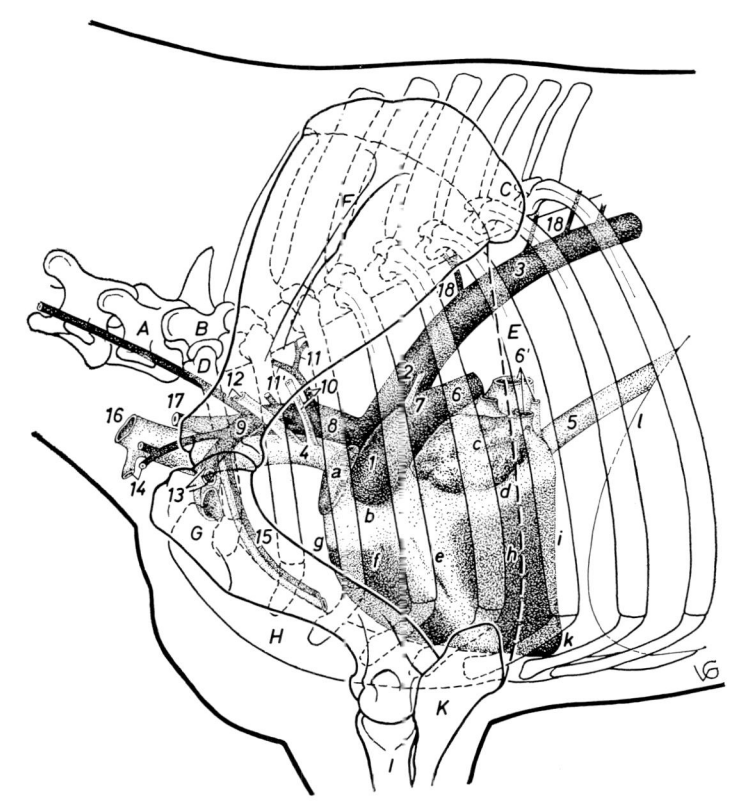

Abb. 7. Lage des Herzens eines stehend formolfixierten Pferdes. Linke Ansicht.
A 7. Halswirbel; *B, C* 1. bzw. 6. Brustwirbel; *D, E* 1. bzw. 6. Rippe; *F* Scapula; *G* Humerus; *H* Sternum; *I* Radius; *K* Ulna
a Auricula dextra; *b* Conus arteriosus; *c* Atrium sinistrum mit Auricula; *d* Sulcus coronarius; *e* Sulcus interventricularis paraconalis; *f* Ventriculus dexter; *g* Margo ventricularis dexter; *h* Ventriculus sinister; *i* Margo ventricularis sinister; *k* Apex cordis; *l* Kontur des Zwerchfells
1 Truncus pulmonalis; *2* Arcus aortae; *3* Aorta thoracica. *4* V. cava cranialis; *5* V. cava caudalis; *6* A. pulmonalis sinistra; *6'* Vv. pulmonales; *7* Ligamentum arteriosum; *8* Truncus brachiocephalicus; *9* A. subclavia sinistra; *10* Truncus bzw. V. costocervicalis; *11* A. intercostalis suprema; *11'* A. scapularis dorsalis; *12* A. u. V. vertebralis; *13* A. u. V. axillaris; *14* A. u. V. cervicalis superficialis; *15* A. u. V. thoracica interna; *16* V. jugularis externa sinistra; *17* A. carotis communis sinistra; *18* Aa. intercostales dorsales. Strichlierte Linie entspricht dem Kaudalrand des M. triceps brachii

Abb. 8. Facies auricularis eines in situ formolfixierten Katzenherzens. (Nach HABERMEHL. 1959.)
A Auricula dextra; *B* Auricula sinistra; *C* Margo ventricularis dexter; *D* Margo ventricularis sinister; *E* Ventriculus dexter; *F* Ventriculus sinister; *G* Sulcus interventricularis paraconalis; *H* Conus arteriosus; *J* Sulcus coronarius, Pars sinistra; *K* Apex cordis; *L* Incisura apicis
a Arcus aortae; *b* Truncus brachiocephalicus; *c* A. subclavia sinistra; *d* A. carotis communis sinistra; *e* A. carotis communis dextra; *f* A. subclavia dextra; *g* Aorta thoracica; *h* Aa. intercostales dorsales; *i* A. vertebralis; *k* Truncus pulmonalis; *l* Vv. pulmonales; *m* V. cava cranialis; *n* V. cava caudalis

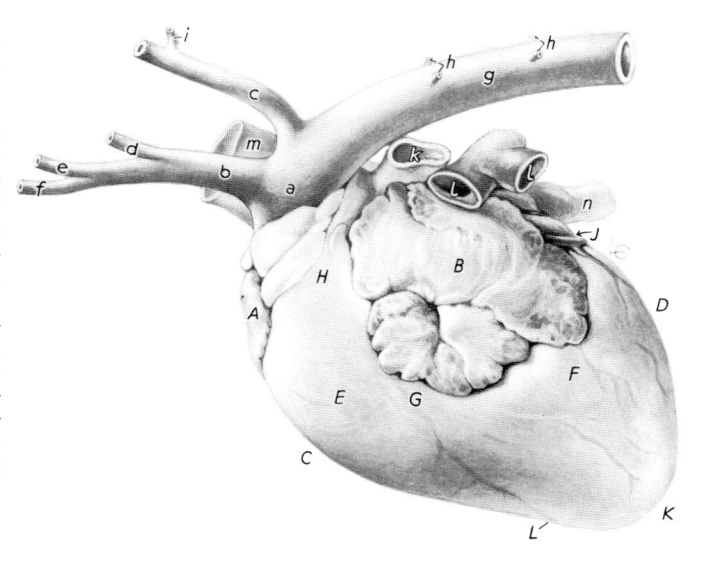

Im Gegensatz zum Herzen des Menschen, das sich der klinischen Exploration in Palpation, Auskultation und Perkussion durch die vordere Brustwand in seinem ganzen Umfang darbietet, ist das Organ bei den *Haussäugetieren* einem solchen Vorgehen wegen der unterschiedlichen Topographie der seitlichen Brustwand weitgehend entzogen. Hier wird der vordere Abschnitt des Thorax, in dem das Herz untergebracht ist, durch die umfangreiche, mit dem Schulterblatt und dem Oberarmbein verbundene Schultergürtelmuskulatur sowie den mächtigen, den Winkel zwischen diesen beiden Knochen ausfüllenden *M. triceps brachii* abgedeckt, wobei sein wulstiger *Margo tricipitalis* bis zum 4. bzw. 5. Interkostalraum heranreicht (5–7).

Baumaterial des Herzens

Die Wand des Herzens besteht aus drei Schichten: *Epicardium, Myocardium* und *Endocardium*.

Das *Epicardium* ist identisch mit der *Lamina visceralis* des *Pericardium serosum* und überzieht als glatte, glänzende und transparente Serosalamelle die Oberfläche des Herzens. An ihr unterscheidet man eine äußere *Mesothelschicht*, deren Zellen unter dem Einfluß der wechselnden Spannungen der Herzwand entweder flache oder niedrigzylindrische Gestalt annehmen. Sie sind einer *Lamina propria* aufgelagert, deren vorwiegend kollagene Fasern so ausgerichtet sind, daß sie den Formveränderungen des Herzens folgen können. Darunter folgt die *subepikardiale Schicht* aus kollagenen und elastischen Fasern, die mit dem interstitiellen Gerüstwerk der Herzmuskulatur in Verbindung steht. In dieser Schicht verlaufen die großen Blut- und Lymphgefäße sowie Nerven. Zudem enthält sie besonders im Bereich des *Sulcus coronarius* und der *Sulci interventriculares* Einlagerungen von Fettgewebe. Der Umfang dieser Fettdepots ist sowohl nach Tierart als auch individuell vom Alter und Ernährungszustand abhängig.

Die dunkelrote Muskelwand, *Myocardium*, besteht aus langgestreckten, von einer Membran, *Plasmalemm*, umschlossenen *Muskelzellen* mit zentral gelegenem Zellkern. Ihr *Sarkoplasma* enthält die vorwiegend randständigen, aus *Filamenten* aufgebauten, quergestreiften *Myofibrillen*. Der Gehalt der Muskelzellen an *Mitochondrien* ist im Hinblick auf die große Arbeitsleistung des Herzmuskels sehr groß. Zwischen den Myofibrillen finden sich zudem das *endoplasmatische Retikulum* und in Kernnähe der *Golgi-Apparat*. Die Herzmuskelzellen sind reich an Glykogen, enthalten Lipide sowie bräunlich-gelbe Lipofuszinkörnchen. Im Gegensatz zu den Skelettmuskelfasern geben die Herzmuskelzellen unter spitzem Winkel S e i t e n ä s t c h e n ab und bilden mit solchen benachbarten Zellen ein f e i n m a s c h i g e s N e t z w e r k . Die Verbindung der Muskelzellen und ihrer Ausläufer zu längeren Muskelfasern übernehmen die sog. *Glanzstreifen, Disci intercalati*, auch als Kittlinien bezeichnet. Sie stellen echte Zellgrenzen dar. Hier sind die Myofibrillenbündel, ohne diese Grenze zu überschreiten, miteinander verzahnt. Die so entstehenden Muskelfasern sind zu Bündeln vereinigt und bilden langfaserige Raumnetze. Ihre Lücken sind von einem zarten Bindegewebe erfüllt, das mit dem *Plasmalemm* gemeinsam das *Sarkolemm* bildet. Fasern des *Endomysium* setzen sich in bestimmten Bereichen der Herzmuskulatur in Sehnen aus Kollagenfasern fort. Sie vermitteln einerseits über *Sehnenfäden, Chordae tendineae*, die Verbindung der Papillarmuskeln zu den *Segelklappen*; andererseits dienen sie auch der Befestigung der Herzmuskulatur am *Herzskelett*.

Im Einklang mit der großen Arbeitsleistung der Herzmuskulatur steht ihre r e i c h l i c h e K a p i l l a r i s i e r u n g . Die Anzahl der Kapillaren im Herzmuskel entspricht mit einer geringen Abweichung nach oben der Zahl der Muskelzellen. Am menschlichen Herzen besteht ein Verhältnis von Herzmuskelzellen zu Kapillaren von 1:1,06 zugunsten der Kapillaren.

Das *Endocardium* kleidet als bindegewebig-elastische Membran die Binnenräume des Herzens aus und überzieht auch die Herzklappen. Sie besteht aus einer *Endothelschicht* und einer Lage netzförmig angeordneter *kollagener* und *elastischer Fasern*, denen glatte Muskelzellen beigegeben sind. Verbindungsfasern zum *Perimysium internum* fixieren das Endokard verschieblich auf seiner Unterlage. Seine Bauelemente und deren Anordnung geben ihm die Möglichkeit, sich den während der Herzaktionen auftretenden Spannungsänderungen anzupassen.

Herzskelett[1] (15)

Unter diesem Begriff werden teils aus Bindegewebe, teils aus Knorpel- oder Knochensubstanz bestehende Strukturen und Bauelemente zusammengefaßt. Sie sind in die Grenzbereiche zwischen *Aorta* bzw. *Truncus pulmonalis* und *Herz* sowie zwischen *Vorhof-* und *Ventrikelmuskulatur* eingebaut und stellen eine wichtige Voraussetzung für den normalen Ablauf der Herzfunktionen dar. Dabei handelt es sich um die sogenannten *Anuli fibrosi* und das *Herzskelett* im *engeren Sinn*.

Die *Anuli fibrosi arteriosi* stellen wenig widerstandsfähige bindegewebige, zwischen *Aorta* bzw. *Truncus pulmonalis* einerseits und die beiden *Ostien* der *Ventrikel* andererseits eingefügte ringbandförmige Grenzstrukturen dar (15/8, 9). Sie setzen sich aus je drei mit ihrer Konvexität herzwärts gerichteten Bögen zusammen, deren aufragende, einander benachbarte Schenkel sich miteinander vereinigen. Diese girlandenartig aneinandergereihten drei Rundbögen folgen in ihrem Verlauf nicht dem Ansatz der ihnen benachbarten dreiteiligen *Taschenklappe*. Deren halbmondförmige Ursprungslinien kreuzen vielmehr die Bögen der Anuli fibrosi, indem sie mit herzwärts gerichteten Konkavitäten, über die Gefäßgrenzen hinweg, ventrikelwärts an die Kammermuskulatur herantreten und so zur Verankerung des Arterienrohrs mit der Ventrikelwand beitragen. Ein im gleichen Sinne stabilisierendes Element, das zur Vernetzung der Arterienwand mit der Herzmuskulatur beiträgt, ist das im *Anulus fibrosus* als Sonderbildung darstellbare sog. *Filum tendineum intermedium*. Wegen der mechanisch stärkeren Beanspruchung des Aortenursprungs ist hier sowohl der Anulus fibrosus wie auch das Filum tendineum kräftiger ausgebildet als im Grenzbereich zwischen *Truncus pulmonalis* und *Conus arteriosus*. Räumlich betrachtet, bildet der Anulus fibrosus einen sich ventrikelwärts verengenden konischen Ring, der sich mit seinen schrägen Flächen von oben außen nach unten innen zwischen Gefäßwand einerseits und Ventrikelmuskulatur andererseits einschiebt.

Die dicht aneinandergrenzenden Ursprungsstellen der *Aorta* und des *Truncus pulmonalis* sind im Bereich ihrer *Ostien* durch sich kreuzende und ineinander übergehende Faserzüge ihrer Anuli fibrosi in Form einer 8 miteinander verbunden. Diese Strukturen können auch als *Chiasma anuli fibrosi arteriosi* bezeichnet werden. Hinzu kommen teils flächenhafte Verwachsungen, teils bandartige Verbindungen, die das Chiasma vervollständigen und damit die Basis der beiden Arterien auf den muskulösen Ostien fixieren helfen.

Die *Anuli fibrosi atrioventriculares* verhalten sich in ihrem Bereich ebenso wie die *Anuli fibrosi arteriosi*, denen sie auch in der Form gleichen (/10). Sie umrunden die Atrioventrikularöffnungen und bestehen aus einem bindegewebigen Fasernetz, das, ohne direkten Kontakt mit den Muskelfasern aufzunehmen, in das Interstitium der Atrien- und Ventrikelmuskulatur übergeht. Auch zu diesen Faserringen kommt das oben beschriebene *Filum tendineum intermedium* hinzu, das enge Beziehungen zu den hier ansetzenden *Segelklappen* und deren Sehnenfäden unterhält. Wichtig ist ferner die Feststellung, daß die dem rechten und linken Herzen angehörenden Faserringe im Gegensatz zu jenen der beiden Riesenarterien keinerlei Verbindungen miteinander eingehen. Sie schieben sich in Form konischer Ringe mit ihrer schräg abfallenden Wand zwischen den muskulösen Randwulst des Ventrikels und die innen aufliegende Vorhofmuskulatur ein.

Im Bereich der *Cuspis septalis* des *rechten Ventrikels* ist dessen *Anulus fibrosus* nach distal verbreitert. Es ist jene Stelle, an der die *Verbindungsfasern* des *Atrioventrikularknotens* den *Anulus fibrosus* durchbrechen (/11). Zudem wird im Abschnitt der scheidewandständigen Segelklappe des linken Herzens der das Ostium umgrenzende Muskelring durch das sehnige *Septum ventriculoconale aortale* unterbrochen, das in den muskelfreien Teil der Kammerscheidewand, in die mit Ausnahme des *Rd.* bei allen *Haussäugetieren* vorhande *Pars membranacea septi interventricularis* übergeht.

Die Bedeutung der *Anuli fibrosi atrioventriculares* besteht darin, daß sie außer der morphologischen auch eine funktionelle Trennung der Vorhof- und Kammermuskulatur vollziehen und dadurch die störungsfreie Koordination der Vorhof- und der Ventrikeltätigkeit sicherstellen.

---

[1] In Anlehnung an die Untersuchungen von SCHMACK (1974).

Das *Herzskelett* im engeren Sinn besteht aus Sehnengewebe, Knorpel- und Knochensubstanz. In unmittelbarer Umgebung des *Ostium aorticum* und damit im Zentrum der *Herzventilebene* gelegen, verhindert es während der Herzaktion störende Formveränderungen des Ostiums und bietet zugleich einem großen Teil der Ventrikelmuskulatur Ursprung und Ansatz.

Beim *Pferd* besteht das *Herzskelett* im engeren Sinn aus zwei von den *Anuli fibrosi* völlig unabhängigen Schichten sehniger Strukturen und gliedert sich in ein *Trigonum septale, ventriculare sinistrum* bzw. *dextrum*. Seine sehnigen Elemente werden durch drei *Herzknorpel* ergänzt, die *Cartilago cordis septalis, sinistra* bzw. *accessoria*. Der große septale Knorpel liegt am proximalen Rand des Kammerseptums dem *Aortenkonus* benachbart. Er ist bei alten Tieren 25–30 mm lang, auf dem Querschnitt dreieckig, liegt der Basis des Kammerseptums auf und mit seiner konkaven Fläche dem Ursprung der *Aorta* dicht an. Die etwa kirschkerngroße *Cartilago cordis sinistra* findet sich in 65–70% der Fälle und ist in die Wand der *Aorta* eingelagert. Noch kleiner ist die apfelkerngroße und ebenfalls in die Aortenwand eingeschlossene *Cartilago cordis accessoria*.

Das *Herzskelett* im *engeren Sinn* des *Rindes* besteht aus den beiden *Herzknochen*, dem großen, 50–60 mm langen *Os cordis dextrum* und dem kleineren *Os cordis sinistrum*, mit ihren geringen knorpeligen und fibrösen Anteilen. Sie entsprechen nach Lage und Funktion den *Trigona fibrosa* des *Pfd.* und können demzufolge hier als *Trigona ossea* bezeichnet werden. Als selbständige strukturelle Einheiten gehören sie zum Konusbereich des linken Ventrikels und dienen der Formbewahrung des *Ostium aorticum*, indem sie es in der hämodynamisch günstigen Stellung stabilisieren. Zugleich gewähren sie den Muskelfasern der Herzkammerscheidewand Ursprung und Ansatz.

Der *große Herzknochen, Os cordis dextrum*, des *Rd.* (15/A) hat rhombische Gestalt. Seine vier Fortsätze (/a, b, c, d) tragen Knorpelkappen, von denen Bindegewebszüge ausgehen, die sich mit dem Interstitium der Kammermuskulatur verbinden. Das kleine *Os cordis sinistrum* hat unregelmäßige, dreieckige Gestalt. Es ist in den linken konalen Bereich der Kammermuskulatur eingebettet und umfaßt mit zwei seiner drei Fortsätze den linken Abschnitt des Aortenursprungs.

Wie bei *Pfd.* und *Rd.* ist das *Herzskelett* im engeren Sinn auch beim *Hund* eine morphologisch selbständige Struktur. Es zeigt artspezifische Besonderheiten und besteht aus einem *Trigonum cartilagineum dextrum* und aus der *Cartilago cordis septalis*. Das Trigonum enthält ein Knorpelinselchen, das oberflächlich in die Kammerscheidewand eingebaut ist und nach seiner Lage dem Trigonum osseum dextrum des *Rd.* entspricht. Verschiedene Bandzüge dienen der Befestigung mit seiner Umgebung und zugleich dem Ursprung und Ansatz des subsinuösen Abschnitts der Septummuskulatur. Mit dem *Trigonum cartilagineum dextrum* ist die *Cartilago cordis septalis* durch Bandzüge verbunden. Sie entspricht dem großen septalen Herzknorpel des *Pfd.*, ist jedoch nur ein kleines dreieckiges Knorpelstückchen, das sich zwischen die einander unmittelbar benachbarten Wandabschnitte des Aortenursprungs und des rechten Ventrikels einschiebt.

Untersuchungen über das Herzskelett von *Schaf* und *Ziege*, die 2 Herzknochen besitzen, machen die Übereinstimmung mit den Verhältnissen beim *Rind* deutlich.

Über das Herzskelett des *Schweines* liegen keine Untersuchungen vor, doch ist bekannt, daß das *Schwein* über einen als Stützelement dienenden Herzknorpel verfügt, der wie bei *Schaf* und *Ziege* im höheren Alter verknöchern kann.

Architektur der Herzmuskulatur

Die präparatorische Darstellung des Verlaufs der Muskelfaserzüge zur Ermittlung der Gesamtarchitektur der Herzvorhof- und besonders der Kammerwände bereitet erhebliche Schwierigkeiten. Immerhin sind bisher morphologische Befunde bekannt, die in guter Übereinstimmung mit den Vorgängen bei der Herzaktion stehen.

Die auffallende dünne *Muskelwand* der *Vorhöfe* besteht in ihrer *subepikardialen* Schicht teils aus langen, über beide *Atrien* hinwegziehenden, teils aus kurzen, nur für einen *Vorhof* bestimmten Längsmuskelfasern. Tiefere, vom *Anulus fibrosus* ausgehende Züge haben bogenförmigen Verlauf oder umkreisen die blindsackartigen Herzohren sowie die Mündungen der Lungenve-

Abb. 9. Facies auricularis eines Pferdeherzens. Linker Vorhof und linke Kammer eröffnet, Truncus pulmonalis gefenstert, subepikardiales Fettgewebe entfernt.
a Atrium sinistrum mit Mm. pectinati; *a'* Auricula sinistra; *b* Auricula dextra; *c* Ventriculus sinister, sein Wandanschnitt; *d* Ventriculus dexter; *e* M. papillaris subatrialis; *f* Valva atrioventricularis sinistra; *g* Chordae tendineae; *h* Trabeculae carneae; *i* Trabeculae septomarginales; *k* Sulcus coronarius; *l* Sulcus interventricularis paraconalis; *m* Margo ventricularis dexter; *n* Margo ventricularis sinister; *o* Apex cordis; *p* Conus arteriosus
1 V. cava cranialis; *2* V. cava caudalis; *3* Truncus pulmonalis, gefenstert; *4* Valva trunci pulmonalis; *5* A. pulmonalis sinistra; *6* Aorta thoracica; *7* Aa. intercostales dorsales; *8* Truncus brachiocephalicus; *9* Ligamentum arteriosum; *10* Vv. pulmonales; *11* A. coronaria sinistra, *12* ihr Ramus circumflexus sinister, *13* ihr Ramus interventricularis paraconalis; *14, 15* V. cordis magna

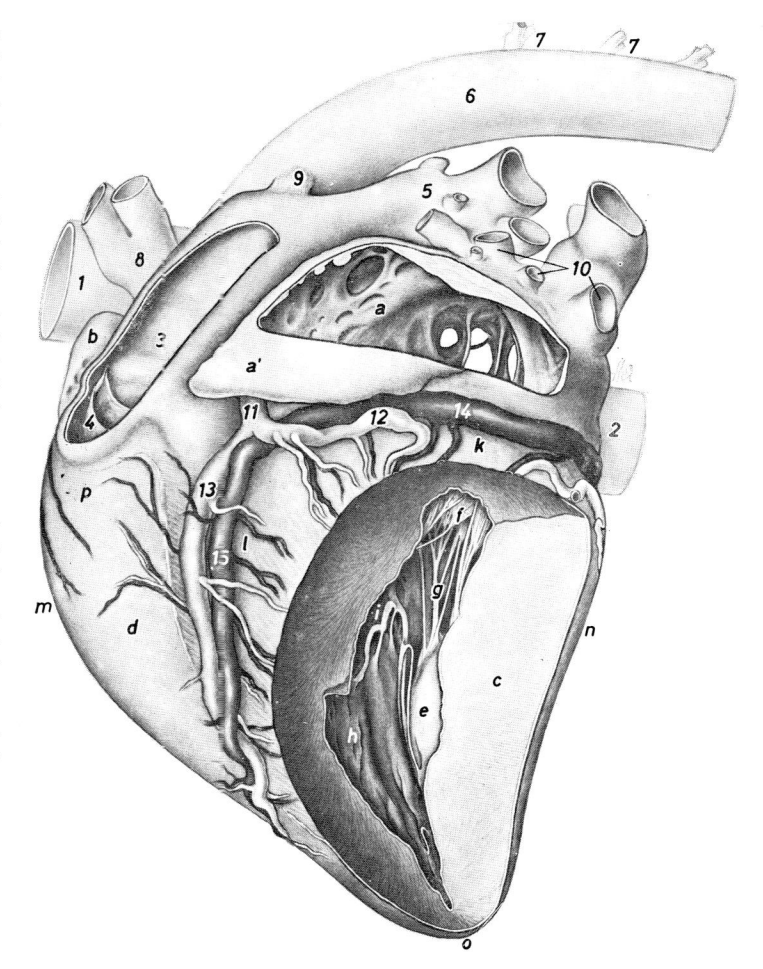

nen. Andere *subendokardiale* Muskelbündel bilden die Grundlage der zahlreichen, das Innenrelief beherrschenden und zu einem gitterbogenförmigen Netzwerk formierten *Mm. pectinati*.

An der Muskulatur der *Herzkammerwände* und der *Scheidewand* lassen sich eine *subepikardiale*, eine *mittlere* und eine *subendokardiale Schicht* unterscheiden, wobei die Muskelfasern aus einer Lage in die anderen überwechseln. Somit handelt es sich in allen drei Schichten um dieselben Muskelfasern, die allein durch wechselnde Verlaufsrichtung zur Entstehung der Dreischichtung führen. Es liegt demnach eine Konstruktion vor, wie sie in Übereinstimmung mit der Funktion auch bei anderen Hohlmuskeln angetroffen wird, wobei beim Herzen mit dem Austreiben des Blutes auch dessen vorheriges Ansaugen aus den Vorhöfen in die Kammern durch das Senken der Ventilebene verbunden ist. Dieser Funktion wird folgende Anordnung bzw. der Verlauf der Ventrikelmuskulatur gerecht: Die vom Herzskelett ausgehenden Bündel der *subepikardialen Schicht* wenden sich in schrägem Verlauf der Herzspitze zu, um hier am *Herzwirbel, Vortex,* in die Tiefe zu treten. Von hier aus steigen sie in steil spiraligem Verlauf empor, bilden die *subendokardiale Schicht* und liefern gleichzeitig die Grundlage für die *Trabeculae carneae* sowie für die *Mm. papillares*. Die *Mittelschicht* besteht aus Muskelfasern, die schon vor Erreichen der Herzspitze aus der subepikardialen Schicht ausscheren und in die Tiefe ziehen. Die oberflächlichen dieser Fasern umkreisen in Spiraltouren beide Ventrikel, die tiefen umschließen je eine Kammer, indem sie im Bereich der Längsfurchen in das Septum eintreten. Anschließend steigen auch sie geradlinig zum Herzskelett auf. Diese die Mittelschicht bildende Ringmuskellage wird entsprechend ihrer Funktion als das *Triebwerk* des Herzens bezeichnet.

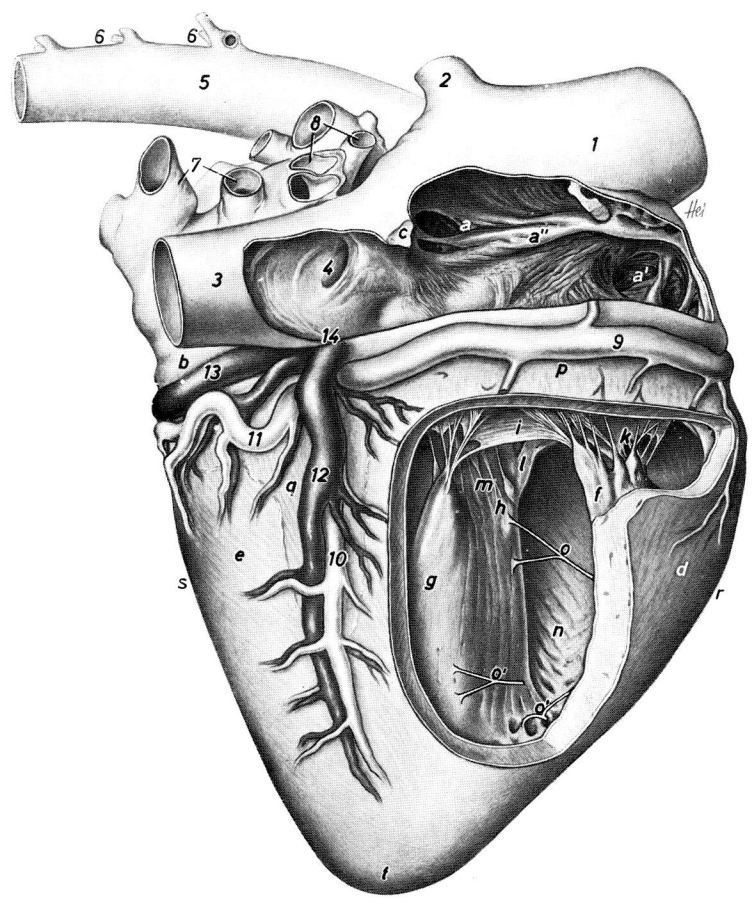

Abb. 10. Facies atrialis eines Pferdeherzens. Rechter Vorhof und rechte Herzkammer eröffnet, subepikardiales Fettgewebe entfernt.
a Atrium dextrum mit Sinus venarum cavarum; *a'* Auricula dextra mit Mm. pectinati; *a"* Crista terminalis; *b* Atrium sinistrum; *c* Tuberculum intervenosum; *d* Ventriculus dexter; *e* Ventriculus sinister; *f* M. papillaris magnus; *g* Mm. papillares parvi; *h* M. papillaris subarteriosus; *i, k, l* Valva atrioventricularis dextra: *i* Cuspis parietalis, *k* Cuspis angularis, *l* Cuspis septalis; *m* Chordae tendineae; *n* Trabeculae carneae; *o, o'* Trabecula septomarginalis; *p* Sulcus coronarius; *q* Sulcus interventricularis subsinuosus; *r* Margo ventricularis dexter; *s* Margo ventricularis sinister; *t* Apex cordis
1 V. cava cranialis; *2* V. azygos dextra; *3* V. cava caudalis; *4* Fossa ovalis; *5* Aorta thoracica; *6* Aa. intercostales dorsales; *7* Vv. pulmonales; *8* Äste der A. pulmonalis dextra; *9* A. coronaria dextra; *10* Ramus interventricularis subsinuosus, *11* Ramus coronarius sinister; *12* V. cordis media; *13* V. cordis magna; *14* Sinus coronarius (durch die V. cava caudalis verdeckt)

Binnenräume des Herzens und ihre Einrichtungen (4, 9–14, 16–24)

Die Zweiteilung des Herzens in einen rechten venösen (4/*a'*) und einen linken arteriellen (/*a*) Abschnitt, von denen jeder aus einem Vorhof und einer Herzkammer besteht, wurde bereits beschrieben. Hier soll auf die Form und die Einrichtungen der vier Hohlräume des Herzens in ihren durch unterschiedliche Funktion bedingten Besonderheiten eingegangen werden.

Vorhöfe des Herzens, Atria cordis (9–12, 14, 15, 21–23)

Rechter und **linker Vorhof, Atrium dextrum** bzw. **sinistrum**, sind durch das *Septum interatriale* (14/*c*; 27/*m*) voneinander getrennt. Beide Vorhöfe, von denen der rechte der geräumigere ist, erheben sich flachkuppelförmig über dem *Sulcus coronarius* und den gleichseitigen Herzkammern, mit denen sie durch das *Ostium atrioventriculare dextrum* (11, 12/*d* ⟨–⟩ *d'*; 21/*c*) bzw. *sinistrum* (11, 12/*e* ⟨–⟩ *e'*; 23/*c*) verbunden sind. Die blindsackartigen Ausstülpungen beider Vorhöfe, die

Herzohren, Auriculae cordis (8/*A, B;* 9/*c', b;* 12/*a, b;* 21, 22, 23/*b*), wenden sich der *Facies auricularis* des Herzens zu und umfassen bogenförmig das Wurzelgebiet der *Aorta* und den *Truncus pulmonalis;* sie füllen so, zusammen mit subepikardialem Fettgewebe, die neben den beiden großen Arterien vorhandenen Nischen aus.

Rechter Vorhof, Atrium dextrum

Der **rechte Vorhof** (10–12/*a;* 14/*b;* 21, 22/*a*) läßt äußerlich eine meist nur seichte Furche, *Sulcus terminalis*, erkennen, dem innen die muskulöse *Crista terminalis* entspricht (10/*a"*). Sulcus und Crista bilden die Grenze zwischen dem embryonalen *Sinus*

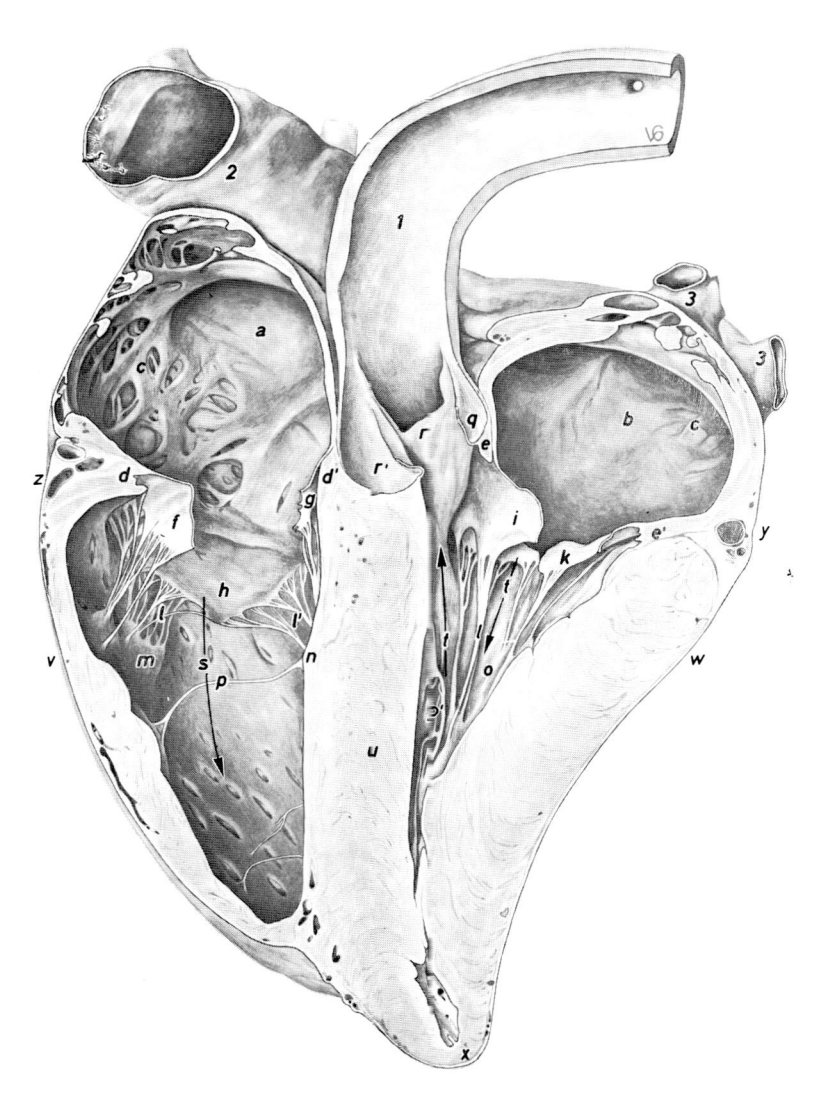

Abb. 11. Sagittalschnitt durch das Herz eines Pferdes. Rechte Herzhälfte.
a Atrium dextrum; *b* Atrium sinistrum; *c* Mm. pectinati; *d, d'* Ostium atrioventriculare dextrum; *e, e'* Ostium atrioventriculare sinistrum; *f* Cuspis parietalis. *g* Cuspis septalis, *h* Cuspis angularis der Valva atrioventricularis dextra s. tricuspidalis; *i* Cuspis septalis, *k* Cuspis parietalis der Valva atrioventricularis sinistra s. bicuspidalis s. mitralis; *l, l'* Chordae tendineae (*l'* zu den Mm. papillares parvi); *n* Basis des M. papillaris subarteriosus des rechten Ventrikels; *m* M. papillaris magnus; *o* M. papillaris subatrialis des linken Ventrikels; *p, p'* Trabecula septomarginalis der rechten bzw. der linken Herzkammer; *q, r, r'* Valva aortae im Ostium aortae (zwischen *d'* und *e*): *q* Valvula semilunaris sinistra, *r* dextra und *r'* septalis; *s* Einströmungsbahn der rechten Herzkammer; *t* Einströmungs- bzw. Austreitungsbahn der linken Herzkammer; *u* Septum interventriculare; *v* Margo ventricularis dexter; *w* Margo ventricularis sinister; *x* Apex cordis; *y* Sulcus coronarius, Pars sinistra der V. cordis magna und Zweige der A. coronaria sinistra; *z* Sulcus coronarius, Pars dextra der A. coronaria dextra und Begleitvenen
1 Arcus aortae; *2* V. cava cranialis; *3* Vv. pulmonales

venarum cavarum und dem eigentlichen *Atrium*. In den im Inneren glattwandigen Sinus münden durch das mit der *Valvula venae cavae caudalis* ausgestattete *Ostium venae cavae caudale* die *kaudale* (8/*n;* 10, 21, 22/*3;* 24/*b*) und durch das *Ostium venae cavae craniale* die *kraniale Hohlvene* (8/*m;* 10, 21, 22/*1*). Hinzu kommt der schlauchförmige nur kurze *Sinus coronarius* (10/*14;* 22/*4;* 29/*11;* 37/*16*), dessen Mündung unter dem *Ostium venae cavae caudale* mit der nur undeutlichen *Valvula sinus coronarii* ausgestattet ist (24/*h*). Er führt das Blut aus den in ihn einmündenden herzeigenen Venen, bei *Schw.* und *Wdk.* einschließlich das der *V. azygos sinistra* (36/*8;* 39/*e*), dem *Sinus vena-*

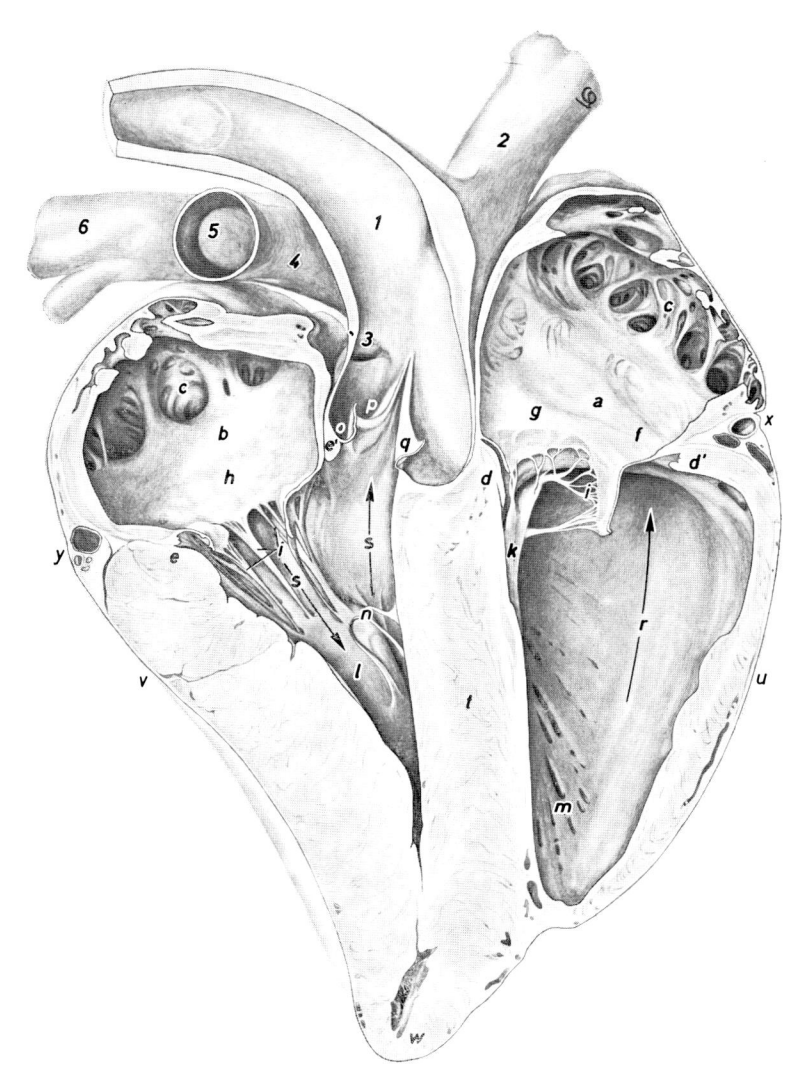

Abb. 12. Sagittalschnitt durch das Herz eines Pferdes. Linke Herzhälfte.
a Atrium dextrum mit Einblick in das rechte Herzohr; *b* Atrium sinistrum mit Einblick in das linke Herzohr; *c* Mm. pectinati; *d, d'* Ostium atrioventriculare dextrum; *e, e'* Ostium atrioventriculare sinistrum; *f* Cuspis parietalis, *g* Cuspis septalis der Valva atrioventricularis dextra s. tricuspidalis; *h* Cuspis parietalis der Valva atrioventricularis sinistra s. bicuspidalis s. mitralis; *i* Chordae tendineae; *k* M. papillaris subarteriosus des rechten Ventrikels; *l* M. papillaris subauricularis des linken Ventrikels; *m'* Trabeculae carneae; *n* Trabecula septomarginalis; *o, p, q* Valva aortae im Ostium aortae (zwischen *e'* und *d*): *o* Valvula semilunaris sinistra, *p* dextra und *q* septalis; *r* Austreibungsbahn der rechten, *s* Einströmungs- bzw. Austreibungsbahn der linken Herzkammer; *t* Septum interventriculare; *u* Margo ventricularis dexter; *v* Margo ventricularis sinister; *w* Apex cordis; *x* Sulcus coronarius, Pars dextra mit der A. coronaria dextra und Begleitvenen; *y* Sulcus coronarius, Pars sinistra mit der V. cordis magna und dem Ramus circumflexus der A. coronaria sinistra
1 Arcus aortae; *2* Truncus brachiocephalicus; *3* Ursprung der A. coronaria sinistra; *4* Truncus pulmonalis; *5, 6* A. pulmonalis dextra bzw. sinistra

rum cavarum zu. Durch zahlreiche *Foramina venarum minimarum* gelangt auch das Blut aus den *Vv. cordis minimae* der rechten Vorhofwand in das *Atrium*. Am Dach des *Sinus venarum cavarum* findet sich zwischen den Ostien der beiden Hohlvenen, in deren Strombahn vorspringend, ein Muskelwulst, *Tuberculum intervenosum* (10/*c*; 14/*d*), der das aus den beiden Hohlvenen in entgegensetzter Richtung einströmende Blut zum *Ostium atrioventriculare dextrum* ablenkt. Noch auffallender ist jedoch die Funktion des Tuberculum intervenosum am fetalen Herzen. Hier steuert es das Blut der kaudalen Hohlvene dem beide Atrien miteinander verbindenden *ovalen Loch im Septum interatriale* zu. Eine im linken Vorhof vorhandene Klappe, *Valvula foraminis ovalis* – das *Septum interatriale primum* des embryonalen Herzens –, verhindert das Rückströmen des aus dem rechten in den linken Vorhof eingeströmten Blutes. Nach der Geburt verwächst die Klappe mit dem das *Foramen ovale* mitbegrenzenden *Septum interatriale secundum*. Dadurch wird aus dem Foramen die *Fossa ovalis*. Sie ist von dem mehr oder weniger deutlichen *Limbus fossae ovalis* umrandet; ihren Boden bildet die ursprüngliche Valvula foraminis ovalis. Man findet die *Fossa ovalis* als eine Mulde im *Septum interatriale* zwischen dem *Ostium venae cavae caudale* und dem *Tuberculum intervenosum* (10/4; 24/*f*).

Außer dem *Foramen ovale* ist noch eine, mit dem fetalen Blutkreislauf in Zusammenhang stehende Sondereinrichtung des Kreislaufs, der *Ductus arteriosus*, zu erwähnen.

Das venöse Blut aus dem Bereich des Kopfes, des Halses, des vorderen Rumpfabschnitts und der Vorderextremitäten gelangt auch beim Fetus durch die *V. cava cranialis* in den *rechten Vorhof* und *rechten Ventrikel* und von hier aus in den *Truncus pulmonalis*. Da aber die Lunge intrauterin außer Funktion ist – in dieser Zeit übernimmt bekanntlich die Plazenta den gesamten Stoffaustausch – wird das Blut aus dem *Truncus pulmonalis* durch den weitlumigen *Ductus arteriosus* in die benachbarte *Aorta* umgeleitet, durch die es mit dem über das *Foramen ovale* in das linke Herz gelangte Blut in den Körper- und Plazentarkreislauf befördert wird. Nur eine geringe, zur Ernährung des Organs erforderliche Blutmenge gelangt aus dem *Truncus pulmonalis* durch die *Aa. pulmonales* in die Lunge. Mit der Entfaltung der Lunge nach der Geburt des Jungen ist auch der Weg für das Blut in den kleinen Kreislauf freigegeben. Zugleich erfolgt ein Druckausgleich in den beiden Vorhöfen, so daß es neben dem beschriebenen Verschluß des *Foramen ovale* zur Obliteration der Gefäßbrücke zwischen *Aorta* und *Truncus pulmonalis* kommt. Der Rest des *Ductus arteriosus* wird zu einem, die beiden Riesenarterien zeitlebens verbindenden Band, dem *Ligamentum arteriosum* (BOTALLI) (9/9; 38/*d*). Der Verschluß des Foramen ovale (10/4) und des Ductus arteriosus erfolgt in den ersten Lebenswochen. Der Vorgang kann beim Foramen ovale allerdings, wie z. B. beim *Rd.*, auch Monate in Anspruch nehmen oder ohne klinische Erscheinungen zeitlebens unvollständig bleiben.

Das *Tuberculum intervenosum* des rechten Vorhofs geht in den als *Crista terminalis* bezeichneten Muskelwulst über (10/*a″*). Er umkreist das *Ostium venae cavae craniale* (/1) und verläuft weiter zum *Ostium* der kaudalen Hohlvene (/3) bzw. zur Mündung des *Sinus coronarius* (/14). Von der *Crista terminalis* gehen die *Kammuskeln, Mm. pectinati*, aus, die den Binnenraum des Vorhofs und seines Herzohrs beherrschen. Durch Verästelung bilden sie, besonders im Herzohr, ein teils grob-, teils feinmaschiges Gitterwerk (9/*a*; 10/*a′*; 12/*c, c*; 14). Die Vorhofwand zwischen den Kammuskeln ist sehr dünn.

Linker Vorhof, Atrium sinistrum

Der **linke Vorhof** (10–12/*b*; 14, 23/*a*) ist weniger geräumig als der rechte. Sein *Herzohr* (9/*a*; 12, 23/*b*), dessen Rand wie auch jener des rechten Vorhofs beim *Wiederkäuer* Kerben aufweist, grenzt an den *Truncus pulmonalis* (9/3; 28/4). Das *linke Atrium* nimmt das arterielle Blut aus den *Vv. pulmonales* (8/*l, l*; 9/10; 10/7; 11/3; 23/5) durch die *Ostia venarum pulmonarum* auf (14/*f*). Ihre Zahl schwankt zwischen 5 bis 8, meistens sind es 7; zwei davon fallen durch ihre größere Weite auf. Die variable Zahl der *Vv. pulmonales* kommt dadurch zustande, daß während der Ontogenese des Herzens zunächst die aus der Rückwand des linken Atriums als Angioblastensträngen hervorgehenden zwei *Vv. pulmonales* und anschließend auch eine wechselnde Zahl ihrer Äste in die Wand des sich erweiternden linken Vorhofs einbezogen werden.

Im *Septum interatriale* ist der narbige Verschluß des *Foramen ovale* durch die ehemalige *Valvula foraminis ovalis* zu erkennen. Das Innenrelief der linken Vorhofwand (14/ a) gleicht sowohl im Hinblick auf die Gegenwart von *Mm. pectinati* als auch nach Art ihrer Anordnung weitgehend den Verhältnissen im rechten Vorhof. Dies gilt ebenso für die Beschaffenheit der zwischen den Kammuskeln gelegenen Wandabschnitte. Wie im *Sinus venarum cavarum* des rechten Atriums bleibt die Wand jenes Bereichs des linken Vorhofs, in den die *Vv. pulmonales* einmünden, frei von Muskelbalken. Die Wand des Atrium sinistrum ist ebenfalls mit *Vv. cordis minimae* ausgestattet.

Herzkammern, Ventriculi cordis (8–12, 16–23)

Rechte Herzkammer, Ventriculus cordis dexter

Die **rechte Herzkammer, Ventriculus dexter** (8/*E;* 10/*d;* 11/*s;* 12/*r;* 16–22), empfängt ihr Blut über das *Ostium atrioventriculare dextrum* (11, 12/*d* ⟨–⟩ *d';* 21, 22/*c*) aus dem rechten Vorhof und befördert es durch ihren *Conus arteriosus* (9/*p;* 22/*e*) und den *Truncus pulmonalis* (/3; /8) unter verhältnismäßig geringem Druck in die Lunge. Die Wand der rechten Herzkammer ist wegen ihrer nicht erheblichen Arbeitsleistung weniger als halb so stark wie die Wand des linken Ventrikels. Vom *Sulcus interventricularis subsinuosus* (10/*q*) erstreckt sie sich, den *Margo ventricularis dexter* (/*r*) bildend, zum *Sulcus interventricularis paraconalis* (9/*l*), ohne die Herzspitze zu erreichen. Da sich die Außenwand des rechten Ventrikels, besonders während der Herzkontraktion seiner von der Kammerscheidewand, *Septum interventriculare* (11/*u;* 22, 25, 26), gebildeten konvexen Innenwand schalenartig anlegt, erscheint sein Lumen im Querschnitt sichelförmig.

Der **Binnenraum** des rechten Ventrikels läßt zwei funktionell unterschiedliche Abschnitte erkennen. Der eigentliche Ventrikelraum erstreckt sich, vom *Ostium atrioventriculare* ausgehend, herzspitzenwärts und wird als *Einströmungsbahn* bezeichnet (11/*s*). Der zweite umfaßt von der Herzspit-

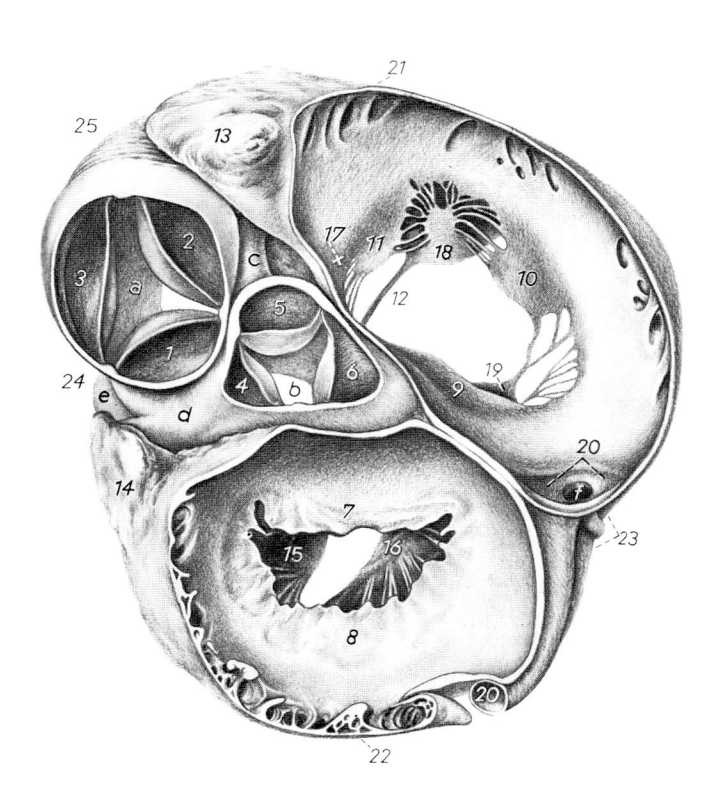

Abb. 13. Basis eines Rinderherzens. Kammern und Vorhöfe zum Teil, Aorta und Truncus pulmonalis dicht über ihrem Ursprung abgetragen. Basale Ansicht. (Nach PREUSS, 1955.)
a Ostium trunci pulmonalis; *b* Ostium aortae; *c* A. coronaria dextra; *d* A. coronaria sinistra; *e* V. cordis magna; *f* V. cordis media
1, 2, 3 Valva trunci pulmonalis: *1* Valvula semilunaris sinistra, *2* dextra und *3* intermedia; *4, 5, 6* Valva aortae: *4* Valvula semilunaris sinistra, *5* dextra und *6* septalis; *7, 8* Valva atrioventricularis sinistra s. bicuspidalis (mitralis): *7* Cuspis septalis und *8* parietalis; *9, 10, 11* Valva atrioventricularis dextra s. tricuspidalis: *9* ihre Cuspis septalis, *10* parietalis, *11* angularis; *12* Trabecula septomarginalis; *13* Auricula dextra; *14* Auricula sinistra; *15* M. papillaris subauricularis; *16* M. papillaris subatrialis des linken Ventrikels; *17* Lage des M. papillaris subarteriosus; *18* M. papillaris magnus; *19* Mm. papillares parvi des rechten Ventrikels; *20* Sinus coronarius; *21* Margo ventricularis dexter; *22* Margo ventricularis sinister; *23* Sulcus interventricularis subsinuosus; *24* Sulcus interventricularis paraconalis; *25* Conus arteriosus

Abb. 14. Einblick in die am Sulcus coronarius abgetragenen Vorhöfe eines Schweineherzens. (Nach STEGER, 1927.)
a Atrium sinistrum; *b* Atrium dextrum; *c* Septum interatriale; *d* Tuberculum intervenosum; *e* Mm. pectinati; *f* Ostien von Vv. pulmonales; *g, g'* Ostien der V. cava cranialis bzw. caudalis; *h* V. azygos sinistra, *h'* ihre Mündung

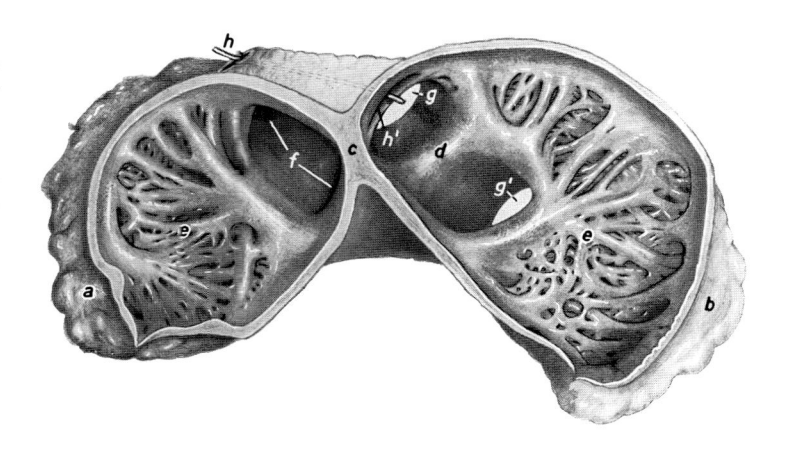

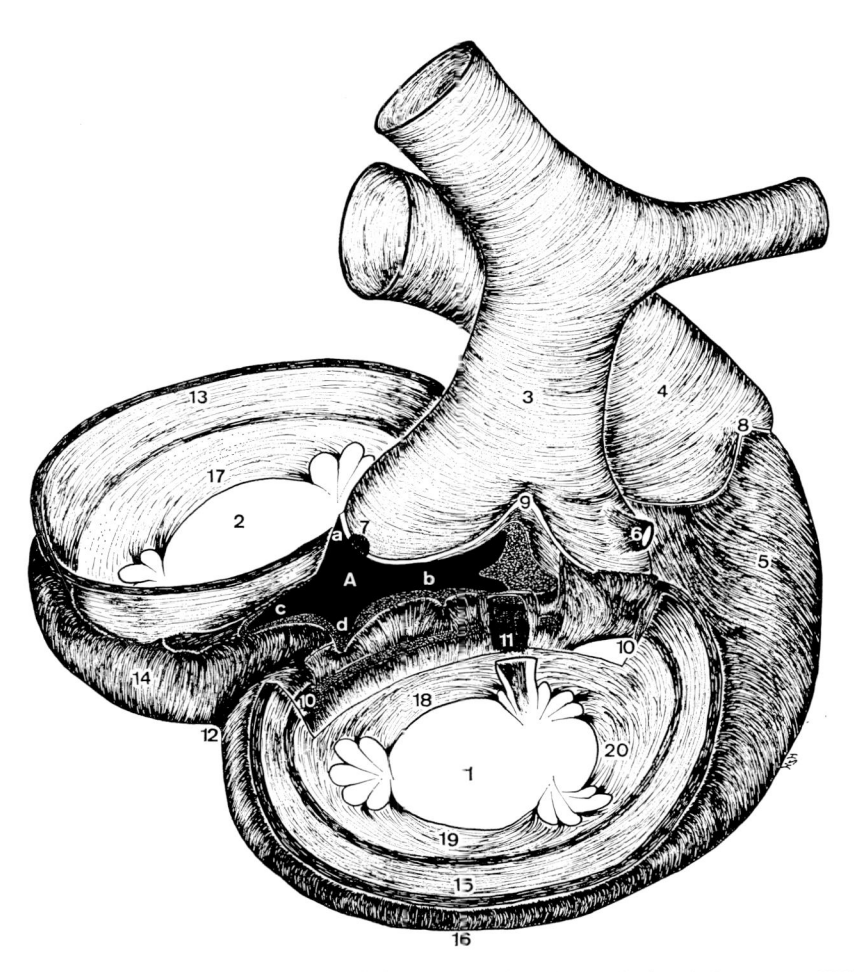

Abb. 15. Herzskelett des Rindes. Ansicht von rechts dorsal. (Nach SCHMACK, 1974.)
A Os cordis dextrum mit Fortsätzen *a, b, c, d*
1 Ostium atrioventriculare dextrum; *2* Ostium atrioventriculare sinistrum; *3* Aorta; *4* Truncus pulmonalis; *5* Conus arteriosus; *6* A. coronaria dextra; *7* Ursprung des Bandes zwischen Aorta und V. cava caudalis; *8* Anulus fibrosus trunci pulmonalis; *9* Anulus fibrosus aortae; *10* Anulus fibrosus atrioventricularis dexter; *11* Nodus atrioventricularis; *12* Sulcus interventricularis subsinuosus; *13* Wand des Atrium sinistrum; *14* Wand des Ventriculus sinister; *15* Wand des Atrium dextrum; *16* Wand des Ventriculus dexter; *17* Cuspis parietalis der Valva bicuspidalis; *18* Cuspis septalis. *19* Cuspis parietalis, *20* Cuspis angularis der Valva tricuspidalis

ze aus insbesondere den trichterförmigen *Conus arteriosus,* der sich in den *Truncus pulmonalis* fortsetzt, und stellt die *Austreibungsbahn* dar (12/r). Im Bereich der Einströmungsbahn ist die Ventrikelwand, vor allem in ihren den Sulci interventriculares nahen Abschnitten, mit sog. *Fleischbalken, Trabeculae carneae,* ausgestattet. Sie fehlen an den die Austreibungsbahn begrenzenden Wandabschnitten, besonders im Bereich des *Conus arteriosus.*

Außer den *Trabeculae carneae* gibt es ei-

Abb. 16, 17. Zwei Hundeherzen zur Demonstration der individuellen Variabilität der Binnenstruktur des Herzens. Rechter Vorhof und rechte Herzkammer eröffnet. (Nach ACKERKNECHT, 1918.)
a Atrium dextrum; *b* Ventriculus dexter; *c* M. papillaris magnus; *d* Mm. papillares parvi; *e* M. papillaris subarteriosus; *f* Trabecula septomarginalis; *g* Trabeculae carneae; *h, i, k* Valva atrioventricularis dextra: *h* Cuspis angularis, *i* Cuspis parietalis, *k* Cuspis septalis; *l* Ventriculus sinister
1, 2 Mündung der V. cava cranialis bzw. caudalis; *3* in Abb. 17 Conus arteriosus
In der Abb. 16 sind die Mm. papillares insgesamt septumständig, während in dem in Abb. 17 dargestellten Herzen nicht nur der M. papillaris magnus, sondern auch ein Teil der Mm. papillares parvi außenwandständig sind. Zu beachten sind auch die Befestigung der Sehnenfäden der Cuspis septalis an sog. Mm. papillares proprii septales und in Abb. 16 die Vielgestaltigkeit der Trabeculae septomarginales

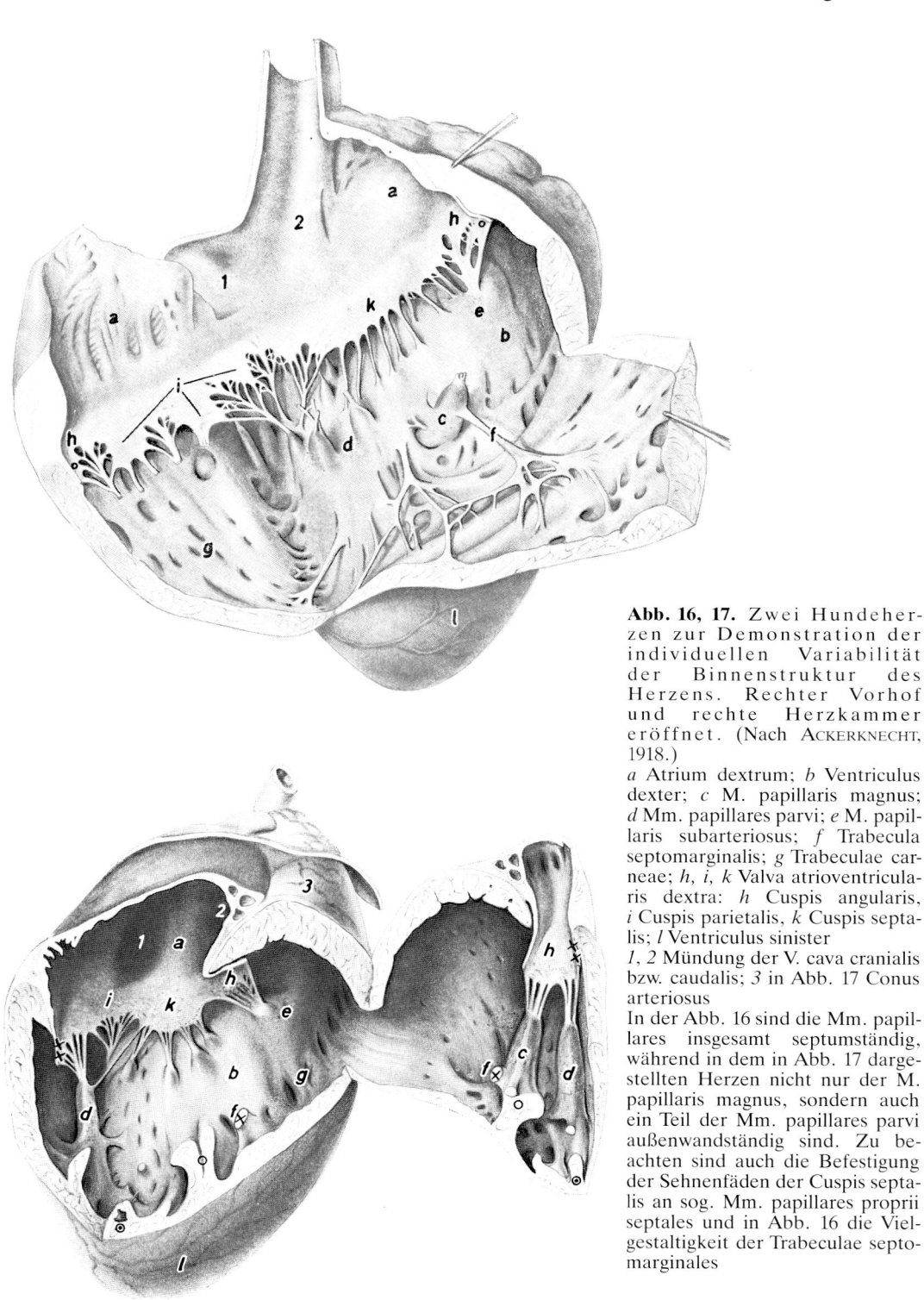

ne variable Zahl von rundlichen Strängen, die eine Querverbindung zwischen dem Septum und der Außenwand des Ventrikels herstellen. Einer davon ist besonders kräftig und zieht, vom Kammerseptum unterhalb des *subarteriellen M. papillaris* (13/17; 19, 20/e) ausgehend, zur Basis des *M. papillaris magnus* (/18; /c). Er stellt die *Trabecula septomarginalis* dar (11/p; 13/12; 18, 19/f), ein Bestandteil des später zu besprechenden *Erregungsleitungssystems* des Herzens. Außer diesem stets vorhandenen Muskelbalken finden sich in der Regel noch weitere Querverbindungen, die entweder aus Arbeitsmuskulatur oder aus Bindegewebe bestehen. Sie können aber auch besondere Zellverbände, die PURKINJEschen *Fasern* des Erregungsleitungssystems, enthalten.

In die rechte Herzkammer ragen drei mit Sonderfunktionen ausgestattete, in ihrer Form sowohl nach Tierart als auch individuell unterschiedlich gestaltete *Warzenmuskeln, Mm. papillares*, hinein. Von diesen drei Warzenmuskeln des *rechten Ventrikels* wird der eine septumständige wegen seiner Nähe zum *Truncus pulmonalis* als *M. papillaris subarteriosus* bezeichnet (10/h; 12/k; 13/17; 19, 20/e). Eine zweite, ebenfalls septumständige Gruppe, eine funktionelle Einheit bildender Papillarmuskeln wird unter der Bezeichnung *Mm. papillares parvi* zusammengefaßt (10/g; 11/l'; 13/19; 19, 20/d). Der dritte und größte Warzenmuskel heißt *M. papillaris magnus* (/f; /m; /18; /c). Er ist in der Regel außenwandständig, kann aber, besonders beim *Flfr.*, auf die Scheidewand übergreifen oder ganz dorthin verlagert sein (16/c).

Die *Papillarmuskeln* entlassen Gruppen von *Sehnenfäden, Chordae tendineae* (12/l, l'), die sich auffächern und in die freien Ränder sowie in die der Kammer zugewendeten Flächen der *dreigeteilten Segelklappe, Valva atrioventricularis dextra s. tricuspidalis,* (13/9, 10, 11; 27, 30, 34, 37, 43, 46) einstrahlen. Diese entspringt, das *Ostium atrioventriculare dextrum* umrandend, an dem hier vorhandenen *Sehnenring, Anulus fibrosus* (s. S. 31), und teilt sich in drei, in das Kammerlumen hineinragende *Zipfel, Cuspes*, die noch weitere *Nebenzipfel* bilden können. Jeder *Hauptzipfel* ist durch die Sehnenfäden an zwei *Warzenmuskeln* befestigt. Der septumständige Klappenzipfel wird als *Cuspis septalis* (13/9), der außenwandständige als *Cuspis parietalis* (/10) und der dritte kleinste, kranial im Winkel zwi-

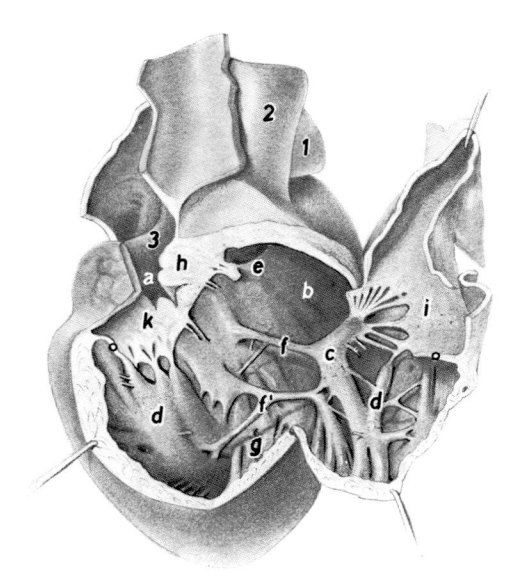

Abb. 18. Herz einer Katze. Rechter Vorhof und rechte Herzkammer eröffnet. (Nach ACKERKNECHT, 1918.)
a Atrium dextrum; *b* Ventriculus dexter; *c* M. papillaris magnus; *d* Mm. papillares parvi; *e* M. papillaris subarteriosus; *f, f'* Trabeculae septomarginales; *g* Trabeculae carneae; *h, i, k* Valva atrioventricularis dextra: *h* Cuspis angularis, *i* Cuspis parietalis, *k* Cuspis septalis
1 Aorta; *2* Truncus pulmonalis; *3* Tuberculum intervenosum zwischen den Mündungen der beiden Hohlvenen

schen den beiden anderen stehende, als *Cuspis angularis* (/11) *valvae atrioventricularis dextrae* bezeichnet.

Die Grundlage der Segelklappe besteht aus einer sehnigen Membran, deren kollagene Fasern aus dem *Anulus fibrosus* des *Ostium atrioventriculare* hervorgehen und sich mit Fasern der Sehnenfäden verbinden. In der Klappenbasis befinden sich Muskelfasern und nur in deren Bereich auch Blutgefäße. Die fibröse Mittelschicht der Klappe ist an beiden Flächen vom Endokard bedeckt, die Sehnenfäden sind von ihm umhüllt.

Die *Valva atrioventricularis dextra* hat die Wirkung eines Rückschlagventils. Aufgabe der Papillarmuskeln ist es, die Sehnenfäden während der verschiedenen, mit Verschiebung der Ventilebene einhergehenden Aktionsphasen des Herzens in Spannung zu halten. Während der Füllungsphase im Ablauf der *Diastole* gibt die geöffnete Klappe dem Blut, das durch das Absenken der Ventilebene teils angesaugt, teils durch die Vorhofmuskulatur angetrieben wird, den Weg aus dem Atrium in den Ventrikel frei. Mit dem Beginn der *Systole* und dem Einsetzen der Druckanstiegsphase wird die *Atrioventrikularklappe* geschlossen. Das geschieht, indem sich ihre Zipfel durch den von den Papillarmuskeln auf die Sehnenfäden ausgehenden Zug entfalten und breitflächig aneinanderlegen. Dem Blut bleibt nur der Weg über die Austreibungsbahn (12/r), deren wesentlicher Bestandteil der *Conus arteriosus* ist, in den *Truncus pulmonalis* offen.

Ebenso wie das Blut während der *Systole* durch den Schluß der Atrioventrikularklappe nicht in den Vorhof zurückkehren kann, muß ihm in der *Diastole* die Rückkehr in den Ventrikel versperrt sein. Dieses verhindert die im *Ostium* des *Truncus pulmonalis* stehende (13/a) dreiteilige Taschenklappe, *Valva trunci pulmonalis* (/1, 2, 3). Sie wird von den drei halbmondförmigen *Valvulae semilunares* gebildet. Ihrer Stellung entsprechend werden diese als *Valvula semilunaris sinistra* (/1), *dextra* (/2) und *intermedia* (/3) bezeichnet. Sie bestehen aus einer Endothelduplikatur, die durch ein mittelständiges Blatt aus kollagenen Fasern verstärkt wird, heften sich am Faserring des Ostium trunci pulmonalis an und ragen halbmond- oder halbschalenförmig mit peripher gerichteter Mulde in das Lumen des Gefäßes

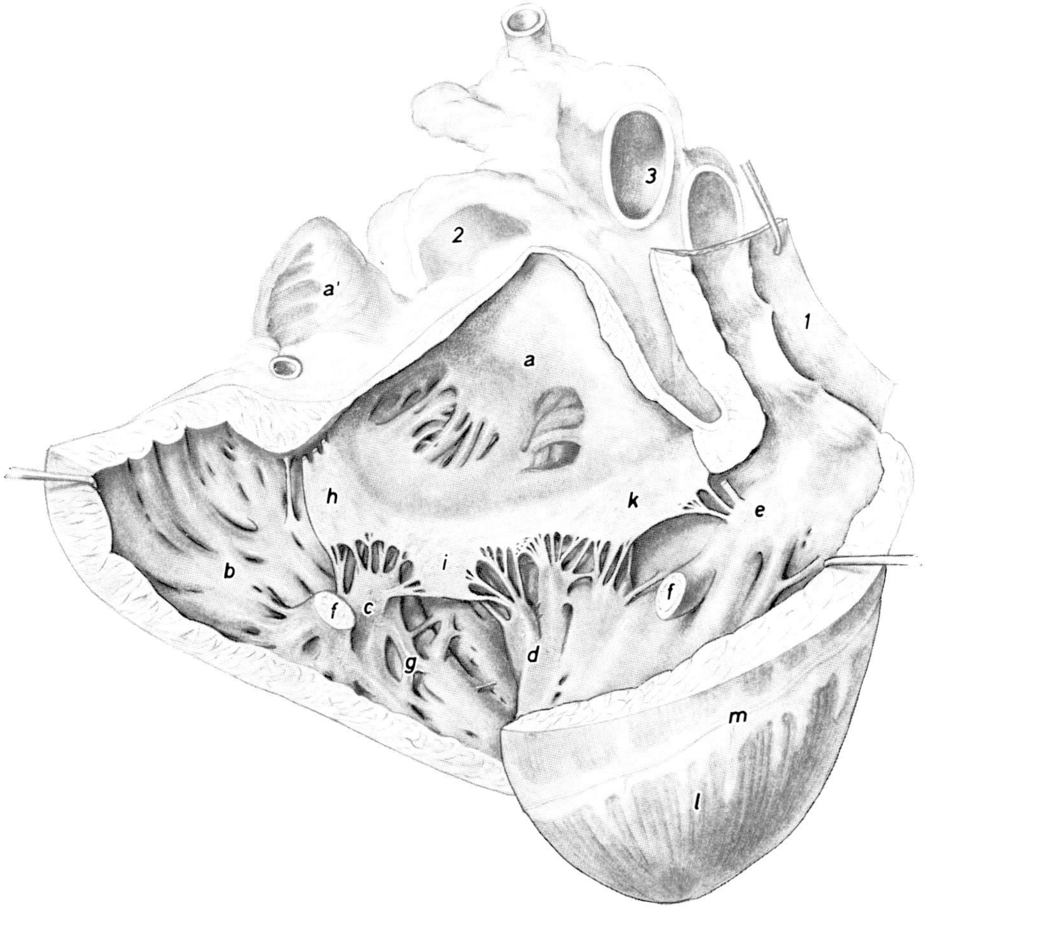

Abb. 19. Herz eines Schweines. Rechter Vorhof und rechte Herzkammer eröffnet. (Nach HUWYLER, 1926.)
a Atrium dextrum mit Mm. pectinati; *a'* Auricula dextra; *b* Ventriculus dexter; *c* M. papillaris magnus; *d* Mm. papillares parvi; *e* M. papillaris subarteriosus; *f* Trabecula septomarginalis, durchgeschnitten; *g* Trabeculae carneae; *h* Cuspis angularis, *i* parietalis, *k* septalis der Valva atrioventricularis dextra; *l* Ventriculus sinister; *m* Sulcus interventricularis paraconalis
1 Truncus pulmonalis, zur Sichtbarmachung der Valva trunci pulmonalis aufgeklappt; *2* V. cava cranialis; *3* Aorta

Abb. 20. Herz eines Schafes. Rechter Vorhof und rechte Herzkammer eröffnet. (Nach Angst, 1928.)
a Atrium dextrum; *a'* Auricula dextra mit Mm. pectinati; *b* Ventriculus dexter; *c* M. papillaris magnus; *d* Mm. papillares parvi; *e* M. papillaris subarteriosus; *f, f'* Trabeculae septomarginales; *g* Trabeculae carneae; *h* Cuspis angularis, *i* parietalis, *k* septalis der Valva atrioventricularis dextra; *l* Ventriculus sinister; *m* Sulcus interventricularis paraconalis
1 V. cava cranialis, aufgeklappt; *2* Mündung der V. cava caudalis und *3* des Sinus coronarius in den Vorhof; *4* Truncus pulmonalis; *5* Ostium und Valva trunci pulmonalis
Beachte die fleckenförmigen subendokardialen Einlagerungen von Fettgewebe

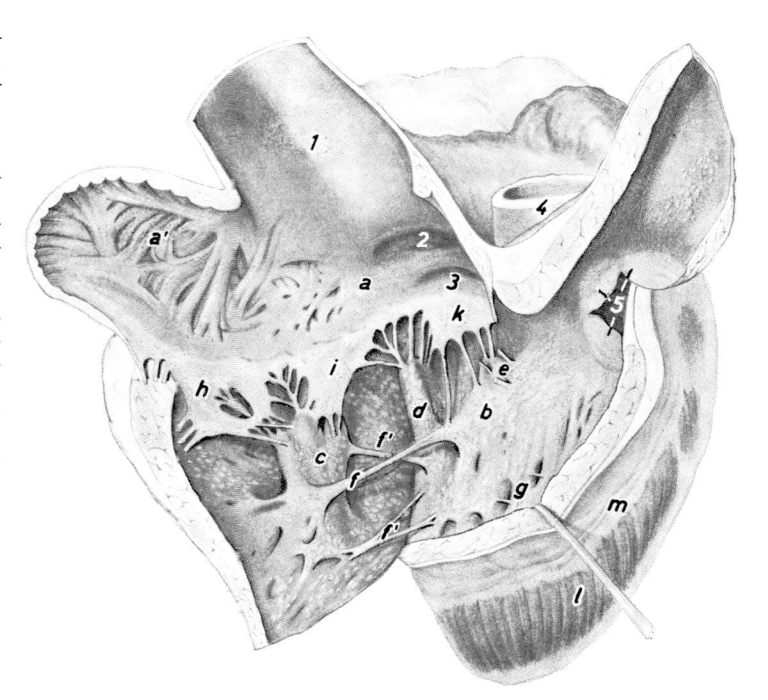

hinein (9/4). Ihr freier Rand ist leicht verdickt und trägt in der Mitte ein kleines, derbes Knötchen, *Nodulus valvulae semilunaris*, das beiderseits von einem halbmondförmigen, transparenten Klappenabschnitt, den *Lunulae valvulae* flankiert wird. Im Bereich der drei *Valvulae semilunares* ist die Gefäßwand zu den *Sinus trunci pulmonales* ausgebuchtet (22/7).

Ebenso wie die Atrioventrikularklappe wirkt die Taschenklappe als Rückschlagventil im Ostium trunci pulmonalis. Während der Austreibungszeit legt der stromaufwärts gerichtete Blutdruck die Klappen der Gefäßwand an. Mit dem Eintritt der Diastole werden sie durch den stromabwärts gerichteten Druck der Blutsäule mit Blut gefüllt und so zum Klappenschluß veranlaßt. Hierbei sollen die Noduli valvularum das Zentrum der Gefäßlichtung verschließen.

Linke Herzkammer, Ventriculus cordis sinister

Die **linke Herzkammer, Ventriculus sinister** (9/*c*; 11/*t*; 12/*s*; 23), erhält ihr Blut aus dem linken Vorhof über das *Ostium atrioventriculare sinistrum* (11, 12/*e* ⟨–⟩ *e'*) und pumpt es unter erheblichem Arbeitsaufwand durch die *Aorta* in den Körperkreislauf. Ihre Kammerwand ist daher sehr dick und übertrifft die Stärke der Außenwand der rechten Herzkammer um das Zwei- bis Dreifache. Dieses trifft auch für das mit der Außenwand des linken Ventrikels eine funktionelle Einheit bildende *Septum interventriculare* (11/*u*) zu, das die Kontur der Außenwand des Ventrikels fortsetzt und sich in das Lumen des rechten Ventrikels vorwölbt (25, 26). Das Fassungsvermögen des linken Ventrikels ist geringer als das des rechten. Sein Binnenraum erstreckt sich bis in die Herzspitze, deren Muskelwand nur einige Millimeter stark ist. An ihm lassen sich wie an der rechten Herzkammer eine *Einströmungs-* und eine *Austreibungsbahn* (11/*t, t;* 12/*s, s*) unterscheiden. Die eine steht unter dem *Ostium atrioventriculare* und reicht bis zur Herzspitze, die andere führt von hier als rinnenförmiger Kanal in den *Bulbus aortae* und wird einerseits vom *Kammerseptum*, andererseits von dem langen **septumständigen** Zipfel der *Valva atrioventricularis sinistra* begrenzt (11/*i*). Die *Trabeculae carneae* sind nicht so zahlreich wie in der rechten Kammer und besetzen mit den zwischen ihnen vorhandenen flachen Buchten vorwiegend die herzspitzenwärtigen Wandabschnitte.

Ein kräftiger zweigeteilter *Querbalken, Trabecula septomarginalis*, Bestandteil des *Erregungsleitungssystems*, zieht vom Kammerseptum an die Basis der beiden Warzen-

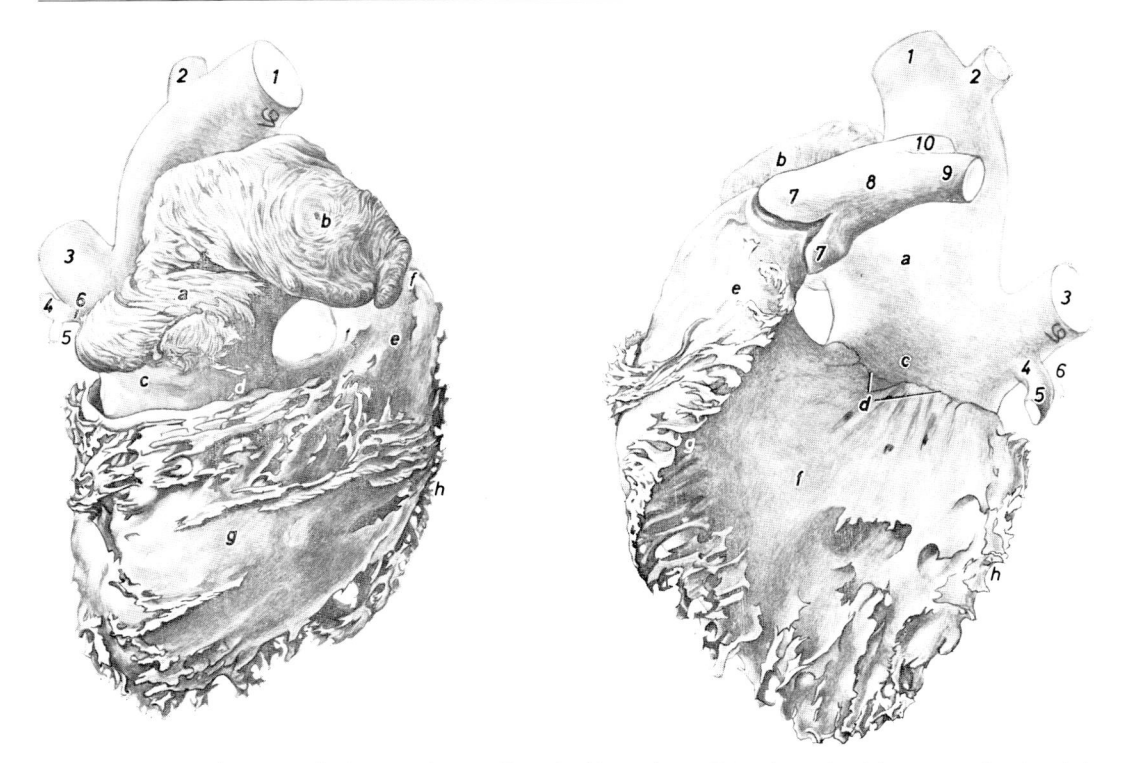

Abb. 21. Plastoidausguß der rechten Herzhälfte eines Hundes. Ansicht von rechts-kranial. Das Präparat gibt das durch die Mm. pectinati und die Trabeculae carneae gestaltete Innenrelief der Wand des Atriums und des Ventrikels wieder.
a Atrium dextrum; *b* Auricula dextra; *c* Ostium atrioventriculare dextrum; *d* Sulcus coronarius; *e* Conus arteriosus; *f* Truncus pulmonalis; *g* Ventriculus dexter, *h* dem Sulcus interventricularis paraconalis benachbarter Rand
1 V. cava cranialis; *2* V. azygos dextra; *3* V. cava caudalis; *4* V. cordis magna; *5* V. cordis media; *6* Sinus coronarius

Abb. 22. Plastoidausguß der rechten Herzhälfte eines Hundes. Septumseitige Ansicht. Das Präparat gibt das durch die Mm. pectinati, die Trabeculae carneae sowie die Mm. papillares gestaltete Innenrelief der Wand des Atriums und des Ventrikels wieder.
a Atrium dextrum; *b* Auricula dextra; *c* Ostium atrioventriculare dextrum; *d* Ansatzstelle der Valva atrioventricularis dextra; *e* Conus arteriosus; *f* Ventriculus dexter, *g* dem Sulcus interventricularis paraconalis, *h* dem Sulcus interventricularis subsinuosus benachbarter Rand
1 V. cava cranialis; *2* V. azygos dextra; *3* V. cava caudalis; *4* Sinus coronarius; *5* V. cordis magna; *6* V. cordis media; *7* Sinus der Valva trunci pulmonalis; *8* Truncus pulmonalis; *9, 10* A. pulmonalis sinistra bzw. dextra

muskeln (9/*i*; 12/*n*). Außer diesem Querbalken können noch weitere kleinere besonders im Herzspitzenbereich vorhanden sein. Die beiden *Warzenmuskeln* des linken Ventrikels sind außenwandständig und werden ihrer Lage entsprechend als *M. papillaris subauricularis* (12/*l*; 13/15) bzw. *subatrialis* (9/*e*; 11/*o*; 13/16) bezeichnet. Sie entsenden ihre *Sehnenfäden, Chordae tendineae,* zu der zweizipfligen *Valva atrioventricularis sinistra s. Valva bicuspidalis s. Valva mitralis,* deren Ursprung am Anulus fibrosus das *Ostium atrioventriculare sinistrum* umrandet (9, 11, 12, 13, 27, 30). Die beiden Zipfel werden ihrer Lage gemäß als *Cuspis septalis* (11/*i*; 13/7) bzw. als *Cuspis parietalis* (11/*k*; 12/*h*; 13/8) bezeichnet. Die *Cuspis septalis* ist sehr groß, scheidet das *Ostium aortae* von dem *Ostium atrioventriculare sinistrum* und damit auch die *Einströmungs-* von der *Austreibungsbahn* (11, 12). Die Bauelemente der *Valva bicuspidalis* des linken Ventrikels gleichen jenen der *Valva tricuspidalis* des rechten. Die im *Ostium aortae* gelegene *Valva aortae* (11, 12, 13) besteht wie die des Truncus pulmonalis aus drei Teilen, der *Valvula semilunaris septalis* (11/r'; 12/q; 13/6) und den *Valvulae semilunares dextra* (/r; /p; /5) und *sinistra* (/q; /o; /4). Infolge ihrer stärkeren Beanspruchung ist sie kräftiger ausgebildet als die entsprechende Klappe im Truncus pulmonalis, und ihre Noduli valvularum treten deutlicher hervor. Im Bereich der *Valvulae semilunares* ist die Wand der *Aorta* zu den sehr deutlichen drei *Sinus aortae* ausgewölbt. Erwähnt sei, daß aus dem **rechten** Sinus die *A. coronaria dextra*, aus dem **linken** die *A. coronaria sinistra* (13/c, d) entspringt. Die Atrioventrikularklappe und die Aortenklappe erfüllen im linken Herzen während des aus der Systole und Diastole bestehenden Herzzyklus synchron die gleichen Aufgaben wie die entsprechenden Klappen im rechten Herzen.

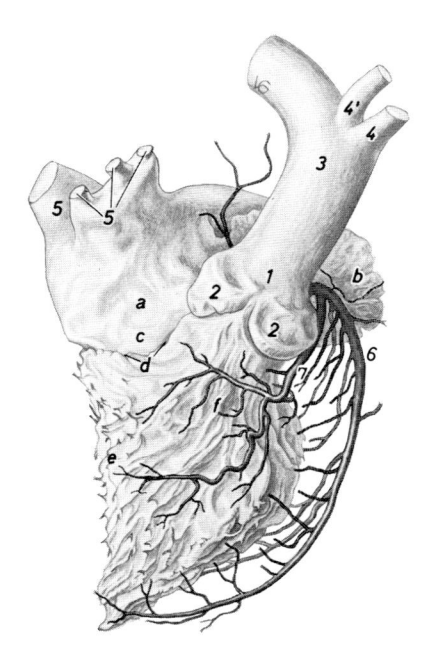

Abb. 23. Plastoidausguß der linken Herzhälfte eines Hundes. Ansicht von rechts-kranial. Das Präparat gibt das durch die Mm. pectinati und die Trabeculae carneae gestaltete Innenrelief der Wand des Atriums und des Ventrikels wieder.
a Atrium sinistrum; *b* Auricula sinistra; *c* Ostium atrioventriculare sinistrum; *d* Stelle des Ansatzes der Valva atrioventricularis sinistra; *e* septumseitige Fläche der linken Herzkammer mit stummelförmigen Ausgüssen von Vv. cordis minimae besetzt; *f* rechte Seitenfläche der linken Herzkammer
1 Ostium aortae; *2* Sinus der Valva aortae; *3* Arcus aortae; *4* Truncus brachiocephalicus; *4'* A. subclavia sinistra; *5* Vv. pulmonales; *6* Ramus interventricularis paraconalis der A. coronaria sinistra; *7* Ramus septi interventricularis

Reizbildungs- und Erregungsleitungssystem des Herzens (24, 24a)

Eingangs wurde bereits darauf hingewiesen, daß mit dem Übergang der Warmblüter (*Vögel, Säuger*) zum Landleben neben zahlreichen anderen Anpassungen auch eine Intensivierung des Stoffwechsels und die Steigerung des Sauerstoffbedarfs verbunden waren. Daraus ergaben sich erhöhte Anforderungen an das Blutkreislaufsystem, die im Laufe der Phylogenese zu einer anatomischen und funktionellen Zweiteilung des Herzens in einen *arteriellen* und einen *venösen Abschnitt* geführt haben. Damit das zu seiner höchsten funktionellen Organisationsstufe umgestaltete Herz in der Lage war, seinen artspezifischen Arbeitsrhythmus einzuhalten und die Funktionsabläufe seiner Einzelteile zu koordinieren, bedurfte es einer selbständigen automatischen Steuerung der *Arbeitsmuskulatur* der Vorhöfe und der Herzkammern. Diese Funktion übernahm erstmalig in der Phylogenie bei den *Warmblütern* das aufgrund seiner spezifischen Bauelemente morphologisch erfaßbare *Reizbildungs- und Erregungsleitungssystem* (24, 24a). Es besteht bei den Säugern aus den nach ihren Entdeckern benannten KEITH-FLACK- und ASCHOFF-TAWARA-*Knoten*, die, ihrer *Topographie* entsprechend, als *Nodus sinuatrialis* (24/1) bzw. als *Nodus atrioventricularis* (/2) bezeichnet werden. Hinzu kommt das aus letzterem hervorgehende HISsche Bündel, *Fasciculus atrioventricularis*, das aus dem *Truncus fasciculi* (/3) mit dem *Crus dexter* (/4) bzw. *sinister* (/5) besteht. Deren Verzweigung schließt sich ein Netzwerk eigentümlicher Zellverbände, die sog. PURKINJEschen *Fasern* an. Grundsätzlich ist jeder Abschnitt dieses, die Autonomie des Herzens sicherstellenden Systems zur Reizbildung befähigt, wobei seine Frequenz im gegebenen Fall vom *Sinuatrialknoten* bis zu den PURKINJE-*Fasern* stufenweise abnimmt. Unter physiologischen Bedingungen findet die Reizbildung allein in dem, allen übrigen Stellen des Systems übergeordneten *Nodus sinuatrialis* statt, der den Arbeitsrhythmus des Herzens bestimmt und deshalb auch als Schrittmacher bezeichnet wird.

Der *Nodus sinuatrialis* (24/1) befindet sich im Bereich des *Sulcus terminalis* des

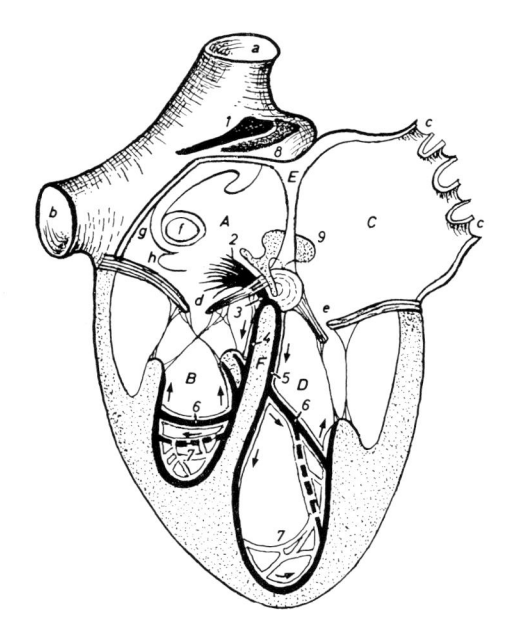

Abb. 24. Schema des Reizbildungs- und Erregungsleitungssystems. (Nach ACKERKNECHT, 1943.)
A Atrium dextrum; B Ventriculus dexter; C Atrium sinistrum; D Ventriculus sinister; E Septum interatriale; G Septum interventriculare
a V. cava cranialis; b V. cava caudalis; c Vv. pulmonales; d, e Ostium atrioventriculare dextrum bzw. sinistrum mit Segelklappen; f Fossa ovalis; g Valvula venae cavae caudalis; h Valvula sinus coronarii
1 Nodus sinuatrialis; 2 Nodus atrioventricularis; 3, 4, 5 Fasciculus atrioventricularis, 3 Truncus fasciculi, 4, 5 Crus dextrum bzw. sinistrum; 6, 7 Trabeculae septomarginales; 8, 9 Ganglienzellanhäufungen

rechten Vorhofs und der Mündung der *V. cava cranialis*. Dabei ist er in die von dem Vorhof auf die *V. cava cranialis* übertretende Muskulatur ohne scharfe Abgrenzung eingebettet. An den Herzen großer Säuger läßt er sich, gegenüber der Vorhofmuskulatur durch seine hellere Farbe erkennbar, makroskopisch-präparatorisch darstellen. Bei kleineren Spezies ist er nur durch den mikroskopischen Nachweis seiner spezifischen Muskulatur und seiner Gesamtstruktur, an der auch Bindegewebe sowie Nerven beteiligt sind, sowie an der Art seiner Gefäßversorgung zu identifizieren.

Im Vergleich zu der ihn umgebenden A r beitsmuskulatur besitzt der *Sinuatrialknoten* wegen seines reichlichen Gehalts an Bindegewebe ein lockeres Gefüge. Während seine Muskelfasern im Bereich der Blutgefäße zirkulär verlaufen, sind sie im übrigen längsorientiert. In anderen Fällen bilden sie – wie beim *Schf.* – förmliche Muskelplexus oder haben – wie beim *Hd.* – einen irregulären Verlauf. Zudem finden sich randständige *Ganglienzellen* (24/8), deren Nervenfasern in den Knoten eintreten. Das ihn umgebende Bindegewebe, in dem auch wechselnde Mengen an Fettgewebe enthalten sind, liefert keine deutliche Abgrenzung gegenüber seiner Umgebung. Die *spezifischen Muskelzellen* und ihre *Ausläufer* verbinden sich mit den Nachbarzellen durch *Glanzstreifen* zu *Fasern*, deren Durchmesser und Länge deutlich geringer sind als die der Vorhofmuskulatur. Ferner unterscheiden sich die *Kerne* der *Knoten-Muskelzellen* durch ihre rundliche von der mehr länglichen Form der Kerne der Vorhofmuskelzellen. Die quergestreiften Myofibrillen sind in den Knotenzellen vorwiegend peripher gelagert und geben dadurch im Zellinneren Raum frei für den Zellkern, die Mitochondrien, das endoplasmatische Retikulum sowie für den Golgi-Apparat.

Spezifische erregungsleitende, zwischen dem *Nodus sinuatrialis* und dem *Nodus atrioventricularis* vermittelnde Muskelfasern sind in der Vorhofmuskulatur nicht nachgewiesen. Die *Erregungswelle* breitet sich von dem *Sinuatrialknoten* ausgehend über die gesamte Arbeitsmuskulatur des rechten und mit der Verzögerung von Bruchteilen einer Sekunde auch auf die des *linken Vorhofs* aus und veranlaßt sie zur Kontraktion (*Vorhofsystole*). Anschließend geht die Erregungswelle auf den *Atrioventrikularknoten* über, erreicht durch das HISsche Bündel, *Fasciculus atrioventricularis*, deren beide *Schenkel* und die PURKINJEschen Fasern die Mm. papillares und die Arbeitsmuskulatur der Herzkammern.

Einleitend zu der Beschreibung der Topographie des *Atrioventrikularknotens* und des HISschen Bündels sei nochmals auf die für die Funktion des Säugerherzens unerläßliche Tatsache hingewiesen, daß zwischen der Trieb- oder Arbeitsmuskulatur der beiden *Vorhöfe* und *Herzkammern* kein Zusammenhang besteht. Für beide Muskelgruppen bilden die Anuli fibrosi der Ostien eine absolute Grenze, die nur vom Truncus fasciculi atrioventricularis überschritten wird.

Der zweite Abschnitt des *Reizbildungs- und Erregungsleitungssystems* beginnt mit dem längsovalen oder keulenförmigen *Nodus atrioventricularis* (24/2). Beim *Hd.* ist er

3–4 mm lang und 1–2 mm breit. Beim *Rd.* hat er eine Länge von 8–13 mm und eine Breite von 6–8 mm und besteht aus einem oberen, dem großen Herzknochen anliegenden und aus einem unteren, in das Vorhofseptum eingebetteten Abschnitt. Für das *Pfd.* werden folgende Maße des Knotens angegeben: 6–10 mm lang, 5–7 mm breit und 0,6–2,5 mm dick. Der Knoten ist in die Muskulatur des *Vorhofseptums* eingebettet und strahlt entweder ohne scharfe Grenzen in dieses ein oder ist z. B. beim *Rd.* bindegewebig abgekapselt. Dabei befindet er sich am Boden des rechten Vorhofs, unweit der Mündung des *Sinus coronarius* in das *Atrium dextrum*, über jener Stelle, an der die *Anuli fibrosi arteriosi* in einer Bindegewebsbrücke zusammentreffen, die als *Chiasma anuli fibrosi arteriosi* bezeichnet wird.

Aus dem *Nodus atrioventricularis* geht kontinuierlich der kurze, drehrunde oder platte, einem Nervenstrang gleichende Stamm des Hısschen Bündels, *Truncus fasciculi atrioventricularis*, hervor (/3). Er zieht durch den *Anulus fibrosus* hindurch und erreicht subendokardial im Bereich des Ansatzes der *Cuspis septalis* des rechten Ventrikels den Scheitel des Kammerseptums, beim *Hd.* die Übergangsstelle der *Pars membranacea* in die *Pars muscularis septi*. Hier gabelt er sich in das *Crus dextrum* und *Crus sinistrum*. Das *Crus sinistrum* (/5) tritt über den Kamm der Kammerscheidewand auf deren linke Fläche und verläuft, zunächst intramuskulär, anschließend subendokardial herzspitzenwärts. Etwa in halber Höhe des Septums beginnt der linke Schenkel sich zu verzweigen, gibt kleine Äste an das Septum ab, während andere in *Trabeculae carneae* eintreten oder über *Trabeculae septomarginales* (/6, 7) die Basis der *Papillarmuskeln* erreichen, um schließlich in Purkinjesche Fasern überzugehen.

Das *Crus dextrum* des *Truncus fasciculi* (/4) verläuft zunächst von Muskulatur des Septums bedeckt hinter den *Mm. papillares parvi* entlang und gibt an diese sowie an den *M. papillaris subarteriosus* und das Kammerseptum Zweige ab. Anschließend tritt der Schenkel in die kräftige *Trabecula septomarginalis* (/6) der rechten Kammer ein und erreicht so die Basis des *M. papillaris magnus*, während kleinere Zweige in weiteren Trabekeln zur Außenwand der Kammer ziehen. Ebenso wie die Verzweigungen des linken Schenkels gehen auch jene des rechten in Purkinjesche Fasern über.

Im histologischen Aufbau zeigt der *Atrioventrikularknoten* weitgehende Übereinstimmung mit dem *Sinuatrialknoten*. Auch er ist an seinen spezifischen, durch *Glanzstreifen* zu *Muskelfasern* verbundenen Zellen zu erkennen. Die erregungsleitenden Fasern bilden hier ebenfalls ein in Bindegewebe eingebettetes Maschenwerk, das reichlich Blutgefäße sowie Nervenzellen und -fasern enthält. Auffallend locker ist das Geflecht bei *Rd.* und *Pfd.*, dichter bei *Schw.* und *Schf.* Unterschiede im Feinbau des beim *Rd.* aus einem oberen *Vorhofteil* und dem unteren *Ventrikelteil* bestehenden Knotens sind mit Sicherheit nicht festzustellen.

Die spezifischen Fasern des *Atrioventrikularknotens* (24/2) setzen sich im Stamm des Hısschen Bündels, *Truncus fasciculi atrioventricularis*, (/4), fort. Auch hier bildet sich zunächst ein von Bindegewebe durchsetztes, mit Blutgefäßen und Nerven ausgestattetes Flechtwerk. In Richtung auf die beiden Schenkel des Truncus nehmen die Fasern mehr parallelen Verlauf an und gehen bei den *Huftieren* schon im Bereich der beiden Schenkel in die sehr viel dickeren Purkinjeschen Fasern über. Diese breiten sich schließlich subendokardial netzförmig aus und finden direkten Anschluß an die Fasern der Arbeitsmuskulatur. Bei *Hd.* und *Ktz.* unterscheiden sich die spezifischen Muskelfasern des Fasciculus atrioventricularis weniger deutlich von den Fasern der Arbeitsmuskulatur.

Die typischen Purkinjeschen Fasern können bei *Rd.* und *Pfd.* einen Durchmesser von 80–100 µm erreichen und unterscheiden sich schon dadurch deutlich von den etwa 10 µm starken Fasern der Arbeitsmuskulatur. Sie bestehen aus Zellen mit einer außerordentlich dünnen Plasmamembran. Mehrere Zellen verbinden sich aneinandergereiht zu Fasern, die von einer strukturlosen Basalmembran umhüllt sind. Die Purkinjezellen sind plasma- und glykogenreich, jedoch arm an Myofibrillen. Diese sind zellrandständig angeordnet und durch *Glanzstreifen* mit Fibrillenbündeln benachbarter Zellen verbunden.

Die Faserbündel des *Erregungsleitungssystems* sind von einer Bindegewebshülle umgeben, deren Vorhandensein sich durch Farbinjektion nachweisen läßt. Da diesen Bindegewebshüllen eine endotheliale Auskleidung fehlt, handelt es sich nicht um Lymphscheiden. Die in ihnen enthaltene Gewebsflüssigkeit fördert den Stoffaustausch. Zudem liefern die Hüllen eine Verschiebeschicht, die die Fasern des Reizbildungs- und Erregungsleitungssystems bei Dehnungen und vor Zerrungen durch die benachbarte Arbeitsmuskulatur schützt.

Innervation des Herzens

Neben der automatischen Steuerung der Aktionen des Herzens durch das *Reizbildungs-* und *Erregungsleitungssystem* unterliegen seine Funktionen auch dem regulierenden Einfluß durch die **Herznerven.** Nur so ist das Herz in der Lage, sich den verschiedenen, oft rasch wechselnden Bedürfnissen des Organismus nach ausreichender Blutversorgung anzupassen und die ihm zur Verfügung stehenden Kraftreserven rationell einzusetzen.

Die Innervation des Herzens erfolgt durch das *autonome, sympathisch-parasympathische Nervensystem.*

Die efferenten, präganglionären *Herznerven* des **Sympathicus** entstammen dem 1. bis 4. oder 5. *Brustsegment* des Rückenmarks und gelangen zunächst als *Rami communicantes albi* in den *Grenzstrang, Truncus sympathicus.* Ein Teil dieser Fasern wird bereits in den Vertebralganglien des *Truncus sympathicus* auf das zweite Neuron umgeschaltet. Bei einem Großteil der Fasern erfolgt dies jedoch erst in den *Ganglien* seiner *Pars cervicalis,* dem *Ganglion cervicale medium* bzw. *caudale* sowie einer wechselnden Zahl von *Ganglia vertebralia* des *Grenzstrangs* oder erst in den *Prävertebralganglien* des *Plexus cardiacus.*

Das 1. und 2., oft auch das 3. und 4. Ganglion vertebrale sind zu einem im Brusteingang, nahe der 1. bis 3. Rippe gelegenen großen Knoten verschmolzen. In diesen Prozeß ist außer beim *Hd.* bei allen übrigen *Haussäugetieren* auch das *Ganglion cervicale caudale* einbezogen, so daß das Verschmelzungsprodukt als *Ganglion cervicothoracale* oder nach seinem Aussehen als *Ganglion stellatum* bezeichnet wird (Näheres s. Bd. IV, 3. Aufl. S. 363, 365). Sofern ein selbständiges *Ganglion cervicale medium* wie bei *Ktz., Schw.* und *Wdk.* vorhanden ist, gibt dieses die *Nn. cardiaci medii* ab. Aus dem *Ganglion cervicothoracale* entspringen die *Nn. cardiaci cervicales caudales.* Schließlich entlassen das 3. bis 5. Vertebralganglion des Grenzstrangs die *Rami cardiaci thoracales.* Die genannten Nerven bilden mit den noch zu besprechenden *parasympathischen* Nerven zunächst ein weit- und dann engmaschiges, mit *Ganglien, Ganglia cardiaca,* ausgestattetes Geflecht. Der weitmaschige *Plexus superficialis* findet sich vorwiegend linksseitig an der Konkavität des *Aortenbogens* und an den Ästen des *Truncus pulmonalis.* Der engmaschige *Plexus profundus* ist mehr rechts gelagert und gruppiert sich zwischen dem *Aortenbogen,* der *Bifurcatio tracheae* und den Ästen des *Truncus pulmonalis.* Beide Plexus sind durch zahlreiche Zweige miteinander verbunden.

Die **parasympathische Innervation** des Herzens vollzieht sich über den zu diesem System gehörenden *10. Gehirnnerv, N. vagus,* der nach Abgabe des *N. laryngeus recurrens* ausschließlich parasympathische Fasern zur Versorgung der Organe der Brust- und Bauchhöhle führt. Kurz nach seinem Eintritt in die Brusthöhle entläßt der *N. vagus* zwei bis drei *Rami cardiaci craniales* und der *N. laryngeus recurrens Rami cardiaci caudales,* die mit den vorher beschriebenen *Nn. cardiaci* des *Sympathicus* in die *Plexus cardiaci* eintreten.

Beide *Plexus cardiaci* entlassen die intrakardialen Nerven. Sie versorgen die herzeigenen Blutgefäße, alle Schichten der Herzwand sowie das Reizbildungs- und Erregungsleitungssystem. Sie treten in mehreren Gruppen in die Muskulatur der Vorhöfe ein und sollen hier enge Beziehungen zum Reizbildungs- und Erregungsleitungssystem unterhalten. Ein Teil der Nervenfasern, die vermutlich aus dem *N. vagus* stammen, sind präganglionär. Ihre Umschaltung auf postganglionäre Fasern erfolgt erst in den besonders zahlreichen intramuralen Ganglien der Vorhofmuskulatur. Ein größeres Ganglion (24/8) ist dem *Sinuatrialknoten,* ein zweites (/9) dem *Atrioventrikularknoten* benachbart. Andere kräftige Zweige des Plexus formen zunächst im *Sulcus coronarius* Geflechte, folgen von dort aus den *Koronararterien* sowie deren Ästen und bilden ein subepikardiales, *Ganglien* enthaltendes *Nervennetz.* Von ihm ausgehende Fasern dringen mit den Blutgefäßen in das *Myokard* ein, nehmen dabei mit benachbarten Muskelfasern, indem sie diese mit feinen Ausläufern umspinnen, Kontakt auf und lassen subendokardial ein weiteres *Nervennetz* entstehen.

Die Wirkung der sympathischen und der parasympathischen Nerven erstreckt sich sowohl auf die Trieb- oder Arbeitsmuskulatur des Herzens als auch auf die spezifische Muskulatur seines Reizbildungs- und Erregungsleitungssystems. Reizung der sympathischen Herznerven führt zu einer Beschleunigung der Reizbildung im Sinuatrialknoten und der Erregungsleitung. Damit verbunden sind eine Verkürzung der Überleitungszeit und die Steigerung der Erregbarkeit und Kontraktionskraft der Herzmuskulatur. Dadurch kommt es zur Erhöhung der Schlagfrequenz und der Energieentfaltung des Herzens mit Ansteigen des Blutdrucks. Seinen Wirkungen entsprechend wird der Herzsympathikus auch als *N. accelerans* bezeichnet.

Der *Parasympathikus* bzw. *N. vagus* wirkt dem *Sympathikus* entgegen. Er verzögert die Reizbildung, ebenso die Erregungsleitung sowie die Überleitungszeit und setzt die Erregungsbereitschaft der Muskulatur herab. Als sogenannter Zügler schont er die Kraftreserven des Herzens und sorgt für deren ökonomischen Einsatz. Unter physiologischen Bedingungen reduziert oder zügelt er die Wirkung des Sympathikus so, daß das Herz im Schongang arbeiten kann.

Die *sympathisch-parasympathischen Herznerven* führen neben den efferenten auch afferente Fasern. Diese enden mit feinen Verästelungen und unterschiedlich gestalteten Rezeptoren subepikardial, subendokardial und intramuskulär. Sie regulieren z. B. Spannungsänderungen in der Muskulatur der Vorhöfe sowie Herzkammern und reagieren auf chemische wie schmerzauslösende Reize. Die von ihnen ausgehenden Impulse werden den kardiovaskulären Zentren in Gehirn und Rückenmark zugeleitet und durch verschiedenartige Reflexe beantwortet.

Die Beeinflussung der Herztätigkeit durch die im peripheren Kreislaufsystem vorhandenen Presso- und Chemorezeptoren sowie durch verschiedenartige Hormone auf dem Weg über das Kreislaufregulationszentrum wurde auf S. 16/17 beschrieben.

Blutgefäße des Herzens
(27–49)

Der großen, nur von kurzen diastolischen Erholungspausen unterbrochenen, mit hohem Energieverbrauch verbundenen Arbeitsleistung des Herzens entspricht seine hervorragende Ausstattung mit Herzeigengefäßen, durch die etwa 10% der in der Systole geförderten Blutmenge hindurchströmen. Bei einem nach Bau und Funktion unter allen Säugern so weitgehend übereinstimmenden Organ überrascht nicht, daß auch seine Eigengefäße weitgehende Übereinstimmungen zeigen.

Alle an der Herzoberfläche sichtbaren Blutgefäße verlaufen *subepikardial*, wobei sie besonders häufig beim *Schw.*, seltener beim *Flfr.* von dünnschichtigen Herzmuskelzügen überbrückt werden. Dies ist auch gelegentlich bei *Schf.* und *Zg.*, nicht jedoch bei *Rd.* und *Pfd.* der Fall. Im übrigen sind die subepikardialen Blutgefäße in Fettgewebe eingebaut, dessen Menge und Beschaffenheit von der Spezies und dem Ernährungszustand abhängig sind. Aus ihrer oberflächlichen Lage entlassen die *Arterien* meist unter rechtem Winkel ihre in die Muskulatur eindringenden *Myokardäste*, die sich strauchförmig verzweigend in ein außerordentlich dichtes Kapillargeflecht übergehen.

Arterien

Die für die Dauerleistung der Herzmuskulatur erforderliche große Blutmenge wird dem Organ durch zwei *Arterien* zugeführt. Diese entspringen als erste Gefäße unmittelbar aus der Aorta und werden nach ihrem topographischen Verhalten als Herzkranzarterien, **Aa. coronariae**, bezeichnet. Sie versorgen bei *Hd.* und *Wdk.* einerseits sowie *Schw.* und *Pfd.* andererseits mit charakteristischem Verzweigungsmodus der **A. coronaria sinistra** sowie der **A. coronaria dextra** jeweils unterschiedlich große Abschnitte des Gesamtorgans (25, 26).

Bei *Hd.* und *Wdk.* teilt sich die **A. coronaria sinistra,** die aus dem linken *Sinus* des *Bulbus aortae* entspringt (28/8; 38/1; 44/1), zunächst in den im *Sulcus interventricularis paraconalis* zur Herzspitze verlaufenden *Ramus interventricularis paraconalis* und in den *Ramus circumflexus*. Dieser folgt der

Pars sinistra des *Sulcus coronarius*, erreicht als starke Arterie die *Facies atrialis* des Herzens und setzt sich hier als *Ramus interventricularis subsinuosus* fort, der in der *rechten Längsfurche* zur Herzspitze verläuft (29/*12;* 39/*2;* 45/*2*).

Bei *Schw.* und *Pfd.* gabelt sich die **A. coronaria sinistra** (35/*9;* 47/*1*) nach kurzem Verlauf in den *Ramus interventricularis paraconalis* (/*11* /*2*), der dem *Sulcus paraconalis* zustrebt, sowie in den der Pars sinistra des *Sulcus coronarius* entlangziehenden *Ramus circumflexus* (/*10;* /*3*). Dieser erreicht den *Margo ventricularis sinister* oder auch die *Facies atrialis* und teilt sich hier in mehrere Zweige auf.

Bei *Hd.* und *Wdk.* ist die **A. coronaria dextra** (27/*9;* 37/*8;* 43/*9*) schwächer als die *A. coronaria sinistra* und verläßt den *Bulbus aortae* aus dessen rechtem *Sinus*. Sie verläuft zunächst in der Pars dextra des *Sulcus coronarius* zur *Facies atrialis* des Herzens, wo sie sich, ohne den *Sulcus interventricularis subsinuosus* zu erreichen, in Äste für die rechte Herzkammer und deren Vorhof verzweigt (29/*16;* 39/*8;* 45/*8*).

Nach gleichem Ursprung wie bei den vorher genannten Arten begibt sich die **A. coronaria dextra** von *Schw.* und *Pfd.* (34/*8;* 46/*10*) in die Pars dextra des *Sulcus coronarius*, erreicht, kaum schwächer geworden, die *rechte Längsfurche* und zieht in ihr als *Ramus interventricularis subsinuosus* zur Herzspitze (36/*15;* 48/*2*).

Aus dieser Darstellung ist ersichtlich, daß beim *Hd.* und *Wdk.* sowohl der *Ramus interventricularis paraconalis* als auch der *Ramus interventricularis subsinuosus* der **A. coronaria sinistra** entstammen. Dadurch erstreckt sich hier das Versorgungsgebiet der *linken Kranzarterie* auf das g a n z e linke Herz einschließlich des *Septum interventriculare* und die längsfurchennahen Bereiche der rechten Kammerwand. Die **A. coronaria dextra** hingegen versorgt bei diesen Arten lediglich die Wand des rechten Ventrikels in ihrem dem Margo ventricularis dexter benachbarten Bereich und den rechten

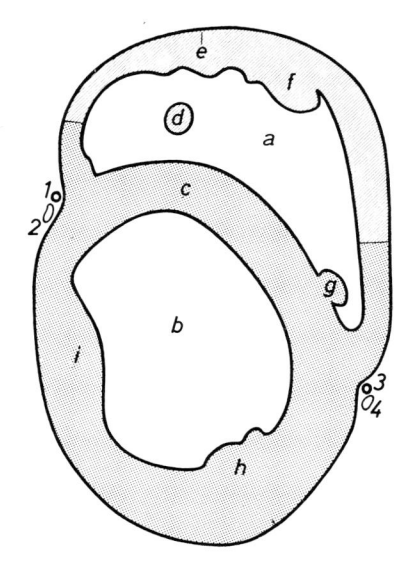

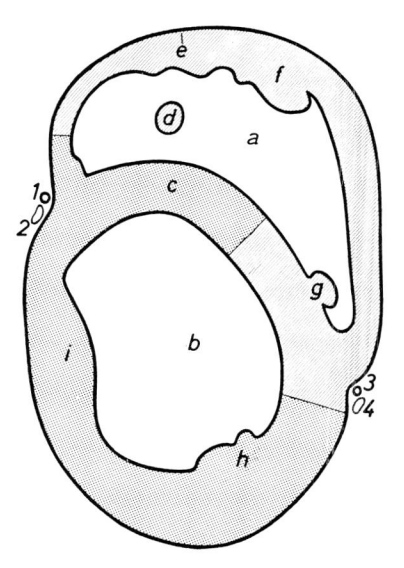

Abb. 25, 26. Querschnitt durch die Ventrikel eines Herzens. Schema zur Demonstration der tierartlich unterschiedlichen Versorgungsbereiche der Aa. coronariae. Die punktierten Wandabschnitte gehören zum Bereich der A. coronaria sinistra, die strichlierten zu jenem der A. coronaria dextra.
a Ventriculus dexter; *b* Ventriculus sinister; *c* Septum interventriculare; *d* Trabecula septomarginalis; *e* Margo ventricularis dexter; *f* M. papillaris magnus; *g* Mm. papillares parvi; *h, i* M. papillaris subatrialis bzw. subauricularis

Abb. 25. *1* Ramus interventricularis paraconalis der A. coronaria sinistra; *2* V. cordis magna im Sulcus interventricularis paraconalis; *3* Ramus interventricularis subsinuosus der A. coronaria sinistra; *4* V. cordis media im Sulcus interventricularis subsinuosus. *Linkskoronarer Versorgungstyp* bei *Hund* und *Wiederkäuern.*

Abb. 26. *1* und *2* wie in Abb. 25; *3* Ramus interventricularis subsinuosus der A. coronaria dextra; *4* V. cordis media im Sulcus interventricularis subsinuosus. *Beidseitig koronarer Versorgungstyp* bei *Schwein* und *Pferd*

Vorhof. Hier handelt es sich um den sog. linkskoronaren Versorgungstyp (25).

Bei *Schw.* und *Pfd.* entstammt der *Ramus interventricularis paraconalis* zwar auch der **A. coronaria sinistra,** doch wird der *Ramus interventricularis subsinuosus*, im Unterschied zu seinem Ursprung bei *Hd.* und *Wdk.*, hier von der **A. coronaria dextra** abgegeben. Somit beteiligen sich bei *Schw.* und *Pfd.* beide *Kranzarterien* etwa zu gleichen Teilen an der Versorgung der Herzmuskulatur einschließlich der des Septums (26). In diesen Fällen spricht man vom beidseitig koronaren Versorgungstyp.

Der Verteilungsmodus der *Aa. coronariae* der *Ktz.* ist insofern variabel, als in der überwiegenden Zahl der Fälle die *A. coronaria sinistra* sich wie beim *Hd.* verhält und beide *Rami interventriculares* abgibt. In einer Minderzahl gleicht der Verzweigungstyp dem von *Schw.* und *Pfd.*, indem der *Ramus interventricularis paraconalis* der *A. coronaria sinistra*, der *Ramus interventricularis subsinuosus* hingegen der *rechten Kranzarterie* entstammt. Vereinzelt sind auch zwei *Rami interventriculares subsinuosi* vorhanden, an deren Entstehung dann beide *Kranzarterien* beteiligt sind. In der Mehrzahl der Fälle handelt es sich somit um den linkskoronaren, in einer geringen Zahl um den beidseitig koronaren Versorgungstyp. Der Rest kann als eine beidseitig koronare Variante bezeichnet werden.

Venen

Das venöse Blut des Herzens wird dem rechten Vorhof direkt oder über den ihr vorgeschalteten *Sinus coronarius* durch eine Anzahl unterschiedlich großer Venen zugeführt. Der **Sinus coronarius** ist eine röhrenförmige Ausbuchtung des rechten Vorhofs und unter dem *Ostium venae cavae caudalis* an der *Facies atrialis* des Herzens in den *Sulcus coronarius* eingebettet. Seine Mündung in den *rechten Vorhof* ist mit der beim *Pfd.* nur undeutlichen *Valvula sinus coronarii* ausgestattet (24/h). Beim *Hd.* (29/11) ist er 2–3, beim *Schw.* (36/d) 2–3, beim *Rd.* (39/13) 3,5–5 und beim *Pfd.* (48/15) 3–5,5 cm lang.

In Richtung auf den *Margo ventricularis sinister* setzt sich der *Sinus coronarius* in die **V. cordis magna** fort. Die Grenze zwischen beiden wird bei *Flfr.* und *Pfd.* durch den Ursprung der hier deutlichen *V. obliqua atrii sinistri* (27/20; 46/24), bei *Schw.* und *Wdk.* durch den Abgang der diesen Tierarten eigenen *V. azygos sinistra* markiert (36/8; 39/e). Die *V. obliqua atrii sinistri* wird von einigen Autoren als Rudiment des linken Sinushorns des embryonalen Herzens, von anderen als Rest der *Flfr.* und *Pfd.* fehlenden *V. azygos sinistra* gedeutet. Der *Sinus coronarius* entläßt außer der *V. cordis magna* auch die **V. cordis media**, die beim *Pfd.* jedoch direkt aus dem rechten Vorhof entspringt.

Die *V. cordis magna* und die *V. cordis media* entsprechen bei *Flfr.* und *Wdk.* nach Verlauf und Versorgungsbereich den Ästen der *A. coronaria sinistra*. Ihr *Ramus circumflexus* und *Ramus interventricularis paraconalis* werden von der *V. cordis magna* (27, 28/18, 19; 37/19, 20; 38/11, 12) begleitet, während der *Ramus interventricularis subsinuosus* der *A. coronaria sinistra* die *V. cordis media* als Begleitvene besitzt (29/12; 39/14). Bei *Schw.* und *Pfd.* (36/21; 48/12) folgt sie ebenfalls dem *Ramus interventricularis subsinuosus*, der hier jedoch aus der *A. coronaria dextra* entstammt.

Als **Vv. cordis dextrae** bezeichnet man 4 bis 5 kleinere Venen, die das Blut aus dem kranzfurchennahen Bereich des *rechten Ventrikels*, einzeln oder zu einem Sammelstamm vereinigt (34/20), dem rechten Vorhof zuführen (27/10–13; 34/10–12, 21; 37/9–12, 22; 46/12, 13, 16; 47/12, 13; 48/3, 4).

Schließlich seien die **Vv. cordis minimae** (THEBESII) erwähnt. Es sind sehr englumige, wenige Millimeter lange Venen, die aus den Kapillaren der Wandmuskulatur entstehen und das Blut durch die *Foramina venarum minimarum* direkt in die Herzräume abgeben. Mit tierartlichen Unterschieden kommen sie in den Vorhöfen zahlreich und in den Ventrikeln weniger häufig vor (23).

Bau und besondere Einrichtungen der herzeigenen Blutgefäße

Die großen und mittleren *Herzarterien* gehören ihrem Bau nach dem elastisch-muskulösen, die kleineren dem muskulösen Typ an, deren Ring- und Längsmuskelschichten nach Stärke und Anordnung unterschiedliches Verhalten aufweisen.

An kreislaufregulierenden Einrichtungen finden sich *Polster-* und *Drosselarterien*. Ebenso sind mit *epitheloiden Muskelzellen* ausgestattete Arterien vorhanden. Dem großen Bedarf des Herzmuskels an Betriebsstoffen entspricht ein außerordentlich dichtes, dreidimensionales *Kapillarnetz*, dessen Maschenform sich der Struktur der Muskelbündel bzw. der Muskelzellen anpaßt.

Anastomosen zwischen Ästen der beiden *Kranzarterien* – interarterielle Verbindungen – sind verhältnismäßig selten, während sich intraarterielle, das heißt Verbindungen kleinerer Zweige innerhalb des Versorgungsbereichs einer größeren subendokardialen Arterie hingegen zahlreicher finden. Wichtig ist vor allem die Feststellung, daß sich die Versorgungsgebiete der einzelnen Ventrikeläste bis in den Bereich ihrer Kapillaren in Form einzelner Areale oder Sektoren gegeneinander abgrenzen lassen, wobei die Kapillaren benachbarter Bereiche zwar ineinander verzahnt sind, jedoch keine Verbindungen miteinander aufnehmen. Damit handelt es sich bei den Ästen der Kranzarterien um echte Endarterien, die entsprechend ihrer unterschiedlichen Größe jeweils für die Versorgung eines bestimmten, gegen die Nachbarschaft abgegrenzten Muskelareals zuständig sind, das bei einem Verschluß der zugehörigen Arterie von der Blutversorgung ausgeschlossen wird (Infarkt!).

Über den Bau der subepikardialen Venen ist bekannt, daß deren *Media* eine überwiegend muskulöse, die der mittelgroßen und kleinen myokardialen Gefäße dagegen nur mehr bindegewebige Beschaffenheit aufweist. *Klappen* sind bei *Haussäugetieren* in den subepikardialen Venen zahlreich als Astklappen, aber auch im freien Verlauf der Gefäße vorhanden. Im Herzen des *Schw.* sind sie zudem in den myokardialen Venen, selbst in solchen von nur 120 µm Durchmesser anzutreffen.

Venovenöse Anastomosen kommen im Herzen der *Haussäugetiere* sehr zahlreich vor. Hierbei handelt es sich um Verbindungen zwischen subepikardialen, myokardialen und auch von Venenästen der rechten und linken Kammerwand untereinander.

Bemerkenswert ist, daß bei *Hd., Ktz.* und *Pfd.* die kleineren subepikardialen Arterien von je zwei *Kollateralvenen* begleitet werden, die ihrerseits durch *Brückenanastomosen* in Verbindung stehen. Arteriovenöse Anastomosen als direkte Verbindungen zwischen *präkapillaren Arterien* und *postkapillaren Venen* sind jedoch im Herzen der *Haussäugetiere* nicht nachgewiesen.

Lymphgefäße des Herzens

Die **Lymphgefäße** des Herzens entstehen bei allen *Haussäugetieren* aus *subendokardialen*, *myokardialen* und *subepikardialen Lymphkapillarnetzen*. Sie vereinigen sich zu größeren Gefäßen, die sich in *subepikardialer* Lage dem Verlauf der Blutgefäße anschließen und damit der Kranzfurche zustreben. Dieses trifft sowohl für die Lymphgefäße der Ventrikel als auch für die der Vorhöfe zu. Als „Sammelort" bevorzugen die Lymphgefäße jene Stelle am Herzen, wo der *Sulcus interventricularis paraconalis* in den *Sulcus coronarius* einmündet. Von hier aus nehmen die größeren Lymphstämme ihren Weg bei den verschiedenen Tierarten zu folgenden *Lymphzentren*: beim *Schwein* zum *Lc. bronchale*, bei *Hund, Wiederkäuern* und *Pferd* zu den *Lcc. bronchale* und *mediastinale*.

Lymphgefäße der *Facies atrialis* sowie solche der *Vorhöfe* können bei *Hd.* und *Pfd.* zu ihren Lymphknoten direkt aufsteigen.

Artdiagnostische Merkmale des Herzens, Größe, Gewichte und Maße, allgemeine Betrachtung

Das isolierte Herz allein nach seiner äußeren Form und nach seiner Größe einem bestimmten Haussäugetier zuzuordnen, bereitet Schwierigkeiten. Zur Sicherung der Artdiagnose können jedoch weitere zuverlässige Kriterien herangezogen werden. Hierzu gehören u.a. das tierartlich unterschiedliche *Verteilungsmuster* der *herzeigenen Blutgefäße* sowie das charakteristische Verhalten der *V. azygos dextra* bzw. *sinistra* in ihrem Ursprung aus dem Herzen bei den verschiedenen Arten (s. S. 43). Als weiteres diagnostisches Merkmal können auch die unterschiedliche Menge, Farbe und Konsistenz des subepikardialen sowie das Vorhandensein subendokardialen *Fettgewebes* im *Sulcus coronarius* und in den *Sulci interventriculares* bzw. in den Binnenräumen des Herzens verwendet werden. Darüber hinaus weist die *Binnenstruktur* des Herzens tierartliche und individuelle Unterschiede auf.

Die G r ö ß e und damit auch das a b s o l u t e , noch auffallender das r e l a t i v e G e w i c h t sowie die M a ß e des Herzens sind von einer Reihe unterschiedlicher Faktoren abhängig. Hierzu gehören vor allem die *Rasse*, die damit unmittelbar zusammenhängende Größe und das Körpergewicht des Einzeltieres, sein Alter sowie sein Ernährungszustand. Hinzu kommt, daß die zu ermittelnden Parameter maßgeblich von der Lebensweise beeinflußt werden. Ferner hängen die Ergebnisse solcher Erhebungen nicht unwesentlich davon ab, ob sich das Herz zur Zeit der Untersuchung in der Diastole oder Systole befand, ob es blutgefüllt oder blutleer war und ob Muskelstarre vorlag oder noch nicht bzw. nicht mehr.

Nicht zuletzt spielen auch die Untersuchungsmethoden bei statistischen Erhebungen von Meßdaten eine wichtige Rolle. Zu berücksichtigen ist schließlich, daß kreislaufbelastende Erkrankungen, z.B. die beim *Hd.* häufig vorkommenden chronischen Nierenerkrankungen, Größe und Gewicht des Herzens hochgradig beeinflussen können. Nimmt man alle erwähnten Faktoren zusammen, so sind die in der einschlägigen Literatur nicht unerheblich differierenden Angaben über Gewicht und Maße der Herzen der Haustiere durchaus verständlich.

Herz von Hund und Katze
(5, 16–18, 21–23, 27–33)

Das **Herz** des *Flfr.* ist kugel- bzw. stumpfkegelförmig. Die Binnenstruktur seiner Ventrikel bietet einige erwähnenswerte arttypische Merkmale.

Binnenstruktur der Ventrikel

Die *linke Herzkammer* von *Hd.* und *Ktz.* ist mit zahlreichen wulstigen, longitudinal verlaufenden und zum Teil freien *Fleischbalken* ausgestattet. Nur der Abschnitt des *Kammerseptums*, der sich unter der *Cuspis septalis* der *Valva mitralis* befindet, ist völlig glatt. Eine ähnliche Beschaffenheit weist auch die Innenfläche des *rechten Ventrikels* auf. Hier ist die *Scheidewand* im Bereich des *Conus arteriosus* und der *Cuspis septalis* der *Valva tricuspidalis* glatt.

Im *linken Ventrikel* finden sich regelmäßig zwei *Querbalken*, die vom *Septum* zu

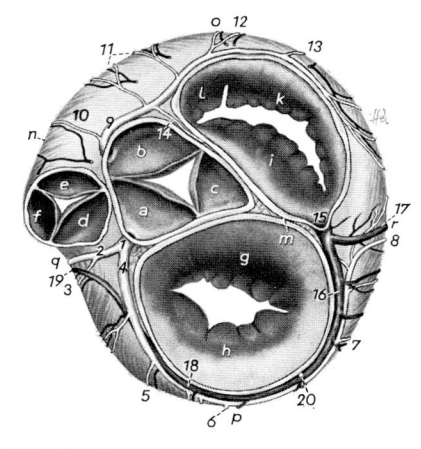

Abb. 27. B a s i s e i n e s H u n d e h e r z e n s n a c h A b t r a g u n g d e r V o r h ö f e . Größere Arterien und Venen getrennt, kleinere gemeinsam bezeichnet. (Nach LÜCKE, 1955.)
a, b, c Valva aortae (*a* Valvula semilunaris sinistra, *b* Valvula semilunaris dextra, *c* Valvula semilunaris septalis); *d, e, f* Valva trunci pulmonalis (*d* Valvula semilunaris sinistra, *e* Valvula semilunaris dextra, *f* Valvula semilunaris intermedia); *g, h* Valva atrioventricularis sinistra s. bicuspidalis (*g* Cuspis septalis, *h* Cuspis parietalis); *i, k, l* Valva ventricularis dextra s. tricuspidalis (*i* Cuspis septalis, *k* Cuspis parietalis, *l* Cuspis angularis); *m* Septum interatriale; *n* Conus arteriosus; *o* Margo ventricularis dexter; *p* Margo ventricularis sinister; *q* Sulcus interventricularis paraconalis; *r* Sulcus interventricularis subsinuosus
1 A. coronaria sinistra; *2* Ramus interventricularis paraconalis; *3* Ramus collateralis proximalis; *4* Ramus circumflexus (sinister); *5* Ramus proximalis ventriculi sinistri; *6* Ramus marginis ventricularis sinistri; *7* Ramus und V. distalis ventriculi sinistri; *8* Ramus interventricularis subsinuosus; *9* A. coronaria dextra, ihr Ramus circumflexus; *10* A. u. V. coni arteriosi; *11* Ramus u. V. proximalis ventriculi dextri; *12* Ramus u. V. marginis ventricularis dextri; *13* Ramus u. V. distalis ventriculi dextri; *14* Ramus atrii dextri; *15* Ostium des Sinus coronarius; *16* Sinus coronarius; *17* V. cordis media; *18, 19* V. cordis magna; *20* V. obliqua atrii sinistri

beiden *Papillarmuskeln* ziehen. Weniger konstant sind die beiden *Querbalken* der *rechten Kammer*. Der eine, stets vorhandene Quermuskel – Trabecula septomarginalis – (16, 18/*f*) zieht zum *M. papillaris magnus* (/*c*), während der zweite, der auch fehlen kann, seinen Weg zu den *Mm. papillares parvi* (18/*f'*, *d*) nimmt.

In der rechten Kammer ist der *M. papillaris subarteriosus* (16–18/*e*) einheitlich und bei der *Ktz.* relativ kräftiger als beim *Hd.*, während der *M. papillaris magnus* sowohl beim *Hd.*, wie auch bei der *Ktz.* (/*c*) aus zwei bis drei Komponenten bestehen kann. Er ist beim *Hd.* entweder eindeutig septumständig (16/*c*), außenwandständig (17/*c*) oder mit deutlicher Beziehung zum Septum „zwischenständig". Bei der *Ktz.* ist er meist zwischenständig oder ganz außenwandständig (18/*c*). Die *Mm. papillares parvi* (16–18/*d*) neigen bei beiden Arten zu Gruppenbildung und bestehen aus zwei Gliedern.

Die beiden *außenwandständigen Papillarmuskeln* des *linken Ventrikels* sind meist kräftiger als jene der rechten Herzkammer. Der *M. papillaris subatrialis* ist beim *Hd.* meist schwächer als bei der *Ktz.*, sitzt mit breiter Basis der Außenwand auf und erhebt sich aus ihr mit nur einem stumpfen Gipfel, aus dem er die Sehnenfäden entläßt. Der *M. subauricularis* ist in seiner Form variabel. Über seinen soliden Ursprung erheben sich meist mehrere spitze Sekundärpapillen. Außer den zwei bzw. drei obligaten Papillarmuskeln kommen in beiden Ventrikeln bei *Hd.* und *Ktz.* kleine „fakultative" *Mm. papillares* vor.

Gewicht und Maße des Herzens des Hundes

Im folgenden ist eine das Herz des *Hd.* betreffende Auswahl von Gewichts- und Meßwerten aufgeführt, die nach Art ihrer Ermittlung als Orientierungsdaten brauchbar erscheinen (Tab. 1 bis 4).

Es handelt sich um Angaben über das absolute und das relative *Gewicht* des *Herzens* verschiedener Hunderassen, Maße seines Umfanges, des Quer- und Längsdurchmessers an der Herzbasis, durch Fadenmaß ermittelte Höhe der Ventrikel an dem Margo ventricularis dexter und sinister und schließlich um die Dicke der Ventrikelwände.

Tab. 2. Herzgewichte verschiedener Hunderassen in g. (Nach BALMER, 1937.)

Rasse	Absolutes Herzgewicht	Mittelwert	relatives Herzgewicht
Doggen	130–470	293,1	0,71 %
Bernhardiner	200–500	301,0	0,64 %
Vorstehhund	100–350	233,8	0,78 %
Setter	100–200	158,6	0,73 %
Dtsch. Schäferhund	100–300	199,6	0,75 %
Dobermann	90–275	178,0	0,73 %
Airedale	100–300	185,0	0,76 %
Schnauzer	40–150	95,6	0,71 %
Spaniel	30–120	92,8	0,76 %
Spitz	15–100	58,4	0,76 %
Dackel	40–110	75,2	0,73 %
Rehpinscher	10– 80	48,0	0,70 %
Foxterrier	24–120	67,7	0,73 %
Bastarde	25–320	111,7	0,74 %

Tab. 3. Herz des Hundes. Transversal- und Sagittaldurchmesser in mm (Nach KUNZE, 1952.); Herzumfang in mm (Nach SCHUBERT, 1909.)

Herzgewicht in g	Transversaldurchmesser	Durchschnitt	Sagittaldurchmesser	Durchschnitt	Umfang des Herzens[1]	Durchschnitt
27– 58	35–55	45	40– 61	50	113–213	160
74– 99	38–65	53	57– 71	66	137–237	186
201–237	55–75	70	77–110	85	199–337	268

[1] Unterhalb des Sulcus coronarius

Abb. 28. Facies auricularis eines Hundeherzens. Größere Arterien und Venen getrennt, kleinere gemeinsam bezeichnet. (Nach LÜCKE, 1955.)

a Auricula dextra; *b* Auricula sinistra; *c* Atrium sinistrum; *d* Margo ventricularis dexter; *e* Margo ventricularis sinister; *f* Ventriculus dexter; *g* Ventriculus sinister; *h* Sulcus interventricularis paraconalis; *i* Conus arteriosus; *k* Sulcus coronarius sinister; *l* Apex cordis; *m* Incisura apicis cordis
1 Arcus aortae; *2* A. subclavia sinistra; *3* Truncus brachiocephalicus; *4* Truncus pulmonalis; *5* linke A. pulmonalis; *6* linke Vv. pulmonales; *7* V. cava cranialis; *8* A. coronaria sinistra, *9* ihr Ramus circumflexus (sinister), *10* ihr Ramus interventricularis paraconalis; *11* Ramus collateralis proximalis; *12* Ramus collateralis distalis; *13* Ramus proximalis ventriculi sinistri; *14* Ramus marginis ventricularis sinistri; *15* A. coronaria dextra, ihr Ramus circumflexus (dexter); *16* A. u. V. coni arteriosi; *17* Ramus u. V. proximalis ventriculi dextri; *18, 19* V. cordis magna; *20* Ramus proximalis atrii sinistri; *21* Ramus intermedius atrii sinistri

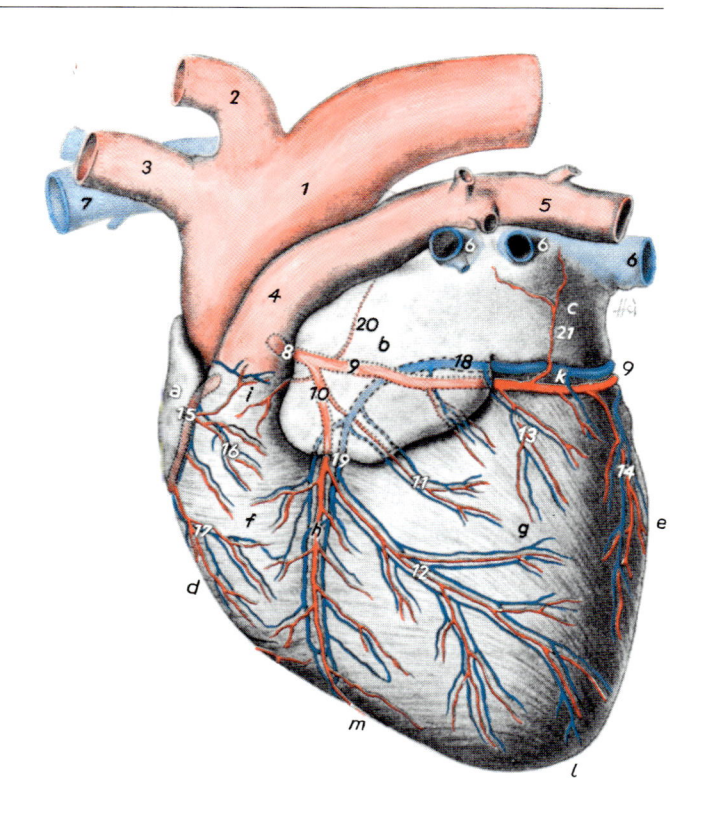

Abb. 29. Facies atrialis eines Hundeherzens. Größere Arterien und Venen getrennt, kleinere gemeinsam bezeichnet. (Nach LÜCKE, 1955.)
a Atrium sinistrum; *b* Atrium dextrum; *c* Sinus venarum cavarum; *d* Ventriculus sinister; *e* Ventriculus dexter; *f* Margo ventricularis sinister; *g* Margo ventricularis dexter; *h* Sulcus interventricularis subsinuosus; *i* Sulcus coronarius dexter; *k* Sulcus coronarius sinister; *l* Apex cordis; *m* Incisura apicis cordis
1 Arcus aortae; *2* A. subclavia sinistra; *3* A. brachiocephalica; *4* rechte, *5* linke A. pulmonalis; *6* rechte, *7* linke Vv. pulmonales; *8* V. cava caudalis; *9* V. cava cranialis; *10* V. azygos dextra; *11* Sinus coronarius u. Ramus circumflexus der A. coronaria sinistra; *12* Ramus interventricularis subsinuosus u. V. cordis media; *13* Ramus u. V. distalis ventriculi sinistri; *14* V. ventriculi dextri; *15* Ramus distalis atrii sinistri; *16* Ramus circumflexus (dexter) der A. coronaria dextra; *17* Ramus u. V. marginis ventriculi dextri; *18* Ramus u. V. distalis ventriculi dextri; *19, 20* Ramus distalis atrii dextri; *21* Ramus intermedius atrii dextri

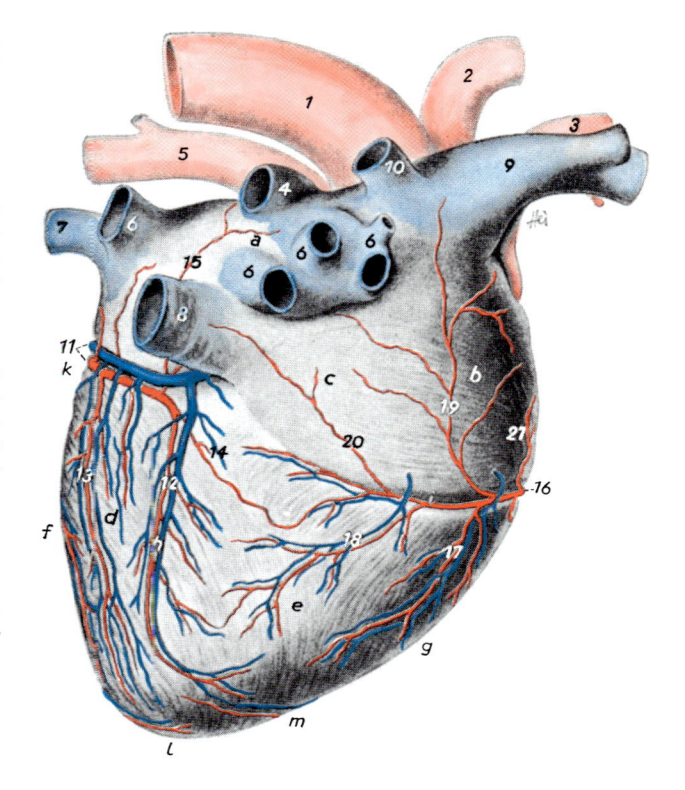

Tab. 4. Herz des Hundes; Höhe des Margo ventricularis dexter (Margo cranialis) und Margo ventricularis sinister (Margo caudalis)[1)]

Herzgewicht in g	Margo ventricularis dexter	Mittelwert	Margo ventricularis sinister	Mittelwert
27– 58	69–108	89	45– 83	64
74– 90	90–125	122	65– 86	75
201–237	130–190	136	100–120	100

[1)] Zwischen Sulcus coronarius und Apex cordis gemessen; Fadenmaß in mm. (Nach KUNZE, 1952.)

Tab. 5. Herz des Hundes; Dicke der Herzkammerwand[1)]

Herzgewicht in g	Rechte Herzkammer	Linke Herzkammer
27– 58	3–8	8–13
74– 96	4–6	11–15
170–237	5–9	15–22

[1)] Oberhalb der Papillarmuskeln gemessen, in mm. (Nach KUNZE, 1952.)

Lage des Herzens des Hundes[1] (5)

Die Längsachse des Herzens bildet mit dem Brustbein einen kranial offenen Winkel von etwa 40°. Dabei ist seine *Basis* kraniodorsal gerichtet und befindet sich etwa in halber Höhe der Brusthöhle, entsprechend einer Horizontalebene durch die Mitte der 1. Rippe oder einer das *Akromion* des *Schulterblatts* mit dem Ende der 13. Rippe verbindenden Linie. Der *Margo ventricularis dexter* folgt in geringem Abstand der Kontur des Brustbeins, der *Margo ventricularis sinister* begleitet den Kranialrand der 7. Rippe. Beide Ränder begegnen sich an dem *Apex cordis*, der leicht nach **links** gerichtet die Höhe des 7. Rippenknorpels erreicht. Somit nimmt das zu 4/7 links und zu 3/7 rechts der Medianebene gelegene Herz den Raum in der Brusthöhle zwischen der 3. und der 7. Rippe sowie zwischen *Sternum* und der halben Höhe des *Thorax* ein. Dabei ist es zum großen Teil von der seitlichen Brustwand entfernt in die *Impressio cardiaca* beider *Lungen* eingebettet. Dicht an die linke Brustwand reicht die linke Herzhälfte nur im Bereich der *Incisura cardiaca* der linken Lunge. In noch geringerem Umfang trifft dieses auch für die rechte Seite zu. Auf die klinische Untersuchung des Herzens durch *Palpation, Perkussion* und *Auskultation* sowie durch *Röntgenaufnahme* wirkt sich die Topographie der seitlichen Brustwand aus. Der Brustkorb wird nämlich in seinem kranialen Bereich von dem *Schulterblatt* und einem Teil des *Humerus* und deren *Muskulatur* bedeckt, wobei die kaudale Kontur des M. triceps brachii (Linea m. tricipitis) von dem 3. Rippenwirbelgelenk ausgehend, das untere Ende der 5. Rippe überquert. Durch Vorziehen der Schultergliedmaße kann die Brustwand im Bereich der 4. bis 7. Rippe zur Untersuchung zugängig gemacht werden (s. Bd. II, Abb. 375 u. 376).

Diese Kenntnis von der Topographie des Herzens ermöglicht die Anwendung verschiedener diagnostischer Untersuchungsmethoden des Herzens am lebenden Tier. Hierzu gehört die Feststellung des „*Herzstoßes*", der durch die im Rhythmus der Herzaktion erfolgende Kontraktion des Herzmuskels entsteht und zu einer Erschütterung der seitlichen Brustwand führt. Er ist beim *Hd.* sehr deutlich links im unteren Drittel der Brust zwischen dem *4.* bis *6.*, besonders gut im *5.* und rechts weniger deutlich zwischen *4.* bis *5. Interkostalraum* zu fühlen.

Durch *Perkussion* läßt sich eine absolute *Herzdämpfung* in dem von der Lunge nicht bedeckten Teil des Herzens auf beiden Sei-

---
[1] Die Angaben zur klinischen Untersuchung des Herzens der Haussäugetiere sind dem Werk von MAREK und MOCSY (1956) entnommen.

ten zwischen dem *4.* bis *6. Interkostalraum* nachweisen. Die **dorsale** Begrenzung des Dämpfungsfelds bilden die *Symphysen* der *4.* und *5. Rippe*. Medioventral geht das Dämpfungsfeld der linken Seite in jenes der rechten Seite im *4.* bis *6. Interkostalraum* über.

Zur *Auskultation* der *Herztöne* bzw. pathologischer *Herzgeräusche* bietet sich beim *Hd.* für den Ton des linken Ventrikels der *5.*, für den des rechten Ventrikels der *4. Interkostalraum* im unteren Brustdrittel an. Diese Orte sind auch zur Feststellung der Klappentöne bzw. -geräusche geeignet.

Herz der Katze, Gewicht und Maße (5, 18)

Auf einige Besonderheiten der Inneneinrichtungen des Herzens der *Ktz.* wurde oben bereits hingewiesen. Auskunft über Herzgewicht und -maße gibt die folgende Tabelle.

Der bei dieser Tierart deutliche **Geschlechtsdimorphismus** zugunsten des männlichen Tieres wirkt sich, wie aus der Tabelle ersichtlich ist, signifikant auch auf die Meßwerte des Herzens beider Geschlechter aus.

Die **Topographie** des Herzens der *Ktz.* unterscheidet sich von jener des *Hd.* insofern, als die Herzachse hier mit dem Brustbein einen nach vorn offenen Winkel von nur 25–30° bildet und das Herz die untere Hälfte des Brustraums zwischen der *4.* bis *7. Rippe* einnimmt. Da der kaudale Rand des *M. triceps brachii* mit der *4. Rippe* abschneidet, liegt das Herz der *Ktz.* ganz „retroskapulär" und mit seiner linken Fläche der Brustwand zwischen der *4.* und *6. Rippe* und rechts der *5. Rippe* am nächsten. In diesen Bereichen sind auch der *Herzstoß* besonders deutlich fühlbar und die *Herztöne* gut hörbar.

Blutgefäße des Herzens von Hund und Katze (27–33)

Arterien

Die **A. coronaria sinistra** (28/*1*; 31/*1*) gabelt sich schon im *Sulcus coronarius* in ihre beiden Hauptäste. Der *Ramus interventricularis paraconalis* steigt im gleichnamigen *Sulcus* zur *Incisura apicis cordis* ab (28/*10*; 30/*2*; 31/*2*), während der *Ramus circumflexus* (28/*9*; 31/*3*) dem Verlauf der Pars sinistra des *Sulcus coronarius* folgt. Der *Ramus interventricularis paraconalis* entläßt bei der *Ktz.* zunächst den *Ramus angularis* (31/*4*) und anschließend bei *Hd.* und *Ktz.* ebenfalls zu der *Facies auricularis* des linken Ventrikels die *Rami collaterales sinister proximalis* und *distalis* (28/*11, 12*; 31/*7, 8*). Beide Äste versorgen auch den *M. papillaris subauricularis* der linken Kammer. Zur Wand des rechten Ventrikels gibt der *Ramus interventricularis paraconalis* bei der *Ktz.* den *Ramus coni arteriosi* (31/*11*) und mehrere kleine Äste an die der Längsfurche benachbarten Abschnitte des Kammerseptums ab. Der weitaus größte Teil der *Kammerscheidewand* sowie der *Nodus* und *Fasciculus atrioventricularis* werden jedoch von seinem *Ramus septi interventricularis* versorgt (33/*4*), der außerdem auch die Vaskularisation der drei *Mm. papillares* des rechten Ventrikels übernimmt.

Der *Ramus circumflexus* der *A. coronaria sinistra* (28/*9*; 29/*11*; 30/*3*; 31/*3*) verläuft, zunächst vom linken Herzohr verdeckt, kaudal um das Herz zum *Sulcus subsinuosus* und wird schließlich, in der *Längsfurche* herzspitzenwärts ziehend, zum *Ramus interventricularis subsinuosus* (29/*12*; 32/*2*).

In den Fällen, in denen der *Ramus circumflexus* bei der *Ktz.* den *Sulcus subsinuosus* nicht erreicht, liefert die **A. coronaria dextra** den *Ramus interventricularis subsinuosus* (33/*1, 2*).

Tab. 6. Gewicht und Maße des Herzens der Katze[1]

Geschlecht	Körpergewicht in g	Herzgewicht		Durchmesser (mm)		Höhe des Margo ventricularis		Umfang des Herzens (mm)
		absolut (g)	relativ (%)	sagittal	transversal	dexter	sinister (mm)	
männlich	3360,0	18,4	0,55	33,0	24,3	48,5	39,9	90,3
weiblich	2480,0	12,7	0,51	26,5	19,3	42,4	31,9	77,6

[1] Durchschnittswerte. (Nach SICHERT, 1935.)

In ihrem Verlauf gibt die *A. coronaria dextra* mehrere kleine Zweige ab, welche die der Kranzfurche benachbarten Bereiche der linken Kammerwand versorgen. Drei seiner größten Äste, der *Ramus proximalis ventriculi sinistri (28/13; 31/5)*, der *Ramus marginis ventriculi sinistri (28/14; 31/6)* und der *Ramus distalis ventriculi sinistri (29/13; 32/3)*, steigen weiter an der Wand des linken Ventrikels herab. Der letztgenannte vasku-

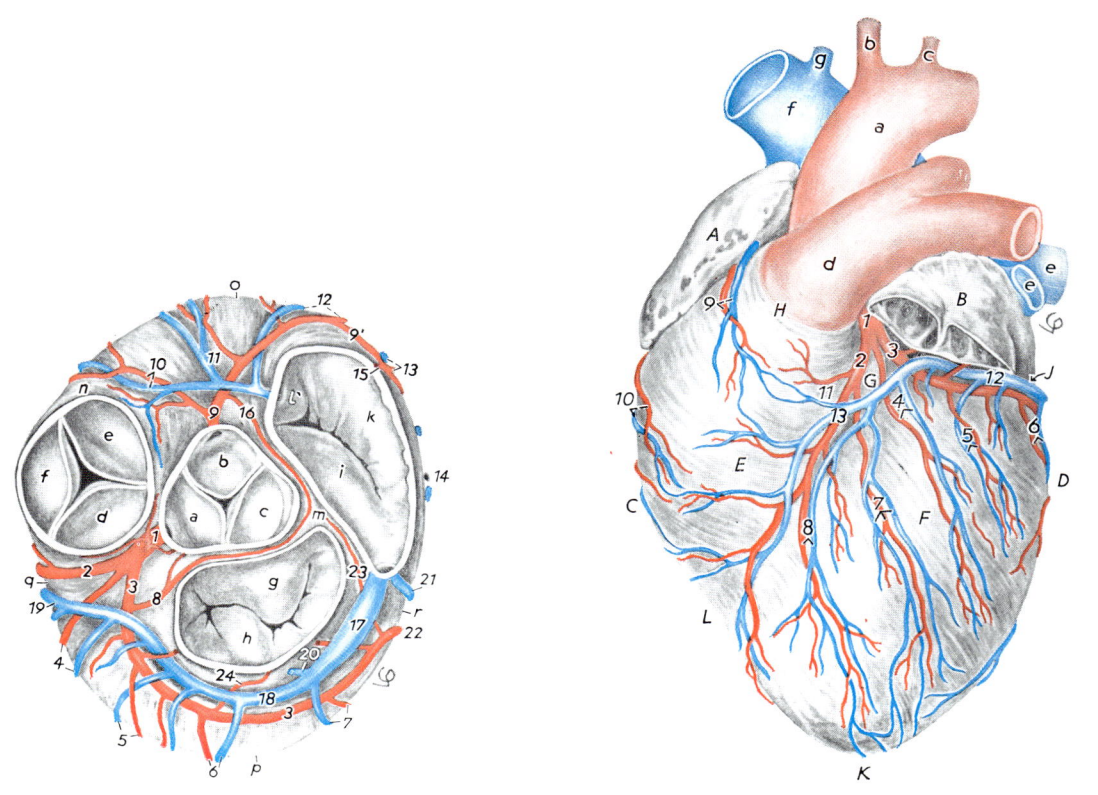

Abb. 30. Basis eines Katzenherzens nach Abtragung der Vorhöfe. (Nach HABERMEHL, 1959.)
a, b, c Valva aortae: *a* Valvula semilunaris sinistra, *b* Valvula semilunaris dextra, *c* Valvula semilunaris septalis; *d, e, f* Valva trunci pulmonalis: *d* Valvula semilunaris sinistra, *e* Valvula semilunaris dextra, *f* Valvula semilunaris intermedia; *g, h* Valva atrioventricularis sinistra s. bicuspidalis: *g* Cuspis septalis, *h* Cuspis parietalis; *i, k, l* Valva atrioventricularis dextra s. tricuspidalis: *i* Cuspis septalis, *k* Cuspis parietalis, *l* Cuspis angularis; *m* Septum interatriale; *n* Conus arteriosus; *o* Margo ventricularis dexter; *p* Margo ventricularis sinister; *q* Sulcus interventricularis paraconalis; *r* Sulcus interventricularis subsinuosus
1 A. coronaria sinistra; *2* ihr Ramus interventricularis paraconalis, *3* ihr Ramus circumflexus; *4* Ramus u. V. angularis; *5* Ramus u. V. proximalis ventriculi sinistra; *6* Ramus u. V. marginis ventricularis sinistri; *7* Ramus u. V. distalis ventriculi sinistri; *8* Ramus proximalis atrii sinistri; *9* A. coronaria dextra, *9'* ihr Ramus circumflexus; *10* A. u. V. coni arteriosi; *11* Ramus u. V. proximalis ventriculi dextri; *12* Ramus u. V. marginis ventriculi dextri; *13* Ramus u. V. distalis ventriculi dextri; *14* Ramus distalis atrii dextri; *15* Ramus intermedius atrii dextri; *16* Ramus proximalis atrii dextri; *17* Sinus coronarius; *18, 19* V. cordis magna; *20* V. obliqua atrii sinistri; *21* V. cordis media; *22* Ramus interventricularis subsinuosus der A. coronaria sinistra; *23* Ramus distalis atrii sinistri; *24* Ramus intermedius atrii sinistri

Abb. 31. Arterien und Venen der Facies auricularis eines Katzenherzens. (Nach HABERMEHL, 1959.)
A Auricula dextra; *B* Auricula sinistra, zum Teil entfernt; *C* Margo ventricularis dexter; *D* Margo ventricularis sinister; *E* Ventriculus dexter; *F* Ventriculus sinister; *G* Sulcus interventricularis paraconalis; *H* Conus arteriosus; *J* Sulcus coronarius sinister; *K* Apex cordis; *L* Incisura apicis cordis
a Arcus aortae; *b* Truncus brachiocephalicus; *c* A. subclavia sinistra; *d* Truncus pulmonalis; *e* Vv. pulmonales; *f* V. cava cranialis; *g* V. azygos dextra
1 A. coronaria sinistra, *2* ihr Ramus interventricularis paraconalis, *3* ihr Ramus circumflexus (sinister); *4* Ramus u. V. angularis; *5* Ramus u. V. proximalis ventriculi sinistri; *6* Ramus u. V. marginis ventricularis sinistri; *7* Ramus u. V. collateralis sinistra proximalis; *8* Ramus u. V. collateralis sinistra distalis; *9, 10, 11* Vv. cordis dextrae; *12, 13* V. cordis magna

larisiert außerdem den *M. papillaris subatrialis*, der auch Ästchen aus dem anschließend besprochenen *Ramus interventricularis subsinuosus* erhält.

Weitere Äste versorgen die Wand des linken Vorhofs. Es sind dies die *Rami proximales, intermedii* und *distales atrii sinistri* (28/20, 21; 29/15; 30/8, 24, 23; 32/5), die auch feine Zweige zur Vorhofscheidewand entlassen.

Der *Ramus interventricularis subsinuosus* stellt beim *Hd.*, wie bereits erwähnt, in jedem Fall die Fortsetzung des *Ramus circumflexus* der *A. coronaria sinistra* dar. Während seines Verlaufs im *Sulcus interventricularis subsinuosus* versorgt er mit kleinen Zweigen einen der Längsfurche benachbarten breiteren Streifen der rechten und einen schmaleren Streifen der linken Kammerwand.

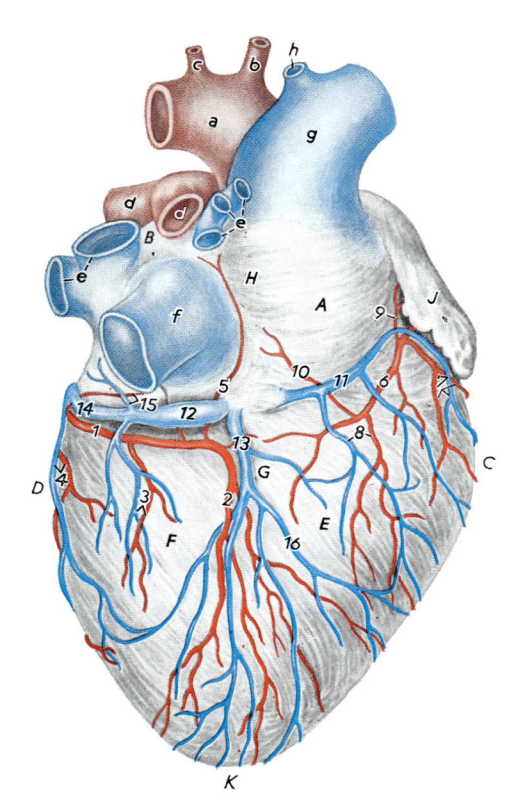

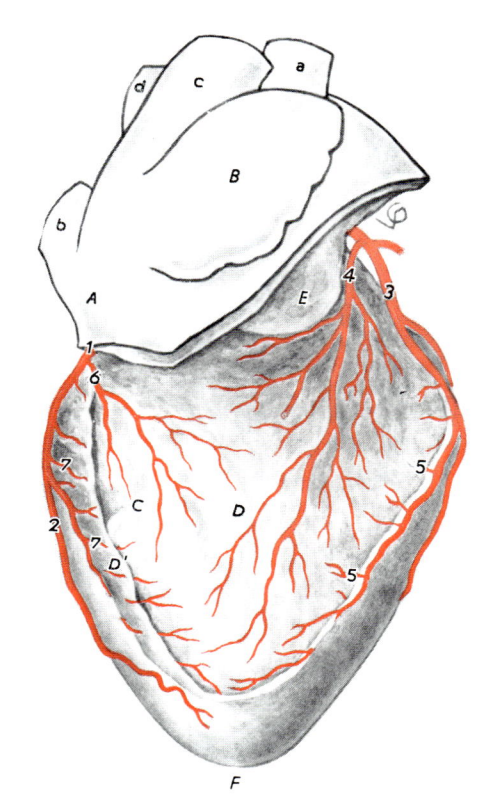

Abb. 32. Arterien und Venen der Facies atrialis eines Katzenherzens. (Nach HABERMEHL, 1959.)
A Atrium dextrum; *B* Atrium sinistrum; *C* Margo ventricularis dexter; *D* Margo ventricularis sinister; *E* Ventriculus dexter; *F* Ventriculus sinister; *G* Sulcus interventricularis subsinuosus; *H* Sinus venarum cavarum; *J* Auricula dextra; *K* Apex cordis
a Arcus aortae; *b* Truncus brachiocephalicus; *c* A. subclavia sinistra; *d* Äste des Truncus pulmonalis; *e* Vv. pulmonales; *f* V. cava caudalis; *g* V. cava cranialis; *h* V. azygos dextra
1 Ramus circumflexus der A. coronaria sinistra, *2* ihr Ramus interventricularis subsinuosus; *3* Ramus u. V. distalis ventriculi sinistri; *4* Ramus u. V. marginis ventricularis sinistri; *5* Ramus distalis atrii sinistri; *6* Ramus circumflexus der A. coronaria dextra; *7* Ramus u. V. marginis ventriculi dextri; *8* Ramus u. V. distalis ventriculi dextri; *9* Ramus intermedius atrii dextri; *10* Ramus distalis atrii dextri; *11* V. semicircumflexa dextra; *12* Sinus coronarius; *13* V. cordis media; *14* V. cordis magna; *15* Ramus intermedius atrii sinistri bzw. V. obliqua atrii sinistri; *16* V. collateralis dextra proximalis

Abb. 33. Arterielle Versorgung des Septum interventriculare eines Katzenherzens. Wand des rechten Ventrikels entfernt. (Nach HABERMEHL 1959.)
A Atrium dextrum; *B* Auricula dextra; *C* Mm. papillares parvi; *D, D'* Septum interventriculare und Kammerwand; *E* M. papillaris subarteriosus; *F* Apex cordis
a Arcus aortae; *b* V. cava caudalis; *c* V. cava cranialis; *d* Ast des Truncus pulmonalis
1 A. coronaria dextra; *2* Ramus interventricularis subsinuosus; *3* Ramus interventricularis paraconalis der A. coronaria sinistra; *4* Äste für das Septum und die Mm. papillares subarteriosus und magnus; *5, 6, 7* weitere Septumäste des Ramus interventricularis subsinuosus bzw. paraconalis

Bei der *Ktz.* hingegen geht der *Ramus interventricularis subsinuosus* nur in 50 % der Fälle aus dem *Ramus circumflexus* der **A. coronaria sinistra** und zu 30 % aus dem der **A. coronaria dextra** hervor. Im ersten Fall spricht man von einem l i n k s - , im zweiten von einem b e i d s e i t i g k o r o n a r e n Ve r s o r g u n g s t y p. Eine weitere (etwa 12 %) Möglichkeit ist die „beidseitig koronare" Variante mit z w e i *Rami interventriculares subsinuosi*, wobei die beiden Kollateraläste die ihnen benachbarten Wandabschnitte versorgen, und schließlich die seltene Ausnahme des völligen Fehlens dieser Arterie.

Die **A. coronaria dextra** (27/*9;* 29/*16;* 30/*9;* 32/*6*) verläuft beim *Hd.* vom rechten Herzohr verdeckt in der Pars dextra des *Sulcus coronarius* und endet auf der *Facies atrialis*. Dieses trifft auch für die *Ktz.* bei l i n k s k o r o n a r e m Ve r s o r g u n g s t y p zu. Bei b e i d s e i t i g k o r o n a r e m Typ hingegen setzt sich ihr *Ramus circumflexus dexter* als *Ramus interventricularis subsinuosus* im *Sulcus interventricularis subsinuosus* zur Herzspitze fort. Die *A. coronaria dextra* gibt bei beiden Vertretern neben kleineren Zweigen vier größere Äste zur Wand der rechten Herzkammer ab: *Ramus coni arteriosi* zum gleichbenannten Abschnitt der rechten Kammer (27/*10;* 28/*16;* 30/*10* 31/*9*), *Ramus proximalis ventriculi dextri* (27/*11;* 28/*17;* 30/*11;* 31/*10*), *Ramus marginis ventricularis dextri* (27/*12;* 29/*17;* 30/*12;* 32/*7*), *Ramus distalis ventriculi dextri* (27/*13;* 29/*18;* 30/*13;* 32/*8*). Dazu kommt bei der *Ktz.* bei Vorliegen des b e i d s e i t i g k o r o n a r e n Typs der bereits beschriebene *Ramus interventricularis subsinuosus* (32/*2*). Dieser versorgt außer den oben bereits erwähnten Wandabschnitten der Ventrikel mit kleineren Zweigen und seinem *Ramus septi interventricularis* auch die Kammerscheidewand (33/6, 7). Weitere Äste des *Ramus circumflexus dexter* vaskularisieren die Wand des rechten Vorhofs. Es sind dies die *Rami proximales intermedii* und *distales atrii dextri* (27 u. 29 bzw. 30 u. 32), die sich auch an der Versorgung des Vorhofseptums beteiligen. Der *Ramus distalis atrii dextri* gibt zudem beim *Hd.* regelmäßig die *Sinuatrialknotenarterie* ab, während der *Ramus proximalis atrii sinistri* sich nur gelegentlich an der Versorgung des *Nodus sinuatrialis* mitbeteiligt.

Venen

Aus dem **Sinus coronarius** (27/*16;* 29/*11;* 30/*17;* 32/*12*), der einen dem rechten Vorhof vorgeschalteten S a m m e l r a u m für den Großteil des venösen Herzbluts darstellt (s. auch S. 43), entspringt zunächst die eine der beiden großen Herzvenen, die **V. cordis media** (27/*17;* 29/*12;* 30/*21;* 32/*13*). Sie tritt in den *Sulcus interventricularis subsinuosus* ein und erreicht mit mehreren Zweigen die Herzspitze, die dort mit solchen der *V. cordis magna* anastomosieren. Die *V. cordis media* hat mit dem a r t e r i e l l e n *Ramus interventricularis subsinuosus* und seinen Zweigen den gleichen Verlauf und dasselbe Versorgungsgebiet. Als nächstes Gefäße entläßt der *Sinus coronarius* auf gleicher Höhe die *V. obliqua atrii sinistri* und als Fortsetzung des *Sinus coronarius* die größte der Herzvenen, die **V. cordis magna**. Die *V. obliqua atrii sinistri* (27/*20;* 30/*20;* 32/*15*) gilt gleichzeitig als G r e n z e des *Sinus coronarius* gegenüber der *V. cordis magna*. Sie versorgt die Wand des linken Vorhofs besonders im Mündungsbereich der linken *Vv. pulmonales*. Die *V. distalis ventriculi sinistri* (27/*7;* 30/*7*) entspricht mit gleichem Versorgungsbereich der gleichnamigen Arterie.

Die **V. cordis magna** (27/*18, 19;* 30/*18;* 32/*14*) folgt in ihrem Verlauf dem *Ramus circumflexus* der *A. coronaria sinistra* im *Sulcus coronarius*, tritt mit ihrem in der Regel paarigen Endast (28/*19;* 31/*13*) in die parakonale Längsfurche ein und begleitet dort den arteriellen *Ramus interventricularis paraconalis* zur Herzspitze. Auf die *Anastomose* der Endäste dieser Vene mit solchen der *V. cordis media* wurde bereits hingewiesen.

Die *V. cordis magna* gibt auf dem Weg zum *Sulcus interventricularis paraconalis* die *V. marginis ventricularis sinistri* (27/*6;* 28/*14;* 30/*6;* 31/*6*), die *V. proximalis ventriculi sinistri* (27/*5;* 28/*13;* 30/*5;* 31/*5*) und bei der *Ktz.* die *V. angularis* (30/*4;* 31/*4*) ab, die mit den sie begleitenden Arterienästen dieselben Versorgungsgebiete aufsuchen.

Die *V. interventricularis paraconalis* entläßt im Sulcus folgende Zweige: die *V. coni arteriosi* (31/*11*), die *V. collaterialis distalis sinistra* (28/*12;* 31/*8*) und die *V. septi interventricularis*.

Eine Gruppe kleiner Venen, die **Vv. cordis dextrae**, führen das Blut eines Teils der rechten Ventrikelwand der *Facies atrialis* unmittelbar dem rechten Vorhof zu (Abb. 29, 32). Sie entspringen in der Vierzahl, bei der *Ktz.* zum Teil paarweise, als *V. coni arteriosi, V. proximalis ventriculi dextri, V. marginis ventricularis dextri* sowie *V. distalis ventriculi dextri* aus dem rechten Vorhof oberhalb des *Sulcus coronarius*, überqueren die *A. coronaria dextra* und erreichen herzspitzenwärts ziehend ihr Versorgungsgebiet. Bei der *Ktz.* können die drei letztgenannten Venen sich zu einem gemeinsamen Stamm vereinen, der als *V. semicircumflexa* (32/11) unterhalb des *Sinus venarum cavarum* seinen Anfang nimmt.

Ein Teil des venösen Blutes wird aus dem Myokard durch die **Vv. cordis minimae** unmittelbar in die Binnenräume des Herzens abgeführt. Über diese meist nur wenige Millimeter langen kleinkalibrigen Venen wurde bereits auf S. 43 berichtet. Ihre Zahl ist im rechten Vorhof am größten und nimmt in der Reihenfolge linker Vorhof, rechter Ventrikel, linker Ventrikel ab.

Herz des Schweines

Das Herz des *Schw.* ist stumpfkegelförmig. Seine Höhe übertrifft den an der breitesten Stelle gemessenen kraniokaudalen Durchmesser nur geringfügig.

Binnenstruktur der Ventrikel

Wie bei den übrigen *Haussäugetieren* zeigt auch die Binnenstruktur der Ventrikel des Schweineherzens, vor allem durch das Verhalten der Papillarmuskeln, Arteigenheiten.

Von den beiden stets außenwandständigen *Papillarmuskeln* der *linken Kammer* ist der an das *Septum interventriculare* grenzende *M. papillaris subatrialis* breit und niedrig. Seine Basis besteht aus mehreren, zu einem Komplex vereinigten Fleischbalken. Seine zur *Cuspis septalis* emporragende Kuppe ist meistens zwei-, seltener mehrgipfelig. Das von ihm zum *Septum* ziehende *Querbalkensystem* besteht aus einem rundlichen oder bandförmigen Muskelstrang, der sich nach seinem Ursprung aus dem *Septum* mehrfach verzweigt. Der *M. papillaris subauricularis* setzt sich als rundlicher Muskelwulst deutlich von der Kammerwand ab. Seine Kuppe ist entweder einheitlich, oder sie trägt mehrere kleine warzenförmige Fortsätze. Von seinem

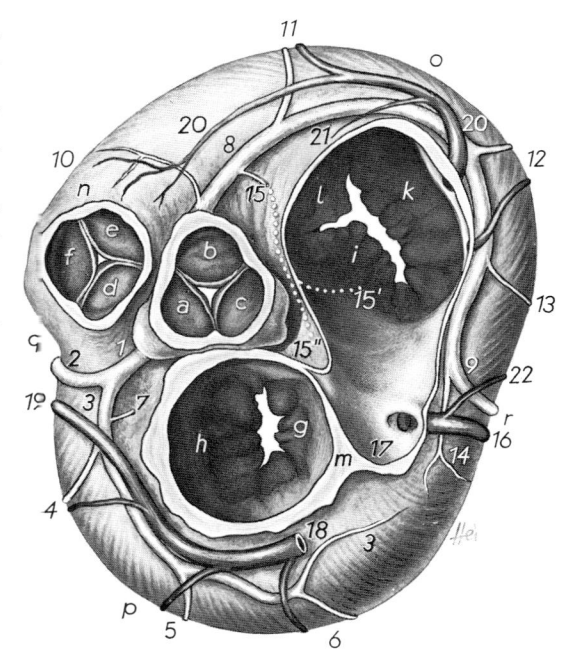

Abb. 34. Basis eines Schweineherzens nach Abtragung der Vorhöfe. (Nach Rickert, 1955.)

a, b, c Valva aortae: *a* Valvula semilunaris sinistra, *b* Valvula semilunaris dextra, *c* Valvula semilunaris septalis; *d, e, f* Valva trunci pulmonalis: *d* Valvula semilunaris sinistra, *e* Valvula semilunaris dextra, *f* Valvula semilunaris intermedia; *g, h* Valva atrioventricularis sinistra s. bicuspidalis: *g* Cuspis septalis, *h* Cuspis parietalis; *i, k, l* Valva atrioventricularis dextra s. tricuspidalis: *i* Cuspis septalis, *k* Cuspis parietalis, *l* Cuspis angularis; *m* Septum interatriale; *n* Conus arteriosus; *o* Margo ventricularis dexter; *p* Margo ventricularis sinister; *q* Sulcus interventricularis paraconalis; *r* Sulcus interventricularis subsinuosus

1 A. coronaria sinistra, *2* Ramus interventricularis paraconalis, *3* Ramus circumflexus; *4* Ramus u. V. proximalis ventriculi sinistri; *5* Ramus u. V. marginis ventricularis sinistri; *6* Ramus u. V. distalis ventriculi sinistri; *7* Ramus proximalis atrii sinistri; *8, 9* A. coronaria dextra, *8* ihr Ramus circumflexus, *9* ihr Ramus interventricularis subsinuosus; *10* A. u. V. coni arteriosi; *11* Ramus u. V. proximalis ventriculi dextri; *12* Ramus u. V. marginis ventriculi dextri und ihre Begleitvene; *13* Ramus u. V. distalis ventriculi dextri; *14* Ramus ventricularis sinister; *15* Ramus proximalis atrii dextri, *15'* sein zur V. cava cranialis ziehender Endast, *15"* sein zum rechten Vorhof ziehender Ast; *16* V. cordis media; *17* Mündungsstelle des Sinus coronarius; *18, 19* V. cordis magna; *20* V. semicircumflexa dextra; *21* ihr Ramus proximalis atrii dextri; *22* Ramus distalis ventriculi dextri der V. cordis media

Sockel ziehen einzelne oder netzförmig verbundene *Querbälkchen* zum *Septum*. Neben den beiden beschriebenen *Mm. papillares* finden sich an der Außenwand der linken Kammer regelmäßig mehrere kleine *akzessorische Papillarmuskeln*.

Von den drei *Papillarmuskeln* des rechten Ventrikels sind zwei septum-, einer außenwandständig. Der *M. papillaris subarteriosus* (19/e) bildet nur eine kleine kuppelförmige Erhebung am *Septum*. Hingegen besteht der Sockel des *M. papillaris magnus* aus mehreren zu einem Komplex vereinigten Muskelbalken (/c). Sein Körper ragt deutlich aus der Außenwand hervor und trägt auf seiner Kuppe meistens zwei bis vier Wärzchen. Die stets vorhandene, zwischen der Basis des *M. papillaris magnus* und dem *Septum* verkehrende *Trabecula septomarginalis* (/f) mißt auf dem Querschnitt zwischen 1 und 9 mm. Die septumständigen *Mm. papillares parvi* (/d) bilden eine vielgestaltige, aus mehreren Komponenten bestehende Muskelgruppe. Nicht selten findet sich ein einheitlicher Körper, dessen einfache oder mehrere Gipfel tragende Kuppe sich deutlich vom *Septum* absetzt. *Akzessorische Papillarmuskeln* können auch im rechten Ventrikel vorhanden sein.

Gewicht und Maße

Die folgenden, das Gewicht des Herzens des *Schw.* betreffenden Tabellen sind den Untersuchungen von RÜHL (1971) entnommen.

Nach Art der ihnen zugrundeliegenden Verfahren besitzen sie besonderen Aussagewert. Untersucht wurden 174 Tiere, die vom ersten bis zum letzten, im Mittel 205. Lebenstag unter den gleichen Haltungs- und Fütterungsbedingungen heranwuchsen. Sie gehörten fünf verschiedenen Rassen an. Die *Deutsche Landrasse* und das *Piétrainschwein* repräsentieren den Typ des frühreifen Fleischschweins, während das *Deutsche Weideschwein* und das *Mangalitzaschwein* Vertreter des spätreifen Fettschweins mit hohem Speckanteil sind. Zum Vergleich wurden die, einen Sondertyp darstellenden *Zwergschweine* herangezogen.

Dem Verfahren, bei der Ermittlung des relativen Herzgewichts das Körpergewicht als Bezugsgröße zu verwenden, haftet insofern ein Mangel an, als bekannt ist, daß bei Rassen mit hohem Speckanteil das Wachstum des Herzens mit der Zunahme des Körpergewichts nicht Schritt hält. Mehr Aussagewert hat ein Verfahren, bei dem zur Ermittlung des relativen Herzgewichts anstelle des Körpergewichts das Gewicht der Skelettmuskulatur (theoretischer Fleischanteil) als Bezugsystem gewählt wird.

Der Tabelle 7 ist zu entnehmen, daß das *Schw.* mit einem auf das Körpergewicht bezogenen relativen Herzgewicht von rund 0,3 % im Vergleich zu den anderen Haussäugetieren ein kleines Herz hat. Vergleicht man die Werte der Tabelle 7 mit jenen der Tabelle 8, so zeigt sich, daß bei Verwendung des Körpergewichts als Bezugsystem das relative Herzgewicht bei den beiden frühreifen Rassen größer ist als bei den spätreifen Tieren. Hingegen ergibt die Relation zwischen absolutem Herzgewicht und dem Anteil der Muskulatur an dem Körpergewicht, daß die spätreifen Rassen über das größere und damit wohl auch leistungsfähigere Herz verfügen.

Tab. 7. Herzgewichte verschiedener Schweinerassen. (Nach RÜHL 1971, modifiziert.)

Rasse (Alter der Tiere: 202 bis 205 Tage)	Anzahl der Tiere	Körpergewicht in kg Variationsbreite	Absolutes Herzgewicht in g			Relatives Herzgewicht in % des Körpergewichts		
			arithmet. Mittel	Standardabweichung	Variationsbreite	arithmet. Mittel	Standardabweichung	Variationsbreite
Deutsche Landrasse	33	92–128	335	± 32	258–396	0,32	± 0,03	0,26–0,35
Piétrain	34	71–108	273	± 31	219–352	0,31	± 0,03	0,26–0,39
Deutsches Weideschwein	49	98–130	319	± 30	259–374	0,28	± 0,03	0,21–0,37
Mangalitzaschwein	21	61– 96	213	± 27	172–253	0,27	± 0,03	0,23–0,37
Zwergschwein	37	21– 50	122	± 20	91–172	0,33	± 0,05	0,26–0,52

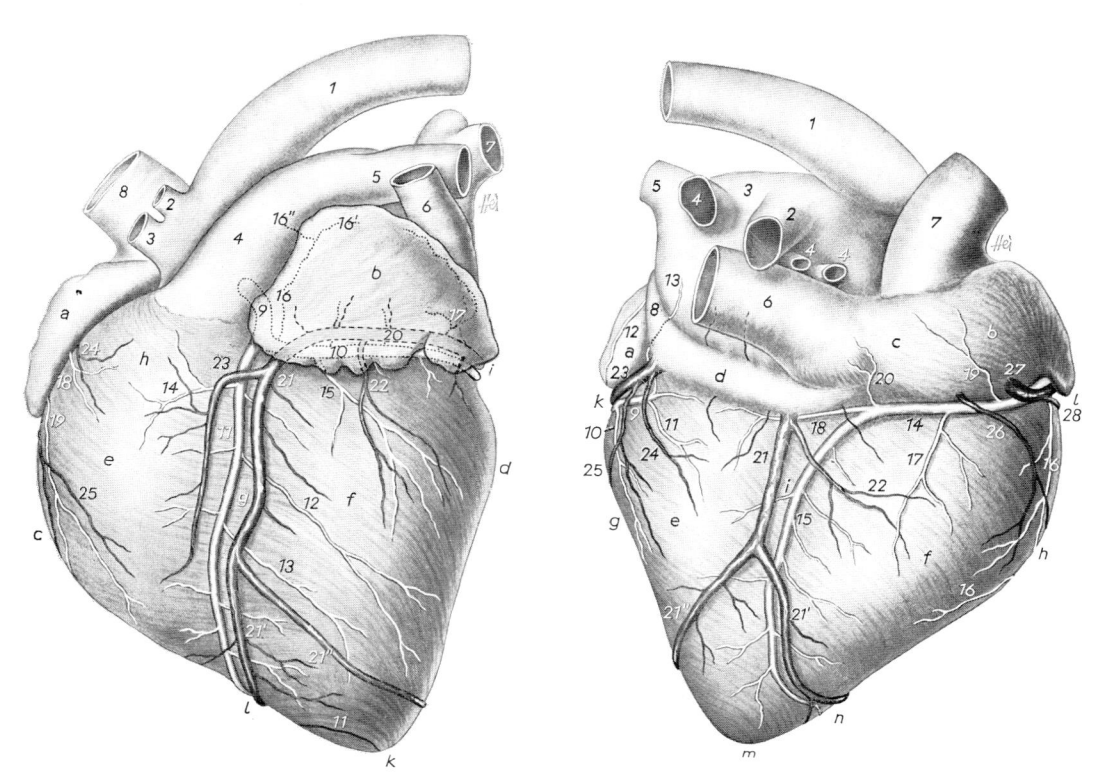

Abb. 35. Facies auricularis eines Schweineherzens. (Nach RICKERT, 1955.)
a Auricula dextra; *b* Auricula sinistra; *c* Margo ventricularis dexter; *d* Margo ventricularis sinister; *e* Ventriculus dexter; *f* Ventriculus sinister; *g* Sulcus interventricularis paraconalis; *h* Conus arteriosus; *i* Sulcus coronarius sinister; *k* Apex cordis; *l* Incisura apicis cordis
1 Arcus aortae; *2* Truncus subclavius sinister; *3* Truncus brachiocephalicus; *4* Truncus pulmonalis; *5* A. pulmonalis sinistra; *6* V. azygos sinistra; *7* V. pulmonalis sinistra; *8* V. cava cranialis; *9* A. coronaria sinistra; *10* ihr Ramus circumflexus, *11* ihr Ramus interventricularis paraconalis; *12* Ramus collateralis proximalis; *13* Ramus collateralis distalis; *14* A. coni arteriosi der A. coronaria sinistra; *15* Ramus proximalis ventriculi sinistri; *16* Ramus proximalis atrii sinistri, *16'* sein zur Herzohrbasis ziehender Ast, *16"* sein zur Wand des linken Vorhofs ziehender Ast; *17* Ramus intermedius atrii sinistri; *18* A. coni arteriosi der A. coronaria dextra; *19* Ramus proximalis ventriculi dextri; *20* V. cordis magna; *21* V. interventricularis paraconalis; *21', 21"* Endäste der V. interventricularis paraconalis; *22* V. ventriculi sinistri; *23* Begleitast der V. interventricularis paraconalis; *24* V. coni arteriosi; *25* V. ventriculi dextri der V. semicircumflexa dextra

Abb. 36. Facies atrialis eines Schweineherzens. (Nach RICKERT, 1955.)
a Atrium sinistrum; *b* Atrium dextrum; *c* Sinus venarum cavarum; *d* Sinus coronarius; *e* Ventriculus sinister; *f* Ventriculus dexter; *g* Margo ventricularis sinister; *h* Margo ventricularis dexter; *i* Sulcus interventricularis subsinuosus; *k* Sulcus coronarius dexter; *l* Sulcus coronarius sinister; *m* Apex cordis; *n* Incisura apicis cordis
1 Arcus aortae; *2* rechte, *3* linke A. pulmonalis; *4* rechte Vv. pulmonales; *5* eine linke Lungenvene; *6* V. cava caudalis; *7* V. cava cranialis; *8* V. azygos sinistra; *9* Ramus circumflexus der A. coronaria sinistra; *10* Ramus marginis ventricularis sinistri; *11* Ramus ventricularis sinister distalis; *12* Ramus intermedii atrii sinistri; *13* Ramus distalis atrii sinistri; *14, 15* A. coronaria dextra, *14* ihr Ramus circumflexus, *15* ihr Ramus interventricularis subsinuosus; *16* Ramus marginis ventricularis dextri; *17* Ramus distalis ventriculi dextri; *18* Ramus ventriculi sinistri; *19* Ramus distalis atrii dextri; *20* V. cordis media, *21'* ihre Endäste, *22* ihr Ramus distalis ventriculi dextri; *23* V. cordis magna, *24* ihr Ramus distalis ventriculi sinistri, *25* ihr Ramus marginis ventricularis sinistri; *26* V. marginis ventricularis dextri; *27* V. semicircumflexa dextra, *28* ihr Ramus proximalis ventriculi dextri

Lage des Herzens

Das *Herz* nimmt in kraniokaudaler Richtung den Brustraum zwischen der *3.* und *6* Rippe ein. Seine *Basis* ist *kraniodorsal* gerichtet und befindet sich etwa in halber Höhe der Brusthöhle. Der *Margo ventricularis dexter* des Herzens folgt in geringem Abstand der Kontur des Brustbeins, während der *Margo ventricularis sinister* dem Kranialrand der *6. Rippe* parallel verläuft. Die *Herzspitze* erreicht die Gegend des linken

Tab. 8. Fleischanteil und relatives Herzgewicht verschiedener Schweinerassen. (Nach Rühl (1971), modifiziert.)

Rasse	Anzahl der Tiere	Fleischanteil in kg		Relatives Herzgewicht in % des Fleischanteils	
		arithm. Mittel	Variationsbreite	arithm. Mittel	Variationsbreite
Deutsche Landrasse	29	18,23	16,06–20,27	1,84	1,5–2,1
Piétrain	32	17,71	15,13–19,62	1,55	1,2–1,8
Deutsches Weideschwein	48	15,70	12,98–19,14	2,04	1,4–2,5
Mangalitza	21	10,61	8,76–14,73	2,02	1,3–2,8
Zwergschwein	37	5,07	3,34– 6,28	2,41	1,8–3,0

6. *Rippenknorpels*. Das Herz ist zum größten Teil in die *Impressio cardiaca* beider Lungen eingelagert. Nur mit seiner linken Fläche nähert es sich, von der *Incisura cardiaca* der linken Lunge freigegeben, in größerem Umfang der Brustwand, während die rechte Lunge mit ihrer kleineren *Incisur* lediglich einen kleinen Teil der Herzwand freiläßt (s. Bd. II, Abb. 383 u. 384). Das *Caput longum* des *M. triceps brachii*, dessen kaudaler Rand vom 5. *Rippen-Wirbelgelenk* zum 6. *Rippenknorpel* verläuft, deckt die seitliche Brustwand im Bereich des Herzens vollständig ab. Durch Vorziehen der Schultergliedmaße kann das Herz der Untersuchung zugängig gemacht werden. Die klinische Untersuchung des Herzens bereitet beim *Schw.* wegen seines artspezifischen Verhaltens gegenüber den erforderlichen „Zwangsmaßnahmen" erhebliche Schwierigkeiten.

Anschließend sollen zur allgemeinen Orientierung am Beispiel des Herzens eines *Schw.* mit einem Körpergewicht von 73,2 kg die Meßdaten wiedergegeben werden: absolutes *Herzgewicht* 249,5 g; Höhe des *Kammerseptums* und gleichzeitig auch des *linken Ventrikels* 79,0 mm; Höhe des *rechten Ventrikels* 57,9 mm; Dicke der *Wand* (gemessen unmittelbar unter den Atrioventrikularöffnungen) links 20,5, rechts 10,9 mm; Sagittaldurchmesser der *Herzbasis* 78,4 mm, Transversaldurchmesser 62,2 mm.[2]

Der *Herzstoß* ist links unter günstigen Bedingungen im 3. und 4. *Interkostalraum* schwach fühlbar. Eine undeutliche relative *Herzdämpfung* läßt sich durch *Perkussion* bei mageren Tieren links ventral im 2. bis 5. *Interkostalraum* feststellen.

Von den *Herztönen* sind der Ton des linken Ventrikels im 4. und der des rechten Ventrikels rechts im 3. *Interkostalraum* (erster oder Muskelton) auskultierbar. Der *Pulmonalis-Ton* ist links im 2., der *Aorten-Ton* im 3. *Zwischenrippenraum* (zweiter oder Klappenton) zu hören.

Blutgefäße des Herzens (34–36)

Arterien

Die **A. coronaria sinistra** (34/1; 35/9) entspringt aus dem der linken Semilunarklappe zugehörigen *Sinus* des *Bulbus aortae*. Zwischen dem *Truncus pulmonalis* und dem *linken Herzohr* erreicht sie den *Sulcus coronarius* und entläßt in den *Sulcus interventricularis paraconalis* den *Ramus interventricularis paraconalis* zur Herzspitze. Ihr zweiter Ast, der *Ramus circumflexus* folgt, vom linken Herzohr verdeckt, der Pars sinistra des *Sulcus coronarius* und gelangt auf die *Facies atrialis* des Herzens, wo er sich in mehrere kleine Zweige auflöst.

Der *Ramus interventricularis paraconalis* (34/2; 35/11) gibt zahlreiche unbenannte Zweige an die Wand der rechten Herzkammer und zu deren Conus arteriosus die *A. coni arteriosi* (35/14) ab. Die linke Herzkammerwand erhält neben kleineren Gefäßen zwei größere Äste, den *Ramus collateralis proximalis* (/12) und den *Ramus collateralis distalis* (/13). Zahlreiche kleine Zweige versorgen darüber hinaus den der linken Längsfurche benachbarten Bereich des *Septum interventriculare*, während dessen zentraler Teil vom *Ramus septi interventricularis* vaskularisiert wird.

Der *Ramus circumflexus* (34/3; 35/10; 36/9) entläßt nach seinem Abgang aus der *linken Kranzarterie* an die linke Kammerwand

---
[2] Nach Stünzi et al. (1959).

als ersten Ast den *Ramus proximalis ventriculi sinistri* (34/4; 35/15). Es folgt zum kaudalen Rand des Herzens der *Ramus marginis ventricularis sinistri* (36/10) und anschließend der *Ramus distalis ventriculi sinistri* (34/6; 36/11), der die Wand des linken Ventrikels zwischen dem *Sulcus interventricularis subsinuosus* und dem *Margo ventricularis sinister* versorgt.

Der *Ramus circumflexus* ist auch für die Versorgung der Wand des linken Vorhofs zuständig. Hierzu entläßt er die *Rami proximalis* (34/7), *intermedius* (35/17) und *distalis* (36/13) *atrii sinistri*.

Die **A. coronaria dextra** (34/8, 9; 36/14, 15) entspringt aus dem zur rechten Semilunarklappe gehörenden *Sinus* des *Bulbus aortae*, folgt (36/14) der Pars dextra des *Sulcus coronarius* und setzt sich anschließend in den *Sulcus interventricularis subsinuosus* als *Ramus interventricularis subsinuosus* (36/15) zur Herzspitze fort. Somit besteht beim *Schw.* der sog. b e i d s e i t i g k o r o n a r e V e r s o r g u n g s t y p (26).

Der erste Ast des *Ramus circumflexus* zur rechten Kammerwand ist der *Ramus coni arteriosi* (34/10; 35/18). Es folgen der *Ramus proximalis ventriculi dextri* (34/11; 35/19), der *Ramus marginis ventricularis dextri* (34/12; 36/16) sowie der *Ramus distalis ventriculi dextri* (34/13; 36/17).

Kleine Äste versorgen die Wand des rechten Vorhofs. Dazu gehören die *Rami proximalis* (34/15), *intermedius* (36/19) und *distalis* (/20) *atrii dextri*.

Der *Ramus interventricularis subsinuosus* (34/9; 36/15) der *A. coronaria dextra* versorgt die längsfurchennahen Abschnitte der rechten und linken Kammerwand sowie das *Septum* mit zahlreichen kleineren Ästen. Hinzu kommt der stärkere, unter dem *Sinus coronarius* verlaufende *Ramus ventriculi sinistri* (36/18), der sich auch an der Versorgung des *Septum interventriculare* beteiligt.

Venen

Der röhrenförmige, etwa 20–30 mm lange **Sinus coronarius** (36/d) ist das R u d i m e n t des rechten *Sinushorns* am embryonalen Herzen. Seine mit der *Valvula sinus coronarii* ausgestattete Öffnung in den rechten Vorhof liegt unter dem *Ostium venae cavae caudalis*. Der Sinus ist auf der *Facies atrialis* in den *Sulcus coronarius* gebettet und geht ohne Grenze in die am linken Vorhof aufsteigende *V. azygos sinistra* über (36/8). Als ersten großen Ast entläßt er die **V. cordis media** (34/16; 36/21). Sie begleitet im *Sulcus interventricularis subsinuosus* den *Ramus interventricularis subsinuosus* der *A. coronaria dextra*, wobei sie sich im unteren Drittel der Längsfurche in zwei gleichstarke Äste gabelt (36/21', 21''). Der eine Ast zieht vor Erreichen der Herzspitze um den *Margo ventricularis sinister*, der andere um den *Margo ventricularis dexter* auf die *Facies auricularis* des Herzens, und beide a n a s t o m o s i e r e n dort mit entsprechenden Zweigen der *V. cordis magna*. Viele unbenannte Zweige der *V. cordis media* empfangen ihr Blut aus den ihr benachbarten Kammerwänden sowie aus dem Kammerseptum. Ein größerer, zur Wand der rechten Herzkammer ziehender Ast der *V. cordis media* ist die *V. distalis ventriculi dextri* (36/22).

Die **V. cordis magna** (34/18; 35/20; 36/23) entspringt aus dem *Sinus coronarius* an der Stelle seines Übergangs in die *V. azygos sinistra* (36/8). Sie verläuft zunächst vom linken Herzohr verdeckt im *Sulcus coronarius* zum *Sulcus interventricularis paraconalis* und tritt in diesen ein (35/20, 21). Die *V. cordis magna* gibt neben kleinen Ästen zur Wand der linken Kammer den *Ramus distalis ventriculi sinistri* (36/24), den *Ramus marginis ventricularis sinistri* (/25) und den *Ramus proximalis ventriculi sinistri* (35/22) ab, die als Begleitvenen den gleichnamigen Ästen des *Ramus circumflexus* der *A. coronaria sinistra* folgen.

Im *Sulcus interventricularis paraconalis* gibt die *V. cordis magna* (35/21) zunächst einen erst spitzwinklig, anschließend parallel zu ihr verlaufenden Ast ab (/23). Weiterhin entläßt sie mehrere kleinere Zweige zur rechten und linken Kammerwand und gabelt sich in zwei kräftige Äste (/21', 21''), die, wie bereits erwähnt, mit gleichartigen Endzweigen der *V. cordis media* a n a s t o m o s i e r e n.

Unmittelbar aus dem rechten Vorhof nehmen die *V. marginis ventricularis dextri* (34/12; 36/26) sowie die kräftige *V. semicircumflexa dextra* ihren Ursprung (34/20; 36/27). Diese dient als Sammelgefäß für den *Ramus proximalis ventriculi dextri* (35/25; 36/28), die *V. coni arteriosi* (34/10; 35/24) sowie für den *Ramus proximalis atrii dextri* (34/21).

Die **Vv. cordis minimae** führen als wenige Millimeter messende Gefäßchen Blut aus dem Myokard der Vorhöfe und der Herzkammern unmittelbar in die Binnenräume des Herzens. Bezüglich ihrer Zahl steht an erster Stelle die Wand des rechten, dann die des linken Vorhofs, gefolgt von der rechten und schließlich der linken Kammerwand.

Herz des Rindes (6, 37–40)

Das *Herz* des *Rd.* hat im diastolischen Zustand die Form eines etwa gleichseitigen gedrungenen, in der Systole die eines mehr spitzen Kegels mit leicht konkavem *Margo ventricularis sinister*. Es besitzt eine seichte dritte *Längsfurche*, die am *Margo ventricularis sinister* entlangzieht, die Herzspitze jedoch nicht erreicht. Ein weiteres auffallendes arteigentümliches Merkmal findet sich an den Herzohren. Ihre weit über die Basis der Ventrikel hängenden scharfen Ränder sind hahnenkammähnlich ausgezackt oder gezahnt (38/*B*).

Auffallend ist die an bevorzugten Stellen des Herzens immer vorhandene Einlagerung großer Mengen (bis zu 24% im Vergleich zum Herzmuskelgewicht) *Fettgewebes* von gelblichweißer Farbe und im erkalteten Zustand talgartig fester und leicht brüchiger Konsistenz. Es füllt die *Kranzfurche* in ihrer ganzen Ausdehnung und Tiefe aus und unterbaut dabei die Herzohren, wobei auch der *Conus arteriosus* in ein umfangreiches Polster eingeschlossen ist. Ein isolierter streifenförmiger Fettgewebskomplex deckt, im Bereich der Ansatzlinie des Herzbeutels gelegen, das Dach der rechten Vorkammer. Den großen Blutgefäßen folgend, füllt das Fettgewebe auch die *rechte* und *linke* sowie die erwähnte, dem *Rd.* eigene *kaudale Längsfurche*. Kleinere Blutgefäße und andere Stellen der Herzoberfläche werden durch dünne Schichten von Fettgewebe bedeckt. Da das Fettgewebe des Herzens bei den *Wdk.* auch bei mageren Tieren nicht oder nur unwesentlich abgebaut wird, handelt es sich um sog. Baufett, das mit der Funktion des Herzens in Zusammenhang steht. Es füllt alle Unebenheiten der Herzoberfläche aus und läßt insbesondere die Grenzbereiche zwischen den Vorhöfen und ihren Herzrohren sowie der Basis der Herzkammer kontinuierlich und glatt ineinander übergehen. Eine weitere

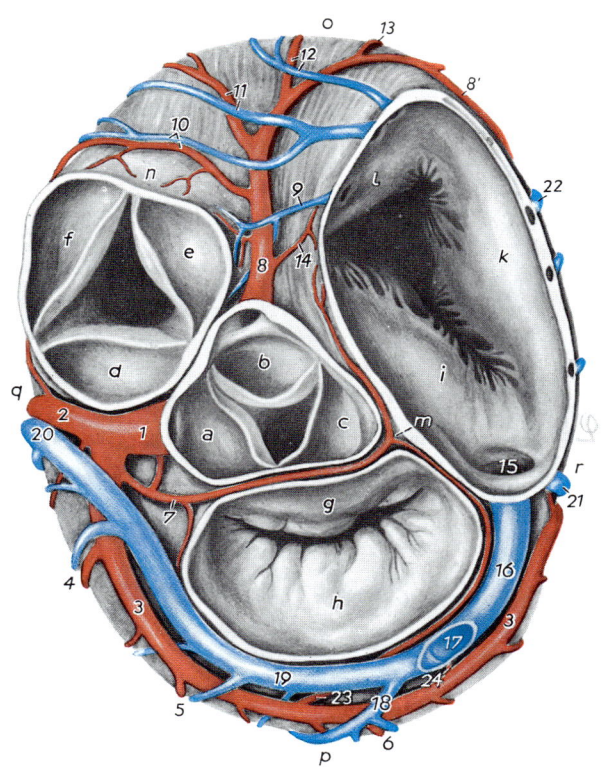

Abb. 37. Basis eines Rinderherzens nach Abtragung der Vorhöfe. (Nach HEGAZI, 1958.)

a, b, c Valva aortae: *a* Valvula semilunaris sinistra, *b* Valvula semilunaris dextra, *c* Valvula semilunaris septalis; *d, e, f* Valva trunci pulmonalis: *d* Valvula semilunaris sinistra, *e* Valvula semilunaris dextra, *f* Valvula semilunaris intermedia; *g, h* Valva atrioventricularis sinistra s. bicuspidalis: *g* Cuspis septalis, *h* Cuspis parietalis; *i, k, l* Valva artrioventricularis dextra s. tricuspidalis: *i* Cuspis septalis, *k* Cuspis parietalis, *l* Cuspis angularis; *m* Septum interatriale; *n* Conus arteriosus; *o* Margo ventricularis dexter; *p* Margo ventricularis sinister; *q* Sulcus interventricularis paraconalis; *r* Sulcus interventricularis subsinuosus

1 A. coronaria sinistra, *2* Ramus interventricularis paraconalis, *3* ihr Ramus circumflexus; *4* Ramus u. V. proximalis ventriculi sinistri; *5* Ramus u. V. marginis ventricularis sinistri; *6* Ramus u. V. distalis ventriculi sinistri; *7* Ramus proximalis atrii sinistri; *8, 8'* A. coronaria dextra; *9* V. coni arteriosi; *10* A. coni arteriosi mit ihrer Begleitvene; *11* Ramus u. V. proximalis ventriculi dextri; *12* Ramus u. V. marginis ventricularis dextri; *13* Ramus distalis ventriculi dextri; *14* Ramus proximalis atrii dextri; *15* Öffnung des Sinus coronarius; *16* Sinus coronarius; *17* Einmündung der V. azygos sinistra in den Sinus coronarius; *18* V. marginis ventricularis sinistri; *19* V. cordis magna; *20* V. interventricularis paraconalis; *21* V. cordis media; *22* V. distalis ventriculi dextri; *23* Ramus intermedius atrii sinistri; *24* Ramus distalis atrii sinistri

Abb. 38. Arterien und Venen der Facies auricularis eines Rinderherzens. (Nach Hegazi, 1958.)
A Auricula dextra; *B* Auricula sinistra; *C* Margo ventricularis dexter; *D* Margo ventricularis sinister; *E* Ventriculus dexter; *F* Ventriculus sinister; *G* Sulcus interventricularis paraconalis; *H* Conus arteriosus; *J* Sulcus coronarius; *K* Apex cordis; *L* Incisura apicis cordis
a Arcus aortae; *b* Truncus brachiocephalicus; *c* Truncus pulmonalis; *d* Ligamentum arteriosum; *e* V. azygos sinistra; *f* linke V. pulmonalis; *g* V. cava cranialis; *h* V. costocervicalis
1 A. coronaria sinistra, *2* Ramus interventricularis paraconalis mit Ästen zu beiden Ventrikeln, *3* Ramus circumflexus; *4* Ramus u. V. proximalis ventriculi sinistri; *5* Ramus u. V. marginis ventricularis sinistri; *6* A. u. V. coni arteriosi; *7* Ramus u. V. collateralis proximalis; *8* Ramus u. V. collateralis distalis; *9* A. u. V. coni arteriosi; *10* Ramus u. V. proximalis ventriculi dextri; *11, 12* V. cordis magna; *13* V. marginis ventricularis sinistri mit ihren Ästen zum linken Ventrikel; *14* Ramus septi interventricularis der V. cordis magna

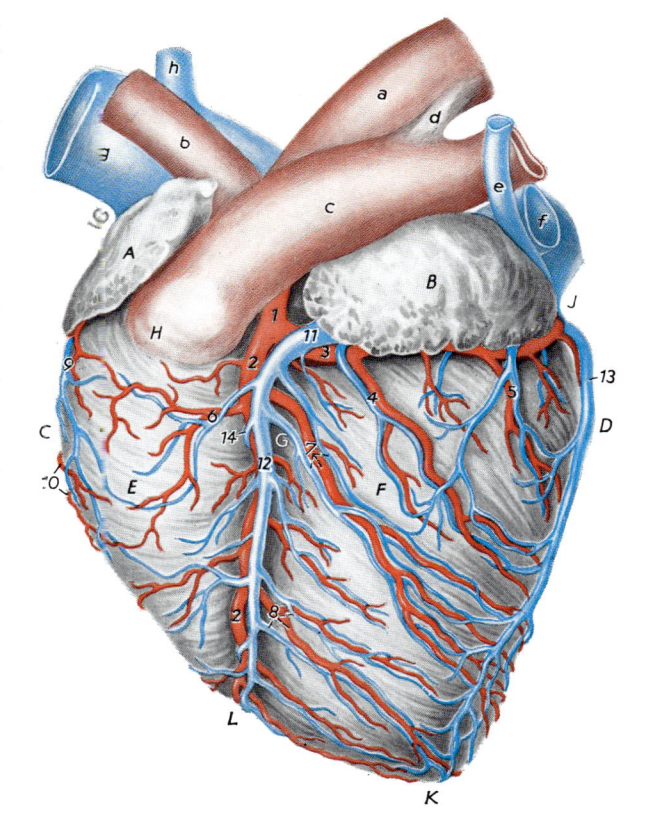

Abb. 39. Arterien und Venen der Facies atrialis eines Rinderherzens. (Nach Hegazi, 1958.)
A Atrium dextrum; *B* Atrium sinistrum; *C* Margo ventricularis dexter; *D* Margo ventricularis sinister; *E* Ventriculus dexter; *F* Ventriculus sinister; *G* Sulcus interventricularis subsinuosus; *H* Sinus venarum cavarum; *J* Sulcus coronarius; *K* Apex cordis; *L* Incisura apicis cordis
a Arcus aortae; *b* Truncus brachiocephalicus; *c* Äste der A. pulmonalis; *d* Vv. pulmonales; *e* V. azygos sinistra; *f* V. cava caudalis; *g* V. cava cranialis; *h* V. costocervicalis
1 Ramus circumflexus der A. coronaria sinistra, *2* Ramus interventricularis subsinuosus mit Ästen zum rechten Ventrikel; *3* Endäste des Ramus interventricularis paraconalis der A. coronaria sinistra bzw. der V. cordis magna; *4* Ramus distalis ventriculi sinistri, *5* Ramus intermedius atrii sinistri; *6* Ramus distalis atrii sinistri; *7* Ramus ventriculi dextri der A. coronaria sinistra; *8* A. coronaria dextra, *9, 10, 11, 12* Äste der A. coronaria dextra *13* Sinus coronarius; *14, 15* V. cordis media mit Ästen zu beiden Ventrikeln; *16* V. cordis magna; *17* V. marginis ventricularis sinistri; *18* ihr Ramus distalis ventriculi sinistri; *19* Endäste der V. cordis caudalis bzw. des Ramus collateralis proximalis der A. coronaria sinistra

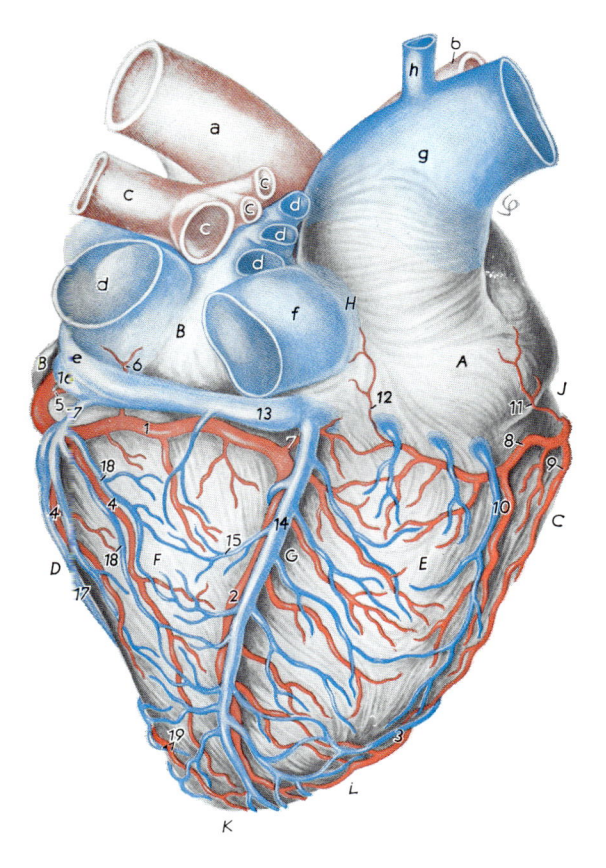

arteigene Erscheinung ist das regelmäßige Vorkommen von subendokardialem *Fettgewebe* besonders im Bereich der *Mm. papillares,* stellenweise auch an anderen Orten der Herzinnenwand.

Binnenstruktur der Ventrikel

Beide *Ventrikel* weisen einige besondere, allerdings nur bedingt zur Artdiagnose verwertbare Merkmale auf.

Die Außenwand der *rechten Herzkammer* ist im Bereich der Einströmungsbahn, also unter dem *Ostium atrioventriculare dextrum,* mit zahlreichen kräftigen *Trabeculae carneae* ausgestattet, während sie im Bereich der in den *Conus arteriosus* hineinreichenden Austreibungsbahn glatt ist. Glattwandig sind auch das *Septum* sowie nahezu der gesamte *linke Ventrikel.*

Die beiden *Mm. papillares* des *linken Ventrikels* sind bedeutend kräftiger als jene der rechten Herzkammer.

Der *M. papillaris subauricularis* hebt sich wulstig aus der Außenwand des linken Ventrikels hervor, zeigt durch eine tiefe Längsfurche eine deutliche Zweiteilung und geht ostienwärts in zwei kräftige Papillen über, von denen die *Sehnenfäden* zu beiden *Segelklappen* ziehen. Der weiter distal gelegene *M. papillaris subatrialis* präsentiert sich ebenfalls als ein mit der Außenwand breitflächig verwachsener Muskelwulst, der mehrere Höcker zum Ansatz der Sehnenfäden trägt. Die dünnen *Trabeculae septomarginales* bilden zwischen Septum und Basis des Muskels ein weitmaschiges Netz. Außerdem finden sich einige unregelmäßig angeordnete und ebenfalls dünne Quermuskeln, die das Septum mit der Außenwand verbinden.

Von den drei Warzenmuskeln des *rechten Ventrikels* sind der *M. papillaris magnus* außenwandständig, die *Mm. papillares parvi* und der *M. papillaris subarteriosus* septumständig.

Der *M. papillaris magnus* nimmt mehrere *Trabeculae carneae* in seine Basis auf und verwächst, mit mehreren Höckern ausgestattet, entweder breitflächig mit der Außenwand, oder er löst sich mit einer mehrhöckerigen Kuppe von ihr ab. Seine Sehnenfäden ziehen zur *Cuspis parietalis* und zur *Cuspis angularis.* Die *Mm. papillares parvi* haben ihren Sitz am *Septum,* wo dieses mit dem subsinuösen Teil der Außenwand des rechten Ventrikels in spitzem Winkel zusammentrifft. Sie besitzen einen einheitlichen Sockel, der zwei bis drei freistehende, warzenförmige Fortsätze trägt, die ihrerseits *Chordae tendineae* an die *Cuspis septalis* und *Cuspis parietalis* abgeben. Der *M. papillaris subarteriosus* erhebt sich als flacher Wulst aus dem *Septum,* reicht bis unter die *Crista supraventricularis* und entläßt dort in Doppelreihen angeordnete *Chordae tendineae* an die *Cuspis septalis* und *Cuspis angularis.*

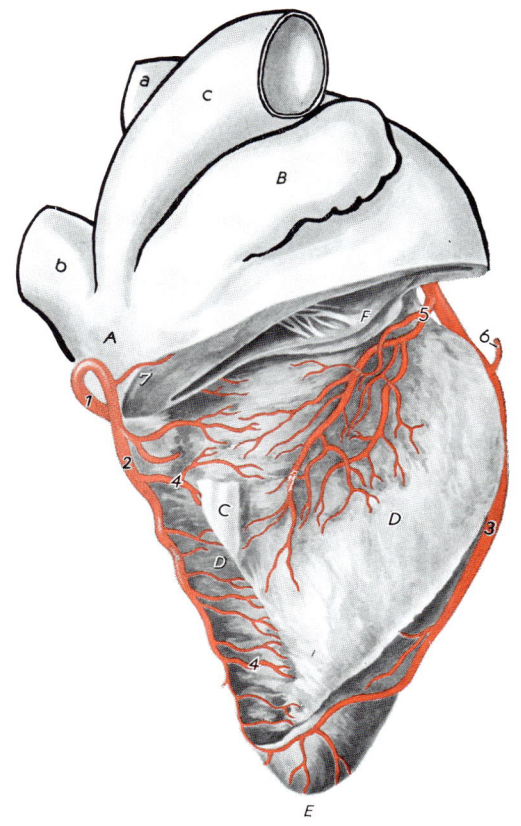

Abb. 40. Arterielle Versorgung des Septum interventriculare eines Rinderherzens, rechte Seite (Nach Hegazi, 1958.)
A Atrium dextrum; *B* Auricula dextra; *C* M. papillaris subarteriosus; *D* Septum interventriculare; *E* Apex cordis; *F* Mm. papillares parvi
a Arcus aortae; *b* V. cava caudalis; *c* V. cava cranialis; *1* Ramus circumflexus der A. coronaria sinistra; *2* Ramus interventricularis subsinuosus; *3* Ramus interventricularis paraconalis; *4* Äste des Ramus interventricularis subsinuosus an Septum und Papillarmuskeln; *5* Ramus septi interventricularis des Ramus interventricularis paraconalis mit seinen Ästen für Septum und Papillarmuskeln; *6* A. coni arteriosi der A. coronaria sinistra; *7* Ramus ventriculi dextri der A. coronaria sinistra

Die *Trabecula septomarginalis* des rechten Ventrikels ist ein runder bis zu einem Zentimeter dicker Strang, der aus der Basis des *M. papillaris subarteriosus* hervortritt, herzspitzenwärts gerichtet den Ventrikel durchquert und mit mehreren Ästen in die Außenwand übergeht. Weitere Quermuskeln sind in der rechten Kammer nicht vorhanden.

Gewicht und Maße des Herzens

Wie aus folgender Tabelle zu ersehen ist, besitzt das *Rd.* im Vergleich mit anderen Tierarten ein sowohl **absolut** als auch **relativ kleines Herz**.

Lage des Herzens (6)

Das mit seiner **Achse** verhältnismäßig steil stehende *Herz* reicht in kraniokaudaler Richtung von der 3. bis zur 5. oder auch 6. Rippe. Die kraniodorsal gerichtete *Herzbasis* erreicht etwa die halbe Höhe des Brustraums und die *Herzspitze* einige Millimeter vom Brustbein entfernt die Gegend der linken 5. Rippenknorpelverbindung. Der leicht konkave *Margo ventricularis sinister* folgt der Kontur der kranial gewölbten Zwerchfellkuppel in geringer Entfernung. Da das Herz zu $5/7$ links von der Medianen liegt, berührt es die linke Brustwand im Bereich des 4. und 5. Interkostalraums. Die flachbogenförmige Kontur des *Ventralrands* des zweigeteilten *Lobus cranialis* der *linken Lunge* gibt einen beträchtlichen Teil der linken Herzfläche frei, während die von der Brustwand einigen Abstand haltende rechte Herzfläche in größerem Umfang von den *Lobi cranialis* und *medius* der rechten Lunge abgedeckt wird. Die kaudale Kontur des beim *Rd.* wenig kräftigen *Caput longum* des *M. triceps brachii*, die *Linea m. tricipitis*, folgt dem 5. Interkostalraum. (S. auch Bd. II, Abb. 207, 208, 351, 398 und 399).

Der *Herzstoß* ist beim *Rd.* links im 3. bis 5., am deutlichsten im 4. Interkostalraum, rechts im gleichen Bereich, jedoch weniger deutlich fühlbar. Kräftiger Körperbau und guter Ernährungszustand mindern die Feststellbarkeit des Herzstoßes.

Eine *relative Herzdämpfung* ist links im 3. bis 4. Zwischenrippenraum, selbst bei mageren Tieren mit nur undeutlicher Begrenzung festzustellen. Der linke *Herzkammer-* und der *Aorten-Ton* sind am deutlichsten im 4., der *Pulmonalis-Ton* links im 3. Zwischenrippenraum hörbar, während der *Ton* des *rechten Ventrikels* rechts im 3. Interkostalraum wahrnehmbar ist.

Tab. 9. Gewicht und Maße des Rinderherzens (Nach Schubert, 1909.)

Geschlecht	Alter in Jahren	Körpergewicht in kg	Herzgewicht in kg		Durchmesser in mm		Fadenmaß des Margo ventricularis in mm		Umfang des Herzens an der Kranzfurche in mm
			absolut	relativ	sagittal	transversal	dexter	sinister	
weiblich	8	648,6	2,40	0,37 %	172	150	220	205	474
weiblich	3 1/2	601,5	2,34	0,389 %	150	120	220	180	510
weiblich	4	480,0	2,40	0,5 %	171	140	212	216	502
weiblich	7	462,0	2,31	0,5 %	154	130	211	172	485
weiblich	3	442,5	2,18	0,493 %	170	140	210	210	530
weiblich	3	419,0	2,2	0,518 %	150	130	210	200	440
weiblich	6	416,6	2,17	0,48 %	150	130	180	162	503
weiblich	5	383,3	2,30	0,6 %	150	130	220	190	520
weiblich	8	330,3	2,16	0,654 %	173	120	250	208	499
weiblich	7	326,6	1,95	0,597 %	152	120	210	170	425
weiblich	4	319,0	2,20	0,689 %	132	107	180	158	422
Bulle	5	776,6	3,33	0,428 %	174	140	211	210	474
Bulle	5	485,4	2,16	0,445 %	139	130	218	192	518
Ochse	5	705,9	3,40	0,441 %	153	125	198	210	463
Ochse	7	575,0	2,30	0,40 %	184	120	240	204	470
Kalb	1/12	79,0	0,69	0,87 %	90	80	124	113	312
Kalb	1/6	153,3	0,70	0,45 %	92	87	125	112	317

Herz von Schaf und Ziege (20, 41–45)

Das *Herz* vom *Schf.* ist stumpfkegelförmig und gleicht damit der Gestalt des Rinderherzens (41; 42). Das Herz der *Zg.* hingegen hat die Form eines spitzen Kegels (43; 44). Die Herzen beider Arten weisen das für den *Wiederkäuer* typische Merkmal eines wenig deutlichen *Sulcus* am *Margo ventricularis sinister* auf. Die Ränder beider Herzohren sind gezackt. Das über das subepikardiale Fettgewebe bezüglich der Farbe, Konsistenz und Anordnung beim *Rd.* Geschriebene trifft ebenso für beide kleine *Wiederkäuer* zu.

Binnenstruktur der Ventrikel (Schaf)

Beim *Schf.* sind die beiden außenwandständigen *Papillarmuskeln* des linken Herzens kräftig. Der *M. papillaris subauricularis* hat zylindrische Gestalt und ist zweigipfelig. Der *M. papillaris subatrialis* ist kräftiger und hat immer eine zweigipfelige Kuppe.

Von den *Warzenmuskeln* der rechten Kammer sind zwei septum-, einer außenwandständig. Letzterer ist der *M. papillaris magnus* (20/c) mit meist dreigipfeliger Kuppe. Der *M. papillaris subarteriosus* (/e) ist der schwächste und hat die Form einer etwa erbsengroßen Vorwölbung des Septums. Die *Mm. papillares parvi* sind vielgestaltig (/d). Sie besitzen einen einheitlichen Körper, der meist zwei deutlich voneinander abgesetzte Papillen trägt. Ähnlich verhalten sich die *Papillarmuskeln* auch bei der *Zg.*

Bei Schafböcken beträgt nach SCHRÖDER (1922) das absolute Herzgewicht 241 g, bei Kastraten 220 g und bei Mutterschafen 232 g. Dem entspricht ein relatives Herzgewicht von 0,51 %, 0,46 % und 0,49 %.

Die Lage des Herzens von *Schf.* und *Zg.* stimmt weitgehend mit der für das *Rd.* geschilderten Situation überein. (S. auch Bd. II, Abb. 236, 237.)

Die für die Durchführung der klinischen Untersuchung des Herzens vom *Rd.* gemachten topographischen Angaben können

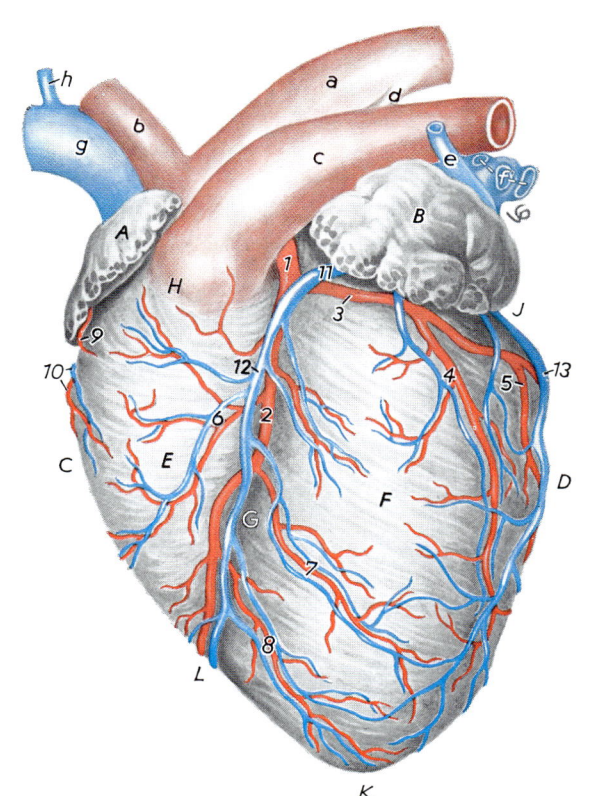

Abb. 41. Arterien und Venen der Facies auricularis eines Schafherzens. (Nach HEGAZI, 1958.)
A Auricula dextra; *B* Auricula sinistra; *C* Margo ventricularis dexter; *D* Margo ventricularis sinister; *E* Ventriculus dexter; *F* Ventriculus sinister; *G* Sulcus interventricularis paraconalis; *H* Conus arteriosus; *J* Sulcus coronarius; *K* Apex cordis; *L* Incisura apicis cordis
a Arcus aortae; *b* Truncus brachiocephalicus; *c* Truncus pulmonalis; *d* Ligmentum arteriosum; *e* V. azygos sinistra; *f* Vv. pulmonales; *g* V. cava cranialis; *h* V. costocervicalis
1 A. coronaria sinistra, *2* Ramus interventricularis paraconalis mit Ästen zu beiden Ventrikeln, *3* Ramus circumflexus; *4* Ramus u. V. proximalis ventriculi sinistri; *5* Ramus marginis ventricularis sinistri; *6* A. u. V. coni arteriosi; *7* Ramus u. V. collateralis proximalis; *8* Ramus u. V. collateralis distalis; *9* A. coni arteriosi; *10* Ramus u. V. proximalis ventriculi dextri; *11, 12* V. cordis magna, mit Ästen zu beiden Ventrikeln; *13* V. marginis ventricularis sinistri mit ihren Ästen zum linken Ventrikel

Abb. 42. Arterien und Venen der Facies atrialis eines Schafherzens. (Nach HEGAZI, 1958.)
A Atrium dextrum; *B* Atrium sinistrum; *C* Margo ventricularis dexter; *D* Margo ventricularis sinister; *E* Ventriculus dexter; *F* Ventriculus sinister; *G* Sulcus interventricularis subsinuosus; *H* Sinus venarum cavarum; *J* Sulcus coronarius; *K* Apex cordis; *L* Incisura apicis cordis

a Arcus aortae; *b* Truncus brachiocephalicus; *c* Äste der A. pulmonalis; *d* Vv. pulmonales; *e* V. azygos sinistra; *f* V. cava caudalis; *g* V. cava cranialis; *h* V. costocervicalis

1 Ramus circumflexus der A. coronaria sinistra; *2* Ramus interventricularis subsinuosus der A. coronaria sinistra mit Ästen zum rechten Ventrikel; *3* Endast des Ramus interventricularis paraconalis; *4* Ramus distalis ventriculi sinistri; *5* Ramus distalis atrii sinistri; *6* Ramus ventriculi dextri; *7* A. coronaria dextra, *8* Ramus marginis ventricularis dextri; *9* Ramus bzw. V. distalis ventriculi dextri; *10* ihr Ramus intermedius atrii dextri, *11* ihr Ramus distalis atrii dextri; *12* Sinus coronarius; *13, 14* V. cordis media mit ihren Ästen zu beiden Ventrikeln; *15* V. cordis magna; *16* V. marginis ventricularis sinistri; *17* V. distalis ventriculi sinistri

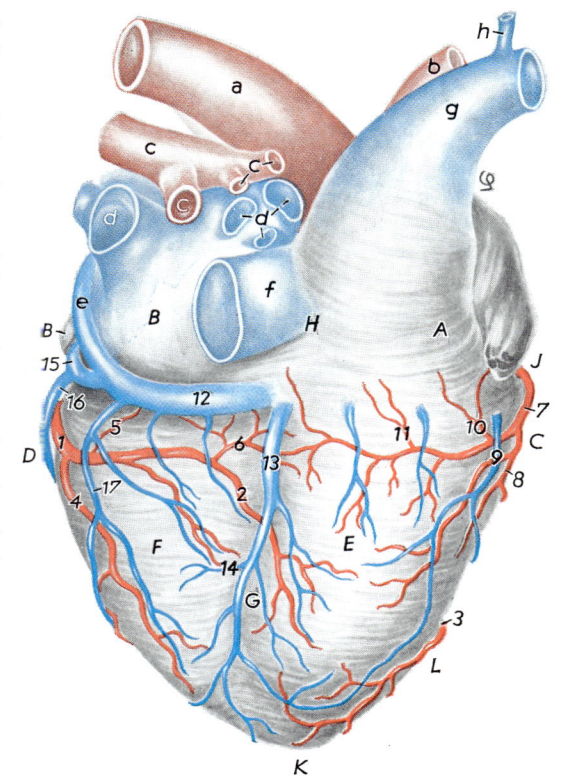

in gleicher Weise auf *Schf.* und *Zg.* angewendet werden.

Blutgefäße des Herzens der Wiederkäuer (37–45)

Die herzeigenen Blutgefäße von *Rd.*, *Schf.* und *Zg.* stimmen sowohl nach Art ihres Ursprungs und Verlaufs als auch im Hinblick auf ihre Beteiligung an der Versorgung gleicher Bereiche des Herzens weitgehend überein, wobei bei allen drei Arten die *A. coronaria sinistra* einen weit größeren Anteil des Gesamtorgans versorgt als die *A. coronaria dextra* (**linkskoronarer Versorgungstyp**) (25). Um die sich bei der Darstellung des Gefäßmusters des Herzens der drei *Hauswiederkäuer* ergebenden Wiederholungen zu vermeiden, werden im folgenden die Herzgefäße nur des *Rd.* besprochen. Anhand der Abbildungen und der gleichlautenden Legenden läßt sich die für das *Rd.* gegebene Darstellung unschwer auf die Verhältnisse bei *Schf.* und *Zg.* übertragen. Ebenso sind auch Unterschiede im Verlauf besonders der kleineren Gefäße am Herzen von *Schf.* und *Zg.*, denen eine gewisse artdiagnostische Bedeutung zukommt, in den entsprechenden Abbildungen dargestellt.

Arterien des Herzens beim Rind (37–40)

Die **A. coronaria sinistra** (37/*1*; 38/*1*) entspringt aus dem *linken Sinus* des *Bulbus aortae*. Ihr kurzer, zwischen dem *Truncus pulmonalis* und dem *linken Herzohr* gelegener *Stamm* teilt sich in den *Ramus interventricularis paraconalis* und den etwa gleichstarken *Ramus circumflexus*.

Der *Ramus interventricularis paraconalis* (37/*2*; 38/*2*) verläuft im gleichnamigen *Sulcus* zur *Incisura apicis cordis*, wo seine Endäste mit solchen des *Ramus interventricularis subsinuosus* anastomosieren. Außer zahlreichen kleineren Zweigen an die längsfurchennahen Wandabschnitte des rechten und linken Ventrikels entläßt der *Ramus interventricularis paraconalis* den *Ramus coni arteriosi* (38/*6*) zum gleichnamigen Abschnitt der rechten Kammerwand und die *Rami collaterales proximales* und *distales* (38/7, 8) zur *Facies auricularis* und zum *Margo ventricularis sinister*, wo sie mit Zweigen des *Ramus interventricularis subsinuosus* anastomosieren. Mit einem kräftigen Ast, dem *Ramus septi interventricularis* (40/5), und zahlreichen kleineren Zweigen vaskularisiert der *Ramus interventricularis paraconalis* auch das Kammerseptum.

Der *Ramus circumflexus* (37/3; 38/3; 39/1) der *A. coronaria sinistra* erreicht den *Sulcus interventricularis subsinuosus* und tritt in diesen mit seinem bis zur Herzspitze ziehenden *Ramus interventricularis subsinuosus* ein (39/2). Der *Ramus circumflexus* versorgt die Wand des linken Ventrikels mit zahlreichen kleineren und drei größeren Arterien. Diese sind der *Ramus proximalis ventriculi sinistri* (37/4; 38/4), der *Ramus marginis ventricularis sinistri* (37/5; 38/5) und der *Ramus distalis ventriculi sinistri* (37/6; 39/4). Die Wand des linken Vorhofs erhält aus dem *Ramus circumflexus* die *Rami proximales* (37/7), *intermedii* (39/5) und *distales* (39/6) *atrii sinistri*.

Der Ramus interventricularis subsinuosus (39/2) vaskularisiert als unmittelbare Fortsetzung des *Ramus circumflexus* der *A. coronaria sinistra* mit unterschiedlich großen Zweigen die längsfurchennahen Abschnitte der linken und rechten Kammerwand sowie des Kammerseptums (40/4). Zudem entläßt er den *Ramus ventriculi dextri* (39/7) mit Zweigen zum Septum der Vorhöfe und der Herzkammern. Auf die Anastomosen zwischen Endästen der beiden Längsfurchenarterien im Bereich der Incisura apicis cordis wurde bereits hingewiesen.

Die **A. coronaria dextra** (37/8; 39/8) ist wesentlich schwächer als die *A. coronaria sinistra*. Sie entspringt aus dem *Sinus* der rechten *Semilunarklappe* des *Bulbus aortae*, tritt in die Pars dextra des *Sulcus coronarius* ein und erreicht die *Facies atrialis* der rechten Herzkammer. Ihre Endäste anastomosieren mit Zweigen des *Ramus ventriculi dextri* und des *Ramus interventricularis subsinuosus* der *A. coronaria sinistra*. Mit kleineren Zweigen versorgt sie die Wand des rechten Vorhofs und mit größeren Ästen die der rechten Herzkammer im Bereich des *Sulcus coronarius*. Der erste ihrer größeren Äste, der *Ramus coni arteriosi* (37/10; 38/9), anastomosiert im Bereich des *Conus arteriosus* mit Zweigen der gleichnamigen Arterie aus der *A. coronaria sinistra*.

Der zweite Ast der *A. coronaria dextra*, der *Ramus proximalis ventriculi dextri* (37/11; 38/10) erreicht die *Facies atrialis* der rechten Herzkammer, gabelt sich dort in zwei Äste, die mit Zweigen des *Ramus interventricularis paraconalis* der *A. coronaria sinistra* anastomosieren. Es folgt der *Ramus marginis ventricularis dextri* (37/12; 39/9), der am gleichnamigen Rand des Herzens herzspitzenwärts verläuft. Seine Äste anastomosieren mit solchen der *Rami interventriculares paraconalis* und *subsinuosus* der *A. coronaria sinistra*. Der vierte größere Ast der *A. coronaria dextra* ist der *Ramus distalis ventriculi dextri* (37/13; 39/10). Er beteiligt sich mit den zwei letztgenannten Arterien an der Versorgung der rechten Herzkammerwand. Die Wand des rechten Vorhofs wird von den drei kleinen, aus der *A. coronaria dextra* entspringenden *Rami proximalis*, *intermedius* und *distalis atrii dextri* versorgt.

Der *M. papillaris subauricularis* des linken Ventrikels erhält Zweige des *Ramus collateralis proximalis* des *Ramus interventricularis paraconalis* und die *Rami proximalis* und *distalis ventriculi sinistri* aus dem *Ramus circumflexus* der *A. coronaria sinistra*. Der *M. papillaris subatrialis* wird von Aufzweigungen des *Ramus interventricularis paraconalis* und von solchen des *Ramus interventricularis subsinuosus* sowie des *Ramus marginis ventricularis sinistri* aus dem *Ramus circumflexus* der *A. coronaria sinistra* versorgt.

Der *M. papillaris magnus* des rechten Ventrikels ist mit Zweigen des *Ramus proximalis ventriculi dextri* und des *Ramus marginis ventricularis dextri* der *A. coronaria dextra* ausgestattet, während das Blut den *Mm. papillares parvi* durch Zweige des *Ramus septi interventricularis* vom *Ramus interventricularis paraconalis* zugeleitet wird (40/5).

Venen des Herzens beim Rind

Der **Sinus coronarius** (37/16; 39/13) stellt einen dem rechten *Vorhof* vorgeschalteten Sammelraum für das venöse Blut des Herzens dar, das ihm aus der *V. cordis magna*, der *V. cordis media* und der nur den *Wiederkäuern* eigenen *V. marginis ventricularis sinistri* zuströmt. Zudem empfängt er beim *Wiederkäuer* auch das Blut aus der wie beim *Schw.* vorhandenen *V. azygos sinistra*. Beim *Rd.* hat der *Sinus coronarius* eine

Länge von ungefähr 50 mm und eine lichte Weite von etwa 20 mm. Er mündet unter dem mit einer Klappe ausgestatteten *Ostium venae cavae caudalis* in den rechten Vorhof.

Als erste große Vene entläßt der *Sinus coronarius* die **V. cordis media** (37/21; 39/14), die dem *Ramus interventricularis subsinuosus* der *A. coronaria sinistra* zur Herzspitze folgt, sich hier verzweigt und mit Ästen der *V. cordis magna* bzw. der *V. marginis ventricularis sinistri* anastomosiert. Ihren wesentlichen Zufluß erhält sie von

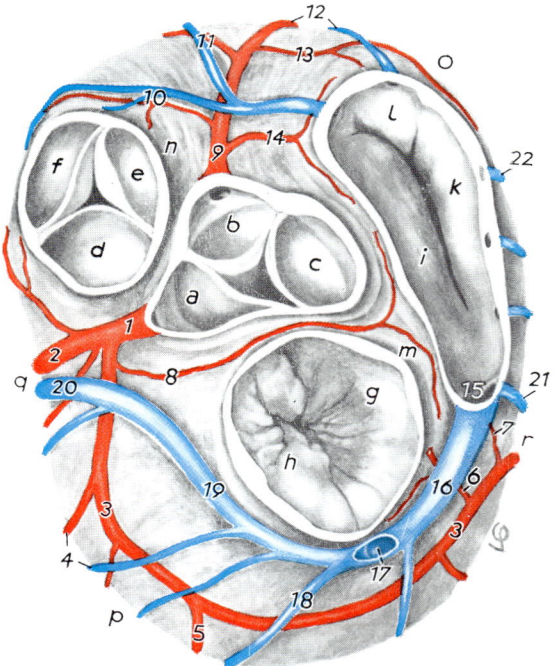

Abb. 43. Basis eines Ziegenherzens nach Abtragung der Vorhöfe. (Nach HEGAZI, 1958.)
a, b, c Valva aortae: *a* Valvula semilunaris sinistra, *b* Valvula semilunaris dextra, *c* Valvula semilunaris septalis; *d, e, f* Valva Trunci pulmonalis: *d* Valvula semilunaris sinistra, *e* Valvula semilunaris dextra, *f* Valvula semilunaris intermedia; *g, h* Valva atrioventricularis sinistra s. bicuspidalis: *g* Cuspis septalis, *h* Cuspis parietalis; *i, k, l* Valva atrioventricularis dextra s. tricuspidalis: *i* Cuspis septalis, *k* Cuspis parietalis, *l* Cuspis angularis; *m* Septum interatriale; *n* Conus arteriosus; *o* Margo ventricularis dexter; *p* Margo ventricularis sinister; *q* Sulcus interventricularis paraconalis; *r* Sulcus interventricularis subsinuosus
1 A. coronaria sinistra, *2* Ramus interventricularis paraconalis, *3* Ramus circumflexus; *4* Ramus u. V. proximalis ventriculi sinistri; *5* gemeinsamer Stamm des Ramus marginis ventricularis sinistri u. des Ramus distalis ventriculi sinistri; *6* Ramus distalis atrii sinistri; *7* Ramus ventricularis dexter; *8* Ramus proximalis atrii sinistri; *9* A. coronaria dextra; *10* A. u. V. coni arteriosi; *11* Ramus u. V. proximalis ventriculi dextri; *12* Ramus circumflexus der A. coronaria dextra bzw. V. marginis ventricularis dextri; *13* Ramus intermedius atrii dextri; *14* Ramus proximalis atrii dextri; *15* Öffnung des Sinus coronarius; *16* Sinus coronarius; *17* Stelle der Einmündung der V. azygos sinistra in den Sinus coronarius; *18* V. marginis ventricularis sinistri; *19, 20* V. cordis magna; *21* V. cordis media; *22* V. distalis ventriculi dextri.

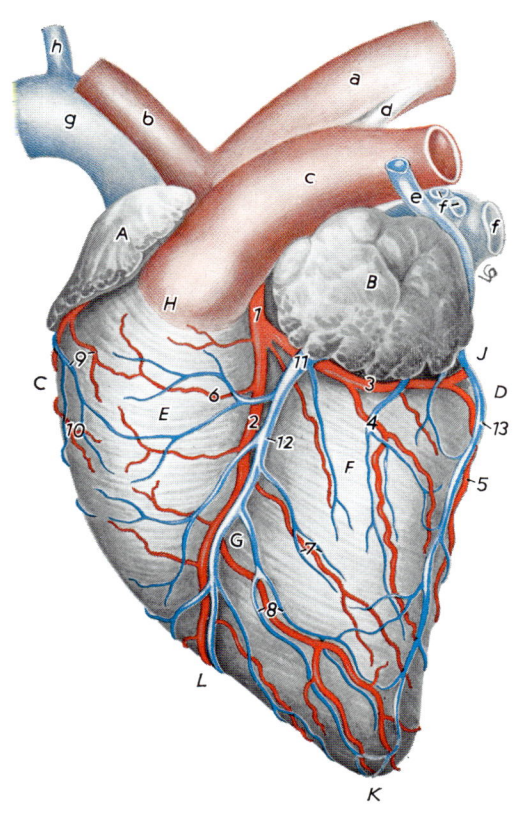

Abb. 44. Arterien und Venen der Facies auricularis eines Ziegenherzens. (Nach HEGAZI. 1958.)
A Auricula dextra; *B* Auricula sinistra; *C* Margo ventricularis dexter; *D* Margo ventricularis sinister; *E* Ventriculus dexter; *F* Ventriculus sinister; *G* Sulcus interventricularis paraconalis; *H* Conus arteriosus; *J* Sulcus coronarius; *K* Apex cordis; *L* Incisura apicis cordis
a Arcus aortae; *b* Truncus brachiocephalicus; *c* Truncus pulmonalis; *d* Ligamentum arteriosum (Botalli); *e* V. azygos sinistra; *f* Vv. pulmonales; *g* V. cava cranialis; *h* V. costocervicalis
1 A. coronaria sinistra, *2* Ramus interventricularis paraconalis mit Ästen zu beiden Ventrikeln, *3* Ramus circumflexus; *4* Ramus u. V. proximalis ventriculi sinistri; *5* Ramus marginis ventricularis sinistri; *6* A. coni arteriosi; *7* Ramus u. V. collateralis proximalis; *8* Ramus u. V. collateralis distalis; *9* A. u. V. coni arteriosi; *10* Ramus proximalis ventriculi dextri; *11, 12* V. cordis magna mit Ästen zu beiden Ventrikeln; *13* V. marginis ventricularis sinistri mit ihren Ästen zum linken Ventrikel

Zweigen aus dem Versorgungsbereich des **arteriellen** *Ramus interventricularis subsinuosus*.

Die **V. cordis magna** (37/*19, 20;* 38/*11, 12;* 39/*16*) stellt die direkte Fortsetzung des *Sinus coronarius* dar, verläuft in Fettgewebe eingebettet und vom linken Herzohr bedeckt, zunächst in der Pars sinistra des Sulcus coronarius zum *Sulcus interventricularis paraconalis*, tritt in diesen ein und folgt dem gleichnamigen Ast der *A. coronaria sinistra* zur *Incisura apicis cordis*. Hier geht sie die oben erwähnten Anastomosen mit Ästen der *V. cordis media* ein. Sie nimmt das Blut aus dem Versorgungsbereich des *Ramus circumflexus* und des *Ramus interventricularis paraconalis* der *A. coronaria sinistra* auf.

Die unter den *Haussäugetieren* nur den *Wiederkäuern* eigene *V. marginis ventricularis sinistri* (37/*18;* 38/*13;* 39/*17*) entspringt als schwächste der drei großen Herzvenen dem *Sinus coronarius* unweit des Ursprungs der *V. azygos sinistra* (39/*e*), überkreuzt den *Ramus circumflexus* der *A. coronaria sinistra* und verläuft in der Furche des *Margo ventricularis sinistri* zur Herzspitze.

Die **Vv. cordis dextrae** entspringen direkt aus dem **rechten** *Vorhof* und besorgen den Blutabfluß aus der Wand der **rechten** *Herzhälfte*. Sie sind in der Abbildung 37 mit den Ziffern 9 bis 12 und 22 gekennzeichnet.

Die **Vv. cordis minimae**, jene wenige Millimeter langen, **unmittelbar aus der Muskelwand** entspringenden und in die entsprechenden Herzräume einmündenden kleinen Gefäße finden sich reichlich in beiden Vorhöfen, seltener in den Herzkammern.

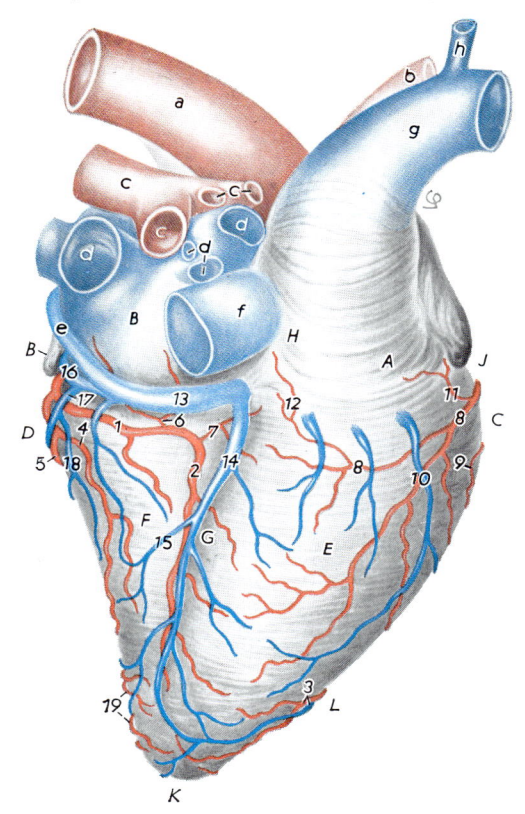

Abb. 45. Arterien und Venen der Facies atrialis eines Ziegenherzens. (Nach HEGAZI, 1958.)

A Atrium dextrum; *B* Atrium sinistrum; *C* Margo ventricularis dexter; *D* Margo ventricularis sinister; *E* Ventriculus dexter; *F* Ventriculus sinister; *G* Sulcus interventricularis subsinuosus; *H* Sinus venarum cavarum; *J* Sulcus coronarius; *K* Apex cordis; *L* Incisura apicis cordis

a Arcus aortae; *b* Truncus brachiocephalicus; *c* Äste des Truncus pulmonalis; *d* Vv. pulmonales; *e* V. azygos sinistra; *f* V. cava caudalis; *g* V. cava cranialis; *h* V. costocervicalis

1 Ramus circumflexus der A. coronaria sinistra, *2* Ramus interventricularis subsinuosus mit Ästen zum rechten Ventrikel; *3* Endäste des Ramus interventricularis paraconalis bzw. der V. cordis magna; *4* Ramus distalis ventriculi sinistri; *5* Ramus marginis ventricularis sinistri; *6* Ramus distalis atrii sinistri; *7* Ramus ventriculi dextri; *8* A. coronaria dextra, *9* Ramus marginis ventricularis dextri; *10* Ramus u. V. distalis ventriculi dextri; *11* Ramus intermedius atrii dextri; *12* Ramus distalis atrii dextri; *13* Sinus coronarius; *14* V. cordis media mit ihren Ästen zu beiden Ventrikeln, *15* ihr Ramus distalis ventriculi sinistri; *16* V. cordis magna; *17* V. marginis ventricularis sinistri; *18* ihr Ramus distalis ventriculi sinistri; *19* Endäste des Ramus collateralis distalis der A. coronaria sinistra.

Herz des Pferdes

Das Herz des *Pfd.* hat im Zustand der **Diastole** die Form eines stumpfen Kegels, dessen Höhe die Breite seiner Basis nur unwesentlich überschreitet. Seine Seitenflächen, die *Facies atrialis* und *auricularis*, sind leicht abgeplattet. Das **subepikardiale** Fettgewebe ist gelb, seine Konsistenz durch den hohen Gehalt an ungesättigten Fettsäuren ausgesprochen weich. Es füllt den *Sulcus coronarius* sowie die *Längsfurchen* und kann diese besonders bei den zur Fettspeicherung veranlagten primitiven Pferderassen nicht unerheblich überschreiten.

Binnenstruktur der Ventrikel

Von den drei *Warzenmuskeln* des rechten *Ventrikels* erfüllt der außenwandständige *M. papillaris magnus* besonders deutlich die Vorstellungen von der Form eines Warzenmuskels (10/*f*; 11/*m*). Am Übergang vom oberen zum mittleren Drittel der Außenwand sitzt er dieser mit breiter Basis auf, ragt anschließend frei in die Kammer hinein und trägt mehrere Höcker, aus denen die *Chordae tendineae* zur *Cuspis parietalis* und zur *Cuspis angularis* ziehen. Der *M. papillaris subarteriosus* (10/*h*; 12/*k*) legt sich breitflächig dem *Septum* an und tritt nur als flacher Wulst aus diesem hervor. Aus ihm entspringen in unregelmäßiger Anordnung Sehnenfäden zur *Cuspis septalis* und zur *Cuspis angularis*. Die *Mm. papillares parvi* (10/*g*; 11/*l'*) verbinden sich mit breiter Basis an jener Stelle mit dem Septum, wo dieses in spitzem Winkel mit dem subsinuösen Teil der Außenwand des rechten Ventrikels zusammentrifft. Aus mehreren warzenförmigen Fortsätzen entlassen sie die *Sehnenfäden* zur *Cuspis septalis* und zur *Cuspis parietalis*.

Die *Trabecula septomarginalis* (10/*o*; 11/*p*) des rechten Ventrikels tritt aus der Basis des *M. papillaris subarteriosus* hervor, durchquert das Ventrikellumen und verschwindet in der Basis des *M. papillaris magnus*. Herzspitzenwärts findet sich noch eine wechselnde Zahl dünner *Querbalken* (10/*o'*).

Die beiden außenwandständigen *Warzenmuskeln* des linken Ventrikels, der *M. papillaris subauricularis* (12/*l*) und der *M. papillaris subatrialis* (9/*e*; 11/*o*), stellen zwei mächtige Muskelwülste dar, die sich besonders während der Systole in die linke Herzkammer vorwölben. Sie erstrecken sich weit herzspitzenwärts und erreichen von hier aufsteigend, von der Seitenwand podestartig abgesetzt, etwa die halbe Höhe des Ventrikels. Hier nehmen sie mit benachbarten *Trabeculae carneae* Verbindung auf und entlassen zu beiden *Segelklappen Chordae tendineae*. Einige dünne und verzweigte *Trabeculae septomarginales*, die das Kammerlumen überkreuzen, verkehren zwischen Septum und der Basis beider Papillarmuskeln.

Gewicht und Maße

Beim *Pfd.* sind die rassebedingten Unterschiede des absoluten und damit auch des relativen *Herzgewichts* besonders offensichtlich. Das geringste relative Herzgewicht von nur 0,6% besitzen die durch ihren massiven Körperbau charakterisierten Kaltblutpferde (Schrittpferde). Demgegenüber schwankt das relative Herzgewicht der sogenannten Halbblutpferde zwischen 0,62 und 0,99% des Körpergewichts (s. Tab. 10), und bei Vollblutpferden erreicht es extreme Werte mit 1,04% ihres Körpergewichts.

In einem kurzen Bericht aus den Jahren 1909 und 1910 werden die absoluten Herzgewichte von sieben zwischen 160 und 170 cm großen, zu jener Zeit in HOPPEGARTEN eingestellten Vollblutpferden

Tab. 10. Gewicht und Maße des Herzens des Pferdes. Altersgruppen zwischen 4 und 14 Jahren (Nach BLUM, 1925.)

Geschlecht	Anzahl	Lebendgewicht in kg		Absolutes Herzgewicht in kg		Relatives Herzgewicht in %		Durchmesser der Herzbasis in mm sagittal	
		Variationsbreite	im Mittel	Variationsbreite	im Mittel	Variationsbreite	im Mittel	Variationsbreite	im Mittel
Wallach	42	190–480	375	1,36–3,82	2,98	0,62–0,94	0,78	135–210	181
Stute	62	250–510	324	1,78–4,18	2,79	0,63–0,99	0,78	150–210	162

Durchmesser der Herzbasis in mm transversal		Umfang d. Herzens unter dem Sulcus coronarius in mm		Höhe des Margo ventricularis in mm				Größte Dicke der Herzwand in mm		
				dexter		sinister				
Variationsbreite	im Mittel	Variationsbreite	im Mittel	Variationsbreite	im Mittel	Variationsbreite	im Mittel	links	rechts	Septum
85–150	127	380–580	510	190–270	224	160–240	211	31,9	18	46
105–145	129	420–590	503	190–290	230	170–250	200	31,0	19	48

mit durchschnittlich 4,5 kg angegeben. Das Herz des 168 cm großen vierjährigen FESTASOHNES FAUST wog 5,75 kg.

Weit übertroffen wird dieser stattliche Wert durch das Gewicht des Herzens eines Vollblüters, das seit dem Jahre 1927 im Veterinär-Anatomischen Institut der Universität Gießen aufbewahrt wird. Es gehörte dem ebenfalls aus der „FESTA" stammenden Hengst „FELS", der im Alter von 24 Jahren im Stall v. WEINBERG (Waldfried) wegen Altersschwäche getötet wurde. Sein blutleeres, formalinfixiertes Herz wiegt 8,9 kg.

Lage des Herzens (7)

Der Kranialrand des diastolischen Herzens ragt in den 2. *Interkostalraum* hinein, während sein Kaudalrand von der 6. *Rippe* abgedeckt wird. In der Systole rückt der *Margo ventricularis dexter* in den 3., der *Margo ventricularis sinister* in den 5. *Interkostalraum*. Die Basis des mit seiner Achse steil auf das Brustbein gerichteten Herzens befindet sich auf der Grenze des mittleren zum ventralen Drittel der Brustkorbhöhe. Die leicht nach links gerichtete Herzspitze erreicht den 6. oder 7. *Rippenknorpel*, ohne jedoch das Brustbein zu berühren. Der *Margo ventricularis dexter* begleitet zunächst den Kranialrand der 3. *Rippe* und folgt anschließend der Innenkontur des Brustbeins. Der *Margo ventricularis sinister* steigt von der 6. *Rippe* bedeckt fast senkrecht zum Brustbein ab. Die *Linea m. tricipitis* (Kaudalrand des Caput longum des M. triceps brachii) läßt den kaudalen Abschnitt des linken Ventrikels unbedeckt. Drei Fünftel des Herzens liegen links der Medianebene. Die *Facies auricularis* berührt daher, durch die *Incisura cardiaca* der linken Lunge freigegeben, die linke Brustwand im Bereich des 4. und 5. *Interkostalraums* und der 5. *Rippe* unmittelbar. Rechts erreicht die *Facies atrialis* des Herzens die Brustwand im Bereich der 4. und 5. *Rippe* (s. Bd. II, Abb. 408 u. 409).

Wie bei den anderen *Haussäugetieren* muß zur klinischen Exploration des Herzens auch beim *Pfd.* das entsprechende Vorderbein möglichst weit nach vorn gezogen werden.

Der Herzstoß ist links im mittleren Drittel der Brusthöhe zwischen dem 3. und dem 6., am deutlichsten im 5. *Interkostalraum* sowie auf der rechten Seite im Bereich des 3. und 4. *Zwischenrippenraums* fühlbar.

Eine absolute Herzdämpfung ist links im Bereich des 3. bis 5. *Interkostalraumes* feststellbar, wobei die obere Grenze des ungefähr handflächengroßen Dämpfungsfelds im 4. *Interkostalraum* in der Mitte des ventralen Drittels der Höhe des Brustkorbs verläuft. Rechts findet sich das von der rechten Herzkammer bestrittene Dämpfungsfeld im 3. und 4. *Zwischenrippenraum*. Im Umkreis dieser Felder absoluter Dämpfung läßt sich ohne scharfe Abgrenzung auch eine relative Herzdämpfung ermitteln, die durch die Abdeckung des Herzens in diesem Bereich durch die Lunge bedingt ist. Die Größe der Dämpfungsfelder ist abhänig von der unterschiedlichen Herzgröße der Rassen, aber auch individuell variabel.

Von den Herztönen ist der des linken Ventrikels im 4. bis 5. *Interkostalraum*, also im Bereich des Herzdämpfungsfelds, am deutlichsten hörbar. Der Ton der rechten Kammer ist rechts im 4. bis 5. *Interkostalraum* in der Mitte des unteren Drittels des Brustraums am deutlichsten. Der Ton der Pulmonalisklappe ist links im 3. *Zwischenrippenraum* über der 4. *Rippe* in der Mitte des ventralen Drittels der Brusthöhe, der Klappenton der Aorta links im 4. *Interkostalraum* festzustellen.

Blutgefäße des Herzens (46–49)

Arterien

Die arterielle Blutversorgung des Herzens erfolgt beim *Pfd.* durch die **A. coronaria sinistra** und die bei dieser Spezies wesentlich stärkere, für ein entsprechend umfangreiches Versorgungsgebiet zuständige **A. coronaria dextra** (beidseitig koronarer Versorgungstyp) (26).

Die **A. coronaria sinistra** (47/1) entspringt aus dem *linken Sinus* des *Bulbus aortae*, erreicht zwischen dem *Truncus pulmonalis* und dem linken Herzohr den *Sulcus coronarius*, wo sie sich in den *Ramus interventricularis paraconalis* und den *Ramus circumflexus* gabelt.

Der *Ramus interventricularis paraconalis* (47/2) tritt, in Fettgewebe eingebettet, in die gleichnamige Längsfurche ein, erreicht die *Incisura apicis cordis* und über diese hinweg die *Facies atrialis* des Herzens. Mit größeren und kleineren Seitenästen versorgt er die der Längsfurche benachbarten

Abb. 46. Basis eines Pferdeherzens nach Abtragung der Vorhöfe. (Nach HOFFMANN, 1960.)

a, b, c Valva aortae: *a* Valvula semilunaris sinistra, *b* Valvula semilunaris dextra, *c* Valvula semilunaris septalis; *d, e, f* Valva trunci pulmonalis: *d* Valvula semilunaris sinistra, *e* Valvula semilunaris dextra, *f* Valvula semilunaris intermedia; *g, h* Valva atrioventricularis sinistra s. bicuspidalis: *g* Cuspis septalis, *h* Cuspis parietalis; *i, k, l* Valva artrioventricularis dextra s. tricuspidalis: *i* Cuspis septalis, *k* Cuspis parietalis, *l* Cuspis angularis; *m* Septum interatriale; *n* Conus arteriosus; *o* Margo ventricularis dexter; *p* Margo ventricularis sinister; *q* Sulcus interventricularis paraconalis; *r* Sulcus interventricularis subsinuosus

1 A. coronaria sinistra, *2* Ramus interventricularis paraconalis, *3* Ramus circumflexus; *4* Ramus u. V. angularis; *5* Ramus u. V. proximalis ventriculi sinistri; *6* Ramus u. V. marginis ventricularis sinistri; *7* V. distalis ventriculi sinistri; *8* Ramus proximalis atrii sinistri; *8'* Ramus auricularis dexter; *8''* Ramus auricularis sinister; *9* Ramus intermedius atrii sinistri; *10, 10'* A. coronaria dextra; *11* Ramus coni arteriosi bzw. V. cordis dextra; *12* Ramus proximalis ventriculi dextri bzw. Vv. cordis dextrae; *13* Ramus marginis ventricularis dextri bzw. Vv. cordis dextrae; *14* Ramus coronarius sinister; *15* Ramus interventricularis subsinuosus; *16* Ramus proximalis ventriculi dextri; *16'* V. coni arteriosi; *17* Ramus intermedius atrii dextri; *18* Ast des Ramus circumflexus zur Wand des rechten Vorhofes; *19* Äste des Ramus coronarius sinister zur Wand des linken Vorhofs; *20* Sinus coronarius; *21, 22* V. cordis magna; *23* V. cordis media; *24* V. obliqua atrii sinistri

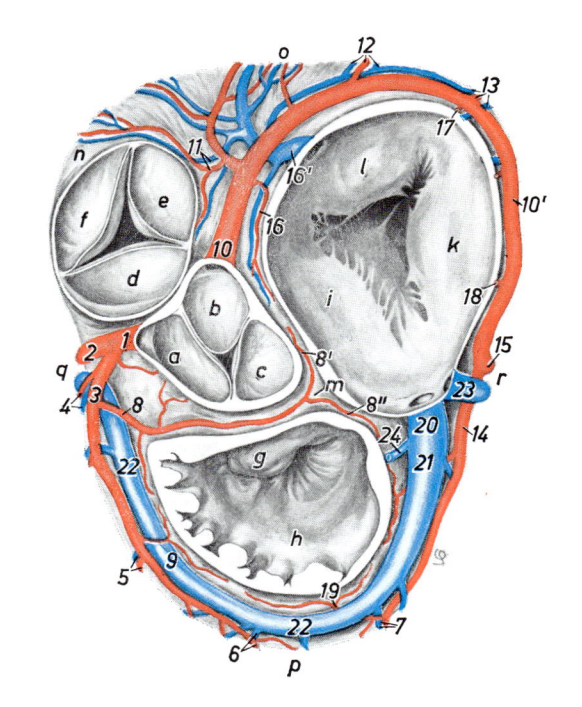

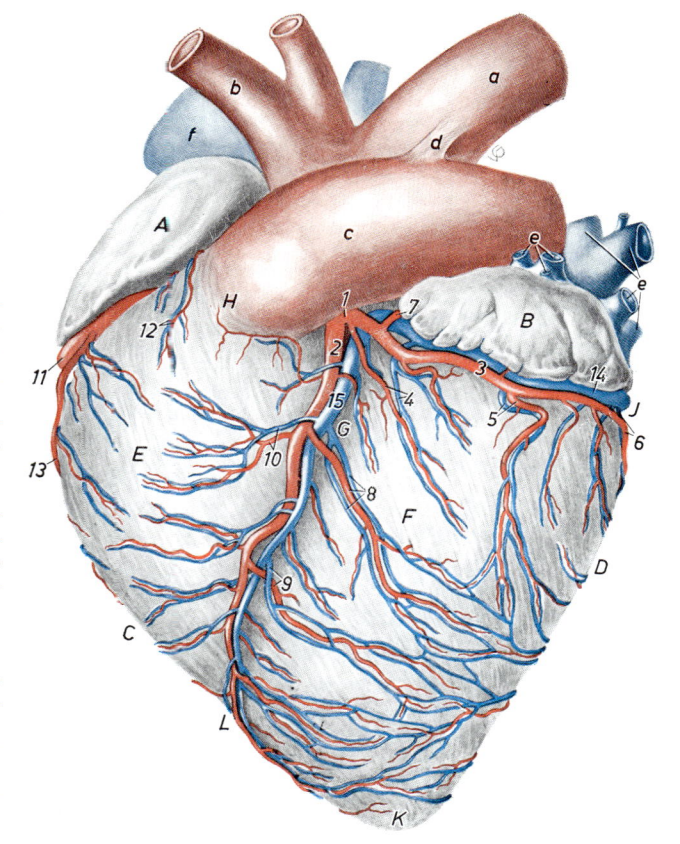

Abb. 47. Arterien und Venen der Facies auricularis eines Pferdeherzens. (Nach HOFFMANN, 1960.)

A Auricula dextra; *B* Auricula sinistra; *C* Margo ventricularis dexter; *D* Margo ventricularis sinister; *E* Ventriculus dexter; *F* Ventriculus sinister; *G* Sulcus interventricularis paraconalis; *H* Conus arteriosus; *J* Sulcus coronarius; *K* Apex cordis; *L* Incisura apicis cordis

a Arcus aortae; *b* Truncus brachiocephalicus; *c* Truncus pulmonalis; *d* Ligamentum arteriosum; *e* Vv. pulmonales; *f* V. cava cranialis

1 A. coronaria sinistra, *2* ihr Ramus interventricularis paraconalis, *3* ihr Ramus circumflexus; *4* Ramus u. V. angularis; *5* Ramus proximalis ventriculi sinistri bzw. Ast der V. cordis magna; *6* Ramus marginis ventricularis sinistri bzw. Ast der V. cordis magna; *7* Ramus proximalis atrii sinistri; *8* Ramus collateralis sinister proximalis; *9* Ramus collateralis sinister distalis; *10* Ramus u. V. coni arteriosi; *11* A. coronaria dextra; *12* Ramus coni arteriosi bzw. V. cordis dextra; *13* Ramus proximalis ventriculi dextri; *14, 15* V. cordis magna

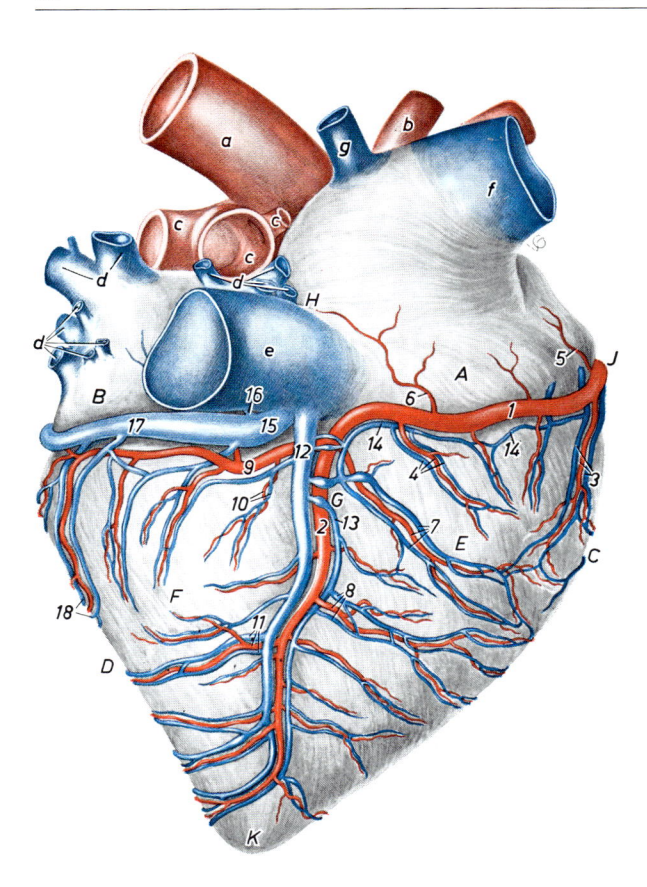

Abb. 48. Arterien und Venen der Facies atrialis eines Pferdeherzens. (Nach Hoffmann, 1960.)
A Atrium dextrum; *B* Atrium sinistrum; *C* Margo ventricularis dexter; *D* Margo ventricularis sinister; *E* Ventriculus dexter; *F* Ventriculus sinister; *G* Sulcus interventricularis subsinuosus; *H* Sinus venarum cavarum; *J* Sulcus coronarius; *K* Apex cordis
a Arcus aortae; *b* Truncus brachiocephalicus; *c* Aa. pulmonales; *d* Vv. pulmonales; *e* V. cava caudalis; *f* V. cava cranialis; *g* V. azygos dextra
1 A. coronaria dextra; *2* Ramus interventricularis subsinuosus; *3* Ramus marginis ventricularis dextri bzw. Vv. cordis dextrae; *4* Ramus distalis ventriculi dextri bzw. Vv. cordis dextrae; *5* Ramus intermedius atrii dextri; *6* Ramus distalis atrii dextri; *7* Ramus collateralis dexter proximalis bzw. Ast der V. cordis media; *8* Ramus collateralis dexter distalis bzw. Ast der V. cordis media; *9* Ramus coronarius sinister bzw. Ast der V. cordis media; *10* V. paracoronaria; *11* Ramus u. V. collateralis ventriculi sinistri; *12* V. cordis media, *13* ihr Parallelast; *14* Schaltvene der Vv. cordis dextrae; *15* Sinus coronarius; *16* V. obliqua atrii sinistri; *17* V. cordis magna; *18* V. distalis ventriculi sinistri

Abschnitte besonders des linken, in geringerem Ausmaß auch des rechten Ventrikels sowie das Septum interventriculare (49/7). Neben diesen sieben bis acht Zweigen entläßt der *Ramus interventricularis paraconalis* zwei größere Äste. Der erste ist der *Ramus collateralis sinister proximalis* (47/8), der schräg absteigend und sich verzweigend dem *Margo ventricularis sinister* zustrebt. Der zweite, als *Ramus collateralis sinister distalis* benannte (47/9), entspringt weiter distal und erreicht mit seinen Zweigen ebenfalls den *Margo ventricularis sinister.* Von den Ästen zur rechten Kammerwand tritt besonders der *Ramus coni arteriosi* hervor, dessen Name auf sein Versorgungsgebiet hindeutet (/10).

Der *Ramus circumflexus* der *A. coronaria sinistra* (46/3; 47/3) überkreuzt die später zu besprechende *V. cordis magna,* erreicht im *Sulcus coronarius* den *Margo ventricularis sinister,* in dessen Bereich seine Endaufzweigung erfolgt. In manchen Fällen können seine Zweige auch noch die *Facies atrialis* erreichen. Mit fünf bis sieben Ästen unterschiedlicher Stärke versorgt der *Ramus circumflexus* die Wand der linken Kammer und des Vorhofs sowie das Vorhofseptum. Als erste der Abzweigungen verläßt der *Ramus angularis* (47/4) den *Ramus circumflexus.* Ihm folgt der kräftige *Ramus proximalis ventriculi sinistri* (47/5), der sich mit seinen Zweigen zwischen die des *Ramus angularis* und jene des ebenfalls aus dem *Ramus circumflexus* entspringenden *Ramus marginis ventricularis sinistri* einschiebt (47/6).

Die Wand des linken Vorhofs erhält vier bis sechs Äste aus dem *Ramus circumflexus.* Zwei größere, der *Ramus proximalis* und der *Ramus intermedius atrii sinistri* (46/8, 9), versorgen den Hauptteil der linken Vorhofwand, während zwei kleinere Zweige, die *Rami auriculares dexter* und *sinister* (/8′, 8″), zur Wand des linken Herzohrs ziehen.

Die **A. coronaria dextra** (46/10) entspringt aus dem zur rechten Segelklappe gehörenden *Sinus* des *Bulbus aortae,* tritt in den *Sulcus coronarius* ein (47/11; 48/1; 49/1), erreicht den *Sulcus interventricularis subsinuosus* und wird hier zum *Ramus interventricularis subsinuosus* (46/15; 48/2; 49/2), der der Herzspitze zustrebt. Auf ihrem Weg

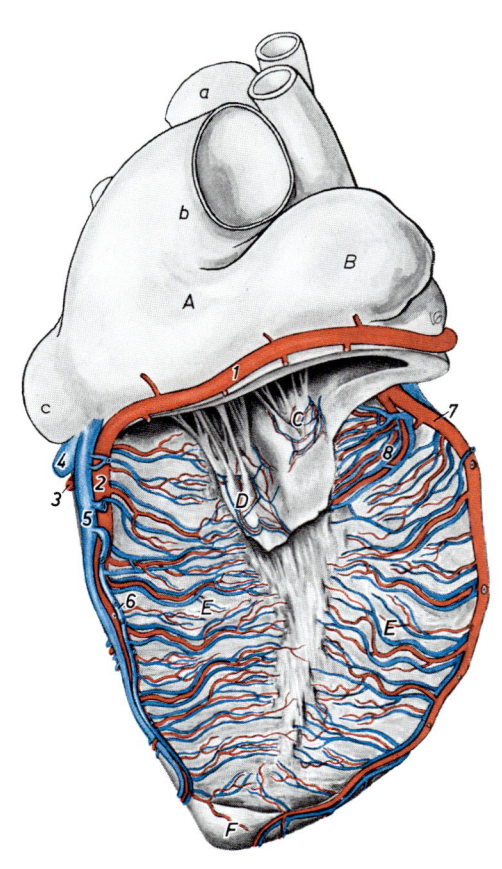

Abb. 49. Blutgefäße des Septum interventriculare und der Mm. papillares subarteriosus und parvi eines Pferdeherzens, rechte Seite. (Nach HOFFMANN, 1960.)
A Atrium dextrum; *B* Auricula dextra; *C* M. papillaris subarteriosus; *D* Mm. papillares parvi; *E* Septum interventriculare; *F* Apex cordis
a Arcus aortae; *b* V. cava cranialis; *c* V. cava caudalis
1 A. coronaria dextra; *2* Ramus interventricularis subsinuosus; *3* Ramus coronarius sinister; *4* Sinus coronarius; *5* V. cordis media; *6* ihr Parallelast; *7* R. interventricularis paraconalis der A. coronaria sinistra; *8* Kammerseptumgefäße

unter dem rechten Herzohr gibt sie zahlreiche größere und kleinere Äste an die kranzfurchennahen Abschnitte der Wand der rechten Herzkammer und des Vorhofs ab. Die an die rechte Kammerwand ziehenden benannten Äste sind der *Ramus coni arteriosi* (47/12), der *Ramus proximalis ventriculi dextri* (46/12; 47/13), der *Ramus marginis ventricularis dextri* (46/13; 48/3) und der *Ramus distalis ventriculi dextri* (48/4). Der erste dieser vier Äste versorgt die Wand des *Conus arteriosus* und des *Bulbus aortae*, der zweite und dritte die Wand des *rechten Ventrikels* im Bereich seines *Margo ventricularis dexter* und der vierte Zweig einen Wand-

abschnitt des rechten Ventrikels an seiner *Facies atrialis*.

Der *Ramus interventricularis subsinuosus* der *A. coronaria dextra* durchläuft, wie bereits erwähnt, die gleichnamige Längsfurche, ohne jedoch die Herzspitze zu erreichen (48/2). Mit bis zu sieben kleinen Abzweigungen dient er im längsfurchennahen Bereich an der *Facies atrialis* der Blutzufuhr für die Wand der rechten und der linken Herzkammer. Zwei weitere aus ihm entspringende, zur rechten Herzkammer ziehende Zweige sind die *Rami collaterales dextri proximalis* und *distalis* (48/7, 8). Diese beiden größeren Äste versorgen bis zum *Margo ventricularis dexter* reichende Abschnitte der Wand des rechten Ventrikels.

Zwei ebenfalls größere Gefäße des *Ramus interventricularis subsinuosus* sind maßgeblich an der Versorgung der linken Kammerwand beteiligt. Der erste ist der *Ramus coronarius sinister* (48/9). Er entspringt an jener Stelle aus dem *Ramus interventricularis subsinuosus,* wo dieser aus der *A. coronaria dextra* hervorgeht. Diese kräftige, in dieser Form nur dem *Pfd.* eigen. Arterie verläuft in der *Pars dextra* des *Sulcus coronarius* bis zum *Margo ventricularis sinister*. Die Reichweite des *Ramus coronarius sinister* steht im umgekehrten Verhältnis zu jener des ihm entgegenlaufenden *Ramus circumflexus* der *A. coronaria sinistra,* mit dessen Endästen er jedoch keine Anastomosen bildet. Der zweite, stärkere Ast des *Ramus interventricularis subsinuosus,* der *Ramus collateralis ventriculi sinistri* (48/11), versorgt mit mehreren kleinen Gefäßen den herzspitzenwärtigen Abschnitt der Wand des linken Ventrikels bis in den Bereich des *Margo ventricularis sinister*. Zur Wand des rechten Vorhofs entläßt die *A. coronaria dextra* neben zahlreichen kleineren Zweigen die *Rami proximalis* (46/16), *intermedius* (46/17; 48/5) bzw. *distalis* (/18; 6) *atrii dextri*.

Die arterielle Versorgung der *Papillarmuskeln* ist zwar variabel, läßt aber trotzdem ein Grundschema erkennen. Von den zwei Papillarmuskeln des *linken Ventrikels* empfängt der *M. papillaris subauricularis* Äste aus dem *Ramus angularis* der *A. coronaria sinistra* (47/4) und des *Ramus collateralis sinister proximalis* (/8). Der *M. papillaris subatrialis* erhält Zweige aus dem *Ramus proximalis ventriculi sinistri* (47/5) und dem *Ramus marginis ventricularis sinistri* (/6) der *A. coronaria sinistra* sowie solche aus dem

Ramus collateralis ventriculi sinistri (48/*11*) des *Ramus interventricularis subsinuosus*.

Von den *Papillarmuskeln* der *rechten Herzkammer* wird der *M. papillaris subarteriosus* von Zweigen der *A. coronaria dextra* und *septalen* Ästen des *Ramus interventricularis paraconalis* der *A. coronaria sinistra* versorgt. Für die *Mm. papillares parvi* sind *Septumäste* beider *Rami interventriculares* zuständig (49), während der *M. papillaris magnus* im Versorgungsbereich des *Ramus marginis ventricularis dextri* liegt (48/*3*).

Dem starken *Septum interventriculare* (49) fließt das Blut aus zahlreichen, etwa gleich starken, in unregelmäßigen Abständen den *Rami interventriculares paraconalis* und *subsinuosus* entspringenden Ästen zu, die zwar einander entgegenstreben, jedoch keine Anastomosen bilden. Der erste aus dem *Ramus interventricularis paraconalis* der *A. coronaria sinistra* abgehende Ast ist besonders kräftig und wird als *Ramus septi interventricularis* bezeichnet (49/*8*).

Venen

Der als S a m m e l r a u m des H e r z v e n e n b l u t e s dem *rechten Vorhof* vorgeschaltete **Sinus coronarius** ist an seiner Mündung mit einer undeutlichen *Valvula sinus coronarii* ausgestattet und beim *Pfd.* nur sehr kurz (46/*20*; 48/*15*). Als zylindrische Ausbuchtung des rechten Vorhofs schiebt er sich in den *Sulcus coronarius* unter die Mündung der *V. cava caudalis* ein und setzt sich in die gleichweite *V. cordis magna* fort (48/*17*). Die Grenze zwischen beiden markiert die beim *Pfd.* meist deutliche, hier entspringende *V. obliqua atrii sinistri* (/*16*), die ihr Blut aus einem Teil der linken Vorhofwand bezieht.

Die weitlumige **V. cordis magna** verläuft, aus dem *Sinus coronarius* hervorgehend, im *Sulcus coronarius* über den *Margo ventricularis sinister*, von dem linken Herzohr verdeckt, zur *Facies auricularis*. Hier tritt sie in die linke Längsfurche ein (47/*15*) und begleitet den *Ramus interventricularis paraconalis* zur *Incisura apicis cordis*.

Der im *Sulcus coronarius* verlaufende Abschnitt der *V. cordis magna* begleitet den *Ramus circumflexus* (46/*22*; 47/*14*). Ihre unbenannten Äste ziehen mit Arterien zur Wand des *linken Ventrikels* und *Vorhofs*. Größere Äste, die gleichnamige Arterien zu den selben Versorgungsgebieten begleiten, sind die *V. angularis* (46/*4*), die *V. proximalis ventriculi sinistri* (/*5*), die *V. marginis ventricularis sinistri* (/*6*) sowie die *V. distalis ventriculi sinistri* (46/*7*; 48/*18*). Unbenannte kleinere, zum Teil paarige Äste der *V. cordis magna* (47/*15*) begleiten Äste des a r t e r i e l l e n *Ramus interventricularis paraconalis* zu den der linken Längsfurche benachbarten Bereichen der rechten und linken Kammerwand. Gleichnamigen Arterien entsprechen die *Vv. collaterales proximalis* und *distalis* (47/*8, 9*). Sie versorgen die Wand des *linken Ventrikels*, während die rechte Kammerwand mit der *V. coni arteriosi* ausgestattet ist (47/*10*).

Die **V. cordis media** verläßt im M ü n d u n g s b e r e i c h des *Sinus coronarius* den rechten Vorhof (46/*23*; 48/*12*) und begleitet im *Sulcus interventricularus subsinuosus* den gleichnamigen Ast der *A. coronaria dextra*. Wie dieser gabelt sie sich vor dem Erreichen der Herzspitze in mehrere Zweige auf. Meistens gibt die *V. cordis media* einen schwächeren Begleitast ab (48/*13*), mit dem sie durch Queranastomosen verbunden bleibt. Außer den mit kleinen arteriellen Ästen zu längsfurchennahen Abschnitten der rechten und linken Kammerwand verlaufenden Venen gibt die *V. cordis media* bzw. ihre Kollateralvene an die *rechte Herzkammer* die *Vv. collaterales dextrae proximalis* und *distalis* (48/*7, 8*) sowie an die *linke Ventrikelwand* die *V. paracoronaria sinistra* (/*10*) und die *V. collateralis ventriculi sinistri* (/*11*) ab.

Erwähnt seien schließlich die den s e p t a l e n A r t e r i e n ä s t e n der beiden *Koronararterien* zugehörenden Parallelvenen, die in die *V. cordis media* und die *V. cordis magna* münden (49).

Die vier bis sechs **Vv. cordis dextrae** entspringen direkt aus dem rechten Vorhof und sammeln das Blut aus dem kranzfurchennahen Bereich der rechten Kammerwand. In der Regel sind sie durch fortlaufende Queranastomosen miteinander verbunden, so daß eine dünne, mit dem der *A. coronaria dextra* parallel verlaufende S c h a l t v e n e entsteht (48/*14*), die schließlich Anschluß an die *V. cordis media* bekommt. Vier größere der *Vv. cordis dextrae*, werden als *V. coni arteriosi* (47/*12*), *V. proximalis ventriculi dextri* (/*13*), *V. marginis ventricularis dextri* (48/*3*) und als *V. distalis ventriculi dextri* (/*4*) bezeichnet.

Die **Vv. cordis minimae,** jene kleinkalibrigen, nur wenige Millimeter langen Venen, die das Blut aus der Wand der Vorhöfe und der Herzkammern unmittelbar in diese Räume abgeben, sind im Bereich der Vorhöfe zahlreicher als in den Ventrikeln.

Artdiagnostische Merkmale des Herzens der Haussäugetiere

Die Frage nach vorhandenen und gegebenenfalls praktisch verwertbaren **artdiagnostischen Merkmalen** am Herzen unserer *Haussäugetiere* betrifft insbesondere die Spezies etwa **gleicher Körpergröße**. Demnach sind es einerseits das *Herz* von *Hd.*, *Schw.*, *Schf.* und *Zg.*, andererseits das von *Rd.* und *Pfd.*, auf deren artspezifische Unterschiede sich nachfolgende Betrachtungen beziehen.

Hund (16, 17, 27–29)

Die Form des *Hundeherzens* ist kugelig, sein Querschnitt unter der *Kranzfurche* kreisförmig. Das Herzgewicht großer Rassen beträgt bis zu 500 g. Die **Ränder** der *Herzohren* sind **glatt**. Nur mäßige Mengen von *Fettgewebe* gelbrötlicher Farbe und weicher Konsistenz füllen den *Sulcus coronarius* und die *Längsfurchen*, die nur selten von **Muskelbrücken** überquert werden. Die kleineren *subepikardialen Arterien* werden regelmäßig von zwei *Kollateralvenen* begleitet. Der *Ramus interventricularis paraconalis* wie auch der *Ramus interventricularis subsinuosus* sind **beide Äste** der **A. coronaria sinistra** (27/1, 2, 8). Hier liegt somit der **linkskoronare Versorgungstyp** des *Herzens* vor (25). Die *V. cordis magna* und *V. cordis media* entspringen **beide aus dem** *Sinus coronarius* (27/16, 17, 18), letztere kurz vor seiner Einmündung in den rechten Vorhof. Ein **weiteres Merkmal** ist die mit dem *Sinus coronarius* in Verbindung stehende *V. obliqua atrii sinistri* (/20), ein **Rudiment** der *V. azygos sinistra* des fetalen Herzens. Die meist vier *Vv. cordis dextrae* entspringen selbständig aus dem rechten Vorhof an der *Facies atrialis* (/10–13). Ein **wichtiges Merkmal** gegenüber dem *Schw.* sowie *Schf.* und *Zg.* ist, daß der *Hd.* nur eine *V. azygos dextra* besitzt, die aus dem Mündungsbereich der *V. cava cranialis* in den rechten Vorhof entspringt (29/10). Sofern der *Aortenbogen* noch an dem zu diagnostizierenden Organ erhalten ist, ist die Art, in der er die **Vorderrumpf und Vorderextremitäten**, **Hals und Kopf** versorgenden *Arterien* entläßt, als **diagnostisches Merkmal** sowohl beim *Hd.* als auch bei *Schw.* und *kleinen Wiederkäuern* verwertbar. Gleiches gilt auch für die Zweige der *V. cava cranialis*.

Der *M. papillaris magnus* ist entweder **eindeutig septumständig** oder **septum- und außenwandständig**, jedoch mit deutlicherer Beziehung zum Septum. Das Herzskelett enthält zwei *Herzknorpel*, von denen der eine nur sehr klein ist.

Schwein (19, 34–36)

Das Herz des *Schw.* ist stumpfkegelförmig und seitlich leicht abgeflacht. Seine **größte Breite** über der *Kranzfurche* und seine **Höhe** zwischen dieser und der Herzspitze stimmen fast überein. Sein Gewicht kann bis 500 g betragen. Die *Ränder* der beiden *Herzohren*, besonders die des linken, weisen einige deutliche *Kerben* auf. Das *Fettgewebe* in der Kranzfurche und in den Längsfurchen ist von weicher Konsistenz und grauweißer Farbe. Seine Menge ist von dem Ernährungszustand abhängig, aber nicht in dem Maß, wie man es nach der Neigung dieser Spezies zur Fettspeicherung erwarten könnte. Die Blutgefäße in den Längsfurchen werden beim *Schw.* **häufig von Muskelzügen** überquert. Beide **Aa. coronariae** liefern je **einen** *Ramus interventricularis*, und zwar die *A. coronaria sinistra* (35/9) den *parakonalen* (/11), die *A. coronaria dextra* hingegen den *subsinuösen* Ast (36/14, 15). Beim *Schw.* besteht demnach der **beidseitig koronare Versorgungstyp** (26). Der *Sinus coronarius* (36/d) entläßt hier die sowohl für das *Schw.* als auch für den *Wdk.* **typische** *V. azygos sinistra* (/8). Die Grenze zwischen beiden bestimmt der Ursprung der *V. cordis magna* (/23) aus dem *Sinus coronarius*, der in einem etwas größeren Abstand von dieser Stelle auch die *V. cordis media* (/21) entläßt. Im *Sulcus interventricularis paraconalis* (35/21) teilt sich die *V. cordis magna* schon in Höhe der Kranzfurche in **zwei kollaterale Äste**, während ihre gegenseitige Partnerin (36/21) sich erst im unteren Drittel des *Sulcus interventricularis subsinuosus* aufgabelt. Vier *Vv. cordis dextrae* sind vorhanden, von denen drei mit einem gemeinsamen Ursprungsgefäß, (34/20) aus dem rechten Vorhof entspringen. Der *M. papillaris magnus* ist, wie auch bei *Schf.* und *Zg.*, im Gegensatz zu seinem Verhalten beim *Hd.* immer außenwandständig. Die *Trabecula septomarginalis* des *rechten Ventrikels* ist in der Regel sehr kräftig und kann bis zu 9 mm im Querschnitt messen. Zwei *Herzknorpel*, die in höherem Alter verknöchern können, vervollständigen das Herzskelett.

Schaf und Ziege (20, 41–45)

Das Herz vom *Schf.* ist kegelförmig und im ganzen etwas schlanker und spitzer als das des *Schw.* Bei der *Zg.* hingegen hat es die Gestalt eines spitzen Kegels. Das Herz des *Schf.* wiegt bis zu 250 g. Der Rand der Herzohren, besonders der des linken, ist bei beiden Arten deutlicher gekerbt als beim *Schw.* Das subepikardiale *Fettgewebe* füllt die Herzfurchen und überschreitet je nach dem individuellen Ernährungszustand deren Grenzen mehr oder weniger. Es ist weiß und hat die für Talg typische feste Konsistenz. Kennzeichnend für das Herz von *Schf.* und *Zg.* ist das Vorkommen von **subendokardialem Fettgewebe** in Form kleiner Inseln, besonders an den Kuppen der *Papillarmuskeln* (20).

Bezüglich der Herkunft der **beiden** *Rami interventriculares* besteht bei **beiden Arten** der **linkskoronare Versorgungstyp** (25), das heißt, beide Längsfurchenarterien entstammen der **A. coronaria sinistra** (43/1). Der *Sinus coronarius* (42/12; 45/13) entläßt bei den **kleinen** *Wdk.* ebenso wie beim *Schw.* die *V. azygos sini-*

stra (/e; /e) und bei der *Zg.* auch die *V. cordis media* (45/14), während diese beim *Schf.* aus dem *Atrium dextrum* unmittelbar entspringt (42/13). Beide Vertreter besitzen im Gegensatz zu *Hd.* und *Schw.* eine *V. marginis ventricularis sinistri* (41/13), die der *V. cordis magna* entstammt und zum *Margo ventricularis sinister* zieht. Vier bis fünf *Vv. cordis dextrae* entspringen einzeln, zum Teil vom Herzohr verdeckt, aus dem rechten Vorhof.

Im Verhalten der Herzeigengefäße sind zwischen *Schf.* und *Zg.* weitere Unterschiede gegeben, die jedoch Gefäße von so geringer Größe betreffen, daß sie für artdiagnostische Zwecke, auch im Hinblick auf das Vorkommen individueller Variationen, ungeeignet sind.

Wie beim *Schwein* besitzen *Schaf* und *Ziege* je einen größeren und einen kleineren Herzknorpel, die verknöchern können.

Rind (37–40)

Das Herz des *Rd.* hat, von seinem Funktionszustand abhängig, die Gestalt eines gleichseitigen gedrungenen oder die eines mehr spitzen Kegels. Sein Gewicht beträgt bis zu 3,3 kg. Am *Margo ventricularis sinister* findet sich der arttypische *Sulcus*. Der Rand der beiden Herzohren ist auffallend stark gekerbt. Zu beachten ist auch die große Menge an weißem und hartem subepikardialen Fettgewebe, das mit polsterförmigen Bildungen die Grenzen der Herzfurchen weit überschreiten kann. Beide *Längsfurchenarterien* entstammen der **A. coronaria sinistra** (37/1, 2, 3; 38/1, 2; 39/2). Demnach liegt hier der linkskoronare Versorgungstyp vor (25). Der *Sinus coronarius* (39/13) entläßt die *V. cordis magna* (38/11), die *V. cordis media* (39/14) und die unter den *Wdk.* auch dem *Rd.* eigene *V. azygos sinistra* (37/17). Arteigen ist ebenso die aus dem *Sinus coronarius* entspringende *V. marginis ventricularis sinistri* (37/18; 38/13). Sie verläuft in dem nur beim *Rd.* vorhandenen *Sulcus* des *Margo ventricularis sinister*. Die sieben bis acht *Vv. cordis dextrae* entspringen einzeln aus dem rechten Vorhof. Ein ganz besonderes charakteristisches und leicht festzustellendes Merkmal des Herzens vom *Rd.* sind ein *großer* und ein *kleiner*, zum Herzskelett gehörender *Herzknochen*.

Pferd (46–49)

Das Herz des *Pfd.* ist stumpfkegelförmig und seitlich abgeflacht. Sein Gewicht beträgt, von der Rasse abhängig, zwischen 1,3 und 4,2 kg, kann jedoch bei Vollblutpferden weit darüber hinausgehen. Der Rand des linken Herzohrs ist nur undeutlich gekerbt. Das subepikardiale Fettgewebe ist auffallend gelb und von weicher, fast dickölige Konsistenz. Seine Menge ist offensichtlich von der Rasse der Tiere abhängig, und zwar derart, daß die Herzen „primitiver" Pferderassen erhebliche Fettdepots aufweisen, die die Herzfurchen weit überschreiten. Die beiden *Längsfurchenarterien*, deren Zweige meistens von je zwei *Kollateralvenen* begleitet werden, entstammen beiden *Aa. coronariae* (46/1, 10), und zwar der *Ramus interventricularis paraconalis* (/2) der linken und der *Ramus interventricularis subsinuosus* (/15) der rechten Kranzarterie. Zum Unterschied gegenüber dem *Rd.* besteht hier der beidseitig koronare Versorgungstyp (26). Kennzeichnend für das Herz des *Pfd.* ist auch das Vorhandensein einer *V. azygos dextra*, die aus der *V. cava cranialis* entspringt (10/2). Der *Sinus coronarius* (46/20; 48/15) entläßt die *V. cordis magna* (/21; 17). An der Grenze zwischen beiden entspringt beim *Pfd.* die *V. obliqua atrii sinistri* (/24; /16). Die *V. cordis media* verläßt den *Sinus coronarius* kurz vor dessen Mündung in das *Atrium dextrum* oder sie entspringt direkt aus diesem (48/12). Das Herzskelett des *Pfd.* wird durch drei *Herzknorpel*, einen großen, einen mittelgroßen und einen kleinen vervollständigt.

Arterien, Arteriae[*]

Truncus pulmonalis
(Schw.: 96/41; 153/46; Zg.: 154/28; Schf.: 99/19; Rd.: 102, 155/1; Pfd.: 103/30)

Der Truncus pulmonalis führt als Arterie des kleinen oder Lungenkreislaufs das venöse Blut zur Lunge. Er entspringt am Ostium trunci pulmonalis aus dem Conus arteriosus des Ventriculus dexter. Der Anfangsabschnitt des Truncus pulmonalis wird von den beiden Herzohren flankiert. In diesem liegen jeweils dorsal der Valvulae semilunares flache Ausbuchtungen, die Sinus trunci pulmonales. Der Truncus pulmonalis steigt zunächst links und kranial der Aorta im Herzbeutel dorsal auf. Bereits ventral vom Truncus brachiocephalicus biegt er kaudal ab, kreuzt dabei den Arcus aortae auf der linken Seite und verläßt dorsal der linken Vorkammer den Herzbeutel. Hier ist der Truncus pulmonalis mit der Aorta durch das Lig. arteriosum verbunden, das fetal als Ductus arteriosus eine direkte Verbindung zwischen dem Lungen- und dem Körper-

---

[*] Die topographischen Abbildungen des Herzens und der Blutgefäße entstammen verschiedenen Arbeiten und haben daher keine einheitliche Beschriftung. Für die vergleichende Darstellung unwesentliche Detailbezeichnungen bleiben in den Legenden des Lehrbuchs unberücksichtigt.

kreislauf bildete. Kurz darauf teilt sich der Truncus pulmonalis ventral der Trachea, bei *Schw.* und *Wdk.* rechts von der V. azygos sinistra, in die A. pulmonalis sinistra und die A. pulmonalis dextra.

Die **A. pulmonalis sinistra** wendet sich, kaudolateral gerichtet, dem Hilus pulmonis sinister zu und überkreuzt dabei dorsal die Vv. pulmonales sinistrae. Mit dem Bronchalbaum teilt sich die A. pulmonalis sinistra in den R. lobi cranialis, aus dem außer beim *Pfd.* der R. ascendens und der R. descendens für den zweigeteilten Lobus cranialis hervorgehen, sowie in den R. lobi caudalis für den Lobus caudalis.

Die **A. pulmonalis dextra** zieht kaudal vom Arcus aortae ventral der Trachea zum Hilus pulmonis dexter. Bei *Schw.* und *Wak.* entläßt sie noch vor Eintritt in die Lunge den R. lobi cranialis. Dieser zieht extrapulmonal in kranialer Richtung rechts entlang der Trachea zum Bronchus trachealis und gabelt sich bei *Wdk.* entsprechend dem Bronchus in den R. ascendens und den R. descendens. Im Hilus teilt sich die A. pulmonalis dextra bei *Flfr.* in den R. lobi cranialis, den R. lobi medii und den R. lobi caudalis, bei *Schw.* und *Wdk.* nur noch in den R. lobi medii und den R. lobi caudalis sowie beim *Pfd.* in den R. lobi cranialis und in den R. lobi caudalis. Der R. lobi caudalis entläßt bei *allen Haussäugetieren* den R. lobi accessorii für den Lobus accessorius der rechten Lunge. Auch bei den Ästen der A. pulmonalis dextra erfolgt die weitere Aufzweigung mit den Bronchen.

Beim *Hd.* wird zudem die Pleura durch periphere Zweige der Aa. pulmonales vaskularisiert.

Aorta
(vgl.: 85–88/1, 31, 39; Ktz.: 91/1, 1′, 1″; Pfd.: 50/1, 5, 20, 25)

Die Aorta entspringt am Anulus fibrosus aortae aus der linken Herzkammer. Sie erweitert sich sogleich zum **Bulbus aortae** und entläßt dorsal der Valvula semilunaris dextra bzw. sinistra aus dem entsprechenden **Sinus aortae** die A. coronaria dextra und die A. coronaria sinistra (s. Blutgefäße des Herzens). Als **Aorta ascendens** steigt sie rechterseits des Truncus pulmonalis kraniodorsal auf und geht in den kraniodorsal konvexen **Arcus aortae** über, der tierartlich unterschiedlich weit vom Herzbeutel umfaßt wird. Im Ansatzbereich des Herzbeutels nimmt die Aorta das Lig. arteriosum auf, das im fetalen Kreislauf als Ductus arteriosus eine Gefäßverbindung zwischen dem Truncus pulmonalis und der Aorta bildet. In Höhe des 5., 6. oder 7. Brustwirbels erreicht der Arcus aortae im Mediastinum etwas links der Medianen die Wirbelsäule und setzt sich ventral der Wirbelsäule als **Aorta descendens** fort. In der Brusthöhle wird diese als **Aorta thoracica** bezeichnet und mit Eintritt in den Hiatus aorticus des Zwerchfells sowie innerhalb der Bauchhöhle **Aorta abdominalis** genannt. In Höhe des vorletzten bzw. letzten Lendenwirbels erfolgt ihre Endaufteilung.

Aus dem **Arcus aortae** gehen kranial gerichtet bei *allen Haussäugetieren* der Truncus brachiocephalicus und kurz darauf bei *Flfr.* und *Schw.* gesondert die A. subclavia sinistra, die bei diesen beiden Tierarten nicht aus dem Truncus brachiocephalicus abzweigt, hervor.

Die **Aorta thoracica** entläßt aus ihrer dorsalen Wand, mit tierartlichen und individuellen Unterschieden vom 3.–6. Brustwirbel an, segmental für beide Thoraxseiten Aa. intercostales dorsales. An den Kaudalrand der letzten Rippe tritt die A. costoabdominalis dorsalis. Dorsal der Herzbasis entspringt die A. broncho-oesophagea, die im Ursprung mit der der anderen Seite vereinigt sein kann. Ihre Äste, R. bronchalis und R. oesophageus, können auch gesondert aus der Aorta thoracica hervorgehen. Zuweilen entläßt sogar eine der Aa. intercostales dorsales diese Gefäße. Außerdem entsendet die Aorta thoracica Rr. oesophagei, pericardiaci und mediastinales. Im Bereich des Hiatus aorticus werden nur beim *Pfd.* an die brusthöhlenseitige Fläche des Zwerchfells die Aa. phrenicae craniales abgegeben.

Aus der dorsalen Wand der **Aorta abdominalis,** die links der V. cava caudalis liegt und dorsal an den Ductus thoracicus sowie die innere Lendenmuskulatur grenzt, gehen segmental Aa. lumbales hervor. Während die A. lumbalis I jederseits noch in der Höhe des Hiatus aorticus entspringt, kommt die letzte Lumbalarterie bei *Flfr., Schw.* und *kl. Wdk.* aus der A. sacralis mediana, beim *Rd.* aus der A. iliolumbalis, und beim *Pfd.* stammen die beiden letzten Aa. lumbales aus der A. iliaca interna. Aus der Aorta abdominalis tritt jederseits die A. phrenica caudalis an die Kaudalfläche des

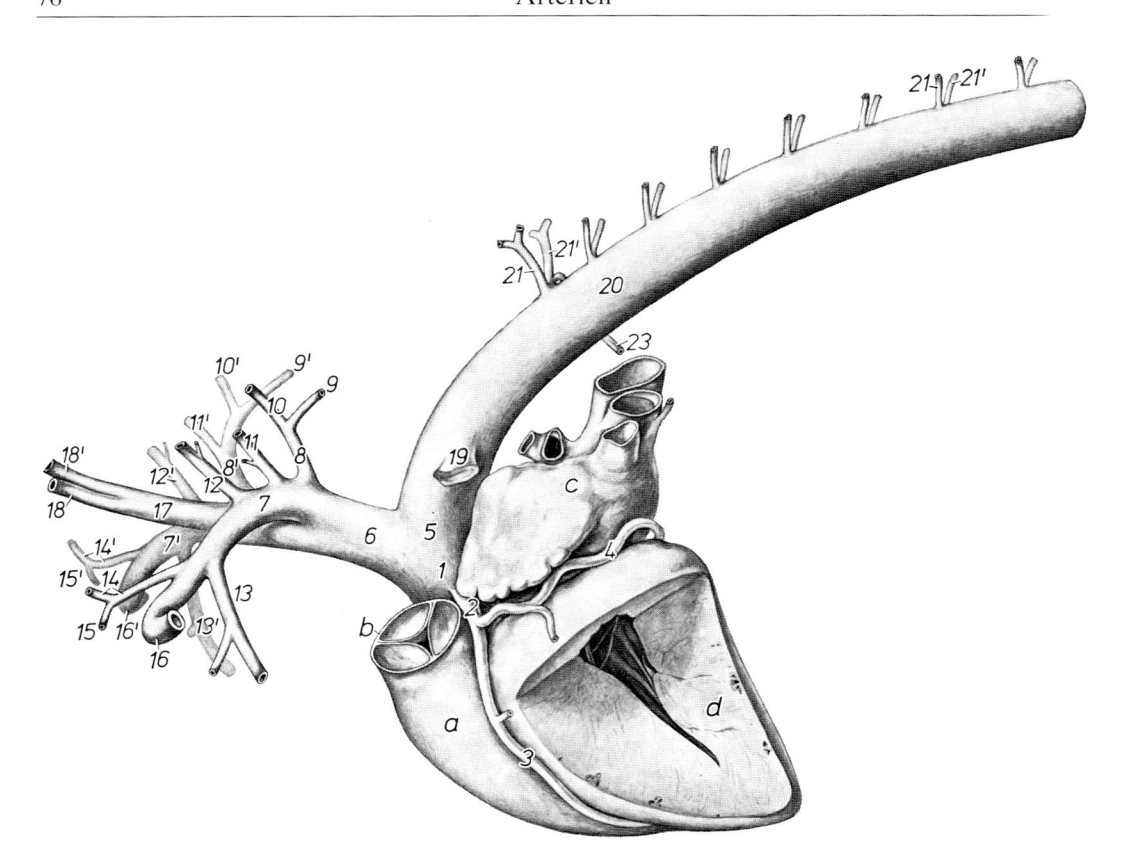

Abb. 50. Herz und Aorta eines *Pferdes*. Linke Seitenansicht. (Nach Schummer, unveröffentlicht.) Die Arterien der rechten Seite sind durch Zahlen mit Strich gekennzeichnet.
a Cor, Ventriculus dexter; *b* Ostium trunci pulmonalis mit Valva trunci pulmonalis; *c* Atrium sinistrum mit Auricula sinistra sowie einmündenden Vv. pulmonales; *d* Ventriculus sinister, eröffnet
1 Aorta ascendens; *2* A. coronaria sinistra, *3* R. interventricularis paraconalis, *4* R. circumflexus; *5* Arcus aortae; *6* Truncus brachiocephalicus; *7* A. subclavia; *8* Truncus costocervicalis; *9* A. intercostalis suprema; *10* A. scapularis dorsalis; *11* A. cervicalis profunda; *12* A. vertebralis; *13* A. thoracica interna; *14* A. cervicalis superficialis, *15* R. deltoideus; *16* A. axillaris; *17* Truncus bicaroticus; *18* A. carotis communis; *19* Lig. arteriosum (Ductus arteriosus); *20* Aorta descendens, Aorta thoracica; *21* Aa. intercostales dorsales; *22* A. costoabdominalis dorsalis; *23* A. broncho-oesophagea; *24* A. phrenica cranialis; *25* Aorta descendens, Aorta abdominalis; *26* Aa. lumbales; *27* A. iliaca externa; *28* A. circumflexa ilium profunda; *29* A. cremasterica bzw. A. uterina; *30* A. iliaca interna; *31* A. glutaea caudalis; *32* A. glutaea cranialis, vor Abzweigung der A. obturatoria; *33* A. iliolumbalis; *34* Rr. sacrales aus 31; *35* A. pudenda interna; *36* A. umbilicalis; *37* A. coeliaca; *38* A. lienalis; *39* A. gastrica sinistra; *40* A. hepatica; *41* A. suprarenalis; *42* A. mesenterica cranialis; *43* Aa. jejunales sowie Aa. ilei; *44* A. ileocolica, *45* R. colicus; *46* A. caecalis lateralis; *47* A. caecalis medialis; *48* R. ilei mesenterialis aus 44; *49* A. colica dextra; *50* A. colica media; *51* A. renalis; *52* R. suprarenalis; *53* A. testicularis bzw. A. ovarica; *54* A. mesenterica caudalis; *55* A. colica sinistra; *56* A. rectalis cranialis

Zwerchfells. Bei *Flfr.* entspringt die A. phrenica caudalis meistens gemeinsam mit der A. abdominalis cranialis, bei *Schw.* und *Wdk.* aus der A. coeliaca, während sie beim *Pfd.* fehlt. Selten geht sie aus der letzten dorsalen Interkostalarterie oder einer Lumbalarterie hervor. Die nur bei *Flfr.* und *Schw.* auftretende A. abdominalis cranialis verläßt die Aorta abdominalis in Höhe des 2.–3. Lendenwirbels. Für die Versorgung von Bauchhöhleneingeweiden entsendet die Aorta abdominalis aus ihrer Ventralwand unpaar die A. coeliaca, und zwar in Höhe des letzten Brustwirbels oder 1. Lendenwirbels beim *Schw.*, in Höhe des 1. Lendenwirbels bei *Flfr.* und *Wdk.* sowie in Höhe des 17.–18. Brustwirbels beim *Pfd.* Die A. mesenterica cranialis zweigt bei *allen Tierarten* ventral des nächstfolgenden Wirbels und die A. mesenterica caudalis bei *Flfr., Schw.* und *kl. Wdk.* ventral des 5., beim *Rd.* des 6. und beim *Pfd.* des 4. Lendenwirbels ab. Zu den Nebennieren entläßt die Aorta abdominalis bei *Flfr.* die A. suprarenalis media und beim *Schw.* die Aa. suprarenales mediae. Für die Nieren gibt die Aorta abdominalis jederseits die A. renalis ab. Der Ursprung dieses Gefäßes ist

Abb. 50

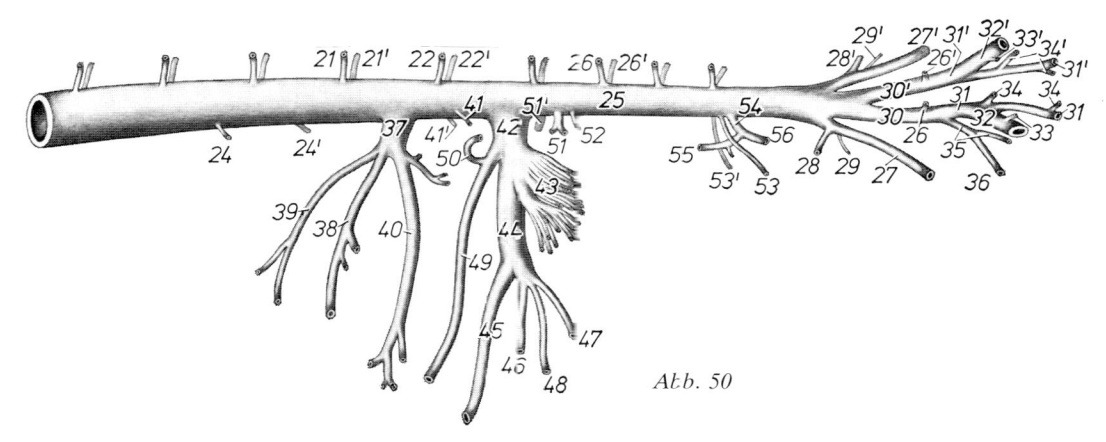

tierartlich der Nierentopographie angepaßt, wobei das Gefäß der rechten Seite in der Regel etwas weiter kranial hervorgeht. Beim *Hd.* liegt der Ursprung in Höhe des 1.–2., bei *Schf.* und *Rd.* des 2.–3., beim *Schw.* des 3., bei *Ktz.* und *Zg.* des 3.–4. sowie beim *Pfd.* in Höhe des 1. Lendenwirbels. Die für die Keimdrüsenversorgung bestimmte A. testicularis (♂) bzw. A. ovarica (♀) folgt im Abgang jederseits beim *Hd.* in Höhe des 3.–4., beim *Pfd.* des 4., bei *Ktz.* und *Schf.* des 4.–5. sowie bei *Schw., Zg.* und *Rd.* des 5. Lendenwirbels. Nur bei *Flfr.* geht aus der Aorta abdominalis noch kurz vor dem Abgang der A. iliaca externa die A. circumflexa ilium profunda hervor. Beim *Pfd.* entspringt sie im Abgangswinkel der A. iliaca externa oder, wie bei den *anderen Haussäugetieren*, direkt aus dieser Arterie. Die A. iliaca externa verläßt jederseits als starkes Gefäß die Aorta abdominalis, bei der *Ktz.* in Höhe des 7., bei *Hd.* und *Wdk.* des 6., bei *Schw.* und *Pfd.* des 4.–5. Lendenwirbels. Kurz darauf, noch kranial vom Promontorium und damit in der Bauchhöhle, erfolgt die Endaufteilung der Aorta abdominalis in die ebenfalls starke rechte und linke A. iliaca interna sowie die A. sacralis mediana, die beim *Pfd.* sehr kurz ist oder sogar fehlen kann.

Arcus aortae mit Truncus brachiocephalicus

(*vgl.*: 51–54, 85–88/1, 2; *Ktz.*: 90, 91/1, 2; *Schw.*: 96/1, 2; *Schf.*: 99/1, 2, 4; *Rd.*: 102/2'; 155/6; *Pfd.*: 50/5, 6; 103/1, 3)

Aus dem Arcus aortae entspringen die Gefäße, die den Kopf, den Hals, die Schultergliedmaßen und den kranialen Bereich des Thorax sowie einen Teil der Brusthöhlenorgane versorgen. Dabei handelt es sich um die rechte und linke A. subclavia sowie die rechte und linke A. carotis communis. Diese Gefäße sind zum Truncus brachiocephalicus vereinigt, mit Ausnahme der A. subclavia sinistra bei *Flfr.* und *Schw.*, bei denen diese Arterie nicht mit in den Truncus einbezogen ist. Die A. subclavia sinistra geht bei *Wdk.* und *Pfd.* vor der A. subclavia dextra aus dem Truncus brachiocephalicus hervor. Die kranial gerichteten Karotiden sind im **Truncus bicaroticus** vereinigt, außer bei *Flfr.*, bei denen die A. carotis communis sinistra vor der A. carotis communis dextra den Truncus brachiocephalicus verläßt. Der Truncus brachiocephalicus entspringt noch innerhalb des Herzbeutels, und zwar bei *Flfr., Schw., kl. Wdk.* und *Pfd.* in Höhe der 3. und beim *Rd.* der 4. Rippe. Nach Verlassen des Herzbeutels verläuft er im Mediastinum ventrolateral der Trachea kranial, wobei ihn die V. cava cranialis zunächst rechts und zum Brusteingang hin dorsal begleitet.

A. subclavia

(*vgl.*: 51–54, 85–88/3; 55–58/1; *Ktz.*: 90, 91/3; *Schw.*: 96/3; *Schf.*: 99/3; *Rd.*: 102/6; *Pfd.*: 50/7; 103/4)

Die A. subclavia wendet sich in kranial konvexem Bogen an den Vorderrand der 1. Rippe, wobei die linke Arterie wegen ihres mehr dorsal gelegenen Ursprungs kranioventral geneigt ist. Aus der A. subclavia gehen zunächst die A. vertebralis, die A. cervicalis profunda, die A. scapularis dorsalis und die A. intercostalis suprema bzw. die A. vertebralis thoracica hervor. Dabei können zwei (*Schw.* und *Pfd.*), drei (*Flfr.*) oder alle Gefäße (*Wdk.*) in einem gemeinsamen Ursprungsabschnitt, dem **Truncus costocervicalis,** zusammengefaßt sein. Wegen des weit kranial gelegenen Abgangs der A. subclavia dextra beim *Pfd.* entspringen der Truncus costocervicalis, die A. cervicalis profunda und die A. vertebralis der rechten Körperseite bereits aus dem Truncus brachiocephalicus. Bevor die A. subclavia in die A. axillaris übergeht, entläßt sie im Bereich des Brusteingangs in Höhe der 1. Rippe kaudoventral die A. thoracica interna und, kranial gerichtet, die A. cervicalis superficialis. Letzte ist beim *Schw.* rechterseits mit der A. thyreoidea caudalis dextra zum Truncus thyreocervicalis vereinigt.

A. vertebralis
(*vgl.:* 51–54/*11*; 85–88/*5*; *Ktz.:* 90, 91/*4*; *Schw.:* 96/*6*; *Schf.:* 99/*12*; *Rd.:* 102, 155/*11*; *Pfd.:* 50/*12*; 83/*49*; 103/*9*)

Die A. vertebralis, die bei *Flfr.* aus der A. subclavia vor Abgang des Truncus costocervicalis, bei *Schw.* und *Pfd.* danach und beim *Rd.* mit aus dem Truncus costocervicalis entspringt, wendet sich kraniodorsal zum For. transversarium des 6. Halswirbels. Hier tritt sie in den Querfortsatzkanal, in dem sie kopfwärts verläuft. Außer beim *Rd.* gelangt sie zur Atlasflügelgrube und zieht weiter durch die Inc. alaris (*Hd.*) bzw. durch das For. alare. Segmental entläßt sie, ähnlich den Aa. intercostales dorsales und Aa. lumbales, durch die Forr. intervertebralia bzw. Forr. vertebralia lateralia **Rr. spinales** an das Rückenmark, dessen Hüllen und die Wirbelkörper. Durch das For. vertebrale laterale des Atlas tritt sie selbst, gleich einem R. spinalis, in den Wirbelkanal und geht mit der A. vertebralis der anderen Seite schädelhöhlenwärts in die A. basilaris über. **Rr. dorsales** und **Rr. ventrales** versorgen die benachbarte Muskulatur. Im Bereich der Inc. alaris bzw. des For. alare bildet der R. dorsalis den **R. descendens** und steht mit der A. cervicalis profunda in Verbindung. Der zugehörige R. ventralis bildet den **R. anastomoticus cum a. occipitali.** Beim *Rd.* endet die A. vertebralis vor Eintritt in den Querfortsatzkanal des Axis mit dem R. spinalis III. Über den zugehörigen R. dorsalis bestehen dorsal vom Atlasflügel Verbindungen mit dem genannten R. descendens, der auch beim *Rd.* erhalten ist und ebenfalls über den R. anastomoticus mit der A. occipitalis in Verbindung bleibt.

A. cervicalis profunda
(*vgl.:* 51–54/*10*; 85–88/*8*; *Ktz.:* 90/*6*; *Schw.:* 96/*4'*; *Schf.:* 99/*11*; *Rd.:* 102, 155/*10*; *Pfd.:* 50/*11*; 103/*8*)

Die A. cervicalis profunda stammt bei *Flfr.*, *Schw.* und *Wdk.* aus dem Truncus costocervicalis, beim *Pfd.* linkerseits aus der A. subclavia und rechterseits aus dem Truncus brachiocephalicus. Sie verläßt die Brusthöhle bei *Flfr.* und *Pfd.* durch den 1. und beim *Schw.* durch den 2. Interkostalraum. Bei *Wdk.* steigt sie vor der 1. Rippe auf. Sie verläuft kopfwärts und versorgt mit dorsal gerichteten Ästen die Halsmuskulatur vom Widerrist bis zum Nackenbereich, wobei sie mit den für die halswirbelnahe Muskulatur bestimmten Dorsalästen der A. vertebralis zahlreiche Verbindungen eingeht und kranial auch mit deren R. descendens anastomosiert. Bei den *kl. Wdk.* bleibt die A. cervicalis profunda auf den Hals-Widerristgrenzbereich beschränkt, dafür reichen die Dorsaläste der A. vertebralis bis an den Nackenstrang.

A. scapularis dorsalis
(*vgl.:* 51–54/*7*; 85–88/*9*; *Ktz.:* 90, 91/*7*; *Schw.:* 96/*5*; *Schf.:* 99/*10*; *Rd.:* 102, 155/*9*; *Pfd.:* 50/*10*; 103/*6*)

Die A. scapularis dorsalis entspringt bei *Flfr.*, *Wdk.* und *Pfd.* dem Truncus costocervicalis, beim *Schw.* dagegen selbständig aus der A. subclavia. Bei *Flfr.* und *Wdk.* steigt sie kranial der 1. Rippe, beim *Schw.* im 1. und beim *Pfd.* im 2. Interkostalraum dorsal an. Unter Abgabe kranio- und kaudodorsal gerichteter Äste zieht sie zwischen dem M. serratus ventralis cervicis bzw. thoracis und den langen Rückenmuskeln zum Margo vertebralis der Skapula, wo sie sich in den dort inserierenden Muskeln und auch in der Haut des Widerristes aufzweigt.

A. intercostalis suprema
(*vgl.:* 51–54/*9*; 85–88/*10*; *Ktz.:* 90/*6'*; *Schw.:* 96/*4'''*; *Schf.:* 99/*9*; *Rd.:* 102, 155/*8*; *Pfd.:* 50/*9*; 103/*7*)

Dem Truncus costocervicalis sind, hintereinandergeschaltet, bis zu vier der kranialen Aa. intercostales dorsales angeschlossen. Dabei entspringt jeweils die nächstfolgende Arterie seitlich am Wirbelkörper aus der vorhergehenden. Diese paravertebrale

Abb. 51 Hund

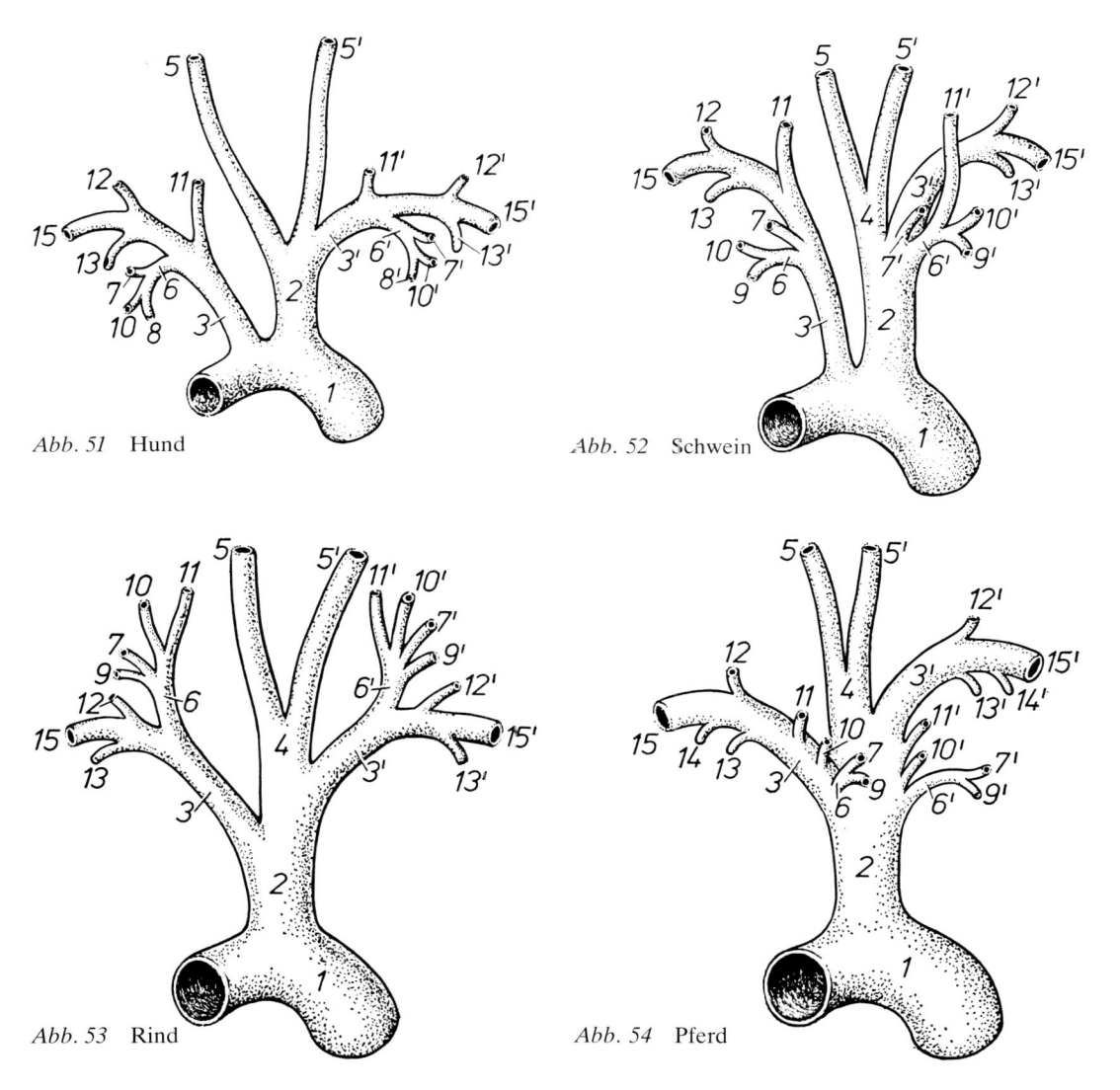

Abb. 52 Schwein

Abb. 53 Rind

Abb. 54 Pferd

Abb. 51, 52, 53, 54. Arcus aortae mit Truncus brachiocephalicus von *Hund, Schwein, Rind* und *Pferd*. Dorsalansicht.
1 Arcus aortae; *2* Truncus brachiocephalicus; *3* A. subclavia sinistra; *3'* A. subclavia dextra; *4* Truncus bicaroticus; *5* A. carotis communis sinistra; *5'* A. carotis communis dextra; *6* Truncus costocervicalis sinister; *6'* Truncus costocervicalis dexter; *7* A. scapularis dorsalis sinistra; *7'* A. scapularis dorsalis dextra; *8* A. vertebralis thoracica sinistra; *8'* A. vertebralis thoracica dextra; *9* A. intercostalis suprema sinistra; *9'* A. intercostalis suprema dextra; *10* A. cervicalis profunda sinistra; *10'* A. cervicalis profunda dextra; *11* A. vertebralis sinistra; *11'* A. vertebralis dextra; *12* A. cervicalis superficialis sinistra; *12'* A. cervicalis superficialis dextra; *13* A. thoracica interna sinistra; *13'* A. thoracica interna dextra; *14* A. thoracica externa sinistra, *14'* A. thoracica externa dextra, wegen des frühen Abgangs beim *Pfd.* nur dort eingezeichnet; *15* A. axillaris sinistra; *15'* A. axillaris dextra

Anastomosenkette verläuft als A. intercostalis suprema ventral der Rippenköpfchengelenke. Sie fehlt dem *Hd.*, bei dem die Anfangsabschnitte der entsprechenden Aa. intercostales dorsales dorsal der Rippenhälse und ventral der Querforsatz-Rippenhökkerverbindung hintereinandergeschaltet sind. Dieses Gefäß ist die **A. vertebralis thoracica.** Verlauf und Aufteilung der genannten Aa. intercostales dorsales werden mit den aus der Aorta thoracica hervorgehenden Interkostalarterien abgehandelt.

A. thoracica interna
(vgl.: 51–54/*13*; 85–88/*12*; Ktz.: 90, 91/*11*;
Hd.: 93/*a*; Schw.: 96/*8*; Schf.: 99/*13*;
Rd.: 102, 155/*13*; Pfd.: 50, 103/*13*)

Die A. thoracica interna verläßt die A. subclavia medial der 1. Rippe. Subpleural verläuft sie ventrokaudal, senkt sich etwa in Höhe der 3. Sternebra am Brusthöhlenboden in den M. transversus thoracis ein und durchzieht ihn bis zum Zwerchfell. In ihrem Verlauf entläßt sie segmental jeweils einen **R. intercostalis ventralis**, der am Kaudalrand der entsprechenden Rippe dorsal zieht und mit der entsprechenden A. intercostalis dorsalis anastomosiert. Diese Gefäßverbindung fehlt beim *Schw.* an den ersten beiden Interkostalarterien und beim *Pfd.* meistens an der 1., stets aber an der 2. bis 4. Interkostalarterie. Auch an den Kranialrand der Rippen werden mit tierartlichen und segmentalen Unterschieden dorsal aufsteigende Äste abgegeben. Diese können mit den Rr. intercostales ventrales gemeinsam entspringen. Alle diese Gefäße versorgen den ventralen Abschnitt der seitlichen Brustwand. Die ventrale Brustwand wird durch **Rr. perforantes** vaskularisiert, die dicht am Brustbein durch die Interkostalräume treten, dabei **Rr. sternales** und bei *Flfr.* sowie *Schw.* **Rr. mammarii** an die thorakalen Gesäugeanteile abgegeben. In das ventrale Mediastinum ziehen **Rr. mediastinales** und kranial auch **Rr. thymici**. Eine dem *Msch.* entsprechende **A. pericardiacophrenica** ist bei den *Haussäugetieren* meistens nur bis zum Herzbeutel zu verfolgen. Den N. phrenicus begleitend, kann sie das Zwerchfell erreichen oder bereits vorher mit der A. phrenica anastomosieren. In Höhe des 6.–8. Interkostalraums [6. (*Schw.*), 7. (*Wdk.*), 7.–8. (*Flfr.* und *Pfd.*)] teilt sich die A. thoracica interna in die A. musculophrenica und in die A. epigastrica cranialis.

A. musculophrenica
(vgl.: 85–88/*14*; Schw.: 96/*18*; 97/*31*;
Schf.: 101/*13*)

Die A. musculophrenica folgt in ihrem Verlauf dem Rippenbogen kaudodorsal und durchbohrt ungefähr eine Interkostalraumbreite nach ihrem Ursprung die Pars costalis des Zwerchfells. Danach zieht sie subperitoneal zwischen den Ursprungszacken der Pars costalis des Zwerchfells einerseits und denen des M. transversus abdominis andererseits beim *Flfr.* bis zur 11., bei *Schw.* und *Wdk.* bis zur 10. und beim *Pfd.* bis zur 11., selten auch bis zur 12., 13. oder gar 16. Rippe. Wie die A. thoracica interna entläßt sie weitere **Rr. intercostales ventrales** und auch unregelmäßig Äste an den Kranialrand dieser Rippen. Ventral gerichtete Äste versorgen in der Regio hypochondriaca Anteile der Bauchmuskeln. Im besonderen vaskularisieren medial gerichtete **Rr. phrenici** das Zwerchfell.

A. epigastrica cranialis
(vgl.: 85–88/*15*; Ktz.: 91/*31*;
Schw.: 96, 98/*19*; 97/*8*; Schf.: 99/*14*)

Die A. epigastrica, als zweiter Teilungsast der A. thoracica interna, durchbohrt das Zwerchfell und verläuft paramedian, bedeckt vom inneren Blatt der Rektusscheide, zunächst dorsal auf dem M. rectus abdominis, später in diesen Muskel eingesenkt, beckenwärts. Sie verzweigt sich mit lateralen und medialen, zum Teil segmental angeordneten Ästen in der ventralen Bauchwand. Die dorsal gerichteten lateralen Äste anastomosieren im Bereich des Thorax bei *Schw.* und *Wdk.* mit entsprechenden Ästen der A. musculophrenica bzw. mit Aa. intercostales dorsales und bei *Wdk.* der A. costoabdominalis dorsalis. Sie stellen somit auch Rr. intercostales ventrales bzw. den R. costoabdominalis ventralis dar. In Höhe des Nabels nehmen ihre divergierenden Endäste Verbindung mit solchen aus der A. epigastrica caudalis auf. Im Winkel zwischen dem Proc. xiphoideus und dem Rippenbogen gibt die A. epigastrica cranialis nur bei *Flfr.* und *Wdk.* die **A. epigastrica cranialis superficialis** ab. Diese tritt durch den M. rectus abdominis und durch das äußere Blatt der Rektusscheide in subkutane Lage. Sie versorgt die Haut und bei *Flfr.* mit **Rr. mammarii** die kaudale thorakale und die kraniale abdominale Mamma. Ihre Endzweige nehmen Verbindung mit der A. epigastrica caudalis superficialis auf. Beim *Schw.* entspringen die **Rr. mammarii**, die oberflächlichen Muskellagen durchbohrend, direkt aus der A. epigastrica cranialis.

A. cervicalis superficialis

(*vgl.*: 51–54/*12*; 55–58/*2*; 85–88/*19*;
Ktz.: 59/*24*; 90, 91/*8*; *Hd.*: 92/*18, 19*;
Schw.: 96/*7*; *Schf.*: 62/*20*; 99/*15*;
Rd.: 63/*19*; 102, 155/*12*; *Pfd.*: 50/*14*; 103/*10*)

Die A. cervicalis superficialis entspringt aus der A. subclavia medial der 1. Rippe, etwa gegenüber vom Ursprung der A. thoracica interna. Nur beim *Schw.* ist dieses Gefäß rechterseits mit der A. thyreoidea caudalis zum Truncus thyreocervicalis vereinigt. In kranioventralem Verlauf kreuzt sie unter Abgabe von Ästen an die Nll. cervicales profundi caudales die V. jugularis externa lateral und erreicht die Medialfläche des M. brachiocephalicus. In die seitliche Brustfurche entläßt sie den **R. deltoideus**, der bei *Hd.* und *Schw.* auch aus der A. axillaris oder, wie ein zusätzlicher R. deltoideus beim *Rd.*, aus der A. thoracica externa hervorgehen kann. Dieser Ast begleitet die V. cephalica und versorgt als Muskelast vor allem den M. cleidobrachialis und den M. pectoralis descendens. Kopfwärts entläßt sie entlang der Medialfläche des M. cleidocephalicus den **R. ascendens**, der als Muskelast diesen und mit tierartlichen Unterschieden den M. sternocephalicus, den M. omohyoideus, den M. omotransversarius sowie die Mm. scaleni vaskularisiert. Die A. cervicalis superficialis wendet sich dorsal und entläßt bei *Flfr.* und *kl. Wdk.* die A. suprascapularis, beim *Rd.* den R. suprascapularis und beim *Schw.* allein den R. acromialis. Die A. suprascapularis, die beim *Schw.* aus der A. circumflexa humeri caudalis, bei *Rd.* und *Pfd.* aus der A. axillaris entspringt, sowie der R. acromialis werden als Gefäße der Schultergliedmaße bei der A. axillaris beschrieben. Die A. cervicalis superficialis setzt sich mit Ausnahme beim *Pfd.* als **R. praescapularis** parallel zum M. supraspinatus bzw. zum M. subclavius dorsal fort. Der R. praescapularis entläßt Äste an die Nll. cervicales superficiales sowie Muskeläste für den M. omotransversarius, den M. trapezius, Pars cervicalis und den M. rhomboideus cervicis. Beim *Pfd.* gehen die Lymphknotenäste direkt aus der A. cervicalis superficialis bzw. deren R. ascendens hervor; ein Muskelast wendet sich in den M. cleidocephalicus.

Arterien der Schultergliedmaße

Die arterielle Versorgung der Schultergliedmaße erfolgt über die **A. subclavia**, die mit dem Austritt aus der Brusthöhle unter Krümmung um die 1. Rippe in die **A. axillaris** übergeht. Diese wird nach dem Abgang der A. circumflexa humeri cranialis zur **A. brachialis**. Bei distalem Verlauf kreuzt sie den Humerus an der medialen Seite, gelangt in die Ellbogenbeuge und wird nach Abzweigung der A. interossea communis zur **A. mediana**, die medial am Radius weiter fußwärts zieht. Sie entläßt in unterschiedlicher Höhe am Unterarm die **A. radialis**, die mit der A. mediana und dem **R. palmaris** aus dem karpalnahen Endbereich einer der Aa. interosseae, beim *Pfd.* aus der A. mediana (beim *Flfr.* unterstützt durch die **A. ulnaris**), die palmaren Ausgangsgefäße für den Fuß bildet. Die dorsalen Fußarterien gehen besonders bei *Flfr.* aus der **A. antebrachialis superficialis cranialis** hervor.

A. axillaris

(*vgl.*: 51–54/*15*; 55–58/*8*; 85–88/*23*;
Ktz.: 59/*1*; 90, 91/*10*; *Schw.*: 61/*1*; 96/*13*;
Schf.: 62/*1*; 99/*3'*; *Rd.*: 63/*1*; 102, 155/*14*;
Pfd.: 50/*16*; 65/*1*; 103/*18*)

Die A. axillaris geht am Kranialrand der 1. Rippe aus der A. subclavia hervor, die hier die Apertura thoracis cranialis in der ventralen Hälfte verläßt. Die A. axillaris setzt ventral des M. scalenus medius den von der A. subclavia begonnenen Bogen in kaudaler Richtung fort, tritt zwischen seitliche Brustwand und Schultergliedmaße und erreicht medial die Schultergelenksbeuge. Sie entläßt sogleich ventral die A. thoracica externa, bei *Hd.* und *Schw.* zuvor manchmal auch den R. deltoideus, der bei der A. cervicalis superficialis beschrieben worden ist. Darauf folgt bei *Flfr.* an die seitliche Brustwand die A. thoracica lateralis. Etwa in gleicher Höhe mit der A. thoracica externa gibt die A. axillaris aus ihrer Dorsalwand bei *Rd.* und *Pfd.* die A. suprascapularis, dorsal gerichtet, an den Kranialrand des Schulterblatts ab und ebenfalls dorsal bei *allen Haussäugetieren* an den Kaudalrand des Schulterblatts die starke A. subscapularis. Noch im Bereich der Schultergelenks-

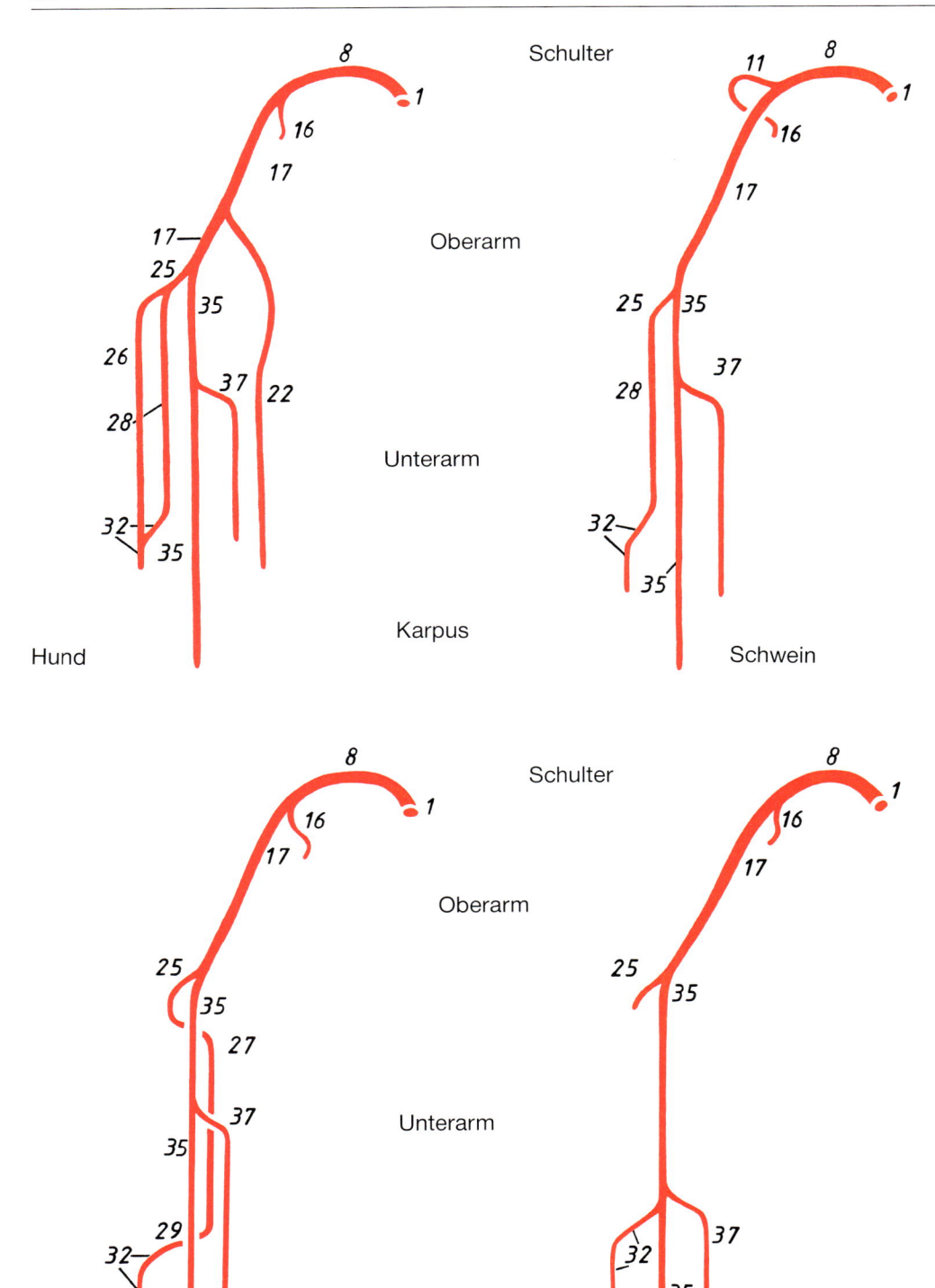

Übersicht: Hauptstrom der Arterien der linken Schultergliedmaße bis zum Fuß. Schematisch. Medialansicht. Auszüge aus den Abb. 55, 56, 57 und 58 (s. S. 84, 85). Kurze Gefäßabgänge kennzeichnen die Benennungsgrenzen der Hauptarterien.
1 A. subclavia; *8* A. axillaris; *11* A. subscapularis; *16* A. circumflexa humeri cranialis; *17* A. brachialis; *22* A. antebrachialis superficialis cranialis; *25* A. interossea communis; *26* A. ulnaris; *27* A. interossea cranialis; *28* A. interossea caudalis, *29* R. interosseus, *32* R. palmaris; *35* A. mediana; *37* A. radialis

beuge biegt die A. axillaris distal ab und entläßt im Bereich des Collum humeri, außer beim *Schw.*, die A. circumflexa humeri cranialis. Danach wird die A. axillaris von der A. brachialis fortgesetzt.

A. thoracica externa

(*vgl.*: 55–58/9; 85–88/24; *Ktz.*: 59/2; 90/3'; *Schw.*: 96/9, 10; *Schf.*: 99/16; *Rd.*: 102, 155/15; *Pfd.*: 54/14; 103/19)

Die A. thoracica externa zieht von ihrem in Höhe der 1. Rippe gelegenen Ursprung kaudal und teilt sich in einen oberflächlichen und einen tiefen Ast. Der oberflächliche Ast verläuft zwischen den Mm. pectorales superficiales und dem M. pectoralis profundus und verzweigt sich in diesen Muskeln. Der tiefe Ast dringt mit seinen Zweigen von der Medialfläche aus in den M. pectoralis profundus ein. Beim *Schw.* entspringt aus der A. thoracica externa die A. thoracica lateralis.

A. thoracica lateralis

(*vgl.*: 85–88/25; *Ktz.*: 59/3; 90/9; *Hd.*: 92/22; 93/d)

Die nur bei *Flfr.* und *Schw.* vorkommende A. thoracica lateralis geht bei *Flfr.* aus der A. axillaris und beim *Schw.* aus der A. thoracica externa hervor. Die A. thoracica lateralis läuft kaudal und gelangt im Winkel zwischen M. pectoralis profundus und M. latissimus dorsi in oberflächliche Lage. Sie entläßt Äste an die genannten Muskeln, den M. cutaneus trunci sowie an die Haut und insbesondere bei weiblichen Tieren ventral gerichtete **Rr. mammarii laterales** an thorakale Gesäugeanteile.

A. suprascapularis

(*vgl.*: 55–58/5; *Ktz.*: 59/27; *Schw.*: 61/7; *Schf.*: 62/23; *Rd.*: 63/2; 64/1, 2; *Pfd.*: 65/2; 66/1)

Die A. suprascapularis entspringt bei *Flfr.* und *kl. Wdk.* wie auch der **R. suprascapularis** beim *Rd.* aus der A. cervicalis superficialis, beim *Schw.* aus der A. circumflexa humeri caudalis und bei *Rd.* und *Pfd.* aus der A. axillaris. Die A. suprascapularis bei *Flfr.* und *kl. Wdk.* bzw. der R. suprascapularis beim *Rd.* entläßt den R. acromialis. Entsprechend dem wechselnden Ursprung erreicht die Arterie, kaudal (*Flfr.*, *kl. Wdk.*), kraniodorsal (*Schw.*) bzw. dorsal (*Rd.*, *Pfd.*) gerichtet, zusammen mit dem N. suprascapularis zwischen M. subscapularis und M. supraspinatus die Inc. scapulae. Hier sowie im M. supraspinatus steigen Äste zum Margo dorsalis der Skapula auf und verzweigen sich dabei in den genannten Muskeln. Beim *Rd.* erreicht der R. suprascapularis, kaudal gerichtet, gerade noch mit kleinen Zweigen den M. supraspinatus. Die A. suprascapularis versorgt außerdem den Plexus brachialis, der beim *Pfd.* meistens noch Zweige von der A. circumflexa scapulae erhält. Außerdem anastomosiert die A. suprascapularis medial am Collum scapulae und häufig auch lateral, entlang dem N. suprascapularis, mit der A. circumflexa scapulae. Ein distal gerichteter Ast der A. suprascapularis wendet sich lateral zwischen M. supraspinatus und M. coracobrachialis und beteiligt sich an der Versorgung des Schultergelenks, des proximalen Humerusendes sowie der dort ansetzenden Muskulatur und anastomosiert mit den Aa. circumflexae humeri.

R. acromialis

(*vgl.*: 55–57/6; *Ktz.*: 59/26; *Schf.*: 62/22; *Rd.*: 63/22)

Der R. acromialis geht bei *Flfr.* und *kl. Wdk.* aus der A. suprascapularis, beim *Rd.* aus dem R. suprascapularis und beim *Schw.* aus der A. cervicalis superficialis hervor. Er zieht um den Kranialrand des M. supraspinatus, dringt lateral in diesen Muskel ein und setzt sich lateral über das Collum scapulae fort. Hier anastomosiert er mit Ästen der A. subscapularis. Beim *Pfd.* ist kein besonderer R. acromialis ausgebildet.

A. subscapularis

(*vgl.*: 55–58/11; *Ktz.*: 59/4, 8; *Schw.*: 61/2, 4; *Schf.*: 62/2, 5; *Rd.*: 63/3, 7; 64/3; *Pfd.*: 65/3)

Die A. subscapularis verläßt die A. axillaris in der Beuge des Schultergelenks und tritt zwischen M. subscapularis und M. teres major zur Medialfläche des Caput longum vom M. triceps brachii, auf der sie entlang dem Kaudalrand der Skapula zum Angulus caudalis scapulae gelangt. Sie gibt noch in der Schultergelenksbeuge, gleich nach ihrem Ursprung, kaudodorsal die A. thoraco-

84   Arterien

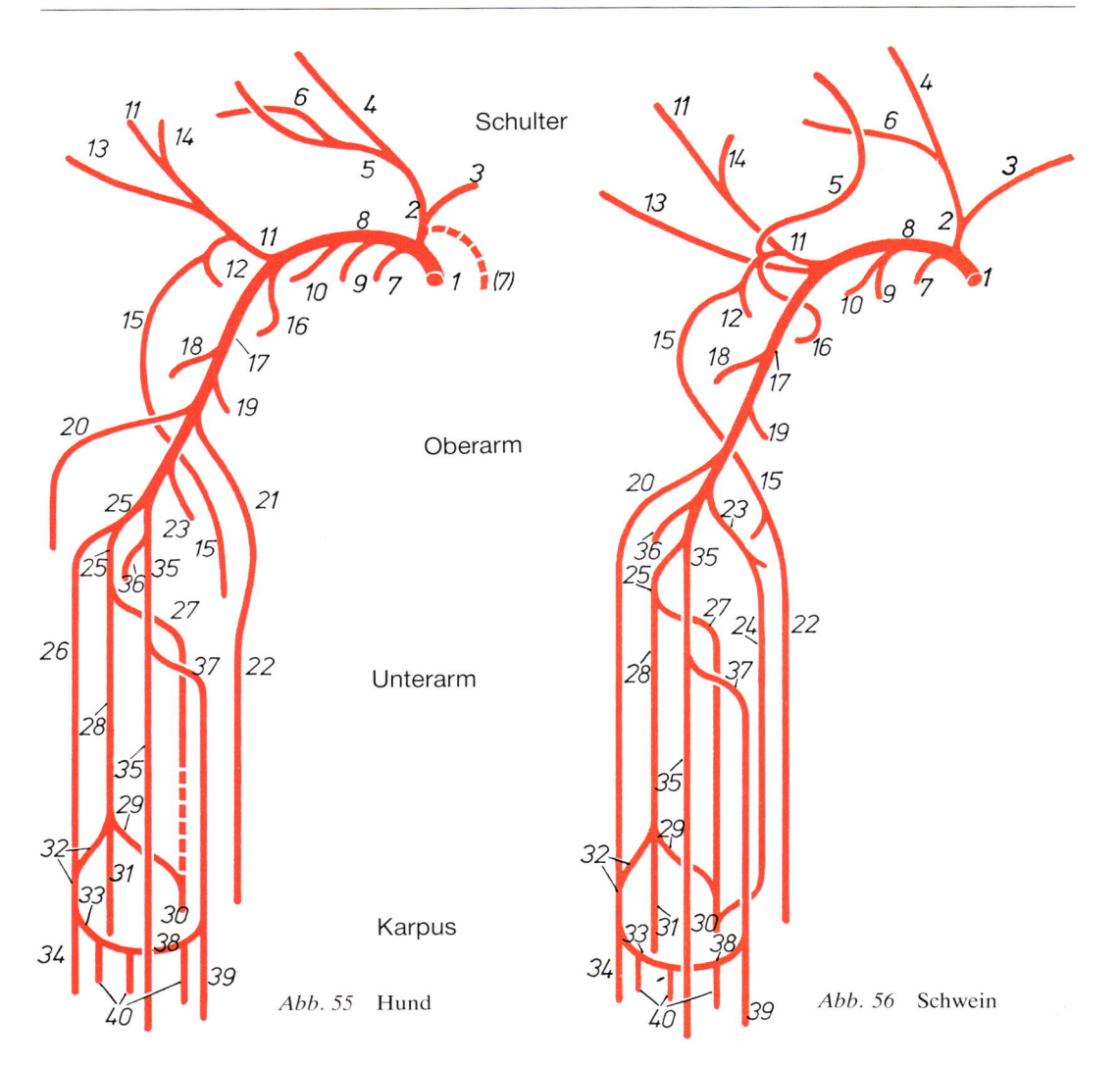

Abb. 55, 56, 57, 58. Arterien der linken Schultergliedmaße bis zum Karpalbereich von *Hund, Schwein, Rind* und *Pferd*. Schematisch. Medialansicht.
1 A. subclavia; *2* A. cervicalis superficialis, *3* R. ascendens, *4* R. praescapularis; *5* A. suprascapularis, *5'* R. suprascapularis, *6* R. acromialis, *7* R. deltoideus; *8* A. axilliaris; *9* A. thoracica externa; *10* A. thoracica lateralis; *11* A. subscapularis; *12* A. circumflexa humeri caudalis; *13* A. thoracodorsalis; *14* A. circumflexa scapulae; *15* A. collateralis radialis; *16* A. circumflexa humeri cranialis; *17* A. brachialis; *18* A. profunda brachii; *19* A. bicipitalis; *20* A. collateralis ulnaris; *21* A. brachialis superficialis; *22* A. antebrachialis superficialis cranialis; *23* A. transversa cubiti, *24* ihr Ast zum Rete carpi dorsale; *25* A. interossea communis; *26* A. ulnaris; *27* A. interossea cranialis; *28* A. interossea caudalis, *29* R. interosseus; *30* R. carpeus dorsalis von 27 bzw. beim *Hd.* von 29; *31* R. carpeus palmaris von 28 bzw. beim *Rd.* von 29; *32* R. palmaris, *33* R. profundus, *34* R. superficialis; *35* A. mediana; *36* A. profunda antebrachii; *37* A. radialis; *37'* A. radialis proximalis, beim *Pfd.* ihr R. carpeus palmaris mit eingezeichnet; *38* R. palmaris profundus von 37; *33* und *38* Arcus palmaris profundus; *39* R. palmaris superficialis von 37; *40* Aa. metacarpeae palmares

dorsalis ab, etwa in gleicher Höhe, aber mit tierartlichen geringen Unterschieden kraniolateral die A. circumflexa humeri caudalis und am Kaudalrand der Skapula, jeweils in Höhe des For. nutricium, die A. circumflexa scapulae. Beim *Hd.* kann die A. subscapularis zuvor auch noch die A. circumflexa humeri cranialis abgeben. In ihrem Verlauf entläßt die A. subscapularis zahlreiche, zum Teil sehr starke Muskeläste, die sich am Kaudalrand des Schulterblatts jeweils aufgabeln und in die beiderseits der Skapula anliegenden Muskeln eindringen, wobei die lateralen Zweige das Caput longum des

Abb. 57 Rind

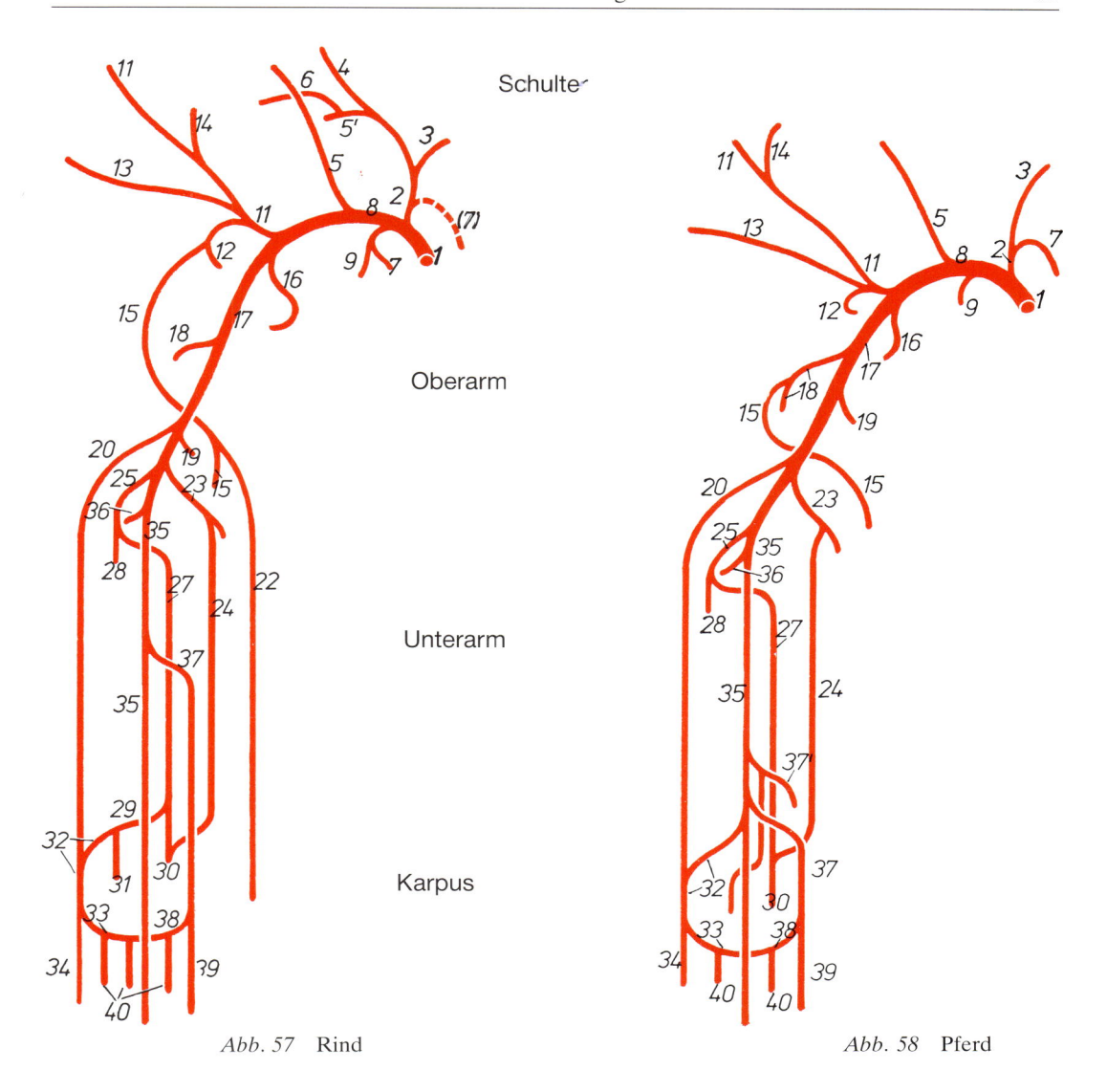

Abb. 58 Pferd

M. triceps brachii durchbohren. Kaudal gerichtete Äste versorgen insbesondere diesen Muskelkopf. Einer von diesen verläuft tierartlich ziemlich konstant als kräftiger Ast im kaudalen Drittel des genannten Muskels parallel zum Faserverlauf distal. Endäste gelangen zum M. rhomboideus und über den Angulus caudalis scapulae hinweg bis in den M. trapezius.

A. thoracodorsalis
(vgl.: 55–58/13; Ktz.: 59/6; Schw.: 61/3; Schf.: 62/4; Rd.: 63/5; Pfd.: 65/4)

Die A. thoracodorsalis entspringt, kaudodorsal gerichtet, meistens als erstes Gefäß aus der A. subscapularis. Bei *Flfr., Zg.* und *Rd.* kann sie nach der A. circumflexa humeri caudalis oder in gleicher Höhe mit dieser abzweigen. Sie überquert medial den M. teres major und verläuft dann, vom N. thoracodorsalis begleitet, an der Medialfläche des M. latissimus dorsi, wobei sie sich in divergierende Äste aufteilt. Außer an die beiden genannten Muskeln gibt die A. thoracodorsalis Zweige an die Nll. axillares proprii und beim *Hd.* auch an die Nll. axillares accessorii, an den M. tensor fasciae antebrachii sowie an den M. cutaneus trunci, die Faszie und die Haut kaudal der Skapula ab.

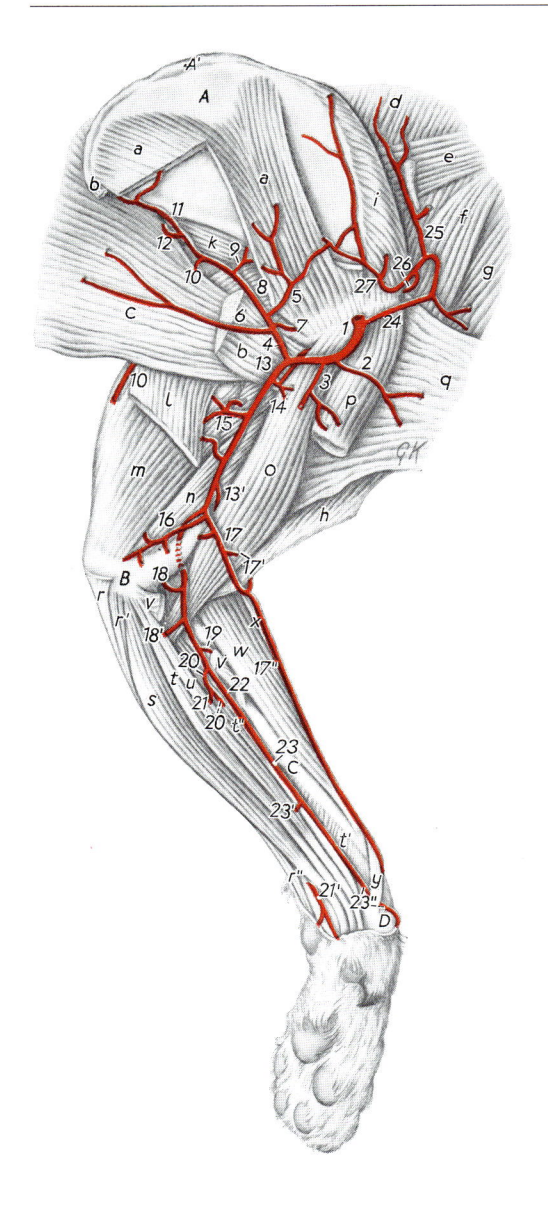

Abb. 59. Arterien der linken Schultergliedmaße einer *Katze*. Medialansicht. (Nach WISSDORF, 1963.)
A Scapula; *A'* Cartilago scapulae; *B* Epicondylus medialis humeri; *C* Radius; *D* Os metacarpale I
a M. subscapularis; *b* M. teres major; *c* M. latissimus dorsi; *d* M. trapezius; *e* M. omotransversarius; *f* M. cleidomastoideus, *g* M. cleidocervicalis, *h* M. cleidobrachialis des M. brachiocephalicus; *i* M. supraspinatus; *k* M. infraspinatus; *l* M. tensor fasciae antebrachii; *m* M. triceps brachii, Caput longum, *n* Caput mediale; *o* M. biceps brachii; *p* M. pectoralis profundus; *q* Mm. pectorales superficiales; *r* M. flexor carpi ulnaris, Caput ulnare, *r'* Caput humerale, *r''* Endsehne; *s* M. flexor digitalis superficialis; *t* M. flexor digitalis profundus, Caput humerale, *t'* Caput radiale, *t''* Caput ulnare; *u* M. flexor carpi radialis; *v* M. pronator teres; *w* M. extensor carpi radialis; *x* M. brachioradialis; *y* M. abductor pollicis longus
1 A. axillaris; *2* A. thoracica externa; *3* A. thoracica lateralis; *4, 8* A. subscapularis; *6* A. thoracodorsalis; *7* A. circumflexa humeri caudalis; *9* A. circumflexa scapulae; *10, 11, 12* Endäste der A. subscapularis; *13* A. brachialis; *13'* A. nutricia humeri; *14* A. circumflexa humeri cranialis; *15* A. profunda brachii; *16* A. collateralis ulnaris; *17* A. brachialis superficialis; *17'* A. bicipitalis; *17''* A. antebrachialis superficialis cranialis; *18* A. transversa cubiti; *18'* A. profunda antebrachii; *19* A. interossea cranialis; *20* A. interossea caudalis; *21* A. ulnaris; *21'* R. palmaris der A. interossea caudalis; *22* A. mediana; *23* A. radialis, *23'* R. palmaris superficialis; *23''* R. carpeus dorsalis; *24* A. cervicalis superficialis, *25* R. praescapularis, *26* R. acromialis; *27* A. suprascapularis

A. circumflexa humeri caudalis

(*vgl.:* 55–58/12; *Ktz.:* 59/7; *Schw.:* 61/6, 9; *Schf.:* 62/3; *Rd.:* 63, 64/4; *Pfd.:* 65/5)

Die A. circumflexa humeri caudalis wendet sich gleich nach ihrem Ursprung aus der A. subscapularis in der Schultergelenksbeuge zwischen Caput longum des M. triceps brachii und M. brachialis lateral und wird von der entsprechenden Vene sowie dem N. axillaris begleitet. Kurz nach ihrem Ursprung entläßt sie, außer beim *Pfd.*, die A. collateralis radialis und anastomosiert lateral vom Collum humeri mit der A. circumflexa humeri cranialis. Beim *Schw.* entspringen aus der A. circumflexa humeri caudalis zuerst die A. suprascapularis, die bereits beschrieben wurde, sodann die A. circumflexa humeri cranialis, die bei *Flfr.*, *Wdk.* und *Pfd.* als letztes Gefäß aus der A. axillaris abzweigt. Die A. circumflexa humeri caudalis gibt in ihrem Verlauf Zweige an das Schultergelenk, an alle ihr benachbarten Muskeln sowie nach Erreichen der Lateralseite auch an den M. infraspinatus und den M. deltoideus ab und anastomosiert mit einem distalen Ast der A. suprascapularis.

A. collateralis radialis

(*vgl.:* 55–58/15; *Rd.:* 64/5; *Pfd.:* 65/10; 66/4)

Die A. collateralis radialis entspringt bei *Flfr.*, *Schw.* und *Wdk.* aus der A. circumflexa humeri caudalis an der Kaudalfläche des

Abb. 60. Arterien der linken Schultergliedmaße eines *Hundes*. Vom Oberarm distal. Medialansicht. (Nach Zietzschmann, 1943.)
A Humerus; *B* Radius; *C* Ulna; *D* Os carpi accessorium
a M. triceps brachii; *b* M. brachiocephalicus; *c* M. biceps brachii und M. brachialis; *d* M. extensor carpi radialis; *e* M. pronator teres; *f* M. flexor carpi radialis; *g* M. flexor digitalis profundus; *h* M. flexor digitalis superficialis
1 A. brachialis; *2* A. profunda brachii; *3* A. collateralis ulnaris; *4* A. brachialis superficialis; *5* A. bicipitalis; *6* A. antebrachialis superficialis cranialis, R. medialis, *7* R. lateralis; *8* A. digitalis dorsalis communis I; *9* A. digitalis dorsalis I axialis; *10* A. transversa cubiti, *11* Rr. articulares; *12* A. profunda antebrachii; *13* A. interossea communis; *14* A. ulnaris; *15* A. recurrens ulnaris; *16* A. interossea caudalis, *17* R. palmaris, *18* R. profundus, *19* R. superficialis; *20* A. mediana; *21* A. radialis; *22* Rr. carpei dorsales, *23* R. palmaris profundus, *24* R. palmaris superficialis; *25* Arcus palmaris profundus; *26–29* Aa. metacarpeae palmares I–IV; *30–33* Aa. digitalis palmares communes I–IV; *34* Rr. tori metacarpei; *35* Aa. interdigitales; *36* Aa. digitales palmares propriae axiales; *37* Aa. digitales palmares propriae abaxiales

M. brachialis und beim *Pfd.* erst weiter distal aus der A. profunda brachii. Noch kaudal vom Humerus entläßt sie die **A. nutricia humeri,** außer beim *Pfd.*, und die **A. collateralis media,** die zur Fossa olecrani verläuft und sich an der Bildung des **Rete articulare cubiti** beteiligt. Die A. collateralis radialis begleitet den N. radialis durch den Sulcus m. brachialis. Dabei gibt sie Zweige an die angrenzenden Muskeln ab und vaskularisiert mit ihren Endästen die Muskelgruppe kraniolateral am Unterarm. Aus der A. collateralis radialis geht außerdem bei *Schw.* und *Wdk.* die nur schwache A. antebrachialis superficialis cranialis hervor, die bei *Flfr.* die A. brachialis superficialis fortsetzt und beim *Pfd.* fehlt. Sie bildet den Ausgang für dorsale oberflächliche Zehengefäße.

A. circumflexa scapulae
(*vgl.*: 55–58/14; *Ktz.*: 59/9; *Schw.*: 61/5; *Schf.*: 62/7; *Rd.*: 63/6; *Pfd.*: 65/6; 66/2)

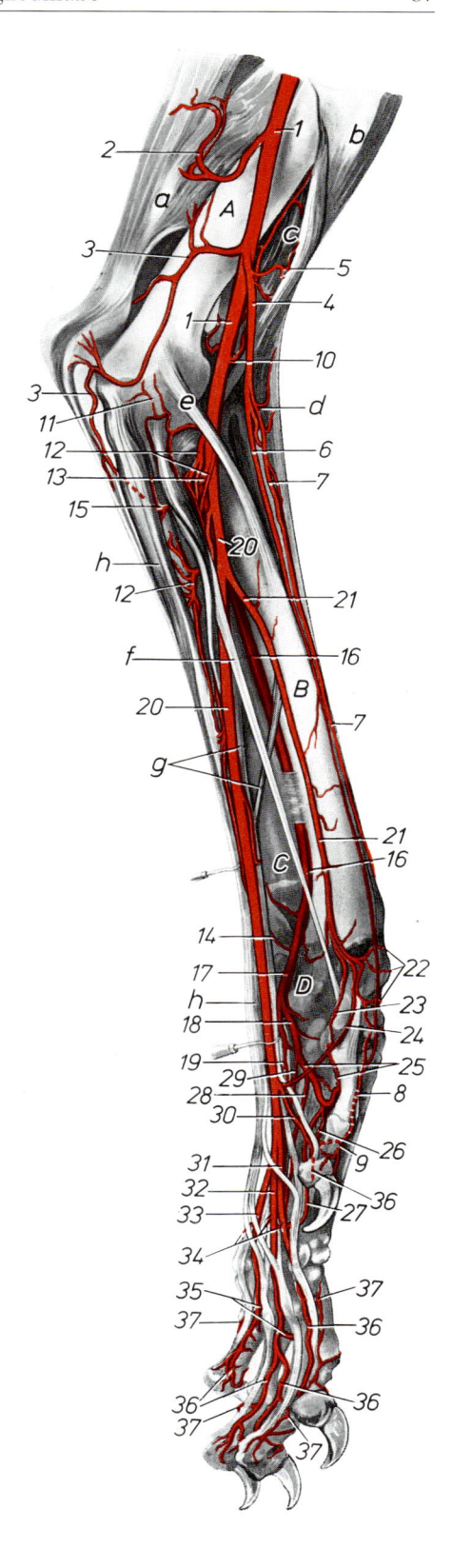

Die A. circumflexa scapulae entspringt aus der A. subscapularis im ventralen Schulterblattdrittel in Höhe des am kaudalen Rand gelegenen For. nutricium scapulae. Hier entläßt sie die **A. nutricia scapulae,** die auch gesondert aus der A. subscapularis entspringen kann. Am kaudalen Rand des Schulterblatts teilt sich die A. circumflexa scapulae in einen lateralen und einen medialen Ast auf, die auch selbständig von der A. subscapularis abgegeben werden können und die sich wie die bereits beschriebenen Muskeläste der A. subscapularis verhalten. Jeder dieser Äste, zuweilen auch nur einer, anastomosiert an der Inc. scapulae mit der A. suprascapularis.

A. circumflexa humeri cranialis
(*vgl.: 55–58/16; Ktz.: 59/14; Schw.: 61/8; Schf.: 62/10; Rd.: 63/9; Pfd.: 65/7*)

Die A. circumflexa humeri cranialis entspringt als letztes Gefäß aus der A. axillaris, selten jedoch beim *Schw.*, bei dem sie in den meisten Fällen aus der A. circumflexa humeri caudalis hervorgeht. Bei *Hd.* und *Schw.* kann sie auch aus der A. subscapularis Ursprung nehmen. Sie verläuft bei *Flfr.* medial über den M. coracobrachialis, bei den *übrigen Haussäugetieren* zwischen dessen beiden Portionen hindurch, nur selten aber direkt dem Humerus anliegend, kranial. Hier versorgt sie den Humerus, das Schultergelenk und beteiligt sich an der Vaskularisation der in diesem Bereich sich anheftenden Muskeln, insbesondere des M. biceps brachii. Über die Kranialfläche des Humerus anastomosiert sie mit der A. circumflexa humeri caudalis. Mit ihren proximal gerichteten Ästen verbindet sie sich auch mit der A. suprascapularis.

A. brachialis
(*vgl.: 55–58/17; Ktz.: 59/13; Hd.: 60/1; Schw.: 61/11; Schf.: 62/9; Rd.: 63/8; Pfd.: 65/8*)

Die A. brachialis bildet die Fortsetzung der von der Schultergelenksbeuge ab distal verlaufenden A. axillaris. Der Übergang in die A. brachialis erfolgt nach Abgabe der A. circumflexa humeri cranialis bzw. bei anderem Ursprung dieser Arterie dennoch an gleicher Stelle. Die A. brachialis zieht in geradem Verlauf zum Ellbogengelenk und tritt bei der *Ktz.*, kraniodistal gerichtet, gemeinsam mit dem N. medianus durch das For. supracondylare. Sie kreuzt dabei den Humerus medial in seiner distalen Hälfte und gelangt an den kranialen Rand des M. pronator teres. Nach Abgang der A. interossea communis bzw. der Aa. interosseae

bei der *Ktz.* proximal am Spatium interosseum antebrachii wird die A. brachialis zur A. mediana. In ihrem Verlauf entläßt sie in kaudaler Richtung die A. profunda brachii und distal davon, außer bei der *Ktz.*, die A. collateralis ulnaris. Letzte entspringt bei der *Ktz.* aus der A. brachialis superficialis. In kranialer Richtung gibt die A. brachialis bei *Flfr.* die A. brachialis superficialis ab und in der Ellbogenbeuge in kraniolateraler Richtung die A. transversa cubiti. Außerdem geht kranial aus der A. brachialis die **A. bicipitalis** hervor, und zwar bei *Hd.*, *Schw.* und *Pfd.* proximal der A. collateralis ulnaris, bei *Wdk.* distal von dieser. Bei der *Ktz.* und gelegentlich beim *Hd.* geht sie aus der A. brachialis superficialis hervor und beim *Wdk.* nicht selten aus der A. transversa cubiti. Als starkes Muskelgefäß tritt die A. bicipitalis in die distale Hälfte des M. biceps brachii ein, den sie vor allem, proximal gerichtet, durchdringt. Weitere unbenannte Äste ziehen an die benachbarten Muskeln, vor allem an den M. coracobrachialis, sowie an das Ellbogengelenk; sie sind bei *Flfr.* besonders stark und verbinden sich auch mit der A. recurrens ulnaris. Distal der A. bicipitalis entsendet die A. brachialis beim *Pfd.* noch die **A. nutricia humeri.**

A. profunda brachii
(*vgl.: 55–58/18; Ktz.: 59/15; Hd.: 60/2; Schw.: 61/12; Schf.: 62/11; Rd.: 63/10; Pfd.: 65/9*)

Die A. profunda brachii entspringt kaudal aus der A. brachialis distal der Tuberositas teres. Sie teilt sich sogleich in mehrere kräftige, divergierende Muskeläste, die sich mit den Ästen des N. radialis vornehmlich im M. triceps brachii aufzweigen. Beim *Pfd.* entläßt sie die bereits beschriebene A. collateralis radialis, mit der sie bei den *anderen Haussäugetieren* Verbindung aufnimmt.

A. collateralis ulnaris
(*vgl.: 55–58/20; Ktz.: 59/16; Hd.: 60/3; Schw.: 61/13; Schf.: 62/12; Rd.: 63/11; 64/10; Pfd.: 65/12; 66/9*)

Die A. collateralis ulnaris verläßt proximal des Epicondylus medialis humeri die A. brachialis bzw. bei der *Ktz.* die A. brachialis superficialis, da bei dieser die A. brachialis durch das For. supracondylare zieht. Die A. collateralis ulnaris läuft entlang dem Ven-

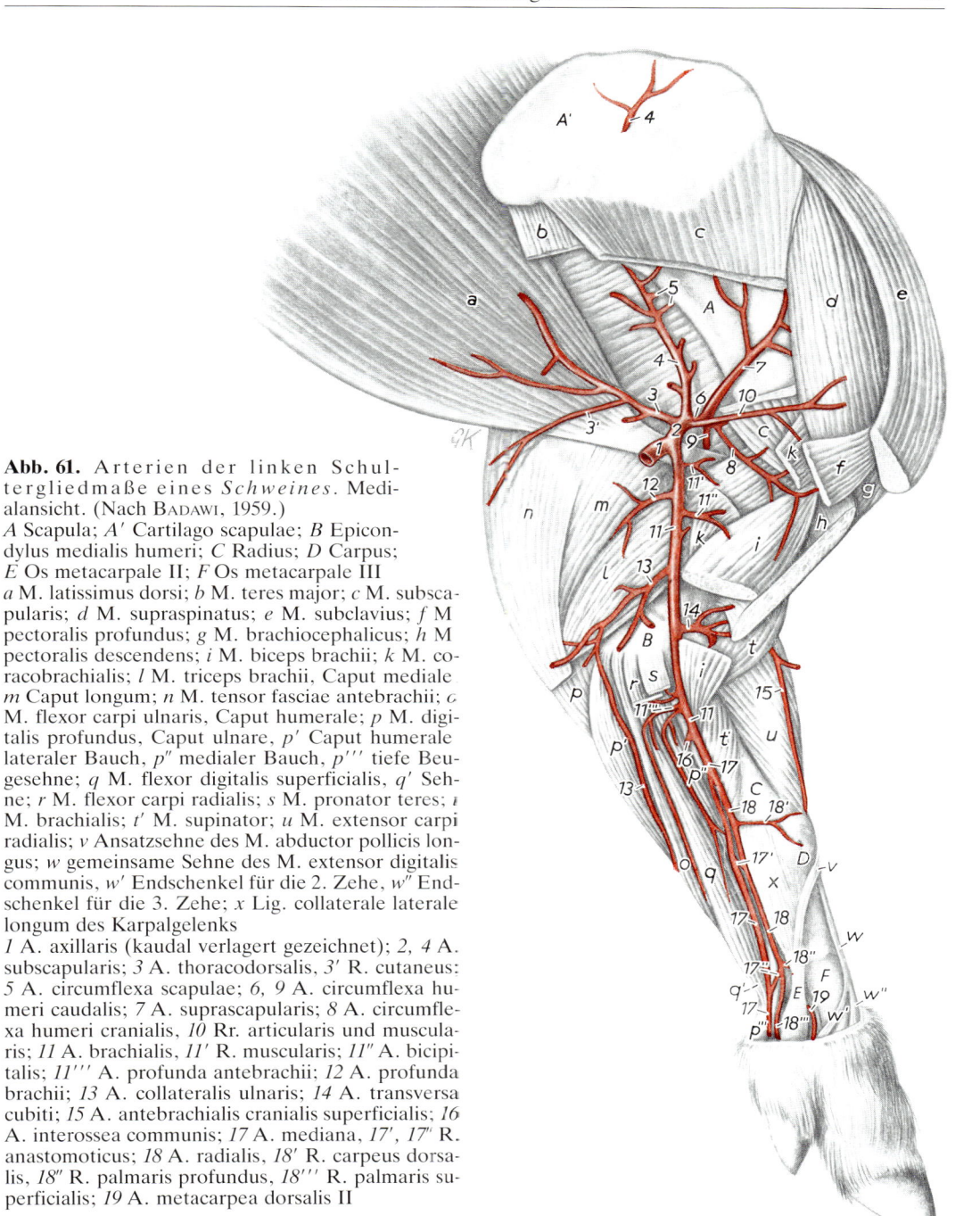

Abb. 61. Arterien der linken Schultergliedmaße eines *Schweines*. Medialansicht. (Nach BADAWI, 1959.)
A Scapula; *A'* Cartilago scapulae; *B* Epicondylus medialis humeri; *C* Radius; *D* Carpus; *E* Os metacarpale II; *F* Os metacarpale III
a M. latissimus dorsi; *b* M. teres major; *c* M. subscapularis; *d* M. supraspinatus; *e* M. subclavius; *f* M pectoralis profundus; *g* M. brachiocephalicus; *h* M pectoralis descendens; *i* M. biceps brachii; *k* M. coracobrachialis; *l* M. triceps brachii, Caput mediale *m* Caput longum; *n* M. tensor fasciae antebrachii; *o* M. flexor carpi ulnaris, Caput humerale; *p* M. digitalis profundus, Caput ulnare, *p'* Caput humerale lateraler Bauch, *p"* medialer Bauch, *p'''* tiefe Beugesehne; *q* M. flexor digitalis superficialis, *q'* Sehne; *r* M. flexor carpi radialis; *s* M. pronator teres; *t* M. brachialis; *t'* M. supinator; *u* M. extensor carpi radialis; *v* Ansatzsehne des M. abductor pollicis longus; *w* gemeinsame Sehne des M. extensor digitalis communis, *w'* Endschenkel für die 2. Zehe, *w"* Endschenkel für die 3. Zehe; *x* Lig. collaterale laterale longum des Karpalgelenks
1 A. axillaris (kaudal verlagert gezeichnet); *2, 4* A. subscapularis; *3* A. thoracodorsalis, *3'* R. cutaneus: *5* A. circumflexa scapulae; *6, 9* A. circumflexa humeri caudalis; *7* A. suprascapularis; *8* A. circumflexa humeri cranialis; *10* Rr. articularis und muscularis; *11* A. brachialis, *11'* R. muscularis; *11"* A. bicipitalis; *11'''* A. profunda antebrachii; *12* A. profunda brachii; *13* A. collateralis ulnaris; *14* A. transversa cubiti; *15* A. antebrachialis cranialis superficialis; *16* A. interossea communis; *17* A. mediana, *17', 17"* R. anastomoticus; *18* A. radialis, *18'* R. carpeus dorsalis, *18"* R. palmaris profundus, *18'''* R. palmaris superficialis; *19* A. metacarpea dorsalis II

tralrand des Caput mediale m. tricipitis brachii in Richtung auf das Olekranon und begleitet dabei den N. ulnaris. Mit diesem gelangt sie in die Ulnarisrinne und zieht in dieser, außer bei *Flfr.*, karpalwärts. Noch im Oberarmbereich gibt sie Muskeläste an den M. triceps brachii, den M. tensor fasciae antebrachii sowie an den M. pectoralis transversus ab. Danach beteiligt sie sich an der Bildung des **Rete articulare cubiti** und am Unterarm an der Versorgung der Beuger des Karpalgelenks und der Zehengelenke. Proximal vom Karpus entläßt die A. collateralis ulnaris, außer beim *Schw.*, den **R. dorsalis,** der wie der gleichnamige Ast beim *Flfr.* aus der A. ulnaris auf die Dorsalseite gelangt, beim *Rd.* in die nur sehr schwache dorsale gemeinsame dritte Zehen-

Abb. 62. Arterien der linken Schultergliedmaße eines *Schafes*. Medialansicht. (Nach WISSDORF, 1961.)
A Scapula; *A'* Cartilago scapulae; *B* Epicondylus medialis humeri; *C* Radius; *D* Os metacarpale III et IV; *E* Nl. cervicalis superficialis
a M. subscapularis; *b* M. teres major; *c* M. latissimus dorsi; *d* M. trapezius; *e* M. omotransversarius; *f* M. supraspinatus; *g* M. coracobrachialis; *h* M. triceps brachii, Caput longum, *h'* Caput mediale; *i* M. tensor fasciae antebrachii; *k* M. pectoralis profundus; *l* M. biceps brachii; *m* M. brachialis; *n* M. flexor digitalis profundus, Caput ulnare, *n'* Caput radiale, *n"* tiefe Beugesehne; *o* M. extensor carpi radialis; *p* M. pronator teres; *q* M. flexor carpi radialis; *r* M. flexor carpi ulnaris, *r'* Caput humerale, *r"* Caput ulnare; *s* M. abductor pollicis longus; *t* palmarer Verstärkungsstrang der medialen Seitenbänder; *u* M. interosseus medius; *v* Sehne des M. extensor digiti III proprius
1 A. axillaris; *2, 5* A. subscapularis; *3* A. circumflexa humeri caudalis; *4* A. thoracodorsalis, *4'* R. muscularis an den M. pectoralis profundus, *5', 5", 6* Rr. musculares; *7* A. circumflexa scapulae; *7'* A. nutricia scapulae; *8* Äste der A. scapularis dorsalis; *9* A. brachialis; *10* A. circumflexa humeri cranialis; *11* A. profunda brachii; *12* A. collateralis ulnaris, *12'* R. cutaneus; *13* A. transversa cubiti; *14* A. bicipitalis; *15* A. interossea communis; *15'* A. profunda antebrachii; *16* A. mediana; *17* A. digitalis palmaris communis III; *18* A. radialis, *18'* R. carpeus dorsalis, *18"* R. palmaris profundus, *18'''* R. palmaris superficialis; *19* A. digitalis palmaris communis II; *20* A. cervicalis superficialis, *21* R. praescapularis, *22* R. acromialis; *23* A. suprascapularis

palmaren Gelenkgeflecht, außer beim *Pfd.*, verbindet sich die A. collateralis ulnaris mit dem R. palmaris der A. interossea bei *Schw.* und *Wdk.* bzw. mit dem der A. mediana beim *Pfd.*

A. brachialis superficialis
(*vgl.:* 55/21; *Ktz.:* 59/17; *Hd.:* 60/4)

Die A. brachialis superficialis ist nur bei *Flfr.* ausgebildet und entspringt proximal des Ellbogengelenks medial aus der A. brachialis. Sie entläßt bei der *Ktz.* sogleich die A. collateralis ulnaris sowie bei der *Ktz.* und gelegentlich beim *Hd.* die **A. bicipitalis,** die bereits als Ast der A. brachialis beschrieben worden ist. Die A. brachialis superficialis überquert in kraniodistaler Richtung medial das distale Ende des M. biceps brachii parallel zur gleichnamigen Vene, die sich hier mit der V. mediana cubiti verbindet. Dann gibt sie die **Aa. radiales superfi-**

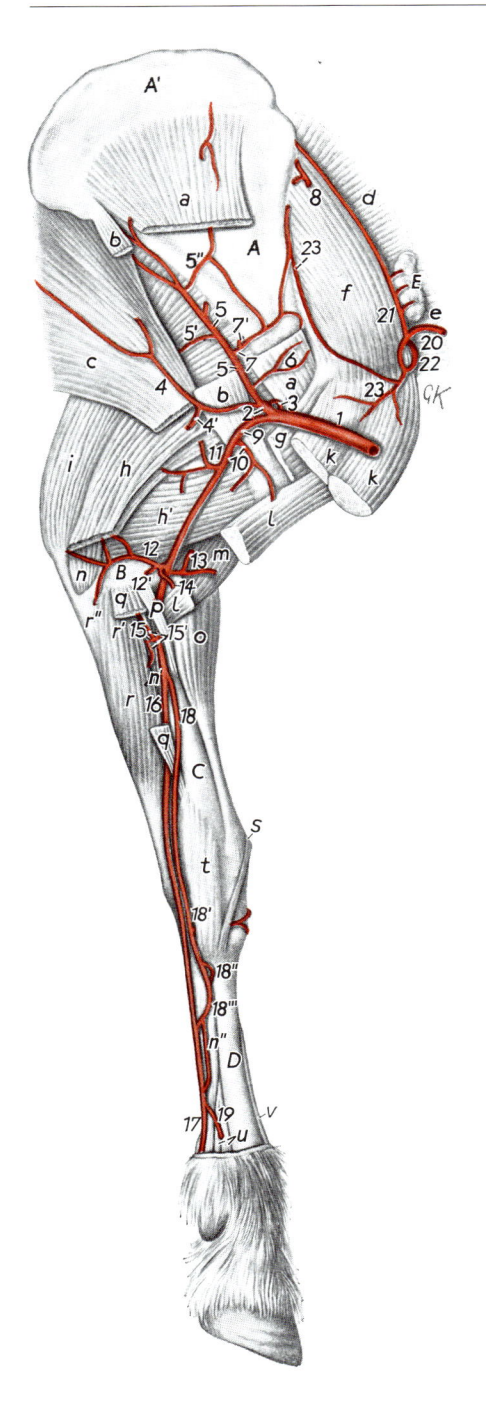

arterie übergeht und beim *Pfd.*, ebenfalls nur sehr schwach, den R. dorsalis des N. ulnaris begleitet. Außerdem entläßt die A. collateralis ulnaris beim *Schw.* bzw. der R. dorsalis bei *Wdk.* und *Pfd.* den **R. carpeus dorsalis** für das dorsale Gelenkgeflecht. Nach Abgabe des **R. carpeus palmaris** zum

ciales ab, die auf der Unterarmfaszie im Bereich der Delle zwischen Radius und M. extensor carpi radialis die Äste des N. cutaneus antebrachii medialis begleiten und in den R. carpeus dorsalis der A. radialis einmünden. Distal des Ellbogengelenks geht die A. brachialis superficialis in die A. antebrachialis superficialis cranialis über.

A. antebrachialis superficialis cranialis
(vgl.: 55–57/22; Ktz.: 59/17";
Hd.: 60/6; 71/1, 1'; Schw.: 61/15; 72/1;
Rd.: 73/1)

Diese Arterie, die bei *Flfr.* die A. brachialis superficialis fortsetzt, entspringt bei *Schw.* und *Wdk.* als nur schwaches Gefäß aus der A. collateralis radialis. Sie läuft bei der *Ktz.* mit dem R. lateralis des R. superficialis n. radialis distal und verbindet sich im Metakarpalbereich mit dem R. dorsalis der A. ulnaris zum Arcus dorsalis superficialis, aus dem die Aa. digitales dorsales communes I–IV sowie die A. digitalis dorsalis I abaxialis hervorgehen. Beim *Hd.* teilt sich die A. antebrachialis superficialis cranialis bereits proximal am M. extensor carpi radialis in einen lateralen und einen medialen Ast, die jeweils die entsprechenden Äste des R. superficialis vom N. radialis im Unterarmbereich begleiten. Der mediale Ast geht am Metakarpus in die A. digitalis dorsalis communis I über, und der laterale Ast entläßt die Aa. digitales dorsales communes II–IV. Die A. antebrachialis superficialis cranialis gibt beim *Schw.* die schwache A. digitalis dorsalis communis III bzw. manchmal die A. digitalis dorsalis communis II und bei *Wdk.* die schwachen Aa. digitales dorsales communes II und III ab.

A. transversa cubiti
(vgl.: 55–58/23; Ktz.: 59/18; Hd.: 60/10;
Schw.: 61/14; Schf.: 62/13;
Rd.: 63/12; 64/6, 6'; Pfd.: 65/13; 66/5)

Die A. transversa cubiti entspringt proximal der Trochlea humeri kranial aus der A. brachialis. Sie biegt sogleich, dem Humerus anliegend, zur Lateralseite ab, versorgt das Ellbogengelenk und erreicht unter den Streckern des Karpalgelenks und der Zehengelenke die tiefen Äste des N. radialis, mit denen sie sich in den genannten Muskeln verzweigt. Zuvor erhalten die Mm. biceps brachii, brachialis, cleidobrachialis sowie pectoralis descendens Zweige, wobei die Arterie bei *Wdk.* manchmal auch die **A. bicipitalis** (s. S. 88) entläßt. Kaudolateral anastomosiert die A. transversa cubiti mit der A. interossea cranialis. Im weiteren distalen Verlauf erreicht sie, dem Radius anliegend und den M. abductor pollicis longus unterkreuzend, außer bei *Flfr.*, das Rete carpi dorsale.

A. interossea communis
(vgl.: 55–58/25; Hd.: 60/13; Schw.: 61/16;
Schf.: 62/15; Rd.: 63/13; Pfd.: 65/14)

Die A. interossea communis zweigt distal des Ellbogengelenks im Bereich des Lig. collaterale mediale als letztes Gefäß aus der A. brachialis ab, bevor diese in die A. mediana übergeht. Sie wird außer beim *Pfd.* medial vom M. pronator teres bedeckt. Bei der *Ktz.* fehlt die A. interossea communis, dafür entspringt an dieser Stelle zunächst nur die A. interossea cranialis und weiter distal die A. interossea caudalis. Die A. interossea communis zieht kaudolateral zum Spatium interosseum antebrachii, biegt distal um und teilt sich kurz darauf in die A. interossea cranialis und die A. interossea caudalis. Die A. interossea communis entläßt Zweige für das Ellbogengelenk sowie für Pronatoren und Supinatoren, außerdem beim *Hd.* die A. ulnaris. Mit tierartlichen Unterschieden werden aus der A. interossea communis oder aus ihren Teilungsästen oder aus der A. recurrens interossea **Aa. nutriciae** für Radius und Ulna abgegeben.

A. interossea cranialis
(vgl.: 55–58/27; 71–74/14; Ktz.: 59/19;
Rd.: 64/7; Pfd.: 66/6)

Die aus der Teilung der A. interossea communis proximal am Spatium interosseum antebrachii bzw. bei der *Ktz.* selbständig aus der A. brachialis hervorgehende A. interossea cranialis tritt sogleich durch das Spatium interosseum antebrachii und läuft auf der Kranialseite karpalwärts. Am stärksten ist sie bei *Wdk.* und am schwächsten bei *Flfr.* entwickelt. Sie entläßt bei *allen Haussäugetieren* kurz nach ihrem Durchtritt proximal durch das Spatium interosseum antebrachii die **A. recurrens interossea**, die, proximal gerichtet, zum **Rete articulare cubiti** zieht. Außerdem anastomosiert die A. interossea cranialis hier mit dem tiefen,

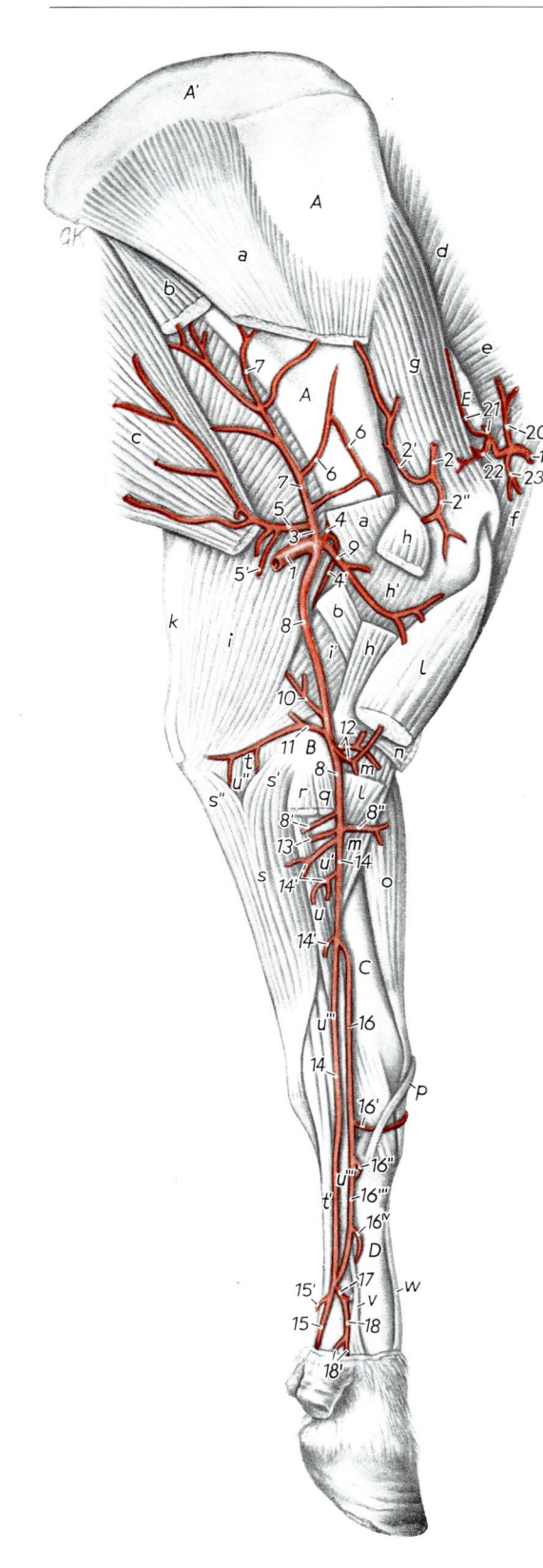

Abb. 63. Arterien der linken Schultergliedmaße eines *Rindes*. Medialansicht. (Nach BADAWI und WILKENS, 1961.)

A Scapula; *A'* Cartilago scapulae; *B* Epicondylus medialis humeri; *C* Radius: *D* Os metacarpale III et IV; *E* Nl. cervicalis superficialis

a M. subscapularis; *b* M. teres major; *c* M. latissimus dorsi; *d* M. trapezius; *e* M. omotransversarius; *f* M. brachiocephalicus; *g* M. supraspinatus; *h, h'* M. coracobrachialis; *i* M. triceps brachii, Caput longum, *i'* Caput mediale; *k* M. tensor fasciae antebrachii; *l* M. biceps brachii; *m* M. brachialis; *n* Mm. pectorales superficiales; *o* M. extensor carpi radialis; *p* M. abductor pollicis longus; *q* M. pronator teres; *r* M flexor carpi radialis; *s* M. flexor carpi ulnaris, *s'* Caput humerale, *s''* Caput ulnare; *t* M. flexor digitalis superficialis, *t'* oberflächliche Beugesehne; *u* M. flexor digitalis profundus, Caput humerale, *u'* Caput radiale, *u''* Caput ulnare, *u'''* tiefe Beugesehne; *v* M. interosseus medius, medialer Seitenstrang; *w* Sehne des M. extensor digiti III proprius

1 A. axillaris (kaudal verlagert gezeichnet); *2, 2', 2''* A. suprascapularis; *3, 7* A. subscapularis; *4* A. circumflexa humeri caudalis; *4'* A. collateralis radialis; *5* A. thoracodorsalis, *5'* R. muscularis für den M. pectoralis profundus; *6* A. circumflexa scapulae; *8* A. brachialis, *8', 8''* Rr. musculares; *9* A. circumflexa humeri cranialis; *10* A. profunda brachii; *11* A. collateralis ulnaris; *12* A. bicipitalis und A. transversa cubiti; *13* A. interossea communis; *14* A. mediana; *14'* A. profunda antebrachii; *15* A. digitalis palmaris communis III; *15'* lateraler Anteil des Arcus palmaris superficialis; *16* A. radialis, *16'* R. carpeus dorsalis, *16''* R. palmaris profundus, *16'''* R. palmaris superficialis, *16^IV* R. anastomoticus mit der A. metacarpea palmaris II; *17* medialer Anteil des Arcus palmaris superficialis (A. radialis bereits in dessen Ursprung eingemündet) mit Verbindung zur A. metacarpea palmaris II; *18* A. digitalis palmaris communis II; *18'* Aa. digitales palmares propriae; *19* A. cervicalis superficialis, *20* R. ascendens, *21* R. praescapularis, *22* R. suprascapularis mit R. acromialis, *23* R. deltoideus

kaudal gerichteten Ast der A. transversa cubiti und gibt Äste an die Zehenstrecker und den M. extensor carpi ulnaris ab sowie weiter distal an den M. abductor pollicis longus. Distal durch das Spatium interosseum antebrachii verbindet sich die A. interossea cranialis über den **R. interosseus** mit der A. interossea caudalis, außer beim *Pfd.*, und geht mit dem **R. carpeus dorsalis** unter weiterer Aufzweigung in das Rete carpi dorsale über. Bei *Flfr.* und *Schw.*, bei denen die A. interossea cranialis im distalen Bereich nur schwach ausgebildet ist oder sogar fehlen kann, bildet der R. carpeus dorsalis dorsal am Karpus die Fortsetzung des stets ausgebildeten R. interosseus.

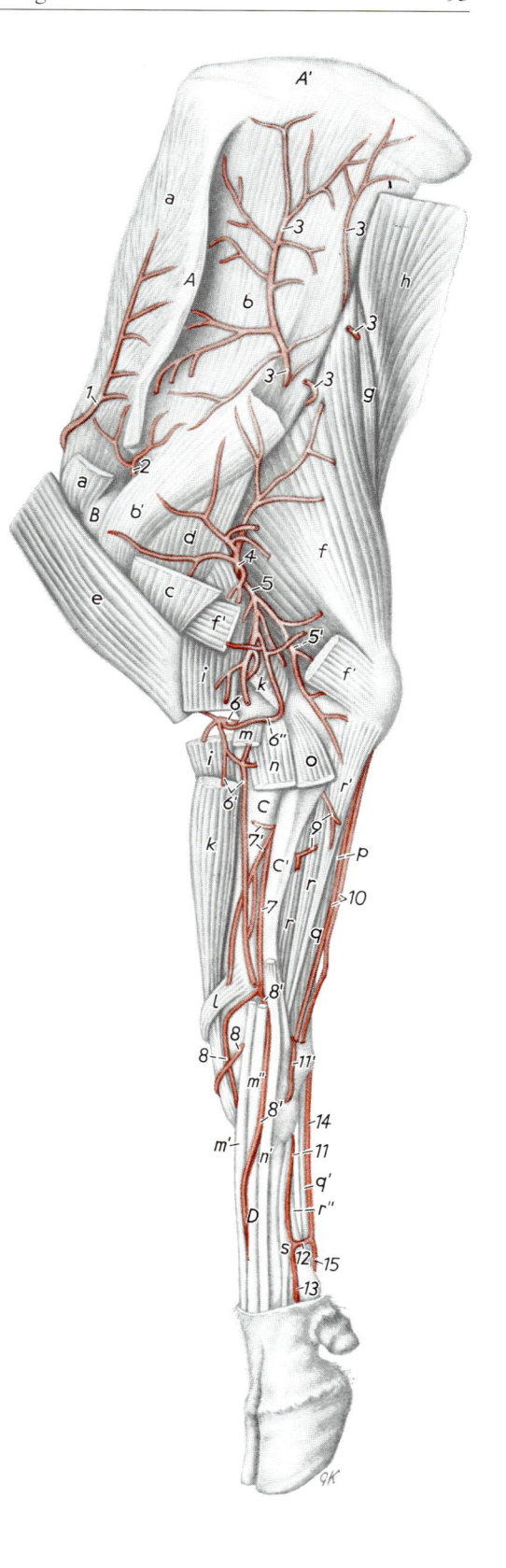

Abb. 64. Arterien der linken Schultergliedmaße eines *Rindes*. Lateralansicht. (Nach BADAWI und WILKENS, 1961.)
A Spina scapulae; *A'* Cartilago scapulae; *B* Tuberculum majus humeri; *C* Radius; *C'* Ulna; *D* Os metacarpale III et IV
a M. supraspinatus, teilweise abgetragen; *b* M. infraspinatus, bis auf die eingelagerte Sehnenplatte abgetragen, *b'* Endsehne; *c* M. deltoideus, distaler Stumpf; *d* M. teres minor, distaler Stumpf; *e* M. brachiocephalicus; *f* M. triceps brachii, Caput longum, *f'* Caput laterale; *g* M. tensor fasciae antebrachii; *h* M. latissimus dorsi; *i* M. brachialis; *k* M. extensor carpi radialis; *l* M. abductor pollicis longus; *m* M. extensor digitalis communis; *m'* Endsehne des M. extensor digiti III proprius; *m"* Endsehne des M. extensor digiti III+IV; *n* M. extensor digitalis lateralis, *n'* Endsehne; *o* M. extensor carpi ulnaris, proximaler Stumpf; *p* M. flexor carpi ulnaris; *q* M. flexor digitalis superficialis, *q'* oberflächliche Beugesehne; *r* M. flexor digitalis profundus, Caput humerale, *r'* Caput ulnare, *r"* tiefe Beugesehne; *s* M. interosseus medius
1, 2 Rr. musculares der A. suprascapularis; *3* A. subscapularis; *4* A. circumflexa humeri caudalis; *5* A. collateralis radialis; *5'* A. collateralis media; *6, 6'* A. transversa cubiti, *6"* R. anastomoticus; *7* A. interossea cranialis, *7'* Rr. musculares; *8* Zweige des R. carpeus dorsalis der A. interossea cranialis, *8'* oberflächlicher Ast mit Verbindung zur A. metacarpea dorsalis III; *9* Rr. musculares der A. interossea communis; *10* A. collateralis ulnaris; *11* R. superficialis, *11'* lateraler Ast des R. palmaris; *12* lateraler Anteil des Arcus palmaris superficialis; *13* A. digitalis palmaris communis IV; *14* A. mediana; *15* A. digitalis palmaris communis III

A. interossea caudalis

(*vgl.*: 55–58/28; *Ktz.*: 59/20; *Hd.*: 60, 67/16; *Schw.*: 68/16)

Die A. interossea caudalis entspringt nur bei der *Ktz.*, distal der A. interossea cranialis, gesondert aus der A. brachialis und setzt bei den *anderen Haussäugetieren* die A. interossea communis an der Kaudalseite der Membrana interossea antebrachii, bei *Flfr.* vom M. pronator quadratus kaudal bedeckt, karpalwärts fort. Distal durch das Spatium interosseum antebrachii vereinigt sie sich bei *Flfr.* und *Schw.* über den **R. interosseus** mit der A. interossea cranialis. Die A. interossea caudalis ist bei *Flfr.* und *Schw.* ein kräftiges Gefäß, bei *Wdk.* und *Pfd.* ist sie hingegen nur schwach. Sie verzweigt sich im Periost von Radius und Ulna. Selten erreicht sie bei *Wdk.* den R. interosseus. Beim *Pfd.* verbindet sie sich manchmal mit dem R. carpeus palmaris der A. collateralis ulnaris. Die A. interossea

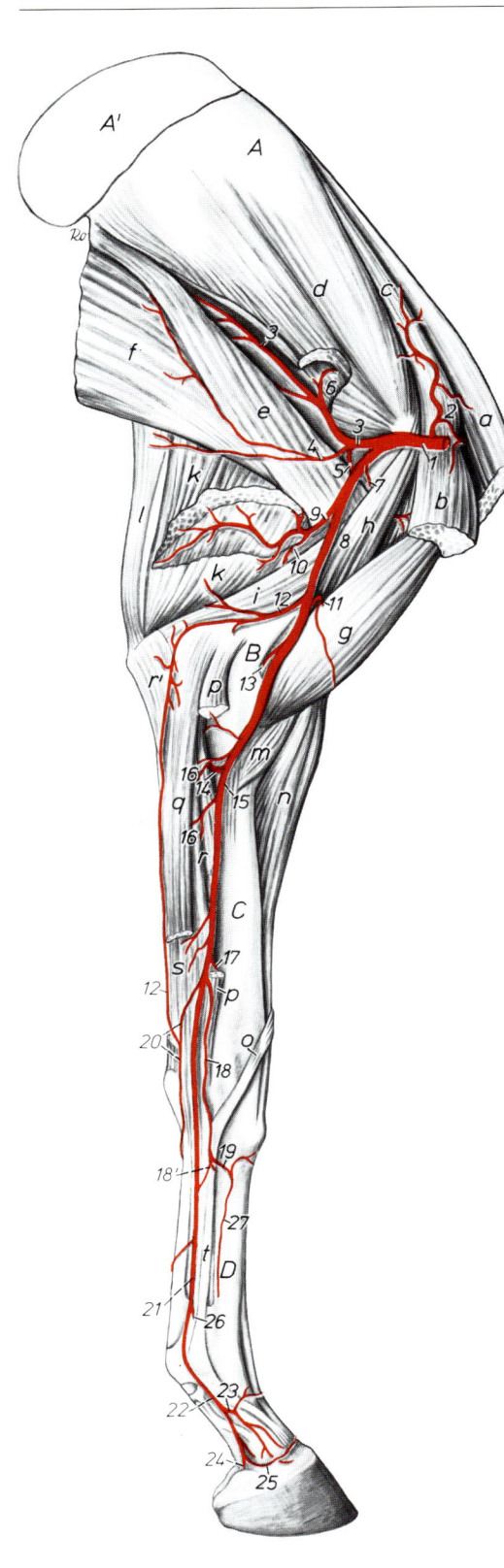

Abb. 65. Arterien der linken Schultergliedmaße eines *Pferdes*. Medialansicht. (Nach ELLENBERGER und BAUM, 1932, umgezeichnet.)

A Scapula; *A'* Cartilago scapulae; *B* Epicondylus medialis humeri; *C* Radius; *D* Os metacarpale III
a M. subclavius; *b* M. pectoralis profundus; *c* M. supraspinatus; *d* M. subscapularis; *e* M. teres major; *f* M. latissimus dorsi; *g* M. biceps brachii; *h* M. coracobrachialis; *i* M. triceps brachii, Caput mediale, *k* Caput longum; *l* M. tensor fasciae antebrachii; *m* M. brachialis; *n* M. extensor carpi radialis; *o* M. abductor pollicis longus; *p* M. flexor carpi radialis; *q* M. flexor carpi ulnaris; *r* M. flexor digitalis profundus, *r'* Caput ulnare; *s* M. flexor digitalis superficialis; *t* M. interosseus medius
1 A. axillaris; *2* A. suprascapularis; *3* A. subscapularis; *4* A. thoracodorsalis; *5* A. circumflexa humeri caudalis; *6* A. circumflexa scapulae; *7* A. circumflexa humeri cranialis; *8* A. brachialis; *9* A. profunda brachii; *10* A. collateralis radialis; *11* A. bicipitalis; *12* A. collateralis ulnaris; *13* A. transversa cubiti; *14* A. interossea communis; *15* A. mediana; *16* A. profunda antebrachii; *17* A. radialis proximalis; *18* A. radialis, *18'* Aufteilung in R. palmaris profundus und R. palmaris superficialis; *19* R. anastomoticus mit dem Rete carpi dorsale; *20* R. palmaris; *21* A. digitalis palmaris communis II; *22* A. digitalis [palmaris propria III] medialis; *23* R. dorsalis phalangis proximalis; *24* R. tori digitalis; *25* A. coronalis; *26* Ursprung der A. digitalis [palmaris propria III] lateralis bei Fehlen der A. digitalis palmaris communis III; *27* A. metacarpea dorsalis II

caudalis entläßt bei der *Ktz.* kurz nach ihrem Ursprung die A. ulnaris. Bei *Flfr.* gibt die A. interossea caudalis mehrere Zweige durch das Spatium interosseum antebrachii an den M. abductor pollicis longus ab. Nach der Verbindung mit dem R. interosseus geht bei *Flfr.* und *Schw.* aus der A. interossea caudalis bzw. bei *Wdk.* aus dem R. interosseus der **R. carpeus palmaris** zum palmaren Gelenkgeflecht hervor. Bei *Flfr.* und *Schw.* setzt sich die A. interossea caudalis bzw. beim *Rd.* der R. interosseus distal in den **R. palmaris** fort. Da beim *Pfd.* mit dem Fehlen eines Spatium interosseum antebrachii distale auch der R. interosseus fehlt, ist der R. palmaris der A. mediana angeschlossen. Der R. palmaris läuft kaudolateral, aber medial des Os carpi accessorium in der Tiefe über den Karpus distal. Dabei nimmt er bei *Flfr.* die A. ulnaris auf und bei *Schw.* und *Wdk.* die A. collateralis ulnaris. Distal des Karpalgelenks teilt sich der R. palmaris in den R. profundus und den R. superficialis. Der **R. profundus** bildet, transversal gerichtet und den Knochen palmar anliegend, mit dem R. profundus der A. radialis den

Abb. 66. Arterien der linken Schultergliedmaße eines *Pferdes*. Lateralansicht. (Nach ELLENBERGER und BAUM, 1932, umgezeichnet.)
a M. subclavius; *b* M. supraspinatus; *c* M. infraspinatus; *d* M. deltoideus; *e* M. teres minor; *f* M. brachiocephalicus; *g* M. triceps brachii, Caput longum, *h* Caput laterale; *i* M. tensor fasciae antebrachii; *k* M. brachialis; *l* M. extensor carpi radialis; *m* M. extensor digitalis communis; *n* M. extensor digitalis lateralis; *o* M. extensor carpi ulnaris; *p* M. abductor pollicis longus; *q* M. flexor digitalis profundus, *q'* Caput ulnare; *r* M. flexor digitalis superficialis; *s* M. interosseus medius
1 A. suprascapularis mit N. suprascapularis; *2* Äste der A. circumflexa scapulae; *3* A. circumflexa humeri caudalis mit N. axillaris, der den N. cutaneus antebrachii cranialis entläßt; *4* A. collateralis radialis mit N. radialis; *5* A. transversa cubiti mit *5'* Verbindungsast zum Rete carpi dorsale; *6* A. interossea cranialis; *7* A. recurrens interossea; *8* R. carpeus dorsalis der A. interossea cranialis; *9* R. carpeus dorsalis der A. collateralis ulnaris mit R. dorsalis des N. ulnaris; *10* Rete carpi dorsale; *11* A. metacarpea dorsalis III, *12* R. perforans distalis III; *13* Einmündung der Aa. metacarpeae palmares in die Aa. digitales palmares communes; *14* A. digitalis palmaris communis III mit N. digitalis palmaris communis III; *15* A. digitalis [palmaris propria III] lateralis mit N. digitalis palmaris lateralis; *16* R. dorsalis phalangis proximalis mit R. dorsalis des N. digitalis palmaris lateralis

Arcus palmaris profundus als Ausgang für die Aa. metacarpeae palmares. Der **R. superficialis,** der beim *Pfd.* meistens fehlt, beteiligt sich an der Bildung des Arcus palmaris superficialis als Ausgang für die palmaren Zehenarterien.

A. ulnaris
(*vgl.: 55/26; Ktz.: 59/21; Hd.: 60/14; 67/9*)

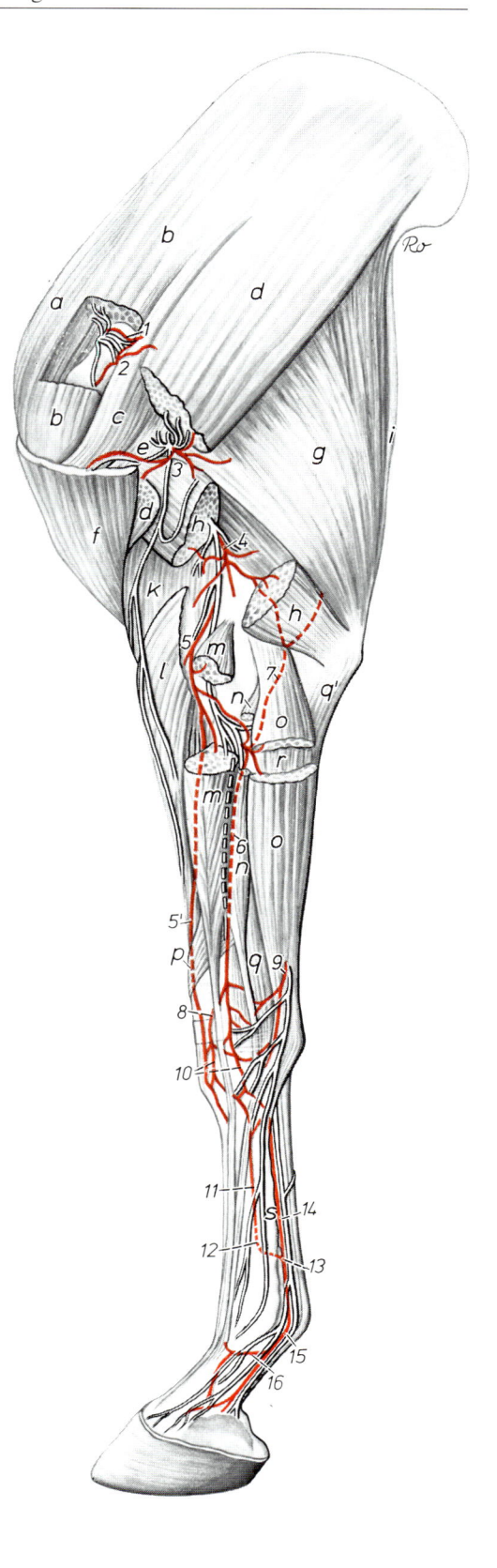

Die nur bei *Flfr.* ausgebildete A. ulnaris entspringt beim *Hd.* aus der A. interossea communis und bei der *Ktz.* aus der erst weiter distal von der A. brachialis abzweigenden A. interossea caudalis. Die A. ulnaris gelangt in kaudodistaler Richtung zwischen Caput humerale des tiefen Zehenbeugers und Ulna an den N. ulnaris. Hier verbindet sie sich über die proximal gerichtete **A. recurrens ulnaris** mit der A. collateralis ulnaris. Die A. ulnaris ist kräftiger als die bei *Schw., Wdk.* und *Pfd.* ausgebildete A. collateralis ulnaris. Sie begleitet in der Ulnarisrinne den N. ulnaris zum Karpus, wo sie in den R. palmaris der A. interossea einmündet. Zuvor entläßt sie proximal des Os carpi accessorium den **R. dorsalis,** der lateral um das Distalende der Ulna herum dorsal an den Karpus gelangt und sich bei der *Ktz.* an der Bildung des Arcus dorsalis beteiligt bzw. beim *Hd.* in die abaxiale Arterie der 5. Zehe übergeht. Danach gibt sie noch den **R. carpeus dorsalis,** der bei der *Ktz.* oft aus dem R. dorsalis entspringt, und manchmal auch den **R. carpeus palmaris** zum dorsalen bzw. palmaren Gelenkgeflecht des Karpus ab.

A. mediana
(*vgl.:* 55–58/35; 67–70/22; *Ktz.:* 59/22; *Hd.:* 60/20; *Schw.:* 61/17; *Schf.:* 62/16; *Rd.:* 63, 64/14; *Pfd.:* 65/15)

Nach Abgabe der A. interossea communis bzw. bei der *Ktz.* der A. interossea caudalis wird die A. brachialis von der A. mediana fortgesetzt. Sie läuft in Begleitung der gleichnamigen Vene und des N. medianus kaudomedial am Radius, vom Bauch des M. flexor carpi radialis bedeckt, distal. In der Rinne zwischen den Sehnen des tiefen und des oberflächlichen Zehenbeugers bzw. bei *Schw.* und *Wdk.* des tiefen Anteils vom oberflächlichen Zehenbeuger zieht sie über die Beugeseite des Karpalgelenks bis in den Metakarpalbereich. Hier beteiligt sie sich tierartlich unterschiedlich an der Bildung des Arcus palmaris superficialis, aus dem oberflächliche palmare Zehenarterien hervorgehen. In ihrem Verlauf entläßt die A. mediana kurz nach ihrem Ursprung die A. profunda antebrachii und in tierartlich unterschiedlicher Höhe, distal vom Ansatz des M. pronator teres, die A. radialis und nur beim *Pfd.* zuvor noch die A. radialis proximalis, die einen Teil der A. radialis mit gesondertem Ursprung darstellt. Außerdem entspringt beim *Pfd.* aus der A. mediana wenig proximal des Karpus der **R. palmaris,** der bei den *anderen Haussäugetieren* aus der A. interossea caudalis hervorgeht, die beim *Pfd.* rudimentär ist. Der R. palmaris verhält sich beim *Pfd.*, abgesehen von dem mehr oberflächlichen Ursprung, entsprechend dem der *anderen Haussäugetiere.* Sein R. profundus vereinigt sich mit dem der A. radialis zum Arcus palmaris profundus. Sein R. superficialis ist nur selten ausgebildet, begleitet dann den R. communicans des N. digitalis palmaris communis II und beteiligt sich am Arcus palmaris superficialis.

A. profunda antebrachii
(*vgl.:* 55–58/36; *Ktz.:* 59/18′; *Hd.:* 60/12; *Schw.:* 61/11′′′; *Schf.:* 62/15′; *Rd.:* 63/14′; *Pfd.:* 65/16)

Aus dem Anfangsabschnitt der A. mediana gehen starke Muskeläste, oft mit gemeinsamem Ursprung, hervor. Mit tierartlichen Unterschieden können diese bereits zum Teil aus dem Ende der A. brachialis abzweigen oder erst aus der A. interossea communis bzw. aus der A. interossea caudalis. Diese Äste werden als A. profunda antebrachii zusammengefaßt. Sie vaskularisieren die Beuger des Karpalgelenks und der Zehengelenke, wobei sie in diesen Muskeln distal verlaufen.

A. radialis
(*vgl.:* 55–58/37,37′; 67–70/23′; *Ktz.:* 59/23; *Hd.:* 60/21; *Schw.:* 61/18; *Schf.:* 62/18; *Rd.:* 63/16; *Pfd.:* 65/17, 18)

Die A. radialis entspringt bei *Hd.* und *Schw.* im proximalen, bei *Wdk.* im mittleren, bei *Ktz.* und *Pfd.* im distalen Unterarmdrittel medial aus der A. mediana, und zwar beim *Pfd.* zuerst die schwächere A. radialis proximalis und dicht proximal der Art. antebrachiocarpea die A. radialis. Außer bei *Ktz.* und *Pfd.* verläuft die A. radialis kraniomedial der A. mediana an der kaudomedialen Radiuskante distal. Dicht proximal des Karpus entläßt sie den **R. carpeus dorsalis** zum Rete carpi dorsale sowie den **R. carpeus palmaris** zum palmaren Gelenkgeflecht und gelangt dann palmar auf das Retinaculum flexorum. Entlang dessen medialem Ansatz tritt sie über den Karpus und teilt sich proximal am Metakarpus in den R. palmaris profundus und den R. palmaris superficialis. Bei der *Ktz.* setzt die A. radialis im distalen Unterarmdrittel funktionell den Verlauf der A. mediana fort, während diese nur als schwaches Gefäß mit dem N. medianus weiterzieht. Dicht proximal der Art. antebrachiocarpea übernimmt dann bei der *Ktz.* der starke R. carpeus dorsalis der A. radialis die direkte Fortsetzung zur Dorsalseite des Karpus. Der R. carpeus palmaris zieht wie bei den *anderen Haussäugetieren* zum palmaren Gelenkgeflecht. Die beiden Endäste der A. radialis, der R. palmaris profundus und der R. palmaris superficialis, sind dagegen nur schwach ausgebildet. Der R. carpeus dorsalis der *Ktz.* durchzieht das Rete carpi dorsale und wird direkt von der A. metacarpea dorsalis II und deren R. perforans proximalis fortgesetzt. Beim *Pfd.* stellt die **A. radialis proximalis** den gesonderten gemeinsamen Ursprung des schwachen R. carpeus dorsalis und des R. carpeus palmaris der A. radialis dar. Die sehr weit distal entspringende A. radialis teilt sich daher unmittelbar in den R. palmaris profundus und den R. palmaris superficialis. Bei *allen Haussäugetieren* beteiligt sich der **R. palmaris profundus,** lateral gerichtet und den Metakarpalknochen proximal anliegend, an der Bildung des Arcus palmaris profundus, der **R. palmaris superficialis** an der des Arcus palmaris superficialis, wobei er bei *Wdk.* und besonders beim *Pfd.* bereits nach kurzem Verlauf in die A. mediana einmünden kann.

Vergleichende Darstellung der Blutgefäße am Fuß

Topographie und Nomenklatur
(*vgl.:* 55–58; 67–74; 105–108; 115–122; 156–159; 167–174; 190–193; 198–205)

Eine fast vollständige Ausbildung der Fußgefäße findet sich unter den *Haussäugetieren* bei den *Flfr.* Mit der Rückbildung der Fußstrahlen infolge der Aufrichtung von Sohlen- über Zehen- zum Zehenspitzengänger und der damit in Zusammenhang stehenden weiteren Umgestaltung des passiven und aktiven Bewegungsapparats erfolgt gleichermaßen eine Differenzierung der Leitungsbahnen. Dennoch sind auch bei weitgehender Spezialisierung des Fußes, wie bei dem vom *Pfd.*, die Leitungsbahnen in das Schema des fünfstrahligen Fußes einzuordnen. Damit ist die Grundlage für eine einheitliche homologe Benennung gegeben. Unberücksichtigt bleiben bei diesem Schema allerdings die unterschiedliche Stärke homologer Gefäße und deren funktionelle Bedeutung bei den einzelnen Tierarten.

Zur Versorgung des Fußes erreichen kraniale und kaudale Gefäße des Unterarms bzw. Unterschenkels die Fußwurzel und proximal den Mittelfuß. Mit tiefen und oberflächlichen Ästen bilden sie den Ursprung für die **tiefen** und **oberflächlichen** Gefäße am Mittelfuß. In folgender allgemeinen **Übersicht** sind diese Gefäße an **einem Mittelfuß** in der Seitenansicht dargestellt.

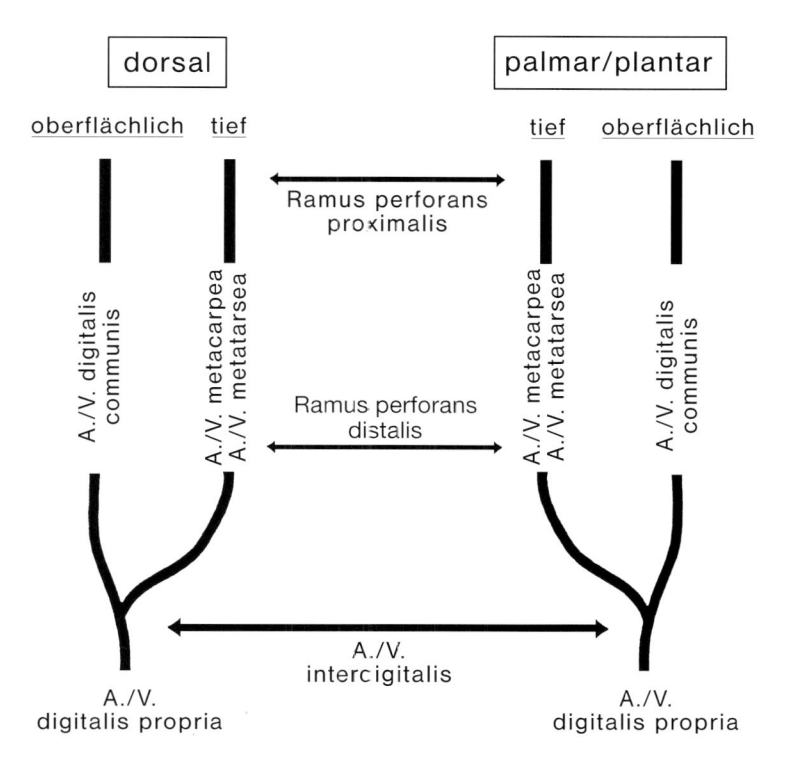

Übersicht: Gefäße am Fuß. Seitenansicht.

Blutgefäße am Mittelfuß

Tiefe Gefäße

Bei der Verbindung der tiefen Äste entstehen palmar bzw. plantar den Metakarpal- bzw. Metatarsalknochen proximal anliegende, transversal verlaufende Anastomosen, die als **Arcus palmaris profundus** bzw. **Arcus plantaris profundus** bezeichnet werden. Aus diesen Bögen gehen die **Aa. (Vv.) metacarpeae palmares** bzw. **Aa. (Vv.) metatarseae plantares** hervor, die jeweils palmar bzw. plantar in der Rinne zwischen benachbarten Metakarpal- bzw. Metatarsalknochen distal verlaufen. Entsprechend der Anzahl der Strahlen können maximal vier Gefäße vorhanden sein; sie werden in gleicher Zählrichtung wie jene mit I–IV gekennzeichnet.

Dorsal wird am Vorderfuß die Verbindung der tiefen Äste bereits am Karpus durch netzartige Anastomosen gebildet, die das dorsale Gelenkgeflecht, **Rete carpi dorsale,** darstellen. Aus diesem gehen die **Aa. (Vv.) metacarpeae dorsales I–IV** hervor, die dorsal in der Rinne zwischen benachbarten Metakarpalknochen verlaufen. Dorsal am Hinterfuß erfolgt die Verbindung der tiefen Äste proximal am Metatarsus nur venös, während arteriell kein Bogen gebildet wird, sondern das transversale Gefäß nur einem tiefen Ast angeschlossen ist (und lediglich beim *Hd.* als A. arcuata vorkommt). Die distal weiterziehenden Gefäße sind die **Aa. (Vv.) metatarseae dorsales I–IV.**

Die palmaren bzw. plantaren sowie die dorsalen Metakarpal- bzw. die Metatarsalgefäße enden mit Einmündung in die noch zu besprechenden, oberflächlich verlaufenden gemeinsamen Zehengefäße. In der Regel verbinden sich dabei die gleichzähligen Gefäße. Da jedoch die Metakarpal- bzw. Metatarsalgefäße palmar bzw. plantar häufig in ihrem Endabschnitt untereinander Verbindungen eingehen und dabei venös den **Arcus palmaris** bzw. **plantaris profundus distalis** bilden, kommt es dann auch zu gemeinsamer Einmündung in eine der gemeinsamen palmaren bzw. plantaren Zehengefäße. Palmare bzw. plantare und dorsale gleichzählige Metakarpal- bzw. Metatarsalgefäße sind jeweils proximal und distal zwischen den benachbarten Metakarpal- bzw. Metatarsalknochen hindurch über den **R. perforans proximalis** und über den **R. perforans distalis** verbunden. Diese Rr. perforantes werden mit der Ordnungszahl der durch sie verbundenen Gefäße gekennzeichnet. Auch im Bereich des Basipodiums der Beckengliedmaße bestehen beim *Schw.* eine proximale und eine distale perforierende Verbindung, **A. (V.) tarsea perforans proximalis** und **A. (V.) tarsea perforans distalis**; oder es ist bei *Wdk.* und *Pfd.* nur eine distale Verbindung zwischen den dorsalen und plantaren tiefen Gefäßen ausgebildet, die den *Flfr.* fehlt.

Die tiefen Gefäße am Metapodium versorgen die zentralen Anteile mit den besonderen Zehenmuskeln dieses Gliedmaßenabschnitts, dabei vornehmlich die Zehengrundgelenke.

Oberflächliche Gefäße

Die oberflächlichen Äste der vom Zeugopodium kommenden Gefäße ziehen im Bereich des Metapodiums weiter distal als die tiefen Äste und verbinden sich hier an der Palmar- bzw. Plantarseite sowie an der Dorsalseite ebenfalls meistens untereinander bogenartig jeweils zum **Arcus palmaris** bzw. **plantaris superficialis** sowie zum **Arcus dorsalis superficialis.** Fehlt ein Arcus superficialis, wie vorwiegend an der Dorsalseite, so setzen sich die oberflächlichen Äste selbständig zehenwärts fort. Aus den oberflächlichen Bögen bzw. den oberflächlichen Ästen direkt gehen die gemeinsamen Zehenarterien hervor. Diese verlaufen am Metapodium ebenfalls in der Zwischenebene benachbarter Strahlen, aber im Gegensatz zu den Metakarpal- bzw. Metatarsalgefäßen oberflächlich neben den zur Phalanx distalis ziehenden Sehnenschenkeln. Bei den Gefäßen an der Palmar- bzw. Plantarseite handelt es sich dabei um die **Aa. (Vv.) digitales palmares** bzw. **plantares communes I–IV** und peripher außerdem um die **Aa. (Vv.) digitales palmares** bzw. **plantares abaxiales I** und **V**. An der Dorsalseite sind es die **Aa. (Vv.) digitales dorsales communes I–IV** und peripher außerdem die **Aa. (Vv.) digitales dorsales abaxiales I** und **V.** Distal am Metapodium münden in die gemeinsamen Zehengefäße, wie bereits beschrieben, die Metakarpal- bzw. Metatarsalgefäße ein.

Die oberflächlichen Gefäße am Metapodium vaskularisieren die peripheren Anteile, wozu auch die Metakarpal- bzw. Metatarsalballen gehören.

Blutgefäße an der Zehe

Distal der Art. metacarpo- bzw. metatarsophalangea, etwa bis zur halben Länge der Phalanx proximalis, teilen sich jede palmare bzw. plantare und jede dorsale A. (V.) digitalis communis in zwei besondere Zehengefäße, **Aa. (Vv.) digitales propriae,** die an die beiden benachbarten Zehen treten. Damit erhält jede Zehe im Regelfall für jeden Quadranten ein arterielles und ein venöses Gefäß. An der 1. und 5. Zehe setzen sich peripher die oben beschriebenen Aa. (Vv.) digitales abaxiales fort. Zur Unterscheidung werden die Termini Aa. (Vv.) digitales propriae zusätzlich durch Begriffe palmar bzw. plantar oder dorsal sowie die Ordnungszahl I (prima), II (secunda), III (tertia), IV (quarta) oder V (quinta), ferner durch den Begriff axial oder abaxial zur Kennzeichnung der Lage an Fußachsen zugewandten oder Fußachsen abgewandten Zehenkanten ergänzt. Die abaxialen Gefäße an der 1. und an der 5. Zehe, die nicht aus gemeinsamen Zehengefäßen entspringen, erhalten nicht die ergänzende Bezeichnung „propriae". Als Beispiel seien die Gefäße der 3. Zehe bezeichnet:

- A. (V.) digitalis palmaris/plantaris propria III abaxialis,
- A. (V.) digitalis palmaris/plantaris propria III axialis,
- A. (V.) digitalis dorsalis propria III abaxialis,
- A. (V.) digitalis dorsalis propria III axialis.

Da beim *Pfd.* allein die 3. Zehe ausgebildet ist, stehen für die Begriffe axial und abaxial die Begriffe lateral und medial. Außerdem kann hier auch auf die Bezeichnung „propria III" verzichtet werden.

Im Bereich ihrer Teilung in die besonderen Zehengefäße werden palmare bzw. plantare und dorsale gleichzählige gemeinsame Zehengefäße untereinander durch den Zwischenzehenspalt hindurch über die **Aa. (Vv.) interdigitales I, II, III, und IV** verbunden. Diese Gefäße können auch auf den Anfang der besonderen Zehengefäße verlagert sein. Jedes palmare bzw. plantare besondere Zehengefäß gibt in der Regel auf halber Länge jeder Phalanx jeweils einen Ast an deren Palmar- bzw. Plantarfläche, **R. palmaris** bzw. **plantaris phalangis proximalis, mediae** bzw. **distalis,** und einen dorsal gerichteten Ast, **R. dorsalis phalangis proximalis, mediae** bzw. **distalis,** ab. Im Bereich der Phalanx proximalis kann der Ursprung dieser Äste auf das gemeinsame Zehengefäß oder auf das Interdigitalgefäß verlagert sein. Die Rr. palmares bzw. plantares an derselben Zehe anastomosieren im Bereich jeder Phalanx miteinander, und die Rr. dorsales verbinden sich mit den gleichzähligen dorsalen besonderen Zehengefäßen. Ferner entlassen die palmaren bzw. plantaren besonderen Zehengefäße in unterschiedlicher Höhe jeweils einen **R. tori digitalis** an den zugehörigen Zehenballen, Torus digitalis, in dem sie miteinander anastomosieren. Aus diesem Ast oder auch aus dem R. dorsalis phalangis mediae entspringt ein Gefäß für das Kronpolster, die **A. (V.) coronalis.** Die Endäste der besonderen palmaren bzw. plantaren Gefäße jeder Zehe verbinden sich in einem Kanal der Phalanx distalis zum **Arcus terminalis.** Zweige aus diesem Endbogen gelangen durch Knochenkanälchen an Wand- und Sohlenfläche und beteiligen sich an der Vaskularisation der dortigen Lederhaut. Dabei entsteht parallel zum Margo solearis eine Anastomosenkette, die **A. (V.) marginis solearis** genannt wird. Die besonderen Zehengefäße entlassen außerdem Äste an alle zentralen und peripheren Anteile der Zehe unter vielfältiger Anastomosenbildung, im Zehenendorgan. Die Venen gestalten dabei den Plexus ungularis.

Arterien am Vorderfuß der Fleischfresser

Palmare Arterien
(*Ktz.*: 59/21', 22, 23';
Hd.: 55; 60/17–20, 23–37; 67; 92)

Der **Arcus palmaris profundus** wird bei *Flfr.* vom R. palmaris profundus der A. radialis und vom R. profundus des R. palmaris aus der A. interossea caudalis gebildet. Bei der *Ktz.* sind diese Rami nur sehr schwach, und der Hauptzufluß zu diesem Bogen erfolgt von der Dorsalseite über den R. perforans proximalis II. Aus dem Arcus palmaris profundus entspringen die **Aa. metacarpeae palmares I–IV,** die bei der *Ktz.* besonders kräftig sind. Die **Rr. perforantes proximales,** bei der *Ktz.* nur der R. perforans proximalis II, verbinden die palmaren mit den dorsalen Metakarpalarterien, ebenso die **Rr. perforantes distales** beim *Hd.*, während diese bei der *Ktz.* infolge rudimentärer Ausbildung der dorsalen Metakarpalarterien

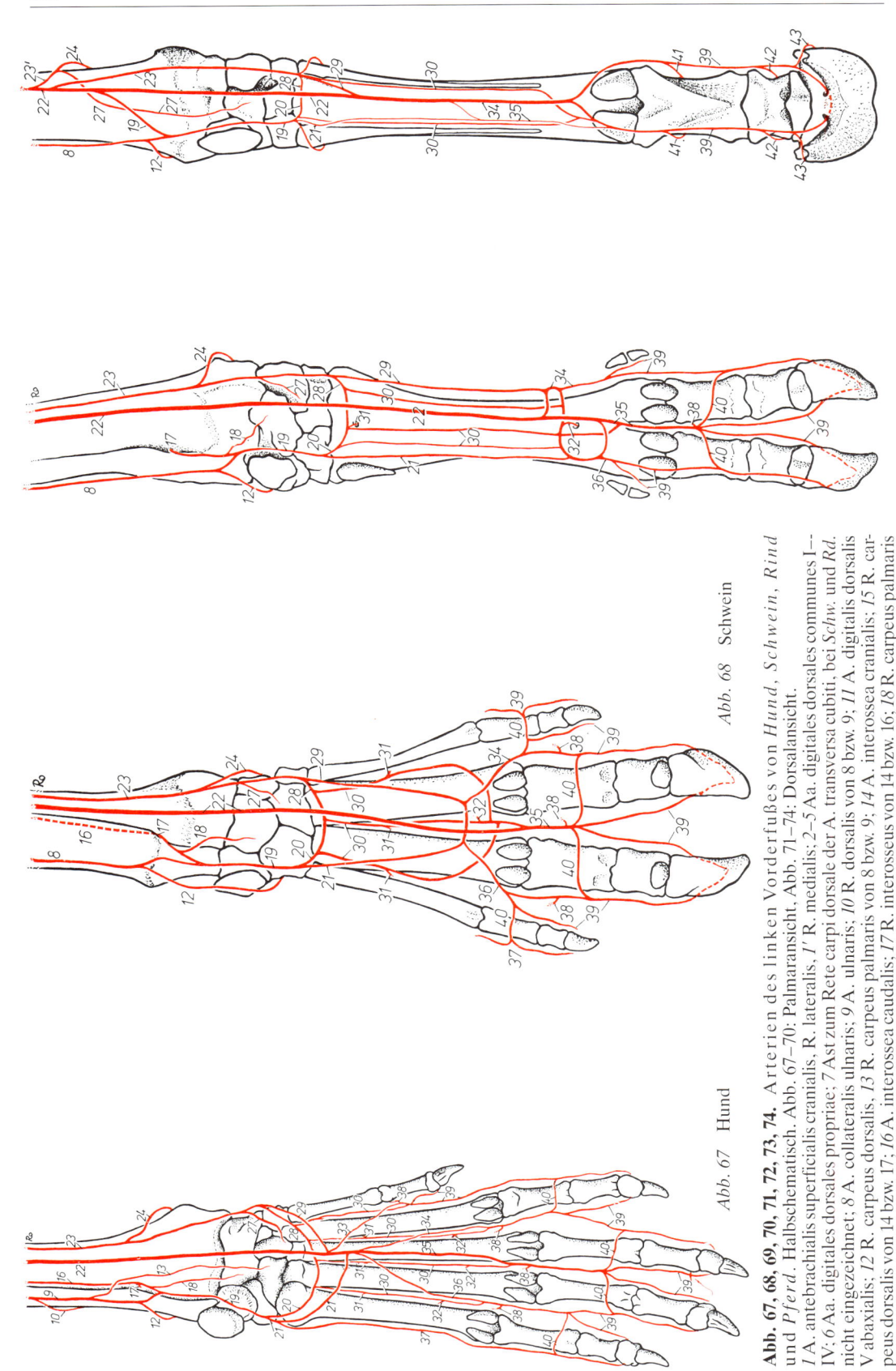

Abb. 67, 68, 69, 70, 71, 72, 73, 74. Arterien des linken Vorderfußes von *Hund*, *Schwein*, *Rind* und *Pferd*. Halbschematisch. Abb. 67–70: Palmaransicht. Abb. 71–74: Dorsalansicht.

1 A. antebrachialis superficialis cranialis, R. lateralis, *1'* R. medialis; *2–5* Aa. digitales dorsales communes I–IV; *6* Aa. digitales dorsales propriae; *7* Ast zum Rete carpi dorsale der A. transversa cubiti; bei *Schw.* und *Rd.* nicht eingezeichnet; *8* A. collateralis ulnaris; *9* A. ulnaris; *10* R. dorsalis von 8 bzw. 9; *11* A. digitalis dorsalis V abaxialis; *12* R. carpeus dorsalis; *13* R. carpeus palmaris von 8 bzw. 9; *14* A. interossea cranialis; *15* R. carpeus dorsalis von 14 bzw. 17; *16* A. interossea caudalis; *17* R. interosseus von 14 bzw. 16; *18* R. carpeus palmaris von 16 bzw. 17; *19* R. palmaris, *20* R. profundus, *21* R. superficialis; *22* A. mediana; *23* A. radialis;

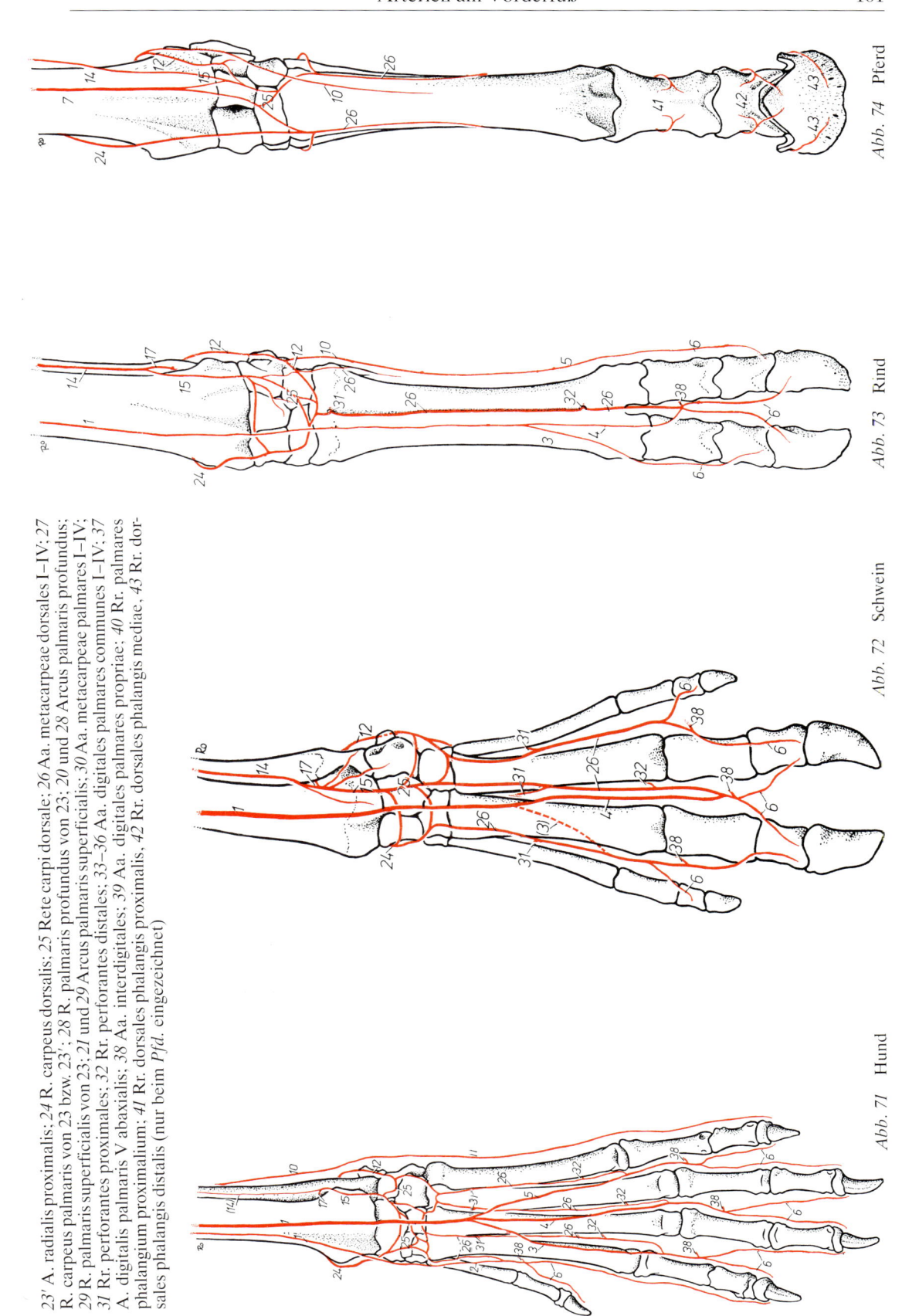

Arterien am Vorderfuß   101

Abb. 74 Pferd

Abb. 73 Rind

Abb. 72 Schwein

Abb. 71 Hund

23' A. radialis proximalis; *24* R. carpeus dorsalis; *25* Rete carpi dorsale; *26* Aa. metacarpeae dorsales I–IV; *27* R. carpeus palmaris von *23* bzw. *23'*; *28* R. palmaris profundus von *23*; *20* und *28* Arcus palmaris profundus; *29* R. palmaris superficialis von *23*; *21* und *29* Arcus palmaris superficialis; *30* Aa. metacarpeae palmares I–IV; *31* Rr. perforantes proximales; *32* Rr. perforantes distales; *33–36* Aa. digitales palmares communes I–IV; *37* A. digitalis palmaris V abaxialis; *38* Aa. interdigitales; *39* Aa. digitales palmares propriae; *40* Rr. palmares phalangium proximalium; *41* Rr. dorsales phalangis proximalis, *42* Rr. dorsales phalangis mediae, *43* Rr. dorsales phalangis distalis (nur beim *Pfd.* eingezeichnet)

Verbindung mit den dorsalen gemeinsamen Zehenarterien aufnehmen. Distal am Metakarpus vereinigen sich die palmaren Metakarpalarterien mit den gleichzähligen palmaren gemeinsamen Zehenarterien.

Der **Arcus palmaris superficialis** wird vom R. palmaris superficialis der A. radialis und vom R. superficialis des R. palmaris aus der A. interossea caudalis unter Beteiligung der in diesen Bogen einmündenden A. mediana gebildet. Bei der *Ktz.* sind die Zuflüsse auch zu diesem oberflächlichen Bogen nur schwach, und manchmal fehlt sogar die Bogenbildung. Aus dem Arcus palmaris superficialis gehen die **Aa. digitales palmares communes I–IV** und die **A. digitalis palmaris V abaxialis** sowie bei der *Ktz.* auch die **A. digitalis palmaris I abaxialis** hervor. Fehlt bei der *Ktz.* dieser Bogen, so setzen sich der R. palmaris superficialis der A. radialis in die zweite, die A. mediana in die dritte und der R. superficialis des R. palmaris aus der A. interossea caudalis in die vierte palmare gemeinsame Zehenarterie sowie in die palmare abaxiale Arterie der 5. Zehe fort. Die 1. Zehe erhält in diesem Fall nur tiefe arterielle Zuflüsse. Die **Aa. interdigitales** sind bei *Flfr.* alle vorhanden und verbinden palmare und dorsale gemeinsame gleichzählige Zehenarterien in deren Teilungsbereich miteinander. Die **Aa. digitales palmares propriae** sind vollzählig ausgebildet und gehen aus der Teilung der Aa. digitales palmares communes hervor, die bei der *Ktz.* erst nach Aufnahme der Aa. metacarpeae palmares zu kräftigen Arterien werden. Damit erfolgt hier die Hauptblutzufuhr von der Dorsalseite zu den tiefen palmaren Arterien und von diesen über die Endabschnitte der oberflächlichen Arterien zu den besonderen Zehenarterien.

Dorsale Arterien
(*Ktz.*: 59/*17"*, *19*, *23"*;
Hd.: 55; 60/*6–9*, *22*; 71; 92)

Das **Rete carpi dorsale** wird von dem R. carpeus dorsalis der A. radialis, dem des R. interosseus aus der A. interossea caudalis und dem der A. ulnaris gebildet. Aus diesem Netz gehen die **Aa. metacarpeae dorsales I–IV** hervor, die bei der *Ktz.* nur rudimentär vorhanden sind und nicht in die Aa. digitales dorsales communes einmünden. Der Anfangsabschnitt der A. metacarpea dorsalis II ist jedoch bei der *Ktz.* kräftig und stellt die unmittelbare Fortsetzung des starken, das Rete carpi dorsale durchziehenden R. carpeus dorsalis der A. radialis dar. Über den **R. perforans proximalis II** speist er sodann den Arcus palmaris profundus. Wie bereits beschrieben, fehlen bei der *Ktz.* die übrigen Rr. perforantes proximales, sind aber beim *Hd.*, wie die Rr. perforantes distales bei *Ktz.* und *Hd.*, ausgebildet. Da bei der *Ktz.* die dorsalen Metakarpalarterien bereits weiter proximal enden, nehmen die Rr. perforantes distales direkt Verbindung zu den Aa. digitales dorsales communes auf. Distal am Metakarpus vereinigen sich die dorsalen Metakarpalarterien beim *Hd.* mit den gleichzähligen dorsalen gemeinsamen Zehenarterien.

Der **Arcus dorsalis superficialis** besteht nur bei der *Ktz.* und wird von der A. antebrachialis superficialis cranialis und dem R. dorsalis der A. ulnaris gebildet. Daraus gehen die **Aa. digitales dorsales communes I–IV** und die **A. digitalis dorsalis V abaxialis** hervor. Beim *Hd.* entspringen die **A. digitalis dorsalis communis I** dem medialen Ast und die **Aa. digitales dorsales communes II–IV** dem lateralen Ast der A. antebrachialis superficialis cranialis. Die **A. digitalis dorsalis V abaxialis** geht aus dem R. dorsalis der A. ulnaris hervor. Die dorsalen gemeinsamen Zehenarterien teilen sich, beim *Hd.* nach Aufnahme der dorsalen Metakarpalarterien, in die **Aa. digitales dorsales propriae.**

Arterien am Vorderfuß des Schweines

Palmare Arterien
(*Schw.*: 56; 61/*17*, *18"*, *18'''*; 68)

Der **Arcus palmaris profundus** wird beim *Schw.* vom R. palmaris profundus der A. radialis und vom R. profundus des R. palmaris aus der A. interossea caudalis gebildet. Dem Arcus palmaris profundus entspringen die **Aa. metacarpeae palmares II–IV**. Über die **Rr. perforantes proximales** sowie den **R. perforans distalis III**, selten auch über die **Rr. perforantes distales II** und **IV** verbinden sich die Aa. metacarpeae palmares mit den Aa. metacarpeae dorsales. Die Aa. metacarpeae palmares II und IV münden nicht in die gleichzähligen palmaren gemeinsamen Zehenarterien ein, da diese erst distal am Metapodium entspringen, sondern vereinigen sich mit der A. metacarpea palmaris III kurz vor deren

Einmündung in die A. digitalis palmaris communis III. Der sehr weit distal am Metakarpus gelegene **Arcus palmaris superficialis** wird vom R. palmaris superficialis der A. radialis und vom R. superficialis des R. palmaris der A. interossea caudalis unter Beteiligung der in diesen Bogen einmündenden kräftigen A. mediana gebildet. Aus dem Arcus palmaris superficialis gehen dicht nebeneinander die **Aa. digitales palmares communes II–IV** hervor. Die **Aa. digitales palmares propriae** sind an der 2. bis 5. Zehe ausgebildet. Die A. digitalis palmaris propria II abaxialis sowie im Zehenbereich die A. digitalis palmaris V abaxialis werden jeweils über die betreffenden Rr. palmares phalangis proximalis gespeist. Die **A. interdigitalis III** verbindet die gleichzähligen gemeinsame palmare und dorsale Zehenarterie miteinander, während die **Aa. interdigitales II** und **IV** die betreffenden abaxialen besonderen Zehenarterien der 3. und 4. Zehe verbinden.

Dorsale Arterien
(*Schw.: 56; 61/15, 18', 19; 72*)

Das **Rete carpi dorsale** wird von dem R. carpeus dorsalis der A. radialis, dem der A. interossea cranialis bzw. des R. interosseus der A. interossea caudalis und dem der A. collateralis ulnaris gebildet. Aus diesem Netz gehen die **Aa. metacarpeae dorsales II–IV** hervor, von denen die zweite und vierte zunächst nur schwach sind und erst nach Aufnahme des jeweiligen R. perforans proximalis der dritten an Stärke gleichkommen. Letztere erhält zudem regelmäßig den R. perforans distalis III. Im Bereich der Zehengrundgelenke verbindet sich die A. metacarpea dorsalis III mit der nur schwachen **A. digitalis dorsalis communis III**, die aus der A. antebrachialis superficialis cranialis hervorgeht, jedoch auch fehlen kann. An ihrer Stelle bildet dann die ebenfalls schwache **A. digitalis dorsalis communis II** die Fortsetzung der A. antebrachialis superficialis cranialis und verbindet sich mit der A. metacarpea dorsalis II. Den Hauptzufluß für die **Aa. digitales dorsales propriae** bilden die dorsalen Metakarpalarterien, und zwar für die Hauptzehen gemeinsam mit den Aa. interdigitales. An den Nebenzehen fehlen die abaxialen besonderen Zehenarterien.

Arterien am Vorderfuß der Wiederkäuer

Palmare Arterien
(*Schf.: 62/16, 17, 18″, 18‴, 19; Rd.: 57; 63/14, 14', 15, 15', 16″, 16‴, 17, 18, 18'; 64/11–15; 69*)

Der **Arcus palmaris profundus** wird bei den *Wdk.* vom R. palmaris profundus der A. radialis und vom R. profundus des R. palmaris aus dem R. interosseus der A. interossea cranialis gebildet. Aus dem Arcus palmaris profundus entspringen die **Aa. metacarpeae palmares II–IV**, die distal am Metakarpus bogenförmig miteinander anastomosieren. Die A. metacarpea palmaris III steht im Bereich des Arcus palmaris profundus über den **R. perforans proximalis III** sowie distal im Bereich der bogenförmigen Anastomose über den **R. perforans distalis III** durch den Can. metacarpi proximalis bzw. distalis hindurch mit der A. metacarpea dorsalis III in Verbindung. Die bogenförmige Anastomose der palmaren Metakarpalarterien nimmt zugleich seitlich mit den Aa. digitales palmares communes II und IV Verbindung auf und außerdem meist in direkter Fortsetzung der A. metacarpea palmaris III mit der A. digitalis palmaris communis III.

Der **Arcus palmaris superficialis** wird bei den *Wdk.* vom R. palmaris superficialis der A. radialis und vom R. superficialis des R. palmaris aus dem R. interosseus der A. interossea cranialis gebildet unter Beteiligung der A. mediana, die das Hauptgefäß darstellt. Dabei nimmt sie beim *Rd.* den medialen Bogenanteil stets weiter proximal als den lateralen auf. Aus dem Arcus palmaris superficialis gehen die **Aa. digitales palmares communes II–IV** hervor, wobei die zweite und vierte im Bereich ihres Ursprungs Zufluß aus der bogenförmigen Verbindung der Aa. metacarpeae palmares erhalten und die dritte palmare gemeinsame Zehenarterie als stärkstes Gefäß die Verlaufsrichtung der A. mediana fortsetzt. Die **A. interdigitalis III** verbindet die gleichzählige gemeinsame palmare und dorsale Zehenarterie im Bereich deren Teilung in die besonderen Zehenarterien. Die **Aa. digitales palmares propriae** sind an der 3. und 4. Zehe axial und abaxial ausgebildet. An der 2. und 5. Zehe, den Afterklauen, ist das axiale Gefäß regelmäßig vorhanden und kann manchmal auch das jeweilige abaxiale Gefäß entlassen.

Dorsale Arterien
(*Schf.:* 62/18'; *Rd.:* 57; 63/16'; 64/8'; 73)

Das **Rete carpi dorsale** wird von dem R. carpeus dorsalis der A. radialis, dem der A. interossea cranialis und dem der A. collateralis ulnaris gebildet. Aus diesem Netz entstammt neben der rudimentären **A. metacarpea dorsalis IV** als einziges kräftiges Gefäß die **A. metacarpea dorsalis III**, die über den R. perforans proximalis III und den R. perforans distalis III mit den palmaren Metakarpalarterien verbunden ist. Aus der nur schwachen A. antebrachialis superficialis cranialis gehen im unteren Drittel des Metakarpus die ebenfalls nur schwachen **Aa. digitales dorsales communes II** und **III** hervor und aus dem R. dorsalis der A. collateralis ulnaris die sehr schwache **A. digitalis dorsalis communis IV.** Die A. digitalis dorsalis communis III vereinigt sich im Bereich ihrer Aufteilung außer mit der A. metacarpea dorsalis III auch mit der A. interdigitalis III. Nur an den Hauptzehen sind die **Aa. digitales dorsales propriae** ausgebildet. Dabei erhalten die axialen den stärksten Zufluß über die A. interdigitalis III.

Arterien am Vorderfuß des Pferdes

Palmare Arterien
(*Pfd.:* 58; 65/15, 18–26; 66/12–16; 70)

Der **Arcus palmaris profundus** wird beim *Pfd.* vom R. palmaris profundus der A. radialis und vom R. profundus des R. palmaris aus der A. mediana gebildet. Aus dem Arcus palmaris profundus entspringen die **Aa. metacarpeae palmares II** und **III,** die sich proximal vom Fesselgelenk vereinigen und danach gemeinsam in die laterale Zehenarterie einmünden. **Rr. perforantes proximales** und **distales** können ausgebildet sein. Um den medialen und den lateralen Griffelbeinkopf zieht peripher jeweils ein Verbindungsast, **R. anastomoticus,** zur gleichzähligen dorsalen Metakarpalarterie.

Der R. palmaris superficialis der A. radialis mündet bereits proximal am Metakarpus in die A. mediana. Der nur sehr schwache R. superficialis des R. palmaris, beim *Pfd.* aus der A. mediana hervorgehend, verbindet sich nur selten entlang dem R. communicans der Nn. palmares mit der A. mediana zum **Arcus palmaris superficialis**. Meistens geht dieser R. superficialis direkt in die nur schwache **A. digitalis palmaris communis III** über. Die A. mediana setzt sich sowohl bei Ausbildung als auch bei Fehlen des Arcus palmaris superficialis in die kräftige **A. digitalis palmaris communis II** fort. Am dorsomedialen Rand der tiefen Beugesehne kann hier die Pulsation gefühlt werden (beachte jedoch Hinterfuß). Diese Arterie entläßt die **A. digitalis [palmaris propria III] medialis** und den Hauptzufluß zur **A. digitalis [palmaris propria III] lateralis,** der auch die vereinigten Aa. metacarpeae palmares II und III sowie die A. digitalis palmaris communis III aufnimmt.

Dorsale Arterien
(*Pfd.:* 58; 65/23; 66/5', 8–12, 16; 74)

Das **Rete carpi dorsale** wird gebildet vom R. carpeus dorsalis der A. radialis proximalis, von dem distal gerichteten Ast der A. transversa cubiti, dem R. carpeus dorsalis der A. interossea cranialis und dem der A. collateralis ulnaris. Aus diesem Netz gehen die **Aa. metacarpeae dorsales II** und **III** hervor, die in Höhe der Griffelbeinköpfe enden und hier über die beschriebenen peripheren Rr. anastomotici sowie manchmal über Rr. perforantes mit den palmaren Metakarpalarterien anastomosieren. Nur der schwache R. dorsalis der A. collateralis ulnaris zieht als oberflächliches Gefäß in Begleitung des R. dorsalis vom N. ulnaris dorsal an den Metakarpus. Der Dorsalbereich der Zehe wird nur von den **Rr. dorsales phalanges proximalis, mediae** und **distalis** der beiden palmaren besonderen Zehenarterien versorgt.

Arterien des Halses und des Kopfes

Die arterielle Versorgung des Halses und des Kopfes erfolgt über die **A. carotis communis** mit Unterstützung durch die **A. vertebralis**. Mit tierartlichen Unterschieden gehen aus der A. carotis communis Gefäße für Halsorgane, insbesondere Schilddrüse, Kehlkopf, aber auch für den Schlundkopf hervor. Am Halsansatz erfolgt die Gabelung der Karotis in die **A. carotis interna** für den Hirnschädel (beachte Besonderheit bei *Ktz.* und *Rd.*) und die kräftige **A. carotis externa.**

Ein schwächeres Gefäß für den Hinterhauptbereich, die A. occipitalis, nimmt hier Verbindung zur A. vertebralis auf.

Die **A. carotis externa** wendet sich in den Kehlgang und entläßt, bei *Wdk.* und *Pfd.* mit einem gemeinsamen Stamm, die **A. lingualis** für Zunge und Mundhöhlenboden sowie, außer bei *kl. Wdk.*, die **A. facialis**, die über die Inc. vasorum facialium der Mandibula auf das Angesicht gelangt und, außer beim *Schw.*, Arterien an Lippen und Nase entsendet. Kaudal des Kiefergelenks geht aus der A. carotis externa die **A. temporalis superficialis** für den oberflächlichen Schläfenbereich mit Ohrmuschel und Augenlidern hervor. Die tiefe Fortsetzung der A. carotis externa entlang der Schädelbasis erfolgt durch die **A. maxillaris.** Ihre Äste vaskularisieren den Unterkiefer, die Tiefe der Schläfe, das Auge mit seinen Hilfseinrichtungen sowie durch ihre Endaufteilung in der Fossa pterygopalatina den Oberkiefer, die Nasenhöhle und durch den Can. infraorbitalis Abschnitte der äußeren Nase.

A. carotis communis
(*vgl.:* 51–54/5; 77–82/1; 85–88/27; *Ktz.:* 90/13; 91/6; *Hd.:* 75/12; *Schw.:* 96/16; 177/8; 183/2; *Schf.:* 99/7; *Rd.:* 102, 155/16; *Pfd.:* 50/18; 83/1; 103/20)

Die Aa. carotides communes gehen in Höhe des 7. Halswirbels ventral der Trachea aus dem Truncus bicaroticus hervor. Bei *Flfr.* entspringen sie in der Regel getrennt intrathorakal in Höhe der 2. Rippe aus dem Truncus brachiocephalicus. Die **A. carotis communis sinistra** zieht im kaudalen Halsbereich zunächst lateral über den Oesophagus, den sie im weiteren kranialen Verlauf ventral vom M. longus colli begleitet, während die **A. carotis communis dextra** die Trachea lateral kreuzt und in die Rinne zwischen dieser und dem M. longus colli gelangt. Jeder A. carotis communis liegen dorsal der Truncus vagosympathicus, ventral der N. laryngeus recurrens sowie der Truncus trachealis an. Bei *Flfr.*, insbesondere bei der *Ktz.*, beim *Schw.* sowie bei *Wdk.* und selten beim *Pfd.* gesellt sich ventral die V. jugularis interna hinzu. Im kranialen Halsdrittel werden diese Gefäße und Nerven lateral vom M. omohyoideus bedeckt,

der den *Flfr.* fehlt. Die Trachea, linkerseits auch der Oesophagus, die Nll. cervicales profundi craniales und medii sowie die ventralen Halsmuskeln erhalten mehrere dorsal bzw. ventral gerichtete Versorgungsäste von den Karotiden. Bei *Wdk.* zweigen auch direkt **Rr. sternocleidomastoidei** ab. Außerdem können mit tierartlichen Unterschieden die A. thyreoidea caudalis sowie bei *allen Haussäugetieren* (beim *Schw.* meistens an rechter, selten an linker Körperseite) die A. thyreoidea cranialis abgegeben werden. Bei *Schw.* und *Wdk.* zweigt anschließend die A. laryngea cranialis aus der A. carotis communis ab sowie bei *Wdk.* die A. pharyngea ascendens und nur bei *kl. Wdk.* die A. palatina ascendens, die mit der A. palatina ascendens der anderen *Haussäugetiere* als Abgang aus der A. lingualis beschrieben wird. Ventral des Atlasflügels teilt sich die A. carotis communis in die A. carotis interna und die A. carotis externa.

A. thyreoidea caudalis
(*Hd.:* 75/9)

Die A. thyreoidea caudalis entspringt bei *Flfr.* und *Schw.* im Ursprungsbereich der Karotiden, bei *Flfr.* oft mit einem gemeinsamen Stamm für das rechte und linke Gefäß aus dem Truncus brachiocephalicus und beim *Schw.* rechts meistens, links selten mit der A. cervicalis superficialis zum Truncus thyreocervicalis vereinigt, aus der gleichseitigen A. carotis communis. Bei *Wdk.* und *Pfd.* liegt der Ursprung in Höhe des kaudalen Poles der Schilddrüse, ventral des 3. Halswirbels. Die A. thyreoidea caudalis ist bei *allen Haussäugetieren* schwächer als die A. thyreoidea cranialis und kann auch einseitig oder beidseitig fehlen. Die A. thyreoidea caudalis bzw. ihre Endäste erreichen den kaudalen Pol der Schilddrüse, in den sie eindringen, oder sie anastomosieren mit Ästen der A. thyreoidea cranialis.

A. thyreoidea cranialis
(*Hd.:* 75/1; *Schw.:* 183/3; *Pfd.:* 76/a; 83/5)

Die A. thyreoidea cranialis entspringt in Höhe des kranialen Poles der Schilddrüse aus der A. carotis communis. Nur bei *Flfr.* entläßt sie den **R. sternocleidomastoideus** an die entsprechenden Muskeln. In tierartlich unterschiedlicher Reihenfolge gibt sie

Arterien

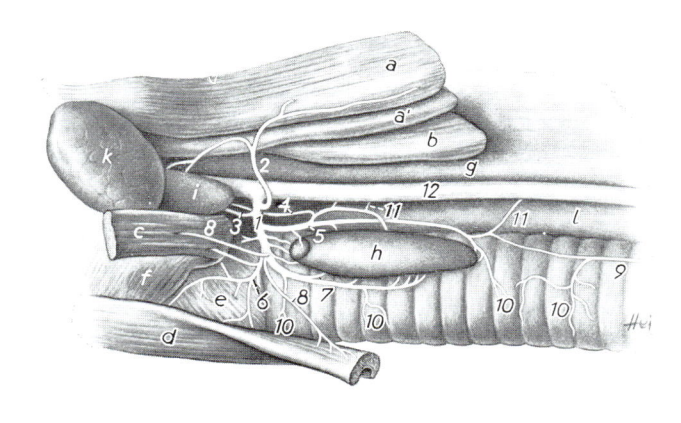

Abb. 75. Arterien von Kehlkopf, Luftröhre und Schilddrüse eines *Hundes*. Linke Seitenansicht. (Nach LOEFFLER, 1955.)
a M. sternomastoideus; *a'* M. cleidomastoideus; *b* M. sternooccipitalis; *c* M. sternothyreoideus; *d* M. sternohyoideus; *e* M. cricothyreoideus; *f* M. thyreohyoideus; *g* M. longus capitis; *h* Gl. thyreoidea; *i* Nl. retropharyngeus medialis; *k* Gl. mandibularis; *l* Oesophagus
1 A. thyreoidea cranialis, *5* R. dorsalis, *7* R. ventralis; *2* R. sternocleidomastoideus; *3* R. laryngeus caudalis; *4* R. pharyngeus; *6* R. cricothyreoideus; *8* Rr. musculares; *9* A. thyreoidea caudalis; *10* Rr. tracheales; *11* Rr. oesophagei; *12* A. carotis communis

einen **R. pharyngeus,** der, kranial gerichtet, die Pharynxwand im Bereich der kaudalen Schnürer versorgt, den **R. cricothyreoideus,** außer bei der *Zg.*, der in den gleichnamigen Muskel gelangt, sowie den **R. laryngeus caudalis** ab, der gemeinsam mit dem N. laryngeus caudalis dorsolateral in den Kehlkopf zieht. Beim *Pfd.* entläßt die A. thyreoidea cranialis außerdem die A. pharyngea ascendens sowie die A. laryngea cranialis.

A. laryngea cranialis

(*vgl.: 77–80/9; Schw.: 96/16'; 183/7; Pfd.: 76/c; 83/7*)

Die A. laryngea cranialis entspringt bei *Schw.* und *Wdk.* kranial am Kehlkopf direkt aus der A. carotis communis. Beim *Pfd.* geht sie aus der A. thyreoidea cranialis und bei *Flfr.* erst aus der A. carotis externa hervor. Bei *allen Haussäugetieren* gibt sie einen **R. pharyngeus** ab und setzt sich als **R. laryngeus** bis in den Kehlkopf fort. Außer beim *Pfd.* zieht dieser Ast mit dem N. la-

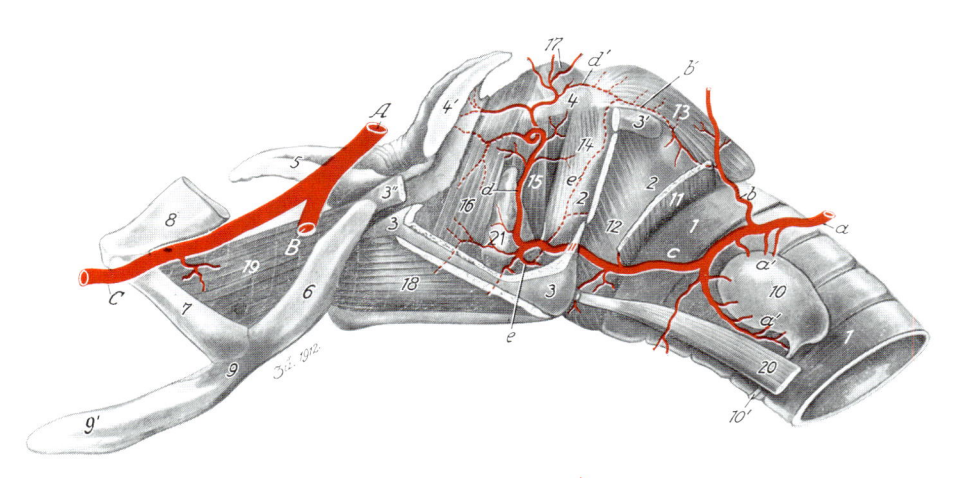

Abb. 76. Arterien des Kehlkopfes eines *Pferdes*. Linke Seitenansicht. (Nach ZIETZSCHMANN, 1943.)
A A. linguofacialis; *B* A. facialis; *C* A. lingualis
a A. thyreoidea cranialis, *a'* Rr. thyreoidei; *b* A. pharyngea ascendens, *b'* R. laryngeus caudalis; *c* A. laryngea cranalis, am Kehlkopf übergehend in den R. laryngeus, *d* dorsaler, *e* ventraler Ast, *d'*, *e'* Anastomosen mit dem R. laryngeus caudalis
1 Trachea; *2* Cartilago cricoidea; *3, 3', 3''* Cartilago thyreoidea; *4* Cartilago arytaenoidea, *4'* Proc. corniculatus; *5* Epiglottis; *6, 7, 8, 9, 9'* Apparatus hyoideus; *10* Gl. thyreoidea, Lobus sinister, *10'* Isthmus fibrosus; *11* M. cricopharyngeus; *12* M. cricothyreoideus; *13* M. cricoarytaenoideus dorsalis; *14* M. cricoarytaenoideus lateralis; *15* M. vocalis; *16* M. ventricularis; *17* M. arytaenoideus transversus; *18* M. thyreohyoideus; *19* M. ceratohyoideus; *20* M. sternothyreoideus; *21* Ventriculus laryngis

ryngeus cranialis durch die Fiss. thyreoidea. Beim *Pfd.* tritt er ventrolateral durch den M. cricothyreoideus an die mediale Fläche der Lamina thyroidea und teilt sich hier in Höhe des M. vocalis am Ventriculus laryngis in einen dorsalen und ventralen Zweig auf.

A. pharyngea ascendens
(*vgl.:* 77–80/7; *Pfd.:* 76/*b*; 83/7')

Die A. pharyngea ascendens ist nur bei *Wdk.* ein Gefäß der A. carotis communis, stammt beim *Pfd.* aus der A. thyreoidea cranialis und zweigt bei *Flfr.* direkt aus der A. carotis externa ab. Beim *Schw.* geht sie aus der A. lingualis hervor. Die A. pharyngea ascendens zieht mit ihren **Rr. pharyngei** dorsal und lateral an die Pharynxwand im Bereich der mittleren Schnürer und entläßt außer bei *kl. Wdk.* **Rr. palatini** sowie beim *Rd.* **Rr. tonsillares.**

A. carotis interna
(*vgl.:* 77–82/2; *Rd.:* 87/28; *Pfd.:* 83/8; 84/*a*; 88/28)

In Höhe des Kehlkopfs geht aus der A. carotis communis als schwächerer Teilungsast die A. carotis interna hervor. Diese zieht zur Schädelbasis und liegt in ihrem Verlauf beim *Pfd.* kaudal und dorsal dem Luftsack an. Durch den Can. caroticus bei der *Ktz.* bzw. das For. jugulare bei *Hd.* und *Schw.* bzw. nach Einschluß in den Sinus petrosus ventralis über die Inc. carotica beim *Pfd.* gelangt die Arterie, die bei *Flfr.* und *Pfd.* relativ schwach, beim *Schw.* dagegen kräftig ist, in die Schädelhöhle. Bei *Wdk.* erreicht die A. carotis interna pränatal durch das For. jugulare die Schädelhöhle, obliteriert aber extrakraniell im Laufe der ersten Lebensmonate und ist dann nur noch als bindegewebiger Strang nachweisbar. Auch bei der ausgewachsenen *Ktz.* bildet sich die A. carotis interna zurück. Die A. carotis interna entläßt sogleich nach ihrem Ursprung bei *Schw., Wdk.* und meistens bei der *Ktz.* die A. occipitalis; beim *Schw.* folgt die A. condylaris. Verlauf und Aufteilung der A. carotis interna innerhalb der Schädelhöhle werden bei der Gefäßversorgung des Gehirns beschrieben (s. Bd. IV, 3. Aufl., S. 211).

A. occipitalis
(*vgl.:* 77–82/3; *Schw.:* 183/8; *Schf.:* 184/3; *Rd.:* 87/29; *Pfd.:* 83/9; 88/29)

Die A. occipitalis entspringt bei *Schw., Wdk.* und meistens auch bei der *Ktz.* aus dem Ursprungsbereich der A. carotis interna. Bei *Hd.* und *Pfd.* geht sie aus dem Ursprungsbereich der A. carotis externa hervor. Dorsal gerichtet, verbindet sie sich mit dem R. anastomoticus cum a. occipitali der A. vertebralis und verzweigt sich mit ihrem **R. occipitalis** in der Muskulatur der Hinterhauptsgegend. Die A. occipitalis entläßt zunächst beim *Rd.* die A. palatina ascendens (s. S. 108), die **A. stylomastoidea profunda** durch das entsprechende Loch der Felsenbeinpyramide zum Mittelohr und bei allen *Wdk.* die **A. meningea media,** die beim *Schf.* auch aus der A. condylaris kommen kann, bei den *anderen Haussäugetieren* aber der A. maxillaris entspringt. Anschließend entläßt die A. occipitalis bei *Flfr., Wdk.* und *Pfd.* die A. condylaris, und aus dem R. occipitalis entspringt die **A. meningea caudalis,** die bei *Ktz.* und *Rd.* fehlt, bei *Hd., Schw.* und *Pfd.* nach Abgabe von Muskelästen durch den Schläfenkanal, aber bei *kl. Wdk.* durch Öffnungen im Os occipitale in der Nachbarschaft der Pars mastoidea an die Hirnhäute zieht. Beim *Hd.* zweigt aus der A. meningea caudalis auch die **A. tympanica caudalis** ab.

A. condylaris
(*vgl.:* 77–82/4; *Pfd.:* 83/11)

Die A. condylaris entspringt bei *Flfr., Wdk.* und *Pfd.* aus der A. occipitalis und beim *Schw.* aus der A. carotis interna. Die A. condylaris, beim *Rd.* ein kräftiges Gefäß, zieht zur Fossa condylaris ventralis und tritt durch den Can. n. hypoglossi in die Schädelhöhle. Beim *Schw.* entläßt sie zuvor die **A. stylomastoidea** durch das For. stylomastoideum zum Mittelohr.

A. carotis externa
(*vgl.:* 77–82/10; *Schw.:* 183/13; *Rd.:* 87/30; *Pfd.:* 83/14; 88/30)

Die A. carotis externa ist der stärkere Teilungsast der A. carotis communis. Sie wendet sich zunächst im Bogen dorsal, von der Gl. parotis lateral bedeckt, beim *Schf.* diese durchquerend, und erreicht die Fossa retromandibularis. Beim *Schw.* läuft sie dabei medial über den Proc. paracondylaris. Sie überquert lateral das Stylohyoideum, beim *Pfd.* auch die laterale Bucht des Luftsacks, biegt rostral um und geht in die A. maxillaris über. In ihrem Verlauf gibt die A. carotis externa sogleich nach ihrem Ursprung bei *Flfr.* und *Pfd.* die A. occipitalis ab und bei *Flfr.* danach die A. laryngea cranialis sowie die A. pharyngea ascendens. Bei *Flfr.*, *Schw.* und *kl. Wdk.* entläßt sie rostral aus der Konvexität ihres dorsal gerichteten Bogens die A. lingualis und kurz darauf bei *Flfr.* und *Schw.* die A. facialis. Diese beiden Arterien sind bei *Rd.* und *Pfd.* in ihrem Ursprungsbereich zum **Truncus linguofacialis** zusammengefaßt, aus dem beim *Pfd.* auch die A. palatina ascendens hervorgeht. Bei *allen Haussäugetieren* gibt die A. carotis externa aus der Kaudalwand ihres dorsal gerichteten Abschnitts die A. auricularis caudalis ab. Bei *Flfr.* entläßt die A. carotis externa die **A. parotidea** als selbständiges Gefäß und beim *Schw.* mehrere **Rr. parotidei**, die bei diesen Tieren als Hauptgefäße die Parotis versorgen. Bei *Rd.* und *Pfd.* zieht ein starker **R. massetericus** in den M. masseter. Bei *allen Haussäugetieren* entläßt die A. carotis externa dorsal aus dem Bereich ihrer rostralen Abbiegung die A. temporalis superficialis.

A. lingualis
(vgl.: 77–82/11; Schw.: 183/14; Schf.: 184/63; Pfd.: 83/18)

Die A. lingualis entspringt bei *Flfr.*, *Schw.* und *kl. Wdk.* kaudal des Unterkieferastes aus der A. carotis externa, bei *Rd.* und *Pfd.* medial des M. pterygoideus medialis aus dem Truncus linguofacialis. Sie begleitet zunächst das Stylohyoideum ventral und gelangt medial des M. hyoglossus in die Zunge. Hier wird sie zur **A. profunda linguae**, die mehr oder weniger geschlängelt zwischen M. hyoglossus und M. genioglossus zungenspitzenwärts verläuft. Dabei entläßt sie in kurzen Abständen **Rr. dorsales linguae**, die sich baumartig zum Dorsum linguae verzweigen. Bei *Schw.* und *Rd.* anastomosieren die rechte und linke A. profunda linguae in der Zungenspitze. Auf dem Weg zur Zunge entläßt die A. lingualis zunächst nur bei *Wdk.* **Rr. glandulares**, besonders an die Gl. mandibularis; sodann entspringen bei *allen Haussäugetieren* die **Rr. perihyoidei**, die rostral und/oder kaudal vom Basihyoideum gelegen sein können und sich bogenförmig vereinigen. Sie entsenden Zweige an Kehldeckel und Zungengrund. Vor den Rr. perihyoidei geht bei *Flfr.* bzw. nach jenen beim *Schw.* die A. palatina ascendens aus der A. lingualis hervor sowie beim *Schw.* auch noch die bereits beschriebene A. pharyngea ascendens. Kurz vor dem Eintritt in die Zunge, beim Übergang in die A. profunda linguae, gibt die A. lingualis bei *Schw.* und *Wdk.* die A. sublingualis ab.

A. sublingualis
(vgl.: 77–82/13; Schf.: 184/65; Pfd.: 83/19)

Die A. sublingualis entspringt bei *Schw.* und *Wdk.* aus der A. lingualis, bei *Flfr.* und *Pfd.* aus der A. facialis. Zunächst läuft die A. sublingualis bei *Flfr.* und *Pfd.* rostroventral zwischen Mandibula und M. mylohyoideus, tritt schließlich durch diesen Muskel und zieht dann bei *allen Haussäugetieren* am Dorsalrand des M. geniohyoideus zum Kinnwinkel. Sie endet in oberflächlicher Lage am sublingualen Mundhöhlenboden. Dort versorgt sie das Frenulum linguae und entläßt zuvor Zweige an die benachbarten Muskeln sowie an die Gl. sublingualis. Aus dieser Arterie geht, außer bei *Schw.* und *Rd.*, die **A. submentalis** hervor, die zum Kinn bzw. beim *Hd.* nur zum Kinnwinkel zieht.

A. palatina ascendens
(vgl.: 77–82/8; Pfd.: 83/17)

Die A. palatina ascendens entspringt bei *Flfr.* und *Schw.* aus der A. lingualis, bei *kl. Wdk.* aus der A. carotis communis, beim *Rd.* aus der A. occipitalis und beim *Pfd.* aus dem Truncus linguofacialis. Sie zieht medial vom Stylohyoideum über die seitliche Pharynxwand an das Gaumensegel sowie dessen Muskeln.

A. facialis
(vgl.: 77–82/16; Schw.: 182/11; Pfd.: 83/20)

Die A. facialis zweigt bei *Flfr.* und *Schw.* aus der A. carotis externa ab, bei *Rd.* und *Pfd.* aber aus dem Truncus linguofacialis. Bei *kl. Wdk.* fehlt die A. facialis. Die Arterie zieht zunächst medial am Kehlrand des

Abb. 77 Katze

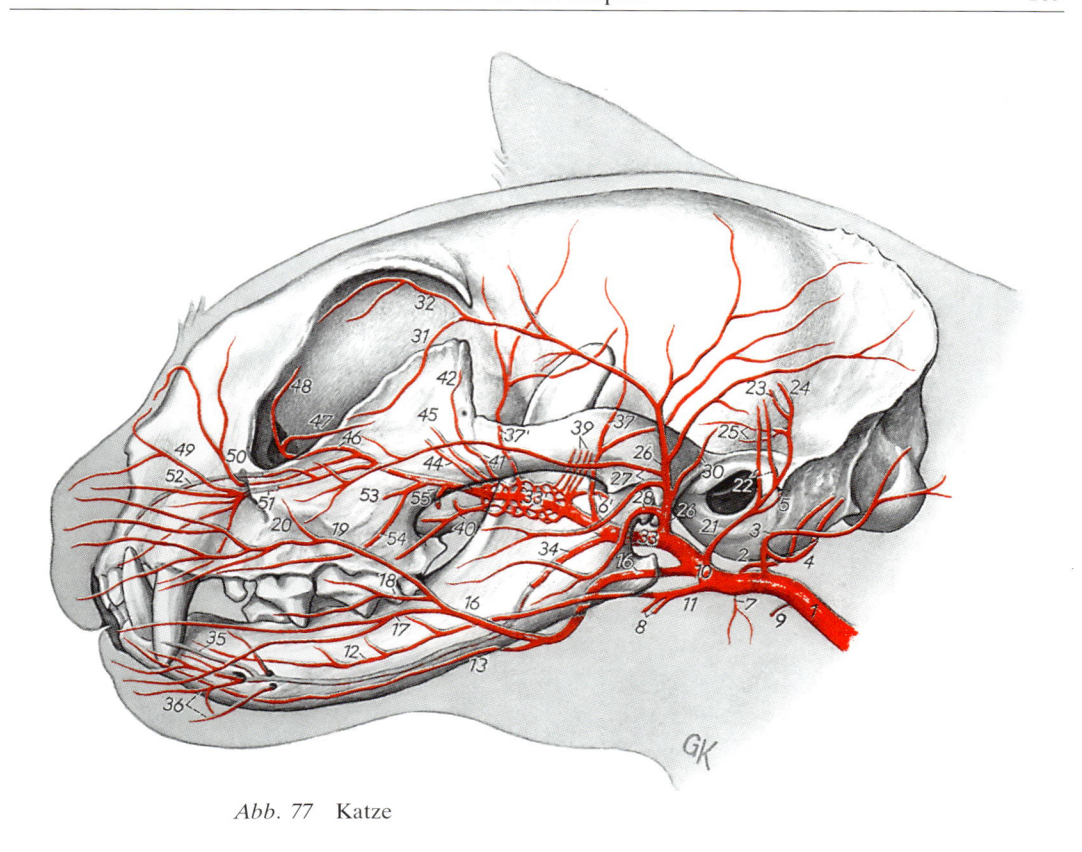

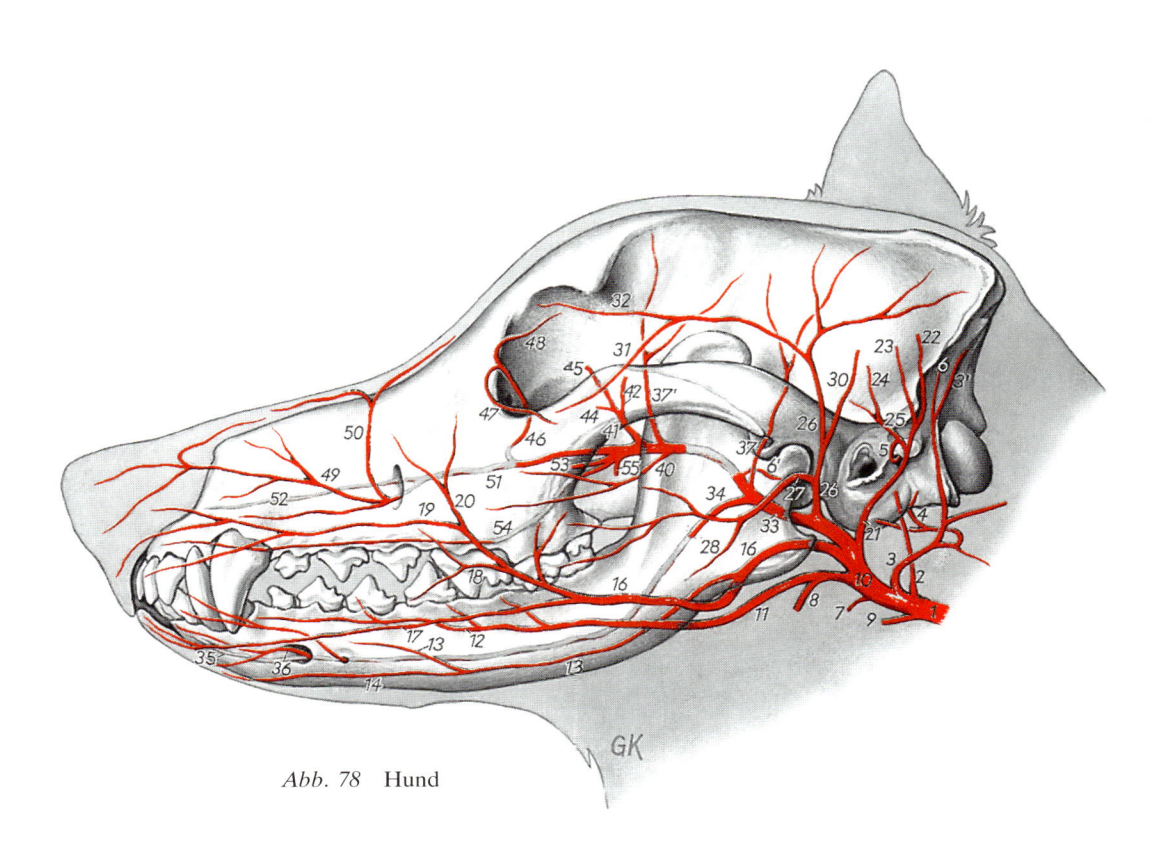

Abb. 78 Hund

Abb. 79 Schwein

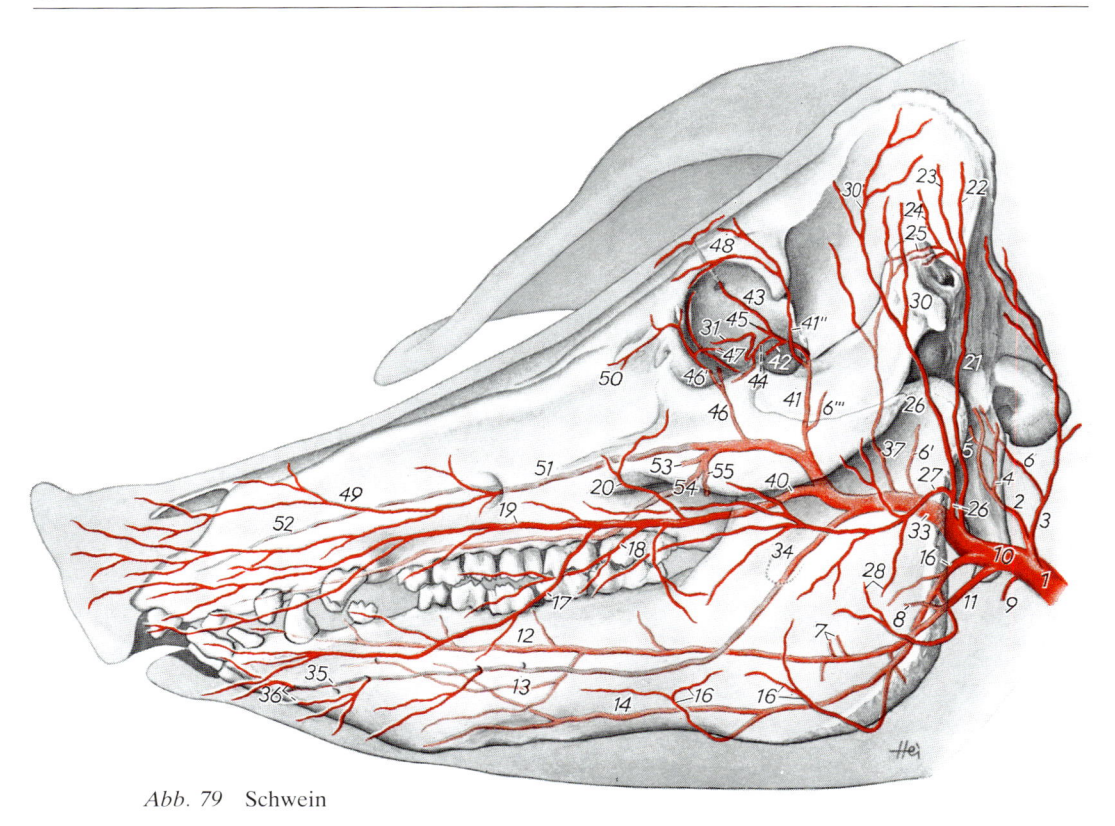

Abb. 77, 78, 79, 80, 81, 82. Arterien des Kopfes von *Katze, Hund, Schwein, Schaf, Rind* und *Pferd*. Halbschematisch. Linke Seitenansicht. (Nach NICKEL und SCHWARZ, 1963.)
1 A. carotis communis; *2* A. carotis interna; *3* A. occipitalis, *3'* R. occipitalis; *4* A. condylaris; *5* A. stylomastoidea; *5'* A. stylomastoidea profunda (*Rd.*); *6* A. meningea caudalis; *6'* A. meningea media; *6"* A. meningea rostralis (*Schw.*); *7* A. pharyngea ascendens; *8* A. palatina ascendens; *9* A. laryngea cranialis; *7* und *9* bei *Rd.* und *Pfd.* nicht abgebildet, da Ursprung weiter kaudal, und zwar bei *Rd.* aus A. carotis communis, bei *Pfd.* aus A. thyreoidea cranialis; *10* A. carotis externa; *11* A. lingualis; *12* A. profunda linguae; *13* A. sublingualis; *14* A. submentalis; *15* Truncus linguofacialis; *16* A. facialis; *17* A. labialis inferior; *17'* A. labialis inferior superficialis, *17"* A. labialis inferior profunda (*Rd.*); *18* A. angularis oris; *19* A. labialis superior; *20* A. angularis oculi; *21* A. auricularis caudalis; *22* R. auricularis lateralis; *23* R. auricularis intermedius; *24* R. auricularis medialis; *25* A. auricularis caudalis; *26* A. temporalis superficialis; *27* A. transversa faciei; *28* R. massetericus; *29* A. cornualis; *30* A. auricularis rostralis; *30'* Ast an die Innenfläche der Ohrmuschel (*Schw.*); *31* A. palpebralis inferior lateralis; *32* A. palpebralis superior lateralis; *31* und *32* beim *Pfd.* als Äste der A. lacrimalis nicht dargestellt; *33* A. maxillaris; *33'* Rete mirabile a. maxillaris; *34* A. alveolaris inferior; *35* Rr. dentales von *34* zu den Dentes incisivi; *36* A. mentalis bzw. Rr. mentales; *37* A. temporalis profunda caudalis; *37'* A. temporalis profunda rostralis (bei *Schw.* und *Rd.* als Ast der A. buccalis nicht dargestellt); *38* R. caudalis ad rete mirabile epidurale rostrale; *39* Rr. rostrales ad rete mirabile epidurale rostrale bzw. Rr. retis (*Ktz.*); *40* A. buccalis; *41* A. ophthalmica externa; *41'* Rete mirabile ophthalmicum; *41"* A. supratrochlearis; *42* A. ethmoidalis externa; *43* A. supraorbitalis; *44* A. lacrimalis; *44'* R. lacrimalis von *26* (*Schf., Rd.*); *45* Aufteilung der A. ophthalmica externa am Bulbus oculi; *46* A. malaris; *46'* R. frontalis; *47* A. palpebralis inferior medialis; *48* A. palpebralis superior medialis; *49* A. lateralis nasi; *49'* A. lateralis nasi rostralis (*Rd.*); *49"* A. lateralis nasi caudalis (*Rd.*); *50* A. dorsalis nasi bzw. A. dorsalis nasi rostralis (*Hd.*); *51* A. infraorbitalis; *52* R. dentalis von *51* zu den Dentes incisivi; *53–55* Äste der A. palatina descendens: *53* A. sphenopalatina, *54* A. palatina major, *55* A. palatina minor

Unterkiefers entlang zur Inc. vasorum facilium bzw. zur entsprechenden Stelle. Hier schlägt sie sich auf die Lateralfläche des Unterkiefers um. Beim *Schw.* endet sie kurz darauf, entläßt aber zuvor einen zusätzlichen Ast auf die Angesichtsfläche, der ebenfalls bereits nach kurzem Verlauf im M. masseter und der Haut des Kehlgangs endet. Bei *Flfr.*, *Rd.* und *Pfd.* läuft die A. facialis am kranialen Rand des M. masseter dorsal bis in den Bereich kaudal des For. infraorbitale.

Arterien des Kopfes

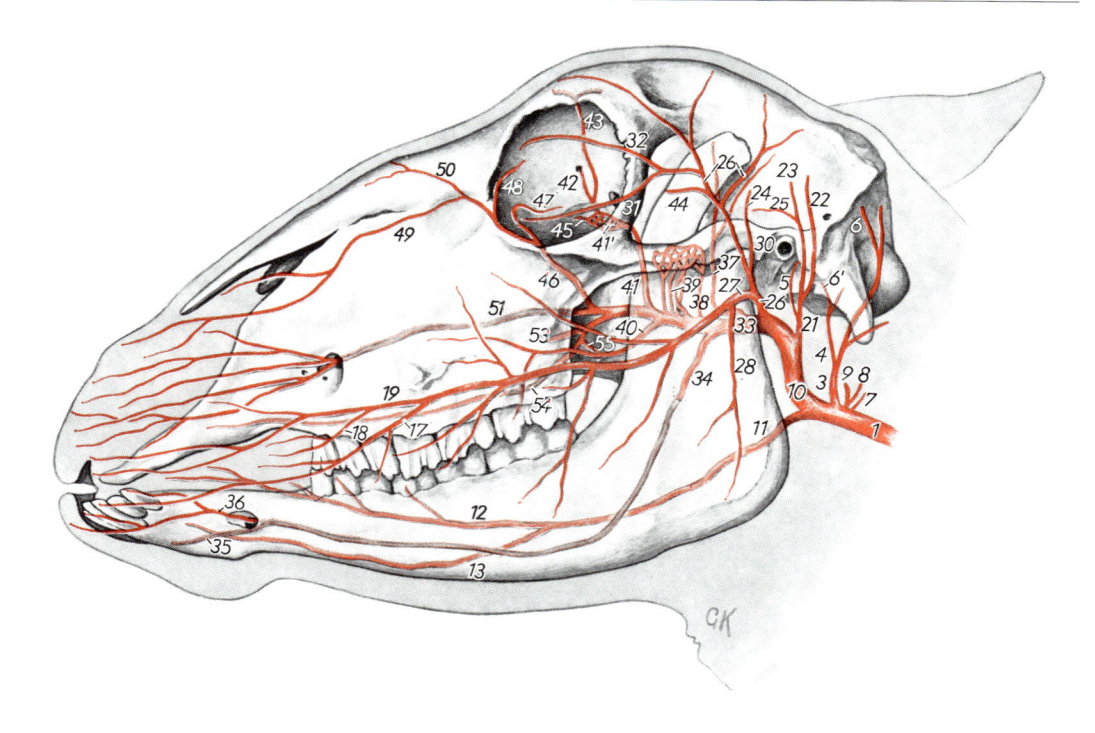

Abb. 80 Schaf

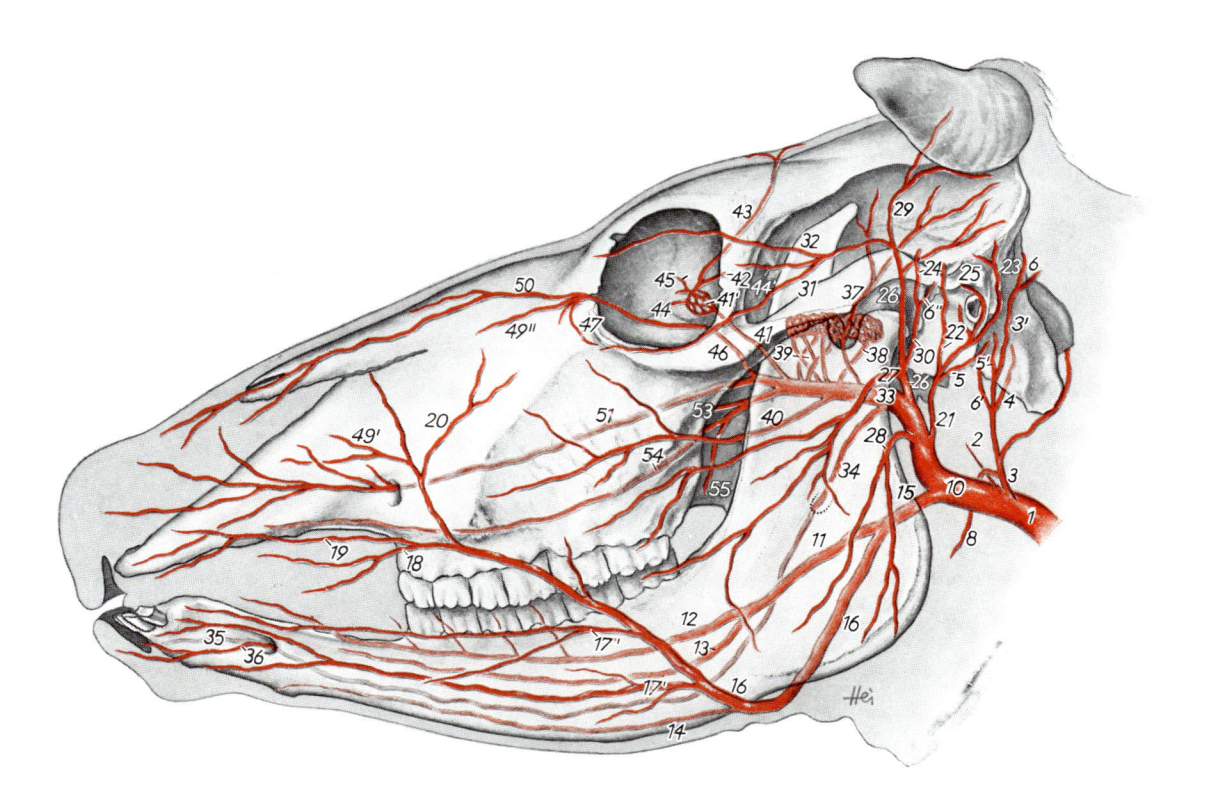

Abb. 81 Rind

112   Arterien

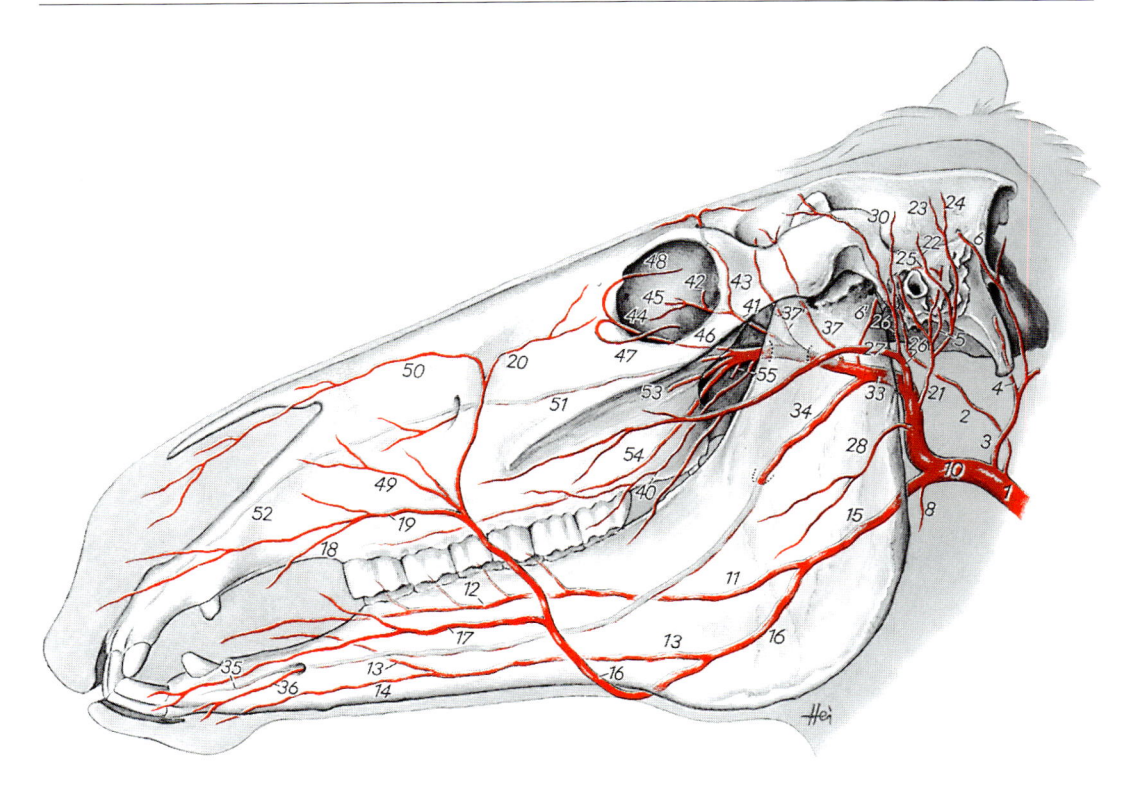

Abb. 82   Pferd

Die A. facialis entläßt im Kehlgang Äste für den M. digastricus, den M. pterygoideus und den M. masseter, bei *Schw.* und *Pfd.* auch an den Pharynx sowie, außer beim *Pfd.*, einen **R. glandularis** für die Gl. mandibularis und nur beim *Schw.* auch für die Gl. parotis. Noch medial der Inc. vasorum facialium gibt sie bei *Flfr.* und *Pfd.* die bereits beschriebene A. sublingualis ab sowie bei *Schw.* und *Rd.* die **A. submentalis,** die ventromedial am Unterkiefer rostral verläuft, beim *Schw.* noch einen zusätzlichen **sublingualen Ast** entläßt, jedoch beim *Rd.* das Kinn nicht erreicht.

Auf der Angesichtsfläche entspringen aus der A. facialis die A. labialis inferior, die A. labialis superior bei *Flfr., Rd.* und *Pfd.*, die A. angularis oris nur bei *Flfr.*, die A. lateralis nasi rostralis beim *Rd.*, die A. lateralis nasi und die A. dorsalis nasi beim *Pfd.* sowie die A. angularis oculi bei *Flfr., Rd.* und *Pfd.*

A. labialis inferior

(*vgl.:* 77–82/*17, 17', 17''; Schw.:* 182/*15; Pfd.:* 83/*21*)

Die A. labialis inferior entspringt bei *Flfr., Rd.* und *Pfd.* als erstes Gefäß an der Angesichtsfläche aus der A. facialis, beim *Schw.* aus der A. buccalis und bei *kl. Wdk.* aus der A. transversa faciei. Sie ist zur Versorgung der Unterlippe bestimmt. Bei der *Ktz.* teilt sie sich in einen dorsalen und einen ventralen Ast, beim *Rd.* in eine oberflächliche und eine tiefe Arterie. Beim *Pfd.* entläßt die A. labialis inferior auch die A. angularis oris.

A. angularis oris

(*vgl.:* 77–82/*18; Schw.:* 182/*16; Schf.:* 184/*61; Pfd.:* 83/*21'*)

Die A. angularis oris zweigt nur bei *Flfr.* nach der A. labialis inferior aus der A. facialis ab, beim *Pfd.* bereits aus der A. labialis inferior. Beim *Rd.* wie auch bei *kl. Wdk.* kommt sie erst aus der A. labialis superior. Beim *Schw.* entstammt sie der A. buccalis. Die A. angularis oris verzweigt sich am Lippenwinkel. Dabei können ihre Teilungsäste beim *Hd.* auch selbständig nacheinander entspringen.

A. labialis superior
(vgl.: 77–82/19; Schw.: 182/17; Schf.: 184/60; Pfd.: 83/22')

Die A. labialis superior geht bei *Flfr.*, *Rd.* und *Pfd.* am Alveolarrand des Os maxillare aus der A. facialis hervor, beim *Schw.* aus der A. buccalis und bei *kl. Wdk.* aus der A. transversa faciei. Die A. labialis superior verzweigt sich in der Oberlippe und beim *Rd.* auch im Flotzmaul.

Aa. laterales nasi rostralis und **caudalis** bzw. **A. lateralis nasi**
(vgl.: 77–82/49, 49', 49''; Schf.: 184/56; Pfd.: 83/24)

Die A. lateralis nasi rostralis beim *Rd.* bzw. die A. lateralis nasi beim *Pfd.* entspringt aus der A. facialis, beim *Rd.* kaudodorsal des For. infraorbitale, beim *Pfd.* mehr oder weniger weit nach dem Abgang der A. labialis superior oder aus dieser. Bei *Flfr.* und *Schw.* geht die A. lateralis nasi bzw. bei der *Zg.* die A. lateralis nasi rostralis jedoch aus der A. infraorbitalis und beim *Schf.* die A. lateralis nasi aus der A. malaris hervor. Aus der A. malaris entspringt bei *Zg.* und *Rd.* auch die A. lateralis nasi caudalis. Das Versorgungsgebiet dieser Arterie bzw. der beiden Arterien bei *Zg.* und *Rd.* ist die Seitenwand der Nase bis an den Bereich der Oberlippenarterie.

A. dorsalis nasi
(vgl.: 77–82/50; Schf.: 184/57; Pfd.: 83/23)

Die A. dorsalis nasi geht nur beim *Pfd.* aus der A. facialis, und zwar kaudodorsal des For. infraorbitale hervor. Bei der *Ktz.* entspringt sie aus der A. infraorbitalis vor deren Durchtritt durch den Can. infraorbitalis. Beim *Hd.* geht aus der A. infraorbitalis nur die **A. dorsalis nasi rostralis** hervor, während die **A. dorsalis nasi caudalis** aus der A. palpebralis superior lateralis abzweigt. Bei *Schf.* und *Rd.* wird die A. dorsalis nasi von der A. malaris und bei der *Zg.* von der A. temporalis superficialis abgegeben. Beim *Schw.* geht sie aus dem R. frontalis der A. malaris hervor. Die A. dorsalis nasi läuft auf dem Os nasale rostral. Beim *Schf.* erreicht sie kaum die Höhe der Fiss. nasomaxillaris, bei *Rd.* und *Pfd.* zieht sie über das rostrale Ende des Nasenbeins hinaus. Die A. dorsalis nasi versorgt das Gebiet des Nasenrückens, beim *Pfd.* auch das Diverticulum nasi.

A. angularis oculi
(vgl.: 77–82/20; Pfd.: 83/25)

Die A. angularis oculi ist bei *Flfr.*, *Rd.* und *Pfd.* der Endast der A. facialis, beim *Schw.* entspringt sie aus der A. buccalis und fehlt bei *kl. Wdk.* Sie strebt in kaudodorsalem Bogen dem medialen Augenwinkel zu.

A. auricularis caudalis
(vgl.: 77–82/21; Schw.: 182/29; 183/22; Schf.: 184/43; Pfd.: 83/27)

Die A. auricularis caudalis entspringt aus der Kaudalwand des dorsal gerichteten Abschnitts der A. carotis externa und zieht zum Ohrgrund. Hier gibt sie mit tierartlichen Unterschieden Arterien für die Ohrmuschel ab und verläuft danach im Bogen um den Ohrgrund zwischen diesem und dem M. temporalis. Aus der A. auricularis caudalis entspringt zunächst bei *Flfr.*, *Wdk.* und *Pfd.* die **A. stylomastoidea**, die beim *Schw.* bereits als Ast der A. condylaris beschrieben wurde. Sie zieht entlang dem N. facialis durch das For. stylomastoideum in das Mittelohr. Außerdem kann beim *Pfd.* noch eine feine **A. tympanica caudalis** ausgebildet sein. An die Gl. parotis entläßt die A. auricularis caudalis einen **R. parotideus** bei *Flfr.* und *Schw.* bzw. mehrere **Rr. parotidei** bei *Wdk.* und *Pfd.* Ferner gibt sie bei *Hd.*, *Schw.* und *Zg.* einen **R. sternocleidomastoideus** an die betreffenden Muskeln ab, aus dem beim *Hd.* noch ein besonderer **R. glandularis** an die Speicheldrüsen zieht. Vor dem Muskelast geht bei der *Zg.* und an entsprechender Stelle auch beim *Schf.* ein **R. meningeus** ab, der in der Nähe des Porus acusticus externus in die Schädelhöhle eindringt und sich an der Vaskularisation der Hirnhäute beteiligt.

Am Grund der Ohrmuschel entläßt die A. auricularis caudalis den **R. auricularis lateralis,** der, bei der *Ktz.* meist doppelt, an der Außenfläche der Ohrmuschel entlang dem Lateralrand spitzenwärts verläuft. An den Ohrmuschelrücken gibt sie den **R. auricularis intermedius** ab, der beim *Rd.* als **R. auricularis intermedius lateralis** und **R. auricularis intermedius medialis** zweifach ausgebildet ist. An den medialen Rand der Ohrmuschelaußenfläche tritt der **R. auricularis medialis** als nächstes Gefäß heran, außer bei *Wdk.,* bei denen dieser Ast aus der A. auricularis rostralis entspringt. Im Bereich der Ohrmuschelspitze verbinden sich die Arterien tierartlich unterschiedlich miteinander. Außerdem zweigt bei der *Ktz.* nach den Ohrmuschelarterien und beim *Hd.* meistens schon zwischen dem R. auricularis intermedius und dem R. auricularis medialis bzw. aus einem dieser Äste sowie beim *Rd.* vor den Ohrmuschelarterien aus der A. auricularis caudalis die **A. auricularis profunda** ab. Diese nur kleine Arterie tritt zwischen Tragus und Anthelix an die Innenfläche der Ohrmuschel und versorgt auch die Haut des äußeren Gehörgangs. Eine solche Arterie wird bei den *anderen Haussäugetieren* nicht beschrieben, abgesehen von feinen, bei *allen Haussäugetieren* auftretenden Ästen, die den Ohrmuschelknorpel zur Innenfläche perforieren oder im Bereich des Ohrgrunds an die Innenfläche übertreten. Nach den Ohrmuschelarterien gibt die A. auricularis caudalis den **R. occipitalis** in den Hinterhaupts- und Schläfenbereich ab, dessen Äste bis zum Knochen vordringen. Mit weiteren Ästen versorgt die A. auricularis caudalis die Ohrmuskeln sowie den M. temporalis und anastomosiert meistens mit Ästen der A. auricularis rostralis bzw. der A. temporalis superficialis.

A. temporalis superficialis
(*vgl.: 77–82/26; Schw.: 182/32; Schf.: 184/49; Pfd.: 83/32*)

Vor dem Übergang der A. carotis externa in die A. maxillaris am Kaudalrand des Unterkieferastes entspringt, dorsal gerichtet, die A. temporalis superficialis. Diese zieht, teilweise von der Gl. parotis bedeckt oder in diese eingebettet, rostral vom Meatus acusticus externus zwischen Ohr und Kiefergelenk lateral über den Arcus zygomaticus in den Schläfenbereich. Kurz nach ihrem Ursprung entläßt sie dorsal vom N. facialis die A. transversa faciei. Zuvor entspringt bei den *kl. Wdk.* bzw. danach bei den *übrigen Haussäugetieren* die A. auricularis rostralis. Beim *Pfd.* geht vor der A. auricularis rostralis noch der **R. articularis temporomandibularis** an das Kiefergelenk ab. Während die Endäste der A. temporalis superficialis bei *Schw.* und *Pfd.* sich oberflächlich im Bereich des M. temporalis verzweigen, zieht die Arterie bei *Flfr.* und *Wdk.* rostral in Richtung auf den lateralen Augenwinkel weiter. Zuvor gibt sie bei *horntragenden Wdk.* entlang der Linea temporalis die **A. cornualis** zur Hornbasis ab. Am lateralen Augenwinkel entläßt die A. temporalis superficialis bei *Schf.* und *Rd.* den **R. lacrimalis** zur Tränendrüse und teilt sich bei *Flfr.* und *Wdk.* in die **A. palpebralis superior lateralis** und die **A. palpebralis inferior lateralis,** die sich im oberen und unteren Augenlid aufzweigen. Die A. palpebralis superior lateralis gibt beim *Hd.* auch noch die A. dorsalis nasi caudalis ab, die sich im Bereich von Stirn und Nasenrücken verästelt. Nur bei der *Zg.* versorgt ein Gefäß der A. temporalis superficialis als A. dorsalis nasi den Nasenrücken.

A. transversa faciei
(*vgl.: 77–82/27; Schw.: 182/37; Schf.: 184/38, 59; Pfd.: 83/33*)

Die A. transversa faciei entspringt ventral vom Proc. condylaris der Mandibula, gelangt dorsal des N. facialis auf die Lateralfläche des M. masseter und ist bei der *Ktz.* als doppeltes Gefäß ausgebildet. Sie läuft, von der gleichnamigen Vene, die bei der *Ktz.* fehlt, und Ästen des N. auriculopalpebralis sowie des N. auriculotemporalis begleitet, rostral. Dabei dringt sie nur beim *Pfd.* ventral des Jochbogens zusammen mit der Vene oberflächlich in den M. masseter ein. Während sie, außer bei *kl. Wdk.,* mit ihren Endverzweigungen kaum rostral über den M. masseter hinausreicht, sind ihr bei *kl. Wdk.* die A. labialis inferior sowie die A. labialis superior mit der A. angularis oris angeschlossen, die bereits bei der A. facialis beschrieben wurden (s. S. 112). Außer Ästen an die benachbarte Angesichtsmuskulatur und Haut entläßt die A. transversa faciei bei *Schw.* und *Rd.* den **R. articularis temporomandibularis** zum Kiefergelenk sowie bei *allen Haussäugetieren* Äste an den M. masseter, besonders bei *kl. Wdk.* den kräftigen **R. massetericus**.

A. auricularis rostralis
(vgl.: 77–82/30; Schw.: 182/34; Schf.: 184/48; Pfd.: 83/32')

Die A. auricularis rostralis entspringt aus der A. temporalis superficialis. Sie erreicht die Ohrbasis rostral vom äußeren Gehörgang und verzweigt sich im Spaltwinkelbereich der Ohrtüte und in den benachbarten Muskeln bis hin zum Skutulum, wobei sie oder ein Ast der A. temporalis superficialis selbst mit der A. auricularis caudalis anastomosiert. Nur bei *Wdk.* entläßt sie den **R. auricularis medialis** entlang dem medialen Rand der Außenfläche der Ohrmuschel. Außerdem gibt sie beim *Rd.* den **R. meningeus** ab, der sich wie der aus der A. auricularis caudalis bei den *kl. Wdk.* verhält (s. S. 113).

A. maxillaris
(vgl.: 77–82/32; Schw.: 183/24; Schf.: 184/52; Pfd.: 83/34; 84/b)

Die A. maxillaris setzt den Verlauf der A. carotis externa nach Abgabe der A. temporalis superficialis zur Schädelbasis fort und gelangt, bei *Hd.* und *Pfd.* nach Durchtritt durch den Can. alaris, zur Fossa pterygopalatina. Bei der *Ktz.* bildet die A. maxillaris in der Nähe des For. ovale ein Wundernetz aus, **Rete mirabile a. maxillaris,** durch das hindurch die Arterie selbst als starker Stamm zu verfolgen ist. Das Wundernetz erstreckt sich dabei dorsal und lateral bis auf den Spitzenbereich der Periorbita. Aus dem Netz gehen bei der *Ktz.* insbesondere die Arterien für den Bulbus und seine Hilfseinrichtungen hervor sowie **Rr. retis,** die durch die Fiss. orbitalis zum Circulus arteriosus cerebri ziehen. Der A. maxillaris ist bei *Flfr.* zunächst der **R. articularis temporomandibularis** für das Kiefergelenk angeschlossen. Mit tierartlichen Unterschieden in der Reihenfolge des Abgangs, die in der Übersicht zusammengestellt sind, entläßt

A. maxillaris, Reihenfolge der Abzweigungen

Fleischfresser	*Schwein*	*Wiederkäuer*	*Pferd*
A. alveolaris inferior	A. meningea media	R. pterygoideus	A. alveolaris inferior
A. temporalis profunda caudalis	A. temporalis profunda caudalis	A. alveolaris inferior	Rr. pterygoidei
A. tympanica rostralis	Rr. pterygoidei	A. temporalis profunda *(kl. Wdk.)*	A. tympanica rostralis
A. meningea media	A. alveolaris inferior		A. meningea media
Rete mirabile a. maxillaris *(Ktz.)*	A. buccalis	A. temporalis profunda caudalis *(Rd.)*	A. temporalis profunda caudalis
A. temporalis profunda rostralis	A. temporalis profunda rostralis	A. buccalis	A. temporalis profunda rostralis
Rr. pterygoidei	A. ophthalmica externa	A. temporalis profunda rostralis *(Rd.)*	A. ophthalmica externa
A. ophthalmica externa	A. malaris	R. caudalis ad rete mirabile epidurale rostrale	A. buccalis
A. temporalis profunda rostralis *(Hd.)*	A. infraorbitalis	Rr. rostrales ad rete mirabile epidurale rostrale	A. infraorbitalis
A. buccalis	A. palatina descendens	A. ophthalmica externa	A. malaris
A. infraorbitalis		A. malaris	A. palatina descendens
A. malaris		A. infraorbitalis	
A. palatina descendens		A. palatina descendens	

die A. maxillaris die A. alveolaris inferior, die A. temporalis profunda bzw. die Aa. temporales profundae caudalis und rostralis, die **Rr. pterygoidei** für die gleichnamigen Muskeln, die **A. tympanica rostralis** bei *Flfr.* und *Pfd.*, die A. meningea media außer bei *Wdk.*, der R. caudalis und die Rr. rostrales ad rete mirabile epidurale ventrale nur bei *Wdk.*, die A. buccalis, die A. ophthalmica externa, die A. malaris bei *Schw.* und *Wdk.*, die A. infraorbitalis und die A. palatina descendens.

A. alveolaris inferior
(*vgl.:* 77–82/34; *Schw.:* 183/25; *Schf.:* 184/39; *Pfd.:* 83/35)

Die A. alveolaris inferior entspringt bei *allen Haussäugetieren*, rostrolateral gerichtet, aus dem Anfangsabschnitt der A. maxillaris. Sie läuft auf das For. mandibulae zu und gelangt durch diese Öffnung in den Can. mandibulae. Dabei ist sie bei den *Wdk.* stärker geschlängelt als bei den *anderen Haussäugetieren*. Vor Eintritt in den Can. mandibulae zweigt, außer beim *Pfd.*, an den M. mylohyoideus der **R. mylohyoideus** ab. Im Can. mandibulae werden **Rr. dentales** an die Dentes molares und praemolares abgegeben sowie durch den Can. alveolaris an den Dens caninus und an die Dentes incisivi. Bei *Flfr.* und *Schw.* verlassen **Rr. mentales** durch die Forr. mentalia den Can. mandibulae. Bei *Wdk.* und *Pfd.* tritt aus dem For. mentale die **A. mentalis**. Die Äste dieser Arterie verzweigen sich im Bereich des Margo interalveolaris, in der Gingiva der Schneidezähne und in der Unterlippe. Im Kinnwinkelbereich bestehen beim *Schw.* Anastomosen zur A. submentalis.

Aa. temporales profundae
(*vgl.:* 77–82/37, 37'; *Schw.:* 183/26; *Pfd.:* 83/37, 38; 84/e, f)

Zur Versorgung des Schläfengebiets, insbesondere des M. temporalis, wird aus der A. maxillaris die **A. temporalis profunda caudalis** abgegeben. Bei den *kl. Wdk.* ist diese das einzige tiefe Gefäß für den Schläfenbereich und wird deshalb nur **A. temporalis profunda** genannt. Bei den *anderen Haussäugetieren* ist außerdem noch die **A. temporalis profunda rostralis** ausgebildet, die bei *Hd.* und *Pfd.* aus der A. maxillaris, bei der *Ktz.* aus deren Rete mirabile, bei *Schw.* und *Rd.* aus der A. buccalis abzweigt. Die dorsal gerichteten Aa. temporales profundae treten rostral von der Basis des Proc. zygomaticus des Os temporale in den M. temporalis ein und anastomosieren in diesem Muskel mit Ästen der A. temporalis superficialis. Bei *Flfr.*, *Schw.* und *Rd.* entläßt die A. temporalis profunda caudalis zuvor die **A. masseterica**. Bei *kl. Wdk.* ist der Anfangsabschnitt der A. temporalis profunda bindegewebig mit der A. maxillaris verbunden, bevor jene Arterie dorsal zum M. temporalis aufsteigt und zum Kiefergelenk den **R. articularis temporomandibularis** abgibt.

A. meningea media
(*Pfd.:* 83/36; 84/d)

Die A. meningea media entspringt bei *Flfr.*, *Schw.* und *Pfd.* aus der A. maxillaris, bevor diese bei *Hd.* und *Pfd.* in den Can. alaris tritt. Bei der *Ktz.* entstammt sie gelegentlich dem Rete mirabile a. maxillaris und bei den *Wdk.* der A. occipitalis. Beim *Schf.* kann diese Arterie auch aus der A. condylaris hervorgehen. Bei *Flfr.* und *Wdk.* zieht sie durch das For. ovale, bei *Schw.* und *Pfd.* durch die Inc. ovalis des For. lacerum in die Schädelhöhle und verzweigt sich in der Dura mater. Bei *Flfr.* besitzt die A. meningea media lateral der mittleren Schädelgrube einen **R. anastomoticus cum a. carotide interna** sowie einen weiteren R. anastomoticus durch die Fiss. orbitalis zur A. ophthalmica externa. Beim *Schw.* ist ein **R. ad rete mirabile epidurale rostrale** zum extraduralen Wundernetz dorsal an der Schädelbasis ausgebildet.

A. buccalis
(*vgl.:* 77–82/40; *Schw.:* 182/18; 183/27; *Pfd.:* 83/42; 84/o)

Die A. buccalis geht aus der A. maxillaris in rostroventraler Richtung hervor und ist, außer beim *Schw.*, besonders für die Kaumuskeln und die Drüsen der Backe bestimmt. Dabei ziehen bei *Flfr.* zur Gl. zygomatica die **Rr. glandulares zygomatici**. Bei *Schw.* und *Rd.* wird, wie bereits oben beschrieben, die A. temporalis profunda rostralis von der A. buccalis abgegeben. Nur beim *Schw.* entspringen aus der A. buccalis die

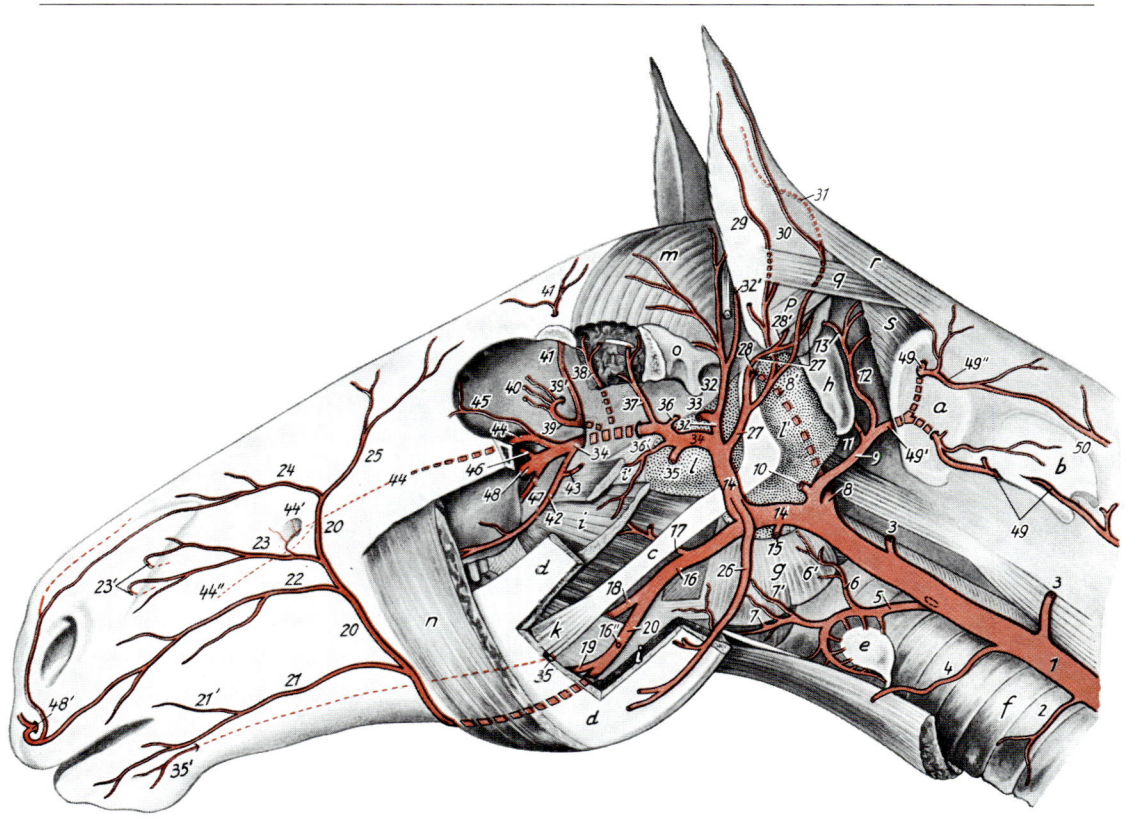

Abb. 83. Arterien des Kopfes eines *Pferdes*. Linke Seitenansicht. (Nach ZIETZSCHMANN, 1943.)
a Atlas; *b* Axis; *c* Stylohoideum; *d* Mandibula (ein Teil ausgesägt); *e* Gl. thyreoidea; *f* Trachea; *g* Mm. constrictores pharyngis caudales; *h* Proc. paracondylaris; *i* M. pterygoideus medialis; *i'* Mm. tensor und levator veli palatini; *k* M. stylohyoideus; *l, l'* Diverticulum tubae auditivae: *l* laterale, *l'* mediale Bucht; *m* M. temporalis; *n* M. masseter; *o* Art. temporomandibularis; *p* M. cervicoauricularis profundus; *q* M. cervicoauricularis medius; *r* M. cervicoauricularis superficialis; *s* M. obliquus capitis cranialis

1 A. carotis communis, *2* R. trachealis, *3, 4* Rr. musculares; *5* A. thyreoidea cranialis, *6* R. pharyngeus, *6'* R. laryngeus caudalis; *7* A. laryngea cranialis; *7'* A. pharyngea ascendens; *8* A. carotis interna, bei *8'* in den Luftsack eingeschoben; *9* A. occipitalis, *10* R. glandularis; *11* A. condylaris, *12* R. occipitalis; *13* A. meningea caudalis; *14* A. carotis externa, *15* R. glandularis; *16* A. linguofacialis; *17* A. palatina ascendens; *18* A. lingualis; *19* A. submentalis; *20* A. facialis; *21* A. labialis inferior; *21'* A. angularis oris; *22* A. labialis superior; *23* A. lateralis nasi, *23'* rückläufige Nasenhöhlenäste; *24* A. dorsalis nasi; *25* A. angularis oculi; *26* R. massetericus; *27* A. auricularis caudalis; *28* A. stylomastoidea; *28'* A. auricularis profunda; *29* R. auricularis lateralis; *30* R. auricularis intermedius; *31* R. auricularis medialis; *32* A. temporalis superficialis; *32'* A. auricularis rostralis; *33* A. transversa faciei; *34* A. maxillaris; *35* A. alveolaris inferior; *35'* A. mentalis; *36* A. meningea media; *36'* R. pterygoideus; *37* A. temporalis profunda caudalis; *38* A. temporalis profunda rostralis; *39* A. ophthalmica externa, *40* Äste für den Bulbus oculi und die Nebenorgane; *39'* A. ethmoidalis externa; *41* A. supraorbitalis; *42* A. buccalis; *43* Arterie für den orbitalen Fettkörper; *44* A. infraorbitalis, *44'* Anastomose mit der A. lateralis nasi, *44"* Rr. dentales; *45* A. malaris; *46* A. sphenopalatina; *47* A. palatina minor; *48* A. palatina major, *48'* Anastomose mit der A. labialis superior; *49* A. vertebralis, *49'* R. anastomoticus cum a. occipitali; *49"* R. descendens; *50* A. cervicalis profunda

A. angularis oculi, die wiederum die A. palpebralis inferior medialis entläßt, die A. angularis oris, die A. labialis inferior sowie die A. labialis superior, die mit den gleichen Arterien der *anderen Haussäugetiere* bei der A. facialis abgehandelt worden sind (s. S. 112).

R. caudalis und Rr. rostrales ad rete mirabile epidurale rostrale

(Schf.: 80/38, 39; Rd.: 81/38, 39)

Bei den *Wdk.* zweigen aus der A. maxillaris dorsal gerichtete Reteäste ab, die durch das For. ovale bzw. durch das For. orbitorotundum in die Schädelhöhle gelangen und an das epidural gelegene Wundernetz der Schädelbasis, Rete mirabile epidurale, Anschluß bekommen.

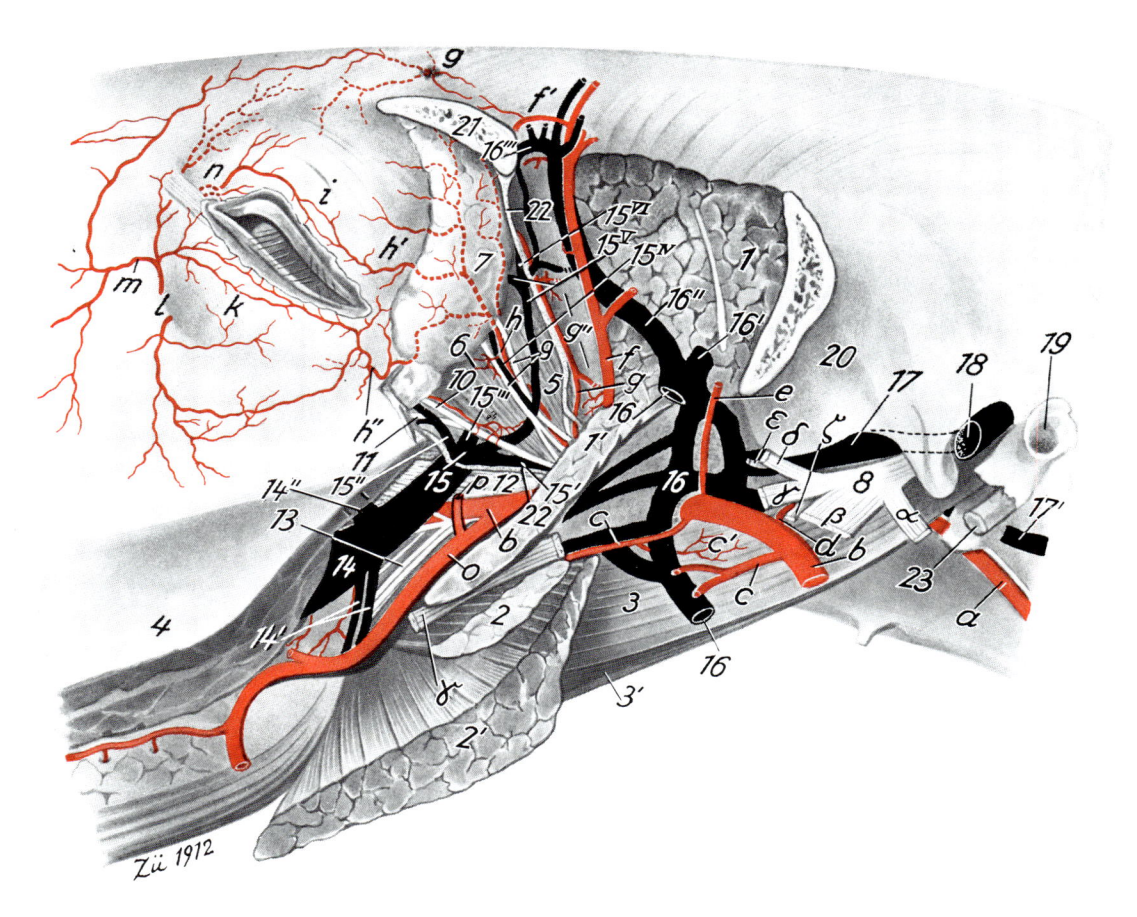

Abb. 84. Arterien und Venen der Orbita und Schläfengrube eines *Pferdes*. Nach Abtragung eines Teiles des Jochbogens, des Schläfenmuskels und der Periorbita. Linke Seitenansicht. (Nach Zietzschmann, 1943.)
a A. carotis interna mit N. sympathicus; *b* A. maxillaris, *c* Rr. pterygoidei; *d* A. meningea media; *e* A. temporalis profunda caudalis; *f* A. temporalis profunda rostralis; *g* A. supraorbitalis; *h* A. lacrimalis; *h'* A. palpebralis superior lateralis; *h''* A. palpebralis inferior lateralis; *l, m* A. palpebralis inferior medialis; *n* A. palpebralis superior medialis; *o* A. buccalis; *p* Arterie zum Fettkörper
1, 1' M. temporalis; *2, 2'* Mm. pterygoidei lateralis und medialis; *3* M. tensor veli palatini; *4* M. masseter; *5* M. rectus capitis dorsalis; *6* M. rectus capitis lateralis; *7* Gl. lacrimalis; *8* N. mandibularis; *9* N. lacrimalis; *10* R. zygomaticofacialis von 12; *11* Ast des N. oculomotorius für M. obliquus capitis ventralis; *12* N. maxillaris; *13* N. palatinus minor; *14* V. profunda faciei; *14'* V. palatina descendens; *14''* V. infraorbitalis; *15* V. ophthalmica externa ventralis; *15'* V. emissaria fissurae orbitalis; *15''* V. malaris; *15'''* Abgang der Vv. ciliares; *15^{IV}* V. lacrimalis; *15^V* V. ophthalmica externa dorsalis; *15^{VI}* V. supraorbitalis; *16* Plexus pterygoideus: *16'* V. temporalis profunda caudalis; *16''* V. temporalis profunda rostralis; *16'''* R. anastomoticus; *17* Einmündung der V. emissaria foraminis laceri in den Sinus petrosus ventralis (*17'*); *18* V. emissaria foraminis retroarticularis; *19* Meatus acusticus externus; *20* Facies articularis; *21* Proc. zygomaticus des Os frontale, abgesetzt; *22* Periorbita, Schnittkante; *23* Proc. styloideus

Der R. caudalis ad rete mirabile epidurale rostrale entspringt bei den *kl. Wdk.* in Höhe der A. alveolaris inferior und beim *Rd.* in Höhe der A. buccalis. Dieser Ast erreicht die Schädelbasis und knickt beim *Rd.* vor Eintritt in das For. ovale kaudal ab.

Die Rr. rostrales ad rete mirabile epidurale rostrale gehen in Höhe der A. ophthalmica externa aus der A. maxillaris hervor.

Einzelne Äste trennen sich mitunter aber auch von der A. ophthalmica externa oder beim *Rd.* von der A. buccalis.

A. ophthalmica externa
(vgl.: 77–82/41; Schw.: 183/28; Pfd.: 83/39)

Die A. ophthalmica externa entspringt bei *allen Haussäugetieren* aus der A. maxillaris, und zwar bei der *Ktz.* rostrodorsal aus dem Rete mirabile, beim *Hd.* rostral vom Can. alaris, beim *Pfd.* bereits in diesem und bei *Schw.* sowie *Wdk.* rostral der Crista pterygoidea. Die A. ophthalmica externa erreicht die von der Periorbita umschlossene Spitze der Augenmuskelpyramide. Sie durchbohrt die Periorbita und wendet sich entlang der Innenfläche der Periorbita dorsal über die Augenmuskeln bis an die mediale Seite der Muskelpyramide, wobei sie einen rostral konvexen Bogen beschreibt.

Die A. ophthalmica externa ist bei den *Haussäugetieren* die Hauptarterie für die Versorgung des Bulbus oculi und seiner Nebenorgane. Ihre Äste, die A. ethmoidalis externa und, außer bei *Ktz.* und *Wdk.*, die A. meningea rostralis, gelangen in die Schädelhöhle. Durch die A. supraorbitalis und beim *Schw.* auch die A. supratrochlearis vaskularisiert sie den Stirnbereich. Für den Bulbus sind die Aa. ciliares posteriores breves, die Aa. ciliares posteriores longae, die A. centralis retinae, die Aa. episclerales und die Aa. ciliares anteriores bestimmt. An die Nebenorgane des Bulbus ziehen die Rr. musculares, die A. lacrimalis, die Aa. conjunctivales posteriores, die Aa. conjunctivales anteriores sowie einige der Aa. palpebrales. Die Reihenfolge des Abgangs dieser Arterien weist tierartlich und individuell mannigfaltige Unterschiede auf.

Die A. ophthalmica externa entläßt außer den genannten Arterien nur beim *Hd.* kurz nach ihrem Ursprung den **R. anastomoticus cum a. carotide interna,** der, kaudal gerichtet, durch die Fiss. orbitalis in die Schädelhöhle zieht, lateral der mittleren Schädelgrube mit der A. carotis interna Verbindung aufnimmt und intrakraniell außerdem über den **R. anastomoticus cum a. meningea media** mit der A. meningea media anastomosiert. Bei den *Wdk.* bildet die A. ophthalmica externa innerhalb der Periorbita im Ursprungsbereich der Augenmuskeln das **Rete mirabile ophthalmicum.** Bei *allen Haussäugetieren* gibt die A. ophthalmica externa zwischen den Augenmuskeln hindurch den **R. anastomoticus cum a. ophthalmica interna** zu der mit dem N. opticus verlaufenden A. ophthalmica interna ab.

Die **A. ophthalmica interna** ist bei den *Haussäugetieren* eine nur schwache Arterie, die aus der A. cerebri rostralis entspringt, außer beim *Rd.*, bei dem sie aus dem Rete mirabile epidurale rostrale bzw. dem Rete mirabile chiasmaticum hervorgeht. Die A. ophthalmica interna begleitet den N. opticus zum Bulbus oculi. Dabei geht sie in die A. centralis retinae über. Zuvor verbindet sie sich aber mit dem genannten R. anastomoticus aus der A. ophthalmica externa.

Aus dieser Gefäßverbindung entspringen bei *Flfr.*, *Schw.* und *Pfd.* die **A. centralis retinae** zur Papilla optica sowie die **Aa. ciliares posteriores longae,** die zwischen mittlerer und äußerer Augenhaut, unter Abgabe von Ästen an die Chorioidea, zum Corpus ciliare und zur Iris ziehen. Diese sind bei *Wdk.* Äste der A. ophthalmica externa und geben bei diesen die A. centralis retinae sowie bei *allen Haussäugetieren* auch **Aa. ciliares posteriores breves,** die in der Umgebung des N. opticus die Sklera durchbohren und sich in der Chorioidea aufzweigen, und **Aa. episclerales** ab, die von außen die Sklera versorgen. Weiterhin entläßt die A. ophthalmica externa die **Rr. musculares** für den Bulbus oculi. Aus den Muskelästen zweigen bei *Flfr.*, *Wdk.* und *Pfd.* **Aa. ciliares anteriores** ab, die beim *Schw.* aus der A. ophthalmica externa direkt entspringen, sowie, außer beim *Schw.*, weitere **Aa. episclerales.** Während sich die Aa. episclerales an der Vaskularisation der Sklera von außen beteiligen, dringen die Aa. ciliares anteriores nahe vom Korneoskleralfalz durch die Sklera vor, vereinigen sich mit den Aa. ciliares posteriores und vaskularisieren mit diesen das Corpus ciliare sowie die Iris. Bei *Flfr.* und *Wdk.* geben die Rr. musculares außerdem noch die **Aa. conjunctivales posteriores** ab, die beim *Pfd.* aus der A. ophthalmica externa hervorgehen und beim *Schw.* Äste des R. anastomoticus cum a. ophthalmica interna sind. Diese Arterien gelangen entlang der Sklera zur Konjunktiva.

Als starke Arterie zieht aus der A. ophthalmica externa, bei der *Ktz.* aus der A. maxillaris bzw. deren Rete, die **A. lacrimalis** zur Tränendrüse. Sie entläßt beim *Hd.* und besonders bei der *Ktz.* Äste an die Muskeln des Bulbus oculi. Bei *Schw.* und *Pfd.* entspringen aus dieser die **A. palpebralis superior lateralis** und die **A. palpebralis inferior lateralis,** die jeweils vom lateralen Augenwinkel her das obere bzw. untere Augenlid versorgen.

Die **A. supraorbitalis,** die nur dem *Hd.* fehlt, zieht durch den Can. supraorbitalis bzw. bei der *Ktz.* kaudal vom Proc. zygomaticus des Os frontale aus der Orbita. Sie durchbohrt die Periorbita unter Abgabe von Zweigen an diese und an das Periost der Orbita sowie an die Stirnhöhle. Sie erreicht, außer bei *kl. Wdk.*, die Stirngegend, wo sie sich beim *Schw.* mit nur schwachen Ästchen, beim *Rd.* in Haut und Muskulatur der Stirn, beim *Pfd.* aber am weitesten stirn-, scheitel- und nasenrückenwärts aufzweigt. Noch in der Orbita entläßt sie außerdem beim *Rd.* **Aa. conjunctivales anteriores,** die von der Lidseite her in die Konjunktiva treten, sowie die A. ethmoidalis externa. Nur das *Schw.* besitzt die **A. supratrochlearis,** die aus dem Anfangsabschnitt der A. ophthalmica externa vor deren Eintritt in die Periorbita entspringt. Auch die A. supratrochlearis dringt dann in die Periorbita ein, gibt Äste an die Augenmuskeln ab und verläßt die Periorbita wieder dorsal. Dorsal des oberen Augenlids gelangt sie auf den Proc. zygomaticus, entläßt hier die **A. palpebralis superior medialis** und verzweigt sich in der Muskulatur des Schildchens, *Scutulum*.

Ein weiteres starkes Gefäß aus der A. ophthalmica externa, das die Periorbita wieder verläßt, ist die **A. ethmoidalis externa,** die bei *Wdk.* aus der A. supraorbitalis hervorgeht. Sie zieht zum For. ethmoidale, durch das sie in die Fossa ethmoidalis gelangt. Hier gibt sie bei *Hd.* und *Pfd.* die **A. meningea rostralis** ab, die beim *Schw.* direkt aus der A. ophthalmica externa entspringt und einen **R. ad rete mirabile epidurale rostrale** entläßt. Beim *Hd.* durchbohrt die A. ethmoidalis externa dann die Lamina cribrosa und beteiligt sich mit den Aa. septales caudales an der Vaskularisation des Septum nasi. Nur beim *Pfd.* entstammt die **A. palpebrae tertiae** noch der A. ophthalmica externa.

A. malaris
(*vgl.: 77–82/46; Schf.: 184/53; Pfd.: 83/45*)

Die A. malaris entspringt ventral der Orbita bei *Flfr.* und *Pfd.* aus der A. infraorbitalis, bei *Schw.* und *Wdk.* aus der A. maxillaris. Medial vom Proc. temporalis des Os zygomaticum und über die Ventralfläche der Orbita gelangt sie zum medialen Augenwinkel. Hier entläßt sie an die Nickhaut die **A. palpebrae tertiae,** die beim *Pfd.* bereits aus der A. ophthalmica externa abzweigt, sowie an das Unterlid, außer beim *Schw.*, die **A. palpebralis inferior medialis** und an das Oberlid, außer bei *Schw.* und *Rd.*, die **A. palpebralis superior medialis.** Erstere entspringt beim *Schw.* aus dem unten genannten R. frontalis und letztere aus der A. supratrochlearis. Sie fehlt beim *Rd.*, bei dem die laterale Oberlidarterie dieses Versorgungsgebiet übernimmt. Beim *Schw.* erstreckt sich die A. malaris mit dem **R. frontalis** bis auf die Stirn und mit der daraus hervorgehenden A. dorsalis nasi auf den Nasenrücken. Beim *Rd.* gibt sie den **R. angularis oculi** auf die Angesichtsfläche ab, der der A. angularis oculi entgegenläuft. Nur beim *Schw.* entspringen **Aa. conjunctivales anteriores** aus der A. malaris. Außerdem entläßt die A. malaris beim *Schf.* die A. lateralis nasi bzw. bei *Zg.* und *Rd.* die A. lateralis nasi caudalis sowie bei *Schw.*, *Schf.* und *Rd.* die A. dorsalis nasi. Diese Arterien sind bereits vergleichend dargestellt (s. S. 113).

A. infraorbitalis
(*vgl.: 77–82/51; Schw.: 183/52'; Schf.: 184/54; Pfd.: 83/44*)

Die A. infraorbitalis tritt als einer der Endäste der A. maxillaris durch das For. maxillare in den Can. infraorbitalis ein. Dieser ist bei der *Ktz.* extrem kurz, wodurch der Anfangsabschnitt der Arterie ventral in der Orbita liegt. Die A. infraorbitalis entläßt bei *Flfr.* und *Pfd.* zunächst die bereits beschriebene A. malaris und gibt danach an die Backenzähne **Rr. dentales** ab, die bei der *Ktz.* größtenteils bereits die Orbitawand ventral durchbohren. Noch vor Austritt aus dem For. infraorbitale verlassen die A. infraorbitalis, außer bei *Wdk.*, auch die Rr. dentales, die durch den Can. alveolaris zu den vorderen Dentes praemolares, zum Dens caninus und zu den Dentes incisivi gelangen. Nur bei *Flfr.* zweigt die schon vergleichend (s. S. 113) beschriebene A. dorsalis nasi aus der A. infraorbitalis ab, und zwar bei der *Ktz.* bereits in der Orbita. Hier zieht sie in Begleitung des Stammgefäßes durch den Can. infraorbitalis. Beim *Hd.* entspringt die Arterie als A. dorsalis nasi rostralis erst rostral vom For. infraorbitale. Die A. infraorbitalis gibt ferner die **A. lateralis nasi** bei *Flfr.* bzw. die **Aa. laterales nasi** beim *Schw.* ab (s. S. 113).

A. palatina descendens
(*vgl.*: 77–82/53–55; *Schw.*: 183/52; *Schf.*: 184/22)

Die A. palatina descendens geht als rostroventral gerichteter Endast aus der A. maxillaris hervor. In der Fossa pterygopalatina teilt sie sich in die A. sphenopalatina, die A. palatina minor und die A. palatina major. Dabei zweigt die A. sphenopalatina bei *Flfr.* und *Pfd.* als letztes, bei *Schw.* und *Wdk.* als erstes Gefäß ab. Die A. palatina minor entspringt bei der *Ktz.* meistens gesondert aus der A. maxillaris, vor Abgang der A. palatina descendens. Die **A. sphenopalatina** gelangt durch das For. sphenopalatinum kaudal in die Nasenhöhle und verzweigt sich mit ihren Aa. nasales caudales, laterales und septales in der Schleimhaut des ventralen Nasengangs, des kaudalen Teiles der ventralen Nasenmuschel und des Septum nasi. Die **A. palatina minor** zieht lateral am Proc. pterygoideus zum Velum palatinum. Die **A. palatina major** gelangt durch den Can. palatinus major in den Sulcus palatinus. Im Bereich der Fiss. palatina verbindet sie sich im Bogen mit der Arterie der anderen Seite. Während ihres Verlaufs gibt sie im Sulcus palatinus Äste zur Versorgung des harten Gaumens ab und durch die Fiss. palatina Äste für die Schleimhaut rostral am Boden des ventralen Nasengangs. Hier nimmt sie mit Ästen der A. sphenopalatina Verbindung auf.

Aorta thoracica
(*vgl.*: 85–88/31; *Ktz.*: 91/1'; *Hd.*: 94, 95/1; *Schw.*: 96/1'; 153/45; *Zg.*: 154/29; *Schf.*: 99/1'; *Rd.*: 102, 155/2; *Pfd.*: 50/20; 89/1; 103/2; 211/1)

Der Verlauf und die Abgänge der Aorta thoracica wurden bereits zusammenfassend beschrieben (s. S. 75).

Arterien der Rumpfwand

Bei der arteriellen Versorgung der Rumpfwand sind neben den Gefäßen aus der **Aorta thoracica** und der **Aorta abdominalis** auch solche aus dem **Truncus brachiocephalicus** zu berücksichtigen. Die Eingeweidearterien beider Aortenabschnitte sowie die in der Beckenhöhle werden gesondert dargestellt (s. S. 129, 166, 182).

Der **Aorta thoracica** entspringen für die dorsale und seitliche Brustwand segmental die **Aa. intercostales dorsales,** mit Ausnahme der ersten drei bis fünf, die Äste der A. costocervicalis darstellen, und die A. costoabdominalis.

Die ventrale Brustwand wird innerhalb des Brustkorbs jederseits von der **A. thoracica interna** versorgt, die mit **Rr. intercostales ventrales** die Gefäßbögen in den Interkostalräumen vervollständigen. **Rr. perforantes** treten durch die Zwischenrippenräume an die Außenseite der Brustwand und erreichen wie auch Äste der A. thoracica lateralis thorakale Gesäugeanteile. Die A. thoracica interna teilt sich etwa in Höhe des Xiphosternums in die **A. musculophrenica,** die entlang der Pars costalis vom Zwerchfell weitere Interkostaläste abgibt, und in die **A. epigastrica cranialis,** die sich in der ventralen Bauchwand fortsetzt (Äste an das Gesäuge beim *Schw.*). Bei *Flfr.* und *Wdk.* entläßt sie auch eine A. epigastrica cranialis superficialis (mit Gesäugeästen bei *Flfr.*). Die A. thoracica externa vaskularisiert die Pektoralismuskulatur.

Die **Aorta abdominalis** gibt für die dorsale Bauchwand segmental **Aa. lumbales,** für die seitliche Bauchwand nur bei *Flfr.* und *Schw.* die **A. abdominalis cranialis** und die **A. circumflexa ilium profunda** ab, die bei den meisten Tierarten erst aus der **A. iliaca externa,** dem Hauptzufluß zur Beckengliedmaße, hervorgeht. Bevor die A. iliaca externa sich in die A. femoralis fortsetzt, entläßt sie die **A. profunda femoris,** die wiederum den **Truncus pudendoepigastricus** abgibt. Dieser teilt sich in die **A. epigastrica caudalis** für die ventrale Bauchwand und die **A. pudenda externa** für die Milchdrüse sowie Abschnitte des äußeren Genitale. Aus letzter geht die A. epigastrica caudalis superficialis hervor, die, wie die A. epigastrica caudalis in der Tiefe der ventralen Bauchwand, oberflächlich die Nabelgegend erreicht.

Abb. 85 Hund

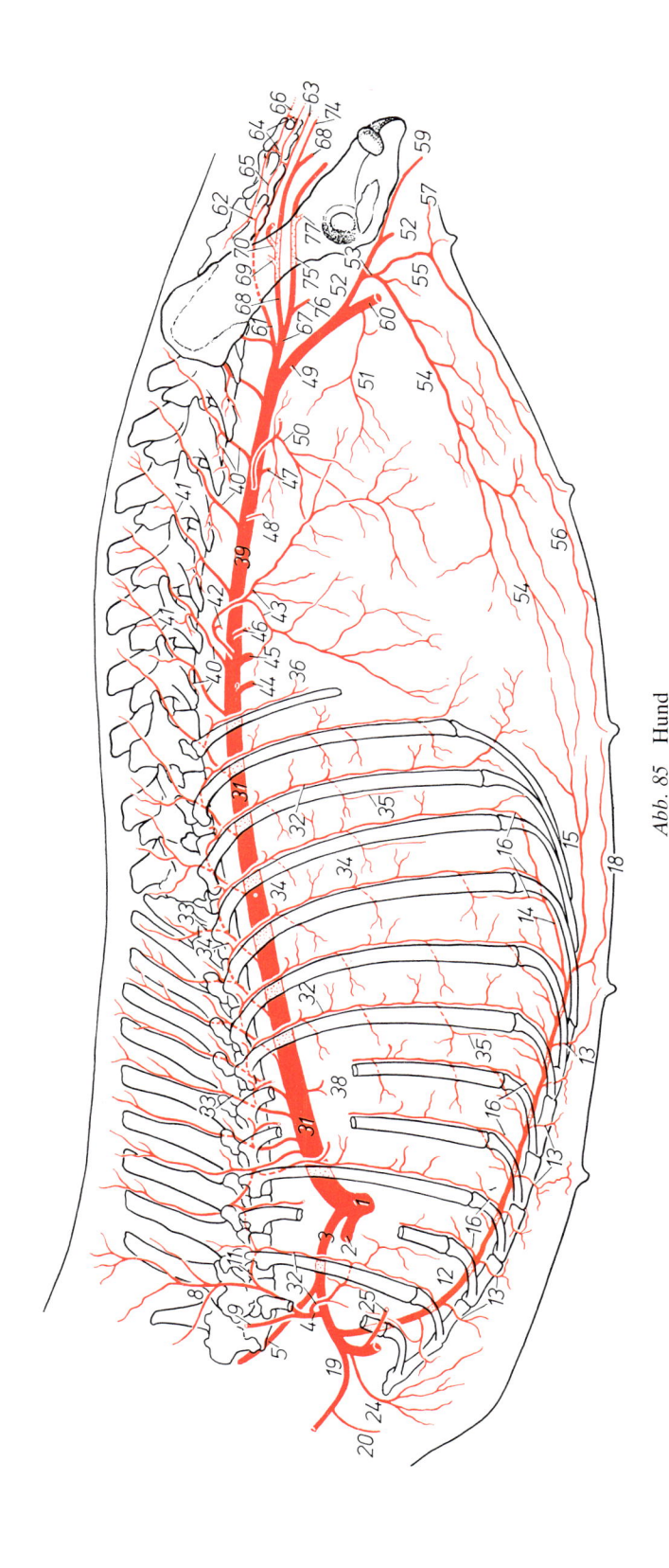

Abb. 85, 86, 87, 88. Arterien des Rumpfes von *Hund*, *Schwein*, *Rind* und *Pferd*. Halbschematisch. Linke Seitenansicht. (Nach MARTHEN, 1939; nach KÄHLER, 1960; nach SEIDLER, 1966; nach GREIFFENHAGEN, 1973.)

1 Arcus aortae; *2* Truncus brachiocephalicus; *3* A. subclavia sinistra; *4* Truncus costocervicalis; *5* A. vertebralis, *6* Rr. dorsales, *6'* R. descendens, *7* Rr. ventrales, *7'* R. anastomoticus cum a. occipitali; *8* A. cervicalis profunda; *9* A. scapularis dorsalis; *10* A. intercostalis suprema; *11* A. vertebralis thoracica (*Hd.*); *12* A. thoracica interna, *13* Rr. perforantes mit R. sternalis sowie bei *Hd.* und *Schw.* mit Rr. mammarii; *14* A. musculophrenica; *15* A. epigastrica cranialis; *16* Rr. intercostales ventrales; *17* R. costoabdominalis ventralis; *18* A. epigastrica cranialis superficialis; *19* A. cervicalis superficialis; *20* R. deltoideus, *21* R. ascendens; *22* A. suprascapularis; *23* A. axillaris; *24* A. thoracica externa; *25* A. thoracica lateralis, beim *Hd.* abgesetzt und beim *Schw.* mit Rr. mammarii; *26* Truncus bicaroticus; *27* A. carotis communis sinistra; *28* A. carotis interna; *29* A. occipitalis; *30* A. carotis externa; *31* Aorta thoracica; *32* Aa. intercostales dorsales (Äste an Zwischenrippenmuskeln nur beim *Hd.* eingezeichnet), *33* R. dorsalis, als R. cutaneus medialis weiterziehend, *34* Rr. cutanei laterales (außer beim *Hd.* nur in einem Segment dargestellt), *35* Rr. collaterales; *36* A. costoabdominalis dorsalis; *37* A. phrenica cranialis (*Pfd.*); *38* A. broncho-oesophagea. beim *Hd.* A. broncho-oesophagea sinistra; *39* Aorta abdominalis; *40* Aa. lumbales, *41* R. dorsalis; *42* A. phrenica caudalis; *43* A. abdominalis cranialis; *44* A. coeliaca; *45* A. mesenterica cranialis; *46* A. renalis sinistra; *47* A. mesenterica caudalis; *48* A. testicularis bzw. A. ovarica sinistra; *49* A. iliaca externa; *50* A. circumflexa ilium profunda; *51* A. abdominalis caudalis; *52* A. profunda femoris; *53* Truncus pudendoepigastricus; *54* A. epigastrica caudalis; *55* A. pudenda externa; *56* A. epigastrica caudalis superficialis [A. mammaria cranialis (weibl. *Rd.*, *Pfd.*)]; *57* R. scrotalis ventralis bzw. R. labialis ventralis [A. mammaria caudalis (weibl. *Rd.*, *Pfd.*)]; *58* A. penis cranialis; *59* A. circumflexa femoris medialis; *60* A. femoralis; *61* A. sacralis mediana; *62* Rr. sacrales; *63* A. caudalis mediana; *64* Rr. caudales ventrolaterales; *66* A. caudalis dorsolateralis; *67* A. iliaca interna; *68* A. glutaea caudalis; *69* A. iliolumbalis; *70* A. glutaea cranialis; *71* A. obturatoria; *72* A. iliacofemoralis; *73* A. penis media bzw. A. clitoridis media; *74* A. caudalis lateralis superficialis; *75* A. pudenda interna; *76* A. umbilicalis; *77* A. prostatica bzw. A. vaginalis; *78* A. perinealis ventralis; *79* A. penis bzw. A. bulbi vestibuli (*Pfd.*)

Arterien des Rumpfes

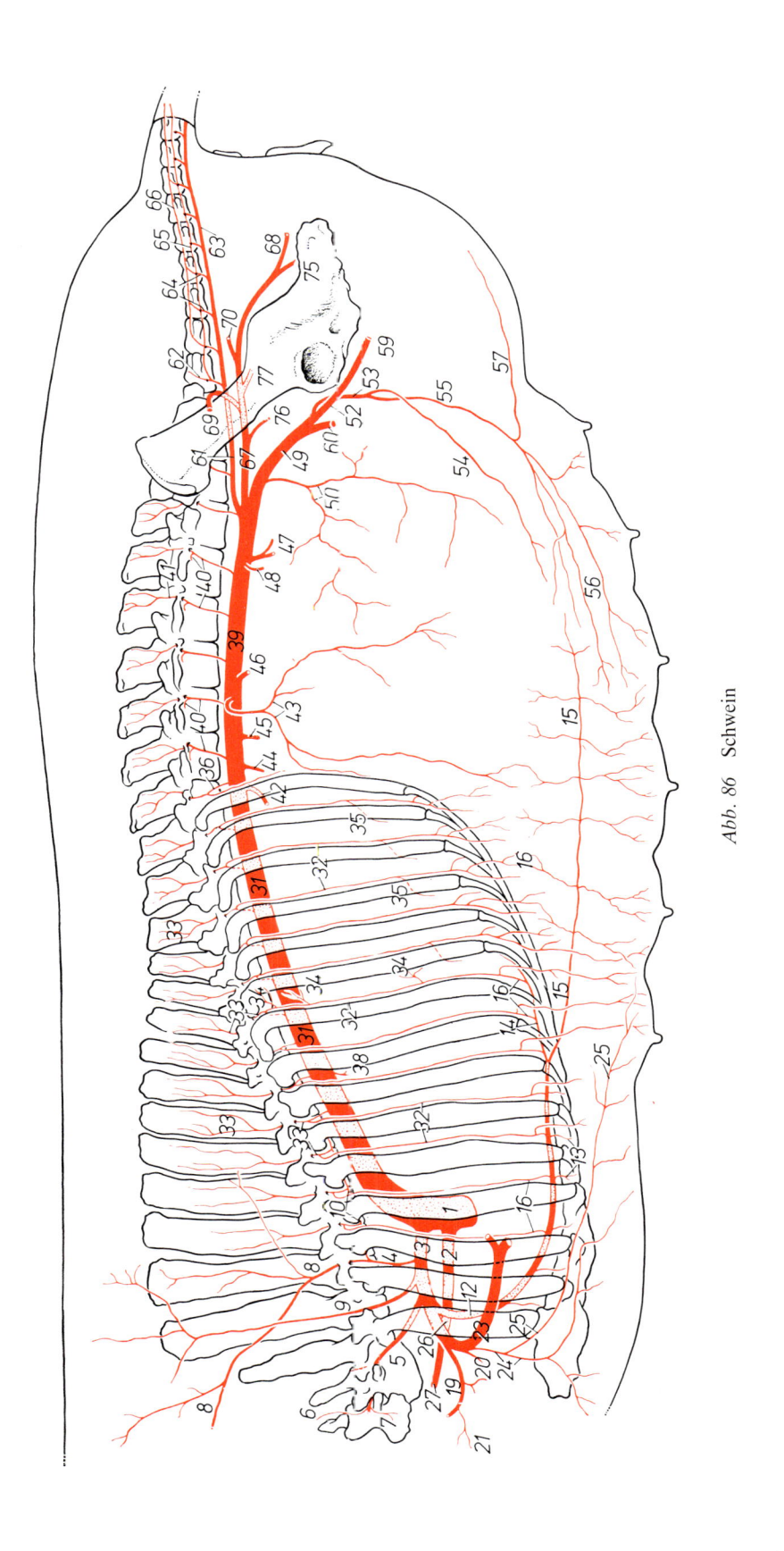

Abb. 86 Schwein

Abb. 87 Rind

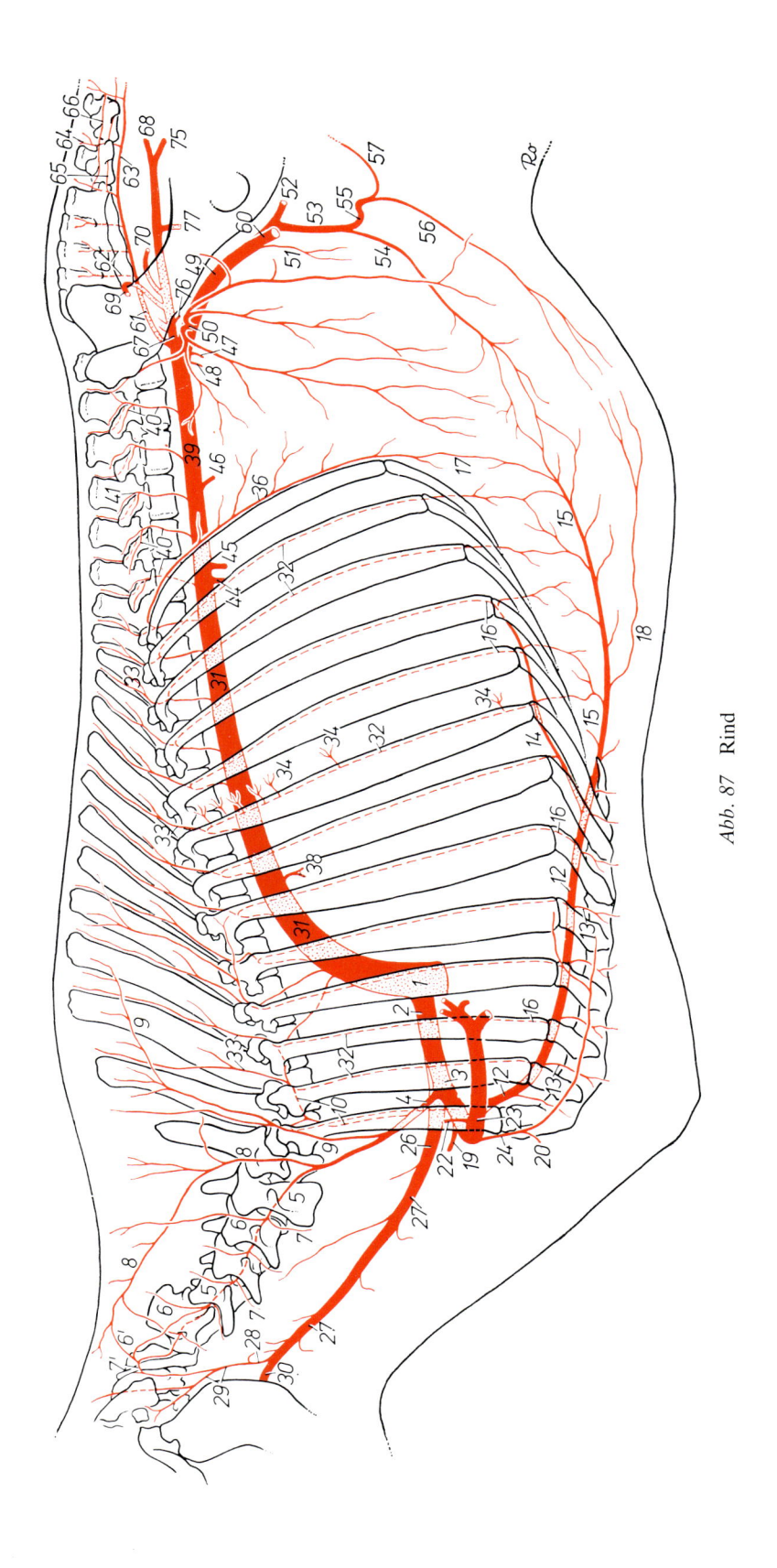

Arterien des Rumpfes 125

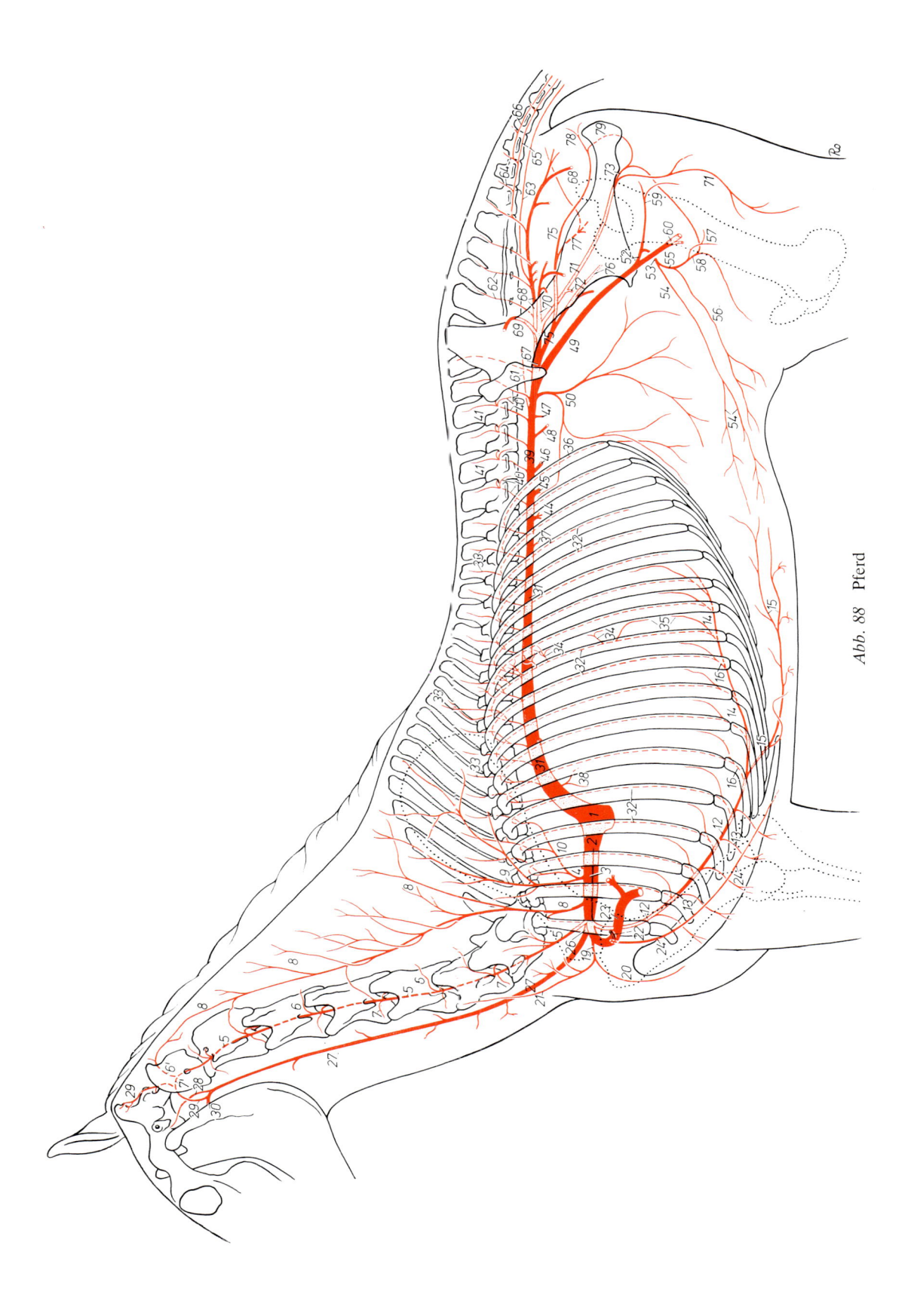

Abb. 88 Pferd

Aa. intercostales dorsales
(vgl.: 85–88/32; Ktz.: 91/1', 14; 91/13, 14;
Hd.: 92/31, 32; 94, 95/2, 6;
Schw.: 96/17; 97/21–25; 98/17';
Schf.: 99/17; 101/17"; Rd.: 102, 155/5;
Pfd.: 50/21; 89/2; 103/22)

Die Aa. intercostales dorsales werden segmental aus der Aorta thoracica entlassen, soweit sie nicht aus der A. intercostalis suprema bzw. beim *Hd.* aus der A. vertebralis thoracica der entsprechenden Körperseite hervorgehen. Sie entsprechen bei den *Haussäugetieren* in ihrer Anzahl den vorhandenen Interkostalräumen. Die tierartlichen Unterschiede im Ursprung sind der folgenden Übersicht zu entnehmen, ohne daß darin alle Variationen berücksichtigt wurden.

Die aus der A. intercostalis suprema bzw. aus der A. vertebralis thoracica sowie die aus der Aorta thoracica hervorgehenden Interkostalarterien verhalten sich hinsichtlich Verlauf und Aufzweigung grundsätzlich gleich. Von den aus der Aorta stammenden Interkostalarterien können jedoch gelegentlich die linke und die rechte A. intercostalis dorsalis eines Segments gemeinsam entspringen. Zu erwähnen ist, daß der Truncus costocervicalis, die A. cervicalis profunda sowie die A. scapularis dorsalis als besonders kräftige Dorsal- bzw. Lateraläste dieser Segmentalgefäße zu homologisieren sind.

Die A. intercostalis dorsalis steigt zunächst zum gleichzähligen Wirbelkörper auf. Sie überquert dann die Seitenfläche des Wirbelkörpers und entläßt kaudoventral des Querfortsatzes den R. dorsalis. Die Arterie gelangt selbst in den Interkostalraum und verläuft hier zunächst eine kurze Strecke zwischen den Mm. intercostales. Danach legt sie sich subpleural dem Kaudalrand der Rippe an und zieht, kaudal vom Nervus intercostalis und kranial von der gleichnamigen Vene begleitet, im Sulcus costae ventral. Sie entläßt bei *Flfr.* und *Schw.* medial über die Rippe mehrere **Rr. collaterales** an deren kranialen Rand. Beim *Pfd.* ziehen ähnliche Äste durch den Interkostalbereich an den Kranialrand der folgenden Rippe. Tierartlich und regional unterschiedlich gehen bis zu sieben **Rr. cutanei laterales** ab, weiterhin **Rr. mammarii** an thorakale Mammae sowie im Bereich der asternalen Rippen auch **Rr. phrenici**. Die Aa. intercostales dorsales, ausgenommen die kranialen rudimentär ausgebildeten, anastomosieren etwa in Höhe der Rippenfugen mit den entsprechenden Rr. intercostales ventrales der A. thoracica interna bzw. der A. musculophrenica. Kaudal davon treten bei *Schw.* und *Wdk.* Rr. intercostales ventrales aus der A. epigastrica cranialis hinzu.

Der **R. dorsalis** zieht durch den Zwischenrippenraum, gibt einen **R. interspinosus** an Dornfortsätze und deren Bänder sowie anliegende Muskeln ab und entläßt sogleich in Höhe des For. intervertebrale durch dieses Loch oder durch das For. vertebrale laterale in den Wirbelkanal den **R. spinalis.** Dieser teilt sich in den **R. canalis vertebralis** und die **A. nervomedullaris.** Letzte tritt insbesondere beim *Schw.* nicht regelmäßig an jedem Segment auf. Der R.

Ursprungsgefäße der Aa. intercostales dorsales

Katze	I Truncus costocervicalis	II + III A. intercostalis suprema		IV–XII Aorta thoracica
Hund	I Truncus costocervicalis	II und rechts auch III A. vertebralis thoracica		III (li.), IV–XII Aorta thoracica
Schwein	I + II meistens fehlend oder jeweils schwacher Ast der A. scapularis dorsalis bzw. A. cervicalis profunda	III–V A. intercostalis suprema		VI–XIV Aorta thoracica
Wiederkäuer	I–III A. intercostalis suprema			IV–XII Aorta thoracica
Pferd	I A. cervicalis profunda	II A. scapularis dorsalis	III + IV (V) A. intercostalis suprema	V–XVII Aorta thoracica

Aorta thoracica

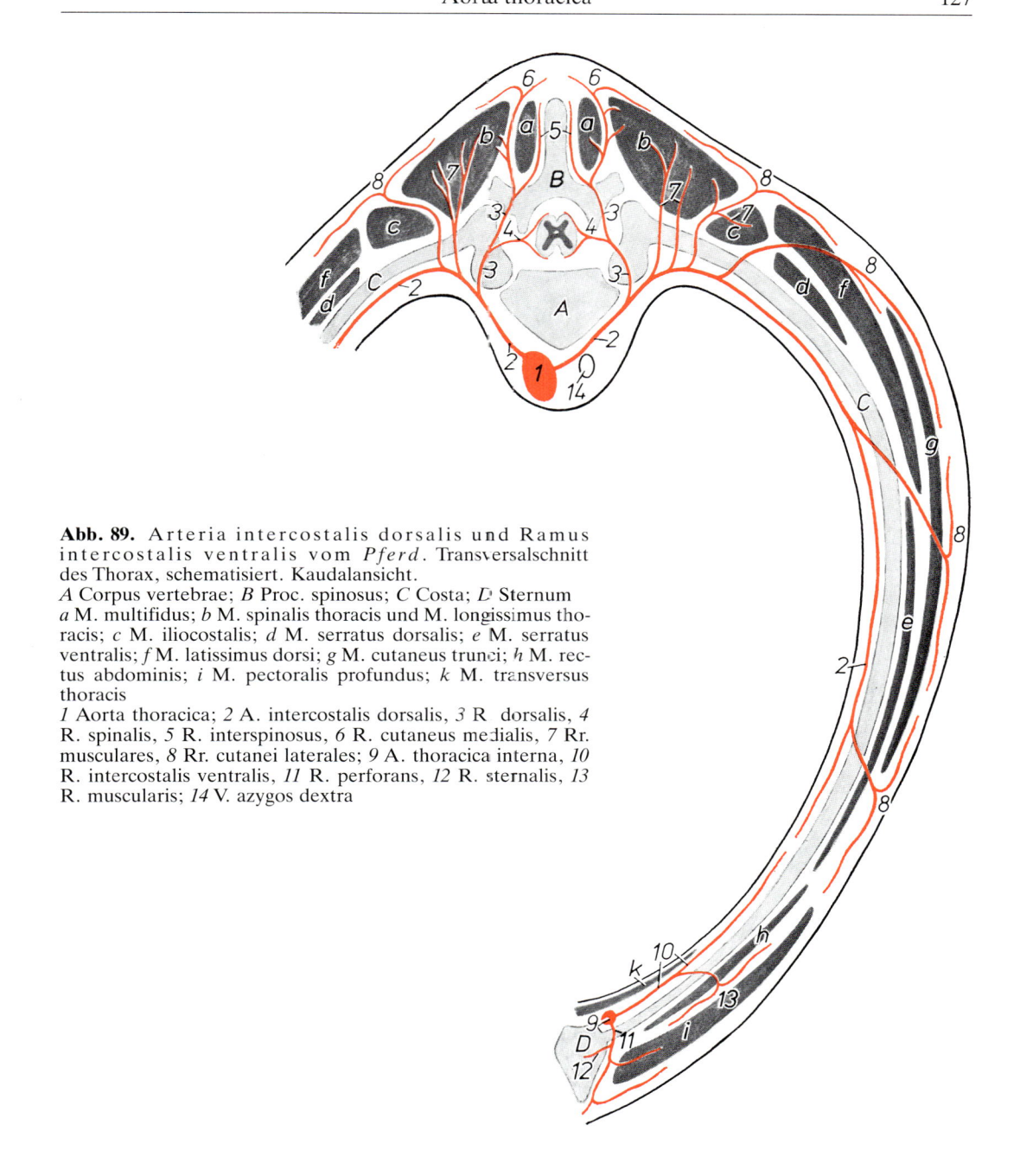

Abb. 89. Arteria intercostalis dorsalis und Ramus intercostalis ventralis vom *Pferd*. Transversalschnitt des Thorax, schematisiert. Kaudalansicht.
A Corpus vertebrae; *B* Proc. spinosus; *C* Costa; *D* Sternum
a M. multifidus; *b* M. spinalis thoracis und M. longissimus thoracis; *c* M. iliocostalis; *d* M. serratus dorsalis; *e* M. serratus ventralis; *f* M. latissimus dorsi; *g* M. cutaneus trunci; *h* M. rectus abdominis; *i* M. pectoralis profundus; *k* M. transversus thoracis
1 Aorta thoracica; *2* A. intercostalis dorsalis, *3* R. dorsalis, *4* R. spinalis, *5* R. interspinosus, *6* R. cutaneus medialis, *7* Rr. musculares, *8* Rr. cutanei laterales; *9* A. thoracica interna, *10* R. intercostalis ventralis, *11* R. perforans, *12* R. sternalis, *13* R. muscularis; *14* V. azygos dextra

dorsalis steigt kaudal vom Querfortsatz, beim *Schw.* von einem Knochensteg überbrückt, lateral des M. multifidus auf und erreicht als **R. cutaneus medialis** die Haut.

Die Aa. intercostales dorsales versorgen in ihrem Verlauf die Brustwirbelkörper, den Wirbelkanal mit Inhalt, die Muskeln der Stammzone, die rippengestützte seitliche Brustwand, den thorakalen Anteil der Schultergürtelmuskulatur sowie die Haut, mit Ausnahme der Schulterblattgegend. Die Rr. cutanei laterales sowie die reinen Muskeläste sind dabei vor allem im Bereich der langen Rückenmuskeln in Reihen angeordnet. Zwei bis drei Reihen dieser Lateralgefäße treten in den M. longissimus dorsi, und die nächste Reihe tritt zwischen M. longissimus dorsi und M. iliocostalis. Diese Rr. cutanei laterales aus den fortlaufenden Aa. intercostales dorsales erreichen mit den Rr. cutanei laterales der dorsalen Spinalnervenäste zur Oberfläche, während die Rr.

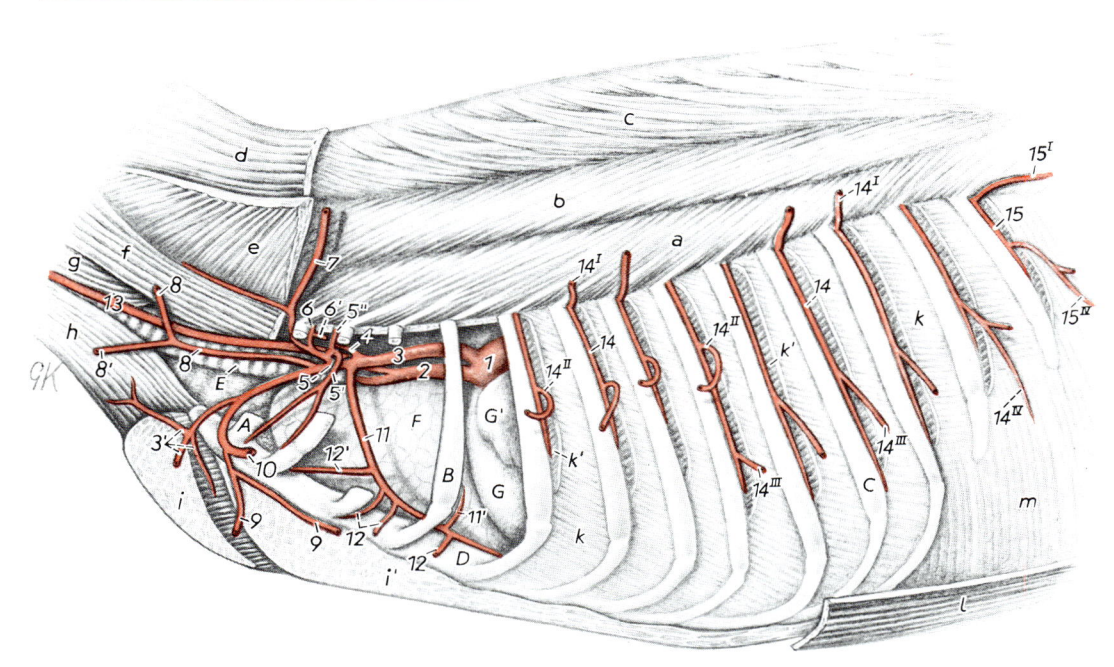

Abb. 90. Arterien des Brusteingangs und der Brustwand einer *Katze*. Linke Seitenansicht. (Nach Opitz, 1961.)
A I., *B* IV., *C* X. Costa; *D* Sternum; *E* Trachea; *F* Lobus cranialis pulmonis dextri; *G* Cor; *G'* Auricula sinistra
a M. iliocostalis thoracis; *b* M. longissimus thoracis; *c* M. spinalis et semispinalis thoracis; *d* M. splenius; *e* M. serratus ventralis cervicis; *f* M. scalenus; *g* M. longus capitis; *h* M. sternocephalicus; *i* Mm. pectorales superficiales; *i'* M. pectoralis profundus; *k* Mm. intercostales externi; *k'* Mm. intercostales interni; *l* M. rectus abdominis; *m* M. transversus abdominis
1 Arcus aortae; *2* Truncus brachiocephalicus; *3* A. subclavia sinistra; *3'* A. thoracica externa; *4* A. vertebralis; *5* Truncus costocervicalis; *5'* A. intercostalis dorsalis I mit R. collateralis, *5''* R. dorsalis; *6* A. cervicalis profunda; *6'* A. intercostalis suprema; *7* A. scapularis dorsalis; *8* A. cervicalis superficialis, *8'* R. ascendens; *9* A. thoracica lateralis; *10* A. axillaris; *11* A. thoracica interna, *11'* R. intercostalis ventralis, *12* Rr. perforantes, *12'* gemeinsames Ursprungsgefäß der Rr. intercostales ventrales I und II; *13* A. carotis communis; *14* Aa. intercostales dorsales, *14'*, *14''*, *14'''*, *14^{IV}* Rr. cutanei laterales; *15* A. costoabdominalis, *15'*, *15^{IV}* Rr. cutanei laterales

dorsales der Interkostalarterien nur mit den medialen Hautästen dieser dorsalen Spinalnervenäste als Hautgefäße weiterziehen.

A. costoabdominalis dorsalis
(*vgl.*: 85–88/*36*; *Ktz.*: 90/*15*; *Schw.*: 97/*20*; *Pfd.*: 50/*22*)

An die letzte Rippe wird jeweils von der Aorta thoracica die A. costoabdominalis dorsalis abgegeben, die sich in ihrer Aufzweigung wie eine A. intercostalis dorsalis verhält. Der Name dieses Gefäßes soll zum Ausdruck bringen, daß die Arterie im Grenzbereich zwischen Brust- und Bauchwand, aber nicht mehr in einem Interkostalraum verläuft. Ihr Versorgungsgebiet reicht bis in die seitliche Bauchwand. Bei *Hd.* und *Schw.* ist die A. costoabdominalis dorsalis nur im proximalen Abschnitt der letzten Rippe ausgebildet. Beim *Schw.* gibt dafür die A. abdominalis cranialis einen Zweig an den distalen Abschnitt der letzten Rippe ab. Bei *Ktz.*, *Wdk.* und *Pfd.* hingegen geht die A. costoabdominalis dorsalis über die letzte Rippe hinaus und anastomosiert beim *Rd.* mit dem R. costoabdominalis ventralis aus der A. epigastrica cranialis.

A. phrenica cranialis
(*Pfd.*: 50/*24*; 88, 103/*37*)

Die nur beim *Pfd.* anzutreffende A. phrenica cranialis geht in Höhe des 16. Brustwirbels als schwaches Gefäß aus der Ventralwand der Aorta thoracica hervor und tritt sogleich in den rechten bzw. linken Zwerchfellpfeiler ein.

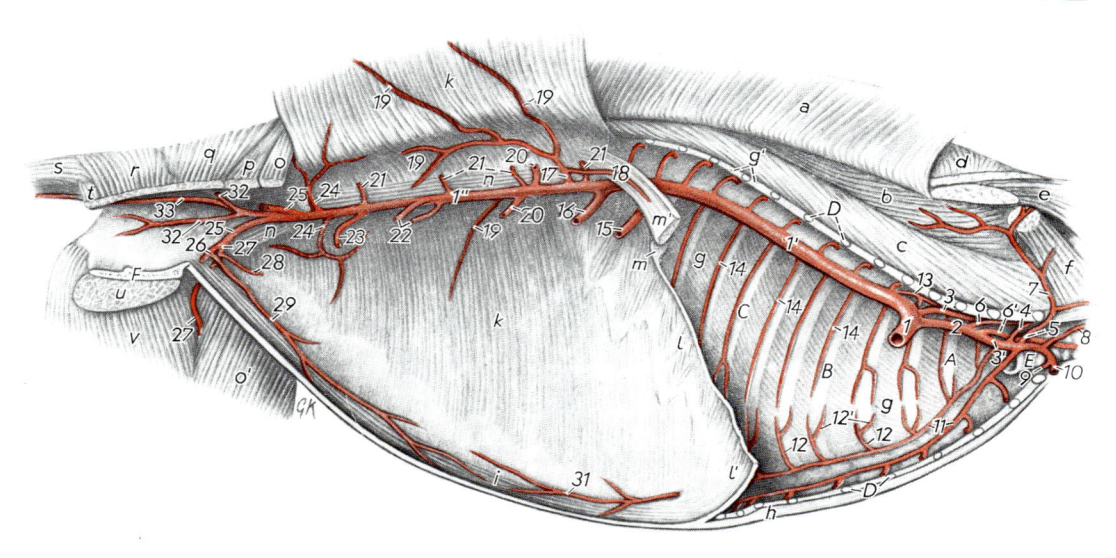

Abb. 91. Aortenaufteilung und Arterien der Körperwand einer *Katze*. Ansicht von rechts und ventromedial. (Nach Opitz, 1961.)
A III., *B* VI., *C* IX. Costa; *D* Stümpfe der rechten Costae bzw. Cartilagines costales; *E* Trachea; *F* Symphysis pelvina
a M. latissimus dorsi; *b* Mm. spinales et semispinales thoracis et cervicis; *c* M. longissimus; *d* M. trapezius; *e* Mm. rhomboidei cervicis und capitis; *f* M. serratus ventralis cervicis; *g* Mm. intercostales interni; *g'* Mm. intercostales, Schnittfläche; *h* M. pectoralis profundus; *i* M. rectus abdominis; *k* M. transversus abdominis; *l* Diaphragma, Pars costalis, *l'* Pars sternalis, *m, m.'* Pars lumbalis; *n* M. psoas minor; *o* M. sartorius der rechten, *o'* der linken Beckengliedmaße; *p* M. tensor fasciae latae; *q* M. glutaeus medius; *r* M. glutaeus superficialis; *s* M. sacrocaudalis dorsalis lateralis; *t* M. abductor cruris cranialis; *u* Mm. adductores, Schnittfläche; *v* M. gracilis
1 Arcus aortae; *1'* Aorta thoracica; *1''* Aorta abdominalis; *2* Truncus brachiocephalicus; *3* A. subclavia sinistra; *3'* A. subclavia dextra; *4* A. vertebralis; *5* Truncus costocervicalis; *6* A. carotis communis sinistra; *6'* A. carotis communis dextra; *7* A. scapularis dorsalis; *8* A. cervicalis superficialis; *9* A. thoracica externa; *10* A. axillaris; *11* A. thoracica interna sinistra bzw. dextra; *12* Rr. intercostales ventrales, *12'* Rr. collaterales; *13* gemeinsames Ursprungsgefäß für die Aa. intercostales dorsales III, IV und V; *14* Aa. intercostales dorsales; *15* A. coeliaca; *16* A. mesenterica cranialis; *17* gemeinsames Ursprungsgefäß für *18* A. phrenica caudalis und *19* A. abdominalis cranialis; *20* Aa. renales; *21* Aa. lumbales; *22* Aa. ovaricae; *23* A. mesenterica caudalis; *24* Aa. circumflexae ilium profundae; *25* Aa. iliacae externae; *26* A. profunda femoris; *27* A. femoralis; *28* A. abdominalis caudalis; *29* A. epigastrica caudalis; *31* A. epigastrica cranialis; *32* Aa. iliacae internae; *33* A. sacralis mediana

Eingeweidearterien der Aorta thoracica

A. broncho-oesophagea

(vgl.: 85–88/38; Hd.: 94, 95/3, 7; Schf.: 99/18; 100/1; Rd.: 155/3, 4; Pfd.: 50/23; 103/27)

Die A. broncho-oesophagea entspringt aus der Aorta thoracica oder aus einer der drei ersten Aa. intercostales dorsales, die aus der Aorta thoracica hervorgehen. Sie kann paarig oder unpaar auftreten, wobei der **R. bronchalis** und der **R. oesophageus** jeweils getrennt Ursprung nehmen können. Bei der *Ktz.* entspringen beide Rr. bronchales in Höhe des 4. Interkostalraums aus der Aorta thoracica oder aus der A. intercostalis dorsalis V. Die Rr. oesophagei zeigen variierenden Ursprung. Der *Hd.* besitzt eine rechte und eine linke A. broncho-oesophagea, die jeweils aus der 4., 5. oder 6. A. intercostalis dorsalis dicht an der Aorta thoracica oder aus dieser selbst entspringt. Beim *Schw.* gibt die Aorta thoracica eine einheitliche A. broncho-oesophagea ab. Bei *kl. Wdk.* liegt der Ursprung der unpaaren A. broncho-oesophagea in Höhe des 6. und beim *Rd.* in Höhe des 7. Brustwirbels. Der R. bronchalis und der R. oesophageus können auch gesondert aus der Aorta thoracica hervorgehen. Beim *Pfd.* entspringt die unpaare und sehr kurze A. broncho-oesophagea in Höhe des 6. Brustwirbels, wie beim *Wdk.* nach rechts gerichtet, aus der Aorta thoracica oder selten aus der 5. bzw. 6. A. intercostalis dorsalis. Der R. bronchalis erreicht bei *Flfr.* jederseits die Radix pulmo-

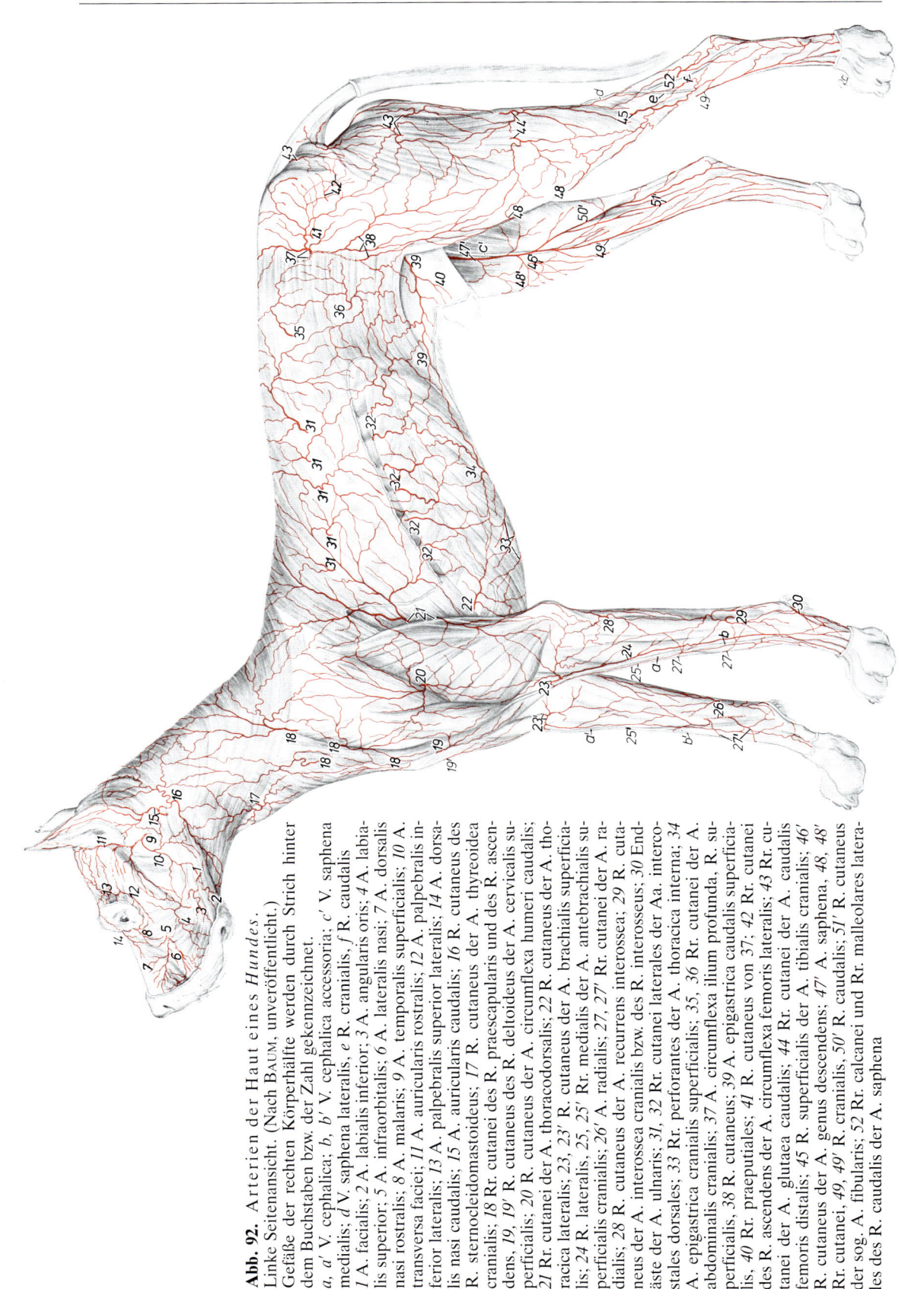

Abb. 92. Arterien der Haut eines *Hundes*.
Linke Seitenansicht. (Nach BAUM, unveröffentlicht.)
Gefäße der rechten Körperhälfte werden durch Strich hinter dem Buchstaben bzw. der Zahl gekennzeichnet.

a, a' V. cephalica; *b, b'* V. cephalica accessoria; *c'* V. saphena medialis; *d* V. saphena lateralis, *e* R. cranialis, *f* R. caudalis
1 A. facialis; *2* A. labialis inferior; *3* A. angularis oris; *4* A. labialis superior; *5* A. infraorbitalis; *6* A. lateralis nasi; *7* A. dorsalis nasi rostralis; *8* A. malaris; *9* A. temporalis superficialis; *10* A. transversa faciei; *11* A. auricularis rostralis; *12* A. palpebralis inferior lateralis; *13* A. palpebralis superior lateralis; *14* A. dorsalis nasi caudalis; *15* A. auricularis caudalis; *16* R. cutaneus des R. sternocleidomastoideus; *17* R. cutaneus der A. thyreoidea cranialis; *18* Rr. cutanei des R. praescapularis und des R. ascendens, *19, 19'* R. cutaneus des R. deltoideus der A. cervicalis superficialis; *20* R. cutaneus der A. circumflexa humeri caudalis; *21* Rr. cutanei der A. thoracodorsalis; *22* R. cutaneus der A. thoracica lateralis; *23, 23'* R. cutaneus der A. brachialis superficialis; *24* R. lateralis, *25, 25'* Rr. mediales der A. antebrachialis superficialis cranialis; *26'* A. radialis; *27, 27'* R. cutanei der A. radialis; *28* R. cutaneus der A. recurrens interossea; *29* R. cutaneus der A. interossea cranialis bzw. des R. interosseus; *30* Endäste der A. ulnaris; *31, 32* Rr. cutanei laterales der Aa. intercostales dorsales; *33* Rr. perforantes der A. thoracica interna; *34* A. epigastrica cranialis superficialis; *35, 36* Rr. cutanei der A. abdominalis cranialis; *37* A. circumflexa ilium profunda, R. superficialis; *38* R. cutaneus; *39* A. epigastrica caudalis superficialis; *40* Rr. praeputiales; *41* R. cutaneus von *37*; *42* Rr. cutanei des R. ascendens der A. circumflexa femoris lateralis; *43* Rr. cutanei der A. glutaea caudalis; *44* Rr. cutanei der A. caudalis femoris distalis; *45* R. superficialis der A. tibialis cranialis; *46'* R. cutaneus der A. genus descendens; *47'* A. saphena, *48, 48'* Rr. cutanei, *49, 49'* R. cranialis, *50'* R. caudalis; *51'* R. cutaneus der sog. A. fibularis; *52* Rr. calcanei und Rr. malleolares laterales des R. caudalis der A. saphena

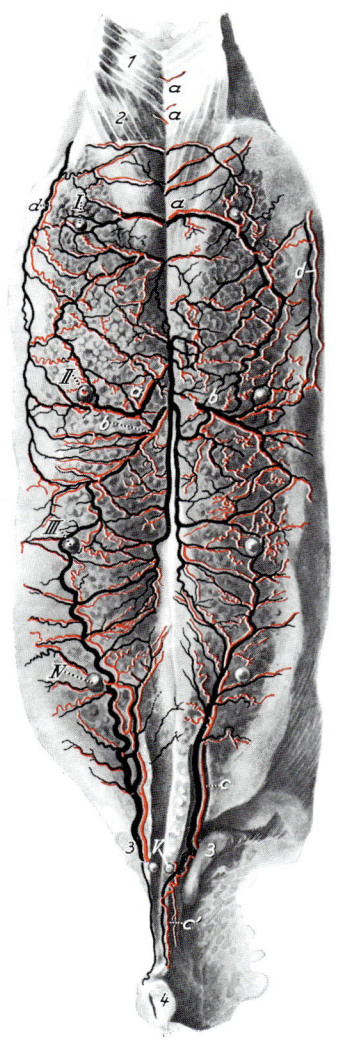

Abb. 93. Arterien und Venen der ventralen Körperwand eines weiblichen *Hundes*. Ventralansicht. (Nach ZIETZSCHMANN, 1943.)
I, II, III, IV Gll. mammariae
a A. und V. thoracica interna, Rr. sternales und Rr. mammarii der Rr. perforantes; *b* A. und V. epigastrica cranialis superficialis, Rr. mammarii; *c* A. und V. epigastrica caudalis superficialis mit Rr. mammarii; *c′* R. labialis ventralis der A. und V. pudenda externa; *d* A. und V. thoracica lateralis mit Rr. mammarii
1 Mm. pectorales superficiales; *2* M. pectoralis profundus; *3* Proc. vaginalis; *4* Vulva

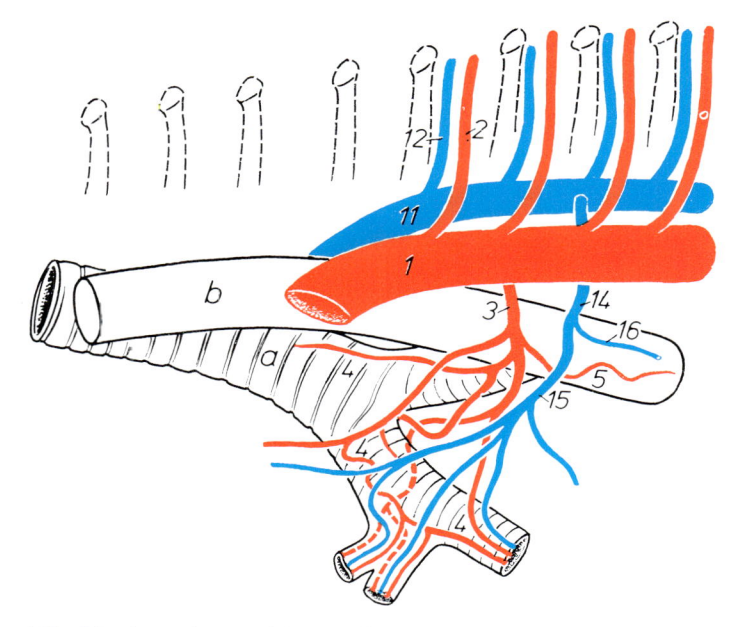

Abb. 94. Arteria und Vena broncho-oesophagea sinistra eines *Hundes*. (Nach STITZ, 1936.)
a Trachea; *b* Oesophagus
1 Aorta thoracica; *2* A. intercostalis dorsalis V sinistra; *3* A. broncho-oesophagea sinistra, *4* Rr. bronchales, *5* R. oesophageus; *6* A. intercostalis dorsalis VI dextra; *7* A. broncho-oesophagea dextra, *8* Rr. bronchales, *9* R. oesophageus; *10* V. cava cranialis; *11* V. azygos dextra; *12* V. intercostalis dorsalis V sinistra; *13* V. intercostalis dorsalis VI dextra; *14* V. broncho-oesophagea sinistra, *15* V. bronchalis, *16* V. oesophagea; *17* V. broncho-oesophagea dextra, *18* Vv. bronchales, *19* V. oesophagea

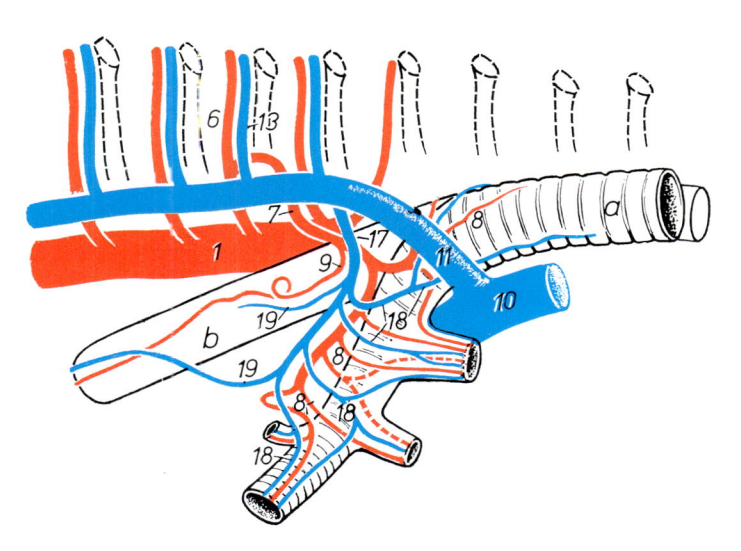

Abb. 95. Arteria und Vena broncho-oesophagea dextra eines *Hundes*. (Nach STITZ, 1936.)

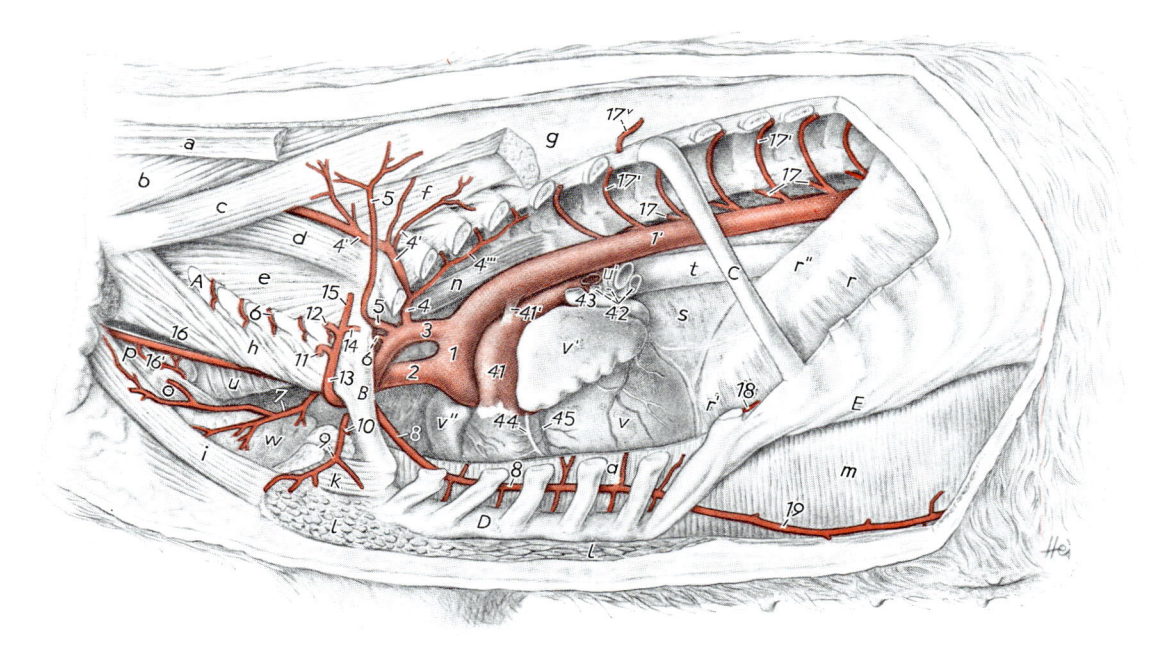

Abb. 96. Arterien der Brusthöhle eines *Schweines*. Linke Seitenansicht. (Nach KÄHLER, 1960.)
A Vertebra cervicalis III, Proc. transversus; *B* Costa I; *C* Costa VIII; *D* Sternum; *E* Arcus costalis
a M. rhomboideus; *b* M. splenius capitis; *c* M. splenius cervicis; *d* M. complexus; *e* Mm. spinales thoracis und cervicis; *f* M. multifidus; *g* M. longissimus thoracis; *h* M. iliocostalis cervicis; *i* M. sternomastoideus; *k* M. scalenus ventralis; *l* Mm. pectorales superficiales und M. pectoralis profundus; *m* M. transversus abdominis; *n* M. longus colli; *o* M. sternothyreoideus; *p* M. sternohyoideus; *q* M. transversus thoracis; *r–r″* Diaphragma: *r* Pars costalis, *r′* Pars sternalis, *r″* Centrum tendineum; *s* Mediastinum; *t* Oesophagus; *u* Trachea; *u′* Bronchus principalis; *v* Ventriculus cordis sinister; *v′* Auricula cordis sinistra; *v″* Auricula cordis dextra; *w* Thymus
1 Arcus aortae; *1′* Aorta thoracica; *2* Truncus brachiocephalicus; *3* A. subclavia sinistra; *4* Truncus costocervicalis; *4′* A. cervicalis profunda; *4‴* A. intercostalis suprema; *5* A. scapularis dorsalis; *6* A. vertebralis; *7* A. cervicalis superficialis; *8* A. thoracica interna; *9* A. thoracica externa; *10* A. thoracica lateralis; *11* A. brachialis; *12* A. suprascapularis; *13* A. axillaris (dorsal verlagert gezeichnet); *14* A. subscapularis; *15* A. thoracodorsalis; *16* A. carotis communis; *16′* A. thyreoidea cranialis; *17* Aa. intercostales dorsales sinistrae; *17′* Aa. intercostales dorsales dextrae, *17^V* R. cutaneus lateralis; *18* A. musculophrenica; *19* A. epigastrica cranialis; *41* Truncus pulmonalis; *41′* Lig. arteriosum; *42* Vv. pulmonales; *43* V. azygos sinistra; *44* R. interventricularis paraconalis der A. coronaria sinistra; *45* V. cordis magna

nis und verzweigt sich mit den Bronchen als nutritives Gefäß der Lunge. Die entsprechende Aufteilung des R. bronchalis für die beiden Lungen erfolgt bei den *anderen Haussäugetieren* erst im Bereich der Bifurcatio tracheae. Der R. oesophageus versorgt mit seinen Ästen den intrathorakalen Teil des Oesophagus, beim *Schw.* jedoch nur bis zur Herzbasis.

Bei *allen Haussäugetieren* werden von der Aorta thoracica weitere **Rr. oesophagei** abgegeben, die beim *Schw.* den kaudalen Abschnitt des Oesophagus allein vaskularisieren. Ferner entläßt die Aorta thoracica **Rr. pericardiaci** und **Rr. mediastinales**. Alle vorstehend beschriebenen Äste der Aorta thoracica beteiligen sich an der Versorgung der in ihrem Verzweigungsgebiet gelegenen Lymphknoten.

Aorta abdominalis

(*vgl.*: 85–88/39; 105–108, 136–143/1;
Ktz.: 91/1″, 30; 109/1; Hd.: 110/1;
Schw.: 97, 111/1; 98/1″; Schf.: 101/1″; 112/1;
Rd.: 113/1; Pfd.: 50/25; 104, 114/1; 211/1′)

Vergleichend anatomisch wird der Übergang der Aorta thoracica in die Aorta abdominalis an die brusthöhlenseitige Öffnung des Hiatus aorticus gelegt. Damit sind auch die kranialen Arterien zur Versorgung von Lende, seitlicher Bauchwand sowie Bauchhöhleneingeweiden der Aorta abdominalis

Aorta abdominalis 133

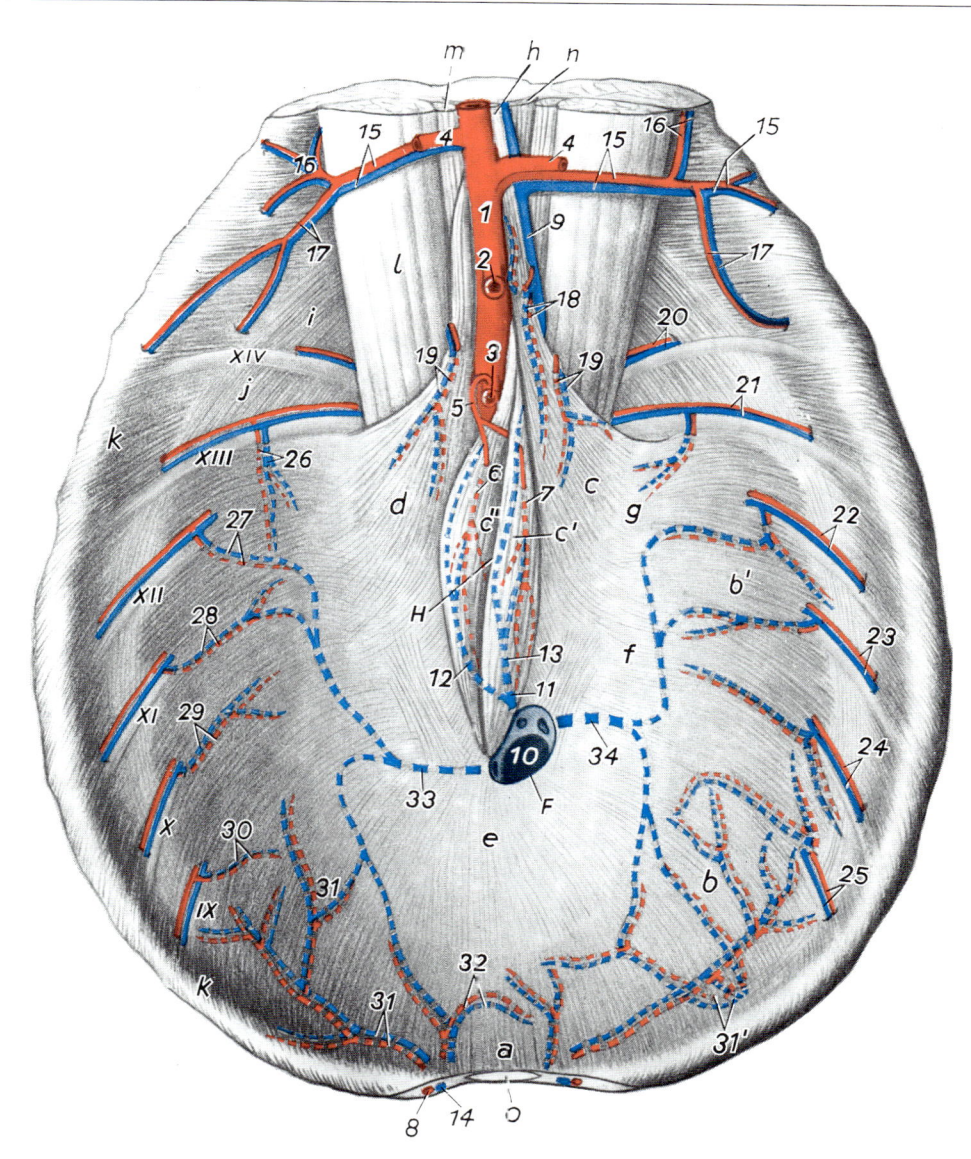

Abb. 97. Arterien und Venen des Zwerchfells eines *Schweines*. Kaudalansicht. (Nach Biermann, 1953.)

F For. venae cavae; *H* Hiatus oesophageus

a–h Diaphragma: *a* Pars sternalis, *b, b'* Pars costalis, *c, c', c''* Crus dextrum, *d* Crus sinistrum der Pars lumbalis, *e, f, g* Centrum tendineum, *h* Ursprungssehne der Pars lumbalis; *i* M. retractor costae; *j* M. intercostalis internus; *k* M. transversus abdominis; *l* M. psoas major; *m* M. psoas minor; *n* M. quadratus lumborum; *o* Proc. xiphoideus; *IX–XIV* Costae IX–XIV

1 Aorta abdominalis; *2* A. mesenterica cranialis; *3* A. coeliaca; *4* A. renalis; *5* A. phrenica caudalis, *6* Ast für das Crus mediale sinistrum, *7* Ast für das Crus mediale dextrum; *8* A. epigastrica cranialis; *9* V. hemiazygos dextra; *10* V. cava caudalis; *11* V. phrenica cranialis für die Crura medialia, *12* Ast für das Crus mediale sinistrum, *13* Ast für das Crus mediale dextrum; *14* V. epigastrica cranialis; *15* A. und V. abdominalis cranialis, *16* R. caudalis, *17* R. cranialis; *18* Rr. phrenici der A. und V. lumbalis I; *19* Rr. phrenici von *20* A. und V. costoabdominalis; *21–25* Aa. und Vv. intercostales dorsales XIII–IX, *26–30* Rr. phrenici; *31* A. und V. musculophrenica, *31'* Rr. phrenici; *32* R. phrenicus der A. und V. epigastrica cranialis; *33* V. phrenica cranialis sinistra; *34* V. phrenica cranialis dextra

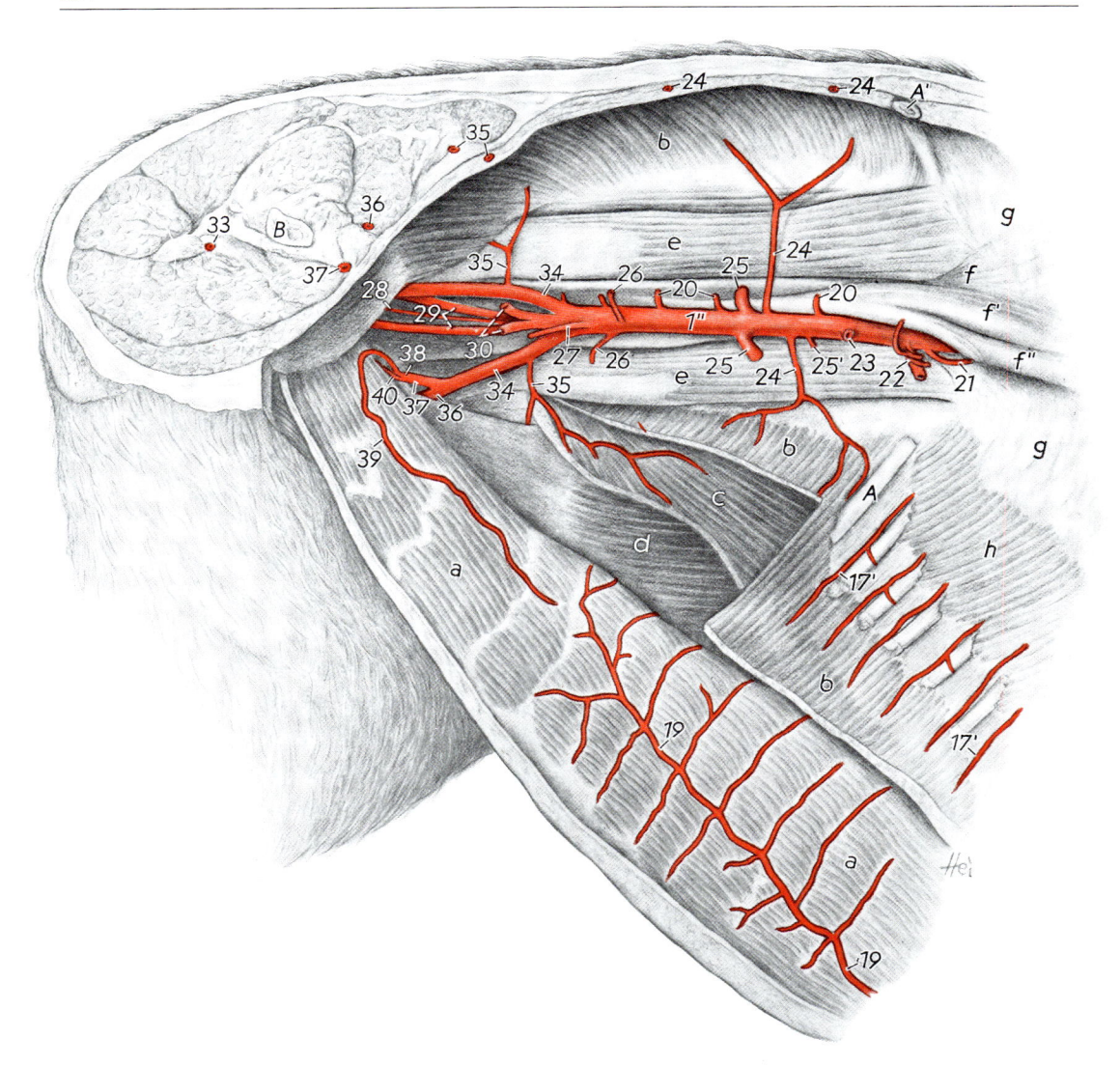

Abb. 98. Arterien der Bauchhöhle und der Bauchwand eines *Schweines*. Linke ventrolaterale Ansicht. (Nach KÄHLER, 1960.)
A, A' Costa XIV sinistra bzw. dextra; *B* Os femoris, distal vom Trochanter major abgesetzt
a M. rectus abdominis; *b* M. transversus abdominis; *c* M. obliquus internus abdominis; *d* M. obliquus externus abdominis; *e* M. psoas major; *f–h* Diaphragma: *f* Crus laterale dextrum, *f'* Crus mediale dextrum, *f''* Crus mediale sinistrum, *g* Centrum tendineum, *h* Pars costalis
1'' Aorta abdominalis; *17'* Aa. intercostales dorsales; *19* A. epigastrica cranialis; *20* Aa. lumbales; *21* A. phrenica caudalis; *22* A. coeliaca; *23* A. mesenterica cranialis; *24* A. abdominalis cranialis; *25* A. renalis; *25'* A. suprarenalis media; *26* A. ovarica; *27* A. mesenterica caudalis; *28* A. sacralis mediana; *29* A. iliaca interna; *30* A. umbilicalis; *33* A. glutaea caudalis; *34* A. iliaca externa; *35* A. circumflexa ilium profunda; *36* A. femoralis; *37* A. profunda femoris; *38* Truncus pudendoepigastricus; *39* A. epigastrica caudalis; *40* A. pudenda externa

zugeordnet. Im übrigen wird auf die zusammenfassende Darstellung der Aorta verwiesen (s. S. 75, 76, 77).

Aa. lumbales
(vgl.: 85–88/40; Ktz.: 91/21; 109/5; Hd.: 110/2; Schw.: 97/18; 98/20; 111/2, 2'; Schf.: 101/21; 112/4, 6; Rd.: 113/1', 1''; Pfd.: 50/26)

Die Aa. lumbales gehen bei den *einzelnen Haussäugetieren* entsprechend der Anzahl

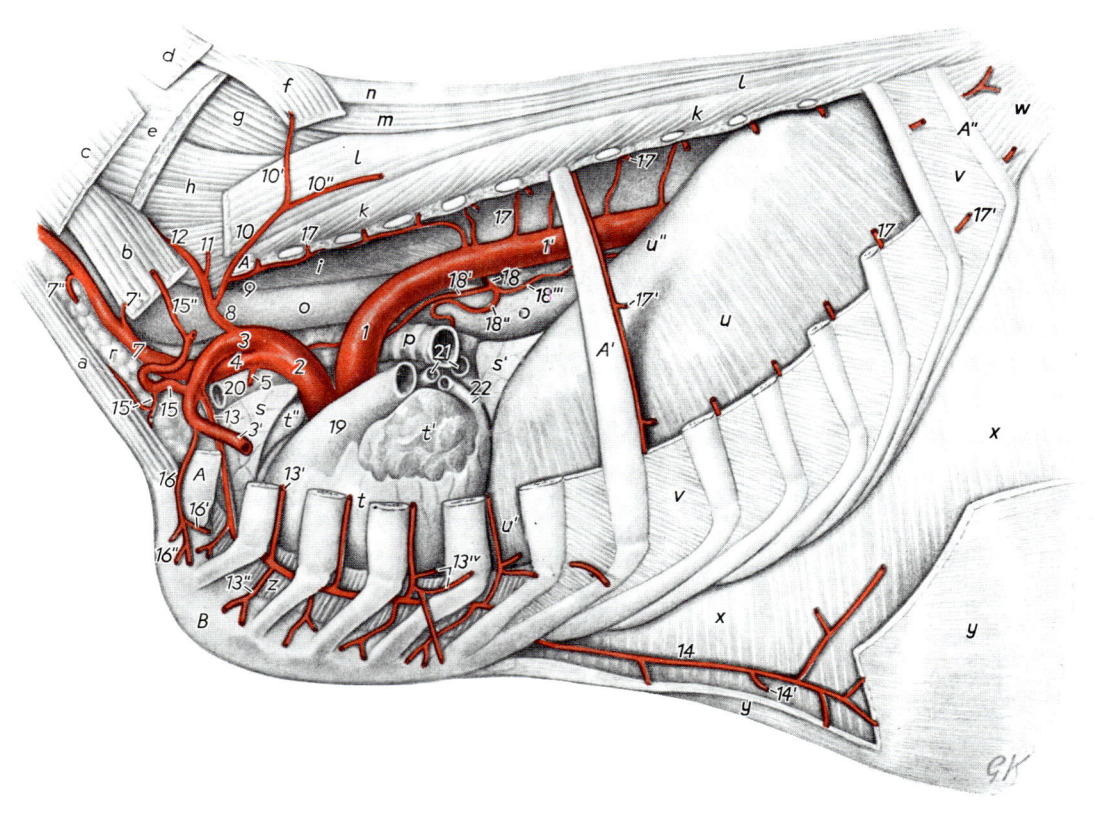

Abb. 99. Arterien der Brusthöhle eines *Schafes.* Linke Seitenansicht. (Nach MÜNTER, 1962.)
A Costa I; *A'* Costa VII; *A"* Costa XIII; *B* Sternum

a M. sternomastoideus; *b* M. scalenus ventralis; *c* M. brachiocephalicus; *d* M. trapezius, Pars cervicalis; *e* M. serratus ventralis cervicis; *f* M. rhomboideus cervicis; *g* M. semispinalis capitis; *h* M. longissimus cervicis; *i* M. longus colli; *k* M. iliocostalis thoracis; *l* M. longissimus thoracis; *m* Mm. spinalis et semispinalis thoracis et cervicis; *n* Nackenkappe; *o* Oesophagus; *p* Trachea; *r* Thymus, Halsteil; *s* Lobus cranialis, *s'* Lobus accessorius der rechten Lunge; *t* Cor, *t'* Auricula sinistra, *t"* Auricula dextra; *u–u"* Diaphragma: *u* Pars costalis, *u'* Pars sternalis, *u"* Centrum tendineum; *v* Mm. intercostales externi; *w* M. retractor costae; *x* M. transversus abdominis; *y* M. rectus abdominis; *z* M. transversus thoracis

1 Arcus aortae; *1'* Aorta thoracica; *2, 4* Truncus brachiocephalicus; *3* A. subclavia sinistra; *3'* A. axillaris; *5* R. thymicus; *7* A. carotis communis sinistra, *7'* R. muscularis, *7"* R. trachealis; *8* Truncus costocervicalis; *9* A. intercostalis suprema; *10, 10', 10"* A. scapularis dorsalis; *11* A. cervicalis profunda; *12* A. vertebralis; *13* A. thoracica interna, *13'* Rr. intercostales ventrales, *13"* Rr. perforantes, *13^{IV}* Rr. musculares; *14* A. epigastrica cranialis, *14'* A. epigastrica cranialis superficialis, *15* A. cervicalis superficialis, *15'* R. deltoideus, *15"* R. ascendens; *16, 16', 16"* A. thoracica externa; *17* Aa. intercostales dorsales, *17'* R. cutaneus lateralis; *18* A. broncho-oesophagea, *18', 18"* R. bronchialis, *18'''* R. oesophageus; *19* Truncus pulmonalis; *20* V. cava cranialis; *21* Vv. pulmonales; *22* V. azygos sinistra

der Lendenwirbel als Segmentalgefäße aus der Dorsalwand der Aorta abdominalis hervor. Nur die letzte Lumbalarterie entspringt bei *Flfr., Schw.* und *kl. Wdk.* aus der A. sacralis mediana, beim *Rd.* aus der A. iliolumbalis, und beim *Pfd.* zweigen die beiden letzten aus der A. iliaca interna ab. Die beiderseitigen Arterien für dasselbe Segment können in ihrem Ursprung vereint sein. In der Aufzweigung verhalten sich die Aa. lumbales ähnlich wie die Aa. intercostales dorsales.

Die A. lumbalis wendet sich seitlich des gleichzähligen Lendenwirbelkörpers an den Kaudalrand des Querfortsatzes und gibt sogleich Äste an den Wirbelkörper ab. Sodann entläßt sie den **R. spinalis** für die Versorgung des Rückenmarks und Wirbelkanals sowie den **R. dorsalis,** der durch die Rückenmuskulatur zieht, Zweige an diese

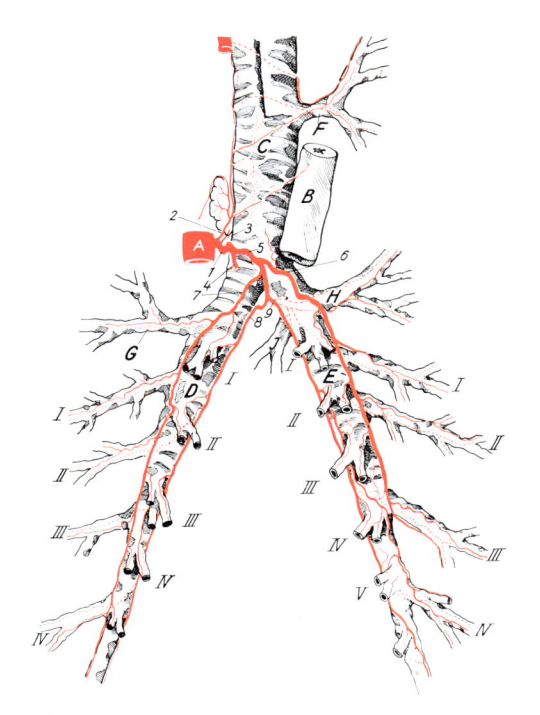

Abb. 100. Arteria bronchalis eines *Schafes*. Dorsalansicht. (Nach HÄRTL, 1942.)
A Aorta thoracica; *B* Oesophagus; *C* Trachea; *D* Bronchus lobaris caudalis sinister; *E* Bronchus lobaris caudalis dexter; *F* Bronchus trachealis (Bronchus lobaris cranialis dexter); *G* Bronchus lobaris cranialis sinister; *H* Bronchus lobaris medius; *J* Bronchus lobaris accessorius; *I–V* Bronchi segmentales dorsales bzw. ventrales
1 A. broncho-oesophagea; *2, 5–9* Rr. bronchales; *3* Lymphknotenast; *4* R. oesophageus

abgibt und als **R. cutaneus medialis** endet. Aus der am Kaudalrand des zugehörigen Lendenwirbelquerfortsatzes weiterlaufenden Arterie werden dorsal gerichtete Muskeläste an die Stammuskulatur entlassen, die wie bei den Aa. intercostales dorsales entsprechend dem Verlauf der langen Rückenmuskeln in Reihen angeordnet sind und von denen sich einige dieser Äste an der Vaskularisation der Rückenhaut, **Rr. cutanei laterales,** beteiligen. Ventral gerichtete Äste ziehen an die innere Lendenmuskulatur. Nur beim *Pfd.* sind Aa. lumbales über die Querfortsätze der Lendenwirbel hinaus zwischen M. transversus abdominis und M. obliquus internus abdominis weiter zu verfolgen, an die sie Zweige abgeben. Bei *Schw.* und *Wdk.* entläßt das erste Lumbalarterienpaar **Rr. phrenici** an die Zwerchfellpfeiler. An die Nebennieren werden bei *kl.* *Wdk.* von der ersten und zweiten, beim *Rd.* von der zweiten A. lumbalis **Rr. suprarenales** entsandt. Auch beim *Hd.* erhalten die Nebennieren Äste von Lumbalarterien.

A. phrenica caudalis
(*vgl.:* 85–87/*42*; *Ktz.:* 91/*18*; *Hd.:* 125/*2*;
Schw.: 97/*5*; 98/*21*; 126/*2*;
Schf.: 101/*19′, 19″*; *Rd.:* 127/*2*)

Die A. phrenica caudalis, die beim *Pfd.* fehlt, entspringt bei *Flfr.* gemeinsam mit der A. abdominalis cranialis in Höhe des 2. Lendenwirbels, zuweilen aus dem Winkel zwischen Aorta abdominalis und A. renalis oder aus der A. renalis. Manchmal geht die A. phrenica caudalis beim *Hd.* im Bereich des Hiatus aorticus aus der Aorta thoracica hervor. Bei *Schw.* und *Wdk.*, zuweilen bei der *Ktz.*, zweigt diese Arterie zunächst unpaar aus der A. coeliaca ab, kann aber beim *Rd.* für den rechten und linken Zwerchfellpfeiler auch gesondert abgegeben werden. Bei *Schw.* und *Rd.* verläßt sie die Aorta abdominalis gelegentlich direkt. Die A. phrenica caudalis zieht dorsal der Nebenniere, die von ihr **Rr. suprarenales craniales** erhält, kranial gerichtet in die Zwerchfellpfeiler. Damit wird im dorsalen Bereich die arterielle Blutzufuhr zur Pars muscularis des Zwerchfells bis in das Centrum tendineum hinein vervollständigt.

A. abdominalis cranialis
(*vgl.:* *Ktz.:* 91/*19*; *Hd.:* 85/*43*; 92/*35, 36*;
Schw.: 86/*43*; 97/*15*; 98/*24*)

Bei *Flfr.* wendet sich die A. abdominalis cranialis nach Abgang der A. phrenica caudalis aus dem gemeinsamen Ursprungsabschnitt in die seitliche Bauchwand, wobei sie die innere Lendenmuskulatur ventral überquert. Nach Abgabe von Rr. suprarenales craniales, Ästen an die inneren Lendenmuskeln sowie an den M. iliocostalis gelangt sie durch den M. transversus abdominis zwischen diesen und den M. obliquus internus abdominis. Unter Teilung in zwei annähernd gleich starke Äste versorgt sie mit divergierenden Zweigen, die auch die oberflächlichen Muskeln bis zur Haut durchdringen, die kranialen Abschnitte der seitlichen Bauchwand. Bei der *Ktz.* erstrecken sich ihre Äste bis zur Höhe der Kniefalte. Beim *Schw.* entspringt die A. abdominalis

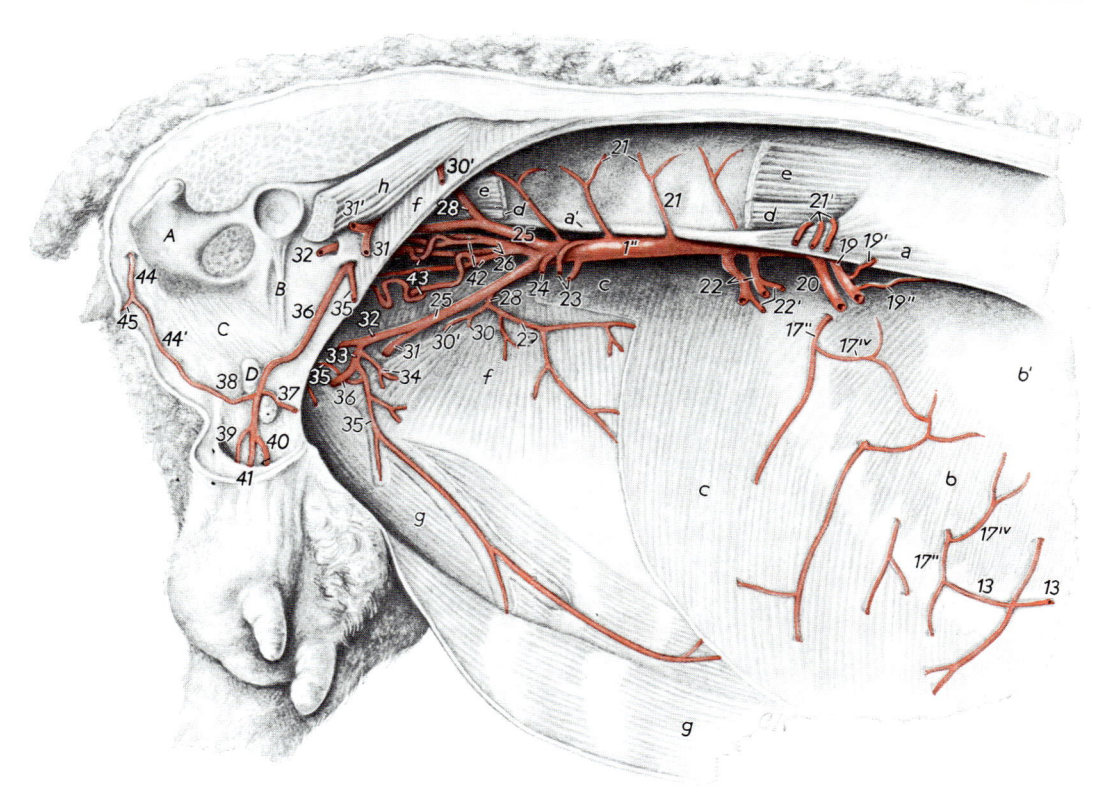

Abb. 101. Arterien der Bauch- und Beckenhöhle sowie der Bauchwand eines *Schafes*. Medialansicht. (Nach Münter, 1962.)
A Os ischii; *B* Lig. pubicum craniale; *C* Tendo symphysialis; *D* Nll. mammarii
a–b' Diaphragma: *a* Crus dextrum, *a'* Ursprungssehne, *b* Pars costalis, *b'* Centrum tendineum; *c* M. transversus abdominis (kaudaler Muskelabschnitt abgetragen); *d* M. psoas minor; *e* M. psoas major (Mittelstück beider Muskeln abgetragen); *f* M. obliquus internus abdominis; *g* M. rectus abdominis; *h* M. iliacus
1'' Aorta abdominalis; *13* A. musculophrenica; *17''* Aa. intercostales dorsales, *17^{IV}* R. phrenicus; *19* A. coeliaca; *19', 19''* Aa. phrenicae caudales; *20* A. mesenterica cranialis; *21* Aa. lumbales; *21'* Rr. suprarenales craniales; *22* A. renalis; *22'* Rr. suprarenales caudales; *23* A. ovarica; *24* A. mesenterica caudalis; *25* A. iliaca externa; *26* A. iliaca interna; *28* A. circumflexa ilium profunda; *29* R. cranialis; *30* R. caudalis; *30'* R. superficialis; *31* A. femoralis; *31'* A. circumflexa femoris lateralis; *32* A. profunda femoris; *33* Truncus pudendoepigastricus; *34* A. abdominalis caudalis; *35* A. epigastrica caudalis; *36* A. pudenda externa; *37* A. epigastrica caudalis superficialis [A. mammaria cranialis]; *38* R. labialis ventralis [A. mammaria caudalis]; *39, 40, 41* Rr. mammarii; *42* A. umbilicalis; *43* A. uterina; *44* A. perinealis ventralis, *44'* R. mammarius, *45* R. labialis dorsalis

cranialis in Höhe des 3. Lendenwirbels aus der Aorta abdominalis. Sie zieht ebenfalls über die innere Lendenmuskulatur in die seitliche Bauchwand, wobei sie sich in zwei divergierende Äste aufteilt. Der kraniale Ast begleitet mit einem Zweig den distalen Abschnitt vom Kaudalrand der letzten Rippe. Bei *Flfr.* und *Schw.* bestehen Anastomosen der A. abdominalis cranialis in der seitlichen und ventralen Bauchwand mit benachbarten Arterien.

A. circumflexa ilium profunda

(*vgl.:* 85–88/*50*; 105–108/*10*; 136–143/*8*; Ktz.: 91/*24*; 109/*4*; Hd.: 92/*37*; 110/*4*; Schw.: 98/*35*; 111/*6*; Schf.: 101/*28*; 112/*8*; Rd.: 113/*20*; 144/*8*; Pfd.: 50/*28*; 104/*13*; 114/*3*)

Die A. circumflexa ilium profunda entspringt bei *Flfr.* in Höhe des 6. Lendenwirbels aus der Aorta abdominalis und bei den *anderen Haussäugetieren* in der Regel aus der A. iliaca externa. Selten nimmt sie beim *Hd.* aus der A. iliaca externa ihren Ursprung, kann aber beim *Rd.* und besonders beim *Pfd.* aus dem Abgangswinkel der A. iliaca externa hervorgehen. Bei *allen Haus-*

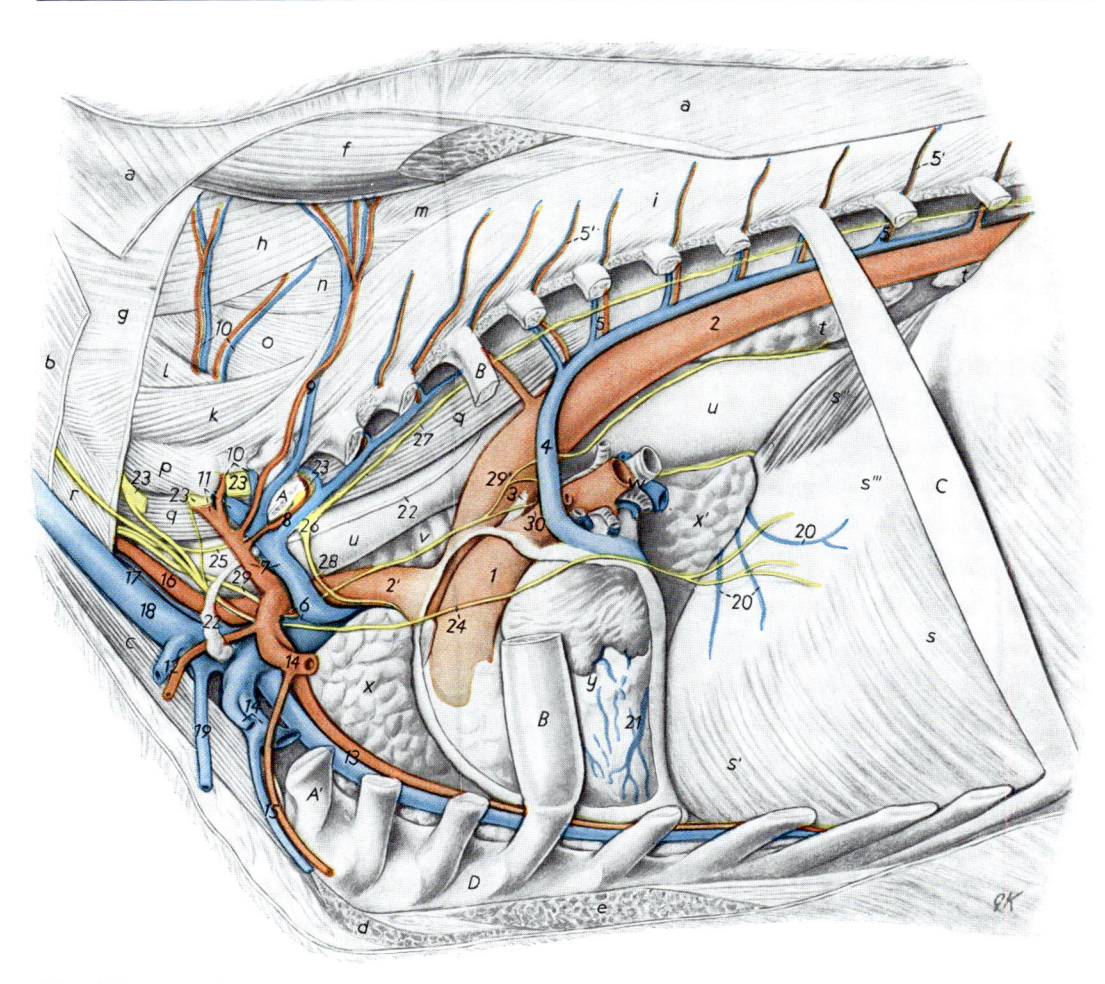

Abb. 102. Arterien und Venen der Brusthöhle eines *Rindes*. Pleura mediastinalis entfernt. Linke Seitenansicht.

A, A' Costa I; *B* Costa IV; *C* Costa IX; *D* Sternum

a M. trapezius; *b* M. brachiocephalicus; *c* M. sternocephalicus; *d* Mm. pectorales superficiales; *e* M. pectoralis profundus; *f* M. rhomboideus cervicis; *g* M. serratus ventralis cervicis; *h* M. splenius; *i* M. longissimus thoracis; *k* M. longissimus cervicis; *l* Mm. longissimi capitis und atlantis; *m* Mm. spinales et semispinales thoracis et cervicis; *n* M. biventer cervicis, *o* M. complexus des M. semispinalis capitis; *p* M. intertransversarius zwischen Vertebrae cervicales VI und VII; *q* M. longus colli; *r* M. scalenus; *s* Diaphragma, Pars costalis, *s'* Pars sternalis, *s''* Crus sinistrum, *s'''* Centrum tendineum; *t* Nl. mediastinalis caudalis [longissimus]; *u* Oesophagus; *v* Trachea; *w* Radix pulmonis; *x* Pulmo dexter, Lobus cranialis, *x'* Lobus accessorius; *y* Cor, Perikard gefenstert

1 Truncus pulmonalis; *2* Aorta thoracica; *2'* Truncus brachiocephalicus; *3* Lig. arteriosum; *4* V. azygos sinistra; *5* Aa. und Vv. intercostales dorsales, *5'* Rr. cutanei laterales; *6* A. und V. subclavia sinistra; *7* Truncus bzw. V. costocervicalis; *8* A. und V. intercostalis suprema; *9* A. und V. scapularis dorsalis; *10* A. und V. cervicalis profunda; *11* A. und V. vertebralis; *12* A. und V. cervicalis superficialis; *13* A. und V. thoracica interna; *14* A. axillaris (nach dorsal verlagert gezeichnet) und *14'* Vv. axillares; *15* A. und V. thoracica externa; *16* A. carotis communis; *17* V. jugularis interna; *18* V. jugularis externa; *19* V. cephalica; *20* V. phrenica cranialis; *21* R. intermedius der V. cordis magna; *22* Ductus thoracicus; *23* Radices plexus brachialis; *24* N. phrenicus; *25* Halsteil des N. symphaticus; *26* Ggl. stellatum; *27* Truncus sympathicus, Pars thoracica; *28* Herzzweige des N. sympathicus; *29* N. vagus, *29'* Aufzweigung in Trunci vagales dorsalis und ventralis; *30* N. laryngeus recurrens

Aorta thoracica

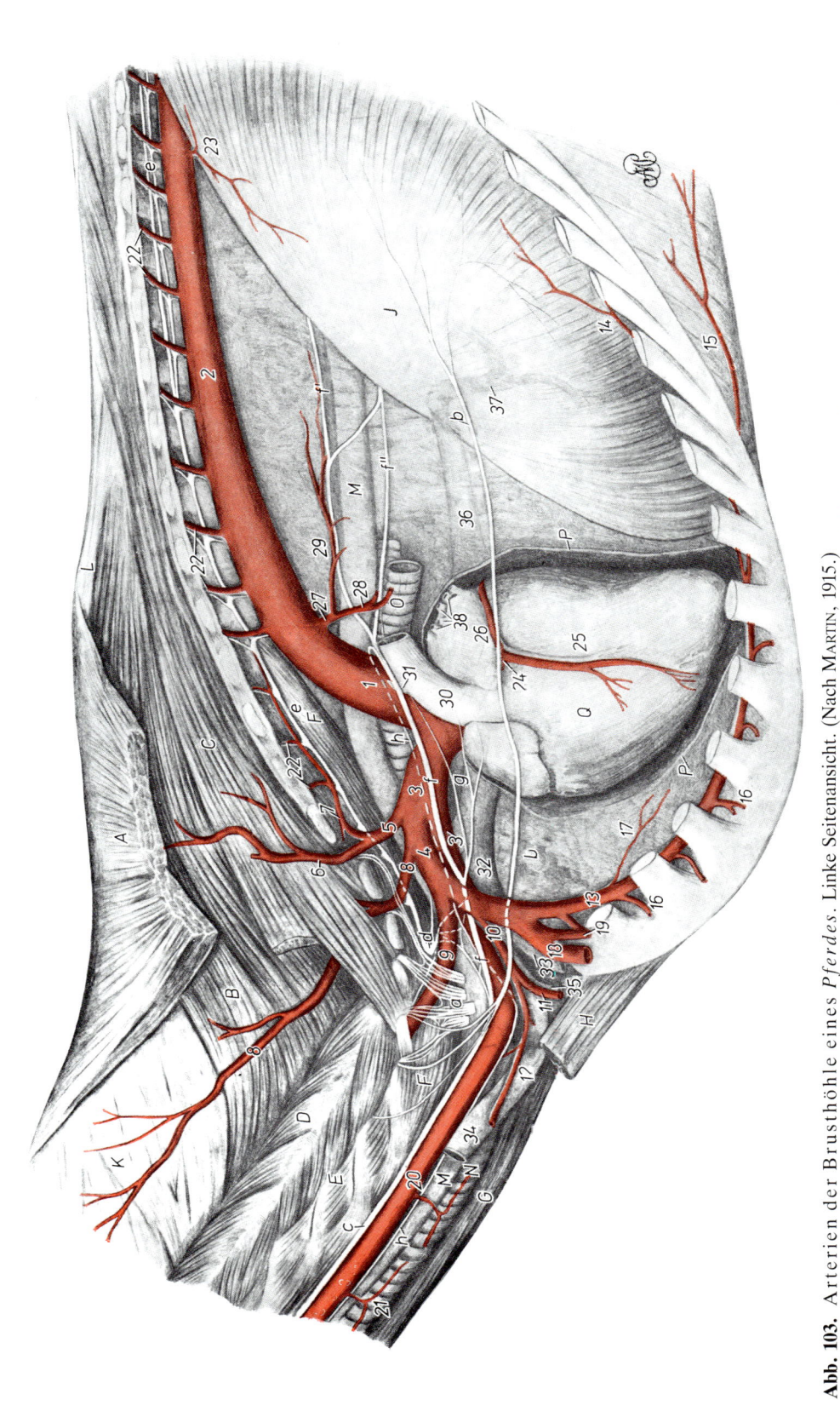

Abb. 103. Arterien der Brusthöhle eines *Pferdes*. Linke Seitenansicht. (Nach MARTIN, 1915.)

A Mm. rhomboidei; *B* M. spinalis cervicis; *C* Mm. longissimi; *D* Mm. multifidi; *E* Mm. intertransversarii; *F* M. longus colli; *G* Mm. sternohyoideus und sternothyreoideus; *H* M. sternomandibularis; *J* Diaphragma; *K* Lamina nuchae; *L* Lig. supraspinale; *M* Oesophagus; *N* Trachea; *O* Bifurcatio tracheae; *P* Pericardium, Schnittkante; *Q* Cor *a* Plexus brachialis; *b* N. phrenicus; *c* Truncus vagosympathicus; *d* Ggl. stellatum; *e* Truncus sympathicus, Pars thoracica; *f* N. vagus, *f'* Truncus vagalis dorsalis, *f''* Truncus vagalis ventralis, *g* Plexus cardiacus; *h* N. laryngeus recurrens

1 Arcus aortae; *2* Aorta thoracica; *3* Truncus brachiocephalicus; *4* A. subclavia sinistra; *5* Truncus costocervicalis; *6* A. scapularis dorsalis; *7* A. intercostalis suprema; *8* A. cervicalis profunda; *9* A. vertebralis; *10* A. cervicalis superficialis; *11* R. deltoideus; *12* R. ascendens; *13* A. thoracica interna; *14* A. musculophrenica; *15* A. epigastrica cranialis; *16* Rr. perforantes; *17* R. mediastinalis; *18* A. axillaris; *19* A. thoracica externa; *20* A. carotis communis; *21* Rr. tracheales; *22* Aa. intercostales dorsales; *23* A. phrenica cranialis; *24* A. coronaria sinistra; *25* R. interventricularis paraconalis; *26* R. circumflexus; *27* A. broncho-oesophagea; *28* R. oesophageus; *29* R. bronchialis; *30* Truncus pulmonalis; *31* Lig. arteriosum; *32* V. cava cranialis; *33* V. axillaris; *34* V. jugularis externa; *35* V. cephalica; *36* V. cava caudalis, vom Mediastinum überlagert; *37* V. phrenica cranialis; *38* Vv. pulmonales

säugetieren teilt sie sich, nachdem sie die inneren Lendenmuskeln ventral überquert und den M. transversus abdominis durchbohrt hat, in den **R. cranialis** und den **R. caudalis.** Diese verlaufen zwischen M. transversus abdominis und M. obliquus internus abdominis und geben Zweige vornehmlich an diese Muskeln ab. Im Bereich der Teilungsstelle liegen die Nll. iliaci laterales. Der R. caudalis entläßt den **R. superficialis,** der den M. obliquus externus abdominis, lateral gerichtet, durchbohrt und mit dem N. cutaneus femoris lateralis zum M. tensor fasciae latae und zur Kniefalte läuft. Dort versorgt er auch die Nll. subiliaci mit Ausnahme bei *Flfr.,* denen diese Lymphknoten fehlen.

Bei *Flfr.* ist die Teilung weniger typisch, und der R. cranialis ist der schwächere Ast. Der R. caudalis beteiligt sich bei diesen nur unwesentlich an der Versorgung der Bauchwandmuskeln. Der R. superficialis ist dagegen beim *Hd.* der weitaus stärkste Ast der A. circumflexa ilium profunda. Außer zur Kniefalte und zur lateralen Fläche des Oberschenkels entläßt dieser im M. cutaneus trunci verlaufende Zweige an die seitliche Bauchwand sowie dorsal ziehende Zweige in die Haut von Lende und Gesäß. Auch beim *Schw.* zieht der kaudale Ast sogleich als R. superficialis peripher und teilt sich ähnlich wie beim *Hd.,* ohne jedoch mit dorsal gerichteten Zweigen bis zur Lende und zum Gesäß zu gelangen. Bei *Wdk.* und *Pfd.,* denen die A. abdominalis cranialis fehlt, versorgt die A. circumflexa ilium profunda mit dem R. cranialis und dem R. caudalis die seitliche Bauchwand, beim *Pfd.* bis über den Rippenbogen kraniomedial hinaus. Der R. superficialis ist beim *Rd.* und vor allem beim *Pfd.* vornehmlich auf Kniefalten- und Oberschenkelbereich beschränkt. Die peripheren Zweige der A. circumflexa ilium profunda können mit angrenzenden Gefäßen anastomosieren, wobei besonders die mögliche Verbindung des R. superficialis mit der A. epigastrica caudalis superficialis, der Milchdrüsenarterie bei weiblichen Tieren, hervorzuheben ist.

A. iliaca externa

(*vgl.:* 85–88/49; 105–108/9; 136–143/7; *Ktz.:* 91/25; 109/6; *Hd.:* 110/5; *Schw.:* 98/34; 111/5; *Schf.:* 101/25; 112/5; *Rd.:* 113/3; 144/7; *Pfd.:* 50/27; 104/14; 114/2)

Die A. iliaca externa verläßt jederseits als starkes Gefäß die Aorta abdominalis, bei der *Ktz.* in Höhe des 7., bei *Hd.* und *Wdk.* des 6. sowie bei *Schw.* und *Pfd.* des 4. bis 5. Lendenwirbels. Sie zieht zunächst ventral über die innere Lendenmuskulatur und dann kraniomedial der Darmbeinsäule medial auf der Fascia iliaca zur Lacuna vasorum. Mit Eintritt in den Schenkelkanal geht sie in die A. femoralis über. Sie entläßt zunächst, mit Ausnahme bei *Flfr.,* die bereits beschriebene A. circumflexa ilium profunda. Nur beim *Pfd.* folgt kurz danach die A. cremasterica beim *männlichen* bzw. die A. uterina beim *weiblichen Tier,* die jedoch keine analogen Gefäße darstellen (s. S. 142 und S. 183). Noch vor Eintritt in den Schenkelkanal gibt die A. iliaca externa die kaudoventral gerichtete A. profunda femoris ab. Proximal dieser Arterie entspringt beim *Rd.* und distal von dieser bei *Flfr.* die A. abdominalis caudalis. Ebenfalls proximal der A. profunda femoris geht mitunter beim *Pfd.* der Truncus pudendoepigastricus aus der A. iliaca externa hervor, der sonst wie auch bei den *anderen Haussäugetieren* aus dem Anfangsabschnitt der A. profunda femoris, kranioventral gerichtet, abzweigt.

A. abdominalis caudalis

(*Ktz.:* 91/28; 109/18; *Hd.:* 85/51; 105/17; 110/6; *Schf.:* 101/34; 112/11'''; *Rd.:* 87/51; 107/17)

Nur *Flfr., Schf.* und *Rd.* besitzen die A. abdominalis caudalis. Diese entspringt bei *Flfr.* distal und beim *Rd.* proximal der A. profunda femoris aus der A. iliaca externa und beim *Schf.* aus der A. profunda femoris oder, wie auch gelegentlich bei *Hd.* und *Rd.,* aus dem Truncus pudendoepigastricus. Im Gegensatz zur A. abdominalis cranialis ist die A. abdominalis caudalis nur ein

---

Abb. 104. Aorta abdominalis und Vena cava caudalis eines *Pferdes.* Ventralansicht. (Nach MARTIN, 1915.)
Die Organe und Gefäße der linken Körperseite sind durch Buchstaben bzw. Zahlen mit Strich gekennzeichnet.
A–D Diaphragma: *A* Pars lumbalis, *B* Pars costalis, *C* Pars sternalis, *D* Centrum tendineum; *E* M. psoas minor; *F* M. psoas major; *G* M. iliacus; *H* M. sartorius; *J* M. gracilis

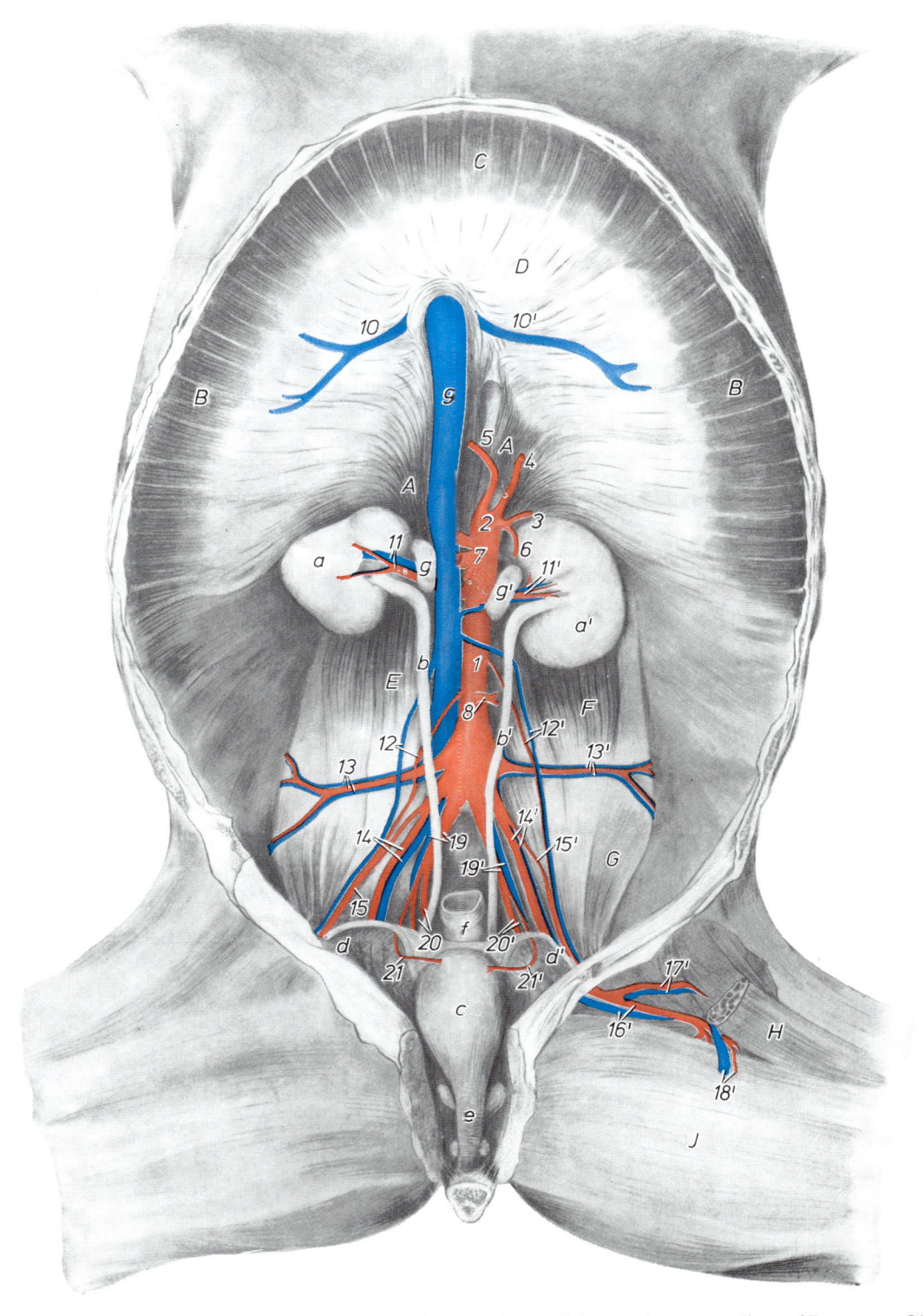

a Ren; *b* Ureter; *c* Vesica urinaria; *d* Ductus deferens; *e* Pars pelvina urethrae masculinae; *f* Rectum; *g* Gl. suprarenalis
1 Aorta abdominalis; *2* A. coeliaca; *3* A. lienalis; *4* A. gastrica sinistra; *5* A. hepatica; *6* R. pancreaticus; *7* A. mesenterica cranialis; *8* A. mesenterica caudalis; *9* V. cava caudalis; *10* V. phrenica cranialis; *11* A. und V. renalis; *12* A. und V. testicularis; *13* A. und V. circumflexa ilium profunda; *14* A. und V. iliaca externa; *15* A. cremasterica; *16'* A. und V. femoralis; *17'* A. und V. circumflexa femoris lateralis; *18'* A. saphena und V. saphena medialis; *19* A. und V. iliaca interna; *20* A. und V. pudenda interna; *21* A. umbilicalis

schwaches Gefäß, das in kranioventraler Richtung zunächst medial vom M. obliquus internus abdominis und dann in diesem parallel zum lateralen Rand des M. rectus abdominis verläuft und Zweige in den M. obliquus externus abdominis entläßt. Beim *Hd.* bestehen Verbindungen zum tiefen Ast der A. epigastrica caudalis und zur A. circumflexa ilium profunda.

A. profunda femoris
(*vgl.*: 85–88/*52*; 105–108/*11*; *Ktz.*: 91/*26*; 109/*14*; *Hd.*: 110/*7*; *Schw.*: 98/*37*; 111/*8*; *Schf.*: 101/*32*; 112/*9*; *Rd.*: 113/*21*; 114/*5*)

Die A. iliaca externa gibt vor Eintritt in den Schenkelkanal die A. profunda femoris ab, die aus ihrem Anfangsabschnitt den Truncus pudendoepigastricus entläßt. Die A. profunda femoris tritt in kaudaler Richtung durch die Lacuna vasorum und wendet sich lateroventral der Eminentia iliopubica zwischen M. iliopsoas und M. pectineus. Kaudodistal gerichtet, erreicht sie die Mm. adductores und gibt hier die A. circumflexa femoris medialis ab. Noch als starkes Gefäß läuft die A. profunda femoris nur beim *Hd.* und als schwächere Arterie auch beim *Schw.* an der Kaudalfläche des Os femoris distal. Sie entläßt ein nutritives Gefäß in das Os femoris sowie beim *Hd.* mehrere kaudodistal gerichtete Muskeläste in die Mm. adductores, von denen einer die Muskeln durchbohrt. Auch beim *Schw.* ziehen kleine Äste in die Adduktoren, durchbohren diese jedoch nicht.

Truncus pudendoepigastricus
(*vgl.*: 85–88/*53*; 105–108/*13*; 136–143/*9*; *Hd.*: 110/*8*; *Schw.*: 98/*38*; 111/*9*; *Schf.*: 101/*33*; 112/*11*; *Rd.*: 113/*22*; *Pfd.*: 114/*6*)

Der kurze Truncus pudendoepigastricus entspringt aus der A. profunda femoris und beim *Pfd.* gelegentlich auch aus der A. iliaca externa. Er ist das Stammgefäß für die A. epigastrica caudalis sowie für die A. pudenda externa. Aus dem Truncus pudendoepigastricus oder aus seinen Teilungsästen geht bei *männlichen Tieren* die **A. cremasterica** hervor, mit Ausnahme beim *Pfd.*, bei dem sie aus dem Anfangsabschnitt der A. iliaca externa abzweigt. Sie versorgt den M. cremaster externus und den Proc. vaginalis. Ferner entspringt bei *Flfr.* und *Schw.* die **A. vesicalis media,** die von der ventralen Körperwand an den mittleren Abschnitt der Harnblase gelangt.

A. epigastrica caudalis
(*vgl.*: 85–88/*54*; 105–108/*14*; 136–143/*10*; *Ktz.*: 91/*29*; 109/*15*; *Hd.*: 110/*9*; *Schw.*: 98/*39*; *Schf.*: 101/*35*; 112/*11″*; *Rd.*: 113/*22′*; *Pfd.*: 114/*7*)

Die A. epigastrica caudalis verläßt am kaudalen Rand des Anulus inguinalis profundus den Truncus pudendoepigastricus bzw. bei der *Ktz.* häufig, seltener beim *Hd.* selbständig die A. profunda femoris. Sie läuft medial des tiefen Leistenrings in kranialer Richtung, tritt über den Lateralrand des M. rectus abdominis und senkt sich in die Dorsalfläche dieses Muskels ein, den sie ebenso wie den M. obliquus internus abdominis vaskularisiert. In Höhe des Nabels nehmen ihre divergierenden Endäste mit solchen der A. epigastrica cranialis Verbindung auf. Außerdem bestehen Anastomosen mit angrenzenden Arterien der seitlichen Bauchwand.

A. pudenda externa
(*vgl.*: 85–88/*55*; 105–108/*15*; 136–143/*12*; *Ktz.*: 109/*16*; *Hd.*: 110/*10*; *Schw.*: 98/*40*; *Schf.*: 101/*36*; 112/*11′*; *Rd.*: 113/*22″*; 144/*25*; *Pfd.*: 114/*8*)

Die A. pudenda externa, das zweite Gefäß aus dem Truncus pudendoepigastricus bzw. bei der *Ktz.* und seltener beim *Hd.* auch aus der A. profunda femoris, tritt durch den Leistenspalt und begleitet beim *männlichen Tier* kaudomedial den M. cremaster externus. Diese Arterie gelangt damit in der Regio inguinalis in oberflächliche Lage, wo sie sich in die kranial gerichtete A. epigastrica caudalis superficialis und den beim *männlichen Tier* zum Skrotum ziehenden R. scrotalis ventralis bzw. den beim *weiblichen Tier* im Zwischenschenkelspalt zur Vulva gerichteten R. labialis ventralis teilt. Beim *männlichen Pfd.* entläßt die A. pudenda externa noch die **A. penis cranialis,** die sich als starkes Gefäß an der Versorgung des Penis beteiligt.

Die **A. epigastrica caudalis superficialis** zieht entlang der Rektusscheide oberflächlich in der ventralen Bauchwand nabelwärts und versorgt dabei die Haut und die Hautmuskeln. Sie anastomosiert mit Ästen der A. epigastrica cranialis superficialis bei

Wdk. im Bereich des Nabels oder bei *Flfr.* kaudal davon. Zweige erhalten auch die Nll. inguinales superficiales. Bei *männlichen Haussäugetieren* gibt sie Äste an das Präputium ab. Bei *weiblichen Haussäugetieren* ist ihre besondere Ausbildung von der tierartlich spezifischen Anordnung der Milchdrüse abhängig. Sie versorgt mit ihren Ästen die abdominalen und inguinalen Mammae. Im Bereich des Euters gewinnt sie bei *Wdk.* und *Pfd.* als **A. mammaria cranialis** beachtlich an Stärke.

Verlauf und Aufzweigung des in kaudaler Richtung aus der A. pudenda externa abzweigenden Astes sind ebenfalls von Geschlecht und Tierart abhängig. Er nimmt mit dem entsprechenden Ast der A. pudenda interna Verbindung auf. Als **R. scrotalis ventralis** versorgt er bei *männlichen Haussäugetieren* das Skrotum, wobei er, in Abhängigkeit von dessen Lage, unterschiedlich weit perineal gerichtet durch den Zwischenschenkelspalt zieht. Als **R. labialis ventralis** läuft er bei *weiblichen Haussäugetieren* stets und ebenfalls oberflächlich durch den Zwischenschenkelspalt zur Vulva. Bei *Wdk.* und *Pfd.* stellt er im Bereich des Euters als starker Gefäßabschnitt die **A. mammaria caudalis** dar und versorgt hier auch die Nll. inguinales superficiales s. mammarii.

Die Eingeweidearterien der Aorta abdominalis werden im Zusammenhang mit den Eingeweidearterien der Beckenhöhle beschrieben (s. S. 182).

Arterien der Beckengliedmaße

Die arterielle Versorgung der Beckengliedmaße erfolgt über die **A. iliaca externa,** die nach Abgang der A. profunda femoris mit Eintritt in die Lacuna vasorum zur **A. femoralis** wird. Sie verläuft im Schenkelkanal distal, entläßt die A. saphena und wird nach dem Abzweig der A. caudalis femoris distalis mit Erreichen der Kniekehle zur **A. poplitea.** Durch das Spatium interosseum cruris gibt sie sogleich als stärkstes Gefäß die **A. tibialis cranialis** ab, die kranial an der Tibia weiterzieht und an der Hinterfußwurzel von der **A. dorsalis pedis** fortgesetzt wird. Weiterhin ist die **A. saphena** für die Fußversorgung (mit Einschränkung beim *Pfd.*) zu beachten. Sie gelangt medial an den Unterschenkel und bildet mit ihrem **R. caudalis** den Anfang plantarer Fußgefäße. Beim *Flfr.* hat der **R. cranialis** der A. saphena für den Ursprung der dorsalen gemeinsamen Zehenarterien Bedeutung.

Die A. profunda femoris ist bereits als Abgang der A. iliaca externa beschrieben (s. S. 142).

A. circumflexa femoris medialis
(*vgl.:* 85–88/*59;* 105–108/*12;* Hd.: 110/*11;* Schw.: 111/*10;* Schf.: 112/*12;* Rd.: 113/*24;* Pfd.: 114/*9*)

Die A. circumflexa femoris medialis geht kranial der Mm. adductores aus der A. profunda femoris hervor und läuft ventral vom Beckenboden in diesen Muskeln bis zu den langen Sitzbeinmuskeln. In tierartlich unterschiedlicher Reihenfolge entläßt sie den R. obturatorius, den R. acetabularis, den R. profundus, den R. ascendens und den R. transversus. Diese Benennung wurde in die veterinärmedizinische Nomenklatur übernommen, entsprechend der beim *Msch.,* bei dem diese Arterie ein weniger ausgedehntes Verzweigungsgebiet besitzt. Beim *Msch.* ist die kaudal am Oberschenkel distal verlaufende A. profunda femoris ein starkes Gefäß, das mit seinen die Adduktoren durchbohrenden Muskelästen, Aa. perforantes, die kaudal am Oberschenkel gelegene Muskulatur vorwiegend allein versorgt. Bei den *Haussäugetieren* zieht jedoch die A. profunda femoris nur beim *Hd.* und in gewissem Grade auch beim *Schw.* weiter distal und beteiligt sich noch mit an der Versorgung der kaudalen Oberschenkelmuskulatur.

Bei den *Haussäugetieren* übernimmt außer den noch zu beschreibenden Aa. caudales femoris aus der A. femoralis, die beim *Msch.* nur schwach und nur distal ausgebildet sind, die A. circumflexa femoris medialis mit ihrem **R. transversus** dieses Versorgungsgebiet. Es dehnt sich vom proximokaudalen Oberschenkelbereich immer weiter distal bis zur Kniekehle aus, und zwar zunehmend vom *Flfr.* über *Schw.* zum *Wdk.* Dabei wird der R. transversus zu einem absteigenden Gefäß und sollte deshalb folgerichtiger **„R. descendens"** genannt werden.

144 Arterien

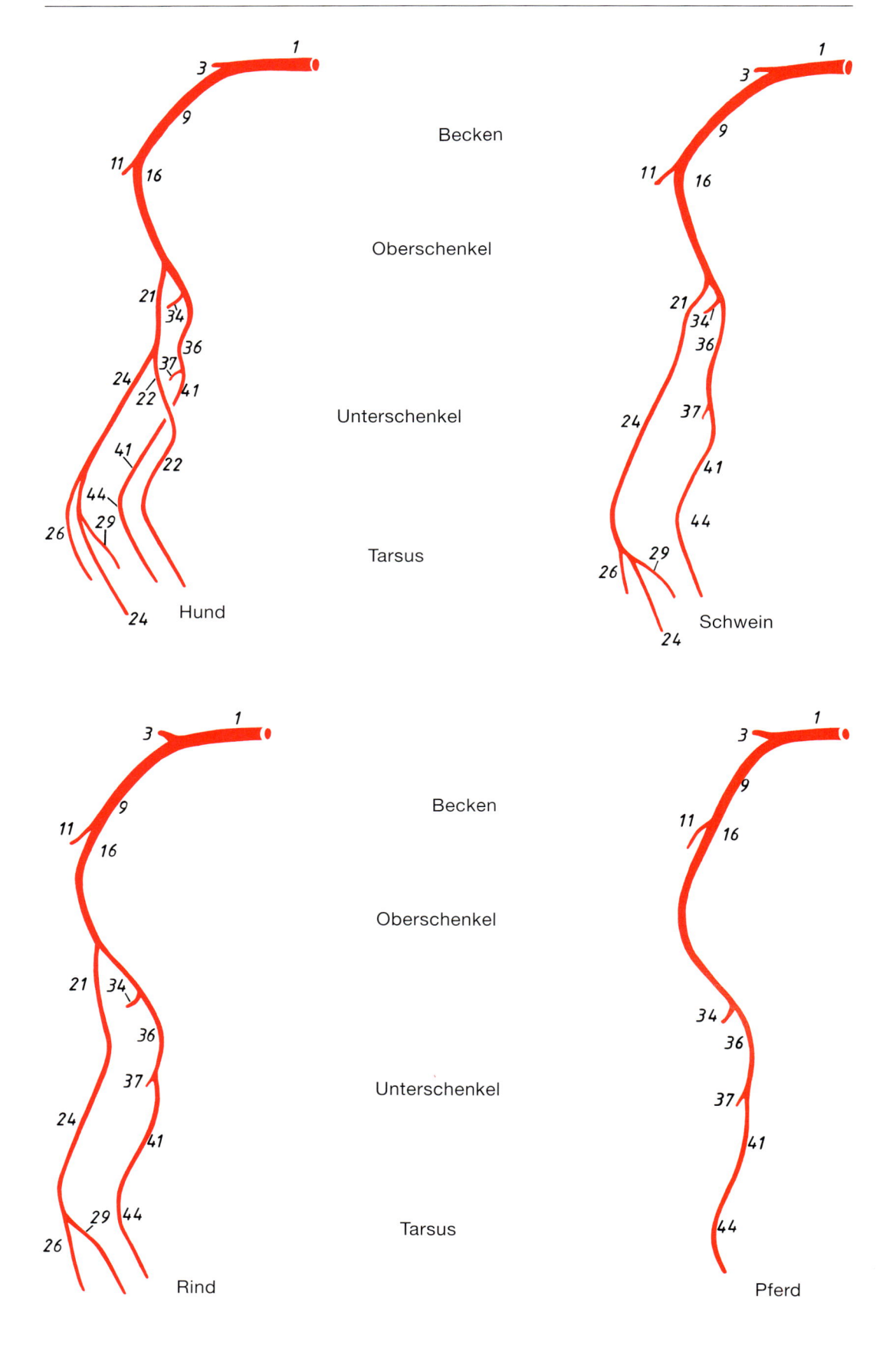

Becken

Oberschenkel

Unterschenkel

Tarsus

Hund

Schwein

Becken

Oberschenkel

Unterschenkel

Tarsus

Rind

Pferd

Er ist der stärkste Ast der A. circumflexa femoris medialis und zugleich deren funktionelle Fortsetzung. Beim *Pfd.* ist die A. circumflexa femoris medialis selbst nur schwach, und das Verzweigungsgebiet des R. transversus bzw. descendens ist der A. obturatoria, wie dort beschrieben, angeschlossen. Die übrigen Äste der A. circumflexa femoris medialis sind bei *allen Haussäugetieren* nicht besonders stark. Der **R. obturatorius** zieht in dorsaler Richtung kranial durch das For. obturatum und vaskularisiert die in der Beckenhöhle gelegenen Anteile der Mm. obturatorii. Der **R. acetabularis** entläßt durch die Inc. acetabuli Zweige an das Hüftgelenk und erreicht ebenfalls die Rotatoren. Der **R. ascendens** gelangt ventral vom Beckenboden zum Tuber ischiadicum und zweigt sich dabei in den Adduktoren und den langen Sitzbeinmuskeln auf. Der **R. profundus** läuft als eigentlicher Endast der Arterie kaudal vom Os femoris zwischen M. obturatorius externus und M. quadratus femoris hindurch auf die laterale Seite. Hier anastomosiert er mit der A. circumflexa femoris lateralis bzw. beim *Pfd.* mit der A. iliacofemoralis.

A. femoralis
(*vgl.*: 85–88/*60*; 105–108/*16*; *Ktz.*: 109/*19*; *Hd.*: 110/*12*; *Schw.*: 98/*36*; 111/*12*; *Schf.*: 101/*31*; 112/*10*; *Rd.*: 113/*25*; *Pfd.*: 104/*16'*; 114/*10*)

Die A. femoralis setzt die A. iliaca externa mit Eintritt in die Lacuna vasorum fort. Bei *Schw.* und *Wdk.* zieht die Arterie mit ihrer Begleitvene dabei zwischen den Ursprungsschenkeln des M. sartorius hindurch. Die A. femoralis läuft kranial der V. femoralis im Can. femoralis distal. Sie überkreuzt medial das Os femoris, vom M. vastus medialis unterlagert, und gelangt durch den M. adductor bzw. distal von diesem in die Kniekehle. Zwischen dem Ursprung der Gastrocnemiusköpfe geht sie in die A. poplitea über. Die A. femoralis entläßt vor dem Beckeneingang die nur den *Flfr.* eigene A. circumflexa ilium superficialis. Darauf folgt die A. circumflexa femoris lateralis. Am distalen Ende des Schenkelkanals entspringt aus der Medialwand der A. femoralis, distal gerichtet, die A. saphena und kurz darauf die kraniodistal weiterziehende A. genus descendens, die jedoch beim *Flfr.* auch proximal der A. saphena abzweigen kann. In kaudaler Richtung verlassen die A. femoralis nacheinander in unterschiedlicher Höhe drei bei den *Haussäugetieren* unterschiedlich stark ausgebildete Muskelgefäße, die Aa. caudales femoris proximalis, media und distalis. Von diesen ist die letztgenannte Arterie bei *allen Haussäugetieren* die kräftigste, und zugleich ist sie der letzte Abzweig der A. femoralis. Bei *Flfr.* kann die A. femoralis in dem flachen und breiten Schenkelkanal durch die Haut abgetastet und damit an diesem Gefäß der Puls gefühlt werden.

A. circumflexa ilium superficialis
(*Hd.*: 92/*41*; 105/*10'*; 110/*13*)

Die A. circumflexa ilium superficialis wird nur bei *Flfr.* beschrieben. Als relativ schwaches Gefäß entspringt sie aus der A. femoralis proximal der A. circumflexa femoris lateralis oder, wie bei der *Ktz.* normalerweise, aus der letztgenannten. Kraniodorsal gerichtet, gelangt sie medial über den M. rectus femoris zwischen M. tensor fasciae latae und M. sartorius, entläßt Äste an die drei genannten Muskeln und erreicht die Haut an der Spina iliaca ventralis. Bei den anderen *Haussäugetieren* wird dieses Vaskularisationsgebiet von Ästen der A. circumflexa femoris lateralis bzw. der A. iliacofemoralis und auch vom R. superficialis der A. circumflexa ilium profunda mitversorgt.

◂

Übersicht: Hauptstrom der Arterien der linken Beckengliedmaße bis zum Fuß. Schematisch. Medialansicht. Auszüge aus den Abb. 105, 106, 107 und 108 (s. S. 146). Kurze Gefäßabgänge kennzeichnen die Benennungsgrenzen der Hauptarterien
1 Aorta abdominalis; *3* A. iliaca interna; *9* A. iliaca externa, *11* A. profunda femoris; *16* A. femoralis, *21* A. saphena, *22* R. cranialis, *24* R. caudalis, *26* A. plantaris lateralis, *29* A. plantaris medialis, *34* A. caudalis femoris distalis; *36* A. poplitea; *41* A. tibialis cranialis, *44* A. dorsalis pedis

Abb. 105 Hund   *Abb. 106* Schwein

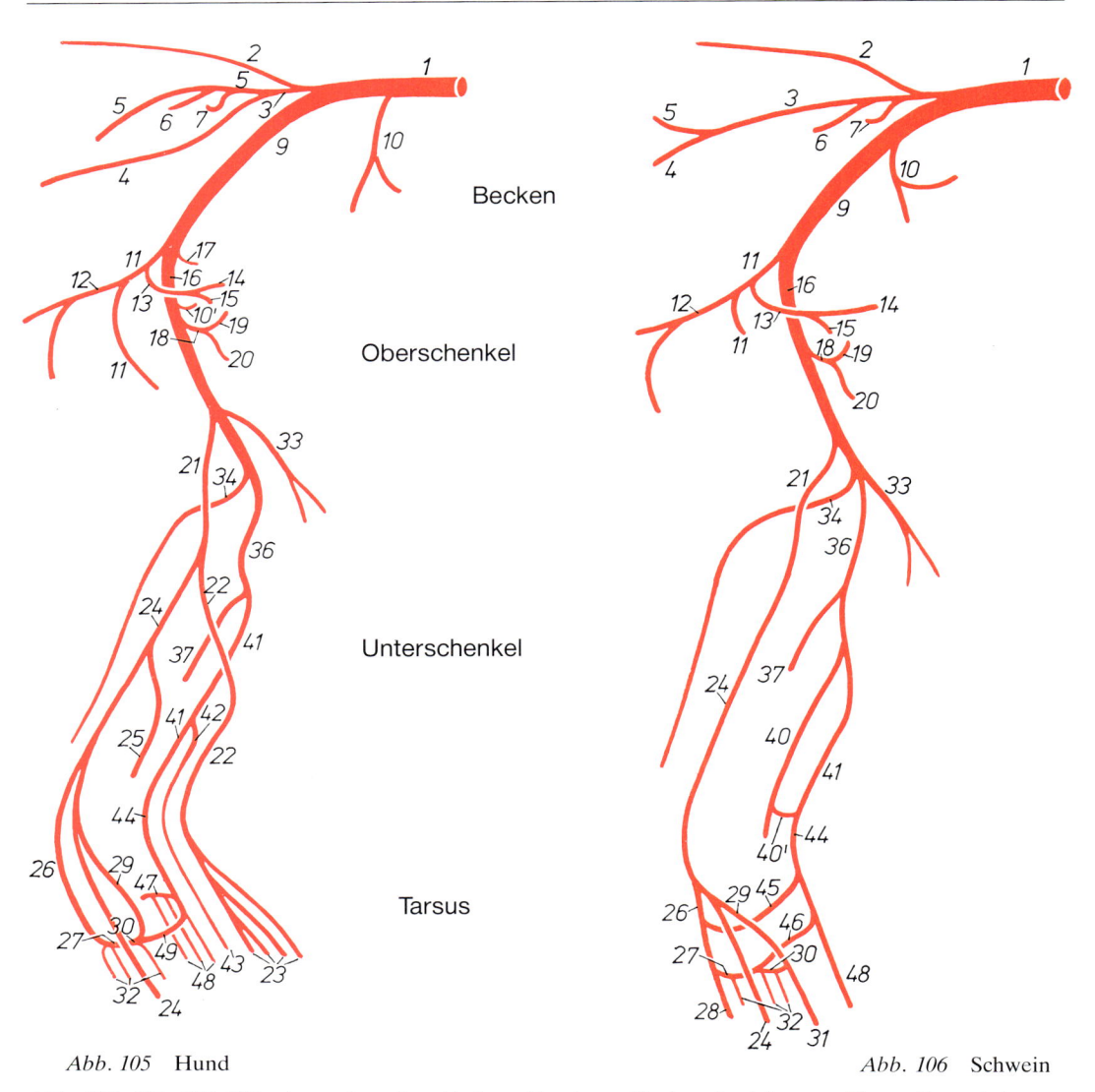

Abb. 105, 106, 107, 108. Arterien der linken Beckengliedmaße bis zum Tarsalbereich von *Hund, Schwein, Rind* und *Pferd*. Schematisch. Medialansicht.
1 Aorta abdominalis; *2* A. sacralis mediana; *3* A. iliaca interna; *4* A. pudenda interna; *5* A. glutaea caudalis; *6* A. glutaea cranialis; *7* A. iliolumbalis; *8* A. obturatoria; *9* A. iliaca externa; *10* A. circumflexa ilium profunda; *10'* A. circumflexa ilium superficialis; *11* A. profunda femoris; *12* A. circumflexa femoris medialis; *13* Truncus pudendoepigastricus; *14* A. epigastrica caudalis; *15* A. pudenda externa; *16* A. femoralis; *17* A. abdominalis caudalis; *18* A. circumflexa femoris lateralis, *19* R. ascendens; *19'* A. iliacofemoralis; *20* R. descendens von 18; *21* A. saphena, *22* R. cranialis; *23* Aa. digitales dorsales communes I–IV; *24* R. caudalis von 21; *25* Ast von 24, noch nicht homologisiert; *26* A. plantaris lateralis, *27* R. profundus, *28* R. superficialis; *29* A. plantaris medialis, *30* R. profundus, *31* R. superficialis; *27* und *30* Arcus plantaris profundus; *32* Aa. metatarseae plantares II–IV; *33* A. genus descendens; *34* A. caudalis femoris distalis; *35* Begleitast des N. tibialis; *36* A. poplitea; *37* A. tibialis caudalis; *38* R. anastomoticus cum a. saphena; *39* A. malleolaris caudalis lateralis; *40* A. interossea cruris; *40'* R. perforans; *41* A. tibialis cranialis, *42* R. superficialis; *43* A. digitalis dorsalis V. abaxialis; *44* A. dorsalis pedis; *45* A. tarsea perforans proximalis; *46* A. tarsea perforans distalis; *47* A. arcuata; *48* Aa. metatarseae dorsales II–IV; *49* R. perforans proximalis II

Arterien der Beckengliedmaße 147

Abb. 107 Rind

Abb. 108 Pferd

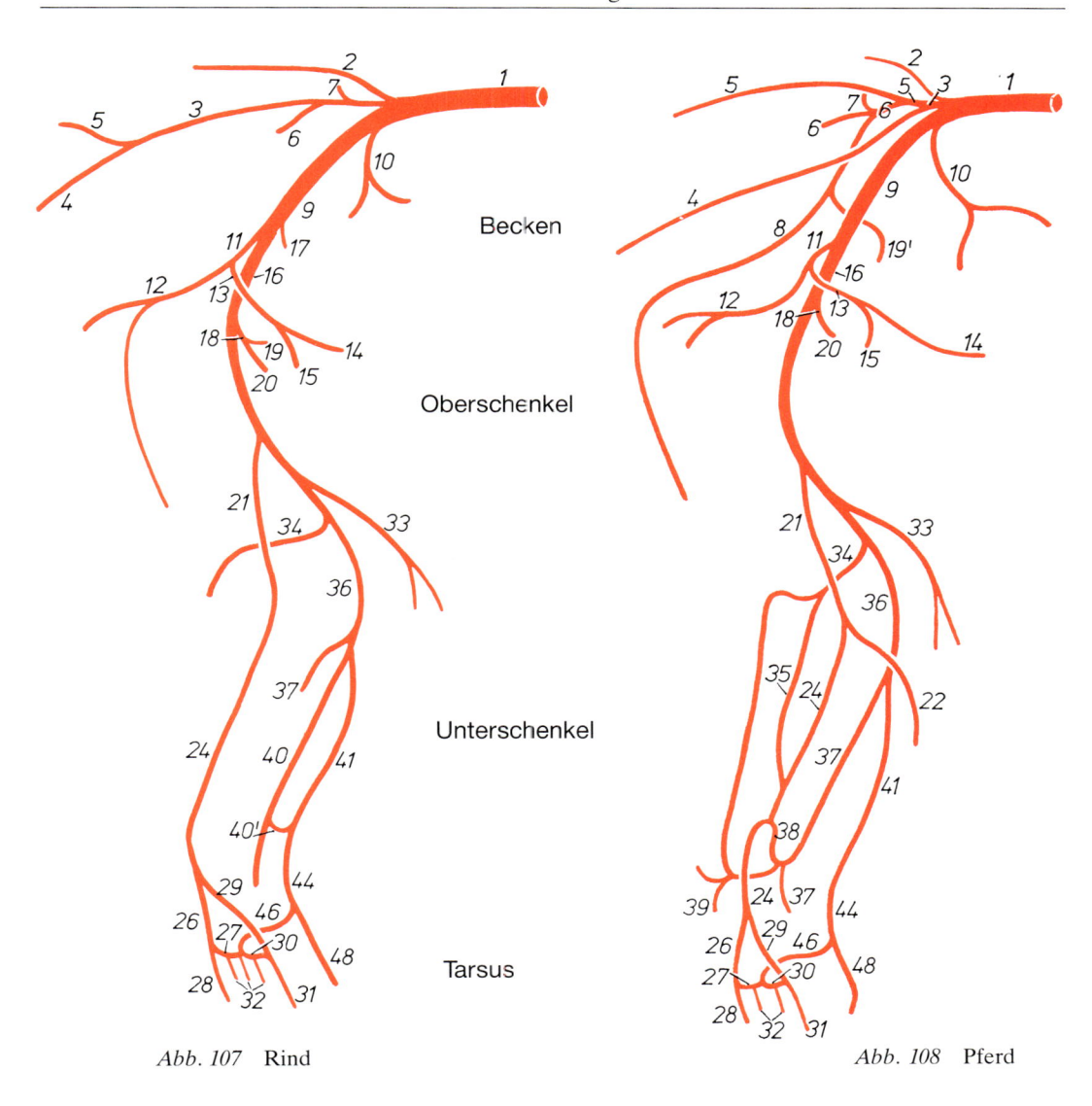

A. circumflexa femoris lateralis

(vgl.: 105–108/*18;* Ktz.: 109/*20;*
Hd.: 92/*42;* 110/*14;* Schw.: 111/*13;*
Schf.: 101/*31';* Rd.: 113/*26, 27;*
Pfd.: 88/*72;* 104/*17;* 108/*18, 19';* 114/*11*)

Die A. circumflexa femoris lateralis geht noch im Schenkelkanal aus der A. femoralis hervor und verläuft zwischen M. vastus medialis und M. rectus femoris. Sie entläßt den R. ascendens, außer beim *Pfd.,* sowie den R. descendens und den R. transversus. Der **R. transversus** ist nur schwach und setzt ihren Verlauf auf die Lateralseite des Femurs fort, wo er mit der A. circumflexa femoris medialis anastomosiert und Zweige an die Mm. vastus intermedius und vastus lateralis abgibt. Der **R. ascendens** zieht beckenwärts und beteiligt sich an der Versorgung des M. iliopsoas sowie der Mm. glutaei. Außer bei *Flfr.* und *Pfd.* verlaufen Zweige medial des M. tensor fasciae latae in Richtung des Hüfthöckers. Gesondert oder einem der vorgenannten Äste entspringen Zweige für das Hüftgelenk und das Os femoris. Das Verzweigungsgebiet des R. transversus und das des R. ascendens werden beim *Pfd.* von der A. iliacofemoralis übernommen (s. S. 164). Der **R. descendens** verzweigt sich, distal gerichtet, in den Anteilen des M. quadriceps femoris, dessen stärkstes Muskelgefäß er darstellt.

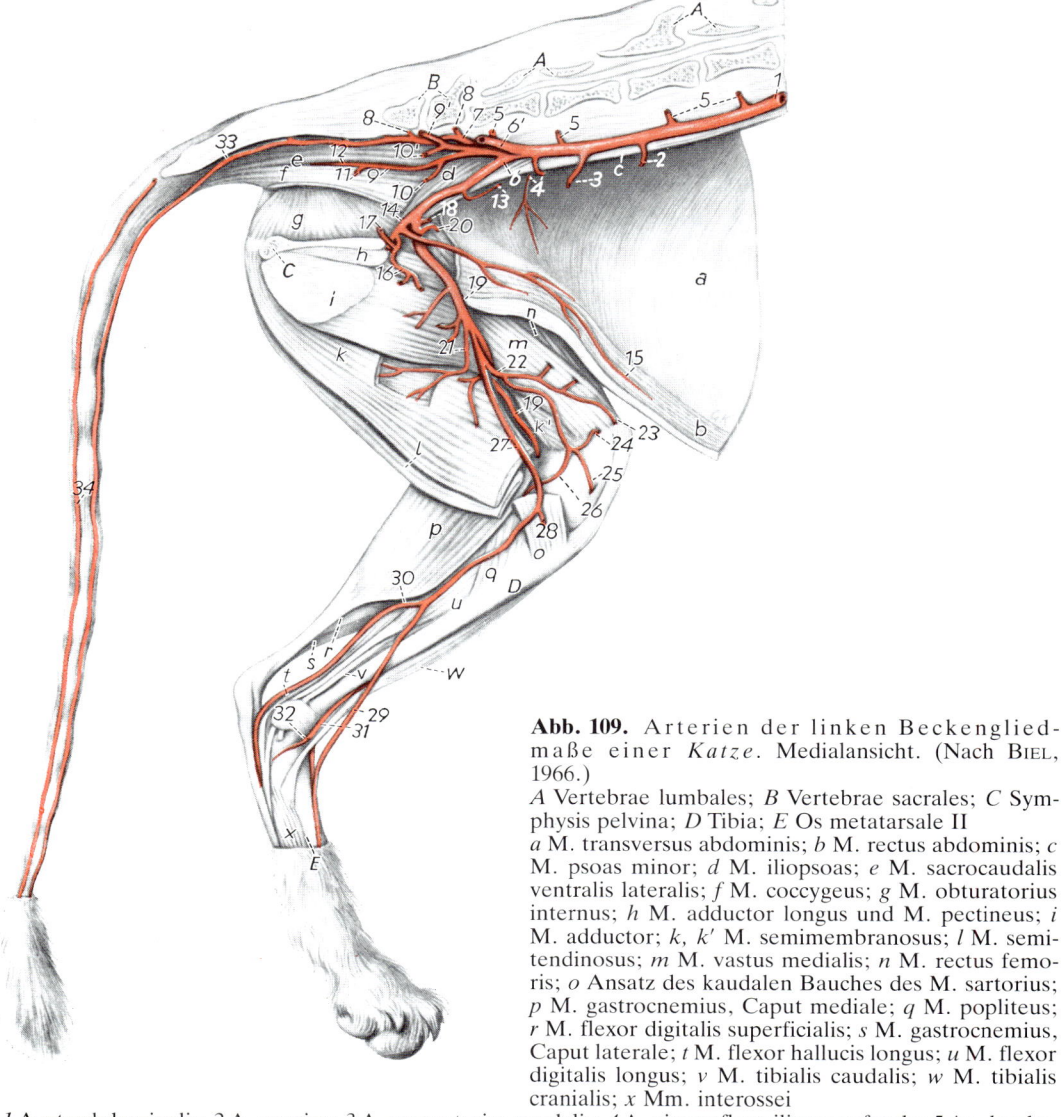

Abb. 109. Arterien der linken Beckengliedmaße einer *Katze*. Medialansicht. (Nach BIEL, 1966.)

A Vertebrae lumbales; *B* Vertebrae sacrales; *C* Symphysis pelvina; *D* Tibia; *E* Os metatarsale II

a M. transversus abdominis; *b* M. rectus abdominis; *c* M. psoas minor; *d* M. iliopsoas; *e* M. sacrocaudalis ventralis lateralis; *f* M. coccygeus; *g* M. obturatorius internus; *h* M. adductor longus und M. pectineus; *i* M. adductor; *k, k'* M. semimembranosus; *l* M. semitendinosus; *m* M. vastus medialis; *n* M. rectus femoris; *o* Ansatz des kaudalen Bauches des M. sartorius; *p* M. gastrocnemius, Caput mediale; *q* M. popliteus; *r* M. flexor digitalis superficialis; *s* M. gastrocnemius, Caput laterale; *t* M. flexor hallucis longus; *u* M. flexor digitalis longus; *v* M. tibialis caudalis; *w* M. tibialis cranialis; *x* Mm. interossei

1 Aorta abdominalis; *2* A. ovarica; *3* A. mesenterica caudalis; *4* A. circumflexa ilium profunda; *5* Aa. lumbales IV–VII; *6* A. iliaca externa sinistra; *6'* A. iliaca externa dextra; *7* A. sacralis mediana, *8* Rr. sacrales; *9* A. iliaca interna sinistra; *9'* A. iliaca interna dextra; *10* A. umbilicalis sinistra; *10'* A. umbilicalis dextra; *11* A. pudenda interna; *12* A. glutaea caudalis; *13* R. anastomoticus mit der A. circumflexa ilium profunda; *14* A. profunda femoris; *15* A. epigastrica caudalis; *16* A. pudenda externa; *17* A. vesicalis media; *18* A. abdominalis caudalis; *19* A. femoralis; *20* A. circumflexa femoris lateralis; *21* Aa. caudales femoris; *22–26* A. genus descendens; *27* A. saphena, *28* R. cutaneus; *29* R. cranialis, *30* R. caudalis; *31* A. dorsalis pedis; *32* A. tarsea medialis; *33* A. caudalis mediana; *34* A. caudalis lateralis superficialis dextra

A. saphena

(vgl.: 105–108/*21*; 115–118/*7*; Ktz.: 109/*27*; Hd.: 92/*47'*; 110/*17*; 119/*1*; Schw.: 111/*14*; Schf.: 112/*13*; Rd.: 113/*28*; Pfd.: 104/*18'*; 114/*12*)

Die A. saphena zweigt am distalen Ende des Schenkelkanals aus der A. femoralis ab. Sie zieht oberflächlich mit der gleichnamigen Vene sowie dem N. saphenus über die Ansatzsehnen des M. gracilis kaudodistal und teilt sich, bei der *Ktz.* distal des M. popliteus in halber Länge des Unterschenkels, beim *Hd.* im Ansatzbereich des M. gracilis und beim *Pfd.* im Ansatzbereich des M. semitendinosus, in den R. cranialis und den R. caudalis. Diese Teilung erfolgt nicht bei *Schw.* und *Wdk*. In ihrem Verlauf gibt die A.

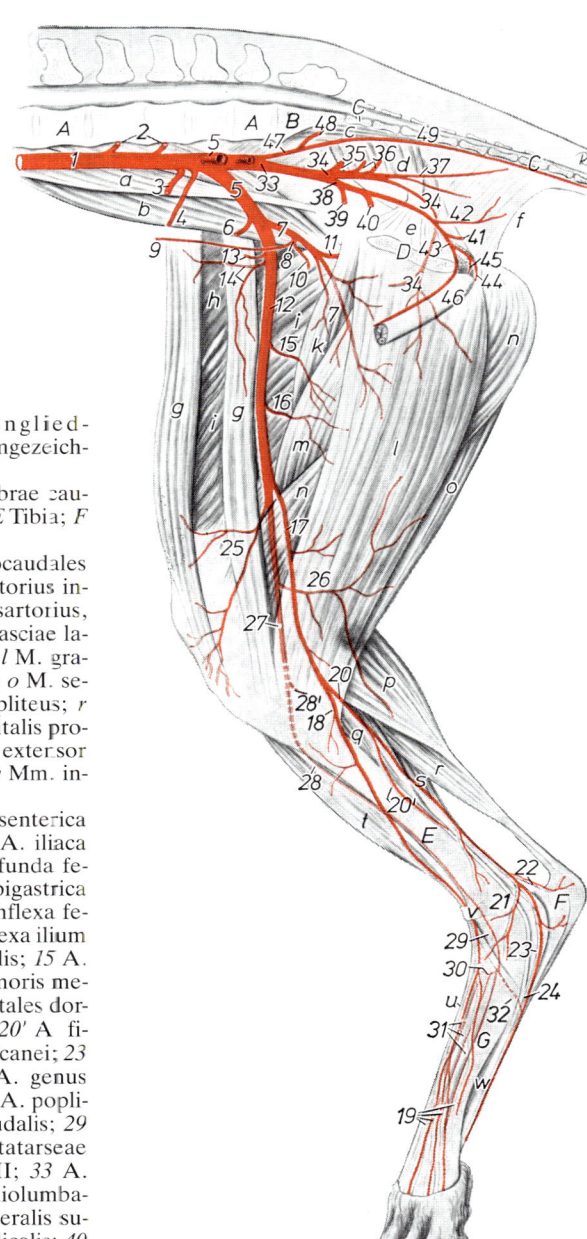

Abb. 110. Arterien der rechten Beckengliedmaße eines *Hundes*. Medialansicht. (Umgezeichnet nach MARTIN, 1915.)

A Vertebrae lumbales; *B* Os sacrum; *C* Vertebrae caudales; *D* Symphysis pelvina mit Peniswurzel; *E* Tibia; *F* Tuber calcanei; *G* Ossa metatarsalia

a M. psoas minor; *b* M. iliopsoas; *c* Mm. sacrocaudales ventrales; *d* M. glutaeus medius; *e* M. obturatorius internus; *f* M. coccygeus, Kaudalrand; *g* M. sartorius, Pars cranialis und Pars caudalis; *h* M. tensor fasciae latae; *i* M. quadriceps femoris; *k* M. pectineus; *l* M. gracilis; *m* M. adductor; *n* M. semimembranosus; *o* M. semitendinosus; *p* M. gastrocnemius; *q* M. popliteus; *r* M. flexor digitalis superficialis; *s* M. flexor digitalis profundus; *t* M. tibialis cranialis; *u* Sehne des M. extensor digitalis longus; *v* Retinaculum extensorum; *w* Mm. interossei

1 Aorta abdominalis; *2* Aa. lumbales; *3* A. mesenterica caudalis; *4* A. circumflexa ilium profunda; *5* A. iliaca externa; *6* A. abdominalis caudalis; *7* A. profunda femoris; *8* Truncus pudendoepigastricus; *9* A. epigastrica caudalis; *10* A. pudenda externa; *11* A. circumflexa femoris medialis; *12* A. femoralis; *13* A. circumflexa ilium superficialis; *14* A. circumflexa femoris lateralis; *15* A. caudalis femoris proximalis; *16* A. caudalis femoris media; *17* A. saphena, *18* R. cranialis; *19* Aa. digitales dorsales communes I–IV; *20* R. caudalis von *17*; *20'* A fibularis; *21* Rr. malleolares mediales; *22* Rr. calcanei; *23* A. plantaris medialis; *24* R. profundus; *25* A. genus descendens; *26* A. caudalis femoris distalis; *27* A. poplitea; *28* A. tibialis cranialis; *28'* A. tibialis caudalis; *29* A. dorsalis pedis; *30* A. arcuata; *31* Aa. metatarseae dorsales II–IV; *32* R. perforans proximalis II; *33* A. iliaca interna; *34* A. glutaea caudalis; *35* A. iliolumbalis; *36* A. glutaea cranialis; *37* A. caudalis lateralis superficialis; *38* A. pudenda interna; *39* A. umbilicalis; *40* A. prostatica; *41* A. perinealis ventralis; *42* A. rectalis caudalis; *43* A. penis, *44* A. bulbi penis; *45* A. profunda penis; *46* A. dorsalis penis; *47* A. sacralis mediana, *48* R. sacralis; *49* A. caudalis mediana

saphena Muskeläste an die Ansätze der medialen Oberschenkelmuskeln ab sowie Hautzweige für Knie und kranialen Unterschenkelbereich.

Der **R. cranialis** überquert, bei *Ktz.* und *Pfd.* als nur feines Gefäß, in kraniodistaler Richtung medial die Tibia und erreicht, weiterhin oberflächlich, über die Beuge des Tarsalgelenks bei *Flfr.* den dorsalen Metatarsalbereich. Beim *Pfd.* endet er bereits vor Erreichen des Tarsalgelenks. Bei *Flfr.* bildet der R. cranialis, und zwar bei der *Ktz.* nach Aufnahme des R. superficialis der A. tibialis cranialis, den Ausgang für die dorsalen gemeinsamen Zehenarterien, die bei der *Ktz.* nur schwach ausgebildet sind.

Der **R. caudalis** tritt in subfasziale Lage und überquert mit der entsprechenden Vene medial den M. flexor digitalis pedis longus in kaudaler Richtung. Proximal des Tarsalgelenks erreicht der R. caudalis kraniomedial am Fersensehnenstrang den N. tibialis, mit dem er, begleitet von der entsprechenden Vene, über das Sustentaculum tali läuft. Bei *Flfr.* entspringt aus dem Anfang des R. caudalis, bei der *Ktz.* häufig auch aus dem R. cranialis, regelmäßig ein Gefäß, das etwa auf halber Länge der Tibia zwischen dieser und den Mm. flexor digitalis pedis longus und tibialis caudalis laterodistal verläuft. Bei der *Ktz.* verbindet sich dieses Gefäß kaudal der Membrana interossea cruris mit dem die Membran durchbohrenden R. interosseus, der im Bereich des Tarsalgelenks zwischen der A. tibialis cranialis und dem distalen Ende der A. caudalis femoris distalis verläuft. Beim *Hd.* endet das Gefäß plantar des Tarsalgelenks. Dieses Gefäß wird beim *Hd.* bisher A. fibularis benannt, jedoch steht ein endgültiger Terminus noch aus. Proximal vom Sprunggelenk gibt der R. caudalis, außer bei *Flfr.* und *Pfd.*, **Rr. malleolares mediales** und, außer beim *Pfd.*, **Rr. calcanei** zur Bildung des **Rete calcanei** ab. In Höhe des Tarsokruralgelenks entläßt der R. caudalis, außer bei der *Ktz.*, die A. plantaris lateralis sowie die A. plantaris medialis und setzt sich bei *Flfr.* und *Schw.* noch als oberflächliches Gefäß auf die Planta pedis fort.

Die **A. plantaris medialis**, die der *Ktz.* fehlt, teilt sich in den R. profundus und den R. superficialis. Letzterer ist beim *Hd.* nur schwach und in Abhängigkeit von der Ausbildung der ersten Zehe vorhanden. Die **A. plantaris lateralis** teilt sich in den R. profundus und den R. superficialis, mit Ausnahme bei *Flfr.*, die nur den R. profundus besitzen. Der **R. profundus** der lateralen und der der medialen Plantararterie beteiligen sich an der Bildung des Arcus plantaris profundus, aus dem die Aa. metatarseae plantares hervorgehen. Jeweils der **R. superficialis** sowie der oberflächlich weiterlaufende R. caudalis bilden den Ausgang für die Aa. digitales plantares.

A. genus descendens
(*vgl.:* 105–108/*33*; *Ktz.:* 109/*22–26*; *Hd.:* 110/*25*; *Schf.:* 112/*14*; *Rd.:* 113/*29*; *Pfd.:* 114/*14*)

Die A. genus descendens entspringt aus der A. femoralis kurz nach dem Abgang der A. saphena oder bei *Flfr.* auch gemeinsam mit dieser. Aus ihrem Anfangsabschnitt und aus der A. femoralis direkt oder nur aus dieser gehen starke Muskeläste in die tiefen Anteile des M. quadriceps femoris. Die A. genus descendens läuft danach an der Grenze zwischen M. vastus medialis und M. semimembranosus, medial vom M. sartorius bedeckt, unter Abgabe von Ästen an die benachbarten Muskeln zum Kniegelenk. Hier teilt sie sich in ihre Endäste auf, die vorwiegend für die medialen Bereiche des Kniescheiben- und des Kniekehlgelenks sowie für das Corpus adiposum infrapatellare bestimmt sind.

Aa. caudales femoris
(*vgl.:* 105–108/*34*; *Ktz.:* 109/*21*; *Hd.:* 110/*15, 16, 26*; *Schf.:* 112/*15*; *Rd.:* 113/*25′, 25″*; *Pfd.:* 114/*15*)

Die Aa. caudales femoris sind starke Muskeläste, die in kaudaler Richtung aus der A. femoralis hervorgehen. Bei *allen Haussäugetieren* finden sich mehrere solcher Muskelgefäße, von denen das am weitesten proximal gelegene die A. femoralis kurz vor der A. saphena verläßt und das am weitesten distal gelegene aus der A. femoralis kurz vor deren Übergang in die A. poplitea hervorgeht. Das letztgenannte Gefäß hat bei *allen Haussäugetieren* gleichen Ursprung und Verlauf und wird als A. caudalis femoris distalis bezeichnet. Von den übrigen Gefäßen werden nur bei *Flfr.* noch die A. caudalis femoris proximalis und die A. caudalis femoris media namentlich unterschieden, wobei die letztere nur wenig proximal der A. caudalis femoris distalis entspringt. Darüber hinaus entläßt aber die A. femoralis auch bei *Flfr.* kleinere unbenannte Muskeläste in die kaudalen und medialen Muskeln am Oberschenkel. Gleichzeitig sei an dieser Stelle erwähnt, daß aus der A. femoralis kranial gerichtete unbenannte Äste vorwiegend in den M. quadriceps ziehen.

Die **A. caudalis femoris proximalis** der *Flfr.* entspringt vor der A. saphena oder mit dieser zusammen noch innerhalb des Schenkelkanals und überquert medial den

Arterien der Beckengliedmaße 151

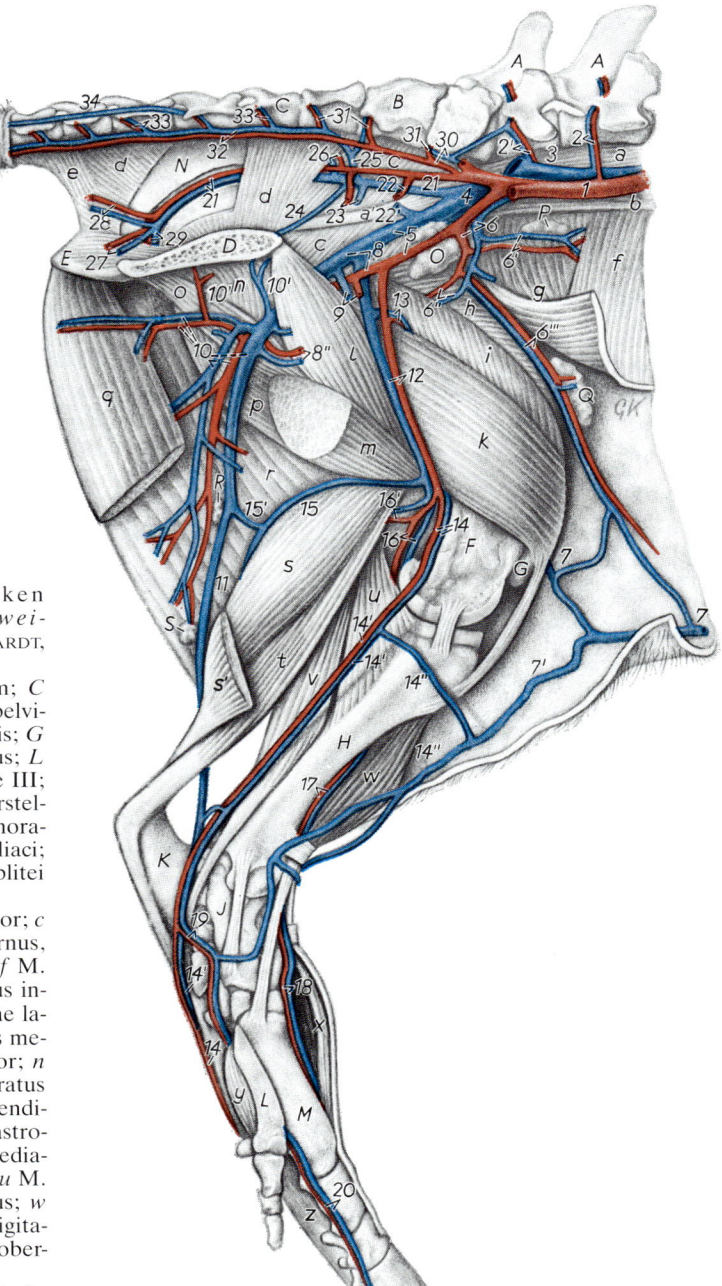

Abb. 111. Arterien der linken Beckengliedmaße eines *Schweines*. Medialansicht. (Nach BICKHARDT, 1961.)
A Vertebrae lumbales; *B* Os sacrum; *C* Vertebrae caudales; *D* Symphysis pelvina; *E* Tuber ischiadicum; *F* Os femoris; *G* Patella; *H* Tibia; *J* Talus; *K* Calcaneus; *L* Os metatarsale II; *M* Os metatarsale III; *N* Lig. sacrotuberale latum, zur Darstellung von 21 gefenstert; *O* Nll. iliofemorales; *P* Nll. iliaci laterales; *Q* Nll. subiliaci; *R* Nll. poplitei profundi; *S* Nll. poplitei superficiales
a, a' M. psoas minor; *b* M. psoas major; *c* M. iliacus; *d* M. obturatorius externus, Pars intrapelvina; *e* M. coccygeus; *f* M. transversus abdominis; *g* M. obliquus internus abdominis; *h* M. tensor fasciae latae; *i* M. rectus femoris; *k* M. vastus medialis; *l* M. pectineus; *m* M. adductor; *n* M. obturatorius externus; *o* M. quadratus femoris; *p* Mm. gemelli; *q* M. semitendinosus; *r* M. biceps femoris; *s* M. gastrocnemius, Caput laterale, *s'* Caput mediale; *t* M. flexor digitalis superficialis; *u* M. popliteus; *v* M. flexor hallucis longus; *w* M. fibularis tertius; *x* M. extensor digitalis brevis; *y* M. abductor digiti II; *z* oberflächliche und tiefe Beugesehne
1 Aorta abdominalis; *2* A. und V. lumbalis V; *2'* A. und V. lumbalis VI; *3* V. cava caudalis; *4* V. iliaca communis; *5* A. und V. iliaca externa; *6* A. und V. circumflexa ilium profunda, *6'* Rr. craniales, *6''* Rr. caudales, *6'''* Rr. superficiales; *7* V. epigastrica caudalis superficialis, *7'* R. anastomoticus mit dem R. cranialis der V. saphena medialis; *8* A. und V. profunda femoris; *9* Truncus pudendoepigastricus bzw. V. pudendoepigastrica; *10* A. und V. circumflexa femoris medialis, *10'* Rr. obturatorii; *11* V. saphena lateralis; *12* A. und V. femoralis; *13* A. und V. circumflexa femoris lateralis; *14* A. saphena und V. saphena medialis, *14'* R. caudalis, *14''* R. cranialis, nur venös ausgebildet; *15* V. caudalis femoris distalis, *15'* R. anastomoticus; *16* A. und V. poplitea; *16'* A. und V. suralis; *17* A. und V. tibialis cranialis; *18* A. und V. dorsalis pedis; *19* A. und V. plantaris medialis; *20* A. und V. digitalis plantaris propria III abaxialis; *21* A. und V. iliaca interna; *22* A. umbilicalis; *22'* V. uterina; *23* A. und V. vaginalis; *24* V. obturatoria; *25* R. anastomoticus von 21 (venös) mit der V. caudalis mediana; *26* A. und V. glutaea cranialis; *27* A. und V. pudenda interna; *28* A. und V. perinealis ventralis; *29* A. und V. glutaea caudalis; *30* A. und V. sacralis mediana, *31* Rr. sacrales; *32* A. und V. caudalis mediana, *33* Rr. caudales; *34* V. caudalis dorsolateralis

Bauch des M. pectineus sowie den M. adductor. Kaudodistal gerichtet, gelangt sie dabei in den M. semimembranosus. Sie verzweigt sich in allen genannten Muskeln sowie auch im M. gracilis, der diese Arterie medial überlagert.

Die **A. caudalis femoris media** der *Flfr.* geht distal der A. genus descendens aus der A. femoralis hervor und versorgt neben dem M. gracilis und dem M. adductor hauptsächlich den M. semimembranosus.

Bei den *übrigen Haussäugtieren* verhalten sich die Aa. caudales femoris in diesem Oberschenkelbereich ähnlich. Sie werden nicht besonders benannt, da ihr Ursprung inkonstant und ihr Verbreitungsgebiet infolge stärkerer Ausbildung der A. circumflexa femoris medialis eingeschränkt ist. Diese Aa. caudales femoris anastomosieren mit der letztgenannten Arterie sowie auch untereinander.

Die **A. caudalis femoris distalis** ist bei *allen Haussäugetieren* die stärkste dieser Arterien und wendet sich gegenüber den vorigen mehr lateral. Sie verläuft kaudal über den lateralen Gastrocnemiuskopf, an den sie, wie an den medialen Kopf, Zweige entläßt. Sie teilt sich in einen kaudal und proximal gerichteten Ast, der sich vorwiegend im M. biceps femoris bzw. M. glutaeobiceps aufzweigt und auch die Nll. poplitei profundi versorgt, sowie in einen kräftigeren distal gerichteten Ast. Beim *Pfd.* entläßt die A. caudalis femoris distalis kurz vor der Teilung, nämlich beim Kreuzen des N. tibialis, ein venenparalleles Gefäß, das mit dem N. tibialis distal verläuft und mit dem R. caudalis der A. saphena anastomosiert. Der distal gerichtete Ast der A. caudalis femoris distalis folgt der Kaudalfläche des lateralen Gastrocnemiuskopfes und zieht in Begleitung der V. saphena lateralis sowie des N. cutaneus surae caudalis, mit Ausnahme bei *Wdk.*, entlang dem Fersensehnenstrang bis zum Sprunggelenk. Er entläßt ebenfalls Zweige an den M. gastrocnemius, an den oberflächlichen Zehenbeuger, mit denen er bei *Wdk.* endet, sowie beim *Schw.* an die Nll. poplitei superficiales. Bei *Flfr.* und *Schw.* anastomosiert dieser distal gerichtete Ast proximal des Kalkaneus mit den Rr. calcanei des R. caudalis der A. saphena bzw. beim *Pfd.* mit denen der A. malleolaris caudalis lateralis. Bei der *Ktz.* erreicht er auch noch die A. tarsea lateralis.

A. poplitea
(*vgl.:* 105–108/36; *Hd.:* 110/27; *Schw.:* 111/16; *Schf.:* 112/16; *Rd.:* 113/31; *Pfd.:* 114/17)

Die A. poplitea, die, phylogenetisch betrachtet, die Fortsetzung der ursprünglich vorhandenen A. ischiadica darstellt, setzt bei den *Haussäugetieren* die A. femoralis nach Abgang der A. caudalis femoris distalis kaudal am Os femoris fort. Sie verläuft zwischen den Gastrocnemiusköpfen hindurch, medial vom oberflächlichen Zehenbeuger, über die Beugeseite des Kniegelenks und gelangt zwischen Tibia und M. popliteus. Kranial des M. popliteus bzw. bei der *Ktz.* an dessen proximalem Rand entläßt sie die A. tibialis caudalis. Danach geht die A. poplitea in die A. tibialis cranialis über, die durch die Membrana interossea cruris kraniolateral an die Tibia gelangt. In ihrem Verlauf gibt die A. poplitea die Aa. surales ab, die sich als Muskeläste in den Gastrocnemiusköpfen und den langen Zehenbeugern aufzweigen.

Die A. poplitea ist außerdem das Ursprungsgefäß für die Mehrzahl der Kniegelenkarterien. Dabei entläßt sie ein proximales und distales Gefäßpaar, die **Aa. genus proximales** bzw. **distales lateralis** und **medialis,** an die Seiten des Kniegelenks sowie eine unpaare mittlere Arterie, die **A. genus media,** zwischen die beiden Kniekehlgelenksäcke. Beim *Schw.* zweigt die A. genus proximalis medialis aus der A. genus descendens ab. Bei *Wdk.* fehlt die A. genus proximalis medialis, und die A. genus proximalis lateralis entspringt aus der A. caudalis femoris distalis. Diese Kniegelenkarterien bilden zusammen mit der A. genus descendens das **Rete articulare genus** sowie das **Rete patellae.**

A. tibialis caudalis
(*vgl.:* 105–108/37; *Schf.:* 112/17; *Rd.:* 113/30; *Pfd.:* 114/18; 118/25)

Die A. tibialis caudalis ist schwächer als die A. tibialis cranialis. Sie gelangt nach ihrem Ursprung aus der A. poplitea um den proximalen Rand des M. popliteus auf dessen kaudale Fläche und verzweigt sich in den kaudal am Unterschenkel gelegenen Muskeln, vornehmlich in den Anteilen des tiefen Zehenbeugers. Sie kann sich aber auch an der Vaskularisation der lateral am Unterschenkel gelegenen Muskeln beteiligen, wie beim *Schw.* mit dem R. circumflexus fibulae, der sich um den Fibulahals auf die laterale Seite wendet. Beim *Pfd.* entläßt die A. tibialis caudalis in Höhe des proximalen Tibiadrittels die **A. nutricia tibiae.** Bei *Schw.* und *Rd.* nimmt sie den R. anastomoticus der A. interossea cruris auf. Bei *Rd.* und *Pfd.* zieht die Arterie noch weiter distal. Sie gibt beim *Rd.* **Rr. malleolares mediales** ab, beim *Pfd.* die **A. malleolaris caudalis lateralis.** Diese sind als Gelenkäste für das Tarsalgelenk bestimmt. Nur beim *Pfd.* anastomosiert die A. tibialis caudalis mit dem R. caudalis der A. saphena und beteiligt sich dadurch an der Vaskularisation des Fußes.

A. tibialis cranialis

(*vgl.:* 105–108/*41*; 119–122/*28*; *Hd.:* 110/*28*; *Schw.:* 111/*17*; *Rd.:* 113/*33*)

Als stärkster Endast der A. poplitea bildet die A. tibialis cranialis bei den *Haussäugetieren* deren Fortsetzung und gelangt sogleich durch die Membrana interossea cruris kraniolateral an die Tibia. Zuvor entläßt sie kaudodistal des Condylus lateralis tibiae bei *Schw.* und *Rd.* die A. interossea cruris.

Abb. 112. Arterien der linken Beckengliedmaße eines *Schafes.* Medialansicht. (Nach FREYTAG, 1962.)
A Vertebrae lumbales; *B* Os sacrum; *C* Lig. sacrotuberale latum; *D* Symphysis pelvina; *E* Os ilium; *F* Nl. subiliacus; *G* Nl. popliteus; *H* Tibia; *J* Os metatarsale III et IV
a M. transversus abdominis; *b* M. obliquus internus abdominis; *c* Beckensehne des M. obliquus externus abdominis; *d* M. psoas major; *e* M. iliacus; *f* M. psoas minor; *g* M. coccygeus; *h* M. obturatorius externus, Pars intrapelvina; *i* M. adductor; *k* M. semimembranosus; *l* M. semitendinosus; *m* M. glutaeobiceps; *n* M. pectineus; *o* M. vastus medialis; *p* M. rectus femoris; *q* M. tensor fasciae latae; *r* M. gastrocnemius, Caput mediale, *r'* Caput laterale; *s* M. flexor digitalis superficialis; *t* M. popliteus; *u* M. fibularis tertius; *v* M. flexor digitalis longus; *w* M. tibialis caudalis

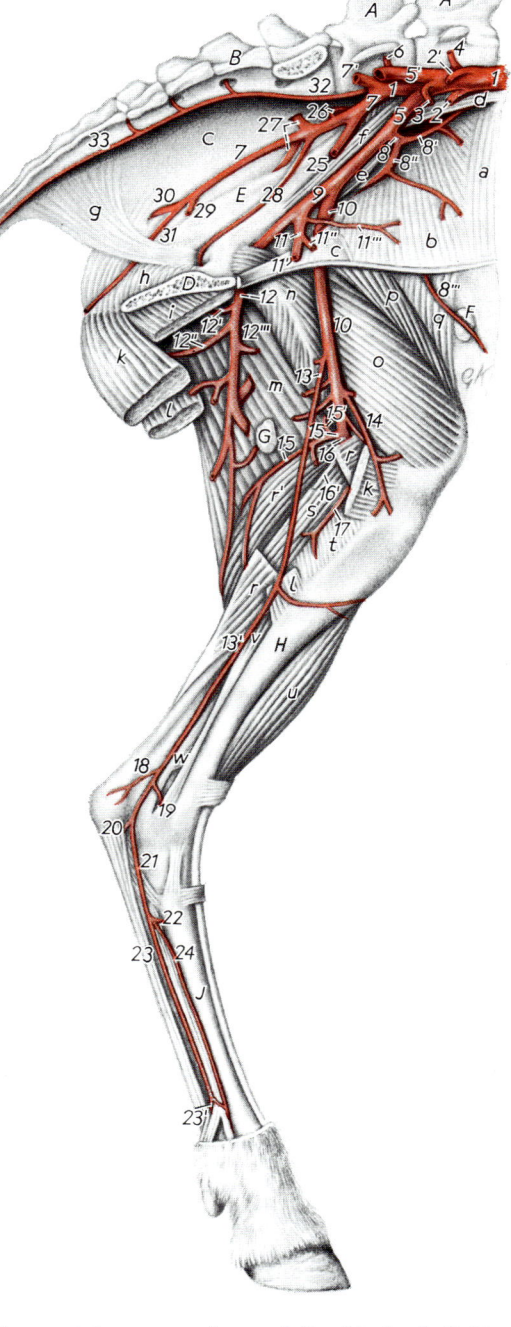

1 Aorta abdominalis; *2* A. ovarica sinistra; *2'* A. ovarica dextra; *3* A. mesenterica caudalis; *4* A. lumbalis V; *5* A. iliaca externa sinistra; *5'* A. iliaca externa dextra; *6* A. lumbalis VI; *7* A. iliaca interna sinistra; *7'* A. iliaca interna dextra; *8* A. circumflexa ilium profunda, *8'* R. cranialis, *8''* R. caudalis, *8'''* R. superficialis; *9* A. profunda femoris; *10* A. femoralis; *11* Truncus pudendoepigastricus; *11'* A. pudenda externa; *11''* A. epigastrica caudalis; *11'''* A. abdominalis caudalis; *12* A. circumflexa femoris medialis, *12'* R. obturatorius, *12''* R. ascendens, *12'''* R. transversus (besser: R. descendens); *13* A. saphena, *13'* R. caudalis; *14* A. genus descendens; *15* A. caudalis femoris distalis; *15'* A. genus proximalis lateralis; *16* A. poplitea; *16'* A. suralis; *17* A. tibialis caudalis; *18* Rr. calcanei, *19* R. articularis des R. caudalis der A. saphena; *20* A. plantaris lateralis; *21* A. plantaris medialis, *22* R. profundus, *23* R. superficialis; *23'* A. digitalis plantaris communis II; *24* A. metatarsea plantaris II; *25* A. umbilicalis; *26* A. iliolumbalis; *27* A. glutaea cranialis; *28* A. obturatoria; *29* A. vaginalis; *30* A. glutaea caudalis; *31* A. pudenda interna; *32* A. sacralis mediana mit Rr. sacrales; *33* A. caudalis mediana

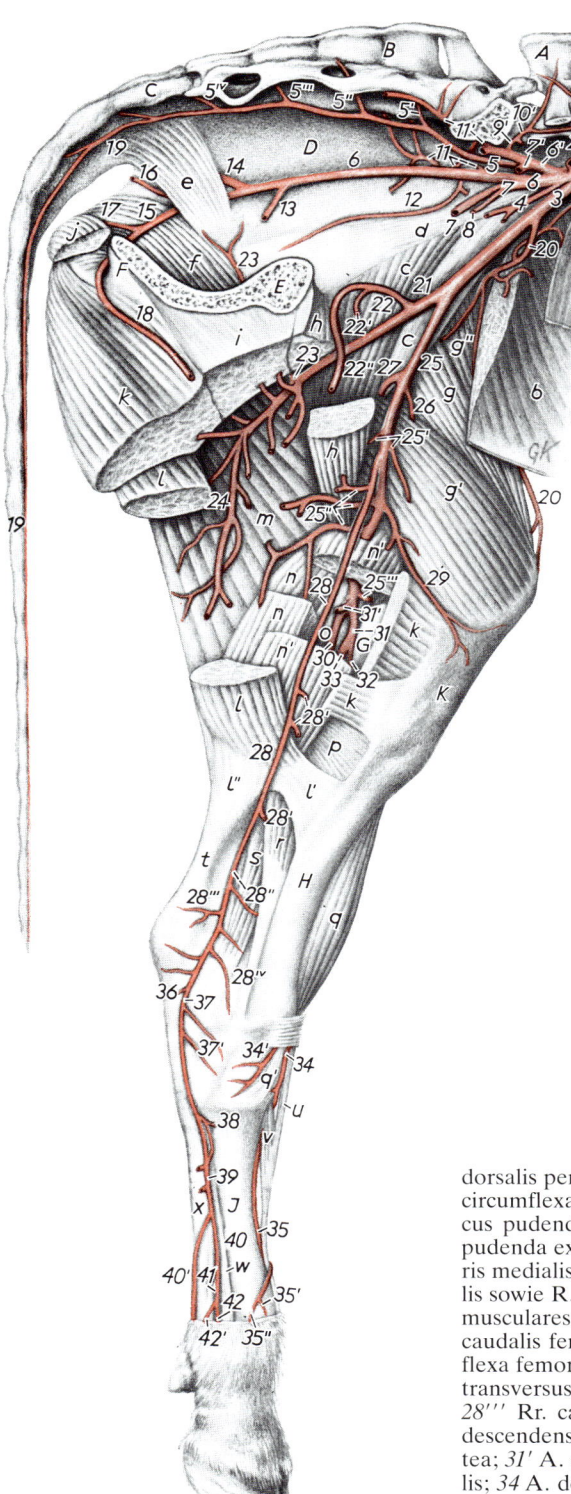

Abb. 113. Arterien der linken Beckengliedmaße eines *Rindes*. Medialansicht. (Nach Wilkens und Badawi, 1962.)

A Vertebra lumbalis VI; *B* Os sacrum; *C* Vertebra caudalis I; *D* Lig. sacrotuberale latum; *E* Os pubis; *F* Os ischii; *G* Condylus medialis ossis femoris; *H* Tibia; *J* Os metatarsale III et IV; *K* Fascia genus

a M. transversus abdominis; *b* M. obliquus internus abdominis; *c* M. iliopsoas; *d* M. psoas minor; *e* M. coccygeus; *f* M. obturatorius externus, Pars intrapelvina; *g, g'* M. quadriceps femoris: *g* M. rectus femoris, *g'* M. vastus medialis; *g''* M. tensor fasciae latae; *h* M. pectineus; *i* Mm. gracilis und adductor; *j* M. ischiocavernosus; *k* M. semimembranosus; *l* M. semitendinosus, *l', k''* Sehnen; *m* M. glutaeobiceps; *n* M. gastrocnemius, lateraler, *n'* medialer Kopf; *o* M. flexor digitalis superficialis; *p* M. popliteus; *q* M. fibularis tertius, *q'* Endsehne; *r* M. flexor digitalis longus; *s* Mm. flexor hallucis longus und tibialis caudalis; *t* Tendo calcaneus communis; *u* Sehnen des M. extensor digitalis longus; *v* M. extensor digitalis brevis; *w* M. interosseus medius; *x* Sehnen der Mm. flexores digitales superficialis und profundus

1 Aorta abdominalis; *1'* A. lumbalis IV dextra; *1''* A. lumbalis V dextra; *2* A. testicularis sinistra; *2'* A. testicularis dextra; *3* A. iliaca externa sinistra; *3'* A. iliaca externa dextra; *4* A. mesenterica caudalis; *5* A. sacralis mediana, *5'–5^{IV}* Rr. sacrales; *6* A. iliaca interna sinistra; *6'* A. iliaca interna dextra; *7* A. umbilicalis sinistra; *7'* A. umbilicalis dextra; *8* A. ductus deferentis; *9'* A. iliolumbalis dextra; *10'* A. lumbalis VI dextra; *11* A. glutaea cranialis sinistra; *11'* A. glutaea cranialis dextra; *12* A. obturatoria; *13* A. prostatica; *14* A. glutaea caudalis; *15* A. penis sowie *16* A. perinealis ventralis als Endäste der A. pudenda interna; *17* A. bulbi penis; *18* A. dorsalis penis; *19* A. caudalis mediana mit Rr. caudales; *20* A. circumflexa ilium profunda; *21* A. profunda femoris; *22* Truncus pudendoepigastricus: *22'* A. epigastrica caudalis, *22''* A. pudenda externa; *23* R. obturatorius; *24* A. circumflexa femoris medialis; *25* A. femoralis; *25'* A. caudalis femoris proximalis sowie R. muscularis für den M. quadriceps femoris; *25''* Rr. musculares der A. saphena, A. caudalis femoris media und A. caudalis femoris distalis; *25'''* A. genus media; *26* A. circumflexa femoris lateralis, R. descendens, *27* R. ascendens mit R. transversus; *28* A. saphena, *28'* Rr. cutanei, *28''* R. caudalis, *28'''* Rr. calcanei, *28^{IV}* R. malleolaris medialis; *29* A. genus descendens; *30* A. tibialis caudalis; *31* A. poplitea; *31'* A. suralis; *32* A. interossea cruris; *33* A. tibialis cranialis; *34* A. dorsalis pedis; *34'* A. tarsea medialis; *35* A. metatarsea dorsalis III; *35'* A. digitalis dorsalis communis III; *35''* A. digitalis dorsalis communis II; *36* A. plantaris lateralis; *37* A. plantaris medialis; *37'* Rr. articulares; *38* R. profundus; *39* R. superficialis; *40* A. digitalis plantaris communis III; *41* Einmündung der transversalen Anastomose der Aa. metatarseae plantares; *42* A. digitalis plantaris propria III abaxialis; *42'* A. digitalis plantaris propria II axialis

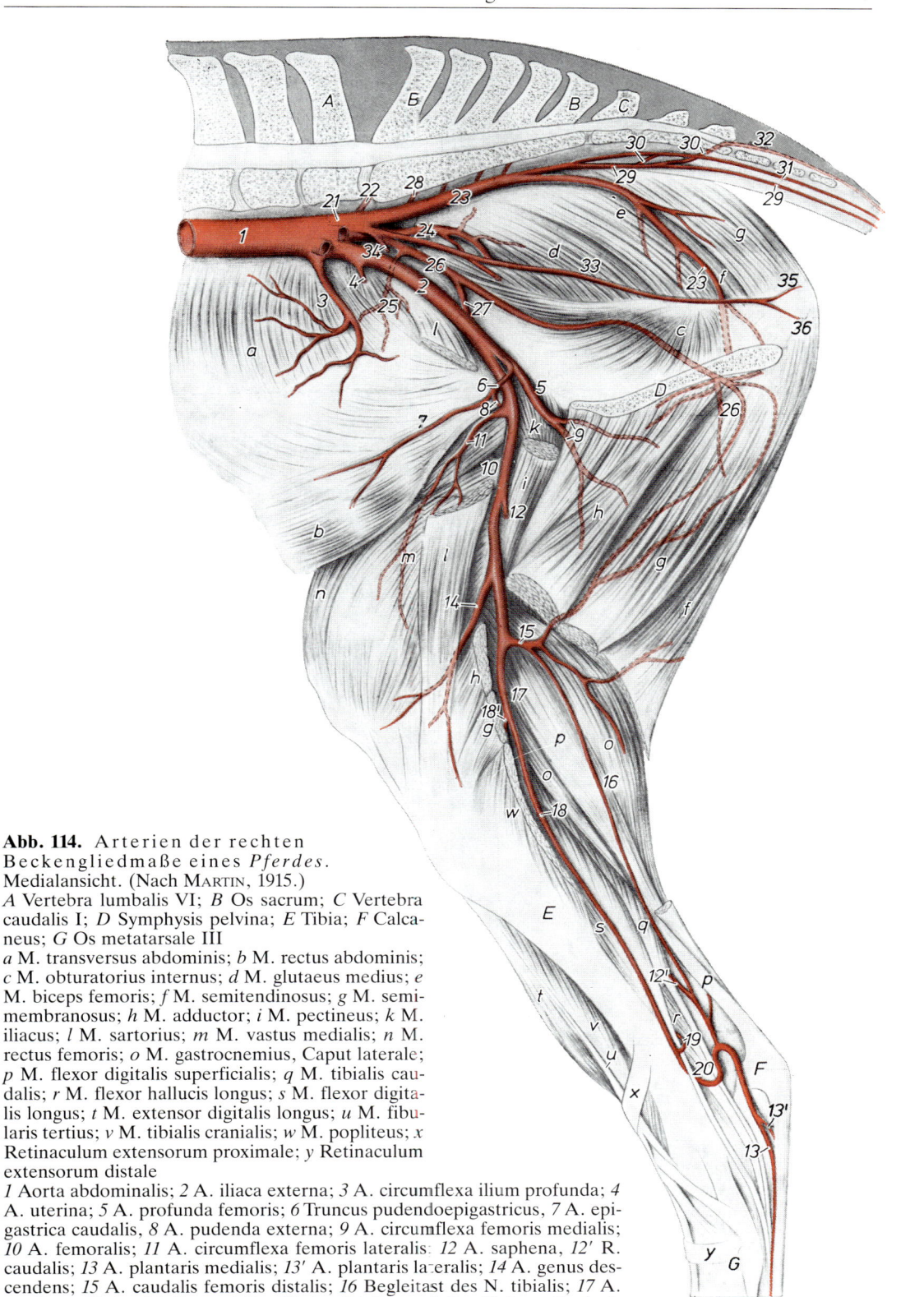

Arterien der Beckengliedmaße 155

Abb. 114. Arterien der rechten Beckengliedmaße eines *Pferdes*. Medialansicht. (Nach Martin, 1915.)

A Vertebra lumbalis VI; *B* Os sacrum; *C* Vertebra caudalis I; *D* Symphysis pelvina; *E* Tibia; *F* Calcaneus; *G* Os metatarsale III

a M. transversus abdominis; *b* M. rectus abdominis; *c* M. obturatorius internus; *d* M. glutaeus medius; *e* M. biceps femoris; *f* M. semitendinosus; *g* M. semimembranosus; *h* M. adductor; *i* M. pectineus; *k* M. iliacus; *l* M. sartorius; *m* M. vastus medialis; *n* M. rectus femoris; *o* M. gastrocnemius, Caput laterale; *p* M. flexor digitalis superficialis; *q* M. tibialis caudalis; *r* M. flexor hallucis longus; *s* M. flexor digitalis longus; *t* M. extensor digitalis longus; *u* M. fibularis tertius; *v* M. tibialis cranialis; *w* M. popliteus; *x* Retinaculum extensorum proximale; *y* Retinaculum extensorum distale

1 Aorta abdominalis; *2* A. iliaca externa; *3* A. circumflexa ilium profunda; *4* A. uterina; *5* A. profunda femoris; *6* Truncus pudendoepigastricus, *7* A. epigastrica caudalis, *8* A. pudenda externa; *9* A. circumflexa femoris medialis; *10* A. femoralis; *11* A. circumflexa femoris lateralis; *12* A. saphena; *12'* R. caudalis; *13* A. plantaris medialis; *13'* A. plantaris lateralis; *14* A. genus descendens; *15* A. caudalis femoris distalis; *16* Begleitast des N. tibialis; *17* A. poplitea; *18* A. tibialis caudalis; *18'* A. tibialis cranialis; *19* A. malleolaris caudalis lateralis; *20* R. anastomoticus mit der A. saphena; *21* A. iliaca interna; *22* A. lumbalis VI; *23* A. glutaea caudalis; *24* A. glutaea cranialis; *25* A. iliolumbalis; *26* A. obturatoria; *27* A. iliacofemoralis; *28* Rr. sacrales; *29* A. caudalis mediana, *30* Rr. caudales; *31* A. caudalis ventrolateralis; *32* A. caudalis dorsolateralis; *33* A. pudenda interna; *34* A. umbilicalis; *35* A. perinealis ventralis; *36* A. bulbi vestibuli

Im distalen Drittel wendet sich die A. tibialis cranialis, weiterhin dem Knochen anliegend, auf die Kranialfläche der Tibia, außer beim *Pfd.*, bei dem sie weiterhin kraniolateral verläuft. Medial der Sehne des langen Zehenstreckers, beim *Pfd.* von dieser bedeckt, zieht die Arterie zur Beugeseite des Tarsalgelenks und geht in die A. dorsalis pedis über.

Gleich nach dem Durchtritt durch die Membrana interossea cruris entläßt die A. tibialis cranialis bei *Flfr., Schw.* und *Rd.* die **A. recurrens tibialis cranialis.** Diese beteiligt sich, proximal gerichtet, an der Bildung des Kniegelenkgeflechts. Bei *Flfr.* gibt die A. tibialis cranialis die **A. nutricia tibiae et fibulae** und bei *Wdk.* die **A. nutricia tibiae** ab. Bei *allen Haussäugetieren* zweigen noch proximal an den Ossa cruris starke Muskeläste ab, die die kraniolateral am Unterschenkel gelegene Muskelgruppe vaskularisieren. Auf halber Länge der Tibia entspringt, außer beim *Schw.*, der **R. superficialis.** Dieser kommt lateral des langen Zehenstreckers in oberflächliche Lage und verläuft fußwärts. Er beteiligt sich, außer beim *Pfd.*, mit an der Bildung der dorsalen oberflächlichen Zehengefäße, wobei er bei der *Ktz.* noch im Bereich des Tarsalgelenks in den R. cranialis der A. saphena medialis einmündet. Distal am Unterschenkel verbindet bei *Schw.* und *Rd.* der **R. perforans** durch die Membrana interossea cruris hindurch die A. tibialis cranialis mit der A. interossea cruris bzw. bei der *Ktz.* der R. interosseus die A. tibialis cranialis mit Malleolarästen der A. caudalis femoris distalis. Bei *Schw.* und *Wdk.* gehen aus dem Endabschnitt der A. tibialis cranialis noch die **Aa. malleolares craniales lateralis** und **medialis** ab.

A. interossea cruris
(*Schw.*: 106/*40*; *Rd.*: 107/*40*; 113/*32*)

Die A. interossea cruris ist ein phylogenetisch altes Gefäß, das im Gegensatz zu der A. tibialis cranialis kaudal entlang der Membrana interossea cruris distal verläuft. Nur bei *Schw.* und *Rd.* ist diese Arterie zu finden, die sich an der Versorgung des tiefen Zehenbeugers beteiligt und beim *Schw.* die **Aa. nutriciae tibiae** und **fibulae** abgibt. Die A. interossea cruris verbindet sich über den R. anastomoticus mit der A. tibialis caudalis. Über den **R. perforans** anastomosiert sie distal durch die Membrana interossea cruris mit der A. tibialis cranialis. Auf gleicher Höhe entläßt sie **Rr. malleolares laterales** und **mediales** an das Tarsalgelenk.

A. dorsalis pedis
(*vgl.*: 105–108/*44*; 119–122/*31*; *Ktz.*: 109/*31*; *Hd.*: 110/*29*; *Schw.*: 111/*18*; *Rd.*: 113/*34*)

Die A. dorsalis pedis setzt die A. tibialis cranialis mit deren Übertritt auf die Tarsalbeuge fort. Sie läuft, von der gleichnamigen Vene und dem N. fibularis profundus begleitet, zum Metatarsus. Sie entläßt, außer beim *Pfd.*, die **A. tarsea lateralis** und die **A. tarsea medialis,** die an die entsprechende Seite des Tarsalgelenks ziehen, wobei sich die laterale Arterie bei der *Ktz.* mit der A. caudalis femoris distalis verbindet. Beim *Schw.* entspringt aus der A. tarsea lateralis die **A. tarsea perforans proximalis,** die zwischen Talus und Kalkaneus hindurch mit der A. plantaris lateralis anastomosiert. Außer beim *Flfr.*, gibt die A. dorsalis pedis die **A. tarsea perforans** bzw. beim *Schw.* die **A. tarsea perforans distalis** ab. Diese Arterie zieht durch den Can. tarsi zur Planta pedis und nimmt hier mit dem Arcus plantaris profundus Verbindung auf. Beim *Rd.* gelangt sie dabei aus dem Can. tarsi zwischen die proximalen Gelenkflächen der verwachsenen Ossa metatarsalia III et IV und weiter zwischen beiden Knochen zur Planta pedis. Distal des Tarsalgelenks erreicht bei *Flfr.* die A. dorsalis pedis den Metatarsus dorsomedial und endet hier mit Abgabe der querverlaufenden A. arcuata, aus der die Aa. metatarseae dorsales hervorgehen. Bei *Schw., Wdk.* und *Pfd.* geht die A. dorsalis pedis in die A. metatarsea dorsalis III über.

Arterien am Hinterfuß der Fleischfresser[*]

Plantare Arterien
(*Ktz.*: 109/*30*;
Hd.: 92; 105; 110/*20–24, 32*; 115)

Der R. caudalis der A. saphena entläßt bei *Flfr.* proximal am Tarsus die A. plantaris lateralis sowie kurz danach allein beim *Hd.* die A. plantaris medialis und setzt sich selbst an der Planta distal weiter fort. Die A. plantaris medialis teilt sich beim *Hd.* in

---
[*] Allgemeingültige Erläuterungen über Topographie und Nomenklatur der Blutgefäße am Fuß wurden bereits auf S. 97 ff. gegeben.

den schwachen R. superficialis und den stärkeren R. profundus. Die A. plantaris lateralis geht bei *Ktz.* und *Hd.* ohne Abgabe eines R. superficialis in den R. profundus über. Beim *Hd.* vereinigen sich die Rr. profundi unter Beteiligung des kräftigen **R. perforans proximalis II** zum **Arcus plantaris profundus,** während bei der *Ktz.* der R. profundus der A. plantaris lateralis mit dem R. perforans proximalis II allein den Arcus plantaris profundus bildet. Aus diesem Bogen entspringen bei *Ktz.* und *Hd.* die **Aa. metatarseae plantares II–IV,** die über die **Rr. perforantes distales** mit den dorsalen Metatarsalarterien verbunden sind und in die gleichzähligen plantaren gemeinsamen Zehenarterien einmünden.

Der nur beim *Hd.* ausgebildete R. superficialis der A. plantaris medialis geht in die **A. digitalis plantaris communis I** über. Diese entläßt die nur schwache **A. digitalis plantaris propria II abaxialis** sowie bei Ausbildung der 1. Zehe auch die **A. digitalis plantaris propria I axialis.** Der R. caudalis der A. saphena verläuft medial zwischen den Beugesehnen und teilt sich an der distalen Hälfte des Metatarsus in die **Aa. digitales plantares communes II–IV.** Diese vereinigen sich proximal der Zehengrundgelenke mit den plantaren Metatarsalarterien, verbinden sich distal der Zehengrundgelenke über die **Aa. interdigitales** mit den gleichzähligen dorsalen gemeinsamen Zehenarterien und entlassen kurz darauf die axialen **Aa. digitales plantares propriae.** Die abaxialen plantaren besonderen Zehenarterien entstehen jeweils über die **Rr. plantares,** vor allem an den Phalanges proximales. Nur selten werden diese Arterien von den zugeordneten plantaren gemeinsamen Zehenarterien abgegeben.

Dorsale Arterien
(*Ktz.*: 109/*29, 31, 32;*
Hd.: 92; 105; 110/*18, 19, 29–32;* 119)

Die A. dorsalis pedis entläßt bei *Flfr.* im Bereich der Tarsometatarsalgelenke die transversal verlaufende und den Knochen anliegende **A. arcuata,** die bei der *Ktz.* mit der A. caudalis femoris distalis anastomosiert. Aus der A. arcuata entspringen die **Aa. metatarseae dorsales II–IV.** Von diesen bildet die A. metatarsea dorsalis II über den **R. perforans proximalis II** den Hauptzufluß von der A. dorsalis pedis zum Arcus plantaris profundus. Die Rr. perforantes distales sind alle vorhanden. Die dorsalen Metatarsalarterien enden distal am Metatarsus in den gleichzähligen dorsalen gemeinsamen Zehenarterien.

Der R. cranialis der A. saphena gibt bei der *Ktz.* aus zwei Gabelästen, beim *Hd.* nacheinander die **Aa. digitales dorsales communes I–IV** ab, die nach Aufnahme der dorsalen Metatarsalarterien und nach Verbindung mit den Aa. interdigitales die **Aa. digitales dorsales propriae** entlassen. Aus der A. digitalis dorsalis communis IV entspringt bei der *Ktz.* die **A. digitalis dorsalis V abaxialis,** die beim *Hd.* aus dem R. superficialis der A. tibialis cranialis hervorgeht.

Arterien am Hinterfuß des Schweines

Plantare Arterien
(*Schw.*: 106; 111/*14, 19, 20;* 116)

Der R. caudalis der A. saphena entläßt beim *Schw.* distal des Sustentaculum tali die A. plantaris lateralis sowie kurz danach die A. plantaris medialis und setzt sich selbst an der Planta distal weiter fort. In Höhe der Artt. tarsometatarseae teilt sich jede Plantararterie in den R. profundus und den R. superficialis. Die Rr. profundi vereinigen sich proximal am Metatarsus zum **Arcus plantaris profundus,** der auch die A. tarsea perforans distalis aufnimmt. Aus diesem Bogen entspringen die **Aa. metatarseae plantares II–IV.** Aus den **Rr. perforantes proximales II** und **IV** gehen am Fußrücken die Aa. metatarseae dorsales II und IV hervor. Der allein ausgebildete **R. perforans distalis III** verbindet sich mit der A. metatarsea dorsalis III. Ohne jeweils mit der gleichzähligen plantaren gemeinsamen Zehenarterie Verbindung aufzunehmen, vereinigen sich die zweite und vierte plantare Metatarsalarterie distal am Metatarsus mit der dritten plantaren Metatarsalarterie und münden mit dieser in die dritte plantare gemeinsame Zehenarterie.

Der distal weiterziehende R. caudalis der A. saphena läuft an der oberflächlichen Beugesehne entlang und verbindet sich distal am Metatarsus nach Art eines oberflächlichen Bogens mit dem R. superficialis der A. plantaris medialis und dem der A. plantaris lateralis. Hieraus entspringen die **Aa. digitales plantares communes II–IV,** die kurz darauf die axialen **Aa. digitales plantares propriae** entlassen. Die abaxialen plantaren besonderen Zehenarterien ent-

158 Arterien

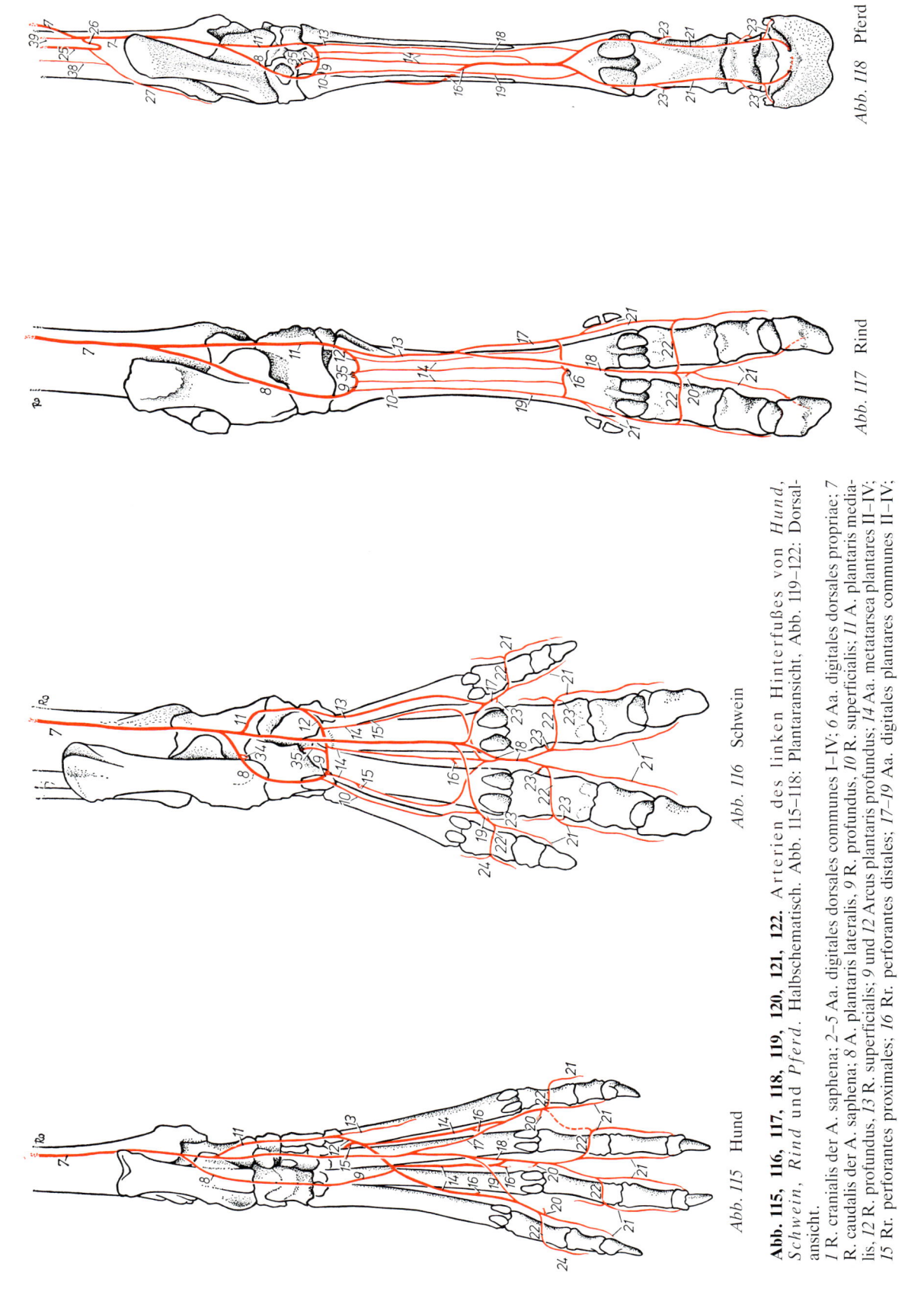

Abb. 115 Hund

Abb. 116 Schwein

Abb. 117 Rind

Abb. 118 Pferd

Abb. 115, 116, 117, 118, 119, 120, 121, 122. Arterien des linken Hinterfußes von *Hund, Schwein, Rind* und *Pferd*. Halbschematisch. Abb. 115–118: Dorsalansicht, Abb. 119–122: Plantaransicht.

1 R. cranialis der A. saphena; *2–5* Aa. digitales dorsales communes I–IV; *6* Aa. digitales dorsales propriae; *7* R. caudalis der A. saphena; *8* A. plantaris lateralis; *9* R. profundus; *10* R. superficialis; *11* A. plantaris medialis; *12* Arcus plantaris profundus; *9* und *12* Arcus plantaris profundus; *13* R. superficialis; *14* Aa. metatarsea plantares II–IV; *15* Rr. perforantes proximales; *16* Rr. perforantes distales; *17–19* Aa. digitales plantares communes II–IV;

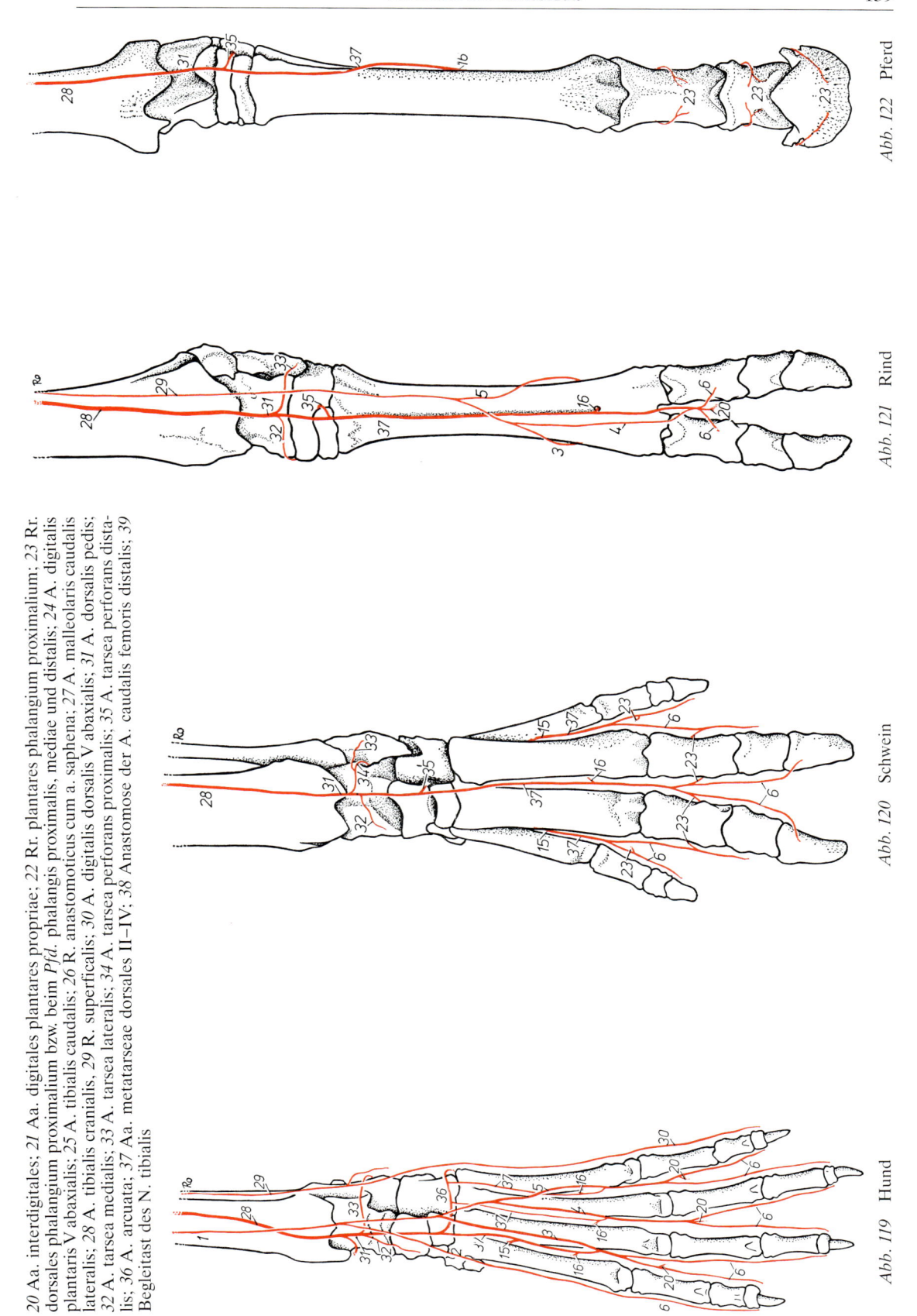

Arterien am Hinterfuß 159

20 Aa. interdigitales; 21 Aa. digitales plantares propriae; 22 Rr. plantares phalangium proximalium; 23 Rr. dorsales phalangium proximalium bzw. beim *Pfd.* phalangis proximalis, mediae und distalis; 24 A. digitalis plantaris V abaxialis; 25 A. tibialis caudalis; 26 R. anastomoticus cum a. saphena; 27 A. malleolaris caudalis lateralis; 28 A. tibialis cranialis; 29 R. superficialis; 30 A. digitalis dorsalis V abaxialis; 31 A. dorsalis pedis; 32 A. tarsea medialis; 33 A. tarsea lateralis; 34 A. tarsea perforans proximalis; 35 A. tarsea perforans distalis; 36 A. arcuata; 37 Aa. metatarseae dorsales II–IV; 38 Anastomose der A. caudalis femoris distalis; 39 Begleitast des N. tibialis

Abb. 122 Pferd

Abb. 121 Rind

Abb. 120 Schwein

Abb. 119 Hund

stehen jeweils über die **Rr. plantares** der Phalanges proximales. Die interdigitalen Verbindungen werden von den **Rr. dorsales** der jeweiligen Phalanx proximalis übernommen.

Dorsale Arterien
(*Schw.*: 106; 111/*14''*, *18;* 120)

Die A. dorsalis pedis geht beim *Schw.* nach Abgabe der A. tarsea perforans distalis zum Arcus plantaris profundus in die **A. metatarsea III** über, die durch den R. perforans distalis III mit der gleichzähligen plantaren Metatarsalarterie verbunden ist. Die **Aa. metatarseae dorsales II** und **IV** gehen aus den zugehörigen Rr. perforantes proximales hervor, ohne am Fußrücken proximale Zuflüsse zu besitzen.

Oberflächliche Arterien fehlen am Fußrücken. Deshalb entspringen die **Aa. digitales dorsales propriae** direkt aus den Aa. metatarseae dorsales. Die abaxialen Arterien der 3. und 4. Zehe reichen nur bis zur Phalanx media und werden distal davon, wie auch die abaxialen Arterien der 2. und 5. Zehe, durch die Rr. dorsales der plantaren besonderen Zehenarterien vertreten.

Arterien am Hinterfuß der Wiederkäuer

Plantare Arterien
(*Schf.*: 112/*13'*, *18–24;*
Rd.: 107; 113/*28''*, *28'''*, *28^{IV}*, *36–42';* 117)

Der R. caudalis der A. saphena gabelt sich bei *Wdk.* proximal vom Sustentaculum tali in die A. plantaris medialis und die A. plantaris lateralis. Proximal am Metatarsus teilt sich jede Plantararterie in den R. profundus und den R. superficialis. Die Rr. profundi vereinigen sich in Höhe des Can. metatarsi proximalis zum **Arcus plantaris profundus,** der auch bei *Wdk.* über die A. tarsea perforans (distalis) Zufluß erhält. Aus dem Bogen entspringen die **Aa. metatarseae plantares II–IV,** die distal am Metatarsus über eine transversale Anastomose miteinander sowie seitlich mit der dritten und vierten plantaren gemeinsamen Zehenarterie verbunden sind. Durch den Can. metatarsi distalis verbindet der **R. perforans distalis III** die transversale Anastomose mit der A. metatarsea dorsalis III.

Der R. superficialis der A. plantaris medialis teilt sich in der distalen Hälfte des Metatarsus in unterschiedlicher Höhe in die

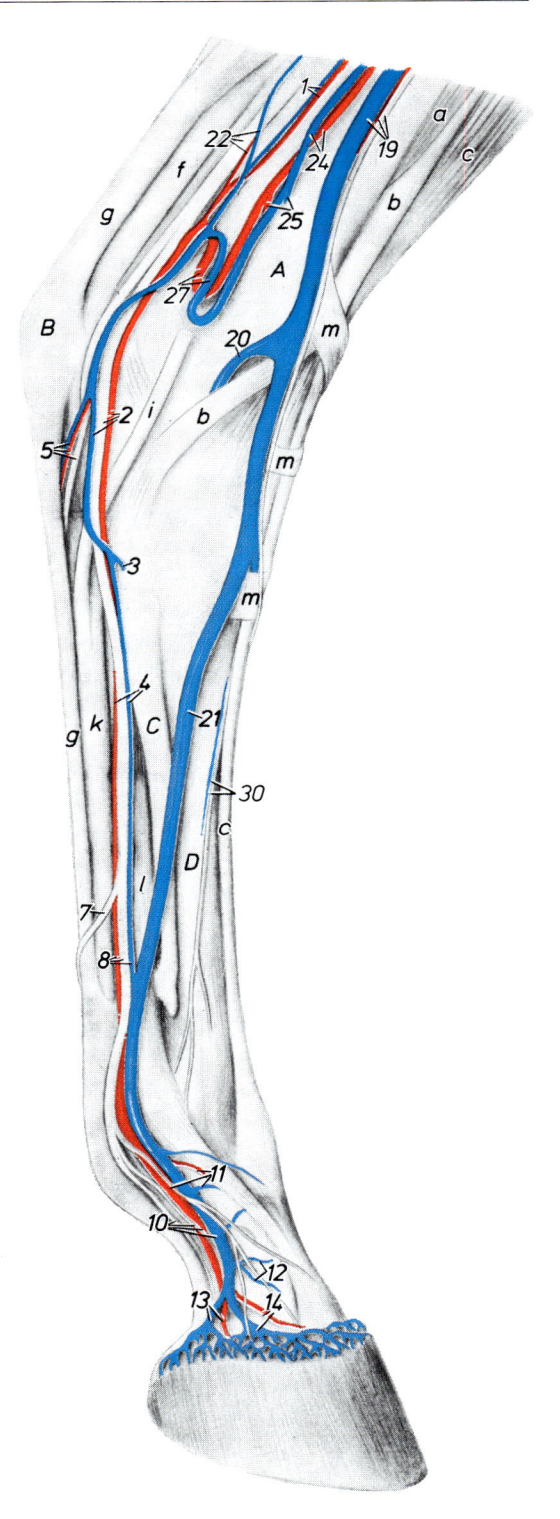

Abb. 123. Arterien und Venen des linken Hinterfußes eines *Pferdes*. Medialansicht. (Nach Martin, 1915.) Legende s. Abb. 124.

Aa. digitales plantares communes II und **III**. Beim *Rd.* kann die Teilung gelegentlich auch weiter proximal erfolgen oder sogar bereits auf die A. plantaris medialis verlagert sein. Der R. superficialis der A. plantaris lateralis geht distal am Metatarsus in die **A. digitalis plantaris communis IV** über. In die zweite und vierte plantare gemeinsame Zehenarterie mündet die transversale Anastomose der plantaren Metatarsalarterien, und die dritte plantare gemeinsame Zehenarterie erhält über die **A. interdigitalis III** von der dritten dorsalen gemeinsamen Zehenarterie starken Zufluß. Die Aa. digitales plantares communes teilen sich in die **Aa. digitales plantares propriae.**

Dorsale Arterien
(*Rd.:* 107; 113/*34–35"*; 121)

Die A. dorsalis pedis geht bei *Wdk.* nach Abgabe der A. tarsea perforans (distalis) in die **A. metatarsea dorsalis III** über, die die stärkste Fußarterie darstellt. Über den R. perforans distalis ist sie mit der transversalen Anastomose der plantaren Metatarsalarterien verbunden und vereinigt sich distal der Zehengrundgelenke mit der nur schwachen A. digitalis dorsalis communis III.

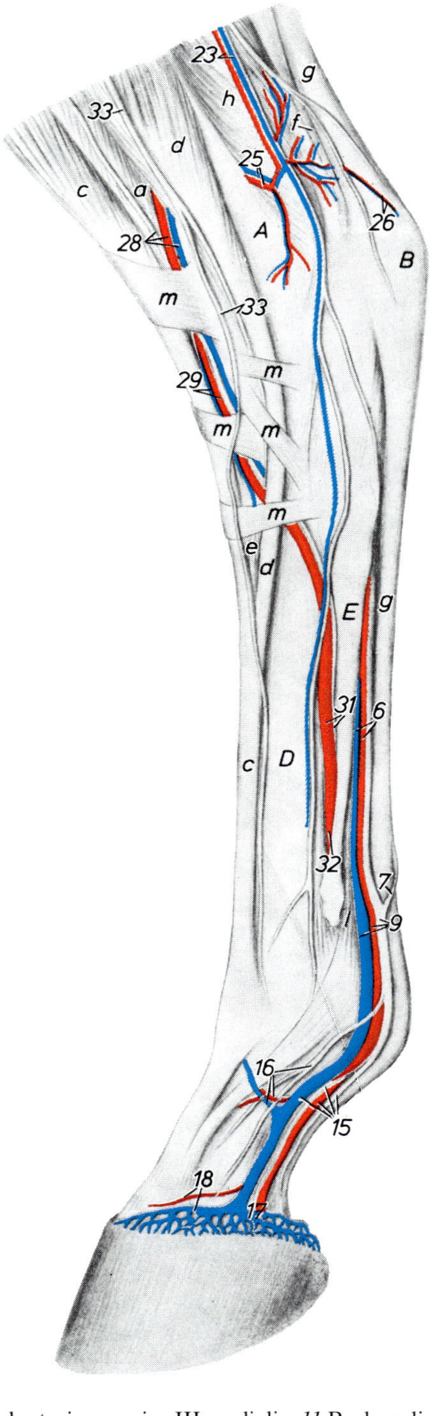

Abb. 124. Arterien und Venen des linken Hinterfußes eines *Pferdes*. Lateralansicht. (Nach MARTIN, 1915.)
A Tibia; *B* Tuber calcanei; *C* Os metatarsale II; *D* Os metatarsale III; *E* Os metatarsale IV
a M. tibialis cranialis; *b* M. fibularis tertius; *c* M. extensor digitalis longus; *d* M. extensor digitalis lateralis; *e* M. extensor digitalis brevis; *f* Sehne des M. gastrocnemius; *g* M. flexor digitalis superficialis; *h* M. flexor hallucis longus und M. tibialis caudalis; *i* Sehne des M. flexor digitalis longus; *k* Sehne des M. flexor digitalis profundus; *l* M. interosseus medius; *m* Retinacula extensoria
1 A. saphena, R. caudalis, und V. saphena medialis, R. caudalis; *2* A. und V. plantaris medialis mit N. plantaris medialis, *3* R. profundus, *4* R. superficialis; *5* A. und V. plantaris lateralis mit N. plantaris lateralis, *6* R. superficialis, *7* R. communicans; *8* A. und V. digitalis plantaris communis II mit N. digitalis plantaris communis II; *9* A. und V. digitalis plantaris communis III mit N. digitalis plantaris communis III; *10* A. und V. digitalis plantaris propria III medialis mit N. digitalis plantaris proprius III medialis, *11* R. dorsalis phalangis proximalis mit R. dorsalis, *12* R. dorsalis phalangis mediae, *13* R. tori digitalis; *14* A. und V. coronalis; *15* A. und V. digitalis plantaris propria III lateralis mit N. digitalis plantaris und propria III lateralis, *16* R. dorsalis phalangis proximalis mit R. dorsalis, *17* R. tori digitalis; *18* A. und V. coronalis; *19* A. saphena, R. cranialis, und V. saphena medialis, R. cranialis, mit N. saphenus; *20* R. anastomoticus; *21* V. digitalis dorsalis communis II; *22* N. tibialis mit Begleitgefäßen; *23* V. saphena lateralis, R. caudalis, mit Begleitarterie und N. cutaneus surae caudalis; *24* A. und V. tibialis caudalis; *25* A. und V. malleolaris caudalis lateralis, *26* Rr. calcanei, *27* R. anastomoticus; *28* A. und V. tibialis cranialis mit N. fibularis profundus; *29* A. und V. dorsalis pedis; *30* V. metatarsea dorsalis II mit N. metatarseus dorsalis II; *31* A. metatarsea dorsalis III mit N. metatarseus dorsalis III, *32* R. perforans distalis; *33* N. fibularis superficialis

Die **A. digitalis dorsalis communis III** geht neben den beim *Rd.* vorkommenden rudimentären **Aa. digitales dorsales communes II** und **IV** in halber Länge des Metatarsus aus dem ebenfalls nur schwachen R. superficialis der A. tibialis cranialis hervor. Die durch die A. metatarsea dorsalis III verstärkte A. digitalis dorsalis communis III entläßt die starke **A. interdigitalis III** sowie die rudimentären **Aa. digitales dorsales propriae III** und **IV axiales**.

Arterien am Hinterfuß des Pferdes

Plantare Arterien
(*Pfd.:* 108; 118; 123; 124)

Der R. caudalis der A. saphena erhält proximal des Tarsalgelenks den Begleitast des N. tibialis als Zustrom aus der A. caudalis femoris (distalis) und ist über eine S-förmige Anastomose mit der A. tibialis caudalis verbunden. In Höhe des Sustentaculum tali gabelt sich der R. caudalis der A. saphena in die Aa. plantares medialis und lateralis. Proximal am Metatarsus teilt sich jede Plantararterie in den R. profundus und den R. superficialis. Die Rr. profundi vereinigen sich unter Aufnahme der A. tarsea perforans (distalis) zum **Arcus plantaris profundus**. Aus diesem Bogen gehen die **Aa. metatarseae plantares II** und **III** hervor. In der distalen Hälfte des Metatarsus verbinden sich die beiden plantaren Metatarsalarterien mit dem starken **R. perforans distalis**. Dieser arterielle Gefäßzusammenschluß gabelt sich proximal der Gleichbeine, und die Gabeläste vereinigen sich jeweils mit der **A. digitalis plantaris communis II** bzw. mit der **A. digitalis plantaris communis III,** die die schwache Fortsetzung des R. superficialis der A. plantaris medialis bzw. der A. plantaris lateralis darstellen. Aus der Vereinigung geht die **A. digitalis [plantaris propria III] medialis** bzw. die **A. digitalis [plantaris propria III] lateralis** hervor.

Dorsale Arterien
(*Pfd.:* 108; 122; 123; 124; 206/2)

Die A. dorsalis pedis entläßt die A. tarsea perforans (distalis) und geht in die **A. metatarsea dorsalis III** über. Deren Verlauf wird vom weiterhin starken **R. perforans distalis**, der das Blut dem plantaren System zuleitet, fortgesetzt. Dabei erfolgt der Durchtritt des R. perforans distalis zwischen Os metatarsale III und Os metatarsale IV allmählich schräg distoplantar. Proximal der Durchtrittstelle kann in der Rinne zwischen den genannten Knochen an der A. metatarsea dorsalis III die Pulsation gefühlt werden. Der Dorsalbereich der Zehe wird ähnlich wie an der Schultergliedmaße nur von **Rr. dorsales phalangis proximalis, mediae** und **distalis** der beiden plantaren Zehenarterien versorgt.

Arterien von Becken und Schwanz

A. iliaca interna
(*vgl.:* 85–88/67; 105–108/3; 136–143/19;
Ktz.: 91/32; 109/9; *Hd.:* 110/33;
Schw.: 98/29; 111/21;
Schf.: 101/26; 112/7; *Rd.:* 113/6; 144/9;
Pfd.: 50/30; 104/19; 114/21)

Die A. iliaca interna entspringt noch kranial vom Promontorium aus der Aorta abdominalis, bei *Flfr.* ventral des 7., bei *Schw.* und *Wdk.* des 6. und beim *Pfd.* des 4.–5. Lendenwirbels und zieht über die ventromediale Fläche des M. iliopsoas in die Beckenhöhle. Beim *Pfd.* entläßt sie die gleichseitigen Aa. lumbales V und VI und teilt sich bereits kurz danach in Höhe des 5.–6. Lendenwirbels in die A. glutaea caudalis und in die A. pudenda interna. Bei *Flfr.* gibt die A. iliaca interna zunächst die A. umbilicalis ab und teilt sich beim *Hd.* dicht kranial der Basis des Kreuzbeins in die A. glutaea caudalis und in die A. pudenda interna. Bei der *Ktz.* entläßt sie vor der Teilung, die erst in Höhe der Inc. ischiadica major erfolgt, die A. glutaea cranialis. Bei *Schw.* und *Wdk.* entläßt die A. iliaca interna beim Eintritt in die Beckenhöhle die A. umbilicalis, medial beim Überqueren der Darmbeinsäule die A. iliolumbalis und beim *Schw.* auch die A. prostatica bzw. die A. vaginalis sowie bei *Wdk.* kaudal der Darmbeinsäule die A. glutaea cranialis und beim *Schf.* die A. obturatoria. Die A. iliaca interna tritt dann beim *Schw.* im Bereich der Inc. ischiadica major durch das Lig. sacrotuberale latum an dessen laterale Fläche. Hier entläßt sie beim *Schw.* die A. glutaea cranialis. Bei *Wdk.* gibt sie in Höhe des Hüftgelenks die A. prostatica bzw. die A. vaginalis ab. Im Bereich der Inc. ischiadica minor teilt sich dann bei *Schw.* und *Wdk.* die A. iliaca interna in die A. glutaea caudalis und die A. pudenda interna. Zuvor entläßt sie noch Äste an die Rotatoren des Hüftgelenks.

Das Ende der A. iliaca interna und damit der Anfang der A. pudenda interna ist phylogenetisch durch den Abgang der A. glutaea caudalis festgelegt, da diese dem Anfangsabschnitt der z. B. bei den *Vögeln* noch vollständig ausgebildeten A. ischiadica homolog ist. Aus obiger Darstellung ergibt sich, daß die A. iliaca interna bei *Flfr.* und *Pfd.* nur kurz ist. Dadurch besteht bei *Flfr.* und *Pfd.* ein „langer", bei *Schw.* und *Wdk.* ein „kurzer Pudendatyp". Somit entspringen als „Viszeralgefäße" die A. umbilicalis beim *Pfd.* sowie die A. prostatica bzw. die A. vaginalis bei *Flfr.* und *Pfd.* jedoch bereits aus der A. pudenda interna. Als „Parietalgefäße" gehen die A. iliolumbalis und die A. glutaea cranialis, bei *Hd.* und *Pfd.* direkt oder indirekt, aus der A. glutaea caudalis hervor.

A. glutaea cranialis
(*vgl.*: 85–88/70; 105–108/6; 136–143/26; *Hd.*: 110/36; *Schw.*: 111/26; *Schf.*: 112/27; *Rd.*: 113/11; 144/15; *Pfd.*: 50/32; 114/24)

Die A. glutaea cranialis entspringt bei *allen Haussäugetieren* medial am Darmbein, und zwar bei *Ktz., Schw.* und *Wdk.* aus der A. iliaca interna, bei *Hd.* und *Pfd.* aus der A. glutaea caudalis. Bei der *Ktz.* und meistens beim *Pfd.* entläßt sie die A. obturatoria und die A. iliolumbalis. Im dorsalen Bereich der Inc. ischiadica major wendet sich die A. glutaea cranialis um den Kaudalrand des Darmbeins lateral und verzweigt sich mit mehreren divergierenden Ästen in der Glutäenmuskulatur, bei *Wdk.* auch im M. glutaeobiceps sowie beim *Schw.* über die Lendenzacke des M. glutaeus medius auch im M. longissimus dorsi.

A. iliolumbalis
(*vgl.*: 85–88/69; 105–108/7; 136–143/25; *Hd.*: 110/35; *Schf.*: 112/26; *Rd.*: 113/10; *Pfd.*: 50/33; 114/25)

Die A. iliolumbalis geht bei *Ktz.* und *Pfd.* aus der A. glutaea cranialis, beim *Hd.* aus der A. glutaea caudalis und bei *Schw.* und *Wdk.* aus der A. iliaca interna hervor. Der Ursprung der A. iliolumbalis kann aber bei *allen Haussäugetieren* auch variabel aus einem anderen der drei genannten Gefäße erfolgen. Sie verläuft zwischen Darmbein und M. iliopsoas in Richtung auf das Tuber coxae zu und entläßt dabei Äste an den M. iliopsoas, den M. psoas minor und an das Darmbein. Kaudoventral vom Tuber coxae wendet sie sich um den Lateralrand des Darmbeins, bei *Flfr.* und *Pfd.* mit Ästen an den M. tensor fasciae latae, bei *Flfr.* an den M. sartorius, bei der *Ktz.* noch an den M. rectus femoris und an den M. vastus lateralis. Nur bei *Flfr.* und *Pfd.* setzt sie sich auf die laterale Seite des Darmbeinflügels fort und verzweigt sich im M. glutaeus medius, bis in dessen Lendenzacke sie beim *Pfd.* zu verfolgen ist, und beim *Hd.* auch im M. glutaeus profundus. Bei *Schw.* und *Wdk.* versorgt die schwache A. iliolumbalis nur die innere Lendenmuskulatur.

A. obturatoria
(*vgl.*: 105–108/8; 136–143/27; *Schf.*: 112/28; *Rd.*: 113/12; *Pfd.*: 88/71; 114/26)

Die A. obturatoria entspringt bei *Ktz.* und *Pfd.*, als schwaches Gefäß auch bei der *Zg.* und manchmal beim *Rd.*, aus der A. glutaea cranialis, beim *Schw.* als kleines Gefäß aus der A. iliolumbalis und beim *Schf.* aus der A. iliaca interna. Beim *Hd.* und meist beim *Rd.* fehlt diese Arterie. Die A. obturatoria zieht mit dem N. obturatorius entlang der Darmbeinsäule, beim *Schw.* entlang der Darmbeinsäulenportion der Pars intrapelvina m. obturatorii externi bzw. beim *Pfd.* entlang jener des M. obturatorius internus, zum kranialen Rand des For. obturatum, den sie bei der *Zg.* nur selten erreicht. Beim *Pfd.* gibt sie noch dorsal des Tuberculum m. psoas minoris die A. iliacofemoralis ab. Dem Lateralrand des For. obturatum folgend, verläßt die A. obturatoria die Beckenhöhle und anastomosiert bei *Ktz., Schw.* und *Schf.* mit dem R. obturatorius der A. profunda femoris. Beim *Schf.* liegt die Verbindung am kraniolateralen Rand der Pars intrapelvina m. obturatorii externi. In diesem Bereich versorgt sie im wesentlichen diesen Muskel und den M. sacrocaudalis ventralis lateralis. Beim *Pfd.* entläßt sie ventral der Tabula ischiadica die A. penis media bzw. die A. clitoridis media und läuft unter Abgabe von Ästen an die Rotatoren des Hüftgelenks und die langen Sitzbeinmuskeln sowie zwischen diesen bis in Höhe des Kniegelenks distal.

A. iliacofemoralis

(*Pfd.*: 88/72; 108/*19'*; 114/27)

Die A. iliacofemoralis ist nur beim *Pfd.* ausgebildet und vertritt den R. transversus sowie den R. ascendens der A. circumflexa femoris lateralis der *anderen Haussäugetiere*. Sie entspringt dorsal vom Tuberculum m. psoas minoris aus der A. obturatoria und zieht, begleitet von der gleichnamigen paarigen Vene, über die Kranialfläche der Darmbeinsäule an deren kraniolaterale Kante. Sie entläßt mehrere Zweige an den M. iliopsoas, ein nutritives Gefäß in die Darmbeinsäule sowie auch Zweige an das Hüftgelenk und anastomosiert wie der R. transversus der A. circumflexa femoris lateralis der *anderen Haussäugetiere* um den Oberschenkelhals herum mit der A. circumflexa medialis. Zuvor entläßt die A. iliacofemoralis den **R. ascendens,** der mit Zweigen zu den Mm. tensor fasciae latae, quadriceps femoris, glutaeus medius, glutaeus superficialis und durch den letztgenannten zum M. biceps femoris gelangt.

A. glutaea caudalis

(*vgl.*: 85–88/*68*; 105–108/*5*; 136–143/*24*;
Ktz.: 109/*12*; *Hd.*: 110/*34*;
Schw.: 98/*33*; 111/*29*; *Schf.*: 112/*30*;
Rd.: 113/*14*; 144/*16*; *Pfd.*: 50/*31*; 114/*23*)

Die A. glutaea caudalis wird beim *Hd.* an der Basis des Kreuzbeins, bei der *Ktz.* in Höhe der Inc. ischiadica major, bei *Schw.* und *Wdk.* der Inc. ischiadica minor und beim *Pfd.* schon in Höhe des 5.–6. Lendenwirbels als der eine der beiden Endäste der A. iliaca interna entlassen.

Bei *Hd.* und *Ktz.* verläuft sie ventral des Kreuzbeins in kaudaler Richtung, überquert medial die Mm. piriformis und glutaeus superficialis und biegt im Bereich der Inc. ischiadica minor, beim *Hd.* kranioventral des Lig. sacrotuberale, lateral um. Kranial vom Kreuzbeinflügel entläßt sie beim *Hd.* die A. iliolumbalis und medial von diesem die A. glutaea cranialis. Bevor sie lateral abbiegt, gibt sie bei *Hd.* und *Ktz.* die **A. caudalis lateralis superficialis** sowie bei *Flfr.* und *Schw.* die **A. perinealis dorsalis** ab. Außerdem entspringen hier Äste, die sich in den Rotatoren des Hüftgelenks verzweigen, sowie eine besondere Begleitarterie für den N. ischiadicus, die **A. comitans n. ischiadici.**

Bei *Schw.* und *Wdk.* zieht die A. glutaea caudalis gleich nach ihrem Ursprung im Bereich der Inc. ischiadica minor lateral, wobei sie bei *kl. Wdk.* zunächst durch das Gefäßloch im breiten Beckenband treten muß.

Beim *Pfd.* entläßt die A. glutaea caudalis kurz nach ihrem Ursprung die A. glutaea cranialis ventral der Art. sacroiliaca, neben der gelegentlich auch die A. iliolumbalis und die A. obturatoria entspringen können. Ventromedial der Ala ossis sacri gelangt die A. glutaea caudalis an das breite Beckenband, das sie ventral des 2. oder 3. Kreuzbeinsegments in lateraler Richtung durchbohrt. An das Kreuzbein gibt sie drei bis vier Rr. sacrales ab. Die linke oder rechte A. glutaea caudalis entläßt ventral vom 3. Kreuzbeinsegment die A. caudalis mediana und in Höhe des 4.–5. Kreuzbeinsegments jederseits die A. caudalis ventrolateralis, die zugleich den fünften bzw. vierten und fünften R. sacralis bildet.

Bei *allen Haussäugetieren* verzweigt sich die A. glutaea caudalis mit kräftigen divergierenden Muskelästen in den Mm. glutaei, bei der *Ktz.* auch im M. abductor cruris cranialis, sowie in den Wirbel- und Beckenköpfen der langen Sitzbeinmuskeln und in der Haut des Gesäßes. Sie erreicht die ventralen und lateralen Schwanzmuskeln, beim *Pfd.* auch den M. multifidus und den M. rectococcygeus. Innerhalb der genannten Muskeln bestehen Verbindungen zu Ästen der A. glutaea cranialis, A. caudalis femoris proximalis, A. profunda femoris bzw. A. circumflexa femoris medialis.

A. pudenda interna

(*vgl.*: 85–88/*75*; 105–108/*4*; 136–143/*29*;
Ktz.: 109/*11*; *Hd.*: 110/*38*; *Schw.*: 111/*27*;
Schf.: 112/*31*; *Rd.*: 113/*15, 16*; 144/*21*;
Pfd.: 50/*35*; 104/*20*; 114/*33*)

Die A. pudenda interna ist neben der A. glutaea caudalis der zweite Teilungsast der A. iliaca interna, der in der Beckenhöhle die Verlaufsrichtung dieser Arterie fortsetzt. Wie bei der A. iliaca interna beschrieben (s. S. 163), wird zwischen dem „langen Pudendatyp" bei *Flfr.* und *Pfd.* sowie dem „kurzen Pudendatyp" bei *Schw.* und *Wdk.* unterschieden. Bei *Flfr.* und *Pfd.* hat damit die A. pudenda interna zunächst in der Beckenhöhle den gleichen Verlauf wie die A. iliaca interna bei *Schw.* und *Wdk.* Die A. pudenda interna entläßt die A. umbilicalis nur beim *Pfd.* und die A. prostatica bzw. A. vaginalis nur bei *Flfr.* und *Pfd.* Außerdem gibt sie bei *männlichen Zg.* und *Rd.* meistens die **A. perinealis dorsalis** ab.

Kaudal in der Beckenhöhle gibt die A. pudenda interna die dem *Pfd.* fehlende A. urethralis ab und endet am Beckenausgang mit der Aufteilung in die A. perinealis ventralis und die A. penis bzw., außer beim *Pfd.*, die A. clitoridis. Anstelle des letztgenannten Gefäßes ist beim *Pfd.* nur die A. bulbi vestibuli ausgebildet. Vor der Endaufteilung entläßt die A. pudenda interna außerdem beim *Rd.* die A. vestibularis und beim *Pfd.* den R. vestibularis.

A. perinealis ventralis
(*vgl.*: 88/*78*; 136–143/*39*; *Hd.*: 110/*41*; *Schw.*: 111/*28*; *Schf.*: 101/*44*; *Rd.*: 113/*16*; 144/*23, 24*; *Pfd.*: 114/*35*)

Die A. perinealis ventralis ist einer der Endäste der A. pudenda interna, der im Bereich des Beckenausgangs aus dieser hervorgeht. In kaudodorsaler Richtung entläßt die A. perinealis ventralis an den After die **A. rectalis caudalis**, mit Ausnahme bei *weiblichen Schw.* und *Rd.*, bei denen diese aus der A. perinealis dorsalis hervorgeht, sowie mit Ausnahme beim *männlichen Schw.* in den Fällen, in denen die A. rectalis caudalis aus der A. glutaea caudalis abzweigt. Die Endäste der A. perinealis ventralis versorgen das Perineum, und ihr **R. scrotalis dorsalis** zieht bei *männlichen Haussäugetieren*, außer bei *Wdk.* und *Pfd.* wegen inguinaler Lage des Skrotums, in die Skrotalwand. Entsprechend gelangt ihr **R. labialis dorsalis** bei *weiblichen Haussäugetieren* in die Schamlippen bzw. bei *weiblichen Wdk.* und *Pfd.* der **R. labialis dorsalis et mammarius** bis in den Zwischenschenkelspalt. Hier nimmt er Verbindung mit dem R. labialis ventralis bzw. der A. mammaria caudalis aus der A. pudenda externa auf.

A. penis
(*vgl.*: 88/*79*; 136, 138, 140, 142/*42*; *Hd.*: 110/*43*; *Rd.*: 113/*15*)

Die A. penis ist bei *männlichen Haussäugetieren* ein weiterer Endast der A. pudenda interna, der die A. bulbi penis, die A. profunda penis sowie die A. dorsalis penis entläßt. Die **A. bulbi penis** versorgt das Corpus spongiosum penis. Die **A. profunda penis** tritt an der Radix penis durch die Tunica albuginea und verzweigt sich im Corpus cavernosum penis. Die **A. dorsalis penis** zieht auf dem Dorsum penis spitzenwärts. Beim *Hd.* anastomosiert diese Arterie mit einem R. praeputialis der A. pudenda externa. Beim *Pfd.* erhält die anfangs nur schwache A. dorsalis penis im Zwischenschenkelspalt aus der A. obturatoria einen kräftigen Zufluß, die **A. penis media**, und in der Leistengegend aus der A. pudenda externa einen weiteren Zufluß, die **A. penis cranialis.**

A. clitoridis
(*vgl.*: 88/*79*; 137, 139, 141, 143/*42*; 143/*28*)

Die A. clitoridis ist bei *weiblichen Haussäugetieren* der der A. penis vergleichbare Endast der A. pudenda interna, der die A. bulbi vestibuli und, außer beim *Pfd.*, die A. profunda clitoridis sowie die A. dorsalis clitoridis entläßt. Die **A. bulbi vestibuli,** die beim *Rd.* durch die aus der A. pudenda interna stammende A. vestibularis vertreten wird, entspringt lateral des Scheidenvorhofs und zieht kaudoventral zum Bulbus vestibuli. Die **A. profunda clitoridis** sowie die **A. dorsalis clitoridis,** die beim *Pfd.* aus der **A. clitoridis media,** einem Ast der A. obturatoria, hervorgehen, dringen beide in den Schwellkörper der Klitoris ein.

Die Eingeweidearterien der A. iliaca interna sowie der A. pudenda interna werden im Zusammenhang mit denen der Aorta abdominalis beschrieben (s. S. 182).

A. sacralis mediana
und A. caudalis mediana
(*vgl.*: 85–88/*61, 63*; 105–108/*2*; 136–143/*6*; *Ktz.*: 91, 109/*33*; *Hd.*: 110/*47, 49*; *Schw.*: 111/*30, 32*; *Schf.*: 112/*32, 33*; *Rd.*: 113/*5, 19*; *Pfd.*: 114/*29*)

Die A. sacralis mediana setzt die Aorta abdominalis, nachdem diese die Aa. iliacae internae abgegeben hat, vom letzten Lendenwirbel ab ventral des Kreuzbeins fort. Beim *Pfd.* ist die A. sacralis mediana nur schwach ausgebildet oder fehlt ganz. Bei den *anderen Haussäugetieren* geht dieses Gefäß über das Kreuzbein hinaus ventral an den Schwanzwirbeln in die A. caudalis mediana über, die auch beim *Pfd.* meistens vorhanden ist, dabei aber aus der rechten oder linken A. glutaea caudalis abzweigt. Diese beiden Abschnitte des Mediangefäßes sind im Vergleich zur Aorta wesentlich schwächer und entlassen als Segmentalgefäße die **Rr. sacrales** bzw. die **Rr. caudales**. Diese vaskularisieren das Kreuzbein bzw. die Schwanzwirbel, geben im Kreuzbereich **Rr. spinales** in den Wirbelkanal ab und verzweigen sich in der dem Kreuzbein unmittelbar anliegenden Muskulatur sowie in den Schwanzmuskeln. Dabei kommt es zwischen diesen Segmentalgefäßen zur Ausbildung mehrerer längsverlaufender Arterien. Ventral des Kreuzbeins und dicht dorsolateral der A. sacralis mediana bilden bei der *Ktz.* und gelegentlich auch beim *Hd.* Anastomosen zwischen Rr. sacrales der A. sacralis mediana oder auch nur dem letzten R. sacralis und dem ersten R. caudalis jederseits ein Gefäß, das sich im Schwanzbereich in gleicher Weise dicht dorsolateral der A. caudalis mediana fortsetzt. Im Kreuzbeinbereich entspricht dieses Gefäß der A. sacralis lateralis des *Msch.*, und im Schwanzbereich wird es bei *Flfr.* gelegentlich als A. caudalis ventralis bezeichnet. Ein exakter nomenklatorischer Ausdruck für dieses Gefäß steht bisher noch nicht fest. Aus der A. caudalis mediana entspringt jederseits meistens nur der erste R. caudalis, während die folgenden, gleichsam hintereinandergeschaltet, unter Bildung aus einer ventral und aus einer dorsal der Querfortsatzrudimente zusammenfließenden Anastomosenkette, der **A. caudalis ventrolateralis** bzw. der **A. caudalis dorsolateralis**, hervorgehen. Beim *Rd.* werden die Rr. sacrales I und II von der A. glutaea cranialis abgegeben. Beim *Pfd.* entspringen drei bis vier Rr. sacrales aus der A. glutaea caudalis, und der vierte bzw. fünfte wird bereits zur A. caudalis ventrolateralis. In diesem Zusammenhang soll bereits darauf hingewiesen werden, daß bei *Flfr.* aus der A. glutaea caudalis die oberflächlich und seitlich am Schwanz spitzenwärts verlaufende A. caudalis lateralis abzweigt, die folgerichtig **A. caudalis lateralis superficialis** genannt werden müßte, gerade im Hinblick auf die zuvor beschriebenen paramedian und ventral verlaufenden Kreuz- und Schwanzarterien.

Eingeweidearterien der Aorta abdominalis

Als unpaare Ventraläste der **Aorta abdominalis** verlaufen im Mesenterium dorsale zwerchfellnah die **A. coeliaca** für Magen, Anfang des Duodenums, Leber, Bauchspeicheldrüse und Milz, dicht danach die **A. mesenterica cranialis** zur Versorgung des Darmes bis zum Colon descendens sowie kurz vor der Aortenendaufteilung die **A. mesenterica caudalis** für Colon descendens und Rectum.

Weiterhin werden von der Aorta abdominalis jederseits etwa in Höhe der A. mesenterica cranialis die **A. renalis** und nach dem Ursprung der A. mesenterica caudalis die Keimdrüsenarterie, **A. testicularis** bzw. **A. ovarica**, abgegeben.

A. coeliaca
(*vgl.:* 85–88/*44;* 125–128/*1; Ktz.:* 91/*15; Schw.:* 97/*3;* 98/*22;* 130/*1; Schf.:* 101/*19; Pfd.:* 50/*37;* 104/*2*)

Die A. coeliaca verläßt als erster Viszeralast die Ventralwand der Aorta abdominalis und gelangt in das Mesogastrium dorsale. Sie entspringt beim *Schw.* in Höhe des letzten Brustwirbels oder 1. Lendenwirbels, bei *Flfr.* und *Rd.* in Höhe des 1. Lendenwirbels, bei *kl. Wdk.* im Bereich des letzten Brustwirbels, selten bei der *Zg.* auch ventral des 1. Lendenwirbels, und beim *Pfd.* bereits in Höhe des 17.–18. Brustwirbels, noch im Hiatus aorticus gelegen. Bei *Schw., Wdk.* und gelegentlich bei der *Ktz.* entsendet sie die zunächst unpaare A. phrenica caudalis (s. S. 136). Beim *Rd.* kann die A. phrenica caudalis für jeden Zwerchfellpfeiler auch gesondert aus der A. coeliaca hervorgehen. Bei *Wdk.* und gelegentlich beim *Hd.* entläßt die A. coeliaca außerdem noch **Rr. suprarenales craniales**. Die weitere Aufteilung der A. coeliaca bei den einzelnen *Haussäugetieren* in Arterien für Magen, Leber, Milz, Pankreas und Anfangsabschnitt des Duodenums ist abhängig von Bau und Lage dieser Organe. Bei *Flfr.* und besonders beim *Pfd.* ist die A. coeliaca nur kurz und zeigt eine Dreiteilung in die nach links abzweigende A. lienalis, die im Mesogastrium dorsale bleibt, sowie in die kranial gerichtete A. gastrica sinistra und die nach rechts verlaufende A. hepatica, die zunächst im dorsalen

A. coeliaca, Reihenfolge der Abzweigungen

Fleischfresser	Schwein	Wiederkäuer	Pferd
(A. phrenica caudalis) (*Ktz.*)	A. phrenica caudalis	Aa. phrenicae caudales	
		Rr. suprarenales craniales	
A. lienalis	**A. lienalis**	**A. lienalis**	**A. lienalis**
Rr. pancreatici	**A. gastrica sinistra**	Rr. pancreatici	Rr. pancreatici
Aa. gastricae breves	Rr. oesophagei	A. ruminalis dextra	Aa. gastricae breves
A. gastroepiploica sinistra	A. diverticuli	R. epiploicus	A. gastroepiploica sinistra
	R. pancreaticus		
A. gastrica sinistra	R. gastrolienalis	**A. gastrica sinistra**	**A. gastrica sinistra**
Rr. oesophagei	A. gastroepiploica sinistra	A. gastroepiploica sinistra	R. visceralis
		A. reticularis accessoria	R. parietalis
A. hepatica	**A. hepatica**	A. ruminalis sinistra	R. oesophageus
R. dexter lateralis	Rr. pancreatici	A. reticularis	
A. lobi caudati	R. dexter lateralis	Rr. phrenici	**A. hepatica**
R. dexter medialis	A. lobi caudati	Rr. oesophagei	Rr. pancreatici
R. sinister	A. gastroduodenalis		A. gastrica dextra
Rr. sinistri mediales	A. pancreaticoduodenalis cranialis	**A. hepatica**	A. gastroduodenalis
A. cystica	A. gastroepiploica dextra	Rr. pancreatici	A. pancreaticoduodenalis cranialis
Rr. sinistri laterales	R. dexter medialis	R. dexter	A. gastroepiploica dextra
A. gastrica dextra	A. cystica	A. lobi caudati	R. dexter
A. gastroduodenalis	R. sinister	A. cystica	R. sinister
A. pancreaticoduodenalis cranialis	Rr. sinistri laterales	R. sinister	
A. gastroepiploica dextra	Rr. sinistri mediales	A. gastrica dextra	
	A. gastrica dextra	A. gastroduodenalis	
		A. pancreaticoduodenalis cranialis	
		A. gastroepiploica dextra	

Magengekröse gelegen sind und in das ventrale Magengekröse übertreten. In den Fällen mit extrem kurzer A. coeliaca können Ursprünge ihrer Teilungsäste auch auf die Aorta abdominalis verlagert sein. Beim *Schw.* gehen nur die A. lienalis und die A. hepatica aus der A. coeliaca hervor. Bei *Wdk.*, die eine relativ lange A. coeliaca besitzen, entspringen aus dieser entweder direkt nur die drei Arterien wie bei *Flfr.* und *Pfd.* oder zusätzlich die A. ruminalis sinistra, selten auch noch die A. ruminalis dextra. Bei *Schf.* und *Zg.*, manchmal beim *Rd.*, haben die A. coeliaca und die A. mesenterica cranialis einen gemeinsamen Ursprungsabschnitt.

A. lienalis
(*vgl.: 125–128/3; Hd.: 129/D, 15; Schw.: 130/15; Pfd.: 50/38; 104/3*)

Die A. lienalis entspringt bei *allen Haussäugetieren* aus der A. coeliaca. Bei *Flfr.* wendet sich die A. lienalis am kranialen Rand des Lobus pancreatis sinister, an den sie Äste abgibt, nach links und ventral in Richtung auf die Mitte des Milzhilus. Etwa auf halber Länge entläßt sie das dorsale Stammgefäß für die **Rr. lienales** der Milz. Ventral verlaufend, gibt sie zwei bis drei weitere Stammgefäße für die **Rr. lienales** an den mittleren und ventralen Bereich der Milz ab und setzt sich in die A. gastroepiploica sinistra fort, die im Bogen nach rechts an die große Kurvatur des Magens gelangt. Vor Eintritt der genannten Stammgefäße in das Milzparenchym werden **Aa. gastricae breves** an die große Kurvatur des Magens im Bereich des Fundus ventriculi sowie **Rr. epiploici** an das Milznetz entsandt. Aus den Ästen für den ventralen Bereich der Milz gehen außerdem mehrere **Rr. epiploici** in das Segelnetz, und über die Extremitas ventralis der Milz hinweg ziehen **Rr. epiploici** an das Beutelnetz mit je einem besonders kräftigen viszeralen und parietalen Ast für den Umschlagrand des Beutelnetzes. Bei der *Ktz.* gehen im Bereich vom Abgang des dorsalen Stammgefäßes der Milzarterien zwei besondere Äste für die Facies visceralis des Magens ab, von denen der eine sich sogleich divergierend verzweigt, während der andere mit zahlreichen Nebenästen bis an den Angulus ventriculi zieht.

Beim *Schw.* entläßt die A. lienalis kurz nach ihrem Ursprung die A. gastrica sinistra an die kleine Kurvatur des Magens und gleich darauf die **A. diverticuli,** die den medialen Abschnitt der Ringfurche des Divertikulums erreicht und darin kranial weiterzieht. Sie entläßt Äste an das Divertikulum sowie auch an den Fundusbereich. Die A. lienalis läuft am Kranialrand des linken Pankreasschenkels, an den sie den kräftigen **R. pancreaticus** abgibt, auf die Extremitas dorsalis der Milz zu. Noch vor Erreichen des Milzhilus gibt sie den **R. gastrolienalis** mit mehreren **Rr. lienales** für den dorsalen Milzbereich ab, sowie die **Aa. gastricae breves,** die meistens ein gemeinsames Ursprungsgefäß besitzen. Letztere erreichen von der Facies visceralis ventriculi aus die Ringfurche des Divertikulums und verzweigen sich auf diesem sowie entlang der großen Kurvatur im benachbarten Fundusbereich. Nur selten bestehen in Richtung auf das Corpus ventriculi Anastomosen mit der A. gastroepiploica sinistra. Nach Abgabe des R. gastrolienalis verläuft die A. lienalis entlang dem Milzhilus und entläßt etwa auf halber Länge die A. gastroepiploica sinistra. In das Milzparenchym entsendet die A. lienalis in ganzer Länge des Hilus zahlreiche **Rr. lienales** sowie auch feine **Rr. epiploici** an das große Netz und setzt sich selbst über die Extremitas ventralis der Milz hinaus als schwaches Gefäß in das große Netz fort.

Bei *Wdk.* entläßt die A. lienalis gleich nach dem Ursprung **Rr. pancreatici,** in den meisten Fällen die A. ruminalis dextra und häufig auch die A. ruminalis sinistra. Danach zieht die A. lienalis nach links und dorsal über den Pansen in dessen Verklebungsbereich mit der dorsalen Bauchwand hinweg an die Extremitas dorsalis der Milz. Hier senkt sie sich nahe am kranialen Milzrand in den mehr flächenhaften Hilus ein und teilt sich bei *kl. Wdk.* in drei und beim *Rd.* in vier bis fünf **Rr. lienales.** Diese Aufteilung der A. lienalis in ihre Äste kann bei *kl. Wdk.* zur scheinbaren Doppelbildung der Arterie führen. Beim *Rd.* verläuft einer der Milzäste innerhalb der Milz dicht an der Facies visceralis bis zur Extremitas ventralis.

Beim *Pfd.* zieht die A. lienalis kranial vom Pankreas und kaudodorsal vom Saccus caecus ventriculi zur Extremitas dorsalis der Milz. Dabei entläßt sie **Rr. pancreatici.** Entlang dem Milzhilus läuft die A. lienalis unter Abgabe zahlreicher **Rr. lienales** sowie **Aa. gastricae breves** an die linke Seite der großen Kurvatur des Magens und setzt sich über die Extremitas ventralis der Milz als A. gastroepiploica sinistra im großen Netz fort.

A. gastrica sinistra
(*vgl.*: 125–128/*8*; *Schw.*: 130/*16*; *Pfd.*: 50/*39*; 104/*4*)

Bei der *Ktz.* und selten beim *Hd.* entspringt die A. gastrica sinistra kranial aus der A. coeliaca. Häufig geht sie beim *Hd.* aus der A. lienalis hervor und kann bei diesem auch als paariges Gefäß auftreten. Im Lig. gastrophrenicum erreicht sie die Kardia. Hier gibt sie bei *Ktz.* und *Hd.* Äste an diese und an den Oesophagus ab. Der **R. oesophageus** anastomosiert mit dem R. oesophageus der A. broncho-oesophagea. Entlang der kleinen Kurvatur läuft die A. gastrica sinistra im Ansatzbereich des ventralen Magengekröses zum Angulus ventriculi und anastomosiert hier mit der A. gastrica dextra. Während ihres Verlaufs entläßt sie Rr. gastrici an die Facies parietalis und schwächere an die Facies visceralis des Magens, die den Aa. gastricae breves bzw. bei der *Ktz.* auf der Facies visceralis den beiden beschriebenen besonderen Ästen der A. lienalis entgegenlaufen.

Beim *Schw.* entspringt die A. gastrica sinistra aus der A. lienalis und zieht bis zum Angulus ventriculi. Sie verzweigt sich unter Geflechtbildung nur im mittleren Drittel der Facies visceralis. Selten werden ein **R. oesophageus**, Äste an die Facies parietalis sowie Anastomosen mit der A. gastrica dextra und den von der großen Kurvatur herkommenden Gefäßen festgestellt. Mitunter geht aus der A. gastrica sinistra die A. diverticuli hervor.

Bei *Wdk.* entspringt die A. gastrica sinistra aus der A. coeliaca und bei der *Zg.* auch oft aus der A. hepatica. Sie verläuft in kranioventraler Richtung über die rechte Seite des Atrium ruminis und entläßt dorsal vom Psalter die A. gastroepiploica sinistra. Sie selbst zieht weiter über die Konvexität der kaudalen Psalterfläche zur kleinen Kurvatur des Labmagens. Entlang dieser ist sie bei *kl. Wdk.* in ganzer Länge und beim *Rd.* abschnittsweise meistens doppelt ausgebildet und anastomosiert im Ansatzbereich des kleinen Netzes mit der A. gastrica dextra, und zwar bei *kl. Wdk.* in Höhe des Angulus, beim *Rd.* in Pylorusnähe. Sie gibt Zweige an den kranialen Pansenbereich und an den Psalter ab sowie beim *Schf.* in den meisten Fällen die A. reticularis. Ferner entläßt sie bei *kl. Wdk.* gleich nach dem Abgang der A. gastroepiploica sinistra die **A. reticularis accessoria.** Diese versorgt die rechte Psalterwand sowie die rechte und kraniale Haubenwand bis zur Kardia. Dabei bestehen Verbindungen zu allen Nachbargefäßen. Im Bereich der kleinen Kurvatur gibt die A. gastrica sinistra an beide Labmagenflächen Rr. gastrici ab. Von diesen verlaufen besonders starke Äste in der Grenzfurche zwischen Psalter und Labmagen und anastomosieren mit ebensolchen der A. gastroepiploica sinistra.

Beim *Pfd.* entspringt die A. gastrica sinistra aus der A. coeliaca. Sie entläßt **Rr. pancreatici** und teilt sich nach kurzem Verlauf in den **R. visceralis** und den **R. parietalis**. Diese verzweigen sich von der kleinen Kurvatur her an den entsprechenden Magenflächen in Richtung auf die Aa. gastricae breves, mit denen sie anastomosieren, wie auch mit Rr. gastrici der A. gastrica dextra. Sie selbst oder einer ihrer beiden Teilungsäste, selten auch die A. lienalis, gibt den **R. oesophageus** an die Dorsalfläche des Oesophageus ab und nimmt mit dem R. oesophageus der A. broncho-oesophagea Verbindung auf.

A. hepatica
(*vgl.*: 125–128/*11*; *Schw.*: 130/*2*; *Pfd.*: 50/*40*; 104/*5*)

Die A. hepatica entspringt aus der A. coeliaca, wendet sich zur Leber und entläßt außer den Leberästen Rr. pancreatici, die den *Flfr.* fehlen, die A. gastrica dextra und die A. gastroduodenalis, das Stammgefäß für die A. pancreaticoduodenalis cranialis und die A. gastroepiploica dextra. Tierartliche Unterschiede bestehen in der Reihenfolge der Ursprünge dieser Gefäße, bedingt durch die Topographie der von ihnen versorgten Organe.

Bei *Flfr.* entläßt die A. hepatica zuerst an die Leber den **R. dexter lateralis** und den **R. dexter medialis** sowie den **R. sinister.** Danach teilt sie sich in die A. gastrica dextra und die A. gastroduodenalis.

Beim *Schw.* gibt die A. hepatica zunächst **Rr. pancreatici,** kaudoventral gerichtet, an das Corpus pancreatis ab, dann im Wechsel Leberäste und Darmgefäße, nämlich den **R. dexter lateralis,** die A. gastroduodenalis, den **R. dexter medialis,** die A. gastrica dextra und den **R. sinister.**

Arterien

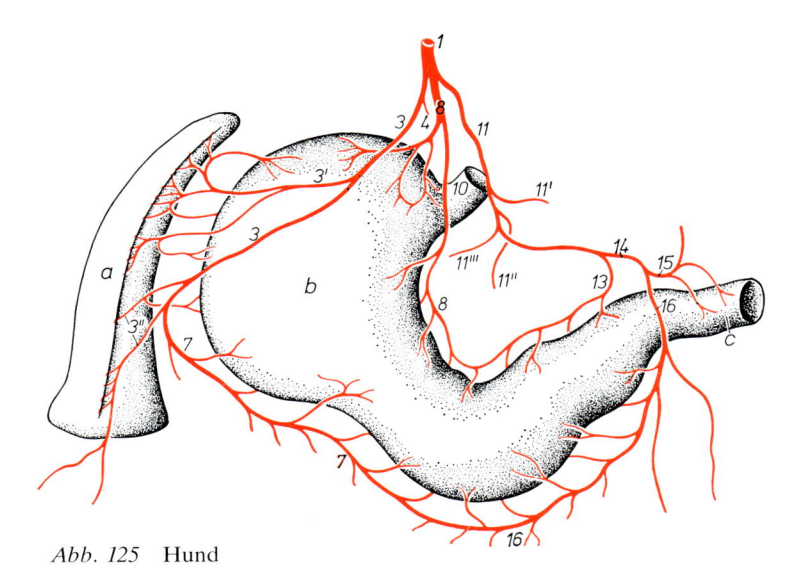

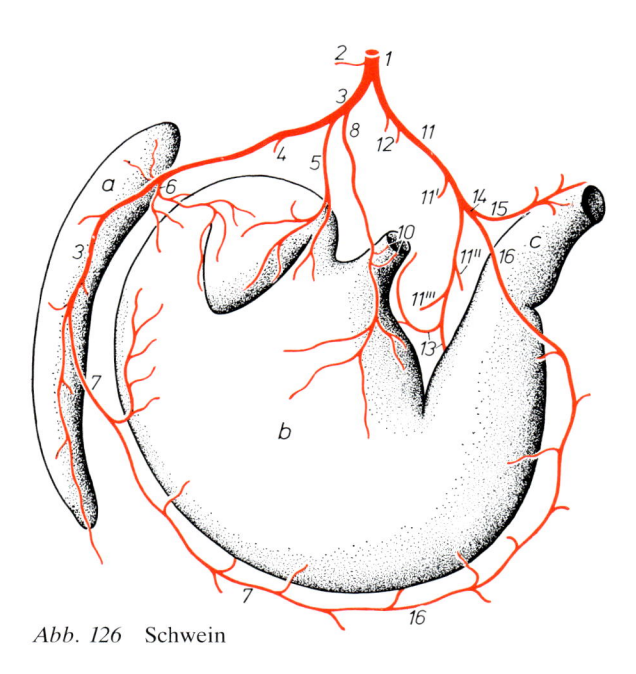

Abb. 125 Hund

Abb. 126 Schwein

Abb. 125, 126, 127, 128. A. coeliaca von *Hund, Schwein, Rind* und *Pferd*. Halbschematisch.

a Lien; *b* Ventriculus; *b'* Rumen; *b''* Reticulum; *b'''* Omasum; b^{IV} Abomasum; *c* Duodenum

1 A. coeliaca; *2* A. phrenica caudalis bzw. Aa. phrenicae caudales; *3* A. lienalis mit Rr. lienales und Aa. gastricae breves; *3'* proximaler Ursprungsast, *3''* distale Ursprungsäste der Rr. lienales; *4* Rr. pancreatici; *5* A. diverticuli; *6* R. gastrolienalis mit Rr. lienales und Aa. gastricae breves; *7* A. gastroepiploica sinistra mit Rr. gastrici und Rr. epiploici; *8* A. gastrica sinistra, *8'* R. visceralis, *8''* R. parietalis; *9* Rr. pancreatici; *10* Rr. oesophagei; *11* A. hepatica, *11'* R. dexter lateralis, *11''* R. dexter medialis, *11'''* R. sinister; *12* Rr. pancreatici; *13* A. gastrica dextra mit Anastomose des R. oesophageus der A. broncho-oesophagea beim *Schw.*; *14* A. gastroduodenalis; *15* A. pancreaticoduodenalis cranialis mit Rr. pancreatici und Rr. duodenales; *16* A. gastroepiploica dextra mit Rr. gastrici und Rr. epiploici; *17* A. ruminalis dextra; *18* A. ruminalis sinistra; *19* A. reticularis; *20* Rr. phrenici; *21* Rr. oesophagei

A. hepatica, Reihenfolge der Leberäste

Fleischfresser	*Schwein*	*Wiederkäuer*	*Pferd*
R. dexter lateralis	R. dexter lateralis	R. dexter	R. dexter
A. lobi caudati	A. lobi caudati	A. lobi caudati	R. sinister
R. dexter medialis	R. dexter medialis	A. cystica	
R. sinister	A. cystica	R. sinister	
Rr. sinistri mediales	R. sinister		
A. cystica	Rr. sinistri laterales		
R. sinistri laterales	Rr. sinistri mediales		

Abb. 127 Rind

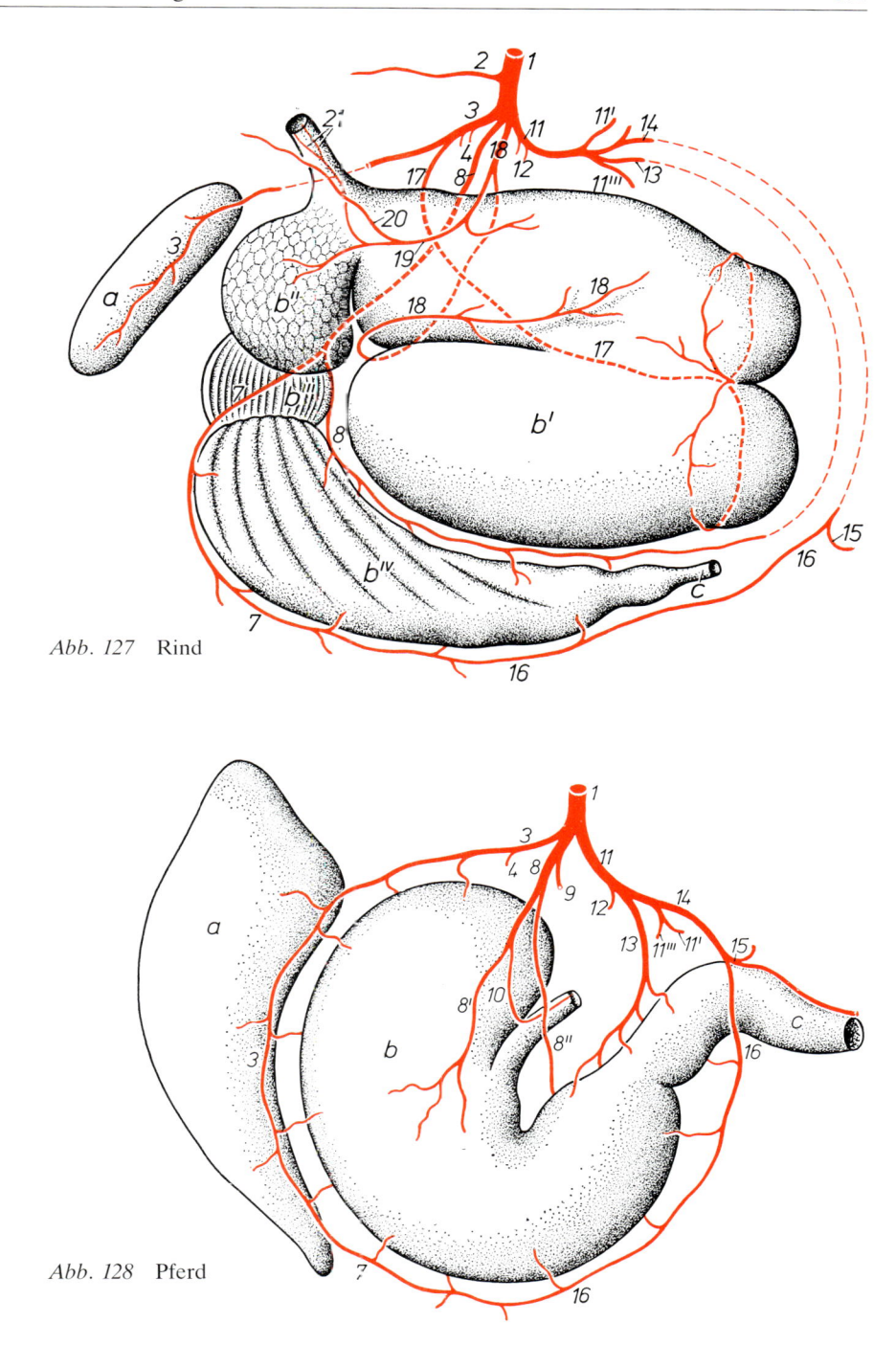

Abb. 128 Pferd

Bei *Wdk.* gibt die A. hepatica **Rr. pancreatici** ab, entläßt zur Leber den **R. dexter** meist gleichzeitig mit der **A. cystica,** gegenüber den **R. sinister,** diesen meist gleichzeitig mit der A. gastrica dextra, und geht darauf in die A. gastroduodenalis über.

Beim *Pfd.* entläßt die A. hepatica **Rr. pancreatici,** die A. gastrica dextra, die A. gastroduodenalis sowie an die Leber den **R. dexter** und den **R. sinister.**

Die Aufteilung der genannten Leberäste zur Versorgung der Lobi bei den *Haussäugetieren* ist der tabellarischen Zusammenstellung zu entnehmen, die nicht die zahlreichen Variationen berücksichtigt.

A. gastrica dextra

(*vgl.:* 125–128/*13;* Schw.: 130/*13*)

Die A. gastrica dextra entspringt bei *allen Haussäugetieren* aus der A. hepatica, wobei ihr Ursprung in der Gefäßfolge aus der A. hepatica tierartliche Unterschiede aufweist, die bereits zuvor beschrieben worden sind.

Bei *Flfr.* gelangt die nur schwache A. gastrica dextra im kleinen Netz in den Pylorusbereich, verläuft entlang der kleinen Kurvatur und anastomosiert im Bereich des Angulus ventriculi mit der A. gastrica sinistra. Bei der *Ktz.* entläßt sie einen besonderen **R. pancreaticus.** An beide Flächen vom rechten Teil des Magens schickt sie Rr. gastrici, die keine sichtbaren Verbindungen mit den Aa. gastricae breves eingehen. Außerdem treten Äste in das kleine Netz.

Beim *Schw.* gelangt die A. gastrica dextra ebenfalls im kleinen Netz an die Facies parietalis des Magens. Zuvor entläßt sie den

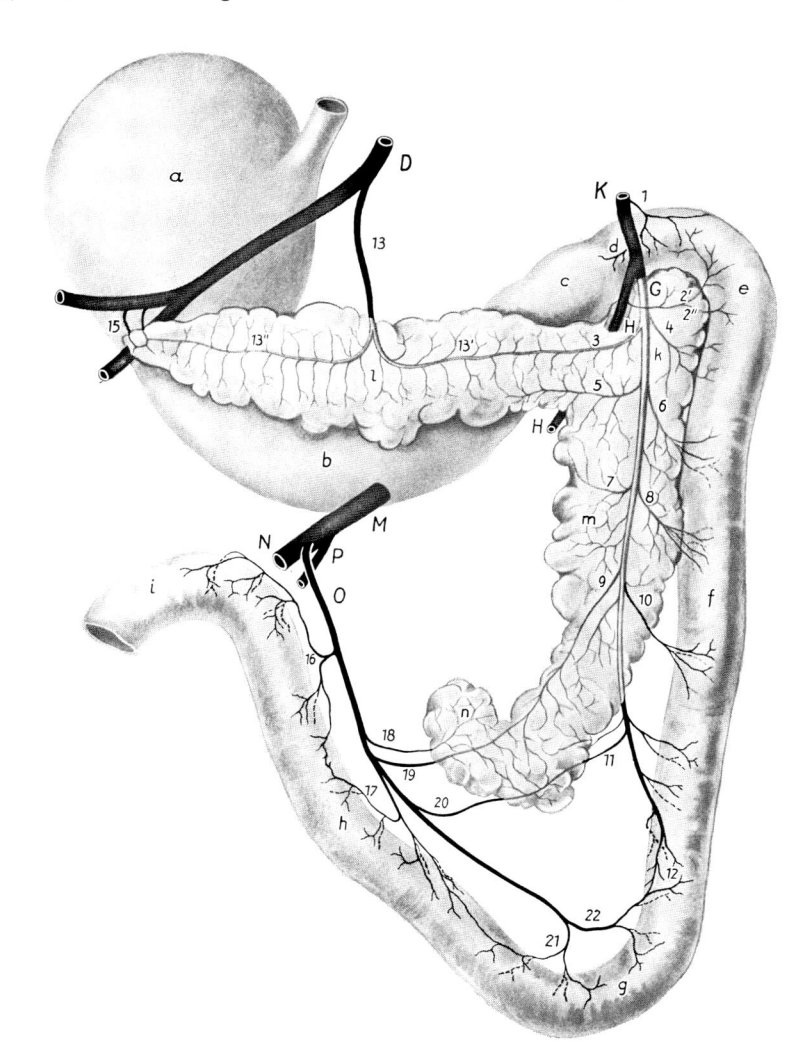

Abb. 129. Arterien von Duodenum und Pankreas eines *Hundes.* Halbschematisch. (Nach THAMM, 1941.)
a–d Ventriculus; *e–i* Duodenum: *e* Flexura duodeni cranialis, *f* Pars descendens, *g* Flexura duodeni caudalis, *h* Pars ascendens, *i* Flexura duodenojejunalis; *k–n* Pankreas: *k* Corpus pancreatis, *l* Lobus pancreatis sinister, *m, n* Lobus pancreatis dexter
D A. lienalis; *G* A. pancreaticoduodenalis cranialis; *H* A. gastroepiploica dextra; *K* A. gastroduodenalis; *M, N* A. mesenterica cranialis; *O* A. pancreaticoduodenalis caudalis; *P* A. ileocolica
1 R. pyloricus der A. gastroduodenalis; *2* R. pancreaticoduodenalis der A. gastroepiploica dextra; *3, 5, 7, 9, 11* Rr. pancreatici, *4, 6, 8* Rr. pancreaticoduodenales, *10, 12* Rr. duodenales der A. pancreaticoduodenalis cranialis; *13, 15* Rr. pancreatici der A. lienalis; *16, 17, 21, 22* Rr. duodenales, *18, 19, 20* Rr. pancreatici der A. pancreaticoduodenalis caudalis

R. oesophageus, der mit dem gleichnamigen Ast der A. broncho-oesophagea anastomosiert. Ähnlich der Aufzweigung der A. gastrica sinistra an der Facies visceralis, verzweigt sie sich im mittleren Drittel der Facies parietalis des Magens.

Bei *Wdk.* zieht die A. gastrica dextra im Lig. hepatoduodenale entlang dem Anfangsabschnitt des Duodenums zum Pylorus. Hier entläßt sie Äste an Duodenum sowie Pylorus und verläuft entlang der kleinen Kurvatur, bei *kl. Wdk.* regelmäßig, beim *Rd.* abschnittsweise doppelt ausgebildet, zum Angulus ventriculi, wo sie mit der A. gastrica sinistra anastomosiert. An beide Flächen der Pars pylorica des Labmagens werden **Rr. gastrici** entsandt, die sich mit den Aa. gastricae breves verbinden. Auch in das kleine Netz treten Äste über.

Beim *Pfd.* zieht die A. gastrica dextra ventral des Corpus pancreatis im kleinen Netz zum Pylorus, gibt Äste an diesen sowie den Anfangsteil des Duodenums ab und versorgt von der Curvatura minor aus mit mehreren Rr. gastrici die beiden Flächen des rechten Magenabschnitts. Entlang der kleinen Kurvatur kommt es zu Verbindungen mit der A. gastrica sinistra.

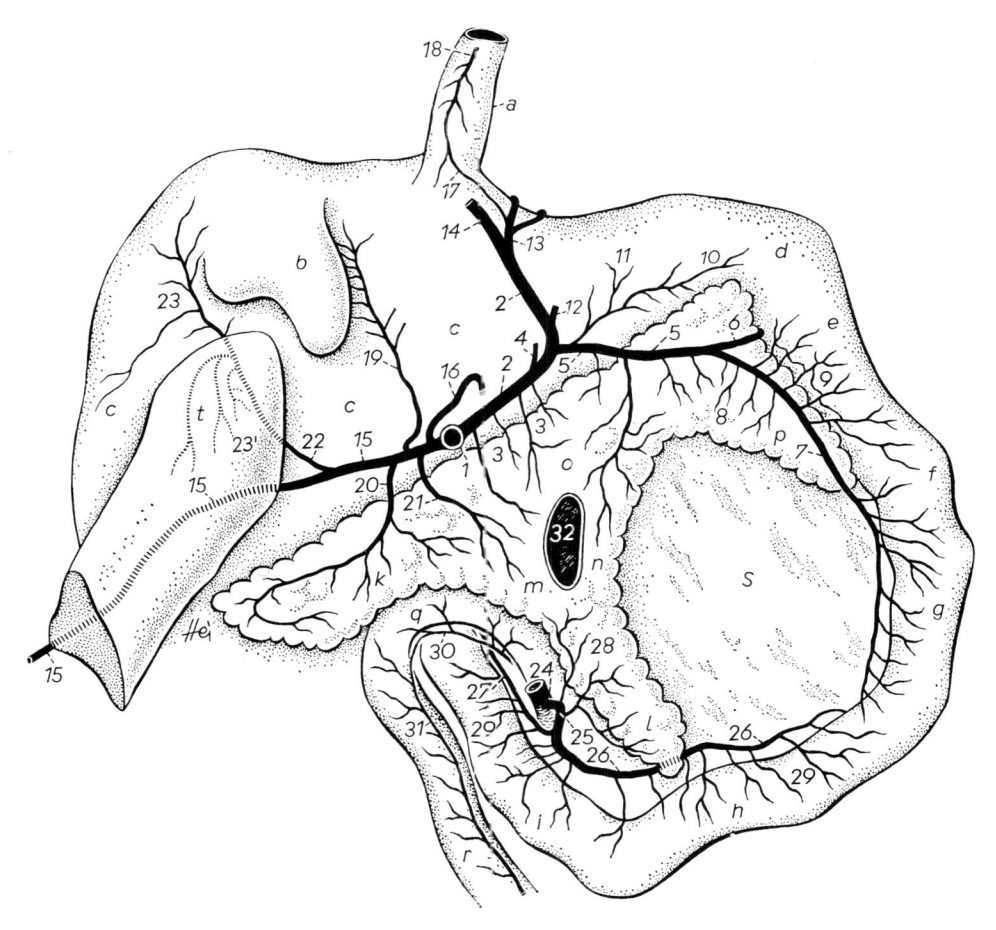

Abb. 130. Arterien von Magen, Duodenum, Colon transversum, Colon descendens und Pankreas eines *Schweines*. Halbschematisch. (Nach Schiltsky, 1966.)
a Oesophagus; *b* Diverticulum ventriculi; *c* Ventriculus; *d* Pylorus; *e–i* Duodenum: *e* Pars cranialis, *f* Flexura duodeni cranialis, *g* Pars descendens, *h* Flexura duodeni caudalis, *i* Pars ascendens; *k–p* Pankreas: *k* Lobus pancreatis sinister, *l, m, n, o* Corpus pancreatis, *p* Lobus pancreatis dexter; *q* Colon transversum; *r* Colon descendens; *s* Mesoduodenum; *t* Lien
1 A. coeliaca; *2* A. hepatica; *3* Rr. pancreatici; *4* R. dexter lateralis; *5* A. gastroduodenalis; *6* A. gastroepiploica dextra; *7* A. pancreaticoduodenalis cranialis; *8* Rr. pancreatici; *9* Rr. duodenales; *10* Rr. pylorici; *11* Äste an die kleine Kurvatur des Magens; *12* R. dexter medialis; *13* A. gastrica dextra; *14* R. sinister; *15* A. lienalis; *16* A. gastrica sinistra; *17* R. oesophageus; *18* R. oesophageus der A. broncho-oesophagea; *19* A. diverticuli; *20, 21* R. pancreaticus; *22* R. gastrolienalis; *23* Aa. gastricae breves; *23'* Rr. lienales; *24* A. mesenterica cranialis; *25, 26, 27* A. pancreaticoduodenalis caudalis; *28* Rr. pancreatici; *29* Rr. duodenales; *30* A. colica media; *31* A. colica sinistra; *32* V. portae, im Anulus pancreatis abgeschnitten

A. gastroduodenalis
(*vgl.:* 125–128/*14*; *Hd.:* 129/K, 1; *Schw.:* 130/5)

Die A. gastroduodenalis verläuft als Ast der A. hepatica (s. S. 169) zur Pars cranialis des Duodenums, die sie in der Nähe des Pylorus bzw. bei *Wdk.* am Anfang der Ansa sigmoidea erreicht. Beim *Rd.* ist sie auffallend kurz. Am Duodenum teilt sie sich bei *allen Haussäugetieren* in die A. pancreaticoduodenalis cranialis und die A. gastroepiploica dextra.

A. pancreaticoduodenalis cranialis
(*vgl.:* 125–128/*15*; *Hd.:* 129/G, 3–12; *Schw.:* 130/7)

Die A. pancreaticoduodenalis cranialis zieht als der eine Teilungsast der A. gastroduodenalis im Mesoduodenum an der Pars cranialis und der Pars descendens des Duodenums entlang, mit tierartlichen Unterschieden in den Lobus pancreatis dexter eingebettet, bis in Höhe der Flexura duodeni caudalis. Hier anastomosiert sie mit der A. pancreaticoduodenalis caudalis, die aus der A. mesenterica cranialis hervorgeht. Während ihres Verlaufs gibt die A. pancreaticoduodenalis cranialis **Rr. pancreatici** sowie **Rr. duodenales** ab.

A. gastroepiploica dextra
(*vgl.:* 125–128/*16*; *Hd.:* 129/H, 2; *Schw.:* 130/6)

Die A. gastroepiploica dextra gelangt als der andere Teilungsast der A. gastroduodenalis kaudal der Pars cranialis des Duodenums in das oberflächliche Blatt des Omentum majus. Die Arterie zieht dicht an der großen Kurvatur des Magens entlang bzw. bei *Wdk.* zunächst an der Pars cranialis des Duodenums bis zum Pylorus und dann entlang der großen Kurvatur des Labmagens. Sie anastomosiert in Höhe des Magenknies mit der A. gastroepiploica sinistra. Beim *Schw.* erfolgt diese Verbindung über mehrere Paralleläste. Die A. gastroepiploica dextra entläßt **Aa. gastricae breves** an beide Flächen der rechten Hälfte des Magens, wobei Anastomosen mit Rr. gastrici möglich sind, und **Rr. epiploici** in das große Netz, von denen bei *Flfr.* ein besonders starker Ast als Randgefäß im Beutelnetz mit den entsprechenden Ästen aus der A. lienalis Verbindung aufnimmt.

A. gastroepiploica sinistra
(*vgl.:* 125–128/*7*)

Bei *Flfr., Schw.* und *Pfd.* stammt die A. gastroepiploica sinistra aus der A. lienalis. Bei *Wdk.* entspringt sie dorsal vom Psalter aus der A. gastrica sinistra und gelangt, unter Abgabe von feinen Ästen an Atrium ruminis, Omasum sowie Reticulum, über die Furche zwischen Haube und Psalter an die große Kurvatur des Labmagens und damit in das große Netz. Bei *allen Haussäugetieren* verläuft sie im oberflächlichen Blatt des Omentum majus entlang der großen Kurvatur vom Magen bzw. Labmagen, wo sie, beim *Schw.* über mehrere Parallelläste, mit der A. gastroepiploica dextra anastomosiert. An beide Flächen der linken Hälfte des Magens bzw. Labmagens gibt sie **Aa. gastricae breves**, die sich mit Rr. gastrici verbinden können, und **Rr. epiploici** in das Omentum majus ab.

A. ruminalis dextra
(*Rd.:* 127/17)

Die A. ruminalis dextra entspringt meistens aus der A. lienalis, selten aus der A. coeliaca. Sie stellt das Hauptgefäß für den Pansen dar. Sie verläuft an der Facies visceralis des Atrium ruminis kaudoventral zum Sulcus accessorius dexter. In diesem entläßt sie dorsal und ventral gerichtete Pansenäste sowie die **Aa. coronariae dextrae dorsalis** und **ventralis** in die entsprechenden Sulci und erreicht den Sulcus caudalis. Durch diesen Sulcus gelangt sie an die Facies parietalis, gibt die **Aa. coronariae sinistrae dorsalis** und **ventralis** wiederum in die entsprechenden Sulci coronarii ab und anastomosiert beim *Rd.* mit der A. ruminalis sinistra. Bei *kl. Wdk.* sind die Aa. coronariae dorsales entsprechend der undeutlichen Ausbildung der Sulci coronarii dorsales nur schwach. In das tiefe Blatt des großen Netzes werden Äste abgegeben, die aus einem Parallelgefäß zur A. ruminalis dextra, dem **R. epiploicus,** hervorgehen. Dieser entspringt aus der A. ruminalis dextra, der A. lienalis oder der A. coeliaca.

A. ruminalis sinistra
(*Rd.:* 127/18)

Die A. ruminalis sinistra entspringt aus der A. coeliaca, der A. lienalis oder der A.

gastrica sinistra. Sie zieht rechterseits vom Atrium ruminis ventral zum Sulcus cranialis und gibt zuvor gewöhnlich bei *Zg.* und *Rd.*, selten beim *Schf.* die A. reticularis ab. Durch den Sulcus cranialis gelangt sie an die Facies parietalis. Hier gibt sie einen schwachen Ast in den Sulcus longitudinalis sinister ab, der sich beim *Rd.* mit der A. ruminalis dextra verbindet. Weiterhin entläßt sie dorsale und ventrale Äste. Ein besonders starker dorsal gerichteter Ast zieht im Sulcus accessorius sinister auf den dorsalen Pansensack (Blutung bei Fremdkörperoperation!). Die ventralen Äste umgreifen, aus dem Sulcus cranialis kommend, den Recessus ruminis auch auf der rechten Seite, und ein sehr kräftiger Ast verzweigt sich auf der Facies parietalis des ventralen Pansensakkes. **Rr. epiploici** ziehen in das oberflächliche Blatt des großen Netzes.

A. reticularis
(*Rd.*: 127/*19*)

Die A. reticularis entspringt aus der A. ruminalis sinistra, bei *kl. Wdk.* manchmal aus der A. gastrica sinistra oder der A. lienalis, und läuft über die kraniodorsale Fläche des Atrium ruminis, nach links gerichtet, in den Sulcus ruminoreticularis. Sie entläßt einen **R. oesophageus**, der mit dem R. oesophageus der A. broncho-oesophagea anastomosiert, sowie Zweige an die Kranialfläche der Haube und an den Pansenvorhof. Bei *Zg.* und *Rd.* werden außerdem noch ein bis zwei **Rr. phrenici** an die Zwerchfellpfeiler abgegeben.

A. mesenterica cranialis
(*vgl.*: 85–88/*45*; 131–134/*1*; *Ktz.*: 91/*16*; *Hd.*: 129/*M, N*; *Schw.*: 97/*2*; 98/*23*; 130/*24*; *Schf.*: 101/*20*; *Pfd.*: 50/*42*; 104/*7*; 135/*1*)

Die A. mesenterica cranialis entspringt kaudal der A. coeliaca als zweiter Viszeralast unpaar aus der Ventralwand der Aorta abdominalis, bei *Flfr.* und *Wdk.* in Höhe des 2. Lendenwirbels, bei *Schw.* und *Pfd.* in Höhe des 1. Lendenwirbels. Sie tritt unmittelbar in das Mesenterium craniale ein, mit dem sie im Ursprungsbereich die vordere Gekrösewurzel bildet. Diese ist infolge der embryonalen Darmdrehung um die A. mesenterica cranialis als Drehachse strangartig beschaffen. Bei *allen Haussäugetieren* liegt die A. mesenterica cranialis kaudal des Colon transversum und wird rechts von der Pars descendens des Duodenums sowie vom Colon ascendens und links von der Pars ascendens des Duodenums sowie vom Colon descendens flankiert. Beim *Pfd.* erfolgt schon hier ihre Aufteilung. Bei den *anderen Haussäugetieren* zieht sie kaudoventral und gelangt dabei in das plattenförmige Mesojejunum. In diesem verläuft sie bei *Flfr.* mehr zentral, bei *Schw.* und *Wdk.* hingegen mehr peripher. Bei *kl. Wdk.* liegt sie dabei zwischen erster zentripetaler und letzter zentrifugaler Windung vom Colon ascendens. Beim *Rd.* zieht sie in Jejunumnähe in weitem Bogen um das Kolonkonvolut und wird hier von dem mehr zentral gelegenen **R. collateralis** begleitet, mit dem sie mehrfach anastomosiert und der Äste in den benachbarten Abschnitt der letzten zentrifugalen Windung des Colon ascendens entläßt.

Die A. mesenterica cranialis versorgt alle diesem Gekröse zugehörigen und in die Darmdrehung einbezogenen Abschnitte des Verdauungstraktes. An diese entläßt sie mit tierartlichen Besonderheiten, bedingt durch morphologische und topographische Unterschiede der Darmanteile, die in der nachstehenden Übersicht aufgeführten Gefäße. Die Äste der A. mesenterica caudalis im Mesenterium caudale sind angefügt.

Reihenfolge der Abzweigungen:

A. mesenterica cranialis
    Rr. pancreatici (*Wdk.*)
    A. pancreaticoduodenalis caudalis
    Aa. jejunales
        Rr. colici (*kl. Wdk.*)
    R. collateralis (*Rd.*)
    Aa. ilei
    A. ileocolica
        R. colicus (*Flfr., Schw., Pfd.*)
        Rr. colici (*Wdk.*)
        Aa. colicae dextrae (*Wdk.*)
        A. caecalis (*Flfr., Schw., Wdk.*)
            R. ilei antimesenteralis (*Flfr., Wdk.*)
        A. caecalis medialis (*Pfd.*)
        A. caecalis lateralis (*Pfd.*)
        R. ilei mesenterialis
    A. colica dextra
    A. colica media

A. mesenterica caudalis
    A. colica sinistra
    Aa. signoideae
    A. rectalis cranialis

Tierartliche Unterschiede im Ursprung dieser Gefäße, die den häufigsten Befunden entsprechen, sind den Abbildungen zu entnehmen.

Rr. pancreatici

Die nur bei *Wdk.* aus der A. mesenterica cranialis direkt abzweigenden Rr. pancreatici versorgen den Lobus dexter des Pankreas und einzelne davon auch das große Netz. Zwei der Rr. pancreatici sind bei *kl. Wdk.* besonders kräftig und werden gelegentlich als A. pancreatica magna sowie A. pancreaticoepiploica bezeichnet.

A. pancreaticoduodenalis caudalis

(*vgl.:* 131–134/2; *Hd.:* 129/O, 16–22; *Schw.:* 130/25–29; *Pfd.:* 135/2)

Die A. pancreaticoduodenalis caudalis verläßt die A. mesenterica cranialis in kaudaler Richtung und zieht im Gekröse der Pars ascendens des Duodenums auf die Flexura duodeni caudalis zu. Dicht nach ihrem Ursprung gibt sie einen Ast an die Pars ascendens des Duodenums ab, der auf die Flexura duodenojejunalis zuläuft und dort mit einer A. jejunalis Verbindung aufnimmt. Die A. pancreaticoduodenalis caudalis selbst nähert sich unter Abgabe von Rr. pancreatici und Rr. duodenales dem Duodenum bis zur Flexura duodeni caudalis und anastomosiert dort bzw. beim *Schw.* erst im Bereich der Pars descendens des Duodenums mit der A. pancreaticoduodenalis cranialis.

Aa. jejunales

(*vgl.:* 131–134/3; *Pfd.:* 50/43; 135/3)

Die Aa. jejunales entspringen in tierartlich unterschiedlicher Anzahl mit gewisser Regelmäßigkeit des Abstands aus der A. mesenterica cranialis. Beim *Pfd.* verlassen die etwa 20 Jejunalarterien bereits im Bereich der Gekrösewurzel bündelartig die A. mesenterica cranialis. Die Aa. jejunales verlaufen im Mesojejunum zunächst radiär auf die Jejunumschlingen zu und verbinden sich dann untereinander über Gefäßbögen, die, zum Darm hin kleiner werdend, in mehreren Ordnungen gestaffelt sein können. Beim *Schw.* entsteht dabei ein Gefäßnetz. Aus den kleinsten Bögen bzw. aus dem Gefäßnetz gehen in großer Anzahl die Äste hervor, die das Jejunum erreichen. Bei *kl. Wdk.* wird von den Aa. jejunales auch der letzte Abschnitt der äußeren zentrifugalen Windung des Colon ascendens versorgt.

Aa. ilei

(*vgl.:* 131–134/4; *Pfd.:* 50/43; 135/3')

Die Aa. ilei entstammen dem Endabschnitt der A. mesenterica cranialis, beim *Pfd.* gebündelt mit den Aa. jejunales. Sie ziehen in derselben Gekröseplatte, hier als Mesoileum bezeichnet, an das Ileum und verhalten sich hinsichtlich ihrer Aufzweigung wie die Aa. jejunales, mit denen sie auch bogenartige Verbindungen bilden. Beim *Rd.* entlassen sie Zweige an den benachbarten Abschnitt der letzten zentrifugalen Windung des Colon ascendens. Außerdem anastomosieren sie im Gekröse mit dem R. ilei mesenterialis der A. ileocolica.

A. ileocolica

(*vgl.:* 131–134/5; *Hd.:* 129/P; *Pfd.:* 50/44; 135/6)

Bei *allen Haussäugetieren* entspringt die A. ileocolica aus der A. mesenterica cranialis und zieht, kaudoventral gerichtet, auf die Caecum-Colon-Grenze zu. Bei *Flfr.* entläßt die A. ileocolica zunächst die A. colica media, die an den Anfangsabschnitt des Colon transversum zieht, sowie beim *Hd.* auch noch eine zweite A. colica media an den Endabschnitt des Colon transversum (s. S. 180). Auch die A. colica dextra bei *Flfr.* und in besonderer Weise die Aa. colicae dextrae bei *Wdk.* für den Endabschnitt des Colon ascendens gehen aus der A. ileocolica hervor. Diese teilt sich mit tierartlichen Unterschieden sowie individuellen Variationen der Gefäßabgänge in den R. colicus bzw. bei *Wdk.* die Rr. colici, den R. ilei mesenterialis und die A. caecalis bzw. bei *Flfr.* und *Pfd.* die Aa. caecales.

Der **R. colicus** versorgt den Anfangsabschnitt des Colon ascendens und wird bei *Wdk.* durch die **Rr. colici** vertreten. Bei der *Ktz.* besitzt der R. colicus mit der dorsalen A. caecalis einen gemeinsamen Anfangsabschnitt. Beim *Schw.* verläuft der R. colicus in weiten Spiraltouren im Kolonkegel unter Abgabe zahlreicher Zweige an die zentripetalen Windungen. Bei *Wdk.* entspringt nur ein R. colicus direkt aus der A. ileocolica und zieht an die Ansa proximalis. Die übrigen Rr. colici zweigen gemeinsam mit den

Aa. colicae dextrae aus einem besonderen Seitenstamm der A. ileocolica ab. Dieser verläßt die A. ileocolica bereits in deren Ursprungsbereich. Die Rr. colici des Seitenstammes verlaufen, mit den Aa. colicae dextrae aufgewunden, von der rechten Seite der Kolonscheibe an den Endabschnitt der Ansa proximalis und an die einzelnen zentripetalen Windungen. Beim *Pfd.* versorgt der R. colicus entsprechend die ventralen Lagen des Colon ascendens und verläuft im Ansatzbereich des Mesocolon ascendens. Der R. colicus anastomosiert mit der A. colica dextra, und zwar bei *Flfr.* etwa auf halber Länge des Colon ascendens, beim *Schw.* an der Flexura centralis, beim *Pfd.* an der Flexura pelvina, und bei *Wdk.* anastomosieren die Rr. colici mit Aa. colicae dextrae vielfach über benachbarte Seitenzweige.

Der **R. ilei mesenterialis** verläuft von der Ileummündung im Gekröseansatz am Ileum entlang, versorgt diesen Darmabschnitt von hier aus und nimmt mit Zweigen der letzten A. ilei Verbindung auf.

Die **dorsale A. caecalis** bei der *Ktz.*, die, wie bereits erwähnt, mit dem R. colicus gemeinsam entspringt, tritt unter Verzweigung an die dorsale Fläche des Blinddarms und entläßt den **R. ilei antimesenterialis.** Die aus dem R. ilei mesenterialis hervorgehende, fast gleich starke **ventrale A. caecalis** überquert ventral das Ileumende und verzweigt sich von der Ventralfläche des Blinddarms aus. Um die Ileummündung entsteht dabei oft eine Ringanastomose.

Die **A. caecalis** beim *Hd.* überquert dorsal das Ileumende und verläuft zentral der Blinddarmwindungen, an die sie bogenförmig verlaufende Seitenäste abgibt. Sie entläßt den **R. ilei antimesenterialis,** der im Lig. ileocaecale jejunumwärts zieht und anfangs auch noch Zweige an das Caecum entläßt. Er anastomosiert wie der R. ilei mesenterialis mit der letzten A. ilei. Auch beim *Hd.* zieht eine weitere, jedoch schwächere **A. caecalis** aus dem R. ilei mesenterialis ventral über die Dünndarm-Dickdarm-Grenze, wo sie sich an den angrenzenden Dickdarmabschnitten, auch antimesenterial, verzweigt und mit der stärkeren A. caecalis oder dem R. colicus verbindet.

Die **A. caecalis** zieht beim *Schw.* rechterseits über die Ileummündung in das Lig. ileocaecale auf die Blinddarmspitze zu, wobei sie sich dem ventralen Bandstreifen nähert. Die A. caecalis wird durch ein Gefäßbündel dargestellt, das Seitenzweige über den lateralen und über den medialen Bandstreifen hinweg zum antimesenterialen Rand des Blinddarms entsendet.

Die **A. caecalis** läuft bei *Wdk.* linkerseits über die Ileummündung hinweg, die von einem Gefäßring umfaßt wird, gelangt in das Lig. ileocaecale, entläßt hier Äste an beide Seiten des Blinddarms sowie antimesenterial Äste an das Ileum. Letzte gehen in Ileumnähe, außer beim *Schf.*, häufig darmparallele Verbindungen ein, die insgesamt als **R. ilei antimesenterialis** aufzufassen sind. Über den freien Rand des Lig. ileocaecale anastomosiert die A. caecalis mit den Aa. ilei.

Die **Aa. caecales lateralis** und **medialis** werden beim *Pfd.* von der A. ileocolica links an der Ileummündung entlassen. Die A. caecalis lateralis umgreift das Ileum kranial und gelangt über die kleine Krümmung der Basis caeci nach rechts zwischen Kolonanfang und Blinddarmkörper im Ansatzbereich des Lig. caecocolicum an den lateralen Bandstreifen und mit diesem bis zur Blinddarmspitze. Ein dorsaler Ast umgreift das Ostium caecocolicum lateral und erstreckt sich bis auf den Anfangsabschnitt der rechten ventralen Längslage des Colon ascendens im Ansatzbereich des Lig. caecocolicum. Die A. caecalis medialis gibt zum R. colicus einen Anastomosenbogen ab, der radiär Zweige an die Basis caeci entläßt, und erreicht sogleich kaudal der Ileummündung den medialen Bandstreifen, an dem sie bis zur Blinddarmspitze entlangläuft.

A. colica dextra
(vgl.: 131–134/10; Pfd.: 50/49; 135/5)

Die A. colica dextra entspringt bei *Flfr.* aus der A. ileocolica, bei *Schw.* und *Pfd.* gemeinsam mit der A. colica media aus der A. mesenterica cranialis. Bei *Wdk.* entsprechen diesem Gefäß die Aa. colicae dextrae, die zusammen mit Rr. colici aus einem Seitenstamm der A. ileocolica hervorgehen. Die A. colica dextra zieht bei *allen Haussäugetieren* an den distalen Abschnitt des Colon ascendens. Bei *Flfr.* tritt diese Arterie zwischen R. colicus und der nach rechts gerichteten zweiten A. colica media an das Colon ascendens und nimmt zugleich mit den beiden genannten Gefäßen Verbindung

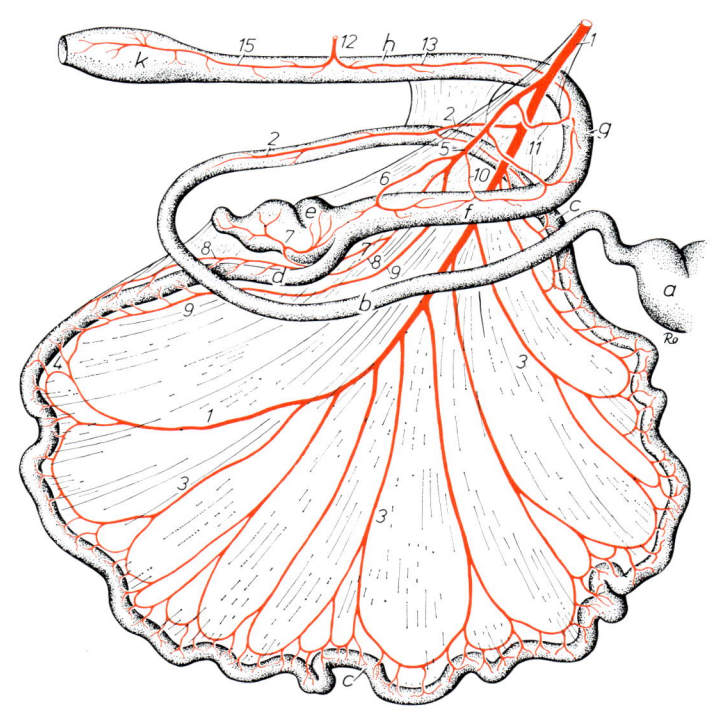

Abb. 131 Hund

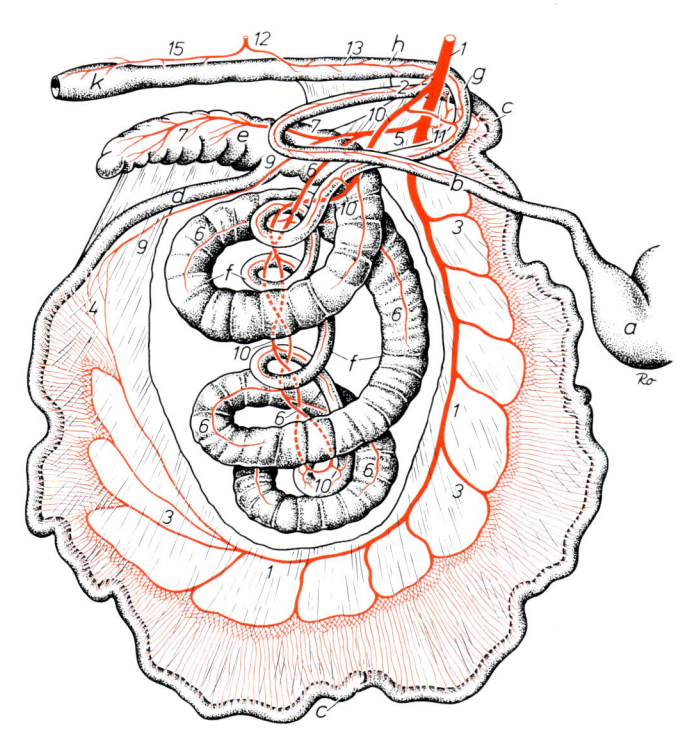

Abb. 132 Schwein

Abb. 131, 132, 133, 134. A. mesenterica cranialis und A. mesenterica caudalis von *Hund, Schwein, Rind* und *Pferd.* Halbschematisch.

a Ventriculus bzw. beim *Rd.* Abomasum; *b* Duodenum; *c* Jejunum; *d* Ileum; *e* Caecum; *f* Colon ascendens; *g* Colon transversum; *h* Colon descendens; *i* Colon sigmoideum; *k* Rectum
1 A. mesenterica cranialis, *1'* R. collateralis (*Rd.*); *2* A. pancreaticoduodenalis caudalis; *3* Aa. jejunales; *4* Aa. ilei; *5* A. ileocolica, *6* R. colicus (*Hd., Schw., Pfd.*) bzw. Rr. colici (*Rd.*), *7* A. caecalis (*Hd., Schw., Rd.*), *7'* A. caecalis medialis (*Pfd.*), *7''* A. caecalis lateralis (*Pfd.*), *8* R. ilei antimesenterialis (*Hd., Rd.*), *9* R. ilei mesenterialis; *10* A. colica dextra (*Hd., Schw., Pfd.*) bzw. Aa. colicae dextrae (*Rd.*); *11* A. colica media; *12* A. mesenterica caudalis, *13* A. colica sinistra, *14* Aa. sigmoidae, *15* A. rectalis cranialis

Eingeweidearterien der Aorta abdominalis

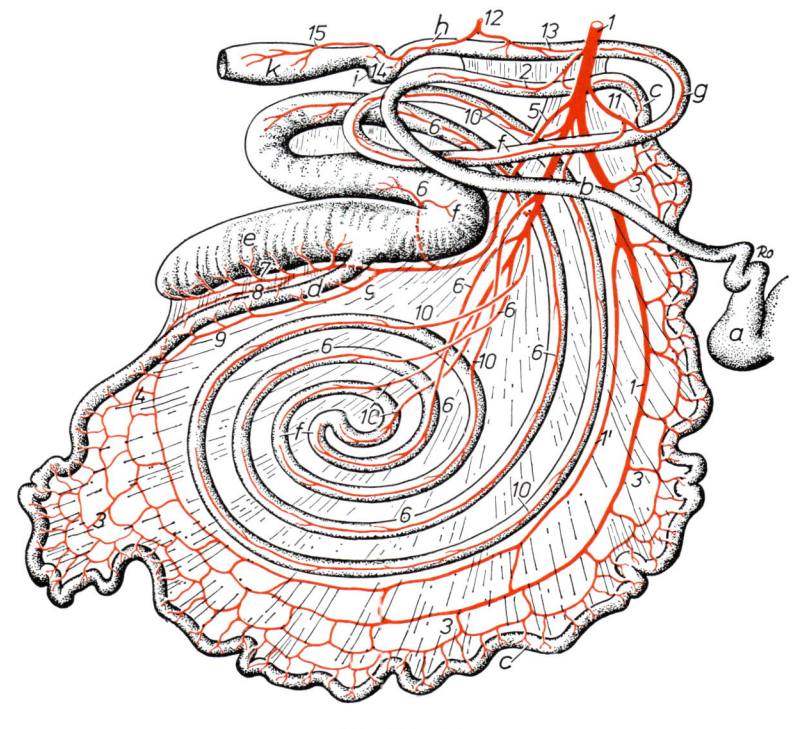

Abb. 133 Rind

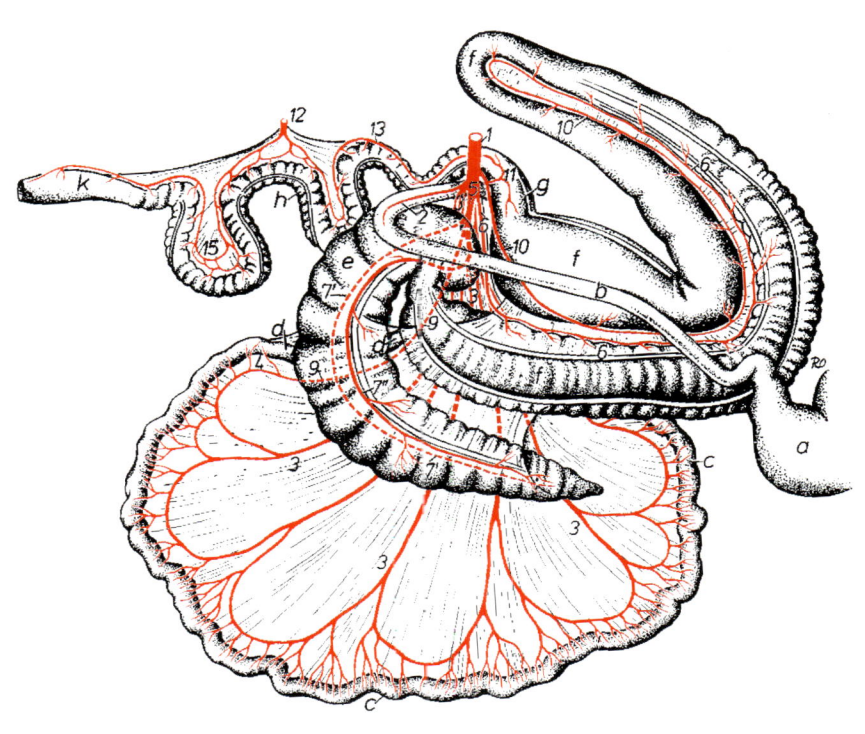

Abb. 134 Pferd

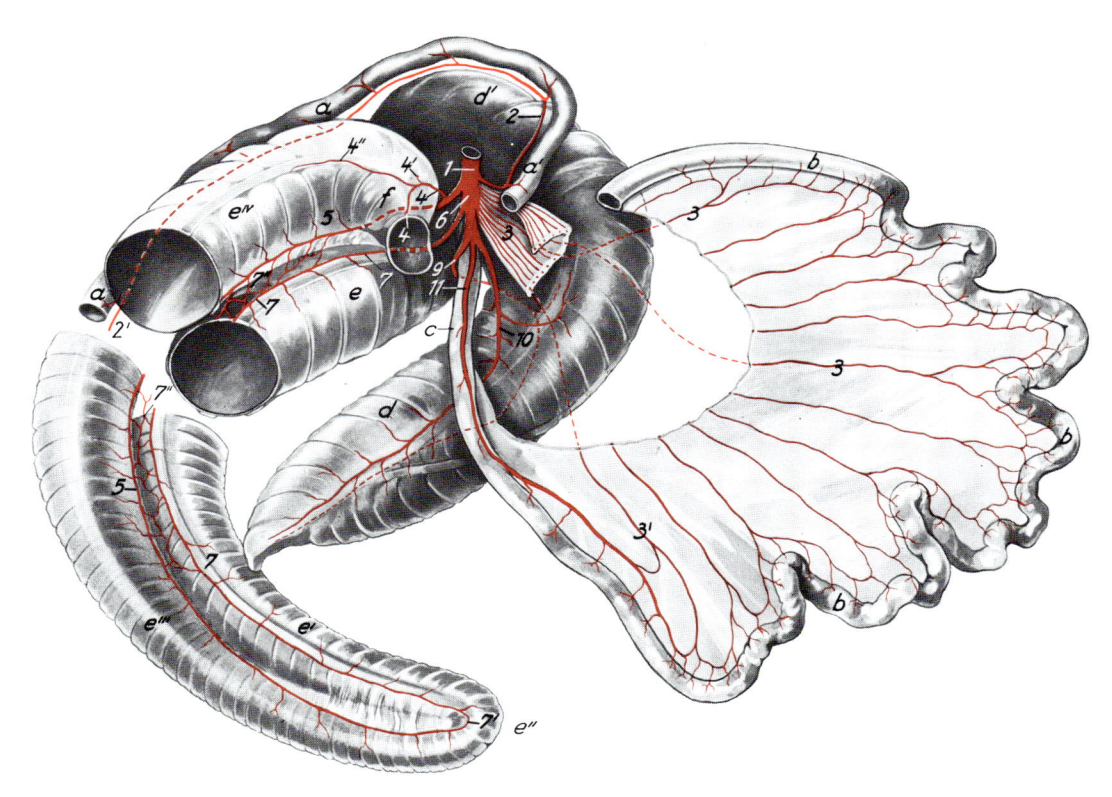

Abb. 135. A. mesenterica cranialis eines *Pferdes*. (Nach ZIETZSCHMANN, 1943.)
a Duodenum, Pars descendens, *a'* Pars ascendens; *b* Jejunum; *c* Ileum; *d* Corpus caeci, *d'* Basis caeci; *e–e^{IV}* Colon ascendens: *e* Colon ventrale dextrum, *e'* Colon ventrale sinistrum, *e''* Flexura pelvina, *e'''* Colon dorsale sinistrum, *e^{IV}* Colon dorsale dextrum mit Ampulla coli; *f* Colon transversum
1 A. mesenterica cranialis; *2* A. pancreaticoduodenalis caudalis; *2'* A. pancreaticoduodenalis cranialis; *3* Aa. jejunales; *3'* Aa. ilei; *4* A. colica media, *4'* R. pancreaticus, *4''* Ast zur Ampulla coli; *5* A. colica dextra; *6* A. ileocolica, *7* R. colicus, *7'* Endanastomose, *7''* weitere netzförmige Anastomosen des R. colicus mit 5, *9* A. caecalis lateralis, *10* A. caecalis medialis, *11* R. ilei mesenterialis

auf. Beim *Schw.* zieht sie innerhalb des Kolonkegels in engen Spiraltouren ventral und entläßt dabei die Zweige an die innen liegenden, poschenfreien, zentrifugalen Windungen des Colon ascendens. An der Kegelspitze anastomosiert sie mit dem R. colicus. Bei *Wdk.* zeigen die Aa. colicae dextrae ein den Rr. colici ähnliches Verhalten (s. S. 177). Die Arterie an die Ansa distalis anastomosiert mit der A. colica media. Jede weitere A. colica dextra zieht jeweils an eine halbe zentrifugale Windung der Kolonscheibe. Hiervon wird bei *kl. Wdk.* der Teil der letzten zentrifugalen Windung ausgenommen, der von Aa. jejunales versorgt wird. Beim *Pfd.* verläuft die A. colica dextra im Ansatzbereich des Mesocolon ascendens entlang den dorsalen Lagen unter Abgabe von Zweigen an diesen Abschnitt des Colon ascendens bis zur Flexura pelvina und anastomosiert hier mit dem R. colicus.

A. colica media

(*vgl.*: 131–134/*11*; *Schw.*: 130/*30*; *Pfd.*: 50/*50*; 135/*4*)

Die A. colica media wird bei *Flfr.* meistens durch ein zweites, der A. colica dextra benachbartes Gefäß ergänzt. Beim *Hd.* entspringen beide Arterien aus der A. ileocolica, während bei der *Ktz.* das mehr nach links gerichtete Gefäß aus der A. mesenterica cranialis hervorgeht. Bei *Schw.* und *Pfd.* hat die A. colica media einen gemeinsamen Anfangsabschnitt mit der A. colica dextra. Bei *Wdk.* geht sie unmittelbar aus der A. mesenterica cranialis hervor. Bei *Flfr.* verlaufen beide Gefäße in kranialer Richtung im Gekröse nach rechts bzw. nach links an das Colon transversum. Hier verbinden sie sich bogenförmig untereinander und nach rechts mit der A. colica dextra sowie nach links mit der A. colica sinistra. Bei den *anderen Haussäugetieren* tritt die A. colica media im Gekröse an das Colon transversum, beim *Pfd.* in den Verklebungsbereich mit der dorsalen Bauchwand, und nimmt auch hier Verbindung mit der A. colica dextra sowie mit der A. colica sinistra auf.

A. mesenterica caudalis
(*vgl.*: 85–88/*47*; 131–134/*12*; 136–143/*5*; *Ktz.*: 91/*23*; *Hd.*: 110/*3*; *Schf.*: 101/*24*; 112/*3*; *Pfd.*: 50/*54*; 104/*8*)

Die A. mesenterica caudalis entspringt als dritter unpaarer Viszeralast ventral aus der Aorta abdominalis, und zwar bei *Flfr.* *Schw.* und *kl. Wdk.* in Höhe des 5., beim *Rd.* des 6. und beim *Pfd.* des 4. Lendenwirbels. Diese Arterie gelangt unmittelbar in das Mesenterium caudale und teilt sich in die A. colica sinistra und die A. rectalis cranialis.

A. colica sinistra
(*vgl.*: 131–134/*13*; *Schw.*: 130/*31*; *Pfd.*: 50/*55*)

Die A. colica sinistra versorgt als Ast der A. mesenterica caudalis den größten Teil des Colon descendens und anastomosiert mit der A. colica media. Bei *Flfr.*, *Schw.* und *Wdk.* zieht die Arterie gleich nach ihrem Ursprung in bogenförmigem Verlauf unter Abgabe kurzer Äste an das Darmrohr kranial, während sie sich beim *Pfd.* in mehrere lange divergierende Äste, ähnlich den Aa. jejunales, aufteilt, die in dem ausgedehnten Gekröse an die girlandenartigen Windungen des Colon descendens treten.

Die Arterien, die an den vergleichend als Colon sigmoideum bezeichneten Abschnitt gehen, der nur beim *Wdk.* deutlich ausgebildet ist, werden entsprechend **Aa. sigmoideae** genannt.

A. rectalis cranialis
(*vgl.*: 131–134/*15*; *Pfd.*: 50/*56*)

Die A. rectalis cranialis ist der kaudal gerichtete Ast der A. mesenterica caudalis. Unmittelbar nach ihrem Ursprung wendet sie sich im Gekröse dorsal an die Darmwand. Bei *Flfr.*, *Schw.* und *Pfd.* gelangt sie zunächst an das Colon descendens und tritt danach auf das Rektum über. Bei *Wdk.* erreicht sie sogleich das Rektum. Bei *Flfr.* und *Schw.* teilt sie sich am Rektum in zwei gleich starke Äste, die rechts und links dorsal am Rektum verlaufen. Die A. rectalis cranialis entläßt Zweige nach beiden Seiten an die Darmwand, die jedoch im Verzweigungsbereich der A. rectalis media auf die dorsalen und zum Teil auch seitlichen Darmwandabschnitte beschränkt bleiben, aber bei *Schw.* und *Wdk.* bis zum Anus gelangen. Anastomosen bestehen zur A. colica sinistra, zur A. rectalis media und besonders zur A. rectalis caudalis.

A. suprarenalis media
bzw. **Aa. suprarenales mediae**
(*Schw.*: 98/*25'*; *Rd.*: 144/*2*; *Pfd.*: 50/*41*)

Bei *Flfr.* gibt die Aorta abdominalis kaudal der A. mesenterica cranialis die A. suprarenalis media ab. Beim *Schw.* entläßt die Aorta mehrere Aa. suprarenales mediae, die, lateral gerichtet, an den mittleren Bereich

Ursprungsmöglichkeiten der arteriellen Nebennierengefäße

	Katze	*Hund*	*Schwein*	*Ziege*	*Schaf*	*Rind*	*Pferd*
Rr. suprarenales craniales							
aus A. phrenica caudalis	+	+	+	+	+	+	
aus A. coeliaca		(+)		+	+	+	
Rr. suprarenales							
aus Aa. lumbales I bzw. II		+		+	+	+	
A. suprarenalis media							
aus Aorta abdominalis	+	+					
Aa. suprarenales mediae							
aus Aorta abdominalis			+				
Rr. suprarenales caudales							
aus Aa. renales	+	+	+	+	+	+	+

der Nebenniere ziehen. Weitere Gefäße für die Nebenniere gehen aus benachbarten Parietal- und/oder Viszeralarterien hervor und sind in der Übersicht, Seite 181, zusammengestellt.

A. renalis
(*vgl.*: 85–88/46; *Ktz.*: 91/20; *Schw.*: 98/25; *Schf.*: 101/22; *Rd.*: 144/1; *Pfd.*: 50/51; 104/11)

In Abhängigkeit von der Nierentopographie gehen die Aa. renales dextra und sinistra tierartlich in unterschiedlicher Höhe aus der Aorta abdominalis hervor, und zwar bei der *Ktz.* in Höhe des 3.–4., beim *Hd.* des 1.–2., beim *Schw.* des 3., beim *Schf.* des 2.–3., bei der *Zg.* des 3.–4., beim *Rd.* des 2.–3. und beim *Pfd.* des 1. Lendenwirbels. In der Regel entspringt die rechte Arterie weiter kranial als die linke. Jede der beiden Nierenarterien zieht auf den Hilus renalis zu, wobei die A. renalis dextra die V. cava caudalis dorsal kreuzt. Im Hilusbereich teilt sich jede Arterie in zwei oder mehrere Äste, aus denen die im Organ verlaufenden Aa. interlobares hervorgehen. Weitere Aufzweigungen der Nierengefäße s. Bd II. Außerdem entläßt jede Nierenarterie zuvor **Rr. suprarenales caudales** an die Nebenniere und einen **R. uretericus** an den Harnleiter sowie auch Äste für die Capsula adiposa.

A. testicularis bzw. **A. ovarica**
(*vgl.*: 85–88/48; 136–143/2; *Ktz.*: 91/22; *Schf.*: 101/23; 112/2'; *Rd.*: 113/2; 144/4; *Pfd.*: 50/53; 104/12)

Als weiteres paariges Viszeralgefäß entspringt seitlich aus der Aorta abdominalis für die Versorgung der Keimdrüsen beim *männlichen Tier* die A. testicularis bzw. beim *weiblichen Tier* die A. ovarica. Der Ursprung liegt bei der *Ktz.* in Höhe des 4.–5., beim *Hd.* des 3.–4., beim *Schw.* des 5., beim *Schf.* des 4.–5., bei *Zg.* und *Rd.* des 5. sowie beim *Pfd.* des 4. Lendenwirbels. In seltenen Fällen geht die Keimdrüsenarterie aus der A. renalis hervor.

Die **A. testicularis** verläuft zunächst ventral über die innere Lendenmuskulatur und weiter entlang der seitlichen Bauchwand im Mesorchium proximale [Plica vasculosa] zum tiefen Leistenring. Weiterhin in der Plica vasculosa gelegen und damit als Bestandteil des Samenstrangs, erreicht sie die Extremitas capitata des Hodens. An den Nebenhoden gibt sie **Rr. epididymales** ab, die sich mit **Rr. ductus deferentis** an der Vaskularisation des Samenleiters beteiligen.

Die **A. ovarica** zieht von der dorsalen Bauchwand in das Mesovarium, wobei die rechte Arterie die V. cava caudalis ventral kreuzt, und weiter nahe am Kranialrand des Gekröses unter zunehmender Schlängelung eierstockwärts verläuft. Sie entläßt den **R. tubarius,** der in der Mesosalpinx mit mehreren geschlängelten Ästen die Tuba uterina erreicht und zugleich auch die Bursa ovarica vaskularisiert. An das Uterushorn gibt die A. ovarica, meistens vor Abgang des R. tubarius, den **R. uterinus** ab, der bei *Flfr.*, *Schw.* und *Rd.* durch mehrere Äste vertreten wird. Der R. uterinus anastomosiert im Mesometrium mit der A. uterina und entläßt Zweige an das Uterushorn sowie beim *Rd.* auch an den Isthmus tubae uterinae. Die Endäste der A. ovarica bilden unter besonders starker Schlängelung ein kegelförmiges Gefäßkonvolut, dessen Basis an das Ovar grenzt. Sie treten am Gekröseansatz in die Zona vasculosa des Ovars ein.

Eingeweidearterien der A. iliaca interna

Die arterielle Versorgung der Beckenhöhlenorgane erfolgt über die **A. iliaca interna,** die als paariges Endgefäß aus der Aorta abdominalis hervorgeht. Sie setzt sich in der Beckenhöhle nach tierartlich unterschiedlichem Abgang der **A. glutaea caudalis** für Gesäß- und Schwanzmuskeln als **A. pudenda interna** fort („langer oder kurzer Pudendatyp"). Nacheinander zweigen dabei an die Beckenorgane schon vor dem Beckeneingang die **A. umbilicalis** (beachte tierartliche Unterschiede beim Ursprung der **A. uterina**), in der Beckenhöhle die **A. prostatica** bzw. die **A. vaginalis** entweder aus der A. iliaca interna oder aus der A. pudenda interna ab, bevor sich diese im Beckenausgang in die **A. perinealis ventralis** und die **A. penis** bzw., außer beim *Pfd.*, die **A. clitoridis** aufteilt.

A. umbilicalis

(*vgl.:* 85–88/76; 136–143/20;
Ktz.: 109/10; *Hd.:* 110/39;
Schf.: 112/25; *Rd.:* 113/7, 8; 144/10;
Pfd.: 50/36; 104/21; 114/34)

Die A. umbilicalis entspringt dorsal im Bereich des Beckeneingangs bei *Flfr., Schw.* und *Rd.* aus der A. iliaca interna und beim *Pfd.* aus der A. pudenda interna. Die Arterie tritt in das Seitenband der Harnblase und läuft nahe dessen kranialem Rand blasenscheitelwärts. Im fetalen Kreislauf und auch noch kurz nach der Geburt begleiten die Aa. umbilicales dextra und sinistra den Urachusstiel zum Leibesnabel. Diese fetal starken Arterien bilden sich in den ersten Wochen post partum vom Nabel bis zur Harnblase zurück. Beim *Hd.* schreitet diese Rückbildung weiter fort. Der im Seitenband der Harnblase gelegene Gefäßabschnitt wird bei *allen Haussäugetieren* als Lig. teres vesicae bezeichnet. Aus der A. umbilicalis entspringen zunächst, außer bei *Flfr.,* die A. ductus deferentis bei *männlichen Tieren* bzw., außer bei *Flfr.* und *Pfd.,* die A. uterina bei *weiblichen Tieren.* Ferner entläßt die A. umbilicalis oder beim *weiblichen Tier* auch die A. uterina einen **R. uretericus.** Beim *weiblichen Schf.* wird danach ein mitunter zusätzlich vorkommender starker **R. uterinus** beschrieben. Als letztes Gefäß gibt die A. umbilicalis die beim *Hd.* meist fehlende und beim *Rd.* nur schwache oder auch fehlende **A. vesicalis cranialis** ab.

A. ductus deferentis

(*vgl.:* 136/31; 138, 140, 142/21; *Rd.:* 113/9)

Bei *Schw., Wdk.* und *Pfd.* zweigt die A. ductus deferentis als erstes Gefäß aus der A. umbilicalis ab. Sie tritt in die Plica genitalis und an den Samenleiter, den sie in Richtung auf den Nebenhodenschwanz versorgt. Hier anastomosiert sie mit den Rr. ductus deferentis aus den Rr. epidymales der A. testicularis. Beckenhöhlenwärts nimmt sie mit dem R. ductus deferentis aus der A. prostatica Verbindung auf. Dieser Ast aus der A. prostatica wird bei *Flfr.* zur A. ductus deferentis.

A. uterina

(*vgl.:* 137/31; 139, 141, 143/21;
Schf.: 101/43; *Rd.:* 144/11; *Pfd.:* 50/29)

Bei *Schw.* und *Wdk.* geht die A. uterina als erstes Gefäß aus der A. umbilicalis hervor. Beim *Pfd.* entspringt die A. uterina aus dem Anfangsabschnitt der A. iliaca externa. Im Lig. latum uteri teilt sie sich nacheinander in mehrere Äste, die divergierend den mesometralen Rand des gleichseitigen Uterushorns erreichen. Hier anastomosieren diese Äste bogenförmig untereinander sowie die kranial gerichteten Äste mit dem R. uterinus der A. ovarica und die kaudal gerichteten mit dem R. uterinus der A. vaginalis. Bei *Flfr.* wird der R. uterinus der A. vaginalis zur A. uterina. Diese Arterie zieht von der Vagina her nahe dem mesometralen Rand des Uterus in Richtung auf die Hornspitze und nimmt mit dem R. uterinus der A. ovarica Verbindung auf. Die A. uterina entläßt während ihres Verlaufs Zweige an beide Seiten des Uterushorns sowie außerdem feine Zweige in das Mesometrium und an das Lig. teres uteri. Die Uterusgefäße weisen eine starke Schlängelung auf, die mit der Ausdehnung des Uterus bei fortschreitender Trächtigkeit abnimmt. Gleichzeitig damit gewinnt die A. uterina beachtlich an Stärke. Sie wird weitlumiger und ihre muskulöse Media dicker. Vom dritten Trächtigkeitsmonat ab ist die A. uterina des *Rd.* bei rektaler Untersuchung als prall gefülltes Gefäß palpierbar. Die Pulsation ist als typisches „Uterinschwirren" zu fühlen. Die morphologischen Veränderungen der Arterienwand bleiben post partum nach der Involution des Uterus erhalten und dienen zum Nachweis stattgehabter Trächtigkeit.

A. prostatica

(*vgl.:* 85–88/77; 136, 138, 140, 142/30;
Hd.: 110/40; *Rd.:* 113/13)

Die A. prostatica entspringt bei *Flfr.* und *Pfd.* im Bereich der Inc. ischiadica major kranial der Spina ischiadica aus der A. pudenda interna. Beim *Schw.* geht sie medial der Darmbeinsäule und bei *Wdk.* erst in Höhe des Hüftgelenks aus der A. iliaca interna hervor, die beim *Rd.* in diesem Bereich lateral am breiten Beckenband liegt, so daß die A. prostatica erst nach Durchtritt durch das breite Beckenband in die Beckenhöhle gelangt. Die A. prostatica läuft lateral am Peritoneum der Beckenhöhle

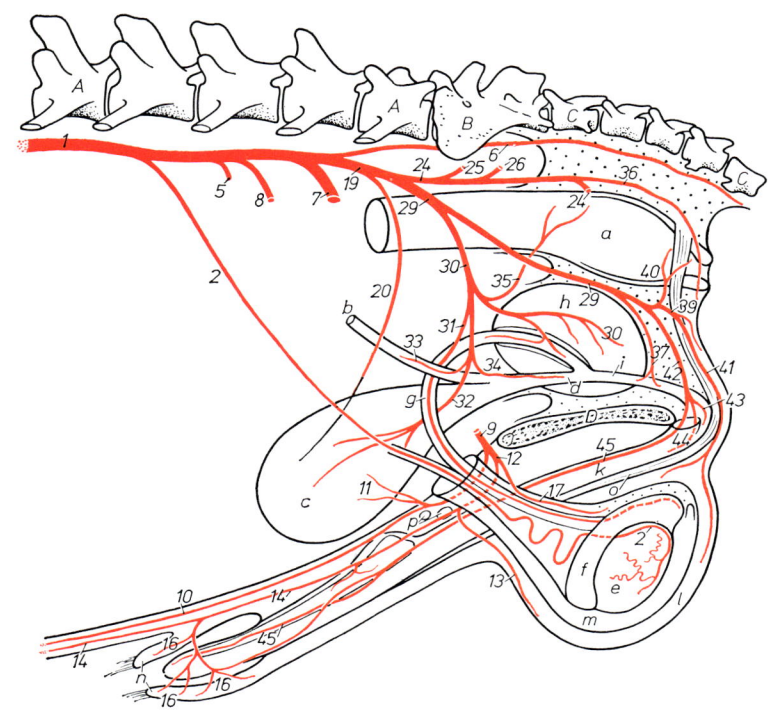

Abb. 136 Hund ♂

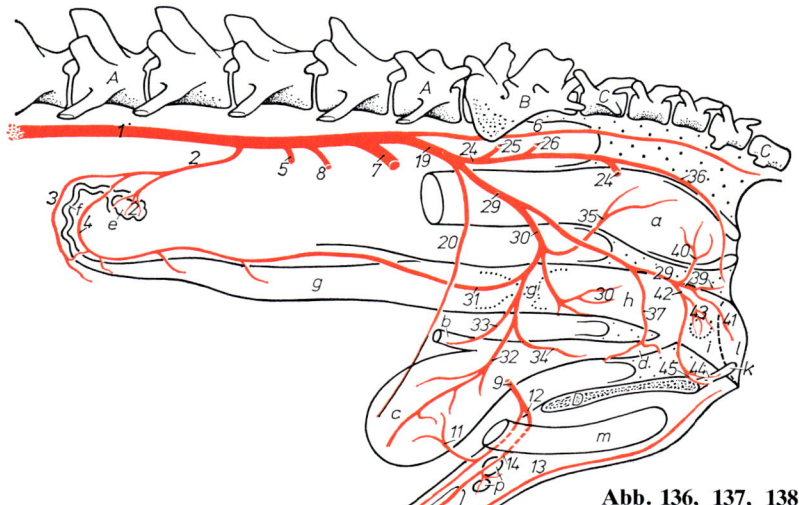

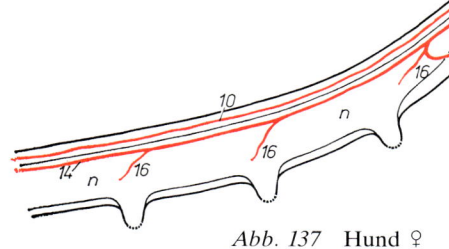

Abb. 137 Hund ♀

Abb. 136, 137, 138, 139. Arterien der Organe der Beckenhöhle vom *Hund* und *Schwein*. Halbschematisch. (In Anlehnung an ACKERKNECHT, 1943.)

A Vertebrae lumbales; *B* Os sacrum; *C* Vertebrae caudales; *D* Symphysis pelvina
a Rectum; *b* Ureter; *c* Vesica urinaria; *d* Urethra; *e* Testis/Ovar; *f* Epididymis/Tuba uterina; *g* Ductus deferens/Uterus; *g'* Cervix uteri; *h* Prostata/Vagina; *h'* Gl. vesicularis; *h"* Gl. bulbourethralis; *i* Can. urogenitalis/Vestibulum vaginae; *k* Penis/Clitoris; *l* Scrotum/Vulva; *m* Proc. vaginalis; *n* Praeputium/Mamma; *o* M. rectractor penis; *p* Nll. inguinales superficiales
1 Aorta abdominalis; *2* A. testicularis/A. ovarica, *3* R. tubarius, *4* R. uterinus; *5* A. mesenterica caudalis; *6* A. sacralis mediana, in die A. caudalis mediana übergehend; *7* A. iliaca externa; *8* A. circumflexa ilium profunda; *9* Truncus pudendoepigastricus; *10* A. epigastrica caudalis; *11* A. vesicalis media; *12* A. pudenda externa; *13* A. scrotalis ventralis/A. labialis ventralis; *14* A. epigastrica caudalis superficialis, *16* Rr. praeputia-

Eingeweidearterien der A. iliaca interna

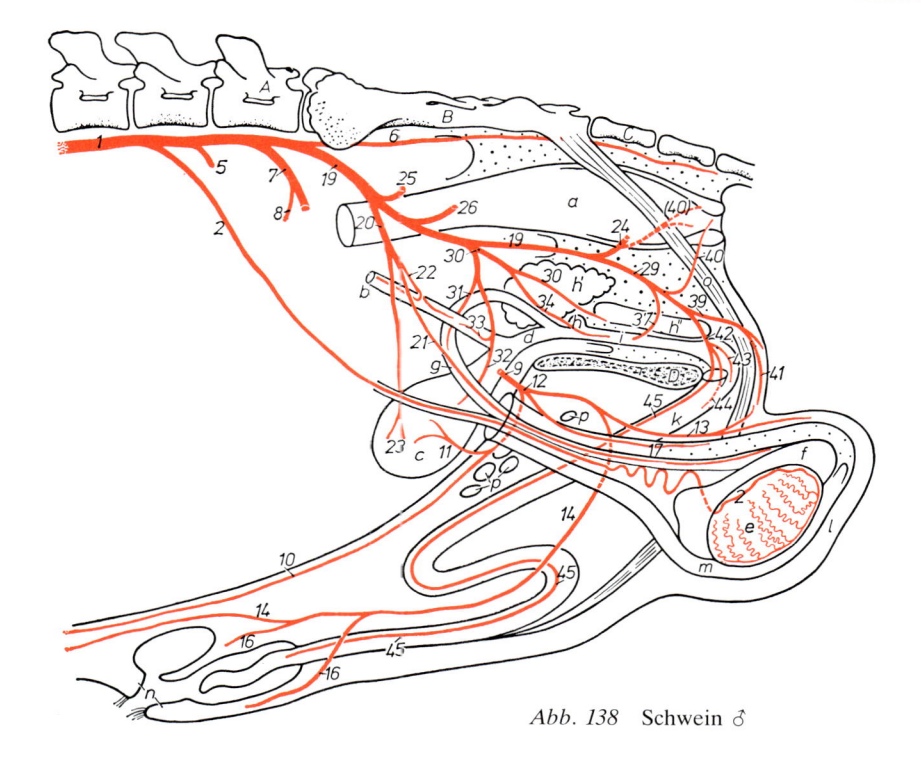

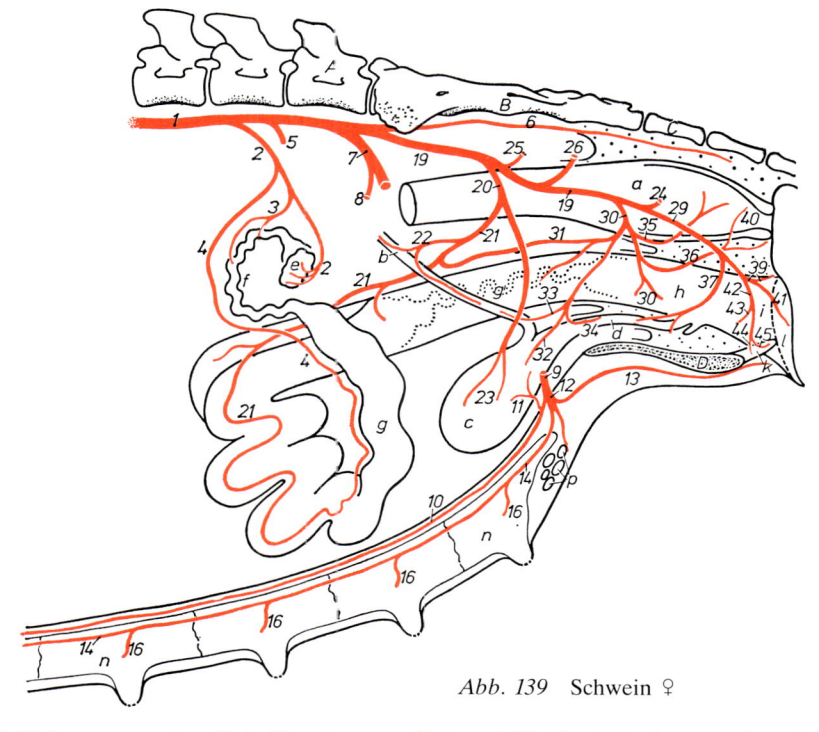

Abb. 138 Schwein ♂

Abb. 139 Schwein ♀

les/Rr. mammarii; *17* A. cremasterica; *19* A. iliaca interna; *20* A. umbilicalis; *21* A. ductus deferentis/A. uterina; *22* R. uretericus; *23* A. vesicalis cranialis; *24* A. glutaea caudalis; *25* A. iliolumbalis; *26* A. glutaea cranialis; *29* A. pudenda interna; *30* A. prostatica/A. vaginalis; *31* R. ductus deferentis bzw. beim *Hd.* A. ductus deferentis/R. uterinus bzw. beim *Hd.* A. uterina; *32* A. vesicalis caudalis; *33* R. uretericus; *34* R. urethralis; *35* A. rectalis media; *36* A. perinealis dorsalis; *37* A. urethralis; *39* A. perinealis ventralis; *40* A. rectalis caudalis; *41* R. scrotalis dorsalis/R. labialis dorsalis; *42* A. penis/A. clitoridis; *43* A. bulbi penis/A. bulbi vestibuli; *44* A. profunda penis/A. profunda clitoridis; *45* A. dorsalis penis/A. dorsalis clitoridis

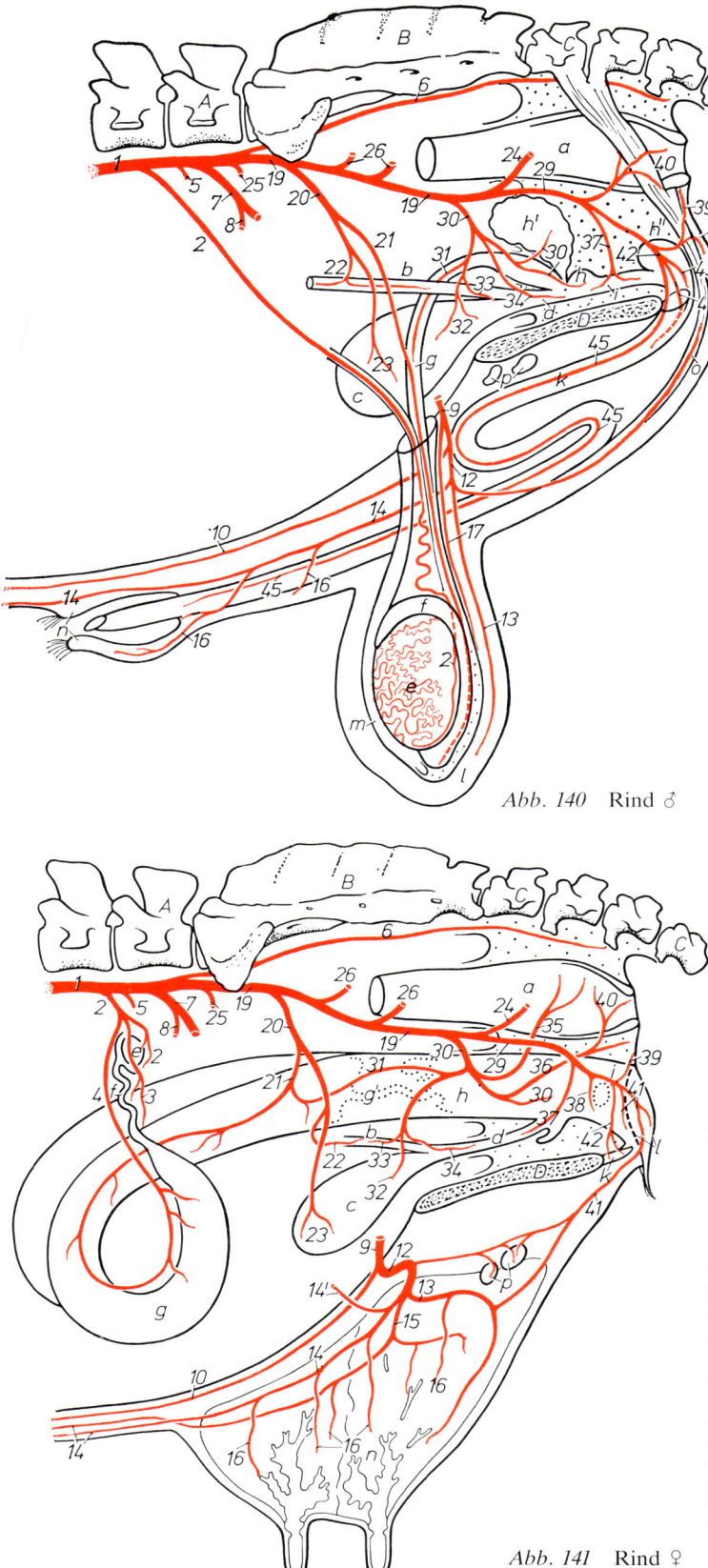

Abb. 140, 141, 142, 143. Arterien der Organe der Beckenhöhle vom *Rind* und *Pferd*. Halbschematisch. (In Anlehnung an ACKERKNECHT, 1943.)

A Vertebrae lumbales; *B* Os sacrum; *C* Vertebrae caudales; *D* Symphysis pelvina

a Rectum; *b* Ureter; *c* Vesica urinaria; *d* Urethra; *e* Testis/Ovar; *f* Epididymis/Tuba uterina; *g* Ductus deferens/Uterus; *g'* Cervix uteri; *h* Prostata/Vagina; *h'* Gl. vesicularis; *h''* Gl. bulbourethralis; *i* Can. urogenitalis/Vestibulum vaginae; *k* Penis/Clitoris; *l* Scrotum/Vulva; *m* Proc. vaginalis; *n* Praeputium/Mamma; *o* M. rectractor penis; *p* Nll. inguinales superficiales

Abb. 140 Rind ♂

Abb. 141 Rind ♀

Abb. 142 Pferd ♂

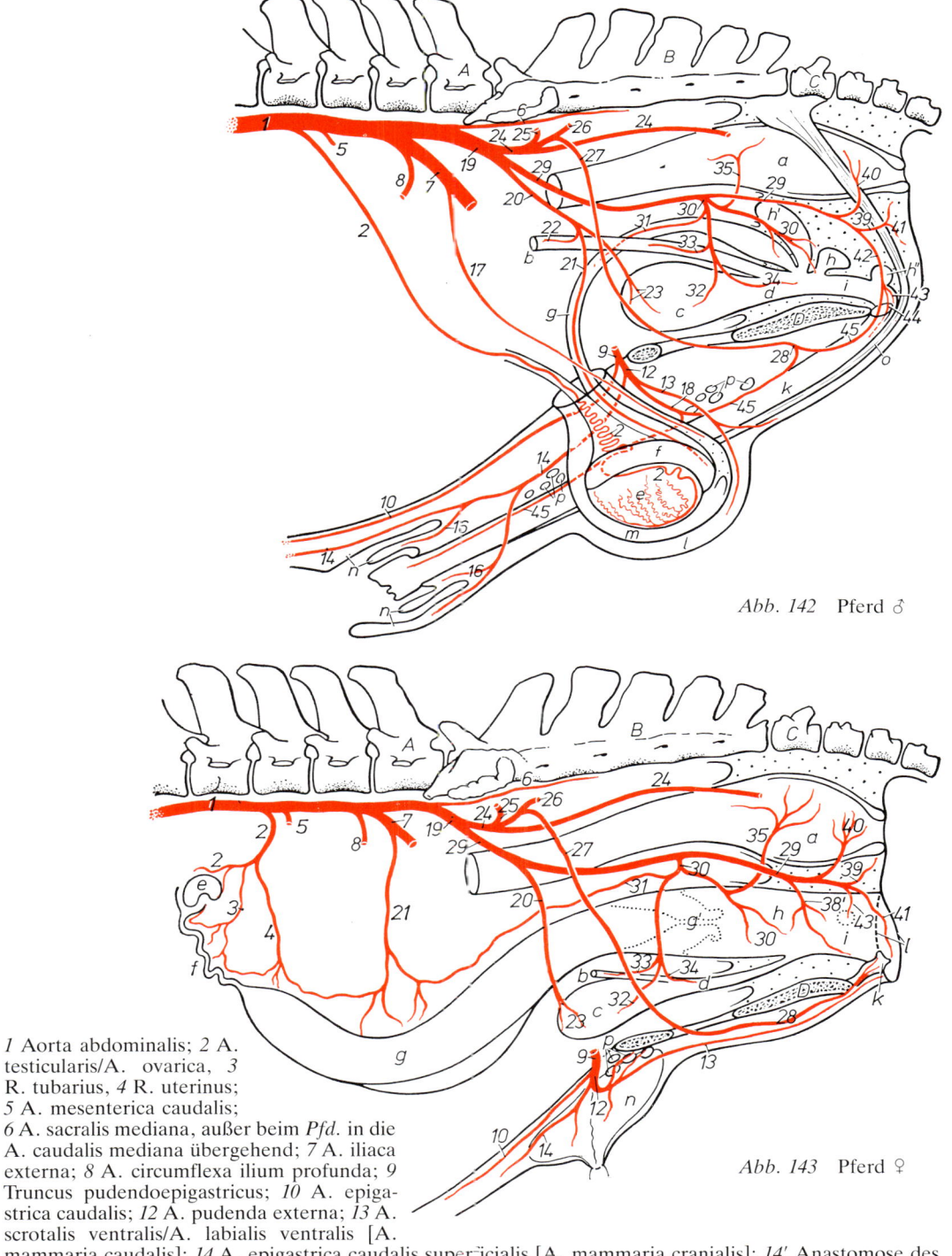

Abb. 143 Pferd ♀

1 Aorta abdominalis; *2* A. testicularis/A. ovarica, *3* R. tubarius, *4* R. uterinus; *5* A. mesenterica caudalis; *6* A. sacralis mediana, außer beim *Pfd.* in die A. caudalis mediana übergehend; *7* A. iliaca externa; *8* A. circumflexa ilium profunda; *9* Truncus pudendoepigastricus; *10* A. epigastrica caudalis; *12* A. pudenda externa; *13* A. scrotalis ventralis/A. labialis ventralis [A. mammaria caudalis]; *14* A. epigastrica caudalis superficialis [A. mammaria cranialis]; *14'* Anastomose des R. superficialis der A. circumflexa ilium profunda; *15* A. mammaria media; *16* Rr. praeputiales/Rr. mammarii; *17* A. cremasterica; *18* A. penis cranialis; *19* A. iliaca interna; *20* A. umbilicalis; *21* A. ductus deferentis/ A. uterina; *22* R. uretericus; *23* A. vesicalis cranialis; *24* A. glutaea caudalis; *25* A. iliolumbalis; *26* A. glutaea cranialis; *27* A. obturatoria; *28* A. penis media/A. clitoridis media; *29* A. pudenda interna; *30* A. prostatica/A. vaginalis; *31* R. ductus deferentis/R. uterinus; *32* A. vesicalis caudalis; *33* R. uretericus; *34* R. urethralis; *35* A. rectalis media; *36* A. perinealis dorsalis; *37* A. urethralis; *38* A. vestibularis; *38'* R. vestibularis; *39* A. perinealis ventralis; *40* A. rectalis caudalis; *41* R. scrotalis dorsalis/R. labialis dorsalis bzw. R. labialis dorsalis et mammarius; *42* A. penis/A. clitoridis; *43* A. bulbi penis/A. bulbi vestibuli; *44* A. profunda penis/A. profunda clitoridis; *45* A. dorsalis penis/A. dorsalis clitoridis

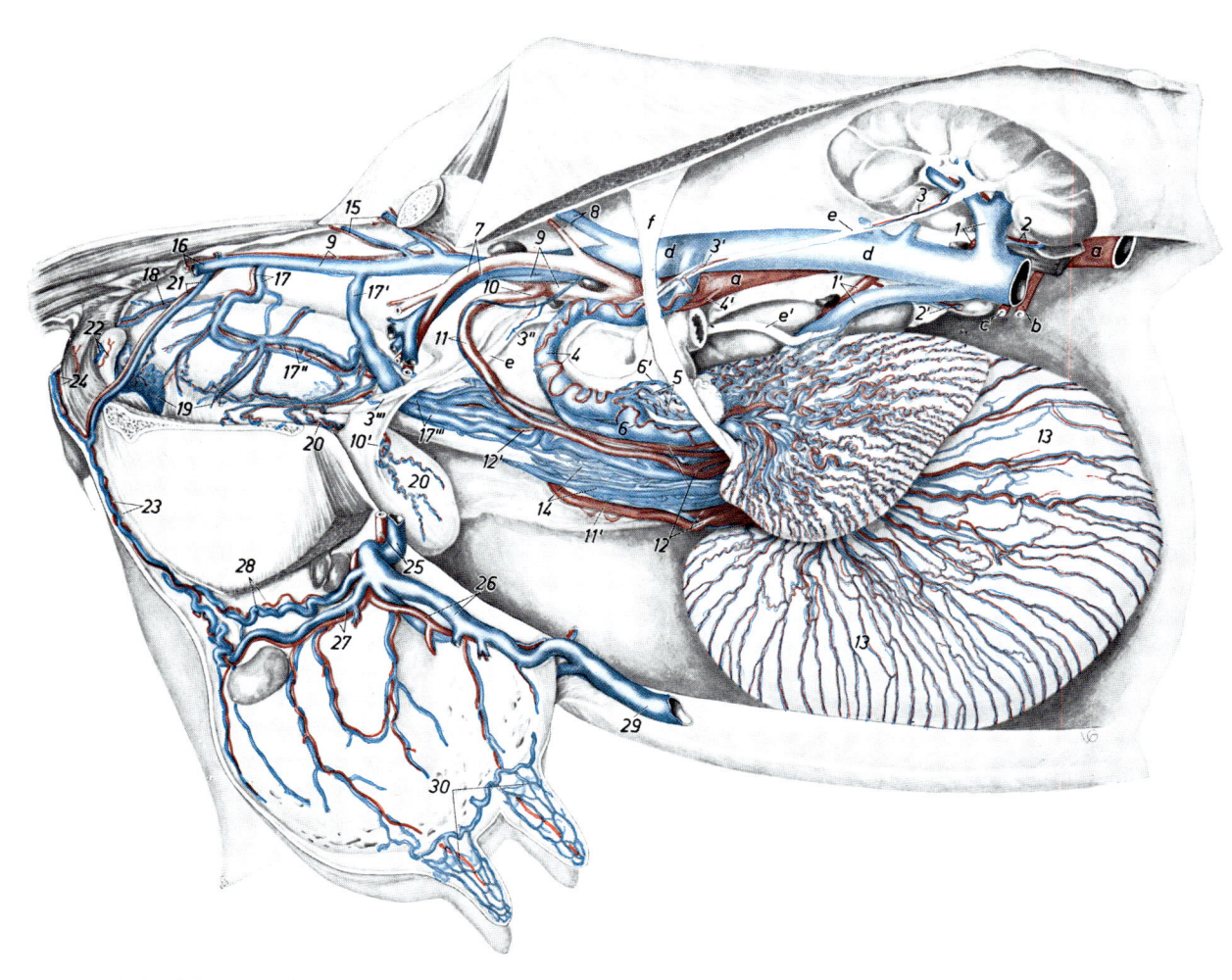

Abb. 144. Arterien und Venen des Urogenitalsystems eines im 5. Monat tragenden älteren *Rindes*. Ansicht von rechts und ventrolateral. (Nach VOLLMERHAUS, 1964.)
a Aorta abdominalis; *b* A. coeliaca; *c* A. mesenterica cranialis; *d* V. cava caudalis; *e* Ureter dexter; *e'* Ureter sinister; *f* Ursprung der Plica urogenitalis
1 A. und V. renalis dextra; *1'* A. und V. renalis sinistra; *2* A. und V. suprarenalis dextra; *2'* A. und V. suprarenalis sinistra; *3–3'''* Rr. ureterici: *3* aus der A. bzw. V. renalis, *3'* aus der A. bzw. V. ovarica, *3''* aus der A. umbilicalis bzw. V. uterina, *3'''* aus der A. bzw. V. vaginalis; *4* A. und V. ovarica dextra; *4'* A. ovarica sinistra; *5* Plexus der Ovargefäße; *6* R. uterinus; *6'* R. tubarius; *7* A. und V. iliaca externa; *8* A. und V. circumflexa ilium profunda; *9* A. und V. iliaca interna; *10* A. umbilicalis; *10'* Lig. teres vesicae; *11* A. und V. uterina dextra, *11'* A. und V. uterina sinistra; *12* Rr. uterini; *12'* Anastomose zwischen A. uterina und R. uterinus der A. vaginalis; *13* Verzweigung der Uterusgefäße; *14* Plexus der Uterusvenen; *15* A. und V. glutaea cranialis; *16* A. und V. glutaea caudalis; *17* A. und V. vaginalis; *17'* V. vaginalis accessoria; *17''* R. uterinus von 17; *17'''* Plexus von 17'; *18* A. und V. perinealis dorsalis; *19* Rr. urethrales der A. bzw. V. vaginalis; *20* A. und V. vesicalis caudalis; *21* A. und V. pudenda interna; *22* A. und V. vestibularis; *23* R. mammarius; *24* R. labialis dorsalis; *25* A. und V. pudenda externa; *26* A. und V. epigastrica caudalis superficialis [A. und V. mammaria cranialis]; *27, 28* R. bzw. V. labialis ventralis [A. und V. mammaria caudalis]; *29* V. epigastrica caudalis superficialis; *30* Zitzengefäße

entlang in Richtung auf die Prostata. Dabei entläßt sie den R. ductus deferentis, der beim *Hd.* als A. ductus deferentis zu bezeichnen ist. Kaudodorsal gerichtet, entspringt aus der A. prostatica und oder auch aus der A. pudenda interna mit tierartlichen sowie geschlechtlichen Unterschieden, außerdem oft durch mehrere Ästchen dargestellt, die **A. rectalis media.** Diese versorgt den ventrolateralen Bereich der Ampulla recti. Aus der A. vesicalis caudalis oder der A. prostatica gehen noch der **R. uretericus** und der **R. urethralis** an den Harnleiter bzw. an das Beckenstück der

Harnröhre hervor. Bei *Zg.* und *Rd.* entspringt manchmal auch die **A. perinealis dorsalis** aus der A. prostatica.

R. ductus deferentis
(*vgl.:* 136, 138, 140, 142/*31*)

Der R. ductus deferentis zieht als Ast der A. prostatica an den Endabschnitt des Samenleiters. Bei *Flfr.* übernimmt dieses Gefäß auch das Versorgungsgebiet der bei den *anderen Haussäugetieren* aus der A. umbilicalis hervorgehenden A. ductus deferentis und wird deshalb bei *Flfr.* A. ductus deferentis genannt (s. oben). Der R. bzw. die A. ductus deferentis entläßt die **A. vesicalis caudalis** an die Harnblase. Beim *Hd.* versorgt die A. vesicalis caudalis auch den Harnblasenscheitel, da postnatal beim *Hd.* die A. umbilicalis meist vollständig obliteriert und so die A. vesicalis cranialis fast immer fehlt. Bei *allen Haussäugetieren* entläßt die A. vesicalis caudalis an den Harnleiter den **R. uretericus** und bei *Flfr.* und *Pfd.* auch noch an den Anfang der Urethra den **R. urethralis.**

A. vaginalis
(*vgl.:* 85–88/*77;* 137, 139, 141, 143/*30;* *Rd.:* 144/*17*)

Die A. vaginalis ist bei den *weiblichen Tieren* das der A. prostatica entsprechende Gefäß und besitzt tierartlich den gleichen Ursprung wie diese. Sie zieht zur Scheide. Dabei entläßt sie den R. uterinus, der beim *Flfr.* als A. uterina zu bezeichnen ist. Außerdem gibt die A. vaginalis die **A. rectalis media** ab, die den ventrolateralen Bereich der Ampulla recti versorgt. Die **A. perinealis dorsalis** zieht bei *Zg.* und *Rd.*, kaudodorsal gerichtet, zum Perineum.

R. uterinus
(*vgl.:* 137, 139, 141, 143/*31;* *Rd.:* 144/*17"*)

Der R. uterinus tritt als Ast der A. vaginalis von der lateralen Scheidenwand her an die Cervix uteri und verbindet sich im Mesometrium mit der A. uterina. Bei *Flfr.* übernimmt dieses Gefäß auch das Versorgungsgebiet der A. uterina der *anderen Haussäugetiere* und wird deshalb insgesamt als A. uterina bezeichnet. Aus dem R. uterinus bzw. der A. uterina geht die **A. vesicalis caudalis** hervor. Diese zieht wie bei den *männlichen Haussäugetieren* zur Harnblase und entläßt den **R. uretericus** an den Endabschnitt des Harnleiters sowie den **R. urethralis** an den blasenwärtigen Abschnitt der Harnröhre.

A. urethralis
(*Schw.:* 138, 139/*37;* *Rd.:* 140, 141/*37;* 144/*19*)

Kaudal der A. vaginalis zweigt aus der A. pudenda interna die A. urethralis ab, die dem *Pfd.* fehlt. Bei *kl. Wdk.* liegt der Ursprung weiter kaudal. Diese Arterie versorgt beim *männlichen Tier* den kaudalen Abschnitt des Beckenstücks der Harnröhre und beim *weiblichen Tier* deren mündungsnahen Bereich.

A. vestibularis – R. vestibularis
(*Rd.:* 141/*38;* 144/*22;* *Pfd.:* 143/*38'*)

Beim *weiblichen Rd.* geht die A. vestibularis als starkes Gefäß für die Seitenwand des Scheidenvorhofs, insbesondere für die Gll. vestibulares majores, aus der A. pudenda interna hervor. Beim *weiblichen Pfd.* gibt die A. pudenda interna an den ventrolateralen Bereich des Scheidenvorhofs den R. vestibularis ab.

Venen, Venae

Die Venen werden wegen der besseren Übersicht und Vergleichbarkeit mit den Arterien nach der Begründung von SCHMALTZ (1898) in peripherer Richtung, also retrograd, beschrieben.

Venae pulmonales
(*Schw.:* 96/*42;* 153/*47;* *Schf:* 99/*21;* *Rd.:* 155/*1;* *Pfd.:* 103/*38*)

Die Lungenvenen, Vv. pulmonales, führen als klappenlose Venen des kleinen oder

Lungenkreislaufs das sauerstoffreiche Blut von der Lunge zur linken Vorkammer des Herzens. Diese Venen entspringen stets in mehrfacher, tierartlich unterschiedlicher Zahl aus dem Dach der linken Vorkammer. Ihre Anzahl entspricht insbesondere beim *Hd.* meistens der Anzahl der Lungenlappen, wobei die Venen nahezu symmetrisch zu einer linken und rechten Gruppe zusammengefaßt sind. Bei der *Ktz.* dagegen entspringen die Lungenvenen unsymmetrisch in drei Gruppen von jeweils zwei bis drei Venen aus entsprechenden Buchten des Daches der linken Vorkammer, und zwar für den linken zweigeteilten Lobus cranialis, die Lobi cranialis und medius der rechten Seite sowie die beiderseitigen Lobi caudales. Bei *Schw.* und *kl. Wdk.* finden sich ähnlich wie beim *Pfd.* am Vorkammerdach eine größere linke und eine kleinere rechte Bucht, aus denen mehrere Venen unterschiedlicher Weite für die linke und die rechte Lunge hervorgehen. Beim *Rd.* sind häufig nur eine stärkere und zwei bis drei schwächere Lungenvenen vorhanden.

Die Vv. pulmonales verlaufen nur beim *Rd.* mit den Ästen der Aa. pulmonales entlang den Bronchen (bronchovaskulärer Typ). Bei *Flfr.* und *Schw.* besteht dieser Aufzweigungsmodus nur in den Lobi craniales und im Lobus medius. In den Lobi caudales verzweigen sich die Äste der Vv. pulmonales dagegen wie bei *Schf.* und *Pfd.* ausschließlich intersegmental und entlassen ihre Zweige jeweils in zwei benachbarte Lungensegmente (bronchoarterieller Typ). Da bei *Flfr., kl. Wdk.* und *Pfd.* die Vv. bronchales sich nur bis zum Hilusbereich verzweigen, übernehmen die Vv. pulmonales am überwiegenden Teil des Bronchalbaums damit auch die Abfuhr des nutritiven Blutes.

Vena cava cranialis
(*vgl.*: 145–152/1; *Schw.*: 153, 176/1; *Zg.*: 154/1; *Schf.*: 99/20; *Rd.*: 155/6; *Pfd.*: 103/32)

Die V. cava cranialis entspringt kraniodorsal aus dem Sinus venarum cavarum der rechten Herzvorkammer mit tierartlichen Unterschieden etwa in der Transversalebene des 4. Rippenpaares. Sie ist das entsprechende venöse Gefäß zum Truncus brachiocephalicus. Sie verläuft im kranialen Mittelfell rechts paramedian und ventral von Trachea und Truncus brachiocephalicus zum Brusteingang, denn im Wirbeltiervergleich entspricht sie der V. cava cranialis dextra. Aus dem Anfangsabschnitt der V. cava cranialis entspringt rechterseits bei *Flfr., Wdk.* und *Pfd.* die V. azygos dextra, außerdem bei der *Ktz.* meistens die V. broncho-oesophagea. Darauf folgt beim *Hd.* nur rechts, bei den übrigen *Haussäugetieren* beiderseits die V. costocervicalis. Als nächste Gefäße gehen die Vv. thoracicae internae dextra und sinistra ab, die bei *Flfr.* meistens einen gemeinsamen Ursprungsabschnitt besitzen. Nur beim *Pfd.* entläßt die V. cava cranialis rechts gesondert die V. vertebralis. Bei *Flfr.* und *Schw.*, selten bei der *Zg.* teilt sich die V. cava cranialis sodann intrathorakal im Bereich des Brusteingangs in die Vv. brachiocephalicae dextra und sinistra, während sie bei *Wdk.* und *Pfd.* in dieser Höhe zunächst die Vv. subclaviae dextra und sinistra entläßt und sich erst danach, unmittelbar kranial der Apertura thoracis cranialis, in die Vv. jugulares externae dextra und sinistra gabelt.

Venen der Brustwand

Die venöse Entsorgung der Brustwand erfolgt durch die **V. cava cranialis,** die in Verlauf und Aufzweigung dem arteriellen Truncus brachiocephalicus entspricht, sowie durch die Azygosvenen, die die Aorta thoracica begleiten.

Bei *Flfr.* und *Pfd.* sowie zusätzlich bei den *Wdk.* geht aus der V. cava cranialis herznah die **V. azygos dextra** hervor. Sie entläßt, bis auf die ersten drei bis fünf Interkostalvenen, die **Vv. intercostales dorsales** und die V. costoabdominalis. Bei *Schw.* und *Wdk.* ist die **V. azygos sinistra** ausgebildet, die dem Sinus coronarius des Herzens entspringt und wie die V. azygos dextra paarige Interkostalvenen abgibt.

Von der V. cava cranialis zweigen kranial im Brustkorb dorsal die **V. costocervicalis** mit Venen für die ersten drei bis fünf Interkostalräume und ventral die **V. thoracica interna** ab. Letzte entläßt die **Vv. intercostales ventrales** sowie Vv. perforantes und gabelt sich in die **V. musculophrenica** und **V. epigastrica cranialis.** Aus dieser geht die V. epigastrica cranialis superficialis hervor, die nur beim *Pfd.* ein Ast der V. thoracica superficialis ist und als „*Sporader*" bezeichnet wird.

V. azygos dextra – V. azygos sinistra

(*Hd.*: 94, 95/11; 145/6'; 149/2; *Schw.*: 97/9; 150/31; 153/43; *Zg.*: 154/2, 24; *Schf.*: 99/22; *Rd.*: 102/4; 147/6'; 151/2, 31; 155/21; *Pfd.*: 148/6'; 152/2)

Die **V. azygos dextra** entspringt bei *Flfr.*, *Wdk.* und *Pfd.* aus dem herzmuskulaturhaltigen Abschnitt der V. cava cranialis dicht am Herzbeutelansatz und fehlt beim *Schw.* Sie steigt bei *Flfr.* und *Pfd.* in kranial konvexem Bogen zur Brustwirbelsäule auf und kreuzt dabei rechterseits die Trachea und den Oesophagus. Danach begleitet sie rechts dorsal die Aorta thoracica sowie den Ductus thoracicus und tritt meistens mit beiden durch den Hiatus aorticus oder endet gelegentlich beim *Pfd.* bereits in der

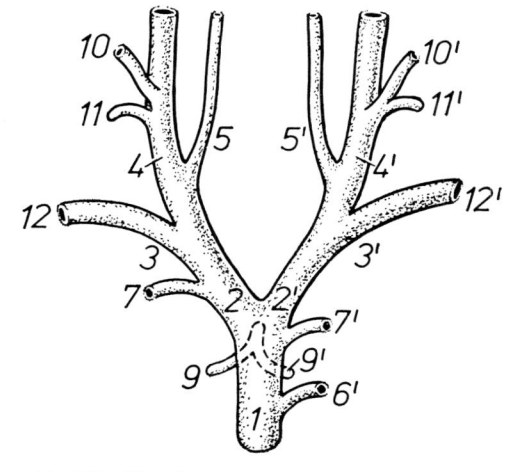

Abb. 145 Hund

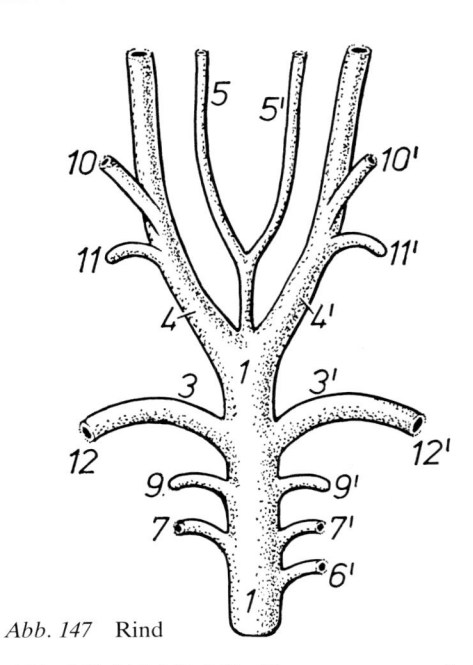

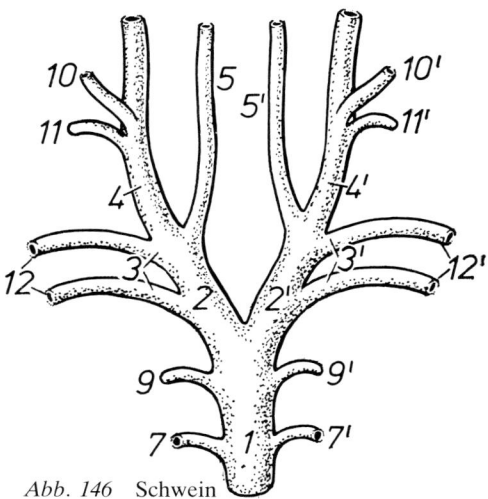

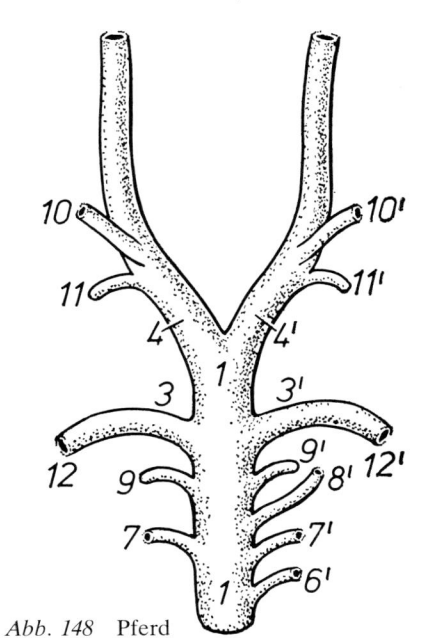

Abb. 146 Schwein

Abb. 147 Rind

Abb. 148 Pferd

Abb. 145, 146, 147, 148. Vena cava cranialis von *Hund, Schwein, Rind* und *Pferd*. Dorsalansicht.
1 V. cava cranialis; *2* V. brachiocephalica sinistra; *2'* V. brachiocephalica dextra; *3* V. subclavia sinistra; *3'* V. subclavia dextra; *4* V. jugularis externa sinistra; *4'* V. jugularis externa dextra; *5* V. jugularis interna sinistra; *5'* V. jugularis interna dextra; *6'* V. azygos dextra; *7* V. costocervicalis sinistra; *7'* V. costocervicalis dextra; *8'* V. vertebralis dextra; *9* V. thoracica interna sinistra; *9'* V. thoracica interna dextra; *10* V. cervicalis superficialis sinistra; *10'* V. cervicalis superficialis dextra; *11* V. cephalica sinistra; *11'* V. cephalica dextra; *12* V. axillaris sinistra; *12'* V. axillaris dextra

Brusthöhle. Die V. azygos dextra kann bei *Flfr.* und *Pfd.* in der kaudalen Thoraxhälfte eine V. hemiazygos sinistra entlassen. Nach Durchtritt durch den Hiatus aorticus mündet sie in eine der ersten Lendenvenen bzw. deren gemeinsames Ursprungsgefäß aus der V. cava caudalis oder in diese selbst ein. Bei *Wdk.* läuft die V. azygos dextra dicht kranial des Bronchus trachealis senkrecht in dorsaler Richtung über die Lateralfläche des M. longus colli dexter zum 2. oder 3. Interkostalraum und wendet sich dann kaudal. In den meisten Fällen verhält sich die V. azygos dextra der *Wdk.* wie eine vom 2. oder 3. bis zum 5., 6. oder 7. Interkostalraum reichende V. intercostalis suprema dextra. Nur ausnahmsweise entspricht sie in ihrem Verlauf dem der V. azygos dextra bei *Flfr.* und *Pfd.* und ist nur selten bis zum letzten Brustwirbel ausgebildet, wo sie sich mit der V. azygos sinistra vereinigt.

Die **V. azygos sinistra** ist nur bei *Schw.* und *Wdk.* ausgebildet. Sie entspringt aus dem Sinus coronarius des Herzens und läuft dorsal über das Atrium sinistrum kaudal um die Lungenvenen entlang dem Dorsalrand des linken Herzohres. Danach wendet sie sich links von der A. pulmonalis und der Aorta dorsal. Kaudal abbiegend, begleitet sie vom 5. bzw. 6. Brustwirbel ab die Aorta thoracica linkerseits entlang den Abgängen der Interkostalarterien. Mit der Aorta zieht sie durch den Hiatus aorticus und verbindet sich mit den ersten Lendenvenen bzw. deren gemeinsamem Ursprungsgefäß oder beim *Schw.* auch direkt mit der V. cava caudalis. Häufig endet sie bereits in der kaudalen Thoraxhälfte. Hier oder schon vorher entläßt sie bisweilen eine V. hemiazygos dextra, die jedoch auch bei weiterem Kaudalverlauf der V. azygos sinistra vorkommen kann.

Die **V. hemiazygos dextra** bei *Schw.* und *Wdk.* bzw. die **V. hemiazygos sinistra** bei *Flfr.* und *Pfd.*, die in der kaudalen Thoraxhälfte aus der V. azygos sinistra bzw. der V. azygos dextra entspringen kann, wechselt auf die andere Seite der Wirbelsäule, an der sie nach kaudal zieht. Jede V. hemiazygos ergänzt oder ersetzt jeweils die V. azygos der anderen Seite.

Bei *Flfr.* und *Pfd.* zweigen aus der V. azygos dextra, bei *Schw.* und *Wdk.* aus der V. azygos sinistra bzw. bei *Wdk.* aus den selten beidseitig vollständig ausgebildeten Azygosvenen, gelegentlich bei *allen Haussäugetieren* aus einer V. hemiazygos segmentale Körperwandvenen ab. Dabei handelt es sich um die Vv. intercostales dorsales, mit Ausnahme der kranialen, die mit tierartlichen Besonderheiten und Variationen von den Vv. costocervicalis, intercostalis suprema und vertebralis thoracica abgegeben werden, ferner um die V. costoabdominalis dorsalis sowie die kranialen Vv. lumbales. Ohne alle Variationsmöglichkeiten berücksichtigen zu können, sind die von den Azygosvenen abgegebenen Segmentalvenen mit den tierartlichen Besonderheiten der Übersicht zu entnehmen (s. S. 193). Hier sei angemerkt, daß durch die meist klappenlosen Azygosvenen die V. cava caudalis funktionell eine Verbindung mit der V. cava cranialis besitzt.

Die V. azygos dextra entläßt bei *Hd.* und *Pfd.* als Eingeweidegefäß die **V. bronchooesophagea**, die bei der *Ktz.* nur rechtsseitig ausgebildet ist und aus der V. cava cranialis, manchmal auch aus der V. intercostalis suprema dextra entspringt. Die V. azygos sinistra gibt bei *Schw.* und *Wdk.* die **Vv. oesophageae** sowie die **Vv. bronchales** ab. Während sich die Vv. oesophageae bei *allen Haussäugetieren* mit den zugehörigen Arterien aufzweigen, reicht die V. bronchalis bei *Flfr., kl. Wdk.* und *Pfd.* nur bis zum Lungenhilus. Der übrige Bereich des Bronchialbaums wird von Ästen der Vv. pulmonales nutritiv mit vaskularisiert (s. S. 190).

**Vv. intercostales dorsales
und V. costoabdominalis dorsalis**
(*vgl.:* 149–152/32, 33; *Hd.:* 94/12, 13;
Schw.: 97/20, 21–25; 153, 188/8;
Zg.: 154/3, 4, 25; *Rd.:* 102, 155/5)

Die Ursprungsgefäße der Vv. intercostales dorsales und der V. costoabdominalis dorsalis sind in der Übersicht (s. S. 194) zusammengestellt. In einzelnen Thoraxsegmenten können die beiden zugehörigen Vv. intercostales dorsales einen gemeinsamen Anfangsabschnitt besitzen. Jede V. intercostalis dorsalis sowie die V. costoabdominalis dorsalis entlassen regelmäßig den **R. dorsalis**. Nach Abgabe des R. dorsalis verlaufen die Vv. intercostales dorsales und die V. costoabdominalis dorsalis jeweils kranial der entsprechenden Arterie und verhalten sich in der Aufzweigung wie diese.

Im kranialen Thorakalbereich besitzen, außer beim *Pfd.*, die V. cervicalis profunda und die benachbarten Rr. dorsales der Vv.

intercostales dorsales unmittelbar im Ursprungsbereich Gefäßbrücken, die zwischen Collum costae und Tuberculum costae verlaufen. Diese Anastomosen stellen die **V. vertebralis thoracica** dar, die sich tierartlich und individuell unterschiedlich weit kaudal über die kranialen Thoraxsegmente erstreckt. Sie bildet beim *Hd.* die Ursprungsvene für die betreffenden Vv. intercostales dorsales, wenn die V. intercostalis suprema fehlt.

Der **R. dorsalis** entläßt die **V. intervertebralis**, die sich an der Bildung der **Plexus vertebrales externi ventralis** und **dorsalis** beteiligt. Der ventrale Plexus erhält besonders beim *Schw.* auch Verbindungen direkt aus den Vv. intercostales dorsales. Durch das For. vertebrale laterale bzw. durch das For. intervertebrale gelangt die V. intervertebralis in den Wirbelkanal und bildet hier den **Plexus vertebralis internus ventralis**. Aus dem Plexus vertebralis internus ventralis zweigen segmental die bisher nur beim *Hd.* beschriebenen und beim *Schw.* als fehlend nachgewiesenen **Rr. interarcuales** ab.

Aus diesen gehen zwischen oder an den Dornfortsätzen aufsteigende **Vv. interspinosae** hervor, die mit dem Plexus vertebralis dorsalis externus Verbindung aufnehmen. Die im Wirbelkanal verlaufenden Venen geben, jedoch nicht regelmäßig in jedem Segment, die **Rr. spinales** ab, die sich in die **Vv. spinales** für Rückenmarkshäute und Rückenmark fortsetzen. Dabei werden Abschnitte dieser Gefäße noch als **Vv. nervomedullares** und **Vv. radiculares dorsales** bzw. **ventrales** bezeichnet. Der Plexus vertebralis internus ventralis entsendet in die Mitte eines jeden Wirbelkörpers paramedian jederseits die **Vv. basivertebrales**. Diese verzweigen sich im Wirbelkörper und anastomosieren an dessen Außenflächen mit dem Plexus vertebralis externus ventralis. Die weitere Aufzweigung des R. dorsalis in der Stammzone entspricht der des zugehörigen arteriellen R. dorsalis. Nur medial vom Schulterblatt bestehen tierartliche Besonderheiten, die im Zusammenhang mit der V. costocervicalis beschrieben werden.

Segmentalgefäße der Azygosvenen

	Vv. intercostales dorsales	**V. costoabdominalis dorsalis**	**Vv. lumbales**
Katze	rechts III–V V. azygos dextra	VI–XII V. azygos dextra	V. azygos dextra	I + II V. azygos dextra
Hund	(III links) IV–XII V. azygos dextra links IX–XI auch aus V. hemiazygos sinistra	V. azygos dextra	I + II (III) V. azygos dextra
Schwein	rechts (V) VI–XIV (XV) links (IV) V–XIV (XV) V. azygos sinistra bzw. im kaudalen Thoraxbereich aus V. hemiazygos dextra	V. azygos sinistra bzw. V. hemiazygos dextra	I + II (III) V. azygos sinistra bzw. V. hemiazygos dextra
Wiederkäuer	rechts II–V V. azygos dextra	rechts VI–XII V. azygos sinistra bzw. im kaudalen Thoraxbereich V. hemiazygos dextra selten V. azygos dextra links (IV) V–XII V. azygos sinistra	gemeinsames Ursprungsgefäß aus der V. azygos für erste Vv. lumbales	I + II (III) gemeinsames Ursprungsgefäß aus der V. azygos
Pferd		rechts V (VI)–XVII links (VI) VII–XVII V. azygos dextra bzw. im kaudalen Thoraxbereich V. hemiazygos sinistra	V. azygos dextra bzw. V. hemiazygos sinistra	

Ursprungsgefäße der Intercostalvenen

	Vv. intercostales dorsales				**V. costoabdominalis dorsalis**
Katze	I V. costocervicalis	II V. intercostalis suprema oder V. vertebralis thoracica	rechts III–V V. azygos dextra links III–V gemeinsames Ursprungsgefäß aus der V. cava cranialis	VI–XII V. azygos dextra	V. azygos dextra
Hund	I V. costocervicalis	II + III V. intercostalis suprema oder V. vertebralis thoracica		(III links) IV–XII V. azygos dextra links IX–XI auch aus V. hemiazygos sinistra	V. azygos dextra
Schwein	I V. vertebralis thoracica	II V. costocervicalis	III, IV, V V. intercostalis suprema	rechts (V) VI–XIV (XV) links (IV) V–XIV (XV) V. azygos sinistra bzw. im kaudalen Thoraxbereich aus V. hemiazygos dextra	V. azygos sinistra bzw. V. hemiazygos dextra
Wiederkäuer	rechts I fehlend oder V. intercostalis suprema links I–IV V. intercostalis suprema	II–V V. azygos dextra		VI–XII V. azygos sinistra bzw. im kaudalen Thoraxbereich V. hemiazygos dextra, selten V. azygos dextra (IV) V–XII V. azygos sinistra	gemeinsames Ursprungsgefäß aus der V. azygos für erste Vv. lumbales
Pferd	I V. cervicalis profunda	rechts II–IV (V) links II–(V) VI V. intercostalis suprema		rechts V (VI)–XVII links (VI) VII–XVII V. azygos dextra bzw. im kaudalen Thoraxbereich V. hemiazygos sinistra	V. azygos dextra bzw. V. hemiazygos sinistra

V. costocervicalis

(*vgl.*: 145–148/7; 149–152/3; Schw.: 153, 176/2; Zg.: 154/5; Rd.: 102, 155/7)

Die Vv. costocervicales dextra und sinistra entspringen aus der V. cava cranialis. Eine Ausnahme besteht bei *Flfr.*, indem die V. costocervicalis sinistra bei der *Ktz.* häufig und beim *Hd.* fast immer aus der V. brachiocephalica sinistra hervorgeht. Bei der *Ktz.* zweigt die V. costocervicalis dextra erst nach dem Abgang der Vv. thoracicae internae oder ausnahmsweise auch erst aus der V. brachiocephalica dextra ab.

V. costocervicalis, Reihenfolge der Abzweigungen

Fleischfresser	Schwein	Wiederkäuer	Pferd
V. vertebralis	V. vertebralis	V. intercostalis suprema	V. cervicalis profunda
V. scapularis dorsalis	V. intercostalis suprema	V. scapularis dorsalis	V. intercostalis suprema
V. intercostalis dorsalis I	V. intercostalis dorsalis II	V. cervicalis profunda	V. scapularis dorsalis
V. cervicalis profunda	V. scapularis dorsalis	V. vertebralis	V. vertebralis (links)
V. intercostalis suprema	V. cervicalis profunda		

Die V. costocervicalis entläßt die **V. vertebralis,** die beim *Pfd.* auf der rechten, häufig auch auf der linken Seite aus der V. cava cranialis entspringt, die **V. cervicalis profunda,** die **V. scapularis dorsalis,** die **V. intercostalis suprema,** bei *Flfr.* die V. intercostalis dorsalis I und beim *Schw.* die V. intercostalis dorsalis II. Die Reihenfolge des Abgangs dieser Venen bei den *Haussäugetieren* veranschaulicht vorstehende Übersicht. Die genannten Venen begleiten, zum Teil paarig, die gleichnamigen Arterien. Dabei ist insbesondere die V. scapularis dorsalis als arterienparallele Vene, außer beim *Pfd.*, schwächer ausgebildet und wird durch kräftige Lateraläste der kaudal folgenden Interkostalvenen ergänzt. Diese wiederum übertreffen die begleitenden Arterien wesentlich an Stärke. Die V. cervicalis profunda wird als Ausgangsgefäß für die bereits bei den Interkostalvenen beschriebene **V. vertebralis thoracica** angesehen, die nur beim *Hd.* arteriell begleitet wird.

V. thoracica interna
(*vgl.:* 145–148/9; 149–152/11; *Schw.:* 153/17; 176/3; *Zg.:* 154/9; *Rd.:* 102, 155/13)

Die V. thoracica interna entspringt bei der *Ktz.* in Höhe des 2., bei *Hd.* und *Schw.* des 1. Interkostalraums sowie bei *Wdk.* und *Pfd.* in Höhe der 1. Rippe aus der V. cava cranialis. Bei der *Ktz.* und meistens beim *Hd.* haben die beidseitigen Gefäße einen gemeinsamen Anfangsabschnitt. Bei getrenntem Ursprung geht beim *Hd.* die linke V. thoracica interna aus der V. brachiocephalica hervor. Die Vene läuft ventromedial der gleichnamigen Arterie bis zum Zwerchfell und wird wie diese vom 2. Rippenknorpel ab dorsal vom M. transversus thoracis bedeckt. In der Brusthöhle gibt die V. thoracica interna die **Vv. intercostales ventrales,** die **Vv. perforantes** mit **Rr. sternales** und bei *Flfr.* und *Schw.* auch mit **Rr. mammarii** an die thorakalen Mammae sowie in das Mediastinum **Vv. mediastinales** und beim Jungtier im kranialen Mediastinum **Vv. thymicae,** ferner die **V. pericardiacophrenica** ab. Die genannten Venen verzweigen sich mit den entsprechenden arteriellen Gefäßen. Venen zwischen benachbarten Rippen können gemeinsame Ursprünge besitzen. Bei der *Ktz.* gehen die Venen für das erste und zweite Segment aus einem kranial gerichteten Ast der V. thoracica interna hervor. Mit Erreichen des Zwerchfells teilt sich die V. thoracica interna entsprechend der Arterie in die V. musculophrenica und die V. epigastrica cranialis.

In ihrem Verlauf entlang dem Ursprung der Pars costalis des Zwerchfells entläßt die **V. musculophrenica,** die beim *Schw.* als nur schwaches Gefäß beschrieben wird, weitere **Vv. intercostales ventrales.** An denjenigen asternalen Rippen, die nicht mehr Vv. intercostales ventrales aus der V. musculophrenica erhalten, ziehen die Vv. intercostales dorsales bis zum Rippenbogen oder auch noch darüber hinaus in die ventrale Bauchwand.

Die **V. epigastrica cranialis** gelangt durch das Zwerchfell in die ventrale Bauchwand. Hier verzweigt sie sich mit der entsprechenden Arterie und anastomosiert meistens über ihre Endäste mit denen der V. epigastrica caudalis. Aus dem Anfangsabschnitt entläßt die V. epigastrica cranialis, außer beim *Pfd.*, die V. epigastrica cranialis superficialis.

Die **V. epigastrica cranialis superficialis,** auch V. subcutanea abdominis genannt, tritt nach Abgang aus der V. epigastrica cranialis durch die Bauchmuskulatur. Beim *Pfd.* entspringt diese Vene an der seitlichen Brustwand aus der V. thoracica superficialis, einem Ast der V. thoracodorsalis. Die V. epi-

Abb. 149

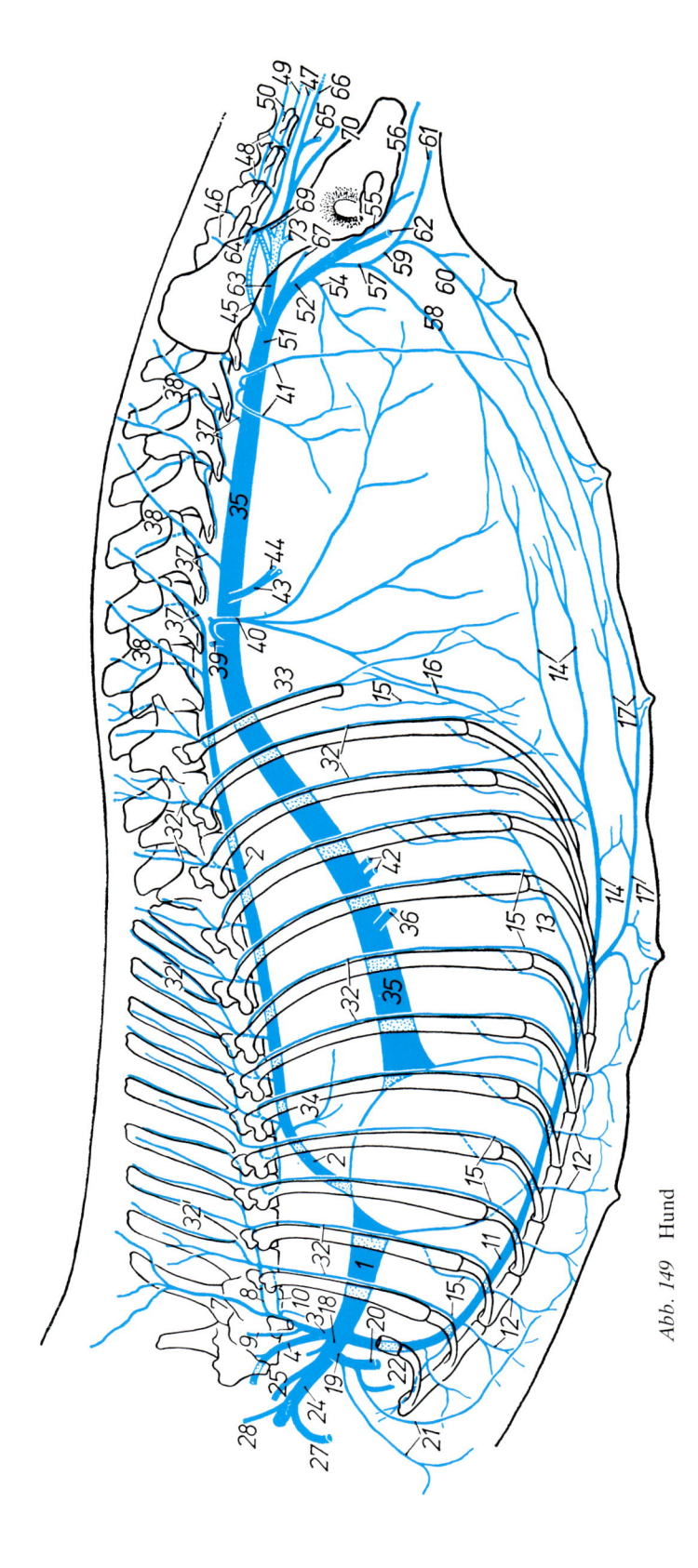

Abb. 149, 150, 151, 152. Venen des Rumpfes von Hund, Schwein, Rind und Pferd. Halbschematisch. Linke Seitenansicht.
(Nach WIEBOLDT, 1966; nach WOLFF, 1963; nach SEIDLER, 1966; nach LESCHKE, 1976.)

1 V. cava cranialis; *2* V. azygos dextra; *3* V. costocervicalis; *4* V. vertebralis mit 5 Rr. dorsales; *5'* R. descendens, *6* Rr. ventrales, *6'* R. anastomoticus cum v. occipitali; *7* V. cervicalis profunda; *8* V. vertebralis thoracica; *9* V. scapularis dorsalis; *9'* die beim *Schw.* arterienparallele, schwächere Vene; *10* V. intercostalis suprema; *11* V. thoracica interna; *12* Vv. perforantes mit Rr. sternales und beim *Hd.* mit Rr. mammarii; *13* V. musculophrenica; *14* V. epigastrica cranialis; *15* Vv. intercostales ventrales; *16* V. costoabdominalis ventralis; *17* V. epigastrica cranialis superficialis; *18* V. brachiocephalica; *19* V. subclavia; *20* V. axillaris; *21* V. thoracica externa; *22* V. thoracica lateralis; *23* V. thoracica superficialis (beim *Pfd.* aus der V. thoracodorsalis); *24* V. jugularis externa; *25* V. jugularis interna; *26* V. occipitalis; *27* V. cephalica; *28* V. cervicalis superficialis; *29* V. linguofacialis; *30* V. maxillaris; *30'* V. auricularis caudalis; *31'* V. azygos sinistra; *32* Vv. intercostales dorsales mit *32'* R. dorsalis, als R. cutaneus medialis weiterziehend; *33* V. costoabdominalis dorsalis; *34* V. phrenica caudalis; *35* V. cava caudalis; *36* V. phrenica cranialis; *37* Vv. lumbales mit *38* R. dorsalis; *39* V. phrenica caudalis; *40* V. abdominalis cranialis; *41* V. circumflexa ilium profunda; *42* Vv. broncho-oesophagea bzw. Vv. bronchiales und Vv. oesophageae; *43* V. renalis; *44* V. testicularis/V. ovarica; *45* V. sacralis mediana; *46* Rr. sacrales; *47* V. caudalis mediana; *48* Rr. caudales; *49* V. caudalis dorsolateralis; *50* V. caudalis ventrolateralis; *51* V. iliaca communis; *52* V. iliaca externa; *53* V. iliacofemoralis; *54* V. abdominalis caudalis; *55* V. profunda femoris; *56* V. circumflexa femoris medialis; *57* V. pudendoepigastrica; *58* V. epigastrica caudalis; *59* V. pudenda externa; *60* V. epigastrica caudalis superficialis [bei *weibl. Wdk.* und *Pfd.* V. mammaria cranialis]; *61* V. scrotalis ventralis/V. labialis ventralis [bei *weibl. Wdk.* und *Pfd.* V. mammaria caudalis]; *61'* V. penis cranialis; *62* V. femoralis; *63* V. iliaca interna; *64* V. iliolumbalis; *65* V. glutaea caudalis; *66* V. caudalis lateralis superficialis; *67* V. obturatoria; *68* V. penis media/V. clitoridis media; *69* V. glutaea cranialis; *70* V. pudenda interna; *71* V. uterina; *72* V. vaginalis accessoria; *73* V. prostatica/V. vaginalis; *74* V. perinealis ventralis; *75* V. penis/V. clitoridis

Abb. 150 Schwein

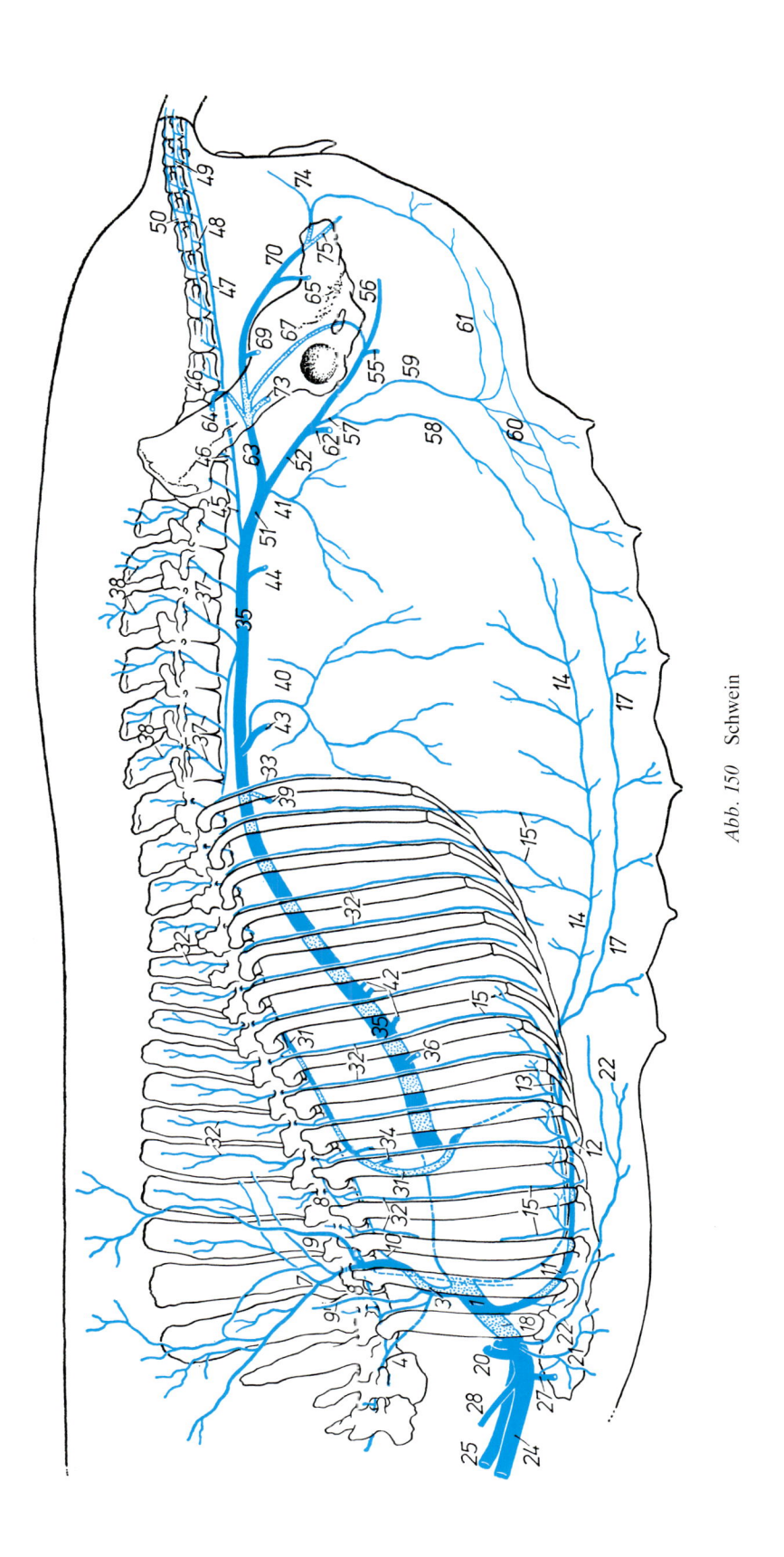

198 Venen

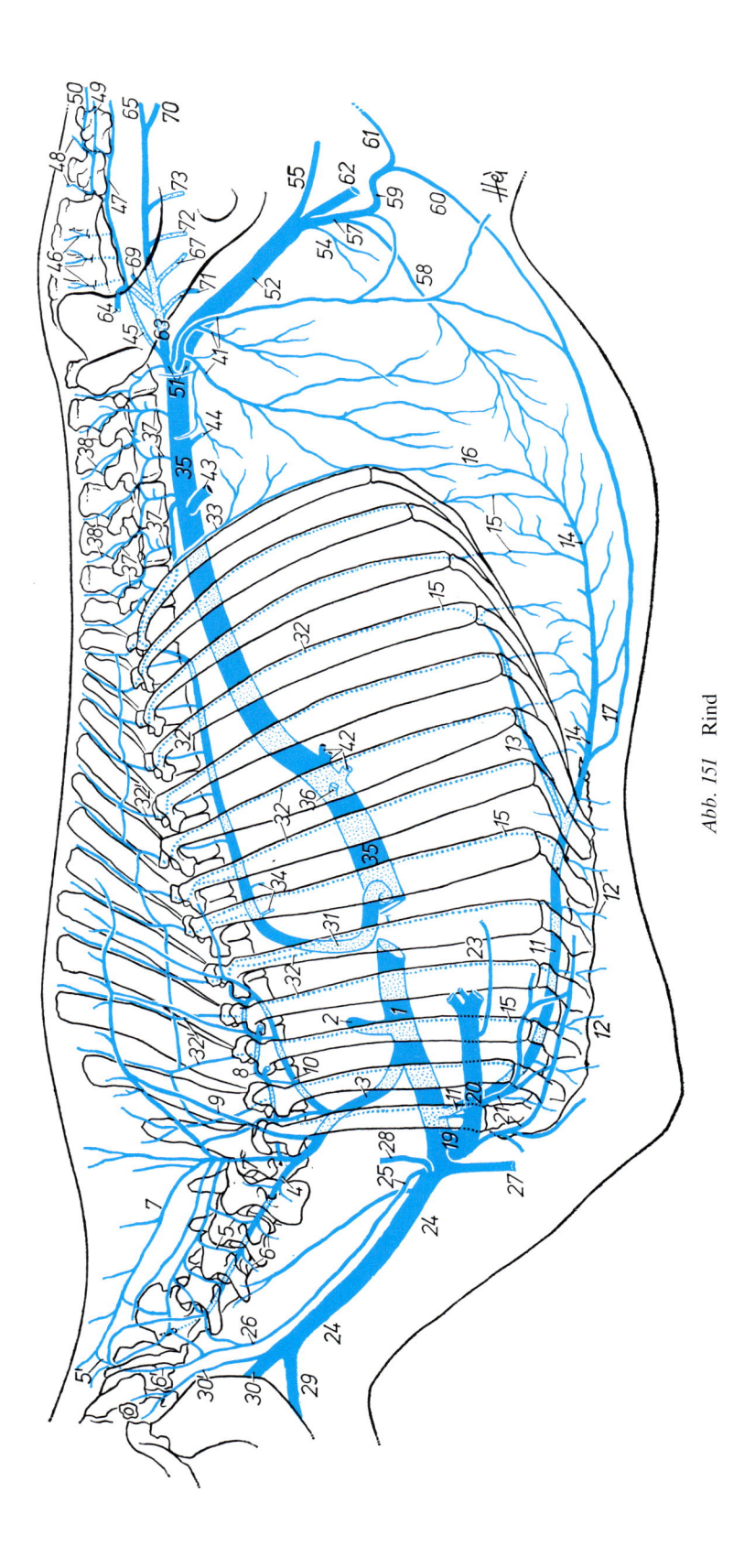

Abb. 151 Rind

Venen des Rumpfes 199

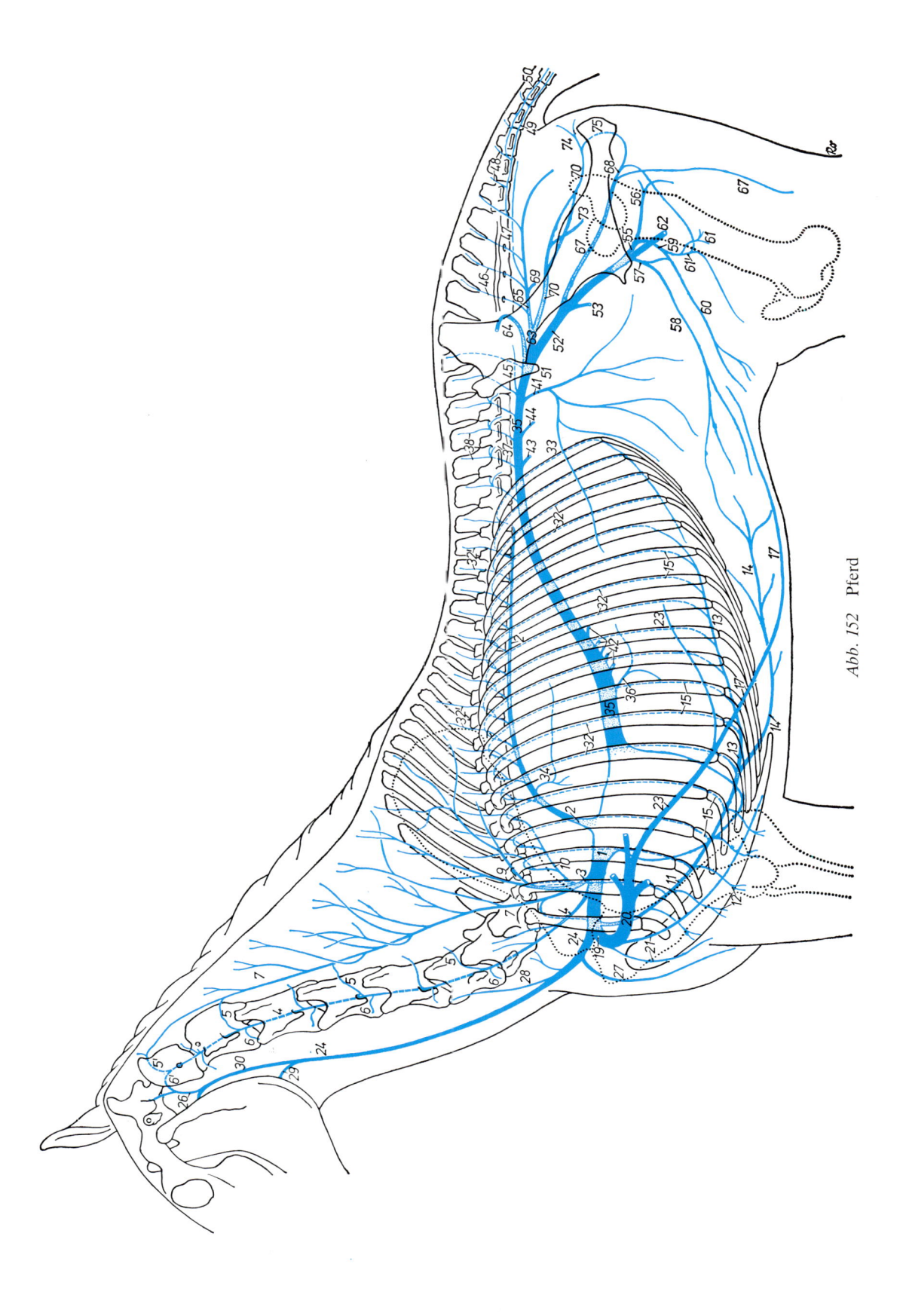

Abb. 152 Pferd

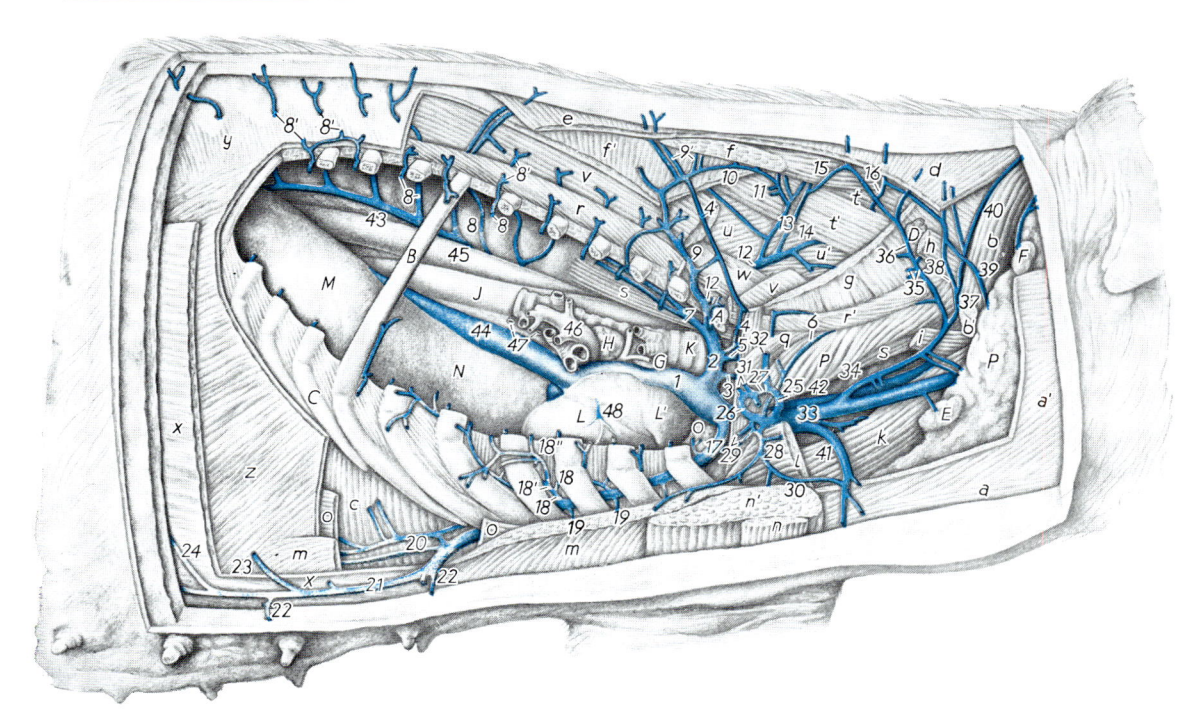

Abb. 153. Venen der Brusthöhle und des Halses eines *Schweines*. Rechte Seitenansicht. (Nach Wolf, 1963.)
A Costa II; *B* Costa VIII; *C* Arcus costalis; *D* Nll. cervicales superficiales dorsales; *E* Nll. cervicales superficiales ventrales; *F* Nll. retropharyngei laterales; *G* Nll. tracheobronchales craniales; *H* Nll. bifurcationis dextri; *J* Oesophagus; *K* Trachea; *L* Cor (Perikard entfernt), *L'* Auricula dextra; *M* Diaphragma; *N* Gekröse der V. cava caudalis; *O* Thymus; *P* Gl. parotis
a, a' Platysma; *b* M. cleidocephalicus, Pars occipitalis, *b'* Pars mastoidea; *c* M. transversus abdominis; *d* M. trapezius, Pars cervicalis, *e* Pars thoracia; *f* M. rhomboideus cervicis, *f'* M. rhomboideus thoracis; *g* M. serratus ventralis cervicis; *h* M. omotransversarius; *i* M. omohyoideus; *k* M. sternomastoideus; *l* M. subclavius; *m* M. pectoralis profundus; *n, n'* Mm. pectorales superficiales; *o* M. rectus abdominis; *p, q* M. scalenus; *r* M. iliocostalis thoracis, *r'* M. iliocostalis cervicis; *s* M. longus colli; *t, t'* M. splenius; *u* M. biventer cervicis, *u'* M. complexus; *v* M. longissimus thoracis; *w* M. multifidus; *x* M. cutaneus trunci; *y* M. serratus dorsalis caudalis; *z* M. obliquus externus abdominis
1 V. cava cranialis; *2* V. costocervicalis; *3* R. muscularis für M. longus colli; *4* Begleitvene der A. scapularis dorsalis; *5* V. vertebralis; *6* Rr. ventrales mit Anastomose; *7* V. intercostalis suprema; *8* Vv. intercostales dorsales, *8'* Rr. cutanei laterales; *9, 9'* V. scapularis dorsalis; *10* R. anastomoticus; *11* R. anastomoticus cum v. suprascapulari; *12* V. cervicalis profunda, *13* oberflächlicher, *14* tiefer Anteil; *15, 16* Rr. anastomotici cum v. cervicali superficiali; *17* V. thoracica interna; *18* Vv. intercostales ventrales, *18'* Rr. collaterales, *18"* Rr. musculares; *19* Rr. perforantes; *20* V. epigastrica cranialis; *21* V. epigastrica cranialis superficialis; *22* Rr. mammarii; *23, 24* Rr. cutanei; *25, 26* V. axillaris; *27* R. anastomoticus; *28* V. thoracica externa; *29* V. thoracica lateralis; *30* R. deltoideus; *31* V. subscapularis und V. thoracodorsalis; *32* V. suprascapularis; *33* V. jugularis externa; *34* V. cervicalis superficialis; *35* R. acromialis; *36* R. praescapularis; *37, 38* R. ascendens, *39* R. anastomoticus; *40* R. auricularis; *41* V. cephalica; *42* V. jugularis interna; *43* V. azygos sinistra; *44* V. cava caudalis; *45* Aorta thoracica; *46* A. pulmonalis dextra; *47* Vv. pulmonales; *48* V. cordis media

gastrica cranialis superficialis zieht subkutan, vom M. cutaneus trunci bedeckt, kaudal, entläßt **Rr. mammarii** an benachbarte Mammae bei *Flfr.* und *Schw.* und anastomosiert mit der V. epigastrica caudalis superficialis (s. S. 248). Letzte stellt bei *weiblichen Wdk.* und *Pfd.*, wegen inguinal ausgebildeter Milchdrüse, gleichzeitig die V. mammaria cranialis dar. Somit wird die V. epigastrica cranialis superficialis zusammen mit der V. epigastrica caudalis superficialis, besonders bei *Wdk.*, zu einer wesentlichen Abflußvene für das Euter. Diese „Milchader" wölbt bei laktierender Milchdrüse als starkes und geschlängeltes Gefäß die Haut an der ventrolateralen Bauchwand vor, bei *Wdk.* von ihrer Durchtrittsstelle ab, dem sog. Milchnäpfchen, Anulus v. mammariae, das im Winkel zwischen Rippenbogen und Proc. xiphoideus liegt.

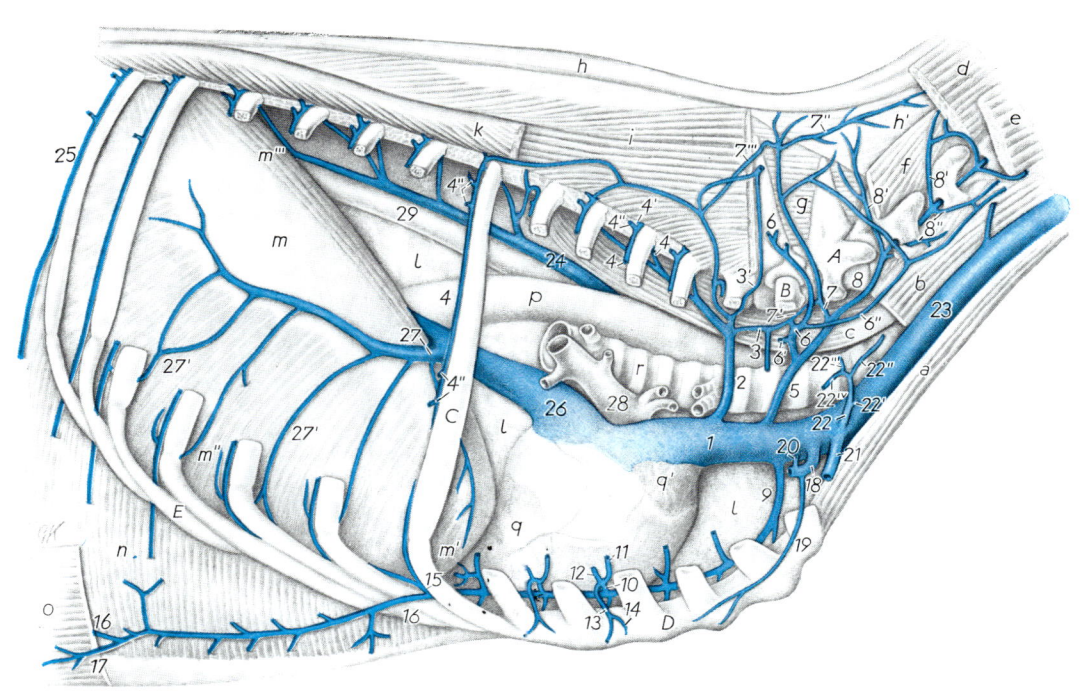

Abb. 154. Venen der Brusthöhle einer *Ziege*. Rechte Seitenansicht. (Nach RAUHUT, 1962.)
A Vertebra cervicalis VIII; *B* Costa I; *C* Costa VII; *D* Sternum; *E* Arcus costalis
a M. sternomandibularis; *b* M. scalenus; *c* M. longus colli; *d, e* M. semispinalis capitis; *d* M. biventer cervicis, *e* M. complexus; *f* M. multifidus cervicis; *g* Mm. interspinales; *h* Lig. supraspinale; *h'* Lamina nuchae; *i* Mm. spinales et semispinales thoracis et cervicis; *k* M. longissimus thoracis; *l* Mediastinum; *m–m'''* Diaphragma: *m* Centrum tendineum, *m'* Pars sternalis, *m''* Pars costalis, *m'''* Pars lumbalis; *n* M. transversus abdominis; *o* M. rectus abdominis; *p* Oesophagus; *q* Cor (Perikard entfernt), *q'* Auricula dextra; *r* Trachea
1 V. cava cranialis; *2* V. azygos dextra; *3* V. intercostalis suprema mit V. intercostalis dorsalis I, *3'* R. dorsalis I; *4* Vv. intercostales dorsales, *4'* R. dorsalis, *4''* Rr. cutanei laterales; *5* V. costocervicalis; *6* V. scapularis dorsalis; *7, 7'* V. cervicalis profunda, *7'', 7'''* deren Äste; *8* V. vertebralis, *8'* Rr. dorsales, *8''* Rr. ventrales; *9* V. thoracica interna; *10, 11* Vv. intercostales ventrales, *12* R. collateralis, *13* R. perforans, *14* R. sternalis; *15* V. musculophrenica; *16* V. epigastrica cranialis; *17* V. epigastrica cranialis superficialis; *18* V. subclavia, V. axillaris; *19* V. thoracica externa; *20* V. suprascapularis; *21* V. cephalica; *22* V. cervicalis superficialis, *22'* R. muscularis, *22''* R. ascendens, *22'''* R. praescapularis, *22^{IV}* R. suprascapularis; *23* V. jugularis externa; *24* V. azygos sinistra; *25* V. costoabdominalis dorsalis; *26* V. cava caudalis; *27* V. phrenica cranialis, *27'* Anastomosen mit Rr. phrenici der Vv. intercostales; *28* A. pulmonalis dextra; *29* Aorta thoracia

V. brachiocephalica

(*Ktz.:* 160/*1*; *Hd.:* 145/*2*; 149/*18*; 156, 161/*1*; 175/*9*; *Schw.:* 146/*2*; 150/*18*; 157, 163/*1*)

Die Vv. brachiocephalicae dextra und sinistra stellen bei *Flfr.* und *Schw.* sowie selten bei der *Zg.* die Gabeläste der V. cava cranialis dar. Jede V. brachiocephalica teilt sich in die beim *Schw.* doppelte V. subclavia und die V. jugularis externa. Die V. brachiocephalica sinistra entläßt bei der *Ktz.* häufig und beim *Hd.* fast immer die V. costocervicalis sinistra, selten beim *Hd.* die V. thoracica interna sinistra sowie die V. jugularis interna sinistra. Die V. brachiocephalica dextra gibt bei der *Ktz.* ausnahmsweise die V. costocervicalis dextra ab. Außerdem entspringt beim *Hd.* und meistens bei der *Ktz.* aus der V. brachiocephalica sinistra, mitunter auch aus der V. brachiocephalica dextra, die V. thyreoidea caudalis.

V. thyreoidea caudalis

(*Ktz.:* 181/*2*; *Hd.:*175/*4*)

Die unpaare V. thyreoidea caudalis ist nur bei *Flfr.* ausgebildet und entspringt meistens aus der V. brachiocephalica sinistra, selten aus der V. brachiocephalica dextra.

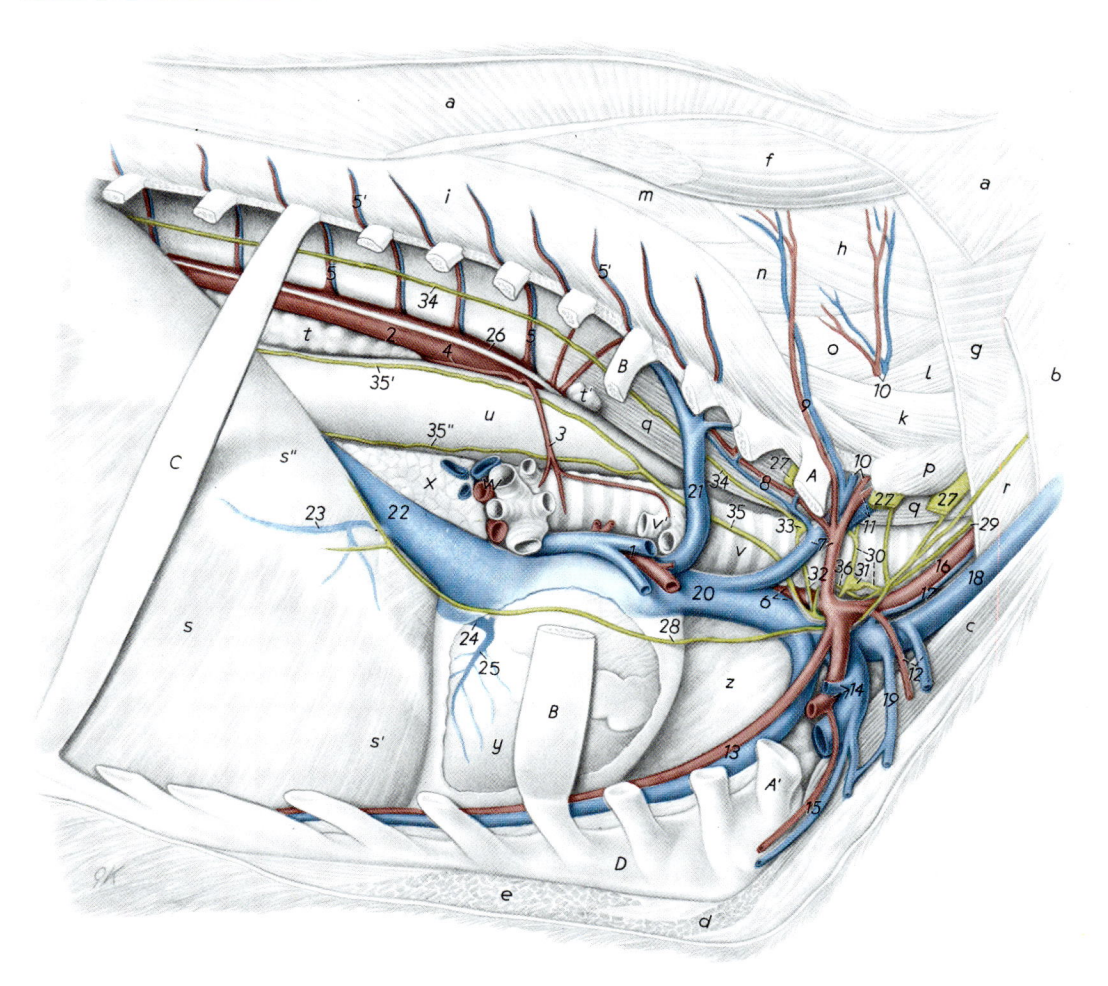

Abb. 155. Venen und Arterien der Brusthöhle eines *Rindes*. Pleura mediastinalis entfernt. Rechte Seitenansicht. (Nach WILKENS und ROSENBERGER, 1957.)
A, A' Costa I; *B* Costa IV; *C* Costa IX; *D* Sternum
a M. trapezius; *b* M. brachiocephalicus; *c* M. sternocephalicus; *d* Mm. pectorales superficiales; *e* M. pectoralis profundus; *f* M. rhomboideus cervicis; *g* M. serratus ventralis cervicis; *h* M. splenius; *i* M. longissimus thoracis; *k* M. longissimus cervicis; *l* Mm. longissimi capitis et atlantis; *m* Mm. spinales et semispinales dorsi et cervicis; *n* M. biventer cervicis, *o* M. complexus des M. semispinalis capitis; *p* M. intertransversarius; *q* M. longus colli; *r* M. scalenus; *s* Diaphragma, Pars costalis, *s'* Pars sternalis, *s"* Centrum tendineum; *t* Nl. mediastinalis caudalis longissimus; *t'* Nl. thoracicus aorticus; *u* Oesophagus; *v* Trachea; *v'* Bronchus trachealis; *w* Radix pulmonis; *x* Pulmo dexter, Lobus accessorius; *y* Cor, Perikard gefenstert; *z* Mediastinum craniale
1 A. bzw. V. pulmonalis, Zweige für den Lobus cranialis dexter; *2* Aorta thoracica; *3* R. bronchialis, *4* R. oesophageus der A. broncho-oesophagea; *5* Aa. bzw. Vv. intercostales dorsales, *5'* Rr. cutanei laterales; *6* Truncus brachiocephalicus bzw. V. cava cranialis; *7* Truncus bzw. V. costocervicalis; *8* A. bzw. V. intercostalis suprema; *9* A. bzw. V. scapularis dorsalis; *10* A. bzw. V. cervicalis profunda; *11* A. bzw. V. vertebralis; *12* A. bzw. V. cervicalis superficialis; *13* A. bzw. V. thoracia interna; *14* A. axillaris bzw. Vv. axillares; *15* A. bzw. V. thoracia externa; *16* A. carotis communis; *17* V. jugularis interna; *18* V. jugularis externa; *19* V. cephalica; *20* V. cava cranialis; *21* V. azygos dextra; *22* V. cava caudalis; *23* V. phrenica cranialis; *24* Sinus coronarius; *25* V. cordis media; *26* Ductus thoracicus; *27* Radices plexus brachialis; *28* N. phrenicus; *29* Truncus vagosympathicus; *30* Halsteil des N. sympathicus; *31* Ggl. cervicale medium; *32* Ansa subclavia; *33* Ggl. stellatum; *34* Truncus sympathicus, Pars thoracica; *35* N. vagus, *35'* Truncus vagalis dorsalis, *35"* Truncus vagalis ventralis; *36* N. laryngeus recurrens

Sie läuft ventral am Hals zwischen den Mm. sternohyoidei und sternothyreoidei sowie der Trachea kranial. Sie entläßt Äste an die genannten Muskeln sowie an die Schilddrüse – meist nur an den linken Lappen, häufig in ganzer Länge des Organs – und verbindet sich mit der V. thyreoidea cranialis. Sie erhält damit, beim *Hd.* über einen besonderen Ast, Anschluß an die Venen des Kehlkopfs.

V. subclavia
(vgl.:145–148/*3;* 149–152/*19;* 156–159/*2;* Ktz.: 160/*11;* Hd.: 161/*15;* Schw.: 163/*2, 2';* Zg.: 154/*18;* Rd.: 102/*6*)

Die V. subclavia geht bei *Flfr.* und *Schw.* aus der Teilung der V. brachiocephalica hervor und entspringt bei *Wdk.* und *Pfd.* im Brusteingang aus der V. cava cranialis. Die V. subclavia tritt jederseits ventral, beim *Schw.* als Doppelgefäß ventral und dorsal, an die gleichnamige Arterie. Mit dieser biegt sie um den kranialen Rand der 1. Rippe lateral und geht in die kaudal gerichtete V. axillaris über. Bei der *Zg.* entläßt die V. subclavia im Brusteingang häufig die V. cervicalis superficialis.

Venen der Schultergliedmaße

Die venöse Entsorgung der Schultergliedmaße erfolgt durch die **V. cava cranialis.** Diese gibt im Bereich des Brusteingangs bei *Rd.* und *Pfd.* zunächst die **V. subclavia** für die Schultergliedmaße ab und danach die **V. jugularis externa** für den Hals-Kopfbereich. Bei *Flfr.* und *Schw.* nehmen diese beiden Venen jederseits Ursprung über eine **V. brachiocephalica.**

Die **V. subclavia** biegt um die 1. Rippe und geht in die **V. axillaris** über. Diese wird nach Abgang der **V. circumflexa humeri cranialis** zur **V. brachialis,** die mit ihren Ästen das „tiefe Venensystem" bildet und sich mit gleichnamigen Arterien weiter aufzweigt. Mediodistal am Oberarm entläßt sie die **V. collateralis ulnaris** und proximal im Spatium interosseum antebrachii die **V. interossea communis.** Diese gibt die **V. ulnaris** ab und setzt sich mit der V. interossea caudalis distal fort. Sie wird vom R. palmaris weitergeführt, der beim *Rd.* aus der V. interossea cranialis und beim *Pfd.* aus der V. mediana hervorgeht. Nach Abgabe der V. interossea communis geht die V. brachialis in die **V. mediana** über. Ihr wichtigster Abzweig, die **V. radialis,** bildet mit dem **R. palmaris** Ausgangsgefäße für den Fuß.

Daneben existiert ein an der Kranialseite der Schultergliedmaße gelegenes „oberflächliches Venensystem", das in extremen Beugestellungen der Extremitätengelenke den ungehinderten Blutabfluß sichern soll. In die V. jugularis externa mündend, beginnt es mit der **V. cephalica,** die über die seitliche Brustfurche epifaszial auf den Oberarm tritt. Proximal der Ellbogenbeuge gibt sie bei *Schw., Wdk.* und *Pfd.* die **V. cephalica accessoria** ab, die den geraden Verlauf am Unterarm zum Karpus fortsetzt. Beim *Flfr.* erfolgt diese Teilung erst im distalen Drittel des Unterarms (Punktionsstelle!). Die V. cephalica selbst wendet sich bei *allen Haussäugetieren* an die Medialseite des Unterarms. In allen Gliedmaßenabschnitten existieren meist großlumige Verbindungen zum tiefen Venensystem (V. axillobrachialis, V. mediana cubiti).

Die V. cephalica mit der V. mediana cubiti und der V. cephalica accessoria wird als Abgang aus der V. jugularis externa beschrieben (s. S. 223, 224).

V. axillaris
(vgl.: 145–148/*12;* 156–159/*3;* Ktz.: 160/*12;* Hd.: 161/*16;* 175/*10;* Schw.: 153/*25, 26;* 163/*2, 2';* 176/*4, 5;* Zg.: 154/*18;* Schf.: 164/*1;* Rd.: 102, 155/*14;* 165/*1;* Pfd.: 103/*33;* 166/*a*)

Die V. axillaris geht am kranialen Rand der 1. Rippe aus der V. subclavia hervor und zieht distal der gleichnamigen Arterie medial an das Schultergelenk heran. Beim *Schw.* besteht diese Vene aus einem proximal und aus einem distal der A. axillaris verlaufenden Gefäß. Sie entläßt zunächst die V. thoracica externa in ventrolateraler Richtung, die bei *Schw.* und *Pfd.* bereits im Bereich des Brusteingangs Ursprung nimmt und damit der V. subclavia zugeordnet werden könnte. Kurz darauf zweigt die V. thoracica

Venen

Schulter
Oberarm
Unterarm
Karpus

Hund

Schwein

Rind

Pferd

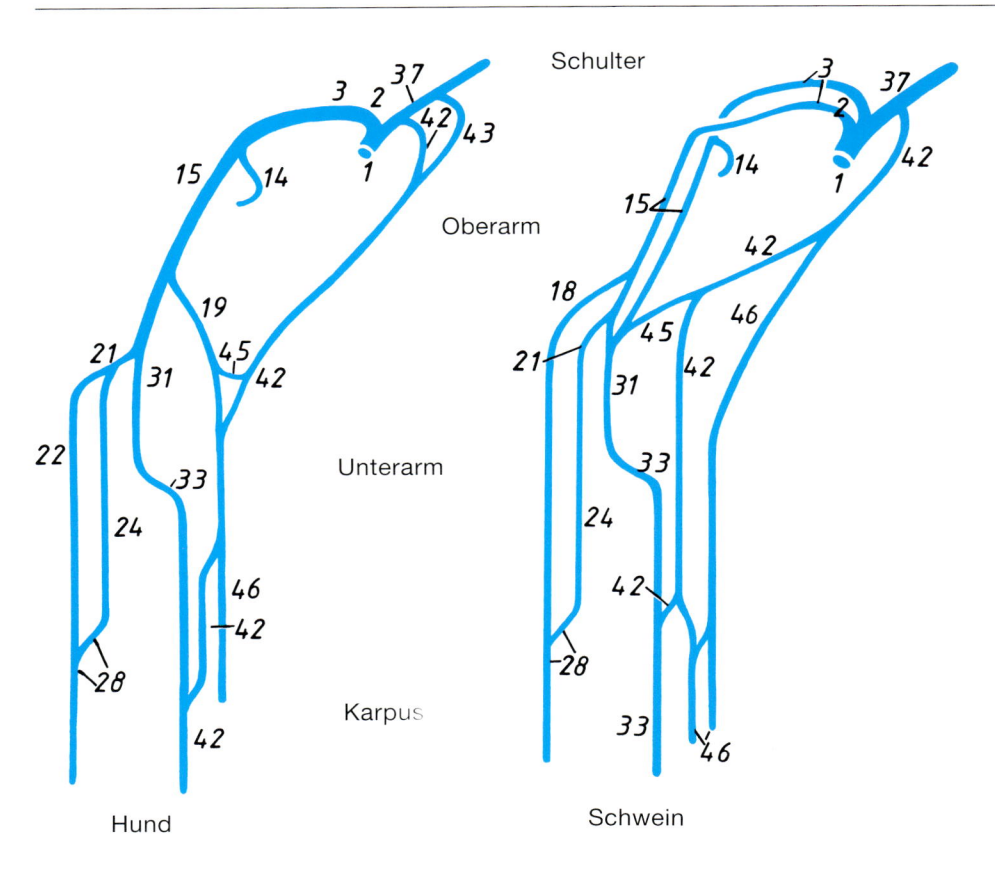

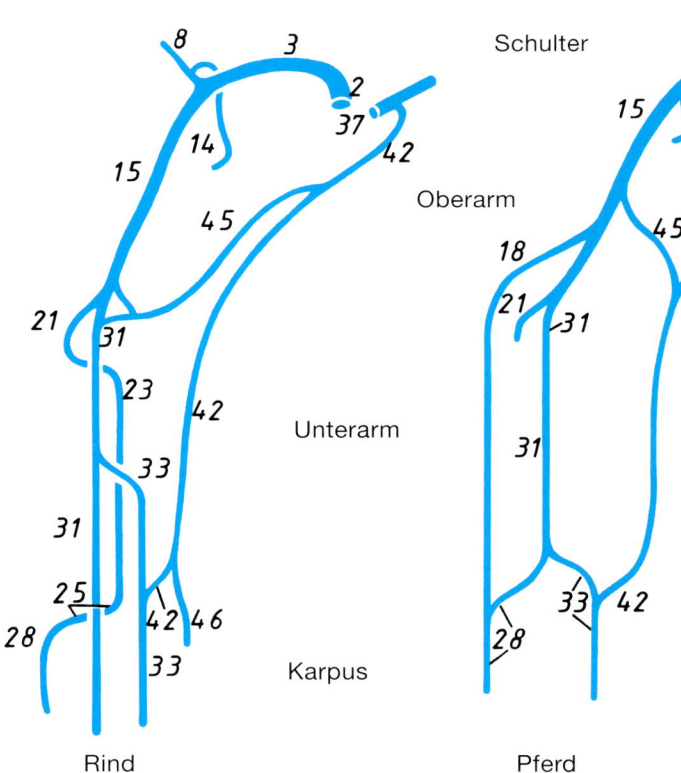

Übersicht: Hauptwege der Venen der linken Schultergliedmaße bis zum Fuß. Schematisch. Medialansicht.
Auszüge aus den Abbildungen 156, 157, 158 und 159 (s. S. 206). Kurze Gefäßabgänge kennzeichnen die Benennungsgrenzen der Hauptvenen.
Tiefes Venensystem: *1* V. brachiocephalica; *2* V. subclavia; *3* V. axillaris, *14* V. circumflexa humeri cranialis; *15* V. brachialis, *18* V. collateralis ulnaris; *21* V. interossea communis, *22* V. ulnaris, *23* V. interossea cranialis, *24* V. interossea caudalis; *28* R. palmaris; *31* V. mediana, *33* V. radialis
Oberflächliches Venensystem: *37* V. jugularis externa, *42* V. cephalica, *43* V. omobrachialis, *45* V. mediana cubiti, *46* V. cephalica accessoria

lateralis ab, die bei *Wdk.* und *Pfd.* fehlt. Beim *Rd.* gibt die V. axillaris in kaudaler Richtung die V. thoracica superficialis ab, die beim *Pfd.* aus der V. thoracodorsalis hervorgeht. Die V. axillaris bzw. ihr proximales Gefäß beim *Schw.* entläßt an den kranialen Rand des Schulterblatts die V. suprascapularis, außer bei *Flfr.*, und an dessen kaudalen Rand die V. subscapularis. Danach wendet sich die V. axillaris, distal abbiegend, an die mediale Seite des Oberarms. Dabei entsendet sie die doppelte V. thoracodorsalis, mit Ausnahme beim *Schf.* Im Bereich des Humerushalses gibt die V. axillaris die V. circumflexa humeri cranialis ab, außer bei *Wdk.*, und geht in die V. brachialis über.

V. thoracica externa
(*vgl.*: 149–152/*21*; 156–159/*4*; *Ktz.*: 160/*21*; *Schw.*: 153/*28*; *Zg.*: 154/*19*; *Schf.*: 164/*2*; *Rd.*: 102, 155/*15*; 165/*2*, *2'*; *Pfd.*: 166/*f*)

Die V. thoracica externa entspringt in Höhe der 1. Rippe aus der V. axillaris. Sie verzweigt sich vornehmlich in der Pektoralismuskulatur, wobei ein Ast zwischen oberflächlichem und tiefem Brustmuskel sowie ein weiterer medial des tiefen Brustmuskels verlaufen. Dieser entspringt bei *Flfr.*, *Rd.* und *Pfd.* gesondert aus der V. axillaris.

V. thoracica lateralis
(*vgl.*: 149–152/*22*; *Ktz.*: 160/*22*; *Hd.*: 156/*5*; *Schw.*: 153/*29*; 157/*5*)

Die V. thoracica lateralis der *Flfr.* und des *Schw.* hat ihren Ursprung aus der V. axillaris kurz nach dem der V. thoracica externa. Sie verläuft an der seitlichen Brustwand im Winkel zwischen M. pectoralis ascendens und M. latissimus dorsi unterschiedlich weit kaudodorsal. Beim *weiblichen Tier* vaskularisiert sie die thorakalen Gesäugeanteile mit.

V. thoracica superficialis
(*Rd.*: 151/*23*; 158/*6*; 165/*4*; *Pfd.*: 152/*23*; 159/*6*; 166/*f'*)

Die V. thoracica superficialis zweigt beim *Rd.* am kaudalen Rand der 2. Rippe aus der V. axillaris in kaudaler Richtung ab. Sie läuft ohne arterielle Begleitung lateral auf dem M. serratus ventralis thoracis kaudodorsal. Dann durchbohrt sie den M. cutaneus trunci, zieht subkutan bis zur 10. Rippe und teilt sich im Bereich der seitlichen Brustwand auf. Beim *Pfd.* geht diese Vene aus der V. thoracodorsalis hervor. Sie zieht medial am Ventralrand des M. cutaneus trunci und weiter medial des M. pectoralis ascendens zur seitlichen Brustwand. Hier entläßt sie die V. epigastrica cranialis superficialis, auch Sporader genannt.

V. suprascapularis
(*vgl.*: 156–159/*7*, *7'*; *Ktz.*: 160/*9*; *Hd.*: 161/*6*; 162/*9*; *Schw.*: 153/*32*; 163/*3, 7*; *Zg.*: 154/*20*; *Schf.*: 164/*10*; *Rd.*: 165/*3, 3', 3", 31", 31'''*; *Pfd.*: 166/*c*)

Die V. suprascapularis entspringt bei *Flfr.* aus der V. cervicalis superficialis, bei den *anderen Haussäugetieren* aus der V. axillaris, und zwar beim *Schw.* aus deren proximalem Gefäß und beim *Rd.* mit zwei gleich starken Wurzeln. Die Vene tritt zwischen M. subscapularis und M. supraspinatus und verbindet sich in Höhe der Inc. scapulae beim *Schw.* mit dem R. suprascapularis aus der V. subscapularis und bei *Wdk.* mit dem R. suprascapularis aus der V. cervicalis superficialis (s. S. 223). Bei *Wdk.* entläßt der **R. suprascapularis** den R. acromialis, der bei *Flfr.* und *Schw.* aus der V. cervicalis superficialis direkt entspringt. Der **R. acromialis** zieht in kaudaler Richtung in den M. supraspinatus. Weiter gelangt er distal vom Akromion über das Collum scapulae zum M. infraspinatus und verbindet sich mit den Nachbargefäßen. Die V. suprascapularis entläßt auf die mediale Seite des Schulterblatts starke Zweige, die beim *Schw.* gesondert aus dem proximalen Gefäß der V. axillaris entspringen. Dort nehmen diese starken Zweige mit solchen der V. subscapularis, vor allem der V. circumflexa scapulae, und auch mit den Segmentalgefäßen im Schultergürtelbereich netzartig Verbindung auf. Dabei werden der M. subscapularis und der M. serratus ventralis entsorgt. Über die Inc. scapulae gelangt ein Ast auf die Lateralseite und anastomosiert mit dem R. acromialis. Entlang dem Schulterblattrand steigt ein Ast dorsal auf und schickt Zweige an die benachbarte Muskulatur.

Abb. 156 Hund

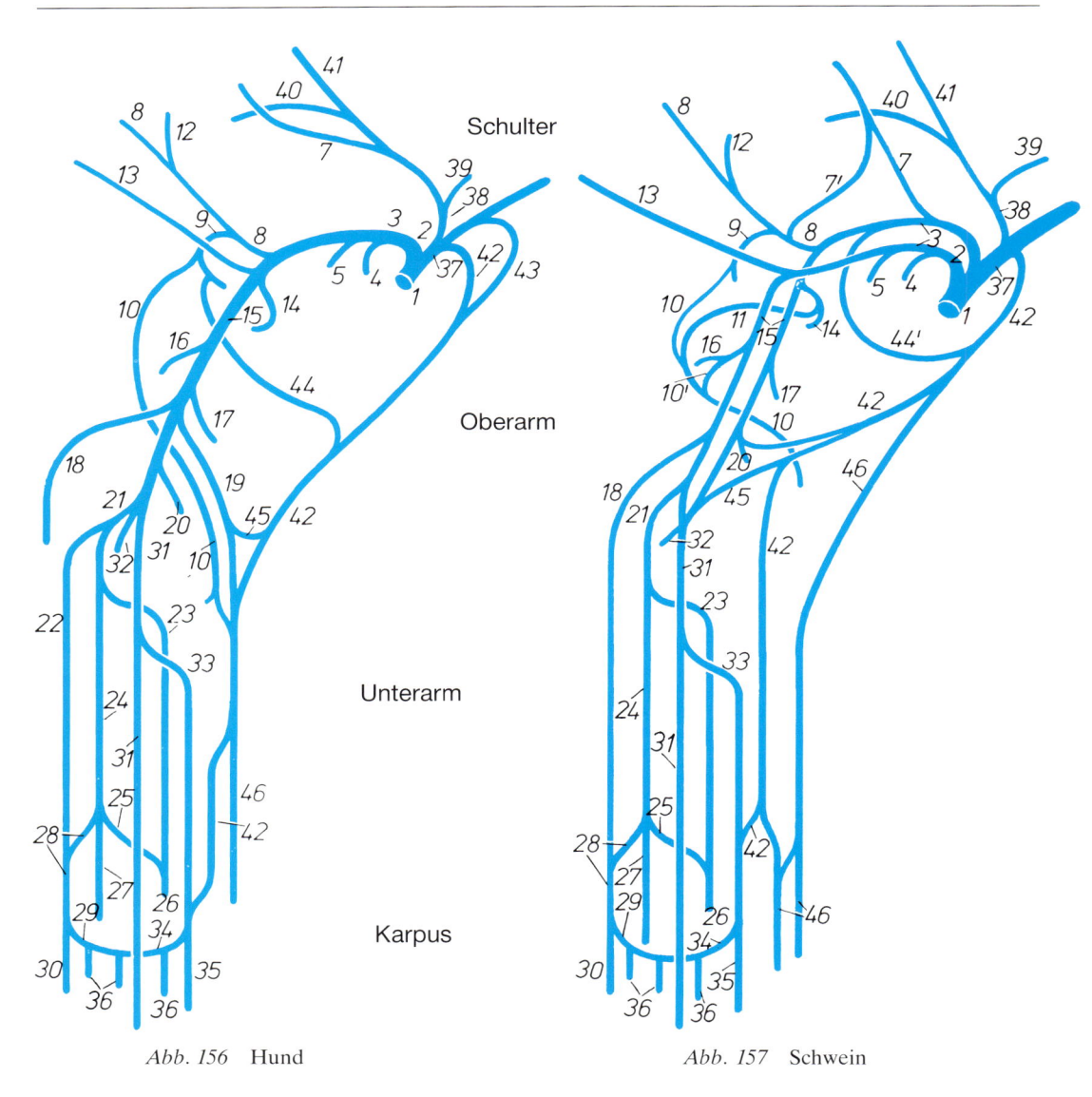

Abb. 157 Schwein

Abb. 156, 157, 158, 159. Venen der linken Schultergliedmaße bis zum Karpalbereich von *Hund*, *Schwein*, *Rind* und *Pferd*. Schematisch. Medialansicht.
(Nach BADAWI, MÜNSTER und WILKENS, unveröffentlicht.)

1 V. brachiocephalica; *2* V. subclavia; *3* V. axillaris; *4* V. thoracica externa; *5* V. thoracica lateralis; *6* V. thoracica superficialis; *7* V. suprascapularis; *7'* R. suprascapularis; *8* V. subscapularis; *9* V. circumflexa humeri caudalis; *10* V. collateralis radialis; *10'* Anastomose mit 10; *11* Anastomose mit 10 beim *Schw.*; *12* V. circumflexa scapulae; *13* V. thoracodorsalis; *14* V. circumflexa humeri cranialis; *15* V. brachialis; *16* V. profunda brachii; *17* V. bicipitalis; *18* V. collateralis ulnaris; *19* V. brachialis superficialis; *20* V. transversa cubiti, beim *Schw.* mit Anastomose zu 42, beim *Rd.* zu 45; *21* V. interossea communis; *22* V. ulnaris; *23* V. interossea cranialis; *24* V. interossea caudalis; *25* R. interosseus; *26* R. carpeus dorsalis von 23; *27* R. carpeus palmaris von 24 bzw. beim *Rd.* von 25; *28* R. palmaris; *29* R. profundus; *30* R. superficialis; *31* V. mediana; *32* V. profunda antebrachii; *33* V. radialis; *33'* V. radialis proximalis, beim *Pfd.* mit R. carpeus palmaris; *34* R. palmaris profundus von 33; *29* und *34* Arcus palmaris profundus; *35* R. palmaris superficialis von 33; *36* Vv. metacarpeae palmares; *37* V. jugularis externa; *38* V. cervicalis superficialis; *39* R. ascendens, *40* R. acromialis, *41* R. praescapularis; *42* V. cephalica; *43* V. omobrachialis; *44* V. axillobrachialis; *44'* Verbindungsvene der V. cephalica mit dem proximalen Gefäß der V. axillaris beim *Schw.*; *45* V. mediana cubiti; *46* V. cephalica accessoria, beim *Schw.* als mediale und laterale Vene

Venen der Schultergliedmaße

Abb. 158 Rind

Abb. 159 Pferd

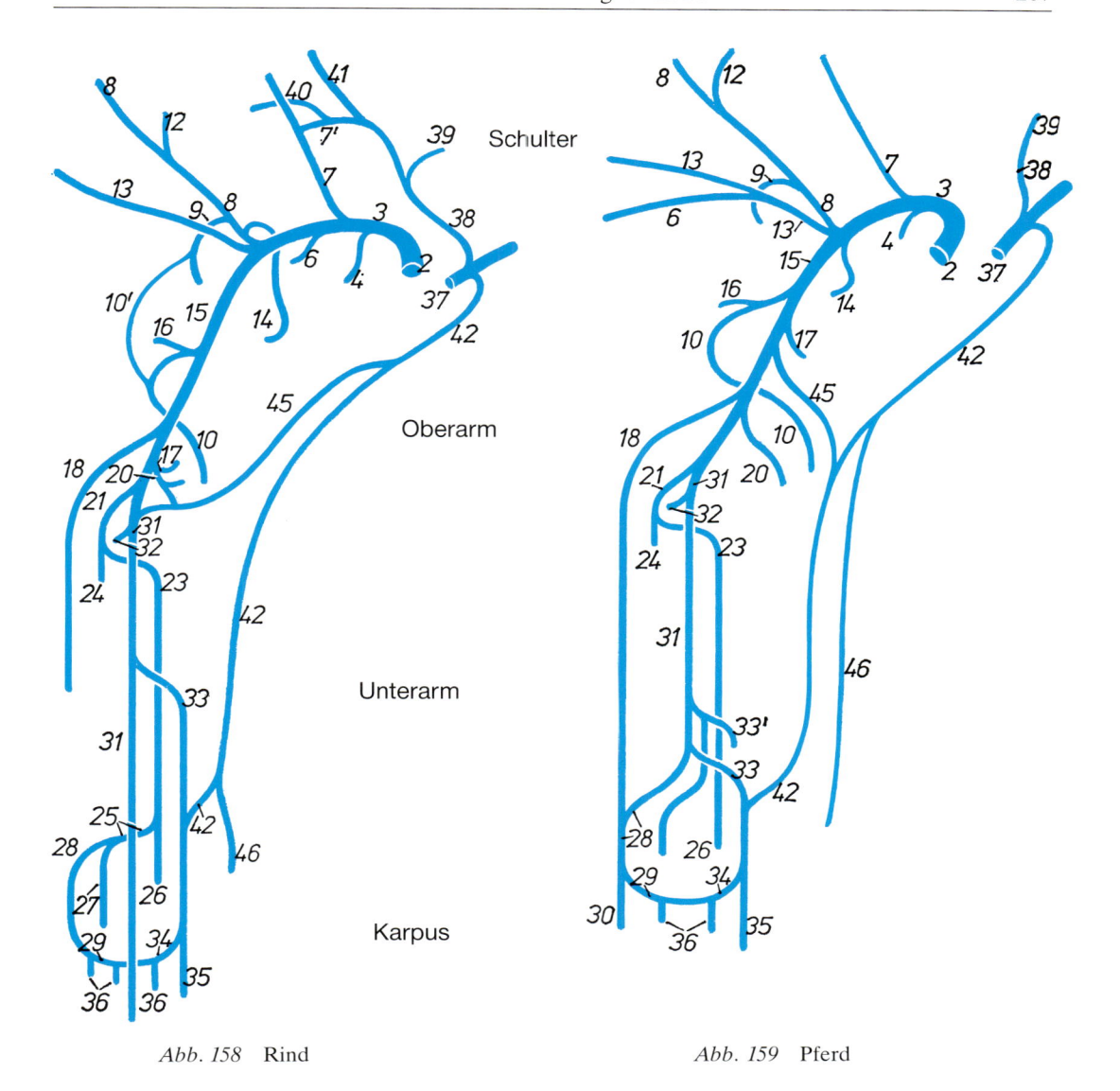

V. subscapularis

(vgl.: 156–159/8 Ktz.: 160/16, 16', 16";
Hd.: 161/17; 162/12; Schw.: 153/31; 163/5;
Schf.: 164/3, 4, 8, 8'; Rd.: 165/5;
Pfd.: 166/b)

Die V. subscapularis entspringt aus der V. axillaris bzw. beim *Schw.* aus deren proximalem Gefäß, bevor die V. axillaris distal abbiegt. Sie läuft zwischen M. subscapularis und M. teres major zur Medialfläche des Caput longum m. tricipitis brachii und weiter auf dieser entlang dem Kaudalrand des Schulterblatts proximal. Unmittelbar nach ihrem Ursprung entläßt sie die V. circumflexa humeri caudalis. Zuvor wird selten beim *Hd.*, häufiger beim *Schw.* sowie stets beim *Rd.* die V. circumflexa humeri cranialis ab-

gegeben. Zuweilen beim *Hd.* und stets beim *Schf.* entspringt auch die V. thoracodorsalis aus der V. subscapularis. Beim *Schw.* gibt sie parallel zur A. suprascapularis nur einen **R. suprascapularis** ab. In Höhe des For. nutricium scapulae geht schließlich noch die **V. circumflexa scapulae** ab, die sich ähnlich wie die gleichnamige Arterie verhält und auch ein nutritives Gefäß in die Skapula entläßt. Danach teilt sich die V. subscapularis in weitere Muskeläste auf, die zusammen mit der V. circumflexa scapulae das Caput longum m. tricipitis brachii, den M. tensor fasciae antebrachii sowie die Muskeln des Schultergelenks vaskularisieren. Diese Muskeläste beteiligen sich an der Bildung von Venennetzen beiderseits der Skapula.

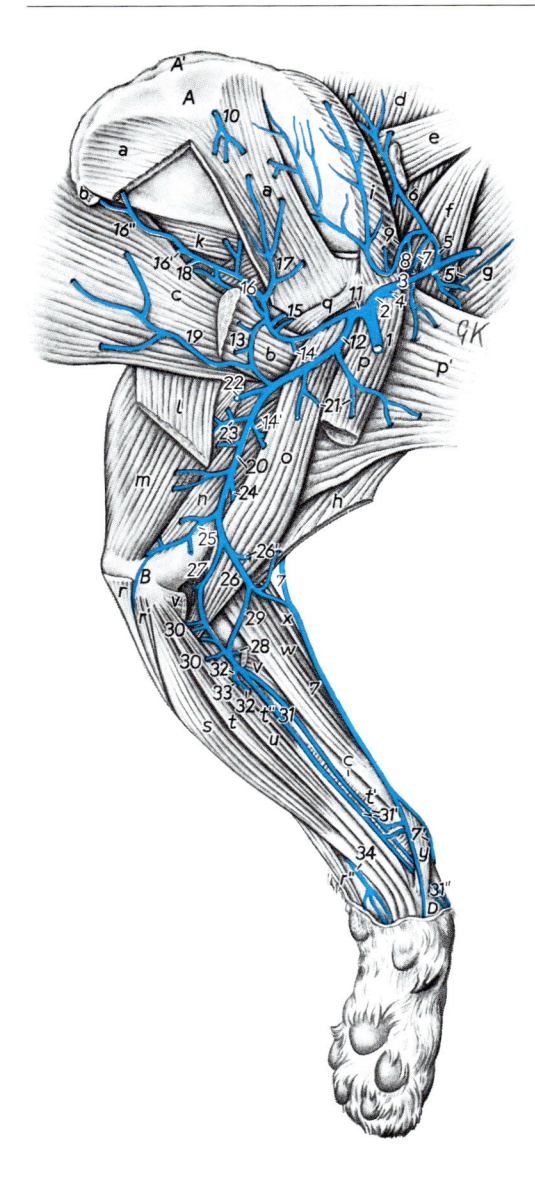

Abb. 160. Venen der linken Schultergliedmaße einer *Katze*. Medialansicht.
(Nach WISSDORF, 1965.)
A Scapula; *A'* Cartilago scapulae; *B* Epicondylus medialis humeri; *C* Radius; *D* Os metacarpale I
a M. subscapularis; *b* M. teres major; *c* M. latissimus dorsi; *d* M. trapezius; *e* M. omotransversarius; *f* M. cleidomastoideus, *g* M. cleidocervicalis, *h* M. cleidobrachialis des M. brachiocephalicus; *i* M. supraspinatus; *k* M. infraspinatus; *l* M. tensor fasciae antebrachii; *m* M. triceps brachii, Caput longum, *n* Caput mediale; *o* M. biceps brachii; *p* M. pectoralis profundus; *p'* Mm. pectorales superficiales; *q* M. coracobrachialis; *r* M. flexor carpi ulnaris, Caput ulnare, *r'* Caput humerale, *r''* Endsehne; *s* M. flexor digitalis superficialis; *t* M. flexor digitalis profundus, Caput humerale, *t'* Caput radiale, *t''* Caput ulnare; *u* M. flexor carpi radialis; *v* M. pronator teres; *w* M. extensor carpi radialis; *x* M. brachioradialis; *y* M. abductor pollicis longus
1 V. brachiocephalica; *2* V. jugularis communis; *3* V. jugularis externa; *4* V. jugularis interna; *5* V. cervicalis superficialis, *5'* R. ascendens, *6* R. praescapularis; *7* V. cephalica; *7'* V. cephalica accessoria; *8* R. acromialis; *9* V. suprascapularis; *10* Ast der V. scapularis dorsalis; *11* V. subclavia; *12* V. axillaris; *13* R. anastomoticus von 16 und 19; *14, 14'* Ursprungsäste der V. circumflexa humeri cranialis; *15* V. circumflexa humeri caudalis; *16, 16', 16''* V. subscapularis; *17* V. circumflexa scapulae, *18* Rr. musculares; *19* V. thoracodorsalis; *20* V. brachialis; *21* V. thoracica externa; *22* V. thoracica lateralis; *23* V. profunda brachii; *24* V. nutricia humeri; *25* V. collateralis ulnaris; *26* V. brachialis superficialis; *26'* V. bicipitalis; *27* V. transversa cubiti; *28* V. interossea cranialis; *29* V. mediana cubiti; *30* V. profunda antebrachii; *31* V. mediana; *31'* V. radialis, *31''* R. carpeus dorsalis; *32* V. interossea caudalis; *33* V. ulnaris; *34* R. palmaris

V. circumflexa humeri caudalis

(*vgl.*: 156–159/9; *Ktz.*: 160/15;
Hd.: 161/18; 162/15; *Rd.*: 165/7)

Bei *allen Haussäugetieren* geht die V. circumflexa humeri caudalis in Höhe der Schultergelenksbeuge lateral aus der V. subscapularis hervor. Bei *Schw.* und *Rd.* entspringt sie selten gemeinsam mit der V. circumflexa humeri cranialis. Bei *Flfr., Schw.* und *kl. Wdk.* gibt sie die V. collateralis radialis ab. Die V. circumflexa humeri caudalis anastomosiert um das Collum humeri mit der V. circumflexa humeri cranialis und entläßt Äste an das Schultergelenk sowie die benachbarte Muskulatur.

V. circumflexa humeri cranialis

(*vgl.*: 156–159/14; *Ktz.*: 160/14, 14';
Hd.: 161/21; *Schw.*: 163/19; *Schf.*: 164/15;
Rd.: 165/6)

Bei den *Haussäugetieren* wird oft ein nicht arterienparalleler Ursprung der V. circumflexa humeri cranialis beobachtet. Die Vene entspringt bei *Flfr., Schw.* und *Pfd.* meistens aus der V. axillaris. Nur selten wird sie beim *Hd.*, häufiger beim *Schw.*, aber stets beim *Rd.* von der V. subscapularis abgegeben. Sie zieht mediokranial um den Humerus und anastomosiert mit der V. circumflexa humeri caudalis. Sie entsorgt vorwiegend den M. biceps brachii und den M. coracobrachialis sowie den M. pectoralis profundus, den M. triceps brachii und den Humerus.

V. thoracodorsalis

(vgl.: 156–159/13; Ktz.: 160/19;
Hd.: 161/20; 162/14; Schw.: 163/9;
Schf.: 164/9; Rd.: 165/10; Pfd.: 166/d)

Die V. thoracodorsalis entspringt aus der V. axillaris mit Ausnahme beim *Schf.*, bei dem sie aus der V. subscapularis hervorgeht, wie auch selten bei *Hd.* und *Zg.* Sie folgt nach Abgabe von Ästen an den M. teres major sowie auch an den M. pectoralis profundus unter weiter divergierender Aufzweigung dem Faserverlauf des M. latissimus dorsi und gelangt im Bereich der Fascia lumbodorsalis an die Haut. Beim *Pfd.* entläßt die Vene kurz nach ihrem Ursprung die V. thoracica superficialis.

V. collateralis radialis

(vgl.: 156–159/10; Hd.: 162/16;
Rd.: 165/12)

Die V. collateralis radialis entspringt bei *Flfr.*, *Schw.* und *Zg.* aus der V. circumflexa humeri caudalis, bei *Schf.*, *Rd.* und *Pfd.* dagegen aus der V. profunda brachii. Beim *Schw.* hat die Vene eine zusätzliche starke Verbindung mit der V. axillaris bzw. mit der V. circumflexa humeri cranialis, ferner bei *Schf.* und *Rd.* eine Verbindung mit der V. circumflexa humeri caudalis. Die V. collateralis radialis begleitet mit der gleichnamigen Arterie den N. radialis. Am Übergang vom mittleren zum distalen Drittel des Humerus entläßt sie die **V. collateralis media**, die zum Olekranon zieht, Äste an die Ellbogengelenksstrecker abgibt und sich am **Rete articulare cubiti** beteiligt. Die V. collateralis radialis entläßt Muskeläste an die Muskeln des Ellbogengelenks sowie die Strecker des Karpalgelenks und der Zehengelenke. Sie nimmt Verbindung mit der V. cephalica bei *Hd.* und *Wdk.* sowie beim *Rd.* auch mit der V. transversa cubiti auf.

V. brachialis

(vgl.: 156–159/15; Ktz.: 160/20;
Hd.: 161/22; Schw.: 163/17, 18;
Schf.: 164/16; Rd.: 165/11; Pfd.: 166/e)

Die V. brachialis bildet die distale Fortsetzung der V. axillaris. Sie zieht, meist doppelt ausgebildet, aus dem Bereich medial der Schulterbeuge schräg über die mediale Seite des Humerus zum medialen Seitenband des Ellbogengelenks. Sie kreuzt dabei lateral den M. pronator teres, außer beim *Pfd.* Proximal am Spatium interosseum antebrachii geht die V. brachialis mit Abgabe der V. interossea communis in die V. mediana über. In ihrem Verlauf entläßt sie die V. profunda brachii, die V. bicipitalis, die V. collateralis ulnaris, die V. transversa cubiti und kurz zuvor bei *Flfr.* die V. brachialis superficialis.

Die **V. bicipitalis** geht im distalen Oberarmdrittel kranial aus der V. brachialis hervor und verzweigt sich, proximal gerichtet, im M. biceps brachii. Bei der *Ktz.* entstammt sie der V. brachialis superficialis und bei *Wdk.* meistens der V. transversa cubiti.

V. profunda brachii

(vgl.: 156–159/16; Ktz.: 160/23; Hd.: 161/23;
Schf.: 164/17; Rd.: 165/13; Pfd.: 166/g)

Die V. profunda brachii entspringt etwa in halber Länge des Oberarms, kaudal gerichtet, aus der V. brachialis. Sie zweigt sich mit divergierenden Ästen vornehmlich im M. triceps brachii auf. Bei *Schf.*, *Rd.* und *Pfd.* entläßt sie die V. collateralis radialis.

V. collateralis ulnaris

(vgl.: 156–159/18; 168–170/10; Ktz.: 160/25;
Hd.: 161/25; Schw.: 163/21; Schf.: 164/18;
Rd.: 165/14; Pfd.: 166/h)

Die V. collateralis ulnaris entspringt in Höhe des Proximalrandes der Fossa olecrani aus der V. brachialis, bei *Schw.* und *Rd.* zusätzlich mit einer weiter proximal abgehenden Wurzel. Kaudodistal gerichtet, zieht sie medial über das Olekranon, gibt Äste an die Strecker des Ellbogengelenks, an die Beuger des Karpalgelenks und der Zehengelenke sowie an das Ellbogengelenk ab. Hier anastomosiert sie mit der V. recurrens ulnaris und mitunter mit der V. collateralis media. Sie begleitet, mit Ausnahme bei *Wdk.*, in der Ulnarisrinne den N. ulnaris. Bei *Flfr.* mündet die V. collateralis ulnaris in die V. ulnaris ein, bei *Schw.* und *Pfd.* in den R. palmaris der V. interossea caudalis bzw. der V. mediana. Zuvor entläßt sie beim *Schw.* den **R. dorsalis,** der sich als V. digitalis dorsalis V abaxialis fortsetzt.

V. brachialis superficialis

(*Ktz.*: 160/26; *Hd.*: 156/19; 161/26)

Die V. brachialis superficialis begleitet bei *Flfr.* die gleichnamige Arterie und entläßt Muskeläste an den M. biceps brachii, bei der *Ktz.* die V. bicipitalis, Muskeläste an den M. brachioradialis und den M. extensor carpi radialis sowie arterienparallele **Vv. radiales superficiales.** Sie selbst nimmt die V. mediana cubiti auf.

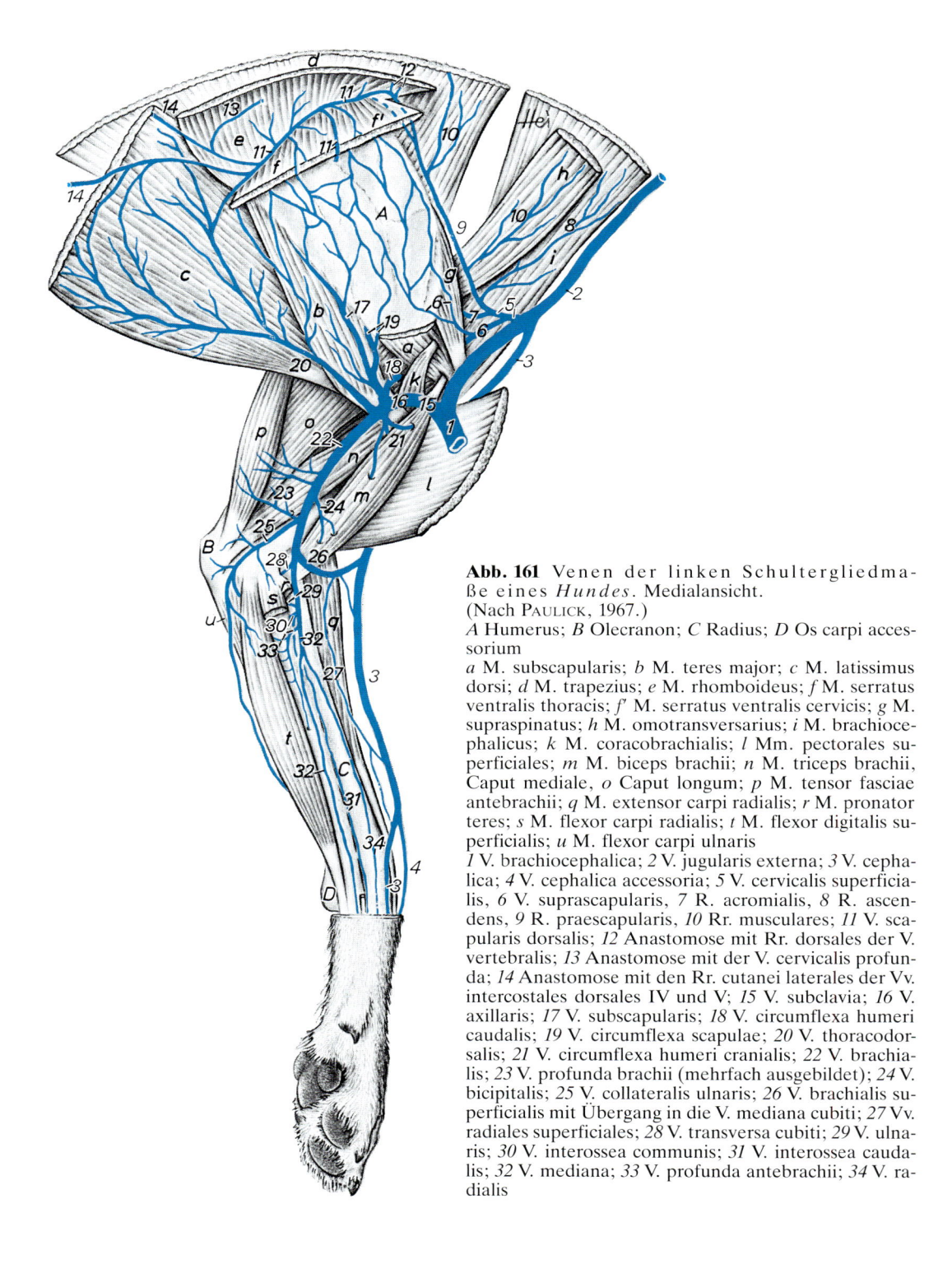

Abb. 161 Venen der linken Schultergliedmaße eines *Hundes.* Medialansicht.
(Nach PAULICK, 1967.)

A Humerus; *B* Olecranon; *C* Radius; *D* Os carpi accessorium

a M. subscapularis; *b* M. teres major; *c* M. latissimus dorsi; *d* M. trapezius; *e* M. rhomboideus; *f* M. serratus ventralis thoracis; *f'* M. serratus ventralis cervicis; *g* M. supraspinatus; *h* M. omotransversarius; *i* M. brachiocephalicus; *k* M. coracobrachialis; *l* Mm. pectorales superficiales; *m* M. biceps brachii; *n* M. triceps brachii, Caput mediale, *o* Caput longum; *p* M. tensor fasciae antebrachii; *q* M. extensor carpi radialis; *r* M. pronator teres; *s* M. flexor carpi radialis; *t* M. flexor digitalis superficialis; *u* M. flexor carpi ulnaris

1 V. brachiocephalica; *2* V. jugularis externa; *3* V. cephalica; *4* V. cephalica accessoria; *5* V. cervicalis superficialis, *6* V. suprascapularis, *7* R. acromialis, *8* R. ascendens, *9* R. praescapularis, *10* Rr. musculares; *11* V. scapularis dorsalis; *12* Anastomose mit Rr. dorsales der V. vertebralis; *13* Anastomose mit der V. cervicalis profunda; *14* Anastomose mit den Rr. cutanei laterales der Vv. intercostales dorsales IV und V; *15* V. subclavia; *16* V. axillaris; *17* V. subscapularis; *18* V. circumflexa humeri caudalis; *19* V. circumflexa scapulae; *20* V. thoracodorsalis; *21* V. circumflexa humeri cranialis; *22* V. brachialis; *23* V. profunda brachii (mehrfach ausgebildet); *24* V. bicipitalis; *25* V. collateralis ulnaris; *26* V. brachialis superficialis mit Übergang in die V. mediana cubiti; *27* Vv. radiales superficiales; *28* V. transversa cubiti; *29* V. ulnaris; *30* V. interossea communis; *31* V. interossea caudalis; *32* V. mediana; *33* V. profunda antebrachii; *34* V. radialis

V. transversa cubiti

(vgl.: 156–159/20; Ktz.: 160/27; Hd.: 161/28; Schw.: 163/22; Schf.: 164/19; Rd.: 165/15; Pfd.: 166/i)

Die V. transversa cubiti entspringt in der Ellbogengelenksbeuge, wendet sich lateral und verzweigt sich in den benachbarten Beugern des Ellbogengelenks und in den Streckern am Unterarm. Ihre Äste anastomosieren mit fast allen Venen proximal und distal des Ellbogengelenks. Bei den *Wdk.* gibt diese Vene meistens die V. bicipitalis ab.

V. interossea communis

(vgl.: 156–159/21; Hd.: 161/30; Schw.: 163/26; Schf.: 164/21; Rd.: 165/16; Pfd.: 166/n)

Die V. interossea communis, die der *Ktz.* fehlt, geht im proximalen Bereich des Spati-

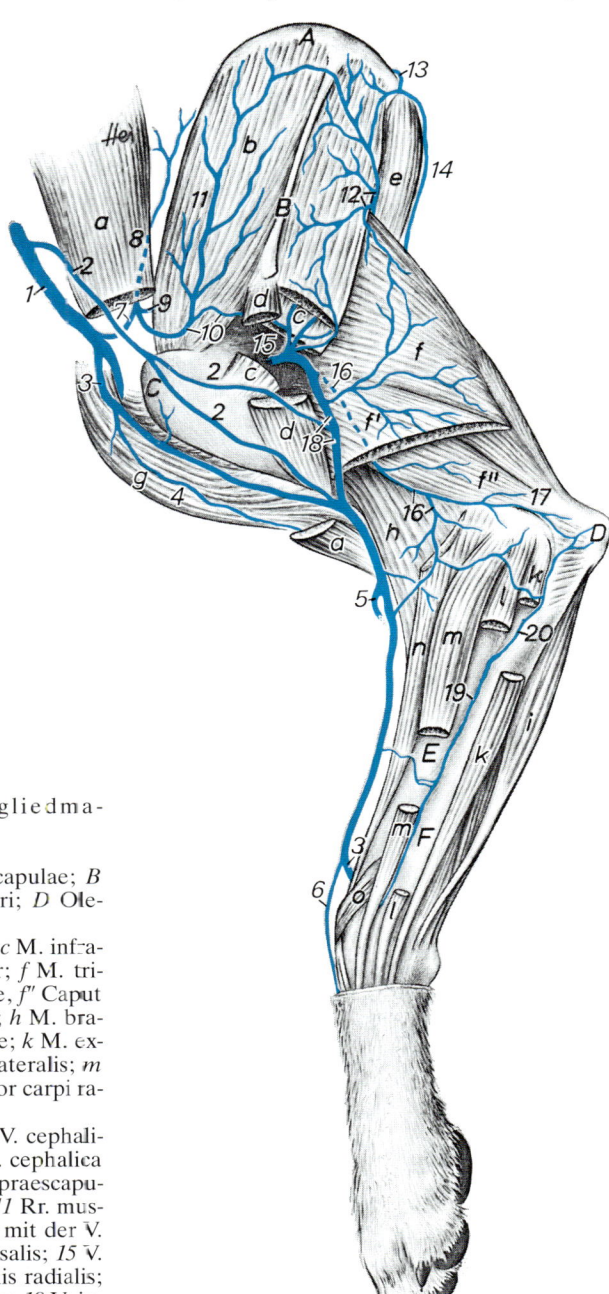

Abb. 162 Venen der linken Schultergliedmaße eines *Hundes*. Lateralansicht.
(Nach PAULICK, 1967.)
A Margo dorsalis scapulae bzw. Cartilago scapulae; *B* Spina scapulae; *C* Tuberculum majus humeri; *D* Olecranon; *E* Radius; *F* Ulna
a M. brachiocephalicus; *b* M. supraspinatus; *c* M. infraspinatus; *d* M. deltoideus; *e* M. teres major; *f* M. triceps brachii, Caput longum, *f'* Caput laterale, *f"* Caput accessorium; *g* Mm. pectorales superficiales; *h* M. brachialis; *i* M. flexor carpi ulnaris, Caput ulnare; *k* M. extensor carpi ulnaris; *l* M. extensor digitalis lateralis; *m* M. extensor digitalis communis; *n* M. extensor carpi radialis; *o* M. abductor pollicis longus
1 V. jugularis externa; *2* V. omobrachialis; *3* V. cephalica, *4* R. muscularis; *5* V. mediana cubiti; *6* V. cephalica accessoria; *7* V. cervicalis superficialis, *8* R. praescapularis, *9* V. suprascapularis, *10* R. acromialis, *11* Rr. musculares; *12* V. subscapularis; *13* Anastomose mit der V. scapularis dorsalis; *14* Ast der V. thoracodorsalis; *15* V. circumflexa humeri caudalis; *16* V. collateralis radialis; *17* V. collateralis media; *18* V. axillobrachialis; *19* V. interossea cranialis; *20* V. recurrens interossea

Abb. 163. Venen der linken Schultergliedmaße eines *Schweines*. Medialansicht. (Nach Badawi, 1959.)
A Scapula; *A'* Cartilago scapulae; *B* Epicondylus medialis humeri; *C* Radius; *D* Carpus; *E* Os metacarpale III; *F* Os metacarpale II
a M. latissimus dorsi; *b* M. teres major; *c* M. subscapularis; *d* M. supraspinatus; *e* M. trapezius; *f* Mm. rhomboidei cervicis und capitis; *g* M. pectoralis profundus; *g'* M. subclavius; *h* M. cleidobrachialis; *i* Mm. pectorales superficiales; *k* M. biceps brachii; *l* M. coracobrachialis; *m* M. triceps brachii, Caput mediale, *n* Caput longum; *o* M. tensor fasciae antebrachii; *p* M. flexor carpi ulnaris, Caput ulnare, *p'* Caput humerale; *q* M. flexor digitalis profundus, Caput ulnare, *q'* Caput humerale, lateraler Bauch, *q''* Caput humerale, medialer Bauch, *q'''* tiefe Beugesehne; *r* M. flexor digitalis superficialis, oberflächlicher Bauch, *r'* Sehne; *s* M. flexor carpi radialis; *t* M. pronator teres; *u* M. brachialis; *v* M. extensor carpi radialis; *w* M. abductor pollicis longus; *x* gemeinsame Sehne des M. extensor digitalis communis, *x'* Endschenkel für die 2. Zehe, *x''* Endschenkel für die 3. Zehe; *y* Lig. collaterale mediale longum des Karpalgelenks
1 V. brachiocephalica; *2* V. subclavia, sofort übergehend in V. axillaris; *3* V. suprascapularis; *5* V. subscapularis mit *4*, *4'*, *6*, *6'* netzbildenden Ästen, *7* R. suprascapularis, *7'* R. anastomoticus; *8* V. circumflexa scapulae; *9* V. thoracodorsalis, *9'* R. anastomoticus; *10* V. jugularis communis bzw. V. jugularis externa; *11* V. jugularis interna; *12* V. cervicalis superficialis, *13* R. praescapularis, *14* Lymphknotenast; *15* Ast der V. cervicalis profunda; *16*, *16'*, *16''* V. scapularis dorsalis; *17*, *18* V. brachialis; *19* V. circumflexa humeri cranialis; *20* V. bicipitalis, *20'* R. anastomoticus; *21* V. collateralis ulnaris, *21'* R. articularis; *22* V. transversa cubiti; *23* V. profunda antebrachii; *24* V. cephalica, *24'*, *24''* Rr. anastomotici; *25* V. mediana cubiti; *26* V. interossea communis; *27* V. mediana; *28* V. radialis, *28'* Rr. cutanei, *29* R. palmaris superficialis; *30* V. digitalis palmaris communis I; *31* V. cephalica accessoria, laterales Gefäß, *32* mediales Gefäß; *33* V. digitalis dorsalis communis II

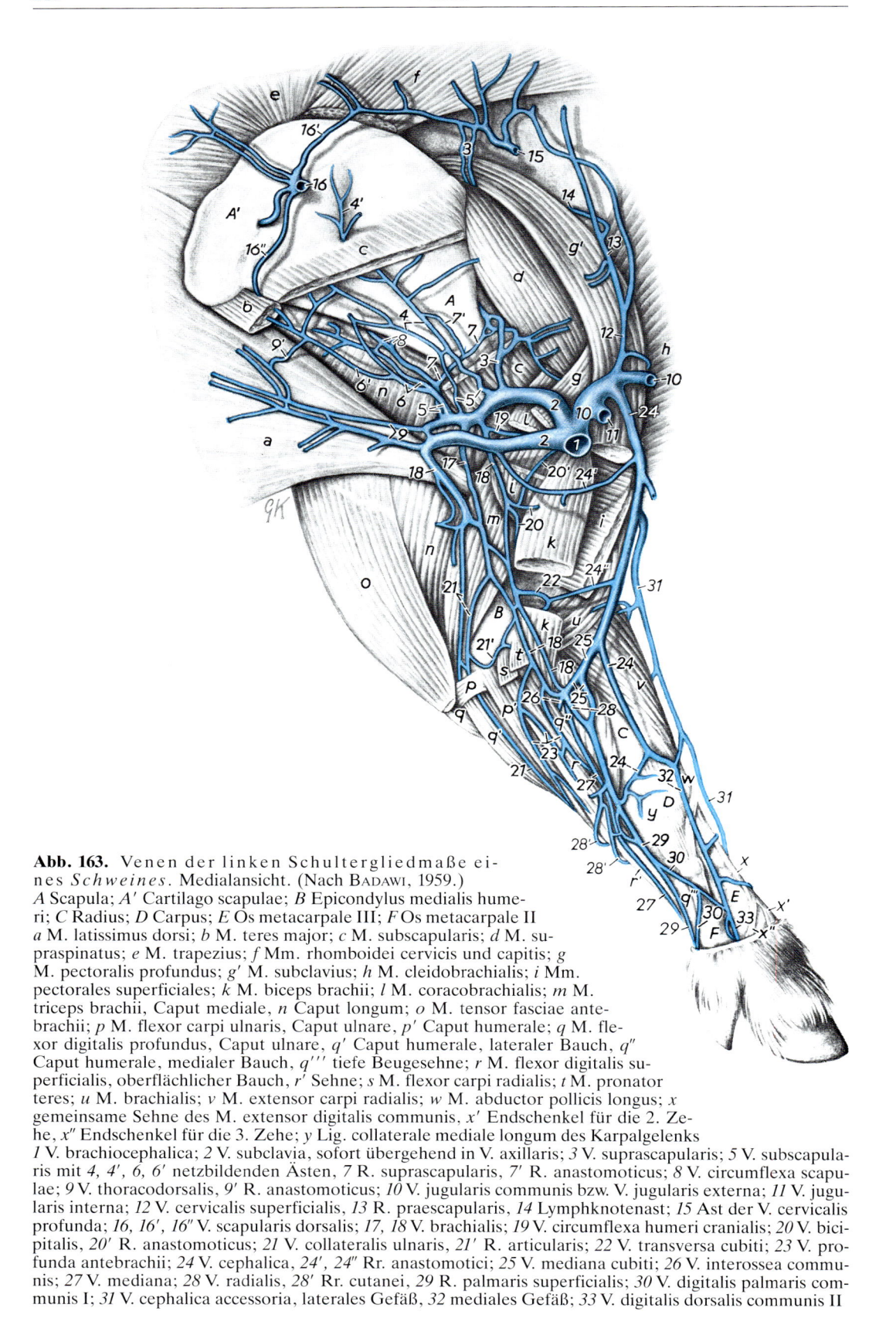

um interosseum antebrachii kaudal aus der V. brachialis hervor, entläßt beim *Hd.* die V. ulnaris, beim *Wdk.* die **V. recurrens ulnaris,** und teilt sich sogleich in die V. interossea cranialis und die V. interossea caudalis. Bei der *Ktz.* entspringen diese beiden Venen nacheinander aus der V. brachialis.

V. interossea cranialis
(*vgl.: 156–159/23; 171–174/15; Ktz.: 160/28; Hd.: 162/19*)

Die V. interossea cranialis zieht kranial in der Rinne zwischen den Unterarmknochen zum Karpus. Proximal entläßt sie die **V. recurrens interossea** als Verbindungsast zur V. collateralis media bzw. zum Rete articulare cubiti sowie Zweige an die Streckmuskeln. Distal am Unterarm gibt sie den **R. carpeus dorsalis** an das Rete carpi dorsale ab und verbindet sich bei *Flfr.* und *Schw.* durch das Spatium interosseum antebrachii über den **R. interosseus** mit der V. interossea caudalis. Bei *Wdk.* entläßt sie den R. interosseus, aus dem die Gefäße hervorgehen, die bei *Flfr.* und *Schw.* palmar im Karpalbereich aus der V. interossea caudalis abzweigen.

V. interossea caudalis
(*vgl.: 156–158/24; Ktz.: 160/32; Hd.: 161/31; 167/17; Schw.: 168/17*)

Die V. interossea caudalis, die bei *Wdk.* rudimentär ist und beim *Pfd.* meistens ganz fehlt, läuft kaudal zwischen den beiden Unterarmknochen zum Karpus. Sie ist bei *Flfr.* und *Schw.* stärker als die V. interossea cranialis. Bei der *Ktz.* zweigt sogleich die V. ulnaris aus der V. interossea caudalis ab. Bei *Flfr.* und *Schw.* verbindet sie sich durch den distalen Teil des Spatium interosseum antebrachii über den **R. interosseus** mit der V. interossea cranialis und entläßt an die Beugefläche des Karpalgelenks den **R. carpeus palmaris.** Ferner ist die V. interossea caudalis bzw. bei *Wdk.* der R. interosseus über eine medial gerichtete, starke Anastomose mit der V. radialis sowie bei *Flfr.* und *Schw.* auch mit der V. cephalica verbunden. Anschließend setzt sich die V. interossea caudalis bzw. der R. interosseus als **R. palmaris** fort, der beim *Pfd.* der V. mediana angeschlossen ist. Der R. palmaris verläuft medial vom Os carpi accessorium über den Karpus distal. Dabei nimmt er bei *Flfr.* die V. ulnaris und bei *Schw., Wdk.* und *Pfd.* die

V. collateralis ulnaris auf. Proximal am Metakarpus teilt er sich in den **R. profundus** und den **R. superficialis,** die sich an der Bildung des tiefen bzw. oberflächlichen Bogens beteiligen.

V. ulnaris
(*Ktz.: 160/33; Hd.: 156/22; 161/29; 167/11*)

Die V. ulnaris entspringt bei der *Ktz.* aus der V. interossea caudalis, beim *Hd.* aus der V. interossea communis und fehlt bei den *anderen Haussäugetieren.* Sie entläßt sogleich die **V. recurrens ulnaris** als proximal gerichtete Anastomose mit der V. collateralis ulnaris. Die V. ulnaris verläuft tief in der Ulnarisrinne und beteiligt sich an der Vaskularisation des tiefen Zehenbeugers. Im Bereich des Karpus entläßt sie den **R. dorsalis,** der den **R. carpeus dorsalis** abgibt und der sich bei der *Ktz.* an der Bildung des Arcus dorsalis superficialis beteiligt. Anschließend mündet sie in den R. palmaris der V. interossea caudalis ein.

V. mediana
(*vgl.: 156–159/31; 167–170/23; Ktz.: 160/31; Hd.: 161/32; Schw.: 163/27; Schf.: 164/23; Rd.: 165/17; Pfd.: 166/o*)

Nach Abgabe der V. interossea communis wird die V. brachialis von der meist doppelt ausgebildeten V. mediana im Unterarmbereich fortgesetzt. Sie begleitet die A. mediana sowie den N. medianus und liegt subfaszial zunächst medial am Radius, vom M. flexor carpi radialis bedeckt. Im Karpalbereich legt sie sich medial den langen Zehenbeugern an und beteiligt sich im Bereich des Metakarpus an der Bildung des Arcus palmaris superficialis oder gibt bei *Schw.* und *Rd.* unmittelbar eine gemeinsame Zehenvene ab. In ihrem Verlauf entläßt die V. mediana proximal am Antebrachium die V. profunda antebrachii und danach die V. radialis. Bei der *Ktz.* geht die V. mediana direkt in die ebenfalls doppelte V. radialis über. Beim *Pfd.* entspringt im unteren Drittel des Unterarms die V. radialis proximalis und erst dicht proximal des Karpus die V. radialis. In gleicher Höhe mit dem Ursprung der V. radialis geht beim *Pfd.* die V. mediana in den **R. palmaris** über. Der R. palmaris wendet sich medial gegen das Os carpi accessorium, nimmt zuvor die V. collateralis ulnaris auf und teilt sich proximal am Metakarpus, wie der R. palmaris der V. interossea caudalis bei den *anderen Haussäugetieren*, in den **R. profundus** zur Bildung des tiefen Bogens und den **R. superficialis** als Ausgang für die laterale (palmare gemeinsame) Zehenvene.

Als **V. profunda antebrachii** sind die Muskeläste proximal am Unterarm zusammengefaßt, die aber nicht immer einen gemeinsamen Ursprungsabschnitt besitzen. Meistens gehen sie proximal aus der V. mediana hervor, zuweilen auch bereits aus der V. brachialis. Sie verlaufen kaudodistal und ziehen in die Beuger des Karpalgelenks und der Zehengelenke.

V. radialis

(*vgl.*: 156–159/33, 33'; 167–170/24, 24'; Ktz.: 160/31'; Hd.: 161/34; Schw.: 163/28; Schf. 164/22; Rd.: 165/18; Pfd.: 166/q, r)

Die meist doppelte V. radialis geht bei der *Ktz.* als direkte Fortsetzung und beim *Hd.* in Höhe des Ansatzes vom M. pronator teres aus der V. mediana hervor. Sie zieht mit der gleichnamigen Arterie distal. Proximal des Karpus verbindet sie sich mit der V. cephalica und anastomosiert etwa in gleicher Höhe mit der V. interossea caudalis. Danach entläßt sie den **R. carpeus palmaris** und den **R. carpeus dorsalis** zum palmaren bzw. dorsalen Gelenkgeflecht. Bei der *Ktz.* ist der R. carpeus dorsalis stark und gelangt medial um den Karpus zum Rete carpi dorsale, durchzieht dieses Venennetz und setzt sich danach über die V. metacarpea dorsalis II in den R. perforans proximalis II fort. Letzter findet direkt Anschluß an den Arcus palmaris profundus. Distal am Karpus teilt sich die V. radialis beim *Hd.* in den R. palmaris profundus und in den R. palmaris

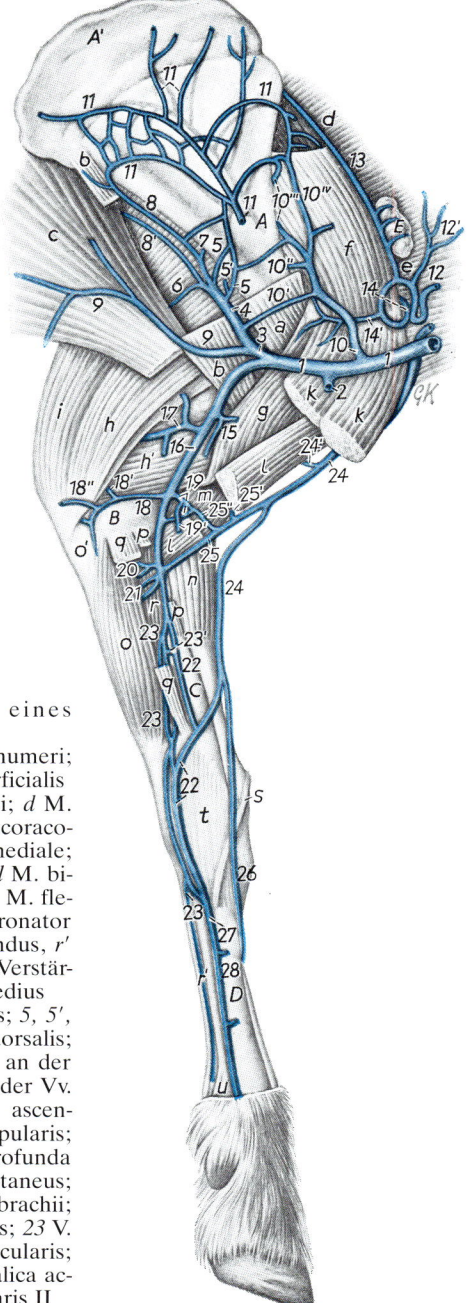

Abb. 164. Venen der linken Schultergliedmaße eines *Schafes*. Medialansicht. (Nach WISSDORF, 1961.)
A Scapula, *A'* Cartilago scapulae; *B* Epicondylus medialis humeri; *C* Radius; *D* Os metacarpale III et IV; *E* Nl. cervicalis superficialis
a M. subscapularis; *b* M. teres major; *c* M. latissimus dorsi; *d* M. trapezius; *e* M. omotransversarius; *f* M. supraspinatus; *g* M. coracobrachialis; *h* M. triceps brachii, Caput longum, *h'* Caput mediale; *i* M. tensor fasciae antebrachii; *k* M. pectoralis profundus; *l* M. biceps brachii; *m* M. brachialis; *n* M. extensor carpi radialis; *o* M. flexor carpi ulnaris, Caput humerale, *o'* Caput ulnare; *p* M. pronator teres; *q* M. flexor carpi radialis; *r* M. flexor digitalis profundus, *r'* tiefe Beugesehne; *s* M. abductor pollicis longus; *t* palmarer Verstärkungsstrang des medialen Seitenbands; *u* M. interosseus medius
1 V. axillaris; *2* V. thoracica externa; *3, 4, 8* V. subscapularis; *5, 5', 7* V. circumflexa scapulae, *6* Rr. musculares; *9* V. thoracodorsalis; *10* V. suprascapularis, *10'–10^{IV}* deren Äste; *11* Netzbildung an der Scapula mit Anastomosen der V. scapularis dorsalis sowie der Vv. intercostales dorsales; *12* V. cervicalis superficialis, *12'* R. ascendens, *13* R. praescapularis, *14* R. acromialis, *14'* R. suprascapularis; *15* V. circumflexa humeri cranialis; *16* V. brachialis; *17* V. profunda brachii; *18* V. collateralis ulnaris, *18'* R. muscularis, *18''* R. cutaneus; *19* V. transversa cubiti; *19'* V. bicipitalis; *20* V. profunda antebrachii; *21* Rr. musculares der V. interossea communis; *22* V. radialis; *23* V. mediana, *23'* R. anastomoticus; *24* V. cephalica, *24'* R. muscularis; *25* V. mediana cubiti, *25', 25''* Rr. anastomotici; *26* V. cephalica accessoria, *27* R. palmaris profundus; *28* V. metacarpea palmaris II

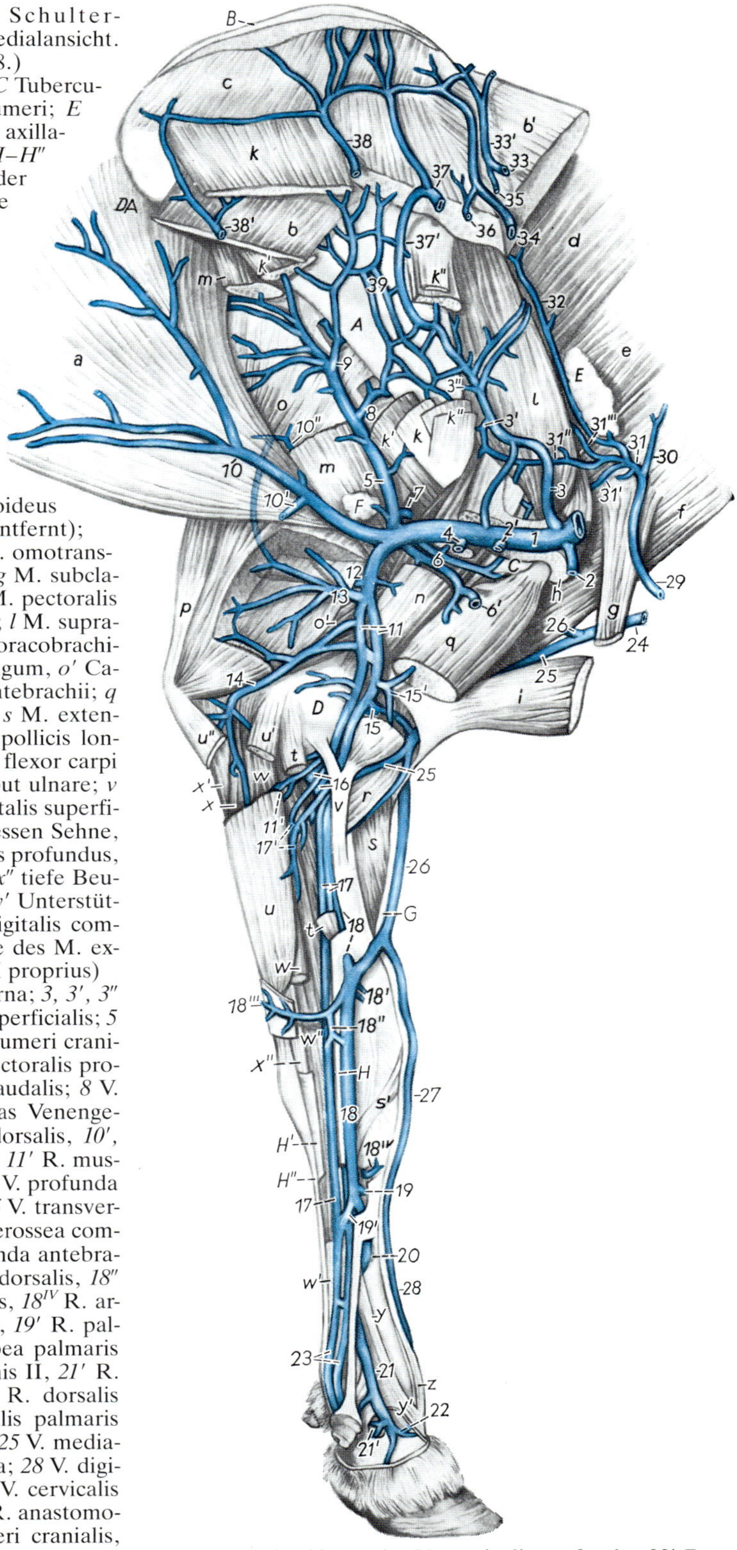

Abb. 165. Venen der linken Schultergliedmaße eines *Rindes*. Medialansicht. (Nach Münster und Schwarz, 1968.)
A Scapula; *B* Cartilago scapulae; *C* Tuberculum minus humeri; *D* Trochlea humeri; *E* Nll. cervicales superficiales; *F* Nll. axillares proprii; *G* Fascia antebrachii; *H–H″* Schnittkanten der tiefen Anteile der Fascia palmaris, zwischen denen die Sehne vom oberflächlichen Bauch des M. flexor digitalis superficialis gelegen ist: *H* Schnittkante des Retinaculum flexorum und des diesem hier noch dicht aufliegenden tiefen Blattes der Fascia palmaris, *H′* Schnittkante des Retinaculum flexorum, *H″* Schnittkante des tiefen Blattes der Fascia palmaris

a M. latissimus dorsi; *b* M. serratus ventralis thoracis; *b′* M. serratus ventralis cervicis; *c* M. rhomboideus thoracis (M. rhomboideus cervicis entfernt); *d* M. trapezius, Pars cervicalis; *e* M. omotransversarius; *f* M. brachiocephalicus; *g* M. subclavius; *h* M. pectoralis profundus; *i* M. pectoralis descendens; *k–k″* M. subscapularis; *l* M. supraspinatus; *m* M. teres major; *n* M. coracobrachialis; *o* M. triceps brachii, Caput longum, *o′* Caput mediale; *p* M. tensor fasciae antebrachii; *q* M. biceps brachii; *r* M. brachialis; *s* M. extensor carpi radialis; *s′* M. abductor pollicis longus; *t* M. flexor carpi radialis; *u* M. flexor carpi ulnaris, *u′* Caput humerale, *u″* Caput ulnare; *v* M. pronator teres; *w* M. flexor digitalis superficialis, oberflächlicher Bauch, *w′* dessen Sehne, *w″* tiefer Bauch; *x* M. flexor digitalis profundus, Caput humerale, *x′* Caput ulnare, *x″* tiefe Beugesehne; *y* M. interosseus medius, *y′* Unterstützungsschenkel zum M. extensor digitalis communis (digiti III proprius); *z* Sehne des M. extensor digitalis communis (digiti III proprius)

1 V. axillaris; *2, 2′* V. thoracica externa; *3, 3′, 3″* V. suprascapularis; *4* V. thoracica superficialis; *5* V. subscapularis; *6* V. circumflexa humeri cranialis, *6′* R. muscularis an den M. pectoralis profundus; *7* V. circumflexa humeri caudalis; *8* V. circumflexa scapulae; *9* Ast an das Venengeflecht der Scapula; *10* V. thoracodorsalis, *10′, 10″* Rr. musculares; *11* V. brachialis, *11′* R. muscularis; *12* V. collateralis radialis; *13* V. profunda brachii; *14* V. collateralis ulnaris; *15* V. transversa cubiti; *15′* V. bicipitalis; *16* V. interossea communis; *17* V. mediana; *17′* V. profunda antebrachii; *18* V. radialis, *18′* R. carpeus dorsalis, *18″* R. anastomoticus, *18‴* R. cutaneus, *18^{IV}* R. articularis; *19* R. palmaris profundus, *19′* R. palmaris superficialis; *20* V. metacarpea palmaris II; *21* V. digitalis palmaris communis II, *21′* R. palmaris phalangis proximalis, *22* R. dorsalis phalangis proximalis; *23* V. digitalis palmaris communis III; *24, 26* V. cephalica; *25* V. mediana cubiti; *27* V. cephalica accessoria; *28* V. digitalis dorsalis communis III; *29, 31* V. cervicalis superficialis, *30* R. ascendens, *31′* R. anastomoticus mit der V. circumflexa humeri cranialis, *31″* R. suprascapularis, *31‴* R. acromialis, *32* R. praescapularis; *33* Ast der V. cervicalis profunda, *33′* R. anastomoticus mit *34* V. scapularis dorsalis; *35–38′* Rr. anastomotici mit den Vv. intercostales dorsales I–IV; *39* Venennetz an der Scapula superficialis. Bei der *Ktz.* fehlt der R. palmaris profundus, und der R. palmaris superficialis ist allein ausgebildet. Der **R. palmaris profundus** beteiligt sich beim *Hd.* an der Bildung des Arcus palmaris profundus. Der **R. palmaris superficialis** nimmt bei *Flfr.* den Endabschnitt der V. cephalica auf und verbindet sich proximal der Metakarpophalangealgelenke, palmar der Beugesehnen, mit dem R. superficialis des R. palmaris aus der V. interossea caudalis zum Arcus palmaris superficialis. Zusätzlich wird in der proximalen Hälfte des Metakarpus ein arterienparalleler Arcus palmaris superficialis gebildet, in den beim *Hd.* das Ende der schwachen V. mediana einmündet. Dieser Bogen liegt zum Teil zwischen den Schenkeln der Beugesehnen.

Beim *Schw.* entspringt die V. radialis aus der V. mediana nahe der Einmündung der V. mediana cubiti. Sie besteht oft aus zwei bis drei Begleitvenen der A. radialis, von denen sich eine bereits proximal vom Karpalgelenk mit der V. cephalica verbindet. Die anderen Anteile der V. radialis bilden im Karpalbereich weitere Anastomosen mit der V. cephalica, die auch dorsal und palmar an den Karpus Reteäste abgeben. Proximal am Metakarpus teilt sich die V. radialis in den **R. palmaris profundus** und den **R. palmaris superficialis,** die jeweils den Arcus palmaris profundus bzw. superficialis mitbilden.

Bei *Wdk.* geht die V. radialis, zuweilen doppelt ausgebildet, in halber Länge des Unterarms aus der V. mediana hervor. Sie zieht mit der A. radialis subfaszial karpalwärts und nimmt dicht proximal des Karpus die V. cephalica auf. Distal des Karpus teilt sich die V. radialis in den **R. palmaris profundus** zum Arcus palmaris profundus und den **R. palmaris superficialis,** der nach unterschiedlich langem Verlauf in die V. mediana oder in deren Verbindungsast zum Arcus palmaris profundus distalis einmündet.

Beim *Pfd.* entspringt im unteren Drittel des Unterarms die **V. radialis proximalis,** die sich parallel zur gleichnamigen Arterie in den **R. carpeus palmaris** und den **R. carpeus dorsalis** teilt. Proximal des Karpus, etwa in gleicher Höhe mit dem R. palmaris, geht die V. radialis aus der V. mediana hervor, zieht subfaszial lateral an der Sehne des M. flexor carpi radialis entlang und nimmt zuvor die V. cephalica auf. Mit der gleichnamigen Arterie, von dieser aber durch das Retinaculum flexorum getrennt, gelangt sie subfaszial über den Karpus und teilt sich in den **R. palmaris profundus** zum Arcus palmaris profundus und den **R. palmaris superficialis** als Ausgang für die mediale (palmare gemeinsame) Zehenvene.

Venen am Vorderfuß der Fleischfresser[*]

Palmare Venen
(*Ktz.:* 160/34; *Hd.:* 156; 167)

Der **Arcus palmaris profundus** entsteht bei der *Ktz.* aus dem R. perforans proximalis II, der durch das Rete carpi dorsale hindurch direkt von dem R. carpeus dorsalis der V. radialis gebildet wird, und aus dem R. profundus des R. palmaris aus der V. interossea caudalis. Beim *Hd.* vereinigen sich der R. palmaris profundus der V. radialis und der R. profundus des R. palmaris aus der V. interossea caudalis zum **Arcus palmaris profundus.** Aus diesem Bogen entspringen bei *Flfr.* die **Vv. metacarpeae palmares I–IV,** wobei die erste bei der *Ktz.* fehlen kann. Die **Rr. perforantes** verhalten sich wie die entsprechenden Arterienäste. Distal am Metakarpus vereinigen sich die palmaren Metakarpalvenen mit den gleichzähligen palmaren gemeinsamen Zehenvenen, wobei sie beim *Hd.* zuvor untereinander bogenförmig anastomosieren.

Der **Arcus palmaris superficialis** entsteht bei *Flfr.* durch Vereinigung des R. palmaris superficialis der V. radialis, nach Aufnahme der V. cephalica, mit dem R. superficialis des R. palmaris aus der V. interossea caudalis im distalen Drittel des Metakarpus palmar der Beugesehnen. Zusätzlich bilden die beiden Rr. palmares superficiales beim *Hd.* unter Beteiligung der schwachen V. mediana in halber Länge des Metakarpus einen weiteren Bogen, der parallel zum arteriellen Arcus palmaris superficialis angeordnet ist und wie dieser zum Teil zwischen den Schenkeln der Beugesehnen verläuft. Aus dem Arcus palmaris superficialis entspringen die **Vv. digitales palmares communes I–IV** und bei der *Ktz.* die **V. digitalis palmaris V abaxialis.** Jede V. digitalis palmaris communis nimmt die gleichzählige V. metacarpea palmaris auf und teilt sich in die **Vv. digitales palmares propriae.** Im Bereich

---
[*] Allgemein gültige Erläuterungen über Topographie und Nomenklatur der Blutgefäße am Fuß wurden bereits auf S. 97 ff. gegeben.

Abb. 166. Venen und Arterien der linken Schultergliedmaße eines *Pferdes*. Medialansicht. (Nach ZIETZSCHMANN, 1943.)
1 Nn. subscapulares; *2* N. suprascapularis; *3* N. thoracodorsalis; *4* N. axillaris, *4'* Äste an den M. teres major mit einem N. pectoralis caudalis; *5, 5'* N. radialis; *6, 6', 6''* N. ulnaris; *7* N. medianus; *7'* ein N. pectoralis cranialis; *8* N. musculocutaneus *8'* Ansa axillaris, *8''* R. muscularis proximalis, *8'''* R. muscularis distalis; *8^{IV}* N. cutaneus antebrachii medialis; *9* N. palmaris medialis, *9'* R. communicans; *9''* N. digitalis palmaris communis II; *10* N. palmaris lateralis; *11* N. digitalis [palmaris proprius III] medialis, *11'* R. dorsalis, *11''* Rr. tori digitalis; *12* M. latissimus dorsi; *13* M. teres major; *14* M. subscapularis; *15* M. supraspinatus; *16* M. subclavius; *17* M. pectoralis profundus; *18* M. tensor fasciae antebrachii; *19* M. biceps brachii; *20* M. triceps brachii, Caput mediale; *21* Rudiment des M. pronator teres; *22* M. extensor carpi radialis; *23* M. flexor carpi radialis; *24* M. flexor carpi ulnaris; *25* M. flexor digitalis superficialis; *26* M. flexor digitalis profundus, Caput humerale, *27* Caput ulnare; *28* M. extensor carpi ulnaris; *29* Retinaculum flexorum; *30* Nll. axillares; *31* Nll. cubitales
a V. und A. axillaris; *b* V. und A. subscapularis; *c* V. und A. suprascapularis; *d* V. und A. thoracodorsalis; *e* V. und A. brachialis; *f* V. thoracica externa; *f'* V. thoracica superficialis; *g* V. und A. profunda brachii; *h* V. und A. collateralis ulnaris; *i* V. und A. transversa cubiti; *k* V. cephalica; *l* V. mediana cubiti; *m* V. cephalica accessoria; *n* V. und A. interossea communis; *o* V. und A. mediana; *p* V. und A. profunda antebrachii; *q* V. und A. radialis proximalis; *r* V. und A. radialis, *s* R. palmaris superficialis; *t* arterieller und venöser R. palmaris; *u* V. und A. digitalis palmaris communis II, *v* R. tori metacarpei; *w* V. und A. digitalis [palmaris propria III] medialis, *x* R. dorsalis phalangis proximalis, *y* Rr. tori digitalis, *z* R. dorsalis phalangis mediae; *z'* V. und A. coronalis

ihrer Aufteilung verbindet sie sich über die **V. interdigitalis** mit der gleichzähligen gemeinsamen dorsalen Zehenvene oder auch mit einer von deren besonderen Zehenvenen. Einzelne Vv. digitales palmares propriae können auch direkt aus dem Arcus palmaris superficialis hervorgehen. Die **V. digitalis palmaris I abaxialis** entspringt aus der V. cephalica im Bereich ihrer Vereinigung mit dem R. palmaris superficialis der V. radialis.

Dorsale Venen
(*Ktz.*: 160/7', 31'';
Hd.: 156; 161/4; 162/6; 171)

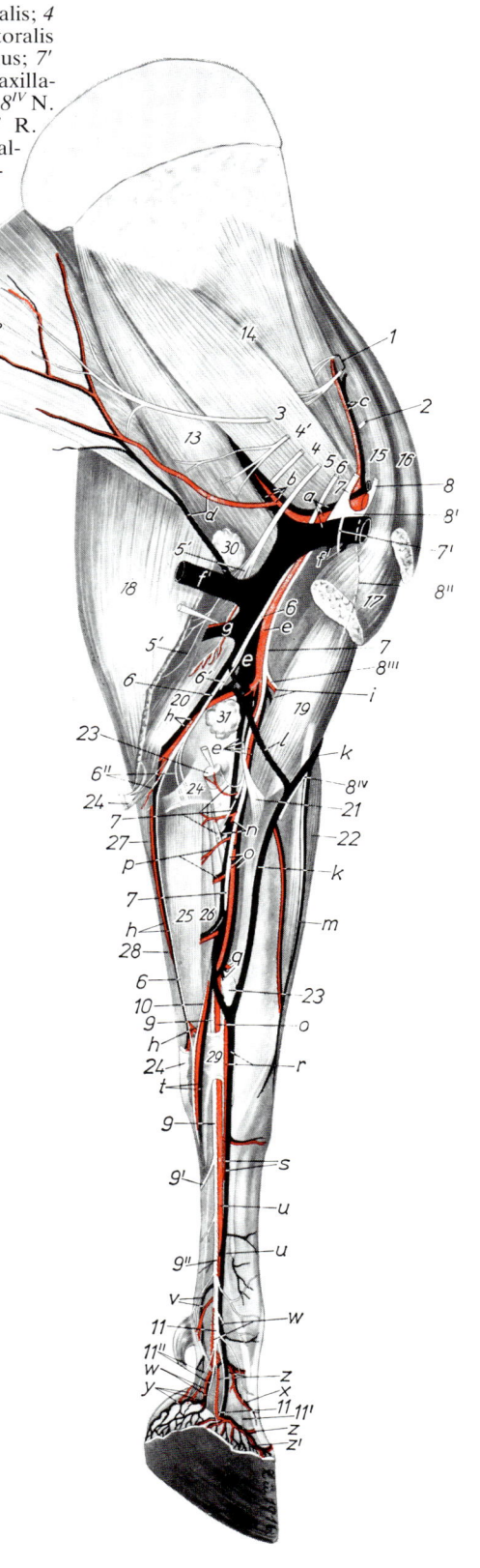

Das **Rete carpi dorsale** wird von den Rr. carpei dorsales der V. radialis sowie der V. cephalica, ferner von denen der V. cephalica accessoria, bei der *Ktz.* von denen des R. interosseus bzw. beim *Hd.* der V. interossea cranialis und von denen der V. ulnaris gebildet. Aus diesem Netz gehen die **Vv. metacarpeae dorsales I–IV** hervor, die bei der *Ktz.* ähnlich wie die Arterien nur rudimentär vorhanden sind, mit Ausnahme des Anfangsabschnitts der V. metacarpea dorsalis II. Dieser setzt den R. carpeus dorsalis der V. radialis fort und geht sofort in den **R. perforans proximalis II** über, der sich an der Bildung des Arcus palmaris profundus beteiligt. Die anderen Rr. perforantes verhalten sich entsprechend den arteriellen Rr. perforantes. Die Vv. metacarpeae dorsales bzw. bei der *Ktz.* die Rr. perforantes distales werden von den gleichzähligen Vv. digitales communes aufgenommen.

Als oberflächliche Vene verläuft die V. cephalica accessoria bei der *Ktz.* dorsomedial über den Karpus, überquert in laterodistal gerichtetem Bogen den Metakarpus und verbindet sich mit dem schwächeren R. dorsalis der V. ulnaris. Aus diesem Bogen entspringen die **Vv. digitales dorsales communes I–IV,** die sich in die **Vv. digitales dorsales propriae** teilen. Von diesen können einzelne auch direkt aus dem Bogen hervorgehen. Auch beim *Hd.* läuft die V. cephalica accessoria medial der A. antebrachialis superficialis cranialis über den Karpus. Distal am Antebrachium gibt sie einen medialen Ast ab, der den medialen Ast der A. antebrachialis superficialis cranialis begleitet und in die **V. digitalis dorsalis communis I** übergeht. Proximal am Metakarpus entläßt die V. cephalica accessoria die **V. digitalis dorsalis V abaxialis** und teilt sich auf halber Länge des Metakarpus in die **Vv. digitales dorsales communes II–IV.** Der R. dorsalis der V. ulnaris erhält auch beim *Hd.* Anschluß an die V. digitalis dorsalis V abaxialis, und außerdem besteht eine bogenförmige Anastomose zwischen dem Medialast der V. cephalica accessoria und deren Endaufteilung. Hiermit ist ebenfalls beim *Hd.* andeutungsweise ein Arcus dorsalis superficialis ausgebildet.

Venen am Vorderfuß des Schweines

Palmare Venen
(*Schw.:* 157; 163/27, 29, 30; 168)

Der **Arcus palmaris profundus** entsteht aus dem R. palmaris profundus der V. radialis und dem R. profundus des R. palmaris aus der V. interossea caudalis. Aus diesem Bogen entspringen die **Vv. metacarpeae palmares II–IV**. Distal am Metakarpus vereinigen sich die drei palmaren Metakarpalvenen zum **Arcus palmaris profundus distalis.** Dieser nimmt mit der V. digitalis palmaris communis III an deren Ursprung aus dem Arcus palmaris superficialis Verbindung auf. Nur die **Rr. perforantes proximales II–IV** sind ausgebildet.

Der **Arcus palmaris superficialis** entsteht durch Vereinigung des R. palmaris superficialis der V. radialis, nach Aufnahme der V. cephalica, mit dem R. superficialis des R. palmaris aus der V. interossea caudalis im distalen Drittel des Metakarpus palmar der Beugesehnen. Der Arcus palmaris superficialis besitzt lateral eine Anastomose mit der V. digitalis dorsalis V abaxialis, die aus dem R. dorsalis der V. collateralis ulnaris hervorgeht. Aus dem Arcus palmaris superficialis entspringen die **Vv. digitales palmares communes I–IV** sowie die **V. digitalis palmaris V abaxialis.** Die V. digitalis palmaris communis I entspringt dabei bereits medial aus dem Anfang des Bogens und besitzt eine kräftige Anastomose zum Bogen in Höhe des Abgangs der V. digitalis palmaris communis II. Die V. digitalis palmaris communis III nimmt gleich nach ihrem Ursprung die V. mediana auf. Während die V. digitalis palmaris communis I nur die **V. digitalis palmaris propria II abaxialis** entläßt, teilen sich die übrigen palmaren gemeinsamen Zehenvenen in die **Vv. digitales palmares propriae.** Über die **Vv. interdigitales II–IV** verbinden sich die gleichzähligen gemeinsamen Zehenvenen im Bereich ihrer Teilung.

Dorsale Venen
(*Schw.:* 157; *163/31–33;* 172)

Das **Rete carpi dorsale** wird von den Rr. carpei dorsales der V. radialis sowie der V. cephalica, außerdem auch von denen der V. cephalica accessoria, der V. interossea cranialis und der V. collateralis ulnaris gebildet. Die **Vv. metacarpeae dorsales II–IV** entspringen nicht aus diesem Netz, sondern aus den Rr. perforantes proximales II–IV und vereinigen sich mit den dorsalen gemeinsamen Zehenvenen.

Die V. cephalica accessoria tritt mit einem lateralen und einem medialen Gefäß, wie die beiden Äste des R. superficialis des N. radialis, an den Fußrücken. Diese beiden Gefäße anastomosieren dicht proximal des Karpus untereinander und auch mit der V. cephalica. Aus dem medialen Gefäß geht die **V. digitalis dorsalis communis II** hervor, und aus dem lateralen Gefäß zweigen die **Vv. digitales dorsales communes III** und **IV** ab. Endet das mediale oder das laterale Gefäß bereits mit der Anastomose, so werden alle dorsalen gemeinsamen Zehenvenen nur aus einem der beiden Gefäße entlassen. Nach Aufnahme der Vv. metacarpeae dorsales teilen sich die dorsalen gemeinsamen Zehenvenen im Bereich der Vereinigung mit den Vv. interdigitales in die **Vv. digitales dorsales propriae.** Die **V. digitalis dorsalis V abaxialis** entspringt aus dem R. dorsalis der V. collateralis ulnaris und mündet über lateral in den Arcus palmaris superficialis ein, verbindet sich aber auch mit der V. digitalis palmaris V abaxialis.

Venen am Vorderfuß der Wiederkäuer

Palmare Venen
(*Schf.*: 164/23, 27, 28;
Rd.: 158; 165/17, 19–22; 169)

Der **Arcus palmaris profundus** wird von dem R. palmaris profundus der V. radialis, die sich als schwaches, häufig doppeltes Gefäß bereits proximal des Karpus mit der V. cephalica vereinigt hat, und von dem R. profundus des R. palmaris aus dem R. interosseus der V. interossea cranialis gebildet. Aus diesem Bogen entspringen die **Vv. metacarpeae palmares II–IV.** Von diesen geht die V. metacarpea palmaris II gleich am Anfang des R. palmaris profundus und damit des Bogens hervor und bildet die funktionelle Fortsetzung der V. radialis. Laterodistal gerichtete Queranastomosen verbinden die Vv. metacarpeae palmares untereinander, wodurch die proximal schwachen Vv. metacarpeae palmares III und IV distal verstärkt werden. Proximal der Metakarpophalangealgelenke bildet eine besonders starke Querverbindung den **Arcus palmaris profundus distalis.** Aus dem Arcus palmaris profundus sowie aus dem Arcus palmaris profundus distalis gehen die **Rr. perforantes proximalis III** und **distalis III** hervor.

Der venöse Arcus palmaris profundus distalis dient den **Vv. digitales palmares communes II** und **IV** als Ursprung. Dabei steht die V. digitalis palmaris communis II in ihrem Anfangsabschnitt über einen medialen Halbbogen, beim *Schf.* auch die V. digitalis palmaris communis IV über einen lateralen Halbbogen, mit der V. mediana in Verbindung. In dieser Höhe geht die V. mediana in die **V. digitalis palmaris communis III** über. Nur selten erreicht der R. palmaris superficialis der V. radialis den medialen Halbbogen, sondern endet bereits weiter proximal in wechselnder Höhe in der V. mediana. Die V. digitalis palmaris communis III ist über die kräftige **V. interdigitalis III** mit der gleichzähligen dorsalen gemeinsamen Zehenvene verbunden. Jede palmare gemeinsame Zehenvene teilt sich in die **Vv. digitales palmares propriae,** von denen die axiale Vene der 2. und die der 5. Zehe als Afterklauenäste schwach sind.

Dorsale Venen
(*Schf.*: 164/26; *Rd.*: 158; 165/22, 28; 173)

Das **Rete carpi dorsale** wird von den Rr. carpei dorsales der V. radialis und der V. interossea cranialis gebildet. Aus diesem Netz entspringt die schwache **V. metacarpea dorsalis III,** die die Rr. perforantes proximalis und distalis aufnimmt und selbst in Höhe der Phalanx proximalis in die dritte dorsale gemeinsame Zehenvene mündet.

Die V. cephalica accessoria geht in der distalen Hälfte des Metakarpus in die **V. digitalis dorsalis communis III** über. Hier entläßt sie die **Vv. digitales dorsales communes II** und **IV,** die lediglich als Anastomosen jeweils zum Ursprungsabschnitt der gleichzähligen palmaren gemeinsamen Zehenvene ziehen. Von diesen Anastomosen ist besonders die mediale kräftig und stellt eine Verbindung zu dem medialen Halbbogen der V. mediana und zum Arcus palmaris profundus distalis her. Die V. digitalis dorsalis communis III teilt sich nach Aufnahme der V. interdigitalis III in die **Vv. digitales dorsales propriae III** und **IV axiales.**

Venen am Vorderfuß des Pferdes

Palmare Venen
(*Pfd.*: 159; 166/s–z'; 170)

Der **Arcus palmaris profundus** wird von dem R. palmaris profundus der V. radialis und von dem R. profundus des R. palmaris aus der V. mediana gebildet. Diesem Bogen entspringen die **Vv. metacarpeae palmares II** und **III,** die sich distal am Metakarpus zum **Arcus palmaris profundus distalis** vereinigen. Dabei läuft die zweite palmare Metakarpalvene lateral der entsprechenden

220 Venen

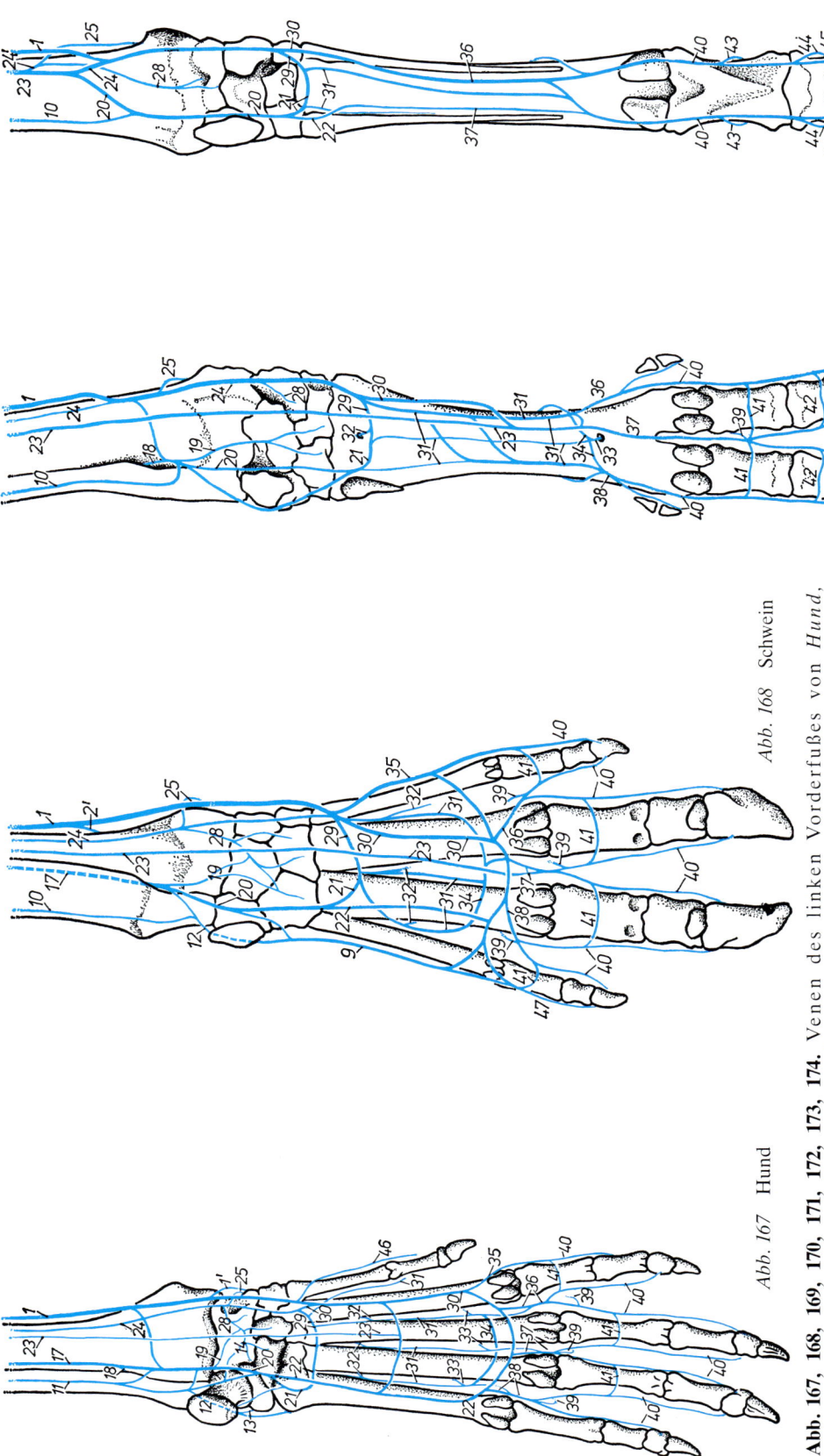

Abb. 167 Hund *Abb. 168* Schwein *Abb. 169* Rind *Abb. 170* Pferd

Abb. 167, 168, 169, 170, 171, 172, 173, 174. Venen des linken Vorderfußes von *Hund, Schwein, Rind* und *Pferd*. Halbschematisch.
(Nach MÜNSTER, BADAWI und WILKENS, unveröffentlicht.)
Abb. 167–170: Palmaransicht, Abb. 171–174: Dorsalansicht.
1 V. cephalica, *1'* Ast zum Rete carpi dorsale; *2* V. cephalica accessoria; *2'* V. cephalica accessoria, mediale Vene (*Schw.*); *2''* V. cephalica accessoria, laterale Vene (*Schw.*); *3* R. carpeus dorsalis von *2: 4–7* Vv. digitales dorsales communes; *8* Vv. digitales dorsales propriae; *9* V. digitalis dorsalis V abaxialis; *10* V. collateralis ulnaris; *11* V. ulnaris, *12* R. dorsalis; *13* R. carpeus dorsalis von 10 bzw. 11; *14* R. carpeus palmaris von 11; *15* V. interossea cranialis, *16* R. carpeus dorsalis; *17* V. interossea caudalis; *18* R. interos-

Venen am Vorderfuß

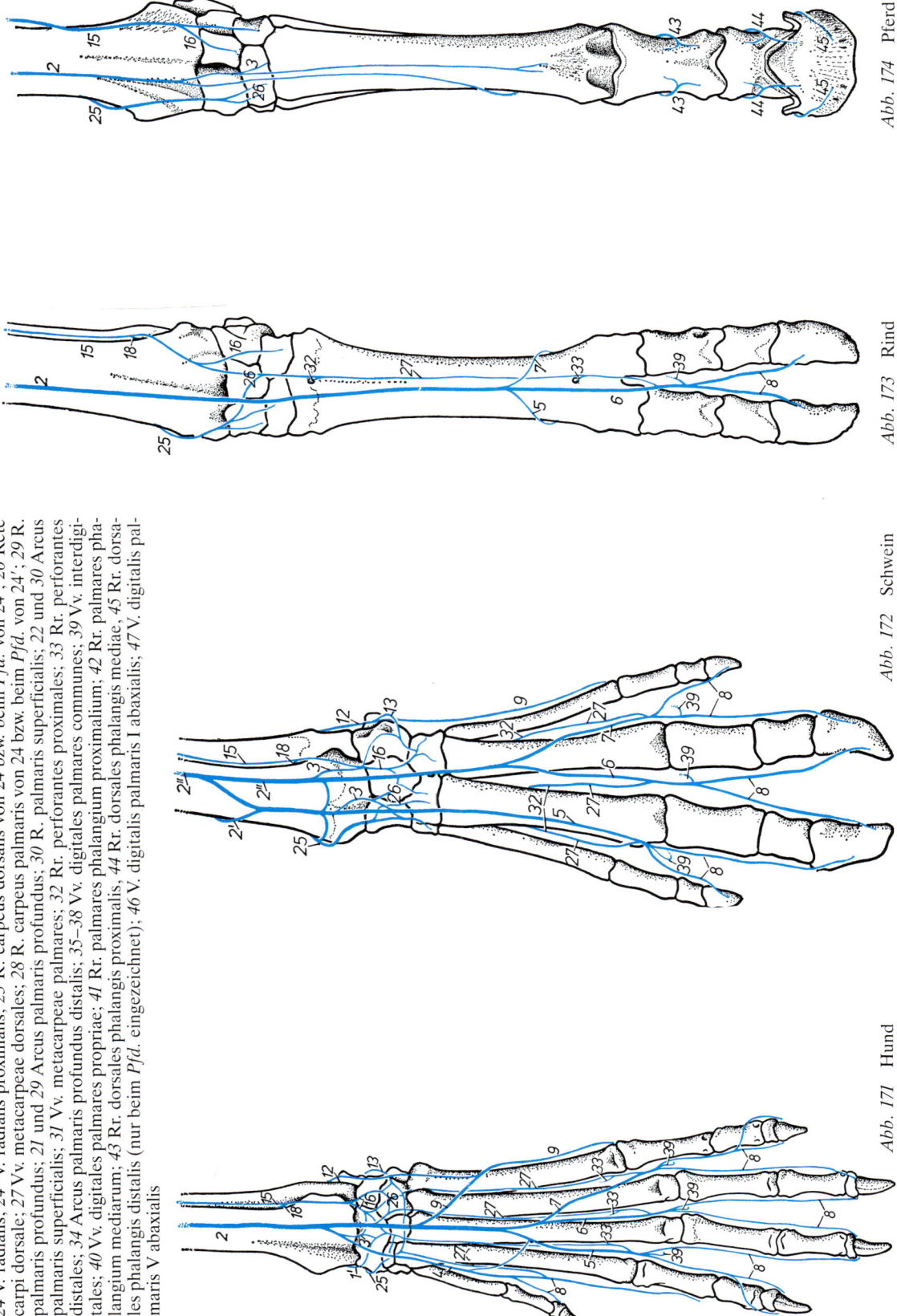

Abb. 174 Pferd

Abb. 173 Rind

Abb. 172 Schwein

Abb. 171 Hund

24 V. radialis; 24' V. radialis proximalis; 25 R. carpeus dorsalis von 24 bzw. beim *Pfd.* von 24'; 26 Rete carpi dorsale; 27 Vv. metacarpeae dorsales; 28 R. carpeus palmaris von 24 bzw. beim *Pfd.* von 24'; 29 R. palmaris profundus; 21 und 29 Arcus palmaris profundus; 30 R. palmaris superficialis; 22 und 30 Arcus palmaris superficialis; 31 Vv. metacarpeae palmares; 32 Rr. perforantes proximales; 33 Rr. perforantes distales; 34 Arcus palmaris profundus distalis; 35–38 Vv. digitales palmares communes; 39 Vv. interdigitales; 40 Vv. digitales palmares propriae; 41 Rr. palmares phalangium proximalium; 42 Rr. palmares phalangium mediarum; 43 Rr. dorsales phalangis proximalis; 44 Rr. dorsales phalangis mediae; 45 Rr. dorsales phalangis distalis (nur beim *Pfd.* eingezeichnet); 46 V. digitalis palmaris I abaxialis; 47 V. digitalis palmaris V abaxialis

Arterie und fast axial am Os metacarpale III. Die dritte palmare Metakarpalvene ist meistens rudimentär und damit dann auch der distale tiefe Bogen. Die zweite palmare Metakarpalvene bzw. der distale tiefe Bogen vereinigt sich mit der bogenförmigen Verbindung der Vv. digitales palmares communes II und III.

Der R. palmaris superficialis der V. radialis, die sich bereits kurz nach ihrem Ursprung mit der V. cephalica vereinigt, führt in Höhe des Ursprungs vom R. communicans des N. palmaris medialis in die **V. digitalis palmaris communis II** über. Der R. superficialis des R. palmaris aus der V. mediana geht in Höhe der Einmündung des R. communicans in den N. palmaris lateralis in die **V. digitalis palmaris communis III** über. Proximal des Fesselgelenks anastomosieren die palmaren gemeinsamen Zehenvenen bogenförmig zwischen M. interosseus medius und der tiefen Beugesehne und entlassen die **Vv. digitales [palmaris propria III] medialis** und **[palmaris propria III] lateralis**.

Dorsale Venen
(*Pfd.*: 159; 166/*x, z, z'*; 174)

Das **Rete carpi dorsale** wird von den Rr. carpei dorsales der V. radialis, der V. cephalica accessoria sowie der V. interossea cranialis gebildet. Dorsale Metakarpalvenen fehlen.

Die V. cephalica accessoria entläßt außer den in die Tiefe ziehenden Reteästen nur Hautzweige, die bis proximal des Fesselgelenks reichen, sowie einen mehr medial gerichteten Hautast, der über das distale Ende des Os metacarpale II hinweg mit der V. digitalis palmaris communis II Verbindung aufnimmt. Deshalb fehlen dorsal am Vorderfuß auch die oberflächlichen Venenanschlüsse. Dorsal an der Zehe verzweigen sich, ähnlich wie bei den Arterien, die **Rr. dorsales phalangis proximalis, phalangis mediae** und **phalangis distalis** der palmaren Zehenvenen.

Venen des Halses und des Kopfes

Die oberflächlich in der Drosselrinne verlaufende **V. jugularis externa** ist bei den *Haussäugetieren* die stärkste Vene für den Hals- und Kopfbereich. Sie entstammt bei *Flfr.* und *Schw.* der V. brachiocephalica, bei *Wdk.* und *Pfd.* unmittelbar der V. cava cranialis. Am Brusteingang entläßt sie dorsal die **V. cervicalis superficialis** und als oberflächliche Vene an die Schultergliedmaße die **V. cephalica** sowie beim *Hd.* zusätzlich die V. omobrachialis.

Kaudal vom Unterkieferwinkel teilt sich die V. jugularis externa in die **V. linguofacialis,** die in den Kehlgang zieht, und in die **V. maxillaris,** die sich medial der Parotis an die Schädelbasis wendet und beim *Pfd.* auch die V. emissaria foraminis jugularis abgibt. Erst die aus der weiteren Teilung hervorgehenden Venen begleiten die zugehörigen Arterien. Die V. maxillaris sowie ihre Venen an die Mm. pterygoidei und in der Orbita bilden tierarttypische Plexus oder Sinus aus, die mit den klappenlosen Sinus in der Schädelhöhle in Verbindung stehen. Auch die bei *allen Haussäugetieren* ausgebildete **V. facialis** anastomosiert geflechtartig oder weitlumig (*Pfd.*) mit Ästen der V. maxillaris, wobei Verbindungen in Orbita- und Schläfenbereich zu beachten sind.

Als schwächeres tieferes Gefäß verläuft mit der A. carotis communis die **V. jugularis interna** kopfwärts, die bei *kl. Wdk.* und *Pfd.* meistens fehlt. Sie entspringt aus dem Anfang der V. jugularis externa oder beim *Rd.* dem Ende der V. cava cranialis. Gemeinsam mit der **V. vertebralis** entsorgt die V. jugularis interna tiefe Halsorgane und gibt letztlich eine V. emissaria in das For. jugulare ab.

V. jugularis externa
(*vgl.*: 145–148/*4*; 149–152/*24*; 156–159/*37*;
Ktz.: 160/*3*; 178/*7*; 181/*1*;
Hd.: 161/*2*; 162/*1*; 175/*11*; 179/*7*;
Schw.: 153/*33*; 163/*10*; 176/*7*; 177; 182/*1*;
Rd.: 102, 155/*18*; 185, 186/*1*; *Pfd.*: 180/*7*)

Die V. jugularis externa stellt bei *Flfr.* und *Schw.* neben der V. subclavia den zweiten Teilungsast der V. brachiocephalica dar und bildet bei *Wdk.* und *Pfd.* mit der Vene der anderen Seite die Endaufteilung der V. cava cranialis. Aus dem Teilungswinkel entspringt bei *Wdk.* der gemeinsame Anfangsabschnitt für die linke und die rechte V. jugularis interna. Die V. jugularis interna zweigt bei den *anderen Haussäugetieren* gesondert aus dem Anfang der V. jugularis externa ab, kommt aber bei *Zg.* und *Pfd.* nur in seltenen Ausnahmefällen vor. Der Anfangsabschnitt der V. jugularis externa kann bis zum Abgang der V. jugularis interna auch als V. jugularis communis aufgefaßt werden. Die V. jugularis externa gelangt ohne arterielle Begleitung zwischen dem M. scalenus medius und den Mm. sternohyoideus und sternothyreoideus in die Drosselrinne. Im unteren Halsdrittel wird sie hier lateral vom M. cutaneus colli bedeckt. In der Drosselrinne verläuft die Vene in oberflächlicher Lage kranial. Dabei überquert sie im oberen Halsdrittel lateral den M. omohyoideus, der bei *Flfr.* fehlt, und ist hier, insbesondere bei *Wdk.* und *Pfd.*, für intravenöse Injektionen zugängig. Nahe am Brusteingang entläßt die V. jugularis externa in gleicher Höhe, bei der *Ktz.* mit gemeinsamem Anfangsabschnitt, die V. cervicalis superficialis und die V. cephalica sowie beim *Hd.* danach noch die V. omobrachialis als zweite Ursprungsvene der V. cephalica. Ventral des Atlasflügels teilt sich die V. jugularis externa in die V. linguofacialis und die V. maxillaris. Zuvor entläßt sie bei *kl. Wdk.* und manchmal auch beim *Rd.* die V. occipitalis.

V. cervicalis superficialis
(*vgl.*: 145–148/*10*; 149–152/*28*; 156–159/*38*; Ktz.: 160/*5*; Hd.: 161/*5*; 162/*7*; Schw.: 153/*34*; 163/*12*; 177/*9*; 182/*2*; Zg.: 154/*22*; Schf.: 164/*12*; Rd.: 102, 155/*12*; 165/*29, 31*)

Die V. cervicalis superficialis geht bei *allen Haussäugetieren* in Höhe des Brusteingangs aus der V. jugularis externa, dorsal gerichtet, hervor. Nur bei der *Ktz.* entläßt sie zunächst die V. cephalica. Oberhalb des Schultergelenks zweigt aus der V. cervicalis superficialis kopfwärts der **R. ascendens** ab, der medial des M. cleidocephalicus verläuft und beim *Schw.* über seinen **R. auricularis** mit der V. auricularis caudalis anastomosiert. In Richtung auf die Inc. scapulae entläßt sie bei *Flfr.* die V. suprascapularis bzw. bei *Wdk.* den **R. suprascapularis,** der in Richtung des Muskelfaserverlaufs Äste medial des M. omotransversarius und der Pars cervicalis des M. trapezius abgibt und selbst mit der V. suprascapularis anastomosiert. Aus dem R. suprascapularis bei den *Wdk.* bzw. direkt aus der V. cervicalis superficialis bei *Flfr.* und *Schw.* geht der **R. acromialis** hervor. Dieser wendet sich in die Fossa supraspinata (s. S. 205). Die V. cervicalis superficialis setzt sich, außer beim *Pfd.*, am Kranialrand des M. supraspinatus bzw. beim *Schw.* des M. subclavius als **R. praescapularis** fort. Dieser Ramus entläßt Äste an den Buglymphknoten und in Richtung des Muskelfaserverlaufs Äste medial des M. omotransversarius sowie der Pars cervicalis des M. trapezius. Am Angulus cranialis scapulae anastomosiert er mit Ästen der V. scapularis dorsalis bzw. der V. cervicalis profunda. Beim *Pfd.* entspringen die Lymphknotenäste aus dem R. ascendens.

V. cephalica
(*vgl.*: 145–148/*11*; 149–152/*27*; 156–159/*42*; 167–170/*1*; Ktz.: 160/*7*; Hd.: 161, 162/*3*; Schw.: 153/*41*; 163/*24*; 177/*2, 3*; 182/*7*; Zg.: 154/*21*; Schf.: 164/*24*; Rd.: 102, 155/*19*; 165/*24, 26*; Pfd.: 166/*k*)

Die V. cephalica mit der V. mediana cubiti und der V. cephalica accessoria als Vene der Schultergliedmaße wird nur unter dem Gesichtspunkt ihres Abgangs aus der V. jugularis externa an dieser Stelle beschrieben.

Die V. cephalica entspringt aus der V. jugularis externa und besitzt beim *Hd.* regelmäßig eine zweite Ursprungsvene, die **V. omobrachialis,** die weiter kopfwärts aus der V. jugularis externa abzweigt. Die V. omobrachialis verläuft kaudoventral über den M. cleidocephalicus und vereinigt sich häufig zusätzlich oder nur mit der V. axillobrachialis. Bei der *Ktz.* geht die V. cephalica aus der V. cervicalis superficialis hervor, die selbst auch von der V. jugularis externa abgegeben wird. Bei *Flfr.* besteht eine zusätzliche Verbindung über lateral zwischen der V. cephalica und der V. circumflexa humeri caudalis, die als **V. axillobrachialis** bezeichnet wird und ähnlich, aber schwächer auch beim *Rd.* anzutreffen ist. Beim *Schw.* ist eine Verbindungsvene mit dem proximalen Gefäß der V. axillaris ausgebildet. Während die V. cephalica beim *Hd.* zunächst vom M. brachiocephalicus bedeckt wird, zieht die Vene bei den *anderen Haussäugetieren*, außer beim *Rd.*, subkutan in der seitlichen Brustfurche zur Ellbogenbeuge. Nur beim *Rd.* verläuft sie auf dem Rand des M. brachiocephalicus. Hier bzw. bei *Wdk.* weiter proximal entläßt sie die V. mediana cubiti, die sich medial an der Gliedmaße durch die Faszie hindurch mit der V. brachialis verbindet. Im Unterarmbereich setzt sich die V.

cephalica medial vom M. extensor carpi radialis in subkutaner Lage distal fort, entläßt mehrere Haut- und Muskeläste sowie in tierartlich unterschiedlicher Höhe die V. cephalica accessoria. Proximal des Karpus verbindet sich die V. cephalica durch die Faszie hindurch mit der V. radialis an der Stelle, wo diese die starke Anastomose zur V. interossea caudalis besitzt. Damit endet sie bei *Schw., Wdk.* und *Pfd.*, während sie sich bei *Flfr.* nach Vereinigung mit der V. radialis an der Bildung der palmaren Gefäßbögen beteiligt. Beim *Hd.* zieht dabei die V. cephalica parallel zur V. radialis mediopalmar über den Karpus und vereinigt sich distal des Karpalgelenks mit dem R. palmaris superficialis der V. radialis (s. S. 216). Beim *Schw.* besteht proximal der Ellbogengelenksbeuge ein Verbindungsast zwischen der V. cephalica und der V. transversa cubiti. Am distalen Drittel des Unterarms entläßt die V. cephalica eine zweite Ursprungsvene der V. cephalica accessoria.

V. mediana cubiti
(*vgl.*: 156–159/45; *Ktz.*: 160/29;
Hd.: 161/26; 162/5; Schw.: 163/25;
Schf.: 164/25; *Rd.*: 165/25; *Pfd.*: 166/*l*)

Als V. mediana cubiti wird in der Veterinäranatomie die starke Verbindung zwischen der subkutan gelegenen V. cephalica und der tief verlaufenden V. brachialis aufgefaßt, bei *Flfr.* unter Einschaltung der V. brachialis superficialis. Die V. mediana cubiti entspringt tierartlich unterschiedlich weit proximal der Ellbogengelenksbeuge aus der V. cephalica und zieht, außer beim *Pfd.*, kaudodistal. Bei *Flfr.* mündet sie in die V. brachialis superficialis und erreicht darüber hinaus bei der *Ktz.* auch noch die V. brachialis. Beim *Schw.* ist die V. mediana cubiti besonders kurz und vereinigt sich mit dem Ende des kaudalen Gefäßes der paarigen V. brachialis. Beim *Rd.* zieht die sehr lange V. mediana cubiti in der seitlichen Brustfurche distal, wendet sich ungefähr in Höhe des Ellbogengelenks mediodistal und durchbohrt hier die Unterarmfaszie. Am Ansatz des M. brachialis und des M. biceps brachii vereinigt sich die V. mediana cubiti mit der V. brachialis am Übergang in die V. mediana. Die V. mediana cubiti entläßt Muskeläste und einen Verbindungsast zur V. transversa cubiti. Beim *Pfd.* verbindet sich die V. mediana cubiti, kaudoproximal gerichtet, mit der V. brachialis.

V. cephalica accessoria
(*vgl.*: 156–159/46; *Ktz.*: 160/7′;
Hd.: 161/4; 162/6; 171/2;
Schw.: 163/31, 32; 172/2′, 2″;
Schf.: 164/26; *Rd.*: 165/27; 173/2;
Pfd.: 166/*m*; 174/2)

Die V. cephalica accessoria entspringt bei *Flfr.* aus der V. cephalica am Übergang vom mittleren zum distalen Drittel des Unterarms. Sie läuft kranial am Unterarm subkutan fußwärts. An das Rete carpi dorsale entläßt sie Äste, die aus oberflächlicher Lage durch die Faszie in die Tiefe gelangen. Am Fußrücken bildet sie den Ausgang für dorsale Zehenvenen, wobei sie sich bei der *Ktz.* mit dem R. dorsalis der V. ulnaris verbindet (s. S. 218). Beim *Schw.* wird die V. cephalica accessoria durch zwei Gefäße vertreten, und zwar von einem lateralen Gefäß, das in Höhe des mittleren Oberarmdrittels aus der V. cephalica entspringt, und einem medialen Gefäß, das proximal des Karpalgelenks mit einem Ursprung aus der V. cephalica und mit einem zweiten aus dem lateralen Gefäß hervorgeht. Das laterale und mediale Gefäß der V. cephalica accessoria geben Äste an das Rete carpi dorsale ab und entlassen an die Dorsalfläche des Fußes die gemeinsamen Zehenvenen (s. S. 218). Bei *Wdk.* entspringt die V. cephalica accessoria im distalen Unterarmdrittel und läuft am medialen Rand der Sehne des M. extensor carpi radialis distal. Etwa in der Mitte des Metakarpus gelangt sie auf dessen Dorsalfläche und tritt an die Strecksehnen heran. Sie ist bei der *Zg.* nur schwach und endet bereits hier. Im Bereich des Metakarpus wird die V. cephalica accessoria zur V. digitalis dorsalis communis III (s. S. 219). Die V. cephalica accessoria ist über Rr. anastomotici mit der V. radialis verbunden. Beim *Pfd.* entspringt die V. cephalica accessoria bereits in der Ellbogenbeuge dicht vor dem Abgang der V. mediana cubiti und verläuft kraniomedial am M. extensor carpi radialis distal. Sie teilt sich am Karpus in zwei Äste. Der eine Ast setzt die Richtung der Vene am Metakarpus fort und gibt Zweige an das Rete carpi dorsale ab. Er endet im Hautbereich handbreit proximal des Fesselgelenks. Der mehr medial gerichtete Ast entläßt medial und palmar im Mittelfußbereich Hautzweige und nimmt über das distale Ende des Os metacarpale II hinweg mit der V. digitalis palmaris communis II Verbindung auf (s. S. 222).

V. jugularis interna

(*vgl.*: 145–147/5; 149–151/25;
Ktz.: 160/4; 178, 181/3; *Hd.*: 175/12; 179/3;
Schw.: 153/42; 163/11; 176/11; 177/7; 183/1;
Rd.: 102, 155/17; 186/53)

Die V. jugularis interna, die bei *kl. Wdk.* und meistens beim *Pfd.* fehlt, geht aus dem Anfangsabschnitt der V. jugularis externa hervor, der auch als V. jugularis communis aufgefaßt werden kann. Beim *Rd.* entspringen die rechte und linke V. jugularis interna gemeinsam aus dem Teilungswinkel der Vv. jugulares externae. Die V. jugularis interna läuft als ventrales Begleitgefäß der A. carotis communis kranial. Sie entläßt die V. thyreoidea media, außer beim *Pfd.*, und die V. thyreoidea cranialis, außer bei *kl. Wdk.* und *Pfd.*, sowie ventral der Atlasflügelgrube bzw. beim *Schw.* ventral des Axis die V. occipitalis und tritt mit der beim *Rd.* nur schwachen V. emissaria foraminis jugularis in das For. jugulare ein. Bei *Flfr.* und *Schw.* gibt sie zur Begleitung der A. carotis externa die V. comitans a. carotidis externae ab; und beim *Rd.* geht aus ihr die V. pharyngea ascendens hervor.

V. thyreoidea media

(*Ktz.*: 181/4; 175/6, 6'; *Schf.*: 184/2;
Rd.: 186/54)

Die V. thyreoidea media entspringt unterschiedlich weit kaudal der Schilddrüse aus der V. jugularis interna, außer beim *Pfd.*, bei dem sie gegentlich als Ast der V. thyreoidea cranialis auftreten kann. Diese Vene erreicht den kaudalen Pol des Organs.

V. thyreoidea cranialis

(*Ktz.*: 181/5; *Hd.*: 175/1; *Schw.*: 184/2;
Schf.: 184/2; *Rd.*: 186/56, 57)

Die V. thyreoidea cranialis geht im Bereich des kranialen Poles der Schilddrüse aus der V. jugularis interna hervor, außer bei *kl. Wdk.*, bei denen sie aus der V. jugularis externa, und außer beim *Pfd.*, bei dem sie aus der V. maxillaris oder auch aus der V. linguofacialis abzweigt. Vom kranialen Pol der Schilddrüse treten Äste in das Organ ein. In den M. cricothyreoideus wird die **V. cricothyreoidea** abgegeben, und mit dem N. laryngeus caudalis dringt der **R. laryngeus caudalis** in den Kehlkopf ein. Der R. laryngeus caudalis entläßt bei *Flfr.* einen ventral gerichteten Ast, der sich unmittelbar kaudal des Kehlkopfs mit dem der anderen Seite zum **Arcus laryngeus caudalis** vereinigt. Beim *Rd.* zweigt aus der V. thyreoidea cranialis auch noch die V. laryngea cranialis ab und nur beim *Pfd.* die V. pharyngea ascendens und manchmal die V. thyreoidea media.

V. occipitalis

(*Ktz.*: 178/4; *Hd.*: 179/4; *Schw.*: 176, 183/8;
Schf.: 184/3; *Rd.*: 151/26; 186/55;
Pfd.: 152/26; 180/4)

Die V. occipitalis entspringt bei *Flfr.*, *Schw.* und manchmal beim *Rd.* aus der V. jugula-

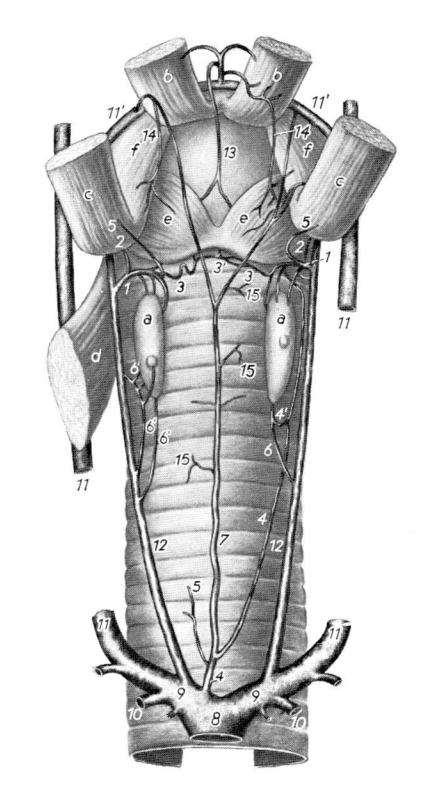

Abb. 175. Venen von Kehlkopf, Luftröhre und Schilddrüse eines *Hundes*. Ventralansicht. (Nach LOEFFLER, 1955.)
a Gl. thyreoidea; *b* M. sternohyoideus; *c* M. sternothyreoideus; *d* M. sternocephalicus; *e* M. cricothyreoideus; *f* M. thyreohyoideus
1 V. thyreoidea cranialis, *2* R. pharyngeus, *3* R. laryngeus caudalis; *3'* Arcus laryngeus caudalis; *4* V. thyreoidea caudalis; *4'* Anastomose mit der V. thyreoidea cranialis und der V. thyreoidea media; *5* Rr. musculares; *6, 6'* Vv. thyreoideae mediae; *7* Ursprungsvene der Rr. musculares und Rr. tracheales; *8* V. cava cranialis; *9* V. brachiocephalica; *10* V. axillaris; *11* V. jugularis externa; *11'* Arcus hyoideus; *12* V. jugularis interna; *13* V. laryngea impar; *14* Rr. cricothyreoidei; *15* Rr. tracheales

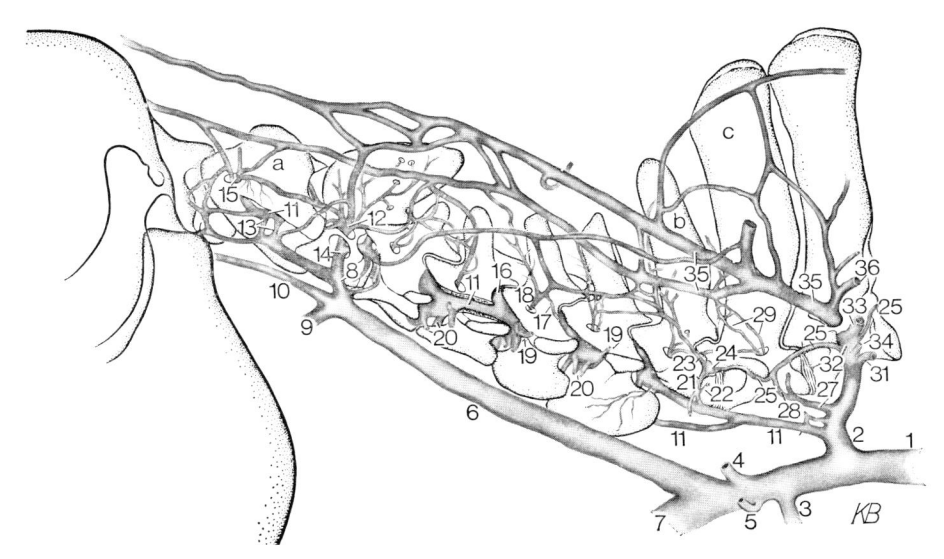

Abb. 176. Venen im Bereich der Halswirbelsäule eines *Schweines*. Linke Seitenansicht. Foramen transversarium des 4. Halswirbels eröffnet. (Nach WISSDORF, 1970.)
a Atlas; *b* Vertebra cervicalis VII; *c* Vertebra thoracica I
1 V. cava cranialis; *2* V. costocervicalis; *3* V. thoracica interna; *4, 5* V. axillaris: *4* proximales, *5* distales Gefäß; *6* V. jugularis interna; *7* V. jugularis externa; *8* V. occipitalis; *9* V. comitans a. carotidis externae; *10* V. emissaria foraminis jugularis; *11* V. vertebralis (cervicalis); *12–24* Äste der V. vertebralis: *12* R. dorsalis am Axis (zugleich weiterer R. descendens), *13* R. anastomoticus cum v. occipitali, *14* R. ventralis am Axis (zugleich weiterer R. anastomoticus cum v. occipitali), *15* R. descendens, *16* V. intervertebralis, *17, 18* Rr. dorsales, *19* R. muscularis, *20* Rr. ventrales, *21* Verbindung mit der V. vertebralis thoracica, *22* R. muscularis, *23* R. dorsalis, *24* R. spinalis; *25* V. vertebralis thoracica; *27* Begleitvene der A. scapularis dorsalis; *28, 29* R. dorsalis; *31* V. intercostalis suprema; *32, 35, 36* v. cervicalis profunda; *33* V. scapularis dorsalis; *34* V. intercostalis dorsalis II

ris interna, bei *kl. Wdk.* aus der V. jugularis externa, und zwar, außer beim *Schw.*, ventral vom Atlasflügel. Beim *Schw.* verläßt die V. occipitalis die V. jugularis interna bereits in Höhe des Axis und besitzt hier eine zusätzliche starke Anastomose mit der V. vertebralis. Bei unvollständiger V. jugularis interna geht die V. occipitalis beim *Rd.* aus der V. jugularis externa hervor. Beim *Pfd.* entspringt die V. occipitalis aus der V. maxillaris. Die V. occipitalis verbindet sich mit dem R. anastomoticus cum v. occipitali der V. vertebralis, und zwar beim *Rd.* in Höhe des Axis. Bei Ausbildung eines R. occipitalis erreicht dieser das Hinterhaupt. Letzter fehlt bei *Hd.*, *kl. Wdk.* und *Pfd.* Die V. occipitalis gibt die **V. stylomastoidea** bei *Schw.* und *Pfd.* sowie die **V. emissaria occipitalis** bei *allen Haussäugetieren* ab. Beim *Rd.* entläßt die V. occipitalis bei Ursprung aus der V. jugularis externa ein gemeinsames Gefäß für die V. pharyngea ascendens und die nur schwache **V. emissaria foraminis jugularis.** Letzte ist auch beim *Pfd.* der V. occipitalis angeschlossen.

V. comitans a. carotidis externae
(*Ktz.:* 178/5; *Hd.:* 179/5; *Schw.:* 176/9; 183/5)

Die V. comitans a. carotidis externae ist nur bei *Flfr.* und *Schw.* ausgebildet. Sie geht neben der V. emissaria foraminis jugularis als zweiter Endast aus der V. jugularis interna hervor. Sie entläßt beim *Schw.* die V. laryngea cranialis und gibt weiterhin bei *Flfr.* und *Schw.* die V. pharyngea sowie die **V. comitans a. lingualis** ab. Letzte begleitet den Anfangsabschnitt der A. lingualis und vereinigt sich erst im Bereich der Zunge mit der V. lingualis. Bei der *Ktz.* geht aus der V. comitans a. carotidis externae auch noch die V. palatina mit Verbindung zum Plexus palatinus hervor.

V. linguofacialis
(*Ktz.:* 178/8; *Hd.:* 179/8; *Schw.:* 177/5; 182/8; *Schf.:* 184/12; *Rd.:* 151/29; 185/19; 186/23; *Pfd.:* 152/29; 180/8)

Die V. linguofacialis entspringt ventral des Atlasflügels in oberflächlicher Lage aus der

Abb. 177. Vena jugularis externa und Vena jugularis interna sowie Arteria carotis communis eines *Schweines*. Ventralansicht, zur Blutentnahme. (Nach HÜTTEN und PREUSS, 1953.)
D Fossa jugularis; *H* Manubrium sterni; *M* Gl. mandibularis; *P* Gl. parotis; *T* Gl. thyreoidea
a M. cutaneus colli; *a'* M. cutaneus faciei et labiorum; *b* Mm. pectorales superficiales; *b'* M. subclavius; *c* M. brachiocephalicus; *d* M. sternomastoideus; *e* M. omohyoideus; *f* M. sternohyoideus; *g* M. sternothyreoideus; *h* M. cricothyreoideus; *i* M. thyreohyoideus; *k* M. occipitohyoideus; *l* M. mylohyoideus; *m* M. digastricus; *n* M. pterygoideus medialis; *o* M. masseter
1 V. jugularis externa; *2, 3* V. cephalica; *3'* V. cephalica accessoria, laterales Gefäß; *4* V. maxillaris; *5* V. linguofacialis; *6* V. lingualis; *7* V. jugularis interna; *8* A. carotis communis; *9* A. und V. cervicalis superficialis

V. jugularis externa. Ohne arterielle Begleitung zieht sie in Richtung auf den Angulus mandibulae, kreuzt bei *Zg., Rd.* und *Pfd.* die Sehne des M. sternomandibularis lateral und teilt sich in die zum Kehlgang verlaufende V. lingualis und in die auf das Angesicht übertretende V. facialis. Die V. linguofacialis entläßt, außer beim *Hd.*, die **Vv. glandulares,** die insbesondere Äste an die Gl. mandibularis entsenden. Nur beim *Schf.* wird von der V. linguofacialis die V. laryngea cranialis abgegeben. Bei der *Ktz.* verbinden sich die V. linguofacialis der rechten und linken Seite in Höhe des Basihyoideums über den Arcus hyoideus.

V. lingualis
(*Ktz.:* 178/14; 181/26; *Hd.:* 179/4; *Schw.:* 177/6; 183/15, 16; *Schf.:* 184/14; *Rd.:* 186/27; *Pfd.:* 180/14)

Die V. lingualis entspringt im Kehlgang kaudal der Inc. vasorum facialium im Bereich der Nll. mandibulares aus der V. linguofacialis. Bei *Hd., Schw.* und *Wdk.* verbindet sich die V. lingualis in Höhe vom Basihyoideum mit der der anderen Seite über den oberflächlich gelegenen Arcus hyoideus. Beim *Hd.* gibt sie zuvor die **V. glandularis,** insbesondere für die Gl. mandibularis, sowie die V. pharyngea ascendens ab. Die V. lingualis gelangt aus ihrer oberflächlichen Lage kaudal im Kehlgang, bei der *Ktz.* nach Abgabe der V. submentalis, an die mediale Fläche des M. mylohyoideus. Hier entläßt sie am Ventralrand des M. styloglossus, tierartlich unterschiedlich weit rostral, die V. sublingualis. Darauf wendet sie sich, medial abbiegend, an die gleichnamige Arterie und nimmt hier bei *Flfr.* und *Schw.* die V. comitans a. lingualis auf. Mit der Arterie tritt die V. lingualis in die Zunge und läuft als **V. profunda linguae** in unterschiedlich starker Schlängelung zungenspitzenwärts. Diese Vene gibt in ihrem ganzen Verlauf **Vv. dorsales linguae** ab, die sich zum Zungenrücken hin büschelartig aufzweigen und dabei ein dichtes Geflecht bilden. Beim *Hd.* ist die V. profunda linguae in ihrem Anfangsabschnitt mit der der anderen Seite über den **Arcus hyoideus profundus** verbunden.

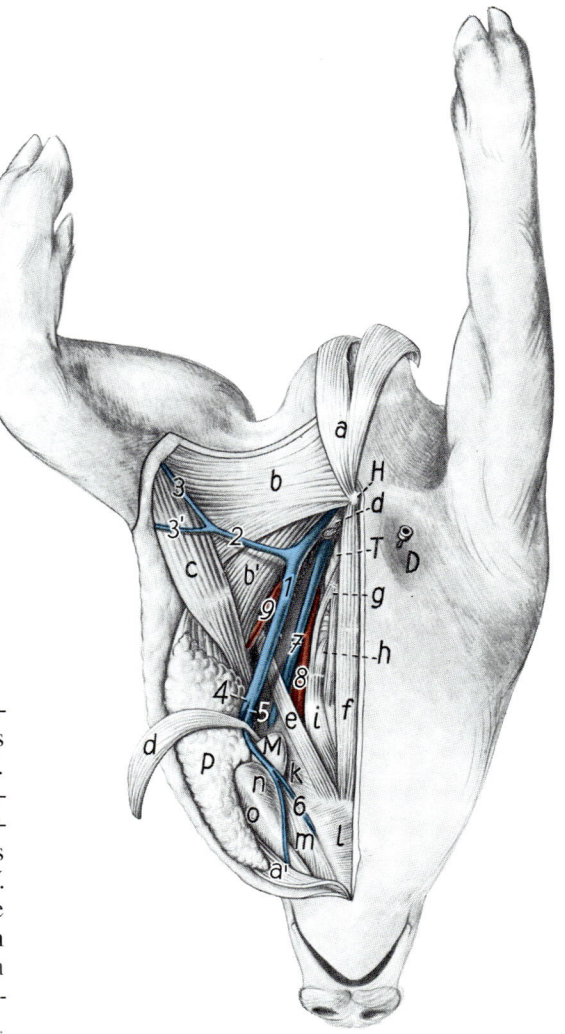

Abb. 178 Katze

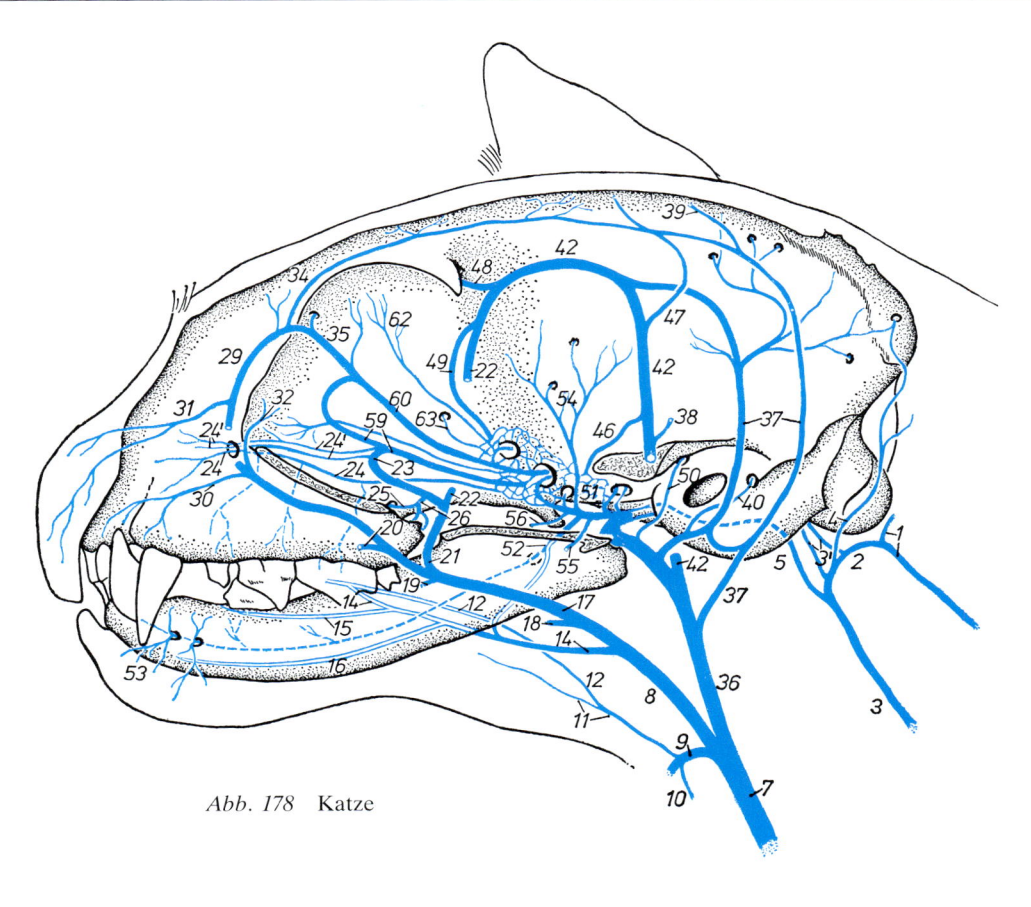

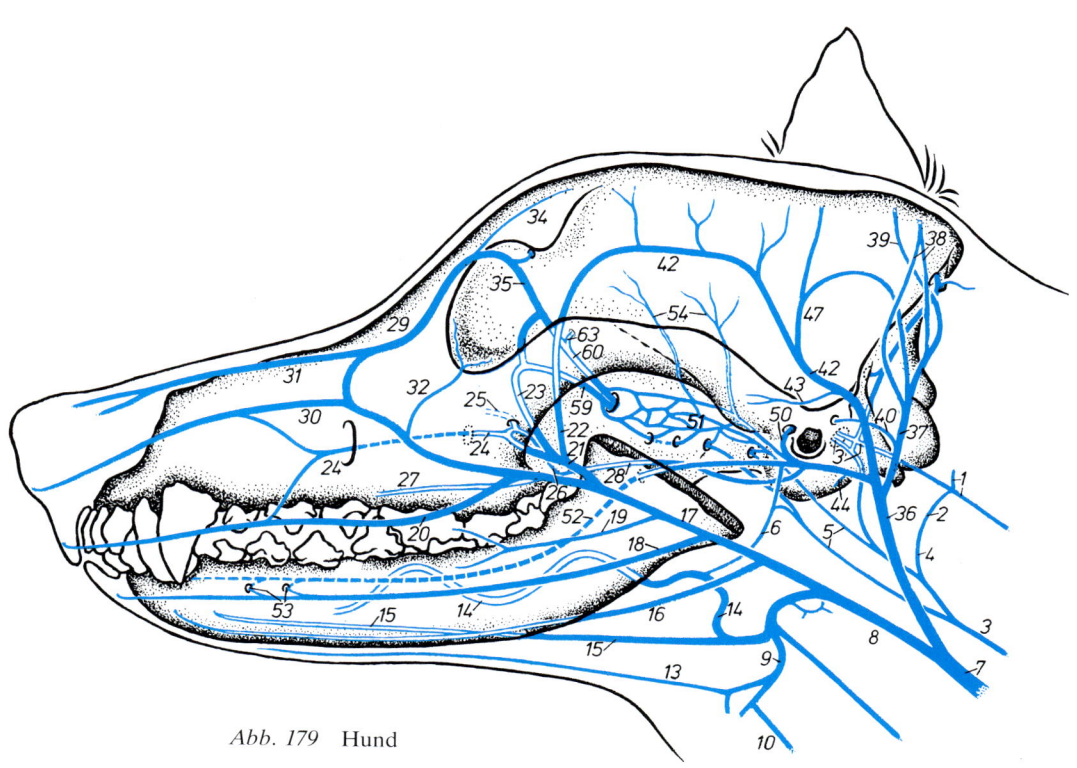

Abb. 179 Hund

Abb. 180 Pferd

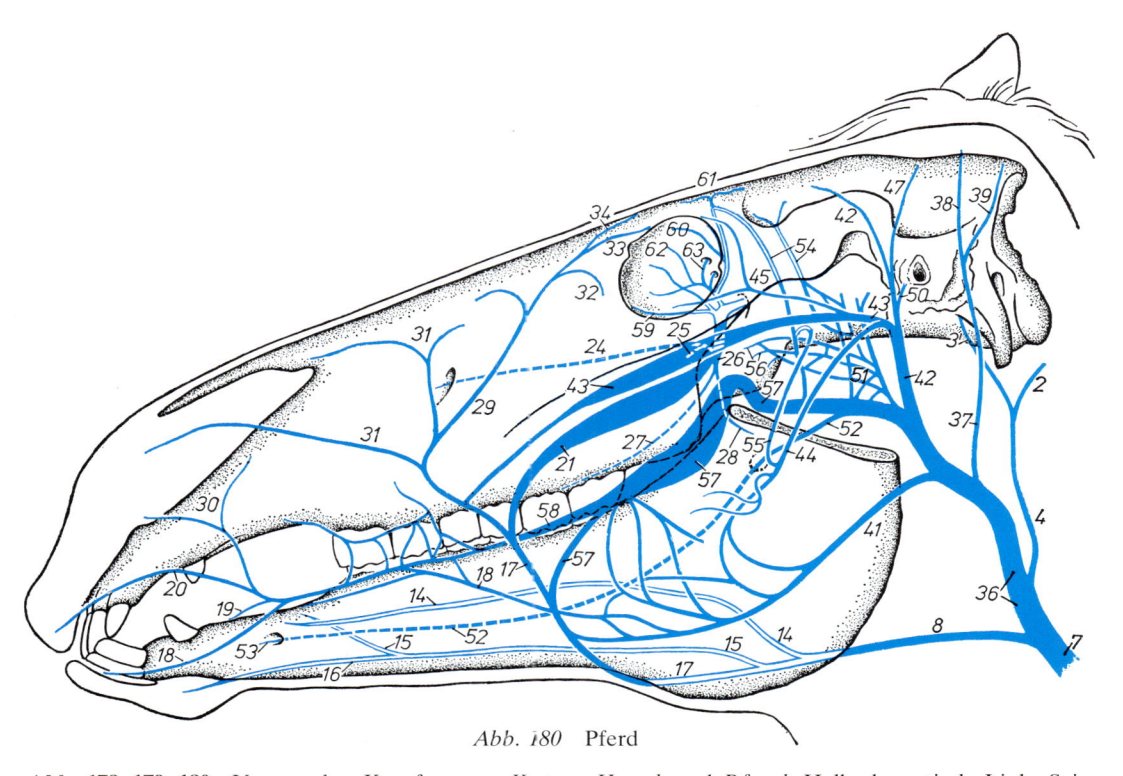

Abb. 178, 179, 180. Venen des Kopfes von *Katze, Hund* und *Pferd*. Halbschematisch. Linke Seitenansicht. (Nach FRENZEL, 1967; nach RÜMPLER, 1967; nach MÜNSTER et al., unveröffentlicht.)
1 V. vertebralis mit *2* R.anastomoticus cum v. occipitali; *3* V. jugularis interna; *3'* V. emissaria foraminis jugularis; *4* V. occipitalis; *5* V. comitans a. carotidis externae; *6* V. comitans a. lingualis, bei *Ktz.* nicht eingezeichnet; *7* V. jugularis externa; *8* V. linguofacialis; *9* Arcus hyoideus; *10* V. laryngea impar; *11* V. lingualis impar, *12* R. lingualis; *13* R. submentalis von 9 (*Hd.*); *14* V. lingualis; *15* V. sublingualis; *16* V. submentalis; *17* V. facialis; *18* V. labialis inferior; *19* V. angularis oris; *20* V. labialis superior; *21* V. profunda faciei, beim *Pfd.* mit Sinus venae profundae faciei; *22* R. anastomoticus cum v. temporali superficiali; *23* R. anastomoticus cum v. ophthalmica externa ventrali; *24* V. infraorbitalis, bei *Ktz.* Rr. dentales mit eingezeichnet; *24'* R. infraorbitalis; *25* V. sphenopalatina; *26* V. palatina descendens; *27* V. palatina major; *28* V. palatina minor; *29* V. angularis oculi; *30* V. lateralis nasi; *31* V. dorsalis nasi; *32* V. palpebralis inferior (*Flfr.*) bzw. V. palpebralis inferior medialis (*Pfd.*); *33* V. palpebralis superior medialis, nur beim *Pfd.* eingezeichnet; *34* V. frontalis; *35* R. anastomoticus cum v. ophthalmica externa dorsali mit einer V. diploica frontalis; *36* V. maxillaris; *37* V. auricularis caudalis; *38* V. auricularis lateralis; *39* V. auricularis intermedia; *40* V. stylomastoidea; *41* V. masseterica ventralis; *42* V. temporalis superficialis; *43* V. transversa faciei, beim *Pfd.* mit Sinus venae transversae faciei; *44* V. masseterica dorsalis; *45* gemeinsames Ursprungsgefäß für die V. palpebralis inferior lateralis und die V. palpebralis superior lateralis; *46* R. anastomoticus cum plexu pterygoideo; *47* V. auricularis rostralis mit V. auricularis medialis; *48* V. diploica frontalis; *49* R. anastomoticus cum plexu ophthalmico; *50* V. emissaria foraminis retroarticularis; *51* Plexus pterygoideus; *52* V. alveolaris inferior, bei *Ktz.* mit Anastomose zur V. linguali, bei *Ktz.* Rr. dentales mit eingezeichnet; *53* V. mentalis bzw. Vv. mentales; *54* Vv. temporales profundae; *55* V. masseterica, beim *Hd.* nicht eingezeichnet; *56* Vv. pterygoideae, beim *Hd.* nicht eingezeichnet; *57* V. buccalis, beim *Pfd.* mit Sinus venae buccalis, *58* R. labialis; *59* V. ophthalmica externa ventralis mit V. emissaria fissurae orbitalis; *60* V. ophthalmica externa dorsalis; *61* V. supraorbitalis; *62* V. lacrimalis, beim *Hd.* nicht eingezeichnet; *63* V. emissaria foraminis ethmoidalis

Arcus hyoideus
(*Ktz.*: 178/9; 181/17; *Hd.*: 175/11'; 179/9; *Schw.*: 182/13'; 183/18)

Der Arcus hyoideus stellt eine oberflächlich im Bereich des Basihyoideums gelegene, starke transversale Verbindung der rechten und linken V. linguofacialis bei der *Ktz.* bzw. der rechten und linken V. lingualis bei *Hd., Schw.* und *Wdk.* dar. Aus diesem Bogen zweigt nur bei *Flfr.* die **V. laryngea impar** ab, die in kaudaler Richtung zwischen den beiden Mm. sternohyoidei ventral über den Schildknorpelkörper zieht. Dabei entläßt sie Äste an den M. cricothyreoideus sowie zwischen Schild- und Ringknorpel hindurch an die Kehlkopfschleimhaut und anastomosiert mit den übrigen Kehlkopfvenen.

Während beim *Hd.* aus dem Arcus hyoideus, rostral gerichtet, der kräftige, oberflächlich verlaufende unpaare **R. submentalis** entspringt, dessen Äste im Kinnbereich mit den Vv. submentales, den Vv. mentales und den Vv. labiales mandibulares anastomosieren, geht aus dem Bogen bei der *Ktz.* die starke **V. lingualis impar** hervor. Diese gibt jederseits die V. pharyngea ascendens ab, wendet sich an die Dorsalfläche des M. mylohyoideus und gelangt median in die Tiefe der Zunge. Zuvor entläßt sie jederseits den **R. lingualis** als stärkste Zungenvene. Dieser Ast vereinigt sich mit der **V. comitans a. lingualis** am Zungenbein und gibt **Vv. dorsales linguae** ab.

V. sublingualis

(*Ktz.:* 178/15; 181/29; *Hd.:* 179/15; *Schw.:* 183/17; *Schf.:* 184/15; *Rd.:* 186/29; *Pfd.:* 180/15)

Die V. sublingualis zweigt bei *Flfr.*, *Schw.* und *Wdk.* aus der V. lingualis ab, beim *Pfd.* jedoch meist selbständig aus der V. facialis. Sie gelangt an die Dorsalfläche des M. mylohyoideus und verzweigt sich im sublingualen Mundhöhlenboden. Beim *Hd.* entläßt sie noch kaudal vom Frenulum linguae die **V. superficialis ventralis linguae.** Diese Vene verläuft an der Ventralfläche der Zunge paramedian zum Apex linguae, den sie im besonderen vaskularisiert.

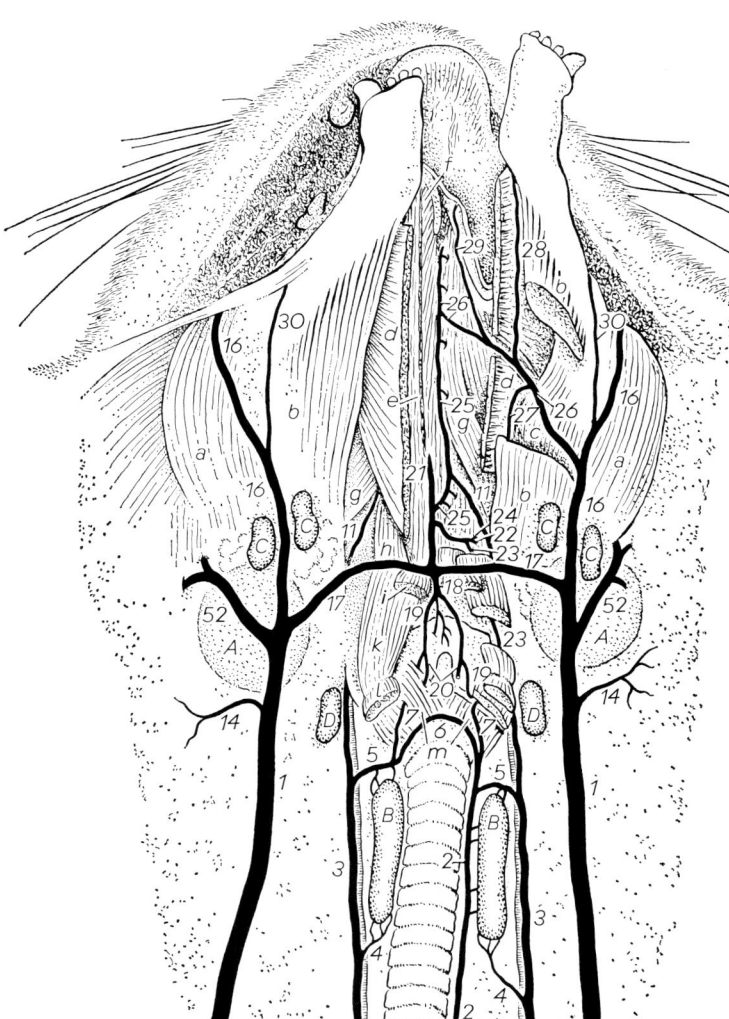

Abb. 181. Venen von Zunge, Kehlkopf und Schilddrüse einer *Katze*. Ventralansicht. Linker Unterkiefer durch Trennung lateral verlagert. (Nach FRENZEL, 1967.)
A Gl. mandibularis; *B* Gl. thyreoidea; *C* Nll. mandibulares; *D* Nll. retropharyngei
a M. masseter; *b* M. digastricus; *c* M. pterygoideus medialis; *d* M. mylohyoideus; *e* M. geniohyoideus; *f* M. genioglossus; *g* M. styloglossus; *h* M. hyoglossus; *i* M. sternohyoideus; *k* M. thyreohyoideus; *l* M. sternothyreoideus; *m* M. cricothyreoideus
1 V. jugularis externa; *2* V. thyreoidea caudalis; *3* V. jugularis interna; *4* V. thyreoidea media; *5* V. thyreoidea cranialis; *6* Arcus laryngeus caudalis; *7* V. cricothyreoidea; *11* V. comitans a. lingualis; *14* V. sternocleidomastoidea; *16* V. facialis; *17* Arcus hyoideus; *18* V. laryngea impar, *19* R. laryngeus caudalis, *20* R. cricothyreoideus; *21* V. lingualis impar; *22* V. pharyngea ascendens; *23* V. laryngea cranialis; *24* V. palatina ascendens; *25* R. lingualis von 21; *26* V. lingualis mit Übergang in V. profunda linguae, *27* R. anastomoticus cum v. alveolari inferiori; *28* V. submentalis; *29* V. sublingualis; *30* V. labialis inferior; *52* V. maxillaris

V. submentalis
(Ktz.: 176/16; 181/28; Hd.: 179/16; Schw.: 183/20; Rd.: 185/22; 186/30; Pfd.: 180/16)

Die V. submentalis entspringt bei der *Ktz.* aus der V. lingualis noch vor Abgang der V. sublingualis, bei *Schw., kl. Wdk.* und *Pfd.* aus letzter, bei *Hd.* und *Rd.* jedoch aus der V. facialis. Die V. submentalis verläuft an der Ventralfläche des M. mylohyoideus im Kehlgang kinnwärts. Hier verbindet sie sich unter Geflechtbildung mit den benachbarten Venen.

V. pharyngea ascendens
(Ktz.: 181/22)

Die V. pharyngea ascendens entspringt nur beim *Hd.* aus der V. lingualis. Bei der *Ktz.* ist sie ein Ast der V. lingualis impar und ebenfalls im Anfangsabschnitt unpaar. Beim *Schw.* stammt sie aus der V. sublingualis, beim *Rd.* aus der V. occipitalis und beim *Pfd.* aus der V. thyreoidea cranialis. Die V. pharyngea ascendens zieht bei *Flfr.* und *Schw.* an der seitlichen Pharynxwand dorsal. Bei *Rd.* und *Pfd.* läuft diese Vene, bedingt durch den Ursprung, rostral gerichtet zum Schlundkopf. Sie besitzt Anastomosen zu den Nachbarvenen und beteiligt sich an der Bildung des **Plexus pharyngeus.** Bei *Flfr.* entläßt sie außerdem die V. laryngea cranialis und die V. palatina ascendens.

V. laryngea cranialis
(Ktz.: 181/23; Schw.: 183/7; Rd.: 186/58)

Die V. laryngea cranialis entspringt bei *Flfr.* aus der V. pharyngea ascendens, beim *Schw.* aus der V. comitans a. carotidis externae, beim *Schf.* aus der V. linguofacialis und beim *Rd.* aus der V. thyreoidea cranialis. Beim *Pfd.* ist diese Vene nicht beschrieben worden. Durch die Fiss. thyreoidea gelangt die V. laryngea cranialis in den Kehlkopf.

V. palatina ascendens
(Ktz.: 181/24)

Nur bei *Flfr.* geht aus der V. pharyngea ascendens eine dorsal zum Gaumensegel verlaufende Vene hervor, die V. palatina ascendens. Diese Vene beteiligt sich an der Bildung des Plexus palatinus (s. S. 233).

V. facialis
(Ktz.: 178/18; 181/16; Hd.: 179/17; Schw.: 182/13; 183/32, 33; Schf.: 184/16; Rd.: 185/23; 186/31; Pfd.: 180/17)

Die V. facialis ist der auf das Angesicht übertretende Teilungsast der V. linguofacialis. Die V. facialis zieht aus dem Kehlgang durch die Inc. vasorum facialium bzw. an der entsprechenden Stelle über den Ventralrand des Corpus mandibulae. Sie verläuft kaudal der gleichnamigen Arterie bzw. beim *Schw.* kaudal von einem der kurzen Angesichtsäste; bei *kl. Wdk.* ist diese topographische Beziehung nicht gegeben, da die A. facialis fehlt. Auf der Angesichtsfläche zieht die V. facialis entlang dem Kranialrand des M. masseter dorsal. Die V. facialis entläßt noch im Kehlgang bei *Hd.* und *Rd.* die V. submentalis, auf der Angesichtsfläche dann bei *allen Haussäugetieren* die V. labialis inferior, die bei *Wdk.* in ein oberflächliches und ein tiefes Gefäß aufgegliedert sein kann und bei *Wdk.* auch die V. angularis oris abgibt. Ebenso entspringen beim *Pfd.* hier bereits die V. angularis oris sowie die V. labialis superior, die beide in ihrem Anfangsabschnitt meist mit der V. labialis vereinigt sind. In derselben Höhe nimmt die V. facialis beim *Pfd.* die V. buccalis auf, die am rostralen Rand des M. masseter hervortritt. Bei *Flfr.* zweigt kurz nach der V. labialis inferior die V. angularis oris gesondert aus der V. facialis ab. In Höhe des Lippenwinkels nimmt die V. facialis beim *Schw.* die weitlumige V. buccalis auf, die meistens kurz vor ihrer Einmündung die V. angularis oris abgibt. Dorsal des Lippenwinkels entläßt die V. facialis, außer beim *Pfd.*, die V. labialis superior, aus der manchmal beim *Schw.* die V. angularis oris hervorgeht und die bei *Wdk.* aus einer oberflächlichen und einer tiefen Vene besteht. Die vorstehend in ihrem Abgang beschriebenen Lippenvenen, **V. labialis inferior, V. angularis oris** und **V. labialis superior,** verhalten sich in ihrer Verzweigung wie die entsprechenden Arterien.

Die V. facialis entläßt außerdem am Rostralrand des M. masseter die V. profunda faciei, und zwar bei *Flfr.* und *Wdk.* noch in Höhe des Corpus mandibulae, bei *Schw.* und *Pfd.* ventral der Crista facialis. Diese Vene ist bei *Flfr.* und *Wdk.* dorsomedial, bei *Schw.* und *Pfd.* kaudomedial gerichtet. Bei *Flfr.* zweigt aus der V. facialis kaudal des For. infraorbitale die **V. palpebralis inferior** zum unteren Augenlid ab. An die Seitenwand der Nase wenden sich bei *allen Haussäugetieren*, rostral gerichtet, die **V. lateralis nasi** und an den Nasenrücken die **V. dorsalis nasi** bzw. bei *Wdk.* die **Vv. dorsales nasi**. Zwischen den Nasenvenen geht beim *Schw.* und erst nach diesen beim *Rd.* die **V. palpebralis inferior medialis** an das untere Augenlid hervor.

Anschließend setzt die **V. angularis oculi** den Verlauf der V. facialis, als deren Endast, um den medialen Augenwinkel herum, stirnwärts fort. Hier entläßt sie beim *Rd.* die **V. frontalis** [V. supratrochlearis], die entlang dem Orbitarand auf der Stirn kaudal verläuft und mit der V. supraorbitalis bzw. mit Ästen der V. temporalis superficialis anastomosiert. Über den Aditus orbitae hinweg anastomosiert die V. angularis oculi bei *Flfr.* und *Schw.* mit der V. ophthalmica externa dorsalis. Dieser kräftige **R. anastomoticus cum v. ophthalmica externa dorsali** stellt somit eine Verbindung zwischen der V. facialis und den Venen in der Orbita dar. Aus der V. angularis oculi entspringt bei *allen Haussäugetieren* die **V. palpebralis superior medialis,** die vom medialen Augenwinkel aus das obere Augenlid versorgt, und außerdem beim *Pfd.* die **V. palpebralis inferior medialis,** die ebenfalls vom medialen Augenwinkel in das untere Augenlid zieht.

V. profunda faciei

(*Ktz.*: 178/*21*; *Hd.*: 179/*21*;
Schw.: 182/*19*; 183/*34*; *Schf.*: 184/*18*;
Rd.: 185/*25*; 186/*18, 33, 35*; *Pfd.*: 180/*21*)

Die V. profunda faciei entspringt am Rostralrand des M. masseter aus der V. facialis. Die Vene zieht, vom M. masseter lateral bedeckt, über das Tuber maxillare zur Fossa pterygopalatina. Während ihres Verlaufs bildet sie beim *Rd.* den **Plexus v. profundae faciei,** der ventral des Tuber malare den R. labialis zur V. labialis superior superficialis entläßt und im Bereich des M. malaris eine weitere kräftige Anastomose mit einem der Äste der V. facialis besitzt. Beim *Pfd.* erweitert sich die V. profunda faciei zum **Sinus v. profundae faciei.** Bei *Flfr.* verbindet sich die V. profunda faciei mit der oberflächlichen Schläfenvene über den **R. anastomoticus cum v. temporali superficiali,** der medial des Jochbogens lateral über die Periorbita hinweg in kranial konvexem Bogen zur Schläfengrube verläuft. Beim *Hd.* entläßt dieser R. anastomoticus Äste an die Gl. zygomatica sowie an die Dentes molares des Oberkiefers. Bei *Flfr.* zweigt aus der V. profunda faciei außerdem noch der **R. anastomoticus cum v. ophthalmica externa ventrali** ab, der sich in der Periorbita mit der V. ophthalmica externa ventralis vereinigt. Bei *Schw.* und *Pfd.* bildet die V. profunda faciei selbst die Hauptvene für den Sinus bzw. den Plexus ophthalmicus und geht, wie auch bei *Wdk.*, in die V. ophthalmica externa ventralis über. Die V. profunda faciei nimmt bei *Wdk.* im Bereich des Tuber maxillare die V. buccalis auf. Ferner bestehen, besonders bei *Wdk.* und *Pfd.*, kräftige Anastomosen zu Masteräsen der V. maxillaris bzw. V. transversa faciei. In der Fossa pterygopalatina gibt die V. profunda faciei die V. infraorbitalis, außer bei der *Ktz.*, und die V. palatina descendens ab. Bei der *Ktz.* geht in diesem Bereich nur der **R. infraorbitalis** hervor, der zunächst ohne Abgabe von Rr. dentales im Boden der Orbita und dann ebenfalls durch den nur kurzen Can. infraorbitalis zieht. Er beteiligt sich an der Vaskularisation von Nase und Oberlippe.

V. infraorbitalis

(*Ktz.*: 178/*24*; *Hd.*: 179/*24*;
Schw.: 183/*52, 52'*; *Schf.*: 184/*24*;
Pfd.: 180/*24*)

Die V. infraorbitalis geht bei der *Ktz.* aus dem Plexus pterygoideus der V. maxillaris hervor, läuft lateral am Proc. pterygoideus entlang über den Boden der Orbita und mit dem R. infraorbitalis der V. profunda faciei durch den Can. infraorbitalis. Bei allen *anderen Haussäugetieren* verhält sie sich im Anfangsabschnitt nicht entsprechend der gleichnamigen Arterie, die ein Ast der A. maxillaris ist, sondern zweigt als ein Endast aus der V. profunda faciei ab. Im weiteren Verlauf begleitet sie jedoch auch bei diesen Tieren die A. infraorbitalis durch den Can. infraorbitalis zur Angesichtsfläche und beteiligt sich an der Vaskularisation von Nase und Oberlippe. An die Zähne des oberen Zahnbogens entläßt sie **Rr. dentales.** Beim *Hd.* gibt die V. infraorbitalis die **V. malaris** ab mit Zweigen für das dritte Augenlid sowie die Tränendrüse und anastomosiert mit den Venen des unteren Augenlids.

V. palatina descendens

(Ktz.: 178/26; Hd.: 179/26; Schf.: 184/22; Pfd.: 180/26)

Die V. palatina descendens ist der zweite Endast der V. profunda faciei, der sich in der Fossa pterygopalatina in drei Venen aufteilt, die V. palatina minor, die V. palatina major und die V. sphenopalatina.

Die **V. palatina minor** zieht in das Gaumensegel. Die **V. palatina major** verläuft nur bei *kl. Wdk.* arterienparallel durch den Can. palatinus. Bei den *anderen Haussäugetieren* kann ein nur schwacher arterienparalleler Begleitast ausgebildet sein, während der Hauptanteil der Vene über den Kaudoventralrand der Fossa pterygopalatina in den Sulcus palatinus gelangt. In der Schleimhaut des harten Gaumens bilden ihre Äste mit denen der anderen Gaumenvenen ein starkes Venengeflecht, **Plexus palatinus,** das im Bereich der Fiss. palatina mit den Venengeflechten in der Nasenhöhle anastomosiert. Die **V. sphenopalatina** tritt durch das For. sphenopalatinum kaudal in die Nasenhöhle ein. Auch die Äste dieser Vene bilden ausgedehnte Venengeflechte in der Schleimhaut der Nasenmuscheln und der vom Nasenseptum.

V. maxillaris

(Ktz.: 178/36; 181/32; Hd.: 179/36; Schw.: 177/4; 182/25; 183/24; Schf.: 184/11; Rd.: 151/30; 185, 186/2; Pfd.: 152/30; 180/36)

Die V. maxillaris entspringt kaudoventral der Gl. parotis, bei *Flfr.* kaudal der Gl. mandibularis, neben der V. linguofacialis als zweiter Endast aus der V. jugularis externa. Sie läuft in dorsorostraler Richtung zur Fossa retromandibularis medial über den M. digastricus bzw. beim *Schw.* den Proc. paracondylaris hinweg. Dabei senkt sie sich bei der *Ktz.* in die Gl. parotis ein, bleibt beim *Hd.* ventral von dieser, wird beim *Schw.* lateral vollständig von der Gl. parotis bedeckt und gelangt auch bei *Wdk.* an die mediale Fläche der Gl. parotis. Beim *Pfd.* begleitet sie zunächst den Kaudalrand der Gl. parotis, senkt sich in deren laterale Fläche ein und durchbohrt die Drüse am Kaudalrand des Unterkieferastes. Aus der Fossa retromandibularis wendet sich die V. maxillaris an die Schädelbasis. Dabei bildet sie lateral des M. pterygoideus medialis den **Plexus pterygoideus.** Nur die der Schädelbasis anliegenden Anteile des Geflechts begleiten dabei die A. maxillaris, und ein schwacher Venenast kann bei *Hd.* und *Pfd.* mit durch den Can. alaris ziehen. Beim *Schw.* liegt der Plexus pterygoideus dicht ventrolateral der A. maxillaris und geht in die V. buccalis über. Beim *Pfd.* gliedert sich der Plexus pterygoideus in ein Bündel die Arterie begleitender Venen und in eine starke Vene, die, mehr ventrolateral verlaufend, den Rostralrand des Unterkieferastes erreicht und in die V. buccalis übergeht. Zwischen beiden Geflechtanteilen bestehen zahlreiche Querverbindungen. Die V. maxillaris entläßt bei *Flfr.* und *Schw.* im Ursprungsbereich die **V. sternocleidomastoidea,** die sich neben weiteren Muskelästen in den kopfnahen Anteilen des gleichnamigen Muskels verzweigt, sowie bei *Flfr.* eine **V. glandularis** an die Gl. mandibularis. Beim *Pfd.* gibt die V. maxillaris kurz nach ihrem Ursprung die V. thyreoidea cranialis und darauf, noch am Kaudalrand der Gl. parotis sowie ventral des Atlasflügels, auch die V. occipitalis ab (s. S. 226). Aus der V. maxillaris geht bei *Wdk.* direkt am Ursprung, bei *Flfr.* und *Schw.* am Dorsalrand der Gl. mandibularis und beim *Pfd.* kurz nach Abgang der V. occipitalis oder manchmal mit dieser im Ursprung vereinigt, die lateral oberflächlich in der Gl. parotis verlaufende V. auricularis caudalis hervor. Diese zieht kaudal des Ohrgrunds dorsal. Bei *Wdk.* und *Pfd.* zweigt am Kaudalrand des Unterkiefers die **V. masseterica ventralis** ab, die im M. masseter den Kaudalrand des Unterkiefers entlang rostral läuft. Von ihren Ästen, die im M. masseter mit Nachbarvenenästen anastomosieren, ist beim *Pfd.* meistens ein besonders starker Ast zur V. buccalis ausgebildet. Kaudoventral des Kiefergelenks wird von der V. maxillaris die V. temporalis superficialis entlassen, die rostral des Ohrgrunds lateral über die Basis des Proc. zygomaticus hinweg dorsal zieht. Bei der *Ktz.* und meist beim *Pfd.* entspringt aus der V. maxillaris rostroventral des Ohrgrunds gesondert eine Vene, die bei den *anderen Haussäugetieren* als tiefer Ast der V. auricularis caudalis auftritt.

Aus dem Plexus pterygoideus gehen zum Teil in tierartlich unterschiedlicher Reihenfolge nachstehend aufgeführte Venen hervor:

V. masseterica, die der gleichnamigen Arterie entspricht und sich im M. masseter aufzweigt.

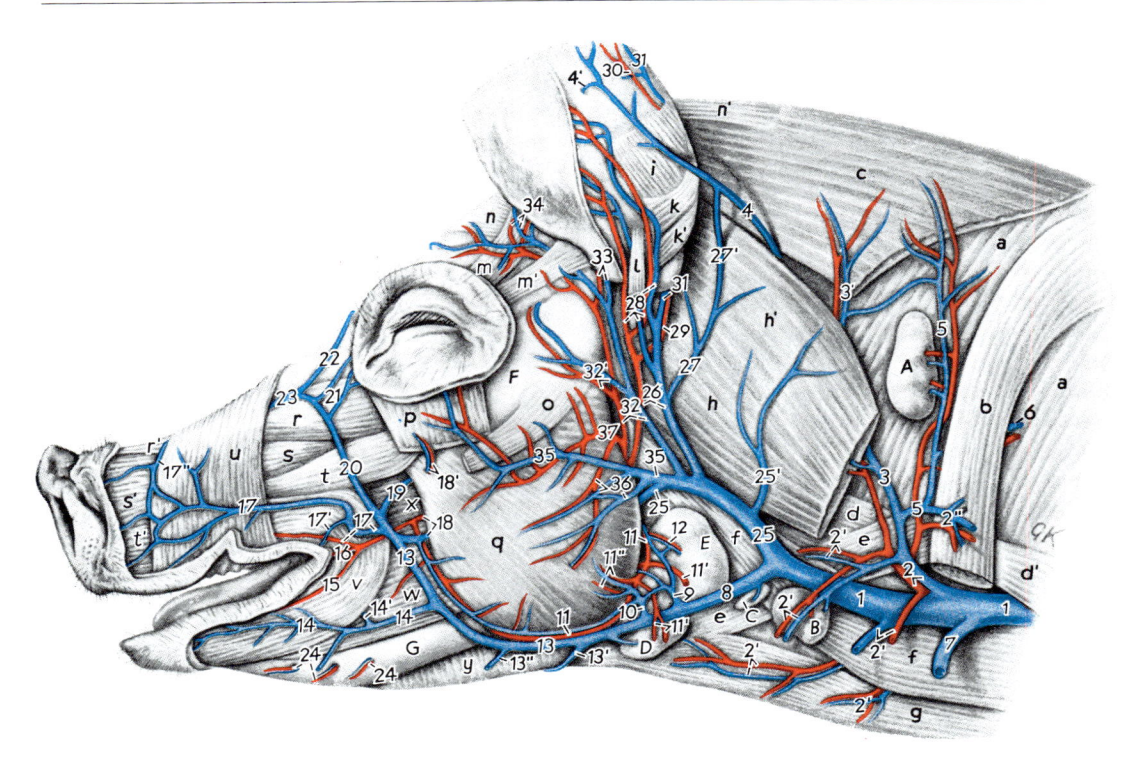

Abb. 182. Oberflächliche Venen und Arterien des Kopfes eines *Schweines*. Linke Seitenansicht. (Nach BECKER, 1960.)
A Nl. cervicalis superficialis dorsalis; *B* Nl. cervicalis superficialis ventralis; *C* Nl. mandibularis accessorius; *D* Nl. mandibularis; *E* Gl. mandibularis; *F* Arcus zygomaticus; *G* Mandibula
a M. serratus ventralis cervicis; *b* M. subclavius; *c* M. trapezius, Pars cervicalis; *d* M. longus capitis; *d'* M. longus colli; *e* M. omohyoideus; *f* M. sternomastoideus; *g* M. sternohyoideus; *h* M. cleidocephalicus, Pars mastoidea, *h'* Pars occipitalis; *k, k'* M. cervicoauricularis profundus; *l* M. auricularis ventralis; *m, m'* M. frontoscutularis; *n* M. interscutularis; *n'* M. cervicoscutularis; *o* M. zygomaticus; *p* M. malaris; *q* M. masseter; *r, r'* M. levator labii superioris; *s, s'* M. caninus; *t, t'* M. depressor labii superioris; *u* M. levator nasolabialis; *v* M. orbicularis oris; *w* M. depressor labii inferioris; *x* M. buccinator; *y* M. mylohyoideus
1 V. jugularis externa; *2* V. bzw. A. cervicalis superficialis, *2"* R. acromialis, *3, 3'* R. ascendens, *4* R. auricularis, *5* R. praescapularis; *7* V. cephalica; *8* V. linguofacialis; *9* V. glandularis; *10, 11"* Rr. musculares; *11* A. facialis; *11', 12* Rr. glandulares; *13* V. facialis; *13'* Arcus hyoideus, Abgang der V. lingualis verdeckt; *14* V. labialis inferior: *15* A. labialis inferior; *16* A. angularis oris; *17* V. bzw. A. labialis superior; *17'* V. angularis oris; *17"* V. lateralis nasi; *18* V. bzw. A. buccalis, letzte entsendet ungewöhnlich langen Ast der A. facialis entgegen; *19* V. profunda faciei; *20* V. facialis vor Übergang in die V. angularis oculi; *21* V. palpebralis inferior medialis und V. palpebralis superior medialis; *22* R. anastomoticus cum v. ophthalmica externa dorsali; *23* V. dorsalis nasi; *24* Vv. bzw. Aa. mentales; *25* V. maxillaris; *25'* V. sternocleidomastoidea; *26* V. bzw. A. auricularis caudalis; *27* R. muscularis mit *27'* R. anastomoticus der V. auricularis caudalis; *28* V. bzw. A. auricularis lateralis; *29* A. auricularis caudalis; *30* R. auricularis intermedius; *31* V. auricularis intermedia; *32* V. bzw. A. temporalis superficialis; *33* Vene bzw. Arterie an die Innenfläche der Ohrmuschel; *34* V. bzw. A. auricularis rostralis; *35* V. transversa faciei; *36* V. bzw. A. masseterica dorsalis; *37* A. transversa faciei

Vv. articulares temporomandibulares für das Kiefergelenk.

Vv. pharyngeae an die dorsale und seitliche Pharynxwand, außer bei *Flfr.* und *Schw.*, bei denen diese als Äste der V. comitans a. carotidis externae auftreten (s. S. 226).

Vv. palatinae, die, rostral gerichtet, in den Plexus palatinus übergehen; nur bei der *Ktz.* entspringen diese Venen der V. comitans a. carotidis externae.

V. alveolaris inferior, die in den Can. mandibulae eintritt und sich entsprechend der gleichnamigen Arterie aufzweigt, wobei sie auch die **V. mentalis** bzw. die **Vv. mentales** abgibt, die Verbindung mit den Venen im Kinnbereich aufnimmt bzw. aufnehmen.

Vv. temporales profundae bei *Flfr., Schw.* und *Pfd.* bzw. **V. temporalis profunda** bei *Wdk.*, die als kraniale und kaudale bzw. im Ursprungsbereich einheitliche Vene wie die gleichnamigen Arterien die Tiefe der Schlä-

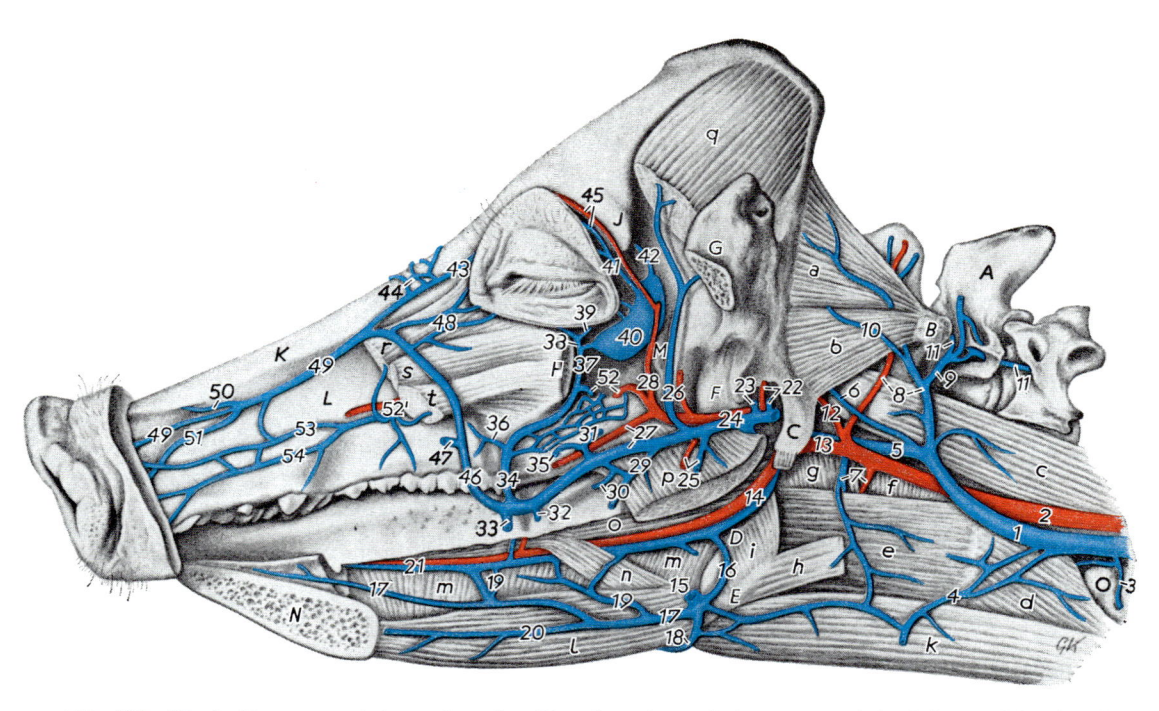

Abb. 183. Tiefe Venen und Arterien des Kopfes eines *Schweines*. Linke Seitenansicht. (Nach BECKER, 1960.)
A Proc. spinosus des Axis; *B* Ala atlantis; *C* Proc. paracondylaris (mit Ursprungssehne des M. digastricus); *D* Stylohyoideum; *E* Thyreohyoideum; *F* Bulla tympanica; *G* Proc. zygomaticus des Os temporale (abgesetzt); *H* Os zygomaticum (abgesetzt); *J* Proc. zygomaticus des Os frontale; *K* Os nasale; *L* Os maxillare; *M* Crista pterygoidea; *N* Mandibula; *O* Gl. thyreoidea
a M. obliquus capitis cranialis; *b* M. rectus capitis ventralis; *c* M. longus capitis; *d* M. sternothyreoideus; *e* M. hyothyreoideus; *f* M. cricopharyngeus; *g* M. thyreopharyngeus; *h* M. omohyoideus; *i* M. stylohyoideus; *k* M. sternohyoideus; *l* M. geniohyoideus; *m* M. genioglossus; *n* M. hyoglossus; *o* M. styloglossus; *p* M. pterygoideus medialis; *q* M. temporalis; *r* M. levator labii superioris; *s* M. caninus; *t* M. depressor labii superioris
1 V. jugularis interna; *2* A. carotis communis; *3* V. thyreoidea cranialis; *5* V. comitans a. carotidis externae; *6* V. emissaria foraminis jugularis; *7* V. bzw. A. laryngea cranialis; *8* V. bzw. A. occipitalis; *9* R. ventralis der V. vertebralis am Axis, anastomosiert wie R. anastomoticus cum v. occipitali am Atlas; *10* R. occipitalis; *11* V. vertebralis; *12* A. carotis interna; *13* A. carotis externa; *14* A. lingualis mit V. comitans a. lingualis; *15, 16* V. lingualis; *17* V. sublingualis; *18* Arcus hyoideus; *19* Rr. anastomotici; *20* V. submentalis; *21* V. bzw. A. profunda linguae; *22* V. bzw. A. auricularis caudalis; *23* V. temporalis superficialis; *24* V. bzw. A. maxillaris; *25* V. bzw. A. alveolaris inferior; *26* V. bzw. A. temporalis profunda; *27* A. buccalis und Plexus pterygoideus mit Übergang in die V. buccalis; *28* A. ophthalmica externa; *29* V. pterygoidea; *30* Vv. pharyngeae; *31* V. emissaria foraminis orbitorotundi; *32* Parallelvene zu *33* V. facialis; *34* V. profunda faciei; *35, 36* Äste an das Periost des Os maxillare; *37* Übergang der V. profunda faciei in *38* V. ophthalmica externa ventralis; *39* V. conjunctivalis; *40* Sinus ophthalmicus; *41* V. ophthalmica externa dorsalis; *42* V. supraorbitalis; *43* R. anastomoticus cum v. ophthalmica externa dorsali; *44* Plexus venosus frontalis; *45* V. bzw. A. lacrimalis; *46* V. facialis; *47* V. labialis superior; *48* Vv. palpebrales mediales; *49, 50* V. dorsalis nasi; *51, 53, 54* V. lateralis nasi; *52* V. bzw. A. palatina descendens; *52'* V. bzw. A. infraorbitalis

fengrube vaskularisieren; daneben bestehen Verbindungen durch das Schädeldach zu Diploevenen (Vv. diploicae temporales und parietales) und weiter zum Sinussystem der Dura mater encephali.

R. sublingualis beim *Pfd.*, der den N. lingualis begleitet und lateral über den M. stylohyoideus und den M. styloglossus hinweg den Zungengrund erreicht und sich hier mit der V. sublingualis verbindet.

V. buccalis. Sie ist bei *Flfr.* nur ein unbedeutendes, schwaches Gefäß. Beim *Schw.* setzt sie die Verlaufsrichtung des Plexus pterygoideus als weitlumiges Gefäß rostral fort, tritt um den Rostralrand des M. masseter auf die Angesichtsfläche und mündet unterschiedlich dicht ventral vom Ursprung der V. profunda faciei in die V. facialis. Sie entläßt meistens kurz vor ihrer Mündung die V. angularis oris sowie eine Verbin-

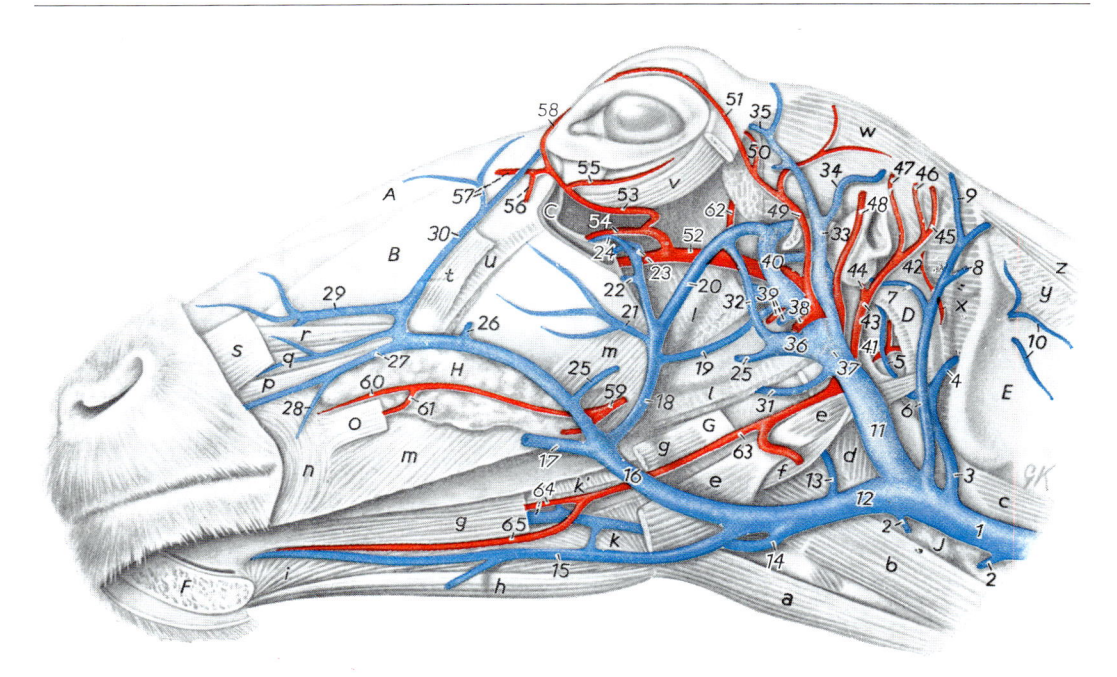

Abb. 184. Tiefe Venen und Arterien des Kopfes eines *Schafes*. Linke Seitenansicht. (Nach HEESCHEN, 1958.)

A Os nasale; *B* Os maxillare; *C* Sinus maxillaris; *D* Proc. paracondylaris; *E* Ala atlantis; *F* Mandibula; *G* Os hyoideum; *H* Gll. buccales dorsales; *J* Gl. thyreoidea

a M. sternohyoideus; *b* M. sternothyreoideus; *c* M. cleidocephalicus, Pars mastoidea; *d* Mm. constrictores pharyngis caudales; *e* M. digastricus; *f* M. stylohyoideus; *g* M. styloglossus; *h* M. geniohyoideus; *i* M. genioglossus; *k, k'* M. hyoglossus; *l* M. pterygoideus; *m* M. buccinator; *n* M. orbicularis oris; *o* M. zygomaticus; *p* M. depressor labii superioris; *q* M. caninus; *r* M. levator labii superioris; *s* M. levator nasolabialis; *t* M. malaris; *u* M. masseter; *v* M. obliquus bulbi ventralis; *w* M. temporalis; *x* M. obliquus capitis cranialis; *y* M. obliquus capitis caudalis; *z* M. rectus capitis dorsalis major

1 V. jugularis externa; *2* Vv. thyreoideae; *3* V. occipitalis; *4* R. anastomoticus; *5* V. emissaria foraminis jugularis; *6* V. auricularis caudalis; *7* V. stylomastoidea; *8* V. auricularis lateralis; *9* V. auricularis intermedia; *10* R. descendens; *11* V. maxillaris; *12* V. linguofacialis; *13* V. laryngea cranialis; *14* V. lingualis; *15* V. sublingualis; *16* V. facialis; *17* V. labialis inferior; *18* V. profunda faciei; *19* V. buccalis; *20, 32* Äste der V. masseterica; *22* V. palatina descendens; *23* V. sphenopalatina; *24* V. infraorbitalis; *25, 36* V. masseterica ventralis; *26* V. palpebralis inferior medialis; *27* V. labialis superior; *28* V. angularis oris; *29* V. lateralis nasi; *30* V. angularis oculi; *31* V. pharyngea; *33* V. temporalis superficialis; *34* V. auricularis rostralis; *33* V. ophthalmica externa dorsalis; *37* V. transversa faciei; *38, 59* A. transversa faciei; *39* V. bzw. A. alveolaris inferior; *40* V. temporalis profunda; *41* A. occipitalis; *42* R. occipitalis; *43* A. auricularis caudalis; *44* A. stylomastoidea; *45* R. auricularis lateralis; *46* R. auricularis intermedius; *47* R. meningeus; *48* A. auricularis rostralis; *49* A. temporalis superficialis; *50* A. lacrimalis; *51* A. palpebralis superior lateralis; *52* A. maxillaris; *53* A. malaris; *54* A. infraorbitalis; *55* A. palpebralis inferior medialis; *56* A. lateralis nasi; *57* V. bzw. A. dorsalis nasi; *58* A. palpebralis superior medialis; *60* A. labialis superior; *61* A. angularis oris; *62* A. temporalis profunda; *63* A. lingualis; *64* V. bzw. A. profunda linguae; *65* A. sublingualis

dungsvene zur V. labialis inferior. Bei *Wdk.* mündet die V. buccalis nach nur kurzem Verlauf in die V. profunda faciei ein. Beim *Pfd.* geht die V. buccalis aus der starken ventrolateralen Vene des Plexus pterygoideus hervor. Sie biegt um den Rostralrand des Unterkieferastes, erweitert sich hier zum **Sinus venae buccalis** und läuft, wieder verjüngt, lateral vom M. masseter bedeckt, am Ventralrand des M. buccinator, Pars molaris, rostral. Sie mündet in Höhe des Abgangs der V. labialis inferior in die V. facialis ein. Noch im Bereich ihres Sinus nimmt sie den bereits erwähnten Verbindungsast aus der V. masseterica ventralis auf. Danach entläßt sie in ventraler Richtung den starken R. labialis, der die V. und A. facialis medial kreuzt und sich mit der V. labialis inferior verbindet.

Vv. pterygoideae. Diese vaskularisieren die Mm. pterygoidei lateralis und medialis.

V. infraorbitalis bei der *Ktz.* (s. S. 232).

Plexus ophthalmicus bei *Flfr.*, in den sich der Plexus pterygoideus orbitawärts direkt fortsetzt.

Vv. **emissariae** in die Schädelhöhle, und zwar die V. emissaria foraminis retroarticularis, die V. emissaria canalis carotici, die V. emissaria foraminis ovalis, die V. emissaria foraminis laceri sowie die V. emissaria foraminis rotundi bzw. orbitorotundi, die durch die entsprechenden Foramina die Verbindungen mit den Sinus durae matris herstellen (s. Bd. IV).

V. auricularis caudalis

(*Ktz.*: 178/37; *Hd.*: 179/37;
Schw.: 182/26; 183/22; *Schf.*: 184/6;
Rd.: 151/30'; 185/3, 5; 186/3;
Pfd.: 152/30'; 180/37)

Die V. auricularis caudalis zieht von ihrem Ursprung aus der V. maxillaris in kaudodorsaler Richtung an den Grund der Ohrmuschel. Von hier aus läuft sie ventral der Ohrmuskeln im Bogen medial um das Gesäß der Ohrmuschel herum, entläßt dabei Äste an den M. temporalis, aus denen bei der *Ktz.* Vv. diploicae parietales abzweigen, und nimmt mit der V. auricularis rostralis bzw. mit der V. temporalis superficialis Verbindung auf. Bei *Ktz.* und *Pfd.* besitzt die V. auricularis caudalis häufig eine zweite Ursprungsvene aus der V. maxillaris. Beim *Hd.* nimmt die V. auricularis caudalis eine kräftige Anastomose der V. stylomastoidea auf und gibt außerdem bei *Flfr.* und *Schw.* einen **R. muscularis** an die kopfnahen Anteile der oberflächlichen Halsmuskeln ab, der beim *Schw.* vor allem mit dem R. auricularis der V. cervicalis superficialis anastomosiert. Kaudoventral des Ohrgrunds entläßt die V. auricularis caudalis bei *Flfr.*, *Schw.* und *Pfd.* **Rr. parotidei** an die Ohrspeicheldrüse und bei *Wdk.* **Vv. glandulares** an die Gl. parotis und die Gl. mandibularis. Bei *Hd.* und *Wdk.* gibt sie die **V. stylomastoidea** ab, die durch das For. stylomastoideum zur Paukenhöhle gelangt und bei *Schw.* und *Pfd.* aus der V. occipitalis hervorgeht (s. S. 226). Aus der V. auricularis caudalis entspringen sodann die **V. auricularis lateralis,** außer bei der *Ktz.*, sowie die **V. auricularis intermedia,** die an der Außenfläche der Ohrmuschel entlang deren Lateralrand bzw. auf deren mittlerem Bereich spitzenwärts verlaufen. Die arterienparallele V. auricularis intermedia gabelt sich häufig beim *Schw.* in zwei Äste. In das Entsorgungsgebiet dieser Vene zieht beim *Schw.* auch der wesentlich stärkere R. auricularis aus dem R. ascendens der V. cervicalis superficialis und anastomosiert dabei individuell unterschiedlich ohrspitzenwärts mit den benachbarten Venen. Nur beim *Pfd.* geht aus der V. auricularis caudalis auch die **V. auricularis medialis** hervor, die entlang dem medialen Muschelrand spitzenwärts läuft.

V. temporalis superficialis

(*Ktz.*: 178/42; *Hd.*: 179/42; *Schw.*: 182/32;
183/23; *Schf.*: 184/33; *Rd.*: 185/13; 186/8;
Pfd.: 180/42)

Die V. temporalis superficialis zieht über die Basis des Proc. zygomaticus des Os temporale hinweg lateral auf den M. temporalis. Im Bogen läuft sie zum Proc. zygomaticus des Os frontale. Auch sie entläßt tierartlich unterschiedlich Äste an die Gl. parotis. Bei der *Ktz.* gehen hier die **V. auricularis lateralis** an den lateralen Rand der Außenfläche der Ohrmuschel sowie die **V. auricularis profunda** hervor, die sich in der Wand des äußeren Gehörgangs aufzweigt. Tierartlich unterschiedlich weit ventral des Jochbogens entspringt aus der V. temporalis superficialis die **V. transversa faciei,** die der *Ktz.* fehlt. Sie begleitet die A. transversa faciei, beim *Pfd.* in den M. masseter eingesenkt und oft zum **Sinus transversus faciei** erweitert, verzweigt sich mit der Arterie und verbindet sich bei *Wdk.* und *Pfd.* am Rostralrand des M. masseter mit der V. facialis. Die V. transversa faciei entläßt bei *Wdk.* die **V. palpebralis inferior lateralis,** häufig auch beim *Schw.*, bei dem diese sonst als nächstes Gefäß aus der V. temporalis superficialis entspringt. Beim *Rd.* geht aus der V. temporalis superficialis meistens die bei den *anderen Haussäugetieren* aus dem Plexus pterygoideus entstammende **V. emissaria foraminis retroarticularis** hervor. Die V. temporalis superficialis gibt danach die **V. auricularis rostralis** ab. Diese entläßt bei *Wdk.* und *Pfd.* die **V. auricularis profunda.** Letzte stellt beim *Pfd.* den einzigen Endast der V. auricularis rostralis dar und verzweigt sich bei *Wdk.* und *Pfd.* an der Innenfläche der Ohrmuschel und des äußeren Gehörgangs. Beim *Schw.* gibt die V. auricularis rostralis zusätzlich zwei stärkere Äste an die Innenfläche der Ohrmuschel ab, die sich zur Ohrmuschelspitze hin verzweigen. Außer beim *Pfd.* bildet die **V. auricularis medialis** die Fortsetzung der V. auricularis rostralis. Erste läuft am Medialrand der Ohrmu-

238 Venen

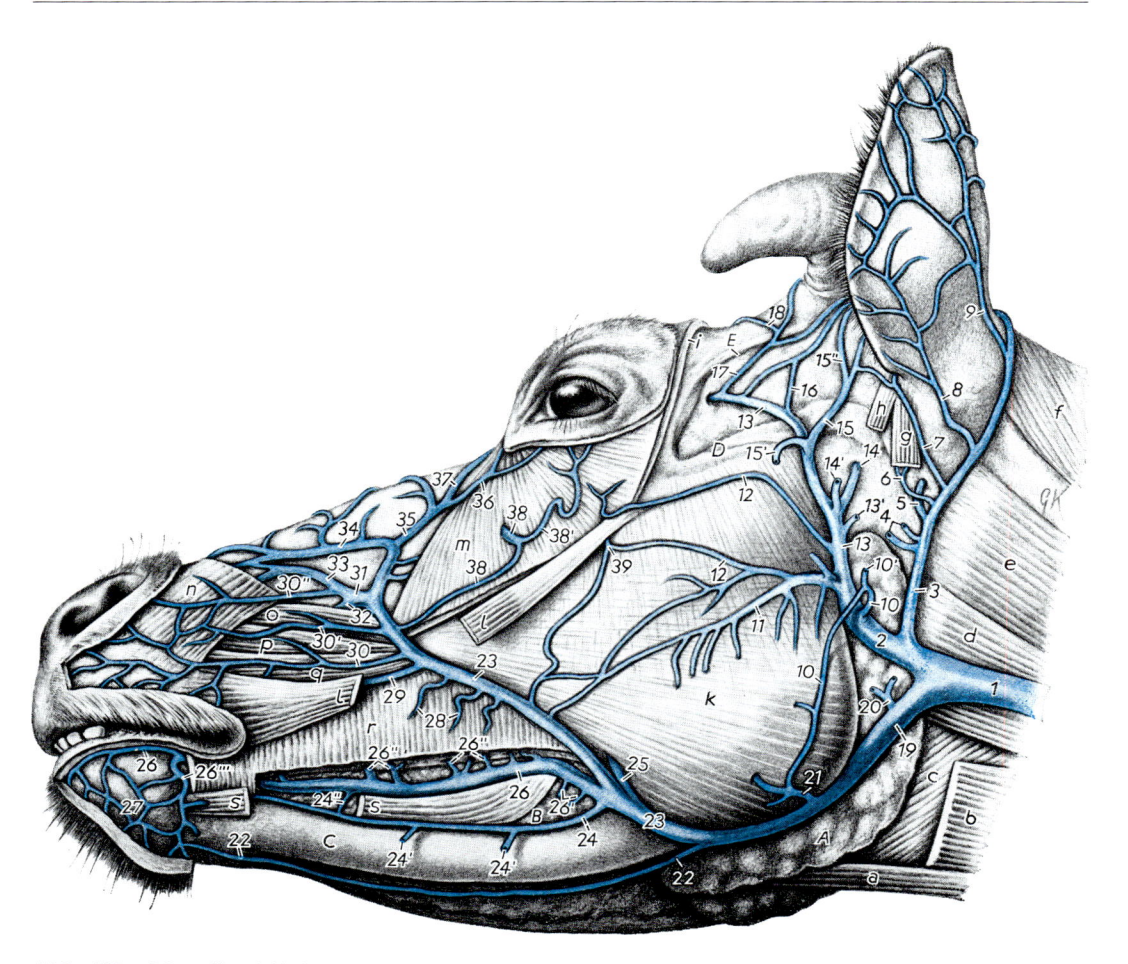

Abb. 185. Oberflächliche Venen des Kopfes eines *Rindes*. Linke Seitenansicht. (Nach LE ROUX, 1959.)
A Gl. mandibularis; *B* Gll. buccales ventrales; *C* Mandibula; *D* Arcus zygomaticus; *E* Linea temporalis
a M. sternohyoideus; *b* M. sternomandibularis; *c* M. omohyoideus; *d* M. sternomastoideus; *e* M. cleidocephalicus, Pars mastoidea, *f* Pars occipitalis; *g* M. auricularis ventralis; *h* M. zygomaticoauricularis; *i* M. cutaneus frontalis (Schnittfläche); *k* M. masseter; *l* M. zygomaticus; *m* M. malaris; *n* M. nasolabialis; *o* M. levator labii superioris; *p* M. caninus; *q* M. depressor labii superioris; *r* M. buccinator; *s* M. depressor labii inferioris
1 V. jugularis externa; *2* V. maxillaris; *3* V. auricularis caudalis; *4, 10', 13', 14', 15', 20* Vv. glandulares und Rr. parotidei; *5* fortlaufende V. auricularis caudalis um den Ohrgrund; *6* R. muscularis; *7* Vene an die Innenfläche der Ohrmuschel; *8* V. auricularis lateralis; *9* V. auricularis intermedia; *10, 11* V. masseterica ventralis; *12* V. transversa faciei; *13* V. temporalis superficialis; *14* V. emissaria foraminis retroarticularis; *15* V. auricularis rostralis; *15'', 16* Zweige für die Hornbasis von 15 bzw. 13; *17* V. cornualis; *18* Anastomose mit 37; *19* V. linguofacialis; *21* R. massetericus; *22* V. submentalis; *23* V. facialis; *24* V. labialis inferior superficialis; *25* V. profunda faciei; *26* V. labialis inferior profunda; *27* Plexus mentalis; *29, 32* Vv. labiales superiores profundae; *30* V. labialis superior superficialis; *30', 30'', 33* Vv. laterales nasi; *34* V. dorsalis nasi; *35* V. angularis oculi; *36* Vv. palpebrales mediales; *37* V. frontalis; *38* Anastomose mit dem Plexus v. profundae faciei; *38'* Zweig an das untere Augenlid; *39* Anastomose mit der V. masseterica

schelaußenfläche entlang zur Spitze. Aus der V. temporalis superficialis ziehen ferner bei *Schw.* und *Wdk.* die **V. palpebralis superior lateralis** in das obere Augenlid sowie bei *horntragenden Wdk.* die **V. cornualis** zur Hornbasis. Die V. temporalis superficialis verzweigt sich schließlich mit zahlreichen Muskelästen im M. temporalis und erhält bei *Flfr.* medial des Lig. orbitale den starken R. anastomoticus cum v. temporali superficiali der V. profunda faciei. Bei der *Ktz.* besteht zudem der **R. anastomoticus cum plexu ophthalmico**, während die V. temporalis superficialis bei *Wdk.* direkt in die V. ophthalmica externa dorsalis und damit in den Plexus ophthalmicus übergeht.

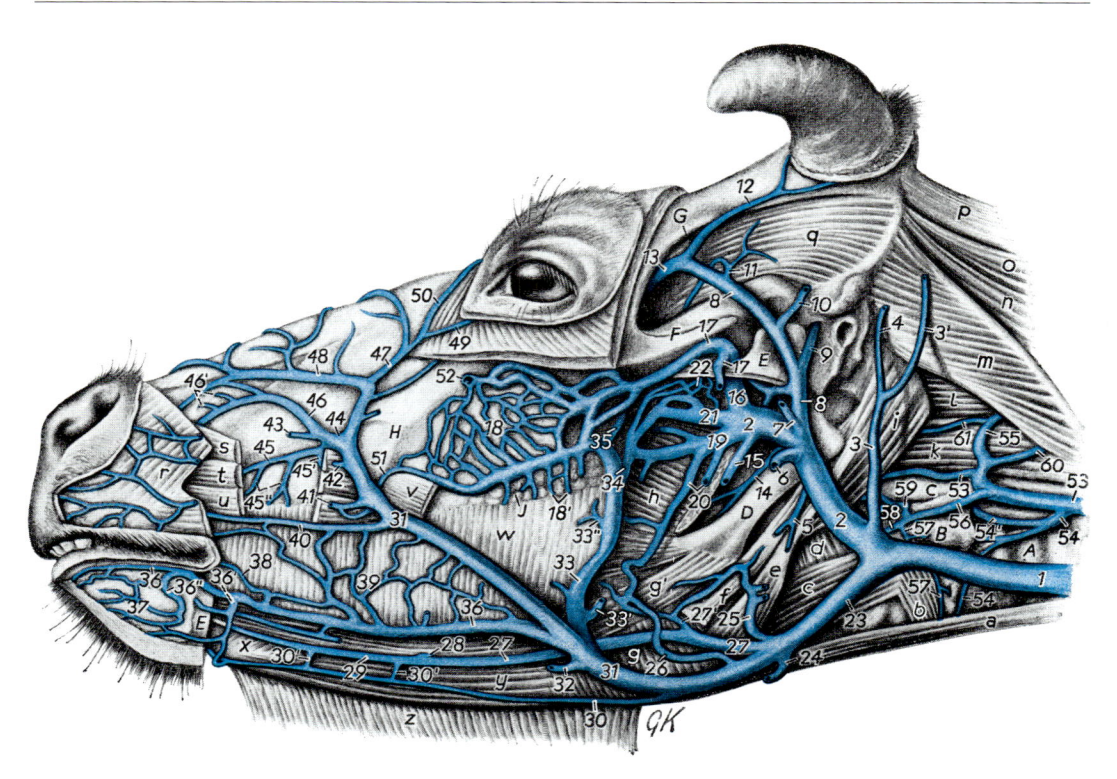

Abb. 186. Tiefe Venen des Kopfes eines *Rindes*. Linke Seitenansicht. (Nach LE ROUX, 1959.)
A Trachea; *B* Gl. thyreoidea; *C* Oesophagus; *D* Stylohyoideum; *E* Mandibula; *F* Arcus zygomaticus; *G* Linea temporalis; *H* Tuber malare; *J* Gll. buccales dorsales
a M. sternohyoideus; *b* M. cricothyreoideus; *c* M. hyothyreoideus; *d* M. thyreopharyngeus; *e* M. stylohyoideus; *f* M. digastricus; *g* M. hyoglossus; *g'* M. styloglossus; *h* M. pterygoideus medialis; *i* M. occipitostyloideus; *k* M. longus capitis; *l* M. rectus capitis lateralis; *m* M. obliquus capitis cranialis; *n* M. rectus capitis dorsalis minor; *o* M. rectus capitis dorsalis major; *p* Lig. nuchae; *q* M. temporalis; *r* M. nasolabialis; *s* M. levator labii superioris; *t* M. caninus; *u* M. depressor labii superioris; *v* M. masseter, *w* M. buccinator; *x* M. genioglossus; *y* M. geniohyoideus; *z* M. mylohyoideus
1 V. jugularis externa; *2* V. maxillaris; *3* V. auricularis caudalis; *3'* V. auricularis lateralis; *4* Fortsetzung von *3* um den Ohrgrund; *5* R. pterygoideus; *6* V. masseterica ventralis; *7* V. transversa faciei; *8* V. temporalis superficialis; *9* V. emissaria foraminis retroarticularis; *10* V. auricularis rostralis, *11* R. muscularis; *12* V. cornualis; *13* Übergang in die V. ophthalmica externa dorsalis; *14* V. pharyngea; *15* V. alveoloaris inferior; *16* V. temporalis profunda; *17* V. masseterica und Verbindung mit *18* Plexus v. profundae faciei; *19–22* Plexus pterygoideus; *23* V. linguofacialis; *24* R. massetericus; *25* R. glandularis; *26, 27'* Rr. pterygoidei; *27* V. lingualis; *28* R. dorsalis linguae; *29* V. sublingualis; *30* V. submentalis; *31* V. facialis; *32* V. labialis inferior superficialis; *33* V. profunda faciei; *33'* R. massetericus; *34* V. buccalis, *35* V. profunda faciei vor Aufteilung in der Fossa pterygopalatina; *36* V. labialis inferior profunda; *37* Plexus mentalis; *38* V. angularis oris; *40, 45* Vv. labiales superiores profundae; *41* V. labialis superior superficalis; *42, 43, 46* Vv. laterales nasi; *47* V. angularis oculi; *48* V. dorsalis nasi; *49* Vv. palpebrales mediales; *50* V. frontalis; *51* R. labialis von *18*; *52* Anastomose mit einem Ast der V. facialis; *53* V. jugularis interna; *54* V. thyreoidea media, *54'* R. oesophageus; *55* V. occipitalis; *56, 57* V. thyreoidea cranialis, *58* V. laryngea cranialis, *59* R. pharyngeus; *60* R. anastomoticus cum v. occipitali der V. vertebralis; *61* R. muscularis

Plexus ophthalmicus bzw. Sinus ophthalmicus

(*Ktz.:* 178/59, 60; *Hd.:* 179/59, 60; *Schw.:* 183/37, 38, 40; *Schf.:* 184/35; *Rd.:* 186/13; *Pfd.:* 180/59, 60)

Zum Plexus ophthalmicus sind die **V. ophthalmica externa dorsalis** und die **V. ophthalmica externa ventralis** sowie ihre zahlreichen Verbindungen untereinander zusammengefaßt. Beim *Schw.* sind diese Venen sinusartig erweitert und erscheinen insgesamt als einheitlicher Sinus ophthalmicus, wobei die ursprünglich benachbarten Gefäßwände zu Gewebsbrücken reduziert worden sind. Die V. ophthalmica externa dorsalis verläuft dorsal und die V. ophthalmica externa ventralis ventral am und zum Teil auch im Augenmuskelkegel, von der Periorbita umgeben. Gegen die Spitze der

Periorbita vereinigen sich beide Venen und verbinden sich bei *Flfr.* und *Pfd.* über die V. emissaria fissurae orbitalis bzw. bei *Schw.* und *Wdk.* über die V. emissaria foraminis orbitorotundi durch die gleichnamigen Öffnungen in der Orbita mit dem Sinus cavernosus. Das Verzweigungsgebiet beider Vv. ophthalmicae externae zusammen entspricht dem der A. ophthalmica externa.

Außer der Verbindung zum intrakraniellen Sinussystem sind weitere, die Periorbita durchbohrende Verbindungen zu orbitanahen Kopfvenen ausgebildet. Hierzu gehören bei *Flfr.* der Plexus pterygoideus der V. maxillaris, der im Bereich der Periorbitaspitze in den Plexus ophthalmicus übergeht. Weiterhin zählt dazu bei *allen Haussäugetieren* die V. profunda faciei, die nach Abgabe ihrer Äste in der Fossa pterygopalatina mit der V. ophthalmica externa ventralis anastomosiert und bei *Schw.* und *Pfd.* die Hauptverbindung darstellt. Ferner verbindet sich bei *Flfr.* und *Schw.* die V. angularis oculi dorsal vom medialen Augenwinkel mit der V. ophthalmica externa dorsalis. Schließlich wird die Periorbita bei *Ktz.* und *Wdk.* von der V. temporalis superficialis perforiert, die bei *Wdk.* direkt in die V. ophthalmica externa dorsalis übergeht.

Aus dem Sinus bzw. Plexus ophthalmicus entspringt bei *Schw., Wdk.* und *Pfd.* die den *Flfr.* fehlende **V. supraorbitalis.** Diese Vene durchbohrt ebenfalls die Periorbita, tritt durch den Can. supraorbitalis bzw. das For. supraorbitale und verzweigt sich, ähnlich wie die gleichnamige Arterie, im Bereich von Stirn- und Nasenrücken bzw. übernimmt beim *Schw.* auch die genannte Verbindung zur V. frontalis. Bei *Flfr.* entspringt dafür aus dem Plexus die **V. diploica frontalis,** die durch eine bei der *Ktz.* kaudal, beim *Hd.* rostral im Proc. zygomaticus des Os frontale gelegene Öffnung Verbindung zu den Diploevenen aufnimmt. Auch die **V. ethmoidalis externa** verläßt den Plexus bzw. Sinus ophthalmicus, durchbohrt die Periorbita, tritt durch das For. ethmoideum mit der Arterie in die Schädelhöhle zur Lamina cribrosa und nimmt zudem Verbindung mit dem Sinussystem auf. Durch diese Venen werden weitere Verbindungen des Plexus bzw. Sinus ophthalmicus zu Venen außerhalb der Orbita hergestellt.

Für den Bulbus oculi und seine Hilfsorgane gehen aus dem Plexus bzw. Sinus ophthalmicus neben Zweigen für die Augenmuskeln die Vv. vorticosae, die Vv. ciliares, die Vv. conjunctivales, die V. lacrimalis sowie, außer beim *Hd.*, die V. malaris hervor. Die vier **Vv. vorticosae** wenden sich zu den Quadranten des Bulbus oculi und geben im Äquatorbereich strahlenförmig die Venen der mittleren Augenhaut ab. Die **Vv. ciliares** verhalten sich ähnlich den Arterien und bilden den Plexus venosus sclerae. Die **Vv. conjunctivales** verzweigen sich in der Bindehaut. Die **V. lacrimalis** zieht, dorsal gerichtet, an die Tränendrüse. Die **V. malaris,** beim *Hd.* ein Ast der V. infraorbitalis, perforiert die Periorbita, wendet sich um den Margo infraorbitalis und verzweigt sich im Bereich des unteren Augenlids und beim *Schw.* auch im Bereich des oberen Augenlids auf der Angesichtsfläche. Bei *Schw.* und *Wdk.* entläßt sie die **V. palpebrae tertiae** an Nickhaut und akzessorische Tränendrüse.

Vena cava caudalis
(*vgl.:* 149–152/35; 187; 190–193; 212–215/1;
Ktz.: 194/1; *Schw.:* 97/10;111/3; 153/44; 188/9;
Zg.: 154/26; *Schf.:* 189, 195/1;
Rd.: 144/d; 155/22; 196/1;
Pfd.: 103/36; 104/9; 197/1; 211/8)

Die V. cava caudalis entspringt kaudal aus dem Sinus venarum cavarum der rechten Herzvorkammer. Sie läuft in der Plica venae cavae durch die rechte Pleuralhöhle zum For. venae cavae im Centrum tendineum des Zwerchfells. Mit Eintritt in die Bauchhöhle zieht sie zwischen rechtem Zwerchfellpfeiler und Leber dorsal. Dabei ist sie tierartlich und individuell unterschiedlich tief an der Facies diaphragmatica in das Lebergewebe eingesenkt, den Sulcus venae cavae prägend. Über den Margo dorsalis der Leber hinweg gelangt sie ventral der Wirbelsäule, zunächst noch dem rechten Zwerchfellpfeiler anliegend, an die rechte Seite der Aorta abdominalis, mit der sie entlang der Lendenwirbelsäule kaudal zieht. Die Endaufteilung der V. cava caudalis in die beiden Vv. iliacae communes erfolgt bei der *Ktz.* in Höhe des 6.–7., bei *Hd., Schw.* und *kl. Wdk.* des 6. Lendenwirbels, beim *Rd.* des 1. Kreuzwirbels und beim *Pfd.* des 5. Lendenwirbels. Aus dem Teilungswinkel der V. cava caudalis oder aus einer der beiden Vv. iliacae communes geht die V. sacralis mediana hervor, die beim *Pfd.* nur schwach ist oder sogar fehlt.

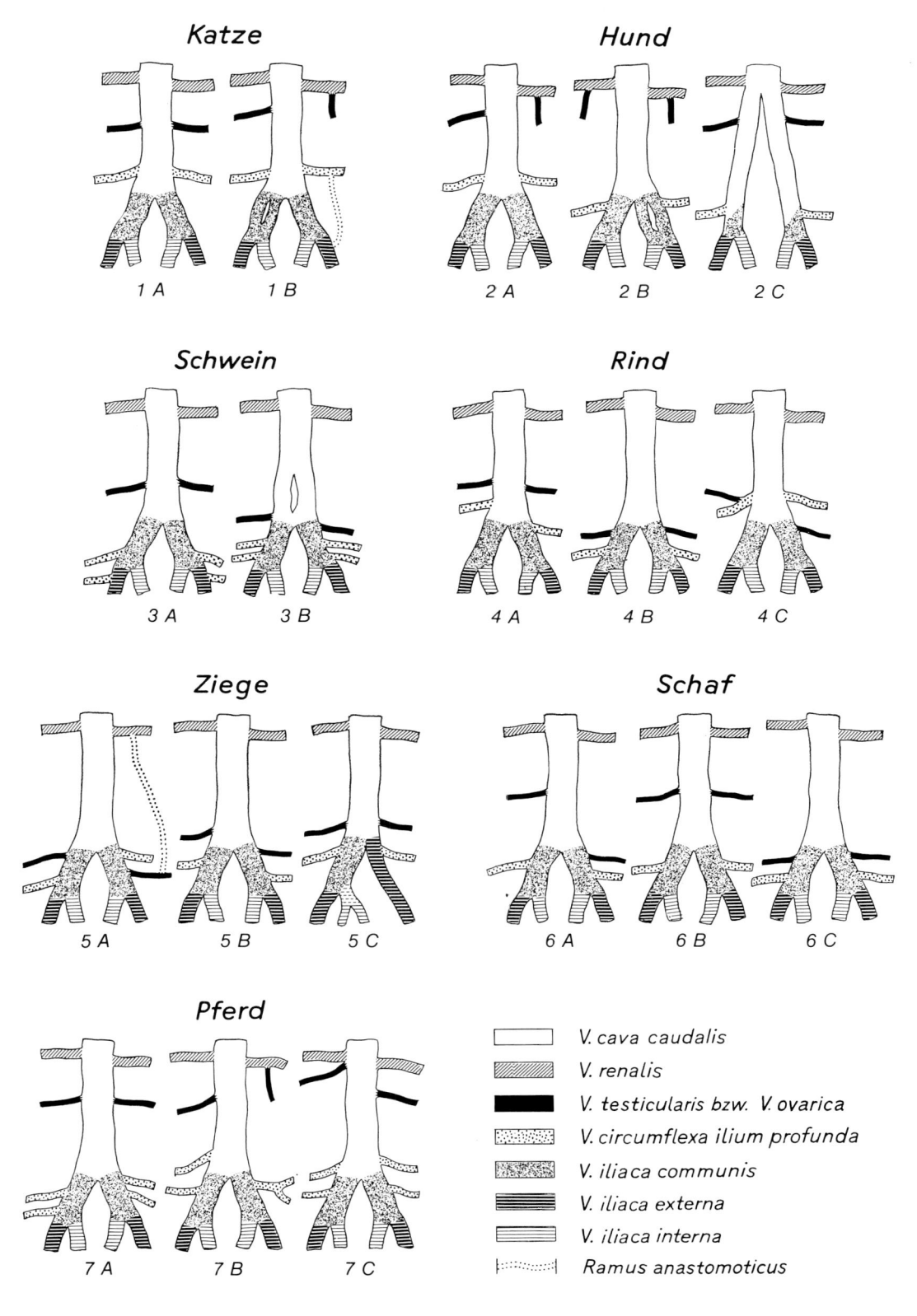

Abb. 187. Endaufteilung der Vena cava caudalis mit Varianten bei *Katze, Hund, Schwein, Rind, Ziege, Schaf* und *Pferd*. Schematisch. Ventralansicht.
(Nach Schwarz und Badawi, 1962.)

Während ihres Verlaufs entläßt die V. cava caudalis die Vv. phrenicae craniales, die V. phrenica caudalis, die V. abdominalis cranialis bei *Flfr.* und *Schw.*, die Vv. lumbales sowie die V. circumflexa ilium profunda bei *Flfr.* und manchmal auch bei *Rd.* und *Pfd.* Als Eingeweidevenen gibt sie die Vv. hepaticae, die V. renalis, die Vv. suprarenales bei *Rd.* und *Pfd.* sowie die V. testicularis bzw. die V. ovarica ab.

Venen der Bauchwand

Die **V. cava caudalis** tritt durch das Zwerchfell in die Bauchhöhle, gelangt über die Leber an die dorsale Bauchwand und begleitet hier die Aorta abdominalis. Sie entläßt seitlich die Vv. phrenicae craniales bzw. die V. phrenica caudalis, die V. abdominalis cranialis sowie dorsal die segmentalen **Vv. lumbales.**

Aus dem Ende der **V. cava caudalis** gehen lateroventral je eine **V. iliaca communis** hervor. Diese gibt weitere Vv. lumbales sowie meistens die **V. circumflexa ilium profunda** ab und teilt sich in die **V. iliaca externa,** mit Verlauf entlang der Darmbeinsäule zur Beckengliedmaße, und in die **V. iliaca interna** für die Beckenhöhle. Die V. cava caudalis setzt sich ventral vom Kreuzbein unpaar in der **V. sacralis mediana** und am Schwanz in der **V. caudalis mediana** fort.

Bei der Aufteilung der V. iliaca externa ist die **V. pudendoepigastrica** zu beachten, die neben Venen für das äußere Genitale die kaudalen Epigastricavenen entläßt. Insbesondere die **V. epigastrica caudalis superficialis** nimmt mit dem entsprechenden kranialen Gefäß Verbindung auf und bildet bei den *Wdk.* als **V. subcutanea abdominis** („Milchader") eine bedeutsame Eutervene (Punktionsstelle!).

Vv. phrenicae craniales

(*vgl.*: 149–152/*36*; *Schw.*: 97/*11, 12, 13, 33, 34*; *Pfd.*: 103/*37*; 104/*10*)

Die Vv. phrenicae craniales gehen im For. venae cavae des Centrum tendineum aus der V. cava caudalis hervor. Von diesen verläuft jederseits eine Vene, lateral gerichtet, im Centrum tendineum und verzweigt sich in den Partes costalis und sternalis. Dorsal gerichtet, entspringen Venen für die Ventralschenkel der Pars lumbalis tierartlich unterschiedlich einzeln oder gemeinsam aus den lateral gerichteten Venen oder auch aus der V. cava caudalis selbst. Dabei bestehen Anastomosen mit den Rr. phrenici der Segmentalgefäße.

V. phrenica caudalis

(*vgl.*: 149–152/*39*)

Im Bereich der Zwerchfellpfeiler zweigt jederseits aus der V. cava caudalis die V. phrenica caudalis ab. Bei *Flfr.* hat sie einen gemeinsamen Anfangsabschnitt mit der V. abdominalis cranialis. Sie vaskularisiert den Seitenschenkel und bei *Flfr.* auch den Zwischenschenkel der Pars lumbalis. Dabei kann die linke Vene ausnahmsweise bei der *Ktz.* auch aus der V. renalis entspringen. Aus der V. phrenica caudalis gehen bei *Flfr.* die **Rr. suprarenales craniales** für die Nebenniere hervor.

V. abdominalis cranialis

(*Hd.*: 149/*40*; *Schw.*: 97/*15*; 150/*40*; 188/*12*)

Aus der V. cava caudalis wird beim *Schw.* dicht kaudal der V. phrenica caudalis die V. abdominalis cranialis entlassen. Diese Vene fehlt bei *Wdk.* und Pfd. Bei *Flfr.* entspringt die V. abdominalis cranialis aus einem gemeinsamen Anfangsabschnitt mit der V. phrenica caudalis. Beim *Schw.* ist die V. abdominalis cranialis sinistra ein Ast der V. renalis. Die Aufzweigung der V. abdominalis cranialis erfolgt mit der gleichnamigen Arterie in der kranialen seitlichen Bauchwand.

Vv. lumbales

(*vgl.*: 149–152/*37*; *Ktz.*: 194/*4*; *Schw.*: 111/*2, 2'*; 188/*13*; *Schf.*: 189/*3–6*; 195/*7, 8*; *Rd.*: 196/*6*; *Pfd.*: 197/*3*)

Die Vv. lumbales sollen trotz ihres Ursprungs aus verschiedenen Venen hier zusammenfassend dargestellt werden. Die Anzahl der Lendenvenenpaare entspricht der Anzahl der Lendenwirbel.

Dabei können die rechte und die linke Vene eines Segments, aber auch die Venen

Ursprungsgefäße der Vv. lumbales

Katze	I und II V. azygos dextra	III–VI V. cava caudalis		VII V. iliaca communis
Hund	I und II, selten III V. azygos dextra	III–V (VI) V. cava caudalis	VI V. circumflexa ilium profunda V. cava caudalis V. iliaca communis	VII V. cava caudalis V. sacralis mediana V. iliaca communis V. iliaca interna
Schwein	I–III V. azygos sinistra	(III) IV und V V. cava caudalis	VI und VII V. iliaca communis rechts: V. iliaca communis dextra links: V. cava caudalis V. sacralis mediana	
kleine Wiederkäuer	I–III gemeinsames Ursprungsgefäß aus der V. azygos	(III) IV und V (VI) V. cava caudalis	VI V. iliaca communis V. sacralis mediana	VII V. sacralis mediana (*Schf.*)
Rind	I und II (III) gemeinsames Ursprungsgefäß aus der V. azygos	III–V V. cava caudalis	VI V. iliaca communis V. iliaca interna	
Pferd		I–IV (V) V. cava caudalis	(V) VI V. iliaca communis	

aufeinanderfolgender Segmente einem gemeinsamen Ursprungsgefäß entstammen. Die kranialen Lendenvenenpaare gehen, außer beim *Pfd.*, aus der tierartlich unterschiedlich ausgebildeten V. azygos hervor. Die nächstfolgenden Lendenvenenpaare, beim *Pfd.* aber auch die kranialen, entspringen aus der V. cava caudalis. Die kaudalen Vv. lumbales zweigen aus den Teilungsästen der V. cava caudalis ab. Tierartliche Besonderheiten sind in der vorstehenden Übersicht zusammengefaßt. Jede V. lumbalis begleitet kranial die gleichnamige Arterie und verzweigt sich mit dieser. Dabei verhält sich ihr R. dorsalis wie der einer V. intercostalis dorsalis.

V. circumflexa ilium profunda
(*vgl.*: 149–152/41; 187; 190–193, 212–215/4; *Ktz.*: 194/3; *Schw.*: 111/6; 188/16; *Schf.*: 189/7; 195/4; *Rd.*: 196/3; *Pfd.*: 197/41)

Aus der V. cava caudalis entspringt kurz vor deren Endaufteilung bei *Flfr.*, manchmal auch bei *Rd.* und *Pfd.* die häufig doppelte V. circumflexa ilium profunda. Beim *Schw.* sowie meistens bei *Wdk.* und *Pfd.* geht sie aus der V. iliaca communis hervor. Die tierartlichen Unterschiede des Ursprungs dieses Gefäßes sind in Abbildung 187 dargestellt. Die Vene verzweigt sich mit der gleichnamigen Arterie in der seitlichen Bauchwand; bei *Wdk.* und *Pfd.* reicht sie bis zum Rippenbogen. Bei *Hd.*, *Schw.* und *Wdk.* ist der **R. superficialis** ihres **R. caudalis** bis zur Kniefalte besonders stark ausgebildet, wobei er mit der V. epigastrica caudalis superficialis Verbindung aufnimmt.

V. iliaca communis
(*vgl.*: 149–152/51; 187; 190–193, 212–215/3; *Ktz.*: 194/5; *Schw.*: 111/4; 188/15; *Schf.*: 189/15; 195/3; *Rd.*: 196/5; *Pfd.*: 197/12)

Die Vv. iliacae communes dextra und sinistra bilden die Endaufteilung der V. cava caudalis. Dorsal aus der V. iliaca communis jeder Körperseite entspringen die letzten Vv. lumbales, und zwar die 5. beim *Pfd.*, die 6. bei *Schw.*, *Rd.* und *Pfd.* und die 7. bei *Flfr.* An die seitliche Bauchwand werden die V. circumflexa ilium profunda bei *Schw.*, *Wdk.* und *Pfd.* sowie die V. iliolumbalis beim *Pfd.* abgegeben. Aus der linken V. iliaca communis geht regelmäßig die V. testicularis sinistra bei *Schf.* und *Rd.* bzw. die V. ovarica sinistra bei *Zg.* und *Rd.* hervor. Medial vom Darmbein teilt sich jede V. iliaca communis in die V. iliaca externa und die V. iliaca interna.

V. iliaca externa

(*vgl.*: 149–152/*52*; 187; 190–193/*12*; 212–215/*5*; *Ktz.*: 194/*12*; *Schw.*: 111/*5*; 188/*26*; *Schf.*: 189/*28*; 195/*9*; *Rd.*: 196/*14*; *Pfd.*: 197/*4*)

Die V. iliaca externa geht als lateraler Teilungsast aus der V. iliaca communis hervor. Sie verläuft entlang der Darmbeinsäule zur Lacuna vasorum, bei *Schw.* und *Wdk.* zwischen den Ursprungsschenkeln des M. sartorius hindurch. Bei *Schw.* und *Pfd.* entläßt sie beim *männlichen Tier* die V. ductus deferentis bzw. beim *weiblichen Pfd.* die V. uterina. Beim *Pfd.* gibt sie auch die V. iliacofemoralis und die V. obturatoria ab (s. S. 266). Ferner gehen aus der V. iliaca externa bei *Flfr.* kurz vor Eintritt in den Can. femoralis die V. abdominalis caudalis hervor sowie bei *Flfr.* und manchmal beim *Rd.* die V. pudendoepigastrica, deren Teilungsvenen jedoch bei der *Ktz.* meist gesondert entspringen. Am Eingang zum Schenkelkanal zweigt aus der V. iliaca externa bei *allen Haussäugetieren* die kaudoventral gerichtete V. profunda femoris ab. Danach wird die V. iliaca externa durch die V. femoralis distal fortgesetzt.

V. iliacofemoralis

(*Pfd.*: 152/*53*; 193/*22'*; 215/*7*)

Die meist doppelte V. iliacofemoralis geht beim *Pfd.* aus der V. iliaca externa hervor, während die gleichnamige Arterie aus der A. obturatoria entspringt. Wie die Arterie übernimmt die Vene das Verzweigungsgebiet des R. ascendens der V. circumflexa femoris lateralis. Sie verläuft mit der Arterie kranial der Darmbeinsäule an deren lateraler Kante und teilt sich in einen lateral gerichteten, zum M. iliopsoas weiterziehenden Ast und einen Ast, der zum M. tensor fasciae latae, zum M. quadriceps femoris und durch den M. glutaeus superficialis hindurch zum M. biceps femoris gelangt.

V. profunda femoris

(*vgl.*: 149–152/*55*; 190–193/*17*; 212–215/*9*; *Ktz.*: 194/*18*; *Schw.*: 111/*8*; *Schf.*: 189/*30*; 195/*11*; *Rd.*: 196/*15*; *Pfd.*: 197/*9*)

Die V. profunda femoris entspringt bei *allen Haussäugetieren* proximal des Schenkelkanals aus der V. iliaca externa und entläßt, außer bei *Flfr.*, die V. pudendoepigastrica. Die V. profunda femoris gelangt mit der gleichnamigen Arterie zwischen M. pectineus und M. iliopsoas zu den Adduktoren und entläßt danach distal des Hüftgelenks in kaudaler Richtung die V. circumflexa femoris medialis, während sie selbst, beim *Hd.* noch als kräftiges Gefäß, kaudomedial am Os femoris distal verläuft und dabei kaudodistal gerichtete Muskeläste in die Mm. adductores abgibt. Diese entsprechen den Vv. perforantes des *Msch.* in deren Anfangsabschnitt; sie zweigen sich in den Adduktoren auf, dringen aber nicht mehr durch sie hindurch in die langen Sitzbeinmuskeln vor, mit Ausnahme eines solchen Astes beim *Hd.*

Abb. 188. Venen der Bauch- und Beckenhöhle sowie der Bauchwand eines *Schweines*. Ventralansicht. (Nach WOLFF, 1963.)
A Cartilago xiphoidea; *B* Nll. iliaci mediales; *C* Nll. iliaci laterales; *D* Nll. inguinales superficiales; *E* Oesophagus
a M. pectoralis profundus; *b* M. cutaneus trunci; *c* M. rectus abdominis; *d* M. transversus abdominis; *e* Diaphragma, Centrum tendineum, *g* Pars lumbalis, Crus sinistrum, *g'* Crus dextrum; *f* M. psoas major; *h* M. quadratus lumborum; *i* M. psoas minor; *k* M. iliacus; *l* M. obturatorius externus, Pars intrapelvina; *m* M. obliquus internus abdominis; *n* M. gracilis; *o* M. sartorius; *p* M. semimembranosus; *q* M. vastus medialis; *r* M. rectus femoris
1 V. epigastrica cranialis superficialis; *2* R. superficialis von 16″; *3* R. anastomoticus zwischen 2 und 1; *4* R. mammarius; *5* V. epigastrica caudalis superficialis, *6* Lymphknotenäste, *6'* R. anastomoticus; *7* Vv. hepati-

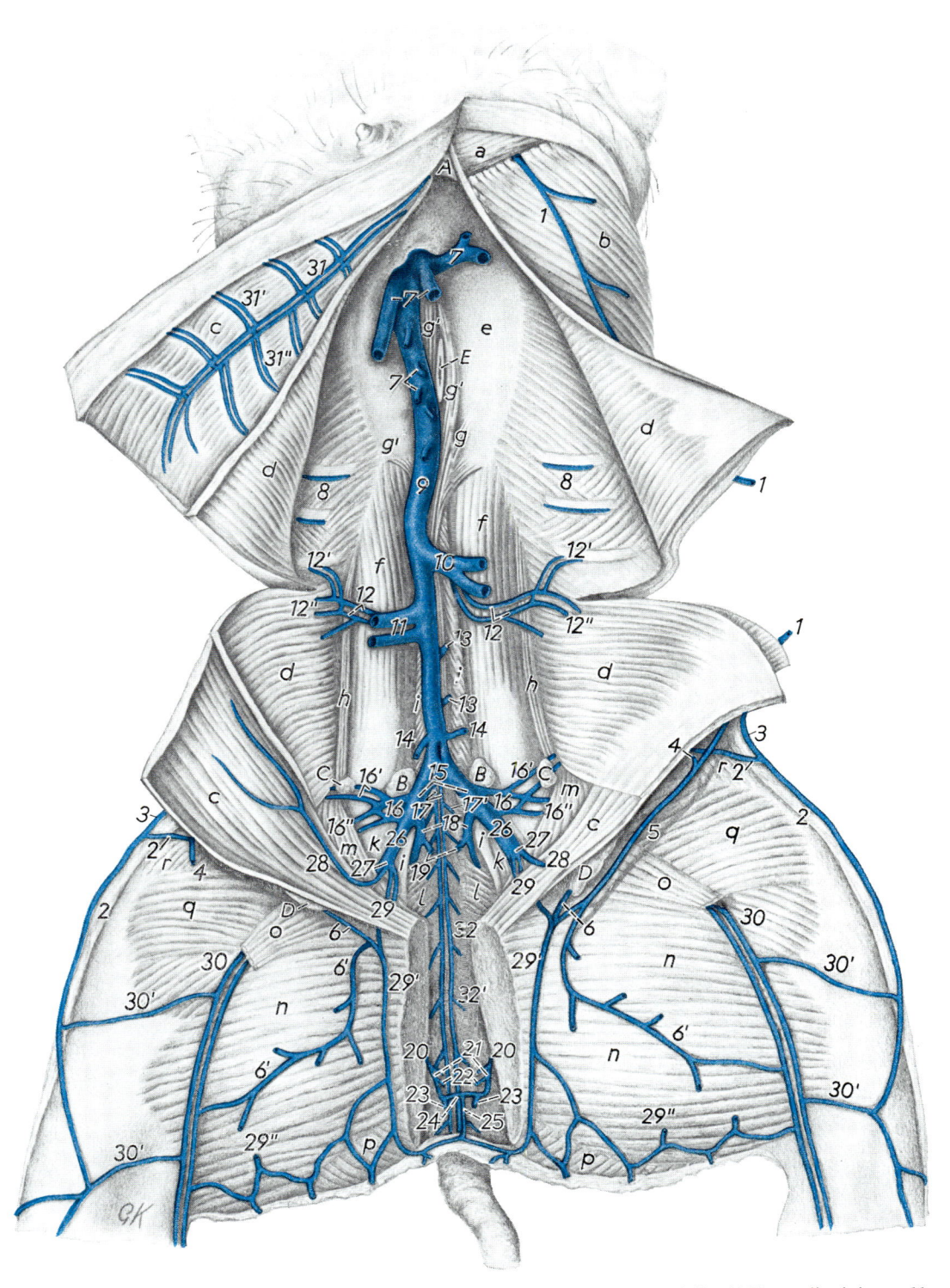

cae, vom Leberparenchym befreit; *8* Vv. intercostales dorsales; *9* V. cava caudalis; *10* V. renalis sinistra; *11* V. renalis dextra; *12* V. abdominalis cranialis; *13* Vv. lumbales; *14* V. ovarica; *15* V. iliaca communis; *16* V. circumflexa ilium profunda, *16'* R. cranialis, *16"* R. caudalis; *17* V. sacralis mediana, *17'* Rr. sacrales; *18* V. iliaca interna; *19* V. vaginalis; *20* V. pudenda interna; *21* V. perinealis ventralis; *22* V. bulbi vestibuli; *23* Vv. dorsalis und profunda clitoridis; *24, 25* V. labialis dorsalis; *26* V. iliaca externa; *27* V. pudendoepigastrica; *28* V. epigastrica caudalis; *29* V. pudenda externa, *29'* V. labialis ventralis; *30* V. saphena medialis, *30'* Rr. anastomotici; *31* V. epigastrica cranialis; *32* V. caudalis mediana, *32'* Rr. caudales

V. pudendoepigastrica

(*vgl.*: 149–152/*57*; 190–193/*14*; 212–215/*10*;
Schw.: 111/*9*; 188/*27*; *Schf.*: 189/*31*; 195/*12*;
Rd.: 196/*37*)

Die V. pudendoepigastrica entspringt aus der V. profunda femoris, außer bei *Flfr.*, bei denen sie bereits, wie manchmal auch beim *Rd.*, aus der V. iliaca externa, kurz vor deren Eintritt in den Schenkelkanal, hervorgeht. Die V. pudendoepigastrica teilt sich, bei *Wdk.* unter vorheriger Abgabe der V. abdominalis caudalis in die V. epigastrica caudalis und die V. pudenda externa. Bei der *Ktz.* gehen diese beiden Venen meistens gesondert aus der V. iliaca externa ab. Der V. pudendoepigastrica oder einem ihrer Teilungsäste entspringt auch die **V. cremasterica**.

V. abdominalis caudalis

(*Ktz.*: 194/*15*; *Hd.*: 149/*54*; 190/*13*; 212/*8*;
Schf.: 189/*32*; 195/*12'''*;
Rd.: 151/*54*; 192/*13*; 214/*8*)

Die V. abdominalis caudalis ist nur bei *Flfr.* und *Rd.* regelmäßig ausgebildet und kommt gelegentlich auch bei *kl. Wdk.* vor. Bei *Flfr.* geht sie aus der V. iliaca externa hervor. Beim *Rd.* entspringt sie aus der V. pudendoepigastrica, bei *kl. Wdk.* entweder aus dieser oder aus der V. femoralis, kann bei der *Zg.* aber auch aus der V. iliaca externa abzweigen. Bei *Flfr.* läuft sie zunächst medial über den M. obliquus internus abdominis und dann zwischen diesem und dem M. transversus abdominis in kranialer Richtung. Lateral gerichtete Zweige dringen beim *Hd.* bis in den M. obliquus externus abdominis vor. Bei *kl. Wdk.* verzweigt sie sich nur im M. obliquus internus abdominis, beim *Rd.* auch im M. transversus abdominis. Verbindungen dieser Vene werden bei der *Ktz.* zur V. epigastrica caudalis, beim *Hd.* zur V. abdominalis cranialis sowie bei *Ktz.* und *Hd.* zur V. circumflexa ilium profunda beschrieben.

V. epigastrica caudalis

(*vgl.*: 149–152/*58*; 190–193/*15*; *Ktz.*: 194/*16*;
Schw.: 188/*28*; *Schf.*: 189/*33*; 195/*12''*;
Pfd.: 197/*8*)

Die V. epigastrica caudalis zweigt noch innerhalb der Bauchhöhle als Teilungsast aus der V. pudendoepigastrica ab. Bei der *Ktz.* geht sie zuweilen aus der V. iliaca externa hervor. Mit der gleichnamigen Arterie verläuft die V. epigastrica caudalis, kranial gerichtet, an der Dorsalfläche des M. rectus abdominis. Sie senkt sich in diesen Muskel ein und nimmt im Nabelbereich bei *Hd.*, *Rd.* und *Pfd.* sowie selten beim *Schw.* Verbindung mit der V. epigastrica cranialis auf. Weitere Anastomosen bestehen bei *Flfr.* und *Rd.* zu benachbarten Venen in der Körperwand.

V. pudenda externa

(*vgl.*: 149–152/*59*; 190–193/*16*; *Ktz.*: 194/*13*;
Schw.: 188/*29*; *Schf.*: 189/*34*; 195/*12'*;
Pfd.: 197/*11*)

Die V. pudenda externa verläßt als zweiter Teilungsast der V. pudendoepigastrica durch den Leistenspalt die Bauchhöhle und entläßt nur bei der *Ktz.* zuvor die **V. vesicalis media** an die Ventralfläche der Harnblase. Beim *männlichen Pfd.* ist die Vene, die mit der A. pudenda externa durch den Leistenspalt tritt, nur schwach, während die stärkere, zusätzliche Vene, **V. pudenda accessoria**, selbständig aus der V. profunda femoris entspringt, ohne arterielle Begleitung kaudal vom M. pectineus den kranialen Randabschnitt des M. gracilis durchdringt und sich danach im Zwischenschenkelspalt geflechtartig aufzweigt. Wie die gleichnamige Arterie teilt sich die V. pudenda externa in die V. epigastrica caudalis superficialis sowie die V. scrotalis ventralis bzw. die V. labialis ventralis und entläßt beim *Pfd.* zusätzlich die V. penis cranialis.

Die **V. epigastrica caudalis superficialis** läuft an der ventralen Bauchwand in ober-

---

Abb. 189. Venen der Bauch- und Beckenhöhle sowie der Bauchwand eines *Schafes*. Ventralansicht. (Nach RAUHUT, 1962.)
A Os sacrum; *B* Ramus cranialis ossis pubis; *C* Tabula ossis ischii
a M. retractor costae; *b*, *b'*, *c* Diaphragma, Pars lumbalis: *b*, *b'* Crus dextrum, *c* Crus sinistrum; *d* M. quadratus lumborum; *e* M. psoas major; *f* M. psoas minor; *g* M. transversus abdominis; *h* M. iliocostalis lumborum; *i* M. obliquus internus abdominis; *k* Fascia iliaca; *l* Lig. sacrotuberale latum; *m* Beckensehne des M. obliquus externus abdominis; *n* M. rectus abdominis; *o* M. sacrocaudalis ventralis medialis; *p* M. sacrocau-

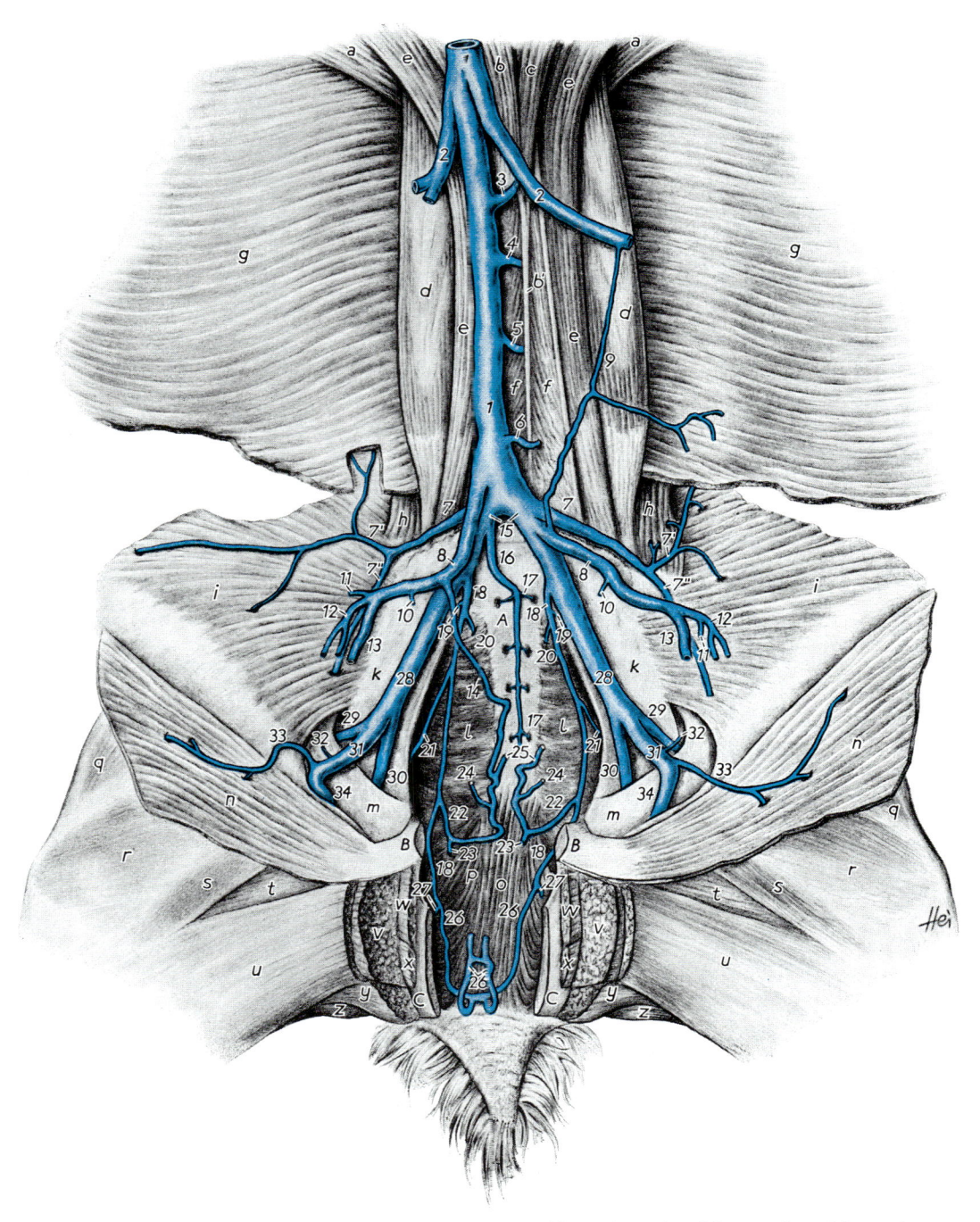

dalis ventralis lateralis; *q* M. tensor fasciae latae; *r* M. quadriceps femoris; *s* M. sartorius; *t* M. pectineus; *u* M. gracilis; *v* M. adductor; *w* M. obturatorius externus; *x* M. quadratus femoris; *y* M. semimembranosus; *z* M. semitendinosus

1 V. cava caudalis; *2* V. renalis; *3* gemeinsames Ursprungsgefäß der Vv. lumbales I und II der rechten und linken Seite mit der Einmündung der V. azygos sinistra; *4–6* gemeinsame Ursprungsgefäße für die Vv. lumbales III–V beider Seiten; *7* V. circumflexa ilium profunda, *7'* R. cranialis, *7"* R. caudalis; *8* V. ovarica; *9* R. anastomoticus zwischen V. renalis sinistra und V. ovarica sinistra; *10* V. vesicalis cranialis; *11* R. tubarius, *12* Endaufteilung für das Ovar, *13* R. uterinus von 8; *14* R. anastomoticus zwischen 8 und 25 der rechten Seite; *15* V. iliaca communis; *16* V. sacralis mediana, *17* Rr. sacrales; *18* V. iliaca interna; *19* V. iliolumbalis; *20* V. glutaea cranialis; *21* V. obturatoria; *22* V. vaginalis; *23* V. rectalis media; *24* V. vesicalis caudalis; *25* R. uterinus von 22; *26* V. pudenda interna; *26'* labialis dorsalis et mammaria; *27* V. glutaea caudalis; *28* V. iliaca externa; *29* V. femoralis; *30* V. profunda femoris; *31* V. pudendoepigastrica; *32* V. abdominalis caudalis; *33* V. epigastrica caudalis; *34* V. pudenda externa

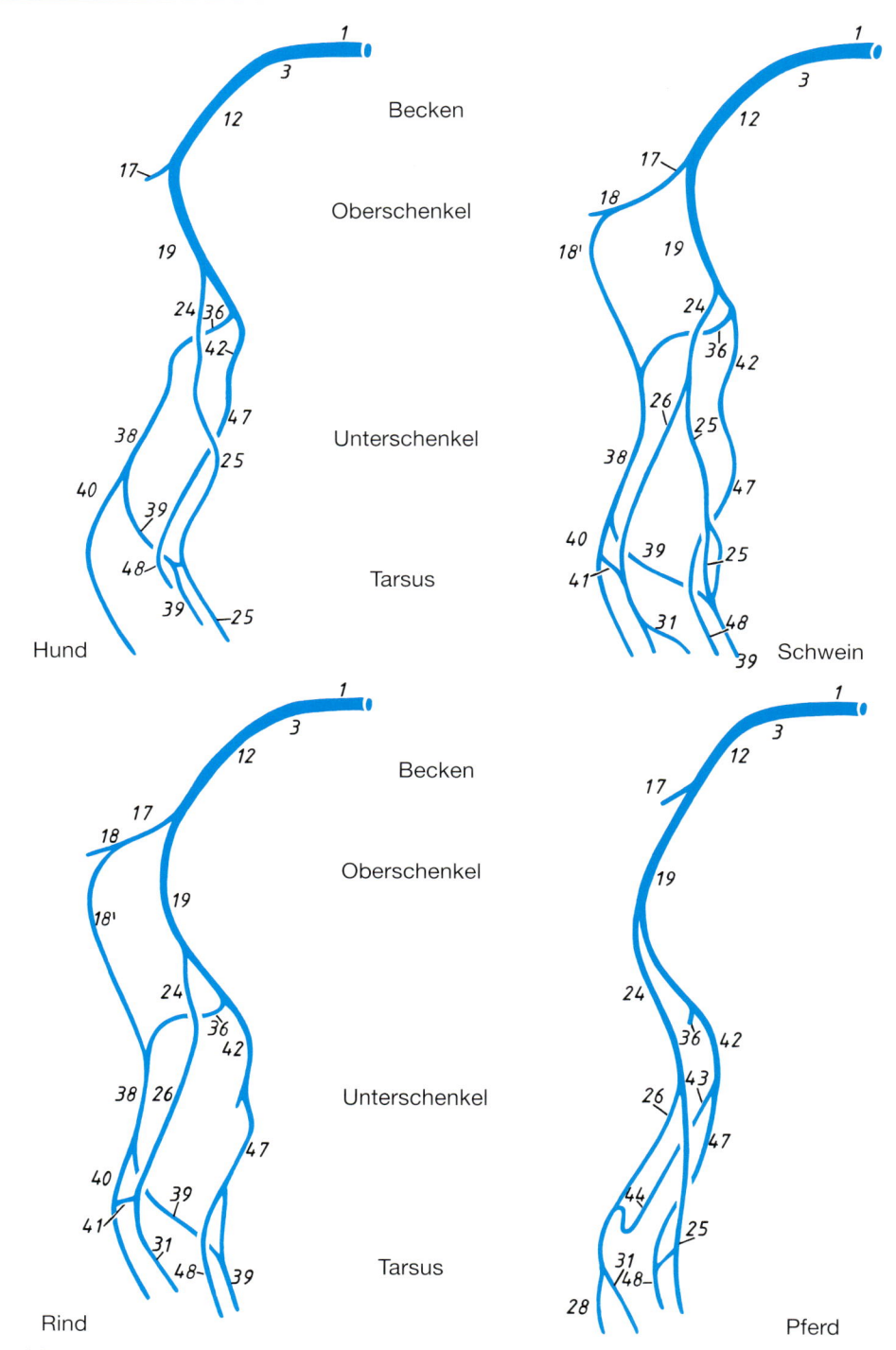

Übersicht: Hauptwege der Venen der linken Beckengliedmaße bis zum Fuß. Schematisch. Medialansicht.
Auszüge aus den Abb. 190, 191, 192 und 193 (s. S. 250). Kurze Gefäßabgänge kennzeichnen die Benennungsgrenzen der Hauptvenen.
Tiefes Venensystem: *1* V. cava caudalis; *3* V. iliaca communis; *12* V. iliaca externa; *17* V. profunda femoris; *18* V. circumflexa femoris medialis, *18'* R. descendens; *19* V. femoralis; *36* V. caudalis femoris distalis; *42* V. poplitea; *43* V. tibialis caudalis, *44* R. anastomoticus cum v. saphena mediali; *47* V. tibialis cranialis; *48* V. dorsalis pedis
Oberflächliches Venensystem: *24* V. saphena medialis, *25* R. cranialis, *26* R. caudalis; *28* V. plantaris lateralis; *31* V. plantaris medialis; *38* V. saphena lateralis, *39* R. cranialis, *40* R. caudalis, *41* R. anastomoticus cum v. saphena mediali

flächlicher Lage kranial und verbindet sich mit der V. epigastrica cranialis superficialis. Bei *Hd., Schw.* und *Rd.* bestehen außerdem Anastomosen zum R. superficialis der V. circumflexa ilium profunda. Die Äste der V. epigastrica caudalis superficialis verzweigen sich in der Haut der ventralen Bauchwand sowie bei *männlichen Haussäugetieren* als **Rr. praeputiales** im Präputium und bei *weiblichen Haussäugetieren* als **Rr. mammarii** in inguinalen und abdominalen Mammae. Bei *weiblichen Wdk.* und *Pfd.* stellt diese Vene zugleich die **V. mammaria cranialis** dar. Mit der V. epigastrica cranialis superficialis bildet sie einen wesentlichen Abfluß aus den Eutergefäßen, auch Milchader genannt, zur V. cava cranialis (s. S. 200).

Die **V. scrotalis ventralis** bzw. die **V. labialis ventralis** verzweigt sich wie der gleichnamige arterielle Ast tierartlich unterschiedlich an der Kranial- und Kaudalfläche vom Skrotum bzw. in den Schamlippen. Bei *weiblichen Wdk.* und *Pfd.* bildet die V. labialis ventralis gleichzeitig die **V. mammaria caudalis**. Bei *Wdk.* verbindet sich diese Vene im Zwischenschenkelspalt mit der V. labialis dorsalis et mammaria aus der V. perinealis ventralis.

Die **V. penis cranialis** des *Pfd.* beteiligt sich als stärkste Vene unter geflechtartiger Aufzweigung an der Bildung der V. dorsalis penis.

Venen der Beckengliedmaße

Die venöse Entsorgung der Beckengliedmaße erfolgt durch die **V. cava caudalis**, über die kurze **V. iliaca communis** und die **V. iliaca externa**. Als „tiefes Venensystem" wird die **V. iliaca externa** nach Abgang der V. profunda femoris zur **V. femoralis**, diese wiederum nach Abgabe der V. circumflexa femoris distalis in der Kniekehle zur **V. poplitea**. Ihr stärkster Ast ist die **V. tibialis cranialis,** die am Sprunggelenk in die **V. dorsalis pedis** übergeht.

Daneben besteht auch an der Beckengliedmaße ein „oberflächliches Venensystem", das im Gegensatz zu jenem der Schultergliedmaße am Unterschenkel bilateral angeordnet ist. So verläßt die **V. saphena medialis** [magna] in Oberschenkelmitte den Schenkelkanal, durchstößt die Faszie und zieht epifaszial über die Medialseite des Knies. Sie teilt sich im proximalen Drittel des Unterschenkels in den **R. cranialis** (außer bei *Wdk.*) und den **R. caudalis.**

An der Lateralseite der Kniekehle verläßt die aus der V. caudalis femoris distalis stammende **V. saphena lateralis** [parva] das tiefe Venensystem. Sie besitzt proximal eine Verbindung zur V. circumflexa femoris medialis, die bei *Wdk.* und *Schw.* den Hauptweg darstellt. Die V. saphena lateralis teilt sich (außer beim *Pfd.*) im distalen Drittel des Unterschenkels in den **R. cranialis** und den **R. caudalis** (Punktionstelle bei *Flfr.*). Beide Rami verbinden sich mit jenen der V. saphena medialis oder gewinnen direkten Anschluß an die Venen des Fußes.

Die V. profunda femoris ist bereits als Abgang der V. iliaca externa beschrieben worden (s. S. 244).

V. circumflexa femoris medialis
(*vgl.*: 149–152/56; 190–193/18; *Schw.*: 111/10; *Schf.*: 195/13; *Rd.*: 196/17; *Pfd.*: 197/10)

Die V. circumflexa femoris medialis geht aus der V. profunda femoris hervor. Sie verläuft in den Adduktoren und Rotatoren ventral des Beckenbodens und des Hüftgelenks bis in die langen Sitzbeinmuskeln. Sie entläßt den **R. obturatorius**, der kranial durch das For. obturatum in der Beckenhöhle an Teile der Mm. obturatorii gelangt und bei *Schw.* und *Wdk.* mit der V. obturatoria anastomosiert. In tierartlich unterschiedlicher Reihenfolge gibt die V. circumflexa femoris medialis weiterhin den R. acetabularis, den R. profundus, den R. ascendens und den R. transversus [R. descendens] ab. Der **R. acetabularis** zieht zum Hüftgelenk und zu den Rotatoren. Die derzeitige Benennung der übrigen Äste entspricht der Nomenklatur beim *Msch.* Die eigentliche Fortsetzung der V. circumflexa femoris medialis gelangt als **R. profundus** lateral zwischen M. obturatorius externus und M. quadratus femoris und anastomosiert mit der V. circumflexa femoris lateralis. Der **R. ascendens** verläuft zum Tuber ischiadicum und entsorgt dabei die Adduktoren und die langen Sitzbeinmuskeln. Der

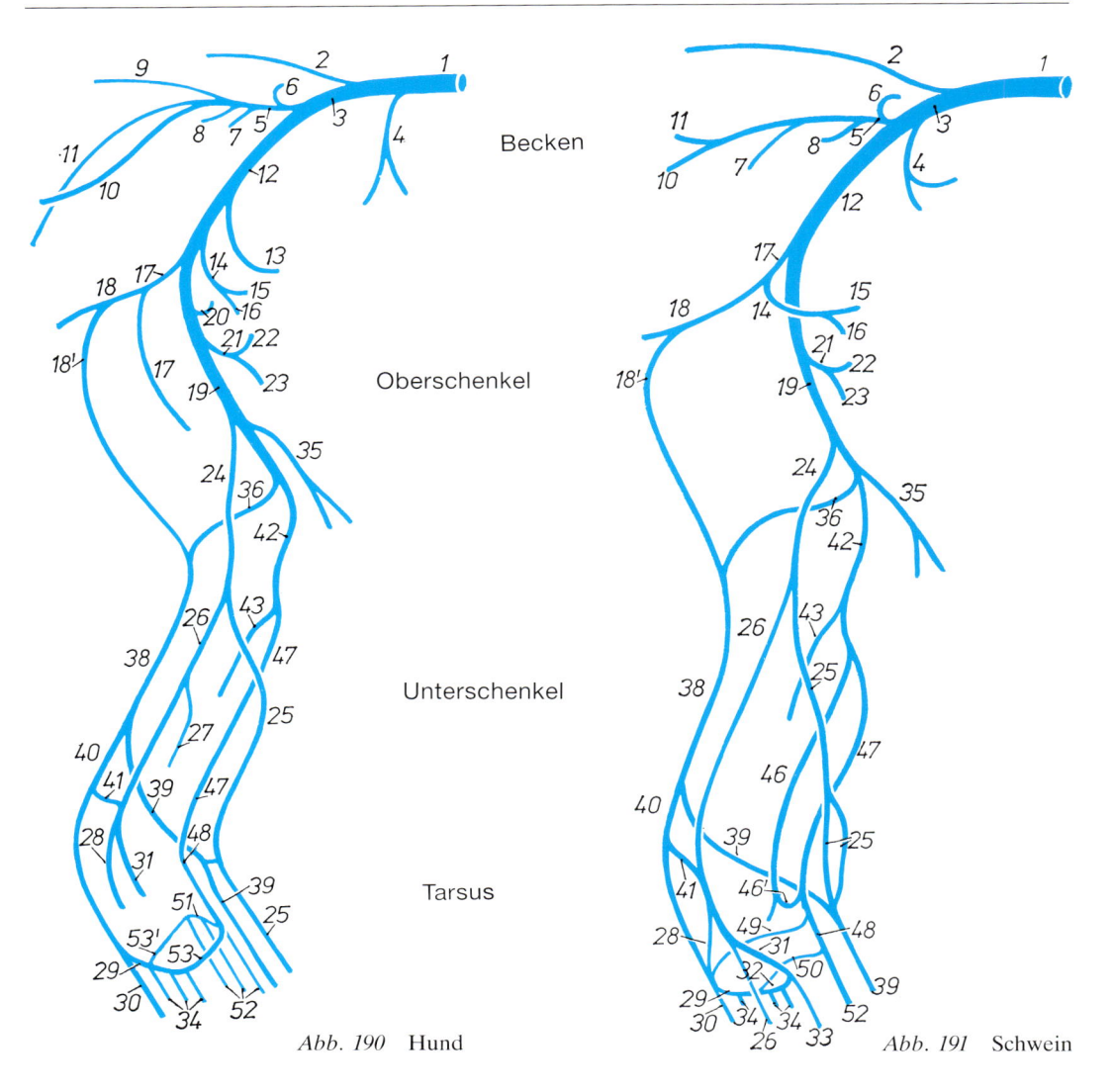

Abb. 190, 191, 192, 193. Venen der linken Beckengliedmaße bis zum Tarsalbereich von *Hund, Schwein, Rind* und *Pferd*. Schematisch. Medialansicht.
(Nach BADAWI, MÜNSTER und WILKENS, unveröffentlicht.)

1 V. cava caudalis; *2* V. sacralis mediana; *3* V. iliaca communis; *4* V. circumflexa ilium profunda; *5* V. iliaca interna; *6* V. iliolumbalis; *7* V. obturatoria; *8* V. glutaea cranialis; *9* V. caudalis lateralis superficialis; *10* V. pudenda interna; *11* V. glutaea caudalis; *12* V. iliaca externa; *13* V. abdominalis caudalis; *14* V. pudendoepigastrica; *15* V. epigastrica caudalis; *16* V. pudenda externa; *17* V. profunda femoris; *18* V. circumflexa femoris medialis, *18'* R. transversus (descendens); *19* V. femoralis; *20* V. circumflexa ilium superficialis; *21* V. circumflexa femoris lateralis, *22* R. ascendens; *22'* V. iliacofemoralis; *23* R. descendens von 21; *24* V. saphena medialis, *25* R. cranialis, *26* R. caudalis, *27* Ast von 26, noch nicht homologisiert; *28* V. plantaris lateralis, *29* R. profundus, *30* R. superficialis; *31* V. plantaris medialis, *32* R. profundus, *33* R. superficialis; *29* und *32* Arcus plantaris profundus; *34* Vv. metatarseae plantares; *35* V. genus descendens; *36* V. caudalis femoris distalis; *37* Begleitvene des N. tibialis; *38* V. saphena lateralis, *39* R. cranialis, *40* R. caudalis, *41* R. anastomoticus cum v. saphena mediali; *42* V. poplitea; *43* V. tibialis caudalis, *44* R. anastomoticus cum v. saphena mediali; *45* V. malleolaris caudalis lateralis; *46* V. interossea cruris, *46'* R. perforans; *47* V. tibialis cranialis; *48* V. dorsalis pedis; *49* V. tarsea perforans proximalis; *50* V. tarsea perforans distalis; *51* Arcus dorsalis profundus; *52* Vv. metatarseae dorsales; *53* R. perforans proximalis II; *53'* R. perforans proximalis IV

Abb. 192 Rind

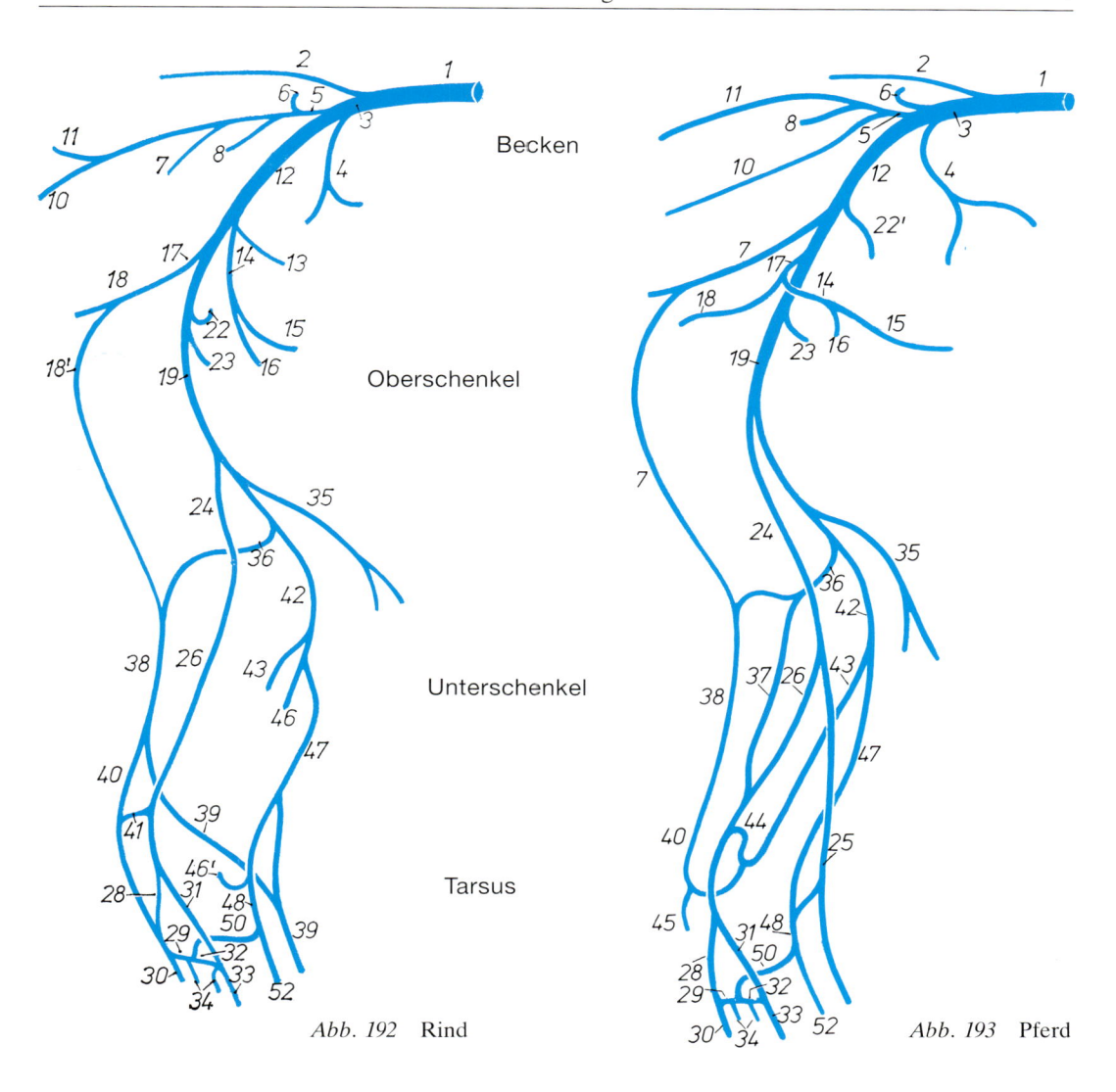

Abb. 193 Pferd

bei den *Haussäugetieren* stärkste Ast und zugleich die direkte Fortsetzung der Vene, zur Zeit **R. transversus** benannt, richtiger allerdings **R. descendens,** verläuft zwischen den langen Sitzbeinmuskeln tierartlich unterschiedlich weit distal zur Kniekehle. Seine Äste verzweigen sich in den langen Sitzbeinmuskeln, in weitester Ausdehnung bei *Schw.* und *Wdk.*, während sich beim *Hd.* die Kaudaläste der V. profunda femoris und beim *Pfd.* die V. obturatoria mehr an der Entsorgung der langen Sitzbeinmuskeln beteiligen. Aus dem R. transversus bzw. descendens geht bei *Schw.* und *Wdk.* in direkter Fortsetzung die V. saphena lateralis hervor (s. S. 254). Diese Vene ist bei *Flfr.* und *Pfd.* ein Ast der V. caudalis femoris distalis. Bei *Flfr.* und *Wdk.* anastomosiert jedoch der R. transversus bzw. descendens auch mit der V. caudalis femoris distalis. Beim *Pfd.* verbindet sich der R. transversus bzw. descendens bereits ventral vom Beckenboden mit der V. obturatoria und in der Kniekehle mit der V. caudalis femoris distalis.

V. femoralis
(*vgl.*: 149–152/62; 190–193/19; *Ktz.*: 194/17; *Schw.*: 111/12; *Schf.*: 189/29; 195/15; *Rd.*: 196/38; *Pfd.*: 104/16; 197/12)

Die V. femoralis verläuft als Fortsetzung der V. iliaca externa im Schenkelkanal distal. Dabei zieht sie kaudal der A. femoralis und medial des N. saphenus kranial am M. pectineus entlang. Distal der halben Länge vom Os femoris tritt sie an dessen Kaudalfläche und gelangt dabei durch die Mm. adductores magnus und brevis in die Kniekehle. Hier geht sie in die V. poplitea über. Die V. femoralis gibt beim *Hd.* meistens zunächst die V. circumflexa ilium superficialis ab. Sie entläßt bei *allen Haussäugetieren* noch im Anfang des Schenkelkanals die V. circumflexa femoris lateralis, beim Übertritt an die Kaudalseite des Os femoris in kaudodistaler Richtung die V. saphena medialis und kurz darauf in kraniodistaler Richtung die V. genus descendens. Kaudal gerichtet, gehen mehrere Vv. caudales femoris aus der V. femoralis hervor, von denen die V. caudalis femoris distalis bei *allen Haussäugetieren* im Bereich der Kniekehle als letztes Gefäß aus der V. femoralis abzweigt.

V. circumflexa ilium superficialis
(*Hd.:* 190/20)

Die V. circumflexa ilium superficialis ist nur bei *Flfr.* ausgebildet. Sie entspringt bei der *Ktz.* und selten beim *Hd.* aus der V. circumflexa femoris lateralis. Meistens geht sie beim *Hd.* dicht proximal der V. circumflexa femoris lateralis aus der V. femoralis hervor.

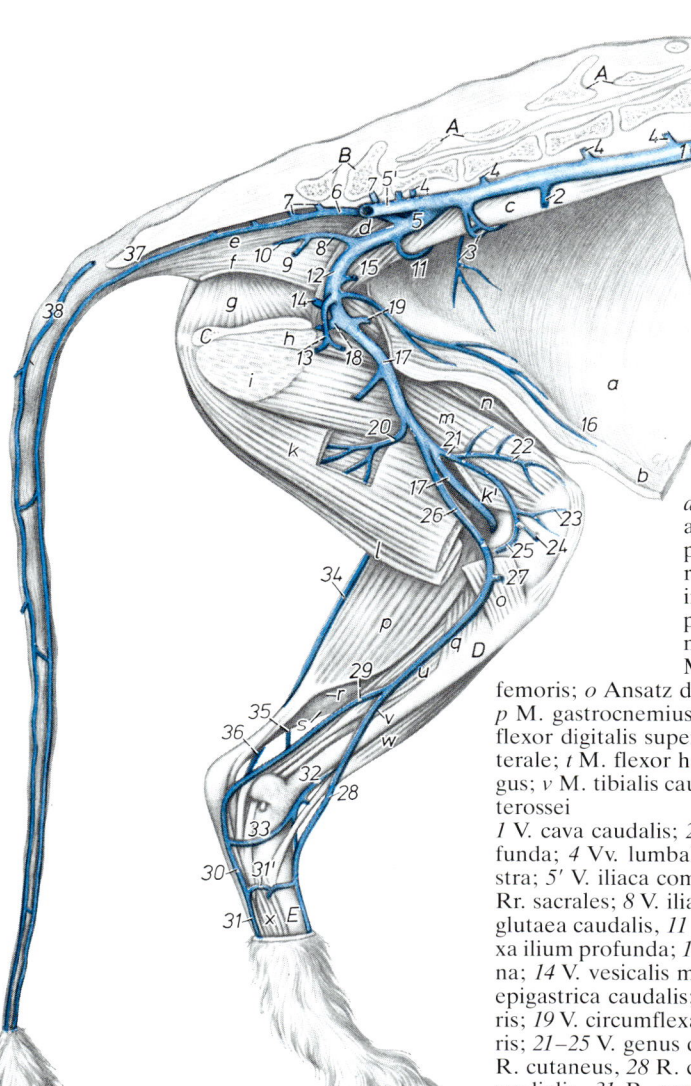

Abb. 194. Venen der linken Beckengliedmaße einer *Katze*. Medialansicht. (Nach BIEL, 1966.)
A Vertebrae lumbales; *B* Vertebrae sacrales; *C* Symphysis pelvina; *D* Tibia; *E* Os metatarsale II
a M. transversus abdominis; *b* M. rectus abdominis; *c* M. psoas minor; *d* M. iliopsoas; *e* M. sacrocaudalis ventralis lateralis; *f* M. coccygeus; *g* M. obturatorius internus; *h* M. adductor longus und M. pectineus; *i* M. adductor; *k, k'* M. semimembranosus; *l* M. semitendinosus; *m* M. vastus medialis; *n* M. rectus femoris; *o* Ansatz des kaudalen Bauches des M. sartorius; *p* M. gastrocnemius, Caput mediale; *q* M. popliteus; *r* M. flexor digitalis superficialis; *s* M. gastrocnemius, Caput laterale; *t* M. flexor hallucis longus; *u* M. flexor digitalis longus; *v* M. tibialis caudalis; *w* M. tibialis cranialis; *x* Mm. interossei
1 V. cava caudalis; *2* V. renalis; *3* V. circumflexa ilium profunda; *4* Vv. lumbales IV–VII; *5* V. iliaca communis sinistra; *5'* V. iliaca communis dextra; *6* V. sacralis mediana, *7* Rr. sacrales; *8* V. iliaca interna; *9* V. pudenda interna; *10* V. glutaea caudalis, *11* R. anastomoticus mit der V. circumflexa ilium profunda; *12* V. iliaca externa; *13* V. pudenda externa; *14* V. vesicalis media; *15* V. abdominalis caudalis; *16* V. epigastrica caudalis; *17* V. femoralis; *18* V. profunda femoris; *19* V. circumflexa femoris lateralis; *20* V. caudalis femoris; *21–25* V. genus descendens; *26* V. saphena medialis, *27* R. cutaneus, *28* R. cranialis, *29* R. caudalis; *30* V. plantaris medialis, *31* R. superficialis, *31'* R. profundus; *32* Übergang der V. tibialis cranialis in die V. dorsalis pedis; *33* V. tarsea medialis; *34* V. saphena lateralis, *35* R. cranialis, *36* R. caudalis; *37* V. caudalis mediana; *38* V. caudalis lateralis superficialis dextra

Die V. circumflexa ilium superficialis läuft über die Medialfläche des M. rectus femoris kraniodorsal und gelangt zwischen den M. tensor fasciae latae und den kaudalen Bauch des M. sartorius. Mit mehreren Zweigen entsorgt sie die genannten Muskeln sowie mit einem weiteren Ast, der oberflächlich die Spina iliaca ventralis cranialis erreicht, den kranialen Bauch des M. sartorius.

V. circumflexa femoris lateralis
(vgl.: 190–193/*21, 22, 23;*
Ktz.: 194/19; Schw.: 111/13; Rd.: 196/39;
Pfd.: 104/17; 197/13)

Die V. circumflexa femoris lateralis entspringt proximal im Schenkelkanal aus der V. femoralis. Sie teilt sich, mit Ausnahme beim *Pfd.*, in den R. ascendens, den R. descendens und den R. transversus. Der **R. ascendens** entläßt Zweige an das Hüftgelenk und zieht zum M. glutaeus profundus sowie zum M. glutaeus medius. Ein Nebenast aus diesem oder aus der V. circumflexa femoris lateralis gelangt bei *Schw.* und *Rd.*, denen eine V. circumflexa ilium superficialis fehlt, zum M. tensor fasciae latae und anastomosiert mit dem R. superficialis der V. circumflexa ilium profunda. Der **R. descendens,** der stärkste Ast, verzweigt sich vornehmlich im M. quadriceps femoris. Der **R. transversus** bildet als schwacher Ast die eigentliche Fortsetzung der Vene. Er zieht, lateral gerichtet, zwischen M. rectus femoris und M. vastus medialis, gibt Äste in die Mm. vasti intermedius und lateralis ab und anastomosiert kaudal im Oberschenkelhalsbereich mit der V. circumflexa femoris medialis. Beim *Pfd.* wird das proximale Verzweigungsgebiet dieser Vene von der V. iliacofemoralis übernommen (s. S. 244).

V. saphena medialis [magna]
(vgl.: 190–193/*24; 198–201/11;*
Ktz. 194/26; Hd.: 92/c'; 202/4;
Schw.: 111/14; 188/30; 203/4; Schf.: 195/16;
Rd.: 196/42; Pfd.: 123/1, 19; 197/18; 205/4)

Die V. saphena medialis entspringt am distalen Ende des Schenkelkanals aus der V. femoralis. Sie begleitet in ihrem Verlauf mit der gleichnamigen Arterie den N. saphenus und teilt sich wenig distal vom Kniekehlgelenk im Ansatzbereich des M. semitendinosus, außer bei *Wdk.,* in den R. cranialis und den R. caudalis. Bei *Wdk.* ist nur der R. caudalis ausgebildet. Im gesamten Verlauf entläßt die V. saphena medialis Muskeläste an die benachbarten Muskeln, wie M. gracilis und M. flexor digitalis profundus.

Der **R. cranialis**, der sich beim *Schw.* noch in den R. lateralis und den R. medialis gabelt, läuft als oberflächliches Gefäß kranial am Unterschenkel entlang zur Sprunggelenksbeuge. Hier anastomosiert beim *Hd.* der R. cranialis mit dem R. cranialis der V. saphena lateralis, wobei diese beiden Venenäste auch für eine kurze Strecke miteinander vereinigt sein können. Danach beteiligt sich der R. cranialis an der Bildung der dorsalen gemeinsamen Zehenvenen. Bei der *Ktz.* setzt sich der R. cranialis direkt in die V. digitalis dorsalis communis II fort. Beim *Hd.* ist dem R. cranialis die **V. tarsea medialis** (s. S. 259) angeschlossen, die aus ihrem oberflächlichen Anfangsabschnitt noch den R. plantaris superficialis entläßt, der auf der Plantarseite die V. plantaris medialis ersetzt und den Arcus plantaris superficialis mitbildet. Beim *Schw.* verbindet sich der R. lateralis, der zuvor den R. medialis wieder aufgenommen hat, in der Sprunggelenksbeuge mit dem R. cranialis der V. saphena lateralis und beteiligt sich damit an der Bildung der dorsalen gemeinsamen Zehenvenen.

Der **R. caudalis** überquert mit der entsprechenden Arterie medial den M. flexor digitalis pedis longus in kaudodistaler Richtung. Bei *Flfr.* entspringt aus dem Anfang des R. caudalis eine arterienparallele Vene, die zwischen der Tibia und Anteilen des tiefen Zehenbeugers in laterodistalem Verlauf das distale Ende der Tibia erreicht. Hier geht sie bei der *Ktz.* in den **R. interosseus** über, der durch die Membrana interossea cruris hindurch die V. tibialis cranialis mit kaudalen Unterschenkelvenen verbindet. Wie die entsprechende Arterie (s. S. 150) hat diese Vene noch keine homologe Benennung gefunden. Proximal des Tarsalgelenks erreicht der R. caudalis kraniomedial am Fersensehnenstrang den N. tibialis, mit dem er über das Sustentaculum tali zieht. Noch proximal des Sprunggelenks besteht, außer beim *Pfd.*, ein starker R. anastomoticus zum R. caudalis der V. saphena lateralis. Mit Erreichen des Sprunggelenks teilt sich der R. caudalis in die **V. plantaris medialis** und die **V. plantaris lateralis.** Diese bilden mit tierartlichen Unterschieden sowie unter Beteiligung des R. caudalis der V. saphena lateralis jeweils über ihren **R. profundus** den Arcus plantaris profundus als Ausgang für die Vv. metatarseae plantares sowie jeweils mit ihrem **R. superficialis** den Ausgang für Vv. digitales plantares. Tierartliche Besonderheiten zeigen sich vor allem bei *Flfr.* und *Schw.* Bei der *Ktz.* ist allein die V. plantaris medialis ausgebildet. Beim *Hd.* sind beide Plantarvenen nur schwach und enden bereits an der Streckseite des Tarsalgelenks, wobei sich die V. plantaris medialis mit der V. *tarsea medialis* verbinden kann und diese die funktionelle Fortsetzung zum Arcus plantaris superficialis übernimmt. Beim *Schw.* setzt sich der R. caudalis nach Abgabe zunächst der schwachen V. plantaris lateralis und dann der V. plantaris medialis als oberflächliches mittleres Gefäß auf die Planta pedis zum oberflächlichen Bogen fort.

V. genus descendens
(*vgl.*: 190–193/35; *Ktz.*: 194/21–25; *Schf.*: 195/19; *Rd.*: 196/82; *Pfd.*: 197/15)

Die V. genus descendens entspringt nach Abgang der V. saphena medialis aus der V. femoralis, noch bevor diese an die Kaudalfläche des Os femoris gelangt. Sie zieht am kaudalen Rand des M. vastus medialis zum Kniegelenk und entläßt zwei bis drei Äste. Mit diesen entsorgt sie den M. vastus medialis, beteiligt sich tierartlich unterschiedlich an der Vaskularisation der übrigen Anteile des M. quadriceps, gibt Äste an die Mm. adductores magnus und brevis sowie den M. semimembranosus ab, bei der *Ktz.* auch an den M. sartorius, und erreicht das Kniegelenk. Hier entsorgt sie den medialen Bereich des Kniekehlgelenks, das Kniescheibengelenk sowie das Corpus adiposum infrapatellare.

Vv. caudales femoris
(*vgl.*: 190–193/36; *Ktz.*: 194/20; *Schw.*: 111/15; *Schf.*: 195/20, 20'; *Rd.*: 196/40, 85, 86; *Pfd.*: 197/16)

Aus der V. femoralis gehen, kaudal gerichtet, neben kleineren Muskelästen bis zu drei kräftige Muskeläste hervor, die **Vv. caudales femoris proximalis, media** und **distalis.** Von diesen zweigt die erste schon proximal der V. saphena medialis aus der V. femoralis ab, während die dritte und stärkste, bei *allen Haussäugetieren* ausgebildet, proximal vom Ursprung des M. gastrocnemius als letzter Ast aus der V. femoralis entspringt.

Die V. caudalis femoris distalis teilt sich in einen zwischen den langen Sitzbeinmuskeln kaudal gerichteten Ast und einen Ast, der kaudal über das Caput laterale des M. gastrocnemius kaudodistal verläuft, jedoch bei *Schw.* und *Wdk.* gleich an seinem Ursprung von der V. saphena lateralis aufgenommen wird, die bei *diesen Haussäugetieren* bereits weiter proximal aus der V. circumflexa femoris medialis hervorgeht. Bei *Flfr.* und *Pfd.* entläßt die V. caudalis femoris distalis anstelle des distal verlaufenden Astes die V. saphena lateralis, die beim *Pfd.* sehr dünn ist, und gibt beim *Pfd.* zuvor noch die arterienparallele **Begleitvene des N. tibialis** ab. Diese verbindet sich proximal vom Sprunggelenk mit dem R. caudalis der V. saphena medialis.

Die Vv. caudales femoris sowie die schwächeren Muskeläste beteiligen sich an der Entsorgung der Adduktoren und der langen Sitzbeinmuskeln zusammen mit den bereits beschriebenen Ästen aus der V. profunda femoris beim *Hd.*, aus der V. circumflexa femoris medialis bei *Ktz., Schw.* und *Wdk.* sowie aus der V. obturatoria beim *Pfd.* Dabei bilden diese Venen miteinander Anastomosen. Das Verzweigungsgebiet der V. caudalis femoris distalis reicht sogar bis in den kaudalen Bereich des Unterschenkels.

V. saphena lateralis [parva]
(*vgl.*: 190–193/38; 198–201/2; *Ktz.*: 194/34; *Hd.*: 92/d; 202/1; *Schw.*: 111/11; 203/1; *Schf.*: 195/14; *Rd.*: 196/24; 204/1; *Pfd.*: 124/23; 197/20)

Die V. saphena lateralis setzt bei *Flfr.* und *Pfd.* den Verlauf der V. caudalis femoris distalis fort. Bei *Schw.* und *Wdk.* geht sie schon weiter proximal aus der V. circumflexa femoris medialis hervor. Zwischen M. biceps femoris und M. semitendinosus gelangt sie kaudal vom M. gastrocnemius an den Tendo calcaneus communis und hier in subkutane Lage. Sie begleitet den N. cutaneus surae caudalis und, mit Ausnahme bei *Wdk.*, den kaudodistalen Ast der A. caudalis femoris distalis in Richtung zum Kalkaneus. Sie entläßt bei *Flfr.* und *Wdk.* Muskeläste an den M. gastrocnemius und einen oberflächlichen Ast, der am Fersensehnenstrang zunächst lateral verläuft und dann über plantar medial an den Kalkaneus tritt. Beim *Pfd.* ist sie nur schwach. Bei den *anderen Haussäugetieren* teilt sie sich noch am Fersensehnenstrang, etwa an der Stelle, an der sich die Sehne des oberflächlichen Zehenbeugers um die des M. gastrocnemius windet, in den R. cranialis und den R. caudalis.

Der **R. cranialis,** der dem *Pfd.* fehlt, überquert den Unterschenkel lateral und erreicht die Tarsalbeuge. Er ist stärker als der R. cranialis der V. saphena medialis. Mit diesem bzw. beim *Schw.* mit dessen lateralem und medialem Ast verbindet er sich über eine Anastomose, den **R. anastomoticus cum v. saphena mediali.** Beim *Hd.* können sich die beiden Rr. craniales statt dessen für eine kurze Strecke miteinander vereinigen. Außerdem ist beim *Hd.* dem R. cranialis der V. saphena lateralis die V. tarsea lateralis angeschlossen (s. S. 259). Die Rr. craniales der beiden Vv. saphenae bilden die Ausgangsgefäße für die dorsalen Zehenvenen.

Der **R. caudalis** endet beim *Pfd.* unter Verbindung mit der V. malleolaris caudalis

Abb. 195. Venen der linken Beckengliedmaße eines *Schafes.* Medialansicht. (Nach FREYTAG, 1962.)
A Vertebrae lumbales; *B* Os sacrum; *C* Lig. sacrotuberale latum; *D* Symphysis pelvina; *E* Os ilium; *F* Nl. subiliacus; *G* Nl. popliteus profundus; *H* Tibia; *J* Os metatarsale III et IV

a M. transversus abdominis; *b* M. obliquus internus abdominis; *c* Beckensehne des M. obliquus externus abdominis; *d* M. psoas major; *e, e'* M. iliacus; *f* M. psoas minor; *g* M. coccygeus; *h* M. obturatorius externus, Pars intrapelvina; *i* M. adductor; *k* M. semimembranosus; *l* M. semitendinosus; *m* M. glutaeobiceps; *n* M. pectineus; *o* M. vastus medialis; *p* M. rectus femoris; *q* M. tensor fasciae latae; *r* M. gastrocnemius, Caput mediale, *r'* Caput laterale; *s* M. flexor digitalis superficialis; *t* M. popliteus; *u* M. fibularis tertius; *v* M. flexor digitalis longus; *w* M. tibialis caudalis

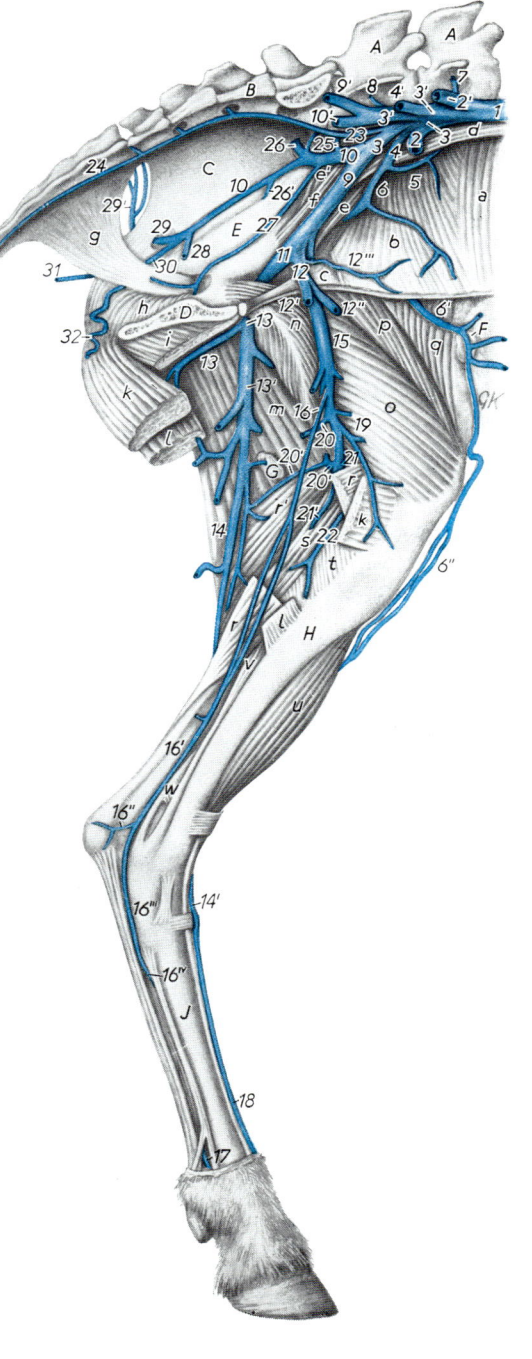

1 V. cava caudalis; *2, 2'* V. ovarica sinistra bzw. dextra; *3, 3'* V. iliaca communis sinistra bzw. dextra; *4, 4'* V. circumflexa ilium profunda sinistra bzw. dextra, *5* R. cranialis, *6* R. caudalis, *6'* R. superficialis, *6"* R. anastomoticus mit dem R. cranialis der V. saphena lateralis; *7* V. lumbalis V sinistra; *8* V. lumbalis VI sinistra; *9, 9'* V. iliaca externa sinistra bzw. dextra; *10, 10'* V. iliaca interna sinistra bzw. dextra; *11* V. profunda femoris; *12* V. pudendoepigastrica; *12'* V. pudenda externa; *12"* V. epigastrica caudalis; *12'''* V. abdominalis caudalis; *13* V. circumflexa femoris medialis; *13'* R. transversus (descendens); *14* V. saphena lateralis, *14'* R. cranialis; *15* V. femoralis; *16* V. saphena medialis, *16'* R. caudalis, *16"* Rr. calcanei; *16'''* V. plantaris medialis, *16^{IV}* R. profundus; *17* V. digitalis plantaris communis II; *18* V. digitalis dorsalis communis III; *19* V. genus descendens; *20* V. caudalis femoris media; *20'* V. caudalis femoris distalis; *21* V. poplitea; *21'* V. suralis; *22* V. tibialis caudalis; *23* V. sacralis mediana mit Rr. sacrales; *24* V. caudalis mediana; *25* V. iliolumbalis; *26* V. glutaea cranialis, *26'* R. muscularis; *27* V. obturatoria; *28* V. vaginalis; *29* V. glutaea caudalis, *29'* R. muscularis; *30* V. pudenda interna; *31* V. perinealis ventralis; *32* V. labialis dorsalis et mammaria

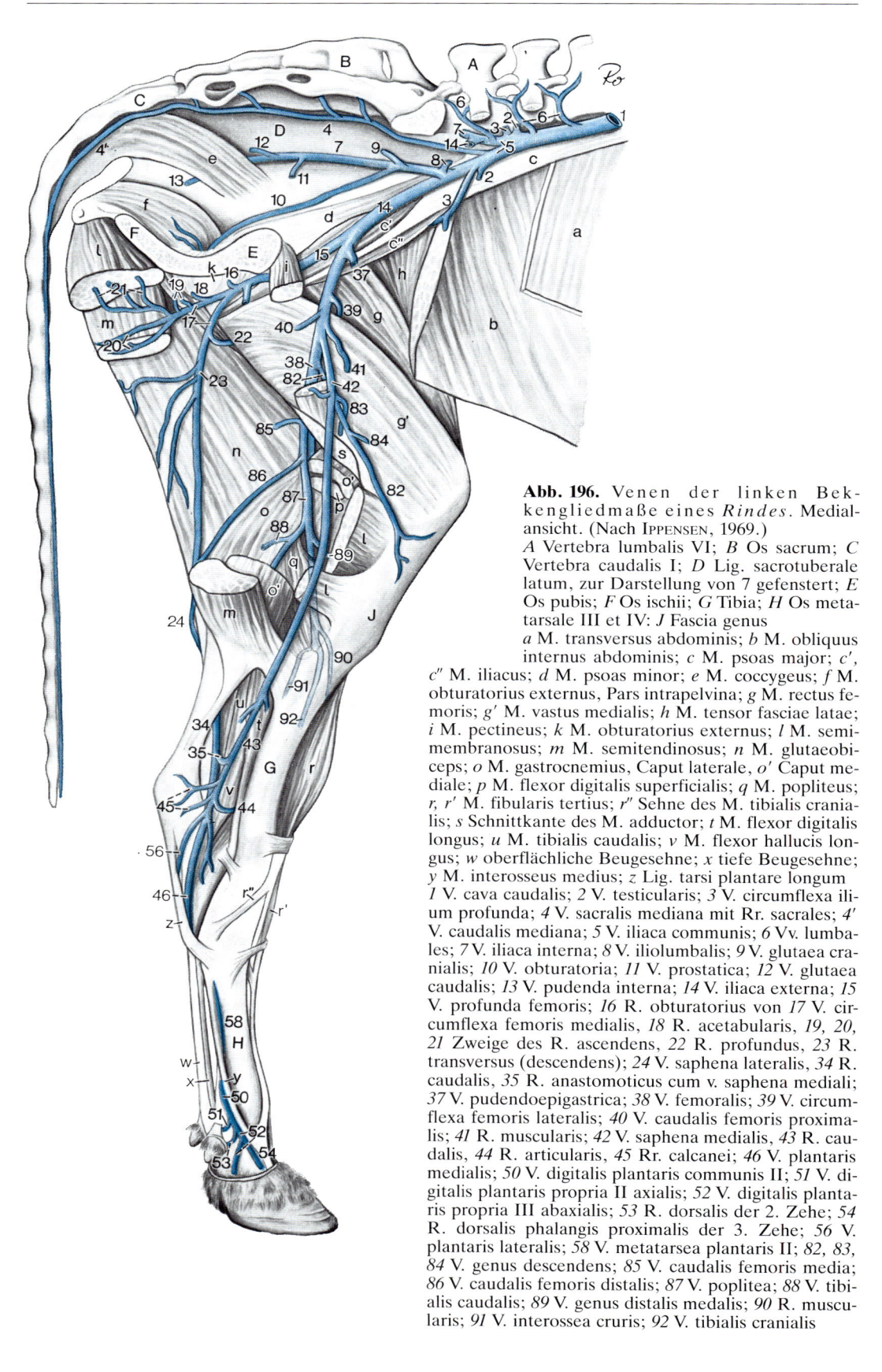

Abb. 196. Venen der linken Beckengliedmaße eines *Rindes*. Medialansicht. (Nach IPPENSEN, 1969.)

A Vertebra lumbalis VI; *B* Os sacrum; *C* Vertebra caudalis I; *D* Lig. sacrotuberale latum, zur Darstellung von 7 gefenstert; *E* Os pubis; *F* Os ischii; *G* Tibia; *H* Os metatarsale III et IV: *J* Fascia genus

a M. transversus abdominis; *b* M. obliquus internus abdominis; *c* M. psoas major; *c′, c″* M. iliacus; *d* M. psoas minor; *e* M. coccygeus; *f* M. obturatorius externus, Pars intrapelvina; *g* M. rectus femoris; *g′* M. vastus medialis; *h* M. tensor fasciae latae; *i* M. pectineus; *k* M. obturatorius externus; *l* M. semimembranosus; *m* M. semitendinosus; *n* M. glutaeobiceps; *o* M. gastrocnemius, Caput laterale, *o′* Caput mediale; *p* M. flexor digitalis superficialis; *q* M. popliteus; *r, r′* M. fibularis tertius; *r″* Sehne des M. tibialis cranialis; *s* Schnittkante des M. adductor; *t* M. flexor digitalis longus; *u* M. tibialis caudalis; *v* M. flexor hallucis longus; *w* oberflächliche Beugesehne; *x* tiefe Beugesehne; *y* M. interosseus medius; *z* Lig. tarsi plantare longum

1 V. cava caudalis; *2* V. testicularis; *3* V. circumflexa ilium profunda; *4* V. sacralis mediana mit Rr. sacrales; *4′* V. caudalis mediana; *5* V. iliaca communis; *6* Vv. lumbales; *7* V. iliaca interna; *8* V. iliolumbalis; *9* V. glutaea cranialis; *10* V. obturatoria; *11* V. prostatica; *12* V. glutaea caudalis; *13* V. pudenda interna; *14* V. iliaca externa; *15* V. profunda femoris; *16* R. obturatorius von *17* V. circumflexa femoris medialis, *18* R. acetabularis, *19, 20, 21* Zweige des R. ascendens, *22* R. profundus, *23* R. transversus (descendens); *24* V. saphena lateralis, *34* R. caudalis, *35* R. anastomoticus cum v. saphena mediali; *37* V. pudendoepigastrica; *38* V. femoralis; *39* V. circumflexa femoris lateralis; *40* V. caudalis femoris proximalis; *41* R. muscularis; *42* V. saphena medialis, *43* R. caudalis, *44* R. articularis, *45* Rr. calcanei; *46* V. plantaris medialis; *50* V. digitalis plantaris communis II; *51* V. digitalis plantaris propria II axialis; *52* V. digitalis plantaris propria III abaxialis; *53* R. dorsalis der 2. Zehe; *54* R. dorsalis phalangis proximalis der 3. Zehe; *56* V. plantaris lateralis; *58* V. metatarsea plantaris II; *82, 83, 84* V. genus descendens; *85* V. caudalis femoris media; *86* V. caudalis femoris distalis; *87* V. poplitea; *88* V. tibialis caudalis; *89* V. genus distalis medalis; *90* R. muscularis; *91* V. interossea cruris; *92* V. tibialis cranialis

Abb. 197. Venen der rechten Beckengliedmaße eines *Pferdes*. Medialansicht. (Nach ELLENBERGER und BAUM, 1932.)
a M. transversus abdominis; *b* M. obliquus internus abdominis; *c* M. psoas minor; *d* M. sartorius; *e* M. obturatorius internus; *f* M. quadriceps femoris; *g* M. pectineus; *h* M. biceps femoris, mediale Seite, Mm. adductores weggeschnitten; *i* M. semitendinosus; *k* M. semimembranosus; *l* M. gastrocnemius, Caput laterale, *m* Caput mediale; *n* M. flexor digitalis superficialis; *o* M. flexor digitalis longus; *p* M. extensor digitalis longus; *q* Tendo femorotarseus auf M. tibialis cranialis
1 V. cava caudalis; *2* V. iliaca communis; *3* V. lumbalis VI; *4* V. iliaca externa; *5* V. iliolumbalis; *6* V. iliacofemoralis; *7* V. obturatoria; *8* V. epigastrica caudalis; *9* V. profunda femoris; *10* V. circumflexa femoris medialis; *11* V. pudenda externa, nicht arterienparalleles Gefäß; *12* V. femoralis; *13* V. circumflexa femoris lateralis, R. descendens; *14* V. saphena medialis, distal R. cranialis; *15* V. genus descendens; *16* V. caudalis femoris distalis, Rr. musulares abgesetzt; *17* V. poplitea; *18* V. saphena medialis, R. caudalis, nimmt die Begleitvene des N. tibialis aus der V. caudalis femoris distalis auf; *19* V. tibialis caudalis; *20* V. saphena lateralis; *21* V. malleolaris caudalis lateralis; *22* V. plantaris medialis, *23* R. superficialis in V. digitalis plantaris communis II übergehend; *24* V. plantaris lateralis, R. superficialis, in V. digitalis plantaris communis III übergehend; *25* V. tarsea perforans distalis; *26* V. metatarsea plantaris II; *27* V. tibialis cranialis, in V. dorsalis pedis übergehend; *28* V. metatarsea dorsalis II; *29* V. digitalis dorsalis communis II aus dem R. cranialis der V. saphena medialis; *30* Anastomose des Arcus plantaris profundus distalis mit den Vv. digitales plantares communes; *31* V. digitalis plantaris propria III medialis; *32* V. iliaca interna; *33* V. pudenda interna; *34* V. prostatica; *35* V. perinealis ventralis; *36* V. glutaea cranialis; *37, 38* V. glutaea caudalis; *39* V. caudalis mediana; *40* V. caudalis ventrolateralis; *41* V. circumflexa ilium profunda

lateralis. Bei den *anderen Haussäugetieren* verbindet er sich proximal vom Sprunggelenk mit dem R. caudalis der V. saphena medialis kaudal des tiefen Zehenbeugers über eine Anastomose, den **R. anastomoticus cum v. saphena mediali.** In distaler Richtung zieht der R. caudalis lateral am Kalkaneus entlang und vereinigt sich distal von diesem, außer bei *Flfr.* und selten bei *kl. Wdk.*, mit der schwächeren V. plantaris lateralis. Diese Gefäßvereinigung, bei *Flfr.* und meistens bei *kl. Wdk.* allein der R. caudalis, bildet gemeinsam mit der V. plantaris medialis den Arcus plantaris profundus sowie weiter distal den Arcus plantaris superficialis als Ausgang für die Vv. metatarseae plantares bzw. für die Vv. digitales plantares communes.

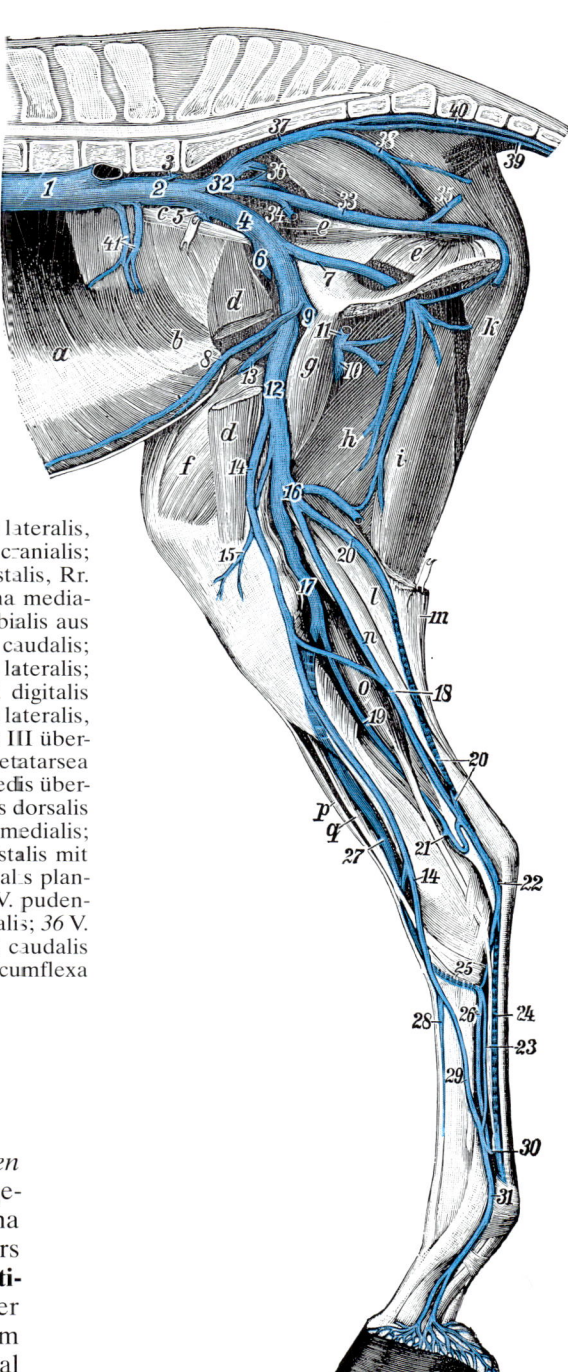

V. poplitea
(*vgl.*: 190–193/42; Schw.: 111/16; Schf.: 195/21; Rd.: 196/87; Pfd.: 197/17)

Die V. poplitea setzt entsprechend der gleichnamigen Arterie die V. femoralis nach Abgang der V. caudalis femoris distalis kaudal am Os femoris fort. Sie tritt zwischen die Köpfe des M. gastrocnemius, gelangt über die Inc. poplitea und wird danach vom M. popliteus kaudal bedeckt. Hier, bei der *Ktz.* schon an dessen Proximalrand, entläßt sie die V. tibialis caudalis. Proximal am Spatium interosseum cruris geht sie in die V. tibialis cranialis über. Diese stellt damit die eigentliche Fortsetzung der V. poplitea dar, während die kaudal der Tibia verlaufenden Äste für die Entsorgung des Fußes kaum Bedeutung haben, sondern zu Muskelgefäßen geworden sind. Daher findet sich in der zugänglichen Literatur keine einheitliche Benennung der kaudal am Unterschenkel gelegenen Gefäße, und eine endgültige Homologisierung dieser Gefäße steht bisher noch aus. Bis zu der beschriebenen Aufteilung entläßt die V. poplitea die **Vv. surales,** Muskeläste vornehmlich für den M. gastrocnemius und die Zehenbeuger sowie die Vv. genus. Diese sind tierartlich unterschiedlich als proximales und distales Gefäßpaar, **Vv. genus proximales** bzw. **distales medialis** und **lateralis,** sowie als mittleres unpaares Gefäß, **V. genus media,** ausgebildet. Sie treten, kranial gerichtet, lateral und medial sowie kaudal an das Kniegelenk. Nicht bei *allen Haussäugetieren* sind alle fünf Vv. genus ausgebildet. Ferner kann der Ursprung einzelner dieser Venen auf benachbarte Venen der V. poplitea verlagert sein.

V. tibialis caudalis

(*vgl.:* 190–193/43; *Schf.:* 195/22; *Rd.:* 196/88; *Pfd.:* 123/24; 197/19; 201/32)

Die V. tibialis caudalis entspringt aus der V. poplitea proximal an der Kaudalfläche der Tibia, zwischen dieser und dem M. popliteus bzw. bei der *Ktz.* am Proximalrand des Muskels. Während sie bei *Schw.* und *Pfd.* kranial vom M. popliteus verläuft, zieht sie bei *Flfr.* und *Wdk.* über die Kaudalfläche dieses Muskels distal und verzweigt sich als Muskelast in den kaudal an der Tibia gelegenen Streckern des Tarsalgelenks und den Beugern der Zehengelenke. Eine Verbindung mit dem R. caudalis der V. saphena medialis wird in Höhe des Kalkaneus besonders bei *Schw.* und *Pfd.* beschrieben. Beim *Pfd.* entspringt aus dieser Verbindung zuvor die **V. malleolaris caudalis lateralis,** die sich lateral im Gelenkbereich verzweigt und mit dem R. caudalis der V. saphena lateralis anastomosiert.

V. tibialis cranialis

(*vgl.:* 190–193/47; 198–201/35; *Ktz.:* 194/32; *Rd.:* 196/92; *Pfd.:* 124/28; 197/27; 206/1)

Die V. tibialis cranialis geht am distalen Rand des M. popliteus aus der V. poplitea hervor und bildet bei den *Haussäugetieren* deren Fortsetzung. Sie entläßt die V. interossea cruris und tritt proximal durch das Spatium interosseum cruris. Danach zieht sie, meist als Doppelvene, vom M. tibialis cranialis bedeckt, kraniolateral an der Tibia entlang distal. Sie entsorgt die Beuger des Tarsalgelenks und die Strecker der Zehengelenke. Beim *Rd.* durchbohrt einer dieser Muskeläste selbständig die Membrana interossea cruris neben der V. tibialis cranialis. Aus der V. tibialis cranialis zweigt bei der *Ktz.* in der proximalen, beim *Rd.* in der distalen Hälfte des Unterschenkels ein arterienparalleler R. superficialis ab. Er gelangt durch die Faszie hindurch in oberflächliche Lage und verbindet sich mit dem R. cranialis der V. saphena lateralis bei der *Ktz.* im distalen Drittel des Unterschenkels und beim *Rd.* in Höhe des Os malleolare. Proximal des Tarsalgelenks entläßt die V. tibialis cranialis bei *Ktz., Schw.* und *Rd.* den **R. perforans.** Dieser tritt durch die Membrana interossea cruris an die Kaudalfläche der Tibia und vereinigt sich dort nur beim *Schw.* mit der V. interossea cruris, die allein beim *Schw.* so weit distal reicht. Beim *Rd.* zieht er dieser Vene nur in proximaler Richtung entgegen und bekommt, bei *Schw.* sowie *Ktz.* weiter kaudal verlaufend, Anschluß an einen Gelenkast des R. caudalis der V. saphena lateralis. Bei *allen Haussäugetieren* geht die V. tibialis cranialis am Tarsalgelenk in die V. dorsalis pedis über.

V. interossea cruris

(*Schw.:* 191/46; *Rd.:* 192/46; 196/91)

Die V. interossea cruris entspringt noch zwischen Tibia und M. popliteus aus der V. tibialis cranialis und wird bei *Schw.* und *Rd.* zum Muskelgefäß für die skelettnahen Anteile des tiefen Zehenbeugers. Nur beim *Schw.* zieht sie weiter distal und verbindet sich über den R. perforans mit der V. tibialis cranialis.

V. dorsalis pedis
(vgl.: 190–193/48; 198–201/36;
Ktz.: 194/32; Schf.: 195/18; Rd.: 196/95;
Pfd.: 124/29; 197/27; 206/2)

Die V. dorsalis pedis verläuft als tiefes Gefäß in Fortsetzung der V. tibialis cranialis, ebenfalls meist paarig ausgebildet, dorsal über die Fußwurzel. Sie entläßt bei *Ktz.*, *Schw.* und gelegentlich auch beim *Rd.* die **V. tarsea medialis** und die **V. tarsea lateralis.** Diese Venen, die beim *Hd.* aus dem R. cranialis der V. saphena medialis (s. S. 253) bzw. dem der V. saphena lateralis hervorgehen, verlaufen, medial bzw. lateral gerichtet, unter Aufzweigung an die jeweilige Seite des Tarsalgelenks. Beim *Schw.* und gelegentlich beim *Rd.* entspringt der V. tarsea lateralis die **V. tarsea perforans proximalis,** die zwischen Talus und Kalkaneus zur Planta pedis zieht und mit der V. plantaris lateralis anastomosiert. Die V. dorsalis pedis entläßt danach die **V. tarsea perforans distalis,** die durch den Can. tarsi ebenfalls zur Planta pedis gelangt und in den Arcus plantaris profundus einmündet. Die V. dorsalis pedis wird daraufhin zum Ausgangsgefäß für die dorsalen Metatarsalvenen.

Venen am Hinterfuß der Fleischfresser[*]

Plantare Venen
(*Ktz.*: 194/29–31′; *Hd.*: 190; 198)

Der R. caudalis der V. saphena medialis geht, abweichend von den arteriellen Verhältnissen, bei der *Ktz.* nur in die V. plantaris medialis über; beim *Hd.* erfolgt zwar noch die Teilung in die Vv. plantares medialis und lateralis, jedoch enden diese als rudimentäre Gefäße bereits im Tarsalbereich. Dabei verbindet sich die V. plantaris medialis beim *Hd.* mit der V. tarsea medialis. Bei der *Ktz.* teilt sich die V. plantaris medialis in den R. profundus und den R. superficialis. Die zweite kaudale Vene zum plantaren Gefäßsystem des Fußes bei der *Ktz.* und die alleinige kaudale beim *Hd.* ist der R. caudalis der V. saphena lateralis. Dieser gelangt lateral über den Kalkaneus zur Planta pedis und teilt sich bei der *Ktz.* etwa auf halber Länge, beim *Hd.* proximal am Metatarsus in den R. profundus und den R. superficialis auf. Dieser R. profundus bildet bei der *Ktz.* mit der V. plantaris medialis unter Beteiligung des R. perforans proximalis II, beim *Hd.* allein mit dem letztgenannten den **Arcus plantaris profundus.** Dieser steht beim *Hd.* auch noch über den **R. perforans proximalis IV** mit dem dorsalen tiefen Bogen in Verbindung. Aus dem plantaren tiefen Bogen gehen bei *Ktz.* und *Hd.* die **Vv. metatarseae plantares II–IV** hervor, wobei die zweite beim *Hd.* unvollständig sein kann. Die plantaren Metatarsalvenen sind über **Rr. perforantes distales** mit den dorsalen Metatarsalvenen verbunden und enden nicht direkt in den plantaren gemeinsamen Zehenvenen, sondern bereits im Arcus plantaris superficialis.

Bei der *Ktz.* bilden der R. superficialis der V. plantaris medialis und der R. superficialis aus dem R. caudalis der V. saphena lateralis im distalen Drittel des Metatarsus den **Arcus plantaris superficialis.** Dieser Bogen besitzt starke Verbindungsäste, und zwar medial mit dem R. cranialis der V. saphena medialis sowie lateral mit dem R. cranialis der V. saphena lateralis. Beim *Hd.* wird der **Arcus plantaris superficialis** von dem R. plantaris superficialis aus der V. tarsea medialis, der medial um das Os metatarsale II auf dessen halber Länge oberflächlich auf die Planta pedis gelangt, und von dem R. superficialis aus dem R. caudalis der V. saphena lateralis gebildet. Der Arcus plantaris superficialis nimmt bei *Ktz.* und *Hd.* die Vv. metatarseae plantares auf und entläßt die **Vv. digitales plantares communes II–IV** sowie bei der *Ktz.* auch die **Vv. digitales plantares II abaxialis** und **V abaxialis.** Die V. digitalis plantaris communis III ist bei der *Ktz.* rudimentär und besteht allein aus dem **R. tori metatarsei.** Die Vv. digitales plantares communes teilen sich in die **Vv. digitales plantares propriae,** wobei die Vv. digitales plantares propriae III axialis und IV axialis bei der *Ktz.* vornehmlich über die **Rr. plantares phalangium proximalium** angeschlossen sind. Beim *Hd.* können die plantaren besonderen Venen an der 3. und 4. Zehe axial und abaxial abschnittsweise nicht ausgebildet sein. Die **Vv. interdigitales II** und **IV** verbinden sich mit der plantaren besonderen abaxialen Vene der 3. bzw. 4. Zehe. Beim *Hd.* kann auch die **V. interdigitalis III** vorkommen und sich mit der plantaren besonderen axialen Vene der 3. oder 4. Zehe vereinigen.

---

[*] Allgemeingültige Erläuterungen über Topographie und Nomenklatur der Blutgefäße am Fuß wurden bereits S. 97ff. gegeben.

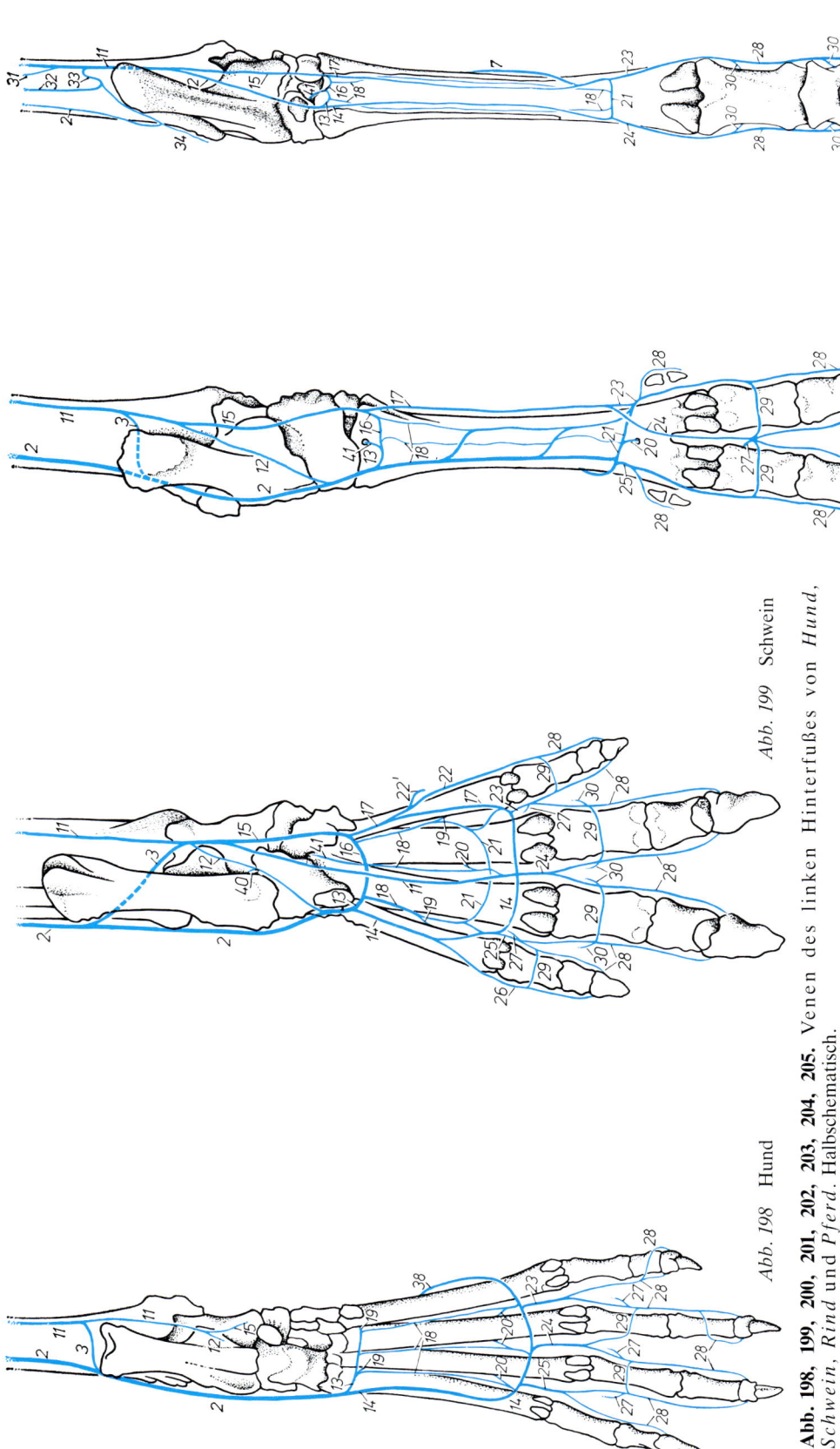

Abb. 198, 199, 200, 201, 202, 203, 204, 205. Venen des linken Hinterfußes von *Hund*, *Schwein*, *Rind* und *Pferd*. Halbschematisch.
(Nach Münster, Badawi und Wilkens, unveröffentlicht.)
Abb. 198–201: Plantaransicht. Abb. 202–205: Dorsalansicht.
1 R. cranialis, *2* R. caudalis der V. saphena lateralis, *3* R. anastomoticus cum v. saphena mediali; *4* R. cranialis der V. saphena medialis, *4'* R. medialis, *4''* R. lateralis; *5* Arcus dorsalis superficialis; *6–9* Vv. digitales dorsales communes I–IV; *10* Vv. digitales dorsales propriae; *11* R. caudalis der V. saphena medialis; *12* V. plantaris lateralis; *13* R. profundus; *14* R. superficialis; *15* V. plantaris medialis; *16* R. profundus, *17* R. superficialis; *13* und *16* Arcus plantaris profundus, beim *Hd.* nur *13*; *14* und *17* Arcus plantaris

Venen am Hinterfuß 261

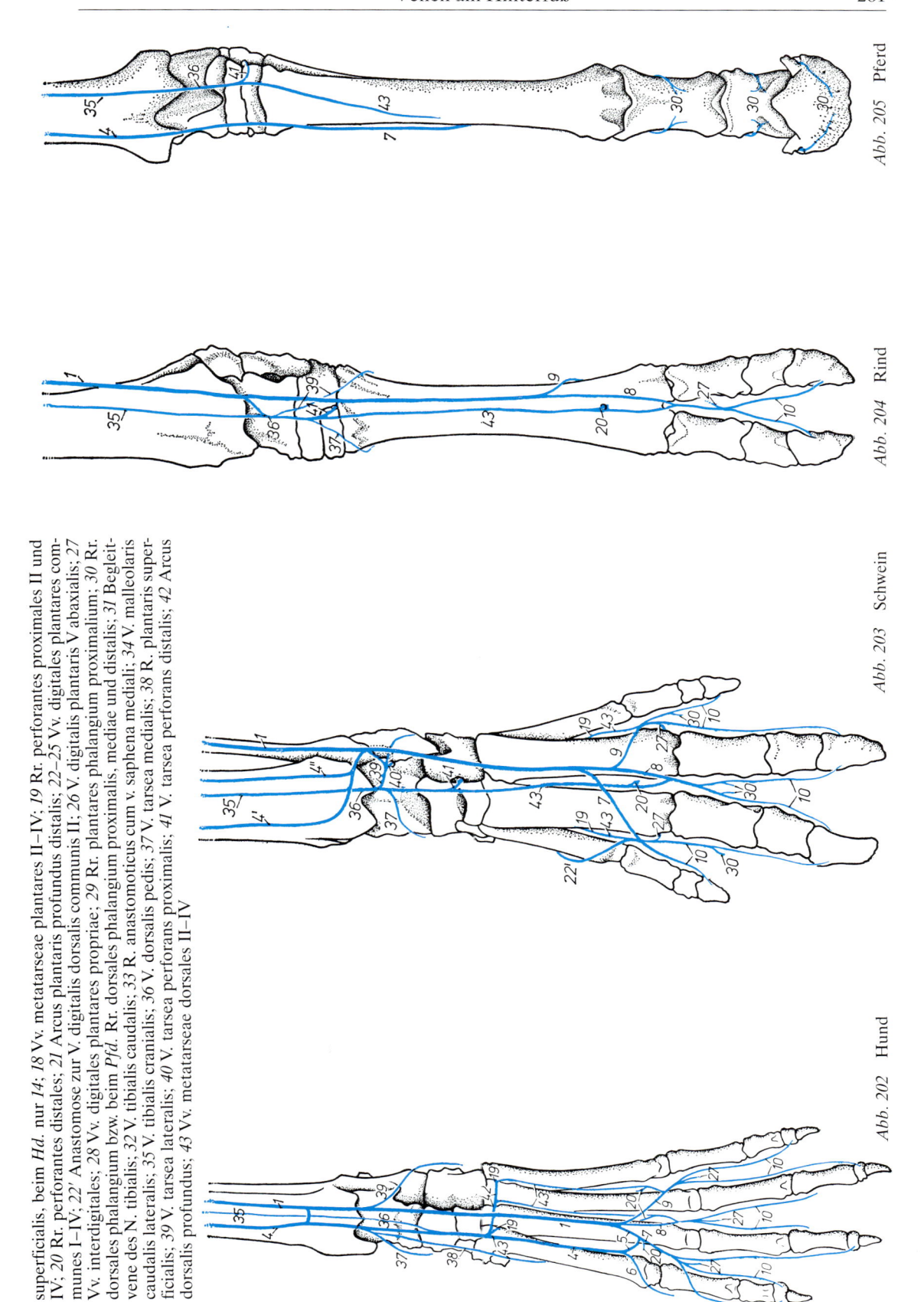

Abb. 205 Pferd

Abb. 204 Rind

Abb. 203 Schwein

Abb. 202 Hund

superficialis, beim *Hd.* nur *14*; *18* Vv. metatarseae plantares II–IV; *19* Rr. perforantes proximales II und IV; *20* Rr. perforantes distales; *21* Arcus plantaris profundus distalis; *22–25* Vv. digitales plantares communes I–IV; *22'* Anastomose zur V. digitalis dorsalis communis II; *26* V. digitalis plantaris V abaxialis; *27* Vv. interdigitales; *28* Vv. digitales plantares propriae; *29* Rr. plantares phalangium proximalium; *30* Rr. dorsales phalangium bzw. beim *Pfd.* Rr. dorsales phalangium proximalis, mediae und distalis; *31* Begleitvene des N. tibialis; *32* V. tibialis caudalis; *33* R. anastomoticus cum v. saphena mediali; *34* V. malleolaris caudalis lateralis; *35* V. tibialis cranialis; *36* V. dorsalis pedis; *37* V. tarsea medialis; *38* R. plantaris superficialis; *39* V. tarsea lateralis; *40* V. tarsea perforans proximalis; *41* V. tarsea perforans distalis; *42* Arcus dorsalis profundus; *43* Vv. metatarseae dorsales II–IV

Dorsale Venen
(*Ktz.*: 194/*32, 33, 35, Hd.*: 190; 202)

Die V. dorsalis pedis entläßt bei der *Ktz.* in Höhe des Talus die Vv. tarseae medialis und lateralis und anastomosiert in halber Höhe des Tarsalgelenks bei *Ktz.* und *Hd.* mit dem R. cranialis der V. saphena medialis. Dabei bildet sie beim *Hd.* mit diesem Ast bis zum Arcus dorsalis profundus ein einheitliches Gefäß. Der **Arcus dorsalis profundus** ist bei *Ktz.* und *Hd.* unvollständig. Er entsteht proximal am Metatarsus aus einem transversalen Ast der V. dorsalis pedis, parallel der A. arcuata, der sich nur beim *Hd.* über den R. perforans proximalis IV mit dem plantaren tiefen Bogen vereinigt. Aus diesem Arcus dorsalis profundus gehen die **Vv. metatarseae dorsales II–IV** hervor. Bei der *Ktz.* fehlt meistens die dritte dorsale Metatarsalvene. Außerdem sind bei *Ktz.* und *Hd.* die zweite, nach Abgabe des R. perforans proximalis II, und bei der *Ktz.* auch die vierte dorsale Metatarsalvene rudimentär. Der **R. perforans proximalis II** stellt bei *Ktz.* und *Hd.* die starke Verbindung zwischen dorsalem und plantarem tiefen Fußvenensystem her. Nur beim *Hd.* münden die dorsalen Metatarsalvenen nach Verbindung über die Rr. perforantes distales mit den plantaren Metatarsalvenen in die Vv. digitales dorsales communes ein.

Bei der *Ktz.* entsendet der R. cranialis der V. saphena medialis im distalen Drittel des Metatarsus den medialen Verbindungsast zum plantaren oberflächlichen Bogen und geht in die **V. digitalis dorsalis communis II** über. Der R. cranialis der V. saphena lateralis gibt auf halber Länge des Metatarsus den lateralen Verbindungsast zum plantaren oberflächlichen Bogen ab und gabelt sich etwas weiter distal in die **Vv. digitales dorsales communes III und IV.**

Beim *Hd.* entläßt der R. cranialis der V. saphena medialis in der Tarsalbeuge die V. tarsea medialis, aus der sogleich der R. plantaris superficialis abzweigt. Der R. cranialis der V. saphena lateralis gibt etwa in gleicher Höhe die V. tarsea lateralis ab. Distal am Metatarsus vereinigen sich der R. cranialis der V. saphena medialis und der R. cranialis der V. saphena lateralis zum **Arcus dorsalis superficialis.** Aus diesem Bogen entspringen die **Vv. digitales dorsales communes I–IV.** Da die 1. Zehe meistens fehlt, wird die V. digitalis dorsalis communis I dann zur **V. digitalis dorsalis II abaxialis.**

Die dorsalen gemeinsamen Zehenvenen teilen sich beim *Hd.* nach Vereinigung mit den dorsalen Metatarsalvenen in die **Vv. digitales dorsales propriae.** Über die Vv. interdigitales, mit Ausnahme der dritten bei der *Ktz.*, erfolgt die Verbindung mit der Plantarseite.

Venen am Hinterfuß des Schweines

Plantare Venen
(*Schw.*: 111/*14', 19, 20;* 191; 199)

Der R. caudalis der V. saphena medialis, der distal des R. anastomoticus cum v. saphena laterali stärker ist, entläßt in Höhe des Sustentaculum tali die schwache V. plantaris lateralis, etwas weiter distal die starke V. plantaris medialis und setzt sich selbst als schwächeres Gefäß, meist noch paarig, oberflächlich auf die Planta pedis fort. Die V. plantaris medialis teilt sich in Höhe der Articulationes tarsometatarseae in den stärkeren R. profundus und den schwächeren R. superficialis. Die V. plantaris lateralis vereinigt sich mit dem starken R. caudalis der V. saphena lateralis, nimmt die V. tarsea perforans proximalis auf und teilt sich danach in gleicher Höhe wie die V. plantaris medialis in den ebenfalls stärkeren R. profundus und den schwächeren R. superficialis. Die beiden Rr. profundi bilden den **Arcus plantaris profundus** unter Beteiligung der V. tarsea perforans distalis. Aus dem Bogen entspringen die **Vv. metatarseae plantares II–IV.** Die zweite und vierte plantare Metatarsalvene entlassen jeweils den **R. perforans proximalis II** bzw. **IV,** aus dem die gleichzählige dorsale Metatarsalvene hervorgeht. Nur die dritte plantare Metatarsalvene verbindet sich über den **R. perforans distalis III** mit der gleichzähligen dorsalen Metatarsalvene. Die Vv. metatarseae plantares II und IV münden in den plantaren oberflächlichen Bogen ein, vereinigen sich vorher aber auch mit der V. metatarsea plantaris III zum **Arcus plantaris profundus distalis.** Dieser nimmt über die V. metatarsea plantaris III mit dem oberflächlichen Bogen bzw. mit dem in diesen einmündenden R. caudalis der V. saphena medialis Verbindung auf.

Der R. superficialis der V. plantaris medialis und der der V. plantaris lateralis bilden mit dem R. caudalis der V. saphena medialis distal am Metatarsus den **Arcus plantaris superficialis.** Aus diesem Bogen entspringen die **Vv. digitales plantares communes I–IV** und die **V. digitalis plantaris V abaxialis**. Die gemeinsamen plantaren Zehenvenen teilen sich in die **Vv. digitales plantares propriae**, wobei die erste gemeinsame plantare Zehenvene allein die **V. digitalis plantaris propria II abaxialis** abgibt und daher als V. digitalis plantaris II abaxialis bezeichnet werden kann. Sie entläßt eine starke Anastomose zur V. digitalis dorsalis communis II. Die **Vv. interdigitales II** und **IV** verbinden sich mit dorsalen besonderen Zehenvenen.

Dorsale Venen
(*Schw.:* 111/*14″, 18;* 191; 203)

Die V. dorsalis pedis entläßt proximal am Tarsus die Vv. tarseae medialis und lateralis sowie distal davon zum Arcus plantaris profundus die meist doppelte V. tarsea perforans distalis. Die V. tarsea perforans proximalis ist ein Ast der V. tarsea lateralis. Beim Wechsel auf den Metatarsus geht die V. dorsalis pedis in die **V. metatarsea dorsalis III** über. Diese verbindet sich durch den R. perforans distalis III mit der gleichzähligen plantaren Metatarsalvene und mündet in die dritte dorsale gemeinsame Zehenvene ein. Die **Vv. metatarseae dorsales II** und **IV** gehen jeweils über den R. perforans proximalis II bzw. IV aus der gleichzähligen plantaren Metatarsalvene hervor und münden in die zweite bzw. vierte dorsale gemeinsame Zehenvene ein. Dabei nimmt die zweite kurz zuvor die Anastomose von der V. digitalis plantaris communis I auf.

Im Bereich des Talokruralgelenks vereinigen sich der R. medialis und der R. lateralis, beide aus dem R. cranialis der V. saphena medialis, im Bogen miteinander. Zuvor entläßt der R. medialis zwei Venen, die meistens zur V. plantaris medialis ziehen. Der mit dem R. medialis vereinigte R. lateralis mündet in den R. cranialis der V. saphena lateralis ein, der in gleicher Höhe mit der V. tarsea lateralis anastomosiert. Im distalen Drittel des Metatarsus gibt der R. cranialis der V. saphena lateralis die **Vv. digitales dorsales communes II–IV** ab. Diese teilen sich jeweils nach Aufnahme der gleichzähligen dorsalen Metatarsalvenen in die **Vv. digitales dorsales propriae**. Die Vv. interdigitales II und IV bilden starke Verbindungen zu den plantaren Zehenvenen.

Venen am Hinterfuß der Wiederkäuer

Plantare Venen
(*Schf.:* 195/*16′–17; Rd.:* 192; 196/*34, 35, 43–46, 50–54, 56, 58;* 200)

Der R. caudalis der V. saphena medialis teilt sich in die V. plantaris medialis und die V. plantaris lateralis, die bei *kl. Wdk.* häufig fehlt. Die schwache V. plantaris lateralis vereinigt sich distal vom Tarsus mit dem starken R. caudalis der V. saphena lateralis. Die V. plantaris lateralis, bzw. bei deren Fehlen allein der R. caudalis der V. saphena lateralis, und die V. plantaris medialis bilden jeweils mit ihrem R. profundus proximal am Metatarsus den **Arcus plantaris profundus**. In diesen mündet auch die V. tarsea perforans distalis ein. Aus dem Arcus plantaris profundus entspringen die **Vv. metatarseae plantares II–IV**. Sie sind bei *kl. Wdk.*, vor allem im proximalen Metatarsalbereich, nur durch ein Gefäß vertreten. Beim *Rd.* ist die dritte Vene das schwächste Gefäß, während die vierte erst nach mehrfacher Anastomosenbildung mit der zweiten deren Stärke erlangt.

Distal am Metatarsus vereinigen sich die Vv. metatarseae plantares zum **Arcus plantaris profundus distalis**, der lateral die V. digitalis dorsalis communis IV und beim *Rd.* medial oft die schwache V. digitalis dorsalis communis II aufnimmt, sowie über den **R. perforans distalis III** mit der gleichzähligen dorsalen Metatarsalvene anastomosiert. Medial vereinigt sich mit dem Bogen der bei *kl. Wdk.* fehlende R. superficialis der V. plantaris medialis. Aus dieser Vereinigung geht beim *Rd.*, bei kl. *Wdk.* aus dem Bogen direkt, die starke **V. digitalis plantaris communis II** hervor. Der allein beim *Rd.* und zudem nur selten vorkommende R. superficialis der V. plantaris lateralis verbindet sich lateral mit dem Bogen. Aus dieser Vereinigung bzw. aus dem Bogen direkt geht die starke **V. digitalis plantaris communis IV** ab. Die **V. digitalis plantaris communis III** entspringt bei *kl. Wdk.* als schwächere Vene aus dem Arcus plantaris profundus distalis und kommt beim *Rd.*, besonders schwach, aus dem R. superficialis der V. plantaris medialis oder dem der V. plantaris lateralis bzw. aus der V. digitalis plantaris communis IV. Die plantaren gemeinsamen Zehenvenen teilen sich in die **Vv. digitales plantares propriae**, wobei die schwache dritte plantare gemeinsame Zehenvene durch die V. interdigitalis III zuvor eine starke Verbindung von der dritten dorsalen gemeinsamen Zehenvene erhält.

Dorsale Venen
(*Schf.*: 195/*14'*, *18*; *Rd.*: 192; 204)

Die meist paarige V. dorsalis pedis anastomosiert proximal am Tarsus mit dem R. cranialis der V. saphena lateralis und entläßt kurz danach die Vv. tarseae medialis und lateralis. Nach Abgabe der V. tarsea perforans distalis geht die V. dorsalis pedis in die schwache und ebenfalls meist paarige **V. metatarsea dorsalis III** über. Diese ist über den R. perforans distalis III mit dem Arcus plantaris profundus distalis verbunden und mündet in die V. digitalis dorsalis communis III ein.

Der R. cranialis der V. saphena lateralis teilt sich in der distalen Hälfte des Metatarsus in die Vv. digitales dorsales communes III und IV. Die **V. digitalis dorsalis communis IV** zieht nicht weiter zehenwärts, sondern parallel dem entsprechenden Nerven über lateral zum Ursprung der V. digitalis plantaris communis IV bzw. zum Arcus plantaris profundus distalis. Beim *Rd.* kommt oft eine schwache V. digitalis dorsalis communis II vor, die über medial ebenfalls zum Arcus plantaris profundus distalis gelangt. Die **V. digitalis dorsalis communis III** nimmt die V. metatarsea dorsalis III auf, entläßt die **V. interdigitalis III** und teilt sich in die **Vv. digitales dorsales propriae III axialis** und **IV axialis**. Die Vv. digitales dorsales propriae III abaxialis und IV abaxialis werden über den jeweiligen **R. dorsalis phalangis proximalis** der entsprechenden plantaren besonderen Zehenvenen gebildet.

Venen am Hinterfuß des Pferdes

Plantare Venen
(*Pfd.*: 123; 124; 193; 197/*18*, *21–24*, *26*, *30*, *31*; 201)

Der R. caudalis der V. saphena medialis gabelt sich in Höhe des Sustentaculum tali in die V. plantaris medialis und die V. plantaris lateralis. Jede dieser beiden Venen teilt sich proximal am Metatarsus in den R. profundus und den R. superficialis. Die Rr. profundi bilden miteinander den **Arcus plantaris profundus,** in den auch die V. tarsea perforans distalis einmündet. Aus diesem Bogen gehen die **Vv. metatarseae plantares II** und **III** hervor, die sich distal am Metatarsus zum **Arcus plantaris profundus distalis** vereinigen.

Der R. superficialis der V. plantaris medialis geht in die **V. digitalis plantaris communis II** über. Diese nimmt die V. digitalis dorsalis communis II auf und vereinigt sich wenig distal davon medial mit dem Arcus plantaris profundus distalis. Die distale Fortsetzung dieser Vene ist die **V. digitalis [plantaris propria III] medialis.** Der R. superficialis der V. plantaris lateralis geht in die **V. digitalis plantaris communis III** über. Diese verbindet sich lateral mit dem Arcus plantaris profundus distalis und wird zur **V. digitalis [plantaris propria III] lateralis.**

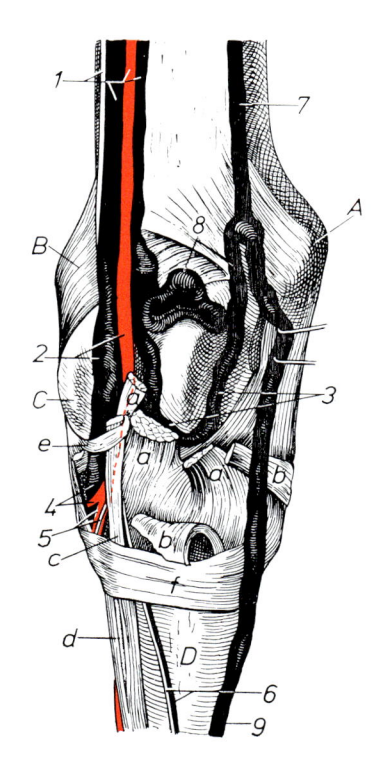

Abb. 206. Venen und Arterien am Tarsalgelenk eines *Pferdes*. Dorsalansicht. (Nach SCHMALTZ, 1939.)
A Malleolus medialis; *B* Malleolus lateralis; *C* Trochlea tali; *D* Os metatarsale III
a Endsehnen des M. fibularis tertius; *b* Endsehnen des M. tibialis cranialis; *c* Sehne des M. extensor digitalis longus; *d* Sehne des M. extensor digitalis lateralis; *e* Retinaculum extensorum medium; *f* Retinaculum extensorum distale
1 A. und V. tibialis cranialis mit N. fibularis profundus; *2* A. und V. dorsalis pedis; *3* Rr. articulares; *4* A. und V. tarsea perforans distalis; *5* A. metatarsea dorsalis III mit N. metatarseus dorsalis III; *6* V. metatarsea dorsalis II mit N. metatarseus dorsalis II; *7* R. cranialis der V. saphena lateralis; *8* R. anastomoticus; *9* V. digitalis dorsalis communis II

Dorsale Venen
(*Pfd.*: 123; 124; 193; 197/*25, 27–29;* 205; 206/*2–9*)

Die V. dorsalis pedis erhält eine starke Anastomose vom R. cranialis der V. saphena medialis. Danach entläßt sie zum Arcus plantaris profundus die V. tarsea perforans distalis und geht in die **V. metatarsea dorsalis II** über. Diese ist nur schwach, begleitet den gleichnamigen Nerven über die Kraniomedialfläche des Os metatarsale III, ohne die Rinne zwischen diesem und dem Os metatarsale II zu erreichen.

Der R. cranialis der V. saphena medialis wendet sich proximal am Metatarsus medial und wird zur **V. digitalis dorsalis communis II**. Diese erreicht nicht die Dorsalfläche der Zehe, sondern anastomosiert medial über das distale Ende des Os metatarsale II hinweg mit der V. digitalis plantaris communis II. Das Verzweigungsgebiet der dorsalen besonderen Zehenvenen wird von den **Rr. dorsales phalangium proximalis, mediae** und **distalis** der plantaren besonderen Zehenvenen übernommen.

Venen von Becken und Schwanz

V. iliaca interna

(*vgl.*: 149–152/*63;* 187; 190–193/*5;* 212–215/*12; Ktz.*: 194/*8; Schw.*: 111/*21;* 188/*18; Schf.*: 189/*18;* 195/*10; Rd.*: 196/*7; Pfd.*: 104/*19;* 197/*32*)

Die V. iliaca interna zieht als medialer Teilungsast der V. iliaca communis, kaudal gerichtet, in die Beckenhöhle. Beim *Pfd.* teilt sie sich bereits medial der Darmbeinsäule, bei *Flfr.* dorsal der Spina ischiadica und somit weiter kaudal als die entsprechende Arterie, bei *Schw.* und *Wdk.* erst in Höhe der Inc. ischiadica minor in die **V. glutaea caudalis** und die **V. pudenda interna**. Die V. iliaca interna entläßt bei *Flfr., Schw.* und *kl. Wdk.* zuerst die V. iliolumbalis, während beim *Rd.* vor dieser noch die schwache V. uterina abgegeben wird. Bis zur Aufteilung in die beiden Endäste gehen bei *Flfr., Schw.* und *Wdk.* aus der V. iliaca interna in tierartlich unterschiedlicher Reihenfolge die V. obturatoria, die V. vaginalis accessoria beim *Rd.*, die V. prostatica bzw. die V. vaginalis, die V. glutaea cranialis und beim *Hd.* auch noch die V. caudalis lateralis superficialis hervor (s. S. 266). Da sich die V. iliaca interna beim *Pfd.* schon kurz nach dem Ursprung aufteilt, ist die V. prostatica bzw. die V. vaginalis bereits ein Seitenast der V. pudenda interna und die V. glutaea cranialis ein solcher der V. glutaea caudalis; die V.

V. iliaca interna, Reihenfolge der Abzweigungen

Fleischfresser	*Schwein*	*Wiederkäuer*	*Pferd*
		V. uterina (*Rd.*)	
V. iliolumbalis	V. iliolumbalis	V. iliolumbalis	
V. prostatica bzw. V. vaginalis			
V. glutaea cranialis	V. glutaea cranialis	V. glutaea cranialis	
	V. prostatica bzw. V. vaginalis		
	V. obturatoria	V. obturatoria	
V. caudalis lateralis superficialis (*Hd.*)		V. prostatica bzw. V. vaginalis	
V. glutaea caudalis	V. glutaea caudalis	V. glutaea caudalis	V. glutaea caudalis
V. pudenda interna	V. pudenda interna	V. pudenda interna	V. pudenda interna

iliolumbalis entspringt aus der V. iliaca communis, und die V. obturatoria geht aus der V. iliaca externa hervor.

V. iliolumbalis
(*vgl.*: 149–152/*64*; 190–193/*6*; 212–215/*14*; *Schf.*: 189/*19*; 195/*25*; *Rd.*: 196/*8*; *Pfd.*: 197/*5*)

Die V. iliolumbalis entspringt bei *Flfr.*, *Schw.* und *kl. Wdk.* ventral des Kreuzdarmbeingelenks als erstes Gefäß aus der V. iliaca interna. Beim *Rd.* zweigt zuvor noch die V. uterina aus der V. iliaca interna ab, und beim *Pfd.* geht die V. iliolumbalis bereits ventral des Promontoriums aus der V. iliaca communis hervor. Die V. iliolumbalis begleitet die gleichnamige Arterie in deren tierartlich unterschiedlichem Versorgungsgebiet.

V. obturatoria
(*vgl.*: 149–152/*67*; 190–193/*7*; 212–215/*6*; *Schw.*: 111/*24*; *Schf.*: 189/*21*; 195/*27*; *Rd.*: 196/*10*; *Pfd.*: 197/*7*)

Die V. obturatoria ist bei der *Ktz.* ein Ast der V. iliaca interna und beim *Hd.* der V. glutaea caudalis. Auch bei *Schw.* und *Wdk.* zweigt sie aus der V. iliaca interna ab. Ohne arterielle Begleitung läuft sie mit dem N. obturatorius medial über die Darmbeinsäule zum For. obturatum. Während sie bei *Flfr.* im M. obturatorius internus enden soll, anastomosiert sie bei *Schw.* und *Wdk.* mit dem R. obturatorius der V. circumflexa femoris medialis.

Die V. obturatoria entspringt beim *Pfd.* aus der V. iliaca externa und wird von der gleichnamigen Arterie begleitet, die jedoch aus der A. glutaea cranialis abzweigt. Wie die Arterie ist auch die Vene sehr kräftig. Sie zieht mit der Arterie durch das For. obturatum und entläßt nach dem Durchtritt die V. penis media bzw. die V. clitoridis media. Die **V. penis media** beteiligt sich neben der starken V. penis cranialis mit an der Bildung der V. dorsalis penis, deren Ursprung aus der V. penis nur schwach ist. Dabei entsteht ein umfangreiches Venengeflecht am Dorsum penis. Die **V. clitoridis media** bildet als stärkstes Gefäß die V. dorsalis clitoridis mit. Nach Abgabe der V. penis media bzw. der V. clitoridis media begleitet die V. obturatoria, weiterhin meist doppelt, die entsprechende Arterie, mit der sie sich zwischen den langen Sitzbeinmuskeln aufteilt, und anastomosiert in der Kniekehle an den Nll. poplitei mit der V. caudalis femoris distalis.

V. glutaea cranialis
(*vgl.*: 149–152/*69*; 190–193/*8*; 212–215/*15*; *Schw.*: 111/*26*; *Schf.*: 189/*20*; 195/*26*; *Rd.*: 196/*9*; *Pfd.*: 197/*36*)

Die V. glutaea cranialis entspringt bei *Flfr.*, *Schw.* und *Wdk.* aus der V. iliaca interna und beim *Pfd.* aus der V. glutaea caudalis. Sie zieht mit der entsprechenden Arterie durch die Inc. ischiadica major und verzweigt sich mit der Arterie in der Glutäenmuskulatur.

V. caudalis lateralis superficialis
(*Hd.*: 149/*66*; 190/*9*)

Die nur bei *Flfr.* vorkommende V. caudalis lateralis superficialis entspringt beim *Hd.* aus der V. iliaca interna vor deren Endteilung. Bei der *Ktz.* zweigt sie erst aus dem Anfang der V. glutaea caudalis ab, medial der Ursprungssehne des M. abductor cruris cranialis. Sie ist bei *Ktz.* und *Hd.* stärker als die gleichnamige Arterie und begleitet diese lateral und oberflächlich am Schwanz. Die beidseitigen Venen haben dorsal am Schwanz bei der *Ktz.* Querverbindungen, aus denen die unpaare **V. caudalis dorsalis** entsteht.

V. glutaea caudalis
(*vgl.*: 149–152/*65*; 190–193/*11*; 212–215/*20*; *Ktz.*: 194/*10*; *Schw.*: 111/*29*; *Schf.*: 195/*29*; *Rd.*: 196/*12*; *Pfd.*: 197/*37, 38*)

Die V. glutaea caudalis ist bei *allen Haussäugetieren* neben der V. pudenda interna der zweite Endast der V. iliaca interna. Während sie beim *Pfd.* schon kurz nach dem Ursprung der V. iliaca interna aus dieser hervorgeht und lateral der gleichnamigen Arterie dorsal in der Beckenhöhle kaudal verläuft, liegt der Ursprung der V. glutaea caudalis bei *Flfr.* dorsal der Spina ischiadica, bei *Schw.* und *Wdk.* in Höhe der Inc. ischiadica minor. Die V. glutaea caudalis entläßt beim *Pfd.* die V. glutaea cranialis, die Rr. sacrales, die V. caudalis mediana sowie die V. caudalis ventrolateralis mit den Rr. caudales und der V. caudalis dorsolateralis. Diese Venen des *Pfd.* werden mit den gleichnamigen der *anderen Haussäugetiere* beschrieben (s. S. 268). Die V. glutaea caudalis zieht in Höhe der Inc. ischiadica minor bei *allen Haussäugetieren* mit der gleichnamigen Arterie lateral und verzweigt sich mit dieser. Dabei besitzt sie bei der *Ktz.* einen starken, distal gerichteten Ast, der in Höhe der Nll. poplitei mit der V. saphena lateralis anastomosiert, und gibt mitunter zuvor die V. caudalis lateralis superficialis ab. Bei *Flfr.* und *Schw.* entläßt die V. glutaea caudalis auch die **V. perinealis dorsalis,** aus der beim *weiblichen Schw.* bzw. aus der V. glutaea caudalis direkt beim *männlichen Schw.* die **V. rectalis caudalis** hervorgeht.

V. pudenda interna
(*vgl.*: 149–152/70; 190–193/10; 212–215/22; *Ktz.*: 194/9; *Schw.*: 111/27; 188/20; *Schf.*: 189/26; 195/30; *Rd.*: 196/13; *Pfd.*: 104/20; 197/33)

Die V. pudenda interna geht neben der V. glutaea caudalis als zweiter Endast aus der V. iliaca interna hervor. Venös liegt nur beim *Pfd.* ein „langer Pudendatyp" vor, da die Vene schon aus dem Anfang der V. iliaca interna entspringt. Bei *Flfr.* zweigt sie dorsal der Spina ischiadica und bei *Schw.* und *Wdk.* erst in Höhe der Inc. ischiadica minor aus der V. iliaca interna ab. Sie verläuft beim *Pfd.* zunächst wie die V. iliaca interna bei den *anderen Haussäugetieren.* Anschließend zieht sie bei *allen Haussäugetieren* mit der A. pudenda interna kaudal. Die V. pudenda interna erreicht den Beckenausgang und vereinigt sich im Arcus ischiadicus mit der Vene der anderen Seite. Die V. pudenda interna entläßt beim *Pfd.* kranial der Spina ischiadica die V. prostatica bzw. die V. vaginalis. Bei *Flfr.* gibt sie die V. urethralis sowie beim *Rd.* die V. vestibularis ab und zweigt sich bei *allen Haussäugetieren* am Beckenausgang in die V. perinealis ventralis und die V. penis bzw. V. clitoridis auf. Zuvor entspringen selbständig aus der V. pudenda interna bei *Flfr.* die V. dorsalis penis bzw. die V. dorsalis clitoridis sowie bei *Schf.* und *männlichem Rd.* die **V. rectalis caudalis**.

V. perinealis ventralis
(*vgl.*: 149–152/74; 212–215/24; *Schw.*: 111/28; 188/21; *Schf.*: 195/31; *Pfd.*: 197/35)

Die V. perinealis ventralis ist einer der beiden Endäste der V. pudenda interna und entläßt bei *Flfr.* und *Pfd.* die **V. rectalis caudalis,** bei *männlichen Flfr.* und *Schw.* die **V. scrotalis dorsalis** und bei *allen weiblichen Haussäugetieren* die **V. labialis dorsalis** bzw. bei *Wdk.* die **V. labialis dorsalis et mammaria**. Diese Venen verzweigen sich mit den gleichnamigen Arterien, wobei insbesondere die V. labialis dorsalis et mammaria als Verbindung zu der aus der V. pudenda externa hervorgehenden V. mammaria caudalis erwähnt werden soll, deren Klappen individuell unterschiedlich ausgerichtet sind. Daraus ergibt sich die funktionell unterschiedliche Bedeutung dieser Vene für das Euter.

V. penis
(*vgl.*: 149–152/75; 212–215/25)

Die V. penis ist beim *männlichen Tier* der zweite Endast der V. pudenda interna, der die **V. bulbi penis**, die **V. profunda penis** sowie, außer bei *Flfr.*, die **V. dorsalis penis** entläßt. Letzte wird bei *Flfr.* bereits vor der Endaufteilung der V. pudenda interna gesondert von dieser abgegeben. Die genannten Venen verzweigen sich mit den gleichnamigen Arterien, wobei sich die V. dorsalis penis oberflächlich am Dorsum penis, beim *Pfd.* mit der V. penis media und der V. penis cranialis, an der Bildung eines starken Geflechts beteiligt.

V. clitoridis
(*vgl.*: 149–152/75; 212–215/25; *Schw.*: 188/22, 23)

Die V. clitoridis ist beim *weiblichen Tier* der zweite Endast der V. pudenda interna, der die **V. bulbi vestibuli**, die **V. profunda clitoridis** sowie, außer bei *Flfr.*, die **V. dorsalis clitoridis** abgibt. Letzte wird bei *Flfr.* bereits vor der Endaufteilung der V. pudenda interna gesondert von dieser entlassen. Die genannten Venen verzweigen sich mit den entsprechenden Arterien, wobei auch beim *Pfd.*, im Gegensatz zu den Arterien, die V. profunda clitoridis und die V. dorsalis clitoridis als Äste der V. clitoridis ausgebildet sind.

Die Viszeralvenen der V. iliaca interna sowie der V. pudenda interna werden mit denen der V. cava caudalis beschrieben (s. S. 268 ff.).

V. sacralis mediana
und **V. caudalis mediana**
(*vgl.:* 149–152/45, 47; 190–193, 212–215/2;
Ktz.: 194/6, 37; *Schw.:* 111/30, 32; 188/17, 32;
Schf.: 189/16; 195/23, 24;
Rd.: 196/4, 4'; *Pfd.:* 197/39)

Die V. sacralis mediana, die beim *Pfd.* nur schwach ist oder sogar fehlt, entspringt aus dem Teilungswinkel der V. cava caudalis oder aus einer der beiden Vv. iliacae communes. Sie zieht ventromedian am Kreuzbein entlang. Außer beim *Pfd.* entläßt die V. sacralis mediana die **Rr. sacrales,** die sich ähnlich wie die übrigen Segmentalgefäße verhalten, und geht in die V. caudalis mediana über. Diese gibt **Rr. caudales** ab, die jedoch nur noch als Muskeläste an die Schwanzmuskeln ziehen und sich ventral der Querfortsatzrudimente zur **V. caudalis ventrolateralis** und dorsal von ihnen zur **V. caudalis dorsolateralis** verbinden.

Beim *Pfd.* entspringen die **Rr. sacrales** jeweils aus der gleichseitigen V. glutaea caudalis. Auch die V. caudalis mediana geht aus einer V. glutaea caudalis hervor. Sie ist jedoch schwach oder kann fehlen. Die **Rr. caudales** entstammen der **V. caudalis ventrolateralis,** die ebenfalls aus der gleichseitigen V. glutaea caudalis hervorgeht. Die Anastomosen dorsal der Querfortsatzrudimente bilden auch beim *Pfd.* die V. caudalis dorsolateralis.

Eingeweidevenen der Vena cava caudalis

Als Organvenen entspringen der V. cava caudalis beim Verlauf über die Leber **Vv. hepaticae sinistra, media** und **dextra** sowie jederseits die **V. renalis** zur Niere und die **V. testicularis** bzw. die **V. ovarica** zur Keimdrüse.

Die Venen von Magen-Darmkanal, Pankreas und Milz, **V. gastroduodenalis, V. lienalis, V. mesenterica cranialis** und **V. mesenterica caudalis,** werden über die kurze **V. portae** zur Leber geleitet. Hier teilt sich die Pfortader in den kurzen **R. dexter** und den langen **R. sinister** sowie weiter in Segmentäste auf, die über die Sinusoide in der Leber Anschluß an die Äste der Vv. hepaticae gewinnen.

Vv. hepaticae
(*vgl.:* 149–152/42; *Schw.:* 188/7;
Pfd.: 211/9)

Im Sulcus venae cavae entläßt die V. cava caudalis unmittelbar in die Leber die Vv. hepaticae dextra, media und sinistra unterschiedlicher Stärke, beim *Hd.* zudem eine V. hepatica accessoria, die sich interlobulär verzweigen. Eine Vielzahl winziger Lebervenen mit direktem Ursprung aus der kaudalen Hohlvene kommt bei *allen Haussäugetieren* vor. Die Vv. hepaticae unterscheiden sich somit topographisch von den für die Leber bestimmten Ästen der A. hepatica. Sie verbinden über die Sinusoide der Leber auch die Pfortader mit der V. cava caudalis.

Vena portae
(*vgl.:* 207–210/1; *Pfd.:* 211/11)

Während die Arterien von Milz, Magen, Pankreas, Dünndarm und dem überwiegenden Teil des Dickdarms über drei Stammgefäße, die A. coeliaca, die A. mesenterica cranialis und die A. mesenterica caudalis, aus der Aorta abdominalis entspringen, haben die entsprechenden Venen nicht unmittelbar Verbindung zur V. cava caudalis. Sie sind zu einer „Pfortader", der V. portae, vereinigt und über die Sinusoide der Leber sowie die Vv. hepaticae der V. cava caudalis angeschlossen. Daraus wird ersichtlich, daß sich die Vv. hepaticae nicht nur in ihrem Verlauf, sondern auch in ihrer Funktion von der A. hepatica unterscheiden, da sie außer dem durch die A. hepatica zugeführten nutritiven Blut insbesondere das funktionelle Blut aus der V. portae in die V. cava caudalis leiten. Die Pfortader läßt sich damit als eine Vene charakterisieren, deren Strombahn ein besonderes Kapillargebiet, die Sinusoide der Leber, nachgeschaltet ist. Im weiteren soll aber die Pfortader wie die übrigen Venen entgegen dem Blutfluß beschrieben werden.

Die V. portae geht mit dem **R. dexter** und dem **R. sinister** aus der Leberpforte hervor. Am R. sinister werden die **Pars umbilicalis** und die **Pars transversa** unterschieden. Fetal setzt sich die Pars umbilicalis über die V. umbilicalis zur Placenta fetalis fort, die bei

Eingeweidevenen der Vena cava caudalis, Vena portae

Abb. 207 Hund

Abb. 207–210 Legende s. S. 270

Abb. 208 Schwein

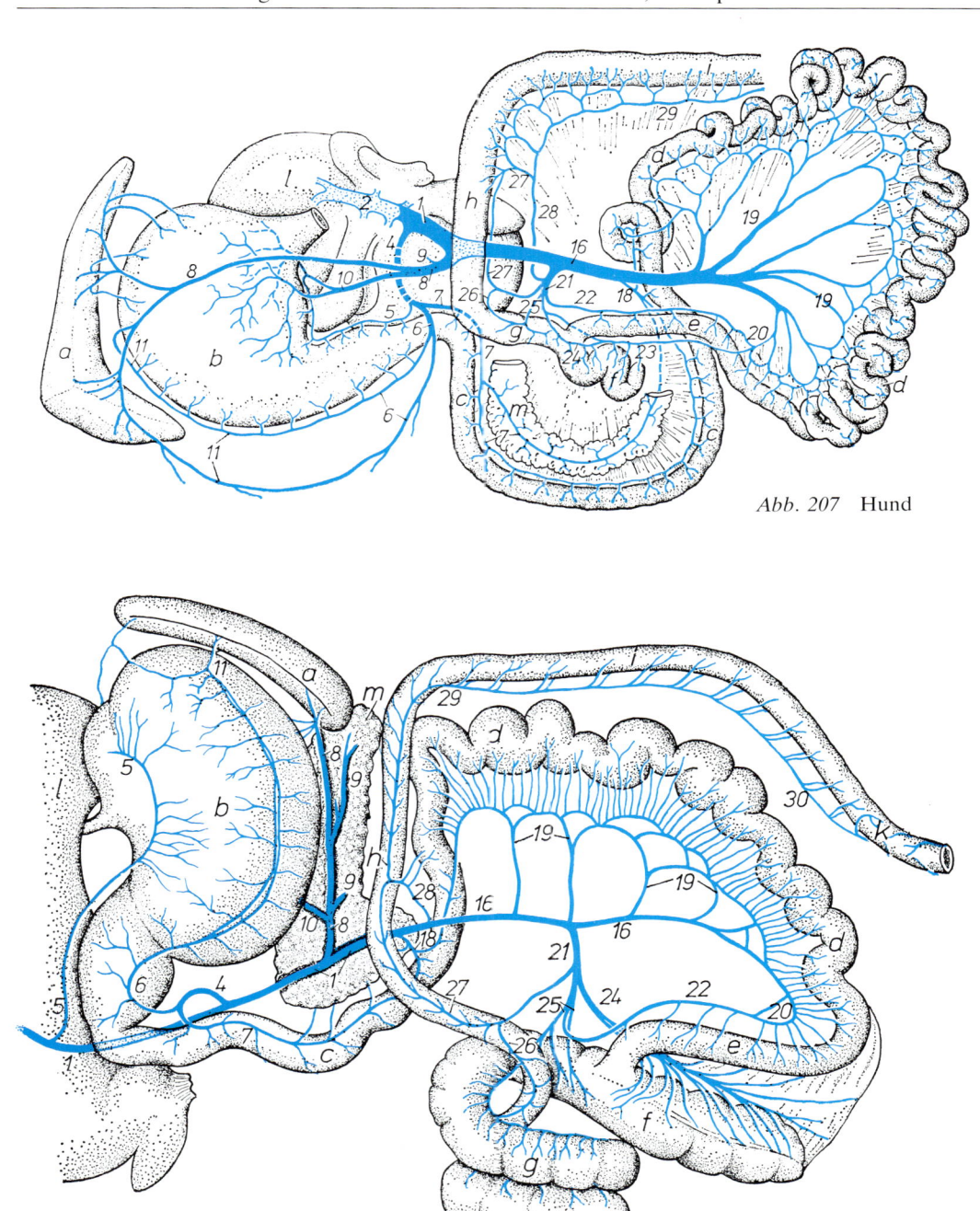

Flfr. und *Wdk.* während der gesamten Fetalperiode durch den **Ductus venosus** direkt mit der V. cava caudalis verbunden ist. Postfetal bleibt die V. umbilicalis als Lig. teres hepatis im Lig. falciforme hepatis obliteriert erhalten. Noch im Bereich der Leberpforte entläßt die V. portae, außer beim *Pfd.*, die **Vv. cysticae.** Von der Leberpforte

aus gelangt die V. portae im Rand des Lig. hepatoduodenale kaudodorsal zum Corpus pancreatis. Dabei begrenzt sie ventral das For. omentale. Bei *Flfr.* und *Wdk.* zieht sie durch die Inc. pancreatis bzw. bei *Schw.* und *Pfd.* durch den Anulus pancreatis. Zuvor kann sie bei *Hd.* und *Schw.* die **V. gastrica dextra** abgeben. Beim *Pfd.* entläßt sie die

Abb. 209 Rind

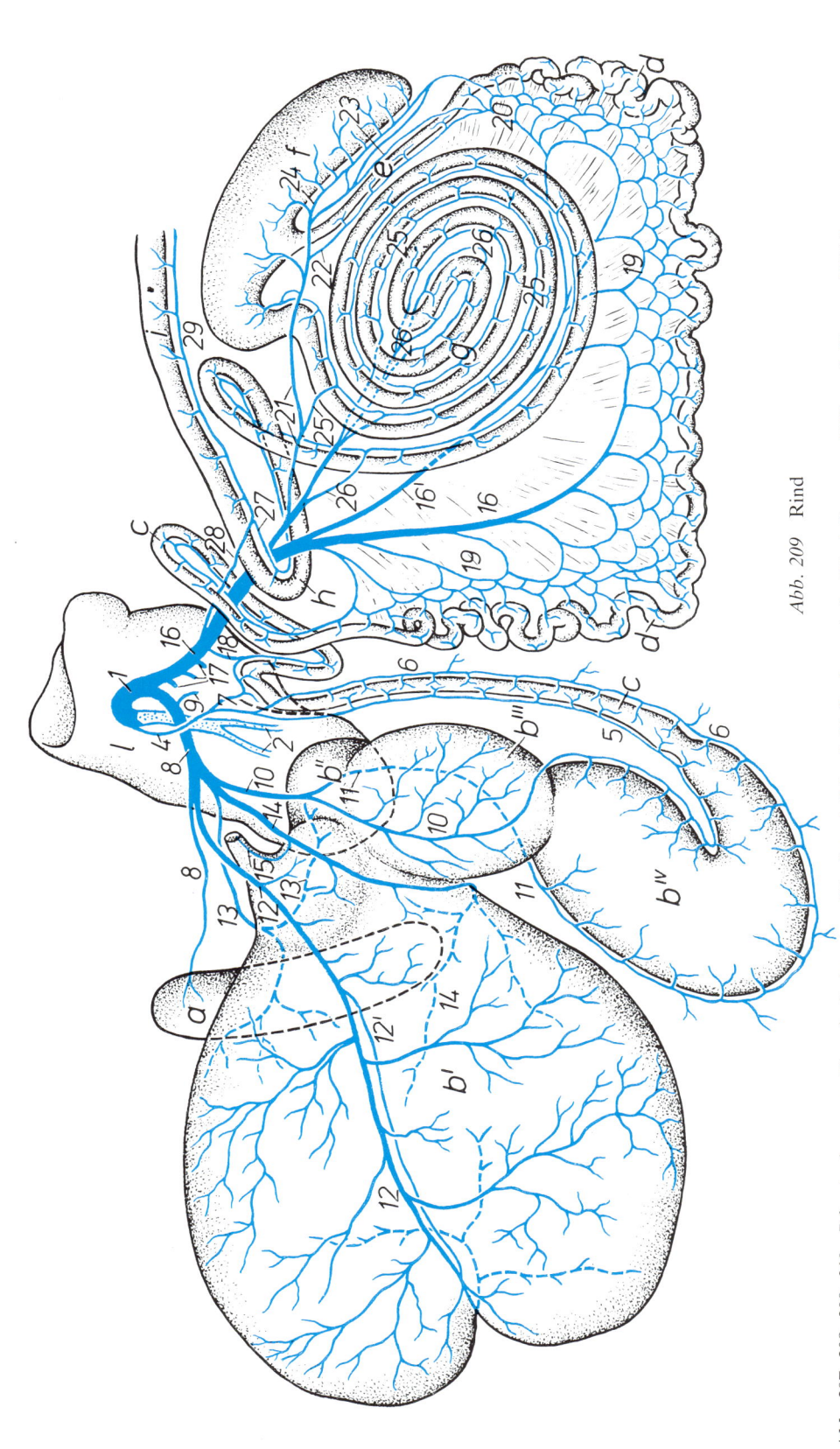

Abb. 207, 208, 209, 210. Pfortader von Hund, Schwein, Rind und Pferd. Halbschematisch. (Nach Schmitz, 1910; nach Hapke, 1957.) *a* Lien; *b* Ventriculus; *b'* Rumen; *b''* Reticulum; *b'''* Omasum; *b^IV* Abomasum; *c* Duodenum; *d* Jejunum; *e* Ileum; *f* Caecum; *g* Colon ascendens; *h* Colon transversum; *i* Colon descendens; *k* Rectum (nur bei *Schw.* und *Pfd.* abgebildet); *l* Hepar; *m* Pancreas (nur bei *Hd.* und *Schw.* abgebildet) *1* V. portae. *2* Rr. hepatici. *3* Rr. pancreatici (*Pfd.*); *4* V. gastroduodenalis; *5* V. gastrica dextra; *6* V. pancreaticoduodenalis cranialis mit Rr. pancreatici und Rr. duodenales; *8* V. lienalis mit Rr. pancreatici und Rr. epiploici; *7* V. pancreaticoduodenalis caudalis mit Rr. pancreatici und Rr. duodenales; *8* V. lienalis mit Rr. gastricae breves; *9* Vv. pancreaticae; *10* V. gastrica sinistra; *10'* V. gastrica sinistra parietalis, *10''* V. gastrica sinistra visceralis (*Pfd.*); *11* V. gastroepiploica sinistra mit Rr. gastrici und Rr. epiploici; *12* V. ruminalis dextra, *12'* R. collateralis; *13* V. reticularis; *14* V. ruminalis sinistra; *15* V. oesophagea caudalis (*Rd.*); *16* V. mesenterica cranialis, *16'* R. collateralis (*Rd.*); *18* V. pancreaticoduodenalis caudalis; *19* Vv. jejunales; *20* Vv. ilei; *21* V. ileocolica; *22* R. ilei mesenterialis; *23* R. ilei antimesenterialis; *24* V. caecalis; *24'* V. caecalis medialis; *24''* V. caecalis lateralis (*Pfd.*); *25* R. colicus (*Hd., Schw., Pfd.*), Rr. colici (*Rd.*); *26* V. colica dextra (*Hd., Schw., Pfd.*), Vv. colicae dextrae (*Rd.*); *27* V. colica media; *28* V. mesenterica caudalis; *29* V. colica sinistra; *30* V. rectalis cranialis (nur bei *Schw.* und *Pfd.* abgebildet)

Vena portae 271

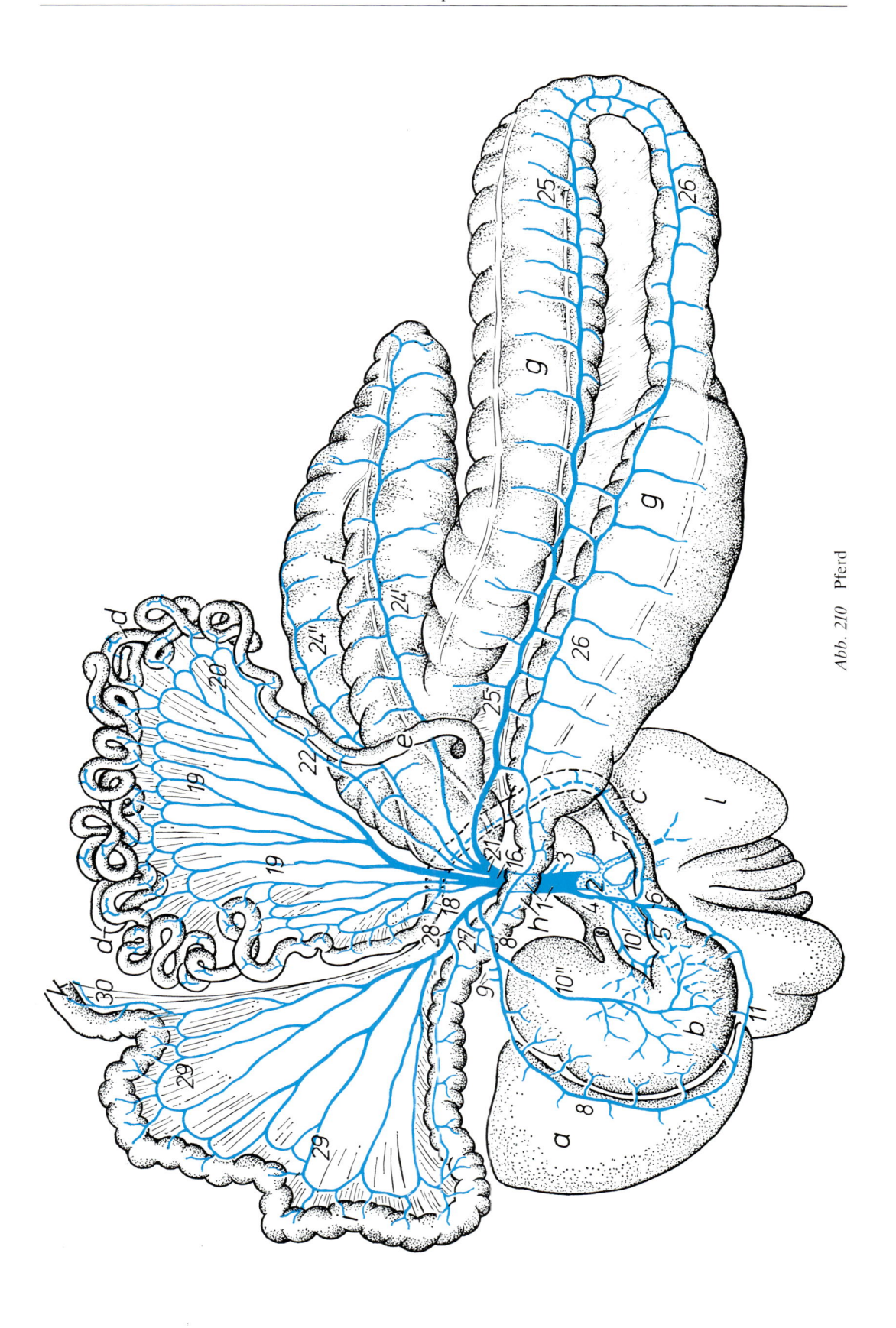

Abb. 210 Pferd

V. gastrica sinistra parietalis, die sich von der linken Seite der kleinen Kurvatur auf die parietale Fläche des Magens fortsetzt, sowie auch **Rr. pancreatici.** Bei *allen Haussäugetieren* gibt die V. portae daraufhin im Bereich des Pankreas die V. gastroduodenalis und die V. lienalis ab. Kaudal des Pankreas teilt sich die V. portae rechts der A. mesenterica cranialis in die stärkere V. mesenterica cranialis und die schwächere V. mesenterica caudalis.

V. gastroduodenalis
(*vgl.:* 207–210/*4;* *Pfd.:* 211/*12*)

Nahe dem Pankreas zweigt aus der V. portae die V. gastroduodenalis ab. Diese entläßt bei *Ktz.*, *Wdk.* und *Pfd.*, oft auch bei *Hd.* und *Schw.* die **V. gastrica dextra,** die von rechts an die Curvatura ventriculi minor tritt, entlang der sie beim *Schw.* an der Parietalfläche des Magens links die Curvatura ventriculi major erreicht, während sie sich beim *Pfd.* auf den Bereich des Pylorus beschränkt. Danach gibt die V. gastroduodenalis bei *allen Haussäugetieren* die **V. gastroepiploica dextra** ab, die von der rechten Seite her entlang der Curvatura ventriculi major zieht mit Ästen für Magen und großes Netz; ferner entläßt sie die **V. pancreaticoduodenalis cranialis,** die wie die gleichnamige Arterie entlang dem Duodenum verläuft und dort, beim *Hd.* zusätzlich über ihren Pankreasast, Verbindung mit der V. pancreaticoduodenalis caudalis aufnimmt.

V. lienalis
(*vgl.:* 207–210/*8*)

Im Bereich des Corpus pancreatis entläßt die V. portae die nach links gerichtete starke V. lienalis. Diese gibt zunächst **Vv. pancreaticae** ab, sodann bei *Flfr.*, *Schw.* und *Wdk.* die **V. gastrica sinistra** mit **Vv. diverticuli** beim *Schw.* und mit der **V. gastroepiploica sinistra** bei *Wdk.* Beim *Pfd.* gibt die V. lienalis die **V. gastrica sinistra visceralis** mit weiteren **Rr. pancreatici** ab. Ferner entläßt die V. lienalis, außer bei *Wdk.*, **Vv. gastricae breves** an die linke Seite der Curvatura ventriculi major sowie die **V. gastroepiploica sinistra.**

Bei *Wdk.* entspringen außerdem ein besonderer **R. epiploicus,** die **V. ruminalis dextra** mit dem **R. collateralis,** die **V. reticularis** und die **V. ruminalis sinistra** mit der **V. oesophagea caudalis.** Alle diese Venen verzweigen sich, bis auf den zusätzlichen, ventral der Panseninsel verlaufenden R. collateralis der *Wdk.*, mit den gleichnamigen Arterien.

V. mesenterica cranialis
(*vgl.:* 207–210/*16;* *Pfd.:* 211/*13*)

Die V. mesenterica cranialis verzweigt sich als stärkster Endast der V. portae im wesentlichen mit der A. mesenterica cranialis und deren Ästen. Dabei bestehen tierartliche und individuelle Unterschiede in der Reihenfolge des Abgangs der einzelnen Venen.

Die V. mesenterica cranialis entläßt die **V. pancreaticoduodenalis caudalis,** die **Vv. jejunales,** die **Vv. ilei** und die **V. ileocolica.** Beim Rd. wird die V. mesenterica cranialis von dem R. collateralis begleitet. An das Ileum geht aus der V. ileocolica der **R. ilei mesenterialis** hervor. An die proximale Hälfte des Colon ascendens gibt die V. ileocolica den **R. colicus** bzw. bei *Wdk.* die **Rr. colici** ab. An das Caecum sendet die V. ileocolica bei *Flfr.*, *Schw.* und *Wdk.* die **V. caecalis** mit einem **R. ilei antimesenterialis** bzw. beim *Pfd.* die **Vv. caecales medialis** und **lateralis.** Außerdem entspringen aus der V. ileocolica bei *Flfr.* und *Schw.* mit gemeinsamem Anfangsabschnitt die **V. colica dextra** und die **V. colica media,** beim *Pfd.* die **V. colica dextra** und bei *Wdk.* die **Vv. colicae dextrae,** die mit den Rr. colici einen gemeinsamen Ursprungsabschnitt besitzen.

V. mesenterica caudalis
(*vgl.:* 207–210/*28;* *Pfd.:* 211/*15*)

Die V. mesenterica caudalis ist der schwächere Teilungsast der V. portae. Sie entspringt im Mesenterium craniale und damit weiter kranial als die A. mesenterica caudalis, zu der sie keine topographische Beziehung hat. Bei *Wdk.* und *Pfd.* gibt sie sogleich die **V. colica media** ab und geht wie bei den *anderen Haussäugetieren* unmittelbar in die V. colica sinistra über. Diese kaudal gerichtete Vene begleitet in ihrem Verlauf das Colon descendens unter Abgabe von **Vv. sigmoideae** und wird mit Erreichen des Rektums zur **V. rectalis cranialis.** Die V. rectalis cranialis anastomosiert mit der V. rectalis media sowie mit der V. rectalis cau-

Abb. 211. Pfortader von einem *Pferd*. Schema. Rechte Seitenansicht. (Nach ZIETZSCHMANN, 1943.)
a Diaphragma; *b* Hepar; *c* Ventriculus; *d* Jejunum; *e* Colon transversum; *f* Colon descendens; *g* Pancreas; *h, h'* Omentum majus: *h* Paries profundus, *h'* Paries superficialis; *i* Omentum minus; *k* Mesenterium craniale; *l* Mesenterium caudale
1 Aorta thoracica; *1'* Aorta abdominalis; *2* A. coeliaca; *3* A. mesenterica cranialis; *4* Aa. jejunales; *5* A. mesenterica caudalis; *6* A. colica sinistra; *7* A. rectalis cranialis; *8* V. cava caudalis; *9* Vv. hepaticae; *10* Leberäste von *11* V. portae; *12* V. gastroduodenalis; *13* V. mesenterica cranialis; *14* Vv. jejunales; *15* V. mesenterica caudalis; *16* V. colica sinistra; *17* V. rectalis cranialis

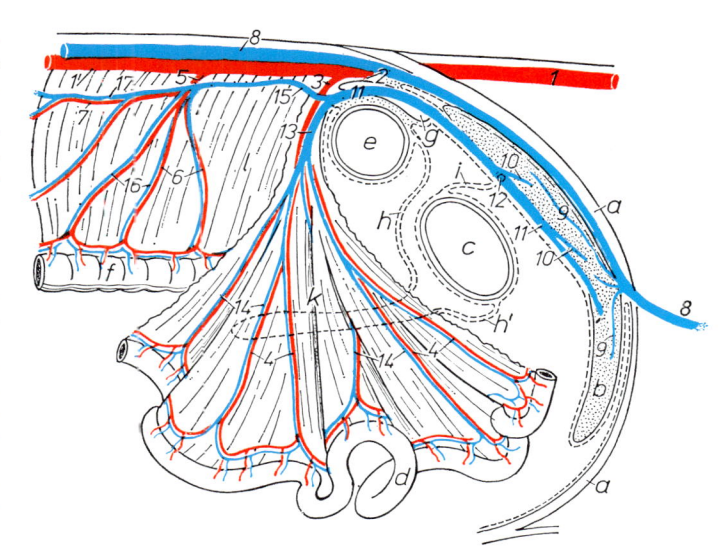

dalis. Die beiden letztgenannten Venen erreichen nur den ventralen bzw. kaudalen Bereich des Darmendes.

V. renalis
(*vgl.:* 149–152/*43;* 187; Ktz.: 194/*2;* Schw.: 188/*10, 11;* Schf.: 189/*2;* Rd.: 144/*1;* Pfd.: 104/*11*)

Aus der V. cava caudalis entspringen in Höhe des 1.–4. Lendenwirbels die Vv. renales dextra und sinistra mit tierartlichen Unterschieden, und zwar bei der *Ktz.* in Höhe des 3.–4., beim *Hd.* des 2.–3., beim *Schw.* des 1.–2., beim *Rd.* des 2. und bei *Schf.* und *Pfd.* des 1. Lendenwirbels. Entsprechend der Lage der Nieren, erreicht die jederseitige Vene den Nierenhilus, wobei die linke V. renalis die Aorta abdominalis ventral überquert. Bei *Wdk.* und *Pfd.* geht aus jeder V. renalis der **R. suprarenalis caudalis** hervor. Die V. renalis sinistra kann bei *Flfr.* und *Schw.* die V. abdominalis cranialis sinistra abgeben und entläßt bei *Flfr.* die V. testicularis sinistra bzw. die V. ovarica sinistra.

Bei *Rd.* und *Pfd.* zweigen kaudal der V. renalis noch **Vv. suprarenales** direkt aus der V. cava caudalis ab.

V. testicularis bzw. V. ovarica
(vgl.: 149–152/*44;* 187; Schw.: 188/*14;* Schf.: 189/*8;* 195/*2;* Rd.: 144/*4;* 196/*2;* Pfd.: 104/*12*)

Die Vv. testiculares bzw. die Vv. ovaricae dextra und sinistra zeigen im Hinblick auf das Ursprungsgefäß sowie auf die Höhe des Abgangs wesentliche tierartliche Unterschiede. Während die V. testicularis dextra und die V. ovarica dextra bei *allen Haussäugetieren*, die V. testicularis sinistra jedoch nur bei *Schw., Zg.* und *Pfd.* sowie die V. ovarica sinistra nur bei *Schw., Schf.* und *Pfd.* aus der V. cava caudalis hervorgehen, entspringen diese Venen bei *Flfr.* aus der V. renalis sinistra und bei *Zg.* bzw. *Schf.* sowie beim *Rd.* aus der V. iliaca communis.

Die **V. testicularis** verläuft mit der A. testicularis im Mesorchium proximale, der Plica vasculosa, zum tiefen Leistenring und weiterhin mit der Arterie im Samenstrang zum Hoden. Dabei bildet sie um die Arterie den **Plexus pampiniformis.** An den Nebenhoden gibt die V. testicularis **Rr. epididymales** ab, die sich mit **Rr. ductus deferentis** an der Vaskularisation des Samenleiters beteiligen.

Die **V. ovarica** ist um ein Vielfaches stärker als die entsprechende Arterie, mit der sie im Mesovarium zum Eierstock zieht. Beim *Schw.* entläßt sie meistens als erstes Gefäß die V. uterina. Die V. ovarica gibt an den Eileiter den **R. tubarius** ab und tritt mit dem stärksten Ast, dem **R. uterinus,** an das Uterushorn, wo sie mit der V. uterina anastomosiert, die bei *kl. Wdk.* fehlt. Damit bildet die V. ovarica eine der Hauptvenen des Uterus, die auch während der Trächtigkeit die V. uterina an Stärke weit übertrifft.

Ohne die Besonderheiten im einzelnen erwähnen zu können, entläßt bei der *Zg.* die V. testicularis bzw. die V. ovarica sowie beim *Schw.* die aus dieser hervorgehende V. uterina die **V. vesicalis cranialis.**

Abb. 212 Hund

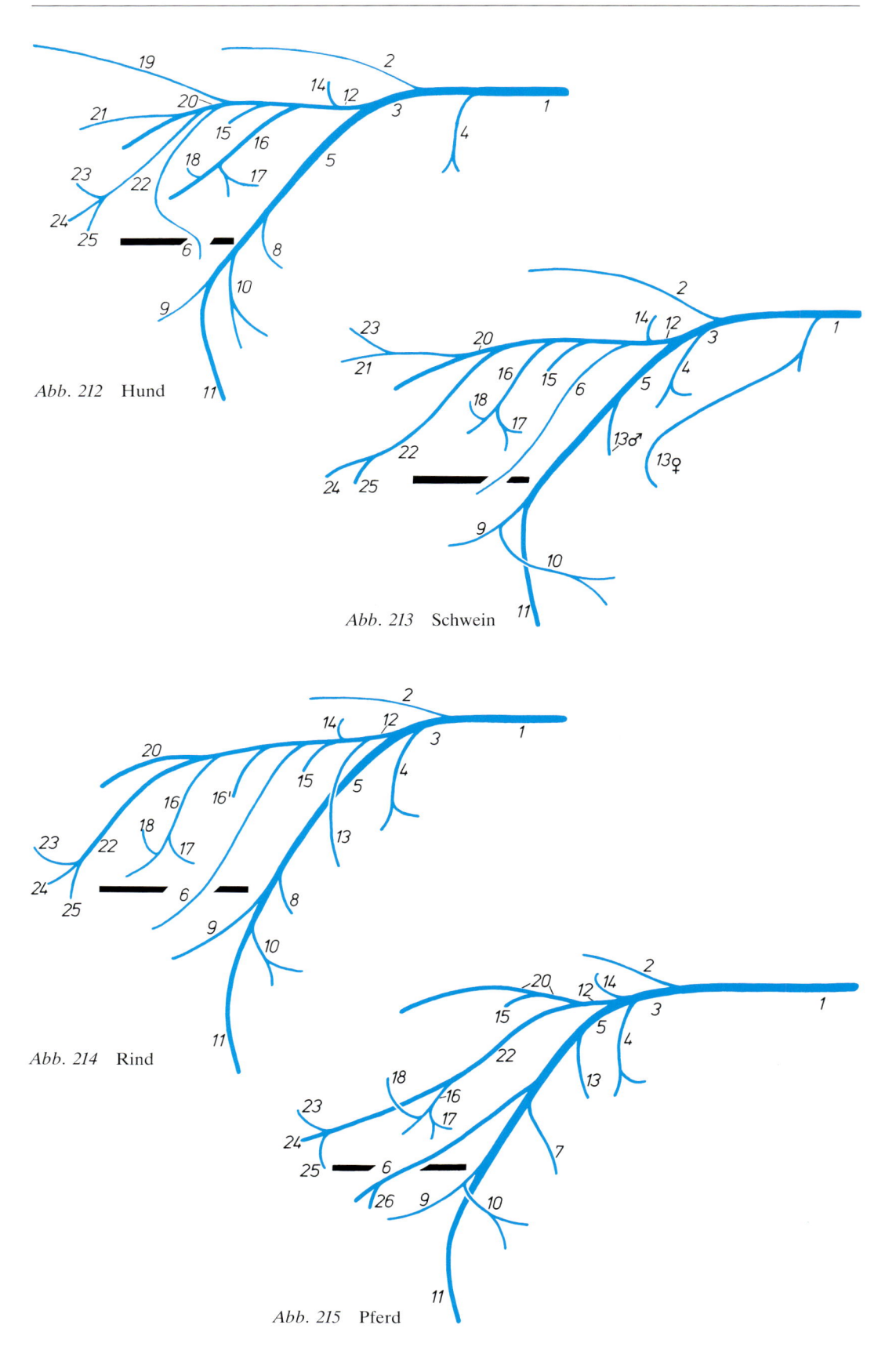

Abb. 213 Schwein

Abb. 214 Rind

Abb. 215 Pferd

Eingeweidevenen der Vena iliaca interna

Die V. iliaca interna gibt neben Gefäßen an Kruppe und Gesäß vor allem Venen an die Organe der Beckenhöhle ab, die **V. prostatica** bzw. die **V. vaginalis,** die die gleichnamigen Arterien begleiten (Ausnahme V. uterina!). Nach Abgabe der **V. glutaea caudalis** wird die **V. iliaca interna** zur **V. pudenda interna,** die tierartspezifisch mit der **V. penis** bzw. der **V. clitoridis** venöse Schwellkörper am Genitale erreicht und in der **V. perinealis ventralis** endet.

V. uterina

(*Hd.*: 212/17; *Schw.* 213/13; *Rd.*: 144/11; 151/71; 214/13; *Pfd.*: 215/13)

Die V. uterina entspringt nur beim *Rd.* aus der V. iliaca interna. Sie ist entweder schwach oder kann fehlen. Bei *kl. Wdk.* wird diese Vene nicht beschrieben. Auch bei *Flfr.* fehlt diese Vene zum Uterus. Wie die entsprechende Arterie wird bei *Flfr.* der R. uterinus der V. vaginalis zur V. uterina aufgewertet. Beim *Schw.* entspringt die V. uterina in den meisten Fällen vor Abgang des starken R. uterinus aus der V. ovarica. Nur beim *Pfd.* geht die V. uterina arterienparallel aus der V. iliaca externa hervor.

Bei *Rd.* und *Pfd.* ist die V. uterina als Begleitgefäß der A. uterina funktionell jedoch unbedeutend, da der R. uterinus der V. ovarica, der R. uterinus aus der V. vaginalis und beim *Rd.* die V. vaginalis accessoria die Hauptvenen des Uterus bilden. Die beschriebenen Venen formen insbesondere beim *Rd.* an der Ventralwand des Geschlechtstraktes ein starkes längsgerichtetes Geflecht. Beim *Schw.* gibt die V. uterina die V. vesicalis cranialis ab, deren Verzweigungsgebiet bei den *anderen Haussäugetieren* von der V. vesicalis caudalis mit übernommen wird.

V. prostatica

(*vgl.*: 149–152/73; 212–215/16; *Rd.*: 196/11; *Pfd.*: 197/34)

Die V. prostatica entspringt bei *Flfr., Schw.* und *Wdk.* aus der V. iliaca interna und beim *Pfd.* aus der V. pudenda interna. Der Ursprung dieser Vene liegt im Bereich des Beckeneingangs. Sie entläßt bei *Flfr.* und *Wdk.* die V. ductus deferentis bzw. beim *Pfd.* den **R. ductus deferentis.** Aus diesem Gefäß, beim *Schw.* direkt aus der V. prostatica, geht die **V. vesicalis caudalis** hervor, die mit der entsprechenden Arterie an die Harnblase tritt. Bei *Flfr., Schf., Rd.* und *Pfd.* erstreckt sich ihr Verzweigungsbereich bis zum Harnblasenscheitel, da diesen Tieren eine V. vesicalis cranialis fehlt. Sie kommt bei der *Zg.* aus der V. testicularis. Bei *Flfr.* und *Pfd.* entläßt die V. prostatica kaudal an das Rektum die **V. rectalis media.**

V. ductus deferentis

(*Hd.*: 212/17; *Schw.*: 213/13; *Rd.*: 214/17; *Pfd.*: 215/13)

Bei *Flfr.* und *Wdk.* geht die V. ductus deferentis aus der V. prostatica hervor, wie beim *Pfd.* der R. ductus deferentis. Bei *Schw.* und *Pfd.* entspringt die V. ductus deferentis aus der V. iliaca externa. Beim *Schw.* gibt die V. ductus deferentis die **V. vesicalis cranialis** ab, die den *anderen Haussäugetieren* fehlt. Bei *Flfr.* und *Wdk.* entläßt die V. ductus deferentis, beim *Pfd.* entsprechend der R. ductus deferentis, die **V. vesicalis caudalis,** die bei *diesen Haussäugetieren* das Verzweigungsgebiet der kranialen Harnblasenvene mit übernimmt.

Abb. 212, 213, 214, 215. Venen der Organe der Beckenhöhle vom männlichen bzw. weiblichen *Hund, Schwein, Rind* und *Pferd.* Schematisch. Linke Körperseite. Medialansicht. Beckenboden durch Balken gekennzeichnet.
Die Begriffe vor dem Schrägstrich betreffen die Abbildungshinweise der männlichen und die hinter dem Schrägstrich diejenigen der weiblichen Haussäugetiere.
1 V. cava caudalis; *2* V. sacralis mediana; *3* V. iliaca communis; *4* V. circumflexa ilium profunda; *5* V. iliaca externa; *6* V. obturatoria; *7* V. iliacofemoralis; *8* V. abdominalis caudalis; *9* V. profunda femoris; *10* V. pudendoepigastrica; *11* V. femoralis; *12* V. iliaca interna; *13* V. ductus deferentis (*Schw., Pfd.*) / V. uterina (*Schw.* aus der V. ovarica; *Rd., Pfd.*); *14* V. iliolumbalis; *15* V. glutaea cranialis; *16* V. prostatica / V. vaginalis; *16'* V. vaginalis accessoria; *17* R. ductus deferentis, bei *Hd.* und *Rd.* V. ductus deferentis / R. uterinus, bei *Hd.* V. uterina, mit V. vesicalis caudalis; *18* V. rectalis media; *19* V. caudalis lateralis superficialis; *20* V. glutaea caudalis; *21* V. perinealis dorsalis; *22* V. pudenda interna; *23* V. rectalis caudalis; *24* V. perinealis ventralis; *25* V. penis / V. clitoridis; *26* V. penis media / V. clitoridis media

V. vaginalis
(*vgl.:* 149–152/73; 212–215/16; *Hd.:* 212/17;
Schw.: 111/23; 188/19;
Schf.: 189/22; 195/28;
Rd.: 144/17; 151/72; 214/16')

Die V. vaginalis geht im Bereich des Beckeneingangs bei *Flfr.*, *Schw.* und *Wdk.* aus der V. iliaca interna und beim *Pfd.* aus der V. pudenda interna hervor. Die V. vaginalis entläßt den **R. uterinus** bei *Schw.*, *Wdk.* und *Pfd.*, der arterienparallel das kaudale Uterusgefäß bildet (s. S. 189). Bei *Flfr.* stellt dieser Ast die V. uterina dar. Beim *Rd.* wird vor allem dieser Ast durch die V. vaginalis accessoria ergänzt, die etwa auf halber Länge zwischen V. uterina und V. vaginalis, und zwar kaudal der V. glutaea cranialis, aus der V. iliaca interna entspringt. Zu dieser Vene gibt es kein entsprechendes arterielles Gefäß. Aus dem R. uterinus bzw. der V. uterina und beim *Schw.* direkt aus der V. vaginalis geht die **V. vesicalis caudalis** hervor, die sich wie beim *männlichen Tier* verhält. Bei *Flfr.* und *Wdk.* gibt die V. vaginalis noch die **V. rectalis media** ab, die beim *Pfd.* der V. vesicalis caudalis entstammt und ventral sowie kaudal an das Rektum zieht. Ferner entläßt die V. vaginalis bei *Wdk.* die **V. perinealis dorsalis** mit der **V. rectalis caudalis** bei *Zg.* und *Rd.*

V. urethralis

Die V. urethralis ist bei *Flfr.* und *Schw.* ausgebildet. Sie geht als erstes Gefäß aus der V. pudenda interna hervor und verzweigt sich mit der entsprechenden Arterie.

V. vestibularis
(*Rd.:* 144/22)

Aus der V. pudenda interna entspringt nur beim *Rd.* die V. vestibularis, die mit der A. vestibularis an die Seitenwand des Scheidenvorhofs zieht.

Lymphatisches System
Systema lymphaticum

Einleitung

Unsere Kenntnisse über den Bau und die Funktion der Organe des lymphatischen Systems sind in den letzten Jahrzehnten entscheidend vermehrt worden. Dies gilt auch, teilweise sogar in hervorragendem Maße, für Fragestellungen, die in der Veterinärmedizin praktische Anwendung finden. Deshalb ist es notwendig, der deskriptiven Darstellung des lymphatischen Systems eine funktionelle Betrachtung voranzustellen, die das Verständnis sowohl für weiterführende Grundlagenfächer wie Immunologie und Pathologie einschließlich Onkologie als auch für anwendungsbezogene Wissensgebiete wie klinische Diagnostik und Schlachttieruntersuchung wecken soll.

Das lymphatische System kann anatomisch unterteilt werden 1. in die zelluläre Komponente, d.h. das *lymphoretikuläre* oder *lymphatische Gewebe*, aus dem alle *lymphatischen Organe* aufgebaut sind, und 2. in die vaskuläre Komponente, d.h. das eigentliche *Lymphgefäßsystem*.

Das **lymphatische Gewebe** hat Abwehrfunktion. Es kommt mit seinen *fixen Zellen*, den *Retikulumzellen*, sowohl in den Lymphknoten als auch in der Milz, den Peyerschen Platten, den Tonsillen und im Thymus vor. Die sternförmigen Zellen stehen untereinander in Verbindung und bilden so ein dreidimensionales Schwammwerk, das in engen Kontakt zu durchströmenden Flüssigkeiten und korpuskulären Elementen treten kann und aufgrund seiner Eigenschaft, Antigene an der Zelloberfläche zu binden, körperfremde Stoffe aussortiert. Die *mobilen Elemente* des lymphatischen Gewebes werden durch *Lymphozyten*, *Plasmazellen* und *Makrophagen* vertreten. Sie zirkulieren zwischen dem Blut, den Gewebsspalten und dem Lymphstrom. Ihre

Bedeutung im Erkennen körperfremder Stoffe und in der Verbreitung von Immunreaktionen wird uns im nachfolgenden Absatz über das Immunsystem beschäftigen. Beide, die fixen und die mobilen Zellen des lymphatischen Gewebes, stehen somit im Dienste der Infektionsabwehr.

Das **Lymphgefäßsystem,** das die *Lymphkapillaren,* die *Lymphgefäße* und *Lymphsammelgänge* umfaßt, hat eine Hilfsfunktion für die venöse Seite des Blutkreislaufs.

Die Beziehung dieser beiden Transportwege ist schon in der Ontogenese und Phylogenese zu erkennen. Ihre Verwandtschaft bleibt auch in der *lymphovenösen Anastomose* erhalten. Trotzdem zeigt das Lymphgefäßsystem einige vom Venensystem abweichende Besonderheiten, die in der spezifischen Resorptionseigenschaft seiner terminalen Strecken und in der eigenen Motorik ihren vornehmlichen Ausdruck finden.

Lymphatische Organe

Unter dem Begriff der lymphatischen Organe werden jene selbständigen Organe und organoiden Formationen zusammengefaßt, die aus einem lymphoretikulären Gewebe aufgebaut sind.

Die lymphatischen Organe sind Abwehrorgane: Ihre Retikulumzellen binden Antigene und sind wohl auch zur *Phagozytose* befähigt. Die Lymphozyten werden in ihnen gebildet (*Lymphopoese*). Weil sich in den lymphopoetischen Zentren Immunreaktionen abspielen, werden die lymphatischen Organe auch als Immunorgane bezeichnet.

Phylogenese lymphatischer Organe

Wirbellose zeigen keine Immunreaktionen; ihr Abwehrmechanismus beschränkt sich auf eine *Phagozytose*. Erst Vertebraten sind zu Immunreaktionen befähigt:

Bei den wechselwarmen Wirbeltieren (*Fische, Amphibien, Reptilien*) steht das unspezifische Abwehrsystem im Vordergrund des Geschehens, um u.a. eindringende Krankheitserreger durch Phagozytose und enzymatischen Abbau auszuschalten. Neben Makrophagen, Monozyten und Granulozyten treten bei Fischen Melanomakrophagen auf, die bei höheren Fischen in Milz und Niere zu Zentren angehäuft sind.

Demgegenüber ist das spezifische Abwehrsystem der wechselwarmen Wirbeltiere – obwohl vorhanden – noch nicht so gut wie bei homoiothermen Tieren entwickelt. Von den primären Immunorganen besitzen die Fische zur Hämo- und Lymphopoese ein Knochenmarksäquivalent, das bei niederen Fischen im Bereich von Kopf, Schulter und Oesophagus (Leydigsche Organe) und in den Gonaden (epigonale Organe) sowie bei höheren Fischen in der Kopfniere stationiert ist.

Einige Amphibien und alle Reptilien weisen bereits ein Knochenmark auf, in dem die Erythro- und Lymphopoese, insbesondere die Granulopoese, abläuft. Den Thymus besitzen alle wechselwarmen Tiere, doch ist er bei Fischen und Amphibien noch nicht in Rinde und Mark unterteilt, während diese Differenzierung bei Reptilien vollzogen ist.

Auch die Ausbildung sekundärer Immunorgane finden wir bei wechselwarmen Wirbeltieren. Die Milz besteht aus roter und weißer Pulpa, wobei Amphibien und Reptilien den T- und B-Lymphozyten zugeordnete Bezirke erkennen lassen. Das mit der Darmschleimhaut assoziierte lymphatische Gewebe ist bei Fischen und Amphibien sowie besonders reichlich bei Reptilien ausgebildet. Lymphknoten fehlen bei Fischen völlig, bei Amphibien tauchen erstmals lymphfilternde Organe auf (Jugularkörper), während unter den Reptilien beim Gecko lymphknotenähnliche Strukturen in der Wand der lateralen Körpervene zu finden sind.

Bedeutsam erscheint eine bei allen wechselwarmen Wirbeltieren vorhandene Heterogenität in der Lymphozytenpopulation, die sich vornehmlich in einer unterschiedlichen Zelloberflächendeterminante manifestiert. Die Differenzierung von Plasmazellen aus B-Lymphozyten und die Bildung von humoralen Antikörpern, die dem IGM der Säugetiere ähneln, wird bei allen wechselwarmen Wirbeltieren beobachtet. Bei Amphibien und Reptilien kommt eine zweite Antikörperklasse vor, deren Einordnung noch strittig ist (Näheres siehe bei RADTKE, 1996).

Lymphatisches Gewebe ist bei Vögeln reichlich ausgebildet. Neben vielfachen lymphoretikulären Einrichtungen in der Schleimhaut des Verdauungsapparats (Tonsilla caecalis!) und der Atemwege sind die (u.a. bei Gans und Ente vorhandenen) Lymphknoten und die Milz, vor allem aber der Thymus und die Bursa cloacalis (Fabricii) ins immunkompetente lymphatische Zellsystem einbezogen. Aus experimentellen Untersuchungen an bursektomierten und thymektomierten sowie bestrahlten Küken hat die Erforschung des Immunapparats auch der Säuger neue Denkanstöße erhalten. Heute weiß man, daß der Immunapparat des Huhnes von zwei Systemen gesteuert wird: dem **t**hymus-abhängigen oder **T**-Zellsystem und dem **b**ursa-abhängigen oder **B**-Zellsystem. Das *T-Zellsystem* umfaßt den Thymus und die T-Lymphozyten der peripheren lymphatischen Organe. Es ist für die zellvermittelte Immunität verantwortlich (Abstoßung von Transplantaten, „Graft versus host"-Reaktion, Allergien vom verzögerten Typ). Das *B-Zellsystem* besteht aus der Bursa cloacalis und den vornehmlich in den Reaktionszentren der peripheren lymphatischen Organe vorkommenden B-Lymphozyten und Plasmazellen. In ihm reifen und differenzieren sich die antikörperbildenden Plasmazellen, die für die humoralen Immunreaktionen sorgen.

Beim Säuger nimmt das lymphatische System aufgrund der Vielzahl der Lymphknoten und der reichlichen Ausstattung aller Schleimhäute mit lymphatischen Bildungen sowie mit dem Thymus, der Milz und dem Knochenmark am immunologischen Geschehen Anteil. Lediglich die Bursa cloacalis fehlt ihm. Man vermutet, daß ihre Aufgabe vom lymphatischen Gewebe im Darm und vom Knochenmark (bone-marrow) übernommen wird, so daß auch dem Säuger im Rahmen des Immungeschehens ein T- und ein B-Zellsystem, letzteres vom Knochenmark als Bursaäquivalent initiiert, zur Verfügung stehen.

Immunsystem

Mit Immunsystem wird ein auf Erkennung und Eliminierung körperfremder Substanzen eingerichtetes molekulares Geschehen bezeichnet, das dem Organismus *spezifische Abwehrreaktivitäten* ermöglicht. Das System ist in der Lage, zwischen „Eigensubstanz" und „Fremdsubstanz" zu unterscheiden. Solche fremden Substanzen können z.B. als Krankheitserreger bzw. als Stoffwechselprodukte solcher Erreger (*Toxine*) und als fremdes Gewebe in den Organismus eindringen, eingebracht werden oder im Organismus entstehen (Tumorzellen). Zum Erwerb einer Immunität[1] muß eine Auseinandersetzung des Organismus mit der Fremdsubstanz erfolgen. Sie ist das *Antigen*, d.h. der körperfremde Stoff pflanzlichen, tierischen oder technischen (synthetischen) Ursprungs, der den Körper zur Bildung eines *Antikörpers*[2] herausfordert. Antigen und Antikörper reagieren nach chemischer Gesetzmäßigkeit miteinander; daher ist die Reaktion sehr spezifisch. D.h. jedes Antigen erfordert seinen komplementären Antikörper. Der Vorgang der *Anpassung (Adaption)* des Körpers an die Umweltantigenität wird aktive Immunisierung genannt und verleiht die adaptive Immunität. Die Antikörperproduktion kann im Augenblick des Auftauchens eines Antigens einerseits von dem B-Zellsystem aufgenommen werden. Die Plasmazellen der Keimzentren können dabei im Kreislauf zirkulierende Antikörper bilden, die somit *humorale* Immunreaktionen auslösen. Die im peripheren Bindegewebe lokalisierten Plasmazellen können an Ort und Stelle Antikörper vom IgA-Typ sezernieren und so *lokale* Immunreaktionen in Gang setzen. Andererseits wird von dem T-Zellsystem die *zellvermittelte* Immunität getragen. Etwa die Abstoßung transplantierten oder entarteten (neoplastischen) Gewebes ist eine solche zellvermittelte Immunreaktion; sie beruht vorrangig auf der unmittelbaren Reaktion der T-Lymphozyten mit dem spezifischen Gewebsantigen. Genauso wie in der humoralen Immunreaktion ein Antikörper mit dem komplementären Antigen reagiert, finden die spezifisch geprägten Lymphozyten mit ihren Oberflächenrezeptoren

---

[1] immunitas lat.; in nicht- und munus Amt-; also eigentlich Freisein, verschont bleiben, unempfänglich sein; Immunität ist integrierter Bestandteil der Resistenz (Widerstandskraft).
[2] Antikörper, auch Immunkörper, ein Immunglobulinmolekül vom IgM-, IgG-, IgA- oder IgE-Typ; siehe dazu die Fußnote der Tabelle zur Phylogenese der Immunorgane.

das komplementäre Gewebsantigen. Als Erfolg der zellvermittelten Immunreaktion wird der fremdartige Zellverband zerstört und abgestoßen. (Um bei notwendigen Organtransplantationen derartige dann unerwünschte Immunreaktionen zu verhindern, werden Immunsuppressiva, z.B. Antilymphozytenseren, eingesetzt.)

Das Antigen dringt nicht nur infolge von Infektionen in den Körper ein, sondern es kann gezielt auch durch Impfung, hier etwa mit einem in seiner pathogenen Wirkung abgeschwächten Erreger (*Vakzine*), eingeschleust werden. Die dann vom Körper produzierten Antikörper können unterschiedlich lange zirkulieren. Die Fähigkeiten zur Bildung dieser bestimmten Antikörper wird teils lebenslänglich, teils über Jahre oder wenigstens über Monate erhalten.

Alle geschilderten immunologischen Vorgänge sind an das Vorhandensein von *immunkompetenten Zellen*[1] gebunden, über deren Verteilung und Wirkung auf Seite 280 weiter berichtet wird.

Eine passive Immunität wird durch das Übertragen bestimmter Antikörper von einem spezifisch resistenten auf einen nicht resistenten Organismus erlangt. Auch die Aufnahme von Kolostrum (Erstmilch, Biestmilch) durch das Neugeborene ist einer passiven Immunisierung vergleichbar. Dabei wird zwar ein sofortiger, jedoch immer nur kurzfristig wirksamer Schutz gegen bestimmte Antigene vermittelt.

Schließlich ist es möglich, immunkompetente Zellen von einem auf einen anderen Organismus zu übertragen, so daß die eingebrachten und vom Wirtsorganismus adoptierten Zellen diesem die adoptive Immunität verleihen.

Neuerdings wird der *Paramunität* besondere Aufmerksamkeit geschenkt. Darunter versteht man einen Zustand des Tieres mit erhöhtem Schutz unspezifischer Art gegenüber einer Mehrzahl ganz unterschiedlicher Infektionen und Antigene. Ihre bisher bekannten Grundlagen sind u.a. eine erhöhte Phagozytosetätigkeit, vermehrte Interaktionen humoraler Abwehrfaktoren, aktivierte T-Lymphozyten, gesteigerte Interferonproduktion und -wirksamkeit und veränderte, spontane Zytotoxizität zellvermittelter Art. Paramunität kann durch ein Infektionsgeschehen erworben oder durch Medikamente (Inducer) erzeugt werden.

Bau und Funktion lymphatischer Organe

Als lymphatische Organe werden die *Lymphknoten*, die *Milz*, die *Tonsillen* und der *Thymus* zusammengefaßt. Außerdem finden wir in fast allen Schleimhäuten abgegrenzte Bezirke von lymphoretikulärem Gewebe wie *Folliculi lymphatici solitarii* und *Folliculi lymphatici aggregati*. Auch sie gehören somit zum lymphatischen System.

Bevor die Besonderheiten im Bau und in der Leistung der einzelnen lymphatischen Organe beschrieben werden, seien ihre morphologischen und funktionellen Gemeinsamkeiten zusammengefaßt:

Fixe Zellen der lymphatischen Organe

Das erste gemeinsame morphologische Element ist das retikuläre Bindegewebe (216). Dieses stellt sich als ein schwammartiger, dreidimensionaler Netzverband von sternförmigen *Retikulumzellen* (216/R) dar, die untereinander durch desmosomenartigen Kontakt ihrer Zellfortsätze verbunden sind. Ihnen liegen – im Gegensatz zum embryonalen Bindegewebe – zur Verfestigung des Gefüges feine, argyrophile Bindegewebsfasern vom Kollagentyp III (*Retikulumfasern*) (216/Rf) an. Die Retikulumzellen besitzen bestimmte Fähigkeiten, so die zur *Fibrillogenese* und zur *Kontrolle* der physikalisch-chemischen Eigenschaften der *Grundsubstanz*. Weiterhin sind sie, was besonders zu betonen ist, zur Bindung von Antigenen und wohl auch zur *Phagozytose* und zur *Speicherung* befähigt. Im Rahmen der Abwehrvorgänge des Körpers werden die zu phagozytierenden Fremdstoffe an der Zelloberfläche festgehalten, vom Plasmalemm, das pseudopodienartig vorgestülpt wird, umflossen und ins Zellinnere als *Phagosomen* abgeschnürt. Phagozytiertes Material kann entweder durch lysosomale Enzyme abgebaut werden, wobei oft unverdaute Reststoffe in Vakuolen eingeschlossen liegen bleiben, oder es kann längere Zeit unverändert in der Zelle gespei-

---

[1] Immunkompetente Zellen: Zellen, die zu einer immunologischen Leistung fähig, aber noch nicht zu einer entsprechenden Reaktion gefordert worden sind.

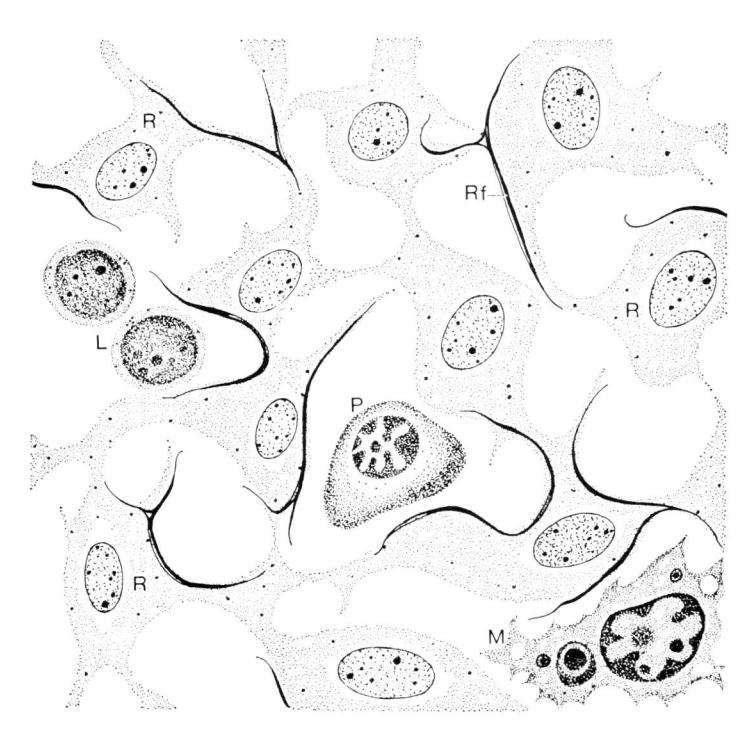

Abb. 216. Schema vom lymphoretikulären Gewebe. Sternförmige Retikulumzellen (*R*) bilden ein dreidimensionales Netzwerk, das von Retikulumfasern (*Rf*) versteift ist. In den Netzmaschen liegen, teilweise temporär verankert, dicht gedrängt (hier nur angedeutet), viele Lymphozyten (*L*), einige Plasmazellen (*P*) und vereinzelte Makrophagen (*M*).

chert bleiben. Schließlich sind die Retikulumzellen in der Lage, sich weiter zu differenzieren. So gehen aus einer solchen Weiterdifferenzierung neben bestimmten freien Zellen, über die später berichtet wird, vor allem die Uferzellen hervor. Dies sind in den Epithelverband benachbarter Blut- und Lymphobahnen eingegliederte und somit auch morphologisch assimilierte, also endothelartig abgeplattete Retikulumzellen.

Ihnen liegen Makrophagen eng benachbart an, um bei Bedarf körperfremde Stoffe zu phagozytieren. Die medizinische Bedeutung dieser Bindungs- und Phagozytosefähigkeit liegt darin, daß neben Blutzellen und Zelltrümmern auch Tumorzellen, Mikroorganismen und therapeutisch applizierte kolloidale Teilchen aufgenommen werden.

Freie Zellen der lymphatischen Organe

Das zweite gemeinsame Element der lymphatischen Organe ist der reiche Gehalt an *Lymphozyten* (216/*L*). Daneben kommen weitere freie Zellen vor wie *Plasmazellen* (216/*P*), *Makrophagen* (216/*M*) (*Histiozyten* und *Monozyten*) und auch *Granulozyten* und *Mastzellen*.

Die **Lymphozyten** (216/*L*; 217) sind in allen lymphatischen Organen, mit Ausnahme des Thymus, nicht diffus verteilt, sondern zu Zellkugeln, sogenannten *Lymphfollikeln* oder *Lymphknötchen* zusammengelagert. Die Zusammenlagerung der Lymphozyten zu Follikeln ist wahrscheinlich darauf zurückzuführen, daß in den peripheren lymphatischen Organen vornehmlich B-Lymphozyten lagern, die besondere Komplementrezeptoren an ihrer Oberfläche tragen.

Lymphozyten treten in unterschiedlichen Formen auf. Bisher sind erst einige Zusammenhänge zwischen der Form und der Funktion dieser Zellen geklärt. Als sicher kann gelten, daß der kleine Lymphozyt eine Schlüsselstellung im Immungeschehen einnimmt, denn er besitzt die Fähigkeit, ein „*Immungedächtnis*" einzurichten; damit ist er in der Lage, etwa körperfremde Proteine als solche zu erkennen. Er kann diese Information weitergeben, damit eine zellabhängige Immunreaktion anlaufen kann. Aus morphologischer Sicht ist interessant zu wissen, daß der kleine Lymphozyt als bereits präadaptierte, differenzierte Zelle sich wieder zum teilungsfähigen *Lymphoblasten* entdifferenzieren kann. Durch einsetzende Mitoseschritte entstehen dabei sowohl kleine Lymphozyten und damit

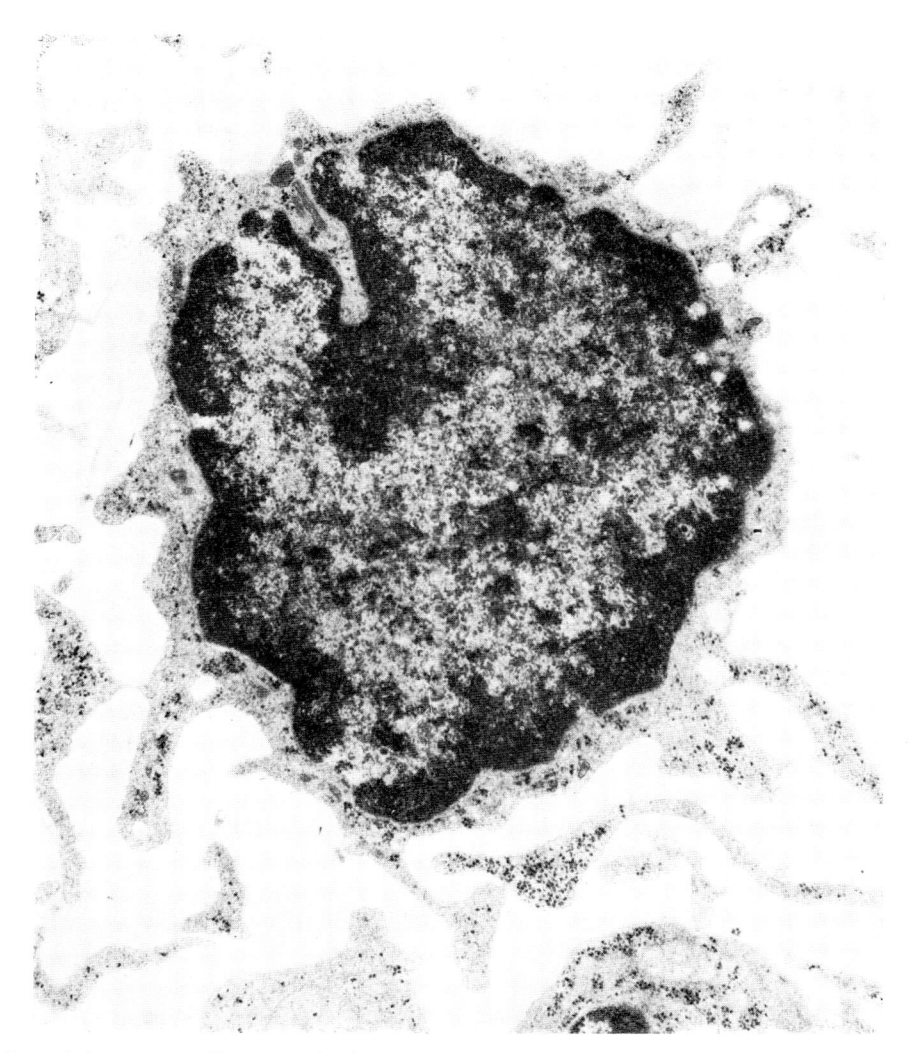

Abb. 217. Elektronenmikroskopische Aufnahme eines T-Lymphozyten aus dem Mark des Buglymphknotens eines *Rindes*.
(Präparat Prof. Dr. P. WALTER, München; Vergrößerung etwa 24000fach)

neue Träger des immunologischen Gedächtnisses (*memory cells*) als auch wahrscheinlich *Plasmazellen*, die spezifische humorale Antikörper (γ-Globuline, Immunglobuline) bilden.

Plasmazellen (216/*P*) entstehen im Bereich der Reaktionszentren etwa 2 bis 3 Tage nach Auftreten eines Antigens. Sie werden von den zu Lymphoblasten entdifferenzierten B-Lymphozyten gebildet. Sie sind die Produzenten von Antikörpern (deshalb *Immunozyten* genannt), leben etwa 10 bis 30 Tage und werden in allen lymphatischen Organen, nach ihrer Emigration auch im Bindegewebe meist in kleinen, zusammenhängenden Gruppen, gefunden.

Makrophagen (216/*M*) spielen als Vermittler (*Mediatorzellen*) im Immungeschehen eine Rolle. Als Histiozyten (ruhende Wanderzellen) entstammen sie wohl direkt den Retikulumzellen. Sie liegen meist in Gefäßnähe und wandern im Augenblick einer Infektion zum Ort des Ereignisses, um zu phagozytieren. Nach Phagozytose körperfremder Substanzen übertragen sie die aufbereitete Antigeninformation auf immunologisch potente Lymphozyten, wodurch diese zu Gedächtniszellen werden. Als Monozyten entstammen sie der myeloischen Reihe (Knochenmark als Entstehungsort). Sie haben gleichfalls Phagozytoseeigenschaften und können bei gesteigertem Bedarf auf dem Blutwege schnell an einen Infektionsherd herangeschafft werden, wenn die auf den Normalbedarf eingerichtete Anzahl der Histiozyten nicht ausreicht. Deshalb bilden die Monozyten auch die überwiegende Masse der Entzündungsmakrophagen. Auch sie scheiden nach Phagozytose körperfremder Substanzen immunologische Information aus. Alle Makrophagen, ob frei im Blut oder fixiert im Gewebe, werden zu einer Gruppe unter dem Begriff „mononukleäres Phagozytose-System" (MPS) zusammengefaßt. (Weitere Einzelheiten s. Lehrbücher der Histologie.)

Einteilung der Organe des Immunsystems

Die Zellen des Immunsystems werden für ihre sehr spezielle Aufgabe in verschiedenen lymphatischen Organen differenziert. Rein beschreibend können *zentrale* und *periphere lymphatische Organe* unterschieden werden. In den zentralen Organen, nämlich 1. dem **T**hymus und 2. der **B**ursa Fabricii bei Vögeln oder dem *Knochenmark* (**b**one marrow) *der Säuger werden primär die beiden Subpopulationen der kleinen Lymphozyten, die* **T**-(**t**hymusabhängigen) *und die* **B**- (**b**one-marrow- oder **b**ursaabhängigen) *Lymphozyten*, differenziert. Nach Involution des Thymus und – bei Vögeln – der Bursa cloacalis ist die Fähigkeit zur Differenzierung in die beiden Lymphozytenarten, die **T**- und die **B**-Zellen, an die peripheren lymphatischen Organe wie Lymphknoten, Milz, Tonsillen und Peyersche Platten weitergegeben.

Da aber Zellen beider Systeme in allen lymphatischen Organen kooperieren, ist eine Einteilung nach Funktionen angebracht: Die *erste* spezifische Funktion ist das „*Erkennen*" der Antigene, die *zweite* spezifische Funktion liegt in der *Antikörperproduktion*, die *dritte* spezifische Funktion ermöglicht dem Körper, ein „*immunologisches Gedächtnis*" aufzubauen.

Daraus wird heute folgende Vorstellung von einer Immunreaktion entwickelt:
1. Bakterien, Viren oder Toxine, die die physiologische Schutzbarriere der Schleimhäute oder der Haut durchbrechen und somit den unspezifischen Abwehrmechanismus überwinden, treffen im Körpergewebe auf einen weiteren, wirkungsvollen Schutzwall, nämlich die spezifische Immunreaktion.
2. Die genannten Mikroorganismen und Fremdstoffe werden Antigene genannt; der Organismus muß sie als „fremd" erkennen, um die Bildung von Antikörpern zu veranlassen. Dazu werden die Antigene von Makrophagen verarbeitet (phagozytiert) und Restteile in besonders immunogener (eine Immunantwort herausfordernder) Form verdeutlicht. Dies stimuliert vermutlich die Erkennungs-T-Zellen zur Ausschüttung von Mediatoren (Überträgerstoffen), die auch auf die B-Zellen wirken. Die Kooperation zwischen Makrophagen, T- und B-Lymphozyten erfolgt möglicherweise über Zellkontakte.
3. Aus den so sensibilisierten B-Lymphozyten werden durch Vermehrung in mehreren Entwicklungsstufen schließlich Plasmazellen, die große Mengen humoraler (löslicher) spezifischer Antikörper sezernieren. Sie neutralisieren die eingedrungenen spezifischen Antigene.
4. T-Lymphozyten, die schon frühzeitig im Thymus ihre besondere Information erhalten haben, wandern in bestimmte Regionen der Lymphknoten und der Milz ab. Sie haben verschiedene Funktionen und werden demzufolge bezeichnet: als Helfer-T-Zellen, wenn sie mit B-Zellen kooperieren, um Antikörperbildung zu stimulieren; als Suppressor-T-Zellen, wenn sie die Antikörperbildung unterdrücken; als Effektor-T-Zellen, wenn sie zellgebundene Antikörper (Rezeptoren) tragen und selbst Fremdzellen abtöten können (deshalb auch Killer-Zellen genannt).
5. T-Lymphozyten vermögen mit Hilfe freigesetzter Entzündungsmediatoren sowohl Immunzellen als auch Entzündungszellen an den Infektionsherd zu locken. Hier erfolgt dann die erste Reaktion. Die Infektion kann sich über die Lymphbahn ausbreiten und so zum nächstgelegenen, dem „regionären" Lymphknoten, evtl. darüber hinaus bis in den Kreislauf (Sepsisgefahr), gelangen.
6. Bei der Eliminierung von Fremdzellen durch Antikörper spielen weitere Faktoren, so auch das Komplement-System, eine wichtige Rolle. Hierauf kann nicht näher eingegangen werden; jedoch ist die biologische Wirkung die, daß die

Membran der Fremdzelle durch einen schrittweise aufgebauten Komplement-Komplex, der sich über eine Antigen-Antikörper-Reaktion etwa an der Oberfläche eines Bakteriums anklammert, perforiert wird. Nach übermäßiger Wasseraufnahme aufgrund des eingetretenen osmotischen Gefälles platzt die Fremdzelle; die Zell-Lysis ist eingetreten.

7. Wird ein Lymphozyt erstmals durch ein Antigen, das seinem Antikörpermuster komplementär ist, herausgefordert, dann löst dies eine primäre Immunantwort aus: der Lymphozyt vermehrt sich in einer permanenten Zell-Linie (sogen. klonale Expansion) zu einer spezifischen Population. Dabei selektieren sich (Selektionstheorie nach BURNET) neben den oben genannten antikörpersezernierenden Plasmazellen auch langlebige Gedächtniszellen (memory cells). Sie können die Information über diese erstmals – häufig zu Beginn des Lebens – eingedrungene Fremdsubstanz konservieren und evtl. zeitlebens im „Gedächtnis" speichern. Kommt es in einer späteren Lebensphase zu einem erneuten Kontakt mit demselben Antigen, dann erfolgt die sekundäre Immunantwort im allgemeinen deutlich verstärkt in einer sehr viel kürzeren Zeit.

Diese kurzgedrängte Übersicht soll die Bedeutung der im folgenden vorgestellten lymphatischen Organe unterstreichen.

Periphere lymphatische Organe

Lymphatisches Gewebe

In allen Schleimhäuten des Verdauungs-, Atmungs- sowie Harn- und Geschlechtsapparats kommen physiologischerweise *Lymphozytenansammlungen* (sog. *Rundzelleninfiltrate*) vor, die in ihrer Leistung der lokalen immunologischen Abwehr zugeordnet werden können.

In einfachster Form tritt das Infiltrat als diffuses Lymphgewebe in die Schleimhautpropria oder ähnlich gestaltet als „*Milchflecken*" des großen Netzes oder als „*arachnoidale Zellanhäufungen*" in der weichen Hirnhaut auf.

Die Kolonienbildung der Lymphozyten zu kugeligen Gebilden führt zur Entstehung von Primärfollikeln (218/A). Dabei liegen die gleichmäßig differenzierten, kleinen Lymphozyten diffus in den Maschen des retikulären Gewebes, so daß von diesem selbst nicht viel zu sehen ist. Solche Primärfollikel trifft man vornehmlich bei Neugeborenen und **SPF**-Tieren (spezifisch-pathogen-freien, d. h. steril aufgezogenen Versuchstieren) an. Schon bald nach der ersten Auseinandersetzung des Jungtieres mit seiner Umwelt ändert sich das Bild, und es entstehen Sekundärfollikel (218/B, C). Sie sind gekennzeichnet als kugelige Gebilde, in deren Zentrum (*Reaktionszentrum*) unterschiedlich differenzierte, helle (zytoplasmareiche) Zellen vorkommen, umgeben von einem Wall dunkel gefärbter (zytoplasmaarmer) Lymphozyten (218/B). Soweit Sekundärknötchen als subepitheliale Organellen auftreten, ist dem exzentrisch gelegenen Reaktionszentrum kein Wall, sondern eine zum Epithel gerichtete Glocke aus kleinen Lymphozyten zugeordnet (218/C). In den Reaktionszentren finden fortlaufend reaktive Veränderungen (Wachstum und Zellteilung) mit DNS- und RNS-Vermehrung infolge der lokalen Immunreaktion statt. Hier entstehen die *Lymphoblasten* und auch die kurzlebigen *Plasmazellen*. Einzeln in der Lamina propia mucosae auftretende, gelegentlich in die Submucosa reichende Sekundärfollikel werden Solitärfollikel, *Folliculi lymphatici solitarii*, genannt. Über ihr Auftreten in der Schleimhaut des Darmes, der Atemwege und des Urogenitalsystems ist in Band II berichtet worden. Auch in der Lidbindehaut und in der Schleimhaut aller natürlichen Körperöffnungen kommen sie vor und haben hier praktische Bedeutung für die klinische Diagnostik (Adspektion der sichtbaren Schleimhäute).

Sekundärfollikel kommen auch in Form großer, zusammenhängender Ansammlungen vor und werden dann als *Folliculi lymphatici aggregati*, PEYERsche Platten, bezeichnet. Im Darm, vor allem im Dünndarm der Haustiere, sind sie gut sichtbar antimesenterial in einer Länge von einigen Zentimetern bis zu mehreren Metern (siehe Band II) gelegen. Ihre Gestalt und Anzahl ist von exogenen (Futter und Darmflora) und endogenen (Alter, Tierart, Darmabschnitt) Faktoren abhängig. Ihre recht unterschiedliche Reaktion bei den verschiede-

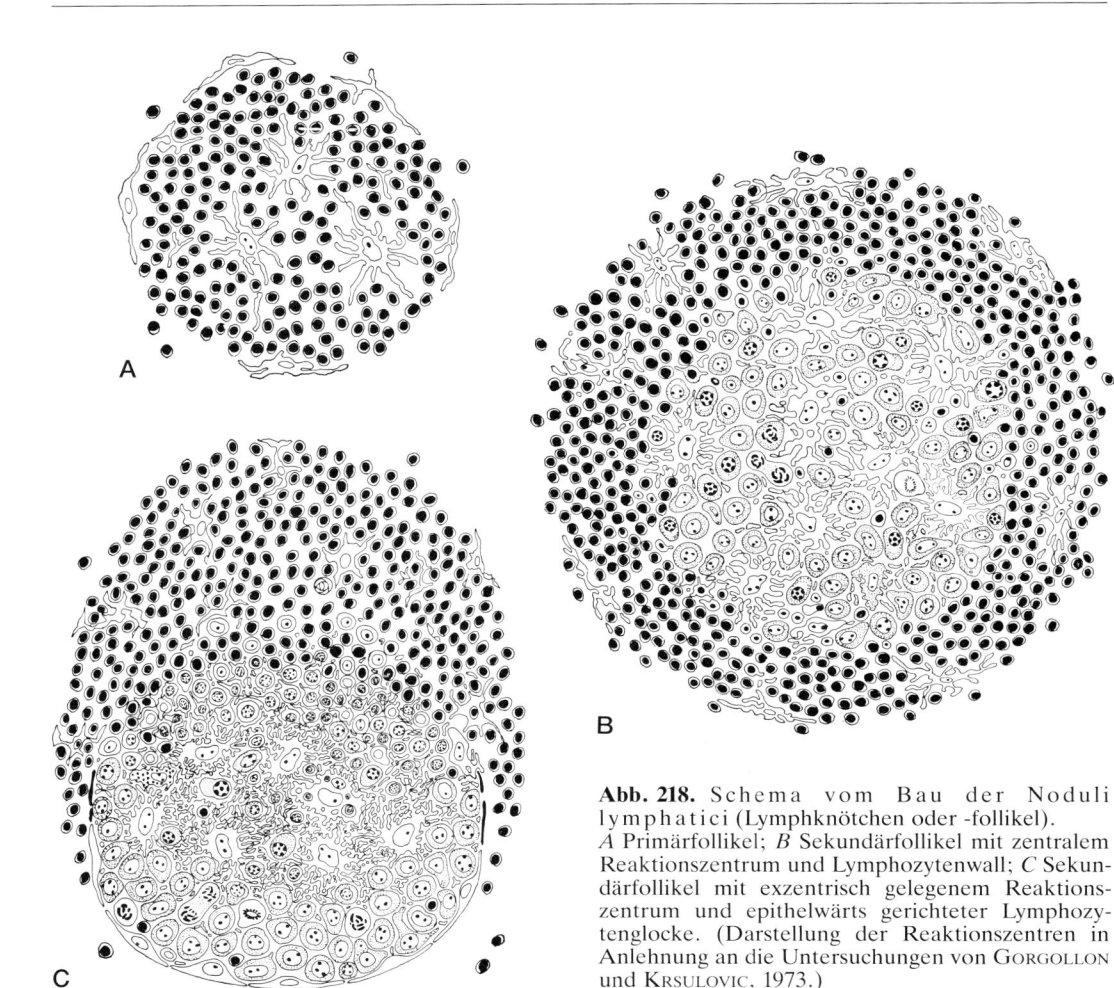

Abb. 218. Schema vom Bau der Noduli lymphatici (Lymphknötchen oder -follikel).
A Primärfollikel; *B* Sekundärfollikel mit zentralem Reaktionszentrum und Lymphozytenwall; *C* Sekundärfollikel mit exzentrisch gelegenem Reaktionszentrum und epithelwärts gerichteter Lymphozytenglocke. (Darstellung der Reaktionszentren in Anlehnung an die Untersuchungen von GORGOLLON und KRSULOVIC, 1973.)

nen Darminfektionen beeinflußt wesentlich den Verlauf der Erkrankung. Bekannt ist, daß beim Menschen eine *„überschießende"* Reaktion solcher im Wurmfortsatz gelegener Platten zur Appendizitis führt.

Jüngste Untersuchungen zeigen, daß Lymphknötchen in der Darmschleimhaut zottenförmige Ausstülpungen besitzen, die ins Darminnere hineinragen. Das diese Ausstülpungen bedeckende (engl.: **m**embranous) Epithel ist mit Mikrovilli versehen (engl.: **m**icrofolds bearing); deshalb werden diese Zellen **M**-Zellen genannt. Sie sind hochspezialisiert, indem sie eine wichtige Rolle bei der Antigenaufnahme und -vermittlung spielen.

In folgenden lymphatischen Organen sind die Lymphfollikel über die bisher beschriebenen Erscheinungsformen hinaus zu abgegrenzten Organen zusammengeschlossen: *Mandeln (Tonsillae), Lymphknoten (Nodi lymphatici, Lymphonodi), Milz (Lien, Splen), Blutlymphknoten (Lymphonodi haemales).*

Mandeln (Tonsillae)

In den Tonsillen (219) ist das lymphatische Gewebe in enge funktionelle Beziehung zum bedeckenden Epithelverband getreten, der entweder als unverhorntes Plattenepithel oder als respiratorisches Epithel die Rachenhöhle auskleidet. Über die topographische Anordnung der einzelnen Mandeln ist allgemein und auch tierartlich spezifiziert ausführlich im Band II unter dem Stichwort *„lymphatischer Rachenring"* berichtet worden.

Abb. 219. Schema vom Feinbau einer Tonsille. *A* Übersicht über eine Beetmandel mit Bälgen (Tonsillarkrypten). Die zahlreichen Sekundärfollikel sind durch eine epithelwärts gerichtete Lymphozytenglocke (-kappe) gekennzeichnet. Unter der Tonsille liegen die tonsilleneigenen Drüsen. *B* Retikulierungszone des Tonsillenepithels, vergrößert.

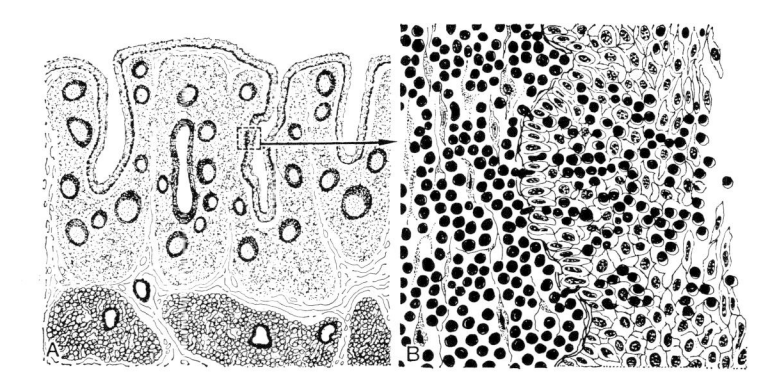

Die **Ontogenese** des lymphatischen Rachenrings ist beim Rind eingehender untersucht. Die *Gaumenmandel* entwickelt sich demnach um einen zweigeteilten *Sinus tonsillaris,* der den Rest der zweiten Kiementasche in sich aufgenommen hat. Das den Sinus auskleidende entodermale Epithel bleibt zunächst solide, treibt später kanalisierte Sprosse in das Mesenchym vor und bildet so die *Tonsillarkrypten,* in die die *tonsilleneigenen Drüsen* einmünden. Ähnliche Sprossungsvorgänge zeigt das Epithel über der *Rachenmandel* und führt auch zur Bildung der *Zungenbälge.* Die Drüsen der Gaumenmandel und der Zungenbälge entstehen im dritten, die der Rachenmandel im vierten Embryonalmonat. Das *mesenchymale Blastem* unter dem *epithelialen Tonsillenanteil* läßt in der Rachenmandel im dritten Monat, in der Gaumenmandel im vierten Monat und an den Zungenbälgen erst im siebten Monat typisches lymphatisches Gewebe, d. h. einen vaskularisierten *Retikulumzellenverband* und *eingewanderte Lymphozyten* erkennen. Überzeugend konnte gezeigt werden, daß diese ersten Lymphozyten aus dem Thymus (Schrittmacher der Lymphopoese) abgesiedelt wurden.

Die fünf Haupttonsillen (*Tonsilla palatina, – lingualis, – veli palatini, – pharyngea, – tubaria*) bilden insgesamt einen Ring an der Eingangspforte zum Rumpfdarm und zu den unteren Luftwegen. Ihr Ziel ist es, den ersten und ständigen Kontakt mit *alimentär*[1] und *aerogen*[2] eingeschleusten Infektionserregern aufzunehmen.

Dazu ist auch die Textur des Epithelverbands über der Tonsille in umschriebenen Zonen zu einem epithelialen Zellschwamm transformiert worden. Man nennt den so gestalteten Epithelabschnitt die *Retikulierungszone* (219/*B*). Das ist eine wichtige Voraussetzung dafür, daß die Lymphozyten zwischen dem lymphoretikulären Grundgerüst und dem Tonsillenepithel wandern können. Auf diese Weise kommen Lymphozyten bis nahe an die freie Oberfläche der Tonsille, nehmen hier Kontakt mit dem schlundkopfständigen Antigen auf und tragen die gewonnene immunologische Information zurück ins Grundgewebe. Über die vorhandenen Makrophagen als Mediatorzellen und über die Reaktionszentren wird erreicht, daß 1. die Information durch „Gedächtniszellen" im gesamten Organismus bereitgehalten wird und daß 2. die Information durch Antikörperbildung beantwortet wird.

Dieser Funktion der Tonsillen dienen weitere morphologische Kennzeichen:
1. Die Bauweise der tonsillären Sekundärknötchen ist einseitig zur Epithelseite orientiert, weist also nicht, wie Sekundärknötchen anderer lymphatischer Organe, einen Lymphozytenwall, sondern eine *Lymphozytenkappe* auf, weil die Masse der Zu- und Abwanderung der Lymphozyten vom Epithel her erfolgt.
2. Durch die Ausbildung von *Tonsillarkrypten* kann die Kontaktfläche zwischen lymphoretikulärem Gewebe und Epithel vergrößert werden. Zugleich bleiben in den Krypten abgeschilferte Epithelzellen, vermischt mit Lymphozyten, ubiquitären[1] und evtl. infektiösen Mikroorganismen als Mandelpfropf, *Detritus,* liegen.

---
[1] alimentum lat., Nahrung; alimentär, mit der Nahrung eingeschleust.
[2] aer gr., Luft; aerogen, über die Atemluft eingeschleust.

---
[1] ubique lat., ubiquitär, überall verbreitet.

Im schlimmsten Fall kann hieraus ein ständiger Entzündungsreiz entstehen, der von der Tonsille mit einer sich verstärkenden Reaktion, die zu einer Verschlechterung des Allgemeinzustandes des Patienten führt, beantwortet wird. Der Mandelpfropf läßt sich ausdrücken. Die operative Entfernung der Mandeln ist dann möglich, wenn die Tonsille gegenüber ihrer Umgebung durch eine wohldefinierte Kapsel abgegrenzt ist. Tonsillektomien werden (außer beim Menschen) an der Tonsilla palatina von Hund und Katze vorgenommen.

Lymphknoten (Nodi lymphatici, Lymphonodi)

Über die *Ontogenese* der Lymphknoten wird im Zusammenhang mit der Entstehung der Lymphgefäße auf S. 303 berichtet.

Die besondere Aufgabe der Lymphknoten besteht in der Kontrolle der Lymphe. Dazu sind sie als komplexe, von einer Kapsel umgebene Organe in die Lymphbahn eingeschaltet (220). Ihre Farbe ist grau-gelb bis braun-rot. Bei den Wiederkäuern sowie bei Hund und Katze treten sie als flachbohnenförmige oder zuweilen platte Einzelknoten auf. Beim Schwein sind es grobhöckerige, einzeln oder in Gruppen liegende Gebilde. Beim Pferd finden sich kleine, kugelige Bildungen, die meistens zu einer größeren Lymphknotengruppe zusammengepackt sein können. Sie liegen, von lockerem Bindegewebe umgeben, mehr oder weniger im Fettgewebe versteckt.

Die bindegewebige *Organkapsel* (220, 221/1) kann glatte Muskelzellen enthalten. Sie sendet Bindegewebssepten, *Trabekel* (220/2), ins Innere. In dieses grobe Gerüst ist ein feines Schwammwerk von Retikulumzellen eingespannt. Die Interzellularräume sind mit Lymphozyten überschwemmt. Peripher liegen sie etwas dichter, so daß sich eine Rindenzone, *Cortex* (220/4), von einem Markbereich, *Medulla* (220/5), unterscheiden läßt. An einigen Stellen der Rinde sind Lymphozyten geradezu knötchenartig zusammengeballt. Man nennt diese Bezirke von ca. 1 mm Durchmesser *Lymphknötchen;* sie enthalten fast ausschließlich B-Lymphozyten. Das Rindenparenchym zwischen den Knötchen und im Grenzbereich zum Mark wird Parakortex genannt; in ihm überwiegen die T-Lymphozyten. Das lymphoretikuläre Parenchym setzt sich in Strängen hiluswärts fort. Wir sprechen von *Marksträngen* (220/5). Auch in ihnen sind reichlich Lymphozyten von B- und T-Typ anzutreffen, doch fehlen die Primärknötchen. Die Lymphe gelangt über mehrere Lymphgefäße (220/3) an die konvexe Seite des Lymphknotens (*Vasa afferentia*) und tritt hier durch die Kapsel in einen Sinus (220/6) ein, der direkt unter der Kapsel gelegen ist (*Randsinus*). Von ihm gehen radiär gestellte *Intermediärsinus* (220/7) durch die Rinde, die sich im Markbereich zum *Marksinus* (220/8) erweitern. Aus dem Hilus treten ein oder zwei abführende Lymphgefäße (*Vasa efferentia*) (220/9). Der Randsinus hat die Aufgabe, die ankommende Lymphe auf mehrere Intermediärsinus zu verteilen. Beim Durchfluß durch den Lymphknoten ist auch der Weg über den Randsinus in den Marksinus möglich. Der indirekte und weitere Weg ist sehr viel englumiger als der direkte Weg; er wird deshalb eine untergeordnete Bedeutung haben. Andererseits bedeutet dies, daß der direkte Weg über die Intermediärsinus bevorzugt wird und somit der Lymphknoten funktionell in Sektoren aufzuteilen ist, die für die Lymphe der einzelnen zuführenden Lymphgefäße als bevorzugte Durchfluß- und Filterzonen anzusehen sind (bedeutsam bei Beurteilung lymphographischer Aufnahmen).

Beachtenswert ist, daß der Lymphfluß im Lymphknoten des Schweines ent-

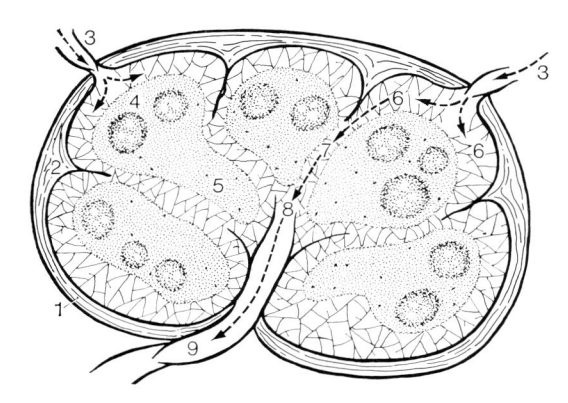

Abb. 220. Schema von der Organisation des Lymphknotens eines *Hundes.*
1 Organkapsel, *2* Trabekel, *3* Vas afferens, *4* Rindenparenchym mit Lymphknötchen; *5* Markgebiet; *6, 7, 8* Durchfluß der Lymphe durch den *6* Rand-, *7* Intermediär- und *8* Marksinus; *9* Vas efferens

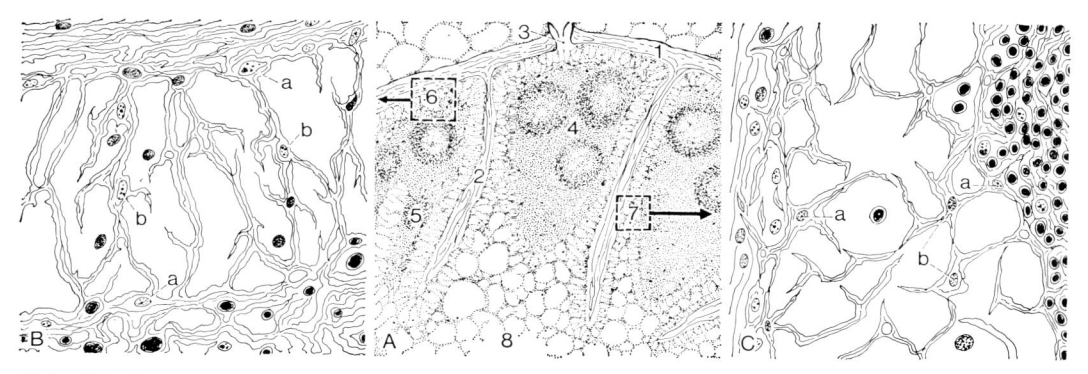

Abb. 221. Schema vom Feinbau eines Lymphknotens.
A Ausschnitt aus einem Lymphknoten mit Organkapsel (*1*) und Trabekeln (*2*), eintretendem Vas afferens (*3*), Rindenparenchym mit Lymphknötchen (*4*), Markstrang (*5*), Randsinus (*6*), Intermediärsinus (*7*), Marksinus (*8*); *B* Randsinus, auch Marginal- oder Terminalsinus genannt; *C* Intermediärsinus, beide Ausschnitte bei stärkerer Vergrößerung mit Uferzellen (*a*) und Reusenzellen (*b*)

gegengesetzt gerichtet ist, d. h. daß die Vasa afferentia am Hilus eintreten und ihre mitgeführte Lymphe in einen zisternenartigen Sammelraum (*Cisterna centralis*) ergießen. Diese klappentragende Zisterne wird durch eine *Binnenkapsel* gestützt. Aus ihr leiten mehrere die Kapsel durchbohrende Vasa die Lymphe hinüber in die Sinus. Aus diesen wiederum wird der Lymphstrom die peripher angeordneten Vasa efferentia erreichen. Hervorzuheben ist, daß die Lymphknötchen nahe der Binnenkapsel angeordnet sind. Somit steht der Schweinelymphknoten als *Typus inversus* dem *Typus normalis* der anderen Haussäugetiere gegenüber. Bei ihm durchfließt die mit einem Vas afferens herangeführte Lymphe nicht nur einen Sektor des Knotens, sondern sie wird in der Zisterne gemischt über den ganzen Knoten verteilt. Lymphknoten vom Typus inversus werden auch bei anderen Säugetieren (Elefant, Nashorn, Delphin) beschrieben.

Die Lichtung aller Sinus (221) ist durch Retikulinfasern versteift und die Wandung von endothelartigen Retikulumzellen (*Uferzellen*) (221/*a*) ausgekleidet. Zudem ist die Lichtung durch sternförmige verästelte Retikulumzellen (*Reusenzellen*) (221/*b*) verspannt. Ihnen liegen phagozytotisch aktive Makrophagen dicht benachbart, wodurch der innige Kontakt zwischen der Lymphe und den zur Phagozytose fähigen Zellen verständlich wird (Filterfunktion). Da die Zelltapete der Sinus offenbar zwischen einem geschlossenen und gefensterten Zustand wechseln kann, sind auch die Retikulumzellen der Rinde und der Markstrahlen in das Geschehen der Stoffaufnahme und -bindung eingeschlossen. Neben Lymphozyten kommen in allen Reaktionszentren auch Lymphoblasten vor. Plasmazellen und Makrophagen finden sich in ihrer Nähe, daneben auch Granulozyten. Im Lymphknoten des Hundes findet sogar normalerweise eine Granulopoese statt.

Aus der Aufzählung der Bauelemente eines Lymphknotens wird der wesentliche Teil seiner Funktion verständlich. Er setzt sich aus Zellen zusammen, deren Aufgabe es ist, den Organismus vor Krankheitserregern und unbelebten, schädigenden Substanzen zu schützen. Außerhalb der lymphatischen Organe treten diese Zellen immer dann auf, wenn ein entzündlicher Prozeß abläuft. Einige Pathologen vergleichen daher den Lymphknoten auch mit einer „organgewordenen Entzündung". Treten nun im Quellgebiet eines Lymphknotens Krankheitskeime oder Schadstoffe auf, so führen sie aufgrund der von ihnen erzeugten Reizwirkung zu einer Hyperplasie der lymphknoteneigenen Zellen: Retikulumzellen und Makrophagen werden aktiviert, Sekundärknötchen mit Lymphoblasten in ihrer Mitte und Plasmazellen treten auf, und die Lymphozyten nehmen an Zahl zu. Der Lymphknoten insgesamt vergrößert sich, seine Kapsel wird durch den erhöhten Binnendruck unter Spannung gesetzt; der Lymphknoten wird schmerzhaft. Vergrößerung, Schmerzhaftigkeit und evtl. vermehrte Wärme sind bei palpierbaren (tastbaren) Lymphknoten nachweisbar und bilden somit für die klinische Diagnostik einen wichtigen Hinweis auf Ort und Art der Erkrankung.

Die im Lymphknoten phagozytierten Stoffe lagern sich in den Retikulumzellen ab. Manche schwimmen mit den Makrophagen ab. Viele bleiben längere Zeit im Verband des Lymphknotens und bewirken, daß der Lymphknoten auf der Schnittfläche diffus oder punktförmig verfärbt ist bzw. seine Konsistenz ändert. Dies ist ein in der Fleischuntersuchung verwertbares Indiz!

Von großer medizinischer Bedeutung ist auch, daß mit dem Lymphfluß verschleppte *Tumorzellen (Krebszellen)* in den Lymphknoten abgefangen werden können und so zur Bildung von *Metastasen* (Tochtergeschwülsten) führen, die sich in den regionären, im weiteren Verlauf der Erkrankung auch in den nachfolgenden, hintereinandergeschalteten Lymphknoten festsetzen.

In diesem Zusammenhang ist wichtig, daran zu erinnern, daß der Lymphstrom zum Venenwinkel, also zur Blutbahn hin gerichtet ist. Über die hierbei wirksame Motorik des Lymphflusses wird später zu berichten sein. Ähnlich wie Tumorzellen werden auch andere korpuskuläre Elemente bei der Passage durch den Lymphknoten festgehalten sowie Antigene an die Antikörper gebunden. Die Wirksamkeit des Lymphfilters hängt jedoch von der Beschaffenheit der Schadstoffe, ihrer Menge und der Zeitdauer ab, während der sie dem Lymphknoten zugeführt werden. Verallgemeinert heißt dies, daß kleinere Mengen korpuskulärer Elemente fast vollständig extrahiert werden, während lösliche Eiweißstoffe weiterfließen. Bei größerem Angebot an korpuskulären Schadstoffen wächst die Wahrscheinlichkeit, daß einige der Phagozytose oder Bindung entkommen. Dies ist nicht selten bei natürlichen Infektionen der Fall, wenn große Mengen von Mikroorganismen vom Infektionsherd (*Focus*) freigesetzt werden. Sie führen bei Erreichen der Blutbahn zur *Bakteriämie* oder *Virämie*. Aus gleichem Grunde sind chirurgische Eingriffe am Darm (massenhaftes Vorkommen von Mikroorganismen) an besondere Sorgfalt gebunden. Auch die Bewegung infizierter Gliedmaßen (Unterstützung der Motorik des Lymphstroms) kann zur Erschöpfung der Filterwirkung der Lymphknoten führen. Schließlich ist in den Fällen, wo Tumorzellen der Filterwirkung der Lymphknoten entkommen sind und somit die Blutbahn erreicht haben, eine Metastasenbildung über den Blutkreislauf eingeleitet und mit lokalen Eingriffen ein Heilerfolg nicht mehr zu erwarten.

Blutlymphknoten (Lymphonodi haemales)

Bei verschiedenen Säugetieren, vor allem bei einigen Nagern und Wiederkäuern, so auch bei unseren *Hauswiederkäuern*, sind in bestimmten Körperregionen rötliche Blutlymphknoten in das Gefäßsystem zwischen Arteriolen und Venolen eingeschaltet. Wenn auch noch einige Fragen hinsichtlich ihrer Entstehung und Funktion offen sind, so kann man sie doch mit Teilfunktionen der Milz und des Knochenmarks in Verbindung bringen. Ihre äußere Gestalt erinnert an einen Lymphknoten, doch gibt es weder zu- noch abführende Lymphgefäße, und ihre Sinus sind mit Blut gefüllt.

Ihr Bau nimmt eine Zwischenstellung zwischen Lymphknoten und Milz ein. Man nennt sie deshalb auch **lymphoide** oder **splenoide Hämalknoten.** Die *Kapsel* und *Trabekel* enthalten neben kollagenen und elastischen Fasern vor allem beim Schaf glatte Muskelzellen. Beim Rind ist die Kapsel dünn. Bei kleinen Wiederkäuern ist sie dagegen dick und deutlich in zwei Schichten gegliedert; die äußere Schicht ist faserreich, die innere Schicht durch ein dichtes Blutkapillarnetz ausgezeichnet. Das Parenchym besteht aus einem dreidimensionalen *Retikulumnetz*. Beim Schaf ist im Gegensatz zur Ziege eine Unterteilung in *Rinde* und *Mark* möglich. Sekundärknötchen kommen beim Schaf nur in der Rindensubstanz vor, während im diffusen lymphoretikulären Gewebe der Marksubstanz Erythrozyten, Erythroblasten und Riesenzellen anzutreffen sind. Im Parenchym des Blutlymphknotens der Ziege sind die Sekundärknötchen gleichmäßiger verteilt. Der Aufbau ähnelt demzufolge entweder mehr einem Lymphknoten oder mehr der Milz. Zwischen Kapsel und Rinde ist beim Schaf ein breiter, bei den anderen Wiederkäuern ein enger *Marginalsinus* ausgebildet, von dem aus *Intermediärsinus* zentripetal bis in die Marksubstanz vordringen. In der Hilusnähe ist der *Marksinus* um eine zentral gelegene Sammelvenole gelegen, die die Knotenkapilla-

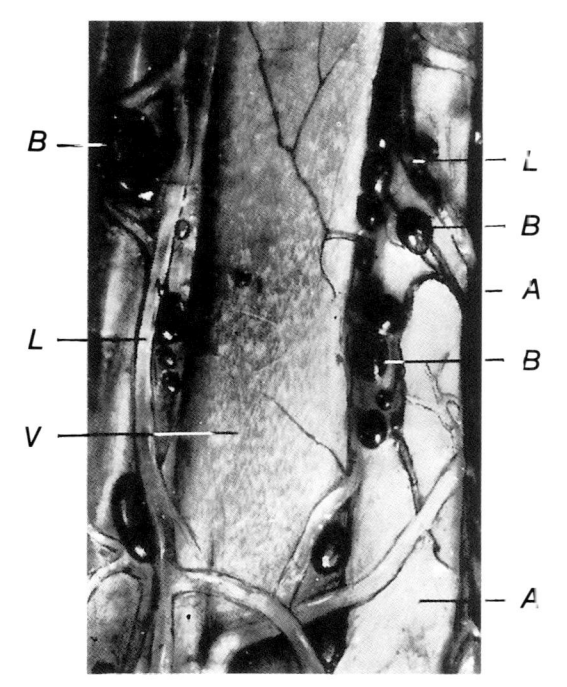

Abb. 222. Topographie der Blutlymphknoten an der Bauchaorta und an der kaudalen Hohlvene beim *Schaf*. (Nach GRAU, 1960, aus KRÖLLING und GRAU).
A Aorta abdominalis, *A'* kleineres Blutgefäß, das mit seinen Zweigen eine Blutlymphknotengruppe versorgt, *B* Blutlymphknoten, *L* Trunci lymphatici lumbales, ohne Verbindung mit den Blutlymphknoten, *V* V. cava caudalis

ren sammelt. Die Sinus werden von Blut durchströmt. Auch in den Retikulummaschen vornehmlich der Marksubstanz sind reichlich Erythrozyten und andere Blutzellen anzutreffen.

Die Retikulumzellen des Hämalknotens sind zur *Phagozytose* und *Speicherung* befähigt, und die *Ablagerung des Pigments* kann zu einer Braunfärbung des Organs führen.

Die Blutlymphknoten stehen somit in **funktioneller Hinsicht** sowohl der *Milz* wegen der stattfindenden *Blutfiltration* als auch dem *Knochenmark* wegen der normalerweise tätigen *Erythro-* und *Myelopoese* (ERENCIN) nahe. Antikörper sollen in ihnen gebildet werden, womit sie zum lymphatischen System zu rechnen sind.

Blutlymphknoten sind vor allem am Kopf, Hals, Nacken, an der Schulter und den großen Blutgefäßen der Brust-, Bauch- und Beckenhöhle sowie ganz allgemein in unmittelbarer Nachbarschaft bestimmter Lymphknoten zu finden (222), von denen sie sich jedoch durch ihre rote bzw. rotbraune Farbe unterscheiden. Die Orte ihres Vorkommens können durch die unmittelbare Nähe folgender Lymphknoten festgelegt werden:

Kopfbereich: Nl. parotideus, Nl. mandibularis, Nl. retropharyngeus lateralis;

Halsbereich: Nl. cervicalis superficialis accessorius, Nll. cervicales profundi craniales, medii und caudales;

Schulter- und Achselbereich: Nl. costocervicalis, Nl. infraspinatus, Nl. axillaris primae costae;

Brustbereich: Nll. thoracici aortici, Nll. intercostales, Nll. mediastinales craniales, Nl. phrenicus, Nll. sternales caudales, Nll. bifurcationis, Nll. pulmonales;

Lendenbereich: Nl. renalis, Nll. lumbales aortici, Nl. iliacus medialis;

Bauchwandbereich: Nl. fossae paralumbalis, Nl. coxalis accessorius;

Beckenbereich: Nll. sacrales, Nll. anorectales;

Beckengliedmaße: Nll. poplitei sowie ausnahmsweise Nl. inguinalis superficialis.

Die Größe der Knoten schwankt zwischen 1–20 mm. Bei kleinen Wiederkäuern sind sie selten größer als 5 mm, beim Rind selten über 10 mm. Ihre Gestalt ist meistens ellipsoid bis rundlich abgeplattet. Sie fühlen sich fest und prall an. Der flüssige Inhalt ist nur mit starkem Druck anzupressen. Die Farbe kann blaurot, leuchtend rot, dunkelrot, rosa, bräunlich, bei der Ratte auch ockergelb sein, wobei die jeweilige Blutfülle und die Pigmentablagerung eine Rolle spielen. Die Gesamtzahl ist nicht hinreichend genau bekannt; beim Schaf sollen zwischen 30 und 300 Knoten vorkommen können.

Blutlymphknoten dürfen nicht verwechselt werden mit solchen echten Lymphknoten, die nach einer Blutung in ihrem Einzugsgebiet zwangsläufig temporär über die Vasa afferentia Erythrozyten aufgenommen haben. Auch sie erhalten dann vorübergehend eine rötliche Färbung. Sicheres Unterscheidungsmerkmal ist, daß die echten Lymphknoten Vasa afferentia und efferentia besitzen und somit in das Lymphgefäßsystem eingeschaltet sind, was bei Blutlymphknoten infolge Fehlens solcher Lymphgefäße nicht der Fall sein kann.

Milz (Lien, Splen)

Die Milz ist im Band II in einem eigenen Kapitel ausführlich beschrieben worden, so daß an dieser Stelle nur auf ihre Bedeutung im lymphatischen System einzugehen ist.

Die **Ontogenese** der Milz unserer Haussäugetiere beginnt in der dritten bzw. vierten Embryonalwoche mit einer Mesenchymverdichtung im dorsalen Magengekröse. Durch zunehmende Vaskularisation wird die Struktur der Milz bestimmt. Die Mesenchymzellen differenzieren sich einerseits zu Retikulumzellen als dem Grundgerüst der Milzpulpa und andererseits zu basophilen Rundzellen, die als freie Zellen im Maschenwerk des Retikulum liegen. Die Rundzellen liefern Erythrozyten, Megakaryozyten, Granulozyten und Lymphozyten. Die Lymphozytendifferenzierung dominiert mit fortschreitender fetaler Entwicklung; doch können unter pathologischen Bedingungen postnatal die Granulopoese und die Erythropoese wieder erwachen.

Außer über ihre äußere Form und Topographie war bereits im II. Band auch soviel über den feineren Bau dieses Organs berichtet, daß ihre *Kontrollfunktion für das Blut* zu verstehen ist: Das Blut tritt mit der A. lienalis (223/1) (oder ihren Ästen) in den *Milzhilus* ein und durchbohrt dabei die *Milzkapsel*. Zahlreiche Trabekelarterien (223/2) folgen den groben *Milztrabekeln (-balken)*. In diesen Maschen liegt das Milzparenchym: die *rote* und die *weiße Milzpulpa*. Als Pulpaarterien (223/3) verlassen die Gefäße die Trabekel und treten in den Milzbrei ein. Die weiße Milzpulpa ist in Form der *Milzknötchen* (223/d) (Folliculi lymphatici lienales) disseminiert angeordnet. Durch die Milzknötchen, auch *Milzfollikel* (MALPIGHIsches Körperchen) genannt, laufen die Follikelarterien (223/4) meistens exzentrisch hindurch. Ein Milzknötchen, bei Rind und Schwein gerade mit bloßem Auge sichtbar, enthält in den feinen Maschen seines retikulären Bindegewebes weiße Blutzellen, vornehmlich B-Lymphozyten, dazu Makrophagen und Plasmazellen. Bis zu 50 Pinselarteriolen (223/5) werden von einer Follikelarterie entlassen; sie streben über den Rand der Milzfollikel in die rote Milzpulpa hinaus, wo sie unter weiterer Aufteilung Kapillaren bilden. Diese Kapillaren werden über eine kurze Strecke von einer spindelförmigen *Hülse* (SCHWEIGER-SEIDLsche Hülse) umgeben und deshalb Hülsenkapillaren (223/6) genannt. Die Hülsen bestehen aus dichtgefügten Retikulumzellen mit perivasalen T-Lymphozyten. Aus den Hülsenkapillaren gehen die Endkapillaren hervor, die das Blut auf zweierlei Wegen den Milzsinus (223/9), die in der roten Milzpulpa gelegen sind, zuführen.

1. Das Blut fließt direkt (223/7) in den *Milzsinus*, wobei sich das Strombett plötzlich stark verbreitert. Die Sinuswand wird von sogenannten Netzendothelien gebildet; sie ist also nicht geschlossen. Die definierte Form der Sinus wird außer von diesen Endothelzellen, die ihrem Wesen nach Uferzellen, also ins Endothel entlassene Retikulumzellen mit Phagozytoseeigenschaft sind, noch von zirkulär angeordneten Retikulumfasern, *Ringfasern*, verstärkt.
2. Das Blut fließt indirekt über das *sinusnahe Pulparetikulum* (223/8), das einen dem Sinus zugeordneten *Maschenmantel* darstellt.

Aus dem Milzsinus gelangt das Blut in die Pulpavenen (223/10), von dort schließlich in die Trabekelvenen (223/11), um am Milzhilus das Organ als V. lienalis (223/12) zu verlassen.

Die **Leistungen der Milz** sind somit wie folgt zu umreißen:

1. In den Milzsinus und dem perisinualen Pulparetikulum findet die Blutkontrolle statt. Überalterte Erythrozyten und Thrombozyten werden von den Uferzellen und den Retikulumzellen festgehalten und phagozytiert. Der bei dieser *Blutzellmauserung* anfallende *Blutfarbstoff* wird zum einen als Bilirubin (eisenfreie Komponente) über die Pfortader der Leber zugeführt, zum anderen in Form des Ferritins (Eisenkomponente) zur Erythropoese ins Knochenmark gebracht und in Form von Hämosiderin in den Retikulumzellen der Milz gespeichert. Bei Überangebot an Eisen führt diese Speicherung zur makroskopisch sichtbaren Braunfärbung des Organs.
2. Die Milz nimmt mit ihren Milzknötchen an der Lymphopoese teil. Deshalb treten dort regelmäßig Reaktionszentren

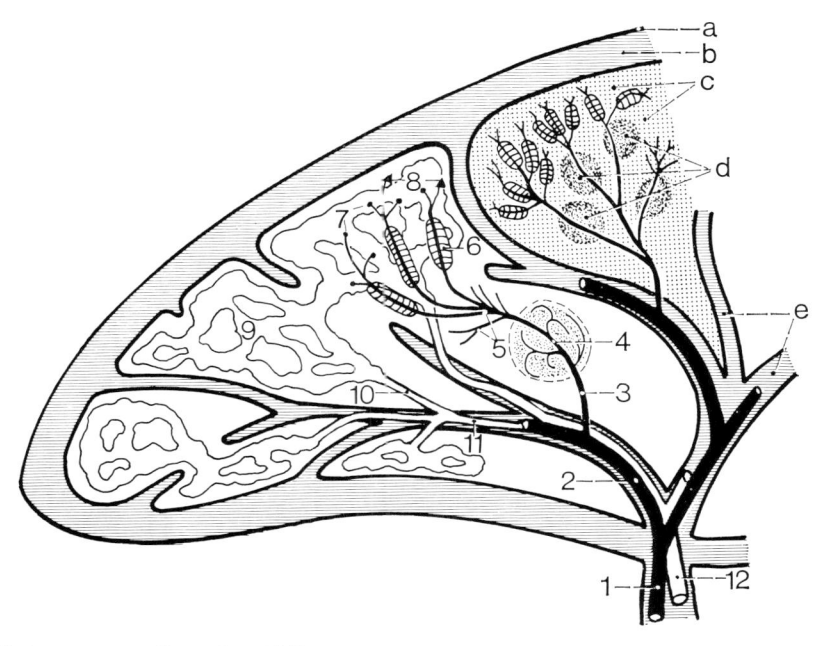

Abb. 223. Schema vom Bau der Milz.
a Bauchfellüberzug, *b* Milzkapsel, *c* rote Milzpulpa, *d* Milzfollikel, weiße Milzpulpa, *e* Milztrabekel
1 Milzarterie, *2* Trabekelarterie, *3* Pulpaarterie, *4* Follikelarterie, *5* Pinselarteriolen, *6* Hülsenkapillaren, *7, 8* Endkapillaren mit Mündung in (7) Milzsinus und (8) sinusnahes Pulparetikulum, *9* Milzsinus, *10* Pulpavene, *11* Trabekelvene, *12* Milzvene

auf. Bei Infektionen entstehen auch Plasmazellen und Makrophagen, also Zellen. die wir als zum Immunsystem gehörig kennengelernt haben. Bei der *Leukämie* (lymphatische Leukose) des Rindes finden wir Milzschwellung als Ausdruck einer übersteigerten Lymphopoese. Die Milz kann aber auch bei Insuffizienz des Knochenmarks Zellen des myeloischen Systems bilden, die bereits (s. o.) in der vorgeburtlichen Entwicklung vorübergehend hier entstanden sind. Aus diesem Grunde ist wohl auch die Milz bei der vornehmlich beim Menschen, weniger bei Tieren, vorkommenden gefürchteten myeloischen Leukämie (Myelose) in die *Granulopoese* eingeschaltet.

3. Die Retikulumzellen der Milz sind in der Lage, abwegige Stoffwechselprodukte, etwa besondere Lipide, die bei Krankheiten entstehen, abzufangen und zu speichern. Auch Bakterien und Tumorzellen werden unter pathologischen Verhältnissen aus dem Blut entfernt. Vollbeladene Uferzellen können sich aus dem Verband lösen und als sogenannte *Milzmakrophagen* isoliert im Blut schwimmen. Manche *Speicherkrankheiten* gehen mit einer Milzschwellung einher.

4. Als Blutspeicher hat die Milz der Fleischfresser eine zusätzliche Funktion. Beim Hund können bis zu 16 % der umlaufenden Blutmenge in der Milz zurückgehalten werden, um den Kreislauf zu entlasten. Eine *Entspeicherung* tritt durch Kontraktion der in der Kapsel reichlich vorhandenen glatten Muskulatur ein. Die Blutspeicherfunktion der Milz ist bei den übrigen Haussäugetieren weniger stark ausgeprägt.

Thymus

Ontogenese

Der Thymus entwickelt sich aus dem ventralen Divertikel der paarigen 3. Schlundtasche, ist also – außer beim Schwein – rein *entodermalen* Ursprungs. Schon frühzeitig (beim Rind mit 15 mm Scheitel-Steiß-Länge) wächst jederseits eine Epithelknospe zu einem schlauchförmigen Gebilde mit enger Lichtung halswärts aus und berührt mit seinem Ende den Herzbeutel. Die Verbindung mit dem Schlundkopf wird bei einigen Tieren (Fleischfresser, Pferd) weitgehend eingeschmolzen. Bei anderen Tieren (Wiederkäuer, Schwein) bleibt der Ursprungsteil in Schlundkopfnähe gleichsam fixiert; aus ihm geht der Kopfteil des Thymus hervor. Bei gleichzeitigem Längenwachstum der Thymusanlage kommt es im Zusammenhang mit Ausbildung des Halses und relativer Herzverlagerung zu einem „Organabstieg" bis in die vordere Brusthöhle. Im unteren Halsdrittel und im präkardialen Teil der Brusthöhle berühren sich rechte und linke Thymusanlage durch die Einengung in der Brustapertur; diese Organabschnitte verschmelzen mehr oder weniger miteinander (224). Die enge Lichtung obliteriert, und das ursprüngliche Epithelgefüge gestaltet sich weitgehend zu einem Schwammwerk (*epitheliogene Retikulumzellen!*) um. Lymphozyten, die aus dem Dottersackstiel und den frühen fetalen Blutbildungsherden stammen, wandern zwischen die Epithelzellen. So entsteht ein lymphoepitheliales Organ, bei dem die Retikulumzellen auseinandergedrängt werden; das Gitterwerk ist dicht mit Lymphozyten bepackt. Insbesondere die Peripherie ist so lymphozytenreich, daß sie als Rindenzone bezeichnet wird und die Aufgabe erfüllt, durch Zellteilung und Anhäufung ein großes Reservoir an Lymphozyten darzustellen. In der Markzone sind die Retikulumzellen größer und die Zwischenräume enger. Die aus der Rinde ins Mark übertretenden Lymphozyten reifen zu Thymozyten heran und sind nun als immunkompetente Zellen zu Immunreaktionen fähig. Sie siedeln über die Blutbahn zu den peripheren Lymphorganen ab.

Feinbau und Funktion

Der Thymus ist nach dem oben Gesagten eine zentrale Bildungsstätte der T-Lymphozyten. Er gilt als Schrittmacher der Lymphopoese; d.h. bei seinem frühzeitigen Ausfall kann ein Immunsystem nicht aufgebaut werden.

Der Thymus liegt als paariges Organ im Halsbereich und im präkardialen Mittelfell. Im Laufe des Lebens wird er vollkommen zurückgebildet.

Beim Neugeborenen ist er voll entfaltet und stellt das größte und bedeutsamste lymphatische Organ dar. Im Verlauf

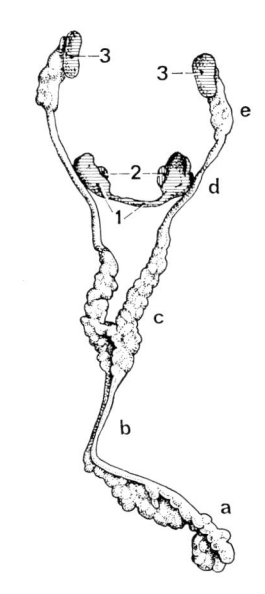

Abb. 224. Thymusanlage eines 37 mm langen *Rinderembryos*.
(Nach HAGSTRÖM, 1921, umgezeichnet.)
Die Entwicklung ist in der 7. Embryonalwoche so weit fortgeschritten, daß die definitive Form zu erkennen ist.
a Pars thoracica thymi, *b* Isthmus cervicothoracalis thymi, *c* Pars cervicalis thymi, *d* Isthmus craniocervicalis thymi, *e* Pars cranialis thymi
1 Schilddrüse, Thyreoidea; *2* inneres Epithelkörperchen, Parathyreoidea IV; *3* äußeres Epithelkörperchen, Parathyreoidea III

der ersten Lebensjahre, etwa bis zur Erlangung der Geschlechtsreife (s. Unterschiede bei den Tierarten), setzt eine Involution ein, wobei das eigentliche Thymusgewebe durch Bindegewebe und Fettgewebe ersetzt wird. In dem so entstandenen *Thymusfettkörper* finden wir aber auch bei erwachsenen Tieren (vor allem beim Hund und Rind) einzelne aktive Parenchymbezirke vor. Der jugendliche Thymus zeichnet sich durch eine Läppchengliederung aus (225/A). Einem strangförmig zusammenhängenden, verästelten hellen Mark sitzt schalenartig eine dunkle, d.h. thymozytendichte Rinde auf.

Zwischen Rinde und Mark gelegenes, gefäßführendes Bindegewebe übernimmt die Versorgung der Läppchen und Stränge. In der äußeren Markzone liegen die Zellen des retikulären Bindegewebes in einem dichten Verband zusammen, der dadurch stellenweise epitheliales Aussehen erhält. Makrophagen treten nur spärlich auf. Charakteristisch sind die HASSALLschen Körper-

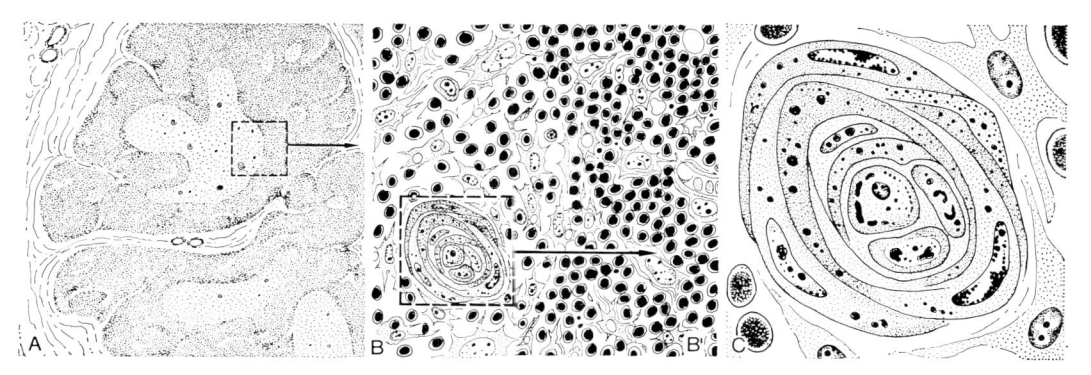

Abb. 225. Schema vom Feinbau des Thymus.
A Übersicht von der Läppchengliederung des jugendlichen Thymus; *B* Mark mit epitheloiden Retikulumzellen und spärlichem Lymphozytenbesatz sowie einem HASSALLschen Körperchen; *B'* Rinde mit grobmaschigem Retikulumnetz und Lymphozytenreichtum; *C* HASSALLsches Körperchen, Corpusculum thymicum, in starker Vergrößerung

chen, Corpuscula thymica (225/*C*), kugelige Gebilde, die mit bloßem Auge gerade nicht mehr zu erkennen sind. Sie bestehen aus peripher schalenartig zueinander geschichteten Zellen um zentral gelegene Zelltrümmer. Die Zellen sind als modifizierte Retikulumzellen aufzufassen. Sie sind kurzlebige Gebilde, die sich immer wieder neu bilden, indem sich eine Retikulumzelle abrundet und vergrößert (einzelliges Hassallsches Körperchen) und dann benachbarte Markzellen angelagert werden. Vor allem bei akuten Infektionen steigt ihre Anzahl auf eine Größenordnung von über 1 Million an, wodurch ihr Beitrag zu erhöhter Abwehrleistung abzulesen ist.

Die Rinde (225/*B'*) besteht aus einem grobmaschigen retikulären Bindegewebe, das gegen die Oberfläche und Läppchengrenzen hin epithelartig dicht gelagert ist. Alle Maschen des Grundgewebes sind vollgestopft mit kleinen Lymphozyten, die hier somit diffus verteilt sind und im Gegensatz zu allen anderen lymphatischen Organen keine Follikel bilden.

Die in der Thymusrinde und im Thymusmark gelegenen kleinen Lymphozyten (*Thymozyten*) werden zu *immunkompetenten* T-*Lymphozyten* differenziert. Vom Thymus aus besiedeln diese Lymphozyten die übrigen lymphatischen Organe. Kommt es mit Beginn der Lymphozyten-Absiedlung zu Organstörungen (oder experimenteller Thymektomie), dann ist es dem Körper nicht möglich, ein Immunsystem aufzubauen. Nach wenigen Wochen tritt der Tod ein. Damit ist der Thymus zur Zeit der Geburt das bedeutsamste und größte lymphatische Organ (*Schrittmacherfunktion!*). Die Vermehrung von T-Lymphozyten wird später auch in anderen lymphatischen Organen möglich. Deshalb sind die Ausfallerscheinungen nach Thymektomie weniger ausgeprägt, je später dieser experimentelle Eingriff vorgenommen wird.

Physiologischerweise findet vor Eintritt der Geschlechtsreife eine allmähliche Thymusinvolution statt. Die Retikulumzellen konglomerieren zu epitheloiden Formationen, die HASSALLschen Körperchen verkalken, und die Lymphozytenbesiedlung nimmt deutlich ab. Durch Bindegewebe und vor allem durch Fettgewebe wird das Parenchym ersetzt. Eine rasche Involution des Thymus wird beim Menschen nach Streßsituationen beschrieben.

Funktionell bedeutsam ist auch, daß sich der Thymus von den anderen lymphatischen Organen dadurch unterscheidet, daß die Wände seiner Blutgefäße keine Antigene durchtreten lassen (*Blut-Thymus-Schranke*).

Die lange Zeit vermutete Funktion des Thymus als inkretorische Drüse wird heute nicht mehr ernsthaft diskutiert. Dagegen wird neuerdings angedeutet, daß der Thymus auch einen azellulären Faktor bilden könnte, der für die Lymphozytenreifung bedeutsam sei. Unbestritten ist auch die Existenz einer engen Beziehung zwischen Thymus und Geschlechtsdrüsen, insbesondere der Östrogensekretion. Experimentell ist die stark involutive Wirkung des Follikulins auf den Thymus bewiesen.

Makroskopische Beschreibung des Thymus

Der Thymus wird beim Kalb auch *Bries, Briesel, Brösel, Bröschen, Midder, Schweser, Lactes* oder *Kalbsmilch* genannt. Er hat eine wechselvolle äußere Gestalt. Zum einen gibt es tierartliche Unterschiede. Zum anderen macht er eine Evolution durch, die beim Hund bis zur 2.–3. Lebenswoche, beim Rind bis zur 7.–8. Lebenswoche, beim Schwein bis zum 9. Lebensmonat und beim Pferd bis zum Ende des 1. Lebensjahres anhält. Nach Erreichen dieses Höhepunktes der Entwicklung setzt eine stetige Involution ein, die schließlich das ganze Organ erfaßt. Deshalb muß der nachfolgenden tierartlichen Beschreibung im wesentlichen der Zustand der „vollkommenen Entfaltung" zugrunde gelegt werden (226).

Aus den Hinweisen auf seine Entwicklung geht hervor, daß sich der Thymus aus dem Kiemendarm entwickelt und bei Längenzuwachs, von Ausnahmen (z. B. Meerschweinchen, Maulwurf, einige Beuteltiere) abgesehen, bis in den Brustraum absteigt. Dieser kraniokaudalen Wachstumsrichtung folgt auch die Rückbildung des Organs, so daß bei allen Haustieren der am weitesten kaudal gelegene Thymusabschnitt am längsten erhalten bleibt. Bei manchen Säugern (Hund, Mensch, auch Pferd, Katze) ist der Brustabschnitt überhaupt der einzig ausgebildete. Dieser Umstand macht verständlich, daß in einer vergleichenden makroskopischen Beschreibung der *Brustteil, Pars thoracica thymi,* vorangestellt wird; er ist nämlich allen Haustieren eigen. Dann folgt in der Beschreibung der *Halsteil, Pars cervicalis thymi;* er ist besonders deutlich bei Wiederkäuern und beim Schwein ausgebildet und gelegentlich bei Pferd und Katze angedeutet. Sein kaudales Drittel ist bei den Wiederkäuern unpaar. Brust- und Halsteil stehen durch eine Parenchymbrücke, die durch die Brustapertur eingeengt ist, miteinander in Verbindung. Wir nennen diese unpaare Brust-Halsverbindung den *Isthmus cervicothoracalis thymi.* Schließlich ist ein *Kopfteil, Pars cranialis thymi,* nur noch beim Rind und Schwein bis zum Ende der intrauterinen Entwicklung nachweisbar. Die beiderseits zwischen Hals- und Kopfteil auftretende schlanke *Verbindung* muß folgerichtig als *Isthmus craniocervicalis thymi* benannt werden.

Thymus von Hund und Katze

Der im frischen Zustand rosarote, deutlich lobulierte **Thymus des Hundes** (227) besteht nur aus dem *Brustteil.* Dieser ist jedoch unvollständig in zwei Lappen, den größeren rechten und kleineren linken, *Lobus dexter* bzw. *sinister,* geteilt. Der Thymus liegt im ventralen Abschnitt des präkardialen Mediastinums. Er ist zum Zeit-

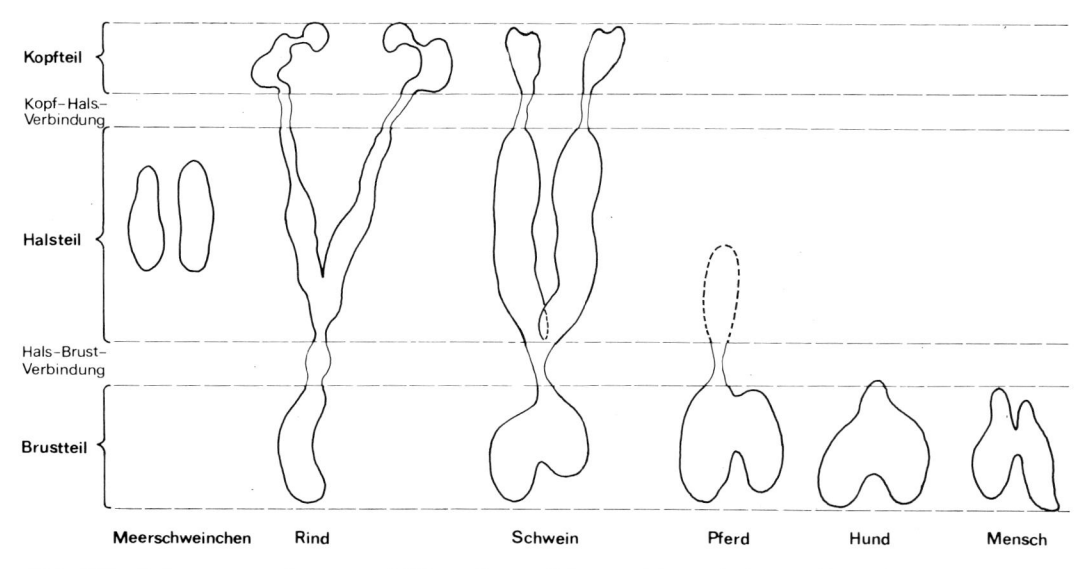

Abb. 226. Schema zur Lage und Einteilung (Nomenklatur) des voll entfalteten Thymus bei einigen *Säugern.*

Maße des Thymus im Welpenalter (nach Angaben von SCHNEEBELI, 1958)

	kleine Hunderassen		große Hunderassen	
	Länge	Breite	Länge	Breite
kurz vor der Geburt	10,2–22,2 mm	6,6–10,9 mm	14,0–22,3 mm	6,6–12,0 mm
1. und 2. Lebenswoche	13,2–27,3 mm	4,1–13,2 mm	15,3–36,8 mm	7,8–19,9 mm
3. bis 8. Lebenswoche	keine Angaben		45,3–60,0 mm	18,5–26,0 mm

punkt der Geburt relativ groß, wächst aber noch in den ersten Wochen weiter, um ab der 4. Woche relativ und einige Wochen später auch absolut allmählich abzunehmen.

Für den Beagle geben amerikanische Autoren als maximale Ausmaße an: Länge 120 mm, Höhe 60 mm und Dicke 30 mm; Gewicht 50 Gramm. Als Involutionsbeginn kann man die 2. bis 3. Lebenswoche ansehen. Die Involution des Hundethymus vollzieht sich jedoch nicht vollständig, so daß auch im höheren Alter einzelne lymphatische Bezirke im Thymusfettkörper nachweisbar sind.

Lage: Bei maximaler Ausbildung liegt der Thymus dem Sternum auf. Sein kranialer Pol liegt unter der Trachea und überragt das 1. Rippenpaar um etwa 5 Millimeter, ohne daß man diesen Vorsprung bereits als Halsteil interpretieren sollte. Seine kaudale Ausdehnung reicht etwa bis zum 5. oder 6. Rippenknorpel. Seine kaudalen Anteile liegen dem Herzbeutel eng an, wodurch hier linker und rechter Lappen deutlich getrennt sind. Das Hauptvolumen des größeren rechten Lappens dehnt sich an der kranialen Fläche des Herzbeutels dorsal aus, das des kleineren linken Lappens liegt breitflächig dem Brustbein auf, so daß dieser bei Eröffnung der Brusthöhle von ventral (227) zunächst als der größere Lappen erscheint. Die kranialen Abschnitte beider Lappen sind in ihrer Medialfläche bindegewebig miteinander verschmolzen. Dorsal sind Luftröhre, kraniale Hohlvene und N. phrenicus benachbart. Die Seitenflächen sind durch die Lungenspitzenlappen flach eingedellt. Ventral schneiden die A. und V. thoracica interna in das Thymusgewebe ein.

Blutgefäße: Ein bis zwei Äste aus der A. thoracica interna und gelegentlich ein Ast aus dem Truncus brachiocephalicus rechterseits und der A. subclavia linkerseits versorgen den Thymus. Die Venen münden

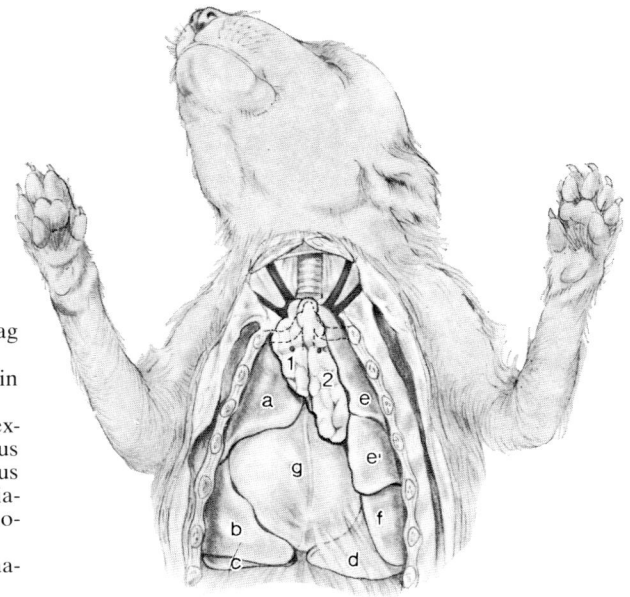

Abb. 227. Thymus des *Hundes* (1 Tag alter Welpe), Ventralansicht.
1, 2 Thymus, *1* sein rechter Lappen, *2* sein linker Lappen
a–f Lunge, *a* Lobus cranialis pulmonis dextri, *b* Lobus medius pulm. dext., *c* Lobus caudalis pulm. dext., *d* Lobus accessorius pulm. dext. (durchscheinend), *e* Pars cranialis und *e'* Pars caudalis lobi cranialis pulmonis sinistri, *f* Lobus caudalis pulm. sin.
Praesternum und Knorpel des 1. Rippenpaares einstrichliert.

in die V. thoracica interna oder gelegentlich direkt in die V. cava cranialis. Die Lymphgefäße ziehen zu den Nll. mediastinales craniales und Nll. sternales.

Über den **Thymus der Katze** ist bekannt, daß er ein längliches, lobiertes Organ von hell rosaroter bis leicht gräulicher Farbe ist. Sein *Brustteil* liegt im Mediastinum dem Brustbein auf und wird von den Lungenspitzenlappen bedeckt. Sein kaudales Ende schmiegt sich dem Herzbeutel eng an und ist in einen kürzeren rechten und längeren linken Lappen gespalten. Sein kraniales Ende reicht bei vollkommener Entfaltung als kurzer *Halsteil* etwa 10 bis 20 mm aus der Brusthöhle hervor und kann in Ausnahmefällen in zwei Schenkel gespalten sein.

Thymus des Schweines

Der Thymus des Schweines (228) ist im Gegensatz zu dem der anderen Haustiere nicht rein entodermalen Ursprungs. An der Bildung des ursprünglichen Kopfthymus beteiligt sich nämlich auch zu einem geringen Teil das blinde Endstück des ektodermalen Abschnitts des Ductus praecervicalis. Außerdem soll das Schwein noch zusätzlich einen selbständigen „*Thymus superficialis*" besitzen, der dem Ductus praecervicalis allein entstammt, also ausschließlich ektodermalen Ursprung besitzt. Der Feinbau dieser oberflächlichen Anlage entspricht dem des „eigentlichen" Thymus.

L a g e : Der *Brustteil, Pars thoracica thymi*, liegt einerseits dem Herzbeutel und andererseits dem Sternum flächenhaft an. Die Unterteilung in einen *rechten* und *linken Lappen* ist durch eine Kaudaleinkerbung angedeutet. Damit stellt dieser Thymusabschnitt eine 5 mm dicke Platte dar, die etwa 100 mm lang und jederseits 35 mm breit ist.

Aus dem Brustteil geht der unpaare *Isthmus cervicothoracalis* als 15 mm langer Faden hervor. Ihm schließt sich mit rund 70 % Anteil am Gesamtthymus der paarige *Halsteil, Pars cervicalis thymi*, an. Er ist etwa 200 mm lang und 30 bis 40 mm dick und breit. Er liegt der Luftröhre zunächst v e n t r a l , im vorderen Halsbereich s e i t l i c h an. Seine dorsolaterale Begrenzung wird durch die V. jugularis externa bezeichnet. Die A. carotis communis und V. jugularis interna sind auf seiner dorsomedialen Seite gelegen. Auf diese Weise reicht der Halsteil bis in die Höhe des Kehlkopfs.

Ähnlich wie beim Kalb finden wir auch beim Ferkel einen bis unter die Schädelbasis reichenden Thymuslappen, der vom Halsteil durch eine Parenchymbrücke mehr oder weniger deutlich abgesetzt ist. In diesen Teil ist auch der eingangs erwähnte *Thymus superficialis* aufgegangen. Wir sollten folglich auch beim geburtsreifen Ferkel von einem *Kopfteil, Pars cranialis thymi*, und einem *Verbindungsteil, Isthmus craniocervicalis thymi*, sprechen können. Der oft eingekerbte, damit auch zweigeteilte Kopfteil stößt an den Processus paracondylaris des Hinterhauptbeins, er liegt auf der Glandula mandibularis und unter dem Nl. retropharyngeus medialis.

Über die N e r v e n v e r s o r g u n g sind bisher keine Untersuchungen angestellt worden. Die Blutversorgung ist neuerdings genau untersucht worden:

Die Pars thoracica und der Isthmus cervicothoracalis werden durch direkte *Aa. thymicae propriae* als Äste der A. thoracica interna sinistra und des Truncus brachiocephalicus versorgt. Die Pars cervicalis erhält ihren arteriellen Zufluß aus Nebenästen, *Rami thymici*, verschiedener Arterien, die zu den ventralen Halsmuskeln ziehen, und aus Nebenästen der A. thyroidea cranialis dextra. Die Pars cranialis und der Isthmus craniocervicalis werden sowohl durch Rami thymici indirekt aus der A. laryngea cranialis als auch über Aa. thymicae propriae direkt aus der Karotisaufteilung erreicht. Die Venen des Thymus verhalten sich in ihrem Verlauf ähnlich. Die Stammgefäße der *Vv. thymicae propriae* und der venösen *Rami thymici* sind die V. cava cranialis und die Vv. thoracicae internae sowie die V. azygos sinistra für den Brustteil und die Hals-Brustverbindung; die V. cava cranialis und die V. jugularis interna sowie Venen für die ventrale Halsmuskulatur zur Entsorgung des Halsthymus; die V. laryngea cranialis und die Aufteilung der V. jugularis interna für den Kopfteil und die Kopf-Halsverbindung. Die organeigenen Gefäße speisen sich als *Aa.* und *Vv. lobares* aus diesen Aa. bzw. Vv. thymicae propriae sowie den Rami thymici. Als Aa. bzw. *Vv. interlobulares* ziehen sie im interlobulären Bindegewebe radiär durch die Rinde und münden an der Mark-Rindengrenze in *Ringgefäße*. Von ihnen ziehen die prae- bzw. postkapillaren Gefäße einerseits tiefer ins Mark und andererseits rückläufig in die Rinde.

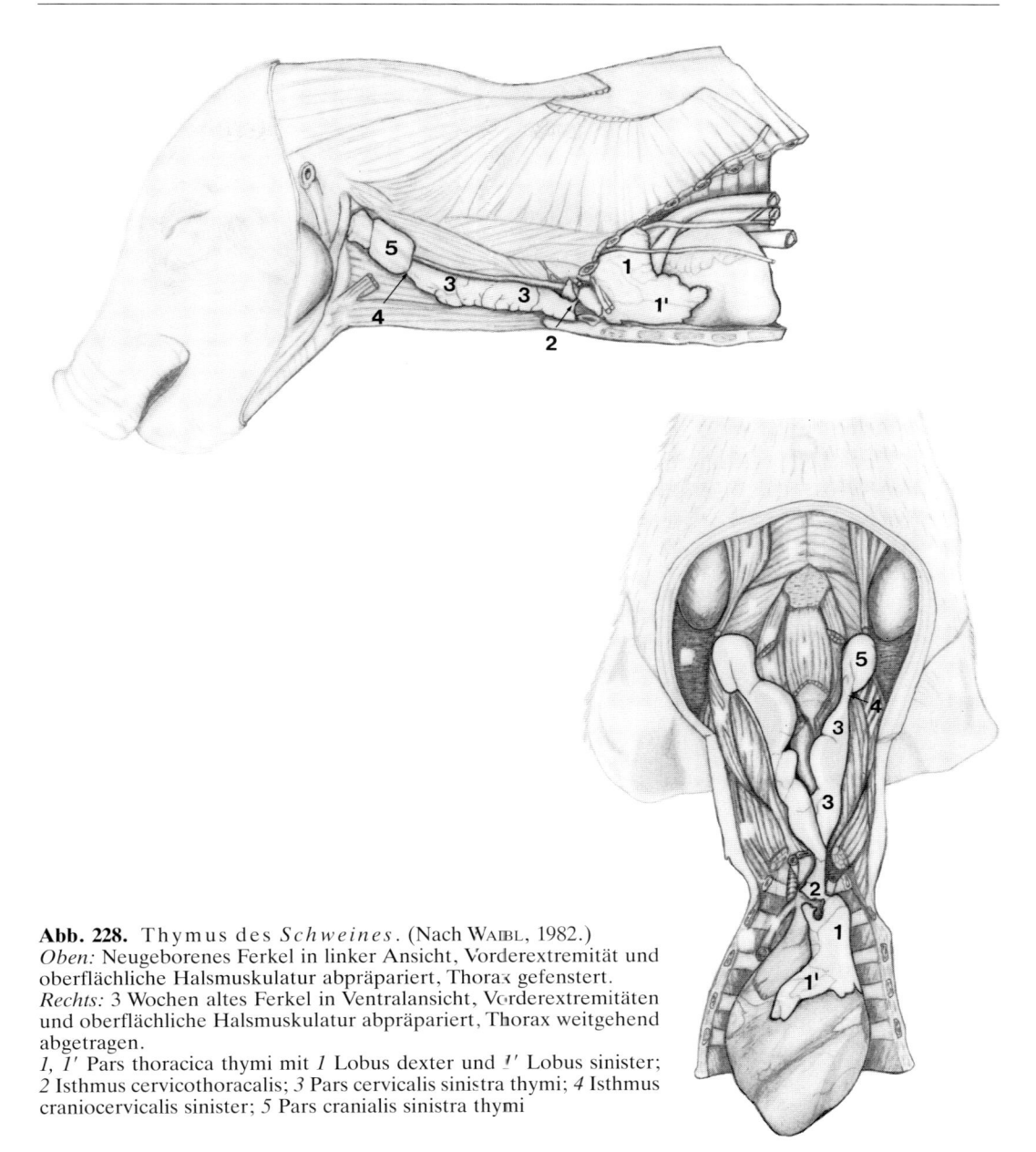

Abb. 228. Thymus des *Schweines*. (Nach WAIBL, 1982.)
Oben: Neugeborenes Ferkel in linker Ansicht, Vorderextremität und oberflächliche Halsmuskulatur abpräpariert, Thorax gefenstert.
Rechts: 3 Wochen altes Ferkel in Ventralansicht, Vorderextremitäten und oberflächliche Halsmuskulatur abpräpariert, Thorax weitgehend abgetragen.
1, 1' Pars thoracica thymi mit *1* Lobus dexter und *1'* Lobus sinister; *2* Isthmus cervicothoracalis; *3* Pars cervicalis sinistra thymi; *4* Isthmus craniocervicalis sinister; *5* Pars cranialis sinistra thymi

Thymus der Wiederkäuer

Der **Thymus des Kalbes** (224, 220, 230) ist stark gegliedert. Die unpaare *Pars thoracica thymi* (229/1) liegt in der dorsalen Hälfte des präkardialen Mediastinums, asymmetrisch linksseitig. Dorsal wird er von der Wirbelsäule und dem Brustteil des M. longus colli, kaudal vom Herzbeutel, ventral vom Truncus brachiocephalicus und seinen Ästen sowie der Vena cava cranialis und dem Kraniallappen der rechten Lunge begrenzt. Seine rechte Fläche stößt an die Luftröhre und Speiseröhre, deshalb ist er von der rechten Pleuralhöhle aus nicht zu sehen. Seine linke Fläche wird zum Teil von Pleura überzogen.

Mit dem unpaaren Abschnitt des Halsthymus ist der Brustthymus durch den schmalen, unpaaren *Isthmus cervicothoracalis* (229/2) verbunden. Er stellt eine von kaudodorsal nach kranioventral verlaufende Parenchymbrücke, die linksseitig der Trachea anliegt, dar.

An der *Pars cervicalis thymi* (229/3, 3') können ein kaudal gelegener unpaarer Ab-

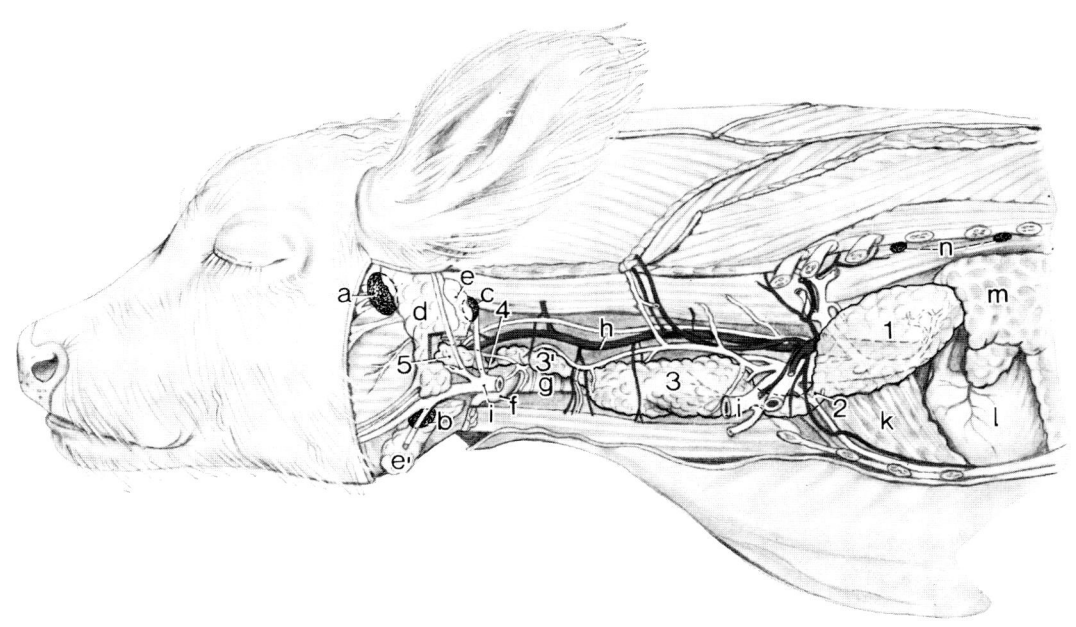

Abb. 229. Thymus des *Kalbes*, linke Seitenansicht.
1–5 Thymus mit *1* Pars thoracica thymi, *2* Isthmus cervicothoracalis thymi, *3* Körper und *3'* linker Schenkel der Pars cervicalis thymi, *4* Isthmus craniocervicalis sinister thymi, *5* Pars cranialis sinistra thymi
a Nl. parotideus; *b* Nl. mandibularis; *c* Nl. retropharyngeus lateralis; *d* Parotis, ein Teil zur Darstellung des Kopfteils des Thymus entfernt; *e, e'* Glandula mandibularis, ihr Mittelteil entfernt; *f* Schilddrüse; *g* Trachea; *h* A. carotis communis sinistra; *i* V. jugularis externa sinistra, ihr Mittelteil entfernt; *k* Pars cranialis des Lobus cranialis der rechten Lunge durch das Mittelfell scheinend; *l* Herz im Herzbeutel; *m* Pars cranialis des Lobus cranialis der linken Lunge; *n* Nll. intercostales

schnitt (*Körper*) (229/3) und die beiden kranial gelegenen paarigen *Schenkel* (229/3') unterschieden werden. Damit besitzt der Halsteil des Kalbsthymus annähernd die Form eines „V" mit brustwärts gerichteter Spitze. Er ist, auf den gesamten Thymus bezogen, der mächtigste Abschnitt. Dem Körper des Halsthymus liegt die Luftröhre dorsal auf, und er wird von den beiden Drosselvenen flankiert. Die Schenkel legen sich der Luftröhre seitlich an. Sie erreichen kranial die Schilddrüse. Der Halsteil des Thymus wird seitlich und ventral vom M. sternocleidomastoideus sowie den unteren Zungenbeinmuskeln bedeckt.

Den Schenkeln des Halsteils schließt sich jederseits ein geschlängelter *Isthmus craniocervicalis thymi* (229/4; 230/A_3) an. Er stellt jederseits die Verbindung zum paarigen Kopfteil her.

Die *Pars cranialis thymi* (229/5; 230/A_4, A_5, A_6) läßt sich nach neuen Untersuchungen an Rinderfeten bis zur Geburtsreife nachweisen. Der rechte und linke Kopfteil besteht jeweils aus einer dicht hinter der Glandula mandibularis gelegenen *retroglandulären Portion* (230/A_4) und einer unter der Schädelbasis gelegenen *subbasilären Portion* (230/A_6). Letztere erreicht die Nll. retropharyngei mediales und enthält das Epithelkörperchen III. Beide Portionen sind durch einen dünnen Parenchymfaden verbunden.

Gelegentlich werden akzessorische Thymi gefunden. Verschiedene Autoren halten sie für Derivate der 2. oder 4. Schlundtasche.

Die Involution setzt beim Rind jenseits der 8. Lebenswoche ein. Zunächst sind der Kopfteil und die Isthmen zurückgebildet. Dann trennen sich Schenkel und Körper des Halsteils voneinander, so daß zu dieser Zeit vier selbständige Thymusbezirke, rechter und linker vorderer Halsteil, unpaarer hinterer Halsteil und unpaarer Brustteil, auftreten können. Nach dem Schwinden auch der Halsabschnitte bleibt der Brustteil bis zu 6 Jahren, in nicht seltenen Fällen bis ins höhere Alter als Thymusfettkörper erhalten.

Die Blutgefäßversorgung des Rinderthymus ist durch neuere Arbeiten detailliert bekannt.

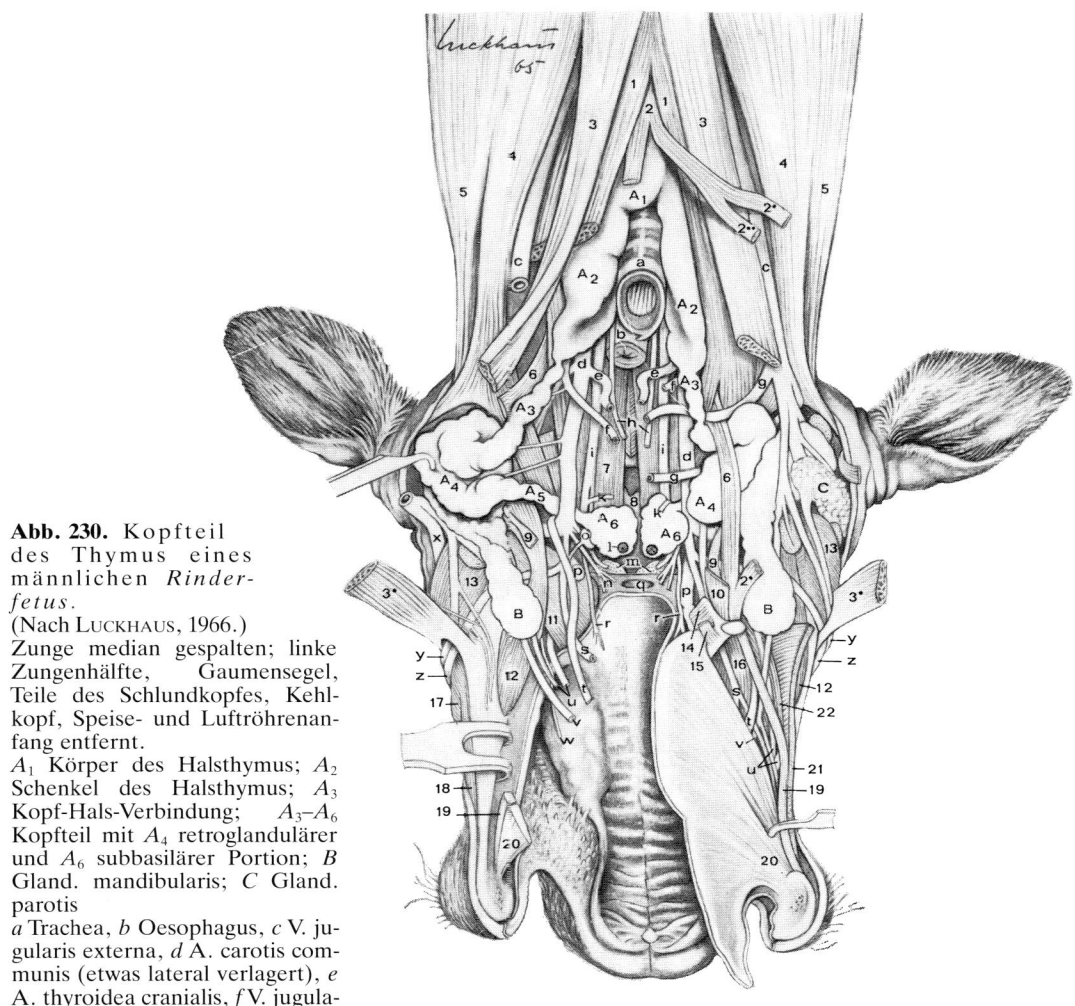

Abb. 230. Kopfteil des Thymus eines männlichen *Rinderfetus*.
(Nach LUCKHAUS, 1966.)
Zunge median gespalten; linke Zungenhälfte, Gaumensegel, Teile des Schlundkopfes, Kehlkopf, Speise- und Luftröhrenanfang entfernt.
A_1 Körper des Halsthymus; A_2 Schenkel des Halsthymus; A_3 Kopf-Hals-Verbindung; A_3–A_6 Kopfteil mit A_4 retroglandulärer und A_6 subbasilärer Portion; *B* Gland. mandibularis; *C* Gland. parotis
a Trachea, *b* Oesophagus, *c* V. jugularis externa, *d* A. carotis communis (etwas lateral verlagert), *e* A. thyroidea cranialis, *f* V. jugularis interna, *g* V. thyroidea cranialis, *h* Nn. laryngei recurrentes, *i* Truncus vagosympathicus, *k* N. laryngeus cranialis (der linke N. laryngeus cranialis ist etwas von der Kaudalfläche des subbasilären Abschnitts des Kopfteils abgehoben), *l* linke Parathyroidea III, *m* Nll. retropharyngei mediales, *n* einige vereinfacht dargestellte Äste der linken A. palatina ascendens, die in die ebenfalls stark schematisierte Seitenwand des Pharynx einstrahlen, *p* Stylohyoid, *q* Choanenöffnung, *r* N. glossopharyngeus, *s* A. lingualis, *t* N. hypoglossus, *u* N. lingualis und Ductus mandibularis, *v* V. lingualis, *w* linker N. mylohyoideus, *x* linke V. maxillaris interna; *y* V. facialis; *z* A. facialis
1 M. sternomastoideus, *2, 2′, 2″* Mm. sternothyroidei et -hyoidei, *2* einheitlicher Muskelkörper, *2′* Proximal- und Distalstumpf des rechten M. sternohyoideus, *2″* Proximalstumpf des rechten M. sternothyreoideus, *3, 3′* M. sternomandibularis, *4* M. cleidomastoideus, *5* M. cleidooccipitalis, *6* M. omohyoideus, *7* linker M. longus capitis, *8* Einschnitt zwischen den Kondylen des Hinterhauptbeins, *9* M. stylohyoideus, *10* rechter M. thyreohyoideus, *11* linker M. pterygoideus medialis, *12* M. digastricus, Venter rostralis, *13* M. masseter, *14* rechter M. ceratohyoideus, *15* rechter M. hyoepiglotticus, *16* rechter M. hyoglossus, *17* linker M. buccinator, Pars buccalis, *18* linker M. depressor labii mandibularis, *19* M. geniohyoideus, *20* M. genioglossus, *21* rechte Hälfte des M. mylohyoideus, *22* rechter M. styloglossus

Der Brustthymus wird von einem stärkeren Gefäß aus dem Truncus brachiocephalicus sowie von einem schwächeren Ast aus der A. thoracica int. sin., gelegentlich zusätzlich durch einen Ast aus der A. vertebralis bzw. dem Truncus costocervicalis versorgt. Der Isthmus cervicothoracalis wird von einem Ast der rechten oder linken A. thoracica int. und einem Zweig der A. cervicalis superf. gespeist. Der Halsteil erhält rechts und links je nach Ausbildungsgrad des Thymus 3 bis 6 Arterien. Diese stammen als Seitenzweige, also indirekt, aus Ästen, die für Trachea und Oesophagus sowie die ventrale Halsmuskulatur bestimmt sind. Jene Äste entspringen letztlich der A.

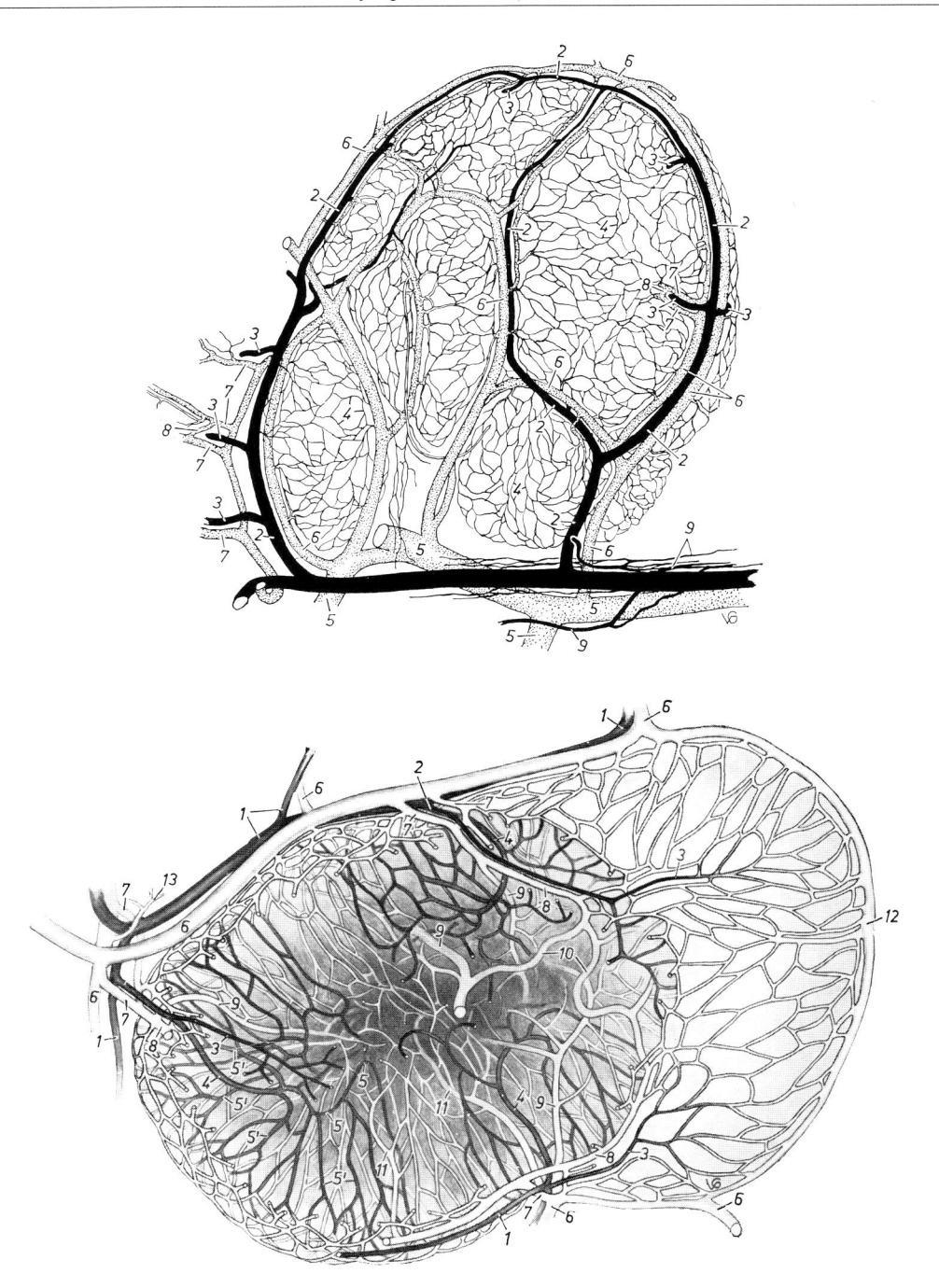

Abb. 231. Feinere Blutgefäßversorgung eines Thymusläppchens, *Rinderfetus*. (Nach Deniz, 1964.)
oben: oberflächliche Blutgefäßversorgung eines Thymusläppchens
1 A. interlobaris; *2* A. interlobularis; *3* A. lobularis; *4* oberflächliches Kapillarnetz des einzelnen Läppchens; *5* V. interlobaris; *6* V. interlobularis; *7* Vv. lobulares; *8* brückenartige Anastomose zwischen den beiden Vv. lobulares; *9* Arterien für das interlobulare Bindegewebe
unten: innere Blutgefäßversorgung eines Thymusläppchens
1 A. interlobularis; *2* A. lobularis; *3* oberflächliche, *4* tiefe Arteriole der A. lobularis; *5* arterieller Gefäßbogen in der Mark-Rindengrenze, *5′* die vom Gefäßbogen stammenden und zur Rinde verlaufenden präkapillaren Arteriolen; *6* Vv. interlobulares; *7* Vv. lobulares; *8* oberflächliche, *9* tiefe Venole der V. lobularis; *10* Anastomose zwischen dem oberflächlichen und tiefen System; *11* radiäre venöse Verbindung zwischen dem oberflächlichen und tiefen System; *12* oberflächliche Venenbrücke zwischen zwei Vv. interlobulares; *13* in das interstitielle Bindegewebe eintretende Vene

carotis communis dextra bzw. sinistra. Der Isthmus craniocervicalis und die retroglanduläre Portion des Kopfthymus erhalten indirekte oder direkte Äste aus der A. carotis communis und zusätzlich auch aus der A. thyroidea cranialis. Ausnahmsweise kann ein Ast der A. carotis externa oder der A. occipitalis beteiligt sein. Der subbasilare Anteil des Kopfthymus wird stets von Ästen der A. palatina ascendens versorgt.

Die venöse Versorgung des Brustthymus erfolgt hauptsächlich über einen Ast, der den Truncus brachiocephalicus überquert und in die V. cava cranialis mündet. Zusätzlich fließen kleinere Venen zu Herzbeutelvenen, zur V. vertebralis bzw. V. costocervicalis und zur V. thoracica int. sinistra.

Der Isthmus cervicothoracalis gibt sein venöses Blut ab über Zweige zur V. jugularis interna sinistra und in die beiden Vv. thoracicae internae dextra und sinistra.

Halsthymus, Kopfthymus und die sie verbindende Kopf-Hals-Enge senden ihr venöses Blut in die V. jugularis int., gelegentlich auch in die V. jugularis ext. oder in beide genannten Venen. Zusätzlich sind für den Kopfteil die Schilddrüsen- und Kehlkopfvenen sowie die V. occipitalis über Seitenäste beteiligt.

Zur feineren Blutgefäßversorgung (231) folgen die beschriebenen Thymusarterien unter weiterer Aufteilung dem Bindegewebe, das die Thymusläppchen als gerade noch sichtbare Baueinheit zu Lappen höherer Ordnung zusammenhält. Somit gehen aus einer A. thymica mehrere Aa. lobares, aus diesen mehrere Aa. interlobares und daraus schließlich mehrere Aa. lobulares hervor.

Durch 1 bis 4 solcher Aa. lobulares wird jeweils ein Thymusläppchen versorgt. Jede Läppchenarterie teilt sich in einen schwächeren oberflächlichen und stärkeren tiefen Ast. Der oberflächliche Ast versorgt die Grenzfläche zusammenstoßender Nachbarläppchen, der tiefe Ast bildet an der Rinden-Markgrenze einen unvollständigen Arterienring. Von ihm aus werden rückläufig die Rinde und spärlicher auch das Mark versorgt. Für den venösen Abfluß besitzt jedes Thymusläppchen ein oberflächliches und ein tiefes System. Das oberflächliche System ist stärker ausgebildet, so daß die Rinde vornehmlich zentrifugal durchflossen wird. Die abführenden Venen folgen dem beschriebenen Arterienverlauf und werden entsprechend benannt.

An der Innervation des Rinderthymus sind der N. vagus und der N. sympathicus (und der N. hypoglossus?) beteiligt.

Die Lymphgefäße des Thymus ziehen zu den Nll. mediastinales, cervicales profundi und retropharyngei.

Der **Thymus der kleinen Wiederkäuer** ist in seiner äußeren Gestalt dem des Rindes ähnlich. Der *Brustteil* liegt mehr linksseitig im dorsalen Teil des präkardialen Mittelfells. Er stößt mit seiner linken Fläche an Luftröhre, Speiseröhre und die großen Blutgefäße. Er kann sich linksseitig zwischen linke Brustwand und Herzbeutel einschieben. Ventral wird er vom zweigeteilten Kraniallappen der rechten Lunge umfaßt.

Der *Halsteil* ist im unteren Halsdrittel unpaar und hier mit dem Brustteil durch den *Isthmus cervicothoracalis* verbunden. Die beiden Schenkel des Halsteils reichen über die zwei oberen Drittel des Halses hinauf bis zum Kehlkopf.

Beim *Schaflamm* wird von einem *Kopfteil* (hier „parotidisches Endstück" genannt) berichtet. Über den Kopfteil des *Ziegenlamms* liegen keine Untersuchungen vor; ebenso nicht über die Blutgefäßversorgung. Der Thymus des Schaflamms wächst nach der Geburt mindestens bis zum Eintritt der Geschlechtsreife (6.–8. Monat) in Relation zum Körperwachstum (0,1 % des Körpergewichts) kontinuierlich weiter.

Die Involution ist bei *Schafen* mit 2 Jahren abgeschlossen, dagegen finden sich bei *Ziegen* mit 5 Jahren noch beträchtliche Thymusreste im Brustkorb.

Thymus des Pferdes

Der Thymus des Pferdes besteht im Regelfall nur aus einem *Brustteil*, dem sich jedoch gelegentlich ein dann meistens unpaarer *Halsteil* zugesellt.

Der *Brustteil* liegt im unteren Teil des präkardialen Mittelfells dem Brustbein auf. Er schmiegt sich dem Herzbeutel an. Gewöhnlich ist der *linke Lappen* größer. Er reicht von der Brustapertur bis zur 4. oder 5. Rippe, dorsal bis an den Truncus brachiocephalicus, wobei er mediodorsal unter den Lobus cranialis der linken Lunge tritt. Der *rechte Lappen* des Brustthymus ist im allgemeinen kleiner. Er reicht von der 1. oder 2. bis zur 4. Rippe. Dorsal kann er an die

V. cava cranialis stoßen. Er tritt unter den Lobus cranialis der rechten Lunge und verliert bei älteren Tieren den Kontakt mit der seitlichen Brustwand. Die folgenden Zahlen geben einen Eindruck von der Größe des Brustthymus:

12 Monate altes Fohlen:	Länge:	150 mm
	Höhe:	100–120 mm
	Dicke:	20–30 mm
Neugeborenes Fohlen:	Länge:	165 mm
	Höhe:	80 mm
	Dicke:	65 mm

Ist ein *Halsteil* ausgebildet, so liegt er vorwiegend unpaar **links** von der Trachea. Er reicht, meistens mit dem linken Lappen des Brustthymus durch einen deutlichen *Isthmus* verbunden, etwa 150 mm weit kopfwärts. Gelegentlich ist der Halsteil auch nur als 30 bis 40 mm langer Fortsatz zwischen dem Mündungsgebiet beider Vv. jugulares externae zu finden.

Die **Blutgefäßversorgung** des Thymus erfolgt über Äste aus der A. carotis communis und der A. thoracica interna.

Venöse Abflüsse erreichen die V. jugularis ext., V. cava cranialis und V. thoracica interna. Die **Innervation** erfolgt über vegetative Plexus.

Lymphgefäßsystem

Allgemeines

Die *Lymphgefäße (Vasa lymphatica)* durchziehen als ein zweites Röhrensystem neben den Blutgefäßen den ganzen Körper. Ihr Inhalt ist die *Lymphe,* eine Flüssigkeit, die in ihrer Zusammensetzung starken Schwankungen unterworfen ist. So führen die Lymphgefäße des Darmes das bei der Verdauung resorbierte Fett, und die Lymphe ist hier eine trübe, milchige Emulsion, die wir *Chylus* nennen. Demgegenüber gleicht der Inhalt der Lymphgefäße der Extremitäten mehr dem Blutplasma, wenngleich er wasserreicher und eiweißärmer ist. Vereinfacht kann man sagen, daß durch die Gewebe des Körpers ständig ein Flüssigkeitsstrom sickert, der aus den Blutgefäßen stammt und zum Teil von den Lymphgefäßen drainiert wird, um so dem Blut wieder zugeführt zu werden. Dabei werden auch größere Moleküle und korpuskuläre Elemente mitgerissen. Insgesamt hat somit das Lymphgefäßsystem zunächst eine Hilfsfunktion für die venöse Seite des Blutkreislaufs. Die Beziehung zwischen Lymphgefäßen und Venen wird in der Ontogenese am deutlichsten, wenn sich Teile der Lymphbahnen als Venenderivate entwickeln und daraus auch die lymphovenöse Anastomose erhalten bleibt. Beide Systeme werden aber nach ihrer Entstehung zu Trägern unterschiedlicher Funktionen. Von wesentlichem **medizinischem Interesse** ist dabei, daß Venen und Lymphgefäße sich auch darin unterscheiden, daß die von ihnen aus dem Gewebe aufgenommenen und abtransportierten Stoffe verschiedene Molekülgröße besitzen. So gehören zu den auf dem Lymphweg mit der Lymphe verschleppten Elementen auch Krankheitserreger, Toxine und Krebszellen. Sie können in den Lymphknoten abgefangen werden, die in den Weg der Transportgefäße eingeschaltet sind und durch die die Lymphe gleichsam wie durch ein Klärfilter hindurchläuft. Nach Passieren der Lymphknoten ist die Lymphe nicht nur gereinigt, sondern auch reichlich mit Lymphozyten ausgestattet. Die periphere Lymphe ist vor Passieren des Lymphknotens noch nahezu zellfrei. Nur 200–2000 Lymphozyten pro µl Lymphe sind gezählt worden. Die zentrale Lymphe, die den Lymphknoten verläßt, soll dagegen 1700 bis 152000 Zellen pro µl enthalten. Somit beteiligen sich die Lymphgefäße wesentlich an der Zirkulation der Lymphozyten.

Zur Phylogenese der Lymphgefäße

Bei allen **Wirbeltieren**, ausgenommen die Kieferlosen (Agnatha) und die Knorpelfische, finden wir ein Lymphgefäßsystem, das in Ergänzung zum Venensystem die Flüssigkeit aus den Geweben des Körpers zum Herzen zurückleitet.

Bei **Knochenfischen** begegnen wir erstmals einer vollständigen Trennung zwischen Blut- und Lymphsystem. Bei ihnen verlaufen vier oberflächliche Lymphgefäße parallel zur Körperachse vom Ansatz der

Schwanzflosse bis zur Kopfbasis. Ein weiteres Lymphgefäß finden wir im Wirbelkanal. Schließlich liegt ein paariges Längsgefäß, das als Vorläufer des bei höheren Vertebraten vorhandenen Ductus thoracicus gedeutet werden kann, unter der Wirbelsäule. Alle diese großkalibrigen Lymphgefäße münden in hinter dem Kopf gelegene Lymphsäcke, die auch Abflüsse aus dem Kopf direkt aufnehmen. Feinere Abflüsse aus den Eingeweiden gelangen in die subvertebralen Längsgefäße.

Amphibien besitzen als besondere Bildungen des bei ihnen vollkommen ausgebildeten Lymphgefäßsystems sogenannte *Lymphherzen*. Diese durch Einlagerungen quergestreifter Muskulatur kontraktilen Bläschen sind an allen segmentalen Einmündungsstellen der Lymphgefäße in das Venensystem gelegen und hier entweder mit Sphinkteren oder Klappen ausgestattet. Ihnen kommt weniger die Aufgabe zu, den Lymphstrom aufrechtzuerhalten – hierzu sind Kräfte imstande, die durch Körperbewegung ausgelöst werden –, als vielmehr den Lymphabfluß zu regulieren. Sie sollen aber auch die Blutzirkulation im Venensystem begünstigen.

Die Anzahl der Lymphherzen ist unter den drei Ordnungen der Lurche verschieden. Bei Blindwühlen (Gymnophiona) können über 100 paarige Lymphherzen vorhanden sein. Beim Schwanzlurch (Urodela) ist die Anzahl der Lymphherzen auf 14 bis 20, beim Froschlurch (Anura) auf 2 Paare reduziert. Die Lymphgefäße besitzen noch keine Klappen; deshalb kommt es häufig zum Rückstau der Lymphe in Lymphsäcke, die sich dann bei entsprechender Körperbewegung plötzlich entleeren können. Besonders Frösche sind mit sehr weiten Lymphsäcken ausgestattet.

Bei Reptilien ist seitlich der Kloake ein einziges Lymphherzenpaar nachzuweisen. Neben Lymphsäcken und geflechtartigen Lymphräumen finden wir bei dieser Klasse erstmals regelmäßig angeordnete, röhrenförmige Lymphgefäße. Der Ductus thoracicus ist im Brustbereich noch paarig, wird kaudal unpaar und entwickelt eine Lymphzisterne, in der sich die Lymphe aus Darm und Beckenregion sammelt. Als wichtigste, wenn auch nicht alleinige Verbindung zwischen Lymph- und Venensystem fungieren die im Halsbereich gelegenen Jugularlymphsäcke.

Vögel besitzen im allgemeinen nur im Embryonalstadium Lymphherzen; bei einigen Vogelarten bleiben jedoch Lymphherzen dorsal des 1. und 2. Schwanzwirbels erhalten. Auf die erstmals bei einigen Sumpf- und Wasservögeln auftretenden Lymphknoten wurde bereits hingewiesen. Im übrigen sind weitere Einzelheiten im entsprechenden Kapitel des 5. Bandes dargestellt.

Das Lymphgefäßsystem der Säugetiere ist durch die große Zahl von Lymphknoten ausgezeichnet, die nicht nur an den großen Lymphsammelwegen, sondern auch in der Peripherie gelegen sind und hier als regionäre Lymphknoten für die Filtration der Lymphe aus einem umschriebenen tributären Gebiet zuständig sind.

Die lymphovenösen Verbindungen sind bei Säugetieren, von wenigen Ausnahmen abgesehen (bei einigen Affenarten und beim Känguruh treten Lymphgefäße auch in die kaudale Hohlvene ein), bis auf die jugularen Einmündungsstellen reduziert. Lymphherzen fehlen stets. Lymphklappen sind in sehr großer Zahl anzutreffen, und der so gerichtete Lymphstrom wird außer durch Eigenbewegung der Lymphgefäße auch durch den Gewebedruck, durch die Bewegung des Körpers, seiner Organe und Muskulatur, vor allem auch durch die Atembewegung, und durch den Sog im Venenwinkel unterstützt. Somit ist auch bei den Säugern die Aufgabe des Lymphgefäßsystems, das Gewebe zu entwässern, trotz Fehlens der Lymphherzen hinreichend gesichert. Wie schon beschrieben, nimmt das Lymphgefäßsystem der Säugetiere durch die Vielzahl der in den Lymphstrom eingebauten Lymphknoten gemeinsam mit den anderen lymphatischen Organen am immunologischen Geschehen wesentlichen Anteil.

Ontogenese der Lymphgefäße und Lymphknoten

Bei der Entwicklung der Lymphgefäße spielen zwei Vorgänge eine Rolle: *Erstens* wachsen von bestimmten Venenabschnitten (Vv. jugulares, Vv. iliacae u. a.) Endothelsprosse aus, die wohl auch die Verbindung mit ihren Stammgefäßen verlieren können. Immerhin ist es sehr wahrscheinlich, daß das trichterförmige, klappentragende Mündungsstück des sogenannten Jugularlymphsackes ein Venenderivat ist. Auch zwischen dem Lendenlymphsack und den Vv. iliacae

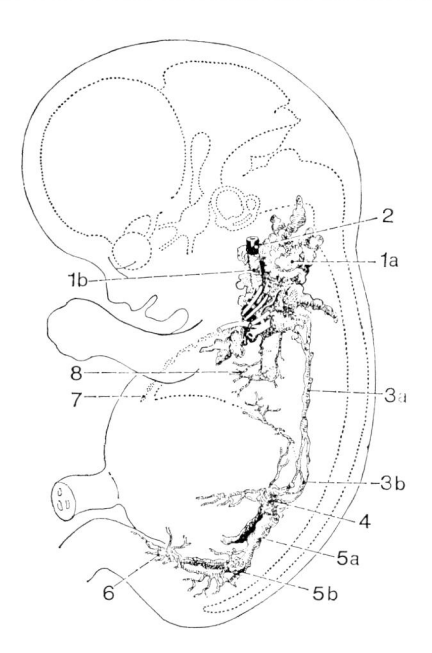

Abb. 232. Primitives Lymphgefäßsystem eines 30 mm langen *menschlichen* Embryos. (Nach TÖNDURY/KUBIK, 1972.)
1 Saccus lymphaticus jugularis, *1a* sein oberflächlicher, *1b* sein tiefer Teil; *2* V. jugularis interna; *3a* Ductus thoracicus, *3b* Anlage der Cisterna chyli; *4* Saccus lymphaticus retroperitonaealis; *5* Saccus lymphaticus caudalis, *5a* seine Pars lumbalis, *5b* seine Pars iliaca; *6* Saccus bzw. Plexus lymphaticus inguinalis; *7* Anlage der sternalen Lymphwege; *8* Lungenlymphgefäße

bleibt eine Zeitlang eine Kommunikation bestehen. *Zweitens* können sich die Teile des Lymphgefäßsystems aus perivenösen, endothelausgekleideten Mesenchymspalten entwickeln, die zunächst aus einzelnen Lakunen bestehen, dann zusammenfließen und sekundär Anschluß an das Venensystem finden.

Auf diese Weise führt die Entwicklung beim Säuger zunächst zur Ausbildung eines primitiven Lymphgefäßsystems. Dieses besteht, wie die Abbildung 232 zeigt, aus folgenden Abschnitten:

1. – aus einem im Halsbereich gelegenen *Saccus lymphaticus jugularis* (232/*1a*, *1b*). Dieser von der Armknospe bis zur Schädelbasis reichende Lymphsack ist reich verzweigt. Er mündet in Höhe der Vereinigung der V. jugularis interna mit der V. jugularis externa und der V. subclavia (sog. Venenwinkel!) in das Venensystem ein. Sein Wachstum erfährt dieser Sack nicht durch Knospung, sondern durch Anfügung immer neuer, getrennt entstandener Mesenchymspalten.

2. – aus einem im Lendenbereich gelegenen *Saccus lymphaticus caudalis* (232/*5a*, *5b*). Er besteht aus zwei Abschnitten, einem paarigen, großlumigen Lendenteil und einem vielmaschigen, lakunenreichen Iliacateil. Er besitzt Verbindungen mit der V. iliaca communis sinistra. Aus ihm gehen die Lymphbahnen und Lymphknotenketten der Lenden- und Darmbeingegend hervor.

3. – aus einem *Saccus lymphaticus inguinalis* (232/*6*), der sich bald in Geflechte auflöst, die in die Inguinalgegend und zur Knospe der Hintergliedmaße ziehen. Er sorgt für die Entstehung der Leistenlymphknoten.

4. – aus einem am Darmgekröse gelegenen unpaaren *Saccus lymphaticus retroperitonaealis* (232/*4*). Er stellt später die Verbindung zwischen Lendensack und Cisterna chyli dar und läßt die Lymphknoten des Darmes entstehen.

5. – aus der *Cisterna chyli* (232/*3b*) und dem *Ductus thoracicus* (232/*3a*). Die Cisterna chyli ist zunächst ein reich verzweigtes Netz in Höhe der Nebennierenanlage. Der Ductus thoracicus entsteht aus einem Venengeflecht. Sein erweitertes Mündungsstück heißt Pars ampullaris und trifft auf den linken Jugularsack. Sein vorderer, bogenförmiger Abschnitt ist unpaar und läuft linksseitig zwischen Oesophagus und Wirbelsäule. Sein hinterer Abschnitt begleitet die V. azygos dextra bzw. sinistra und ist paarig. Der rechte Schenkel wird zum Hauptstamm und findet nach links Anschluß an den unpaaren vorderen Abschnitt.

Lymphknoten entstehen in Verbindung mit den Lymphsäcken auf zwei Wegen. *Erstens* finden wir am Rande der Lymphsäcke umschriebene Bezirke, denen sich endothelausgekleidete Lakunen in großer Zahl anfügen und so ein kleinmaschiges Gefäßgeflecht bilden. Dies wird von zahlreichen Bindegewebsbalken und Blutgefäßen durchzogen. Eine intensive Kapillarisierung führt zur Anhäufung von Lymphoblasten. Die insgesamt von einer Kapsel umgebene Anlage zeigt einen oberflächlichen Lymphkapillarsinus (den späteren Marginalsinus). Erst nach und nach werden die größeren Lymphknotenanlagen am Rande der Lymphsäcke in einzelne Abschnitte aufgeteilt, wodurch die Lymphknotenketten des Hals-, Brust-, Lenden- und Beckenbereichs entstehen. *Zweitens* sehen wir an peripheren Lymphgefäßen eine

Lymphknotenanlage aus polypenartig in die Lichtung der Gefäße vorgestülpten Zellverdichtungen entstehen. Diese Lymphknotenbildung herrscht bei den Magen-Darm-Knoten und den Gliedmaßenknoten vor. Daneben wird einer *dritten Art* von Lymphknotenbildungen, den sogenannten *Mikrolymphknoten*, die im histologischen Bild embryonale Baueigentümlichkeiten aufweisen, eine klinische Bedeutung beigemessen, weil sie sich unter pathologischen Verhältnissen rapide vergrößern können.

Struktur und Funktion der Lymphbahnen

Die Lymphbahnen können ihre Aufgabe, für eine kontinuierliche Drainage der Körpergewebe und den Rücktransport großmolekularer Plasmaproteine und Lipide zu sorgen, erfüllen, weil sie aus mehreren hintereinander geschalteten Gefäßstrecken unterschiedlicher Bauweise bestehen:

1. Die Lymphbahnen beginnen mit feinsten, blind geschlossenen Röhrchen, den *Lymphkapillaren*. Sie gestatten aufgrund ihrer besonderen Beschaffenheit einen trans- und interendothelialen Stoff- und Flüssigkeitstransport aus den Gewebespalten in das Gefäßlumen. Die Lymphkapillaren vereinigen sich zu geflechtartigen Kapillarnetzen, aus denen die Lymphe weitergegeben wird.

2. Die Lymphe gelangt so in *Lymphgefäße* mit größerer Lichtung. In diesen Gefäßen sind zahlreiche zweisegelige Klappen vorhanden, die den Fluß der Lymphe zielstrebig blutwärts leiten. Wir nennen diesen ersten Abschnitt der Lymphgefäße deshalb auch „*Leitgefäße*". In einem anschließenden zweiten Abschnitt tritt in der Gefäßwand segmental angeordnete Muskulatur auf. Der Muskelmantel ist jeweils zwischen zwei Klappen besonders kräftig und kann bei seiner Kontraktion den Inhalt, die Lymphe, in zentraler Richtung transportieren. Wir nennen den zweiten Abschnitt der Lymphgefäße die „*Transportgefäße*".

3. Die Lymphgefäße werden vor ihrer Einmündung in das Venensystem zu einigen großen *Lymphsammelgängen* (Lymphstäm-

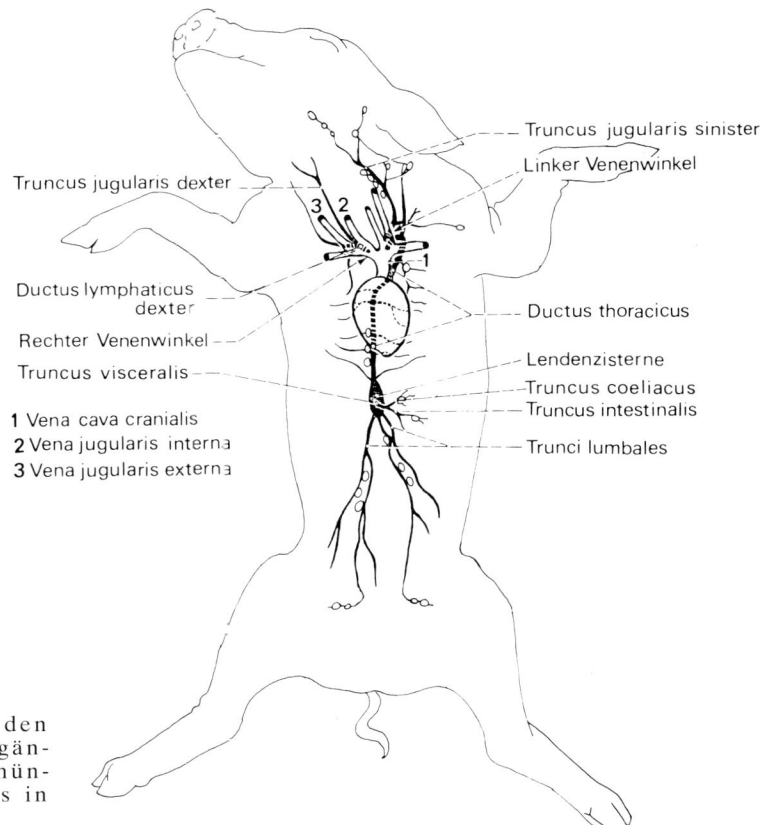

Abb. 233. Schema von den großen Lymphsammelgängen und von der Einmündung des Lymphsystems in das Venensystem

Truncus jugularis dexter
Ductus lymphaticus dexter
Rechter Venenwinkel
Truncus visceralis

1 Vena cava cranialis
2 Vena jugularis interna
3 Vena jugularis externa

Truncus jugularis sinister
Linker Venenwinkel
Ductus thoracicus
Lendenzisterne
Truncus coeliacus
Truncus intestinalis
Trunci lumbales

men oder Kollektoren) (233) vereinigt. Ihr größter ist der *Ductus thoracicus,* Brustlymphgang, der hinter dem Zwerchfell mit einem meistens ampullenartig erweiterten Lymphsee, der *Cisterna chyli,* beginnt und so die Lymphe aus den hinteren zwei Dritteln des Körpers dem linken Venenwinkel zuführt. Kurz vor seiner Mündung erhält der Ductus thoracicus noch Zustrom über den *Truncus jugularis sinister* aus dem linken vorderen Körperdrittel.

Die Lymphe aus dem rechten vorderen Körperdrittel fließt über einen entsprechenden *Truncus jugularis dexter,* dessen erweiterter Endabschnitt auch als *Ductus lymphaticus dexter* bezeichnet wird, selbständig in den rechten Venenwinkel.

Über weitere Einzelheiten zur Struktur und Leistung der einzelnen Abschnitte der Lymphbahnen wird in den folgenden Kapiteln berichtet.

Lymphkapillaren

Der **Feinbau** des initialen Lymphgefäßabschnittes, die *Lymphkapillare* (234), ist ganz auf die Drainagefunktion abgestellt. Das einschichtige *Endothel* ist 0,1 bis 0,2 µm dick. Die Zellgrenzen sind unregelmäßig gezackt (234/1). An einigen Stellen bilden die Zellmembranen umschriebene Kontaktbeziehungen (Zellhaften wie Zonulae occludentes, Zonulae und Maculae adhaerentes). Die Weite des *Interzellularspaltes* wird im Regelfall mit 90 nm, im Falle der Chyluskapillaren in den Darmzotten mit 15 bis 20 nm angegeben. Hier könnten Makromoleküle bis zu einem Molekulargewicht von 40000 durchtreten. Die Endothelzellen der Lymphkapillaren sind im Gegensatz zu denen der Blutkapillaren nicht gefenstert. Sie enthalten aber wie jene zahlreiche kleinere (Rhopheosomen) und größere (Symphosomen) Bläschen, mit deren Hilfe ein transzellulärer Stofftransport bis zu einem Molekulargewicht von 2000 bis 5000 erfolgen kann. Die Lymphkapillaren besitzen im Unterschied zu den Blutkapillaren nur eine schwach entwickelte oder lückenhafte Basalmembran (234/3). Feine gewellte *Gitterfasern* (234/2) verankern die Kapillarwand mit dem umgebenden Bindegewebe. Perizyten fehlen. Die Zartheit der Kapillarwand macht verständlich, daß Lymphkapillaren im gefüllten Zustand sehr dehnbar sind und im entleerten Zustand völlig kollabieren können, so daß sie sich im üblichen histologischen Präparat der Sicht entziehen.

Im Normalfall wechseln die Lymphkapillaren ihre Weite je nachdem, ob sie sich in der Füllungs- oder Entleerungsphase befinden. Von medizinischem Interesse ist, daß bei steigendem Gewebedruck etwa während einer Entzündung (mit Gewebsödem) die Lymphkapillaren gezwungen werden, sich zu erweitern: die an der Kapil-

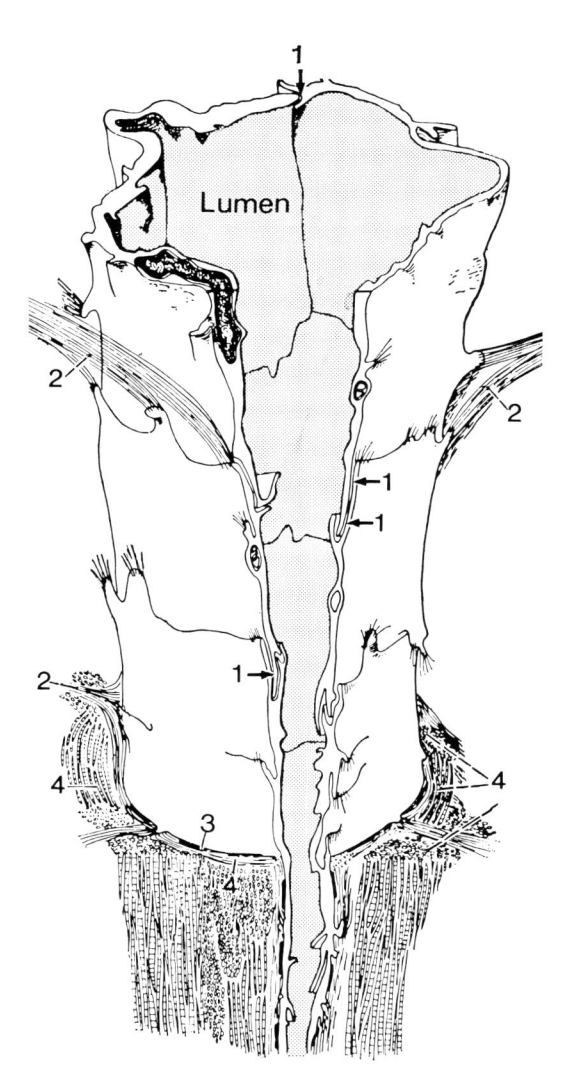

Abb. 234. Schema vom Aufbau einer Lymphkapillare.
(Nach L<small>EAK</small> und B<small>URKE</small>, 1968, vereinfacht.)
Das Gefäß ist quer und längs eröffnet, so daß das Ineinandergreifen der Endothelzellränder (*1*) sichtbar wird. Gitterfasern (*2*) stellen die Verbindung zwischen den Zellrändern des Endothels und dem benachbarten Bindegewebe her. Die Basalmembran (*3*) ist unvollständig und grenzt an kollagene Fasern (*4*) des Interstitiums.

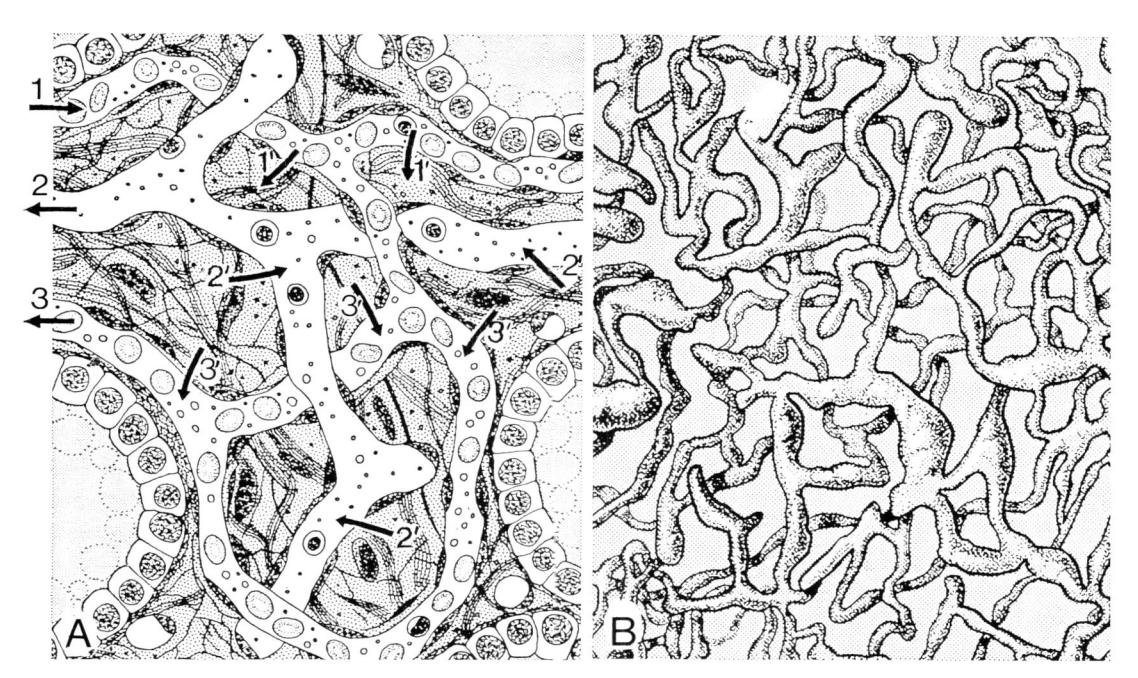

Abb. 235. Verhalten der Lymphkapillaren und Kapillarnetze.
A (Nach KAMPMEIER aus WENZEL, 1972.) Ausschnitt.
1 Arteriole, *2* Lymphkapillare, *3* Venole
Die Pfeile in der Abbildung verdeutlichen die Diffusionsrichtung einerseits aus dem arteriellen Schenkel der Blutkapillare ins Interstitium (*1'*) und andererseits aus dem Interstitium in die Lymphkapillare (*2'*) oder den venösen Schenkel der Blutkapillare (*3'*).
B (Nach SUSHKO aus WENZEL, 1972.) Ausschnitt.
Netzförmige Anordnung der Lymphkapillaren mit blindendigenden Terminalsäcken und unterschiedlicher Weite der Gefäßlumina

larwand verankern und ins Gewebe ziehenden Gitterfasern werden gestrafft und halten dann das Lumen gegen den erhöhten Gewebedruck offen.

Lymphkapillaren bilden geschlossene Netze (235), von denen blind endigende Ausläufer als eigentliche Wurzeln des Lymphkreislaufs abzweigen. Im Unterschied zu den Blutkapillaren sind die initialen Lymphgefäßabschnitte von unterschiedlicher Gestalt; enge röhrenförmige Strecken wechseln mit bauchigen Erweiterungen (235/*A*, *B*). Die so beschaffenen Lymphkapillarnetze liegen nach der These von GRAU nur dort, wo kollagenes Bindegewebe vorkommt, also im subepithelialen Bindegewebe der „äußeren und inneren Körperoberfläche" und im interstitiellen Bindegewebe parenchymatöser Organe. Lymphkapillaren fehlen in allen Epithelien, im Knorpelgewebe, in Kornea und Linse des Auges, in rein epithelialem Parenchym bestimmter Drüsen, in zentralnervösem Gewebe und in der Plazenta.

Extravaskuläre Zirkulation

Die biologische Bedeutung der zweifachen Drainage des Körpergewebes durch Blut- und Lymphkapillaren kann man wohl nur verstehen, wenn die Bewegung des Wassers und der im Wasser gelösten Teilchen innerhalb der Gewebespalten, die sogenannte extravaskuläre Zirkulation, betrachtet wird. Der in den Gewebespalten, also etwa zwischen den Fasern des Bindegewebes, gelegene Saft wird Gewebsflüssigkeit genannt. Ihre Menge kann beträchtlich schwanken. Sie kann krankhaft vermehrt sein. Die Gewebespalten selbst wurden früher fälschlich als „Lymphspalten" oder „Lymphscheiden" bezeichnet, in der Annahme, daß es zwischen dem Gewebe und dem Beginn der Lymphkapillaren breite Austauschbereiche gäbe und somit die Beschaffenheit von Gewebsflüssigkeit und Lymphe identisch sei. Dies ist jedoch nicht so ohne weiteres der Fall. Wir müssen uns vielmehr mehrere, jeweils durch semiper-

Lymphatisches System

Bewegung kleiner Moleküle

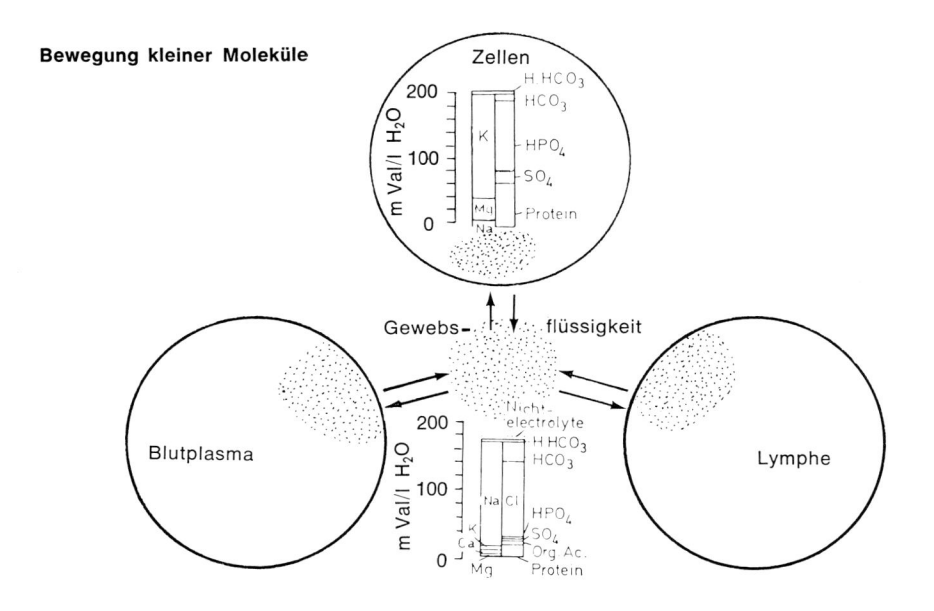

Zellen
H.HCO₃ / HCO₃ / HPO₄ / SO₄ / Protein
K, Mg, Na
mVal/l H₂O

Blutplasma — Gewebs-flüssigkeit — Lymphe

Nichtelektrolyte
H HCO₃ / HCO₃ / HPO₄ / SO₄ / Org. Ac. / Protein
Na, Cl, K, Ca, Mg
mVal/l H₂O

Bewegung der Proteine

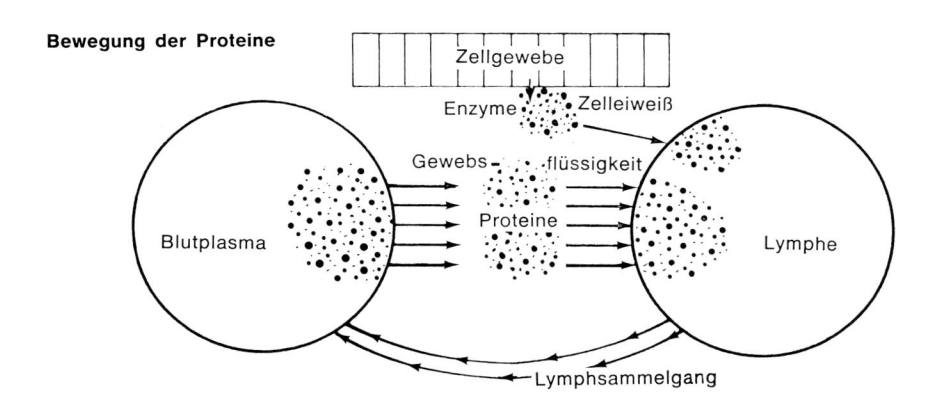

Zellgewebe
Enzyme — Zelleiweiß
Blutplasma — Gewebs-flüssigkeit / Proteine — Lymphe
Lymphsammelgang

Bewegung der Lipide

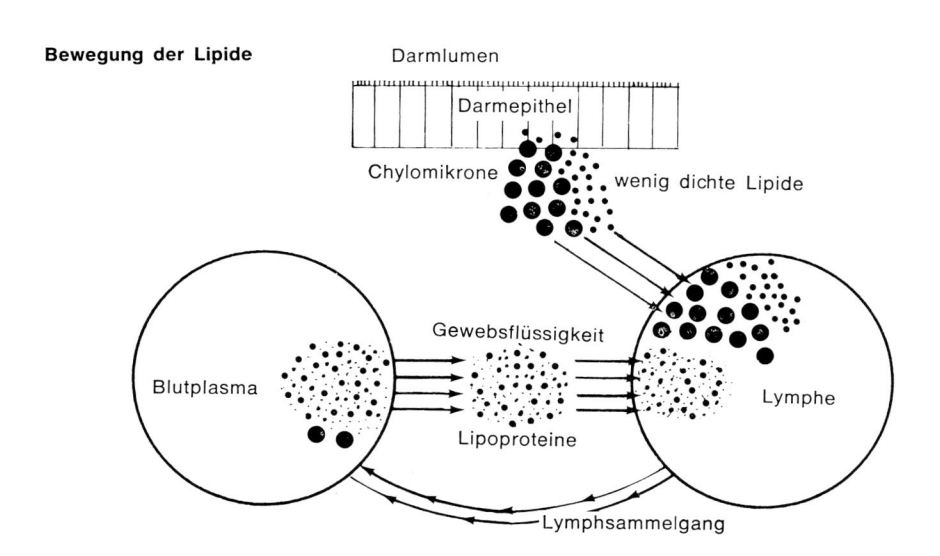

Darmlumen
Darmepithel
Chylomikrone — wenig dichte Lipide
Blutplasma — Gewebsflüssigkeit / Lipoproteine — Lymphe
Lymphsammelgang

meable Membranen voneinander getrennte Räume vorstellen, zwischen denen sich ein mehr oder weniger intensiver Stoffaustausch vollzieht. Zellen und Gewebe müssen so ausreichend versorgt werden, daß sie sich erhalten und ihre Funktion erfüllen können. Die Blutgefäße führen ihnen dafür Stoffe zu (235 A/*1*), Blut- und Lymphgefäße führen Stoffe ab (235 A/*2, 3*).

Die dabei sich vollziehende extravaskuläre Zirkulation wird von zwei Stoffgruppen beherrscht: solchen mit relativ niedrigem Molekulargewicht und hoher Diffusionsrate (236/*oben*) und solchen mit hohem Molekulargewicht und niedriger Austauschrate (236/*Mitte und unten*).

Dabei stellt sich heraus, daß insbesondere das Verhalten der Makromoleküle in Beziehung tritt sowohl zur Feinstruktur der Blut- und Lymphkapillaren als auch zu den osmotischen Kräften, die im Gewebe wirksam werden und bei der Lymphbildung eine Rolle spielen.

Extravaskuläre Zirkulation von Makromolekülen

Die Blutkapillaren lassen Plasmaproteine zu 50 bis 100 % der zirkulierenden Menge pro Tag ins Gewebe austreten (236/*Mitte*). Diese Eiweißkörper des Blutplasmas spielen einerseits im Eiweißhaushalt des Körpers eine wichtige Rolle, andererseits sind sie auch als Vehikel für manche an sie gebundene Stoffe (Eisen, Cholesterin, Lactoflavin, Carotin, etc.) und als Antikörper auf ihre Diffusion ins Gewebe angewiesen. Für ihre Resorption und ihren Abtransport aus dem Gewebe sind fast ausschließlich die Lymphbahnen verantwortlich. Ist dieser Weg blockiert, dann kommt es zu einem lymphostatischen Ödem, weil die aus den Blutkapillaren ausgetretenen Eiweißkörper im Gewebe liegenbleiben und infolge ihrer osmotischen Kraft Wasser binden.

Die Lymphkapillaren des Darmes (Chylusgefäße) stehen im Mittelpunkt der Fettresorption (236/*unten*). Es steht fest, daß langkettige Fettsäuren ausschließlich von den Lymphbahnen aufgenommen und transportiert werden. Bekannt ist auch, daß nach Aufnahme fettreicher Nahrung die Strömung in den Chylusgefäßen rapide zunimmt. Übrigens führte dieser Umstand zur Entdeckung der Lymphgefäße 1622 durch ASELLIUS (237). Kurzkettige und mittelkettige Fettsäuren aus der Nahrung können dagegen auch durch die Venen des Pfortadersystems abtransportiert werden.

Lipide verlassen aber auch – gebunden an Eiweißkörper als Lipoproteine – die Blutkapillaren und beteiligen sich so an der extravaskulären Zirkulation. Solche Stoffe von erheblichem Molekulargewicht (bis 130000) und auch Fetttröpfchen (Chylomikrone mit einem Durchmesser bis 1,3 µm) tauchen in der Lymphe auf.

Extravaskuläre Zirkulation von korpuskulären Elementen

Durch die Blutkapillaren werden regelmäßig Leukozyten einschließlich Lymphozyten ins Gewebe entlassen. Sie werden über den Lymphweg ins Blut zurückgeleitet, wobei natürlich daran zu erinnern ist, daß die Hauptmasse der in den Lymphbahnen vorkommenden Lymphozyten aus den Lymphknoten stammt. Aber auch andere korpuskuläre Teilchen werden von den Lymphkapillaren aufgenommen, über die Lymphgefäße abtransportiert und in den regionären Lymphknoten gefiltert. Dazu gehören auch Mikroorganismen, die entweder mit den Blutkapillaren ins Interstitium gelangt oder über die Haut bzw. Schleimhaut eingedrungen sind.

Abb. 236. (S. 308). Diagramme zur Herkunft wichtiger Bestandteile der Lymphe. (Nach COURTICE, 1972.)
Oben: Der Stoffwechsel der Zellen ist an der Änderung des effektiven kolloidosmotischen Drucks im Interstitium und somit an der Bewegung der kleinen Moleküle in der extravasalen Zirkulation beteiligt.
Mitte: Die Proteine bewegen sich im Interstitium immer nur in einer Richtung, nämlich zu den Lymphkapillaren hin.
Unten: Fetttröpfchen (Chylomikrone) und Lipide sehr geringer Dichte werden in der Darmschleimhaut gebildet und treten in die Chyluskapillare (Zottenlymphgefäß) ein. Lipide hoher und geringer Dichte stammen vornehmlich aus dem Blutplasma. Über den Ductus thoracicus werden Lipide jeder Dichte zum Blutkreislauf transportiert.

Lymphbildung

Lymphe ist allgemein als die „blasse Schwester" des Blutes bekannt. Im Jahre 1967 hat der Morphologe CASLEY-SMITH aufgrund elektronenoptischer Untersuchungen die heute gültige Theorie beschrieben, *nach der* aus der Gewebsflüssigkeit *Lymphe entsteht*. Ausgangspunkt seiner Beschreibung (238/*15*) ist die kollabierte, geschlossene Lymphkapillare, die im Gewebespalt (Interzellularraum, Interstitium) endet. Führen nun zelluläre metabolische Vorgänge (238/*3, 4, 5*) zu kleinmolekularen, osmotisch aktiven Abbauprodukten und damit zu erhöhter Durchblutung und gesteigerter Permeabilität der Blutkapillaren (238/*2*), so steigt der Wassergehalt im Gewebe. Auch andere Vorgänge, wie Erhöhung des Blutdrucks in den Kapillaren oder Sinken des effektiven kolloidosmotischen Druckes im Blut, können zur Erhöhung der Wasserfil-

Abb. 237. Meilensteine in der Erforschung des lymphatischen Systems.
Unten links:
Gaspare, genannt ASELLIUS, 1581–1626, Anatom in Pavia, entdeckte 1622 anläßlich der Vivisektion eines Hundes, der zuvor fettreich gefüttert worden war, im Darmgekröse die Lymphgefäße, die er als „Milchvenen" deutete, und die Leerdarmlymphknoten, die er als eine Art Pankreas (Pancreas Aselli) auffaßte.
Unten von links nach rechts:
Paul EHRLICH, 1854–1915, entwickelte Färbemethoden für Histologie und Bakteriologie aufgrund der ausgesprochenen Affinität zwischen den Zellen bzw. Bakterien einerseits und Farbstoffen andererseits. Die Differenzierung freier Bindegewebszellen (Ehrlichsche Mastzellen), die Aufstellung der „Ehrlichschen Seitenkettentheorie" und die grundlegenden Arbeiten zur Chemotherapie (Syphilisheilmittel Salvarsan) sind Erfolge seiner glänzenden Forschertätigkeit. Er erkannte 1900, daß Antigenrezeptoren dem Antigenstimulus vorausgebildete, membrangebundene Antikörper sind.
Ludwig ASCHOFF, 1866–1942, Pathologe in Freiburg, machte auf ein weithin im Körper verteiltes funktionelles System mesenchymaler Elemente aufmerksam, das zur Phagozytose körperfremder Stoffe befähigt ist; es speichert weiterhin verschiedenste Stoffe aus dem Säftestrom des Organismus und ist an der Bildung von Antikörpern beteiligt.
Frank Macfarlane BURNET, 1899–1985, erklärte das immunologische Phänomen als Fähigkeit des Körpers, mit Hilfe seiner immunkompetenten Zellen zwischen Eigen- und Fremdgewebe unterscheiden zu können. Diese Fähigkeit wird nicht vererbt, sondern von Zellen im Thymus (Thymozyten → T-Lymphozyten) während der Ontogenese erworben. In seiner klonalen Selektionstheorie werden die Differenzierungsphasen des Immunsystems beschrieben.
Jacques F. A. P. MILLER, geb. 1931, konnte experimentell nachweisen, daß der Thymus eine „Schrittmacherfunktion" für die immunologische Kapazität des Organismus besitzt.

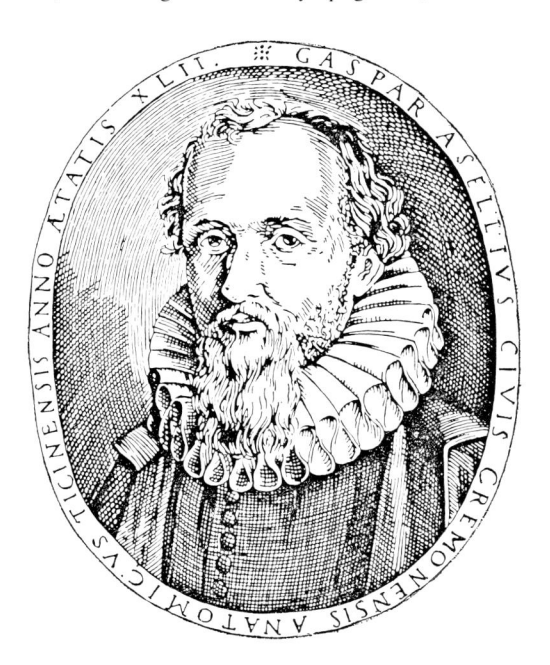

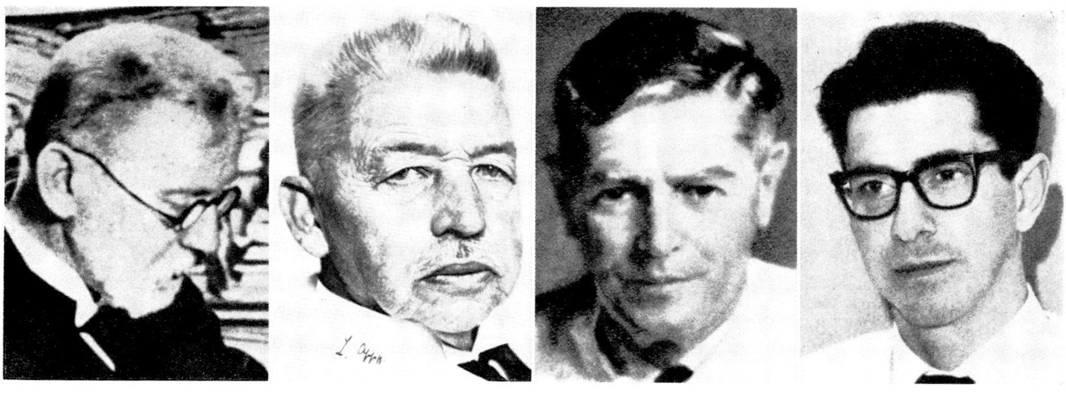

tration ins Gewebe und damit zu dessen Quellung (238/*6, 11*) führen.

Nunmehr ziehen die Gitterfasern, durch die die Lymphkapillarwände im umgebenden Bindegewebe „verankert" sind, die Endothelzellen auseinander und „öffnen" so die Lymphkapillaren (238/*10*). Infolge des Druckgefälles zwischen Blutkapillardruck bzw. interstitiellem Druck einerseits und intralymphatischem Druck andererseits strömt nun die interstitielle Flüssigkeit einschließlich korpuskulärer Elemente in das Lumen der Lymphkapillaren ein (238/*12*). Die Korpuskeln können dabei zeitweilig sogar – mechanisch unterstützend – die Zwischenendothelspalten weit offen halten. Auch Gewebsbewegungen (238/*8*) mögen in der Einströmphase eine Rolle spielen. Zudem ist die Fähigkeit zur Permeabilität bei den Lymphkapillaren größer als bei den

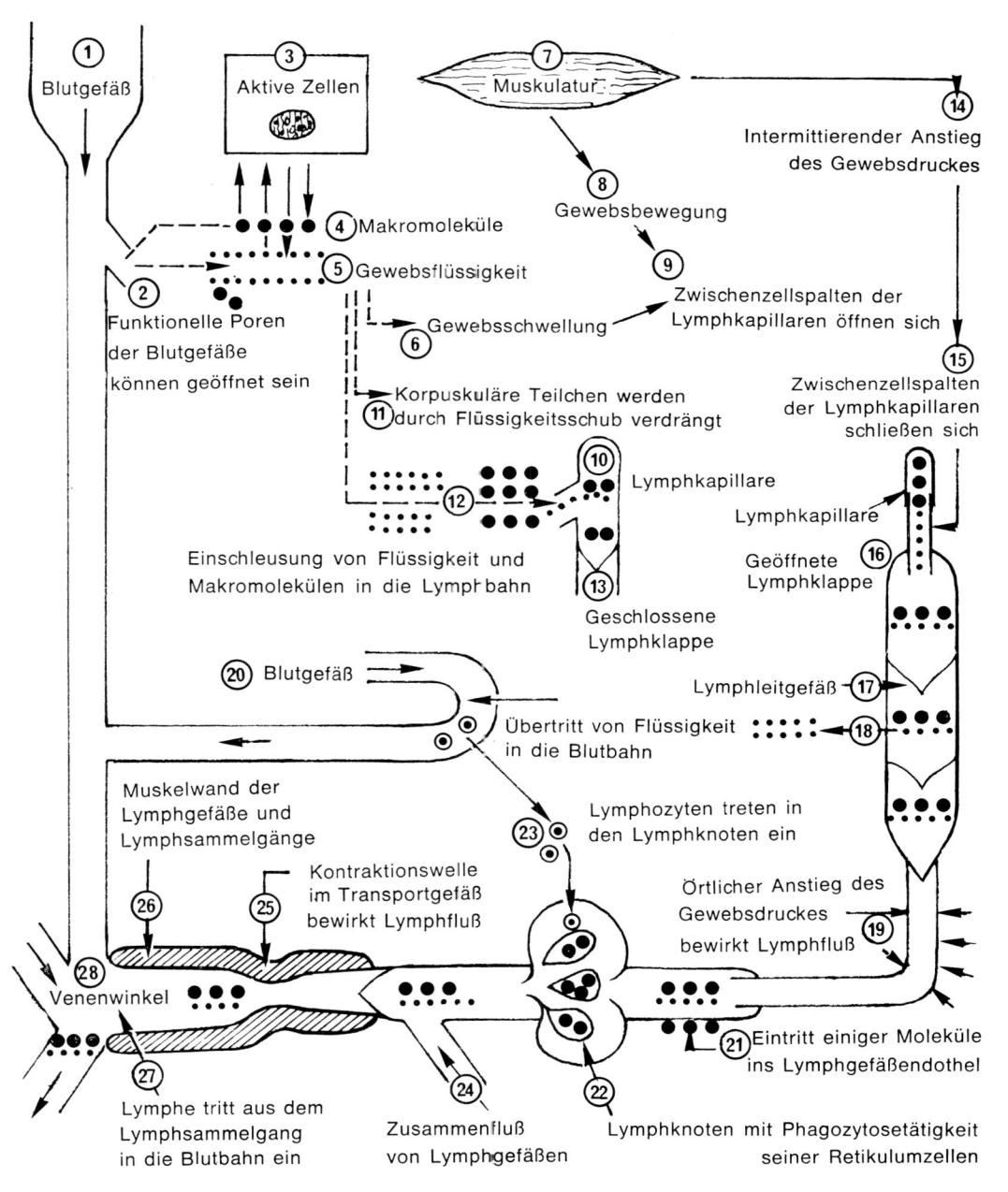

Abb. 238. Funktionsschema von der Lymphbildung und vom Lymphfluß. (Nach CASLEY-SMITH, 1967.)

Blutkapillaren, weil jene entweder keine oder nur eine unvollkommene Basalmembran besitzen. In dieser Zeit des Einströmens ist die erste Klappe der abführenden Lymphleitgefäße noch geschlossen (238/13). Aber bereits jetzt beginnt die Phase, in der ein Teil des Wassers wieder ins Interstitium zurückfließt; die Eiweißkörper und die korpuskulären Elemente werden dagegen festgehalten: Die Lymphe wird konzentriert und hebt sich somit in ihrer Zusammensetzung von der Gewebsflüssigkeit ab, was bereits im histologischen Bild durch die intensivere Färbbarkeit der Lymphe deutlich nachweisbar wird. Sind die Lymphkapillaren auf diese Weise prall mit Lymphe gefüllt, dann werden durch Erhöhung des Gewebedrucks etwa infolge Muskelkontraktion einerseits die Zwischenendothelspalten geschlossen (238/15) und andererseits die Lymphe unter passiver Öffnung der ersten Lymphklappe in das Leitgefäß gedrückt (238/16). In der entleerten Lymphkapillare kann der beschriebene Vorgang der Lymphbildung erneut ablaufen.

Besonders eindrucksvoll ist die *Lymphbildung* an den Lymphkapillaren *in den Dünndarmzotten* zu studieren (239). Werden einem Versuchstier wenige Kubikzentimeter Öl in den Dünndarm verabreicht, dann ist es 20 Minuten später bereits zum Teil resorbiert und in Form feiner Tröpfchen im Bindegewebe des Zottenstromas und in den Lymphkapillaren zu finden.

Die Ränder der Endothelzellen sind aufgeklappt und zwischen den Fugen sind Flüssigkeit und Fetttröpfchen eingedrungen. Beim Auseinanderweichen bleiben an einigen „Haftstellen" die Zellränder verlötet. Aber neben diesen Stellen sind die Zellränder so weit geöffnet, daß die Flüssigkeit leicht vorbeiströmen kann. Mit dieser Beobachtung ist die alte Streitfrage, ob *Lymphkapillaren* offen oder geschlossen sind, gelöst: *Sie können sich je nach Quellung des Interstitiums auf Zug der an ihren Zellrändern verankerten Gitterfasern öffnen.* Daneben können aber auch kleine Flüssigkeitsbläschen quer durch die Endothelzellen im Sinne einer *Zytopempsis* geschleust werden. Die Entleerung der Darmzottenlymphe in die Leitgefäße hinein wird durch Kontraktion von Muskelfasern bewirkt, die in der Achse jeder Dünndarmzotte liegen.

Lymphgefäße

Wie bereits eingangs kurz erwähnt, nennen wir die den Lymphkapillaren folgenden Gefäßstrecken mit größerem Lumen die Lymphgefäße (240 a, b). Sie haben die Aufgabe, die in die Kapillaren eingetretene Lymphe zunächst zum regionären Lymphknoten und letztlich zum Blut hin weiterzutransportieren. Da in diesen Abschnitten die ersten *Lymphklappen* angesiedelt sind, wird der Lymphstrom zentripetal geleitet. Demzufolge nennen wir die Gefäße dieses Abschnitts **„Leitgefäße"**. Auch die Leitgefäße sind wie die Kapillarnetze durch die vielen Seitenäste untereinander zu *Netzwerken* verbunden. Sie unterscheiden sich noch nicht durch einen besonderen Wandbau von jenen. Lediglich ihr größeres Kaliber und die große Zahl der Taschenklappen erlaubt ihre Unterscheidung. Die Kräfte, die in ihnen die Lymphe zentripetal treiben, wirken von außen auf sie ein. Solche Kräfte können für Leitgefäße der Haut aus deren Spannung bei wechselnden Bewegungen, für Leitgefäße des Bewegungsapparats aus Kontraktionen der benachbarten Muskel-

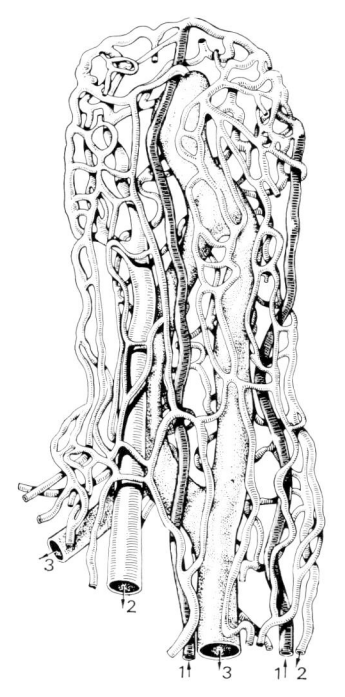

Abb. 239. Schema von der Vaskularisation einer Dünndarmzotte. (Nach HORSTMANN, 1968, Schwarz-Weiß-Wiedergabe.)
1 Arteriole, *2* Venole, *3* Lymphkapillare in der Achse des Zottenstromas (Chyluskapillare)

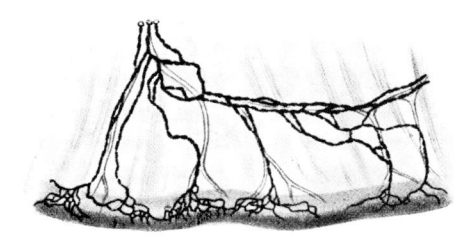

Abb. 240a. Perlschnurartiger Charakter der Lymphgefäße, sichtbar bei starker Lymphfüllung, hier im Mesometrium des *Schweines* (Nach Baum und Grau, 1938.)

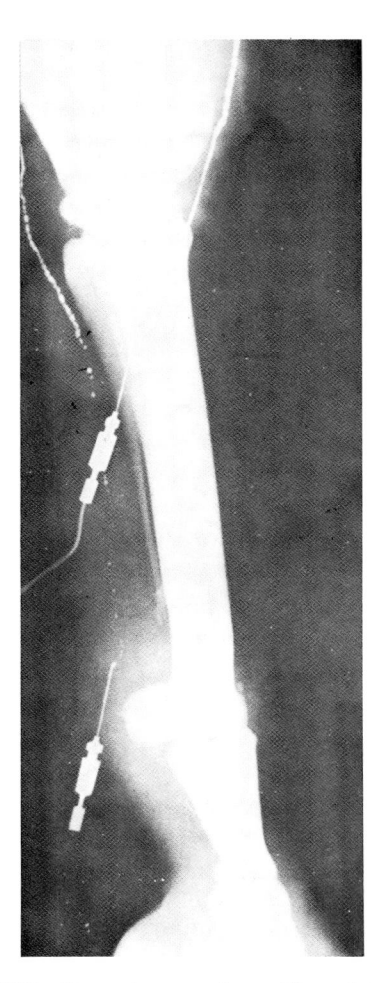

Abb. 240b. Perschnurartiger Charakter der Lymphgefäße, hier im Lymphogramm der Beckengliedmaße eines *Pferdes* nach direkter Lymphographie (Aus Auer, 1974.)

bündel resultieren. Im Darm liegen die Leitgefäße auf ihrem Weg von der Schleimhaut zum Bauchfell zwischen den Bündeln der Darmmuskulatur und werden in der Abfolge peristaltischer Wellen ausgepreßt.

Dem gegenüber ist für die nun folgenden Lymphgefäßabschnitte charakteristisch, daß ihre Wand durch Muskelzellen verstärkt und damit zur Eigenmotorik befähigt ist. Wir nennen diese Abschnitte deshalb die **„Transportgefäße"**. Auch Transportgefäße besitzen zahlreiche Klappen in gleichmäßigen Abständen. Dadurch wird gleichsam jedes Transportgefäß in eine Kette hintereinanderliegender Klappensegmente aufgeteilt. Jedes *Klappensegment*, auch *Lymphangion* genannt, besteht somit aus einem Klappenpaar und dem anschließenden Gefäßstück, das neben der Endothelauskleidung eine *Muskelmanschette* besitzt. Die Muskelmanschette ist je nach Größe des Gefäßes aus einer oder mehreren Lagen von kompliziert verlaufenden Muskelfasern zusammengesetzt. Interessant ist, daß die Gefäßwand kleinerer Transportgefäße unter dem Klappenansatz muskelfrei ist. Somit sind die Muskelmanschetten der einzelnen Lymphangione voneinander getrennt und können unabhängig arbeiten. Fließt einem Klappensegment Lymphe aus der Peripherie zu, dann bläht es sich zwischen den Klappen auf, weil die Muskelmanschette erschlafft und somit gedehnt werden kann. Nach erfolgter Füllung kommt es zur Muskelkontraktion. Die Lymphe im Klappensegment wird unter Druck gesetzt; die Eingangsklappe schließt sich, und die Lymphe wird zentralwärts über die sich passiv öffnende Ausgangsklappe ins nächstfolgende Lymphangion entlassen. Dort wird wieder die Muskelmanschette gedehnt, und der geschilderte Vorgang wiederholt sich von Stufe zu Stufe. So funktioniert das Prinzip, und so ist es im Experiment zu verfolgen.

In vivo[1] sind dagegen Erweiterung und Verengung aufeinanderfolgender Lymphangione nicht um eine ganze Phase, sondern um einen Teil dieser Phase verschoben. Demnach befinden sich mehrere hintereinanderliegende Segmente in einer von peripher nach zentral zunehmenden Füllung; mehrere andere, anschließende Segmente zeigen zeitlich leicht versetzte Kontraktion. Dadurch wird das Bild einer über das Lymphgefäß hinweglaufenden Wellenbewegung mit großer Schubkraft erzeugt. Zwischen 10 bis 12 solcher Wellenbewegungen pro Minute können an Chylusgefäßen nach fettreicher Nahrung beobachtet werden.

---

[1] in vivo lat., im Leben; beim lebenden Individuum.

Versuche mit isolierten Lymphangionen zeigten, daß Reaktionen nicht nur auf natürliche Reize (Druck, Dehnung, Temperatur), sondern auch mit verschiedenen chemischen Substanzen und Pharmaka auszulösen waren, womit ein Weg zur medikamentösen Hilfe bei Versagen der Lymphtransportwege gewiesen wird.

Die erwähnten Versuche machten aber auch eine Erfahrung deutlich, die man aus dem vergeblichen Bemühen um eine retrograde[1] Injektion von Lymphgefäßen kennt, daß nämlich die Lymphklappen gesunder Lymphgefäße ausschließlich *suffizient*[2] sind. Von Venenklappen weiß man dagegen, daß sie nicht selten ungenügend schließen, also insuffizient werden können. Infektionen breiten sich im durchströmten Lymphgefäß also niemals gegen den Lymphstrom aus. Bei extremem Lymphrückstau als Ausnahmesituation herrschen dagegen besondere Verhältnisse vor, weil sie oft von einer mechanisch wirksamen Gefäßblockade begleitet sind. Die genannten Baueigentümlichkeiten sind bei Transportgefäßen deshalb so bedeutsam, weil sie die längsten Abschnitte der Lymphbahnen darstellen und oft erhebliche Strecken zurücklegen. Ihr Einbau in lockeres Bindegewebe erlaubt ihnen die autochthone[3] Beweglichkeit. Ihr Auffinden ist nur in gefülltem Zustand möglich. Dann sind sie aber wegen der Aufkettung der Vielzahl von Lymphangionen als perlschnurartige Gefäße sicher zu diagnostizieren (240). Auch am Patienten sind Lymphgefäße, die gut gefüllt oder gestaut sind, unter der Haut zu erkennen und als wichtiger Hinweis auf den Ort einer Erkrankung zu werten. Auch im Lymphogramm sind die mit Kontrastmittel gefüllten Lymphgefäße durch ihren perlschnurartigen Verlauf charakterisiert (240).

Transportgefäße verlaufen oft parallel zueinander und verbinden so in mehreren Bahnen das *tributäre* Gebiet mit dem *regionären* Lymphknoten. Untereinander sind solche Parallelgefäße durch Seitenarme verbunden. Dieses Verhalten dürfte einerseits eine Sicherheitsvorkehrung des Körpers gegen die längerfristige Verlegung einer Bahn, zum anderen ein besseres Ausnutzen von extravaskulären Kräften für den Lymphtransport darstellen. Denn auch die Transportgefäße sind in der Lage, neben der Eigenmotorik auch außerhalb der Gefäße liegende Faktoren für die Bewegung der Lymphe auszunutzen. Dazu gehören physiko-chemische Kräfte, Muskelbewegungen, Organbewegungen und -funktionen, Arterien- und Venenpulsation sowie der Einfluß von Atmung und Kreislauf.

Ein Zusammenfließen von mehreren kleineren Gefäßen zu einem größeren Lymphgefäß, wie dies bei Venen üblich ist, finden wir dagegen im Regelfall nicht. Mehrere Lymphgefäße treten als *Vasa afferentia* in einen Lymphknoten ein; nur ein bis zwei *Vasa efferentia* verlassen ihn. Auf diese Weise wird die Zahl der Lymphgefäße entlang einer Lymphknotenkette entschieden vermindert.

In diesem Zusammenhang muß darauf hingewiesen werden, daß der in die Lymphbahn eingeschaltete Lymphknoten einen erheblichen Widerstand im Lymphfluß darstellt, den die vor- und nachgeschalteten Lymphangione zu überwinden haben.

Schließlich sei erwähnt, daß die Lymphgefäßwand in beschränktem Umfang für Stoffe niedermolekularer Art passierbar ist. Dies ist zum einen für die Eigenversorgung der Lymphgefäße bedeutsam, denn ihre Ausstattung mit *Vasa vasorum* ist spärlich. Zum anderen wird die Lymphe auf diese Weise weiter konzentriert, wenn sie auf dem Wege von der Peripherie bis zur Einmündung in das Blut teilweise weite Wege zurückgelegt hat.

Es kann nicht eindringlich genug auf die **medizinische Bedeutung** eines einwandfrei funktionierenden Lymphrückflusses aufmerksam gemacht werden. Rückstau der Lymphe kommt einer Ansammlung von Eiweißen und Schlacken gleich, die gleichsam zu einem „Versumpfen" des Gewebes führt; Ödeme durch Unmengen von rückgestauter Gewebsflüssigkeit lassen Körperteile unförmig und schmerzhaft anschwellen; schwerste Störungen sind die Folge. Eine heute vor allem in der Humanmedizin versuchte Therapie, die manuelle Unterstützung der Lymphdrainage, arbeitet nach dem Prinzip geduldiger und schonender Massage unter genauester Beachtung der Topographie der Lymphbahnen.

---

[1] retro lat., zurück; gradus lat., Schritt, retrograd, entgegen der Stromrichtung.

[2] sufficere lat., genügen; suffizient, in bezug auf die Funktion genügen.

[3] autos gr., eigen; chthon gr., Erde, bodenständig; autochthon, an Ort und Stelle entstanden; durch eigene Kraft, nicht auf Fernwirkung beruhend.

Spezifisches Verhalten von Lymphkapillaren und Lymphgefäßen in verschiedenen Organen

In ihrem Verteilungsmuster passen sich die Lymphkapillaren und Lymphgefäße weitgehend der Funktion des Wirtsorgans an. Dies soll in folgender Zusammenstellung verdeutlicht werden.
Vorkommen und Verteilungsmuster der Lymphbahnen in den Organen

1. – des Bewegungsapparats:

Skelett: Spärliche Lymphkapillarnetze finden sich in Periost und Endost. Innerhalb der Kompakta des Knochengewebes folgen die Lymphkapillaren den HAVERSSCHEN Kanälen. Im Knochenmark und im Knorpelgewebe fehlen Lymphkapillaren.

Muskulatur: Zwischen den einzelnen Muskelfasern (im Endomysium) kommen keine Lymphkapillaren vor. Der Ursprung der initialen Lymphkapillaren folgt dem Perimysium internum. Im Perimysium externum kommt es zur Netzbildung, ebenfalls unter der Muskelfaszie. Schräg durch das Epimysium tretende Lymphgefäße finden Anschluß an abführende Bahnen.

Sehnen: Zwischen den Sehnenfasern verlaufen längsgerichtete Netze, die sich unter dem bindegewebigen Peritendineum externum zu einem Kapillarplexus verdichten können. Plexus finden wir auch subsynovial in Sehnenscheiden und Schleimbeuteln. Abführende Lymphgefäße können von zusammengehörigen Muskeln und Sehnen zum gleichen oder, insbesondere bei langsehnigen Muskeln, zu verschiedenen Lymphknoten ziehen.

Gelenke: Hier besteht ein erster, subsynovial gelegener dichter Kapillarplexus, der auch an der Rückresorption der Gelenkflüssigkeit beteiligt ist, und gelegentlich ein zweiter Plexus in der Gelenkkapsel mit Anschluß an die abführenden Lymphgefäße.

2. – der serösen Häute:

In den serösen Häuten der großen Körperhöhlen finden wir zwei unterschiedlich dichte Netze, nämlich ein oberflächliches direkt unter der Mesothelauskleidung und ein tiefes in der Subserosa. Sie beteiligen sich an der Resorption der Körperhöhlenflüssigkeit. Offenbar gibt es umschriebene Stellen, an denen dieser Flüssigkeitsdurchtritt besonders intensiv, vielleicht sogar ausschließlich möglich ist. Die Subserosa ist hier nach Art des retikulären Bindegewebes schwammartig differenziert. KIHARA nennt diese Bezirke „Maculae cribriformes". Im dichteren, umgebenden kollagenen Bindegewebe ist das Lymph- und Blutkapillarnetz engmaschig. Solche Stellen wurden an der bauchhöhlenseitigen Fläche des Zwerchfells sowie an der Pleura costalis und mediastinalis beschrieben. Wenn ähnliche Differenzierungen im großen Netz als Milchflecken auftreten, dann besteht doch der Unterschied, daß dort der venöse Kapillarschenkel die Resorption allein übernimmt, während Lymphkapillaren und -gefäße spärlicher ausgebildet sind.

3. – des Verdauungsapparats:

In den einzelnen Darmabschnitten bestehen Unterschiede in der Lymphgeflechtanordnung. Gemeinsam ist allen Darmabschnitten, daß ein subseröser und ein submuköser Plexus ausgebildet sind. Über intermuskuläre Lymphnetze stehen beide Plexus in Verbindung. Sie sind hier so angeordnet, daß zwischen jeder Muskelschicht, die zur Bewegung fähig ist, ein Geflecht eingespannt ist. Dies hat zum Ziel, daß von der Mukosa ableitende Lymphbahnen bei normaler Beanspruchung rein leitende Aufgaben, bei vermehrtem Angebot auch speichernde und treibende Funktionen bekommen. Die eigentlichen Mukosageflechte sind in den einzelnen Darmabschnitten besonders charakteristisch angepaßt. In der Magenschleimhaut folgen die Netze den Drüsenstrukturen. Im Dünndarm ist die Ausbildung der zentralen Zottenlymphkapillare (sog. Chylusgefäße) bemerkenswert. Neuerdings wird angenommen, daß den Zentralgefäß feinste Lymphkapillaren vorgeschaltet sind. Chyluskapillaren benachbarter Zotten bilden an der Zottenbasis Anastomosen. Von hier gehen Kapillaren zur Muscularis mucosae, formieren sich zu Geflechten und ziehen weiter zur Submucosa in den dortigen reichen Plexus. Dünn- und Dickdarmschleimhaut sind reichlich mit Solitärknötchen und PEYERschen Platten ausgestattet. Die Lymphkapillaren umfassen netzartig die Lymphfollikel; sie dringen aber nicht in die Follikel ein, wie das für die Blutkapillaren typisch ist. Über die Lymphgefäße und Lymphkapillaren des Pansens siehe SCHNORR et al. (1975).

Die tiefen initialen Lymphkapillaren der Leber und des Pankreas liegen im interstitiellen Bindegewebe, also perilobulär bzw. periazinär. Sie entspringen weder in den Leberläppchen, noch in den Acini des Pankreas, noch stehen sie in offener Verbindung mit den DISSESchen Räumen. Mit den großen Blutgefäßen gelangen die Lymphbahnen an die Oberfläche der Drüsen und vereinigen sich mit den ausgedehnten oberflächlichen Lymphnetzen der Organkapseln. Gleichsinniges Verhalten wie die tiefen Lymphbahnen der Leber und des Pankreas zeigen auch die Lymphkapillaren der Kopfspeicheldrüsen.

4. – des Atmungsapparats:

Die Lungenalveolen sind frei von Lymphkapillaren. Im peribronchalen und perivaskulären Bindegewebe liegt ein tiefes Netz, subpleural ein oberflächliches Netz, die beide miteinander anastomosieren. Die respiratorische Schleimhaut der Luftwege enthält ein submuköses Netz; abschnittsweise ist ein zweites, tieferes Netz ausgebildet.

5. – des Harn- und Geschlechtsapparats:

Im Parenchym von Nierenrinde und -mark gibt es keine Lymphbahnen. Die Wurzel der Lymphkapillaren ist im perivaskulären Bindegewebe der Aa. interlobulares zu suchen. Um die Aa. arcuatae und Aa. interlobares finden sich Lymphplexus, aus denen klappentragende Leitgefäße zum Nierenhilus führen. Das subkapsuläre Lymphnetz ist tierartlich variabel ausgebildet und anastomosiert am Hilus mit den tiefen Lymphbahnen, die auch aus dem Sinus renalis Lymphe abführen. Der Harnleiter führt Lymphgefäße in seiner Adventitia; über die Anordnung der Lymphnetze in der **Harnblase** liegen widersprüchliche Untersuchungen vor. Nach einigen Autoren gibt es nur intermuskuläre, nach anderen zusätzlich auch submuköse und subseröse Netze.

Im **Hoden** beginnen die Lymphkapillaren in den Septula testis. Von hier aus ziehen sie einerseits zum Rete testis und andererseits zur Tunica albuginea, in der mehrere Netze übereinanderliegen können. Zwischen den Hodenkanälchen gibt es keine Lymphbahnen. Die Lymphbahnen des **Nebenhodens** treffen an der Hoden-Nebenhodengrenze auf die subkapsulären Netze des Hodens und ziehen über gemeinsame Abflußwege am Funiculus spermaticus entlang. Der Nebenhoden enthält zwischen den Windungen des Ductus epididymidis und zwischen den Ductuli efferentes zahlreiche Lymphkapillaren mit Abfluß zur Organkapsel.

Die Lymphbahnen des **Eierstocks** sind, den zyklischen Veränderungen entsprechend, einem steten Umbau unterworfen. Die Lymphkapillaren nehmen unter der Tunica albuginea ihren Ursprung. Indem sie in die Zona parenchymatosa tauchen, umgeben sie Primär- und Sekundärfollikel, eventuell auch die Bezirke der Zwischenzellen. Reifende und atretische Follikel sowie Gelbkörper sind von den mehrschichtigen Kapillargeflechten umgeben. Mit dem Bindegewebe dringen Lymphkapillaren auch in das Zentrum des blühenden Gelbkörpers ein. Zwischen den Luteinzellen treten keine Lymphkapillaren auf. Alle Lymphbahnen der Zona parenchymatosa fließen zur Zona vasculosa, um hier einen kräftigen Lymphplexus zu bilden. Von ihm nimmt man an, daß er sich durch maximale Füllung am Ovulationsvorgang beteiligt.

Eileiter und **Gebärmutter** besitzen muköse und subseröse Lymphgeflechte sowie diese verbindende umfangreiche Lymphkapillarnetze in der Muskularis. Die Eileiterampulle ist der lymphgefäßreichste Abschnitt, wobei offenbar zyklusabhängige Lymphstauungen beachtenswert sind. An den Lymphkapillaren der Uterusschleimhaut vollziehen sich während der Gravidität Umbauvorgänge. Die **Plazenta** ist lymphkapillarfrei.

6. – des Kreislauf- und Abwehrsystems:

Herz: Die Lymphkapillaren beginnen subendokardial. Sie setzen sich netzbildend im interstitiellen Bindegewebe des Myokards fort. Der Abfluß erfolgt über subepikardiale Lymphgefäße, die den Herzfurchen zustreben. Ein feinmaschiges subepikardiales Lymphkapillarnetz findet gleichfalls Anschluß an die in den Herzfurchen verlaufenden Lymphgefäße.

Blutgefäße: Bei größeren Blutgefäßen (Aorta, A. pulmonalis, Vv. cavae, V. portae) dringen die Lymphkapillaren von außen bis zur Lamina elastica interna vor. Die Intima ist lymphkapillarfrei. In der Media sind je nach Dicke ein oder mehrere Lymphnetze ausgebildet. Sie fließen zu den perivaskulär verlaufenden Lymphbahnen.

Milz: Im Kapsel- und Trabekelbindegewebe befinden sich Lymphkapillaren und -gefäße. Zum Teil treffen sie am Hilus zusammen. Die Milzpulpa ist frei von Lymphbahnen.

Thymus: Organkapsel und interlobuläres Bindegewebe sind durch Lymphkapillaren versorgt. Auch die den Thymus versorgenden Blutgefäße sind von strickleiterartig angeordneten Lymphbahnen begleitet. Die Hassallschen Körperchen sollen von Lymphkapillaren umringt sein, was deren ständigem Umbau gleichkäme. Vorerst sind diese Angaben über die mögliche Anwesenheit von Lymphkapillaren im Mark und vielleicht auch in der Rinde als ungesichert anzusehen. Dem gegenüber kann als sicher gelten, daß eine große Anzahl von Lymphozyten täglich (beim Meerschweinchen sind um 12 Millionen gezählt worden) den Thymus über die Lymphbahnen verlassen.

7. – der Haut:

Die Oberhaut (Epidermis) ist lymphkapillarfrei. In der Lederhaut (Corium) finden sich ein oberflächliches, teils ampulläre Strecken enthaltendes Netz und eine tiefe Lage von unterschiedlich weiten Kapillaren. Von hier erfolgt der Abfluß. Die Dichte der Lymphkapillargeflechte wechselt von Areal zu Areal. An den mechanisch stärker beanspruchten Stellen sind die Geflechte sehr engmaschig.

8. – des Zentralnervensystems:

Das Gewebe des Zentralnervensystems und seine Hüllen sind lymphgefäßfrei. Von großem Interesse ist jedoch, daß im extraduralen Fettgewebe, im Bereich der Foramina intervertebralia und in den bindegewebigen Hüllen der großen Blutgefäße des ZNS Lymphgefäße nachgewiesen wurden. Besonders hervorzuheben ist auch der funktionell wichtige Abflußweg des Liquors über Lymphbahnen, die die Fila olfactoria zur Nasenhöhle hin begleiten. An der „lymphogenen Flüssigkeitszirkulation" des Gehirns sind wohl auch die Lymphkapillaren außerhalb der Durascheiden, die der Spinal- und Gehirnnerven sowie die des perineuralen und perivaskulären „Leitbindegewebes" beteiligt.

9. – des innersekretorischen Systems:

Schilddrüse: Die Wurzeln der Lymphkapillaren liegen zwischen den Schilddrüsenfollikeln, also perifollikulär. Die Lymphe gelangt über trabekuläre Strecken zum zweischichtigen Kapselnetz, das auch über sinusartig erweiterte Lymphkapillaren verfügt. Die abführenden Bahnen folgen strickleiterartig den Blutgefäßen.

Nebenniere: Die netzförmigen Lymphkapillaren der Kapsel und die perivaskulären Geflechte, vor allem jene um die Zentralvene, finden Anschluß an zwei bis drei abführende Lymphgefäße.

Lymphsammelgänge und lymphovenöse Anastomosen

Die Lymphgefäße sammeln sich vor ihrer Einmündung in den sogenannten Venenwinkel zu größeren *Lymphsammelgängen*, *Trunci lymphatici*. Ihr histologischer Aufbau läßt eine Schichtung in Tunica intima, T. media und T. adventitia vor allem im Ductus thoracicus, aber teilweise auch schon in den anderen Sammelgängen erkennen. Diese Dreischichtung ist beim Fleischfresser mit seinem muskelarmen Lymphstammtyp am wenigsten ausgeprägt.

Die Zusammensetzung des Ductus thoracicus aus muskulösen, elastischen und kollagenen Bauelementen ist großen Schwankungen unterworfen, so daß Unterschiede sowohl zwischen den Tierarten als auch zwischen den Tieren einer Art als schließlich auch zwischen den verschiedenen Abschnitten des Ductus thoracicus bestehen.

Die Lymphsammelgänge sind mit zahlreichen Klappen ausgestattet. Am Klappenursprung sind die Muskelzellen der Gefäßwand vorwiegend in der Längsrichtung angeordnet. Somit ist eine Eigenmotorik der Kreismuskulatur nach Art der Lymphangione wahrscheinlich. Daneben kommt den Sogkräften des Brustraumes in der Inspirationsphase und der Ansaugkraft der herznahen Venen besondere Bedeutung zu.

Normalerweise liegt die Einmündungsstelle des Lymphgefäßsystems in das Blutgefäßsystem im „Venenwinkel" (233, 241). Darunter versteht man den Zusammenfluß der V. jugularis externa mit der V. jugularis interna oder, falls nur eine dieser Venen ausgebildet ist, ihr Zusammentreffen mit der V. subclavia ihrer Körperseite. Demzufolge unterscheiden wir einen *linken Venenwinkel, Angulus venosus sinister,* und einen *rechten Venenwinkel, Angulus venosus dexter.* In den linken Venenwinkel münden der *Ductus thoracicus* und der *Truncus jugularis sinister* gemeinsam oder getrennt mit einem oder mehreren Ästen; ihr Endstück ist oft ampullenartig erweitert. In den rechten Venenwinkel mündet der *Truncus jugularis dexter,* dessen 10–40 mm langer Endabschnitt zum *Ductus lymphaticus dexter* stark erweitert ist, weil sich zahlreiche Vasa efferentia benachbarter Lymphknoten der rechten Halsseite und des Brusteingangs in ihn ergießen. Daneben finden wir auch weitere Einmündungsmöglichkeiten der venenwinkelnahen Sammelgänge in verschiedene Hals- und Achselvenen sowie in die vordere Hohlvene. Sie sind alle als Überbleibsel der von der Anlage her nahen Beziehung des Venensystems zum Lymphgefäßsystem zu verstehen.

In der Medizin haben jedoch auch zusätzliche, über die normale Anzahl von Einmündungen hinausgehende lymphovenöse Anastomosen praktische Bedeutung erlangt. Seit man weiß, daß bei verschiedenen Tierarten solche zusätzlichen lymphovenösen Verbindungen existieren – so z.B. Lymphgefäßeinmündungen in die

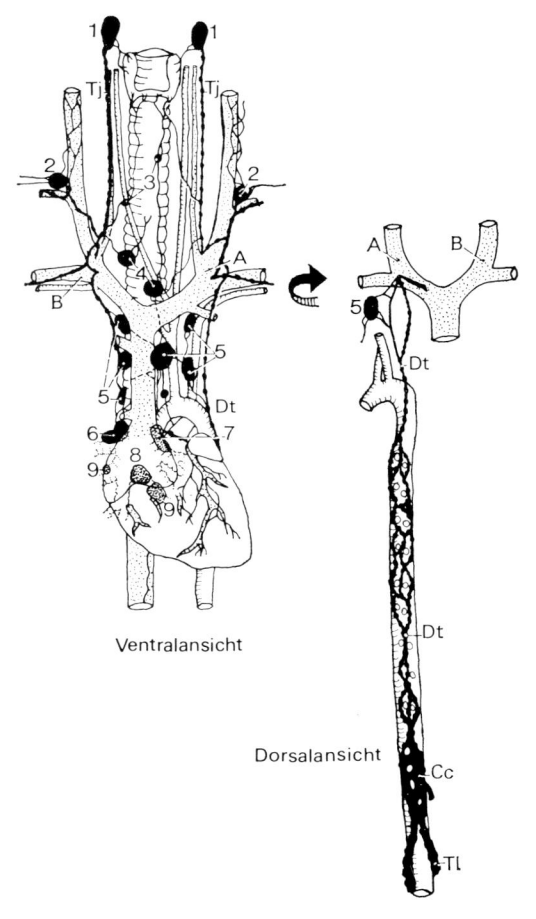

Abb. 241. Lymphsammelgänge der *Katze* und ihre Einmündung in das Venensystem, schematisiert, *links* im Hals- und Brustbereich bei Ventralansicht, *rechts* im Brust- und teilweise Bauchbereich bei Dorsalansicht. (Nach SUGIMURA, KUDO und TAKAHATA, 1959, umgezeichnet und ergänzt.)
A Angulus venosus sinister, linker Venenwinkel, *B* Angulus venosus dexter, rechter Venenwinkel; *Dt* Ductus thoracicus, *Cc* Cisterna chyli, *Tj* Truncus jugularis, *Tl* Truncus lumbalis
1 Nll. retropharyngei mediales, *2* Nll. cervicales superficiales ventrales, *3* Nll. cervicales profundi medii, *4* Nll. cervicales profundi caudales, *5* Nll. mediastinales craniales, *6* Nl. bifurcationis dexter, *7* Nl. bifurcationis sinister, *8* Nl. bifurcationis medius, *9* Nll. pulmonales

V. iliaca, V. circumflexa ilium profunda, V. sacralis mediana und V. cephalica sowie Anastomosen zwischen dem Ductus thoracicus und der V. azygos –, ist auch beim Menschen intensiv danach gesucht worden, ohne jedoch zu einem zweifelsfreien Ergebnis zu gelangen. Immerhin gibt es entwicklungsabhängige Anomalien und pathologisch bedingte Anastomosen, die bei der Lymphographie beachtenswert sind. Auch experimentell lassen sich lymphovenöse Verbindungen erzeugen. Daraus hat man gelernt, zur Heilung bestimmter krankhafter Zustände (etwa Lymphstauung und Lymphödem) solche lymphovenösen Anastomosen operativ anzulegen.

Schon jetzt sei erwähnt, daß der Ductus thoracicus seinen Ursprung aus einem mehr oder weniger deutlichen Lymphsee nimmt, der zwischen den Zwerchfellpfeilern und dorsal der Aorta gelegen ist, und den wir *Cisterna chyli* nennen. Über die in diese Lendenzisterne einmündenden benannten Lymphstämme des Bauch- und Beckenbereiches, nämlich die *Trunci lumbales* sowie den *Truncus visceralis, Tr. coeliacus, Tr. intestinalis, Tr. colicus, Tr. jejunalis, Tr. gastricus* und *Tr. hepaticus,* wird auf Seite 337, 338, 342 und 343 berichtet.

Systematik und Topographie der Lymphgefäße und Lymphknoten

Allgemeines

In den voranstehenden Kapiteln konnte gezeigt werden, daß das Lymphgefäßsystem ein Transport- und Abwehrsystem ist. Wenn im folgenden mehr die deskriptive Darstellung der Lymphgefäße und Lymphknoten im Vordergrund der Betrachtung steht, dann sollte sehr bald deutlich werden, daß nur genaue topographische Kenntnisse des Lymphgefäßsystems einen Nutzen bei der diagnostischen Auswertung von entsprechenden Befunden bringen.

Eingangs müssen einige Begriffe (242) bestimmt werden:

Wir werden im folgenden immer wieder vom *„regionären Lymphknoten"* (242/*a–f*) sprechen. Darunter verstehen wir eine Lymphfilterstation, die die *„Primärlymphe"* eines Organs oder Körperteils aufnimmt und kontrolliert. Die Erkrankung eines solchen regionären Lymphknotens ist typisch dafür, daß das vorgeschaltete Organ erkrankt ist.

Umgekehrt können wir als *„tributäres Gebiet"* (242/*A–F*) eines solchen regionären Lymphknotens jenes Wurzelgebiet nennen, aus dem er seine *„Primärlymphe"* bezieht. Diese Lymphe fließt ihm aus dem Lymphkapillargebiet über Lymphgefäße zu, die den Lymphknoten als *„afferente Gefäße"* (Vasa afferentia) (242/*1*) erreichen. 2 bis 4 *„efferente Gefäße"* (Vasa efferentia) (242/*2*) verlassen den Lymphknoten; ihre Lymphe ist erstmals gefiltert und mit Lymphozyten angereichert. Wir nennen diese Lymphe im Gegensatz zur Primärlymphe die *„Durchgangslymphe"*.

Lymphknoten sind vorwiegend um die großen Blutgefäßstämme in Ketten hintereinandergeschaltet. Deshalb kann ein

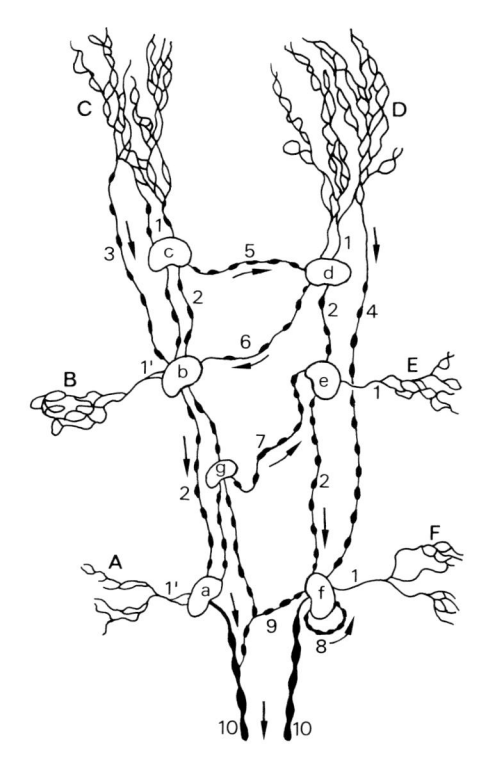

Abb. 242. Schema vom Lymphfluß. (In Weiterführung einer vergleichbaren Darstellung von KUBIK, 1973.)
A–F tributäre Lymphgebiete (Wurzelgebiete) der *A–C* linken, *D–F* rechten Körperhälfte,
a–f regionäre Lymphknoten für die mit gleichen Buchstaben bezeichneten Wurzelgebiete, *g* Lymphknoten ohne eigenes Wurzelgebiet,
1–10 Lymphgefäße: *1* Primärlymphe zur Primärstation leitend, *2* Durchgangslymphe zur Sekundär- bzw. Tertiärstation führend, *3* Primärlymphe am regionären Lymphknoten vorbei zum Lymphknoten *b* leitend, *4* Primärlymphe an zwei Lymphknoten der Kette vorbei zum Lymphknoten *f* leitend, *5* Queranastomose zur gegenseitigen Körperhälfte, *6* Schräganastomose zur gegenseitigen Körperhälfte, *7* rückläufige Schräganastomose, *8* zum selben Lymphknoten zurückführendes Vas efferens, *9* Längsmaschen bildendes Lymphgefäß, *10* Lymphsammelgefäß

Lymphknoten, der nicht extrem peripher liegt, neben dem Zufluß von Primärlymphe aus seinem eigenen tributären Gebiet auch Durchgangslymphe aus einem vorgeschalteten Lymphknoten erhalten (242/*a, b, e, f*). Er ist damit gleichzeitig „*Primärstation*" für die Primärlymphe und auch „*Sekundärstation*" für die Durchgangslymphe.

Gelegentlich laufen afferente Gefäße (242/*3, 4*) an dem ihnen nächstgelegenen Lymphknoten vorbei zur nachfolgenden Station und bringen den entfernteren Lymphknoten so mit einem Wurzelgebiet, für das „*eigentlich*" ein anderer Knoten „*zuständig*" ist, in direkte Verbindung. Schließlich sind Knoten einer in gleicher Höhe liegenden Gruppe untereinander verbunden (242/*5, 6, 7*). Das bedeutet, daß die Lymphknoten nicht nur hintereinander, sondern auch parallel zueinander geschaltet sind. Dadurch wird unter Umständen die Zahl der von der Lymphe zu durchfließenden Filterstationen erhöht und die Abwehrleistung gesteigert, aber auch die Ausbreitung von krankhaften Prozessen auf dem Lymphweg begünstigt. Aufgrund dieser angedeuteten Verbindung läßt sich ein Schema über die „*regionären Lymphknoten*" und ihre „*tributären Gebiete*" nur mit Einschränkungen aufstellen.

Die Nomenklatur der Lymphknoten richtet sich nach dem Ort ihres Vorkommens. Dieser ist bei den verschiedenen Tierarten erstaunlich konstant, so daß ein Vergleich unter den Haustieren möglich wird. Dabei ist jedoch zu beachten, daß an einer bestimmten Stelle bei Hund und Wiederkäuer gewöhnlich ein bis zwei Lymphknoten, beim Schwein und Pferd dagegen eine große Anzahl kleinerer Knoten als Lymphknotengruppe auftreten. Deshalb wird es oft zweckmäßig sein, mit dem Begriff *„Lymphzentrum"* funktionell vergleichbare Gruppen zu bezeichnen.

Schwierig ist für die Diagnostik das Problem der „Normalgröße" eines Lymphknotens. Praktisch gibt es keine absolute Norm. Anzahl und Größe der Knoten eines Gebietes verhalten sich in etwa umgekehrt proportional. Eine bisher nicht genau bestimmte Gesamtmenge lymphatischen Gewebes wird für die Drainage einer jeden Körperregion bereitgestellt. Die Aufteilung auf einzelne Knoten kann sehr variieren. Mit zunehmendem Alter soll vornehmlich das Mark, nicht die Rinde mit den Follikeln, involvieren.

Insgesamt bestehen so große Variationen nach Zahl und Größe nicht nur von Tierart zu Tierart, sondern auch von Tier zu Tier, daß selbst nicht einmal bei einem Individuum die Verhältnisse der rechten mit der linken Körperhälfte übereinstimmen. All dieser Einschränkungen muß man sich bewußt sein, wenn am Patienten die palpierbaren (tastbaren) Lymphknoten nach Größe, Schmerzhaftigkeit und vermehrter Wärme geprüft, beim Schlachttier die zu untersuchenden Lymphknoten angeschnitten und auf Konsistenz und Verfärbung geprüft, an der Tierleiche die Metastasenwege von Krebsgeschwülsten verfolgt werden oder schließlich in der Klinik ein Lymphogramm (ein nach einer Lymphographie angefertigtes Röntgenbild) beurteilt wird (240b). Nicht selten ist das Resultat der Untersuchung an die persönliche Erfahrung des Untersuchers geknüpft. Bei Beachtung der Grenzen der Methodik kann jedoch der am Lymphsystem erhobene Befund für die Diagnostik bedeutsam, teilweise sogar ausschlaggebend sein.

Das ist auch der Grund, daß seit langem unsere Kenntnisse über die Topographie des Lymphgefäßsystems recht gut sind. Vor allem der Veterinäranatom HERMANN BAUM (243) hat neben zahlreichen Einzeldarstellungen hervorragende Atlanten über das

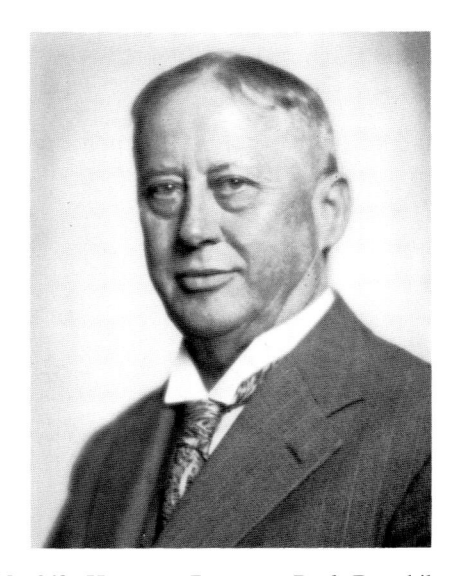

Abb. 243. Hermann BAUM, o. Prof. Dr. phil., Dr. med. vet. h.c., Dr. med. h.c. (1864–1932), Veterinäranatom in Dresden und Leipzig, erforschte seit 1911 systematisch das Lymphgefäßsystem der Haustiere; allein 5 umfassende Monographien und über 50 Einzelarbeiten hat er diesem Gegenstand gewidmet.

Lymphgefäßsystem unserer Haustiere geschaffen, aus denen im tierartlichen Teil dieser Beschreibung zahlreiche Abbildungen und Befunde übernommen werden konnten.

Vergleichende Darstellung des Lymphgefäßsystems

Wenn im folgenden Kapitel für das Lymphzentrum und den/die Lymphknoten ausschließlich die Abkürzungen **Lc.** *(Lymphocentrum)* und **Nl.** *(Nodus lymphaticus)* bzw. **Nll.** *(Nodi lymphatici)* verwendet werden, hat dies einen rein didaktischen Grund. Der andere Terminus technicus für den/die Lymphknoten, nämlich *Lymphonodus* (abgekürzt *Ln.*) bzw. *Lymphonodi (Lnn.)*, ist nach wie vor gleichberechtigt gültig. In der nachfolgenden Darstellung kam es jedoch darauf an, den Unterschied zwischen Lymphzentrum und Lymphknoten so deutlich wie möglich zu machen; das war durch die Verwendung des Abkürzungspaares **Lc.** und **Nl.** augenfälliger zu erreichen als durch das Abkürzungspaar *Lc.* und *Ln.*

Lymphgefäßsystem des Kopfes

Wir unterscheiden am Kopf aller *Haussäugetiere* drei Lymphzentren: 1. das *Lc. parotideum*, das die Lymphe aus den oberflächlichen Gebieten des Oberschädels (mit Ausnahme der vorderen Nasenpartie) aufnimmt, 2. das *Lc. mandibulare*, das für oberflächliche und tiefe Gebiete des Unterkiefers, einschließlich der Mundhöhle und zusätzlich auch für die vordere Nasenpartie, zuständig ist, und 3. das *Lc. retropharyngeum*, dem die tiefgelegenen Teile des Kopfes wie Nasengrund, Nasennebenhöhlen, Schlundkopf und Kehlkopf ihre Lymphe zusenden.

Lymphocentrum parotideum
(244/*1, 1'*; 245/*P*)

Die **Nll. parotidei** (Ohrspeicheldrüsenlymphknoten) liegen ventral des Kiefergelenkes am Rostralrand oder unter dem Ohrende der Glandula parotis. Gelegentlich sind Knoten auch in die Ohrspeicheldrüse eingebettet. Deshalb kann man diese Lymphknoten auch unterteilen in *Nll. parotidei superficiales*, wenn sie rostral, und *Nll. parotidei profundi*, wenn sie in oder unter der Ohrspeicheldrüse liegen. Beim *Hd.* und *Rd.* sind sie tastbar; beim *Schw., Wdk.,* und *Pfd.* werden sie regelmäßig in die Fleischuntersuchung einbezogen.

Tributäres Gebiet: Ihre Primärlymphe beziehen sie von der Haut der Stirn-, Scheitel-, Augen-, Ohr-, Masseter- und Parotisgegend, von den äußeren Kau- und Augenmuskeln, vom Stirn-, Joch-, Schläfen- und Scheitelbein und vom Unterkiefer, vom Kiefergelenk, den Augenlidern und dem Tränenapparat, vom äußeren Ohr und der Ohrspeicheldrüse. Die *Nll. parotidei* sind ausschließlich Primärstation.

Abfluß: Ihre Durchflußlymphe geben sie an die Nll. retropharyngei mediales oder laterales ab.

Lymphocentrum parotideum	*Hd.*	*Ktz.*	*Schw.*	*Rd.*	*Schf.*	*Zg.*	*Pfd.*
Nll. parotidei	**349**	**366**	**375**	**391**	**410**	**410**	**423**

Die Zahlen weisen auf die Seite der Einzeldarstellung hin

Lymphocentrum mandibulare
(244/*3, 3'*; 245/*M, Ma*)

Dieses Zentrum besteht bei *Hd., Wdk.* und *Pfd.* aus einer Lymphknotengruppe, den **Nll. mandibulares,** Kehlgangslymphknoten, bei *Ktz.* und *Schw.* finden wir noch eine zweite Lymphknotengruppe, die **Nll. mandibulares accessorii.** Die Kehlgangslymphknoten liegen im hinteren Abschnitt des Kehlgangs in der Nähe des Kieferwinkels und sind beim *Hd.* und *Rd.* gut zu tasten. Beim *Pfd.* finden sie sich in Höhe des Gefäßausschnitts, sind fingerdick, und die Gruppen beider Seiten bilden ein oral V-förmig zusammenfließendes tastbares Paket, dessen Erkrankung beim Drusekatarrh junger Pferde charakteristisch ist. Sie werden beim *Schw., Rd.* und *Pfd.* regelmäßig in die Fleischuntersuchung einbezogen.

Abb. 244. Lcc. parotideum, mandibulare und retropharyngeum eines *Hundes*.
(In Anlehnung an BAUM, 1918, umgezeichnet und ergänzt.)
1, 1' Nll. parotidei, *2* Nl. retropharyngeus lateralis, *3, 3'* Nll. mandibulares, *4* Nl. retropharyngeus medialis
a M. mylohyoideus (zum Teil zurückgeschlagen), *b* M. geniohyoideus, *c* M. genioglossus, *d* M. hyoglossus, *e* M. styloglossus, *f* M. pterygoideus, Stumpf, *g* Augenmuskeln, *h* Gld. zygomatica, *i* M. digastricus, Stumpf, *k, l, m,* Schlundkopfschnürer, *n* M. thyreohyoideus, *o* M. sternohyoideus, *o'* M. sternothyreoideus, *p* M. splenius, *q* Gld. parotis, ihr Umriß einstrichliert

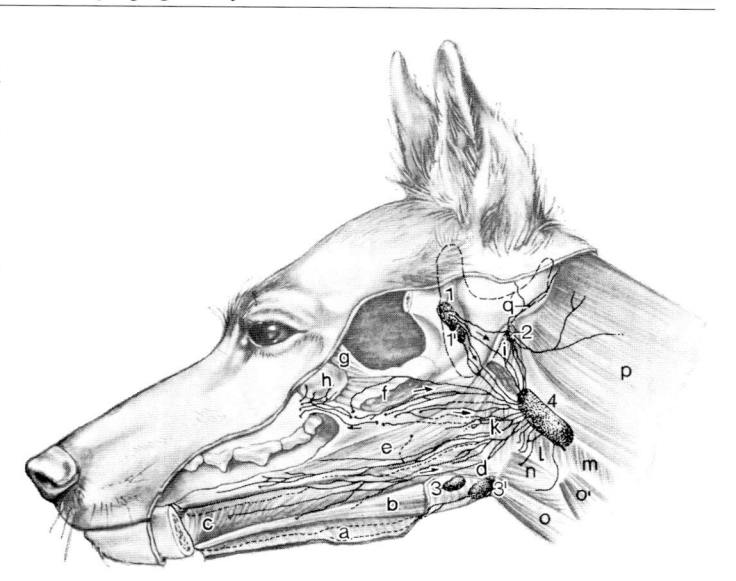

Tributäres Gebiet: Primärlymphe liefern die Haut der Nase, des Naseneingangs, der Lippen und Backen, der Masseter- und Augengegend und des Kehlgangs, weiterhin fast alle Fazialismuskeln und die Kau- und Kehlgangsmuskeln sowie das Oberkiefer-, Zwischenkiefer-, Tränen-, Nasen-, Stirn-, Joch- und Unterkieferbein. Auch die Zähne, Zahnfleisch, Zunge mit Muskeln, harter Gaumen, Backenschleimhaut und vorderer Teil der Nasenhöhle sowie sämtliche Kopfdrüsen gehören zum Einzugsgebiet.

Abfluß: Die Vasa efferentia ziehen zu den Nll. mandibulares accessorii *(Ktz., Schw.)*, zu den Nll. retropharyngei mediales und vor allem zu den Nll. cervicales profundi craniales.

Beim *Rd.* kann inkonstant ein **Nl. pterygoideus** (245 C/*Pt*) dem Mandibularlymphknoten vorgeschaltet sein, um die Primärlymphe des Gaumens aufzunehmen und filtriert dem Nl. mandibularis zuzuführen.

Damit sind die Nll. mandibulares Primärstation für große Gebiete des Kopfes und bisweilen *(Rd.)* Sekundärstation für die Lymphe des Gaumens.

Die Nll. mandibulares accessorii *(Ktz. und Schw.)* sind vorwiegend Sekundärstation.

Lymphocentrum mandibulare	Hd.	Ktz.	Schw.	Rd.	Schf.	Zg.	Pfd.
Nll. mandibulares	**352**	**366**	**375**	**392**	**411**	**411**	**423**
Nll. mandibulares accessorii	–	*366*	**376**	–	–	–	–
Nl. pterygoideus	–	–	–	*393*	–	–	–

Die Zahlen weisen auf die Seite der Einzeldarstellung hin; **Fettdruck** bedeutet konstantes, *Kursivdruck* bedeutet inkonstantes Vorkommen des/der Lymphknoten.

Lymphocentrum retropharyngeum
(244/2, 4; 245/*Rl, Rm*)

Zu diesem Lymphzentrum gehören bei allen *Haussäugetieren* zwei Lymphknotengruppen, die Nll. retropharyngei laterales und die Nll. retropharyngei mediales.

Die **Nll. retropharyngei laterales** (seitliche Schlundkopflymphknoten) (242/2) liegen in der Fossa retromandibularis nahe der Atlasflügelgrube. Sie sind beim *Rd.* und wenn vorhanden beim *Hd.* tastbar. Beim *Pfd.* berühren sie die laterale Wandung des Luftsacks (Luftsacklymphknoten). Die **Nll. retropharyngei mediales** (mittlere Schlundkopflymphknoten) (244/4) lagern sich dem Schlundkopf auf. Beide Lymphknotengruppen werden beim *Schw., Wdk.* und *Pfd.* regelmäßig in der Fleischuntersuchung berücksichtigt.

Das *tributäre Gebiet* umfaßt die Haut der Parotisgegend, die Kehlgangs- und inneren Kaumuskeln, die Zungenbeinmuskeln und kopfnahen Hals- und Nackenmuskeln, das Hinterhaupt-, Keil-, Schläfen-, Gaumen-, Stirn- und Oberkieferbein sowie den Unterkiefer, die Kopfdrüsen, Zunge und Zungenmuskeln, den harten und weichen Gaumen, den lymphatischen Rachenring, das Zahnfleisch des maxillaren Zahnbogens, den Nasengrund, die Nasennebenhöhlen, den Luftsack (*Pfd.*), Schlundkopf, Kehlkopf, die Schilddrüse, das äußere Ohr.

Dazu erhalten die Nll. retropharyngei noch Durchgangslymphe des Lc. parotideum (alle *Haussäugetiere*) und des Lc. mandibulare (*Flfr., Rd.*).

Beim *Rd.* finden wir inkonstant den **Nl. hyoideus rostralis** und den **Nl. hyoideus caudalis,** die Lymphe aus der Zunge und den Kopfdrüsen filtrieren und dann an die Nll. retropharyngei laterales weiterleiten.

Lymphocentrum retropharyngeum	*Hd.*	*Ktz.*	*Schw.*	*Rd.*	*Schf.*	*Zg.*	*Pfd.*
Nll. retropharyngei mediales	**353**	**367**	**376**	**393**	**411**	**411**	**425**
Nll. retropharyngei laterales	*353*	*367*	**378**	**394**	**411**	**411**	**425**
Nl. hyoideus rostralis	–	–	–	*394*	–	–	–
Nl. hyoideus caudalis	–	–	–	*394*	–	–	–

Die Zahlen weisen auf die Seite der Einzeldarstellung hin; **Fettdruck** bedeutet konstantes, *Kursivdruck* bedeutet inkonstantes Vorkommen des/der Lymphknoten.

Der **Lymphabfluß vom Kopf** ist tierartlich sehr variabel. Ohne Berücksichtigung individueller Verhältnisse und kleinerer Nebenbahnen ergibt sich folgendes Bild:

Beim **Hd.** (245 A) leiten der Nl. parotideus, die Nll. mandibulares und der inkonstante Nl. retropharyngeus lateralis vornehmlich ihre Lymphe zum Nl. retropharyngeus medialis. Hier beginnt der Truncus jugularis.

Bei der **Ktz.** beginnt der Truncus jugularis auch am Nl. retropharyngeus medialis. Die Verbindung der einzelnen Lymphknoten des Kopfes untereinander ist mehr oder weniger eine Kombination der Verhältnisse der anderen *Haussäugetiere* und im speziellen Teil beschrieben.

Beim **Schw.** (245 B) sind zwei Hauptabflüsse bekannt. 1. Die Nll. parotidei und Nll. retropharyngei laterales senden ihre Lymphe zu den Nll. retropharyngei mediales, wo der Truncus jugularis beginnt, der einen kleinen Teil der Kopflymphe weiterleitet. 2. Die Nll. mandibulares geben ihre Lymphe an die Nll. mandibulares accessorii und diese an die Nll. cervicales superficiales ventrales weiter. Diese erhalten auch Zuschuß von den Nll. retropharyngei mediales und leiten dann, wie auch die Nll. retropharyngei laterales direkt, die Lymphe an die Nll. cervicales superficiales dorsales, die damit die Hauptmenge der Kopflymphe erhalten.

Beim **Rd.** (245 C) fließt die Lymphe aus dem Nl. parotideus, dem Nl. mandibularis und dem Nl. retropharyngeus medialis zu den Nll. retropharyngei laterales; dort beginnt der Truncus jugularis. Er leitet die gesamte Kopflymphe ab.

Die **kl. Wdk.** entlassen die Kopflymphe in der beim Rd. beschriebenen Weise. Allerdings wird bei der Zg. der Truncus jugularis aus zwei Wurzeln entstehen, die ihren Ursprung in den Vasa efferentia des Nl. retropharyngeus lateralis bzw. medialis besitzen.

Beim **Pfd.** (245 D) geben die Nll. parotidei und Nll. retropharyngei laterales ihre Lymphe an die Nll. retropharyngei mediales weiter. Von hier und von den Nll. mandibulares werden die Nll. cervicales profundi craniales gespeist. Aus ihren efferenten Bahnen entsteht der Truncus jugularis.

Somit wird bei *Hd., Wdk.* und *Pfd.* die Kopflymphe allein über den Truncus jugularis abgeleitet. Beim *Schw.* wird dieser zwar auch in den Abfluß eingeschaltet, die Hauptmenge der Kopflymphe geht jedoch über die Nll. cervicales superficiales dorsales.

Lymphgefäßsystem des Halses

Am Hals der *Haussäugetiere* sind zwei Lymphzentren zu unterscheiden: 1. Die

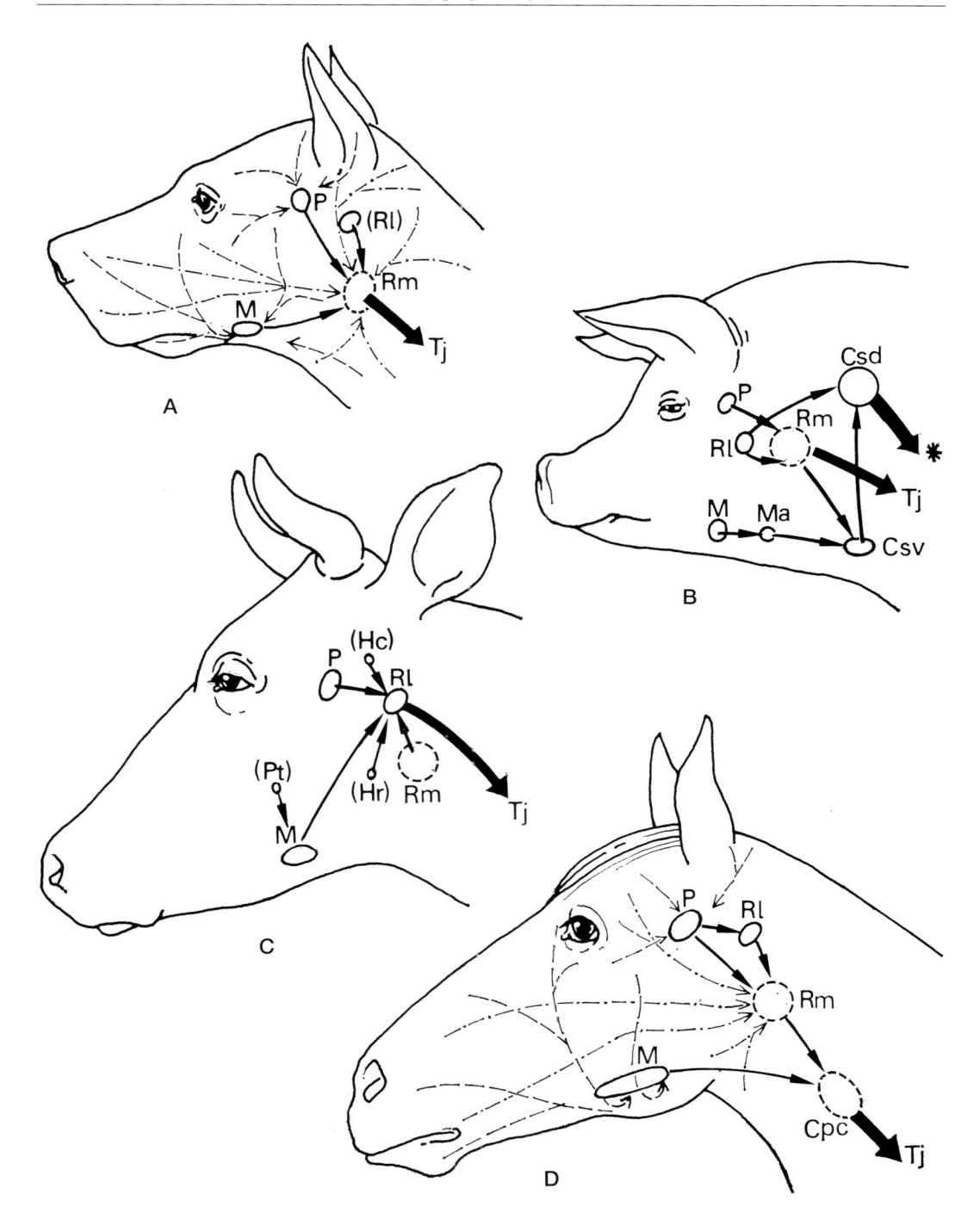

Abb. 245. Schema des Lymphabflusses vom Kopf; nur die Hauptbahnen sind eingezeichnet. Die Lymphknoten sind, auch wenn sie in mehreren Exemplaren oder als Gruppe auftreten, als Einheit dargestellt; die oberflächlich gelegenen sind ausgezogen, die tiefen strichliert berandet. Inkonstante Lymphknoten sind eingeklammert.

Kopflymphknoten: P Nll. parotidei, *M* Nll. mandibulares, *Ma* Nll. mandibulares accessorii (Schw.), *Rl* Nll. retropharyngei laterales, *Rm* Nll. retropharyngei mediales, *Hr* Nl. hyoideus rostralis (Rd.), *Hc* Nl. hyoideus caudalis (Rd.), *Pt* Nl. pterygoideus (Rd.)

Halslymphknoten, soweit sie an der Filtration der Kopflymphe beteiligt sind: *Csd* Nll. cervicales supff. dorss. (Schw.), *Csv* Nll. cervicales supff. ventrr. (Schw.), *Cpc* Nll. cervicales proff. crann. (Pfd.)

Lymphbahnen: Tj Truncus jugularis, * Lymphabfluß über den Buglymphknoten (Schw.). *Vasa afferentia* sind als strichlierte Bahnen schematisiert nur beim Hd. u. Pfd. eingetragen

oberflächlichen Lymphgefäße führen ihre Lymphe dem *Lc. cervicale superficiale* zu, dessen Zuflußgebiet aber auch auf Kopf, Schultergliedmaße und Rumpf übergreift. 2. Die tiefen Lymphgefäße treffen im *Lc. cervicale profundum* zusammen, das aus einer Kette von kranialen, mittleren und kaudalen Lymphknoten entlang der Luftröhre bestehen kann. Auch sein Einzugsgebiet dehnt sich auf Kopf sowie Schulter und Oberarm aus.

Lymphocentrum cervicale superficiale
(246/*i;* 247/*Cs, Csa, Csd, Csm, Csv*)

Der größte der oberflächlichen Halslymphknoten ist der sog. *Buglymphknoten,* **Nll. cervicales superficiales.** Der Knoten bzw. die Gruppe liegt kraniodorsal vor dem Schultergelenk (Buggelenk) unter dem M. brachiocephalicus, evtl. auch unter dem M. omotransversarius. Beim *Pfd.* ist das Paket vor dem M. subclavius, beim *Rd.* und *Hd.* ist der Einzelknoten vor dem Halsrand des M. supraspinatus tastbar. Nur die *Ktz.* und das *Schw.* besitzen außer dem Buglymphknoten weitere oberflächliche Halslymphknoten, so daß bei der *Ktz.* zwei Gruppen, nämlich **Nll. cervicales superficiales dorsales** und **ventrales,** beim *Schw.* drei Gruppen, **Nll. cervicales superficiales dorsales, medii** und **ventrales,** zu unterscheiden sind. Die dorsale Gruppe entspricht dem Buglymphknoten der anderen *Haussäugetiere.* Sie wird bei *Schw., Wdk.* und *Pfd.* in Verdachtsfällen in die Fleischuntersuchung einbezogen.

Das *tributäre Gebiet* bleibt nicht auf den Hals, seine Haut und oberflächlichen Muskeln beschränkt. Es greift einerseits auf den Kopf, insbesondere den Scheitel, die Ohr-, Masseter- und Parotisgegend, über und umfaßt andererseits die dorsale, seitliche und ventrale Brustwand, beim *Pfd.* auch die seitliche und ventrale Bauchwand. Dazu sind umfangreiche Abschnitte der Schultergliedmaße, so deren Haut, einige Schul-

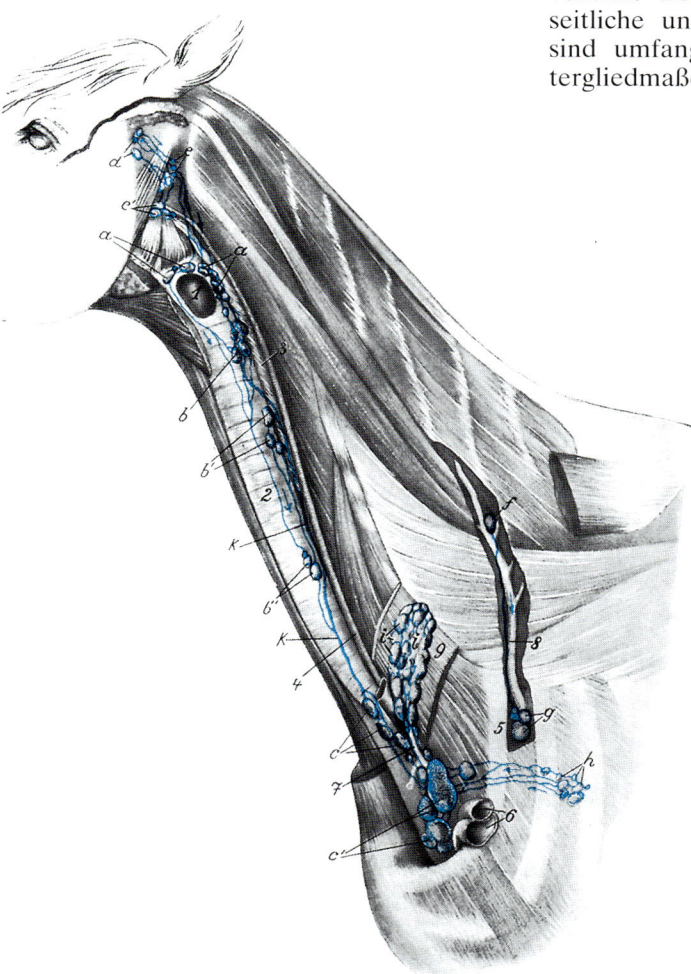

Abb. 246. Lcc. parotideum, retropharyngeum, cervicale superficiale, cervicale profundum, mediastinale und axillare des *Pferdes.* (Nach Baum, 1928.)
a Nll. cervicales profundi craniales, *b, b', b''* Nll. cervicales profundi medii, *c, c'* Nll. cervicales profundi caudales, *d* Nll. parotidei, *e* Nll. retropharyngei laterales, *e'* Nll. retropharyngei mediales, *f* Nl. nuchalis, *g* Nll. mediastinales craniales, *h* Nll. axillares proprii, *i* Nll. cervicales superficiales, *k* Truncus jugularis
1 Schilddrüse, *2* Luftröhre, *3* Speiseröhre, *4* A. carotis communis, *5* erste Rippe, *6* Achselgefäße, *7* A. cervicalis superficialis sinistra, *8* A. cervicalis profunda, *9* ein Stück des M. omohyoideus

tergürtelmuskeln, Zehenstrecker und -beuger, Schulter-, Karpal- und Zehengelenke und fast alle Knochen der Schultergliedmaße ins tributäre Gebiet einbezogen.

Beim *Schw.* ist besonders hervorzuheben, daß der ventralen Gruppe der oberflächlichen Halslymphknoten auch Lymphgefäße aus vorderen Abschnitten des Gesäuges zufließen. Außerdem ist bei dieser Tierart bemerkenswert, daß die dorsale Gruppe nicht nur ein eigenes Einzugsgebiet besitzt, sondern auch Sekundär- bzw. Tertiärstation für alle drei Lymphzentren des Kopfes sowie für die mittlere und ventrale Gruppe der oberflächlichen Halslymphknoten ist.

Beim *Rd.* und *Schf.* gibt es **Nll. cervicales superficiales accessorii** (247/*Csa*), die den Buglymphknoten vorgeschaltet sind und der Lymphe der Nackengegend als Primärstation dienen.

Die efferenten Lymphgefäße der oberflächlichen Halslymphknoten (247) treten beim **Hd.** in den Endabschnitt des Truncus jugularis oder in den Mündungsteil des Ductus thoracicus, gelegentlich direkt in die V. jugularis externa ein. Beim **Schw.** sind die drei Gruppen mittels ihrer Vasa efferentia aneinandergekoppelt. Die ventrale Gruppe gibt ihre Lymphe an die mittlere oder dorsale Gruppe ab. Die efferenten Gefäße der mittleren Gruppen fließen im Regelfall direkt zum Venenwinkel, diejenigen der dorsalen Gruppe zum Truncus jugularis oder zur mittleren Gruppe. Beim **Rd.** münden die efferenten Bahnen der Nll. cervicales superficiales in den Truncus jugularis oder Ductus thoracicus. Beim **Pfd.** gehen die Vasa efferentia in die Nll. cervicales profundi caudales, teilweise rechtsseitig direkt in den Ductus lymphaticus dexter.

Lymphocentrum cervicale superficiale	Hd.	Ktz.	Schw.	Rd.	Schf.	Zg.	Pfd.
Nll. cervicales superficiales	**354**	–	–	**394**	**412**	**412**	**425**
Nll. cervicales superficiales dorsales	–	**368**	**378**	–	–	–	–
Nll. cervicales superficiales medii	–	–	**379**	–	–	–	–
Nll. cervicales superficiales ventrales	–	**368**	**379**	–	–	–	–
Nll. cervicales superficiales accessorii	–	–	–	**395**	*412*	–	–

Die Zahlen weisen auf die Seite der Einzeldarstellung hin; **Fettdruck** bedeutet konstantes, *Kursivdruck* bedeutet inkonstantes Vorkommen des/der Lymphknoten.

Lymphocentrum cervicale profundum

(246/*a, b, b', b'', c, c'*; 247/*Cpc, Cpm, Cpca*)

Die tiefen Halslymphknoten sind dem Halsteil der Trachea und den tiefen Blutgefäßen benachbart. Sie lassen sich in drei Gruppen unterteilen, in die **Nll. cervicales profundi craniales, medii und caudales.** Die kraniale und die mittlere Gruppe sind schwächer oder können fehlen (*Hd., Ktz., Schw., kl. Wdk.*), die kaudale Gruppe ist stets vorhanden und besonders kräftig ausgebildet (excl. *Hd.*). Die Nll. cervicales profundi des *Schw., Wdk.* und *Pfd.* sowie der *Nl. costocervicalis* der *Wdk.* (s. u.) werden in Verdachtsfällen bei der Fleischuntersuchung berücksichtigt.

Das *tributäre Gebiet* umfaßt die tiefen Partien des Halses wie Halswirbel, Halsmuskulatur, Kehlkopf, Luft- und Speiseröhre, Schilddrüse und Thymus. Die kranialen tiefen Halslymphknoten erhalten darüber hinaus Lymphe vom Kopf, insbesondere aus der Parotis-, Masseter- und Nackengegend. Die kaudale Gruppe greift mit ihrem Wurzelgebiet auch auf die Schulter- und Nackengegend über, so auf die Muskulatur des Schultergürtels, des Schulter- und Ellbogengelenks, auf das Schulterblatt, das Oberarmbein und auf das Schultergelenk.

Bei *Rd., Schf.* und *Zg.* ist der kaudalen Gruppe der tiefen Halslymphknoten noch ein **Nl. costocervicalis** (247/*Coc*; 250, 251/2) vorgeschaltet, der unter dem M. scalenus medius gelegen ist. Das *Rd.* besitzt weiterhin einen inkonstanten **Nl. subrhomboideus** (247/*Sr*), der unter dem Halsteil des M. rhomboideus liegt und seinerseits dem Nl. costocervicalis vorgeschaltet sein kann bzw. auch dem kranialen Mediastinallymphknoten Lymphe zuleitet.

Die *efferenten Lymphgefäße* der tiefen Halslymphknoten gehen direkt oder indirekt in den Truncus jugularis; nur beim *Schw.* ziehen sie zu den Nll. axillares primae costae oder in die kraniale Hohlvene.

Beachtenswert ist, daß beim *Rd.* die Nll. cervicales proff. caudales auch als Sekundärstation für die Lymphe aus dem *Lc. axillare* fungieren.

Lymphocentrum cervicale profundum	Hd.	Ktz.	Schw.	Rd.	Schf.	Zg.	Pfd.
Nll. cervicales profundi craniales	355	–	**379**	395	412	412	**425**
Nll. cervicales profundi medii	355	368	380	395	413	413	426
Nll. cervicales profundi caudales	355	**368**	380	395	413	413	426
Nl. costocervicalis	–	–	–	396	413	413	–
Nl. subrhomboideus	–	–	–	396	–	–	–

Die Zahlen weisen auf die Seite der Einzeldarstellung hin; **Fettdruck** bedeutet konstantes, *Kursivdruck* bedeutet inkonstantes Vorkommen des/der Lymphknoten.

Truncus jugularis (247/*Tj*)

Ein Truncus jugularis als großes Lymphsammelgefäß des Halses ist beidseitig ausgebildet. Die *Trunci jugulares dexter* und *sinister* nehmen die Vasa efferentia der Kopf- und Halslymphzentren auf und führen deren Lymphe direkt oder indirekt dem Venenwinkel zu.

Der *Truncus jugularis dexter* liegt auf seiner ganzen Länge dem Halsteil der Luftröhre an, weshalb er gelegentlich auch *Truncus trachealis dexter* genannt wird. Dabei sind ihm die A. carotis communis sowie der N. laryngeus recurrens und, soweit vorhanden (excl. *kl. Wdk.*), die V. jugularis interna benachbart. An der Apertura thoracis cranialis tritt er entweder mit den axillaren Lymphgefäßen und Vasa efferentia der Lymphknoten des Brusteingangs und des vorderen Mittelfells zum *Ductus lymphaticus dexter* zusammen, oder er mündet selbständig in den Venenwinkel ein, wobei dann üblicherweise sein verdicktes Mündungsstück als *Ductus lymphaticus dexter* bezeichnet wird.

Der *Truncus jugularis (trachealis) sinister* legt sich im oberen Halsdrittel der Speiseröhre an, tritt dann auf die Seite der Luftröhre und erreicht im Brusteingang den Mündungsteil des Ductus thoracicus; er kann auch selbständig in den Venenwinkel münden. Beide Trunci jugulares können doppelt ausgebildet sein. Tierartliche Besonderheiten, insbesondere das Einschalten der Nll. cervicales profundi caudales des *Pfd.* in seinen Verlauf sowie die zwei Ursprungswurzeln und das unpaare Mündungsverhalten beim *kl. Wdk.* werden im speziellen Teil dargestellt.

Lymphgefäßsystem der Schultergliedmaße

Die oberflächlichen Lymphgefäße der Schultergliedmaße ziehen zum größten Teil in das bereits dargestellte *Lc. cervicale superficiale*. Für die tiefen Lymphgefäße der Schultergliedmaße ist ein eigenes Lymphzentrum, das *Lc. axillare*, ausgebildet, das aber auch für die seitliche Brustwand und beim *Hd.* für das Gesäuge mit zuständig ist.

Lymphocentrum axillare
(248/*e, e'*; 249/*Ap, Apc, Aa*)

Zum axillaren Lymphzentrum gehören:

Die **Nll. axillares proprii**; sie liegen kaudal des Schultergelenks im Teilungswinkel der Aa. axillaris und subscapularis; sie *fehlen* dem *Schw.*

Die **Nll. axillares primae costae**; sie liegen seitlich der ersten Rippe in Höhe der A. axillaris; sie *fehlen* dem *Hd.* und dem *Pfd.*

Die **Nll. axillares accessorii**; sie liegen der 3. oder 4. Rippe seitlich in Höhe der V. thoracica lateralis auf. Sie kommen beim *Hd.*, bei der *Ktz.* und gelegentlich beim *Rd.* und *Schf.* vor.

Die vorgenannten Lymphknoten werden im klinischen Sprachgebrauch als A c h s e l l y m p h k n o t e n zusammengefaßt und können somit die Sammelbezeichnung **Nll. axillares** führen.

Die **Nll. cubitales** (249/*Cu*) liegen medial des Ellbogengelenks und kommen nur beim *Pfd.* und inkonstant beim *Schf.* vor.

Der inkonstante **Nl. infraspinatus** (249/*I*) ist nur dem *Rd.* eigen. Er liegt im oberen Drittel und am kaudalen Rand des M. infraspinatus.

Von den genannten Lymphknoten sind t a s t b a r : beim *Hd.* die Achsellymphkno-

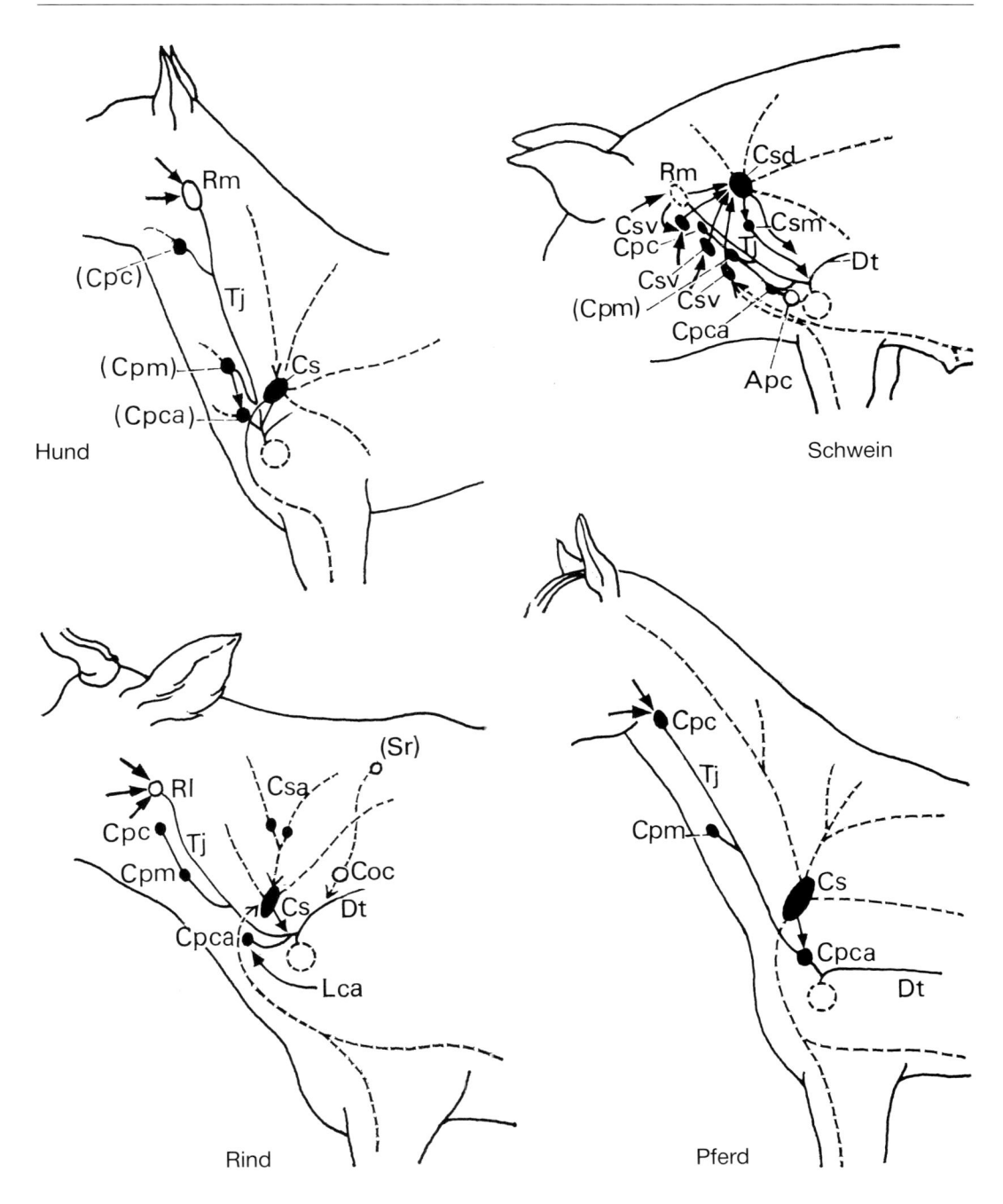

Abb. 247. Schema des Lymphabflusses vom Hals; nur die Hauptbahnen sind eingezeichnet. Die Lymphknoten der Lcc. cervicalia superficiale und profundum sind kompakt dargestellt; inkonstante Lymphknoten sind eingeklammert.
Lymphknoten des Lc. cervicale superficiale: Cs Nll. cervicales superficiales (Hd., Rd., Pfd.), *Csa* Nll. cervicales superficiales accessorii (Rd.), *Csd* Nll. cervicales superficiales dorsales (Schw.), *Csm* Nll. cervicales superficiales medii (Schw.), *Csv* Nll. cervicales superficiales ventrales (Schw.);
Lymphknoten des Lc. cervicale profundum: Cpc Nll. cervicales profundi craniales, *Cpm* Nll. cervicales profundi medii, *Cpca* Nll. cervicales profundi caudales;
Lymphknoten, die nicht zu den Halslymphzentren gehören: Rm Nll. retropharyngei mediales als Beginn des Truncus jugularis bei Hd. und Schw., *Rl* Nl. retropharyngeus lateralis als Beginn des Truncus jugularis beim Rd., *Coc* Nl. costocervicalis (Rd.) und *Sr* Nl. subrhomboideus (Rd.) als Lymphknoten des Hals-Brustüberganges; *Apc* Nll. axillares primae costae (Schw.) als Sekundärstation der Halslymphe;
Lymphsammelgänge: Dt Ductus thoracicus, *Tj* Truncus jugularis, *Lca* Lymphgefäß vom Lymphocentrum axillare (Rd.); *Venenwinkel* als strichlierter Kreis dargestellt

ten und beim mageren *Pfd.* die Ellbogenlymphknoten. Die Achsellymphknoten werden bei allen Schlachttieren anläßlich der Fleischuntersuchung in Verdachtsfällen berücksichtigt.

Das *tributäre Gebiet* des Lc. axillare erfaßt oberflächliche Gebiete, deren Ausdehnung tierartlich stark variiert, und tiefe Gebiete der gesamten Schultergliedmaße. Zu den oberflächlichen Gebieten gehören die Vor- und Unterbrust, zusätzlich beim *Schw.* die ventrale Halsgegend, beim *Pfd.* die seitliche Brustwand, beim *Hd.* die dorsale Brustwand, die ventrale Bauchwand sowie thorakale und vordere abdominale Komplexe des Gesäuges.

Lymphocentrum axillare	Hd.	Ktz.	Schw.	Rd.	Schf.	Zg.	Pfd.
Nll. axillares proprii	**355**	**368**	–	**396**	**413**	**413**	**427**
Nll. axillares primae costae	–	*369*	**380**	**397**	**413**	**413**	–
Nl. axillaris accessorius	**355**	**369**	–	*397*	*414*	–	–
Nll. cubitales	–	–	–	–	*414*	–	**427**
Nl. infraspinatus	–	–	–	*397*	–	–	–

Die Zahlen weisen auf die Seite der Einzeldarstellung hin; **Fettdruck** bedeutet konstantes, *Kursivdruck* bedeutet inkonstantes Vorkommen des/der Lymphknoten.

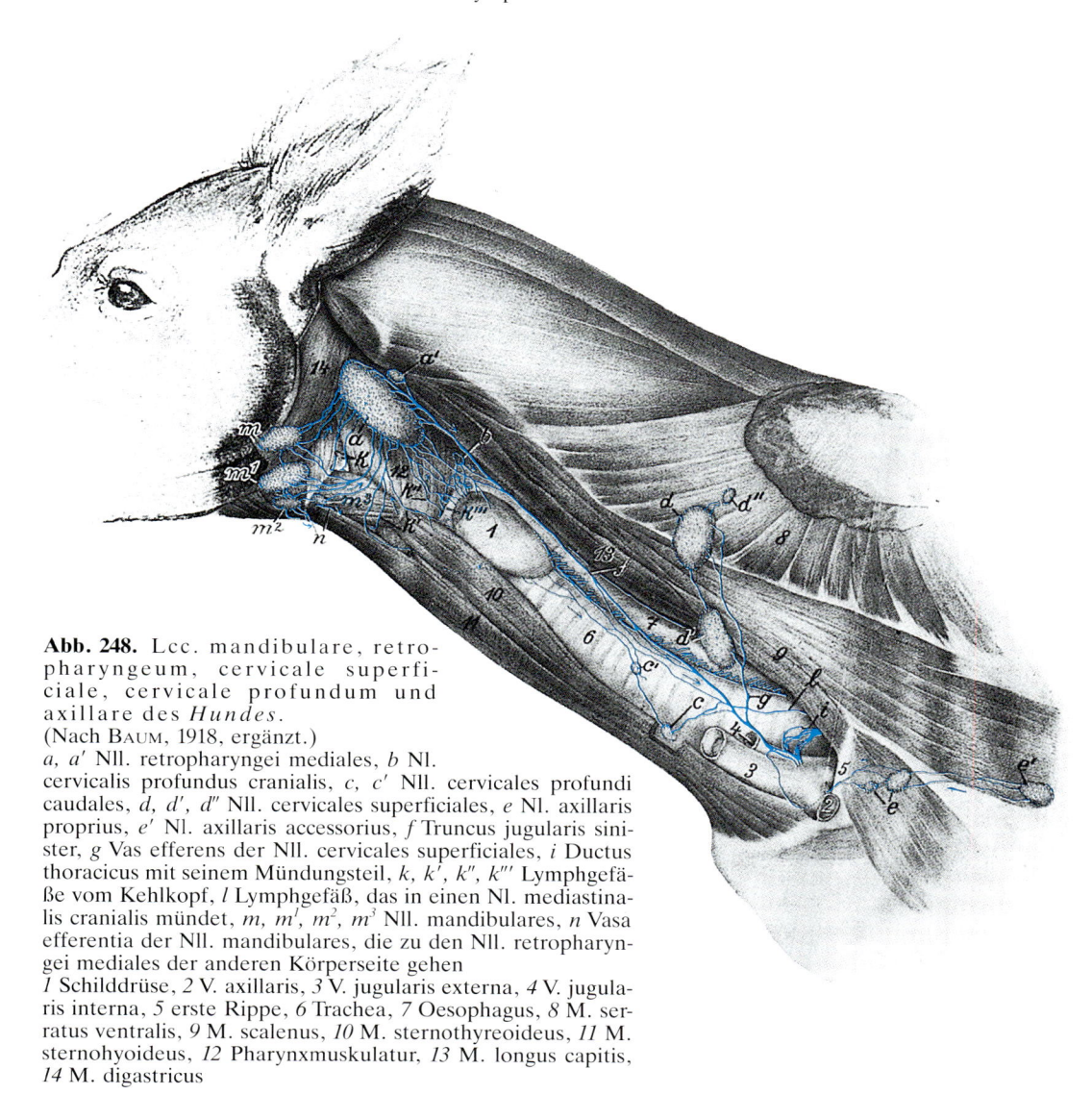

Abb. 248. Lcc. mandibulare, retropharyngeum, cervicale superficiale, cervicale profundum und axillare des *Hundes*.
(Nach BAUM, 1918, ergänzt.)
a, a' Nll. retropharyngei mediales, *b* Nl. cervicalis profundus cranialis, *c, c'* Nll. cervicales profundi caudales, *d, d', d''* Nll. cervicales superficiales, *e* Nl. axillaris proprius, *e'* Nl. axillaris accessorius, *f* Truncus jugularis sinister, *g* Vas efferens der Nll. cervicales superficiales, *i* Ductus thoracicus mit seinem Mündungsteil, *k, k', k'', k'''* Lymphgefäße vom Kehlkopf, *l* Lymphgefäß, das in einen Nl. mediastinalis cranialis mündet, *m, m¹, m², m³* Nll. mandibulares, *n* Vasa efferentia der Nll. mandibulares, die zu den Nll. retropharyngei mediales der anderen Körperseite gehen
1 Schilddrüse, *2* V. axillaris, *3* V. jugularis externa, *4* V. jugularis interna, *5* erste Rippe, *6* Trachea, *7* Oesophagus, *8* M. serratus ventralis, *9* M. scalenus, *10* M. sternothyreoideus, *11* M. sternohyoideus, *12* Pharynxmuskulatur, *13* M. longus capitis, *14* M. digastricus

Lymphabfluß vom Lc. axillare (249)

Kommen drei (*Ktz.*, evtl. *Rd.* und *Schf.*) oder zwei (*Hd., Wdk.*) Gruppen von Axillarlymphknoten vor, dann bilden sie eine von kaudal nach kranial durchflossene Lymphknotenkette. Von den *Nll. axillares primae costae* bzw. *Nll. axillares proprii*, bei der *Ktz.* von beiden, ziehen die Vasa efferentia direkt (*Ktz.*) oder indirekt (*Rd., Pfd.*) oder auf beiden Wegen (*Hd., Schw.*) zum Venenwinkel. Beim *Hd.* führt der indirekte Weg über den Truncus jugularis oder das Mündungsstück des Ductus thoracicus, beim *Schw.* über die Nll. cervicales superficiales ventrales und den Truncus jugularis, beim *Rd.* über den Ductus thoracicus und über Halslymphknoten, beim *Pfd.* über die Nll. cervicales profundi caudales. Die Kubitallymphknoten geben ihre Lymphe an die Nll. axillares proprii (*Pfd., Schf.*) und Nll. axillares primae costae (*Schf.*) ab.

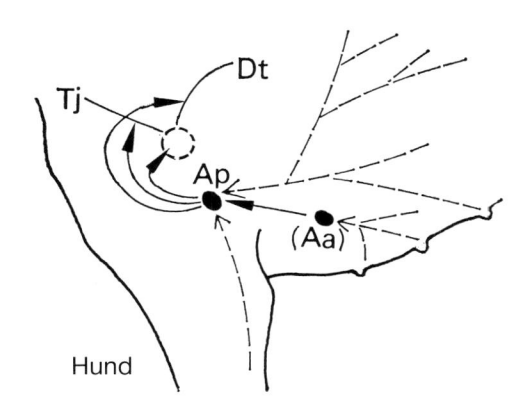

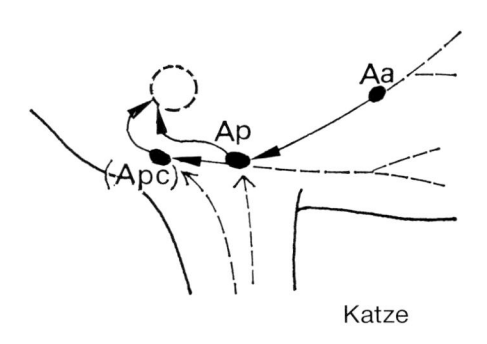

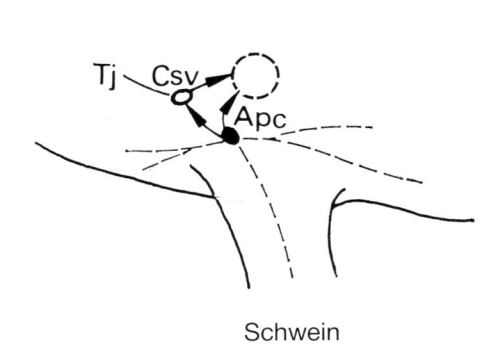

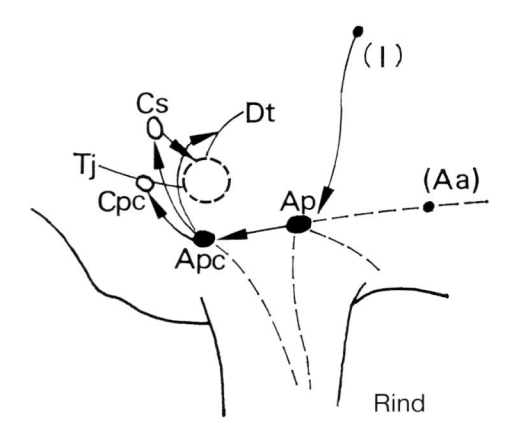

Abb. 249. Schema des Lymphabflusses aus dem Lc. axillare; nur die Hauptbahnen sind dargestellt.
Lymphknoten des Lc. axillare, kompakt dargestellt; *Ap* Nll. axillares proprii (excl. Schw.), *Apc* Nll. axillares primae costae (Ktz., Schw., Rd.), *Aa* Nl. axillaris accessorius (Flfr., Rd.), *Cu* Nll. cubitales (Pfd.), *l* Nl. infraspinatus (Rd., inkonstant)
Halslymphknoten, die als Sekundärstation tätig werden: *Cs* Nll. cervicales supff. (Rd.), *Csv* Nll. cervicales supff. ventrr. (Schw.), *Cpc* Nll. cervicales proff. caudd. (Rd., Pfd.)
Lymphsammelgänge, die beteiligt sind: *Tj* Truncus jugularis, *Dt* Ductus thoracicus
Venenwinkel als strichlierter Kreis dargestellt

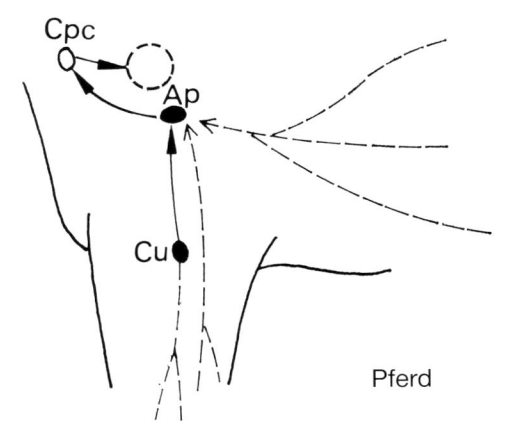

Somit zieht die überwiegende Zahl der tiefen Lymphgefäße der Schultergliedmaße zum Lc. axillare. Beim *Hd.* wird auch die Lymphe des Gesäuges von den bei diesem Tier tastbaren Lymphknoten filtriert. Die oberflächlichen Lymphgefäße der Schultergliedmaße und bei manchen Tieren auch Vasa efferentia aus dem Lc. axillare fließen den Nll. cervicales superficiales und profundi, beim *Schw.* den Nll. cervicales superficiales dorsales und ventrales, zu. Im übrigen leitet das Lc. axillare seine Lymphe (excl. *Pfd.*) auch direkt in den Venenwinkel oder die Lymphsammelgänge des Brusteingangs.

Lymphgefäßsystem der Brustwand und der Brusteingeweide (250, 251, 252)

Im Brusthöhlenbereich existieren vier Lymphzentren. Zwei sind vornehmlich für die Brustwand zuständig, nämlich das *Lc. thoracicum dorsale* und das *Lc. thoracicum ventrale*. Das dritte nimmt die Lymphe aus dem Mittelfell und seinen Organen auf; deshalb wird es *Lc. mediastinale* genannt. Das vierte erhält die Lymphe von den Brustorganen Herz und Lunge und heißt *Lc. bronchale*.

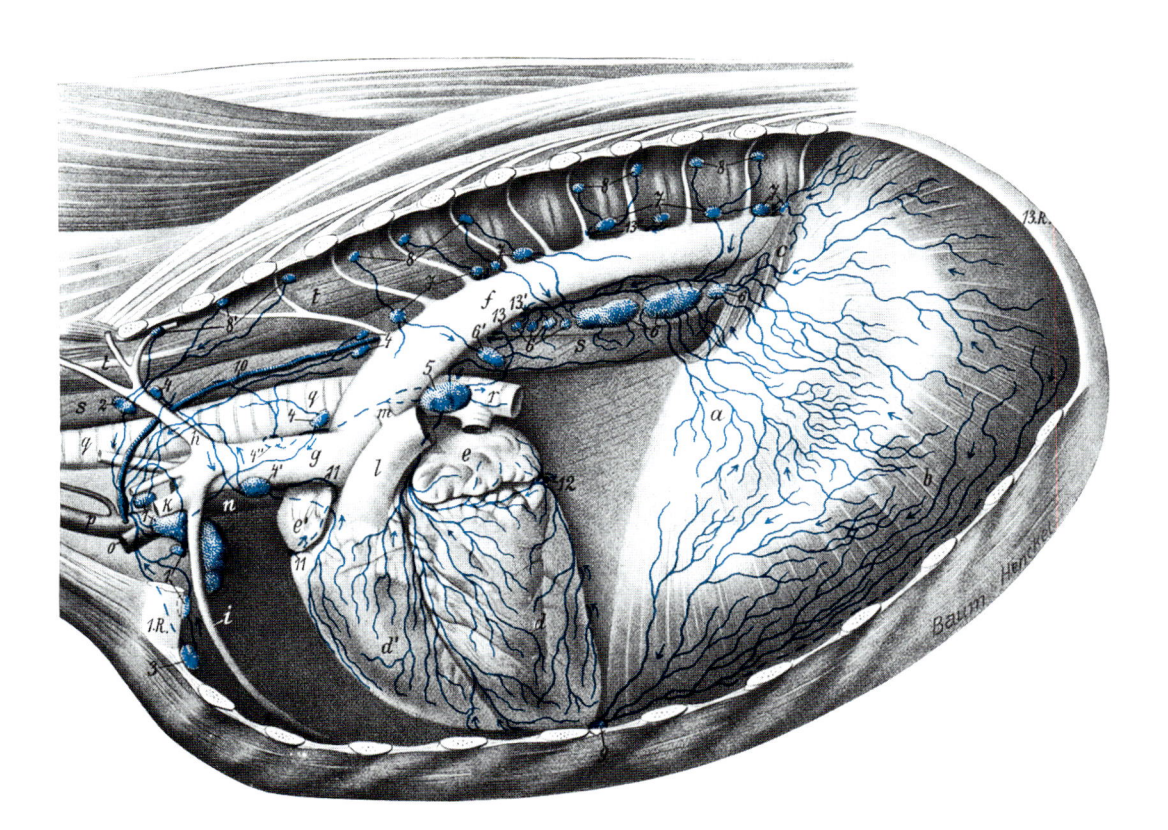

Abb. 250. Lcc. thoracicum dorsale, thoracicum ventrale, mediastinale und bronchale des *Rindes*, von der linken Seite gesehen. (Nach Baum, 1912.)
Die linke Lunge und die Brusthöhlenwand sind entfernt. Die Pfeile geben die Richtung des Lymphstroms an.
1, 1′ Nll. cervicales profundi caudales, *2* Nl. costocervicalis, *3* Nl. sternalis cranialis, *4, 4, 4′, 4″* Nll. mediastinales craniales sinistri, *5* Nl. bifurcationis sinister, *6, 6, 6′* Nll. mediastinales caudales, *7, 7, 7* Nll. thoracici aortici, *8, 8, 8′* Nll. inter ocstales, *9* Nl. sternalis caudalis, *10* Ductus thoracicus, *11, 11* Lymphgefäß, das vom rechten Teil des Sulcus coronarius kommt und in Abb. 251 mit 14 bezeichnet ist, *12* Lymphgefäß, das von rechts umbiegt und in Abb. 251 mit 13 bezeichnet ist, *13, 13′, 13″* Lymphgefäße, die von der linken nach der rechten Seite hinübertreten
a Centrum tendineum, *b* Pars costalis und *c* Pars lumbalis des Zwerchfells, *d* linke und *d′* rechte Herzkammer, *e* linker und *e′* rechter Herzvorhof, *f* Aorta thoracica, *g* Truncus brachiocephalicus, *h* Truncus costocervicalis, *i* A. thoracica interna, *k* Ende der A. subclavia, *l* Truncus pulmonalis, *m* Lig. arteriosum; *n* V. cava cranialis, *o* V. axillaris, *p* V. jugularis externa, *q, q* Luftröhre, *r* Bronchus principalis sinister (abgeschnitten), *s, s* Speiseröhre, *t, t* M. longus colli, *1. R.* und *13. R.* 1. bzw. 13. Rippe

Lymphocentrum thoracicum dorsale
(250/7, 8, 8'; 251/8, 9, 9')

Diesem Lymphzentrum gehören zwei Lymphknotengruppen (dorsale Brustwandlymphknoten) an, die beide langgestreckt unter der Brustwirbelsäule gelegen und durch den Truncus sympathicus (Grenzstrang) voneinander getrennt sind: *Nll. thoracici aortici* und *Nll. intercostales*.

Die **Nll. thoracici aortici** (250/7; 251/8) finden sich subpleural unmittelbar neben der Aorta thoracica; sie fehlen dem *Hd*. Die

Nll. intercostales (250/8, 8'; 251/9, 9') liegen in der Nähe der Rippenköpfchen in den Interkostalräumen, von Pleura und Fascia endothoracica bedeckt. Im kaudalen Brustwirbelbereich nähern sich beide Lymphknotengruppen einander, sind aber stets durch die Lage des Grenzstrangs voneinander zu unterscheiden. Beim *Hd*. findet sich beiderseits meistens nur ein Nl. intercostalis im 5. oder 6. Interkostalraum, auch bei der *Ktz*. sind die Zwischenrippenlymphknoten inkonstant, beim *Schw*. fehlen sie. Die Nll. thoracici aortici sollten beim *Schw*.,

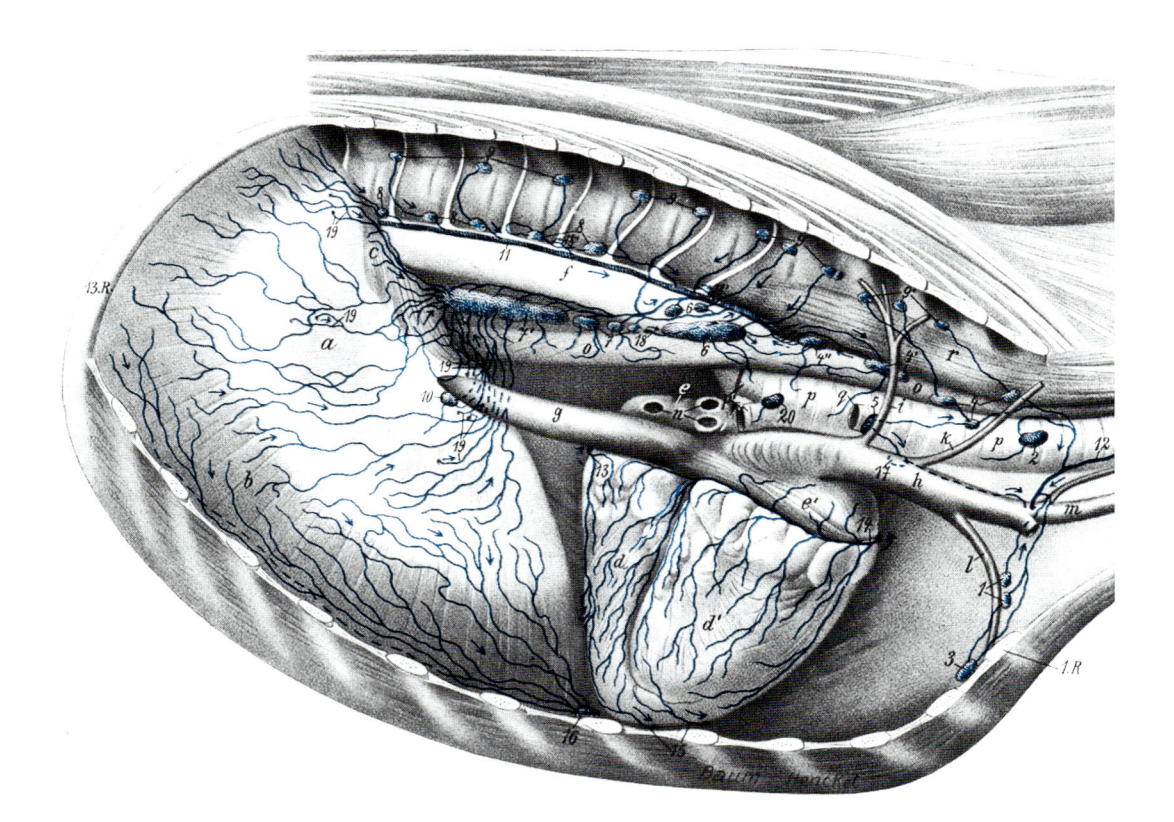

Abb. 251. Lcc. thoracicum dorsale, thoracicum ventrale, mediastinale und bronchale des *Rindes*, von der rechten Seite gesehen. (Nach BAUM, 1912.)
Die rechte Lunge und die rechte Brusthöhlenwand sind entfernt, letztere bis auf die 13. Rippe. Die Pfeile geben die Richtung des Lymphstromes an.
1' Nll. cervicales profundi caudales, *2* Nl. costocervicalis, *3* Nl. sternalis cranialis, *4, 4', 4''* Nll. mediastinales craniales, *5* Nl. tracheobronchalis cranialis, *6* Nll. mediastinales medii, *7, 7'* Nll. mediastinales caudales, *8* Nll. thoracici aortici, *9, 9'* Nll. intercostales, *10* Nl. phrenicus, *11* Ductus thoracicus, *12* Truncus jugularis und Ductus lymphaticus dexter, *13* Lymphgefäß, das nach links in den Sulcus coronarius umbiegt, *14* Lymphgefäß, das nach links umbiegt und in Abb. 250 bei 11 wieder zum Vorschein kommt, *15* Lymphgefäße, die sich nach dem Sulcus interventricularis paraconalis umschlagen, *16* Nl. sternalis caudalis, *17* Nl. mediastinalis cranialis, der in der Tiefe zwischen Luftröhre, V. cava cranialis und Truncus brachiocephalicus liegt, *18, 18'* Lymphgefäße, die von der linken Seite herüberkommen, *19* Lymphgefäße der Leber, die das Zwerchfell durchbohren, *20* Nl. bifurcationis seu tracheobronchalis dexter
a Centrum tendineum, *b* Pars costalis und *c* Pars lumbalis des Zwerchfells, *d* linke und *d'* rechte Herzkammer, *e* linker und *e'* rechter Herzvorhof, *f* Aorta thoracica, *g* V. cava caudalis, *i* V. azygos dextra, *k* V. costocervicalis, *l* V. thoracica interna, *m* V. jugularis externa, *n* abgeschnittene Lungenvenen, *o* Speiseröhre, *p* Luftröhre, *p'* beide Bronchi principales (abgeschnitten), *q* Bronchus trachealis (abgeschnitten), *r* M. longus colli, *1. R., 13. R.* 1. bzw. 13. Rippe

Wdk. und *Pfd.* in Verdachtsfällen in die amtliche Fleischuntersuchung einbezogen werden, weil u.a. Stammesmuskeln zum tributären Gebiet gehören; leider sieht die Fleischhygiene-Verordnung dies nicht vor.

Das *tributäre Gebiet* des Lc. thoracicum dorsale setzt sich zusammen aus der dorsalen und seitlichen Brustwand, einschließlich Schultergürtel, teils auch aus der anschließenden Bauchwand, aus dem Zwerchfell, dem Brustfell und aus dem Mittelfell; beim *Rd.* und *Pfd.* werden Vasa efferentia aus Milz bzw. Leber aufgenommen.

Efferente Lymphgefäße der Nll. intercostales führen zu den Nll. thoracici aortici, mit Ausnahme der vorderen Zwischenrippenlymphknoten, die variable Abflüsse zu den Nll. mediastinales craniales oder beim *Rd.* zu dem linken Nl. costocervicalis oder den Nll. thoracici aortici am Aortenbogen schicken. Beim *Pfd.* sind die vorderen Nll. intercostales hintereinander geschaltet. Die Nll. thoracici aortici entsenden ihre Vasa efferentia direkt zum Ductus thoracicus oder zu den Mediastinallymphknoten.

Lymphocentrum thoracicum dorsale	Hd.	Ktz.	Schw.	Rd.	Schf.	Zg.	Pfd.
Nll. thoracici aortici	–	*369*	**380**	**397**	**414**	**414**	*427*
Nll. intercostales	*356*	*369*	–	**397**	**414**	**414**	**428**

Die Zahlen weisen auf die Seite der Einzeldarstellung hin; **Fettdruck** bedeutet konstantes, *Kursivdruck* bedeutet inkonstantes Vorkommen des/der Lymphknoten.

Lymphocentrum thoracicum ventrale

(250/3, 9; 251/3, 16)

Die dem Brustbein aufliegenden Lymphknoten (ventrale Brustwandlymphknoten) lassen sich in eine kompakte kraniale und eine verstreute kaudale Gruppe unterteilen.

Die **Nll. sternales craniales** (Brustbeinlymphknoten) sind bei allen *Haussäugetieren* vorhanden. Sie liegen über dem Praesternum im Fettgewebe des präkardialen Mittelfells oder in den ersten beiden Zwischenrippenknorpelräumen. In Verdachtsfällen werden sie bei der Fleischuntersuchung des *Schw.*, *Wdk.* und *Pfd.* berücksichtigt.

Die **Nll. sternales caudales** (Schaufelknorpellymphknoten) kommen nur beim *Wdk.* sowie inkonstant bei *Ktz.* und *Pfd.* vor. Sie sind unregelmäßig verteilt und entlang der A. u. V. thoracica interna über oder unter dem M. transversus thoracis gelegen. Der bei der *Ktz.* in der vorderen Bauchdecke vorkommende inkonstante **Nl. epigastricus cranialis** ist als den Sternallymphknoten vorgeschaltet anzusehen, weil seine efferenten Bahnen dem Lc. thoracicum ventrale zufließen.

Zum *tributären Gebiet* des Lc. thoracicum ventrale gehören die seitliche und ventrale Brustwand einschließlich des Schultergürtels, teils auch die ventrale Bauchdecke, das Zwerchfell, das Brustfell und das Mittelfell, beim *Pfd.* oberflächliche Lymphbahnen der Leber sowie bei *Flfr.* und *Schw.* das Gesäuge.

Die *efferenten Gefäße* ziehen beim *Flfr.* zu den Nll. mediastinales craniales, beim *Schw.* zum Mündungsteil des Ductus thoracicus oder den Nll. axillares primae costae, beim *Rd.* und *Schf.* von den Nll. sternales caudales zu den Nll. sternales craniales und von diesen zum Ductus thoracicus bzw. Truncus jugularis dexter oder auch, wie ausschließlich für das *Pfd.* gültig, in die Nll. mediastinales craniales.

Lymphocentrum thoracicum ventrale	Hd.	Ktz.	Schw.	Rd.	Schf.	Zg.	Pfd.
Nll. sternales craniales	**356**	**370**	**380**	**397**	**414**	**414**	*429*
Nll. sternales caudales	–	*370*	–	**398**	*415*	–	*430*
Nl. epigastricus cranialis	–	*370*	–	–	–	–	–

Die Zahlen weisen auf die Seite der Einzeldarstellung hin; **Fettdruck** bedeutet konstantes, *Kursivdruck* bedeutet inkonstantes Vorkommen des/der Lymphknoten.

Lymphocentrum mediastinale

250/4, 4', 4'', 6, 6'; 251/4, 4', 4'', 6, 7, 7')

Im Mediastinalspalt sind drei Lymphknotengruppen (Mittelfellymphknoten) zu unterscheiden: die *Nll. mediastinales craniales, medii* und *caudales*. Sie sind nicht immer gut gegeneinander und gegen die Lymphknoten benachbarter Lymphzentren abgegrenzt.

Die **Nll. mediastinales craniales** liegen im kranialen Mediastinum nahe dem Brusteingang. Sie sind schwer gegen die Nll. cervicales profundi caudales, die vorderen Lymphknoten der Lcc. thoracica dorsale und ventrale und des Lc. bronchale abzugrenzen. Die genannten Knoten stehen teilweise über Vasa efferentia mit ihnen in Verbindung. Dazu nehmen sie Vasa efferentia vom Herz und den benachbarten Mittelfellorganen auf. Sie sind bei allen *Haussäugetieren* vorhanden. Beim *Flfr.* können sie im Röntgenbild, insbesondere wenn sie vergrößert sind, sichtbar gemacht werden. Beim *Pfd.* ist dieser Lymphknotengruppe häufig ein **Nl. nuchalis** vorgeschaltet, der in Verlängerung des 1. Interkostalraums medial vom M. longissimus cervicis der A. cervicalis profunda anliegt.

Die **Nll. mediastinales medii** fehlen den *Flfr.* und dem *Schw.* Bei *Wdk.* und *Pfd.* liegen sie über der Herzbasis rechts vom Aortenbogen und gewöhnlich auch rechts von Trachea und Oesophagus.

Ein **Nl. mediastinalis caudalis** fehlt den *Flfr.* Bei den übrigen *Haussäugetieren* liegt er im kaudalen Mittelfell in unmittelbarer Nachbarschaft zum Oesophagus. Beim *Pfd.* ist die Gruppe inkonstant. Beim *Wdk.* hat der kaudale Mittelfellymphknoten eine auffallende Größe. Bei krankhafter Umfangsvermehrung kann er zur Einengung des Speiseröhrenlumens führen. Dieser Zustand ist beim *Rd.* während des Einführens einer Magensonde durch eine plötzliche Zunahme des Widerstandes zu diagnostizieren. Alle Mediastinallymphknoten werden bei der Fleischuntersuchung regelmäßig berücksichtigt. Bei *Rd.*, *Pfd.* und *Ktz.* gibt es inkonstant auf dem Sehnenspiegel des Zwerchfells einen vorgeschobenen **Nl. phrenicus** (251/10).

Das *tributäre Gebiet* des Lc. mediastinale setzt sich zusammen aus den Knochen des Brustkorbs und teilweise denen des Halses und der Schulter, aus den inneren Thoraxmuskeln, dem Zwerchfell und einigen tiefen Halsmuskeln, aus dem Brustfell, Herzbeutel, Herz, dem Brustteil des Thymus und des Oesophagus, der Trachea und direkt oder indirekt über das Lc. bronchale, aus der Lunge. Bei *Rd.* und *Pfd.* gehören auch Milz und Leber zum Einzugsgebiet des Lc. mediastinale, indem Lymphgefäße dieser Organe durch das Zwerchfell treten und Anschluß vor allem an die Nll. mediastinales caudales bekommen.

Die *Vasa efferentia* münden beim *Hd.* in die großen Lymphsammelgänge. Beim *Schw.* senden die kaudalen Mittelfellymphknoten ihre Vasa efferentia zu den Knoten des Lc. bronchale, diese zu den kranialen Mittelfellymphknoten und von hier nach Zufluß aus benachbarten Lymphzentren zum Ductus thoracicus bzw. Ductus lymphaticus dexter. Beim *Rd.* und *Pfd.* fließt die Lymphe direkt oder indirekt zum Ductus thoracicus.

Lymphocentrum mediastinale	Hd.	Ktz.	Schw.	Rd.	Schf.	Zg.	Pfd.
Nll. mediastinales craniales	**356**	**370**	**381**	**398**	**415**	**415**	**430**
Nl. nuchalis	–	–	–	–	–	–	*430*
Nll. mediastinales medii	–	–	–	**398**	**416**	**416**	**430**
Nll. mediastinales caudales	–	–	**381**	**398**	**416**	**416**	**430**
Nl. phrenicus	–	*370*	–	*399*	–	–	*430*

Die Zahlen weisen auf die Seite der Einzeldarstellung hin; **Fettdruck** bedeutet konstantes, *Kursivdruck* bedeutet inkonstantes Vorkommen des/der Lymphknoten.

Lymphocentrum bronchale

(250/5; 251/5, 20)

An der Lungenwurzel kennen wir drei Lymphknotengruppen (Lungenwurzellymphknoten), die **Nll. bifurcationis** seu **tracheobronchales dextri, sinistri** und **medii**. Der rechte und der mittlere Bifurkationslymphknoten fehlen beim *Schf.* stets, bei *Rd.* und *Zg.* sind sie inkonstant. Zusätzlich sind bei *Schw.* und *Wdk.* am Bronchus trachealis, der bekanntlich bei Artiodactylen ausgebildet ist, **Nll. tracheobronchales craniales** (251/5) vorhanden. Schließlich finden sich bei den *Flfr.*, beim *Rd.*, bei der *Zg.* und beim *Pfd.* im Lungengewebe, hier den Stamm- und Lappenbronchen anliegend, kleinere und inkonstante **Nll. pulmonales,** die den Nll. bifurcationis vorgeschaltet sind. Die Lungenwurzellymphknoten werden bei allen Schlachttieren regelmäßig anläßlich der Fleischuntersuchung berücksichtigt.

Zum *tributären Gebiet* des Lc. bronchale gehören die Lunge und der Endabschnitt der Luftröhre, weiterhin Herz und Herzbeutel sowie der kraniale Brustabschnitt der Speiseröhre und das benachbarte Mediastinum. Die Nll. mediastinales caudales und medii können Vasa efferentia zu den Knoten des Lc. bronchale schicken.

Efferente Gefäße des Lc. bronchale finden Anschluß an Nll. mediastinales craniales oder medii und teilweise auch direkt an den Ductus thoracicus.

Lymphocentrum bronchale	Hd.	Ktz.	Schw.	Rd.	Schf.	Zg.	Pfd.
Nll. bifurcationis seu tracheobronchales sinistri	**357**	**370**	**382**	**399**	**416**	**416**	**431**
Nll. bifurcationis seu tracheobronchales dextri	**357**	**370**	**382**	*399*	–	**416**	**430**
Nll. bifurcationis seu tracheobronchales medii	**357**	**371**	**382**	*400*	–	**416**	**431**
Nll. tracheobronchales craniales	–	–	**383**	**400**	**416**	**416**	–
Nll. pulmonales	*358*	*371*	–	*400*	–	*417*	*431*

Die Zahlen weisen auf die Seite der Einzeldarstellung hin; **Fettdruck** bedeutet konstantes, *Kursivdruck* bedeutet inkonstantes Vorkommen des/der Lymphknoten.

Ductus thoracicus, Brustlymphgang
(250/*10*; 251/*11*; 252)

Der *Brustlymphgang*, historisch auch als *Milchbrustgang* bekannt, leitet die Lymphe aus der Lendenzisterne in den linken Venenwinkel. Zudem nimmt er Vasa efferentia benachbarter Lymphzentren auf. An ihm sind zu beschreiben: 1. der Ursprung aus der Lendenzisterne, 2. sein Durchtritt durch das Zwerchfell, 3. der im postkardialen Bereich der Brusthöhle verlaufende rechte Abschnitt, 4. der im präkardialen Bereich der Brusthöhle befindliche linke Abschnitt, 5. seine Mündung in den Venenwinkel und 6. sein Klappensystem.

1. Der *Ductus thoracicus entspringt aus der Lendenzisterne* bei *Wdk.* und *Schw.* stets mit einem Stamm, während bei *Hd.* und *Pfd.* doppelte, beim *Hd.* sogar dreifache Ursprungsstämme vorkommen.
2. Der *Durchtritt durch das Zwerchfell* erfolgt bei *Pfd.*, *Flfr.* und *Schw.* stets gemeinsam mit der Aorta durch den Hiatus aorticus; beim *Wdk.* tritt der Ductus thoracicus durch eine in der rechten Lumbalportion des Zwerchfells gelegene Muskelspalte in den Brustraum ein.

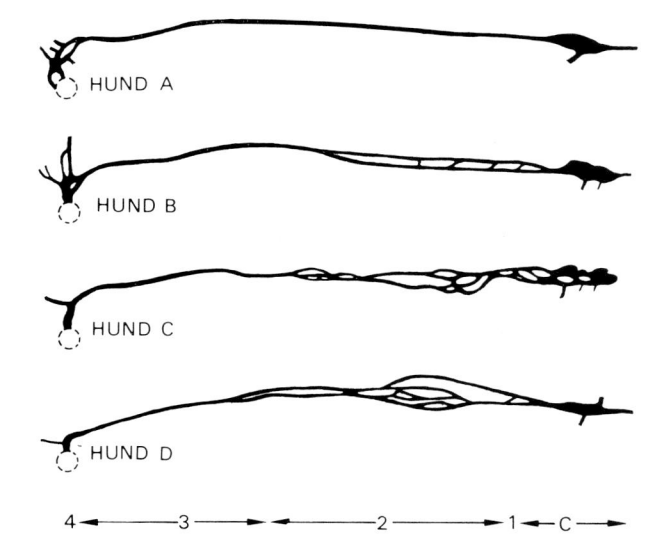

Abb. 252. Schema des Ductus thoracicus des *Hundes* mit Darstellung einiger Variationen. (Nach den Untersuchungen von HUBER, 1909.)
1–4 Ductus thoracicus, mit *1* seinem Ursprung aus *C* der Cisterna chyli, *2* seinem postkardialen oder rechten Abschnitt, *3* seinem präkardialen oder linken Abschnitt und *4* seiner Mündung in den Venenwinkel

3. Der *rechte oder postkardiale Abschnitt* des Ductus thoracicus liegt im allgemeinen rechts und dorsal der Aorta thoracica und ventral der V. azygos dextra. Trotz einfachen Ursprungs kann sich der Ductus thoracicus im weiteren Verlauf teilen und außer dem üblicherweise dorsal und rechts der Aorta verlaufenden Stamm einen dorsal und links befindlichen Stamm bilden. Durch schräg- und querverlaufende Anastomosen kann der Gang einem Strickleitermuster gleichen. Die meisten dieser Variationen finden sich beim *Hd*.

4. Der Übertritt des Ductus thoracicus von rechts nach links in den *linken oder präkardialen Abschnitt* erfolgt beim *Pfd*. meist in Höhe des 6., bei den übrigen *Haussäugetieren* in Höhe des 5. Brustwirbels. Im weiteren Verlauf steigt der Ductus thoracicus zunächst leicht, dann stärker ventral gerichtet ab. Dabei kreuzt er die großen Blutgefäße des Brusteinganges, beim *Rd*. konstant, medial. Auch im präkardialen Abschnitt gibt es, vor allem beim *Hd.*, Kollateralbildungen des Lymphgangs.

5. Die *Mündung* des Ductus thoracicus in den Venenwinkel erfolgt im allgemeinen mit einer Mündungsstelle in das distale Ende der V. cava cranialis an der Abzweigestelle der V. jugularis (communis, externa, interna) sinistra oder der V. subclavia sinistra oder unmittelbar kaudal davon. Gelegentlich können zwei, seltener mehrere Mündungsäste festgestellt werden, die variationsreich Anschluß an das Venensystem finden. Stets ist die Mündung des Ductus thoracicus in Höhe der 1. Rippe oder unmittelbar (bis 20 mm) kranial davon gelegen. Bei *Hd.* und *Pfd.* kommt es regelmäßig, beim *Rd.* oft zur Ampullenbildung des Mündungsabschnittes. Der Verschluß der Mündung des Ductus thoracicus erfolgt entweder durch ein Klappenpaar oder eine einzelne Klappe oder durch eine Einengung des Lumens. Beim *Pfd.* ist der Verschluß trotz Vorhandenseins eines Klappenpaares unvollkommen, so daß regelmäßig beim toten Tier venöses Blut retrograd in den präkardialen Abschnitt des Ductus thoracicus aufsteigt. Einige Arbeiten haben sich mit den wichtigsten Varietäten des Mündungsgebietes und der chirurgischen Technik des Anlegens eines Ka- theters beschäftigt, um im Tierversuch Lymphe aus dem Ductus thoracicus zu gewinnen.

6. Im Ductus thoracicus treten bei *allen Haussäugetieren* etwa 10 bis 15, beim *Schw.* nur 5 bis 8 *Lymphklappen* auf. Ihr Abstand zueinander ist gegen die Mündung des Brustlymphgangs weniger dicht als an seinem Ursprung aus der im allgemeinen klappenlosen (excl. *Pfd.*) Lendenzisterne.

Lymphgefäßsystem der dorsalen Bauchwand und der Baucheingeweide

Die dorsale Bauchwand sowie die in der Lendengegend entstandenen Organe und die Baucheingeweide werden von vier Lymphzentren versorgt. Das *Lc. lumbale* ist für die Lendengegend verantwortlich. Die *Lcc. coeliacum, mesentericum craniale* und *mesentericum caudale* bedienen Gebiete, die von den gleichnamigen Arterien und ihren Ästen vaskularisiert werden.

Lymphocentrum lumbale
(253/*a*; 258/2, 2', 2'')

In der Lendengegend unserer *Haussäugetiere* liegen in langer Kette die *Nll. lumbales aortici* (Lendenlymphknoten), die für die tiefen Schichten der dorsalen Bauchwand zuständig sind. Einer oder mehrere von ihnen haben zusätzlich die Aufgabe, die Nierenlymphe zu filtrieren; sie heißen *Nll. renales* (Nierenlymphknoten). Daneben gibt es besondere Lymphknoten beim *Rd.*, beim *Pfd.* und beim *Schw.*, die dem Lendenzentrum zugeordnet sind. Dieses Zentrum hat außer für den Lymphabfluß aus der dorsalen Bauchwand auch für die Lendenportion des Zwerchfells und für alle Organe, die in der Lendengegend entstanden sind, teilweise auch für die seitliche Bauchwand (*Hd.*, *Schw.* und *Rd.*) und Pleurabereiche (*Hd.*, *Pfd.*), zu sorgen.

Die **Nll. lumbales aortici** liegen kettenartig unter der Lendenwirbelsäule an der Aorta abdominalis bzw. am Bauchteil der V. cava caudalis. Fleischhygienerechtlich spielen sie in Verdachtsfällen beim *Schw.*, *Wdk.* und *Pfd.* eine Rolle.

Beim *Rd.* sind einzelne kleine **Nll. lumbales proprii** den vorgenannten Lymphkno-

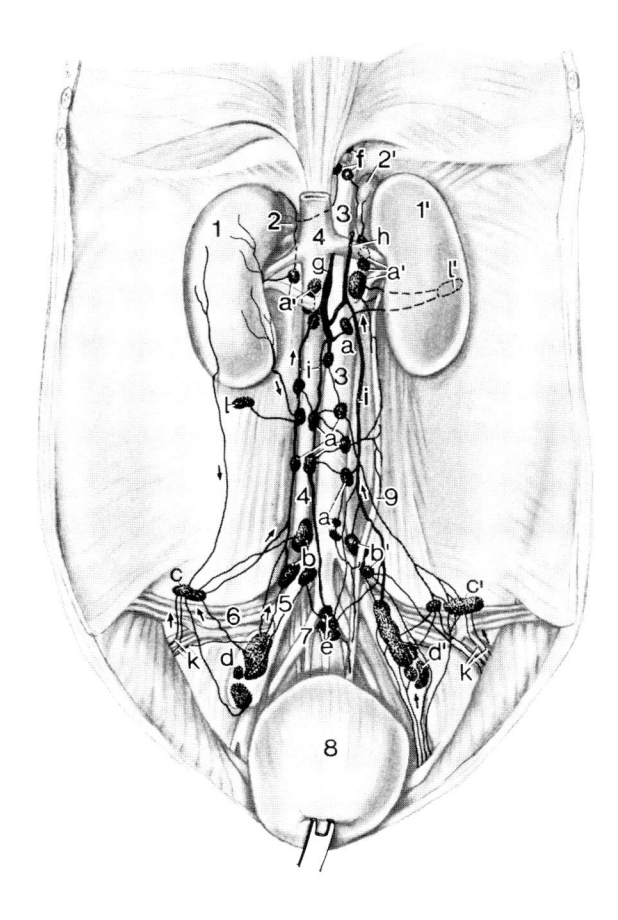

Abb. 253. Lcc. lumbale, iliosacrale und inguinale profundum des *Schweines*. (Nach Baum und Grau, 1938, umgezeichnet.)
a, a, a Nll. lumbales aortici, *a', a'* Nll. renales, *b, b'* Nll. iliaci mediales, *c, c'* Nll. iliaci laterales, *d, d'* Nll. iliofemorales, *e* Nll. sacrales, *f* Nll. coeliaci, *g* Anfang der Lendenzisterne (etwas hervorgezogen), *h* Truncus visceralis, *i* Trunci lumbales, *k* Vasa efferentia der Nll. subiliaci, *l* rechter, *l'* linker Nl. phrenicoabdominalis (*l'* ist, weil von der Niere bedeckt, punktiert)
1 rechte und *1'* linke Niere, *2, 2'* Nebennieren, *3, 3* Aorta abdominalis, *4, 4* V. cava caudalis, *5* A. und V. iliaca externa, *6* A. und V. circumflexa ilium profunda, *7* A. und V. iliaca interna, *8* Harnblase (zurückgeschlagen), *9* linker Harnleiter
Der Ursprungsteil der rechten A. renalis liegt entweder auf der V. cava caudalis (wie gezeichnet), oder unter ihr

ten vorgeschaltet. Sie liegen zwischen der letzten Rippe und dem 1. Lendenwirbelquerfortsatz und gelegentlich zwischen den Querfortsätzen des 1. und 2., des 4. und 5. sowie des 5. und 6. Lendenwirbels. Ihre Beziehung zu den Nll. lumbales aortici, denen sie die Lymphe weitergeben, ist vergleichbar derjenigen zwischen Nll. intercostales und Nll. thoracici aortici.

Aus der Reihe der Nll. lumbales aortici sind, mit Ausnahme der *Flfr.*, ein oder zwei Lymphknoten herauszuheben, die in der Nähe des Nierenhilus gelegen sind; dies sind die **Nll. renales** (253/*a'*; 258/*3, 3'*). Sie erhalten vornehmlich Lymphe aus den Nieren. Bei allen Schlachttieren werden sie in die Fleischuntersuchung einbezogen. Bemerkenswert ist, daß einzelne Lymphgefäße der Niere, auch bei den genannten Tierarten wie beim *Flfr.*, zu anderen, benachbarten Lymphknoten ziehen können. Dem *Flfr.* fehlt ein Nl. renalis. Bei diesen Tieren fließt die Lymphe aus der Niere in alle Nll. lumbales aortici, vor allem aber in die kranial gelegenen, die jedoch auch Vasa efferentia aus der Lendengegend aufnehmen und deshalb nicht als selbständige Nll. renales angesehen werden.

Nicht selten rücken beim *Schw.* und *Pfd.* einzelne Lymphknoten des Lc. lumbale in das Keimdrüsengekröse vor. Wir nennen sie dann **Nll. ovarici** (*Pfd.*) im Lig. suspensorium ovarii und **Nl. testicularis** (*Schw.*) im Gekröse der A. u. V. testicularis. Schließlich findet sich beim *Schw.* in der Mehrzahl der Fälle ein **Nl. phrenicoabdominalis** am lateralen Rand des M. iliopsoas und kaudal der A. u. V. abdominalis cranialis unter dem Bauchfell (253/*l, l'*).

Das *Zuflußgebiet* des Lc. lumbale umfaßt im einzelnen die letzten Brust- und die Lendenwirbel sowie die Beckenknochen, die Lendenmuskulatur einschließlich der langen Rückenstrecker, die Fascia thoracolumbalis, die Fascia transversalis und das Bauchfell im Lendenbereich, bei *Hd.* und *Pfd.* auch die Pleura costalis, die Nieren, Harnleiter, Harnblase und weibliche Harnröhre, die Nebennieren und die großen Blutgefäße der Lendengegend, den Hoden, Nebenhoden, Samenleiter, den Eierstock und Eileiter. Dazu nehmen die Lymphknoten des Lc. lumbale auch Vasa efferentia aus dem Lc. iliosacrale auf.

Der *Abfluß* der Lymphe aus dem Lc. lumbale erfolgt über die Trunci lumbales, die auch die Lymphe aus dem Becken und der Hintergliedmaße führen und in die Lendenzisterne leiten. Beim *Hd.* finden die Vasa efferentia einiger Lendenlymphknoten auch direkt Anschluß an die Lendenzisterne.

Lymphocentrum lumbale	*Hd.*	*Ktz.*	*Schw.*	*Rd.*	*Schf.*	*Zg.*	*Pfd.*
Nll. lumbales aortici	**358**	**371**	**383**	**400**	**417**	**417**	**431**
Nll. lumbales proprii	–	–	–	*400*	–	–	–
Nll. renales	–	–	**383**	**400**	**417**	**417**	**431**
Nl. ovaricus	–	–	–	–	–	–	*432*
Nl. testicularis	–	–	*383*	–	–	–	–
Nl. phrenicoabdominalis	–	–	*383*	–	–	–	–

Die Zahlen weisen auf die Seite der Einzeldarstellung hin; **Fettdruck** bedeutet konstantes, *Kursivdruck* bedeutet inkonstantes Vorkommen des/der Lymphknoten.

Lymphocentrum coeliacum
(254, 255, 256)

Dem Lc. coeliacum sind jene Organe tributär, die im intrathorakalen Teil der Bauchhöhle gelegen sind. Die Lymphbahnen und die Kette der Lymphknoten folgen hier im wesentlichen den Ästen der A. coeliaca. Somit ist die Benennung der Lymphknoten der Benennung des Arterienbaums vergleichbar. Wir unterscheiden: Am Ursprung der A. coeliaca liegen die **Nll. coeliaci** (Gekröselymphknoten; excl. *Flfr.*). Beim *Wdk.* sind die *Nll. coeliaci* mit den *Nll. mesenterici craniales* zu einer Gruppe vereint. An den Ästen der A. gastrica sinistra, vornehmlich jedoch an der kleinen Magenkrümmung, finden wir die **Nll. gastrici** (Magenlymphknoten; beim *Wdk.* differenziert, s. u.). An der A. hepatica, hier nahe der Leberpforte, sind die **Nll. hepatici** seu **portales** (Leberlymphknoten) gelegen. Beim *Rd.* kennen wir noch an der Impressio venae cavae der Leber vorkommende **Nll. hepatici accessorii**. An der A. pancreaticoduodenalis cranialis kommen die **Nll. pancreaticoduodenales** (Bauchspeicheldrüsenlymphknoten) vor. An der A. lienalis werden die **Nll. lienales** (Milzlymphknoten) gefunden. Beim *Wdk.* sollte ihre übergeordnete Stellung in der Lymphfiltration der Magenlymphe durch den Namen **Nll. lienales** seu **atriales** verdeutlicht werden. Schließlich sei erwähnt, daß im großen Netz des *Pfd.* Lymphknoten gelegen sind, die wir **Nll. omentales** nennen.

Für die *Wdk.* besteht infolge der besonderen Magenentwicklung eine stärkere Differenzierung der Magenlymphknoten. Wir unterscheiden **Nll. ruminales dextri, ruminales sinistri** (*Rd.*), **ruminales craniales, reticulares, omasiales, ruminoabomasiales** (*Rd., Schf.*), **reticuloabomasiales, abomasiales dorsales** und **abomasiales ventrales**. Ihre Anordnung zum Magen ist in der Abb. 254 schematisch dargestellt. Ihre genauere Beschreibung erfolgt auf den Seiten 402 bis 403 und 418.

Von diesen aufgezählten Lymphknoten werden anläßlich der Fleischuntersuchung beim *Schw.*, *Wdk.* und *Pfd.* regelmäßig die Nll. hepatici und die Nll. pancreaticoduodenales berücksichtigt. Beim *Schw.* und *Pfd.* gelangen auch die Nll. gastrici, beim *Wdk.* die Nll. lienales (früher ausschließlich als Nll. atriales, Pansenvorhoflymphknoten, bezeichnet) zur regelmäßigen Untersuchung.

Das *Einzugsgebiet* der einzelnen Lymphknoten ist im großen und ganzen mit den Organen gleichen Namens, also mit Magen, Leber, Milz, Bauchspeicheldrüse und Duodenum, identisch. Doch fließt dem Lc. coeliacum auch Lymphe aus dem Zwerchfell und bei *Hd.*, *Schw.* und *Pfd.* aus dem Brustraum zu.

Der *Abfluß* erfolgt beim *Hd.* mit vielen Vasa efferentia zu einem Lymphgefäßnetz, aus dem sich der Truncus visceralis entwickelt. Beim *Schw.* und *Pfd.* wird die Lymphe der intrathorakalen Bauchorgane vom Truncus coeliacus gesammelt, der beim *Schw.* über den Truncus visceralis, beim *Pfd.* direkt in die Lendenzisterne mündet. Beim *Rd.* findet sich kein Truncus coeliacus; hier treten der Truncus gastricus und der Truncus hepaticus getrennt mit dem Truncus intestinalis zum Truncus visceralis zusammen.

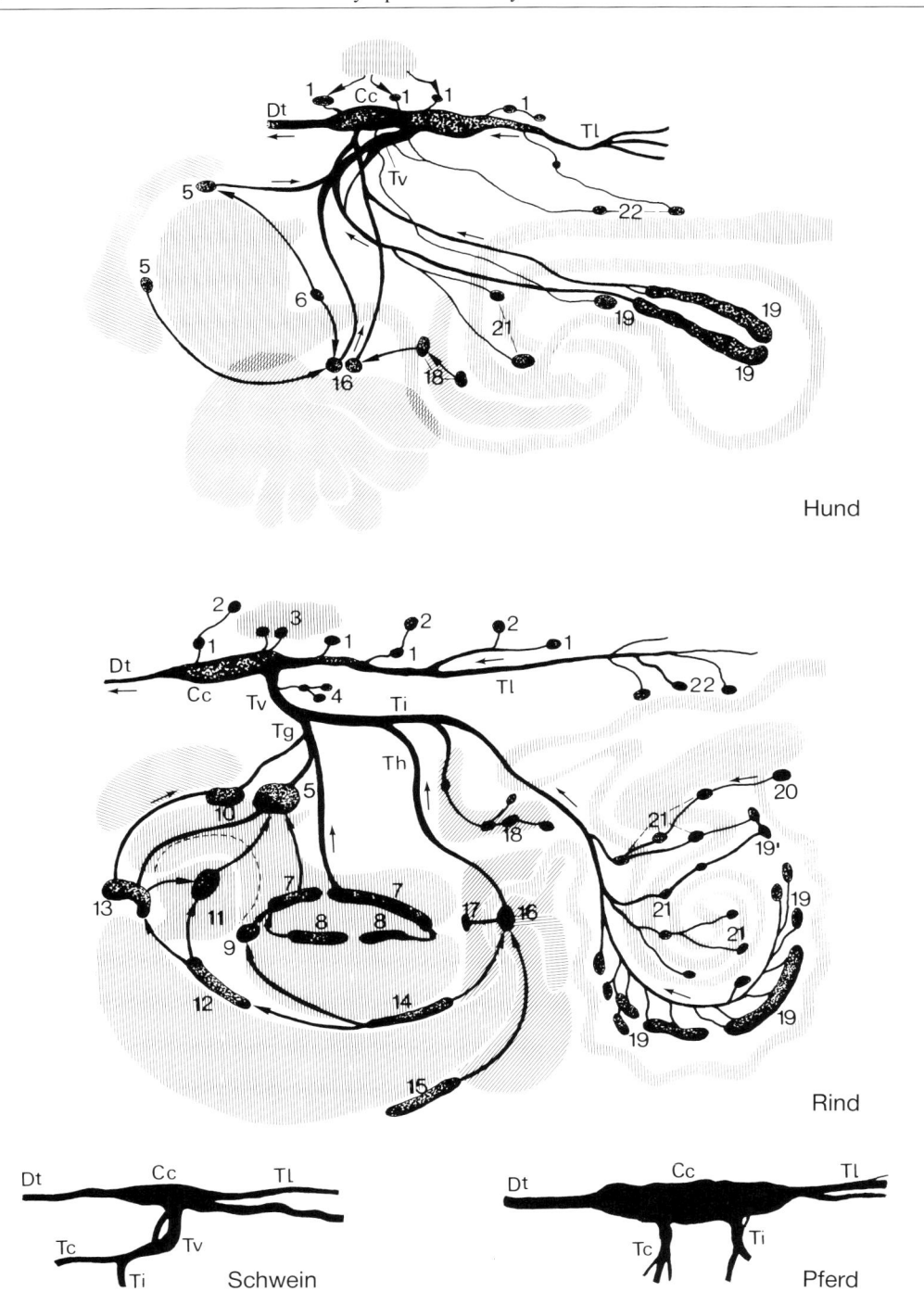

Abb. 254. Lymphabfluß der Baucheingeweide bei *Hund* und *Rind;* spezielle Verhältnisse der Lendenzisterne bei *Schwein* und *Pferd;* schematisiert.
1 Nll. lumbales aortici, *2* Nll. lumbales proprii (*Rd.*), *3* Nll. renales (*Rd.*), *4* Nll. coeliaci et mesenterici craniales (*Rd.*), *5* Nll. lienales (*Hd.*), bzw. lienales seu atriales (*Rd.*), *6* Nll. gastrici (*Hd.*), *7* Nll. ruminales dextri (*Rd.*), *8* Nll. ruminales sinistri (*Rd.*), *9* Nll. ruminales craniales (*Rd.*), *10* Nll. reticulares (*Rd.*), *11* Nll. omasiales (*Rd.*), *12* Nll. ruminoabomasiales (*Rd.*), *13* Nll. reticuloabomasiales (*Rd.*), *14* Nll. abomasiales dorsales (*Rd.*), *15* Nll. abomasiales ventrales (*Rd.*), *16* Nll. hepatici, *17* Nll. hepatici accessorii (*Rd.*), *18* Nll. pancreaticoduodenales, *19* Nll. jejunales, *19'* solche im Mesoileum (*Rd.*), *20* Nl. caecalis (*Rd.*), *21* Nll. colici, *22* Nll. mesenterici caudales

Dt Ductus thoracicus, *Cc* Cisterna chyli, *Tl* Truncus lumbalis, *Tv* Truncus visceralis (excl. *Pfd.*), *Tc* Truncus coeliacus (*Schw.* und *Pfd.*), *Tg* Truncus gastricus (*Rd.*), *Th* Truncus hepaticus (*Rd.*), *Ti* Truncus intestinalis

Lymphocentrum coeliacum		Hd.	Ktz.	Schw.	Rd.	Schf.	Zg.	Pfd.
Nll. coeliaci	(excl. Wdk.)	–	–	**383**	–	–	–	**432**
Nll. coeliaci et mesenterici craniales	(Wdk.)	–	–	–	**400**	*417*	*417*	–
Nll. lienales	(excl. Wdk.)	358	371	**384**	–	–	–	**432**
Nll. lienales seu atriales	(Wdk.)	–	–	–	**400**	*418*	*418*	–
Nll. gastrici	(excl. Wdk.)	*359*	*371*	**384**	–	–	–	**432**
Nll. ruminales dextri	(Wdk.)				**402**	*418*	*418*	
Nll. ruminales sinistri	(Wdk.)				*402*	*418*	*418*	
Nll. ruminales craniales	(Wdk.)				*402*	*418*	*418*	
Nll. reticulares	(Wdk.)				*402*	*418*	*418*	
Nll. omasiales	(Wdk.)				*402*	*418*	*418*	
Nll. ruminoabomasiales	(Wdk.)				*402*	*418*	–	
Nll. reticuloabomasiales	(Wdk.)				*402*	*418*	*418*	
Nll. abomasiales dorsales	(Wdk.)				**402**	*418*	*418*	
Nll. abomasiales ventrales	(Wdk.)				*403*	*418*	*418*	
Nll. hepatici seu portales		*359*	*372*	**384**	**403**	*418*	*418*	**432**
Nll. hepatici accessorii		–	–	–	*403*	–	–	–
Nll. pancreaticoduodenales		*359*	*372*	**384**	**403**	*418*	*418*	**433**
Nll. omentales		–	–	–	–	–	–	**433**

Die Zahlen weisen auf die Seite der Einzeldarstellung hin; **Fettdruck** bedeutet konstantes, *Kursivdruck* bedeutet inkonstantes Vorkommen des/der Lymphknoten.

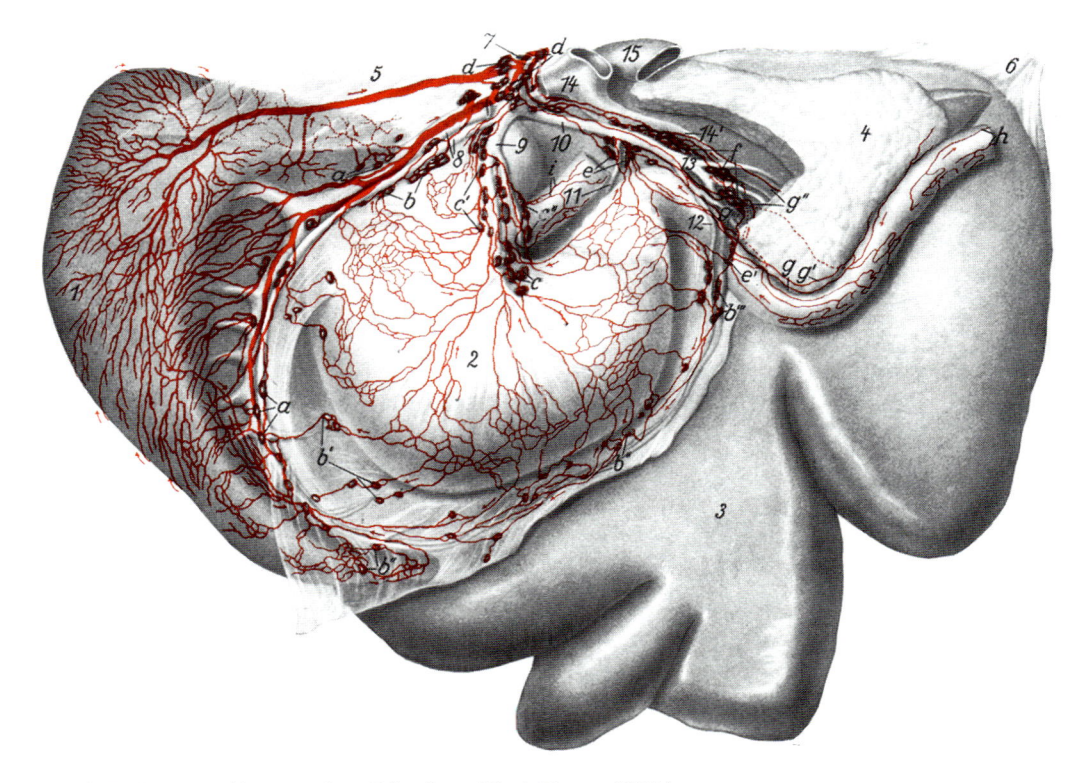

Abb. 255. Lc. coeliacum des *Pferdes*. (Nach Baum, 1928.)
a, a Nll. lienales, *b, b', b'', b'''* Nll. omentales, *c, c', c''* Nll. gastrici, *d* Nll. coeliaci, *e, e'* Nll. pancreaticoduodenales, *f* Nll. hepatici, *g, g', g'', g'''* Lymphgefäße des Pankreas, *h* Lymphgefäße des Duodenum, die zu den Nll. caecales ziehen, *i* Lymphgefäße der Speiseröhre
1 Milz, *2* Magen, *3* Leber, *4* Pankreas, gefenstert, *5* Lig. phrenicolienale, *6* Lig. triangulare dextrum, *7* A. coeliaca, *8* A. und V. lienalis, *9* A. gastrica sinistra, *10* A. hepatica, *11* A. gastrica dextra, *12* A. gastroepiploica dextra, *13* A. hepatica mit ihren Endästen, *14, 14'* V. portae (abgeschnitten), *15* V. cava caudalis (abgeschnitten)

Lymphocentrum mesentericum craniale
(254, 256, 257)

Zum Einzugsgebiet des *Lc. mesentericum craniale* gehören der gesamte Darm, ausgenommen der Proximalabschnitt des Duodenums, das Colon descendens und das Rektum. Entsprechend den tierartlichen Besonderheiten im Darmverlauf gibt es Unterschiede in der Anordnung der Lymphknoten. Wir unterscheiden folgende Gruppen:

Die **Nll. mesenterici craniales** (vordere Mesenteriallymphknoten) liegen am Ursprung der A. mesenterica cranialis; sie feh-

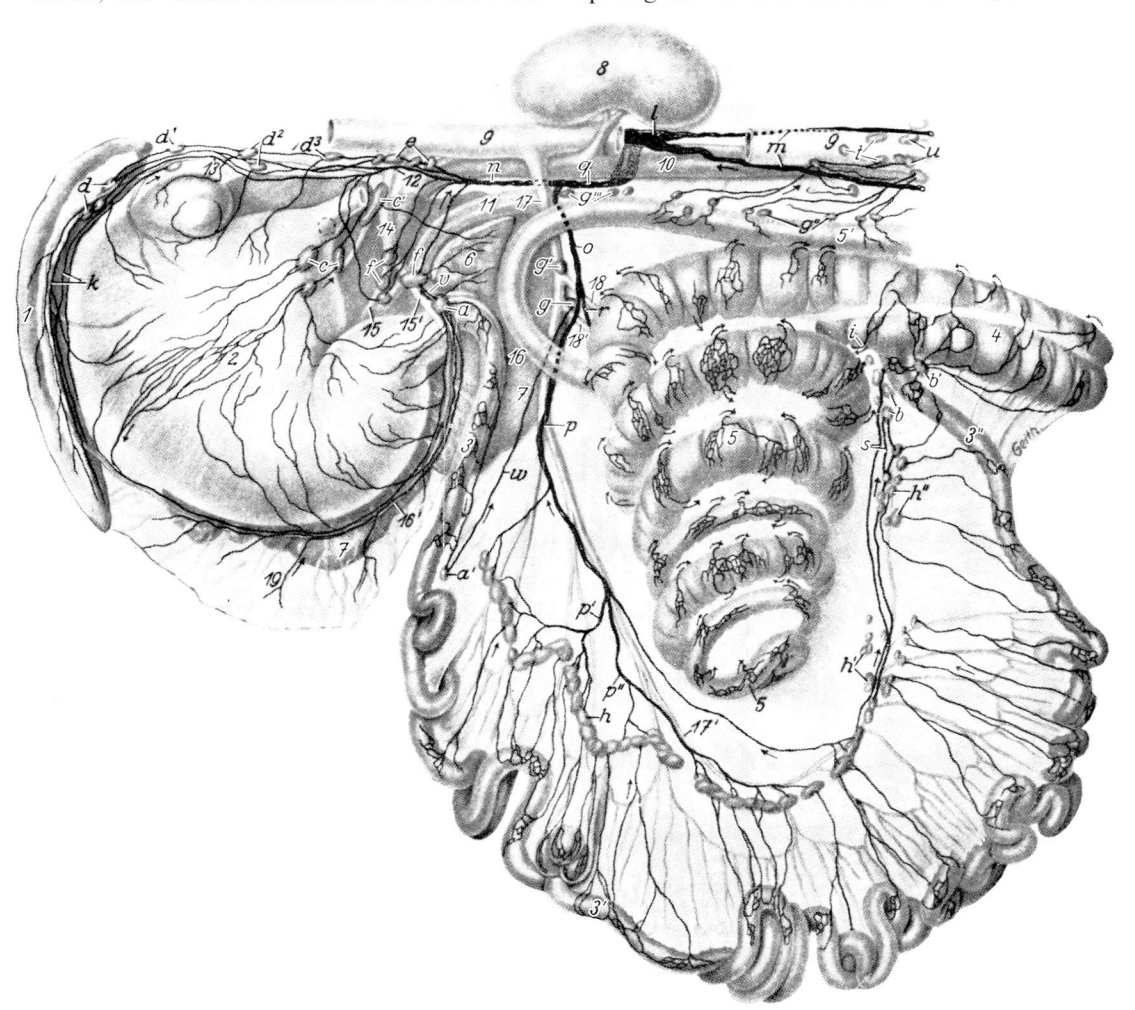

Abb. 256. Lcc. coeliacum, mesentericum craniale und mesentericum caudale des *Schweines*, etwas schematisiert. (Nach BAUM und GRAU, 1938.)
(Die Milz ist ziemlich stark nach links herübergezogen, damit die zu ihr gehörigen Lymphknoten und Lymphgefäße eingezeichnet werden konnten; das Pankreas (6) ist größtenteils entfernt. Das Konvolut der Jejunumschlingen ist um den Kolonkegel herumgelegt, der Kolonkegel selbst verkleinert gezeichnet)
a, a' Nll. pancreaticoduodenales, b, b' Nll. ileocolici, c, c' Nll. gastrici, d, d^1, d^2, d^3 Nll. lienales, e Nll. coeliaci, f Nll. hepatici, g, g' Nll. colici, g'' Nll. mesenterici caudales, g''' Nll. mesenterici craniales, h, h', h'' Nll. jejunales, i Lymphgefäß, das am Übergang des Caecum in das Colon, in die Nll. colici eintritt, k Lymphgefäße der Milz, die sich mit einem Magenlymphgefäß vereinigen, l Lendenzisterne, m Trunci lumbales, n Truncus coeliacus, o Truncus intestinalis, p Truncus jejunalis, p', p'' seine Anfangsäste, q Truncus visceralis, r Truncus colicus, s Vasa efferentia der Nll. jejunales, die zu den Nll. ileocolici ziehen, t Nll. lumbales aortici, u Nll. iliaci mediales, v Vas efferens des Nl. pancreaticoduodenalis (proximalis), w Vas efferens des Nl. pancreaticoduodenalis (distalis)
1 Milz, *2* Magen, *3* Duodenum, *3'* Jejunum, *3''* Ileum, *4* Caecum, *5* Colon ascendens, *5'* Colon descendens, *6* Pankreas, *7* Leber, *8* linke Niere (zurückgeschlagen), *9* Aorta (ein Stück aus ihr herausgeschnitten), *10* V. cava caudalis, *11* Pfortader, *12* A. coeliaca, *13* A. lienalis, *14, 15* A. hepatica, *15'* A. gastroduodenalis, *16* A. pancreaticoduodenalis cranialis, *16'* A. gastroepiploica dextra, *17* A. mesenterica cranialis, *17'* A. jejunalis, *18, 18'* Aa. colicae, *19* großes Netz

len dem *Flfr.*, beim *Wdk.* sind sie mit den *Nll. coeliaci* zusammengefaßt.

Die **Nll. jejunales** kommen im Leerdarmgekröse vor. Beim *Flfr.* sind sie in der Mitte der Gekröseplatte „drüsenartig" zusammengelagert, weshalb sie von ASELLIUS beim *Hd.* als eine Art Pankreas gedeutet wurden (*Pancreas* ASELLI). Beim *Schw.* und *Wdk.* bilden sie eine Lymphknotenkette entlang den Jejunalgefäßen; dabei kommen sie beim *Schw.* zu beiden Seiten des Mesojejunum, beim *Rd.* zwischen Jejunum und Kolonspirale und beim *kl. Wdk.* zwischen letzter zentrifugaler und erster zentripetaler Windung des Colon ascendens vor. Beim *Pfd.* ist ihre Anzahl (35–90) groß; sie liegen am Ursprung der Aa. jejunales oder in der Mitte des Leerdarmgekröses. Die Leerdarmlymphknoten aller *Haussäugetiere* spielen im alimentären Infektionsgeschehen eine hervorragende Rolle, weshalb die Leerdarmlymphknoten der Schlachttiere regelmäßig (beim *Schw.* zu beiden Seiten des Gekröses) anläßlich der Fleischuntersuchung berücksichtigt werden müssen.

Die **Nll. colici** kommen bei allen *Haussäugetieren* vor, sind jedoch bei Pflanzenfressern mit voluminösem Dickdarm in Untergruppen zu gliedern. Beim *Pfd.* ist ihre Gesamtzahl mit 2000–4000 anzugeben. Sie liegen den Kolongefäßen benachbart, im Gekröse des Colon ascendens, transversum und teilweise (*Hd.*) descendens. Die Fleischuntersuchung kann immer nur einige, weniger versteckt liegende Lymphknoten erfassen.

Tierartlich variabel ist die Anordnung der Lymphknoten am Übergang vom Dünndarm zum Dickdarm. Beim *Hd.* gibt es keine besonderen Knoten. Bei *Schw., Schf.* und *Zg.* liegen solche Lymphknotengruppen in Höhe des Ostium ileale, erhalten Lymphgefäße vom Hüft-, Blind- und

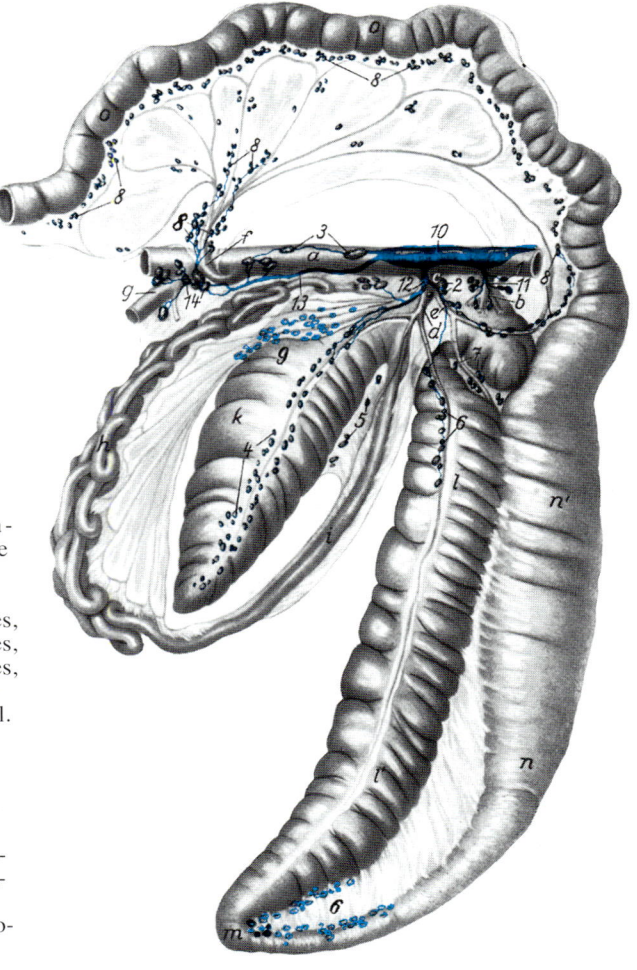

Abb. 257. Lcc. mesentericum craniale und mesentericum caudale sowie Lendenzisterne des *Pferdes*, schematisiert. (Nach BAUM, 1928, ergänzt.)
1 Nll. coeliaci, *2* Nll. mesenterici craniales, *3* Nll. lumbales aortici, *4, 5* Nll. caecales, *6, 7* Nll. colici, *8* Nll. mesenterici caudales, *9* Nll. jejunales, *10* Cisterna chyli, *11* Truncus coeliacus, *12* Truncus intestinalis, *14* Nll. iliaci mediales
a Aorta, *b* A. coeliaca, *c* A. mesenterica cranialis, *d* A. ileocolica, *e* Stamm der A. colica media und dextra, *f* A. mesenterica caudalis, *g* A. iliaca externa, *h* Jejunum, *i* Ileum, *k* Caecum, *l* rechte und *l'* linke ventrale Längslage des großen Kolons, *m* Beckenflexur, *n* linke und *n'* rechte dorsale Längslage des großen Kolons, *o* kleines Kolon

Grimmdarm und werden **Nll. ileocolici** genannt.

Beim *Rd.* und bei der *Ktz.* finden wir in der Plica ileocaecalis den **Nl. caecalis.** Beim *Pfd.* sind entlang der medialen, lateralen und dorsalen Taenie des Blinddarmes zahlreiche (500–700) Lymphknoten gelegen, die zur Hauptsache die Lymphgefäße des Blinddarms, daneben teils auch die des Ileums und des Duodenums filtrieren; auch sie werden **Nll. caecales** genannt. Von den zuletzt genannten Lymphknoten werden bei *Schw., Schf.* und *Zg.* die Nll. ileocolici und bei *Rd.* und *Pfd.* die Nll. caecales regelmäßig anläßlich der Fleischuntersuchung berücksichtigt.

Der *Abfluß* der Lymphe des Darmes in die Lendenzisterne erfolgt beim *Flfr.* über den Truncus visceralis. Bei den anderen Tierarten nehmen der Truncus jejunalis und der Truncus colicus die Lymphe aus den gleichnamigen Lymphknoten auf; sie fließen zum Truncus intestinalis zusammen. Dieser gelangt beim *Pfd.* direkt, bei *Schw.* und *Wdk.* nach Vereinigung mit den Abflüssen aus dem Lc. coeliacum zum Truncus visceralis in die Lendenzisterne.

Lymphocentrum mesentericum craniale	Hd.	Ktz.	Schw.	Rd.	Schf.	Zg.	Pfd.
Nll. mesenterici craniales	–	–	*384*	–	–	–	**433**
Nll. jejunales	**359**	**372**	**384**	**403**	**419**	**419**	**434**
Nll. caecales	–	**372**	–	**404**	**419**	–	**434**
Nll. ileocolici	–	–	**385**	–	–	**419**	–
Nll. colici	**360**	**372**	**385**	**404**	**419**	**419**	**435**

Die Zahlen weisen auf die Seite der Einzeldarstellung hin; **Fettdruck** bedeutet konstantes, *Kursivdruck* bedeutet inkonstantes Vorkommen des/der Lymphknoten.

Lymphocentrum mesentericum caudale
(254; 257/8)

Die zum Versorgungsgebiet der A. mesenterica caudalis gehörenden Darmabschnitte, Colon descendens und Anfang des Rektums, senden ihre Lymphe den **Nll. mesenterici caudales** (hintere Mesenteriallymphknoten) zu. Beim *Pfd.* sind diese Lymphknoten sehr zahlreich und liegen am Gekröseansatz des Darmes, aber auch in halber Höhe der Gekröseplatte und nahe ihrem Ursprung. Beim *Wdk.* und *Schw.* treten sie vereinzelt, bei den *kl. Wdk.* auch inkonstant, auf. Bei allen Schlachttieren werden sie regelmäßig anläßlich der Fleischuntersuchung berücksichtigt.

Die *Nll. mesenterici caudales* des *Hd.* schicken ihre Lymphe teils zum Truncus visceralis, teils, wie bei den anderen *Haussäugetieren* üblich, zu den Nll. iliaci mediales oder zum Truncus lumbalis. Beim *Pfd.* ist gelegentlich ein **Nl. vesicalis** im lateralen Harnblasenband vorgeschaltet.

Lymphocentrum mesentericum caudale	Hd.	Ktz.	Schw.	Rd.	Schf.	Zg.	Pfd.
Nll. mesenterici caudales	**361**	**372**	**386**	**405**	*419*	*419*	**435**
Nl. vesicalis	–	–	–	–	–	–	*436*

Die Zahlen weisen auf die Seite der Einzeldarstellung hin; **Fettdruck** bedeutet konstantes, *Kursivdruck* bedeutet inkonstantes Vorkommen des/der Lymphknoten.

Cisterna chyli, Lendenzisterne
(254; 257/*10*; 258/*15*)

Die Lendenzisterne liegt bei den *Haussäugetieren* im Regelfall rechts und dorsal der Aorta zwischen dem Ursprung beider Zwerchfellpfeiler. Sie reicht vom 2. Lendenwirbel bis zum letzten Brustwirbel. Beim *Hd.* findet man gelegentlich auch eine Erweiterung nach links und teilweise auf die ventrale Seite der Aorta. Die Gestalt der Lendenzisterne ist individuell sehr variabel. Tierartlich sind folgende Haupttypen zu unterscheiden: Beim **Schw.** und **Pfd.** besitzt sie eine längsovale bis spindelartige Form. Beim **Hd.** zeigt sie das relativ größte

Lumen und ist als sackförmig zu beschreiben. Beim **Wdk.** ist die Gestalt sehr uneinheitlich; neben der Form einer Längsmaschenbildung, ausgehend von den Trunci lumbales, die sich zum Stamm des Ductus thoracicus zusammenfinden, gibt es auch Fälle, wo ein oder zwei unmerklich verdickte, langgestreckte Lymphstämme auftreten, die der Lendenzisterne der anderen Haussäugetiere entsprechen.

Allgemein gültig ist, daß die Lendenzisterne an ihrem kaudalen Ende die Trunci lumbales aufnimmt und an ihrem kranialen Ende den Ductus thoracicus entläßt. Von den Baucheingeweiden kommen weitere Lymphsammelgänge wie der *Truncus visceralis (Flfr., Schw., Wdk.)* oder *Truncus intestinalis* und *Truncus coeliacus (Pfd.)*, die von ventral und rechts in den Lymphsee münden. Da die Lendenzisterne der Dorsalwand der Aorta anliegt, wird sie sehr oft durch Dorsaläste dieses Gefäßes (Aa. intercostales dorsales und Aa. lumbales) durchbohrt. Des weiteren schreibt man ihrer Lage zwischen den Zwerchfellpfeilern zu, daß durch deren rhythmische Kontraktion der Lymphfluß unterstützt wird. Allerdings gibt es, mit Ausnahme beim *Pfd.*, in der Lendenzisterne selbst keine Lymphklappen, so daß der Klappenapparat in den zu- und abführenden Lymphstämmen für die Richtung des Lymphflusses zu sorgen hat.

Lymphgefäßsystem der seitlichen und ventralen Bauchwand, des Beckens und dessen Eingeweide sowie der Beckengliedmaße
(258, 259, 260)

Im Bereich des Beckeneingangs, der Beckenhöhle und der Hintergliedmaße kennen wir fünf Lymphzentren, mit deren Unterscheidung eine gewisse Übersichtlichkeit in die Vielfalt des auch tierartlich unterschiedlichen Auftretens der Lymphknoten gebracht werden soll.

Das *Lc. iliosacrale* umfaßt alle Knoten an der Aortenaufteilung und unter der Facies pelvina des Kreuzbeins. Es ist für den Beckenbereich zuständig und zugleich Sekundärstation für alle folgenden Lymphzentren.

Das *Lc. inguinale profundum (seu iliofemorale)* umfaßt Lymphknoten, die an der A. iliaca externa und ihrer Fortsetzung, der A. femoralis, vor der Darmbeinsäule oder im Schenkelspalt gelegen sind. Zu seinem Einzugsgebiet gehören oberflächliche und tiefe Abschnitte des Oberschenkels; zugleich nimmt es Vasa efferentia des Lc. popliteum auf.

Das *Lc. inguinale superficiale (seu inguinofemorale)* umfaßt Lymphknoten, die einerseits in der Leistenbeuge, andererseits in der Kniefalte vorkommen. Seine afferenten Lymphgefäße stammen von der ventralen Bauch- und Beckenwand einschließlich Milchdrüse beim weiblichen Tier sowie Begattungsorganen und Hodensack beim männlichen Tier und von der dorsalen und seitlichen Bauchwand und der oberflächlichen Lage der Oberschenkelgegend.

Das *Lc. ischiadicum* setzt sich aus Lymphknoten zusammen, die an der Gluteaengegend und am Beckenausgang dem breiten Beckenband außen anliegen und für die Beckenwand zuständig sind.

Das *Lc. popliteum* liegt in der Kniekehlgegend und ist für die distalen Abschnitte der Hintergliedmaße regionär.

Lymphocentrum iliosacrale
(258; 260/1, 1^I, 1^{II}, 1^{III}, 1^{IV}, 1^V)

Unmittelbar an der Aortenaufteilung liegen die **Nll. iliaci mediales** (mittlere Darmbeinlymphknoten). Sie sind bei allen *Haussäugetieren* vorhanden und, je nach Tierart, die größten oder zahlreichsten Lymphknoten des Beckens. Ihr umfangreiches *Zuflußgebiet* umfaßt die Beckenwand und Beckenorgane sowie die proximalen Abschnitte der Hintergliedmaße. Zudem erhalten sie von den nachfolgend beschriebenen Lymphknoten des gleichen Lymphzentrums und von den vier noch zu beschreibenden Lymphzentren die Durchgangslymphe. Damit nehmen diese Lymphknoten eine übergeordnete Stellung ein. Bei der rektalen Exploration (*Pfd.* und *Rd.*) sind sie nur im vergrößerten (geschwollenen) Zustand aufzufinden; bei der Fleischuntersuchung werden sie bei *Schw., Wdk.* und *Pfd.* in Verdachtsfällen besonders berücksichtigt.

Der *Lymphabfluß* ist variabel; er erfolgt im allgemeinen über die Trunci lumbales oder über die Nll. lumbales aortici, also indirekt, gelegentlich auch direkt in die Lendenzisterne.

An der Aufzweigung der A. circumflexa ilium profunda, somit lateral von den vor-

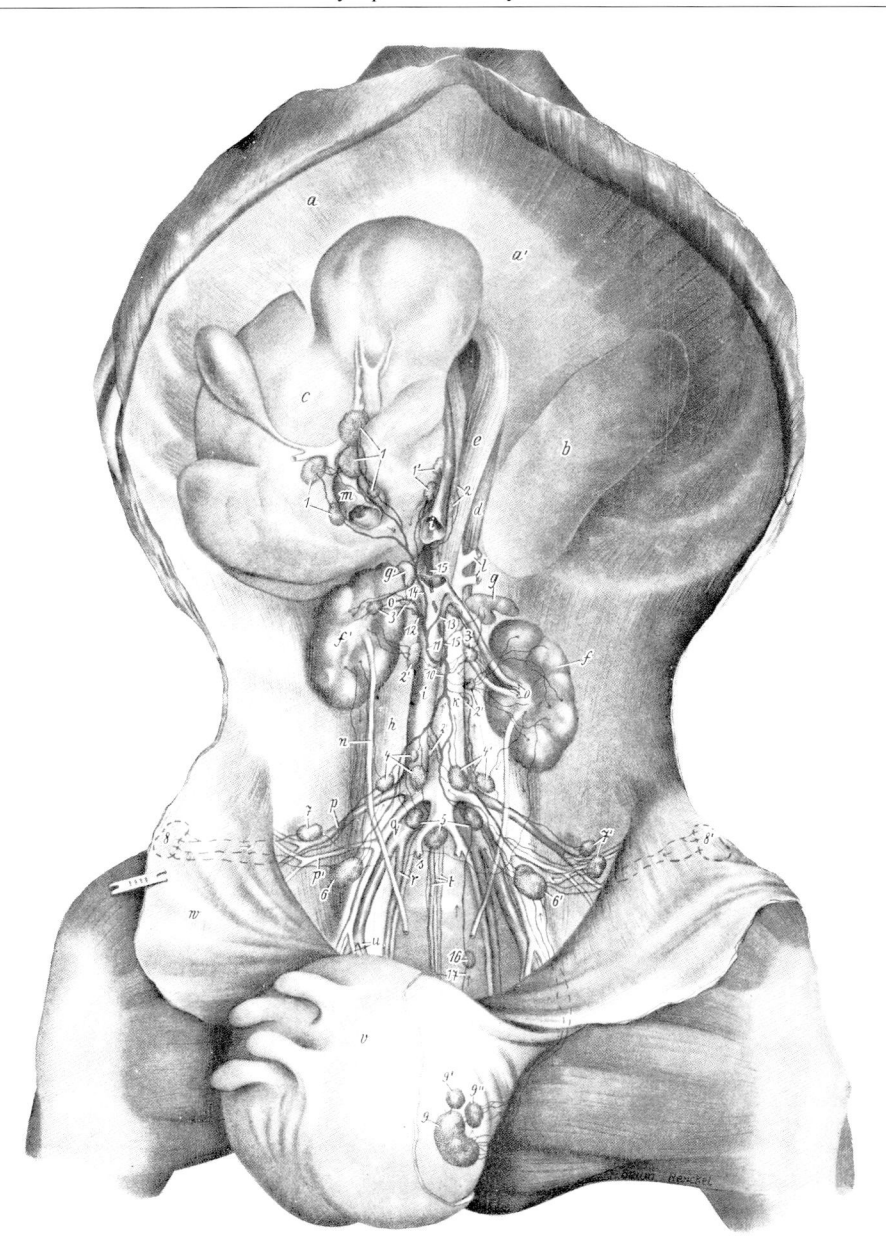

Abb. 258. Lcc. lumbale, iliosacrale, inguinale profundum und inguinale superficiale des *Rindes*. (Nach Baum, 1912.)
Ventrale Bauchwand sowie Magen und Darm sind entfernt.
1, 1 Nll. hepatici, *1'* Nll. hepatici accessorii, *2, 2', 2''* Nll. lumbales aortici, *3, 3'* Nll. renales, *4, 4'* Nll. iliaci mediales, *5* Nll. sacrales, *6, 6'* Nll. iliofemorales, *7, 7'* Nll. iliaci laterales, *8, 8'* Nll. subiliaci, *9, 9', 9''* Nll. mammarii (inguinales superficiales), *10* Truncus lumbalis, *11* Truncus visceralis, *12* Truncus intestinalis (abgeschnitten), *13* Truncus gastricus (abgeschnitten), *14* Truncus hepaticus, *15* Cisterna chyli (ihr von der Hohlvene verdeckter Teil ist punktiert), *16* Nll. sacrales, *17* Lymphgefäße von den Schwanzmuskeln
a, a' Zwerchfell, *b* Milz, *c* Leber, *d* linker und *e* rechter Zwerchfellpfeiler, *f* linke und *f'* rechte Niere, *g* linke und *g'* rechte Nebenniere, *h* innere Lendenmuskeln, *i* V. cava caudalis, aus der ein Stück herausgeschnitten ist, *k* Aorta abdominalis, *l* A. coeliaca und A. mesenterica cranialis, *m* Pfortader, *n* rechter Harnleiter (abgeschnitten, weil die Harnblase exenteriert ist), *o* A. und V. renalis, *p* V. und *p'* A. circumflexa ilium profunda, *q* A. und V. iliaca externa, *r* A. und V. iliaca interna, *s* A. umbilicalis (abgeschnitten), *t* A. und V. sacralis mediana, *u* A. und V. profunda femoris, *v* Euter, *w* Bauchwand (zurückgeschlagen)

genannten Lymphknoten, liegen die **Nll. iliaci laterales** (seitliche Darmbeinlymphknoten). Sie fehlen den *Flfr.* und meistens der *Zg.* Sie erhalten Lymphe aus der Hüftgegend und Vasa efferentia vom Lc. inguinale superficiale. In Verdachtsfällen unterliegen sie bei *Schw., Rd., Schf.* und *Pfd.* der Fleischuntersuchung.

Hinter der Aortenaufteilung und, soweit vorhanden, um die A. sacralis mediana, oder auch innerhalb der beidseitigen Aa. iliacae internae finden sich die **Nll. sacrales** und **Nll. hypogastrici.** Die Erstgenannten liegen meist unpaar in der Medianen des Beckendaches an der A. sacralis mediana (excl. *Pfd.*), die Zweitgenannten beidseitig an der Innenfläche des breiten Beckenbandes. Ihr *Zuflußgebiet* wird von der tieferen Muskulatur der Beckenwand, aber auch vom Schwanz, von der Analgegend und dem Damm gebildet. Der *Abfluß* erfolgt zu den Nll. iliaci mediales.

Die **Nll. anorectales** liegen dem Rektum seitlich an. Sie fehlen dem *Flfr.* Ihr Einzugsgebiet sind Rektum und After sowie Organe und Wand des Beckenausgangs.

Ihre *Vasa efferentia* ziehen zu den Nll. iliaci mediales und Nll. sacrales.

Als **Nll. uterini** werden Lymphknoten bezeichnet, die bei *Pfd.* und *Schw.* inkonstant im Lig. latum uteri vorkommen können und für die Gebärmutter regionär sind. Schließlich finden wir gelegentlich beim *Pfd.* einen kleinen **Nl. obturatorius** an der A. obturatoria. Beide Lymphknotengruppen können als vorgeschaltet gelten.

Lymphocentrum iliosacrale	Hd.	Ktz.	Schw.	Rd.	Schf.	Zg.	Pfd.
Nll. iliaci mediales	**361**	**372**	**386**	**405**	**419**	**419**	**436**
Nll. iliaci laterales	–	–	**386**	*405*	*419*	*419*	**437**
Nll. sacrales	**362**	**372**	**386**	**405**	**419**	**419**	–
Nll. hypogastrici	*362*	*372*	*386*	*405*	*419*	*419*	**437**
Nll. anorectales	–	–	*387*	**405**	**419**	**419**	**437**
Nll. uterini	–	–	*388*	–	–	–	*437*
Nl. obturatorius	–	–	–	–	–	–	*437*

Die Zahlen weisen auf die Seite der Einzeldarstellung hin; **Fettdruck** bedeutet konstantes, *Kursivdruck* bedeutet inkonstantes Vorkommen des/der Lymphknoten.

Lymphocentrum inguinale profundum seu iliofemorale

(258; 260/2, 2′, 2″, 2‴)

Die Lymphknoten dieses Zentrums liegen an der A. iliaca externa oder an ihrer direkten Fortsetzung, der A. femoralis. Die Höhe ihrer Lage ist ausschlaggebend für ihre Benennung. Liegen sie innerhalb der Leibeshöhle vor der Darmbeinsäule, nennen wir sie **Nll. iliofemorales** (*Flfr., Schw., Rd., Schf.*). Liegen sie am Zugang zum Schenkelspalt, heißen sie **Nll. inguinales profundi** (*Zg.* und *Pfd.*). Liegen sie tiefer im Schenkelspalt, werden sie **Nl. femoralis** genannt (*Flfr.*). Bei *Hd.* und *Ktz.* treten jeweils ein Nl. iliofemoralis und ein Nl. femoralis sehr inkonstant auf. Der Nl. iliofemoralis (großer innerer Darmbeinlymphknoten) des *Rd.* ist bei rektaler Untersuchung tastbar. Ihm ist bei dieser Tierart ein **Nl. epigastricus** vorgeschaltet, der für die ventrale Bauchwand des *Rd.* zuständig ist. Beim *Schw., Rd.* und *Pfd.* sowie, wenn vorhanden, auch beim *kl. Wdk.*, sollten die Nll. iliofemorales oder Nll. inguinales profundi anläßlich der Fleischuntersuchung in Verdachtsfällen wieder berücksichtigt werden.

Lymphocentrum inguinale profundum seu iliofemorale	Hd.	Ktz.	Schw.	Rd.	Schf.	Zg.	Pfd.
Nll. iliofemorales	*362*	*373*	**388**	**405**	*420*	–	–
Nll. inguinales profundi	–	–	–	–	–	*420*	**437**
Nl. femoralis	*362*	*373*	–	–	–	–	–
Nl. epigastricus	–	–	–	*407*	–	–	–

Die Zahlen weisen auf die Seite der Einzeldarstellung hin; **Fettdruck** bedeutet konstantes, *Kursivdruck* bedeutet inkonstantes Vorkommen des/der Lymphknoten.

Zum *Zuflußgebiet* des Lc. inguinale profundum gehören oberflächliche und tiefe Abschnitte des Oberschenkels. Außerdem werden Vasa efferentia des Lc. popliteum aufgenommen. Der *Abfluß* ist zum Lc. iliosacrale gerichtet.

Lymphocentrum inguinale superficiale seu inguinofemorale
(258; 259; 260/3, *3^I*, *3^II*, *3^III*, *3^IV*)

Die beiden wesentlichen Lymphknotengruppen dieses Zentrums liegen als *Nll. inguinales superficiales* (Leistenlymphknoten) in der Leistenbeuge und als *Nll. subiliaci* (Kniefaltenlymphknoten) in der Kniefalte. Das Zuflußgebiet umfaßt bei beiden Gruppen die Haut und oberflächliche Lagen des Oberschenkels und der Bauchwand. Dazu kommt als *tributäres Gebiet* der **Nll. inguinales superficiales,** die bei männlichen Tieren auch **Nll. scrotales** heißen, der Hodensack und das Begattungsorgan, und beim weiblichen Tier, wo sie die Bezeichnung **Nll. mammarii** (Euterlymphknoten) erhalten, das Euter (*Wdk., Pfd.*) oder die inguinalen (*Hd., Schw.*) und ein Teil der abdominalen (*Flfr., Schw.*) Milchdrüsenkomplexe. Als vorgeschalteter Lymphknoten kann der bei der *Ktz.* vorkommende **Nl. epigastricus caudalis** gelten. Beachtenswert ist, daß die Nll. inguinales superficiales bei *Hd., Wdk.* und *Pfd.* tastbar sind und bei *Schw., Wdk.* und *Pfd.* sowohl der regelmäßigen Fleischuntersuchung unterliegen als auch in Verdachtsfällen sorgfältig untersucht werden müssen.

Auch die **Nll. subiliaci** (259/*1, 1'*), die dem *Hd.* stets, der *Ktz.* meistens fehlen, sind beim *Wdk.* als Einzellymphknoten, beim *Pfd.* als Lymphknotenpaket von etwa 80 mm Länge vor dem Kranialrand des M. tensor fasciae latae auf halber Distanz zwischen Hüfthöcker und Kniescheibe tastbar. Sie werden beim *Schw., Wdk.* und *Pfd.* in Verdachtsfällen anläßlich der Fleischuntersuchung zu beachten sein.

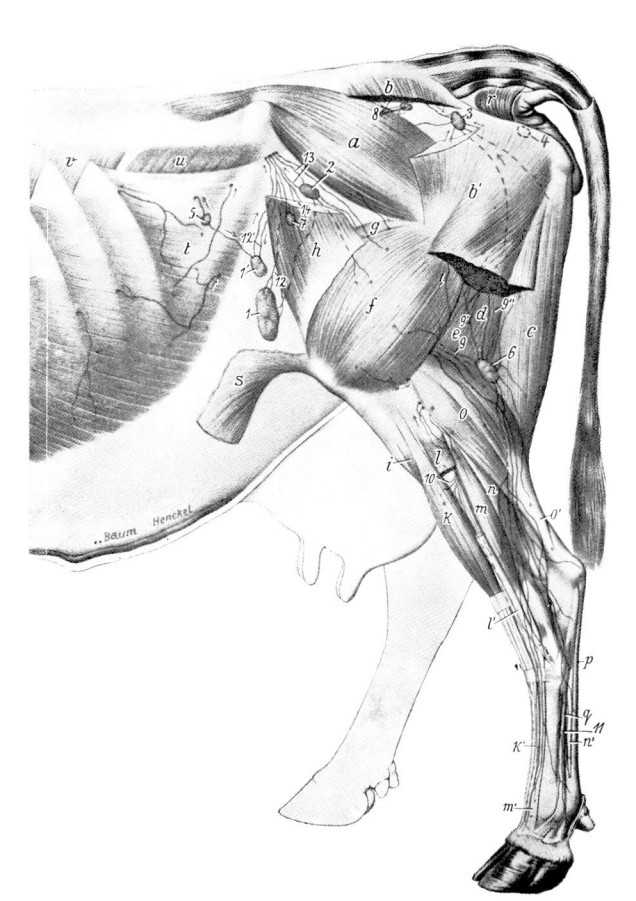

Abb. 259. Lcc. inguinale superficiale, ischiadicum und popliteum des *Rindes*. (Nach BAUM, 1912.)
Ein Teil der oberflächlichen Muskeln ist weggenommen.
Die kleinen Kreuzchen (+++) deuten ungefähr die Einstichstellen an, von denen aus die betreffenden Lymphgefäße injiziert worden sind.
1, 1' Nll. subiliaci, *2* Nl. coxalis, *3* Nl. ischiadicus, *4* Nl. tuberalis, *5* Nl. fossae paralumbalis, *6* Nl. popliteus profundus, *7* Nl. coxalis accessorius, *8* Nl. glutaeus, *9, 9', 9''* Vasa efferentia des Lc. popliteum, *10* Lymphgefäße vom M. tibialis cranialis, *11* Lymphgefäß, das von der medialen Seite hindurchtritt, *12, 12'* Vasa efferentia der Nll. subiliaci, *13* Vasa efferentia des Nl. coxalis, *14* Lymphgefäße des M. tensor fasciae latae
a M. glutaeus medius, *b, b'* M. glutaeobiceps, aus dem große Teile herausgeschnitten sind, *c* M. semitendinosus, *d* M. semimembranosus, *e* M. adductor, *f* M. vastus lateralis, *g* M. rectus femoris, *h* M. tensor fasciae latae, von dem der proximale Teil entfernt ist, *i* M. tibialis cranialis, *k* M. fibularis tertius u. M. extensor digitalis longus, *l* M. fibularis longus, aus dem ein großer Teil herausgeschnitten ist, *l'* seine Sehne, *m* M. extensor digitalis lateralis, *m'* seine Sehne, *n* M. flexor digitalis profundus, *n'* seine Sehne, *o* M. gastrocnemius, Caput laterale, *o'* Achillessehne, *p* oberflächliche Beugesehne, *q* M. interosseus medius, *r* M. coccygeus, *s* Endabschnitt des M. cutaneus trunci, *t* M. obliquus externus abdominis, *u* M. obliquus internus abdominis, *v* M. serratus dorsalis caudalis

Als vorgeschalteter Lymphknoten kann der **Nl. coxalis** (259/2) gelten, der beim *Rd.* meistens, beim *Pfd.* und *Schf.* selten vorkommt und dicht unterhalb des Hüfthöckkers, vom Faszienspanner verdeckt, gelegen ist. Gelegentlich findet sich beim *Rd.* auch lateral des M. tensor fasciae latae ein **Nl. coxalis accessorius** (259/7) und seltener in der Hungergrube ein subkutaner **Nl. fossae paralumbalis** (259/5).

Der *Lymphabfluß* aus den Knoten des Lc. inguinale superficiale vollzieht sich in der Hauptsache direkt oder indirekt, etwa durch Einschaltung des Lc. inguinale profundum, zum Lc. iliosacrale.

Lymphocentrum inguinale superficiale seu inguinofemorale	*Hd.*	*Ktz.*	*Schw.*	*Rd.*	*Schf.*	*Zg.*	*Pfd.*
Nll. inguinales superficiales (Nll. scrotales, mammarii)	**364**	**373**	**388**	**407**	**420**	**420**	**439**
Nl. epigastricus caudalis	–	*373*	–	–	–	–	–
Nll. subiliaci	–	*374*	**389**	**408**	**420**	**420**	**439**
Nl. coxalis	–	–	–	*408*	*421*	–	*439*
Nl. coxalis accessorius	–	–	–	*408*	–	–	–
Nl. fossae paralumbalis	–	–	–	*408*	–	–	–

Die Zahlen weisen auf die Seite der Einzeldarstellung hin; **Fettdruck** bedeutet konstantes, *Kursivdruck* bedeutet inkonstantes Vorkommen des/der Lymphknoten.

Lymphocentrum ischiadicum
(259/3, 4, 8; 260/4, 4', 4'')

Die Lymphknoten dieses Zentrums, das dem *Hd.* fehlt, liegen dem breiten Beckenband außen an. Am weitesten kranial, in Höhe der Incisura ischiadica major, neben dem Durchtritt des N. ischiadicus und der A. glutaea cranialis, liegt der **Nl. glutaeus** (*Schw.*, gelegentlich *Rd.*). Etwa in Höhe der Incisura ischiadica minor, nahe dem Kaudalrand des breiten Beckenbandes und am Durchtritt der A. glutaea caudalis, finden wir die **Nll. ischiadici** (Sitzbeinlymphknoten; *Ktz., Schw., Wdk.,* und *Pfd.*). Beide Lymphknotengruppen sind durch Glutäus- und Bizepsmuskulatur seitlich bedeckt. In Verdachtsfällen müssen anläßlich der Fleischuntersuchung beim *Schw., Wdk.* und *Pfd.* von medial her die Nll. ischiadici freigelegt und untersucht werden.

Medial vom vorderen oberen Winkel des Tuber ischiadicum finden wir schließlich beim *Wdk.* den inkonstanten **Nl. tuberalis.**

Das *Zuflußgebiet* des Lc. ischiadicum schließt die Haut am Beckenausgang und Schwanzansatz und die kräftige Beckenmuskulatur ein. Der *Abfluß* erfolgt in das Lc. iliosacrale.

Lymphocentrum ischiadicum	*Hd.*	*Ktz.*	*Schw.*	*Rd.*	*Schf.*	*Zg.*	*Pfd.*
Nll. ischiadici	–	*374*	**389**	**408**	**421**	*421*	**440**
Nl. glutaeus	–	–	*389*	*408*	–	–	–
Nl. tuberalis	–	–	–	*408*	*421*	*421*	–

Die Zahlen weisen auf die Seite der Einzeldarstellung hin; **Fettdruck** bedeutet konstantes, *Kursivdruck* bedeutet inkonstantes Vorkommen des/der Lymphknoten.

Lymphocentrum popliteum
(259/6; 260/5, 5')

Die in der Kniekehle gelegenen Lymphknoten (Kniekehllymphknoten) kommen bei allen *Haussäugetieren* vor. Wir unterscheiden eine oberflächliche und eine tiefe Gruppe.

Beim **Flfr.** kommen nur die **Nll. poplitei superficiales** vor, die oberflächlich in der Muskelrinne zwischen den Mm. biceps femoris und semitendinosus unter der Haut tastbar gelegen sind.

Beim **Wdk.** und **Pfd.** finden wir nur **Nll. poplitei profundi.** Sie liegen in der Tiefe zwischen den vorher genannten Muskeln an der A. poplitea und auf den Köpfen des M. gastrocnemius.

Das **Schw.** besitzt sowohl **Nll. poplitei superficiales** (in ca. 80 % der Fälle) als auch **Nll. poplitei profundi** (in ca. 40 % der Fälle). Somit ist bei dieser Tierart in rund 30 % der Fälle damit zu rechnen, daß beide Gruppen angetroffen werden; in ca. 10 % fehlen beide Gruppen!

In Verdachtsfällen unterliegen die Kniekehllymphknoten des *Schw., Wdk.* und *Pfd.* der sorgfältigen Fleischuntersuchung.

Das *Zuflußgebiet* umfaßt den distalen Teil der Beckengliedmaße. Der *Abfluß* erfolgt direkt oder über das Lc. inguinale profundum (*Hd., Schw., Wdk., Pfd.*) bzw. auch über das Lc. ischiadicum (*Schw.*) zum Lc. iliosacrale.

Lymphocentrum popliteum	Hd.	Ktz.	Schw.	Rd.	Schf.	Zg.	Pfd.
Nll. poplitei profundi	–	–	389	**409**	**422**	**422**	**440**
Nll. poplitei superficiales	**365**	**374**	*390*	–	–	–	–

Die Zahlen weisen auf die Seite der Einzeldarstellung hin; **Fettdruck** bedeutet konstantes, *Kursivdruck* bedeutet inkonstantes Vorkommen des/der Lymphknoten.

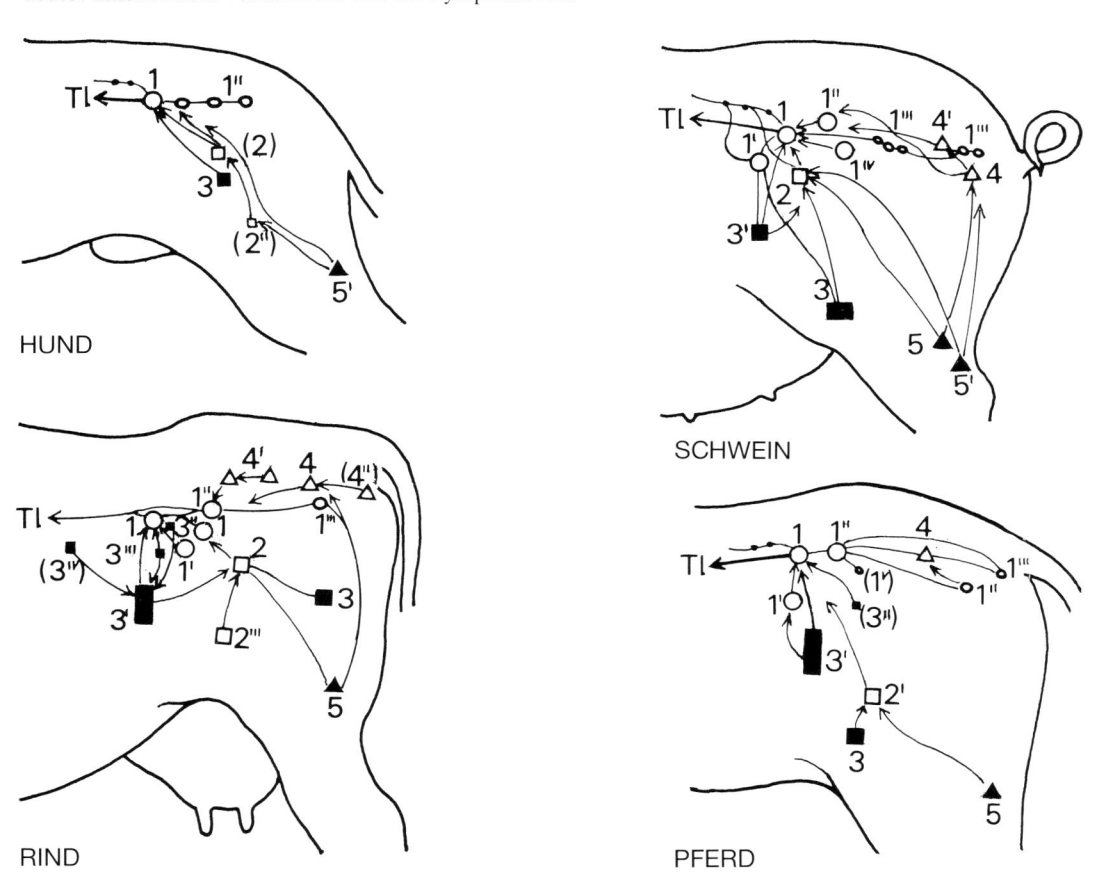

Abb. 260. Hauptlymphabfluß vom Becken und von der Beckengliedmaße, schematisiert.
Tl Truncus lumbalis
1–1ᵛ Lymphocentrum iliosacrale, durch Kreise dargestellt: *1* Nll. iliaci mediales, *1'* Nll. iliaci laterales (excl. *Hd.*), *1"* Nll. sacrales bzw. Nll. hypogastrici, *1'''* Nll. anorectales (excl. *Hd.*), *1^{IV}* Nll. uterini (*Schw.*), *1^V* Nl. obturatorius (*Pfd.*); *2–2'''* Lymphocentrum inguinale profundum, durch lichte Rechtecke dargestellt: *2* Nll. iliofemorales (excl. *Pfd.*), *2'* Nll. inguinales profundi (*Pfd.*), *2"* Nl. femoralis (*Hd.*), *2'''* Nl. epigastricus (*Rd.*); *3–3^{IV}* Lymphocentrum inguinale superficiale, durch volle Rechtecke dargestellt: *3* Nll. inguinales superficiales, *3'* Nll. subiliaci (excl. *Hd.*), *3"* Nl. coxalis (*Rd., Pfd.*), *3'''* Nl. coxalis accessorius (*Rd.*), *3^{IV}* Nl. fossae paralumbalis (*Rd.*); *4–4"* Lymphocentrum ischiadicum (excl. *Hd.*), durch lichte Dreiecke dargestellt: *4* Nll. ischiadici, *4'* Nl. glutaeus (*Rd., Schw.*), *4"* Nl. tuberalis (*Rd.*); *5, 5'* Lymphocentrum popliteum, durch volle Dreiecke dargestellt: *5* Nll. poplitei profundi (excl. *Hd.*), *5'* Nll. poplitei superficiales (*Hd., Schw.*)

Lymphabfluß aus dem Becken und der Beckengliedmaße

Die oberflächlichen Lymphgefäße der Beckengliedmaße fließen in individuell und tierartlich stark wechselnder Weise zu den *Nll. inguinales superficiales* und zu den *Nll. poplitei*. Die tiefen Lymphgefäße der Hintergliedmaße nehmen ihren Weg zu den *Nll. poplitei* (alle *Haussäugetiere*) und zu den *Nll. iliofemorales* (*Hd., Schw., Rd.*) bzw. den *Nll. inguinales profundi* (*Pfd.*). Der Weitertransport erfolgt vorwiegend über folgende Bahnen (260): Von den *Nll. inguinales superficiales* (260/3) gelangen die Vasa efferentia durch den Leistenspalt zu den Nll. iliaci mediales (*Hd., Schw.*) und Nll. iliaci laterales (*Schw.*) sowie im Schenkelkanal zu den Nll. iliofemorales (*Hd., Schw., Rd.*) bzw. Nll. inguinales profundi (*Pfd.*). Vom *Lc. popliteum* (260/5, 5′) ziehen die Vasa efferentia zu einem Teil mit dem N. tibialis und N. ischiadicus, eventuell unter Einschaltung der Knoten des Lc. ischiadicum (*Schw., Rd.*) zu den Nll. sacrales und weiter zum Lc. iliosacrale an der Aortenaufteilung. Zu einem anderen Teil nimmt die Durchgangslymphe der Kniekehllymphknoten ihren Weg zwischen den Adduktorenmuskeln zum Schenkelspalt und gelangt, eventuell unter Einschaltung der Knoten des Lc. inguinale profundum, zu den Nll. iliaci mediales (alle *Haussäugetiere*) und Nll. iliaci laterales (*Schw., Rd.*). Die *Nll. subiliaci* (260/3′) sind über ihre Vasa efferentia mit den Nll. iliaci mediales (*Schw., Rd., Pfd.*), gelegentlich über den Nl. coxalis (*Rd.*) und mit den Nll. iliaci laterales (*Schw., Pfd.*) verbunden. Die Lymphknoten an der Aortenaufteilung, die *Nll. iliaci mediales* (260/1), die *Nll. iliaci laterales* (260/1′) und die *Nll. sacrales* (260/1″), erhalten außer den geschilderten efferenten Bahnen auch eigenen, afferenten Zustrom aus tiefen Lymphgefäßen der Beckengliedmaße und der Beckenhöhle.

Von den Knoten des Lc. iliosacrale und teilweise auch denen des Lc. inguinale profundum werden starke Vasa efferentia abgegeben, die zur Bildung des *Truncus lumbalis* führen, der auch in Form mehrerer Parallelbahnen oder als Geflecht auftreten kann. Er steht zudem mit den Knoten des Lc. lumbale oder deren Vasa efferentia in Verbindung, bevor er sich in die *Cisterna chyli* ergießt.

Schlußbemerkung zur vergleichenden Betrachtung

Im vorstehenden Kapitel wurde der Versuch unternommen, das Lymphgefäßsystem der *Haussäugetiere* vergleichend darzustellen; damit sollte mehr oder weniger ein einführender Überblick gegeben werden. Beim Übertragen des bisher Gesagten auf die praktische Nutzanwendung wird sich jedoch sehr bald zeigen, daß die detaillierten Befunde bei den einzelnen Tierarten sehr differieren. Deshalb sind in den nachfolgenden Kapiteln notwendigerweise weitere exakte Daten stichwortartig zusammengetragen, die im praktischen Bedarfsfall nachgeschlagen werden müssen.

Lymphknoten und Lymphsammelgänge des Hundes

Das Lymphgefäßsystem des Hundes hat für den klinischen Untersuchungsgang große Bedeutung, weil die oberflächlichen Lymphknoten durch ihre Größe leicht zu ertasten sind, die tiefen Lymphknoten sich gelegentlich auch im Röntgenbild darstellen lassen und so in beiden Fällen eine Diagnose unterstützen. Aus diesem Grunde werden ausführlichere Angaben über Lage und Größe sowie das Zufluß- und Abflußgebiet erforderlich, wofür bereits BAUM (1918) authentische Daten sammelte.

Lymphocentrum parotideum

Nl. parotideus des Hd. (244/*1, 1′*; 245 A/*P*; 261/*1*; 262/*1*; 263/*1*)

Jederseits ein größerer Knoten, 10–25 mm lang, 5–15 mm breit und 4–10 mm dick, kaudal des Kiefergelenkes. Sein hinterer Teil ist von der Parotis bedeckt, sein vorderer Teil liegt dem Unterkieferrand und dem M. masseter an. Er ist hier tastbar.

Zufluß: Ossa nasale, frontale, parietale, zygomaticum, temporale, Mandibula; Kiefergelenk; Mm. zygomaticus, temporalis, masseter; Ohrmuskeln, Gesichtshautmuskel; äußere Nase, äußeres Ohr, Augenlider, Tränenapparat, Gland. parotis; Haut über dem hinteren Teil des Nasenrückens, über

Zusammenstellung der Lymphknoten der Haussäugetiere

unter Berücksichtigung ihrer klinischen sowie fleischhygienerechtlichen* Bedeutung

Zeichenerklärung:

●	=	im physiologischen Zustand **tastbare** Lymphknoten
○	=	*inkonstante* Lymphknoten, bei Vorhandensein **tastbar**
●	=	konstant vorhandene Lymphknoten ohne weitere klinische, evtl. aber pathologisch-anatomische Bedeutung
○	=	*inkonstante* Lymphknoten, in der Mehrzahl der Fälle vorhanden
·	=	*inkonstante* Lymphknoten, in weniger als der Hälfte der Fälle vorhanden

▲	=	in die Fleischuntersuchung einzubeziehende Lymphknoten (FlHV - Anlage 1 - II - 5.1 bis 5.6)
△	=	*inkonstante* Lymphknoten, bei Vorhandensein in die Fleischuntersuchung einzubeziehen
■	=	in Verdachtsfällen anzuschneiden und zu untersuchen (FlHV - Anlage 1 - II - 5.7)
□	=	*inkonstante* Lymphknoten, bei Vorhandensein in Verdachtsfällen anzuschneiden und zu untersuchen

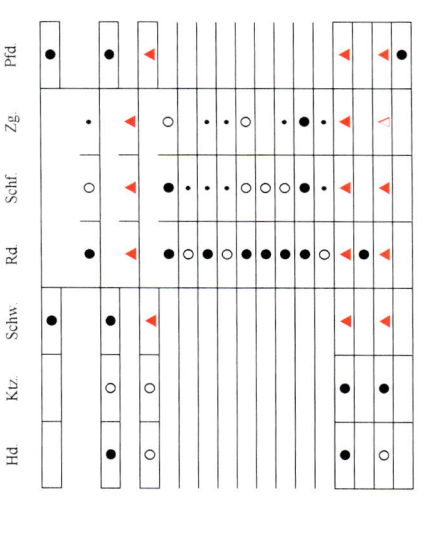

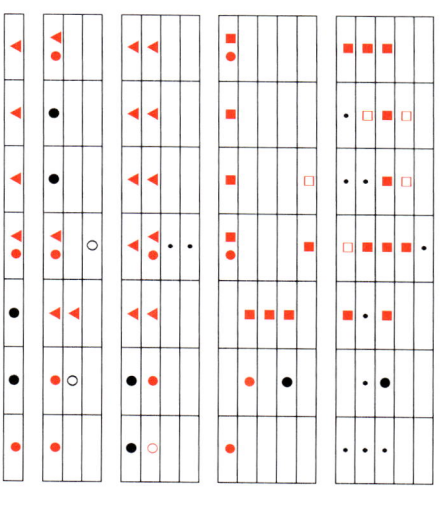

	Hd	Ktz.	Schw.	Rd	Schf	Zg	Pfd
Lymphocentrum parotideum							
Nll. parotidei	●	●	●	●	●	●	▲
Lymphocentrum mandibulare							
Nll. mandibulares	●	○	▲	▲	▲	▲	▲
Nll. mandibulares accessorii			▲	▲	●	●	●
Nl. pterygoideus				○			
Lymphocentrum retropharyngeum							
Nll. retropharyngei mediales	●	●	▲	▲	▲	▲	▲
Nll. retropharyngei laterales	○	●	▲	▲	▲	▲	▲
Nl. hyoideus rostralis				·			
Nl. hyoideus caudalis				·			
Lymphocentrum cervicale superficiale							
Nll. cervicales superficiales	●	●	▲	▲	▲	▲	▲
Nll. cervicales superficiales dorsales			■	●	■	■	■
Nll. cervicales superficiales medii		●	■				●
Nll. cervicales superficiales ventrales					□		
Nll. cervicales superficiales accessorii							
Lymphocentrum cervicale profundum							
Nll. cervicales profundi craniales	·		·	□	■	■	■
Nll. cervicales profundi medii	·	·	●	■	·	□	■
Nll. cervicales profundi caudales	·		■	■	■	□	■
Nl. costocervicalis				·			
Nl. subrhomboideus							

	Hd	Ktz.	Schw.	Rd	Schf	Zg	Pfd
Lymphocentrum coeliacum							
Nll. coeliaci	●			●	○	·	●
Nll. coeliaci et mesenterici craniales (Wdk.)				●	▲	▲	
Nll. lienales	○	○	●	▲	▲	▲	▲
Nll. lienales seu atriales (Wdk.)							
Nll. gastrici	○	○	▲	▲	●	○	
Nll. ruminales dextri (Wdk.)				●	●	·	
Nll. ruminales sinistri (Wdk.)				○	·	·	
Nll. ruminales craniales (Wdk.)				●	·	·	
Nll. reticulares (Wdk.)				○	●	○	
Nll. omasales (Wdk.)				●	○		
Nll. ruminoabomasiales (Wdk.)				●	○	·	
Nll. reticuloabomasiales (Wdk.)				●	●	●	
Nll. abomasiales dorsales (Wdk.)				○	·	·	
Nll. abomasiales ventrales (Wdk.)				▲	▲	▲	▲
Nll. hepatici seu portales	●	●	▲	●	▲	▲	▲
Nll. hepatici accessorii							
Nll. pancreaticoduodenales	○	●	▲	▲	▲	△	●
Nll. omentales							

Lymphgefäßsystem

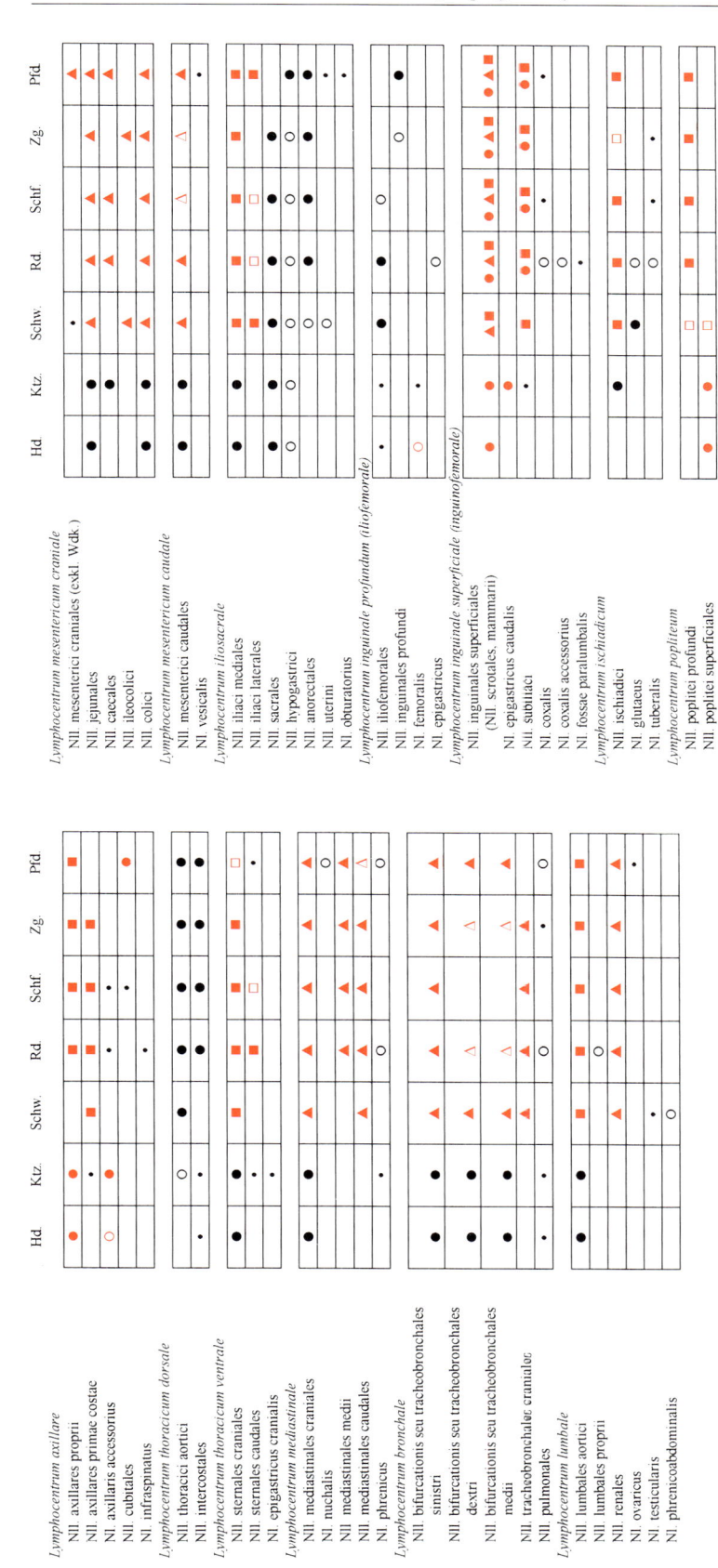

	Hd	Ktz.	Schw.	Rd	Schf	Zg	Pfd
Lymphocentrum axillare							
Nll. axillares proprii	●	●	■	■	■	■	■
Nll. axillares primae costae		●					
Nl. axillaris accessorius	○	●					●
Nl. cubitales					●		
Nl. infraspinatus	●			●	●		
Lymphocentrum thoracicum dorsale							
Nll. thoracici aortici		○	●	●	●	●	●
Nll. intercostales	●	●					●
Lymphocentrum thoracicum ventrale							
Nll. sternales craniales	●	●	■	■	■	■	□
Nll. sternales caudales		●		●	□		●
Nl. epigastricus cranialis		●					
Lymphocentrum mediastinale							
Nll. mediastinales craniales	●	●	◄	◄	◄	◄	◄
Nl. nuchalis							○
Nll. mediastinales medii			◄	◄	◄	◄	◄
Nll. mediastinales caudales						△	△
Nl. phrenicus		●		○			○
Lymphocentrum bronchale							
Nll. bifurcationis seu tracheobronchales sinistri	●	●	◄	◄	◄	◄	◄
Nll. bifurcationis seu tracheobronchales dextri	●	●	◄	△		△	
Nll. bifurcationis seu tracheobronchales medii		●	◄	△		△	
Nll. tracheobronchales craniales			◄	◄	◄	◄	◄
Nll. pulmonales	●	●		○		●	○
Lymphocentrum lumbale							
Nll. lumbales aortici	●	●	■	■	■	■	■
Nll. lumbales proprii				○			
Nl. renales			◄	◄	◄	◄	◄
Nl. ovaricus							
Nl. testicularis		●					●
Nl. phrenicoabdominalis			○				

	Hd	Ktz.	Schw.	Rd	Schf	Zg	Pfd
Lymphocentrum mesentericum craniale							
Nll. mesenterici craniales (eskl. Wdk.)	●	●					
Nll. jejunales		●	◄	◄	◄	◄	◄
Nll. caecales		●		◄	◄	◄	◄
Nll. ileocolici		●	◄	◄	◄	◄	◄
Nll. colici	●						●
Lymphocentrum mesentericum caudale							
Nll. mesenterici caudales	●	●	◄	◄	△	△	
Nl. vesicalis							
Lymphocentrum iliosacrale							
Nll. iliaci mediales	●	●	■	■	■	■	■
Nll. iliaci laterales				□	□		■
Nll. sacrales	●	●	●	●	●	●	●
Nll. hypogastrici	○	○	○	○	○	●	●
Nll. anorectales			○				●
Nl. uterini			○				●
Nl. obturatorius							
Lymphocentrum inguinale profundum (iliofemorale)							
Nll. iliofemorales	●	●			○		●
Nll. inguinales profundi	○	●					
Nl. femoralis				○		○	
Nl. epigastricus							
Lymphocentrum inguinale superficiale (inguinofemorale)							
Nll. inguinales superficiales (Nll. scrotales, mammarii)	●	●	▲	●▲■	●▲■	●▲■	●▲■
Nl. epigastricus caudalis	●	●	■	●	●	●	●
Nl. subiliaci		●	■	●	●	●	●
Nl. coxalis				○	●	●	●
Nl. coxalis accessorius				○			
Nl. fossae paralumbalis				●			
Lymphocentrum ischiadicum							
Nll. ischiadici		●	■	■	■	■	■
Nl. glutaeus		●	●	○	●		
Nl. tuberalis				○	●	●	
Lymphocentrum popliteum							
Nll. poplitei profundi			□				
Nll. poplitei superficiales	●		□				■

* In der Verordnung über die hygienischen Anforderungen und amtlichen Untersuchungen beim Verkehr mit Fleisch (Fleischhygiene-Verordnung – FlHV) vom 30. Oktober 1989, zuletzt geändert durch Artikel 1 der V vom 15. März 1995, regelt die Anlage 1, Kapitel II, die Fleischuntersuchung. Die dort genannten Lymphknoten sind in obiger Tabelle aufgenommen. Die Vorschriften über die Fleischuntersuchung bei Rindern unter 6 Wochen sind in der Tabelle nicht berücksichtigt.

der Stirngegend, über der vorderen Hälfte der Scheitelgegend, über der Jochgegend, über der Massetergegend, die Haut der Augenlider und der Ohrmuschel.

Abfluß: Nl. retropharyngeus medialis und, wenn vorhanden, auch Nl. retropharyngeus lateralis.

Lymphocentrum mandibulare
Nll. mandibulares des Hd.
(244/3, *3'*; 245 A/*M*; 261/2; 262/3, *3'*, *3''*, *3'''*; 263/2, *2'*, *2''*)

2 bis 5 Knoten, deren Einzelgröße zwischen 10–55 mm Länge schwankt, sind kaudolateral vom Proc. angularis des Unterkiefers gelegen und hier tastbar. Die Art der Gruppierung über und unter der V. facialis ist inkonstant.

Zufluß: Ossa incisivum, nasale, frontale, zygomaticum, palatinum, Mandibula; Kiefergelenk; Lippen- und Backenmuskeln, Mm. masseter, temporalis, digastricus, Kehlgangsmuskeln, Gesichts- und Halshautmuskeln; Ober- und Unterlippe, Zungenspitze, Zahnfleisch, Backen, harter und weicher Gaumen, Mundhöhlenboden, Gland. sublingualis, Gland. zygomatica, äußere Nase, Augenlider, Tränenapparat; Haut über der äußeren Nase, dem vorderen Nasenrücken, den Lippen, der seitlichen Nasengegend, der Backe, des Kehlganges,

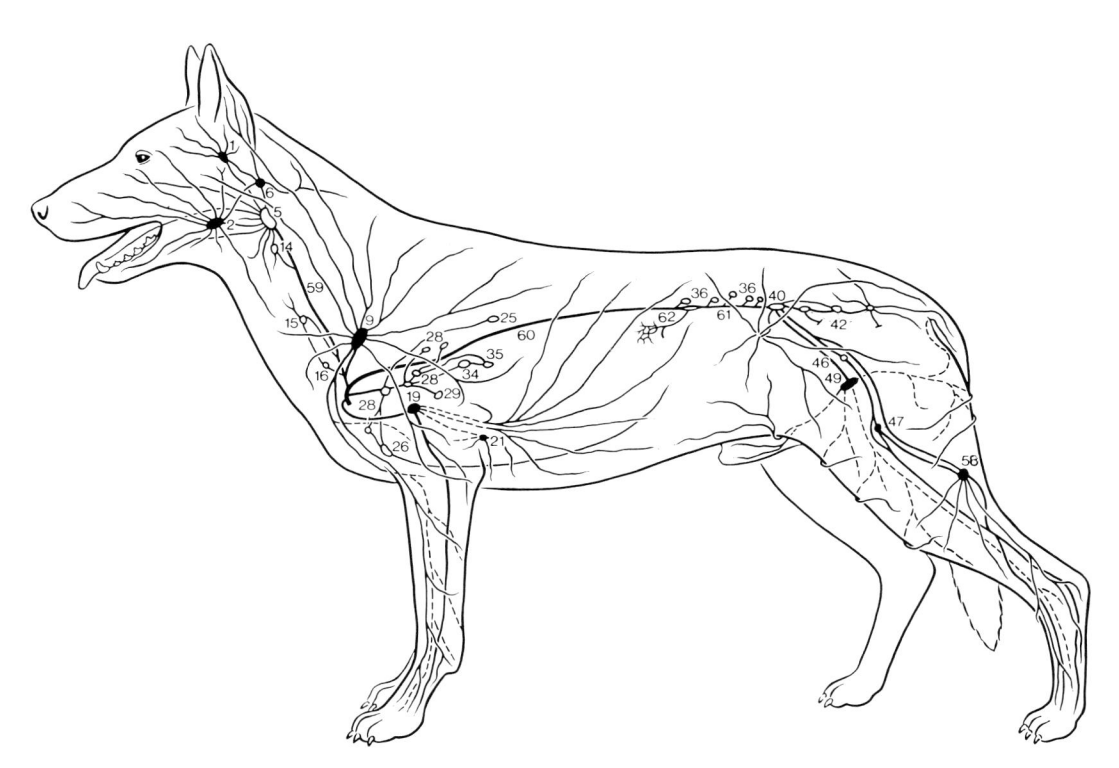

Abb. 261. Schematische Übersicht der Lymphknoten des *Hundes*. (Nach WILKENS und MÜNSTER, 1972.) – ohne Baucheingeweidelymphknoten
Lc. parotideum: *1* Nll. parotidei; Lc. mandibulare: *2* Nll. mandibulares; Lc. retropharyngeum: *5* Nll. retropharyngei mediales, *6* Nll. retropharyngei laterales (inkonstant); Lc. cervicale superficiale: *9* Nll. cervicales superficiales; Lc. cervicale profundum: *14* Nll. cervicales profundi craniales (inkonstant), *15* Nll. cervicales profundi medii (inkonstant), *16* Nll. cervicales profundi caudales (inkonstant); Lc. axillare: *19* Nll. axillares proprii, *21* Nl. axillaris accessorius (inkonstant); Lc. thoracicum dorsale: *25* Nll. intercostales (inkonstant); Lc. thoracicum ventrale: *26* Nll. sternales craniales; Lc. mediastinale: *28* Nll. mediastinales craniales, *29* Nll. mediastinales, die am Herzbeutel gelegen sind; Lc. bronchale: *34* Nll. tracheobronchales (bifurcationis) sinistri; *35* Nll. tracheobronchales (bifurcationis) medii; Lc. lumbale: *36* Nll. lumbales aortici; Lc. iliosacrale: *40* Nll. iliaci mediales, *42* Nll. sacrales; Lc. iliofemorale (inguinale profundum): *46* Nll. iliofemorales, *47* Nl. femoralis (inkonstant); Lc. inguinofemorale (inguinale superficiale): *49* Nll. inguinales superficiales (Nll. scrotales ♂, Nll. mammarii ♀); Lc. ischiadicum: fehlt dem Hund; Lc. popliteum: *58* Nl. popliteus superficialis, *59* Truncus jugularis, *60* Ductus thoracicus, *61* Truncus lumbalis, *62* Truncus visceralis

Abb. 262. Lymphknoten am Kopf eines *Hundes*. (In Anlehnung an BAUM, 1918, umgezeichnet und ergänzt.)
1 Nl. parotideus, *2* Nl. retropharyngeus lateralis (inkonstant), *3, 3', 3", 3'''* Nll. mandibulares, *4* Nl. retropharyngeus medialis

a M. mylohyoideus (zurückgeschlagen), *b* M. geniohyoideus, *c* M. genioglossus, *d* M. styloglossus, *e* M. hyoglossus, *f* Stumpf des M. digastricus, *g* Stumpf des M. pterygoideus, *h* Augenmuskeln, *i* Glandula zygomatica, *k* Tränendrüse, *l* M. sternomastoideus und M. cleidomastoideus, aus beiden ein Stück herausgeschnitten, um den Nl. retropharyngeus medialis freizulegen, *m* Schlundkopfschnürer, *n* M. thyreohyoideus, *o* M. sternohyoideus, *p* Gland. parotis, *q* Gland. mandibularis, *r* Gland. sublingualis monostomatica, *r'* Gland. sublingualis polystomatica

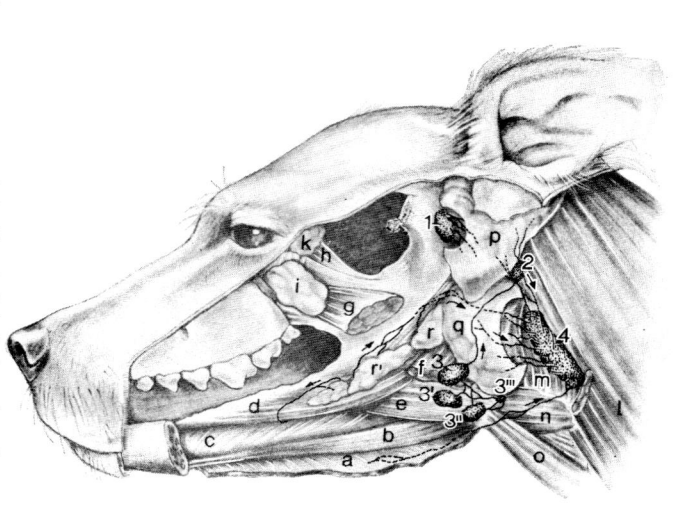

der Masseter-, Stirn-, Jochbogen- und Parotisgegend, Haut der Augenlider und der kranialen Hälfte oder des kranialen Drittels der Vorderhalsgegend.

Abfluß: Nl. retropharyngeus medialis, evtl. auch Nl. retropharyngeus lateralis. Ein Teil der Vasa efferentia überquert die Körpermediane und tritt in die Nll. mandibulares der anderen Seite ein.

Lymphocentrum retropharyngeum

Nl. retropharyngeus medialis des Hd. *(244/4; 245 A/Rm; 261/5; 262/4)*

Meistens jederseits 1, seltener 2 Knoten, langgestreckt und platt, mit einer Länge von 15 bis 80 mm, dorsolateral auf dem Schlundkopf, halswärts vom M. digastricus und ventromedial des Atlasflügels gelegen. Nach aboral reicht er bis zum kaudalen Ende der Schlundkopfschnürer. Lateral wird er von der Gland. mandibularis, von den Kopf-Brustmuskeln und dem Ramus ventralis des N. accessorius bedeckt. Medial stößt er an den M. longus capitis, die Pharynxmuskulatur und die auf ihr verlaufenden großen Gefäße sowie die Nn. vagus, hypoglossus und sympathicus.

Zufluß: Ossa parietale, occipitale, temporale, sphenoidale, palatinum, Mandibula, 1. und 2. Halswirbel; Kiefergelenk; Kaumuskulatur, Zungen- und Zungenbeinmuskulatur; Halsbereich der Schultergürtelmuskulatur, oberflächliche und tiefe Halsmuskeln; Zunge, Zahnfleisch, harter und weicher Gaumen, Mundhöhlenboden, Rachenring, alle Kopfdrüsen, Nasenhöhle, Schlundkopf, Kehlkopf, Anfangsteil der Luft- und Speiseröhre, Ohrmuschel, Lymphgefäße des Nervensystems im Kopfbereich; weiterhin als Sekundärstation die Vasa efferentia des Nl. parotideus, der Nll. mandibulares und evtl. des Nl. retropharyngeus lateralis.

Abfluß: Die feinen Vasa efferentia vereinigen sich zu 3–5 stärkeren Stämmen; diese treten zum Truncus jugularis sinister bzw. dexter zusammen. Ist ein Nl. cervicalis profundus cranialis vorhanden, dann gehen 1–2 Vasa efferentia auch zu ihm.

Nl. retropharyngeus lateralis des Hd. *(244/2; 245 A/Rl; 261/6; 262/2)*

Der Lymphknoten ist inkonstant, da er nur in einem Drittel aller Fälle vorhanden ist. Dann meist ein, seltener 2–3 Knoten von 5,0–7,5 mm Durchmesser, nahe dem knorpeligen Gehörgang am dorsalen Rand der Gland. mandibularis, auf der Endsehne des M. sternomastoideus oder dem Ursprung des M. digastricus gelegen; er wird von der Gland. parotis zum Teil verdeckt oder überragt deren kaudalen Rand. Ist er vorhanden, dann ist er tastbar.

Zufluß: Muskeln, die über dem 1. und 2. Halswirbel gelegen sind; Halshautmuskeln, hintere Ohrmuskeln und Ohrmuschel. Keine Hautlymphgefäße!

Dazu Vasa efferentia von dem Nl. parotideus und den Nll. mandibulares.

Abfluß: 1–2 Vasa efferentia ziehen zum Nl. retropharyngeus medialis.

Lymphocentrum cervicale superficiale

Nll. cervicales superficiales des Hd.
(247/*Cs*; 248/*d, d', d''*; 261/9; 263/3, 3')

Die konstant auftretende Gruppe besteht in der Mehrzahl der Fälle aus 2 ovalen, platten Knoten, seltener gibt es 1 oder 3–4 Knoten. Die Größe der Knoten ist beachtlich; sie kann eine Länge von 74 mm, eine Breite von 34 mm und eine Dicke von 21 mm erreichen. Sie finden sich kranial vom M. supraspinatus an der Seitenfläche des Halses, bedeckt von Haut und Faszie einschließlich Halshautmuskeln sowie von den Mm. trapezius, omotransversarius und brachiocephalicus. Damit sind sie sehr oberflächlich gelegen und tastbar.

Zufluß: Haut der Scheitel-, Ohrmuschel-, Nacken- und Parotisgegend, der kaudalen Hälfte des Vorderhalses, der Fuß- und Unterarmgegend, großer Teile der seit-

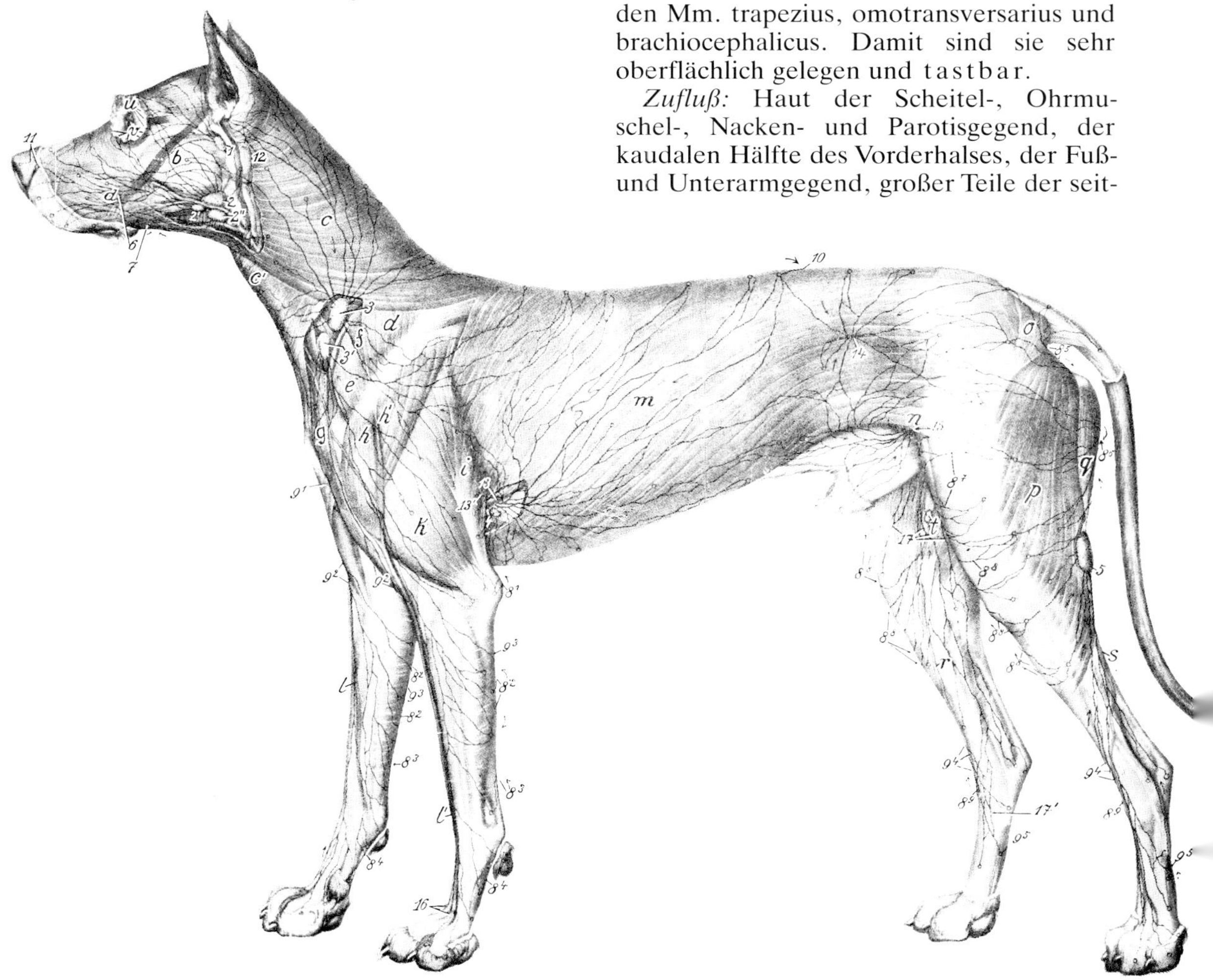

Abb. 263. Lymphgefäße der Haut und tastbare Lymphknoten des *Hundes*. (Nach Baum, 1918.)
1 Nl. parotideus, *2, 2', 2''* Nll. mandibulares, *3, 3'* Nll. cervicales superficiales, *4* Nl. axillaris accessorius, *5* Nl. popliteus superficialis, *6* Lymphgefäße vom Zahnfleisch an der bukkalen Seite der maxillaren Zähne, *7* Lymphgefäße vom Zahnfleisch an der bukkalen Seite der mandibularen Zähne, 8^1–8^9 Lymphgefäße, die sich nach der medialen Seite des Unterarmes bzw. Unterschenkels wenden (die mit 8^5–8^8 bezeichneten Lymphgefäße ziehen zu den Nll. inguinales superficiales), 9^1 Lymphgefäße von der Haut der Unterbrust, 9^2–9^5 Lymphgefäße, die sich nach der lateralen Seite des Ober- und Unterarmes bzw. Unterschenkels umschlagen, *10* Lymphgefäß, das die Medianebene des Rückens überschreitet, *11* Lymphgefäße der äußeren Nase, *12* Lymphgefäß, das in die Tiefe zum Nl. retropharyngeus medialis tritt, *13, 13'* Lymphgefäße, die zum Nl. axillaris proprius ziehen, *14* Lymphgefäße, welche die Nll. iliaci mediales aufsuchen, *15* Lymphgefäße, die in die Nll. inguinales superficiales einmünden, *16* Lymphgefäße, die von der palmaren nach der dorsalen Seite der Pfote hindurchtreten, *17, 17'* Lymphgefäße, die zu den Nll. inguinales superficiales ziehen.
a Backenmuskeln, *b* M. masseter, *c, c'* Halshautmuskeln, *d* M. trapezius, Pars cervicalis, *e* M. omotransversarius, *f* M. supraspinatus, *g* M. brachiocephalicus, *h, h'* M. deltoideus, *i* Caput longum und *k* Caput laterale des M. triceps brachii, *l* V. cephalica, *l'* V. cephalica accessoria, *m* Bauchhautmuskel, *n* Kniefalte, *o* M. glutaeus superficialis, *p* M. biceps femoris, *q* M. semitendinosus, *r* V. saphena medialis, *s* V. saphena lateralis, *t* Nl. femoralis, *u* oberes und *v* unteres Augenlid

lichen Schulter-Oberarmgegend und der medialen Oberarmgegend, der Vorbrust und der kranialen Brustbeingegend; Muskeln des Schultergürtels und des Schultergelenkes; alle Knochen der Schultergliedmaße und alle Gelenke des Fußes.

Abfluß: Außerordentlich variabel. Meistens vereinigen sich 6–8 Vasa efferentia jedes Knotens zu 2–3 Stämmen, die entweder in den Truncus jugularis oder in den Mündungsteil des Ductus thoracicus oder in beide oder direkt in den Venenwinkel münden. Rechtsseitig kann aus dem Zusammenfluß des Truncus jugularis mit den genannten Vasa efferentia ein kurzer Ductus lymphaticus dexter entstehen.

Lymphocentrum cervicale profundum

Die Lymphknoten dieses Zentrums liegen dem Halsteil der Trachea eng an und sind beim *Hd.* im allgemeinen spärlich ausgebildet; mitunter können sie fehlen. Immerhin sind gelegentlich drei Untergruppen zu unterscheiden.

Nl. cervicalis profundus cranialis des Hd. (247/*Cpc;* 248/*b;* 261/*14*)

Inkonstant; nur bei etwa einem Drittel aller *Hd.* in der Einzahl am kraniodorsalen oder dorsomedialen Rand der Schilddrüse vorkommend. Die Größe gleicht der des Epithelkörperchens, weshalb eine Verwechslungsgefahr besteht.

Zufluß: Kehlkopf, Schilddrüse, oberer Halsteil der Luft- und Speiseröhre.

Abfluß: Unmittelbarer Anschluß an den Truncus jugularis.

Nl. cervicalis profundus medius des Hd. (247/*Cpm;* 261/*15*)

Nur in einem Zehntel aller Fälle als kleiner rundlicher Knoten hinter der Schilddrüse im mittleren Halsdrittel an der Trachea vorhanden.

Zufluß: Einige Lymphgefäße der Schilddrüse, Luftröhre und Speiseröhre.

Abfluß: Nl. cervicalis profundus caudalis oder Truncus jugularis oder Ductus thoracicus bzw. Ductus lymphaticus dexter oder auch in einen Nl. mediastinalis cranialis.

Nl. cervicalis profundus caudalis des Hd. (247/*Cpca;* 248/*c, c';* 261/*16*)

Nur in einem Drittel aller Fälle vorhanden. Meistens ein, häufig sogar unpaarer, 1,5–2,5 mm großer Knoten, der dicht halswärts vor der 1. Rippe der Trachea anliegt und von den Mm. sternohyoideus, sternothyreoideus und brachiocephalicus bedeckt ist.

Zufluß: Einzelne Lymphgefäße aus den Mm. splenius, sternohyoideus, sternothyreoideus, longus colli, longus capitis, den letzten 5–6 Halswirbeln, der Schilddrüse, Luftröhre, Speiseröhre.

Abfluß: In einen der brusteingangsnahen Lymphsammelgänge oder unter Netzbildung in einen Nl. mediastinalis cranialis.

Lymphocentrum axillare

Nl. axillaris proprius des Hd. (248/*e;* 249/*Ap;* 261/*19*)

Der fast ausschließlich in der Einzahl vorkommende runde Knoten ist zwischen 3 und 5 mm lang. Bei vorgeführter Gliedmaße ist er in Höhe des Schultergelenks über dem 1. Interkostalraum oder der 2. Rippe auf dem M. rectus thoracis und M. pectoralis profundus zu tasten. Lateral schiebt sich der M. teres major über ihn hinweg.

Zufluß: Brust- und Bauchhaut bis zur letzten Rippe; auch Haut über der Schulter und dem Oberarm; thorakale Teile der Schultergürtelmuskulatur; die ersten drei (von fünf) Mammarkomplexe des Gesäuges; Knochen und Gelenke der Schultergliedmaße mit Ausnahme der Zehen. Durchflußlymphe vom inkonstanten Nl. axillaris accessorius.

Abfluß: Linksseitig in den Truncus jugularis sinister oder Ductus thoracicus oder direkt in den Venenwinkel, rechtsseitig in den Truncus jugularis dexter oder Ductus lymphaticus dexter oder direkt in den Venenwinkel.

Nl. axillaris accessorius des Hd. (248/*e';* 249/*Aa;* 261/*21;* 263/*4*)

Der relativ kleine Knoten kommt nur bei etwa jedem 4. *Hd.* vor. Er liegt dann senkrecht über dem Ellbogenhöcker am Dorsalrand des M. pectoralis profundus bzw. Ventralrand des M. latissimus dorsi, gleichsam in dem von den genannten Muskeln gebildeten Winkel. Nur Haut und Bauchhautmuskel bedecken ihn, so daß er bei Vorhandensein tastbar wird.

Zufluß: Umgebende Haut, Bauchhautmuskel, M. pectoralis profundus und Gesäuge.

Abfluß: Nl. axillaris proprius.

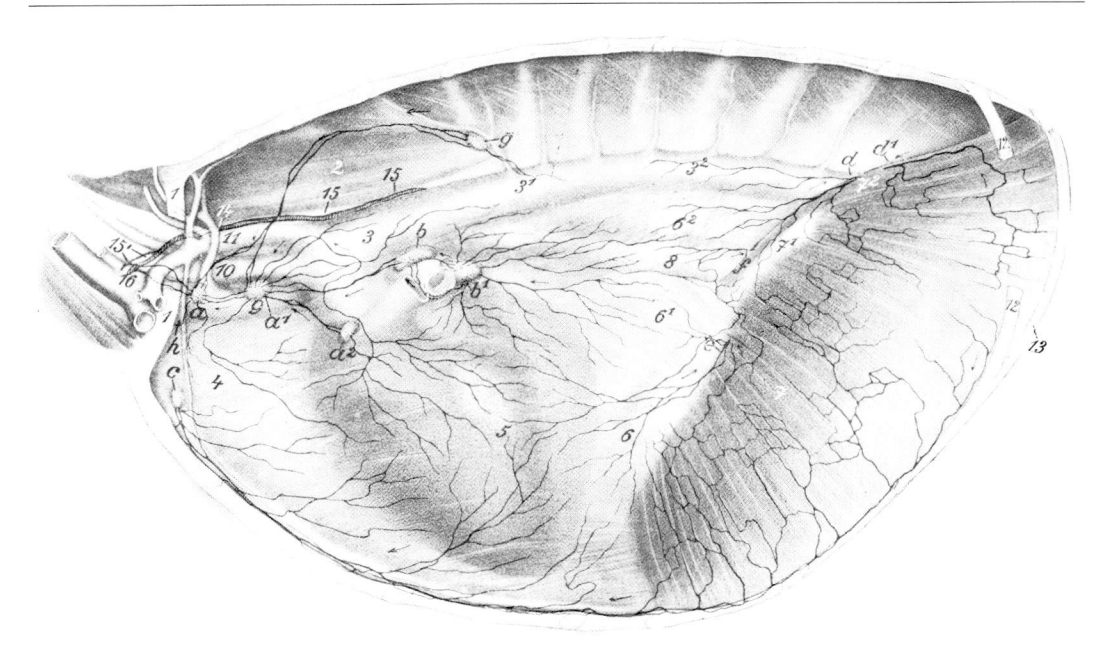

Abb. 264. Lymphknoten und Lymphgefäße der Brusthöhle des *Hundes*, linke Seitenansicht. (Linke Lunge und linke Thoraxwand entfernt, ebenso der M. transversus thoracis, nach BAUM, 1918.)
a, a¹, a² Nll. mediastinales craniales, *b* Nl. bifurcationis sinister, *b¹* Nl. bifurcationis medius, *c* Nl. sternalis cranialis, *d, d¹* Lymphgefäße, die zu den Nll. lumbales aortici ziehen, *e* Lymphgefäße, die durch das Zwerchfell in die Bauchhöhle treten und in die Nll. lienales, Nll. gastrici, Nll. hepatici oder die Nll. lumbales aortici einmünden, *f* Lymphgefäß, das mit der Speiseröhre in die Bauchhöhle tritt, *g* Nl. intercostalis, *h* ein Vas efferens, das nach der rechten Seite tritt und in Abb. 265 bei *10* zum Vorschein kommt
1, 1 erste Rippe, aus der ein Stück herausgeschnitten ist, *2* M. longus colli, *3, 3¹, 3²* Aorta, *4* präkardiales Mediastinum, *5* Herzbeutel und kardiales Mediastinum, *6, 6¹, 6²* postkardiales Mediastinum, *7, 7¹, 7²* Zwerchfell, *8* Speiseröhre, *9* V. cava cranialis, *10* Truncus brachiocephalicus, *11* A. subclavia sinistra, *12, 12* zwölfte Rippe, aus der ein Stück herausgeschnitten ist, *13* dreizehnte Rippe, *14* V. costocervicalis, *15* Ductus thoracicus, *15'* Mündung des Ductus thoracicus, hier mit Nebenzweig, *16* Venenwinkel, Teilungsstelle der V. subclavia in die V. axillaris und die V. jugularis

Lymphocentrum thoracicum dorsale

Nl. intercostalis des Hd. (261/*25;* 264/*g;* 265/*9*)

Nur bei jedem 4. Hund kommt ein einziger Knoten von 2–7 mm Größe im 5. oder 6. Interkostalraum in Höhe des Rippenköpfchengelenkes oder am 6. Rippenköpfchengelenk vor.

Zufluß: Lymphgefäße, die durch die letzten 6 bis 8 Interkostalräume treten, bringen ihm Primärlymphe von Rücken-, Schulter-, Brustkorb- und Bauchmuskulatur; Brustwirbel, Rückenmarkshüllen, Aorta, Pleura.

Abfluß: Nll. mediastinales craniales.

Lymphocentrum thoracicum ventrale

Nl. sternalis cranialis des Hd. (261/*26;* 264/*c;* 265/*6*)

Im Regelfall ist der 3–20 mm lange Knoten jederseits medial vom 2. Rippenknorpel oder 2. Zwischenknorpelraum in der Einzahl vorhanden; er kann auch unpaar sein. Nur ausnahmsweise fehlt er.

Zufluß: Benachbarte Schultergürtel-, Brustkorb- und Bauchmuskulatur, Rippen, Brustbein, Zwerchfell, Mediastinum, Pleura, Teile des Peritonaeums, Thymus und einzelne, durch die ventrale Brustwand tretende Lymphgefäße der vorderen Hälfte des Gesäuges.

Abfluß: Nll. mediastinales craniales.

Lymphocentrum mediastinale

Nll. mediastinales craniales des Hd. (261/*28;* 264/*a, a¹, a²;* 265/*3, 3¹, 3², 3³, 3⁴, 3⁵;* 266/*8, 8¹*)

Von den nach Zahl, Größe und Lage stark wechselnden Lymphknoten finden sich auf jeder Körperseite 1–6 Einzelknoten bis zu einer Größe von je 3–30 mm Länge. Sehr

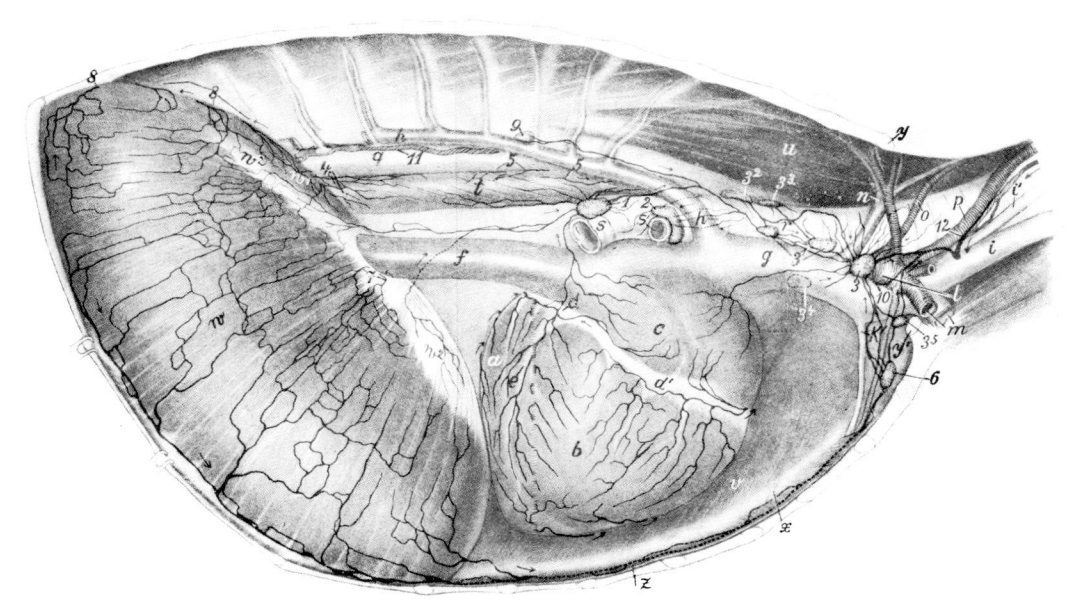

Abb. 265. Lymphknoten und Lymphgefäße der Brusthöhle des *Hundes*, rechte Seitenansicht. (Nach Wegnahme der rechten Rippenwand und der rechten Lunge, nach BAUM, 1918.)
1 Nl. bifurcationis medius, *2* Nl. bifurcationis dexter, *3, 3^1, 3^2, 3^3, 3^4, 3^5* Nll. mediastinales craniales, *4* Lymphgefäße der Speiseröhre, die in die Bauchhöhle treten, *5, 5* Lymphgefäße der Speiseröhre, die sich nach deren dorsalem Rand und von da nach links wenden und in den Nl. bifurcationis sinister einmünden, *6* Nl. sternalis cranialis, *7* Lymphgefäße, die in den Nl. gastricus, die Nll. lienales, Nll. hepatici oder Nll. lumbales aortici einmünden, *8, 8* Lymphgefäße, die zu den Nll. lumbales aortici ziehen, *9* Nl. intercostalis, *10* Vas efferens eines linken Nl. mediastinalis cranialis, *11* Ductus thoracicus, *12* Ductus lymphaticus dexter
a Linke Herzkammer, *b* rechte Herzkammer, *c* rechter Vorhof, *d, d'* Sulcus coronarius, *e* Sulcus interventricularis subsinuosus, *f* V. cava caudalis, *g* V. cava cranialis, *h* V. azygos dextra, *i* V. jugularis externa, *i'* V. jugularis interna, *k* A. und V. thoracica interna, *l* A. subclavia dextra, *m* A. und V. axillaris dextra, *n* V. costocervicalis dextra, *o* A. vertebralis dextra, *p* A. carotis communis dextra, *q* Aorta, *r* Trachea, *s* rechter Bronchus principalis, *s'* rechter Bronchus lobaris cranialis, *t* Speiseröhre, *u* M. longus colli, *v* linker M. transversus thoracis, *w* Pars costalis, *w^1* Pars lumbalis und *w^2* Centrum tendineum des Zwerchfells, *x* Sternum, *y, y'* dorsales und ventrales Stück der 1. Rippe, *z* rechter M. transversus thoracis (abgeschnitten)

konstant ist jener im 1. Interkostalraum dicht vor der V. costocervicalis. Die übrigen folgen bis zum Arcus aortae und evtl. noch auf dem Herzbeutel. Ist nur ein Knoten auf einer Seite ausgebildet, dann hat er die zuerst beschriebene Lage. Bei jungen Tieren sind die Knoten zum Teil in den Thymus eingebettet. Im übrigen liegen sie zwischen den Gefäßen und Organen des präkardialen Mittelfells.

Zufluß: M. subscapularis, Schultergürtel-, Brustkorb- und Bauchmuskulatur, ventrale Halsmuskeln, Halsbeuger und Rückenstrecker, Schulterblatt, Halswirbel ohne Atlas, Brustwirbel, Rippen; Luft- und Speiseröhre, Schilddrüse, Thymus, Mittelfell, Pleura costalis, Herz und Aorta, Hüllen des Rückenmarks. Dazu Durchgangslymphe vom Nl. intercostalis, Nl. sternalis cranialis, Nll. cervicales profundi medius und caudalis, Nll. bifurcationis, Nll. pulmonales.

Abfluß: Links in den Endabschnitt des Ductus thoracicus, evtl. auch in den Truncus jugularis sinister; rechts in den Truncus jugularis dexter oder in den Ductus lymphaticus dexter.

Lymphocentrum bronchale

Nll. bifurcationis dexter, sinister und medius des Hd. (261/*34, 35;* 264/*b, b^1;* 265/*1, 2;* 266/*1, 2, 3*)

Je ein Lymphknoten von 6–32 mm Durchmesser findet sich rechts, links und dorsal der Trachea in Höhe ihres Übergangs in die Stammbronchen. Der dorsal gelegene Lymphknoten ist immer der größte. Die Knoten fallen dadurch auf, daß sie schwärzlich gefärbt sind (Ablagerung von Staubpartikeln).

Zufluß: Brustteil der Speiseröhre, Brustteil der Luftröhre, Bronchalbaum und Lungen, Mittelfell, Zwerchfell, Herz, Aorta.

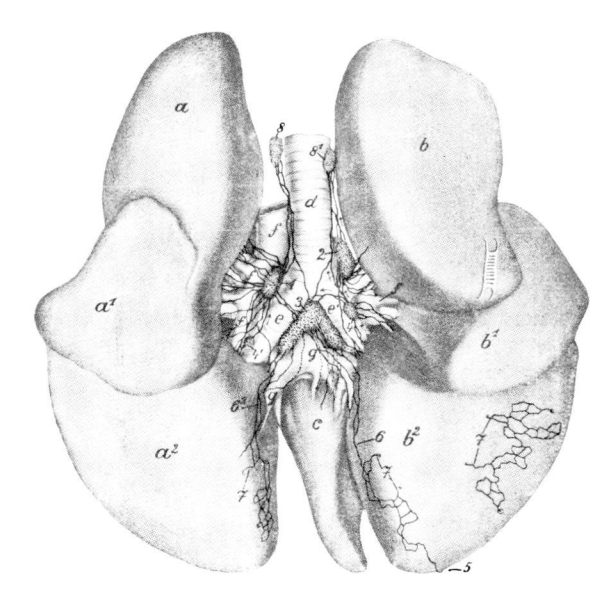

Abb. 266. Lymphknoten und Lymphgefäße der Lungen des *Hundes*. Dorsale Ansicht. (Nach BAUM, 1918.)
1 Nl. bifurcationis sinister, *2* Nl. bifurcationis dexter, *3* Nl. bifurcationis medius, *4, 4'* Nll. pulmonales, *5* subseröses Lymphgefäß, das um den Margo acutus auf die diaphragmatische Fläche und dort in die Tiefe tritt, *6, 6'* subseröse Lymphgefäße, die im Ansatzteil des Ligamentum pulmonale verlaufen, *7, 7, 7* subseröse Lymphgefäße, die in die Tiefe treten, *8, 8'* Nll. mediastinales craniales

a, a^1 Lobus cranialis sinister, Pars cranialis und Pars caudalis, *a^2* Lobus caudalis sinister, *b* Lobus cranialis dexter, *b^1* Lobus medius, *b^2* Lobus caudalis dexter, *c* Lobus accessorius, *d* Luftröhre, *e* Bronchus principalis sinister, *e'* Bronchus principalis dexter, *f* A. pulmonalis und ihre Äste, *g, g* Vv. pulmonales

Durchgangslymphe schicken die inkonstanten Nll. pulmonales.

Abfluß: Die Nll. bifurcationis sind untereinander durch Vasa efferentia verbunden; so leiten der Nl. bifurcationis dexter und der Nl. bifurcationis sinister ihre Durchgangslymphe teilweise zum Nl. bifurcationis medius. Dieser schickt sie zum Teil zum Nl. bifurcationis sinister. Alle Knoten senden Vasa efferentia zu den Nll. mediastinales craniales.

Nll. pulmonales des Hd. (266/*4, 4'*)

Diese kleinen Knoten sind inkonstant und kommen nur bei einem Drittel der Tiere vor. Sie liegen als schwärzliche Gebilde von 4–10 mm Größe auf dem extrapulmonalen (von Lungengewebe freien) Teil des rechten bzw. linken Stammbronchus.

Zufluß: Lungen.

Abfluß: Zu einem der Nll. bifurcationis oder zu den Nll. mediastinales craniales oder zu beiden.

Lymphocentrum lumbale

Nll. lumbales aortici des Hd.
(261/*36*; 267/*3, 3'*; 268/*5*; 269/*h*; 270/*1, 1', 2, 3, 3'*; 271/*2, 2'*; 272/*2, 3*)

Dorsal, ventral und seitlich der Aorta abdominalis und V. cava caudalis regellos aufgereiht, liegen die zumeist sehr kleinen 1–2 mm messenden Knoten vom Zwerchfell bis zum Abgang der Aa. circumflexae ilium profundae. Ihre Anzahl schwankt sehr. Beinahe regelmäßig tritt das kranial gelegene Knotenpaar auf, dessen Einzelknoten auch im Vergleich zu den übrigen mit 10–20 mm sehr viel größer sind. Die folgenden können gelegentlich fehlen oder aber bis zu 17 Knoten zählen.

Zufluß: Rippen, letzte Brust- und alle Lendenwirbel, Lenden- und Bauchmuskulatur, Rückenstrecker, Mittelfell, Brustfell, Bauchfell, Zwerchfell, Leber, Niere, Nebenniere, Harnleiter; Eierstock, Eileiter, Uterus bzw. Hoden, Nebenhoden, Samenleiter, Scheidenhautfortsatz und M. cremaster; Aorta und Hüllen des Rückenmarks; Durchgangslymphe vom Lc. mesentericum caudale und Lc. iliosacrale.

Abfluß: Direkt in die Lendenzisterne oder an Bildung der Trunci lumbales beteiligt.

Lymphocentrum coeliacum

Nll. lienales des Hd.
(267/*8, 8'*; 268/*3, 3'*; 269/*d, d'*)

Eine um die A. und V. lienalis und ihre Endäste gelagerte Gruppe zählt 1–5 Knoten, die in ihrer Größe zwischen 5–40 mm schwanken.

Zufluß: Speiseröhre, Magen, Pankreas, Milz, Leber, Zwerchfell, Mittelfell, Netz; Durchgangslymphe vom Nl. gastricus.

Abfluß: Truncus visceralis.

Abb. 267. Lymphknoten und Lymphgefäße der Leber des *Hundes* in situ. (Nach BAUM, 1918.)
1, 2 Nll. hepatici, *3, 3'* Nll. lumbales aortici, *4, 4, 4* subseröse Lymphgefäße, die in die Tiefe treten, *5, 5* subseröse Lymphgefäße, die sich subserös bis zu den Nll. hepatici verfolgen lassen, *6, 6* tiefe Lymphgefäße der Leber, *7, 7'* Lymphgefäße, die mit dem Ende der Speiseröhre verlaufen, *8, 8'* Nll. lienales, *9, 9'* subseröse Lymphgefäße, die von der parietalen Fläche der Leber stammen und *10, 10'* subseröse Lymphgefäße, von der viszeralen Leberfläche, die jedoch zu den Nll. lumbales aortici ziehen (*3, 3'*)
a, a' Leber, *b* Gallenblase, *c* linke und *c'* rechte Niere, *d, d'* Nebennieren, *e* V. portae, *f* V. lienalis, *g* Aorta, *h* A. renalis, *i* A. abdominalis cranialis, *k* V. cava caudalis, *l* V. abdominalis cranialis, *m* V. renalis, *n* abgeschnittene Speiseröhre

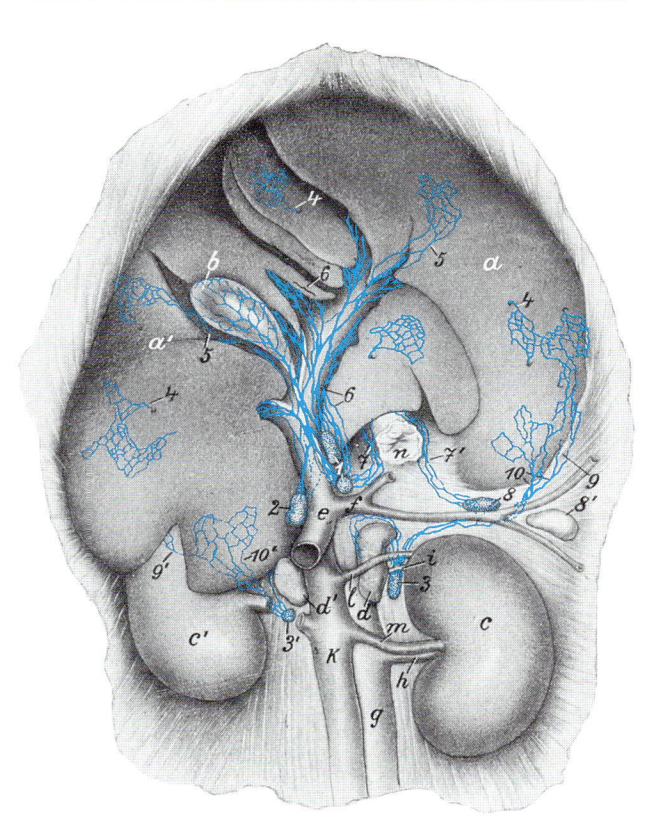

Nl. gastricus des Hd. (269/0)

Meistens ein kleiner, 5–25 mm messender, ausnahmsweise doppelt vorkommender Knoten ist an der kleinen Kurvatur des Magens nahe dem Pylorus gelegen. Er kann gelegentlich fehlen.
Zufluß: Speiseröhre, Magen, Leber, Zwerchfell, Mittelfell, Bauchfell.
Abfluß: Nll. hepatici oder Nll. lienales.

Nll. hepatici seu portales des Hd. (267/1, 2; 268/1, 2; 269/b, c)

Die Knoten liegen links und rechts an der Pfortader. Der linke Knoten ist meistens mäßig langgestreckt und leicht abgeplattet von 10–60 mm Länge. Er reicht bis zum Zwölffingerdarmanfang. Selten sind 2 oder 3 Knoten ausgebildet. Rechts findet sich eine Gruppe von 1–5 platten Knoten, deren Einzelgröße zwischen 10–50 mm schwankt.
Zufluß: Vor allem von Leber, einschließlich Gallenblase, Magen, Bauchspeicheldrüse und Zwölffingerdarm; aber auch von Speiseröhre, Zwerchfell, Mittelfell und Bauchfell. Durchgangslymphe liefern der Nl. gastricus und die Nll. pancreaticoduodenales.
Abfluß: Truncus visceralis.

Nll. pancreaticoduodenales des Hd. (269/a)

Fast regelmäßig findet sich ein kleinerer Knoten an der Flexura prima duodeni zwischen Darmwand und rechtem Pankreasschenkel, in der Hälfte der Fälle ein zweiter Knoten im Viszeralblatt des großen Netzes etwa 20–50 mm vom Duodenum entfernt. Der letztgenannte Knoten ist 4–10 mm groß und kann auch doppelt oder dreifach vorkommen.
Zufluß: Großes Netz, Duodenum, Pankreas, Magen.
Abfluß: Nll. hepatici.

Lymphocentrum mesentericum craniale

Nll. jejunales des Hd. (268/4, 4^1, 4^2, 4^3)

Sie bestehen meistens aus zwei langgestreckten, plattgedrückten, an den Enden sich verjüngenden Hauptknoten von je 5–200 mm Länge, 4–20 mm Breite und 3–10 mm Dicke. Dazu treten gelegentlich einige kleinere Knoten auf. Sie gruppieren sich um die Aa. und Vv. jejunales und reichen so von der Gekrösewurzel aus ins Je-

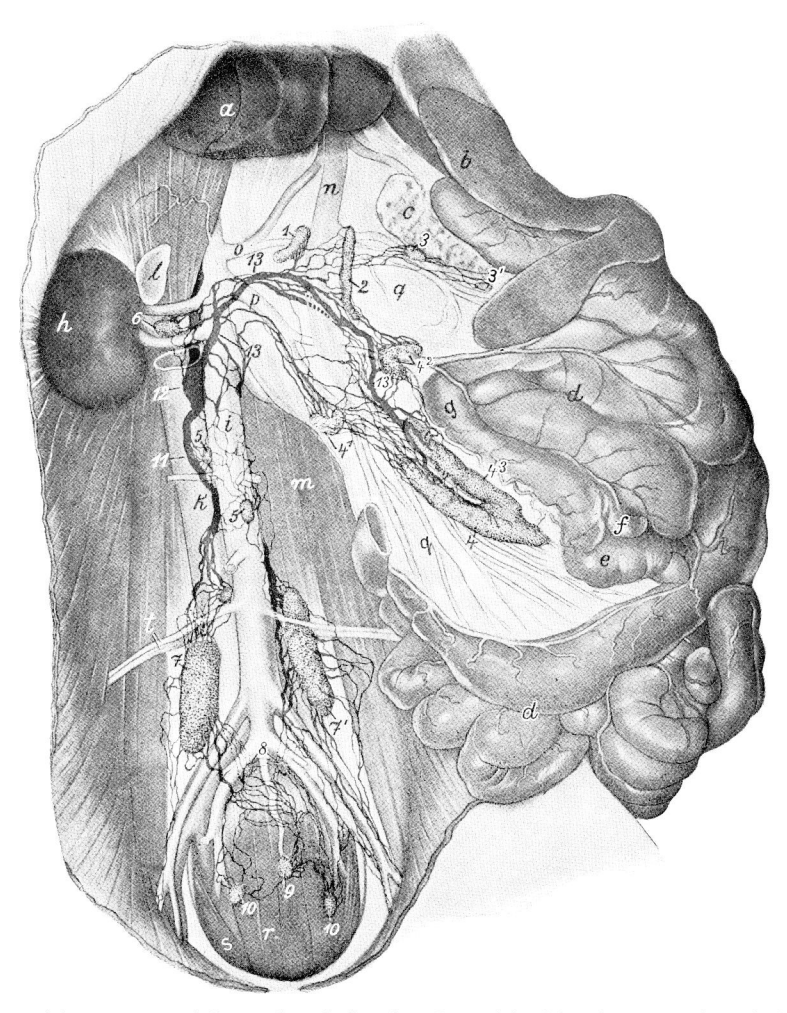

Abb. 268. Lymphknoten und Lymphgefäße der Bauchhöhle des *Hundes*. (Die Bauchhöhle ist geöffnet, die Bauchhöhlenorgane sind größtenteils zur Seite gelegt bzw. herausgezogen, nach Baum, 1918.)
1, 2 Nll. hepatici; *3, 3'* Nll. lienales; *4, 4¹, 4², 4³* Nll. jejunales; *5, 6* Nll. lumbales aortici; *7, 7'* Nll. iliaci mediales; *8, 9, 10* Nll. sacrales, *11* Truncus lumbalis, *12* Cisterna chyli; *13, 13, 13* Truncus visceralis
a Leber, *b* Milz, *c* Pankreas, *d* Jejunum, *e* Ileum, *f* Caecum, *g* Colon, *h* rechte Niere, *i* Aorta, *k* kaudale Hohlvene, *l* rechte Nebenniere, *m* Lendenmuskulatur, *n* V. portae, *o* A. coeliaca, *p* A. mesenterica cranialis, *q* Gekröse mit Blutgefäßen, *r* Niederzieher und *s* Seitwärtszieher des Schwanzes, *t* A. und V. circumflexa ilium profunda

junalgekröse bis zur Aufteilung der Dünndarmblutgefäße in ihre Endäste.

Zufluß: Jejunum, Ileum, Pankreas.

Abfluß: Die Vasa efferentia bilden ein Netzwerk, das zusammen mit abführenden Lymphgefäßen des Lc. coeliacum den Truncus visceralis bildet.

Nll. colici des Hd. (269/e, f)

Im kurzen Gekröse des Colon ascendens und 50–70 mm entfernt vom Colon transversum finden wir je 1 bis 2 Knoten von jeweils 3–25 mm Länge.

Zufluß: Ileum, Caecum, Colon; dazu Durchgangslymphe von den Nll. mesenterici caudales.

Abfluß: Truncus visceralis.

Abb. 269. Lymphknoten und Lymphgefäße von Magen, Milz, Pankreas, Duodenum und Dickdarm des *Hundes*. (Der Dünndarm ist bis auf den Anfangsteil des Duodenums und das Ende des Ileums weggenommen, nach Baum, 1918.)
a Nl. pancreaticoduodenalis, *b, c* Nll. hepatici, *d, d'* Nll. lienales (damit *c* und *d* sichtbar wurden, ist ein Teil des Pankreas herausgeschnitten), *e, f, f* Nll. colici, *g, g,* Nll. mesenterici caudales, *h, h* Nll. lumbales aortici, *i* Nll. iliaci mediales (damit die Gruppen *h* und *i* sichtbar wurden, ist ein Teil des Mesocolons herausgeschnitten), *k* Nll. sacrales, *l* Lymphgefäß des Duodenums und *l'* Lymphgefäß des Pankreas, die zu den Nll. jejunales ziehen und deshalb abgeschnitten sind, *m* Lymphgefäße des Afters und Rektums, *n* Lymphgefäß, das direkt zur Lendenzisterne geht, *o* Nl. gastricus, *p, p* Lymphgefäße des Rektums, die über die dorsale Seite des Rektums zu den Nll. sacrales und iliaci mediales ziehen
1 Magen, *2* Duodenum (seine Pars descendens), *3, 3'* Pankreas, *4* Milz (zur Seite gelegt), *5* Ileum (abgeschnitten), *6* Caecum, *7, 8, 9* Colon, *10* Rectum, *11* V. colica sinistra, *12* V. colica media, *13* V. iliocolica, *14, 14'* V. portae, *15, 15* ventrale Wand des Netzbeutels, zurückgeschlagen; *16* Gekröse des Colons

Lymphocentrum mesentericum caudale

Nll. mesenterici caudales des Hd. (269/*g*)

Im Gekröse des Colon descendens sind 2 bis 5 Knoten von je 3–15 mm Durchmesser gelegen.

Zufluß: Colon, Rectum.

Abfluß: Teilweise zu den Nll. colici oder direkt in den Truncus visceralis, teilweise zu den Nll. lumbales aortici.

Lymphocentrum iliosacrale

Nll. iliaci mediales des Hd. (261/*40;* 268/*7, 7';* 269/*i;* 270/*4, 4¹, 4²;* 271/*1;* 272/*1*)

Im Regelfall findet sich unter dem 5. und 6. Lendenwirbel, links der Aorta und rechts der V. cava caudalis, je ein bei großen Hunden bis 60 mm langer Knoten, der vom Abgang der A. circumflexa ilium profunda bis zum Ursprung der A. iliaca externa reicht. Gelegentlich ist er ein- oder beidseitig doppelt oder dreifach ausgebildet.

Zufluß: Haut über der dorsalen Bauchwand von der letzten Rippe ab; Haut der Beckengegend und Schwanzwurzel sowie des Kranialteils der Oberschenkelaußenseite und über dem Kniegelenk; Bauchmuskulatur, Muskeln und Knochen der Beckengliedmaße, Becken- und Lendenmuskulatur; Colon, Rectum, Anus; Uterus, Vagina, Vulva bzw. Hoden, Nebenhoden, Samenleiter, Proc. vaginalis mit M. cremaster, Prostata; männliche und weibliche Harnröhre, Harnblase, Harnleiter; Aorta, Hüllen des Rückenmarks; Durchgangslymphe aller nachfolgend beschriebenen Lymphzentren.

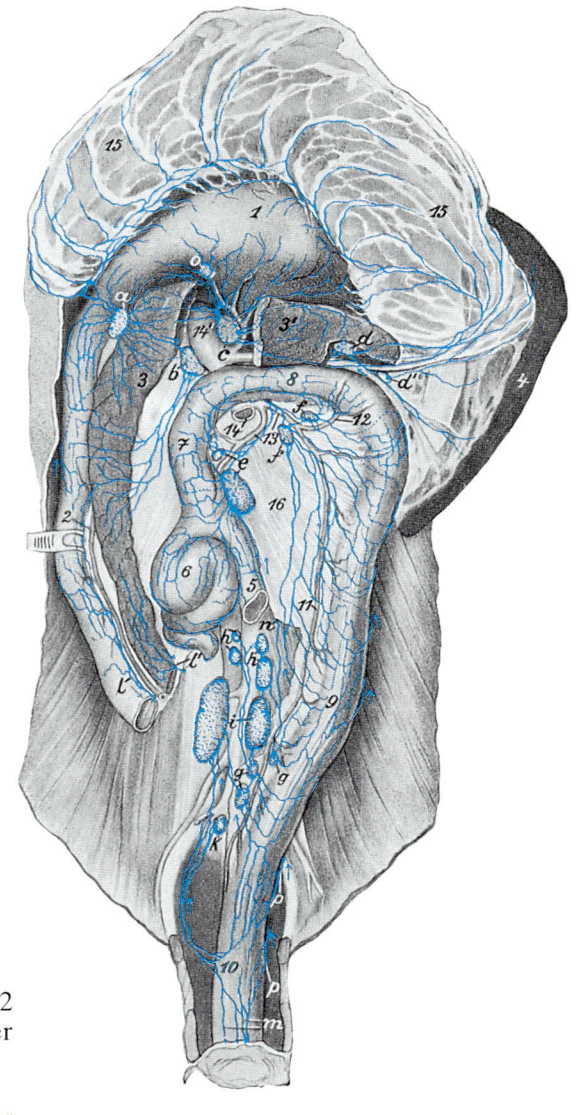

Abfluß: Teilweise ziehen die Vasa efferentia zu einem Nl. lumbalis aorticus, teilweise formieren sie sich zu den Trunci lumbales.

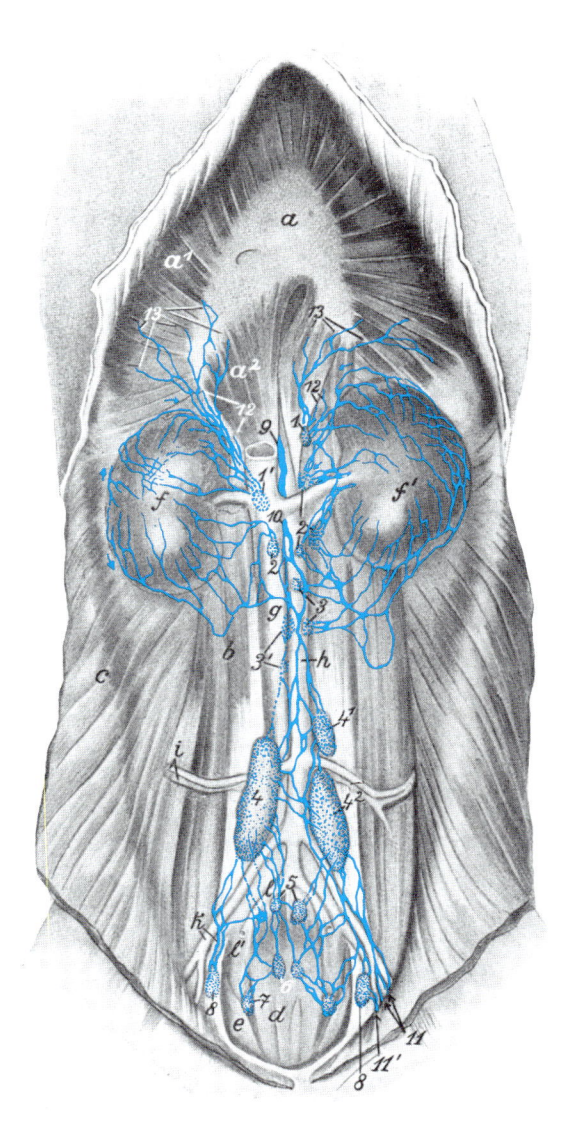

Abb. 270. Lymphknoten der Lendengegend des *Hundes*.
(Die Bauchhöhlenorgane sind bis auf die Nieren entfernt, die rechte Niere (*f*) ist beckenwärts zurückgedrängt, damit die Lymphgefäße des Zwerchfells eingezeichnet werden konnten, nach BAUM, 1918.)
1, 1′, 2, 3, 3′ Nll. lumbales aortici, *4, 4¹, 4²* Nll. iliaci mediales, *5, 6, 7* Nll. sacrales, *8, 8'* Nl. iliofemoralis, *9* Cisterna chyli, *10* Truncus lumbalis, *11* Vasa efferentia der Nll. inguinales superficiales und des Nl. femoralis (von ihnen tritt ein Teil (*11′*) in den Nl. iliofemoralis (*8*) ein), *12* Lymphgefäße, die mit dem N. sympathicus und N. splanchnicus major von der Brust- in die Bauchhöhle treten, *13* Lymphgefäße des Zwerchfells

a, a¹, a² Zwerchfell, *b* Lendenmuskulatur, *c* seitliche Bauchwand, *d* Niederzieher und *e* Seitwärtszieher des Schwanzes, *f, f'* Nieren, *g* V. cava caudalis; *h* Aorta abdominalis; *i* A. und V. circumflexa ilium profunda; *k* A. und V. iliaca externa; *l, l'* A. und V. iliaca interna

Nll. sacrales und Nll. hypogastrici des Hd. (261/*42;* 268/*8, 9, 10;* 269/*12;* 270/*5, 6, 7;* 271/*3;* 272/*4, 7*)

Regelmäßig finden wir unter dem 7., bisweilen auch schon 6. Lendenwirbel im Winkel zwischen rechter und linker A. iliaca interna einen (unpaaren) oder zwei (paarige), gelegentlich auch mehr Knoten bis zu je 25 mm Länge. Daran schließen sich inkonstant kleinere, 3–15 mm messende Knoten an, die am Dach oder der dorsolateralen Wand des Beckens gelegen sind und in der Hälfte der Fälle gefunden werden.

Zufluß: Innere Lendenmuskulatur, Glutäen- und Hinterbackenmuskulatur, tiefe Schenkel- und Schwanzmuskeln; Lendenwirbel, Kreuzbein, Schwanzwirbel, Beckenknochen, Oberschenkelbein; Colon, Rectum, Anus, Uterus, Vagina, Vulva bzw. Prostata, Penis; Harnblase, Harnleiter, Harnröhre; Hüllen des Rückenmarks. Durchgangslymphe des Lc. inguinale profundum.

Abfluß: Nll. iliaci mediales.

Lymphocentrum inguinale profundum (seu iliofemorale)

Nl. iliofemoralis des Hd. (261/*46;* 270/*8*)

Ein inkonstanter, 2–11 mm kleiner Knoten, nur in einem Drittel der Fälle vorhanden, ist am Anheftungspunkt der Sehne des M. psoas minor am Tuberculum m. psoas minoris gelegen.

Zufluß: Ein Teil der im Schenkelspalt verlaufenden Lymphgefäße wird filtriert. Bei Nichtvorhandensein des Knotens laufen diese weiter zum Lc. iliosacrale.

Abfluß: Nll. iliaci mediales und Nll. sacrales.

Nl. femoralis des Hd. (261/*47;* 236/*t*)

Sehr selten kommt am distalen Ende des Schenkelspaltes ein beim großen Hd. kaum 1 cm, beim kleinen Hd. 2–3 mm langer Knoten vor, der dann jedoch **tastbar** sein kann.

Zufluß: Haut medial über dem Kniegelenk, über Unterschenkel und Fuß; Knie- und Sprunggelenk; Kniescheibe, Unterschenkel- und Fußknochen; Achilles- und Beugesehnen der kurzen Zehenstrecker, Mm. interossei; Durchgangslymphe vom Nl. popliteus.

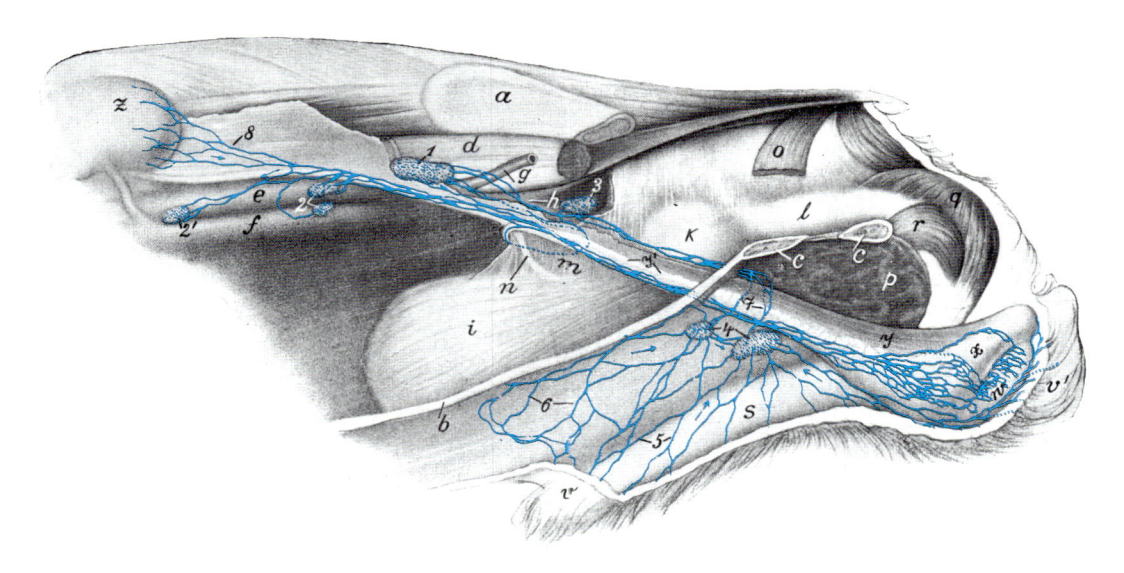

Abb. 271. Lymphknoten und Lymphgefäße der Harn- und männlichen Geschlechtsorgane des *Hundes* in situ. (Nach Baum, 1918.)
Linke Bauch- und Beckenwand und der Darm sind weggenommen.
1 Nll. iliaci mediales, *2, 2'* Nll. lumbales aortici, *3* Nll. sacrales, *4* Nll. inguinales superficiales (scrotales), *5, 6* Lymphgefäße des Integumentblattes des Präputiums, *7* Vasa efferentia der Nll. inguinales superficiales, *8* Lymphgefäße der Nierenkapsel, die wie die Lymphgefäße des Hodens zu den Nll. lumbales aortici fließen
a Darmbein (abgesägt), *b* ventrale Bauchwand, *c* Beckenboden, *d* Lendenmuskulatur, *e* Aorta, *f* kaudale Hohlvene, *g* linke A. iliaca externa, *h* rechte A. iliaca interna, *i* Harnblase. *k* Prostata, *l* Harnröhre, *m* Seitenband der Harnblase, *n* Harnleiter, *o* M. coccygeus (abgeschnitten), *p* Schnittfläche vom M. adductor, *q* M. bulbospongiosus, *r* M. ischiocavernosus, *s* Penis, *v* Präputium, *v'* äußere Haut des Hodensacks, *w* Hoden, *x* Nebenhoden, *y* Samenstrang mit *y'* Ductus deferens, *z* linke Niere

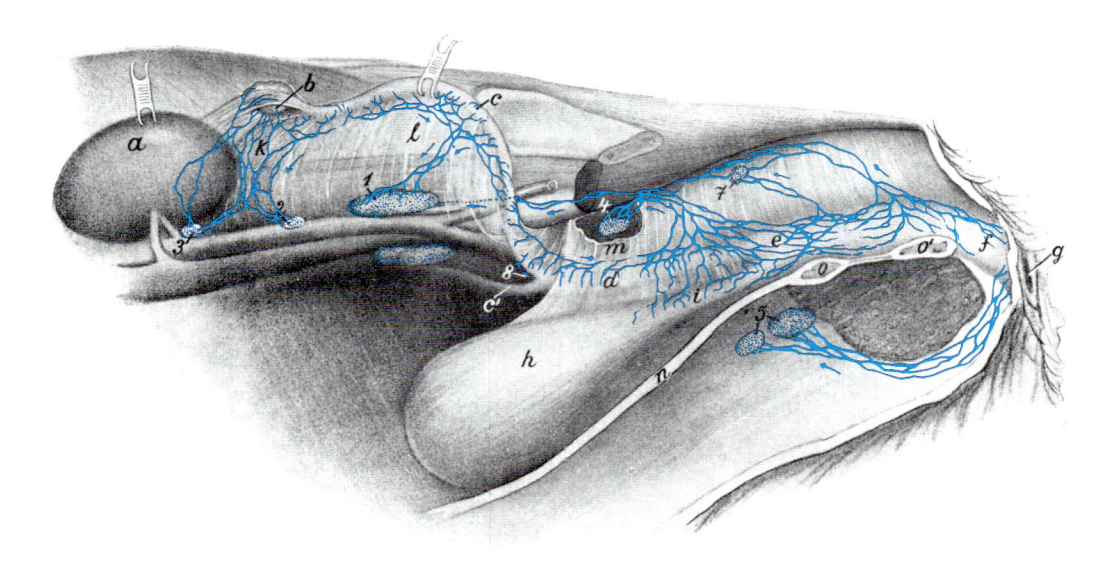

Abb. 272. Lymphknoten und Lymphgefäße der weiblichen Geschlechtsorgane des *Hundes*. (Nach Baum, 1918.)
1 Nll. iliaci mediales, *2, 3* Nll. lumbales aortici, *4* Nl. sacralis, *5* Nll. inguinales superficiales (mammarii), *7* Nl. hypogastricus, *8* Lymphgefäß, das auf die dorsomediale Fläche des Uterushornes umbiegt
a linke Niere (zurückgeschlagen), *b* das in der Bursa ovarica gelegene linke Ovarium (von medial gesehen), *c* linkes Uterushorn (hochgezogen), *c'* rechtes Uterushorn, *d* Uteruskörper, *e* Vagina, *f* Vestibulum vaginae, *g* Vulva, *h* Harnblase, *i* Harnröhre, *k* Ligamentum suspensorium ovarii einschließlich Eierstocksnierenband, *l* Ligamentum latum uteri, *m* Ligamentum vesicae laterale, *n* ventrale Bauchwand, *o, o'* Beckenboden

Abfluß: evtl. Nl. iliofemoralis, sonst Nll. iliaci mediales und Nll. sacrales.

Lymphocentrum inguinale superficiale (seu inguinofemorale)

Nll. inguinales superficiales des Hd. (Nll. scrotales 261/*49;* 271/*4*) (Nll. mammarii 272/*5;* 273/*1, 1'*)

Beim *Rüden* bilden 1–3, meistens 2 Knoten von 5–68 mm Länge eine Gruppe, die am dorsolateralen Rand des Penis 5–10 mm vor dem Samenstrang im subkutanen Bindegewebe gelegen und hier tastbar ist. Die *Hündin* besitzt jederseits meistens 1, oft jedoch auch 2 Knoten von 10–20 mm Länge, der dorsolateral des Gesäuges etwa auf einer Höhe 20–40 mm vor dem Pecten ossis pubis zu ermitteln ist. Der Knoten ist tastbar.

Zufluß: Haut der ventralen Bauchwand vom Rippenbogen ab, Haut des Präputiums und Skrotums bzw. der hinteren Hälfte des

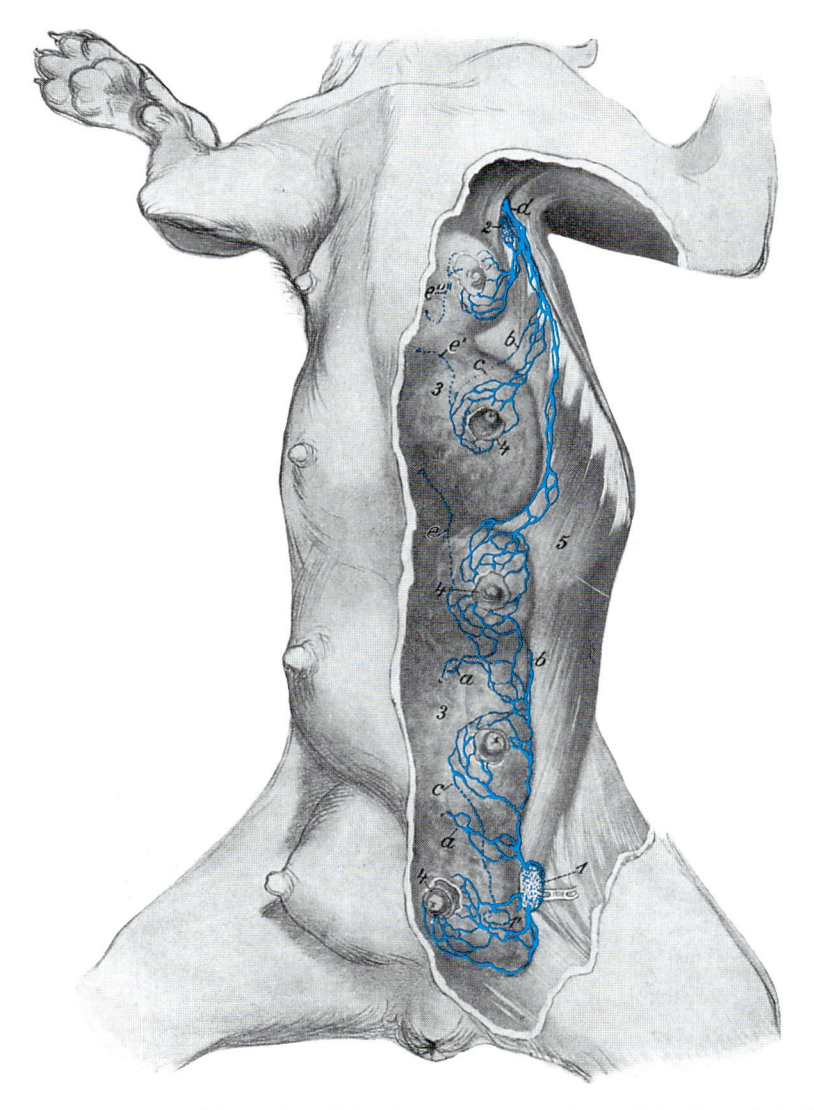

Abb. 273. Lymphknoten und Lymphgefäße des Gesäuges einer *Hündin.* (Nach Baum, 1918.)
1 Nl. inguinalis superficialis seu mammarius (unter dem Gesäuge etwas hervorgezogen), *1'* Nl. inguinalis superficialis (von der Milchdrüse verdeckt), *2* Nl. axillaris accessorius, *3, 3* Drüsenkörper, *4, 4* Zitzen, *5* M. obliquus externus abdominis
a, a Parenchymlymphgefäße, die an der Oberfläche hervortreten, *b, b* Lymphgefäße, die von der Basis der Mammarkomplexe hervortreten, *c, c* Hautlymphgefäße, die in die Tiefe treten (die übrigen Lymphgefäße sind Haut- und Zitzenlymphgefäße), *d* Lymphgefäße, die zum Nl. axillaris proprius ziehen, *e, e', e''* Lymphgefäße, die in die Tiefe treten und zum Nl. sternalis cranialis gehen.

Gesäuges, Haut des Beckenausganges, Schwanzes und Oberschenkels, Unterschenkels und Fußes; ferner Bauchhautmuskel; Vulva, Clitoris und die kaudalen drei (von fünf) Mammarkomplexe des Gesäuges bzw. Skrotum, Präputium, Penis mit Eichel und männliche Harnröhre.

Abfluß: Nll. iliaci mediales.

Lymphocentrum popliteum

Nl. popliteus superficialis des Hd. (261/*57;* 263/*5*)

Fast ausnahmslos nur ein großer, bis 50 mm langer Knoten in der Kniekehle zwischen dem M. biceps femoris und dem M. semitendinosus. Er stößt im Regelfall direkt unter die Haut samt Faszie und ist so gut tastbar.

Zufluß: Haut plantar des Kniegelenkes und Unterschenkels, Haut des Fußes; Knochen des Unterschenkels und Fußes; distale Teile der Hinterbackenmuskulatur und des M. quadriceps femoris sowie alle kurzen Muskeln und Sehnen des Fußes.

Abfluß: Direkt zu den Nll. iliaci mediales oder auch, wenn vorhanden, zum Nl. femoralis.

Lymphsammelgänge

Ductus thoracicus des Hd. (252; 261/*60;* 264/*15, 15';* 265/*11*)

Der Brustlymphgang entspringt ein-, zwei- oder gar dreiästig aus der Lendenzisterne, tritt im Hiatus aorticus durch das Zwerchfell und liegt der Aorta thoracica zunächst rechts und dorsal auf. Er läuft ventral der V. azygos dextra bis zum 5. oder 6. Brustwirbel vor, tritt dorsal über die Aorta zur linken Seite und zieht an der linken Seite des Oesophagus zum Brusthöhleneingang. Bei einfachem Stamm ist die Weite durchgehend etwa 3–4 mm. Ein doppelter Brustlymphgang ist beim Hd. nicht selten (siehe Abb. 252). Der zweite Gang liegt dann links und dorsal auf der Aorta und ist durch Queranastomosen mit dem rechten Gang verbunden. Durch die Maschen hindurch ziehen die Interkostalarterien. Auch der linke Abschnitt kann ein grobes Netzwerk bilden; es liegt zwischen den lateral flankierenden Aa. und Vv. costocervicalis und vertebralis und der medial verbleibenden A. carotis communis sinistra. Das Mündungsstück ist ampullenförmig erweitert, verengt sich unmittelbar beim Eintritt in den Venenwinkel so sehr, daß die eigentliche Mündung beim großen Hd. nicht mehr als 1 mm mißt.

Der Brustlymphgang ergießt sich im allgemeinen von dorsal, aber auch seitlich oder von ventral in die V. jugularis communis sinistra. Diese Stelle liegt dicht (beim großen Hd. 10–30 mm) kranial der 1. Rippe. Bei der in den meisten Fällen vorhandenen Teilung des Mündungsstückes in zwei oder selbst 3 und 4 Äste stehen diese oft durch variationsreiche Queranastomosen in Verbindung. Klappen kommen im Ductus thoracicus jeweils in Abständen von 10–30 mm vor; vom 11.–12. Brustwirbel ab beckenwärts fehlen sie. Der Klappenschluß ist selbst beim toten Tier vollkommen.

Cisterna chyli des Hd. (254/*Cc;* 268/*12;* 270/*9*)

Die Lendenzisterne reicht vom 4. bis 1. Lendenwirbel. Ihre Form wechselt sehr stark. Sie liegt als sackartiges Gebilde meistens dorsal und rechts der Aorta abdominalis zwischen den Zwerchfellpfeilern und der Lendenmuskulatur auf. Sie wird häufig von den Aa. lumbales durchbrochen.

Oft weitet sich der Sack auch auf die seitliche und ventrale Fläche der Aorta aus. In das Kaudalende mündet der meist doppelte oder netzartige Truncus lumbalis. Von ventral ergießt sich der Truncus visceralis ein- oder vielästig in die Mitte der Lendenzisterne. Das Kranialende geht in den Ductus thoracicus über. Die Zisterne ist klappenfrei.

Truncus visceralis des Hd. (254/*Tv;* 261/*62;* 268/*13*)

Der starke Eingeweidelymphstamm ist in seiner Form sehr variabel und geht aus einem Netzwerk hervor, das die Vasa efferentia der Lymphknoten des Lc. coeliacum und des Lc. mesentericum craniale bilden. Der Zusammenfluß des Netzwerkes kann mehr oder weniger unterbleiben; dann münden zwei oder drei stärkere und einige kleinere Äste in die Mitte der Lendenzisterne. Mitunter kommt es überhaupt nicht zur Bildung eines deutlichen Trunkus. Die Vasa efferentia können dann auch die Aorta rechts und links umspannen und auf ihrer Dorsalseite in die Lendenzisterne einmünden.

Trunci lumbales des Hd.
(260/*Tl*; 261/*61*; 268/*11*; 270/*10*)

Im Regelfall finden wir zwei netzförmig miteinander verbundene Gänge, von denen der eine stärkere am linken dorsalen und der andere schwächere am rechten ventralen Rand der Aorta fließen. Bisweilen fehlt der linke dorsale Gang. Ihren Ursprung nehmen sie aus den Nll. iliaci mediales.

Truncus jugularis des Hd.
(248/*f*; 249/*Tj*; 261/*59*; 265)

Der linke und rechte Halslymphgang des Hd. entstehen aus den Vasa efferentia des Nl. retropharyngeus medialis ihrer jeweiligen Körperseite. Sie sind in gefülltem Zustand 2,5–4 mm dick. Der Truncus jugularis sinister läuft an der linken Seite von Luft- und Speiseröhre, der Truncus jugularis dexter rechts an der Luftröhre, beide Gänge jeweils gemeinsam mit der A. carotis communis und der V. jugularis interna brustwärts. Nicht selten ist der Stamm ganz oder abschnittsweise doppelt angelegt. Das Ende des linken Ganges nimmt Vasa efferentia der Nll. cervicales superficiales, gelegentlich auch solche der Achsellymphknoten auf und mündet variationsreich in den Ductus thoracicus. Das Ende des rechten Ganges wird unter Aufnahme von Lymphgefäßen aus den rechtsseitigen oberflächlichen Lymphknoten zum Ductus lymphaticus dexter.

Ductus lymphaticus dexter des Hd.
(265/*12*)

Dieser Gang ist etwa 15 mm lang und 4–6 mm dick; er mündet in die V. subclavia dextra. Auch er kann geteilt in den Venenwinkel eintreten. Meistens nimmt der Duktus noch Vasa efferentia der rechten Achsellymphknoten, auch solche der Nll. mediastinales craniales und des Nl. sternalis cranialis auf.

Lymphknoten und Lymphsammelgänge der Katze

Die Lymphknoten der Katze haben bisher keine wesentliche Rolle im klinischen Untersuchungsgang gespielt, weil Angaben über ihr Vorkommen, ihre Lage und Größe nicht hinreichend publik gemacht wurden. Seit den Untersuchungen von SUGIMURA, KUDO und TAKAHATA (1955 bis 1960) sowie MEIER (1989) besitzen wir jedoch verläßliche Daten, die die Aufnahme in ein Lehrbuch bei Angleichung an die international gebräuchliche Nomenklatur rechtfertigen. Vorab sei festgestellt, daß sich die Lymphknoten der Ktz. hinsichtlich ihres Vorkommens und ihrer Anordnung z.T. wesentlich von den Verhältnissen des Hd. unterscheiden.

Lymphocentrum parotideum

Nl. parotideus der Ktz. (274 A, B/*1*)

Im Regelfall kommt der Nl. parotideus in der Einzelnzahl, sehr selten in Form von 2 und mehr Knoten vor. Selten fehlt er. Er ist meistens platt, scheibenförmig mit einem Durchmesser von 1–8 mm. Der V. temporalis superficialis anliegend, findet er sich am Kranialrand der Ohrspeicheldrüse oder im Drüsengewebe versteckt.

Zufluß: Oberes und teils auch unteres Augenlid, Ohrspeicheldrüse und weitere Teile der oberen Kopfhälfte.

Abfluß: Nll. retropharyngei laterales.

Lymphocentrum mandibulare

Nll. mandibulares und Nll. mandibulares accessorii der Ktz. (274 A/*2, 3*; 274 B/*3, 3′*)

Medial und lateral der V. facialis anliegend und vom Hautmuskel bedeckt, finden sich meistens zwei größere, tastbare Nll. mandibulares auf gleicher Höhe, seltener 1 bis 4 kleinere Nll. mandibulares accessorii, an den kaudalen Pol der größeren anschließend. Die größeren Knoten messen lateral 4–19 mm und medial 2,5–24,0 mm in der Länge; die kleineren sind 0,5–3,5 mm groß.

Zufluß: Ober- und Unterlippe, Kinngegend, Mundhöhle, Backendrüsen, Augenlider. Teilweise Durchflußlymphe vom Nl. parotideus und von den Nll. retropharyngei laterales.

Abfluß: Die Nll. mandibulares und die Nll. mandibulares accessorii sind untereinander durch Vasa efferentia variabel verbunden. Das Lc. mandibulare gibt seine Lymphe einerseits an den Nl. retropharyngeus medialis und andererseits an die Nll. cervicales superficiales ventrales oder, wenn diese fehlen, an die Nll. cervicales superficiales dorsales ab.

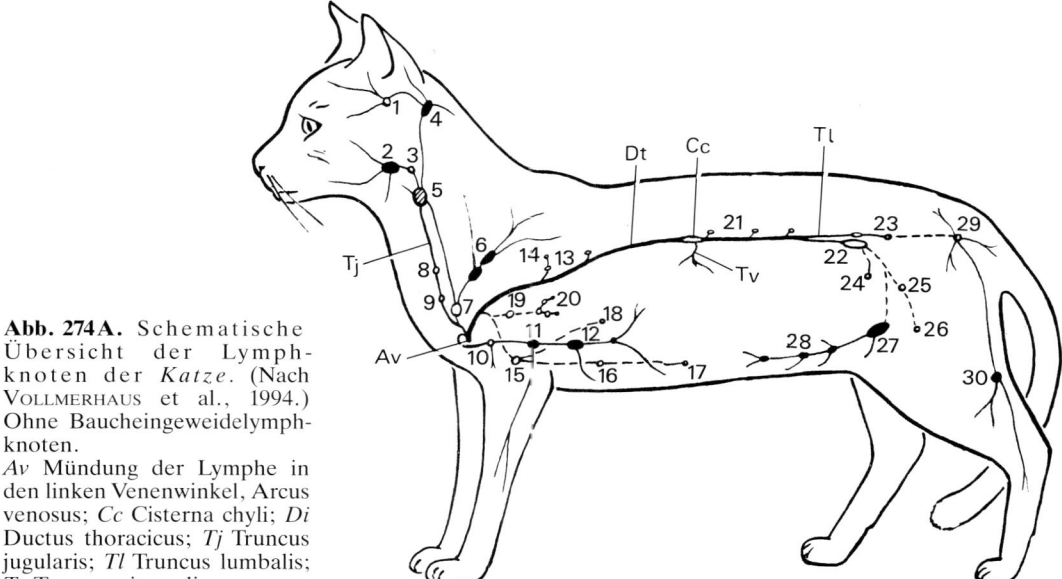

Abb. 274A. Schematische Übersicht der Lymphknoten der *Katze*. (Nach VOLLMERHAUS et al., 1994.) Ohne Baucheingeweidelymphknoten.
Av Mündung der Lymphe in den linken Venenwinkel, Arcus venosus; *Cc* Cisterna chyli; *Di* Ductus thoracicus; *Tj* Truncus jugularis; *Tl* Truncus lumbalis; *Tv* Truncus visceralis

1 Nl. parotideus; *2* Nll. mandibulares; *3* Nll. mandibulares accessorii (inkonstant); *4* Nl. retropharyngeus lateralis; *5* Nl. retropharyngeus medialis; *6* Nll. cervicales superficiales dorsales; *7* Nl. cervicalis superficialis ventralis (fast konstant); *8* Nl. cervicalis profundus medius (inkonstant); *9* Nl. cervicalis profundus caudalis (fast konstant); *10* Nl. axillaris primae costae (inkonstant); *11* Nl. axillaris proprius; *12* Nll. axillares accessorii; *13* Nll. thoracici aortici (inkonstant); *14* Nl. intercostalis (inkonstant); *15* Nl. sternalis cranialis; *16* Nl. sternalis caudalis (inkonstant); *17* Nl. epigastricus cranialis (inkonstant); *18* Nl. phrenicus (inkonstant); *19* Nll. mediastinales craniales; *20* Nll. bifurcationis und pulmonales (letztere inkonstant); *21* Nll. lumbales aortici; *22* Nll. iliaci mediales; *23* Nll. sacrales; *24* Nl. subiliacus (inkonstant); *25* Nl. iliofemoralis (inkonstant); *26* Nl. femoralis (inkonstant); *27* Nl. inguinalis superficialis; *28* Nll. epigastrici caudales; *29* Nl. ischiadicus, *30* Nl. popliteus superficialis

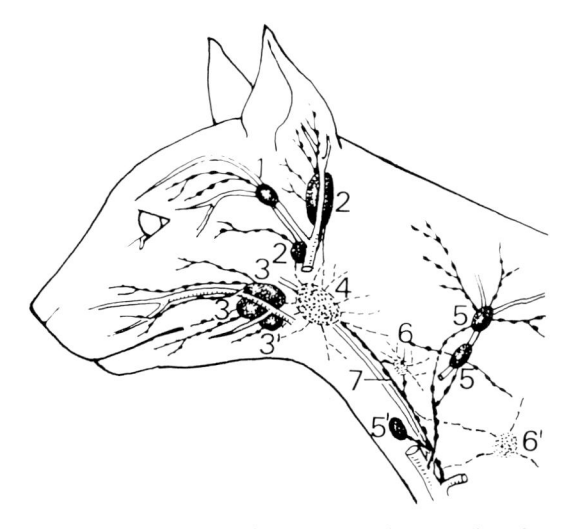

Abb. 274B. Lymphknoten und Lymphgefäße des Kopfes und Halses der *Katze*, schematisiert.
(Umgezeichnet nach SUGIMURA, KUDO und TAKAHATA, 1955.)
1 Nl. parotideus, *2* Nll. retropharyngei laterales, *3* Nll. mandibulares, *3'* Nll. mandibulares accessorii, *4* Nl. retropharyngeus medialis, *5* Nll. cervicales superficiales dorsales, *5'* Nl. cervicalis superficialis ventralis, *6* Nl. cervicalis profundus medius, *6'* Nll. cervicales profundi caudales, *7* Truncus jugularis

Lymphocentrum retropharyngeum

Nl. retropharyngeus medialis der Ktz. (274 A/5; 274 B/4)

Regelmäßig kommt ein nierenförmiger Knoten auf jeder Körperseite mit dem größten Durchmesser von 1,5–22,5 mm vor. Der Lymphknoten liegt dem Schlundkopf auf und wird von der V. jugularis interna flankiert.

Zufluß: Mundhöhle, einschließlich Zunge; proximaler Halsteil des Oesophagus und der Trachea; Gland. thyreoidea, Gland. mandibularis und teilweise Gland. parotis sowie Durchgangslymphe von allen Kopflymphknoten.

Abfluß: Aus seinen Vasa efferentia formiert sich der Truncus jugularis (274/7). Einige Vasa efferentia scheinen jedoch auch Anschluß an die beiden Gruppen der oberflächlichen Halslymphknoten zu finden.

Nll. retropharyngei laterales der Ktz. (27 A/4; 274 B/2)

Zwischen 1–7 Knoten, im Mittel 3–4, haben eine sehr wechselvolle, meistens keulenförmige, aber auch rundliche Gestalt. Der größte Durchmesser der Einzelknoten schwankt zwischen 0,5 bis 31 mm. Sie liegen im Fettgewebe eingebettet hinter der Ohrspeicheldrüse entlang der V. auricularis caudalis und sind bei mageren Katzen gut tastbar.

Zufluß: Ohrgegend, Ohrspeicheldrüse; in einigen Fällen Lippen und Augenlider, Oberfläche des Platysma und weitere Gebiete der oberen Kopfhälfte und des Nackens.

Abfluß: Zur Hauptsache zum Nl. retropharyngeus medialis, jedoch auch zum Lc. mandibulare und zu den oberflächlichen Halslymphknoten.

Lymphocentrum cervicale superficiale

Nll. cervicales superficiales dorsales der Ktz. (274 A/6; 274 B/5; 275 B/2)

Ein bis drei, meistens jedoch zwei flach ellipsenförmige Knoten von 1–32 mm Durchmesser, vor und unter der Pars cervicalis des M. trapezius und unter dem M. omotransversarius im Fettgewebe eingelagert. Ist das Fettgewebe bei jungen, schlanken Katzen noch wenig ausgeprägt, dann sind die Lymphknoten tastbar.

Zufluß: Dorsale Halsgegend und Vorderextremität. Durchgangslymphe vom Nl. cervicalis superficialis ventralis, in einigen Fällen auch vom Nl. retropharyngeus medialis und von den Nll. retropharyngei laterales. Fehlt ausnahmsweise der ventrale oberflächliche Halslymphknoten, dann ziehen die Lymphgefäße der ihm zugeordneten Gebiete und insbesondere die Vasa efferentia der Nll. mandibulares direkt zum Buglymphknoten.

Abfluß: Endabschnitt des Truncus jugularis oder direkt zum Venenwinkel.

Nl. cervicalis superficialis ventralis der Ktz. (274 A/7; 274 B/5'; 275A/1; 275B/1; 241/2)

Meistens 1, selten 2 ovale Knoten von 1–15 mm Durchmesser, an der V. jugularis externa nahe der Abgangsstelle der V. cervicalis superficialis. Sehr selten fehlt der Knoten.

Zufluß: Ventrale Halsgegend, Brustbeingegend sowie Durchflußlymphe vom Lc. mandibulare und von den Nll. retropharyngei laterales, bisweilen auch vom Nl. retropharyngeus medialis.

Abfluß: Endabschnitt des Truncus jugularis oder Venenwinkel.

Lymphocentrum cervicale profundum

Nl. cervicalis profundus medius der Ktz. (274 A/8; 274 B/6; 241/3)

Bei weniger als einem Viertel der Tiere kommt ein kleiner rundlicher Knoten meist nur einseitig mit einer Größe von 1,0–4,5 mm vor. Der inkonstante Lymphknoten liegt dem Halsteil der Trachea und der V. jugularis interna etwa in Halsmitte an.

Zufluß: Gland. thyreoidea, Halsteil der Trachea und des Oesophagus. Durchgangslymphe auch vom Nl. retropharyngeus medialis.

Abfluß: Truncus jugularis.

Nll. cervicales profundi caudales der Ktz. (274 A/9; 274 B/6'; 241/4)

Regelmäßig liegen 1–6 (in der Mehrzahl 2–4) flach rundliche bis elliptische Knoten von 1–13 mm Durchmesser auf der Ventralseite der Trachea nahe vor dem Brusteingang in der Gabel der Vv. brachiocephalicae.

Zufluß: Luftröhre, Speiseröhre, Schilddrüse. Durchflußlymphe von Knoten des Lcc. mediastinale, bronchale und thoracicum ventrale, von dem Nl. cervicalis profundus medius. Auch Nebenäste vom Mündungsteil des Truncus jugularis treten in die Knoten ein.

Abfluß: Venenwinkel, Mündungsteile der Lymphsammelgänge.

Lymphocentrum axillare

Nl. axillaris proprius der Ktz. (249/*Ap;* 274 A/*11;* 275A/*4*)

An der Gabel zwischen V. thoracica lateralis und V. axillaris finden wir regelmäßig einen, oft auch zwei platt-ellipsenförmige Knoten, die 1–20 mm Größe aufweisen. Der Knoten ist meistens tastbar.

Zufluß: Haut und Unterhaut an der medialen Fläche von Ober- und Unterarm, der lateralen Brustwand und gelegentlich der palmaren Fläche der Vordergliedmaße. Durchgangslymphe von den Nll. axillares accessorii.

Abfluß: Teils zum inkonstanten Nl. axillaris primae costae; teils oder ausschließlich zum Venenwinkel.

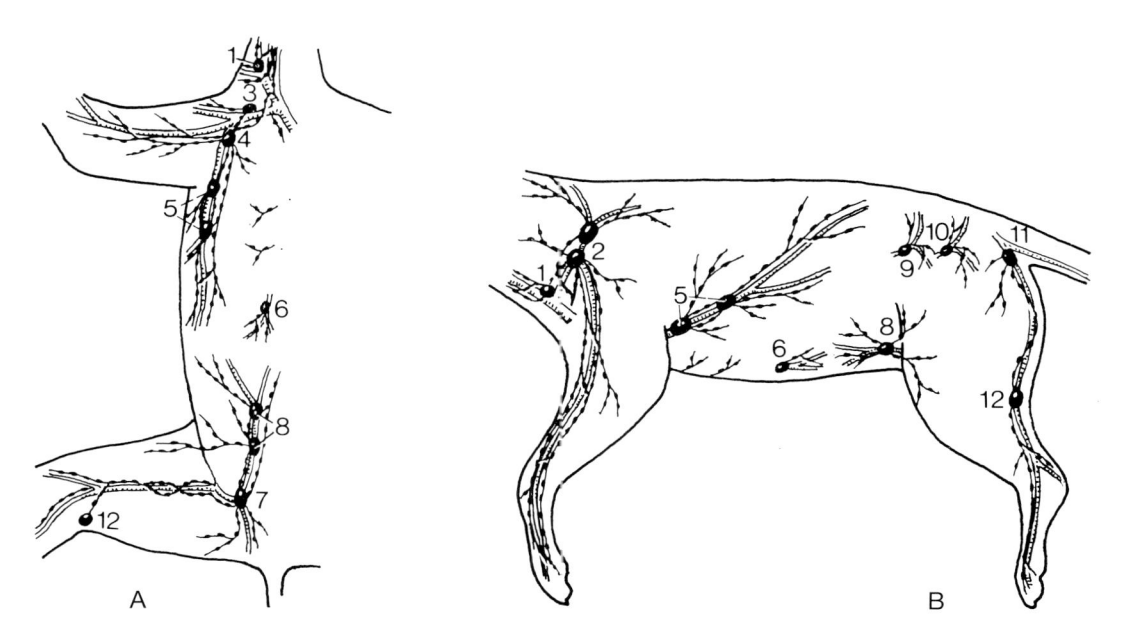

Abb. 275. Oberflächliche Lymphknoten und Lymphgefäße am Rumpf und an den Gliedmaßen der *Katze*, schematisiert.
A ventrale Ansicht, B linke Seitenansicht.
(Umgezeichnet nach SUGIMURA, KUDO und TAKAHATA, 1956.)
1 Nl. cervicalis superficialis ventralis, *2* Nll. cervicales superficiales dorsales (nur in Teilabbildung B), *3* Nl. axillaris primae costae (A), *4* Nl. axillaris proprius (A), *5* Nll. axillares accessorii, *6* Nl. epigastricus cranialis, *7* Nl. inguinalis superficialis (A), *8* Nll. epigastrici caudales, *9* Nl. subiliacus, *10* Nl. femoralis (B), *11* Nl. ischiadicus (B), *12* Nl. popliteus superficialis

Nl. axillaris primae costae der Ktz. (249/*Apc*; 274 A/*10*; 275 A/*3*)

Ein sehr inkonstanter, etwa 1–4,5 mm messender, leicht abgeplatteter rundlicher Knoten liegt der V. axillaris an und ist tastbar.
Zufluß: Seitliche Brustwand; Haut von Ober- und Unterarm. Durchgangslymphe vom Nl. axillaris proprius; ausnahmsweise kann ein Seitenast des Truncus jugularis in ihn einmünden.
Abfluß: Venenwinkel.

Nll. axillares accessorii der Ktz. (249/*Aa*; 274 A/*12*; 275 A/*5*; 275 B/*5*)

Entlang der V. thoracica lateralis in Höhe des 3. bis 6. Interkostalraumes finden sich bis zu 7, in der Regel 3–5 ellipsenförmige Knoten.
Zufluß: Haut an der Innenseite von Ober- und Unterarm, aus der Regio lumbalis und der seitlichen und dorsalen Brustwand; Lymphgefäße vom Gesäuge.
Abfluß: Nl. axillaris proprius.

Lymphocentrum thoracicum dorsale

Nll. thoracici aortici der Ktz. (274 A/*13*; 276/*1*)

Inkonstant treten 1–5 rundliche Knoten bei knapp mehr als der Hälfte der Tiere, auch nur auf einer Körperseite, an der Ventralfläche der Brustwirbel, häufiger noch an den hinteren Brustwirbeln, in einer Größe von 0,5–5 mm auf.
Zufluß: Brustfell, evtl. Durchflußlymphe vom inkonstanten Nl. intercostalis.
Abfluß: Ductus thoracicus.

Nl. intercostalis der Ktz. (274 A/*14*; 276/*2*)

Sehr selten finden sich 1, ganz gelegentlich 2 rundliche Knoten von 0,8–2 mm am dorsalen Ende des Zwischenrippenraumes.
Zufluß: Brustfell.
Abfluß: Ductus thoracicus.

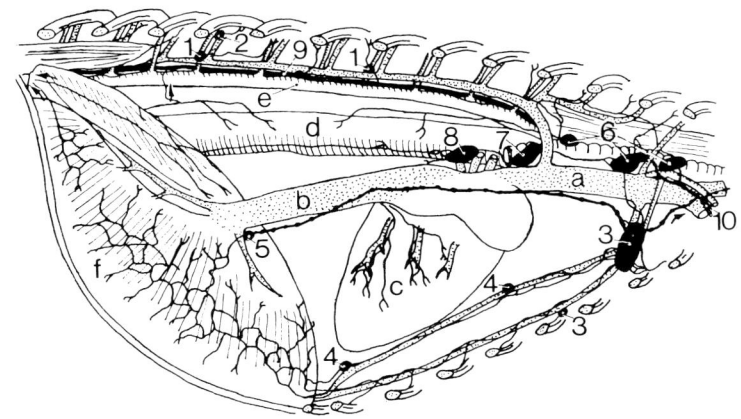

Abb. 276. Lymphknoten der Brusthöhle der *Katze*, rechte Seitenansicht. (Umgezeichnet nach SUGIMURA, KUDO und TAKAHARA, 1959.)
1 Nll. thoracici aortici, *2* Nl. intercostalis, *3* Nll. sternales craniales, *4* Nll. sternales caudales, *5* Nl. phrenicus, *6* Nll. mediastinales craniales, *7* Nl. bifurcationis dexter, *8* Nl. bifurcationis medius, *9* Ductus thoracicus, *10* Ductus lymphaticus dexter
a kraniale Hohlvene, *b* kaudale Hohlvene, *c* Herz, *d* Speiseröhre, *e* Aorta thoracica, *f* Zwerchfell

Lymphocentrum thoracicum ventrale

Nl. sternalis cranialis der Ktz. (274 A/*15;* 276/*3*)

Regelmäßig liegen ein, gelegentlich auch mehrere, bis zu 5 Knoten an der A. und V. thoracica interna in Höhe des 2. evtl. bis 4. Rippenknorpels. Die Größe schwankt zwischen 1–15 mm.
Zufluß: Ventrale Brust- und Bauchwand, Brustfell, Zwerchfell und Herzbeutel. Durchflußlymphe kommt von dem inkonstanten Nl. sternalis caudalis und Nl. phrenicus, auch von den Nll. mediastinales craniales und Nll. cervicales profundi caudales.
Abfluß: Zum Mündungsteil des Ductus thoracicus bzw. Ductus lymphaticus dexter, auch direkt in den Venenwinkel und indirekt zu den Nll. mediastinales craniales. Eine Anastomose mit den Nll. lumbales aortici scheint über die Zwerchfellymphgefäße zu bestehen.

Nl. sternalis caudalis der Ktz. (274 A/*16;* 276/*4*)

In einem Viertel der Fälle finden sich ein, selten zwei, 1–3,5 mm große rundliche Knoten auf dem Sternum nahe der Spitze oder Vorderfläche des Herzbeutels.
Zufluß: Brustfell, Herzbeutel, Zwerchfell.
Abfluß: Nl. sternalis cranialis.

Nl. epigastricus cranialis der Ktz. (274 A/*17;* 275 A, 275 B/*6*)

Überaus selten wird ein kleiner Knoten über dem M. rectus abdominis hinter dem Schaufelknorpel gesehen.

Lymphocentrum mediastinale

Nll. mediastinales craniales der Ktz. (241/*5;* 274 A/*19;* 276/*6*)

Die größere Gruppe von Brustlymphknoten finden wir konstant im präkardialen Mittelfell. In Höhe der ersten und zweiten Rippe liegen zwischen 2 und 8 Knoten von 1–20 mm Durchmesser. Bis zur Höhe der Mündung der V. azygos dextra gesellen sich rechtsseitig regelmäßig 1–3, je 1–10 mm messende Knoten dazu. Linksseitig ist diese zweite Gruppe inkonstant.
Zufluß: Herz, Trachea, Thymus, Oesophagus, Brustfell, Herzbeutel. Durchflußlymphe kommt von dem Nl. sternalis cranialis, Lc. bronchale, Lc. thoracicum dorsale, und auch der Ductus thoracicus kann gelegentlich einen Nebenast abzweigen.
Abfluß: Selbständig in den Venenwinkel, auch in die Mündungsteile der großen Lymphsammelgänge.

Nl. phrenicus der Ktz. (274 A/*18;* 276/*5*)

In der Nähe des Foramen venae cavae ist inkonstant in einem Viertel aller Fälle ein meist unpaarer, 1,5–8,5 mm großer Knoten unter der Pleura diaphragmatica zu finden.
Zufluß: Zwerchfell.
Abfluß: Nl. sternalis cranialis.

Lymphocentrum bronchale

Nl. bifurcationis seu tracheobronchalis dexter der Ktz. (241/*6;* 274 A/*20;* 276/*7*)
Nl. bifurcationis seu tracheobronchalis sinister der Ktz. (241/*7*)

Nl. bifurcationis seu tracheobronchalis medius der Ktz. (241/8; 276/8)

An der Aufteilung der Luftröhre in die Stammbronchen sind rechtsseitig, linksseitig und kaudal je 1, gelegentlich 2 Knoten gelegen. Ihre Größe ist jeweils mit 1,5–14,0 mm anzugeben.

Zufluß: Vor allem von der Lunge, auch vom Herzen, Herzbeutel, Mittelfell und Zwerchfell.

Abfluß: Nll. mediastinales craniales, teils auch direkt in den Ductus thoracicus oder in den Venenwinkel.

Nl. pulmonalis der Ktz. (241/9)

Nur bei jeder dritten Ktz. tritt ein, bisweilen paariger Knoten am Stammbronchus auf. Seine Größe ist 2–6 mm.

Zufluß: Lunge.
Abfluß: Nll. bifurcationis.

Lymphocentrum lumbale

Nll. lumbales aortici der Ktz. (274 A/21; 218/1, 1')

Eine größere Anzahl Lymphknoten ist zu beiden Seiten der Aorta abdominalis aufgereiht. Die kranial der A. renalis gelegene Gruppe ist immer vorhanden und besteht aus 2–5, gelegentlich bis zu 7 Knoten, die kaudal der A. renalis gelegene Gruppe zählt im Regelfall 3–7, mitunter auch bis zu 10, im Extremfall 19 Knoten; diese Gruppe kann ausnahmsweise fehlen. Die Einzelknoten sind rundlich oder langgestreckt und messen 1–18 mm.

Zufluß: Zwerchfell, Nieren, Nebennieren, dorsale Bauchwand, auch Eierstock, Eileiter und Uterus bzw. Hoden. Durchgangslymphe vom Lc. iliofemorale und einigen Lymphgefäßen des Lc. coeliacum, Lc. mesentericum craniale und Lc. mesentericum caudale.

Abfluß: Lendenzisterne und Trunci lumbales; es besteht jedoch auch eine Verbindung über Zwerchfellymphgefäße zum Nl. sternalis cranialis.

Lymphocentrum coeliacum

Nll. lienales der Ktz. (277/1)

In der Mehrzahl der Fälle kommen 1 bis 3 rundliche Knoten entlang der V. lienalis

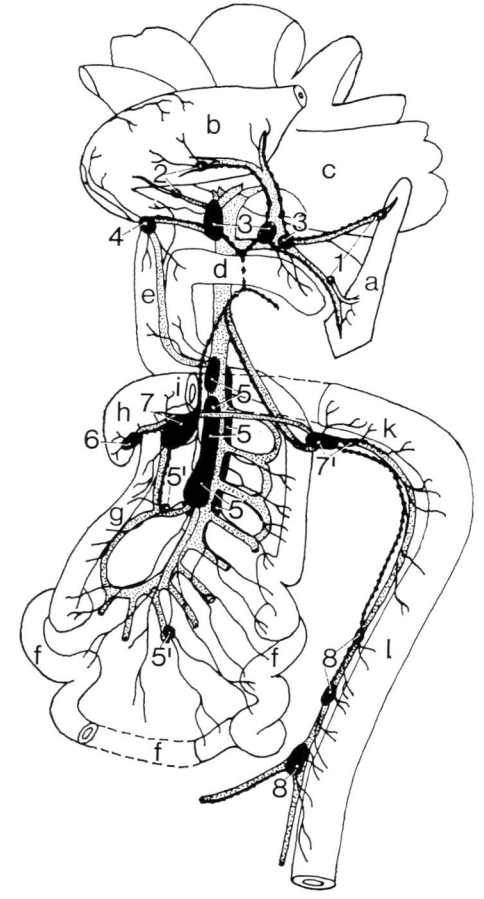

Abb. 277. Lymphknoten des Magen- und Darmkanals der *Katze*, ventrale Ansicht. (Umgezeichnet nach SUGIMURA, KUDO und TAKAHARA, 1958.)
1 Nll. lienales, *2* Nll. gastrici, *3* Nll. hepatici, *4* Nl. pancreaticoduodenalis, *5, 5'* Nll. jejunales, *6* Nll. caecales, *7, 7'* Nll. colici, *8* Nll. mesenterici caudales
a Milz, *b* Magen, *c* Leber, *d* Bauchspeicheldrüse, *e* Duodenum, *f* Jejunum, *g* Ileum, *h* Caecum, *i* Colon ascendens, *k* Colon transversum, *l* Colon descendens; Pfortaderäste punktiert

vor. Ihre Größe schwankt zwischen 2 und 22 mm.

Zufluß: Milz, große Krümmung des Magens, linker Pankreasschenkel.
Abfluß: Truncus visceralis und Nll. hepatici.

Nll. gastrici der Ktz. (277/2)

Fast regelmäßig finden sich an der kleinen Krümmung des Magens von der Kardia bis zum Pylorus 1–4 rundliche oder elliptische Knoten von 1–20 mm Länge.

Zufluß: Magen, Leber, Speiseröhre.

Abfluß: Truncus visceralis und Nll. hepatici; offenbar besteht auch durch das Zwerchfell eine Verbindung zu dem Nl. sternalis cranialis.

Nll. hepatici (seu portales) der Ktz. (277/3)

Um die V. portae bis zu ihrem Zusammenfluß aus den äußeren Wurzeln, der V. lienalis und V. gastroduodenalis, sind regelmäßig 2–4, auch bis zu 8 Knoten gruppiert, die bei rundlicher oder elliptischer Gestalt zwischen 2 und 30 mm messen.

Zufluß: Leber, große Krümmung des Magens, Speiseröhre, Zwerchfell, linker Schenkel und Mittelteil des Pankreas, Pars cranialis duodeni; Durchgangslymphe von allen peripheren Knoten des Lc. coeliacum.

Abfluß: Truncus visceralis.

Nl. pancreaticoduodenalis der Ktz. (277/4)

Konstant findet sich ein 3–15 mm großer länglicher Knoten an der V. pancreaticoduodenalis cranialis. Gelegentlich sind 2 Knoten vorhanden.

Zufluß: Magenausgang, Duodenum, Mittelteil und rechter Schenkel des Pankreas.

Abfluß: Nll. hepatici; doch auch über Zwerchfelllymphgefäße zum Nl. sternalis cranialis.

Lymphocentrum mesentericum craniale

Nll. jejunales der Ktz. (277/5, 5')

Bei allen Tieren reichen von der Gekrösewurzel bis weit ins Mesojejunum hinein auf beiden Seiten der Aa. und Vv. jejunales mehr oder weniger mächtige Knotengruppen (277/5), die aus 2–5, mitunter gar aus 10–20 Einzelknoten bestehen und eine Länge bis zu 80 mm erreichen. In der Hälfte der Fälle sind kleinere 1–9 mm große Knoten (277/5') im distalen Gekröse nahe dem Leer- und insbesondere Hüftdarm gelegen.

Zufluß: Gesamter Dünndarm und Mittelteil des Pankreas. Durchflußlymphe von den Nll. mesenterici caudales.

Abfluß: Truncus visceralis.

Nll. caecales der Ktz. (277/6)

Zu beiden Seiten des Blinddarmes finden wir regelmäßig 2 (1–3) ellipsoide Knoten von 3 bis 14 mm Länge.

Zufluß: Caecum, Ileum; Durchflußlymphe von benachbarten Nll. colici.

Abfluß: Nll. jejunales, auch Trunci lumbales.

Nll. colici der Ktz. (277/7, 7')

Im Gekröse des Colon ascendens und Colon transversum sind regelmäßig 3–9, gelegentlich auch mehr Knoten mit einer Größe von 3–30 mm anzutreffen.

Zufluß: Ileum, Colon ascendens, Colon transversum und teilweise Colon descendens, auch Caecum; Durchgangslymphe von den Nll. mesenterici caudales und Nll. jejunales.

Abfluß: Trunci lumbales.

Lymphocentrum mesentericum caudale

Nll. mesenterici caudales der Ktz. (277/8)

Stets sind nahe der Aufteilung der A. mesenterica caudalis im Gekröse des Colon descendens 1–3, auch bis 5, längliche Knoten von 5–15 mm Durchmesser vorhanden.

Zufluß: Colon descendens und Rectum.

Abfluß: Nll. colici und Trunci lumbales sowie Nll. lumbales aortici.

Lymphocentrum iliosacrale

Nll. iliaci mediales der Ktz. (274 A/*22*; 278/2)

Zu beiden Seiten der Aorta abdominalis zwischen dem Abgang der Aa. circumflexae ilium profundae und der Aortenaufteilung sind regelmäßig 2–4, selten auch mehr, bandförmige Knoten mit einer Einzelgröße von 1–28 mm Länge vorhanden.

Zufluß: Beckenwand, Beckengliedmaße; auch Uterus und evtl. Eierstock bzw. Hoden; Harnblase. Durchgangslymphe von allen noch zu beschreibenden Lymphzentren.

Abfluß: Hauptsächlich formen die Vasa efferentia die Trunci lumbales, teils ziehen sie jedoch zu den Nll. lumbales aortici.

Nll. sacrales und Nll. hypogastrici der Ktz. (274 A/*23;* 278/*3, 3'*)

Unmittelbar nach Abgang der Aa. iliacae internae aus der Aorta sind an diesem Gefäß stets 1–3, auch bis zu 6 Knoten hufeisenförmig angeordnet, die je 1–28 mm lang sind. Daneben kommen bei jedem dritten Tier im weiteren Verlauf der A. iliaca interna am Dach und an der Seitenwand des Beckens kleinere, rundliche Knoten von 1–5 mm Durchmesser vor.

Zufluß: Rectum, Uterus, Vagina, Harnblase, Harnröhre, Beckenwand, Beckenausgang, Schwanz, Beckengliedmaße. Durchgangslymphe vom inkonstanten Nl. iliofemoralis.

Abfluß: Nll. iliaci mediales.

Lymphocentrum inguinale profundum (seu iliofemorale)

Nl. iliofemoralis der Ktz. (274 A/*25;* 278/*4*)

Sehr selten ist nahe dem Eintritt in den Schenkelspalt ein kleiner, 1–5 mm messender rundlicher Knoten zu finden.

Zufluß: Teile der benachbarten ventralen Bauchwand und einige Lymphgefäße der Beckengliedmaße. Durchgangslymphe vom Nl. inguinalis superficialis und Nl. popliteus.

Abfluß: Nll. iliaci mediales und Nll. sacrales.

Nl. femoralis der Ktz. (274 A/*26;* 275 B/*10*)

Selten kommt an der A. und V. circumflexa femoris lateralis zwischen M. tensor fasciae latae und M. sartorius dieser 1–3 mm große Knoten vor.

Zufluß: Regio glutaea, Oberschenkel.
Abfluß: Lc. iliosacrale.

Lymphocentrum inguinale superficiale (seu inguinofemorale)

Nl. inguinalis superficialis der Ktz. (274 A/*27;* 275 A/*7*)

Dieser konstante Knoten ist der A. und V. pudenda externa im Zwischenschenkelspalt benachbart. Gelegentlich kann er doppelt auftreten. Er hat längliche Gestalt und ist bei schlanken Jungkatzen tastbar. Bei älteren Tieren ist er von einem starken Fettpolster umschlossen und somit schwerlich palpierbar.

Zufluß: Lymphgefäße der Regio inguinalis und der Regio glutaea; beim weiblichen Tier hintere Hälfte des Gesäuges.

Abfluß: Lc. iliosacrale.

Nll. epigastrici caudales der Ktz. (274 A/*28;* 275 A, 275 B/*8*)

Nahezu konstant finden sich an der ventralen Bauchwand entlang der A. und V. epiga-

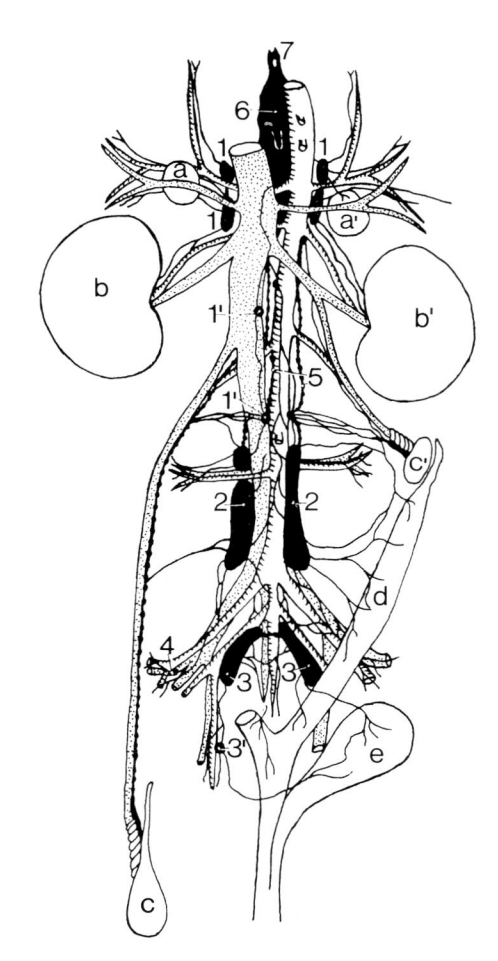

Abb. 278. Lymphknoten des Harn- und Geschlechtsapparates sowie Lymphgefäße der Lenden- und Kreuzgegend der *Katze,* ventrale Ansicht.
(Umgezeichnet nach SUGIMURA, KUDO und TAKAHARA, 1958.)
In diesem Schema sind jeweils halbseitig sowohl die männlichen als auch die weiblichen Geschlechtsorgane dargestellt.
1 Nll. lumbales aortici (konstant), *1'* weitere Nll. lumbales aortici (inkonstant), *2* Nll. iliaci mediales, *3* Nll. sacrales (konstant), *3'* Nl. hypogastricus (inkonstant), *4* Nl. iliofemoralis, *5* Truncus lumbalis, *6* Cisterna chyli, *7* Ductus thoracicus
a rechte und *a'* linke Nebenniere, *b* rechte und *b'* linke Niere, *c* Hoden, *c'* Eierstock, *d* Uterus, *e* Harnblase

strica caudalis 1–3, auch 4 oder 5 ellipsoide Knoten von 1–25 mm Länge. Sie sind bei schlanken Katzen tastbar.

Zufluß: Kaudaler Abschnitt der ventralen Bauchwand und Subkutis des Oberschenkels.

Abfluß: Nl. inguinalis superficialis, aber auch zum Lc. thoracicum ventrale.

Nl. subiliacus der Ktz.
(274 A/*24;* 275 B/*9*)

Nur ausnahmsweise findet sich ein 1–5 mm großer Knoten am kaudalen Ast der A. und V. circumflexa ilium profunda.

Lymphocentrum ischiadicum
Nl. ischiadicus der Ktz.
(274 A/*29;* 275 B/*11*)

An der A. und V. glutaea caudalis gelegen, hat dieser nahezu konstant vorkommende Knoten einen Durchmesser von 1–10 mm.

Zufluß: Kutis, Subkutis und Faszien des Oberschenkels; Lymphgefäße der Regio analis; auch tiefere Lymphgefäße der Hintergliedmaße; Durchgangslymphe des Nl. popliteus.

Abfluß: Lc. iliosacrale.

Lymphocentrum popliteum
Nl. popliteus superficialis der Ktz. (274 A/*30;* 275 A, 275 B/*12*)

Der konstante, 1–12 mm rundliche Knoten liegt subkutan in der Kniekehle und ist tastbar.

Zufluß: Fuß der Hintergliedmaße, Kutis, Subkutis des Unterschenkels.

Abfluß: Lc. iliofemorale, auch Nl. ischiadicus.

Lymphsammelgänge
Ductus thoracicus der Ktz.
(241, 274 A/*Dt; 276/9; 278/7*)

Der Brustlymphgang entsteht zwischen den Zwerchfellpfeilern aus der Lendenzisterne. Er formt sich über der Dorsalseite der Aorta thoracica zu einem Strickleitersystem, durch dessen Maschen die Interkostalarterien hindurchtreten. Beim Übertritt auf die linke Seite des Arcus aortae bildet sich ein einziger Stamm, der sich jedoch vor Eintritt in den Venenwinkel erneut in einzelne Äste auflöst.

Cisterna chyli der Ktz.
(241, 274 A/*Cc;* 278/6)

Die Lendenzisterne ist 7–30 mm lang, sackförmig und liegt zwischen den Nierengefäßen und den Zwerchfellpfeilern auf der Dorsalseite der Aorta abdominalis.

Die übrigen Lymphsammelgänge verhalten sich im wesentlichen so, wie für den Hund beschrieben.

Lymphknoten und Lymphsammelgänge des Schweines

Das Lymphgefäßsystem des Schweines hat aufgrund der Bestimmungen der amtlichen Fleischuntersuchung eine herausragende praktische Bedeutung erlangt. Immerhin ist hierzulande das Schwein das zahlenmäßig wichtigste Schlachttier.

Auf morphologische Besonderheiten des Lymphknotens dieser Tierart, die durch das spezifische Verhalten der zu- und abführenden Lymphgefäße eine „Umkehr" von Rinde und Mark erfordern, wurde bereits aufmerksam gemacht. Aber auch hinsichtlich Zahl, Form und Größe unterscheiden sich die Lymphknoten des *Schw.* von denen der anderen *Haussäugetiere,* wobei sie in bezug auf die Zahl der zu einer Gruppe gehörenden Knoten eine Mittelstellung einnehmen zwischen einerseits *Hd.* und *Rd.* mit meist nur einem größeren Knoten und andererseits *Pfd.* mit einer sehr großen Anzahl kleinster Knoten. Beim *jungen Schw.* setzen sich die meisten Gruppen aus einer größeren Anzahl kleiner Knoten zusammen; offenbar infolge teilweiser Verschmelzung finden wir bei *älteren Tieren* eine verminderte Anzahl von Einzelknoten. Dadurch erklärt sich die auffällig gelappte Form der größeren Knoten *älterer Schw.,* und wohl auch die große individuelle Schwankung vergleichbarer Gruppen nach Zahl und Größe der Einzelknoten.

Die umfassende Monographie von BAUM und GRAU (1938) sowie Einzelarbeiten von EGEHØJ (1935 bis 1937) und anderen Autoren enthalten detaillierte Untersuchungsbefunde, auf die ich mich im folgenden stütze.

Lymphocentrum parotideum
Nll. parotidei des Schw.
(245 B/*P*; 279/*1*; 280/*a*; 282/5)

Zu dieser Gruppe gehören 1–2, selten mehr (bis zu 6) Knoten. Je nach Alter der Tiere werden Längenmaße von 5 bis 55 mm und darüber angegeben. Sie liegen ventral vom Kiefergelenk hinter dem Unterkieferast auf der A. maxillaris.

Zufluß: Haut über der Scheitel-, Stirn-, Parotis- und Massetergegend, über der Backe, Oberlippe und äußeren Nase; die meisten Fazialismuskeln, die Kaumuskeln und der Gesichtshautmuskel; zahlreiche Kopfknochen; Kiefergelenk; harter Gaumen, Zahnfleisch, Nasenhöhle, Augenlider und Ohrmuschel; Glandd. parotis, mandibularis, lacrimalis.

Abfluß: In erster Linie zu den Nll. retropharyngei mediales; daneben auch zu den Nll. retropharyngei laterales und gelegentlich direkt zu den Nll. cervicales superficiales ventrales.

Lymphocentrum mandibulare
Nll. mandibulares des Schw.
(245 B/*M*; 279/*2*; 280/*f, f'*; 281/*a*; 282/*1*)

2–6 dicht zusammenliegende Knoten bilden die platte Gruppe. Die Einzelknoten sind je nach Alter 7,5–50 mm lang. Die ganze Gruppe mißt 40–60 mm (Länge) mal 20–30 mm (Breite und Dicke).

Die Lymphknotengruppe wird seitlich vom Ventralrand der Parotis bedeckt. Sie liegt unter und medial der V. linguofacialis in Höhe des Kieferwinkels auf dem M. sternohyoideus. Dicht hinter und teilweise noch unter ihr ist die Gland. mandibularis zu finden. Der Lymphknoten ist bei der **Fleischuntersuchung** regelmäßig zu berücksichtigen.

Zufluß: Haut des Kehlgangs, der Nasen-, Lippen-, Backen- und Massetergegend; Fazialismuskeln der Lippen- und Backengegend; Kau- und Kehlgangsmuskeln; Zungen- und Zungenbeinmuskeln; zahlreiche Kopfknochen; Naseneingang mit Rüssel-

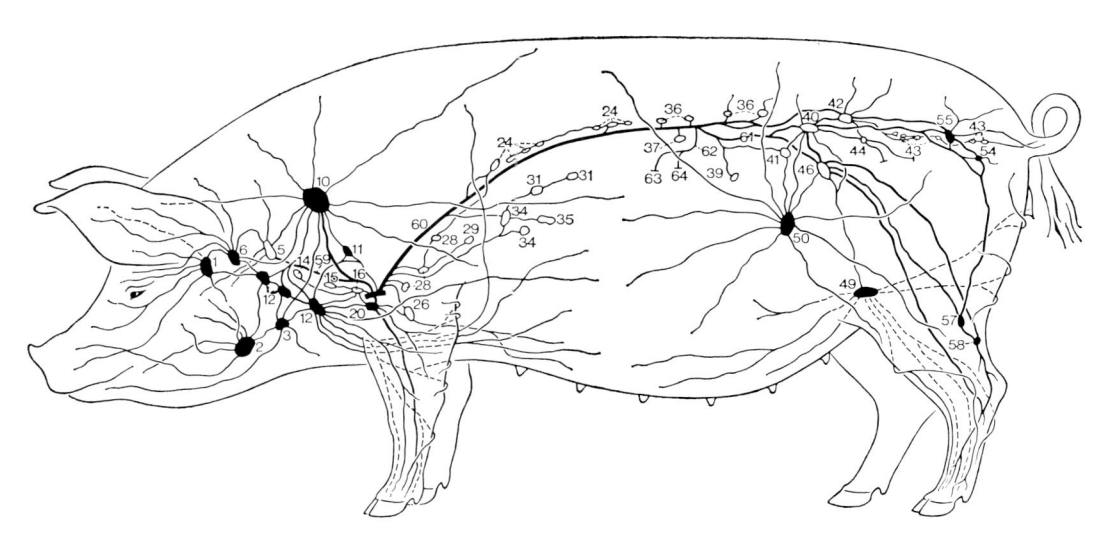

Abb. 279. Schematische Übersicht der Lymphknoten des *Schweines*. (Nach WILKENS und MÜNSTER, 1972.) – ohne Baucheingeweidelymphknoten.
Lc. parotideum: *1* Nll. parotidei; Lc. mandibulare: *2* Nll. mandibulares, *3* Nll. mandibulares accessorii; Lc. retropharyngeum: *5* Nl. retropharyngeus medialis, *6* Nll. retropharyngei laterales; Lc. cervicale superficiale: *10* Nll. cervicales superficiales dorsales, *11* Nll. cervicales superficiales medii, *12* Nll. cervicales superficiales ventrales; Lc. cervicale profundum: *14* Nll. cervicales profundi craniales, *15* Nll. cervicales profundi medii (inkonstant), *16* Nll. cervicales profundi caudales; Lc. axillare: *20* Nll. axillares primae costae; Lc. thoracicum dorsale: *24* Nll. thoracici aortici; Lc. thoracicum ventrale: *26* Nll. sternales craniales; Lc. mediastinale: *28* Nll. mediastinales craniales, *29* Nll. mediastinales, die am Herzbeutel gelegen sind, *31* Nll. mediastinales caudales; Lc. bronchale: Nll. tracheobronchales (bifurcationis) sinistri, *35* Nll. tracheobronchales (bifurcationis) medii; Lc. lumbale: *36* Nll. lumbales aortici, *37* Nll. renales *39* Nll. uterini; Lc. iliosacrale: *40* Nll. iliaci mediales, *41* Nll. iliaci laterales, *42* Nll. sacrales, *43* Nll. anorectales (inkonstant), *44* Nl. urogenitalis; Lc. iliofemorale (inguinale profundum): *46* Nll. iliofemorales; Lc. inguinofemorale (inguinale superficiale): *49* Nll. inguinales superficiales (Nll. scrotales (♂), Nll. mammarii (♀)), *50* Nll. subiliaci; Lc. ischiadicum: *54* Nll. ischiadici, *55* Nl. glutaeus; Lc. popliteum: *57* Nll. poplitei profundi (inkonstant), *58* Nll. poplitei superficiales (nicht ganz konstant), *59* Truncus jugularis, *60* Ductus thoracicus, *61* Truncus lumbalis, *62* Truncus visceralis, *63* Truncus coeliacus, *64* Truncus intestinalis

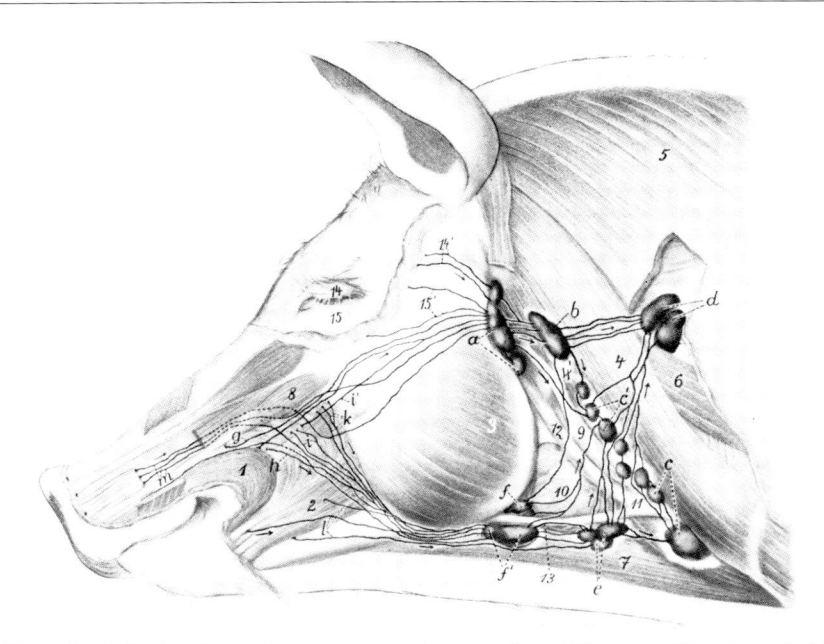

Abb. 280. Oberflächliche Lymphknoten und Lymphgefäße am Kopf und Hals eines *Schweines*. (Nach BAUM/GRAU, 1938.)
a Nll. parotidei; *b* einer der Nll. retropharyngei laterales; *c, c'* Nll. cervicales superficiales ventrales; *d* Nll. cervicales superficiales dorsales; *e* Nll. mandibulares accessorii; *f, f'* Nll. mandibulares; *g* Lymphgefäße des Zahnfleisches an der labialen Seite der Oberkieferschneidezähne; *h* Lymphgefäße vom Zahnfleisch des Oberkieferhakenzahnes; *i, i'* Lymphgefäße vom Zahnfleisch der Oberkieferpraemolaren und vom harten Gaumen; *k* Lymphgefäße vom Zahnfleisch der Oberkiefermolaren; *l* Lymphgefäße vom Zahnfleisch der labialen Seite der Unterkieferschneidezähne, des Unterkieferhakenzahnes und der Unterkieferbackenzähne; *m* Lymphgefäße der Oberlippe, der Rüsselscheibe und des Nasenvorhofes
1 M. orbicularis oris; *2* M. depressor labii inferioris; *3* M. masseter; *4* M. cleidooccipitalis; *4'* M. cleidomastoideus; *5* Pars cervicalis des M. trapezius; *6* M. omotransversarius; *7* M. sternohyoideus; *8* M. depressor labii superioris; *9* M. sternomastoideus; *10* Gland. mandibularis; *11* V. jugularis externa; *12* V. maxillaris; *13* V. linguofacialis; *14* oberes Augenlid, *14'* Lymphgefäße des oberen Augenlides; *15* unteres Augenlid, *15'* Lymphgefäße des unteren Augenlides

scheibe; Lippen, Backen mit Drüsen, Zunge, Mundhöhlenschleimhaut und Zahnfleisch, harter und weicher Gaumen, Rachenring; Nasenhöhle, Kehlkopf; Glandd. parotis, sublingualis und mandibularis.

Abfluß: Nach Vereinigung zu 1 bis 6 Stämmen ziehen die Vasa efferentia vorab zu den Nll. mandibulares accessorii; daneben können einige direkt zu den Nll. cervicales superficiales ventrales, selten auch zu den Nll. retropharyngei laterales ziehen.

Nll. mandibulares accessorii des Schw. (245 B/*Ma;* 279/*3;* 280/*e;* 281/*b;* 282/*2*)

2–4 Knoten, die einzeln je 3–20 mm lang sind. Die Gruppe findet sich in Höhe des Teilungswinkels der V. jugularis externa und dem Anfangsteil der V. maxillaris externa unter dem Halszipfel der Ohrspeicheldrüse.

Sie ist dem M. sternohyoideus aufgelagert. Bei der Fleischuntersuchung kann er regelmäßig berücksichtigt werden.

Zufluß: Haut des Kehlganges, der Parotisgegend und der kranialen Hälfte des Vorderhalses; Gesichtshautmuskel; Gland. parotis. Durchgangslymphe der Nll. mandibulares.

Abfluß: Hauptabfluß zu den Nll. cervicales superficiales ventrales; gelegentlich direkt zu den Nll. cervicales superficiales dorsales oder zu den Nll. retropharyngei laterales.

Lymphocentrum retropharyngeum

Nl. retropharyngeus medialis des Schw. (245 B/*Rm;* 279/*5;* 281/*h*)

Ein stark gelappter Knoten von 15–40 mm Länge. In einem Drittel der Fälle tritt ein-

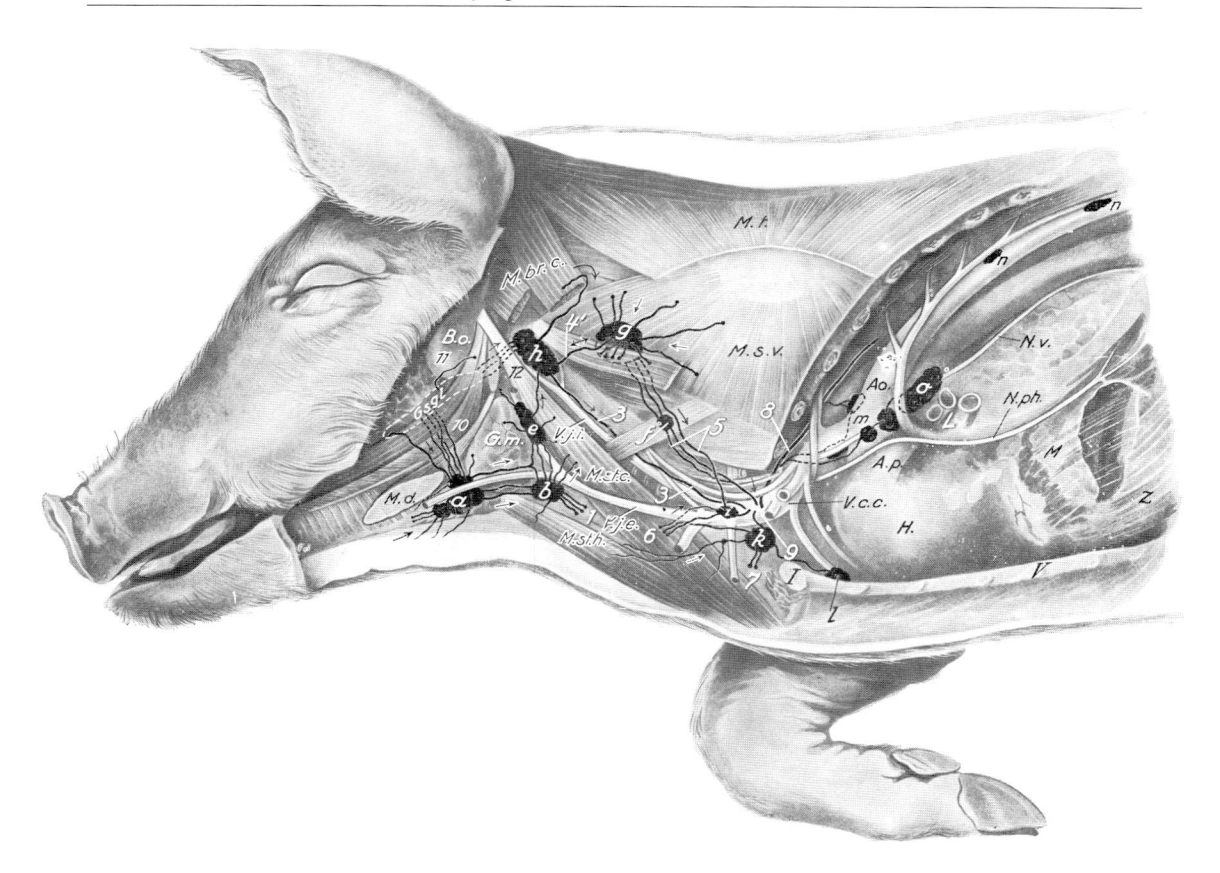

Abb. 281. Tiefe Lymphknoten und Lymphgefäße am Kopf und Hals und in der Brusthöhle des *Schweines*. (Nach ZIETZSCHMANN, aus SCHÖNBERG-ZIETZSCHMANN, 1958.)
Nach Wegnahme der linken Schultergliedmaße Brusthöhle eröffnet
a Nll. mandibulares; *b* Nll. mandibulares accessorii; *c* einer der Nll. cervicales superficiales ventrales (die kaudal folgenden Knoten dieser Gruppe sind mit dem M. brachiocephalicus fortgenommen); *f* Nl. cervicalis superficialis medius, auf dem M. omohyoideus gelegen; *g* Nll. cervicales superficiales dorsales, zum Teil unter den M. omotransversarius eingeschoben; *h* Nl. retropharyngeus medialis; *i* Nl. cervicalis profundus caudalis; *k* Nll. axillares primae costae; *l* Nll. sternales craniales; *m* Nll. mediastinales craniales; *n* Nll. thoracici aortici; *o* Nll. bifurcationis sinistri
1 Stümpfe solcher Lymphgefäße, die Lymphe aus dem Brustbeingebiet zu den Nll. mandibulares accessorii führen; *3* Truncus jugularis aus dem Nl. retropharyngeus medialis entspringend; *4'* Lymphgefäß, das zwischen den Lymphknoten *g* und *h* in beiden Richtungen durchflossen werden kann; *5* drei Vasa efferentia der Nll. cervicales superficiales dorsales, in deren Bahn teilweise der Nl. cervicalis superficialis medius eingeschaltet ist; *6* Vasa efferentia von den kaudalen Gruppen der Nll. cervicales superficiales ventrales zu den Nll. axillares primae costae und dem Nl. cervicalis profundus caudalis; *7* tiefe Lymphgefäße der Schultergliedmaße; *8* Ductus thoracicus; *9* Mündung der Lymphsammelgänge in den linken Venenwinkel; *10, 11, 12* Lymphgefäße des Gaumensegels, die (*10*) zu den Nll. mandibulares, (*11*) zu den Nll. retropharyngei laterales und (*12*) zum Nl. retropharyngeus medialis ziehen
Ao. Aorta thoracica; *A.p.* A. pulmonalis; *B.o.* Bulla tympanica; *Gsgl.* Gaumensegel; *H.* Herzbeutel mit Herz; *M.* Mediastinum mit durchschimmerndem Anhangslappen; *M.br.c.* M. brachiocephalicus; *M.d.* M. digastricus; *M.st.c.* M. sternocephalicus; *M.st.h.* M. sternohyoideus; *M.s.v.* M. serratus ventralis; *M.t.* M. trapezius; *N.ph.* N. phrenicus; *N.v.* N. vagus; *V.c.c.* V. cava cranialis; *V.j.e., V.j.i.* V. jugularis externa bzw. interna; *Z* Zwerchfell; *I, V* Knorpel der ersten bzw. fünften Rippe

seitig ein zweiter, kleinerer Knoten auf. Er findet sich auf der dorsolateralen Wand des Schlundkopfes, in Höhe einer Querebene durch die freien Enden beider Procc. jugulares. Er schiebt sich auch noch auf den M. longus capitis. Unter ihm liegen große Gefäße und Nerven wie Aa. occipitalis und carotis interna, V. jugularis interna, Nn. vagus, sympathicus und hypoglossus. Der N. accessorius zieht um den ventralen Rand des Lymphknotens auf die laterale Seite und weiter halswärts. Der Lymphknoten ist regelmäßig bei der **Fleischuntersuchung** zu berücksichtigen. Dabei wird er am halbierten Schlachtkörper, von medial gesehen, dicht hinter dem Gaumensegel, auf dem Schlundkopf und dicht unter dem 1. Kopfgelenk zu finden sein.

Zufluß: Kaumuskeln; Muskeln, die zwischen Kopf und Hals verkehren; einzelne Schädelknochen; Schlundkopf, harter und weicher Gaumen, Mandeln, Nasenhöhle, Kehlkopf, Thymus, Tuba auditiva. Durchflußlymphe von den Nll. parotidei und retropharyngei laterales.

Abfluß: Aus seinen Vasa efferentia entwickelt sich der Truncus jugularis. Vereinzelt ziehen Vasa efferentia auch zum Lc. cervicale superficiale.

Nll. retropharyngei laterales des Schw. (245 B/*Rl;* 279/*6;* 280/*b;* 282/6)

Meistens 2, gelegentlich nur 1, selten 3 Knoten mit je 7–38 mm Länge. Am kaudalen Rand der Parotis und an der V. auricularis caudalis auf dem M. cleidocephalicus gelegen. Er ist regelmäßig bei der **Fleischuntersuchung** zu berücksichtigen.

Zufluß: Kopfhaut (Regiones masseterica, frontalis, parietalis, parotidea), Kopfknochen (Parietale, Temporale), Mm. temporalis, digastricus, brachiocephalicus, longissimus capitis; Larynx, Pharynx, äußeres Ohr; dazu gelegentlich Durchgangslymphe der Lcc. parotideum und mandibulare.

Abfluß: Sowohl zum Nl. retropharyngeus medialis und somit weiter zum Truncus jugularis, als auch zu den Nll. cervicales superficiales dorsales, also zur zweiten Abflußbahn der Kopflymphe.

Lymphocentrum cervicale superficiale

Nll. cervicales superficiales dorsales des Schw. (247/*Csd;* 279/*10;* 280/*d;* 281/*g;* 282/*7;* 285/*f*)

Dieser Lymphknoten entspricht den Nll. cervicales superficiales der anderen *Haussäugetiere.* Im Regelfall finden wir einen 36–48 mm großen gelappten, platten Knoten, dem sich gelegentlich 1 oder 2 kleinere Knoten anlagern. Er liegt proximal des Schultergelenkes und dorsal des M. brachiocephalicus, im Winkel zwischen Pars cervicalis des M. trapezius und M. omotransversarius und M. subclavius auf dem M. serratus ventralis. Der Knoten wird bei der **Fleischuntersuchung** in Verdachtsfällen berücksichtigt.

Zufluß: Haut der Scheitel- und Nackengegend, der Ohrmuschel, der Schulter, der Lateralseite des Oberarmes und der seitli-

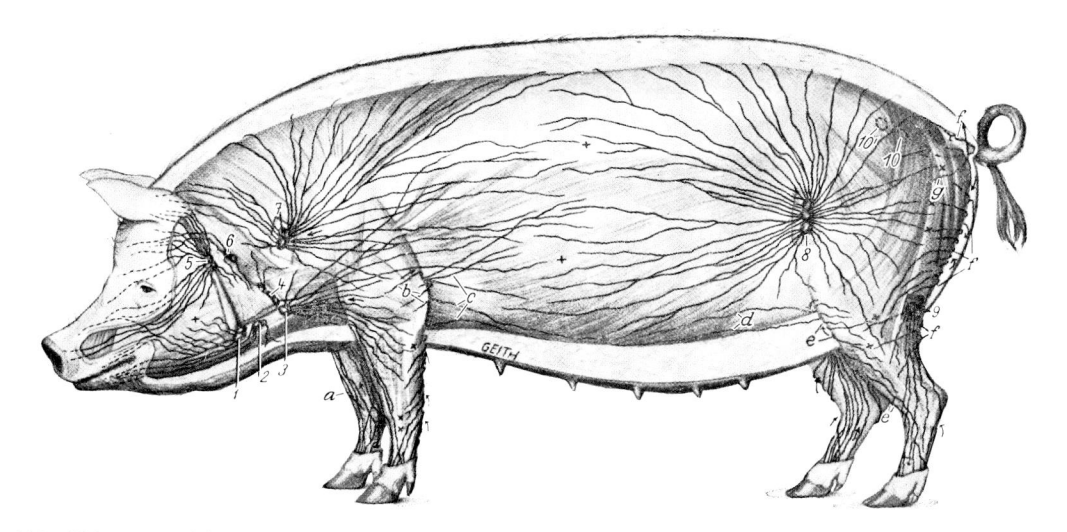

Abb. 282. Lymphknoten und Lymphgefäße der Haut des *Schweines.* (Nach BAUM und GRAU, 1938, leicht vereinfacht.)

1 Nll. mandibulares, *2* Nll. mandibulares accessorii, *3, 4* Nll. cervicales superficiales ventrales, *5* Nll. parotidei, *6* Nll. retropharyngei laterales, *7* Nll. cervicales superficiales dorsales, *8* Nll. subiliaci (über ihnen ist der Bauchhautmuskel gefenstert), *9* Nl. popliteus superficialis, *10* Nll. ischiadici, *10′* Nl. glutaeus
a, b, c Lymphgefäße, die zu den Nll. cervicales superficiales ventrales ziehen; *d, e, f* Lymphgefäße, die die Nll. inguinales superficiales aufsuchen; *g* Hautlymphgefäß, das in die Tiefe zu einem der Nll. ischiadici tritt; alle anderen dargestellten Hautlymphgefäße sind bis zu ihrem regionären Lymphknoten zu verfolgen
Mit kleinen Kreuzen (+) sind Einstichstellen markiert, von denen aus sich Lymphbahnen in zwei verschiedene Richtungen füllen lassen (sogenannte Lymphscheiden)

chen Brustwand; Anteile der Schultergürtelmuskulatur, Schulterblatt und M. supraspinatus. Wichtig zu beachten ist, daß die **Hauptmenge der Durchgangslymphe vom Kopf und von den Nll. cervicales superficiales ventrales aufgenommen wird** (245 B/*Csd*).

Abfluß: Endabschnitte der Lymphsammelgänge (Ductus thoracicus, Trunci jugulares, Ductus lymphaticus dexter) oder direkt in den Venenwinkel.

Nll. cervicales superficiales medii des Schw. (247/*Csm;* 279/*11;* 281/*f;* 285/*g*)

Die kleine Gruppe besteht aus 1–2, seltener bis 4 Knoten, die an der V. jugularis externa unter dem M. cleidocephalicus zu finden sind.

Zufluß: Haut der Vorderhalsgegend; Anteile der Schultergürtelmuskulatur und lange Zungenbeinmuskeln; Axis; Durchgangslymphe von den beiden benachbarten Gruppen der oberflächlichen Halslymphknoten.

Abfluß: Variationsreich in die nahen Lymphsammelgänge oder den Venenwinkel; evtl. auch zu den Nll. cervicales profundi caudales.

Nll. cervicales superficiales ventrales des Schw. (247/*Csv;* 279/*12;* 280/*c, c';* 281/*e;* 282/*3, 4;* 283/*a*)

Die Gruppe setzt sich aus 6–9, selten weniger Knoten zusammen, die vor dem Schultergelenk eine zwischen M. cleidooccipitalis und Kaudalrand der Parotis gelegene Reihe bilden. Der am weitesten kaudal gelegene Knoten (282/*3*) ist der umfangreichste; die Größe der Knoten schwankt zwischen 4–34 mm.

Zufluß: Haut der kaudalen Vorhalsgegend, der gesamten Brustwand, des Ober- und Unterarmes sowie Fußes; Hals- und Bauchhautmuskeln, M. brachiocephalicus; Muskeln und Sehnen am Unterarm und Fuß; Radius, Knochen und Gelenke des Fußes; thorakal gelegene drei Mammarkomplexe des Gesäuges (deshalb Lymphknoten bei geschlachteten *Zuchtsauen* und in Verdachtsfällen untersuchen! 283/*a*); Gland. parotis, Gland. mandibularis; Durchgangslymphe vom Lc. mandibulare, Lc. parotideum und Nll. retropharyngei laterales.

Abfluß: Die Knoten der Gruppe stehen untereinander in Verbindung. Der Abfluß

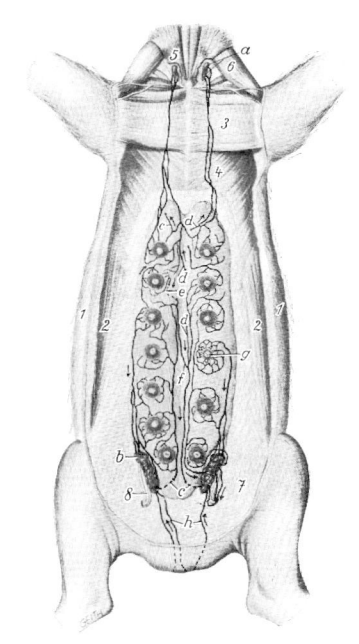

Abb. 283. Lymphknoten und Lymphgefäße des Gesäuges beim *Schwein*. (Nach BAUM und GRAU, 1938.)
a Nll. cervicales superficiales ventrales, *b* Nll. inguinales superficiales seu mammarii, *c* Lymphgefäße, die in die Tiefe treten; *d* Lymphgefäße, die aus dem Parenchym an die Oberfläche treten, *f* Lymphgefäß, das die Medianebene des Körpers kreuzt, *g* Zitze, an der die Haut zur Darstellung des Lymphgefäßkranzes abpräpariert ist
1 äußere Haut, *2* M. obliquus externus abdominis, *3* M. pectoralis superficialis, *4* M. pectoralis profundus, *5* Halshautmuskel, *6* M. brachiocephalicus, *7* Unterhautfettgewebe, *8* A. und V. pudenda externa

erfolgt zu den Nll. cervicales superficiales dorsales und zu den Nll. cervicales superficiales medii.

Lymphocentrum cervicale profundum

Nll. cervicales profundi craniales des Schw. (247/*Cpc;* 279/*14*)

1–5 Knoten 2–15 mm Durchmesser zwischen Schlundkopf sowie Kehlkopf und Luftröhrenanfang. Vor der benachbarten Schilddrüse finden sich nicht selten akzessorische Schilddrüsen, die leicht zu Verwechslungen mit den Knoten dieser Gruppe verleiten. Anläßlich der **Fleischuntersuchung** wird die Knotengruppe in Verdachtsfällen berücksichtigt.

Zufluß: Schlundkopf, Kehlkopf, Halsteil der Luft- und Speiseröhre und des Thymus, Schilddrüse, M. longus colli.

Abfluß: Zu den inkonstanten Nll. cervicales profundi medii, sonst zu den Nll. cervicales profundi caudales.

Nll. cervicales profundi medii des Schw. (247/*Cpm;* 279/*15*)

2–7 inkonstante Knoten, die in der Mehrzahl der Fälle fehlen. Ansonsten liegen sie der Luftröhre als 2–10 mm große Knoten an.

Zufluß: Benachbarte Muskulatur, Kehlkopf, Halsteil von Luft- und Speiseröhre, Thymus, Schilddrüse. Durchgangslymphe der Nll. cervicales profundi craniales.

Abfluß: Nll. cervicales profundi caudales.

Nll. cervicales profundi caudales des Schw.
(247/*Cpca;* 279/*16;* 281/*i;* 284/*1';* 285/*h'*)

Eine aus 1–14 Knoten bestehende unpaare Gruppe, die der Luftröhre bis unmittelbar vor dem Brusteingang ventral angeschmiegt ist. Die Größe der Einzelknoten schwankt zwischen 1–10 mm. In Verdachtsfällen werden sie anläßlich der Fleischuntersuchung berücksichtigt.

Zufluß: Lange Zungenbeinmuskeln und M. longus colli, 3.–7. Halswirbel, Halsteil von Luft- und Speiseröhre, Thymus und Schilddrüse. Durchgangslymphe der Nll. cervicales profundi craniales und medii sowie der Nll. mediastinales craniales.

Abfluß: Mündungsteil des Ductus thoracicus oder Nll. axillares primae costae oder Ductus lymphaticus dexter.

Lymphocentrum axillare

Nll. axillares primae costae des Schw. (249/*Apc;* 279/*20;* 281/*k;* 284/*1;* 285/*h*)

Vor dem Brusteingang der Luftröhre lateral angelagert und in enger Berührung mit der ersten Rippe finden wir jederseits ein Knotenpaket, das einen größeren, 30–40 mm langen und evtl. bis 4 weitere kleine Knoten umfaßt. Wegen ihrer Bedeutung für die Schultergliedmaße werden sie in Verdachtsfällen in die Fleischuntersuchung einbezogen.

Zufluß: Muskulatur ventral am Hals, Bauchhautmuskel, Schultergürtelmuskulatur; 3.–7. Halswirbel, Brustbein, Schilddrüse, Thymus; sämtliche Muskeln, Knochen und Gelenke der Schultergliedmaße; Haut der Zehen; Durchflußlymphe von den Nll. mediastinales craniales, den Nll. sternales craniales und dem Lc. cervicale profundum.

Abfluß: Mündungsteil des Ductus thoracicus bzw. Ductus lymphaticus dexter.

Lymphocentrum thoracicum dorsale

Nll. thoracici aortici des Schw.
(279/*24;* 281/*n;* 284/*4, 4', 4" 4''';* 285/*1, 1', 1"*)

2–10 unpaare Knoten liegen zwischen der Aorta thoracica und dem 6.–14. Brustwirbel. Sie sind von der V. hemiazygos dextra bzw. V. azygos sinistra bedeckt und so bei eröffneter Brusthöhle nicht sofort sichtbar. Daneben gibt es vor der V. azygos sinistra rechts konstant einen sichtbaren Knoten (284/*4*), und auch am dorsolateralen Rand der Aorta thoracica können links häufiger, rechts ausnahmsweise einzelne subpleurale, also sichtbare Knoten auftauchen (284/*4",* *4'''*). Die Größe dieser Knoten beträgt 5–40 mm.

Zufluß: Dorsale und seitliche Brustwand einschließlich Schultergürtelmuskulatur, jedoch ohne Haut; Zwerchfell, Rippenfell, Mittelfell; Durchflußlymphe von den Nll. mediastinales caudales.

Abfluß: Untereinander stehen die Knoten durch Vasa efferentia in Verbindung; im übrigen in den Ductus thoracicus, evtl. zu den Nll. mediastinales craniales.

Lymphocentrum thoracicum ventrale

Nll. sternales craniales des Schw.
(279/*26;* 281/*l;* 284/*2;* 285/*k*)

Eine unpaare Gruppe von 1–4 je 3–50 mm großen Knoten, auf dem Prästernum zwischen den beidseitigen Aa. und Vv. thoracicae internae gelegen, ist insgesamt 40–50 mm hoch und 20 bis 25 mm breit. Abgesehen von der fleischhygienerechtlichen Untersuchung bei Zuchtsauen sind die Knoten in Verdachtsfällen auch bei anderen Schlachtschweinen zu untersuchen.

Zufluß: Ventrale Brustwand, Brustfell, Mediastinum, Hohlvenengekröse, Zwerchfell, Bauchfell und vordere Hälfte des Gesäuges.

Abfluß: Mündungsteil des Ductus thoracicus oder Ductus lymphaticus dexter oder direkt ins Venensystem; jedoch auch zu den Nll. cervicales profundi caudales.

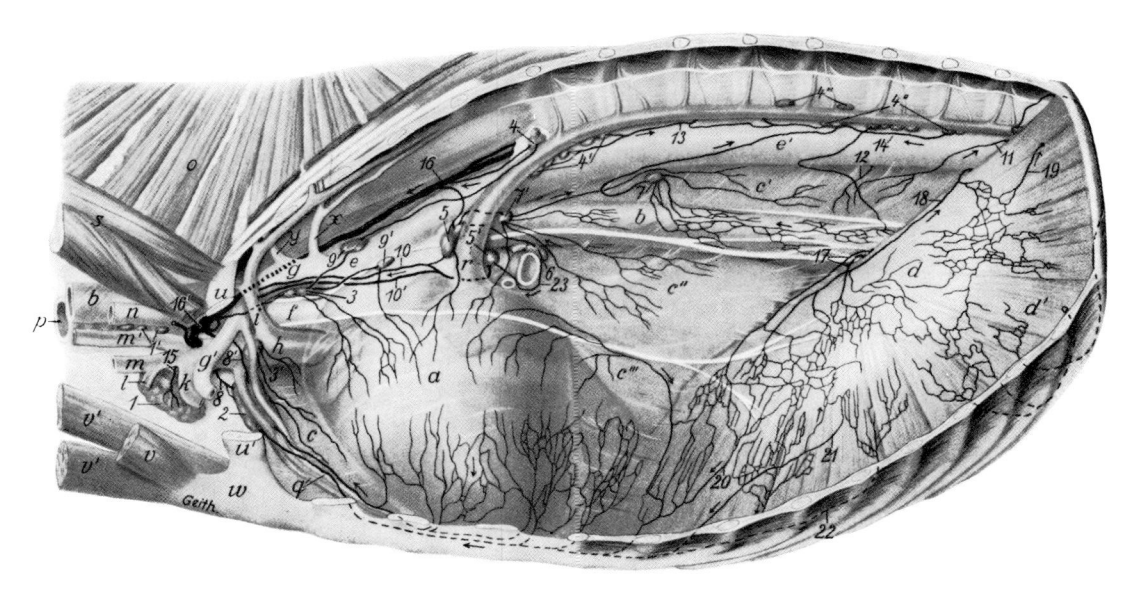

Abb. 284. Lymphknoten und Lymphgefäße in der Brusthöhle des *Schweines*, linke Seitenansicht. (Nach Baum und Grau, 1938.)
Die linke Brustwand und die linke Lunge sind entfernt
1 Nll. axillares primae costae, *1'* Nll. cervicales profundi caudales, *2* Nll. sternales craniales, *3, 3', 9, 9'* Nll. mediastinales craniales, *4, 4', 4'', 4'''* Nll. thoracici aortici, *5, 5'* Nll. bifurcationis sinistri, *6* Nll. bifurcationis medii, *7, 7'* Nll. mediastinales caudales, *8, 8'* Vasa efferentia der Nll. sternales craniales, *10, 10'* Vasa efferentia der Nll. bifurcationis sinistri, *11* Lymphgefäß vom Mediastinum caudale, das zum Nl. coeliacus geht oder in die Lendenzisterne einmündet, *12* Lymphgefäß vom Mediastinum caudale, das nach der rechten Seite hinübertritt und in einen rechten Nl. thoracicus aorticus einmündet, *13* Vas efferens von den mit *4'* bezeichneten Nll. thoracici aortici, *14* Vas efferens von den mit *4''* bezeichneten Nll. thoracici aortici, *15* Vas efferens der Nll. axillares primae costae, das nach der rechten Seite hinübertritt und auf Abb. 285 bei *b* zum Vorschein kommt, *16* Ductus thoracicus, *16'* seine Ampulle, *17* Lymphgefäße des Zwerchfells, die durch den Hiatus oesophageus zu den Nll. gastrici treten, *18* Lymphgefäß des Zwerchfells, das durch den Hiatus aorticus zum Nl. coeliacus geht, *19* Lymphgefäß des Zwerchfells, das den Zwerchfellpfeiler durchbohrt, *20, 21, 22* Lymphgefäße des Zwerchfells, die an der A. und V. thoracica interna entlang zu den Nll. sternales ziehen, *23* Vas efferens der Nll. bifurcationis medii
a Herz mit Herzbeutel, *b* Speiseröhre, *c* Mediastinum craniale, *c', c'', c'''* Mediastinum caudale, durch das bei *c'* der Anhangslappen der rechten Lunge hindurchschimmert, *d* sehniger Teil, *d'* muskulöser Teil des Zwerchfells, *e* Arcus aortae, *e'* Aorta thoracica, *f* Truncus brachiocephalicus, *g* A. subclavia sinistra, *g'* A. axillaris, *h* V. cava cranialis, *i* V. costocervicalis, *k* V. axillaris, *l* V. cephalica, *m* V. jugularis externa, *m'* V. jugularis interna, *n* A. carotis communis, *o* M. serratus ventralis, *p* Luftröhre, *q* A. und V. thoracica interna, *r* V. azygos sinistra, *s* M. scalenus, *t* abgeschnittener Bronchus principalis sinister, *u, u'* erste Rippe, aus der ein großer Teil herausgeschnitten ist, *v* M. sternomastoideus, *v'* M. sternothyreoideus und M. sternohyoideus, *w* Sternum, *x* Truncus costocervicalis, *y* A. cervicalis profunda

Lymphocentrum mediastinale

Nll. mediastinales craniales des Schw. (279/*28, 29*; 281/*m*; 284/*3, 3', 9, 9'*; 285/*i, i', i'', i'''*)

Im präkardialen Mittelfell, dabei in eine rechte und linke Gruppe geschieden, von denen die linke häufig fehlt, sind insgesamt 1–8 Knoten von 2–30 mm Durchmesser variabel angeordnet. 1 Knoten kann gelegentlich linksseitig dem Herzbeutel angelagert sein (279/*29*; 284/*9, 9'*). Die regelmäßige Beachtung der Gruppe bei der **Fleischuntersuchung** wird verlangt.

Zufluß: Knochen und Muskeln des kranialen Teiles der Brustwand und des brustnahen Abschnitts des Halses; Luftröhre, Thymus, Speiseröhre, Brustfell, Mittelfell, Hohlvenengekröse, Herzbeutel; Durchflußlymphe vom Lc. thoracicum dorsale und Lc. bronchale.

Abfluß: Mündungsteil des Ductus thoracicus bzw. Ductus lymphaticus dexter.

Nll. mediastinales caudales des Schw. (279/*31*; 284/*7, 7'*)

Dicht hinter dem Arcus aortae liegen konstant 1–3 Knoten an der Speiseröhre; auf halbem Wege zum Hiatus oesophageus kann ein weiterer Knoten dorsal oder ventral der Speiseröhre auftauchen. Die Kno-

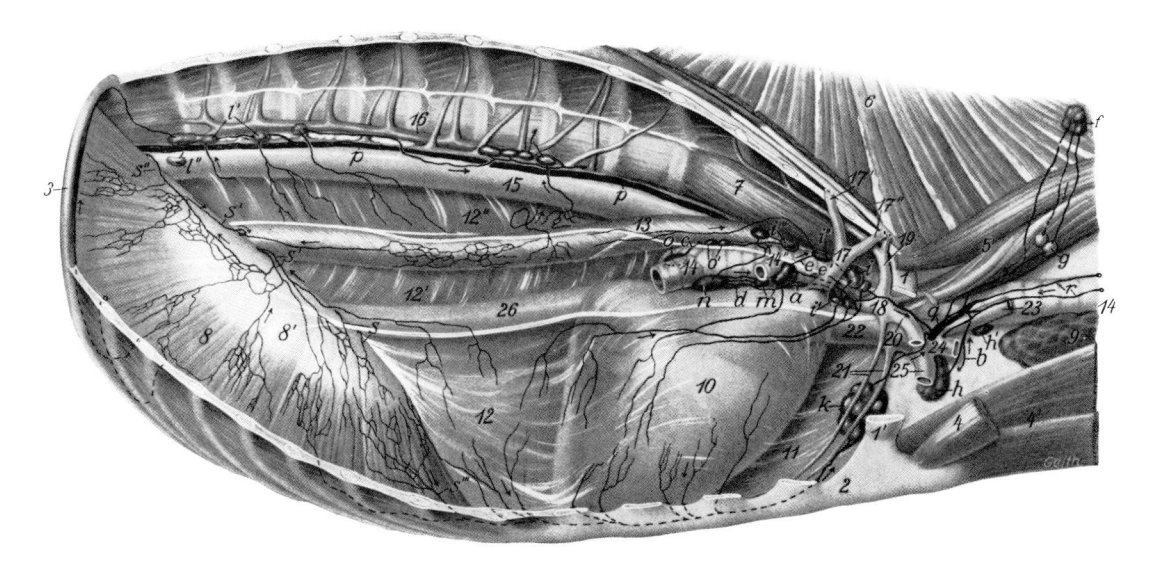

Abb. 285. Lymphknoten und Lymphgefäße der Brusthöhle des *Schweines*, rechte Seitenansicht. (Nach BAUM und GRAU, 1938.)
Die rechte Brustwand und die rechte Lunge sind entfernt
a Vas efferens der Nll. bifurcationis sinistri, *b* Vas efferens der linken Nll. axillares primae costae, *c* Vas efferens der Nll. bifurcationis medii, das in einen Nl. bifurcationis sinister tritt, *d* Vas efferens der Nll. bifurcationis dextri zu den Nll. bifurcationis sinistri, *e, e′* Vasa efferentia der Nll. tracheobronchales craniales, *f* Nll. cervicales superficiales dorsales, *g* Nll. cervicales superficiales medii, *h* Nll. axillares primae costae *h′* Lnn. cervicales profundi caudales, *i, i′, i″, i‴* Nll. mediastinales craniales, *k* Nll. sternales craniales, *l, l′, l″* Nll. thoracici aortici, *m* Nll. tracheobronchales craniales, *n* Nll. bifurcationis dextri, *o* Nll. bifurcationis medii, *p* Ductus thoracicus, *q* Ductus lymphaticus dexter, *r* doppelter Truncus jugularis dexter, *s* Lymphgefäße des Zwerchfells, die durch das Hohlvenenloch in die Bauchhöhle treten, *s′* Lymphgefäße, die durch den Aortenschlitz in die Bauchhöhle treten
1, 1′ erste Rippe, *2* Brustbein, *3* letzte Rippe, *4* M. sternomastoideus, *4′* M. sternohyoideus und M. sternothyreoideus, *5* M. scalenus, *6* M. serratus ventralis, *7* M. longus colli, *8, 8′* Zwerchfell, *9* Schilddrüse, *10* Herz mit Herzbeutel, *11* Mediastinum craniale, *12, 12′, 12″* Mediastinum caudale, *13* Speiseröhre, *14, 14′* Luftröhre, *14′* Bronchus trachealis (abgeschnitten), *15* Aorta, *16* V. hemiazygos dextra, *17, 17′* V. costocervicalis, *17″* V. cervicalis profunda, *18* A. subclavia dextra, *19* A. costocervicalis, *20* A. axillaris, *21* A. und V. thoracica interna, *22* V. cava cranialis, *23* V. jugularis interna, *24* V. jugularis externa, *25* V. axillaris, *26* V. cava caudalis

ten sind 4–20 mm groß. In die Fleischuntersuchung einzubeziehen.

Zufluß: Postkardialer Teil der Speiseröhre, Mittelfell, Herzbeutel.

Abfluß: Lc. bronchale; vom kaudalen Knoten evtl. zu einem Nl. thoracicus aorticus.

Lymphocentrum bronchale

Nll. bifurcationis (seu tracheobronchales) dextri des Schw. (285/*n;* 286/*10*)

Nll. bifurcationis (seu tracheobronchales) sinistri des Schw. (279/*34;* 281/*0;* 284/*5, 5′;* 286/*8*)

Nll. bifurcationis (seu tracheobronchales) medii des Schw. (279/*35;* 284/*6;* 285/*0;* 286/*9*)

Die 1–3 rechten und die 2–7 linken Bifurkationslymphknoten liegen mehr oder weniger versteckt am Abgang der Stammbronchen aus der Trachea. Die 2–5 mittleren sitzen dorsal im Bifurkationswinkel, nicht symmetrisch angeordnet. Ihre Größe schwankt zwischen 2–65 mm. Die regelmäßige Untersuchung bei Schlachtschweinen wird verlangt.

Zufluß: Brustabschnitt der Luftröhre, Lunge; zum mittleren Knoten auch Lymphgefäße der Speiseröhre, zu diesen und dem linken auch solche vom Mediastinum, Herz und Herzbeutel. Durchgangslymphe von den Nll. mediastinales caudales.

Abfluß: Nll. mediastinales craniales oder Mündungsteil bzw. schon präkardialer Abschnitt des Ductus thoracicus.

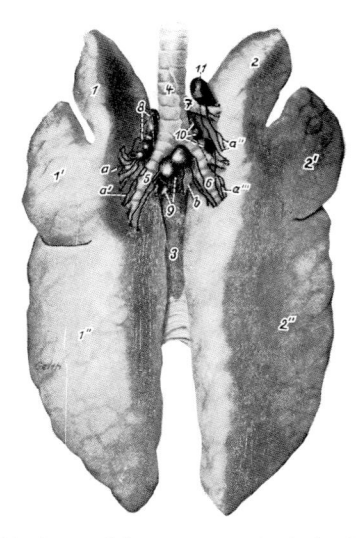

Abb. 286. Lymphknoten und tiefe Lymphgefäße der Lunge des *Schweines*. (Nach BAUM und GRAU, 1938.)
1, 1' Lobus cranialis sinister mit *1* Pars cranialis und *1'* Pars caudalis, *1"* Lobus caudalis sinister, *2* Lobus cranialis dexter, *2'* Lobus medius, *2"* Lobus caudalis dexter, *3* Lobus accessorius, *4* Ende der Luftröhre, *5* linker und *6* rechter Bronchus principalis, *7* Bronchus trachealis, *8* Nll. bifurcationis sinistri, *9* Nll. bifurcationis medii, *10* Nll. bifurcationis dextri, *11* Nll. tracheobronchales craniales
a, a', a", a''', b tiefe Lymphgefäße der Lunge

Nll. tracheobronchales craniales des Schw. (285/*m*; 286/*11*)

Im Regelfall sind 2–5, oft auch nur ein einziger großer Knoten im Abgangswinkel des Bronchus trachealis gelegen. Sie können kaudoventral des Bronchus liegen, aber auch ventral der Trachea nach kranial bis zur Höhe der V. costocervicalis reichen. Sie sind 3–35 mm groß. Regelmäßig bei der Fleischuntersuchung zu berücksichtigen.
Zufluß: Lunge, Herzbeutel, Herz; Austausch von Vasa efferentia mit den Bifurkationslymphknoten.
Abfluß: Nll. mediastinales craniales.

Lymphocentrum lumbale

Nll. lumbales aortici des Schw. (253/*a*; 256/*t*; 279/*36*; 288/*16*; 290/*2*; 291/*4*)

Ventral und seitlich, teils auch dorsal der Aorta abdominalis und V. cava caudalis sitzen 8 bis 20 je 2–25 mm große Knoten vom Hiatus aorticus bis hin zur A. circumflexa ilium profunda aufgereiht. Anläßlich der Fleischuntersuchung sind sie in Verdachtsfällen zu berücksichtigen.

Zufluß: Dorsale und seitliche Bauchwand, Bauchfell, Nierenkapsel, Niere, Nebenniere, Harnleiter, Hoden und Nebenhoden bzw. Eierstock und Eileiter; Durchflußlymphe vom Lc. iliosacrale, Lc. mesentericum caudale, auch von vorgeschalteten Lymphknoten wie Nl. phrenicoabdominalis und Nl. testicularis.
Abfluß: Die Knoten dieser Gruppe sind vielfältig untereinander durch Vasa efferentia verbunden. Ihr Abfluß erfolgt letztlich durch die daraus mit entstehenden Trunci lumbales zur Cisterna chyli.

Nll. renales des Schw. (253/*a'*; 279/*37*)

2–4 kleinere Lymphknoten sind in Hilusnähe an der A. u. V. renalis zu suchen, können auch auf der Dorsalseite der Hohlvene liegen. Sie sind regelmäßig in die Fleischuntersuchung einzubeziehen.
Zufluß: Vornehmlich Niere und Nierenkapsel, aber auch Nebenniere, Harnleiter und umschriebene Teile der dorsalen Bauchwand. Durchgangslymphe von benachbarten Nll. lumbales aortici und vom Nl. phrenicoabdominalis.
Abfluß: Trunci lumbales oder direkt in die Cisterna chyli.

Nl. phrenicoabdominalis des Schw. (253/*1, 1'*)

Inkonstant, jedoch in der Mehrzahl der Fälle, teilweise nur auf einer Körperseite vorkommend, hat ein kleiner Knoten seinen Sitz am Kaudalrand der A. und V. abdominalis cranialis oder auch etwas beckenwärts davon auf der Höhe des Lateralrandes des M. iliopsoas.
Zufluß: Dorsale Bauchwand, Zwerchfell.
Abfluß: Nll. lumbales aortici oder Nll. renales.

Nl. testicularis des Schw. (290/*2'*)

Inkonstant tritt beim männlichen Tier an der A. und V. testicularis subserös ein kleiner, bis 10 mm messender Knoten auf.
Zufluß: Hoden, Nebenhoden.
Abfluß: Nll. lumbales aortici.

Lymphocentrum coeliacum

Nll. coeliaci des Schw. (253/*f*; 256/*e*)

An der A. coeliaca und ihrer Teilung treten 2–4 je 3–40 mm große Knoten auf.

Zufluß: Lunge (!), Mediastinum (!), Zwerchfell (!), Milz, Leber, Nebennieren; Durchflußlymphe aller im folgenden beschriebenen Knoten des Lc. coeliacum.

Abfluß: Vasa efferentia finden sich zum Truncus coeliacus zusammen.

Nll. lienales des Schw. (256/*d, d¹, d², d³*)

An der A. und V. lienalis sind 1–10 Knoten von 2–25 mm Größe aufgereiht, die teils am dorsalen Viertel des Milzhilus, teils am frei im Gekröse verlaufenden Gefäß zu finden sind.

Zufluß: Magen, Netz, Pankreas, Milz.

Abfluß: Nll. coeliaci und direkt zum Truncus coeliacus.

Nll. gastrici des Schw. (256/*c, c'*)

1–5 subserös an der Kardia und der frei im Gekröse verlaufenden A. gastrica sinistra gelegene Knoten sind 3–60 mm lang. Regelmäßige Untersuchung bei Schlachtschweinen wird verlangt.

Zufluß: Brusthöhlenteil (!) der Speiseröhre, Mittelfell (!), Hohlvenenfalte (!), Zwerchfell, Magen und Bauchteil der Speiseröhre, Pankreas.

Abfluß: Nll. coeliaci und direkt zum Truncus coeliacus.

Nll. hepatici seu portales des Schw. (256/*f*; 287/*1*; 288/*1*)

An der Porta hepatis und am Stamm der V. portae treten 2–7, je 7–88 mm große Knoten auf. Regelmäßig bei der Fleischuntersuchung zu berücksichtigen.

Zufluß: Leber, Gallenblase, Pankreas; Durchgangslymphe von den Nll. pancreaticoduodenales.

Abfluß: Truncus coeliacus oder Nll. coeliaci.

Nll. pancreaticoduodenales des Schw. (256/*a, a'*; 288/*4, 5, 6*)

4–9 Knoten sind am Duodenum und teilweise im Pankreas eingebettet vorhanden. Sie sind sowohl nahe dem Ursprung der A. pancreaticoduodenalis cranialis aus der A. gastroduodenalis als auch nach links bis zum Ende des Duodenum descendens und nach rechts und kaudal bis zum Ende des rechten Pankreasschenkels, hier nahe der A. mesenterica cranialis, zu finden. Die

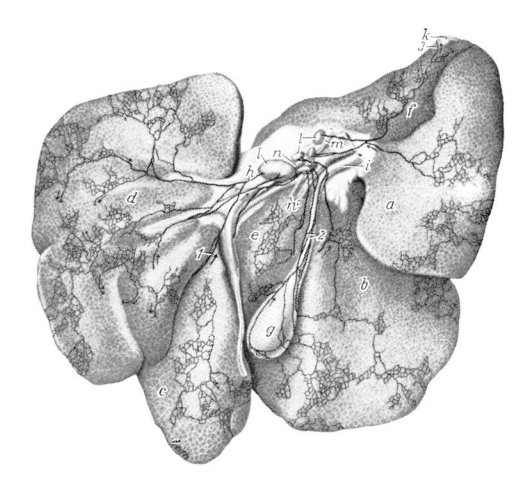

Abb. 287. Lymphknoten und Lymphgefäße der Leber des *Schweines.* (Nach Baum und Grau, 1938.)
a Lobus hepatis dexter lateralis, *b* Lobus hepatis dexter medialis, *c* Lobus hepatis sinister medialis, *d* Lobus hepatis sinister lateralis, *e* Lobus quadratus, *f* Lobus caudatus, *g* Gallenblase, *h* Pfortader, *i* Ductus choledochus, *k* V. cava caudalis (beim Übertritt auf den dorsalen Leberrand durchschnitten), *l* Nll. hepatici, *m, n, n'* A. hepatica und Äste
1 Lymphgefäß von der parietalen Fläche der Leber kommend, *2* Lymphgefäße der Gallenblase, *3* Lymphgefäß, das in das Ligamentum triangulare dextrum eintritt

Lymphknoten sind regelmäßig in die Fleischuntersuchung einzubeziehen.

Zufluß: Pankreas, Duodenum, auch Magen und Netz.

Abfluß: Teils zum Truncus coeliacus, teils zu den Nll. colici.

Lymphocentrum mesentericum craniale

Nl. mesentericus cranialis des Schw. (256/*g'''*; 288/ bei *p*)

Gelegentlich treten am Stamm der A. mesenterica cranialis ein oder auch wenige Knoten inkonstant auf. Ob sie tatsächlich eine eigene Lymphknotengruppe darstellen, wird noch diskutiert.

Nll. jejunales des Schw. (256/*h, h', h''*; 288/*2, 2', 2'', 2''', 2''''*; 289/*b, b'*)

Diese bedeutsamen, zahlreichen Knoten sind im Dünndarmgekröse in Form von zwei langen Reihen oder Paketen untergebracht, deren eine Gruppe unter der äußeren, dem Kolonkegel abgewendeten Serosalamelle, und deren andere Gruppe unter

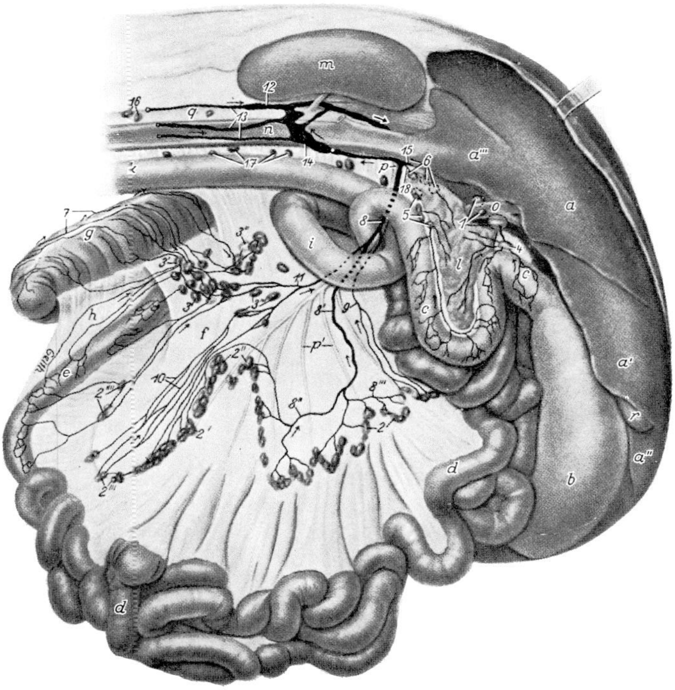

Abb. 288. Lymphknoten, Lymphgefäße und Lymphsammelgänge der Bauchhöhle des *Schweines* in situ, rechte Seitenansicht.
(Nach BAUM und GRAU, 1938.)
Die Leber ist so zurückgelegt, daß ihre Eingeweidefläche sichtbar wird.
1 Nll. hepatici, *2, 2', 2", 2''', 2''''* äußere Platte der Nll. jejunales, *3, 3', 3", 3'''* Nll. ileocolici, *4, 5, 6* Nll. pancreaticoduodenales, *7* Lymphgefäße, die von der linken Seite des Blinddarmes über seinen dorsalen Rand zur rechten Seite umbiegen, *8* Truncus intestinalis, *8', 8", 8'''* Truncus jejunalis mit Ästen, *9* Vasa efferentia, die von den ersten Nll. jejunales zum Truncus intestinalis ziehen, *10* Vasa efferentia der distalen Nll. jejunales, die zu den Nll. ileocolici ziehen, *11* Vas efferens der Nll. ileocolici, *12* Lendenzisterne, *13* Trunci lumbales, *14* Truncus visceralis, *15* Truncus coeliacus, *16* Nll. lumbales aortici, *17* Nll. mesenterici caudales, *18* Vas efferens aus einem Nl. pancreaticoduodenalis (*6*)
a, a', a", a''' Leber, *b* Magen, *c, c* Duodenum, *d, d* Jejunum, *e* Ileum, *f* Jejunalgekröse, *g* Caecum, *h* Plica ileocaecalis, *i* Colon ascendens, *k* Colon descendens, *l* Pankreas, *m* rechte Niere, *n* V. cava caudalis, *o* V. portae, *p, p'* A. mesenterica cranialis, *q* Aorta, *r* Gallenblase

der inneren, dem Kolonkegel zugewendeten Serosalamelle des Gekröses gelegen sind. Beide Gruppen sind somit durch die in der Mittelschicht des Gekröses verlaufenden Blutgefäße sowie Binde- und Fettgewebe voneinander getrennt. Jedes der beiden Lymphknotenbänder zieht sich über etwa 600 mm am Konvolut des Dünndarmes entlang vom Duodenum bis zum Ileum. Beide Reihen bestehen aus 4–40 Einzelknoten von je 4–60 mm Länge, die aber so dicht beieinanderliegen, daß jedes Band den Eindruck eines Knotens macht. Lediglich in Ileumnähe löst sich dieser Eindruck auf. Gelegentlich kommt es auch vor, daß statt der Reihen nur wenige Knoten verstreut im Gekröse liegen.

Nach den Vorschriften über die amtliche Fleischuntersuchung sind beide, die äußere und die innere Reihe der Nll. jejunales regelmäßig zu untersuchen. Ihnen kommt für die Beurteilung von alimentär erkrankten Tieren eine Schlüsselstellung zu.

Zufluß: Jejunum, Ileum, Ende des Duodenums.

Abfluß: Mit Ausnahme der ersten und letzten Knoten beider Reihen bilden die Vasa efferentia der Hauptmasse aller Nll. jejunales den Truncus jejunalis, der sich in der Gekrösewurzel mit dem Truncus colicus zum Truncus intestinalis vereinigt. Die letzten (distal gelegenen) Knoten schicken ihre Lymphe auch zu den Nll. ileocolici; die ersten (proximal gelegenen) Knoten können ihre Vasa efferentia direkt in den Truncus intestinalis entsenden.

Nll. ileocolici des Schw.
(256/*b, b'*; 288/*3, 3', 3", 3'''*; 289/*c*)

Eine Gruppe von 5–9 je 6–32 mm großen Knoten liegt in der Nähe des Ostium ileale sowohl im Mesoileum als auch in der Plica ileocaecalis. Stets anläßlich der Fleischuntersuchung zu berücksichtigen.

Zufluß: Caecum, Ileum, Endteil des Jejunums.

Abfluß: Truncus colicus, Truncus intestinalis.

Nll. colici des Schw. (256/*g, g'*; 289/*a*)

In der Achse des Kolonkegels und somit der A. colica dextra und dem Ramus colicus der A. ileocolica anliegend, können bis zu 50

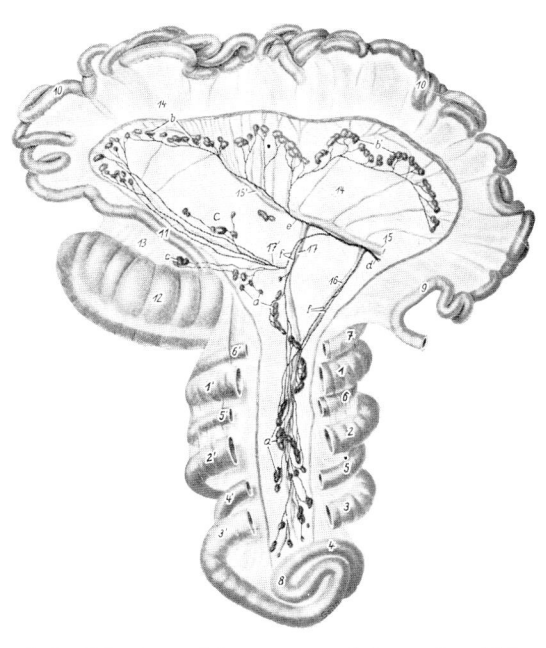

Abb. 289. Lymphknoten und Lymphgefäße des Darmes beim *Schwein*. (Nach BAUM und GRAU, 1938.)
Der besseren Übersicht halber etwas schematisiert gezeichnet. Die Schlingen des Kolonkegels sind durchgeschnitten und etwas auseinandergezogen. Das Jejunum ist zurückgeschlagen.
a, a Nll. colici, *b, b'* Nll. jejunales, *c* Nll. ileocolici, *d* Truncus intestinalis, *e* Truncus jejunalis, *f* Vasa efferentia der Nll. colici
1, 1', 2, 2', 3, 3' zentripetale Kolonlagen, *4, 4', 5, 5', 6, 6'* zentrifugale Kolonlagen, *7* Endschleife des Kolon, *8* Spitze des Kolonkegels, *9* Duodenum, *10* Jejunum, *11* Ileum, *12* Caecum, *13* Plica ileocaecalis, *14* Mesojejunum, *15, 15'* A. mesenterica cranialis, *16* A. colica dextra, *17* A. ileocolica, fortlaufend als R. colicus, *17'* Stamm der A. caecalis und des R. ilei mesenterialis

Knoten von je 2–90 mm Größe gezählt werden. Die Fleischuntersuchung kann sich nur auf die nahe den Nll. ileocolici gelegenen Knoten beziehen.
Zufluß: Colon ascendens, Colon transversum, Beginn des Colon descendens, Caecum.
Abfluß: Der überwiegende Teil der Vasa efferentia bildet den Truncus colicus, andere fließen direkt dem Truncus intestinalis zu, der aus dem Zusammenfluß von Truncus colicus und Truncus jejunalis entsteht.

Lymphocentrum mesentericum caudale

Nll. mesenterici caudales des Schw. (256/*g"*; 288/*17*)

Im Gekröse des Colon descendens trifft man 7–12 Knoten von 2–12 mm Durchmesser an. Die Fleischuntersuchung der Lymphknoten wird verlangt.
Zufluß: Colon descendens und Pankreas.
Abfluß: Nll. lumbales aortici und Nll. iliaci mediales.

Lymphocentrum iliosacrale

Nll. iliaci mediales des Schw. (253/*b, b'*; 256/*u*; 260/*1*; 279/*40*; 290/*3*; 291/*3*; 292/*c*)

Jederseits am Ende der Aorta abdominalis und dann die jeweilige A. iliaca externa bis zum Ursprung der A. circumflexa ilium profunda begleitend, treffen wir auf 2–6, je 3–25 mm große Knoten. Als wichtige Lymphknotengruppe ist sie bei der Fleischuntersuchung in Verdachtsfällen zu berücksichtigen.
Zufluß: Rückenstrecker, Lendenmuskulatur, Gesäß- und Hinterbackenmuskulatur, Adduktoren; Lendenwirbel, Kreuzbein, Kniescheibe; Bauchfell, Harnleiter, Harnblase und Harnröhre; männliche und weibliche Geschlechtsorgane; Durchgangslymphe von allen im folgenden zu beschreibenden Lymphzentren und von den Nll. mesenterici caudales.
Abfluß: Teilweise münden Vasa efferentia in Nll. lumbales aortici, teilweise sind sie an der Bildung der Trunci lumbales beteiligt.

Nll. iliaci laterales des Schw. (253/*c, c'*; 260/*1'*; 279/*41*; 292/*e*)

Im Teilungswinkel der A. circumflexa ilium profunda und auch an ihrem kranialen Endast treten 1–2, teilweise bis zu 7 Knoten von 3–26 mm Länge auf. In Verdachtsfällen in die Fleischuntersuchung einzubeziehen.
Zufluß: Innere Lendenmuskulatur, Bauchmuskulatur, Fascia lumbodorsalis und Fascia lata; M. quadriceps femoris; Beckenknochen, Harnblase, Niere und Nierenkapsel, Bauchfell; Durchgangslymphe von den Nll. subiliaci, Nll. iliofemorales und Nll. inguinales superficiales.
Abfluß: Nll. iliaci mediales und Nll. lumbales aortici.

Nll. sacrales und Nll. hypogastrici des Schw. (253/*e*; 260/*1"*; 279/*42*; 290/*4, 4'*; 291/*5*)

2–5 je 7–20 mm große Knoten sind im Teilungswinkel der Aa. iliacae internae, selten

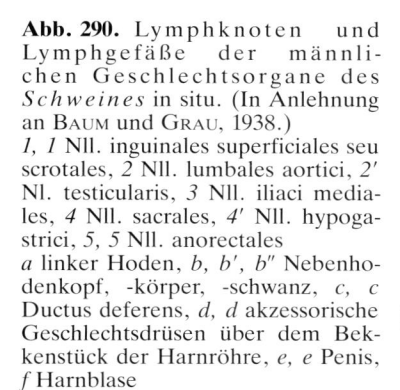

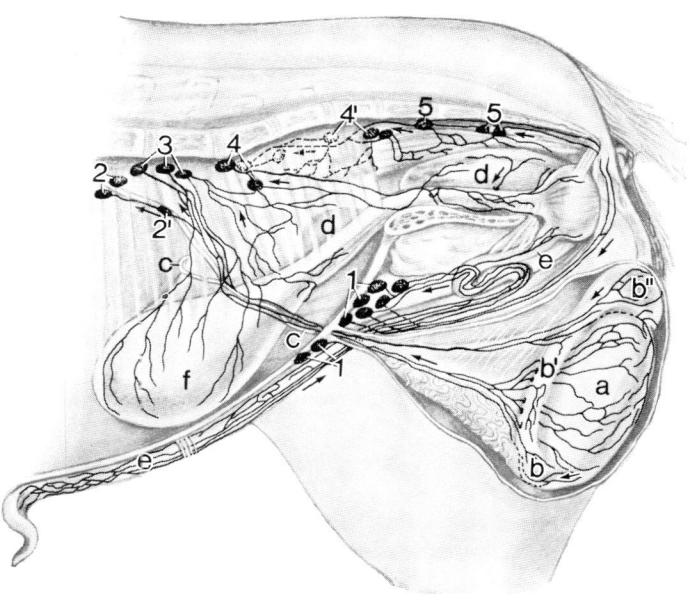

Abb. 290. Lymphknoten und Lymphgefäße der männlichen Geschlechtsorgane des *Schweines* in situ. (In Anlehnung an BAUM und GRAU, 1938.)
1, 1 Nll. inguinales superficiales seu scrotales, *2* Nll. lumbales aortici, *2'* Nl. testicularis, *3* Nll. iliaci mediales, *4* Nll. sacrales, *4'* Nll. hypogastrici, *5, 5* Nll. anorectales
a linker Hoden, *b, b', b''* Nebenhodenkopf, -körper, -schwanz, *c, c* Ductus deferens, *d, d* akzessorische Geschlechtsdrüsen über dem Beckenstück der Harnröhre, *e, e* Penis, *f* Harnblase

Abb. 291. Lymphknoten und Lymphgefäße der weiblichen Geschlechtsorgane des *Schweines* in situ. (Nach BAUM und GRAU, 1938.)
Linke Bauch- und Beckenwand sind weggenommen.
1 Nll. inguinales superficiales seu mammarii, *2* Nll. iliofemorales, *3* Nll. iliaci mediales, *4* Nll. lumbales aortici, *5* Nll. sacrales, *6* Nl. uterinus, *7* Lymphgefäß vom Vestibulum vaginae und *8* Lymphgefäß von der Harnröhre, die beide zu den Nll. ischiadici ziehen, *9* Nl. urogenitalis
a linkes Ovarium, *b* linker Eileiter, *c* linkes, *c'* rechtes Uterushorn, *d* Uteruskörper, *e* Vagina, *f* Vestibulum vaginae, *g* Vulva, *h* Harnblase, *h'* Harnröhre, *h''* Harnleiter, *i* Rectum, *k* Ligamentum suspensorium ovarii und Ligamentum latum uteri, *l* Ligamentum vesicae laterale, *m* Ligamentum latum uteri, *n* ventrale Bauchwand, *o* Beckenboden, *p* dorsale Bauch- und Beckenwand, *q* Gesäuge

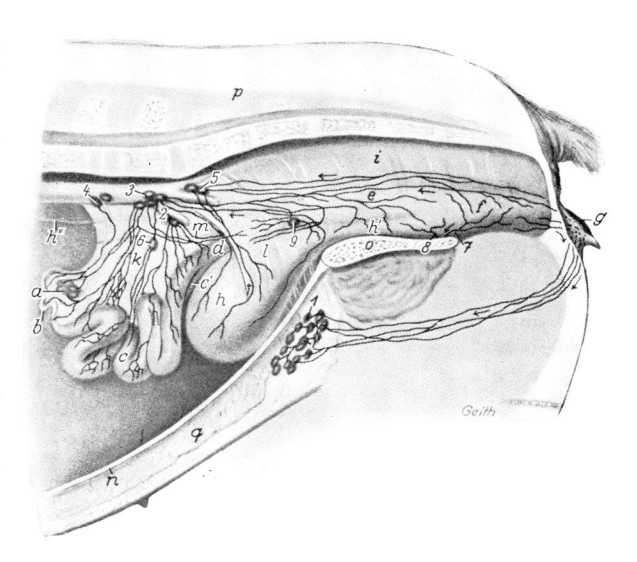

weitere 1–2 kleinere Knoten im Verlauf dieser Gefäße in der Beckenhöhle zu finden. Gelegentlich ist bei weiblichen Tieren im hinteren Abschnitt des Ligamentum latum uteri ein, bisweilen auch unpaarer Knoten anzutreffen, der wohl Nl. urogenitalis (279/*44*; 291/*9*) benannt werden kann, aber zur hier beschriebenen Gruppe gehört.

Zufluß: Tiefe Glutäenmuskulatur, M. gracilis, Schwanzmuskulatur; Beckenknochen, Kreuzbein, Schwanzwirbel; Harnleiter, Harnblase, Harnröhre; bei männlichen Tieren die akzessorischen Geschlechtsdrüsen und der M. bulbocavernosus; bei weiblichen Tieren die Vagina und Vulva; Durchgangslymphe der Nll. anorectales und des Nl. glutaeus.

Abfluß: Nll. iliaci mediales.

Nll. anorectales des Schw.
(260/*1'''*; 279/*43*; 290/*5*)

Diese Gruppe setzt sich aus 6–10, je 2–22 mm großen Knoten zusammen, die am dorsolateralen Rand des Rectum gelegen sind. Gelegentlich können sie fehlen.

Zufluß: Rectum, Anus, Schwanzmuskulatur.

Abfluß: Nll. sacrales und Nll. iliaci mediales.

Nll. uterini des Schw. (279/*39*; 291/*6*)

Einige kleinere Lymphknoten im vorderen Abschnitt des Ligamentum latum uteri können als den Nll. iliaci mediales vorgeschaltet gelten. Ihre Größe beträgt 12–18 mm. Sie können fehlen.

Zufluß: Eierstock, Eileiter, Uterus.

Abfluß: Nll. iliaci mediales, auch Nll. lumbales aortici oder Trunci lumbales.

Lymphocentrum inguinale profundum (seu iliofemorale)

Nll. iliofemorales des Schw.
(253/*d, d'*; 260/*2*; 279/*46*; 291/*2*; 292/*d*)

Die Gruppe besteht aus 2–3, seltener 1– 6 Knoten, die der A. und V. iliaca externa zwischen den Ursprüngen der A. circumflexa ilium profunda einerseits und der A. profunda femoris andererseits anliegen. Die Größe schwankt; ist nur ein Knoten vorhanden, mißt er 30–55 mm; werden mehrere Knoten angetroffen, sind sie 2–35 mm lang. Insgesamt wirken auch sie infolge ihrer Gruppenbildung wie **ein** großer Knoten.

Zufluß: Sämtliche Muskeln, Knochen und Gelenke der Beckengliedmaße, Bauchmuskulatur, Bauchfell; Processus vaginalis mit M. cremaster bzw. Uterus; Harnblase; Durchgangslymphe der Nll. inguinales superficiales, Nll. subiliaci und des Lc. popliteum.

Abfluß: Nll. iliaci mediales, Nll. lumbales aortici, Trunci lumbales.

Lymphocentrum inguinale superficiale (seu inguinofemorale)

Nll. inguinales superficiales des Schw.
(Nll. scrotales 290/*1*; 293/*a*)
(Nll. mammarii 260/*3*; 279/*49*; 283/*b*; 291/*1*)

In der Regio pubis, zwischen Haut und äußerem Blatt der Rektusscheide gelegen, bilden die Knoten dieser Gruppe ein jeweils 50–80 mm langes Paket, das bei männlichen Tieren dem Penis, bei weiblichen Tieren dem kaudalen Teil des Gesäuges seitlich dicht anliegt. Es besteht bei beiden Geschlechtern aus 2–6, selten einem Knoten. Die Knoten sind bei der **Fleischuntersuchung** regelmäßig zu berücksichtigen. In besonderen Fällen werden sie, auch bei

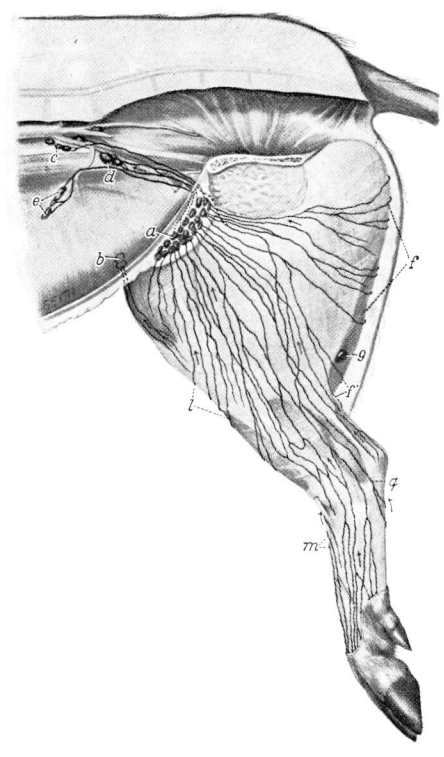

Abb. 292. Lymphknoten und oberflächliche Lymphgefäße der Beckengliedmaße des *Schweines*, mediale Ansicht. (Nach BAUM und GRAU, 1938.)
a Nll. inguinales superficiales, *b* Nll. subiliaci, *c* Nll. iliaci mediales, *d* Nll. iliofemorales, *e* Nll. iliaci laterales, *f, f'* Lymphgefäße, die sich von der lateralen Seite der Kniekehle und des Oberschenkels auf die mediale Seite umschlagen (es sind die in Abb. 282 mit *f* bezeichneten Gefäße), *g* Nl. popliteus superficialis, *l* Lymphgefäße, die sich von der lateralen Seite des Unterschenkels auf die mediale Seite umschlagen, *m* Lymphgefäße, die von der medialen Seite des Fußes über dorsal und lateral zu den Nll. popliteï ziehen, *q* Lymphgefäße, die von der lateralen Seite des Fußes auf die mediale Seite ziehen

geschlachteten Zuchtsauen, eine hervorragende Beachtung finden.

Zufluß: Haut der ventralen und seitlichen Bauchwand, der Innenfläche des Oberschenkels, der hinteren Außenfläche des Oberschenkels einschließlich der Haut über dem Sitzhöcker, des Unterschenkels und Fußes, des Schwanzes; Bauchhautmuskel und Bauchmuskulatur; auch Mm. gracilis, pectineus, glutaeobiceps und quadriceps femoris; Knochen, Gelenke und Sehnen des Fußes; beim männlichen Tier Scrotum, Penis, Präputium, Harnröhre, Mm. ischiocavernosus und bulbocavernosus; beim weiblichen Tier Vestibulum vaginae, Vulva,

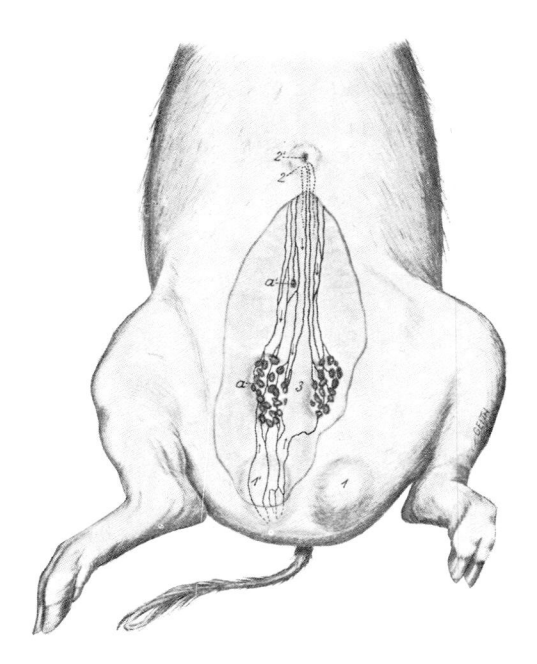

Abb. 293. Lymphknoten und Lymphgefäße des männlichen Begattungsorgans und des Hodensacks vom *Schwein* in situ. (Nach Baum und Grau, 1938.)
a Nll. inguinales superficiales seu scrotales, *a'* akzessorischer Lymphknoten dieser Gruppe
1, 1' Scrotum, bei *1'* zur Darstellung seiner Lymphgefäße die Haut abpräpariert; *2* Praeputium, *2'* Ostium praeputiale ; *3* Penis, durchscheinend

abdominale und inguinale Teile des Gesäuges bis zum 2. Mammarkomplex (deshalb in der Fleischuntersuchung bei Zuchtsauen besonders zu beachten); After.
Abfluß: Nll. iliofemorales, evtl. auch Nll. iliaci mediales und laterales.

Nll. subiliaci des Schw.
(260/*3'*; 279/*50*; 282/*8*; 292/*b*; 294/*8*)

Ein aus 1–6 dicht beieinanderliegenden Knoten bestehendes Paket von 35–55 mm Länge ist in der Kniefalte, fast in der Mitte der Verbindungslinie zwischen Tuber coxae und Kniescheibe, anzutreffen. Der hintere Ast der A. circumflexa ilium profunda ist direkt benachbart. Anläßlich der Fleischuntersuchung in Verdachtsfällen zu berücksichtigen.
Zufluß: Haut handbreit vor und über dem Rippenbogen, der dorsalen und seitlichen Bauchwand und des vorderen und mittleren Beckenbereichs, des lateralen Oberschenkelgebietes und des vorderen Teils des medialen Oberschenkelgebietes, der Kniegegend und über der proximalen Hälfte des Unterschenkels; Bauchhautmuskel; auch M. tensor fasciae latae, M. glutaeobiceps; Tuber coxae.
Abfluß: Nll. iliaci laterales, auch Nll. iliofemorales und Nll. iliaci mediales.

Lymphocentrum ischiadicum
Nll. ischiadici des Schw.
(260/*4*; 279/*54*; 282/*10*; 294/*7*)

Am kaudalen Rand des breiten Beckenbandes finden wir stets 1–2 Knoten von 4–25 mm Größe, denen sich seltener ein vorgeschobener Knoten zwischen Sitzbein und M. glutaeobiceps zugesellt. Diese Gruppe wird in Verdachtsfällen, im allgemeinen von medial her mit einem Einschnitt hinter dem breiten Beckenband, anläßlich der Fleischuntersuchung, freigelegt und angeschnitten.
Zufluß: Haut über dem Beckenausgang, oberflächliche Glutäen- und Hinterbackenmuskulatur, M. obturatorius internus; Beckenknochen, Kreuzbein, Schwanzwirbel; After; Vagina, Vestibulum vaginae, weibl. Harnröhre bzw. Gland. bulbourethralis und männl. Harnröhre; Durchflußlymphe vom Lc. popliteum.
Abfluß: Nl. glutaeus, Nll. sacrales, Nll. iliaci mediales.

Nl. glutaeus des Schw.
(260/*4'*; 279/*55*; 282/*10'*; 294/*7'*)

In Höhe der Incisura ischiadica major liegt dem breiten Beckenband außen 1 (oder 2), bis zu 25 mm großer Knoten an, der vom N. ischiadicus und der A. u. V. glutaea cranialis gestreift wird.
Zufluß: siehe Nll. ischiadici.
Abfluß: Lc. iliosacrale.

Lymphocentrum popliteum
Nl. popliteus profundus des Schw.
(260/*5*; 279/*57*; 294/*9'*)

In zwei Fünftel aller Fälle kommt ein tiefer Kniekehllymphknoten vor. Er ist, versteckt zwischen M. biceps und M. semitendinosus, 30–60 mm in der Tiefe auf dem M. gastrocnemius zu suchen.

Er kann auch doppelt oder 3–4fach vorhanden sein und hat eine Größe von 3–25 mm. Kleine Knoten werden im Fettgewebe leicht übersehen.
Zufluß und *Abfluß* siehe unten.

Nl. popliteus superficialis des Schw. (260/5'; 279/58; 282/9; 292/g; 294/9)

In vier Fünftel aller Fälle kommt ein oberflächlicher Kniekehllymphknoten vor. Er liegt subkutan zwischen M. biceps und M. semitendinosus, im allgemeinen dort, wo die genannten Muskeln bei distalem Verlauf auseinanderweichen.

Aus dem bisher für den Nl. popliteus superficialis und den Nl. popliteus profundus Gesagten läßt sich ablesen, daß in der Mehrzahl der Fälle nur einer der Knoten vorhanden ist. In etwa einem Drittel der Fälle sind beide zu finden; aber es gibt immerhin knapp 10 % Fälle, wo er vergeblich gesucht wird. Die amtliche Fleischuntersuchung schreibt trotzdem zu Recht vor, daß er (besser: einer von beiden) in Verdachtsfällen zu untersuchen sei, weil sein Zuflußgebiet für die fleischhygienische Beurteilung der Hintergliedmaße bedeutsam ist.

Zuflußgebiet des Lc. popliteum:
Haut kaudal am Unterschenkel und am Fuß; Muskulatur und Sehnen am Unterschenkel und Fuß; Fibula, Knochen und Gelenke des Fußes.

Abflußgebiet des Lc. popliteum:
Sind beide Kniekehllymphknoten vorhanden, dann stehen sie untereinander in Verbindung. Im übrigen ziehen die Vasa efferentia einerseits zu den Nll. ischiadici und andererseits zu den Nll. iliofemorales.

Lymphsammelgänge

Ductus thoracicus des Schw. (252; 279/60; 284/16, 16'; 285/p)

Der Brustlymphgang nimmt in Höhe des letzten Brustwirbels, oft an der Grenze zum 1. Lendenwirbel, ohne scharfe Grenze aus der Lendenzisterne seinen Ursprung. Bis zum 9. Brustwirbel bleibt er am rechten dorsalen Rand der Aorta thoracica. Er kann über kurze Strecken hin zweigeteilt sein. Vom 9.–5. Brustwirbel liegt er seitlich zwischen Aorta und Wirbelsäule und tritt in Höhe des 5., selten 4. oder 6. Brustwirbels nach links. Hier liegt er zwischen der medial befindlichen Speise- und Luftröhre einerseits und den lateral verlaufenden Blutgefäßen (A. subclavia sinistra und Äste) andererseits. Kurz vor seiner Mündung biegt er ventral ab und mündet 2–15 mm vor der 1. Rippe in den Venenwinkel. Auf seinem gesamten Verlauf ist er 2–4 mm weit, besitzt

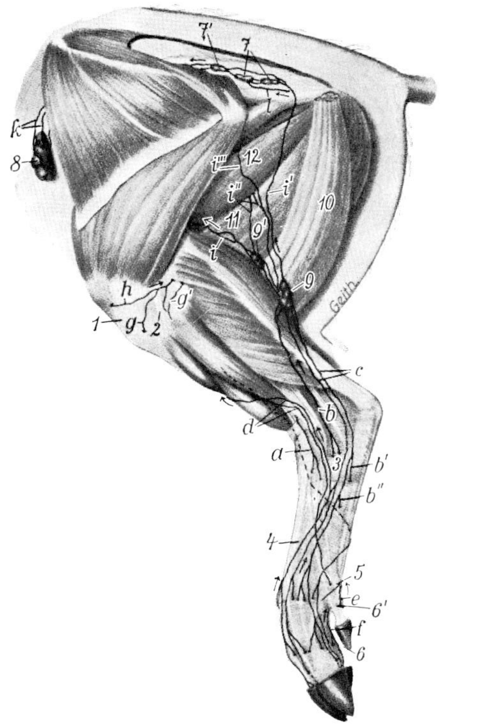

Abb. 294. Lymphknoten der Beckengliedmaße und Lymphgefäße der Gelenke des *Schweines*, laterale Ansicht. (Nach BAUM und GRAU, 1938.)
1 Kapsel des Femoropatellargelenkes, *2* laterales Seitenband des Femorotibialgelenkes, *3* Tarsus, *4* Metatarsus, *5* Metatarsophalangealgelenke, *6* 2. Zehengelenk der 4. Zehe, *6'* 1. Zehengelenk der 5. Zehe, *7* Nll. ischiadici, *7'* Nl. glutaeus, *8* Nll. subiliaci, *9* Nl. popliteus superficialis, *9'* Nl. popliteus profundus, *10* M. semitendinosus, *11* M. semimembranosus, *12* M. adductor
a, *b*, *b'*, *b''* Lymphgefäße des Tarsalgelenkes, *c* Lymphgefäße, die von der dorsalen Seite des Metatarsus zum Lymphocentrum popliteum aufsteigen, *d* Lymphgefäße, die von der dorsalen Seite des Metatarsus um den vorderen Rand des Unterschenkels auf die mediale Seite des Oberschenkels und zu den Nll. inguinales superficiales oder zu den Nll. iliofemorales gehen, *e* Lymphgefäß, das an der hinteren Seite des 2. Zehengelenkes der 5. Zehe hervortritt, *f* Lymphgefäß, das an der hinteren Seite des 2. und 3. Zehengelenkes der 4. Zehe hervortritt, *g*, *g'* Lymphgefäße des Femorotibialgelenkes, *h* Lymphgefäß vom Femoropatellargelenk, *i*, *i'*, *i''*, *i'''* Vasa efferentia des Lymphocentrum popliteum, *k* Vasa efferentia der Nll. subiliaci

im postkardialen Abschnitt 3–4 und im präkardialen Abschnitt 2–4 zweisegelige Klappen. Auch an seiner Mündung ist eine meist zweizipfelige, selten einzipfelige Klappe vorhanden. Ausnahmsweise fehlt die Mündungsklappe. In den Ductus thoracicus münden Vasa efferentia der Nll. thoracici aortici, Nll. mediastinales craniales, Nll. sternales craniales, Nl. bifurcationis sinister, Nll. cervicales profundi caudales und Nll. axillares primae costae. Kurz vor seiner Mündung nimmt er den Truncus jugularis sinister auf. Die Ampulla ductus thoracici ist nicht sehr ausgeprägt und kann fehlen.

Cisterna chyli des Schw.
(253/g; 254/Cc; 256/l; 288/12)

Die Lendenzisterne reicht vom 2.–3. Lendenwirbel bis zum letzten Brustwirbel und ist der Aorta rechts dorsal aufgelagert. Sie hat langgestreckt-spindelförmige Gestalt und kann auch in mehrere Arme aufgeteilt sein. Im weitesten Teil mißt sie 5–10 mm im Durchmesser und verjüngt sich nach beiden Enden allmählich. Die Zisterne selbst ist klappenlos; auch die in sie sehr variabel einmündenden Eingeweidesammelgänge sollen keine Mündungsklappen besitzen.

Truncus visceralis des Schw.
(253/h; 254/Tv; 256/n, o, q; 279/62, 63, 64; 288/8, 14, 15)

Über die Entstehung des Truncus visceralis aus den Trunci coeliacus und intestinalis ist bereits auf S. 384 und S. 385, 386 berichtet worden (s. auch Abb. 254, 256/n, o, q). Der Truncus visceralis ist etwa 40–50 mm lang, 6–9 mm weit, steigt hinter der A. mesenterica cranialis zur Aorta und V. cava caudalis auf. Hier biegt er zunächst über den ventralen Rand der V. renalis sinistra kaudal um und erreicht so die linke oder rechte Seite der hinteren Hohlvene. Unter erneuter Richtungsänderung, nun nach kranial, wird er bei Aufnahme von 1 oder 2 Beckenlymphstämmen in den hinteren Pol der Lendenzisterne einmünden.

Trunci lumbales des Schw.
(253/i, i; 256/m; 260/Tl; 279/61; 288/13)

Aus den Vasa efferentia des Lc. iliosacrale und Lc. inguinale profundum wird ein außerordentlich variationsreiches Netz von Längsmaschen geformt, in das auch Vasa efferentia der Nll. lumbales aortici einfließen. Die vielen Längsstämmchen vereinigen sich schließlich zu wenigen stärkeren Stämmen, die entweder in den Truncus visceralis oder die Lendenzisterne einmünden oder aber durch Zusammenfluß mit dem Truncus visceralis die Lendenzisterne direkt bilden.

Truncus jugularis des Schw.
(247/Tj; 279/59; 285/r, q)

Die Vasa efferentia des Nl. retropharyngeus medialis dexter bzw. sinister bilden den rechten und linken Halslymphstamm, die eine Weite von 1–3 mm besitzen. Verlauf und Lage entsprechen der vergleichenden Schilderung. Der Truncus jugularis sinister mündet in den Anfang des Ductus thoracicus oder selbständig in den Venenwinkel. Der Truncus jugularis dexter weitet sich etwa 20 mm vor seiner Mündung in den rechten Venenwinkel auf 5–6 mm; dieser erweiterte Endteil (285/q) entspricht dem Ductus lymphaticus dexter der anderen *Haussäugetiere*.

Hervorgehoben sei schließlich noch einmal, daß beim *Schw.* nur ein geringer Teil der Kopflymphe über die Trunci jugulares abgeführt wird, während die Hauptmenge über ein Abflußsystem geht, in das die oberflächlichen Halslymphknoten maßgeblich eingeschaltet sind und das allen anderen *Haussäugetieren* fehlt (vgl. Abb. 245).

Lymphknoten und Lymphsammelgänge des Rindes

Zweifellos ist das Lymphgefäßsystem des Rindes von großem praktischem Interesse. Nach wie vor konzentrieren sich hier, wie bei Hd. und Pfd., die klinische und auch die evtl. pathologische Untersuchung auf das Einzeltier; daneben gilt das Rd. als das wertvollste Schlachttier. Deshalb sind beide Aspekte der praktischen Anwendung unserer Kenntnisse vom Lymphgefäßsystem des Rd. gleichrangig und intensiv zu verfolgen, wie dies bereits BAUM (1912) in seiner entsprechenden Monographie getan hat und EGEHØJ (1934, 1935) in Einzelarbeiten weiterführte.

Lymphocentrum parotideum

Nl. parotideus des Rd. (245/p; 295/1; 296/1; 298/1)

Ein 60–90 mm langer, flach-ovaler Knoten, dicht ventral vom Kiefergelenk, zur Hälfte von der Parotis bedeckt. Tastbar auf dem Kieferrand und der Fläche des M. masseter. Bei der gewerblichen Ausschlachtung bleibt er mit dem Drüsengewebe der Gland. paro-

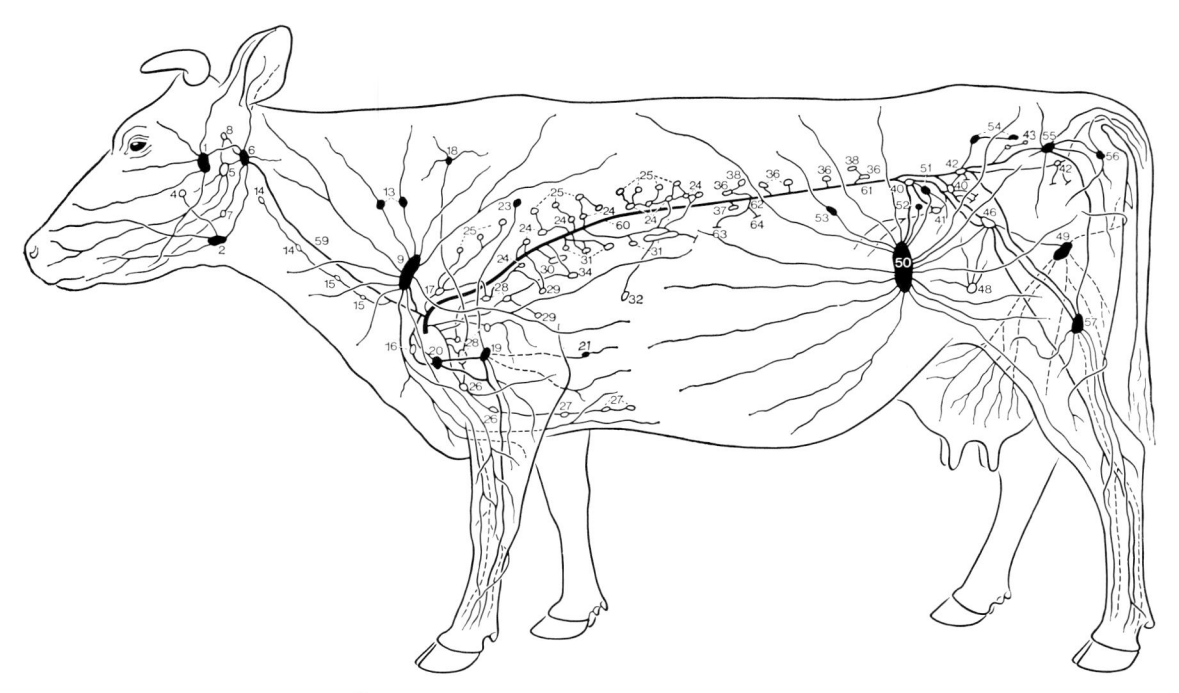

Abb. 295. Schematische Übersicht der Lymphknoten des *Rindes*. (Nach WILKENS und MÜNSTER, 1972.)
Lc. parotideum: *1* Nl. parotideus; Lc. mandibulare: *2* Nl. mandibularis, *4* Nl. pterygoideus (inkonstant); Lc. retropharyngeum: *5* Nl. retropharyngeus medialis, *6* Nl. retropharyngeus lateralis, *7* Nl. hyoideus rostralis (inkonstant), *8* Nl. hyoideus caudalis (inkonstant); Lc. cervicale superficiale: *9* Nl. cervicalis superficialis, *13* Nll. cervicales superficiales accessorii; Lc. cervicale profundum: *14* Nll. cervicales profundi craniales, *15* Nll. cervicales profundi medii, *16* Nll. cervicales profundi caudales, *17* Nl. costocervicalis, *18* Nl. subrhomboideus (inkonstant); Lc. axillare: *19* Nl. axillaris proprius, *20* Nll. axillares primae costae, *21* Nl. axillaris accessorius (inkonstant), *23* Nl. infraspinatus (inkonstant); Lc. thoracicum dorsale: *24* Nll. thoracici aortici, *25* Nll. intercostales; Lc. thoracicum ventrale: *26* Nl. sternalis cranialis, *27* Nll. sternales caudales; Lc. mediastinale: *28* Nll. mediastinales craniales, *29* Nll. mediastinales, die am Herzbeutel gelegen sind, *30* Nll. mediastinales medii, *31* Nll. mediastinales caudales, *32* Nl. phrenicus (inkonstant); Lc. bronchale: *34* Nl. tracheobronchalis (bifurcationis) sinister; Lc. lumbale: *36* Nll. lumbales aortici, *37* Nll. renales, *38* Nll. lumbales proprii (inkonstant); Lc. iliosacrale: *40* Nll. iliaci mediales, *41* Nl. iliacus lateralis, *42* Nll. sacrales und Nll. hypogastrici, *43* Nll. anorectales; Lc. iliofemorale (inguinale profundum): *46* Nl. iliofemoralis, *48* Nl. epigastricus; Lc. inguinofemorale (inguinale superficiale): *49* Nll. inguinales superficiales (Nll. scrotales ♂, Nll. mammarii ♀), *50* Nl. subiliacus, *51* Nl. coxalis (inkonstant), *52* Nl. coxalis accessorius (inkonstant), *53* Nl. fossae paralumbalis (inkonstant); Lc. ischiadicum: *54* Nl. ischiadicus, *55* Nl. glutaeus (inkonstant), *56* Nl. tuberalis (inkonstant); Lc. popliteum: *57* Nl. popliteus profundus; *59* Truncus jugularis, *60* Ductus thoracicus, *61* Truncus lumbalis, *62* Truncus visceralis, *63* Truncus gastricus, *64* Truncus intestinalis

tis in Zusammenhang und ist regelmäßig bei der Fleischuntersuchung zu berücksichtigen.

Zufluß: Haut des Kopfes; Kopfknochen (Mandibula, Incisivum, Nasale, Frontale, Zygomaticum); Kiefergelenk; Gesichts- und Kaumuskeln; Ohrspeicheldrüse, äußeres Ohr, Tränenapparat, rostrale Hälfte der Nasenhöhle und Nasenwand, Ober- und Unterlippe, harter Gaumen und Teile des Zahnfleisches, Zahnplatte, Kinn.

Abfluß: Ausschließlich zum Nl. retropharyngeus lateralis.

Lymphocentrum mandibulare

Nl. mandibularis des Rd. (245/M; 295/2; 296/2; 297/1; 298/2; 299/12)

Ein etwa 30–45 mm langer, längsovaler Knoten, der einige Zentimeter hinter der Incisura vasorum am ventralen Rand des Unterkiefers, also nicht in der Tiefe des Kehlgangs, gelegen ist.

Seine knollige Form ist tastbar. Nicht mit dem Kehl-Ende der Gland. mandibularis verwechseln! Selten ist ein zweiter, kleinerer Knoten vorhanden. Anläßlich der

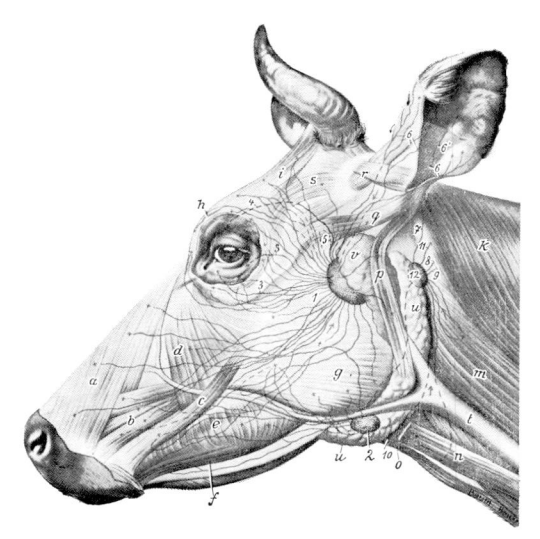

Abb. 296. Oberflächliche Lymphknoten und Lymphgefäße am Kopf des *Rindes*. (Nach BAUM, 1912.)
Die kleinen Kreuzchen (xxx) geben die Einstichstellen an, von denen aus die betreffenden Lymphgefäße injiziert worden sind.
1 Nl. parotideus, *2* Nl. mandibularis, *3* Lymphgefäß von der Konjunktiva des unteren Augenlides, *4* Lymphgefäße von der Konjunktiva des oberen Augenlides, *5* Lymphgefäße des Kiefergelenkes, *6, 6'* Lymphgefäße der Ohrmuschel, *7, 8, 9, 10, 11* Lymphgefäße einzelner Kopf- und Halsmuskeln, *12* Nl. retropharyngeus lateralis
a M. levator nasolabialis, *b* M. levator labii superioris; M. caninus und M. depressor labii superioris, *c* M. zygomaticus, *d* M. malaris, *e* M. buccinator, *f* M. depressor labii inferioris, *g* M. masseter, *h* M. orbicularis oculi, *i* M. frontalis, *k* M. cleidooccipitalis, *m* M. cleidomastoideus, *n* M. sternomandibularis *o* M. omohyoideus und sternohyoideus, *p, q, r* Ohrmuschelmuskeln, *s* M. frontoscutularis, *t* V. jugularis externa, *u* Glandula mandibularis, *v* Glandula parotis

Fleischuntersuchung regelmäßig zu berücksichtigen.
Zufluß: Haut des Kopfes; Gesichts- und Kaumuskeln; rostrale Hälfte der Nasenhöhlenwand, Lippen, Backen, Mund- und Nasenhöhlenschleimhaut, Teile des harten und weichen Gaumens und Tonsillen, Zahnfleisch des Unterkiefers und teilweise des Oberkiefers, Zungenspitze, Kehlkopf, Schlundkopf, auch Nasennebenhöhlen, Speicheldrüsen; Durchgangslymphe vom Nl. pterygoideus.
Abfluß: Nl. retropharyngeus lateralis.

Nl. pterygoideus des Rd. (245/*Pt*; 295/4; 297/4; 299/6)

Ein inkonstanter, 7,5–15 mm langer Knoten an der medialen Seite des M. pterygoideus dicht vor dem oralen Rand des Unterkieferastes.
Zufluß: Harter Gaumen; Zahnfleisch der Oberkieferbackenzähne.
Abfluß: Nl. mandibularis.

Lymphocentrum retropharyngeum

Nl. retropharyngeus medialis des Rd. (245/*Rm*; 295/5; 297/3)

Ein 30–60 mm langer, längsovaler Knoten medial vom großen Zungenbeinast auf der Schlundkopfmuskulatur gelegen. Seltener 2 Knoten. Regelmäßig bei der Fleischuntersuchung zu berücksichtigen.
Zufluß: Zunge, Zungenbeinmuskeln, Mundhöhlenschleimhaut einschließlich

Abb. 297. Tiefe Lymphknoten und Lymphgefäße am Kopf des *Rindes* (der linke Unterkiefer ist entfernt). (Nach BAUM, 1912.)
1 Nl. mandibularis, *2, 2'* Nll. retropharyngei laterales, *3* Nl. retropharyngeus medialis, *4* Nl. pterygoideus, *5* Nl. hyoideus rostralis, *6* Nl. hyoideus caudalis
a, a' Glandula sublingualis, *b* rostraler Teil der Gland. mandibularis (der übrige Teil der Drüse ist weggenommen), *c* Schilddrüse, *d* M. mylohyoideus (zurückgeschlagen), *e* M. geniohyoideus, *f* M. genioglossus, *g* M. styloglossus, *h* M. hyoglossus, *i* Ende des M. sternohyoideus, *k* Ende des M. omohyoideus, *l* M. sternothyreoideus, *m* Mm. thyreo- und cricopharyngeus, *n* M. pterygoideus, *o* M. temporalis, *p* M. cleidomastoideus, *q* M. longus capitis, *r* Trachea

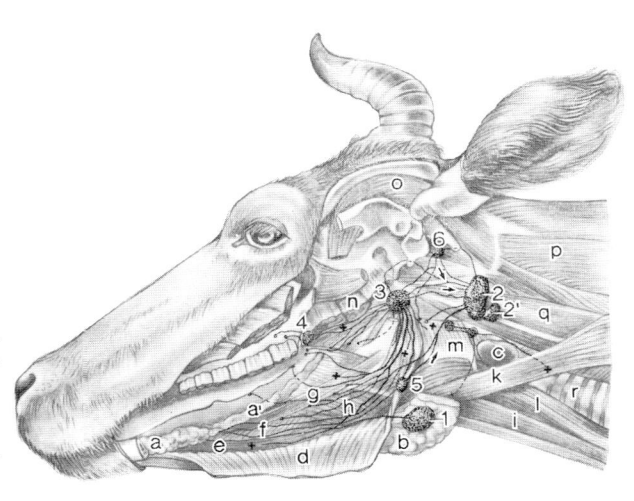

Zahnfleisch, harter und weicher Gaumen und Tonsillen, Schlundkopf, Kehlkopf, Gland. mandibularis und Gland. sublingualis, Kiefer- und Gaumenbeinhöhle, Unterkiefer; kaudale Hälfte der Nasenhöhle; M. longus capitis.

Abfluß: Nl. retropharyngeus lateralis.

Nl. retropharyngeus lateralis des Rd. (245/*Rl;* 295/*6;* 296/*12;* 297/*2, 2';* 298/*3*)

Ein 40–50 mm langer, platt-ovaler Knoten, in ungefähr der Hälfte der Fälle durch 1–3 kleinere, je 10–30 mm lange Knoten ergänzt, liegt unter dem freien Rand des Atlasflügels, von dem oberen Ende der Gland. mandibularis verdeckt. Er ist tastbar. Anläßlich der Fleischuntersuchung ist er regelmäßig zu berücksichtigen.

Zufluß: Haut der halswärtigen Hälfte des Kopfes und des Halsanfangs; Lippen, Bakken, Unterkieferzahnfleisch im Diastema; Zungenspitze und -körper, Speicheldrüsen, Kaumuskeln, Unterkiefer, evtl. Kopf- und Halsteil des Thymus, naheliegende Halsmuskeln, Ohrmuschel; Durchgangslymphe aller Nll. des Kopfes.

Abfluß: Aus seinen Vasa efferentia formt sich der Truncus jugularis.

Nl. hyoideus rostralis und Nl. hyoideus caudalis des Rd. (245/*Hr, Hc;* 295/*7, 8;* 297/*5, 6;* 299/*11*)

Beide genannten etwa 10–15 mm großen Lymphknoten sind sehr inkonstant. Der rostrale liegt lateral am Thyreohyoid, der kaudale am Winkel des Stylohyoid.

Zufluß: Zungenspitze zum rostralen, Unterkiefer zum kaudalen Knoten.

Abfluß: Lc. retropharyngeum.

Lymphocentrum cervicale superficiale

Nl. cervicalis superficialis des Rd. (247/*Cs;* 295/*9;* 298/*4;* 299/*1*)

Am Kranialrand des M. supraspinatus ist, bedeckt vom M. brachiocephalicus und M. omotransversarius, ein 70–90 mm langer, 10–20 mm dicker Knoten zu tasten. In

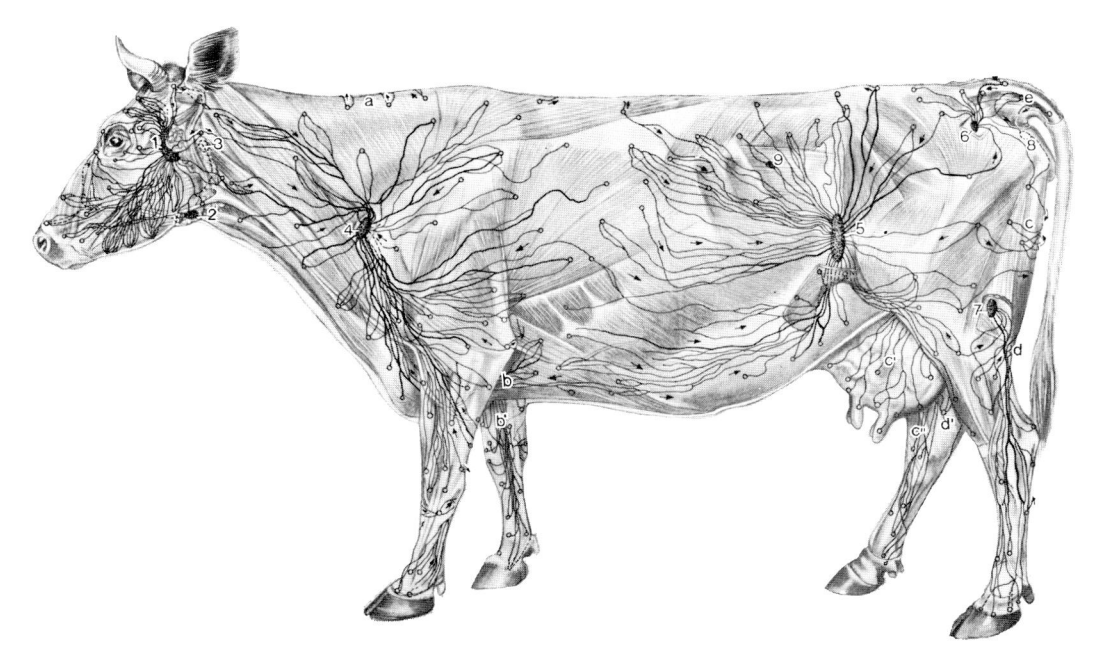

Abb. 298. Lymphknoten und Lymphgefäße der Haut des *Rindes.* (Umgezeichnet und kombiniert aus mehreren Abbildungen bei BAUM, 1912.)
1 Nl. parotideus, *2* Nl. mandibularis, *3* Nl. retropharyngeus lateralis, von der Gland. mandibularis verdeckt, *4* Nl. cervicalis superficialis, *5* Nl. subiliacus, *6* Nl. ischiadicus, *7* Nl. popliteus profundus, *8* Nl. tuberalis, *9* Nl. fossae paralumbalis (inkonstant)
a Lymphgefäße, die über die Mediane des Körpers zum rechten Buglymphknoten fließen, *b, b'* Lymphgefäße von der Unterbrustgegend und der Innenfläche der Vordergliedmaße, die zu den Buglymphknoten ihrer Körperseite ziehen, *c, c', c''* Lymphgefäße aus der Hinterbackengegend, der Eutergegend und der Innenfläche der Hintergliedmaße, die zu den Nll. inguinales superficiales gehen, *d, d'* Lymphgefäße zum Nl. popliteus profundus, *e* Lymphgefäß des Nl. tuberalis

Verdachtsfällen bei der Fleischuntersuchung zu berücksichtigen.

Zufluß: Haut des Halses, der Schultergliedmaße, der dorsalen, seitlichen und ventralen Brustwand bis etwa in Höhe der 10.–12. Rippe; Schultergürtelmuskulatur, Muskeln über dem Schulterblatt, Unterarmfaszie, Fuß mit Sehnen und Gelenken; Durchflußlymphe der Nll. cervicales superficiales accessorii.

Abfluß: Linksseitig zum Ende des Ductus thoracicus oder Truncus jugularis sinister; rechtsseitig zum Ende des Truncus jugularis dexter.

Nll. cervicales superficiales accessorii des Rd. (247/*Csa;* 295/*13;* 299/*7*)

Unter dem M. trapezius und M. omotransversarius, zumeist am Kranialrand des M. supraspinatus, liegen 5–10 kleine Knoten, die infolge ihrer dunkelroten Farbe durch die Muskeln durchscheinen. Zum Teil handelt es sich um Blutlymphknoten, andere sind ins Lymphgefäßsystem eingeschaltet und somit echte Lymphknoten, deren *Abfluß* zu dem Nl. cervicalis superficialis erfolgt.

Lymphocentrum cervicale profundum

Nll. cervicales profundi craniales des Rd. (247/*CPc;* 295/*14;* 299/*5, 5'*)

In der Nähe der Schilddrüse und am Anfang der Luftröhre liegen maximal 4–6, je 10–25 mm große Knoten. Selten fehlen sie.

Nll. cervicales profundi medii des Rd. (247/*Cpm;* 295/*15;* 299/*4*)

Im mittleren Drittel des Halsteiles der Luftröhre, rechts dieser unmittelbar anliegend, links mehr am ventralen Rand der Speiseröhre vorkommend, sind je 1–7 Knoten von 5–30 mm Länge zu finden.

Nll. cervicales profundi caudales des Rd. (247/*Cpca;* 295/*16;* 299/*3, 3', 3"*)

Dicht vor der 1. Rippe, der Luftröhre anliegend, treten jederseits 2–4, aber auch unpaar und ventral der Trachea ein weiterer Knoten auf. In Verdachtsfällen anläßlich der Fleischuntersuchung zu berücksichtigen.

Zufluß aller tiefen Halslymphknoten: Ventrale Halsmuskulatur, Halsbeuger; Schilddrüse, Kehlkopf, Schlundkopf; Halsteil von Luft- und Speiseröhre; Halsteil des Thymus; Durchflußlymphe des Nl. retropharyngeus lateralis, Lc. axillare, Nl. costo-

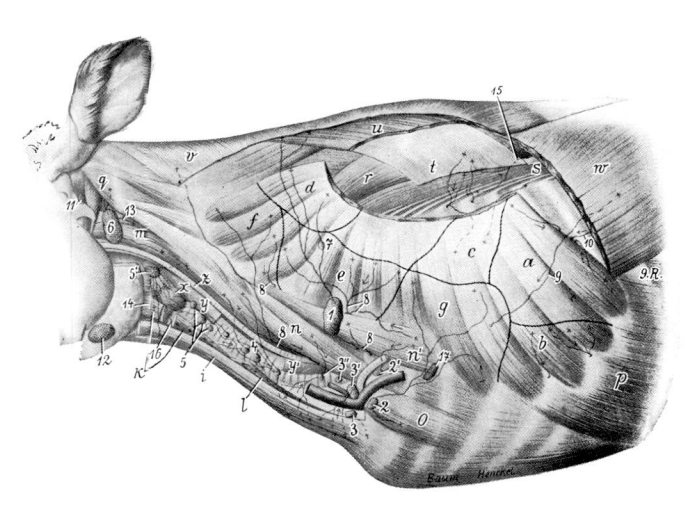

Abb. 299. Tiefe Lymphknoten und Lymphgefäße am Hals des *Rindes.* (Nach BAUM, 1912.)
1 Nl. cervicalis superficialis, *2, 2'* Nll. axillares primae costae, *3, 3', 3"* Nll. cervicales profundi caudales, *4* Nll. cervicales profundi medii, *5, 5'* Nll. cervicales profundi craniales, *6* Nl. retropharyngeus lateralis, *7* Nl. cervicalis superficialis accessorius, *8, 9* Lymphgefäße, die zum Nl. costocervicalis gehen, *9* Lymphgefäß aus dem M. latissimus dorsi, abgeschnitten, *10* Lymphgefäß vom M. latissimus dorsi, das in die Brusthöhle tritt, *11* Nl. hyoideus caudalis, *12* Nl. mandibularis, *13* Lymphgefäß aus dem M. rectus capitis ventralis, *14* Lymphgefäß vom M. thyreohyoideus, *15* Lymphgefäß aus dem M. iliocostalis und dem M. serratus dorsalis cranialis, das am medialen Rand des M. iliocostalis in die Brusthöhle tritt. *16* Lymphgefäß von der Schilddrüse bzw. deren Isthmus, das um den ventralen Rand der Trachea auf die rechte Seite tritt, *17* Nl. axillaris proprius, *9. R.* 9. Rippe
a, b, c die einzelnen Felder des M. serratus ventralis thoracis, *d, e, f* die einzelnen Felder des M. serratus ventralis cervicis, *i* M. sternomandibularis, aus dem ein Stück herausgeschnitten ist, *k* M. sternothyreoideus, *l* M. sternomastoideus, abgeschnitten, *m* M. longus capitis, *n* M. scalenus medius, *n'* M. scalenus dorsalis, *o* M. rectus thoracis, *p* M. obliquus externus abdominis, *q* M. obliquus capitis cranialis, *r* M. longissimus dorsi, *s* M. iliocostalis thoracis, *t* M. serratus dorsalis cranialis, *u* M. rhomboideus, *v* ein Teil des M. trapezius, *w* Ursprung des M. latissimus dorsi, *x* Schilddrüse, *y, y'* Speiseröhre, aus der ein Stück herausgeschnitten ist, *z* A. carotis communis

cervicalis und gelegentlich Nl. cervicalis superficialis.
Abfluß: Links in den Ductus thoracicus oder in das Ende des Truncus jugularis sinister, aber auch gelegentlich direkt in den Venenwinkel; rechts in den Endabschnitt des Truncus jugularis dexter.

Nl. costocervicalis des Rd.
(250/2; 251/2; 295/17)

Am vorderen Rand des arteriellen Truncus costocervicalis, medial vom halsseitigen Rand der ersten Rippe, ist ein 15–30 mm langer Knoten gelegen. In Verdachtsfällen anläßlich der Fleischuntersuchung zu berücksichtigen.
Zufluß: M. supraspinatus, M. infraspinatus, dorsale Schultergürtelmuskulatur, Rücken- und Halsstrecker, Halsbeuger, M. omohyoideus, Brustfell, Luftröhre; Durchgangslymphe der ersten Nll. intercostales, Nll. mediastinales craniales und des Nl. subrhomboideus.
Abfluß: Links im Regelfall zum Ductus thoracicus, aber auch in vielfältiger Weise zu den Nll. cervicales profundi caudales oder Nll. mediastinales craniales oder zum Venenwinkel; rechts in den Truncus jugularis dexter oder ins Vas efferens des Nl. cervicalis dexter.

Nl. subrhomboideus des Rd.
(295/18)

Unter dem Halsteil des M. rhomboideus gelegen, nahe dessen Ventralrand und nahe dem Angulus cranialis des Schulterblattes. Sehr inkonstant.
Zufluß: M. supraspinatus, M. rhomboideus, M. serratus ventralis.
Abfluß: Nl. costocervicalis.

Lymphocentrum axillare

Nl. axillaris proprius des Rd. (249/ Ap; 295/19; 299/17; 300/2)

60–100 mm kaudal des Schultergelenkes, im 2. Interkostalraum oder über der 3. Rippe, an der medialen Fläche des M. teres major liegt ein 25–35 mm langer Knoten. In Verdachtsfällen wird er anläßlich der Fleischuntersuchung berücksichtigt.
Zufluß: Nahezu alle Muskeln an Schulter und Oberarm, einige Schultergürtelmuskeln (Mm. trapezius, latissimus dorsi, pectoralis profundus), Schulterhautmuskel;

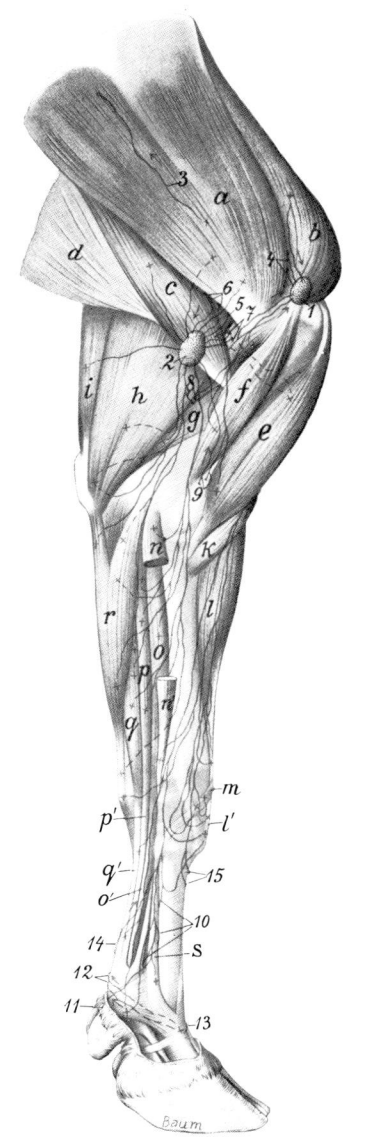

Abb. 300. Tiefe Lymphknoten und Lymphgefäße an der medialen Seite der Schultergliedmaße des *Rindes*. (Nach Baum, 1912.) *1* Nl. axillaris primae costae, *2* Nl. axillaris proprius, *3* Lymphgefäß aus dem M. subscapularis, das zu einem Nl. intercostalis geht, *4* und *5* Lymphgefäße vom M. infraspinatus, *6, 7, 8, 9* Lymphgefäße, die von der lateralen nach der medialen Seite hindurchtreten, *10, 11, 12, 13, 14, 15* Lymphgefäße der Beuge- und Strecksehnen des Fußes
a M. subscapularis, *b* M. supraspinatus, *c* M. teres major, *d* M. latissimus dorsi, *e* M. biceps brachii, *f* M. coracobrachialis, *g* Caput mediale und *h* Caput longum des M. triceps brachii, *i* M. tensor fasciae antebrachii, *k* M. brachialis, *l* M. extensor carpi radialis, *l'* seine Sehne, *m* Sehne des M. abductor digiti I longus, *n, n'* M. flexor carpi radialis, aus dem ein Stück herausgeschnitten ist, *o* M. flexor digitorum profundus, *o'* seine Sehne, *p* tiefer Bauch des M. flexor digitorum superficialis, *p'* seine Sehne, *q* oberflächlicher Bauch des M. flexor digitorum superficialis, *q'* seine Sehne, *r* M. flexor carpi ulnaris, *s* M. interosseus medius

Knochen und Gelenke der Gliedmaße ausschließlich Meta- und Acropodium; Durchflußlymphe vom Nl. infraspinatus, evtl. vom inkonstanten Nl. axillaris accessorius.

Abfluß: Nll. axillares primae costae, Nll. cervicales profundi caudales.

Nll. axillares primae costae des Rd. (249/*Apc;* 295/*20;* 299/*2, 2';* 300/*1*)

Lateral der 1. Rippe und im 1. Interkostalraum sind 2–3 Knoten, selten nur einer, durch den lateral gelegenen M. pectoralis profundus verdeckt. In Verdachtsfällen wird die Gruppe bei der **Fleischuntersuchung** berücksichtigt.

Zufluß: Mm. pectorales, M. transversus costarum, M. serratus ventralis, M. scalenus; auch einige Muskeln an Schulter und Oberarm; Knochen der Schultergliedmaße vom Schulterblatt bis zur Vorderfußwurzel; Ellbogen- und Karpalgelenk; Durchflußlymphe des Nl. axillaris proprius.

Abfluß: Nll. cervicales profundi caudales oder links in den Ductus thoracicus, rechts in den Truncus jugularis dexter.

Nl. axillaris accessorius des Rd. (249/*Aa;* 295/*21*)

Sehr inkonstant kann etwa über der 4. Rippe ein kleiner Knoten auftreten, der seine Lymphe an den Nl. axillaris proprius weitergibt.

Nl. infraspinatus des Rd. (249/*J;* 295/*23*)

Sehr selten tritt auf dem M. infraspinatus, nahe seinem Kaudalrand, in Höhe der Spitze des Caput longum des M. triceps brachii, gelegentlich schon bedeckt vom Kranialrand des M. latissimus dorsi, ein 5–10 mm langer Knoten auf.

Zufluß: M. latissimus dorsi.
Abfluß: Nl. axillaris proprius.

Lymphocentrum thoracicum dorsale

Nll. thoracici aortici des Rd. (250/*7;* 251/*8;* 295/*24*)

Eine wechselnde Anzahl von 10–35 mm großen Knoten liegt zwischen dem dorsalen Rand der Aorta und den Körpern des 5. bis 13. Brustwirbels. Linksseitig sind die meisten Knoten ventral der V. azygos sinistra, einige Knoten auch dorsal von ihr zu finden. Rechtsseitig liegen sie fast ausnahmslos am dorsalen Rand des Ductus thoracicus.

Zufluß: M. subscapularis; einige Schultergürtelmuskeln, Muskulatur der Brustwand, alle Rückenstrecker; Zwerchfell, Herz, ausnahmsweise Milz; Brustfell, Bauchfell, Mittelfell; Rippen; Durchflußlymphe der Nll. intercostales und von einzelnen Nll. mediastinales craniales, die inkonstant auf dem Herzbeutel zu finden sind.

Abfluß: Die rechtsseitig gelegenen Knoten senden ihre Lymphe zum Ductus thoracicus; linksseitig sind die hinteren Knoten häufig mit dem abführenden Lymphstamm der Nll. mediastinales caudales verbunden; die vor dem Arcus aortae gelegenen Knoten entlassen ihre Lymphe sehr variabel, entweder in die Nll. mediastinales craniales oder deren Vasa efferentia oder in die großen Lymphsammelgänge bzw. direkt in den Venenwinkel.

Nll. intercostales des Rd. (250/*8, 8';* 251/*9, 9';* 295/*25*)

In Höhe der Rippenköpfchengelenke finden sich subpleural je Interkostalraum 1, ausnahmsweise 2 Knoten, die 4–20 mm groß sind. In vielerlei Variationen bleiben einzelne Interkostalräume frei.

Zufluß: Muskeln der seitlichen Brustwand, Rückenstreckermuskeln, M. longus colli, M. subscapularis, M. obliquus externus abdominis; Rippenfell, Bauchfell; Rippen und Brustwirbel.

Abfluß: Die Knoten in den ersten 2–4 rechtsseitigen Interkostalräumen entlassen ihre Vasa efferentia zu den Nll. mediastinales craniales und medii; die Knoten im 1. und 2., evtl. 3. linksseitigen Interkostalraum schicken die Lymphe zum Nl. costocervicalis; der 3. und 4. Knoten links entsendet seine Vasa efferentia zu den am Arcus aortae gelegenen Nll. mediastinales craniales. Alle übrigen Interkostallymphknoten geben ihre Lymphe weiter an die in gleicher Höhe gelegenen Nll. thoracici aortici.

Lymphocentrum thoracicum ventrale

Nl. sternalis cranialis des Rd. (250/*3;* 251/*3;* 295/*26*)

Auf dem Manubrium sterni, am Ventralrand der A. u. V. thoracica interna, in Höhe des 1. Rippenknorpels bzw. des 1. Zwischenknorpelraumes, noch vor dem M. transversus thoracis tritt paarig, auch gelegentlich unpaar, ein 15–25 mm großer Knoten auf. In Verdachtsfällen anläßlich der Fleischuntersuchung zu berücksichtigen.

Zufluß: Sternum, Rippenknorpel; M. transversus thoracis, Muskulatur der Brustwand; Brustfell, Herzbeutel; Durchflußlymphe der Nll. sternales caudales.

Abfluß: Nll. mediastinales craniales oder Truncus jugularis oder Ende des Ductus thoracicus.

Nll. sternales caudales des Rd.
(250/9; 251/*16*; 295/*27*)

Zu dieser Gruppe gehören sowohl beiderseits der Medianen je 1–5 Knoten, die unter dem M. transversus thoracis in verschiedenen, jedoch nicht allen Zwischenknorpelräumen entlang der A. und V. thoracica interna liegen, als auch 2–5 Knoten, die sich über dem M. transversus thoracis dicht vor dem Ansatz des Zwerchfells am Sternum finden.

Zufluß: Zwerchfell, Herzbeutel, Brustfell, Bauchfell; Rippen, Brustbein; Muskeln der Brustwand, ventrale Schultergürtelmuskulatur, Bauchmuskeln; Leber.

Abfluß: Nl. sternalis cranialis.

Lymphocentrum mediastinale

Nll. mediastinales craniales des Rd. (250/*1, 1', 4, 4', 4''*; 251/*1, 4, 4', 4''*; 295/*28, 29*)

Die im präkardialen Mittelfell gelegenen Lymphknoten lassen sich in mehrere Untergruppen gliedern und verhalten sich links und rechts unterschiedlich. Linksseitig findet sich

1. eine Gruppe kleiner Knoten kranial vom Arcus aortae und hinter dem Truncus costocervicalis sowie seitlich von Luft- und Speiseröhre und M. longus colli,
2. eine Gruppe ventral des Truncus brachiocephalicus oder links an der V. cava cranialis, bisweilen sind einzelne Knoten zwischen beide Gefäße eingeschoben, so daß sie nicht sofort sichtbar sind,
3. ein größerer und mehrere kleinere Knoten am Ursprung der A. thoracica interna (nach BAUM die Lymphknoten des Brusteingangs),
4. gelegentlich ein kleinerer Knoten auf dem Herzbeutel hinter dem Arcus aortae und vor der V. azygos sinistra.

Rechtsseitig treten auf:
1. eine Gruppe kranial in der Höhe des Arcus aortae und dorsal der Luftröhre, davon ist ein 40–70 mm langer Knoten unter dem Ende der V. azygos dextra eingeschoben, je 1–3 kleinere Knoten liegen hinter und vor der Vena azygos bis hin zum Truncus costocervicalis,
2. eine Gruppe am Ursprung der A. thoracica interna (Brusteingangslymphknoten, s. oben),
3. ausnahmsweise auf dem Herzbeutel ein kleiner Knoten unmittelbar unter der Einmündung der V. cava cranialis in die rechte Vorkammer.

Regelmäßig bei der Fleischuntersuchung zu berücksichtigen.

Zufluß: Brustteil der Luft- und Speiseröhre, Thymus, Lunge, Herzbeutel, Herz, Brustfell; Durchflußlymphe der vorderen Nll. intercostales, der Nll. bifurcationis, des Nl. tracheobronchalis cranialis, dazu links die kranialen Nll. thoracici aortici und rechts die Nll. mediastinales medii.

Abfluß: Sehr variabel über Knoten der gleichen Gruppe oder zum Nl. costocervicalis oder links zum Ductus thoracicus und rechts zum Ende des Truncus jugularis dexter.

Nll. mediastinales medii des Rd.
(251/*c*; 295/*30*)

Nur von rechts sichtbare 2–5 Knoten, die am dorsalen Rand und der rechten Fläche der Speiseröhre über der Herzbasis gelegen sind. Regelmäßig bei der Fleischuntersuchung zu berücksichtigen.

Zufluß: Brustteil der Luft- und Speiseröhre, Lunge; Durchflußlymphe der ersten 4 Nll. intercostales und des Nl. bifurcationis dexter.

Abfluß: Direkt zum Ductus thoracicus oder zu einem der rechtsseitigen Nll. mediastinales craniales oder in ein Vas efferens der Nll. mediastinales caudales.

Nll. mediastinales caudales des Rd. (250/*6, 6'*; 251/*7, 7'*; 295/*31*)

Die im postkardialen Mittelfell liegende Gruppe besteht aus einem sehr langen (150–250 mm) Knoten, gelegentlich in zwei

Knoten getrennt, der der Speiseröhre dorsal angelagert bis zum Zwerchfell reicht, und aus 2–3 kleineren (10–40 mm) Knoten, die sich in den Winkel zwischen Speiseröhre und Aorta einschieben. Inkonstant treten noch ein Knoten unmittelbar vor dem Hiatus oesophageus und 1–2 Knoten auf der linken Seitenfläche der Speiseröhre auf. Die Knoten können bei pathologisch bedingter Vergrößerung einen partiellen Verschluß der weiten, aber dünnwandigen Speiseröhre herbeiführen. Beim Einführen des sogenannten Schlundrohres (Schlundsonde) ist eine evtl. Einengung des Speiseröhrenlumens zu diagnostizieren. Die Knoten sind regelmäßig bei der Fleischuntersuchung zu berücksichtigen.

Zufluß: Brustteil der Speiseröhre, Lunge, Herzbeutel, Zwerchfell, Mittelfell, Bauchfell; Milz und Leber (!); Durchflußlymphe der Nll. pulmonales, Nll. phrenici, des Nl. bifurcationis sinister und gelegentlich auch der kaudalen Nll. thoracici aortici.

Abfluß: Durch einen stärkeren Sammelgang fließt die Lymphe direkt dem Ductus thoracicus zu. Gelegentlich ziehen kleinere Vasa efferentia zum Nl. bifurcationis sinister.

Nl. phrenicus des Rd. (251/*10*; 295/*32*)

An der brusthöhlenseitigen Fläche des Zwerchfells treten inkonstant bis zu 4 kleinere Knoten, meistens jedoch nur einer, am häufigsten an der Durchtrittsstelle der V. cava caudalis sowie an den Endästen des N. phrenicus, auf.

Zufluß: Zwerchfell, Mittelfell.
Abfluß: Nll. mediastinales caudales.

Lymphocentrum bronchale

Nl. bifurcationis (seu tracheobronchalis) sinister des Rd. (250/*5*; 295/*34*; 301/*1*)

Der 25–35 mm lange Knoten liegt kaudal vom Ligamentum arteriosum zwischen Luftröhrengabel und Truncus pulmonalis. Er kommt regelmäßig vor und ist bei der Fleischuntersuchung zu berücksichtigen.

Zufluß: Brustteil der Speiseröhre, Luftröhrengabel, Herz; Durchflußlymphe von Nll. pulmonales, auch Nll. thoracici aortici, Nll. mediastinales caudales und Nll. phrenici.

Abfluß: Zum Lymphstamm der Nll. mediastinales caudales oder zum Ductus thoracicus oder zu den Nll. mediastinales caudales oder craniales.

Nl. bifurcationis (seu tracheobronchalis) dexter des Rd. (251/*20*; 301/*2*)

Der 10–30 mm lange Knoten wird sichtbar, wenn man den Spitzen- und Mittellappen der rechten Lunge in der Fissura interlobaris cranialis auseinanderschlägt und evtl. nachschneidet. Er kommt in drei Viertel aller Fälle vor. Regelmäßig anläßlich der Fleischuntersuchung zu berücksichtigen; seine versteckte Lage ist zu beachten.

Zufluß: Lunge; Durchflußlymphe der Nll. pulmonales und des Nl. bifurcationis medius.

Abfluß: Nll. mediastinales medii.

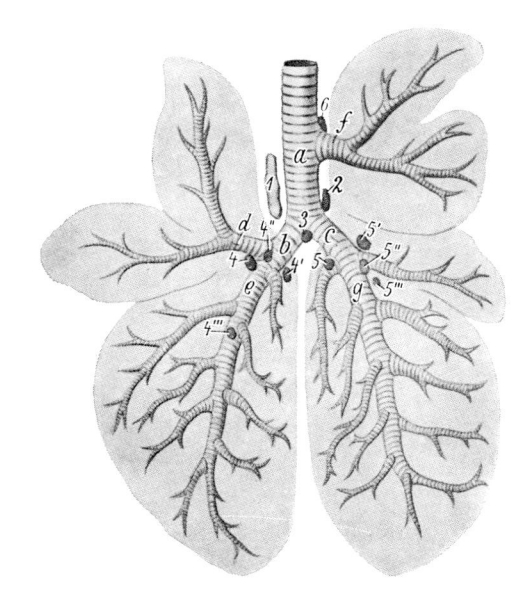

Abb. 301. Lymphknoten der Lunge des Rindes. (Nach BAUM, 1912.)
a Ende der Trachea, *b* linker und *c* rechter Bronchus principalis, *d* Bronchus für den linken Lobus cranialis, Pars cranialis, Pars caudalis, *e* Bronchus für den linken Lobus caudalis, *f* Bronchus trachealis, *g* Bronchus für den rechten Lobus caudalis
1 Nl. bifurcationis sinister, *2* Nl. bifurcationis dexter, *3* Nl. bifurcationis medius, *4, 4', 4", 4'''* Nll. pulmonales sinistri, *5, 5', 5", 5'''* Nll. pulmonales dextri, *6* Nl. tracheobronchalis cranialis

Nl. bifurcationis (seu tracheobronchalis) medius des Rd. (295/*35;* 301/*3*)

Der 7,5–10 mm lange Knoten liegt dorsal in der Luftröhrengabel. Er fehlt in der Hälfte der Fälle. Beim Vorhandensein ist er regelmäßig in die Fleischuntersuchung einzubeziehen.

Zufluß: Kaudallappen der Lungen.
Abfluß: Nl. bifurcationis dexter.

Nl. tracheobronchalis cranialis des Rd. (251/*5;* 301/*6*)

Ein 20–50 mm langer Knoten tritt kranial und ventromedial des Ursprungs des Bronchus trachealis auf. Ausnahmsweise ist ein kleiner, zweiter Knoten zu finden. Regelmäßig bei der Fleischuntersuchung zu berücksichtigen.

Zufluß: Lunge; Durchflußlymphe der rechtsseitigen Nll. pulmonales.
Abfluß: Nll. mediastinales craniales.

Nll. pulmonales des Rd.
(301/*4, 4′, 4″, 4‴, 5, 5′, 5″, 5‴*)

Je 1–2, 5–15 mm große Knoten kommen in gut der Hälfte der Fälle an den beiden Stammbronchen, verdeckt vom Lungengewebe, vor. Anläßlich der Fleischuntersuchung wird das Lungengewebe durchgetastet, ob die Knoten übermäßig vergrößert sind.

Zufluß: Alle Lungenlappen, mit Ausnahme des rechten Spitzenlappens.
Abfluß: Nl. bifurcationis dexter, Nl. bifurcationis sinister, Nl. tracheobronchalis cranialis, seltener zu den Nll. mediastinales caudales.

Lymphocentrum lumbale
Nll. lumbales aortici des Rd.
(254/*1;* 258/*2, 2′, 2″;* 295/*36;* 309/*1*)

Seitlich, aber auch dorsal und ventral von der Aorta abdominalis und Vena cava caudalis sind 12–25 Knoten auf der Strecke zwischen dem letzten Brust- und letzten Lendenwirbel verteilt. In Verdachtsfällen in die Fleischuntersuchung einbeziehen.

Zufluß: Innere Lendenmuskulatur, Rückenstrecker; Fascia thoracolumbalis; Lendenwirbel; Nieren, Nebennieren, Bauchfell; Durchflußlymphe der Nll. lumbales proprii.
Abfluß: Truncus lumbalis.

Nll. lumbales proprii des Rd.
(254/*2;* 295/*38*)

Nahe den Foramina intervertebralia der Lendenwirbelsäule (deshalb leicht mit sympathischen Ganglien zu verwechseln) kommen, nach Anzahl und Verteilung sehr variabel, einzelne, rund 5 mm große Knoten ein- oder beidseitig, am häufigsten zwischen letzter Rippe und 1. Lendenwirbelquerfortsatz sowie zwischen den Querfortsätzen des 1. und 2., des 4. und 5. und des 5. und 6. Lendenwirbels, vor. Die Knoten können ganz fehlen. Die Anzahl der bei einem Tier auftretenden Knoten sollte wohl 5 nicht überschreiten.

Zufluß: Rückenstrecker, Bauchmuskeln, M. serratus dorsalis caudalis, Fascia thoracolumbalis.
Abfluß: Nll. lumbales aortici.

Nll. renales des Rd. (254/*3;* 258/*3, 3′;* 295/*37*)

Jederseits kommen 1–4 Knoten von 7,5–50 mm (ausnahmsweise 90 mm) Länge an den Nierenblutgefäßen oder in unmittelbarer Nähe vor. Die Knoten sind anläßlich der Fleischuntersuchung regelmäßig zu beachten.

Zufluß: Nieren, Nebennieren.
Abfluß: Lendenzisterne; ausnahmsweise auch Truncus lumbalis oder Truncus visceralis.

Lymphocentrum coeliacum
Nll. coeliaci et mesenterici craniales des Rd. (254/*4*)

An der A. coeliaca und A. mesenterica cranialis, die bekanntlich beim Rd. dicht beieinander entspringen, treten 2–5 Knoten auf, die nicht sehr deutlich gegen die benachbarten Lymphknotengruppen der Nll. lumbales aortici, Nll. lienales und Nll. hepatici accessorii abgesetzt sind.

Zufluß: Milz.
Abfluß: Truncus gastricus oder Truncus visceralis oder direkt in die Cisterna chyli.

Nll. lienales (seu atriales) des Rd. (254/*5;* 302/*1, 1′*)

Zwischen den Pansenvorhof und den linken Zwerchfellpfeiler schieben sich 1–7 Lymphknoten ein, die die Milz an ihrem dorsalen Ende und Kranialrand flankieren. Gele-

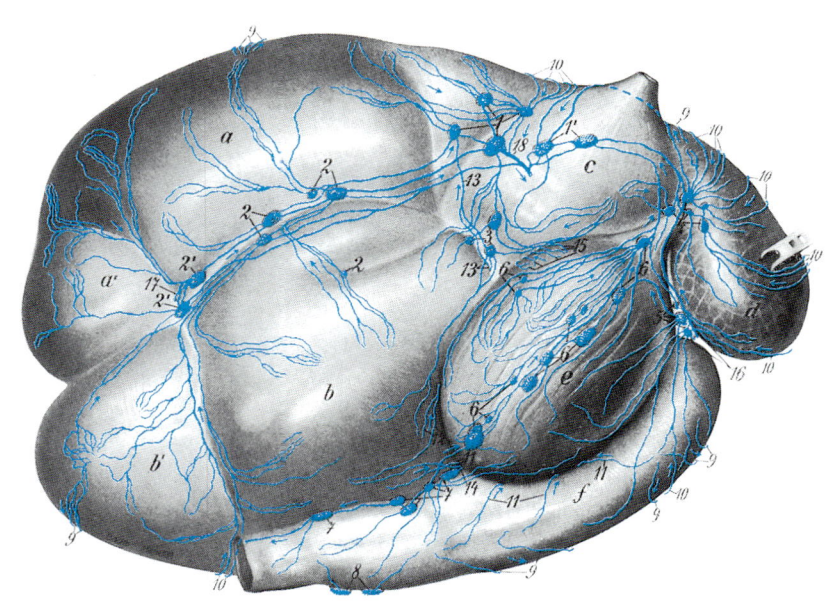

Abb. 302. Lymphgefäße und Lymphknoten an der rechten Fläche des Magens des *Rindes*. (Nach Baum, 1912.) Die Vasa efferentia sind etwas stärker als die übrigen Lymphgefäße gezeichnet, damit sie sich von den übrigen abheben.
a dorsaler Pansensack, *a'* kaudadorsaler Endblindsack, *b* ventraler Pansensack, *b'* kaudoventraler Endblindsack, *c* Magenvorhof, *d* Haube, *e* Psalter, *f* Labmagen
1, 1' Nll. lienales seu atriales, *2, 2'* Nll. ruminales dextri, *3* Nll. ruminales craniales, *4* Nll. reticulares, *5* Nll. reticuloabomasiales, *6* Nll. omasiales, *7* Nll. abomasiales dorsales. *8* Nll. abomasiales ventrales, *9, 9* Lymphgefäße, die von der rechten auf die linke Seite umbiegen, *10, 10* Lymphgefäße, die von der linken Seite auf die rechte umbiegen, *11, 11* Lymphgefäße, die zu den Nll. reticuloabomasiales gehen, *12* Lymphgefäße, die zu Nll. ruminales craniales ziehen, *13* Vasa efferentia der Nll. ruminales sinistri, *14* Vas efferens, das in die Nll. ruminoabomasiales mündet, *15* Lymphgefäße des Psalters, die zu den Nll. reticuloabomasiales gehen, *16* Vasa efferentia der Nll. ruminoabomasiales, *17* Lymphgefäße von der linken Seite, *18* Truncus gastricus

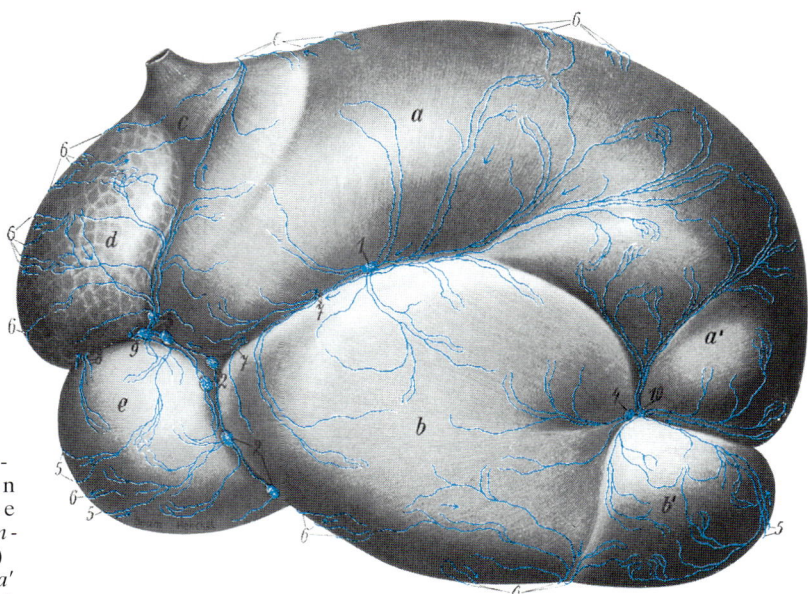

Abb. 303. Lymphgefäße und Lymphknoten an der linken Fläche des Magens des *Rindes*. (Nach Baum, 1912.)
a dorsaler Pansensack, *a'* kaudodorsaler Endblindsack, *b* ventraler Pansensack, *b'* kaudoventraler Endblindsack, *c* Magenvorhof, *d* Haube, *e* Labmagen
1 Nl. ruminalis sinister, *2* Nll. ruminoabomasiales, *3* Nll. reticuloabomasiales, *4* inkonstanter Lymphknoten, der den Nll. ruminales dextri vorgeschaltet ist, *5* Lymphgefäße, die von der rechten auf die linke Seite umbiegen, *6* Lymphgefäße, die von der linken auf die rechte Seite umbiegen, *7* Lymphgefäße, die zu den Nll. ruminales craniales gehen, *8, 9* Lymphgefäße, die zu den Nll. reticuloabomasiales ziehen, *10* Lymphgefäße, die im Sulcus caudalis nach rechts zu den Nll. ruminales dextri gehen

gentlich sind weitere 1–3 Knoten bis nahe an die rechte Seite der Kardia verteilt. Diese Knoten sind regelmäßig bei der Fleischuntersuchung zu berücksichtigen. Bei unsachgemäßer Exenteration des Pansens können die Knoten auch am stumpfen Rand der Leber haften. Hier sind sie von den Nll. hepatici accessorii zu unterscheiden.

Zufluß: Milz, Pansen einschließlich Magenvorhof, Haube; Durchflußlymphe aller noch zu beschreibenden Magenlymphknoten.

Abfluß: Sehr wechselhaft. Im Regelfall bilden die Vasa efferentia den Truncus gastricus.

Nll. ruminales dextri des Rd. (254/7; 302/2, 2', 3)

Zu den 2–8 subserös in der rechten Längsfurche des Pansens gelegenen 10–35 mm großen Knoten gesellen sich weitere 1–4 Knoten am Übergang in die kraniale Querfurche.

Zufluß: Pansen mit Magenvorhof; Durchflußlymphe der Nll. ruminales sinistri und craniales.

Abfluß: Nll. lienales oder Truncus gastricus.

Nll. ruminales sinistri des Rd. (254/8; 303/1, 4)

1–2 inkonstante, 10–20 mm große Lymphknoten sind in der linken Pansenlängsfurche subserös gelegen.

Zufluß: Pansen.

Abfluß: Nll. ruminales craniales; evtl. teilweise auch über die kaudale Querfurche zu einem der Nll. ruminales dextri.

Nll. ruminales craniales des Rd. (254/9; 302/3)

Sehr versteckt in der kranialen Pansenquerfurche treten 2–8 Knoten von 5–25 mm Größe auf.

Zufluß: Pansen; Durchflußlymphe der inkonstanten Nll. ruminales sinistri.

Abfluß: Nll. ruminales dextri, Nll. lienales.

Nll. reticulares des Rd. (254/10; 302/4)

Nahe dem Übergang zum Blättermagen liegen auf der dorsalen und teils auch pansenseitigen Fläche der Haube 1–7 kleinere, 5–15 mm große Knoten. Sie können ausnahmsweise fehlen.

Zufluß: Haube; Durchflußlymphe der Nll. ruminoabomasiales und der Nll. reticuloabomasiales.

Abfluß: Nll. lienales; ausnahmsweise direkt in den Truncus gastricus.

Nll. omasiales des Rd. (254/11; 302/6)

Auf der pansenseitigen Fläche des Blättermagens nahe dessen großer Kurvatur sind 6–12, jeweils 5–40 mm große Knoten verteilt.

Zufluß: Blättermagen.

Abfluß: Untereinander entlang der großen Kurvatur verbunden. Nach links zu den Nll. lienales.

Nll. ruminoabomasiales des Rd. (254/12; 303/2)

Die 2–7 Knoten von 5–40 mm Größe reihen sich nach kranial und links an die ventralen Labmagenlymphknoten an. Sie schieben sich zwischen die proximale Hälfte der großen Kurvatur des Labmagens und den Pansen ein und sind so vor allem von links her zu finden.

Zufluß: Pansen mit Magenvorhof, Blättermagen, Labmagen; Durchflußlymphe der kranialen Nll. abomasiales dorsales.

Abfluß: Nll. reticuloabomasiales oder direkt zu den Nll. reticulares.

Nll. reticuloabomasiales des Rd. (254/13; 302/3; 303/3)

Die kraniale Fortsetzung der zuvor beschriebenen Lymphknotenkette wird durch 2–8 Knoten von je 5–40 mm Größe dargestellt, die sich von links gesehen zwischen Haube, Labmagen und Schleudermagen einschieben.

Zufluß: Pansen, Haube, Labmagen; Durchflußlymphe der Nll. ruminoabomasiales.

Abfluß: Nll. reticulares; gelegentlich direkt zu den Nll. lienales oder zu den Nll. omasiales.

Nll. abomasiales dorsales des Rd. (254/14; 302/7)

Die je 5–40 mm großen 3–6 Knoten liegen entlang dem dorsalen Rand, also nahe der kleinen Kurvatur des Labmagens.

Zufluß: Duodenum, Blättermagen, Labmagen.

Abfluß: Die Vasa efferentia verlaufen im wesentlichen pyloruswärts und im kleinen Netz zu den Nll. hepatici. Nur die kranialen Knoten können ihre Lymphe zu den Nll. ruminoabomasiales oder Nll. omasiales schikken.

Nll. abomasiales ventrales des Rd. (254/*13;* 302/*8*)

Nicht konstant nachweisbare 1–4 Knoten am ventralen Rand oder nahe der großen Kurvatur im großen Netz gelegen, beschränken sich auf den pyloruswärtigen Abschnitt des Labmagens.

Zufluß: Duodenum, Labmagen.
Abfluß: Nll. hepatici.

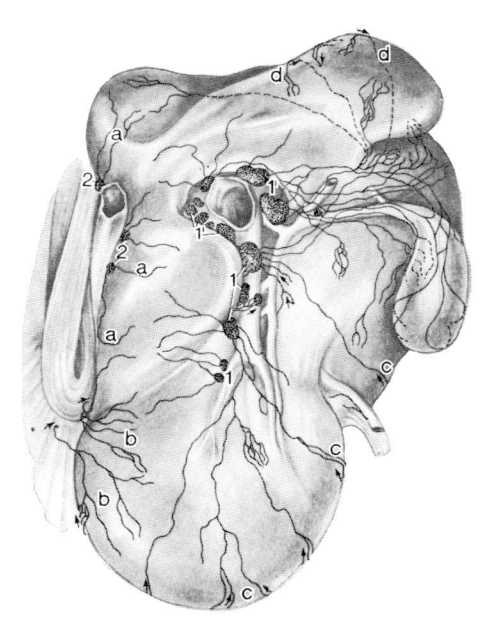

Abb. 304. Viszerale Fläche der Leber des *Rindes* mit Lymphknoten und Lymphgefäßen. (Nach BAUM, 1912, umgezeichnet.)
1, 1, 1', 1' Nll. hepatici, bei *1', 1'* die V. portae umgebend; *2, 2* Nll. hepatici accessorii
Die Abbildung zeigt, daß solche oberflächliche Lymphgefäße, die sich in der Nähe des stumpfen Randes der Leber befinden, teils zu den Nll. hepatici accessorii gehen (*a, a*), teils durch das Zwerchfell hindurch in die Brusthöhle treten (*b, b*). Die übrigen oberflächlichen Lymphgefäße der viszeralen Fläche der Leber ziehen zu den Nll. hepatici. Beachte auch, daß Lymphgefäße von der parietalen Fläche der Leber sich auf deren viszerale Fläche umschlagen (*c, c, c*) und umgekehrt Lymphgefäße von der viszeralen Fläche des Lobus caudatus auf dessen parietale Fläche treten (*d, d*)

Nll. hepatici (seu portales) des Rd. (254/*16;* 258/*1;* 304/*1, 1'*)

6–15 Knoten von je 10–70 mm Größe gruppieren sich um die Porta hepatis. Sie sind anläßlich der Fleischuntersuchung regelmäßig zu beachten.

Zufluß: Leber, Pankreas und Duodenum; Durchflußlymphe von den Nll. abomasiales dorsales und ventrales.

Abfluß: Die Vasa efferentia fließen zum Truncus hepaticus zusammen.

Nll. hepatici accessorii des Rd. (254/*17;* 258/*1';* 304/*2*)

Am stumpfen Rand der Leber, fest mit der kaudalen Hohlvene und dem rechten Zwerchfellpfeiler verbunden, sind einige kleinere Knoten zu finden. [Sollten gelegentlich an der exenterierten Leber einige locker mit dem Margo dorsalis verbundene Lymphknoten auftauchen, dann handelt es sich um Nll. lienales (s. dort)].

Zufluß: Leber.
Abfluß: Truncus hepaticus.

Nll. pancreaticoduodenales des Rd. (254/*18*)

Zwischen Pankreas und Duodenum einerseits sowie Colon transversum andererseits und an der Viszeralfläche des Pankreas nahe des Übertritts der Vena portae kommt eine wechselnde Anzahl kleinerer Knoten vor. Die Lymphknoten sind anläßlich der Fleischuntersuchung zu beachten.

Zufluß: Pankreas, Duodenum, benachbarte Teile des Kolons, vornehmlich des Colon transversum.

Abfluß: Truncus intestinalis.

Lymphocentrum mesentericum craniale
Nll. mesenterici craniales des Rd.

Siehe unter Nll. coeliaci *et* mesenterici craniales.

Nll. jejunales des Rd. (254/*19, 19';* 305/*1, 1', 2*)

Zwischen den Serosablättern des Mesojejunums findet sich nahe dem Leerdarm und peripher der Kolonscheibe eine Gruppe von Lymphknoten, die in der Anzahl zwischen 10 und 50 sowie in der Einzelgröße von 5–1200 mm Länge schwankt. Dazu ge-

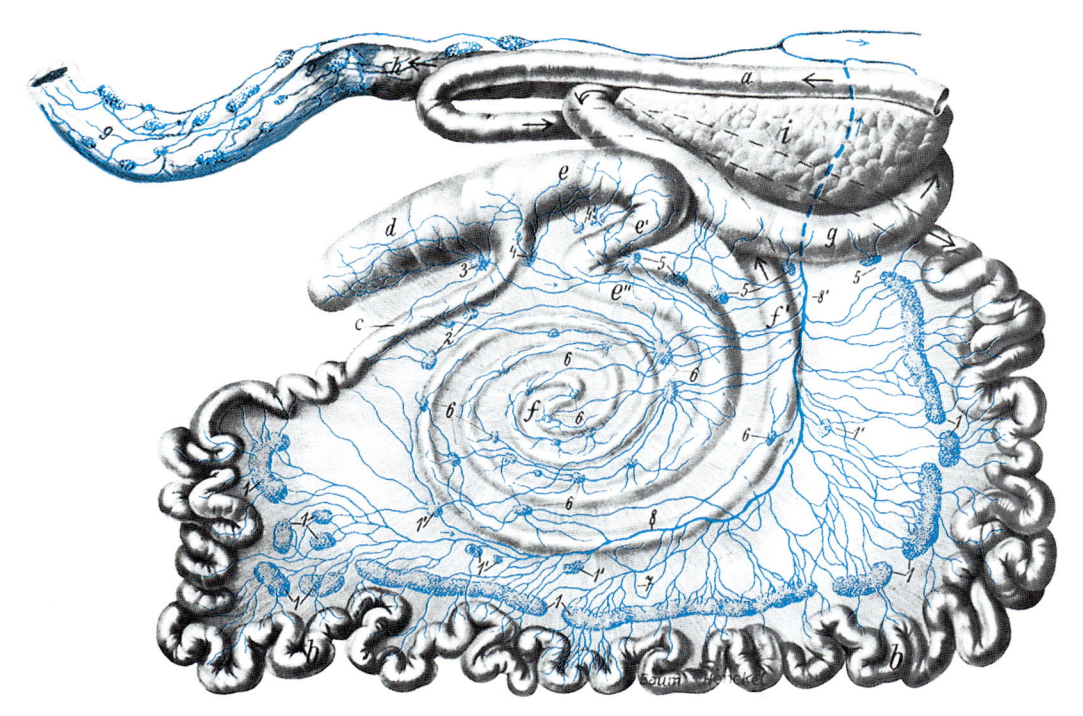

Abb. 305. Darm des *Rindes* (etwas schematisiert) mit Lymphgefäßen und Lymphknoten. (Nach BAUM, 1912, ergänzt.)
a Duodenum, *b, b* Jejunumschlingen (etwas schematisiert), *c* Ileum, *d* Caecum, *e, e', e''* Anfangsschleife des Colons, *f* Colonlabyrinth und *f'* dessen letzte Schlinge, *g* Endschleife des Colons, *h* Rektum, *i* Pankreas
1, 1', 2 Nll. jejunales, *3* Nl. caecalis, *4, 4', 5, 5, 5, 6, 6, 6* Nll. colici, *7* Lymphgefäß des Colons, das eine große, gegen das Jejunum gerichtete Schleife bildet, *8* Truncus jejunalis, *8'* Truncus intestinalis, *9, 9* Nll. anorectales

hören auch bis zu 4 inkonstante Knoten im Mesoileum (305/2). Verallgemeinert gilt, daß entweder eine kleinere Anzahl vorwiegend langer oder eine größere Anzahl vorwiegend kleiner Knoten auftritt. Sie sind alle anläßlich der Fleischuntersuchung regelmäßig zu berücksichtigen.

Zufluß: Jejunum, Ileum.

Abfluß: Die Vasa efferentia vereinigen sich unter stetem Zufluß zu einem starken, nach kraniodorsal verlaufenden Truncus intestinalis. Von den im Mesoileum gelegenen Knoten wird die Lymphe auch an die Nll. colici abgegeben.

Nll. caecales des Rd. (254/*20*; 305/*3*)

In der Plica ileocaecalis können 1–3 je 5–20 mm große Knoten gefunden werden, die regelmäßig bei der Fleischuntersuchung zu berücksichtigen sind.

Zufluß: Ileum, Caecum.

Abfluß: Nll. colici oder direkt zum Truncus intestinalis.

Nll. colici des Rd. (254/*21*; 305/*4, 4', 5, 6*)

Ohne Zwang lassen sich an den Nll. colici drei Untergruppen unterscheiden: 1. Am aufsteigenden, sowie zwischen aufsteigendem und absteigendem Schenkel der Ansa proximalis coli finden wir 1 bis 6 Knoten (305/*4, 4'*). 2. Weitere 1–4 Knoten liegen im Winkel zwischen den Ansae proximalis und distalis coli, kranial und dorsal über der Kolonscheibe (305/*5*). 3. Schließlich sind der Ansa spiralis, von rechts aufgelagert oder zwischen die einzelnen Windungen eingeschoben, weitere 7–30 Knoten nachzuweisen, deren Größe nur ausnahmsweise 5–40 mm übersteigt (305/*6*). Nur einige der unter 1 und 2 genannten Knoten lassen sich anläßlich der Fleischuntersuchung berücksichtigen.

Zufluß: Colon ascendens, Ileum, Caecum, Durchflußlymphe der Nll. caecales und der im Mesoileum gelegenen Nll. jejunales.

Abfluß: Die Knoten sind untereinander verbunden und entlassen schließlich die Lymphe in den Truncus intestinalis.

Lymphocentrum mesentericum caudale
Nll. mesenterici caudales des Rd. (254/22)

An der Seitenfläche des Colon descendens kommen einzelne Lymphknoten vor, die nur undeutlich von den Gruppen der Nll. lumbales aortici, Nll. iliaci mediales und Nll. anorectales zu unterscheiden sind. Sie werden in die Fleischuntersuchung einbezogen.
Zufluß: Colon descendens.
Abfluß: Truncus lumbalis; evtl. in oben genannte Nachbarknoten.

Lymphocentrum iliosacrale
Nll. iliaci mediales des Rd.
(258/4, 4'; 260/1; 295/40; 306/1, 1', 1"; 307/1, 1'; 309/2)

Dicht vor der Aufteilung der Aorta in die Aa. iliacae externae und am Abgang der Aa. circumflexae ilium profundae sowie den venösen Begleitgefäßen sind jederseits 1–4 Knoten ausgebildet, deren Länge zwischen 5 und 50 mm schwankt. In Verdachtsfällen in die Fleischuntersuchung einzubeziehen.
Zufluß: Oberschenkelbein, Hüftgelenk; innere Lendenmuskulatur, Muskeln am Becken und Oberschenkel; Hoden und Samenstrang bzw. Eierstock, Eileiter, Uterus; Harnblase, Harnröhre; Durchflußlymphe von den übrigen Knoten des Lc. iliosacrale sowie vom Lc. inguinale profundum, Lc. inguinale superficiale und Lc. ischiadicum.
Abfluß: Truncus lumbalis.

Nl. iliacus lateralis des Rd.
(258/7, 7'; 260/1'; 295/41)

Ein gelegentlich doppelter 10–25 mm langer Knoten am Teilungswinkel der A. und V. circumflexa ilium profunda gelegen, kommt in rund einem Drittel der Fälle nur einseitig (dann meistens links!) vor, in zehn Prozent der Fälle fehlt er beidseitig. In Verdachtsfällen anläßlich der Fleischuntersuchung zu berücksichtigen.
Zufluß: Beckenknochen; Fascia lata und ihr Spannmuskel, Bauchmuskeln, M. glutaeus profundus, selten auch M. quadriceps femoris; Bauchfell; Durchflußlymphe vom Nl. subiliacus und Nl. coxalis.
Abfluß: Teils Nll. iliaci mediales und teils Nl. iliofemoralis.

Nll. sacrales und Nll. hypogastrici des Rd. (258/5, *16;* 260/1"; 295/42; 306/4, 9; 307/3, 3', 4; 309/4, 5)

Im Teilungswinkel und Anfangsabschnitt der Aa. iliacae internae und unter dem Ende der V. cava caudalis liegt beiderseits eine Gruppe von 2–8 Knoten, die je 5–45 mm groß sind. Dazu tritt inkonstant eine Gruppe kleinerer Knoten am Übergang vom mittleren zum hinteren Drittel des Kreuzbeines an der Innenfläche des breiten Beckenbandes auf.
Zufluß: M. iliopsoas, Mm. glutaei, Schwanzmuskeln; M. ischiocavernosus, M. bulbospongiosus, M. urethralis; Beckenknochen; Uterus; Vagina, Vulva bzw. Prostata und Samenblase sowie Peniswurzel; Harnblase, Harnröhre; Durchflußlymphe des Lc. ischiadicum.
Abfluß: Teils zu den Nll. iliaci mediales, teils zum Nl. iliofemoralis, oder direkt in den Truncus lumbalis.

Nll. anorectales des Rd.
(260/1'''; 295/43; 306/3)

Dem After und Rektum sind an den Seitenflächen jederseits bis zu 12, auf der Dorsalfläche bis zu 17 Knoten von je 5–30 mm Größe subserös fest angelagert.
Zufluß: Colon descendens, Rektum, Anus.
Abfluß: Nll. iliaci mediales.

Lymphocentrum inguinale profundum (seu iliofemorale)
Nl. iliofemoralis des Rd. (258/6, 6'; 260/2; 295/46; 306/2; 307/2; 309/3)

Der am vorderen Rande der A. iliaca externa vor Abgang der A. profunda femoris auftretende „große innere Darmbeinlymphknoten" ist von der Bauchhöhle aus gut zu tasten. Erstaunlicherweise wird seine Beachtung anläßlich der fleischhygienerechtlichen Untersuchung nicht gefordert. Im Hinblick auf sein tributäres Gebiet sollte sie in Verdachtsfällen nicht unterlassen werden. Seine beträchtliche Größe von 35–90 mm Länge, 30–55 mm Breite und 10–20 mm Dicke gestattet auch das Abtasten am

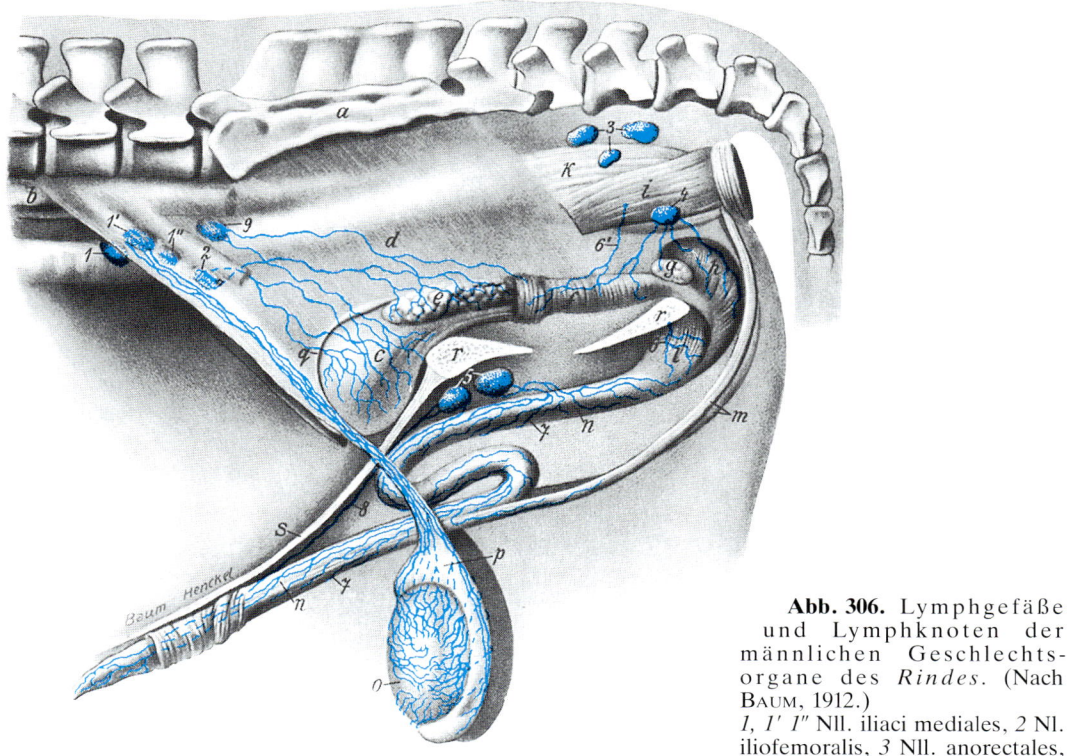

Abb. 306. Lymphgefäße und Lymphknoten der männlichen Geschlechtsorgane des *Rindes*. (Nach BAUM, 1912.)
1, 1' 1'' Nll. iliaci mediales, *2* Nl. iliofemoralis, *3* Nll. anorectales, *4* Nl. hypogastricus, *5* Nll. scrotales (inguinales superficiales), *6, 6'* Lymphgefäße, die in die linken Nll. ischiadici einmünden, abgeschnitten, *7* Lymphgefäße der Harnröhre, *8* Lymphgefäß vom viszeralen Blatt des Praeputiums, *9* Nl. sacralis
a Kreuzbein, *b* Ende der Aorta abdominalis, *c* Harnblase, *d* Ligamentum vesicae laterale bzw. Peritonaeum, *e* Samenblase, *f* M. urethralis und Beckenstück der Harnröhre, *g* Glandula bulbourethralis, *h* M. bulbospongiosus, *i* M. lavator ani (am Ursprung abgeschnitten), *k* Rektum, *l* M. ischiocavernosus, *m* Afterpenismuskeln, *n, n* Penis, *o* Hoden, *p* Nebenhoden, *q* Ductus deferens, *r, r* ventrale Beckenwand, *s* ventrale Bauchwand

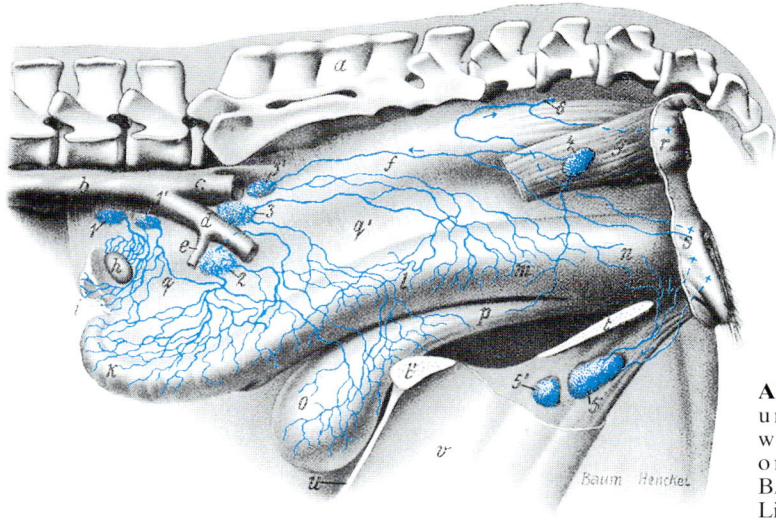

Abb. 307. Lymphgefäße und Lymphknoten der weiblichen Geschlechtsorgane des *Rindes*. (Nach BAUM, 1912.)
Linkes Uterushorn im gestreckten Zustand gezeichnet.
a Kreuzbein, *b* Aorta abdominalis, *c* A. iliaca interna, *d* A. iliaca externa, *e* A. circumflexa ilium profunda, *f* Rektum, *g* M. levator ani (am Ursprung abgeschnitten), *h* Ovar, *i* Eileiter, *k* freies Uterushorn, *l* Uteruskörper, *m* Vagina, *n* Vestibulum vaginae, *o* Harnblase, *p* Harnröhre, *q, q'* Mesovarium und Mesometrium, *r* After, *s* Vulva, *t, t'* ventrale Beckenwand, *u* ventrale Bauchwand, *v* Euter
1, 1' Nll. iliaci mediales, *2* Nl. iliofemoralis, *3, 3'* Nll. sacrales, *4* Nl. hypogastricus, *5, 5* Nll. mammarii (inguinales superficiales), *6* Lymphgefäß, das in die Nll. ischiadici einmündet, abgeschnitten

lebenden Tier bei rektaler Exploration (Untersuchung); dazu ist er etwa 80 bis 130 mm (d. h. handbreit) ventrolateral des Promontorium ossis sacri vor der Darmbeinsäule aufzusuchen. Gelegentlich kommen im Verlauf der A. profunda femoris weitere 1–2 kleinere Knoten vor.

Zufluß: Oberschenkel- und Unterschenkelfaszien; die meisten Becken- und Oberschenkelmuskeln, alle Unterschenkelmuskeln mit ihren Sehnen, Bauchmuskeln; Knochen und Gelenke des Beckens und der Gliedmaßensäule; Nieren, Harnblase, Bauchfell; Uterus und weibliche Harnröhre bzw. Scheidenhautfortsatz, M. cremaster und Samenblase; ausnahmsweise Haut des Unterschenkels und des Sprunggelenkes; Durchflußlymphe vom Lc. popliteum, Lc. inguinale superficiale, Lc. ischiadicum, Nl. epigastricus.

Abfluß: Teils zu den Nll. iliaci mediales, teils direkt zum Truncus lumbalis.

Nl. epigastricus des Rd. (260/2''';
295/48)

Nicht konstant tritt der kleine, an der A. epigastrica caudalis gelegene Knoten nahe dem Schambeinkamm an der Innenfläche des M. rectus abdominis vor.

Zufluß: Bauchmuskeln, Bauchfell.
Abfluß: Nl. iliofemoralis.

Lymphocentrum inguinale superficiale (seu inguinofemorale)

Nll. inguinales superficiales des Rd.
(Nl. scrotalis 306/5; 308/1, 2, 2'; Nll. mammarii 258/9, 9', 9''; 260/3; 295/49; 307/5, 5'; 309/6, 6')

Beim *männlichen Tier* kommen jederseits nur 1, seltener 2, 3 oder 4 Knoten vor. Ist nur 1 Knoten vorhanden, dann ist er 30–60 mm lang und 20–40 mm breit, liegt dorsolateral des Penis in Höhe des Schambeinkammes und dicht hinter dem Samenstrang unter dem Rückzieher des Penis. An dieser Stelle schlägt sich die Haut der Bauchwand und des medialen Oberschenkels in die des Hodensacks um. Der Knoten ist tastbar, er wird bei der Fleischuntersuchung regelmäßig beachtet sowie in Verdachtsfällen angeschnitten und untersucht.

Zufluß: Skrotum, Präputium, Penis, Penisteil der Harnröhre; M. retractor penis; Haut am Ober- und Unterschenkel sowie Knie.

Abfluß: Durch den Leistenkanal zum Nl. iliofemoralis.

Beim *weiblichen Tier* treten 1–3 Euterlymphknoten auf. Sie liegen verhältnismäßig weit kaudal im Zwischenschenkelspalt zwischen hinterer Hälfte der Euterbasis und ventraler Beckenwand. Sie werden unter Anheben des Euters von hinten her im Zwischenschenkelspalt tastbar. Oft sind ein größerer 60–100 mm langer, 10–40 mm breiter, 10 mm platter und 1–2 kleinere, etwa halb so große Knoten vorhanden. Sie werden bei der Fleischuntersuchung regelmäßig beachtet sowie in Verdachtsfällen angeschnitten und untersucht.

Erwähnenswert ist, daß HAMPL über der Zitzenbasis im Euterparenchym eingeschlossen bei zwei Drittel aller Tiere weitere Lymphknoten fand, die nach Anzahl und Größe (1–18 mm) sehr variieren und von ihm Nll. intramammarii genannt werden. Auch beim Kalb treten sie auf.

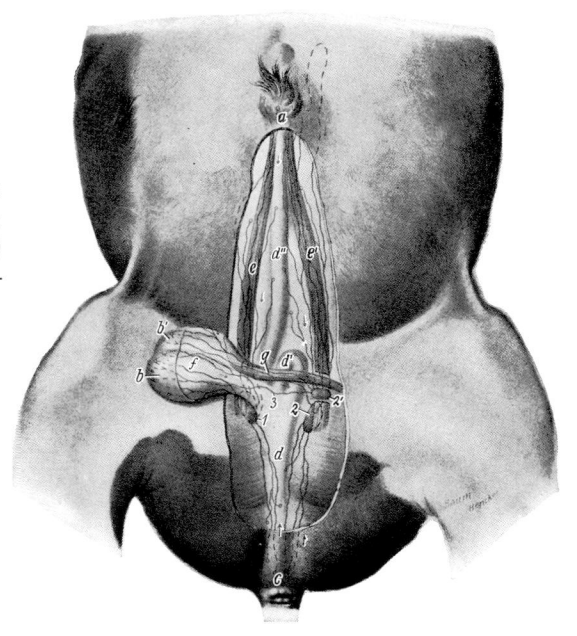

Abb. 308. Lymphgefäße des Präputiums und des Hodensacks des *Rindes*. (Nach BAUM, 1912.)
1 rechte, *2, 2'* linke Nll. scrotales (inguinales superficiales), *3* Lymphgefäß vom rechten Hodensack, das zu einem linken Nl. scrotalis geht
a Präputium, das im übrigen größtenteils entfernt ist, *b, b'* Skrotum, das im übrigen größtenteils entfernt ist, *c* Perineum, *d, d', d''* Penis, *e, e'* Mm. praeputiales, *f* Tunica dartos, *g* M. cremaster

Zufluß: Euter, Scham, Scheidenvorhof, Klitoris.
Abfluß: Vornehmlich zum Nl. iliofemoralis.

Nl. subiliacus des Rd.
(258/8, *8'*; 259/1, *1'*; 260/*3'*; 295/*50*; 298/*5*)

Ein 60–110 mm langer, 15–25 mm breiter Knoten, der vor dem Kranialrand des M. tensor fasciae latae auf der Mitte der Verbindungslinie zwischen Hüfthöcker und Kniescheibe gut tastbar ist. In Verdachtsfällen anläßlich der Fleischuntersuchung zu berücksichtigen.

Zufluß: Haut über der ventralen, seitlichen und dorsalen Bauchwand und hinteren Brustwand, über dem Becken, der Oberschenkel-, Knie- und Unterschenkelgegend; M. tensor fasciae latae; Präputium; Durchflußlymphe des inkonstanten Nl. fossae paralumbalis und des inkonstanten Nl. coxalis accessorius.

Abfluß: Nl. iliofemoralis und Nll. iliaci mediales; häufig tritt ein Teil der Vasa efferentia zuerst durch den inkonstanten Nl. coxalis. Sehr selten Abfluß auch zum Nl. iliacus lateralis.

Nl. coxalis des Rd. (259/*2*; 260/*3''*; 295/*51*)

In der Mehrzahl der Fälle tritt medial vom M. tensor fasciae latae, etwa 120–150 mm vor dem Hüftgelenk, ein 15–20 mm langer Knoten auf.

Zufluß: Fascia lata und ihr Spannmuskel; M. quadriceps femoris; Durchflußlymphe des Nl. subiliacus.

Abfluß: Entweder Nl. iliacus lateralis oder Nll. iliaci mediales oder Nl. iliofemoralis.

Nl. coxalis accessorius des Rd.
(259/*7*; 260/*3'''*; 295/*52*)

Dem M. tensor fasciae latae nahe seinem Kranialrand zwischen oberem und mittlerem Drittel lateral anliegend, bisweilen in den Muskeln eingebettet, kommt, jedoch nur bei der Hälfte der Fälle, ein 5–15 mm langer Knoten vor.

Zufluß: Haut des Beckens.
Abfluß: Nl. subiliacus, evtl. auch zum Nl. iliofemoralis.

Nl. fossae paralumbalis des Rd.
(259/*5*; 260/*3^{IV}*; 295/*53*; 298/*9*)

Inkonstant werden 1–2 kleinere subkutane Knoten inmitten der Hungergrube kaudal der letzten Rippe, m. o. w. nahe den Enden der Lendenwirbelquerfortsätze, gefunden.

Zufluß: Haut der Lenden- und Flankengegend.
Abfluß: Sowohl zum Nl. iliofemoralis als auch zum Nl. subiliacus.

Lymphocentrum ischiadicum

Nl. ischiadicus des Rd. (259/*3*; 260/*4*; 295/*34*; 298/*6*)

30 mm über der Incisura ischiadica minor und bis 50 mm vor dem Kaudalrand des breiten Beckenbandes, auf dessen Lateralfläche, findet sich konstant ein 25–35 mm großer Knoten. In Verdachtsfällen wird er anläßlich der Fleischuntersuchung berücksichtigt, indem das Beckenband am unteren Rand des M. coccygeus von innen her eingeschnitten oder von kaudal unterminiert wird.

Zufluß: Haut der Beckengegend und des Schwanzes; Mm. glutaei; Hinterbackenmuskeln, M. obturatorius externus; Hüftgelenk; Rektum, After, Harnröhre; Vulva bzw. Prostata, Peniswurzel und Muskulatur des Beckenausganges; Durchflußlymphe des Lc. popliteum und des Nl. tuberalis.

Abfluß: Nll. sacrales.

Nl. glutaeus des Rd.
(259/*8*; 260/*4'*; 295/*33*)

2 Knoten, von denen ein 10 mm großer an der Incisura ischiadica major in der Mehrzahl der Fälle anzutreffen ist, der andere 5–10 mm große, dem breiten Beckenband aufliegt, vom M. glutaeobiceps bedeckt ist und sehr inkonstant vorkommt.

Zufluß: Beckenknochen, Hüftgelenk; M. glutaeus profundus, Fascia thoracolumbalis.

Abfluß: Nll. sacrales.

Nl. tuberalis des Rd.
(259/*4*; 260/*4''*; 295/*56*; 298/*8*)

Ein 20–30 mm langer, nicht konstanter Lymphknoten, der dicht medial vom Tuber ischiadicum, medial auch vom Ansatz des breiten Beckenbandes, subkutan vorkommt und häufig beim Abhäuten mitsamt dem Unterhautfettansatz weggenommen wird.

Zufluß: Haut der Beckengegend und des Schwanzes; M. glutaeobiceps.
Abfluß: Meistens zum Nl. ischiadicus, selten zu einem Nl. sacralis.

Lymphocentrum popliteum
Nl. popliteus profundus des Rd. (259/6; 295/57; 298/7; 309/b)

In der Tiefe der Kniekehle, 70–90 mm vom hinteren Rand des M. semitendinosus und M. glutaeobiceps entfernt auf dem M. gastrocnemius, liegt der 30–45 mm lange Knoten. In Verdachtsfällen ist er bei der Fleischuntersuchung zu berücksichtigen.

Zufluß: Haut des Fußes und teilweise des Unterschenkels; Hinterbackenmuskulatur; Knie- und Unterschenkelfaszien; Sehnen der Unterschenkelmuskeln; M. interosseus; Knochen des Unterschenkels und Fußes; Sprung- und Zehengelenke.
Abfluß: Vornehmlich zum Nl. iliofemoralis; auch zu den Nll. sacrales mit oder ohne Durchfluß durch den Nl. ischiadicus.

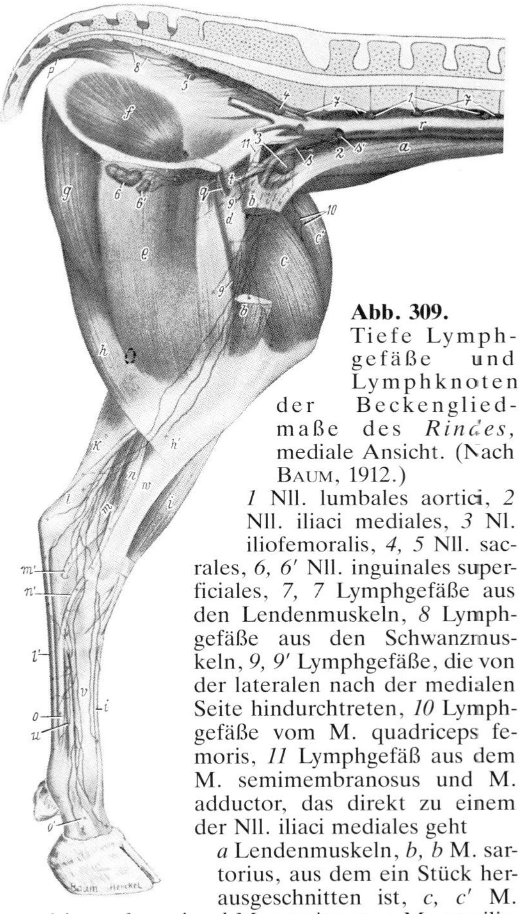

Lymphsammelgänge
Ductus thoracicus des Rd. (250/10; 251/11; 252; 295/60)

Der Durchtritt durch das Zwerchfell findet **nicht** im Hiatus aorticus statt, sondern liegt lateral des rechten Zwerchfellpfeilers. Im Regelfall bleibt der Ductus thoracicus auf seinem gesamten Verlauf einfach; ausnahmsweise entstehen aus dem einfachen Ursprung in der Brusthöhle zwei meistens gleich starke Parallelstämme, die durch Queranastomosen verbunden sind. Der Übertritt des einfachen Stammes von rechts nach links, aber auch der evtl. Zusammenfluß zweier Parallelstämme, liegt in Höhe des 5. oder ausnahmsweise des 4. Brustwirbels. Seine Weite beträgt bei Kälbern 2–4 mm, bei Rindern 6–10 mm; doppelte Stämme sind entsprechend schwächer. Der linke Abschnitt des Ductus thoracicus verläuft links der Luft- und Speiseröhre und medial der großen Blutgefäße. Auch er kann ausnahmsweise in mehrere Äste geteilt sein, die sich aber im allgemeinen kurz vor der einfachen Mündung wieder vereinigen. Nur sehr selten sind doppelte oder gar 3–4fache Mündungen festzustellen. Die Mündung liegt einige Millimeter bis 2 cm vor dem Kranialrand der 1. Rippe. Der Endabschnitt des Ductus thoracicus kann ampullenförmig erweitert sein. In jedem Fall tritt unmittelbar an der Einmündungsstelle eine Verengung auf 1–3 mm ein. Die Mündungsöffnung ist regelmäßig mit einer einfachen oder paarigen Klappe versehen; zusätzlich legt sich oft eine Venenklappe über die Mündungsöffnung. Interessant ist, daß nicht selten ein Verbindungsast vom Endabschnitt des Ductus thoracicus über die ventrale Seite der Jugularvenen zum Truncus jugularis dexter verkehrt, dessen Flußrichtung nicht festgelegt zu sein scheint.

Abb. 309. Tiefe Lymphgefäße und Lymphknoten der Beckengliedmaße des *Rindes*, mediale Ansicht. (Nach BAUM, 1912.)
1 Nll. lumbales aortici, *2* Nll. iliaci mediales, *3* Nl. iliofemoralis, *4, 5* Nll. sacrales, *6, 6'* Nll. inguinales superficiales, *7, 7* Lymphgefäße aus den Lendenmuskeln, *8* Lymphgefäße aus den Schwanzmuskeln, *9, 9'* Lymphgefäße, die von der lateralen nach der medialen Seite hindurchtreten, *10* Lymphgefäße vom M. quadriceps femoris, *11* Lymphgefäß aus dem M. semimembranosus und M. adductor, das direkt zu einem der Nll. iliaci mediales geht
a Lendenmuskeln, *b, b* M. sartorius, aus dem ein Stück herausgeschnitten ist, *c, c'* M. quadriceps femoris, *d* M. pectineus, *e* M. gracilis, *f* M. obturatorius externus, *g* M. semimembranosus, *h* M. semitendinosus (in der Nähe des Buchstabens ist die Lage des Nl. popliteus profundus einstrichliert), *h'* seine Sehne, *i* M. peroneus tertius und M. extensor digitorum longus, *i'* Sehne des M. extensor digitorum communis, *k* M. gastrocnemius, *l, l'* oberflächliche Beugesehne, *m* M. flexor digiti I longus, *m'* seine Sehne, *n* M. flexor digitorum longus, *n'* seine Sehne, *o* tiefe Beugesehne, *o'* Ende der Beugesehnen, *p* Niederzieher des Schwanzes, *q* Rest der Bauchwand (abgeschnitten), *r* Aorta mit ihren Endzweigen, *s, s'* A. iliaca externa (die rechte abgeschnitten), *t* A. profunda femoris, *u* M. interosseus medius, *v* Hauptmittelfußknochen, *w* Tibia

Cisterna chyli des Rd.
(252; 254/*Cc*; 258/*15*)

Die Lendenzisterne ist im Regelfall doppelt so weit wie der Ductus thoracicus, reicht vom 1. oder 2. Lendenwirbel bis zum letzten Brustwirbel und liegt dorsal der V. cava caudalis. In ihr kaudales Ende münden der 7,5–10 mm weite Truncus lumbalis und der gleich starke Truncus visceralis. Ihr kraniales Ende kann sich ziemlich plötzlich verengen oder auch spindelförmig in den Ductus thoracicus auslaufen. Die Form der Lendenzisterne ist sehr variabel; im allgemeinen ist die Weite 15–20 mm, seltener kann sie mehr sackförmig und bis 40 mm weit sein.

Truncus visceralis des Rd.
(254/*Tv, Th, Tg, Ti*; 258/*11, 12, 13, 14*; 295/*62, 63, 64*; 305/*8, 8'*)

Der 7–10 mm starke Eingeweidelymphstamm entsteht in der Nähe des Ursprungs der A. mesenterica cranialis durch den Zusammenfluß von Truncus gastricus und Truncus intestinalis. Erst kurz danach mündet im allgemeinen der Truncus hepaticus ein. Selten treffen alle drei Gänge an der gleichen Stelle zusammen. Somit ist ein Truncus coeliacus nicht vorhanden.

Trunci lumbales des Rd.
(258/*10*; 295/*61*)

Die vielen Variationen des Beckenlymphstammes lassen sich nicht alle schildern. Am häufigsten entsteht er aus den Vasa efferentia der Nll. sacrales und des Nl. iliofemoralis. Dazu gesellen sich Vasa efferentia der Nll. iliaci mediales und laterales. Der einfache oder doppelte Stamm erhält weitere Zuflüsse aus den Nll. lumbales aortici und Nll. renales, bevor er unter Vereinigung mit dem Truncus visceralis die Lendenzisterne entstehen läßt.

Truncus jugularis des Rd.
(247/*Tj*; 295/*59*)

Der Truncus jugularis sinister entsteht aus den Vasa efferentia des Nl. retropharyngeus lateralis. Er verläuft an der linken Seite der Luftröhre und nimmt die Lymphgefäße der oberflächlichen und tiefen Halslymphknoten und des Nl. costocervicalis auf. Gelegentlich wird diese Aufgabe auch von einem kleineren Parallelstamm übernommen, der sich meistens in Halsmitte wieder mit dem Truncus jugularis vereinigt. Die Mündung erfolgt entweder in das Endstück des Ductus thoracicus, oder er mündet neben dem Ductus thoracicus selbständig in den Venenwinkel. Er kann sich aber auch vor Einmündung in zwei Äste teilen, deren einer die erste, deren anderer die zweite Mündungsvariation zeigt.

Der Truncus jugularis dexter verhält sich mit Ausnahme seiner Mündung so wie für den linken Gang beschrieben. Seine Mündung erfolgt, einfach oder in zwei Endäste gegabelt, direkt in den Venenwinkel. Zuvor nimmt er die starken Vasa efferentia des Nl. cervicalis superficialis dexter, der Nll. cervicales profundi caudales dextri, des Nl. costocervicalis dexter und der rechtsseitig im Brusteingang gelegenen Anteile der Nll. mediastinales craniales auf. Dadurch erfährt der 5 bis 20 mm lange Endabschnitt eine Erweiterung, so daß man vergleichend von einem Ductus lymphaticus dexter sprechen kann.

Lymphknoten und Lymphsammelgänge der Ziege und des Schafes

Die fleischhygienerechtlichen Bestimmungen fordern für *Schaf* und *Ziege* ein vergleichbares Vorgehen während der Fleischuntersuchung, wie es für das *Rind* im vorstehenden Kapitel beschrieben ist. Deshalb kann auf eine detaillierte Erwähnung dieses Sachverhalts verzichtet werden.

Lymphocentrum parotideum
Nl. parotideus der Zg. und des Schf. (310/*1*; 318/*1, 1'*)

Die Zg. besitzt im Regelfall einen 12–50 mm langen, das *Schf.* 2 (bis 4) Knoten, die vollständig von der Gland. parotis bedeckt, unterhalb des Kiefergelenkes am kaudalen Rand des M. masseter liegen.

Zufluß: Haut der oberen Kopfhälfte einschließlich Naseneingang, Mund- und Nasenhöhle, Zunge, Zahnfleisch, Kaumuskeln und (selten) Durchflußlymphe vom Nl. mandibularis.

Abfluß: Nl. retropharyngeus lateralis.

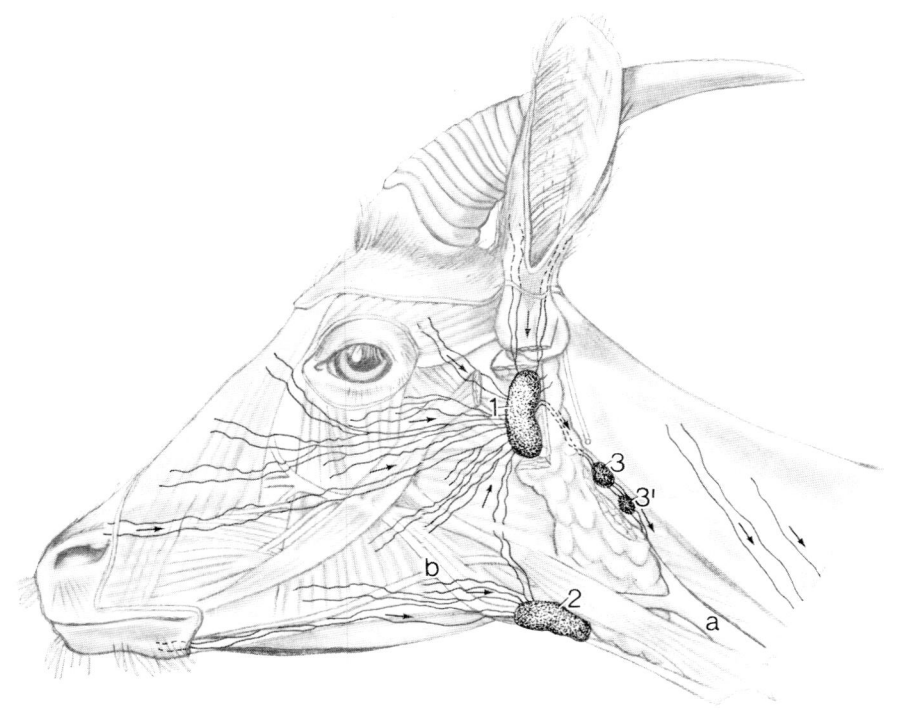

Abb. 310. Oberflächliche Lymphknoten und Lymphgefäße am Kopf der *Ziege*.
(Nach TANUDIMADJA und GHOSHAL, 1973, umgezeichnet.)
1 Nl. parotideus, *2* Nl. mandibularis, *3, 3′* Nll. retropharyngei laterales
a V. jugularis externa, *b* V. facialis

Lymphocentrum mandibulare

Nl. mandibularis der Zg. und des Schf. (310/2; 318/3)

Bei der Zg. meistens ein 17–35 mm langer, beim Schf. mitunter auch zwei Knoten in Höhe oder dicht hinter der Incisura vasorum des Unterkiefers, bedeckt vom Hautmuskel.

Zufluß: Haut des Unterkiefers, Zunge, Mundhöhle mit Zahnfleisch des Unterkieferzahnbogens, Gland. mandibularis, Anteile der Kaumuskeln.

Abfluß: Im allgemeinen zum Nl. retropharyngeus lateralis, gelegentlich zum Nl. retropharyngeus medialis.

Lymphocentrum retropharyngeum

Nl. retropharyngeus medialis der Zg. und des Schf. (312/1)

1 bis 2 dreieckige bis ovale Knoten von etwa 20–40 mm Länge auf dem Dach des Pharynx, der rechte und der linke Knoten sind 5 mm voneinander entfernt. Die Lage ist bei beiden kleinen Wiederkäuern identisch.

Zufluß: Mund- und Nasenhöhle, Zahnfleisch, Zunge, Kaumuskeln, Zungenmuskeln, Schlundkopf, gelegentlich Durchflußlymphe vom Nl. mandibularis.

Abfluß: Teilweise zum Nl. retropharyngeus lateralis, teilweise jedoch auch an der Bildung der medialen Wurzel des Truncus jugularis beteiligt.

Nl. retropharyngeus lateralis der Zg. und des Schf. (310/3, 3′; 312/2, 2′; 318/2)

Beim *Schf.* ein größerer und bis zu 6 kleinere Knoten, bei der Zg. sind es 2–3 Knoten, die jeweils bei 7–28 mm Durchmesser mehr scheibenförmige Gestalt haben. Sie liegen am kaudalen Rand der Parotis, unterhalb des Atlasflügels, von der Aponeurose des M. cleidooccipitalis bedeckt.

Zufluß: Haut der Parotisgegend und tiefere Partien der oberen Nackengegend. Durchflußlymphe von allen Kopflymphknoten.

Abfluß: Bildung der lateralen Wurzel des Truncus jugularis.

Abb. 311. Oberflächliche Halslymphknoten und Lymphgefäße der Schultergliedmaßenmuskeln des *Schafes*. (Nach GRAU, 1934.)
A Nl. cervicalis superficialis accessorius, *B* Nl. cervicalis superficialis
1–10 Lymphgefäße der Schultergürtel- und Schultergliedmaßenmuskulatur, die dem Lc. axillare tributär sind
I V. jugularis externa, *II* V. cephalica
a–v Muskeln des Schultergürtels und der Gliedmaße

Lymphocentrum cervicale superficiale

Nl. cervicalis superficialis der Zg. und des Schf. (311/*b;* 313/*A;* 318/*4*)

Am Kranialrand des M. supraspinatus, bedeckt vom Halsteil des M. trapezius, vom M. omotransversarius und M. cleidooccipitalis liegt bei der *Zg.* ein 34–60 mm langer Knoten, beim *Schf.* kann selten ein zweiter kleinerer Knoten hinzukommen.

Zufluß: Haut und Muskulatur vom Hals und der dorsalen und seitlichen Brustwand bis zum 10. Interkostalraum; dazu einige oberflächliche Lymphgefäße der Schultergliedmaße.

Abfluß: Links in den Truncus jugularis, rechts in den Venenwinkel.

Nl. cervicalis superficialis accessorius des Schf. (311/*A*)

Nur beim *Schf.* wird ventral des M. splenius zwischen dem 2. und 3. Halswirbel ein kleiner Knoten unter dem M. brachiocephalicus oder M. omotransversarius gefunden. Selten fehlt er.

Lymphocentrum cervicale profundum

Nll. cervicales profundi craniales der Zg. und des Schf. (312/*5*)

Ein bis zwei je 7–15 mm große Knoten finden sich dorsal der Schilddrüse und kaudal der Schlundkopfschnürer auf einer oder beiden Körperseiten. Bei der *Zg.* inkonstant, in knapp der Hälfte der Fälle vorkommend; beim *Schf.* ist die Häufigkeit des Vorkommens nicht näher untersucht.

Zufluß: Lymphgefäße der unmittelbaren Nachbarschaft.

Abfluß: Bei Vorhandensein der Knoten fließt die Lymphe in die laterale Wurzel des Truncus jugularis.

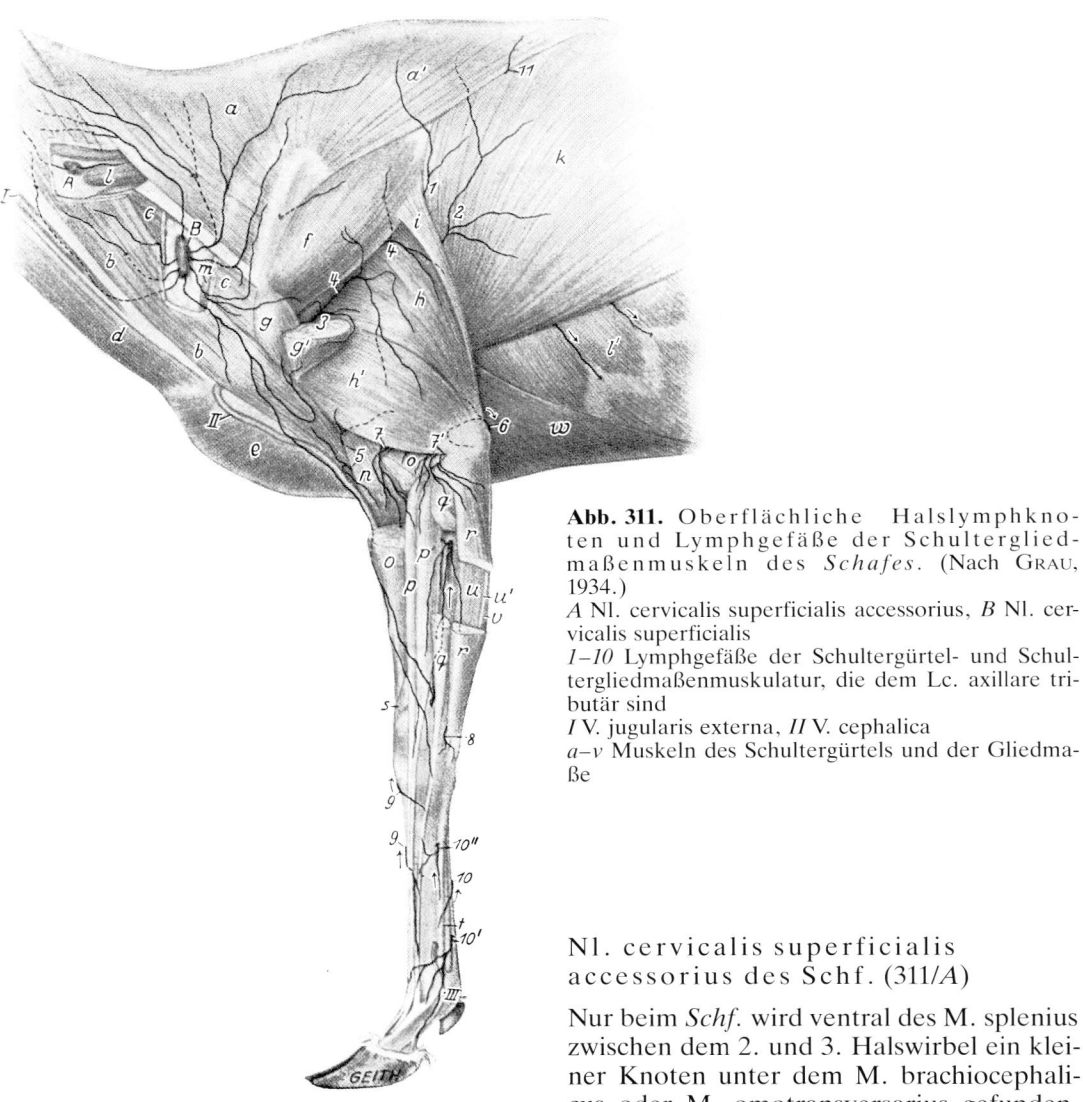

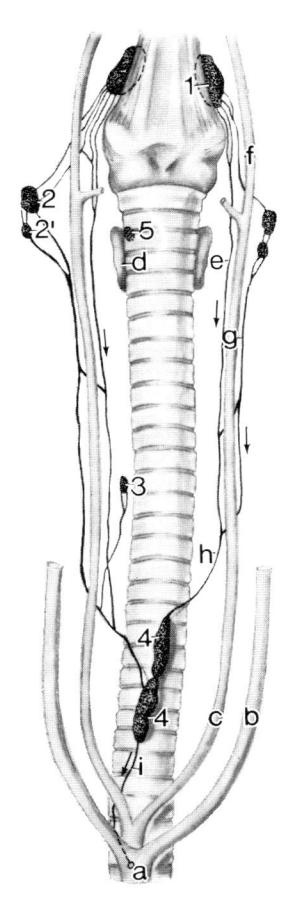

Abb. 312. Tiefe Halslymphknoten und Verlauf des Truncus jugularis der *Ziege*, Ventralansicht. (Nach Tanudimadja und Ghoshal, 1973, umgezeichnet.)
1 Nl. retropharyngeus medialis, *2, 2'* Nl. retropharyngeus lateralis, *3* Nl. cervicalis profundus medius, *4, 4* Nll. cervicales profundi caudales, *5* Nl. cervicalis profundus cranialis (inkonstant)
a Truncus bijugularis, *b* V. jugularis externa, *c* A. carotis communis, *d* Schilddrüse, *e* mediale Wurzel des Truncus jugularis, aus den Vasa efferentia des Nl. retropharyngeus medialis kommend, *f* Lymphgefäße zum Nl. retropharyngeus lateralis, *g* laterale Wurzel des Truncus jugularis, aus den Vasa efferentia der Nll. retropharyngei laterales gebildet, *h* Truncus jugularis sinister, *i* gemeinsamer Gang beider Trunci jugulares, aus den Vasa efferentia der tiefen kaudalen Halslymphknoten gebildet und dorsal in den Venenwinkel selbständig einmündend

Nll. cervicales profundi medii der Zg. und des Schf. (312/*3*)

In gut der Hälfte der Fälle ein 10–15 mm langer Knoten der Luftröhre anliegend, bei der *Zg.* ein- oder beidseitig, beim *Schf.* unpaar ventral der Trachea.

Zufluß: Trachea, Oesophagus, Lymphgefäße der Nachbarschaft.
Abfluß: Laterale Wurzel des Truncus jugularis.

Nll. cervicales profundi caudales der Zg. und des Schf. (312/*4*)

40–50 mm vor dem Brusteingang sind unpaar ventral der Trachea bei der *Zg.* 1–3 Knoten von 30–40 mm Größe gelegen; auch beim *Schf.* ist diese Gruppe vorhanden.
Zufluß: Umgebende Muskulatur; Luft- und Speiseröhre, Thymus; Durchflußlymphe vom linken und rechten Truncus jugularis oder einem von beiden.
Abfluß: Venenwinkel (V. jugularis externa oder venöser Truncus bijugularis).

Nl. costocervicalis des Schf. und der Zg. (314/*1*; 315/*1*)

Bei *Schf.* und *Zg.* liegt der Knoten medial oder dicht kranial der 1. Rippe zwischen der A. und V. costocervicalis. Er ist nicht immer vorhanden.
Zufluß: Muskeln der Nachbarschaft; Luft- und Speiseröhre.
Abfluß: Linksseitig entweder in den Ductus thoracicus oder den Nl. axillaris primae costae, rechtsseitig in einen der Nll. mediastinales craniales oder in den Nl. tracheobronchalis cranialis.

Lymphocentrum axillare

Nl. axillaris proprius der Zg. und des Schf. (313/*C*)

1, selten 2 Knoten liegen bei *Schf.* und *Zg.* an der medialen Fläche des M. teres major im Winkel zwischen A. und V. subscapularis und A. und V. thoracodorsalis. Bei der *Zg.* ist er 10–30 mm lang.
Zufluß: Lymphgefäße des Karpus, Unter- und Oberarms und der Medialfläche des Schulterblattes.
Abfluß: Nll. axillares primae costae.

Nll. axillares primae costae der Zg. und des Schf. (313/*B*)

Bei *Schf.* und *Zg.* sind stets 2–3 Knoten seitlich der 1. und 2. Rippe oder im 1. Interkostalraum in Höhe der A. und V. axillaris zu finden. Sie sind bei der *Zg.* 7–15 mm lang.

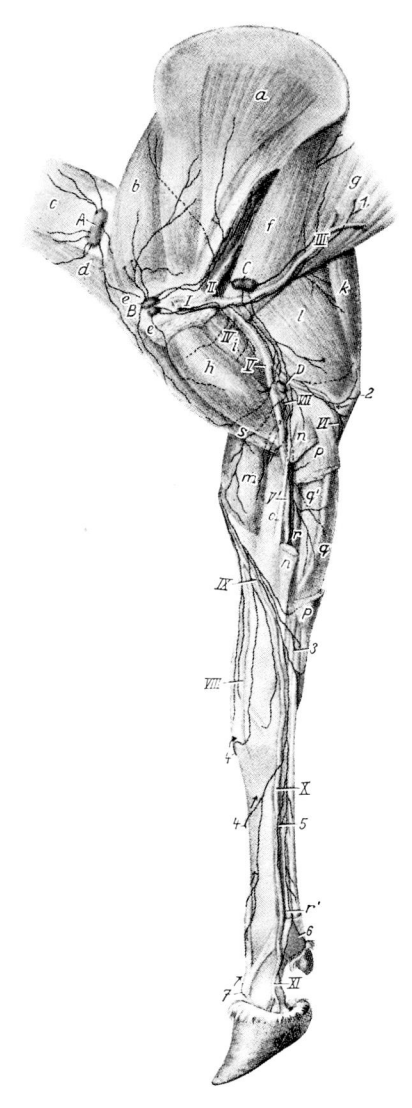

Abb. 313. Lymphknoten und tiefe Lymphgefäße der Schultergliedmaße des *Schafes*, mediale Ansicht. (Nach GRAU, 1934.)
A Nl. cervicalis superficialis, *B* Nll. axillares primae costae, *C* Nl. axillaris proprius, *D* Nl. cubitalis (inkonstant)
1 Lymphgefäße des M. trapezius u. M. latissimus dorsi, *2* Lymphgefäße des M. triceps brachii, *3, 4, 5, 6* Lymphgefäße der Beuge- und Strecksehnen des Fußes
I bis *XI* Venen der Schultergliedmaße, *a–r* Muskeln der Schultergliedmaße

Zufluß: Haut der ventralen und seitlichen Brustwand; M. serratus ventralis thoracis, M. pectoralis profundus; Anteile der Bauchmuskeln; Muskeln der vorderen Brustwand; Durchflußlymphe des Nl. axillaris proprius.

Abfluß: Links zum Ductus thoracicus oder zum Nl. costocervicalis oder zu seinem abführenden Gefäß; rechts in die abführende Lymphbahn des Nl. cervicalis superficialis.

Nl. axillaris accessorius des Schf.

Ein sehr kleiner Knoten wurde ausnahmsweise beim *Schf.* in Höhe des 5. Interkostalraumes, vom M. pectoralis profundus bedeckt, gefunden. Der *Zg.* fehlt er immer.

Nl. cubitalis des Schf. (313/*D*)

Nur ausnahmsweise findet sich beim *Schf.* ein kleiner Knoten etwas proximal des Ellbogengelenks im Winkel zwischen V. brachialis und V. collateralis ulnaris. Bei der *Zg.* wurde er nicht gefunden.

Lymphocentrum thoracicum dorsale

Nll. thoracici aortici des Schf. und der Zg. (314/*4;* 315/*4*)

Dorsal der Aorta thoracica, dicht unter den Körpern der Brustwirbel und medial des Grenzstranges subpleural gelegen, sind sie *Schf.* und *Zg.* eigen. Bei der *Zg.* werden jederseits 5 bis 6 Einzelknoten mit einer Länge von je 4–15 mm gezählt.
Zufluß: Oesophagus, Brustwand; Durchflußlymphe der Nll. intercostales.
Abfluß: Nll. mediastinales craniales und medii.

Nll. intercostales der Zg. und des Schf. (314/*3;* 315/*3*)

In Höhe des Rippenköpfchengelenks oder auch in Höhe des Rippenwinkels sind bei *Zg.* und *Schf.* kleine, etwa 5 mm große Knoten subpleural zu sehen. Bei der *Zg.* sind es jederseits 5–6, auch beim *Schf.* treten sie in einer wechselnden Anzahl von Interkostalräumen auf.
Zufluß: Dorsale und seitliche Brustwand.
Abfluß: Nll. thoracici aortici oder Nll. mediastinales craniales.

Lymphocentrum thoracicum ventrale

Nl. sternalis cranialis der Zg. und des Schf. (314/*8;* 315/*8*)

Bei *Schf.* und *Zg.* liegt jederseits ein 6–18 mm großer Knoten auf dem Manubri-

Abb. 314. Lymphknoten und Lymphgefäße der Brusthöhle der *Ziege*, linke Seitenansicht. (Nach TANUDIMADJA und GHOSHAL, 1973, umgezeichnet.)
1 Nl. costocervicalis, *2, 2* Nll. mediastinales craniales, *3, 3* Nll. intercostales, *4, 4* Nll. thoracici aortici, *6, 6* Nll. mediastinales caudales, *7* Nl. bifurcationis sinister, *8* Nl. sternalis cranialis
a Lymphgefäße vom linken Buglymphknoten, *b* Ductus thoracicus

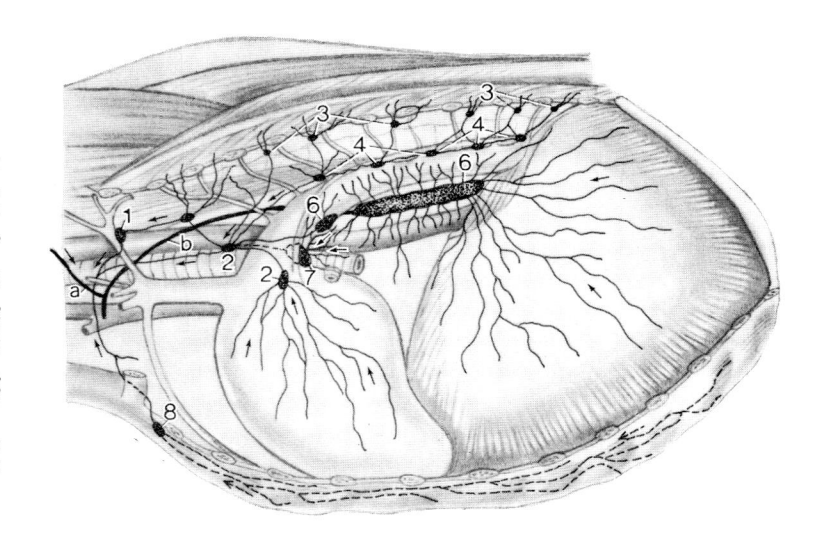

Abb. 315. Lymphknoten und Lymphgefäße der Brusthöhle der *Ziege*, rechte Seitenansicht. (Nach TANUDIMADJA und GHOSHAL, 1973, umgezeichnet.)
1 Nl. costocervicalis, *2* Nll. mediastinales craniales, *3, 3* Nll. intercostales, *4, 4* Nll. thoracici aortici, *5* Nll. mediastinales medii, *6* Nl. mediastinalis caudalis, *7* Nl. tracheabronchalis cranialis, *8* Nl. sternalis cranialis
a Lymphgefäße vom Buglymphknoten, *b* Lymphgefäße vom tiefen Halslymphknoten, *c* Ductus thoracicus

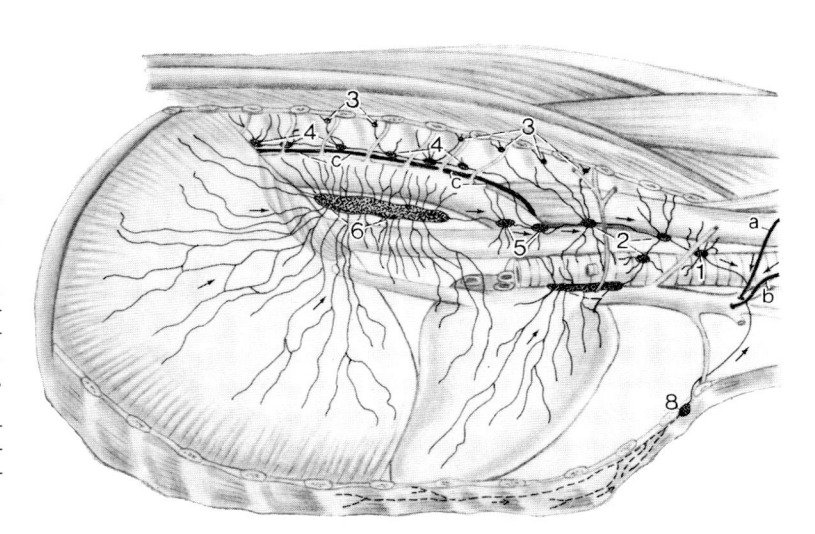

um sterni im 1. Zwischenrippenknorpelraum, vor dem M. transversus thoracis.

Zufluß: M. transversus thoracis; ventraler Teil der Brustwand, M. pectoralis profundus, Anteile der Bauchmuskulatur; beim *Schf.* auch Durchflußlymphe der Nll. sternales caudales.

Abfluß: Links in die Abflußbahn des Nl. cervicalis superficialis; rechts in diejenige der Nll. cervicales profundi caudales.

Nll. sternales caudales des Schf.

Auf dem Sternum, bedeckt vom M. transversus thoracis, treten beim *Schf.* häufig weitere 1–3 Knoten auf, deren *Abfluß* zum Nl. sternalis cranialis hin erfolgt. Solche Knoten fehlen der *Zg.*

Lymphocentrum mediastinale

Nll. mediastinales craniales der Zg. und des Schf. (314/2, 8; 315/2)

Schf. und *Zg.* besitzen jederseits 2–3, seltener 1 Knoten im präkardialen Mittelfell, die bei der *Zg.* 8–10 mm messen. Gelegentlich ist ein Knoten auch linksseitig auf dem Herzbeutel lokalisiert.

Zufluß: Luft- und Speiseröhre, Thymus; M. longus colli; Durchflußlymphe der Nll. intercostales, Nll. thoracici aortici, des Nl. tracheobronchalis cranialis und der Nll. mediastinales caudales.

Abfluß: Nl. costocervicalis oder seine Abflußbahn.

Nll. mediastinales medii der Zg. und des Schf. (315/5)

Bei der *Zg.* sind 1–2, auch 3 Knoten mit je 7–30 mm Länge über der Herzbasis zu finden. Beim *Schf.* sind sie vorhanden, doch gibt es keine näheren Angaben über Zahl und Häufigkeit.

Zufluß: Luft- und Speiseröhre, Lunge, Mittelfell; M. longus colli; Durchflußlymphe der Nll. thoracici aortici und der Nll. mediastinales caudales.

Abfluß: Nll. mediastinales craniales.

Nll. mediastinales caudales der Zg. und des Schf. (314/5, 6; 315/6)

Bei Schf. und *Zg.* kommen ein großer und ein kleinerer Knoten unpaar im postkardialen Mittelfell zwischen Aorta thoracica und Oesophagus vor. Beim *Schf.* mißt der große, hintenliegende 70–100 mm, der kleinere, kraniale 10–15 mm. Bei der *Zg.* ist die Länge des großen mit 100–130 mm, die des kleinen mit 10–30 mm anzugeben.

Zufluß: Zwerchfell, Speiseröhre, Mittelfell, Herzbeutel, Teile der dorsolateralen Brustwand etwa ab der 6. bis zur 13. Rippe.

Abfluß: Nll. mediastinales medii.

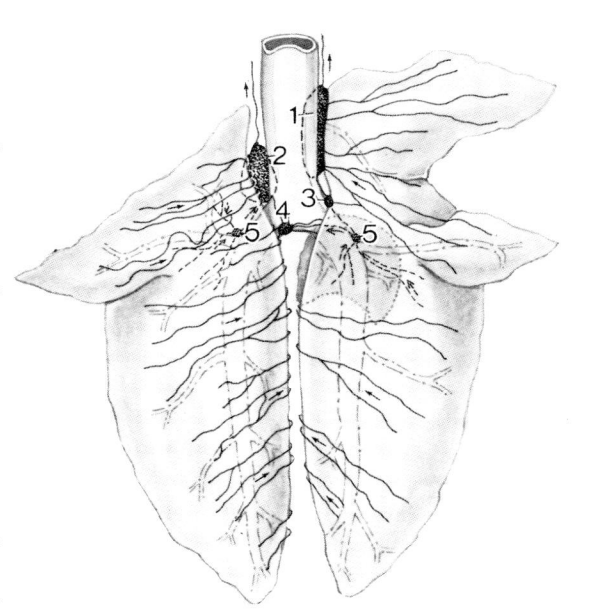

Abb. 316. Lymphknoten und Lymphgefäße der Lunge der *Ziege*. (Nach TANUDIMADJA und GHOSHAL, 1973, umgezeichnet.)
1 Nl. tracheobronchalis cranialis, *2* Nl. bifurcationis sinister, *3* Nl. bifurcationis dexter, *4* Nl. bifurcationis medius, *5, 5* Nll. pulmonales

Lymphocentrum bronchale

Nl. bifurcationis (seu tracheobronchalis) sinister der Zg. und des Schf. (314/7; 316/2)

Vor dem Abgang des linken Stammbronchus findet sich bei *Schf.* und *Zg.* konstant ein größerer Knoten, dessen Länge bei der *Zg.* mit 20–35 mm angegeben wird. Die V. azygos sinistra zieht über ihn hinweg.

Zufluß: Kaudallappen der linken Lunge, Trachea, Oesophagus, Mittelfell, Herz; Durchflußlymphe des inkonstanten Nl. bifurcationis medius.

Abfluß: Nll. mediastinales craniales.

Nl. bifurcationis (seu tracheobronchalis) dexter der Zg. (316/3)
Nl. bifurcationis (seu tracheobronchalis) medius der Zg. (316/4)

Beide Knoten sind bei der *Zg.* sehr inkonstant, beim *Schf.* scheinen sie stets zu fehlen.

Der rechte Bifurkationslymphknoten liegt rechts dorsal vor dem Abgang des rechten Stammbronchus und ist 2 mm groß. Sein *Zufluß* kommt vom Mittellappen der rechten Lunge und vom Herzen. Die *abführenden* Bahnen gehen zum Nl. tracheobronchalis cranialis.

Der mittlere Bifurkationslymphknoten liegt dorsal auf der Luftröhrengabel und mißt 3 mm. Sein *Zufluß*gebiet erstreckt sich auf beide Kaudallappen und den Anhangslappen. Er *gibt* seine Lymphe an den linken Bifurkationslymphknoten *ab*.

Nl. tracheobronchalis cranialis der Zg. und des Schf. (315/7; 316/1)

Unter dem Bronchus trachealis ist ein langgestreckter Knoten zu finden, der bei der *Zg.* 10 bis 70 mm, beim *Schf.* rund 25 mm mißt. Die V. azygos dextra zieht über ihn hinweg.

Zufluß: Kraniallappen der rechten Lunge, Luft- und Speiseröhre, Herzbeutel; Durchflußlymphe des Nl. bifurcationis dexter (*Zg.*), oder bei seinem Fehlen werden die Lymphgefäße des Mittellappens, auch evtl. des Kaudallappens aufgenommen.

Abfluß: Nll. mediastinales craniales.

Nll. pulmonales der Zg. (316/5)

Ausnahmsweise kommt bei der *Zg.* am rechten und linken Stammbronchus jeweils ein 7–10 mm großer Knoten, bedeckt von Lungengewebe, vor.

Nl. renalis der Zg. und des Schf.

Dicht hinter den Nierenblutgefäßen ist bei der *Zg.* jederseits ein 20–30 mm langer Knoten ausgebildet. Beim *Schf.* sollen 1–2 Knoten vorkommen.

Lymphocentrum lumbale

Nll. lumbales aortici der Zg. und des Schf.

Im Bereich der Aorta abdominalis und V. cava caudalis werden subperitoneal bei der *Zg.* 14–21 Knoten von 2–11 mm Länge, beim *Schf.* 14–18 Knoten von 1–40 mm Länge gezählt. Angaben über ihre afferenten Gefäße liegen nicht vor. Der *Abfluß* erfolgt in den Truncus lumbalis.

Lymphocentrum coeliacum

Nll. coeliaci et mesenterici craniales der Zg. und des Schf. (317/1)

Nur bei jeder 3. Zg. treten in der kranialen Gekrösewurzel 2 kleine (1 mm) Knoten auf. Beim *Schf.* sollen es 1–4 Knoten sein. Über ihre Vasa afferentia ist nichts bekannt. Der *Abfluß* erfolgt in den Truncus intestinalis.

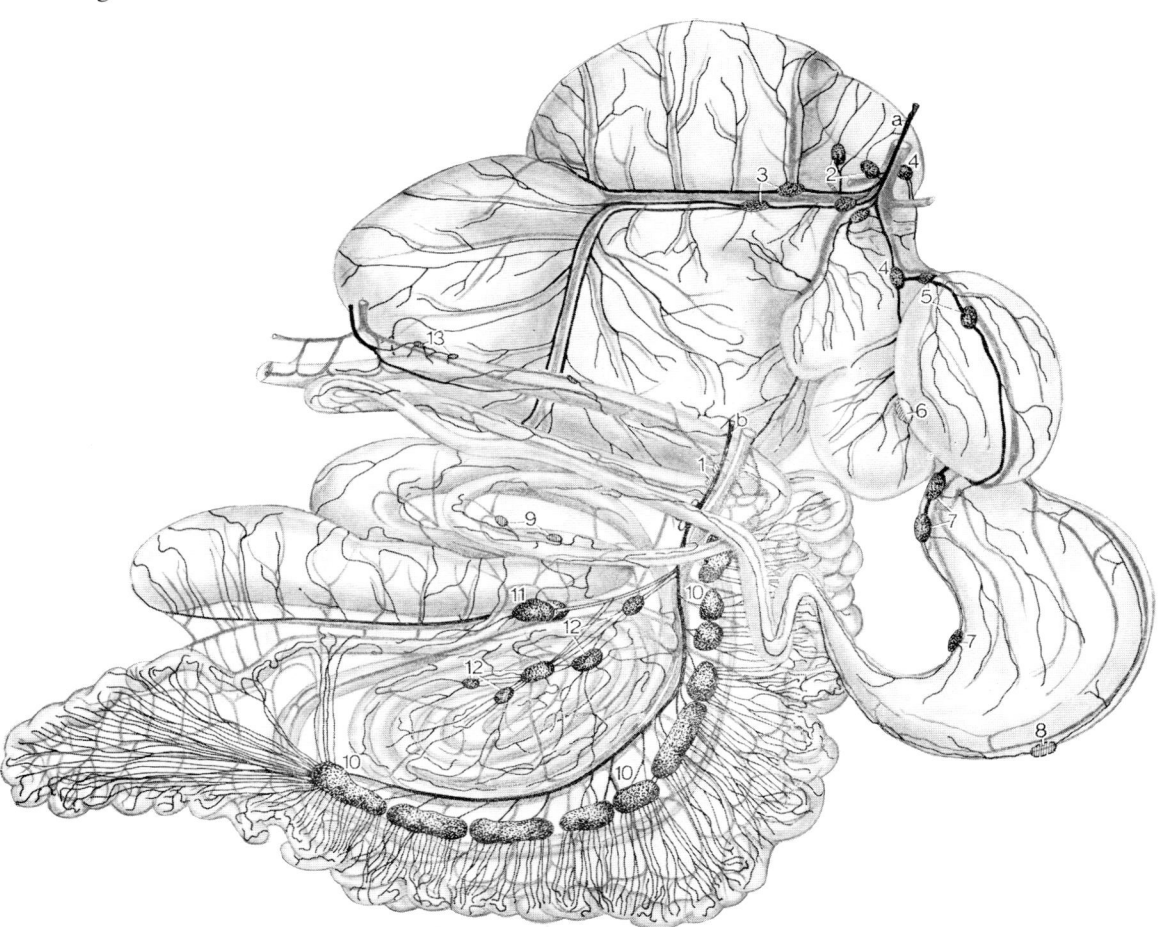

Abb. 317. Magen und Darm der *Ziege* mit Lymphknoten und Lymphgefäßen. (Nach von Forstner, 1974, umgezeichnet).
1 Nll. coeliaci et mesenterici craniales (inkonstant), *2* Nll. lienales seu atriales, *3* Nll. ruminales dextri, *4* Nll. reticulares, *5* Nll. omasiales, *6* Nl. reticuloabomasialis (inkonstant), *7, 7* Nll. abomasiales dorsales, *8* Nl. abomasialis ventralis (inkonstant), *9* Nll. pancreaticoduodenales, *10, 10* Nll. jejunales, *11* Nll. ileocolici, *12, 12* Nll. colici, *13* Nll. mesenterici caudales (inkonstant)
a Truncus gastricus, *b* Truncus intestinalis

Nll. lienales (seu atriales) der Zg. und des Schf. (317/2)

Meistens 3 (2–4) Knoten von 15 mm Durchmesser bei der *Zg.*, 2–3 Knoten beim *Schf.* bilden diese Gruppe, die auf dem Atrium ruminis dicht hinter der Kardia recht konstant auftritt.

Zufluß: Pansen; Durchflußlymphe der Nll. reticulares, Nll. omasiales und Nll. abomasiales dorsales.

Abfluß: Truncus gastricus.

Nll. ruminales dextri der Zg. und des Schf. (317/3)

Bei der *Zg.* sind es meistens 2, seltener 1 Knoten von ca. 15 mm Größe, die in der vorderen Hälfte der rechten Pansenlängsfurche gelegen sind. Dazu kommen gelegentlich 1–2 Knoten rechtsseitig am Übergang der Längsfurche in die kraniale Querfurche. Beim *Schf.* werden 2–3 Knoten gefunden.

Zufluß: Pansen.

Abfluß: Truncus gastricus; die vorderen inkonstanten Knoten (*Zg.*) geben ihre Lymphe auch in die Nll. lienales ab.

Nll. ruminales sinistri et craniales

treten bei *Schf.* und *Zg.* nur ausnahmsweise auf.

Nll. reticulares der Zg. und des Schf. (317/4)

Inkonstant, in weniger als der Hälfte der Fälle, bis zu 2 Knoten auf der dorsalen Haubenfläche.

Zufluß: Haube, Pansenvorhof; Durchflußlymphe der Nll. omasiales und Nll. abomasiales dorsales.

Abfluß: Truncus gastricus.

Nll. omasiales der Zg. und des Schf. (317/5)

In der Mehrzahl der Fälle treten 1–2 Knoten an der Curvatura omasi auf.

Zufluß: Blättermagen; Durchflußlymphe der Nll. abomasiales dorsales.

Abfluß: Nll. reticulares oder Truncus gastricus.

Nll. ruminoabomasiales und Nll. reticuloabomasiales des Schf. (und der Zg.) (317/6)

Diese Knoten scheinen in einer Anzahl von je 1–3 Knoten bei jedem zweiten *Schf.* aufzutreten. Bei der *Zg.* fehlen die Nll. ruminoabomasiales stets, während ein Nl. reticuloabomasialis nur ausnahmsweise auftritt.

Nll. abomasiales dorsales der Zg. und des Schf. (317/7)

Relativ konstant kommt ein größerer (10–20 mm) Knoten nahe dem Blättermagen auf der kleinen Krümmung des Labmagens vor. Weitere 1–2 Knoten können bis zum Pylorus folgen.

Zufluß: Labmagen, Blättermagen.
Abfluß: Nll. omasiales.

Nll. abomasiales ventrales der Zg. und des Schf. (317/8)

Nur bei einem Fünftel der *Zg.* kommen bis zu 2 Knoten an der großen Kurvatur des Labmagens oder im Netzansatz vor. Auch beim *Schf.* sind sie inkonstant.

Zufluß: Labmagen.
Abfluß: Proximal zum Truncus gastricus und distal zu den Nll. hepatici.

Nll. hepatici der Zg. und des Schf.

Um die Leberpforte und an der V. portae sind 3–8 kleine (2–40 mm) Lymphknoten gruppiert, deren Vasa efferentia den Truncus hepaticus bilden, der in das Ende des Truncus intestinalis mündet.

Nll. pancreaticoduodenales der Zg. und des Schf. (317/9)

Beim *Schf.* kommt eine Gruppe im Anfangsteil des Mesoduodenums, eine zweite Gruppe an der Ventralfläche des Pankreas und am rechten Schenkel entlang des Duodenums vor. Der *Zg.* kommt nur die zweite Gruppe mit 3 Knoten zu, wenngleich auch sie gelegentlich fehlen kann.

Zufluß: Pankreas, Duodenum, angrenzende Abschnitte des Kolons.

Abfluß: Die erstgenannte Gruppe (*Schf.*) zu den Nll. hepatici; die zweite Gruppe (*Schf.* und *Zg.*) zum Truncus intestinalis.

Lymphocentrum mesentericum craniale

Nll. mesenterici craniales siehe unter Nll. coeliaci *et* mesenterici craniales.

Nll. jejunales der Zg. und des Schf. (317/*10*)

Die größte Gruppe der Eingeweidelymphknoten liegt langgestreckt im Darmgekröse zwischen der ersten zentripetalen und der letzten zentrifugalen Windung der Ansa spiralis des Colon ascendens. Anzahl und Größe der Einzelknoten variieren sehr stark. So können zwischen 2 und 25, im Mittel etwa 12 Knoten, mit einer Länge von 3–300 mm, im Mittel 35 mm, gefunden werden.
Zufluß: Jejunum, Ileum.
Abfluß: Die Vasa efferentia bilden den parallel zur A. und V. mesenterica cranialis verlaufenden Truncus jejunalis.

Nll. ileocolici der Zg. und Nll. caecales des Schf. (317/*11*)

Bei *Schf.* und *Zg.* kommen 1–3 Knoten an der A. ileocolica nahe der Ileummündung in den Dickdarm vor. Die abgeplatteten Knoten sind bis zu 20 mm im Durchmesser groß.
Zufluß: Caecum, Ileum; bei der *Zg.* auch von der Ansa proximalis coli.
Abfluß: Nll. colici oder direkt in den Truncus intestinalis.

Nll. colici der Zg. und des Schf. (317/*12*)

Die Einzelknoten liegen der Kolonspirale von rechts auf, liegen aber auch zwischen den Windungen. Einzelne Knoten sind im proximalen Abschnitt des Gekröses zu finden. Die Anzahl schwankt beim *Schf.* zwischen 7–11, bei der *Zg.* zwischen 2–8, im Mittel 5. Ihre Länge beträgt 2–50 mm, im Mittel 15 mm.
Zufluß: Colon ascendens; beim *Schf.* auch von Caecum und Ileum.
Abfluß: Truncus intestinalis.

Lymphocentrum mesentericum caudale

Nll. mesenterici caudales der Zg. und des Schf. (317/*13*)

Im Mesocolon descendens treten sehr inkonstant kleine Knoten wechselnder Anzahl auf, die Lymphgefäße des Colon descendens aufnehmen und ihre Lymphe an den Truncus lumbalis weiterleiten.

Lymphocentrum iliosacrale

Nll. iliaci mediales der Zg. und des Schf. (319 B/*5*)

Bei der *Zg.* werden zwei, seltener 3 länglich-flache Knoten an der A. iliaca externa gefunden, von denen der kraniomediale in den Winkel zwischen Aorta und A. iliaca ext. reicht; der zweite größere, kaudolaterale zieht bis zur Abzweigung der A. circumflexa ilium profunda. Beim *Schf.* sind bei gleicher Lage 1–3 Knoten ausgebildet; der größte ist nicht selten mit dem größten der Nll. iliofemorales verschmolzen.
Zufluß: Haut am Tarsus und Unterschenkel; Fuß; Tarsalgelenk, Kniegelenk; Hoden und Nebenhoden bzw. Eierstock; Durchflußlymphe des Nl. sacralis, Nl. ischiadicus, Nl. inguinalis superficialis, Nl. subiliacus und teilweise auch vom Nl. popliteus und Nl. inguinalis profundus.
Abfluß: Die Vasa efferentia lassen den Truncus lumbalis entstehen.

Nll. iliaci laterales des Schf. und der Zg.

Nur in wenigen Fällen treten beim *Schf.* kleine Knoten an der Gabelung der A. circumflexa ilium profunda auf. Bei der *Zg.* sind sie noch seltener.

Nll. sacrales und Nll. hypogastrici der Zg. und des Schf. (319 B/*3, 4*)

An der Aufteilung der Aa. iliacae internae liegt stets ein rund 10 mm großer Knoten. Im weiteren Verlauf der A. iliaca interna können ein- oder beidseitig sehr inkonstant weitere kleine Knoten in Höhe der Incisura ischiadica major oder am Kaudalrand des breiten Beckenbandes auftreten.
Zufluß: Schwanzwirbel und Schwanzmuskeln; Durchflußlymphe des Nl. ischiadicus.
Abfluß: Nll. iliaci mediales.

Nll. anorectales der Zg. und des Schf.

Vor dem kranialen Rand des M. coccygeus treten an der lateralen Wand des Rektums jederseits 2–3 Knoten auf.
Zufluß: Rectum, Anus, Endabschnitt des Colon descendens.
Abfluß: Nll. iliaci mediales.

Lymphocentrum inguinale profundum

Nll. iliofemorales des Schf. bzw. Nl. inguinalis profundus der Zg. (319 B/6)

Beim *Schf.* treten inkonstant 2–3 Knoten an der A. iliaca externa vor Eintritt in den Schenkelspalt auf. Bei der *Zg.* wird ausnahmsweise im Canalis femoralis ein etwa 4 mm großer Knoten gefunden. Über die afferenten Gefäße ist nichts bekannt.

Abfluß: Nll. iliaci mediales.

Lymphocentrum inguinale superficiale

Nll. inguinales superficiales der Zg. und des Schf. (319 B/*1*)

Beim *männlichen Tier* liegt ein länglicher Knoten dorsolateral des Penis dicht hinter dem Samenstrang. Beim *Schafbock* können es auch 2 oder 3 Knoten sein.

Beim *weiblichen Tier* sind es meistens zwei bohnenförmige, ungleich große Knoten in unmittelbarer Nähe der A. und V. pudenda externa an der Euterbasis, zu denen sich selten ein dritter kleiner Knoten gesellt. Beim *Schf.* (HAMPL et al.) sind sie größer als bei der Zg. (SCHAUDER).

Zufluß: Beim *männlichen Tier:* Präputium und ventrale Bauchwand, Penis, Skrotum, Anus, Regio perinealis. Beim *weiblichen Tier:* Lymphgefäße vom Euter, hier auch die Körpermediane kreuzend; Anus, Vulva. Bei *beiden Geschlechtern* zudem Lymphgefäße der Haut der medialen Oberschenkelfläche.

Abfluß: Nll. iliaci mediales.

Nl. subiliacus der Zg. und des Schf. (318/*5*; 319 A/*4*; 319 B/*2*)

Meistens in der Einzahl auftretend, ist der walzenförmige ca. 50 mm lange Knoten, vom M. cutaneus trunci bedeckt, vor dem M. quadriceps femoris zu fühlen. Er liegt zwischen Tuber coxae und Patella, bei der Zg. etwas mehr der Patella genähert.

Zufluß: Lateralfläche des Oberschenkels, seitliche und ventrale Bauchwand.

Abfluß: Nll. iliaci mediales.

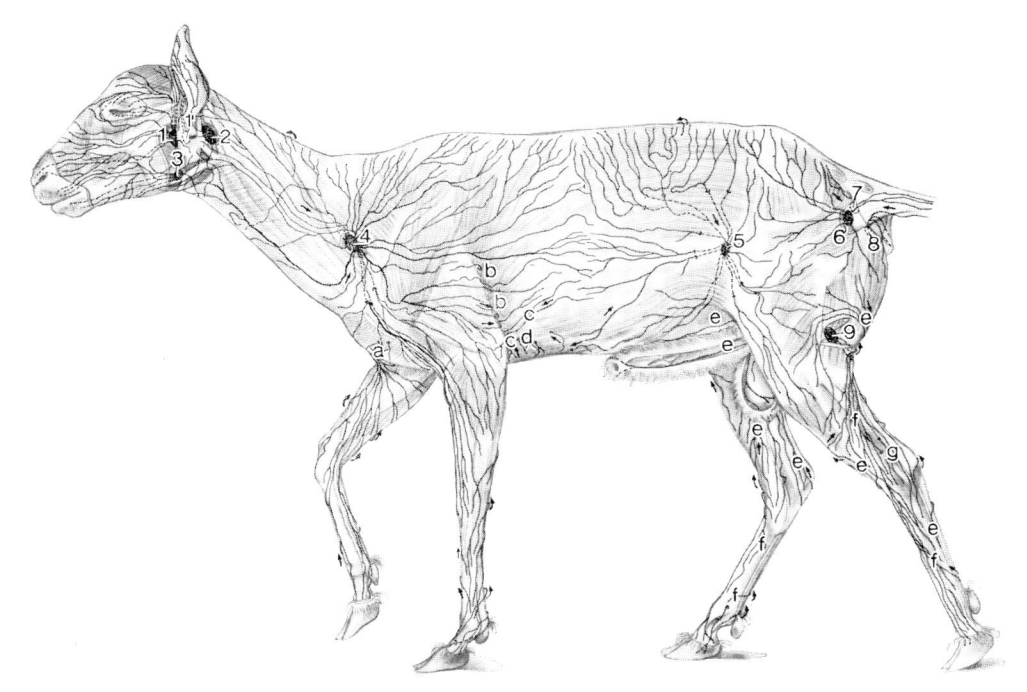

Abb. 318. Lymphgefäße und Lymphknoten der Haut des *Schafes.* (Nach GRAU, 1933, umgezeichnet.)
1, 1' Nll. parotidei, *2* Nl. retropharyngeus lateralis, *3* Nl. mandibularis, *4* Nl. cervicalis superficialis, *5* Nl. subiliacus, *6* Nl. ischiadicus, *7* ein kaudaler Nl. sacralis, durchgezeichnet, *8* Nl. tuberalis, *9* Nl. popliteus profundus
a Lymphgefäße zum Nl. axillaris primae costae, *b* Lymphgefäße zum Lc. axillare, *c* Lymphgefäße, an der Innenfläche der Schultergliedmaße vorbei zum Nl. cervicalis superficialis ziehend, *d* Lymphgefäße zum Lc. thoracicum ventrale, *e* Lymphgefäße zu den Nll. inguinales superficiales, *f* Lymphgefäße, die zum Nl. popliteus profundus ziehen, *g* Lymphgefäß, das zum Nl. iliofemoralis geht

Nl. coxalis des Schf.

Unter dem M. tensor fasciae latae dicht ventral des Tuber coxae gelegener, sehr inkonstanter Knoten. Der *Zg.* fehlt er.

Lymphocentrum ischiadicum
Nl. ischiadicus der Zg. und des Schf. (318/6; 319 A/2)

Beim *Schf.* konstant, wenn auch gelegentlich nur auf einer Seite vorkommend, kann dieser Knoten, in einigen Fällen doppelt, nahe dem hinteren Rand des breiten Beckenbandes, seiner Außenfläche aufliegend, gefunden werden. Bei der *Zg.* ist er in zwei Drittel der Fälle als ca. 5 mm großer, gelegentlich zwei- oder dreigeteilter Knoten vorhanden.
Zufluß: Schwanz; Sitzbeingegend, Oberschenkelgegend; Durchflußlymphe in einigen Fällen vom Nl. popliteus, und vom inkonstanten Nl. tuberalis.
Abfluß: Nll. sacrales oder Nll. iliaci mediales.

Nl. tuberalis der Zg. und des Schf. (318/8; 319 A/3)

Sehr selten auftretend, ist der rund 4 mm große Knoten etwa 10 mm kaudodorsal des Tuber ischiadicum am kaudodorsalen Rand des M. glutaeobiceps und lateral vom An-

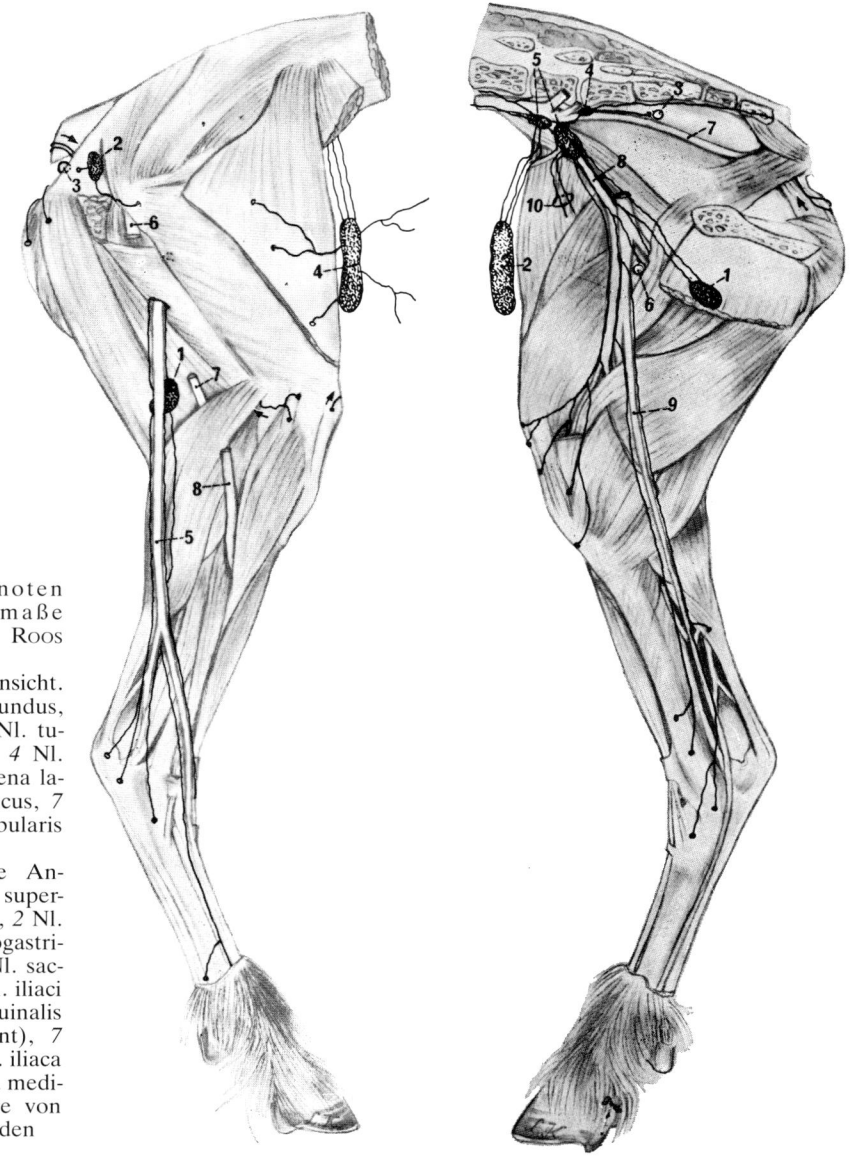

Abb. 319. Lymphknoten der Beckengliedmaße der *Ziege*. (Nach Roos und Frewein, 1973.)
A (links): Laterale Ansicht. *1* Nl. popliteus profundus, *2* Nl. ischiadicus, *3* Nl. tuberalis (inkonstant), *4* Nl. subiliacus, *5* V. saphena lateralis, *6* N. ischiadicus, *7* N. tibialis, *8* N. fibularis communis
B (rechts): Mediale Ansicht. *1* Nl. inguinalis superficialis (Nl. scrotalis), *2* Nl. subiliacus, *3* Nl. hypogastricus (inkonstant), *4* Nl. sacralis (konstant), *5* Nll. iliaci mediales, *6* Nl. inguinalis profundus (inkonstant), *7* A. iliaca interna, *8* A. iliaca externa, *9* V. saphena medialis, *10* Lymphgefäße von Hoden und Nebenhoden

satz des M. coccygeus am Schwanz zu suchen. Seine efferenten Gefäße ziehen zum Nl. ischiadicus.

Lymphocentrum popliteum
Nl. popliteus profundus der Zg. und des Schf. (318/9; 319 A/1)

Der 10–25 mm lange Kniekehllymphknoten ist meistens in der Einzahl ausgebildet; selten findet sich ein kleiner zweiter neben ihm. Er ist in der Fossa poplitea gut 25 mm tief im Spalt zwischen M. glutaeobiceps und M. semitendinosus versteckt.
Zufluß: Fuß, Unterschenkel.
Abfluß: Auf unterschiedliche Weise entweder zum Nl. ischiadicus oder beckenhöhlenwärts zu den Nll. sacrales und Nll. iliaci mediales.

Lymphsammelgänge

Der Ductus thoracicus der kleinen Wiederkäuer zeigt gegenüber der vergleichenden Beschreibung keine erwähnenswerten Besonderheiten. Es sei jedoch noch einmal hervorgehoben, daß er durch die seitlichen Schenkel des rechten Zwerchfellpfeilers von der Bauchhöhle in die Brusthöhle übertritt und nicht den Hiatus aorticus benutzt.

Die Cisterna chyli gleicht mehr einer gestreckten Röhre, und ihr Beginn ist durch das Zusammentreffen vom Truncus lumbalis mit den Eingeweidelymphgefäßen bestimmt.

Der Truncus lumbalis entwickelt sich aus den Vasa efferentia der Nll. iliaci mediales, zu denen sich Gefäße der inkonstanten Nll. iliaci laterales und solche vom Lc. inguinale profundum gesellen. Das Zusammentreffen der entsprechenden Bildungen der linken und rechten Körperhälfte zum einheitlichen Truncus lumbalis erfolgt in unterschiedlicher Höhe der Lendengegend.

Über die Eingeweidelymphgefäße sind Besonderheiten bekannt, deren Allgemeingültigkeit noch überprüfenswert ist. Danach findet sich beim *Schf.* und bei der *Zg.* (317) weder ein Truncus coeliacus noch ein Truncus visceralis. Vielmehr mündet der Truncus gastricus (–/a) selbständig in die Lendenzisterne; der Truncus intestinalis (–/b) erhält vor seiner Einmündung noch Zuschuß vom Truncus hepaticus.

Der Truncus jugularis sinister und dexter des *Schf.* entstehen aus den Vasa efferentia des Nl. retropharyngeus lateralis ihrer Körperseite. Der linke Gang mündet in den Ductus thoracicus, der rechte Gang kann entweder in den Ductus lymphaticus dexter oder, die Mediane überkreuzend, in den Ductus thoracicus gelangen. Bei der *Zg.* (312) entsteht jeder Truncus jugularis aus zwei Wurzeln, von denen eine, die laterale (312/g), aus den Vasa efferentia des Nl. retropharyngeus lateralis, die andere, die mediale (312/e), aus den Vasa efferentia des Nl. retropharyngeus medialis gebildet wird.

Die Vereinigung der beiden Wurzeln jeder Seite zum Truncus jugularis dexter bzw. sinister erfolgt in unterschiedlicher Höhe des Halses. Interessant ist, daß beide Halslymphgänge in die Nll. cervicales profundi caudales münden und deren Vasa efferentia (312/k) direkt zum Venenwinkel finden, ohne mit dem Ductus thoracicus oder Ductus lymphaticus dexter Verbindung aufgenommen zu haben.

Lymphknoten und Lymphsammelgänge des Pferdes

Die Bedeutung des Pferdes als Patient ist niemals angezweifelt worden. Weniger freimütig wird hierzulande über seine Bedeutung als Schlachttier gesprochen. Trotzdem sind auch bei der Darstellung des Lymphgefäßsystems des Pferdes beide Richtungen der praktischen Nutzanwendung zu berücksichtigen.

Die Lymphknoten des Pferdes sind vor allem dadurch gekennzeichnet, daß sie sich in teilweise großer Zahl zu Lymphknotengruppen zusammenfinden. Dabei ist der Einzellymphknoten lediglich 2–15 mm groß, und nur ausnahmsweise kann er bis zu 80 mm messen. Die Anzahl der eine Lymphknotengruppe bildenden Einzelknoten beträgt im allgemeinen 10–40, nur selten ist sie kleiner, häufiger ist sie jedoch größer und kann auf mehrere Hundert oder gar einige (1–4) Tausend (z. B. Nll. colici) ansteigen. Daraus ergibt sich, daß die Gesamtzahl der Lymphknoten des *Pfd.* ungewöhnlich groß ist und nach den Angaben von BAUM im Durchschnitt 8000 beträgt (gegenüber etwa 300 beim *Rd.*, 465 beim *Msch.* und 60 beim *Hd.*). Einen einprägsamen Eindruck von diesen Verhältnissen vermitteln die aus der entsprechenden Monographie von BAUM (1928) übernommenen Abbildungen.

Lymphocentrum parotideum
Nll. parotidei des Pfd. (425 D/*P*; 246/*d*; 320/*1*; 321/*1*; 323/*1*)

Eine Gruppe von 6–10 kleinen, etwa 2–7 mm messenden Lymphknoten liegt ventral des Kiefergelenkes, am kaudalen Rand des Unterkieferastes, unter der Parotis versteckt, vereinzelt auch im Drüsengewebe eingebettet. Regelmäßig bei der **Fleischuntersuchung** zu berücksichtigen.

Zufluß: Haut der Regiones frontalis, parietalis, masseterica, parotidea und zygomatica; Kiefergelenk; Mm. zygomaticus, malaris, masseter, temporalis; Augenmuskeln, Augenlider, Tränenapparat, äußeres Ohr, Gland. parotis; Schädelknochen, Unterkiefer.

Abfluß: Lc. retropharyngeum.

Lymphocentrum mandibulare
Nll. mandibulares des Pfd. (245 D/*M*; 320/*2*; 322/*1*, *1'*)

Ein im Kehlgang, ventral der Zungenmuskulatur gelegenes Lymphknotenpaket, das jederseits 100–160 mm lang und 20–25 mm breit ist. Es beginnt in Höhe der Incisura vasorum oder bis zu 40 mm rostral davon. An dieser Stelle sind die Pakete beider Seiten zu einem 40–50 mm langen Körper zusammengefaßt. Nach kaudal streben sie wie zwei Schenkel eines Pfeiles auseinander

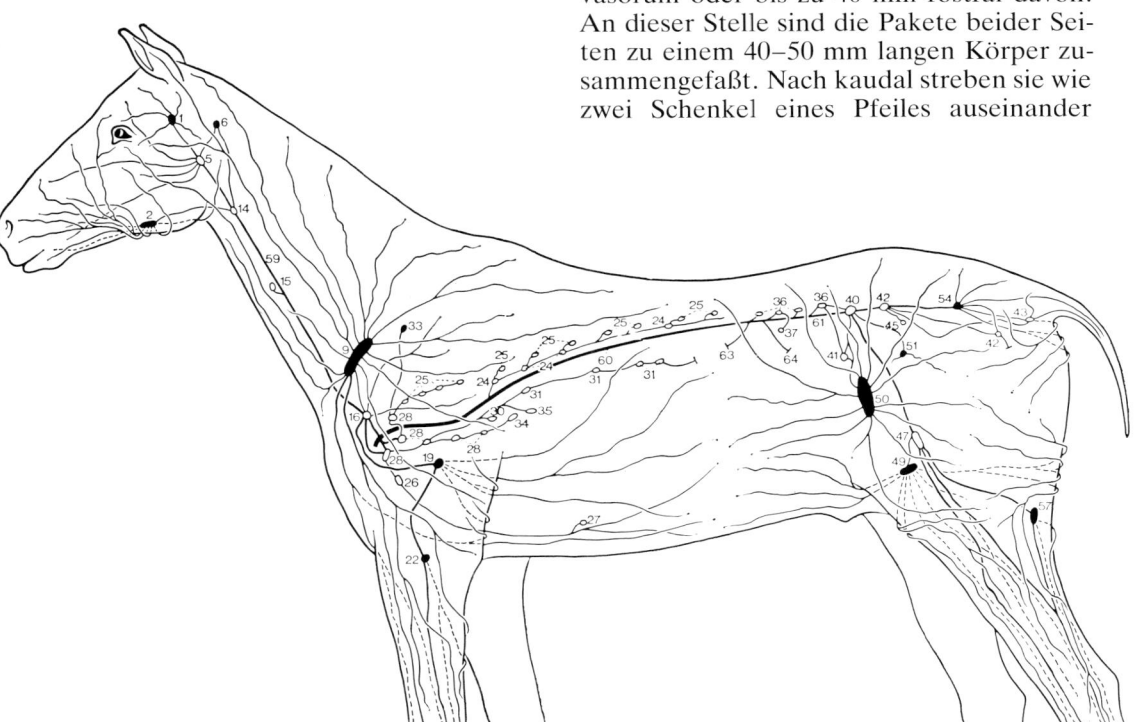

Abb. 320. Schematische Übersicht der Lymphknoten des *Pferdes*. (Nach WILKENS und MÜNSTER, 1972.)
Lc. parotideum: *1* Nll. parotidei; Lc. mandibulare: *2* Nll. mandibulares; Lc. retropharyngeum: *5* Nll. retropharyngei mediales, *6* Nll. retropharyngei laterales; Lc. cervicale superficiale: *9* Nll. cervicales superficiales; Lc. cervicale profundum: *14* Nll. cervicales profundi craniales, *15* Nll. cervicales profundi medii, *16* Nll. cervicales profundi caudales; Lc. axillare: *19* Nll. axillares proprii, *22* Nll. cubitales; Lc. thoracicum dorsale: *24* Nll. thoracici aortici, *25* Nll. intercostales; Lc. thoracicum ventrale: *26* Nll. sternales craniales (inkonstant), *27* Nl. sternalis caudalis (inkonstant); Lc. mediastinale: *28* Nll. mediastinales craniales, *30* Nll. mediastinales medii, *31* Nll. mediastinales caudales (inkonstant), *33* Nl. nuchalis; Lc. bronchale: *34* Nll. tracheobronchales (bifurcationis) sinistri, *35* Nll. tracheobronchales (bifurcationis) medii; Lc. lumbale: *36* Nll. lumbales aortici, *37* Nll. renales; Lc. iliosacrale: *40* Nll. iliaci mediales, *41* Nll. iliaci laterales, *42* Nll. hypogastrici, *43* Nll. anorectales, *45* Nl. obturatorius; Lc. iliofemorale (inguinale profundum): *47* Nll. inguinales profundi; Lc. inguinofemorale (inguinale superficiale): *49* Nll. inguinales superficiales (Nll. scrotales (♂), Nll. mammarii (♀)), *50* Nll. subiliaci, *51* Nl. coxalis; Lc. ischiadicum: *54* Nll. ischiadici; Lc. popliteum: *57* Nll. popliteii profundi; *59* Truncus jugularis, *60* Ductus thoracicus, *61* Truncus lumbalis, *63* Truncus coeliacus, *64* Truncus intestinalis

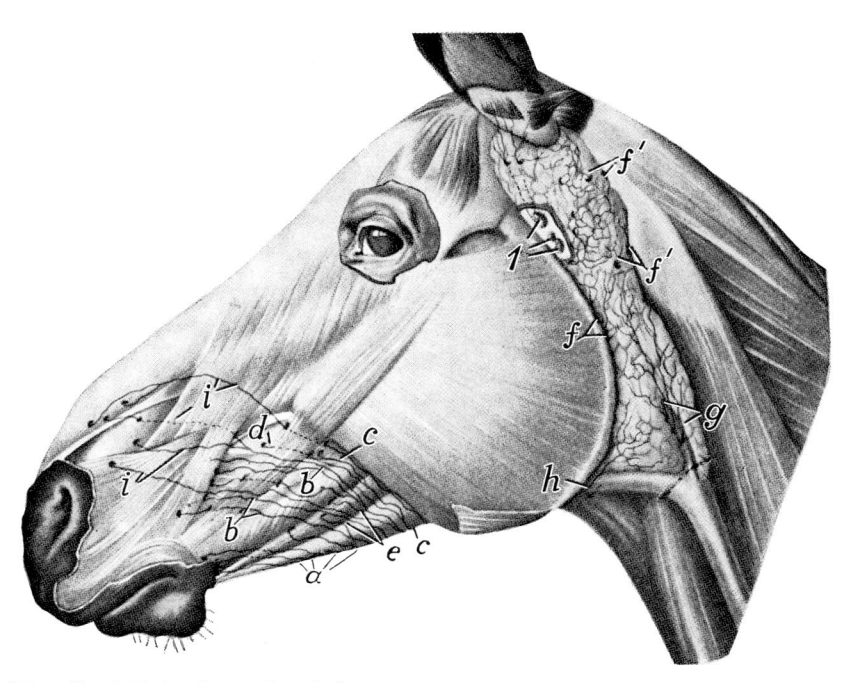

Abb. 321. Oberflächliche Lymphgefäße und Lymphknoten am Kopf des *Pferdes*. (Nach Baum, 1928.)
1 Nll. parotidei
a, b Lymphgefäße des Zahnfleisches der Schneidezähne, *c, c* Backenlymphgefäße, *d* Lymphgefäße des Zahnfleisches der oberen Backenzähne und des harten Gaumens, *e* Lymphgefäße des Zahnfleisches der unteren Backenzähne, *f, f′* Lymphgefäße, die zu den Nll. retropharyngei laterales gehen, *g* Lymphgefäße, die in die Nll. cervicales profundi craniales münden, *h* Lymphgefäße, die zu den Nll. mandibulares ziehen, *i, i′* Lymphgefäße der Nasenhöhle

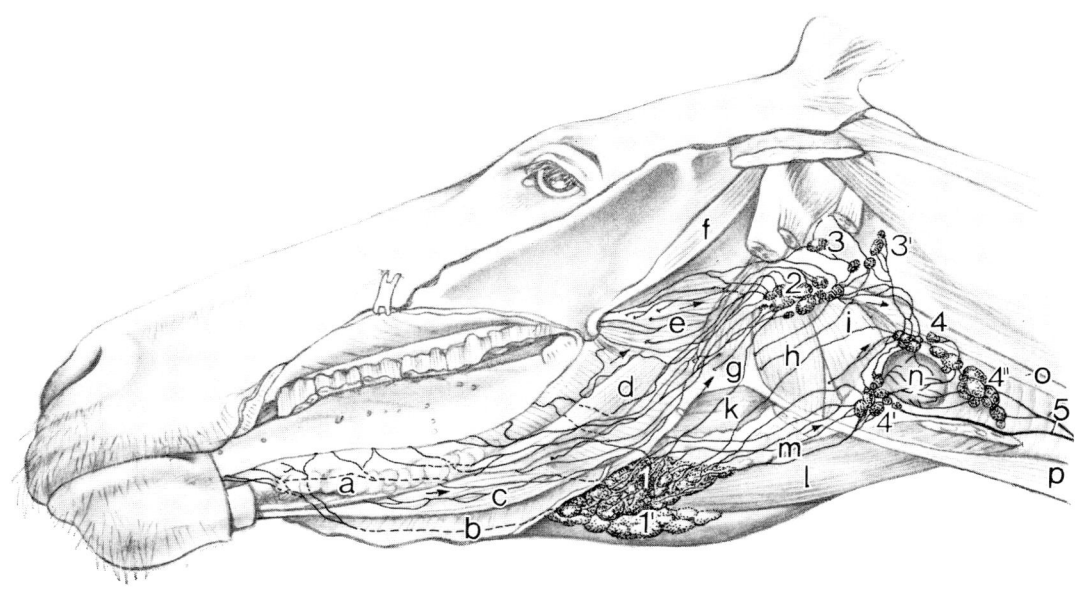

Abb. 322. Tiefe Lymphknoten und Lymphgefäße am Kopf des *Pferdes*. (Nach Baum, 1928, umgezeichnet und ergänzt.)
1, 1′ Nll. mandibulares, *2* Nll. retropharyngei mediales, *3, 3′* Nll. retropharyngei laterales, *4, 4′, 4″* Nll. cervicales profundi craniales, *5* Truncus jugularis
a Glandula sublingualis, *b* M. mylohyoideus (zurückgeschlagen), *c* M. geniohyoideus, *d* M. styloglossus, *e* Mm. pterygo- und palatopharyngeus, *f* M. tensor veli palatini, *g* M. hyopharyngeus, *h* M. thyreopharyngeus, *i* M. cricopharyngeus, *k* M. thyreohyoideus, *l* Ende des M. omohyoideus, *m* Teil der Glandula mandibularis, *n* Schilddrüse, *o* Speiseröhre, *p* M. sternothyreoideus

und grenzen an den M. pterygoideus medialis sowie an den rostralen Bauch des M. digastricus. Die Einzelknoten messen je zwischen 2–35 mm; das Gesamtpaket (beide Seiten) besteht aus 70–150 Knoten. Es ist tastbar. Anläßlich der Fleischuntersuchung regelmäßig zu berücksichtigen.

Zufluß: Haut über dem Gesichtsteil; fast alle Kopfmuskeln einschl. Kaumuskeln, Kehlgangsmuskeln und Zungenbein- sowie Zungenmuskeln; zahlreiche Kopfknochen vornehmlich des Splanchnocraniums; Kiefergelenk; rostrale zwei Drittel der Nasenhöhle bis in Augenhöhe, Augenlider; Mundhöhle, Zahnfleisch; alle Speicheldrüsen des Kopfes.

Abfluß: Nll. cervicales profundi craniales.

Lymphocentrum retropharyngeum

Nll. retropharyngei mediales des Pfd. (245 D/*Rm*; 246/*e*'; 320/*5*; 322/*2*)

Eine weniger kompakte Gruppe von 20–30 Knoten, die jeweils 3–40 mm messen, auf dem Schlundkopf gelagert und vom Luftsack sowie M. occipitomandibularis bedeckt. Regelmäßig bei der Fleischuntersuchung zu berücksichtigen! Über das Abirren eines Knotens aus dieser Gruppe auf die ventrolaterale Seite des Pharynx wurde berichtet.

Zufluß: Haut der Regio parotidea; alle umliegenden Muskeln der Regio nuchalis; zahlreiche Kopfknochen, vornehmlich des Neurocraniums, aber auch Oberkieferbein, Gaumenbein und Unterkiefer; Atlas und Axis; alle großen Speicheldrüsen des Kopfes; Mundhöhle, Nasengrund, Nasennebenhöhlen, Schlundkopf, Kehlkopf, Schilddrüse, äußeres Ohr; Durchgangslymphe von den Nll. parotidei und retropharyngei laterales, vereinzelt von den Nll. mandibulares.

Abfluß: Nll. cervicales profundi craniales.

Nll. retropharyngei laterales des Pfd. (245 D/*RL*; 246/*e*; 320/*6*; 322/*3, 3'*)

Eine Gruppe von 8–15, je 3–15 mm großen Knoten, die auch unter dem Namen „*Luftsacklymphknoten*" bekannt sind. Der lateralen Wand des Luftsacks angelagert, dabei von Parotis, Gland. mandibularis und M. occipitomandibularis bedeckt. Regelmäßig bei der Fleischuntersuchung zu berücksichtigen.

Zufluß: Mit dem Wurzelgebiet der Nll. retropharyngei mediales weitgehend identisch. Durchflußlymphe von den Nll. parotidei.

Abfluß: Nll. retropharyngei mediales.

Lymphocentrum cervicale superficiale

Nll. cervicales superficiales des Pfd. (246/*i*; 247/*Cs*; 320/*9*; 322/*4, 4', 4"*; 323/*2*)

Bei der auch unter der Bezeichnung „*Buglymphknoten*" bekannten Gruppe von 60–130 je 2–40 mm großen Einzelknoten handelt es sich um ein 150–300 mm langes, 15–40 mm breites und etwa 20 mm dickes Paket dicht kranial vor dem Schultergelenk am halsseitigen Rand des M. subclavius, das vom M. brachiocephalicus bedeckt ist. Die Gruppe ist mit ihrem dorsalen Ende bis handbreit über dem Schultergelenk, mit ihrem ventralen Ende bis in den Beginn der seitlichen Brustfurche zu tasten. Am unteren Rand des M. brachiocephalicus ist sie bei chirurgischen Eingriffen leicht zugängig. In Verdachtsfällen ist sie anläßlich der Fleischuntersuchung zu berücksichtigen.

Zufluß: Haut der Regiones nuchalis, parietalis, masseterica, parotidea; äußeres Ohr, Kiefergelenk; Haut des Halses und der Schultergliedmaße, der dorsalen und seitlichen Brustwand, Vor- und Unterbrust, seitlichen und ventralen Bauchwand; einige Schultergürtelmuskeln, M. splenius, M. supraspinatus und M. deltoideus, Muskulatur am Unterarm, Hals- und Schulterhautmuskeln; Axis, Knochen der Schultergliedmaße (excl. Ulna); Schulter-, Karpal- und Zehengelenke.

Abfluß: Linksseitig Nll. cervicales profundi caudales; rechtsseitig in die Nll. cervicales profundi caudales und in den Ductus lymphaticus dexter.

Lymphocentrum cervicale profundum

Nll. cervicales profundi craniales des Pfd. (245 D/*Cpc*; 246/*a*; 247/*Cpc*; 320/*14*)

Hinter dem Schlund- und Kehlkopf liegen 30–40 Knoten auf dem Anfangsteil der Luftröhre. Sie drängen sich dicht an die Schilddrüse, häufiger an ihren kranialen und dorsomedialen, gelegentlich auch an ihren kaudalen und ventralen Rand.

Zufluß: Haut der Parotisgegend, M. masseter, lange Zungenbeinmuskeln, M. brachiocephalicus, M. sternocephalicus, M. longus capitis, M. longissimus capitis bzw. atlantis; Halswirbel, Hinterhauptsbein, Unterkiefer, Kehlkopf, Luft- und Speiseröhre, Schilddrüse, Thymus; äußeres Ohr; Durchgangslymphe der Nll. mandibulares und Nll. retropharyngei mediales.

Abfluß: Im allgemeinen bilden die Vasa efferentia den Truncus jugularis; gelegentlich ziehen einige Lymphgefäße zu den Nll. cervicales profundi medii.

Nll. cervicales profundi medii des Pfd. (246/b, b', b"; 247/Cpm; 320/15)

Etwa in Halsmitte der Luftröhre anliegend, können ein- oder beidseitig einzelne oder auch mehrere Knoten zu einem 10–70 mm langen Paket zusammengerafft oder in langer Reihe liegend auftreten.

Zufluß: M. sternomandibularis, lange Zungenbeinmuskeln, M. scalenus; 3.–7. Halswirbel; Luft- und Speiseröhre; Schilddrüse; Thymus; Durchgangslymphe der Nll. cervicales profundi craniales.

Abfluß: Truncus jugularis, Nll. cervicales profundi caudales.

Nll. cervicales profundi caudales des Pfd. (246/c, c'; 247/Cpca; 320/16)

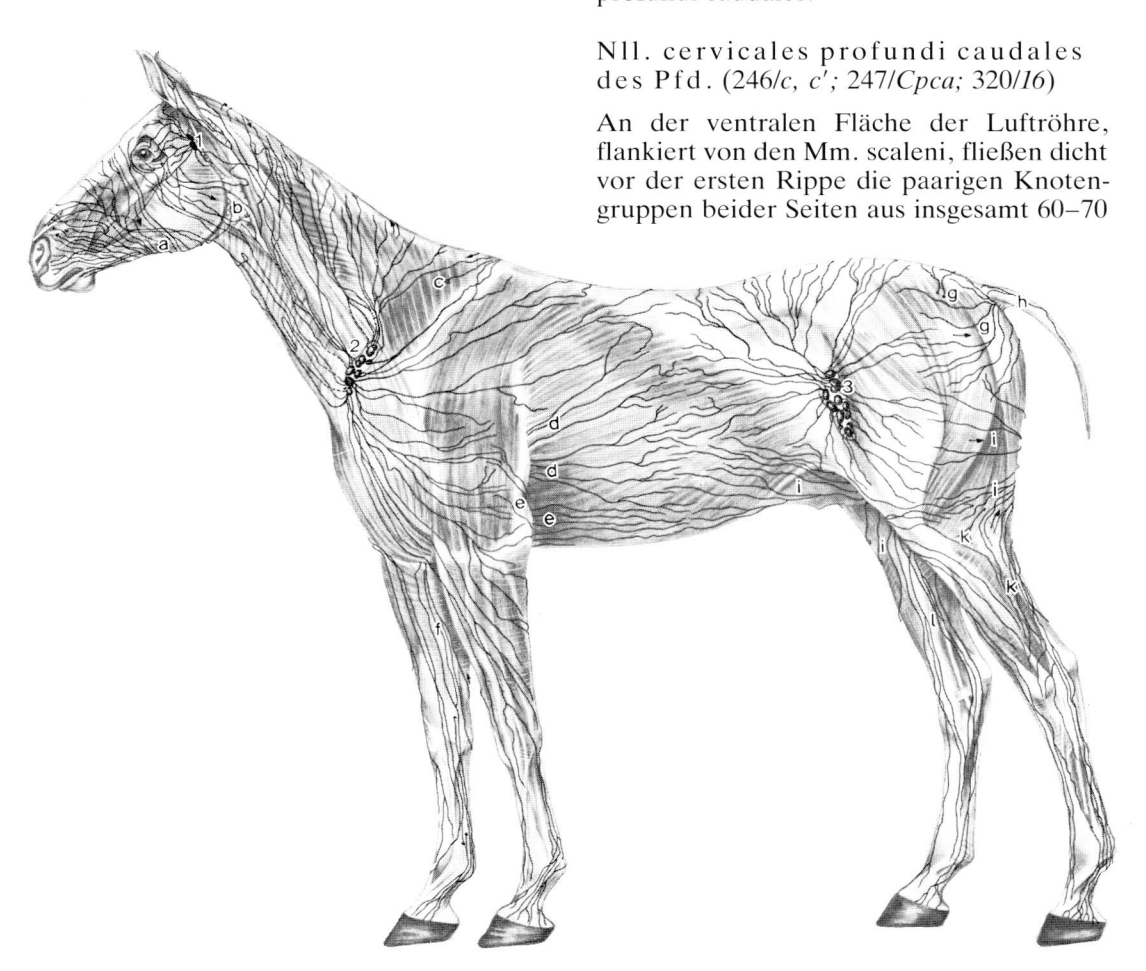

An der ventralen Fläche der Luftröhre, flankiert von den Mm. scaleni, fließen dicht vor der ersten Rippe die paarigen Knotengruppen beider Seiten aus insgesamt 60–70

Abb. 323. Lymphknoten und Lymphgefäße der Haut des *Pferdes*. (Umgezeichnet nach BAUM, 1928.)
1 Nll. parotidei, *2* Nll. cervicales superficiales, *3* Nll. subiliaci
a Lymphgefäße, die zu den Nll. mandibulares ziehen, *b* Lymphgefäß, das hinter der Gland. parotis in die Tiefe zu einem der Nll. cervicales profundi craniales geht, *c* Lymphgefäß, das dem Nl. nuchalis oder bei dessen Abwesenheit dem Lc. mediastinale zugeordnet ist, *d, d* Lymphgefäße, die zu den Nll. axillares proprii fließen, *e, e* Lymphgefäße, die über die Brustbeingegend hinweg zu den Nll. cervicales superficiales ziehen, *f* Lymphgefäße für die Nll. cubitales, *g, g* Lymphgefäße, die teils zu den Nll. ischiadici, teils zu den Nll. hypogastrici treten, *h* Lymphgefäße für die Nll. anorectales, *i, i, i* Lymphgefäße, die zu den Nll. inguinales superficiales ziehen, *k, k* Lymphgefäße, die zu den Nll. poplitei profundi gehen, *l* Lymphgefäße für die Nll. inguinales profundi

Einzelknoten zusammen. Das Knotenpaket ist in Verdachtsfällen bei der Fleischuntersuchung zu berücksichtigen.

Zufluß: Muskeln am Schulterblatt und Oberarm; M. scalenus, M. longus colli, M. sternomandibularis, lange Zungenbeinmuskeln, Brustmuskeln, M. serratus ventralis, Halshautmuskel; Halswirbel, Scapula, Humerus; Schultergelenk; Speiseröhre, Thymus, Schilddrüse; Durchgangslymphe der Nll. cervicales superficiales, Nll. cervicales profundi medii und Nll. axillares proprii; auch der Truncus jugularis fließt in die Gruppe ein.

Abfluß: Nll. mediastinales craniales und rechtsseitig zum Ductus lymphaticus dexter, auch direkt in den Venenwinkel.

Lymphocentrum axillare

Nll. axillares proprii des Pfd.
(246/*h;* 249/*Ap;* 320/*19;* 324/*1*)

Kaudal des Schultergelenkes und hinter dem Gefäßabgangswinkel der A. subscapularis aus der A. axillaris finden sich 12–20 Knoten zu einem 40–70 mm langen Paket zusammen. In Verdachtsfällen sind sie bei der Fleischuntersuchung zu berücksichtigen.

Zufluß: Haut an der lateralen Seite von Schulter und Oberarm, der gesamten Brustwand, evtl. auch der seitlichen und ventralen Bauchwand; alle an Schulter und Oberarm und einige am Unterarm gelegenen Muskeln, Schulter- und Bauchhautmuskel, M. latissimus dorsi und M. pectoralis profundus; Scapula, Humerus; Schulter- und Ellbogengelenk; Rippenfell; Durchgangslymphe von den Nll. cubitales.

Abfluß: Nll. cervicales profundi caudales.

Nll. cubitales des Pfd.
(249/*Cu;* 320/*22;* 324/*2*)

Nahe dem Ellbogengelenk, medial am Oberarm, ist ein aus 5–20 Knoten bestehendes, 40–50 mm langes und 30–40 mm breites Paket gelegen, das zwischen M. biceps brachii einerseits und Caput mediale des M. triceps brachii sowie M. tensor fasciae antebrachii andererseits zu tasten ist.

Zufluß: Haut des Fußes; Unterarmfaszie; M. brachiocephalicus; alle am Unterarm und Fuß gelegenen Muskeln und Sehnen; Oberarm, Unterarm und Fußknochen; Ellbogen-, Karpal- und Zehengelenke.

Abfluß: Nll. axillares proprii.

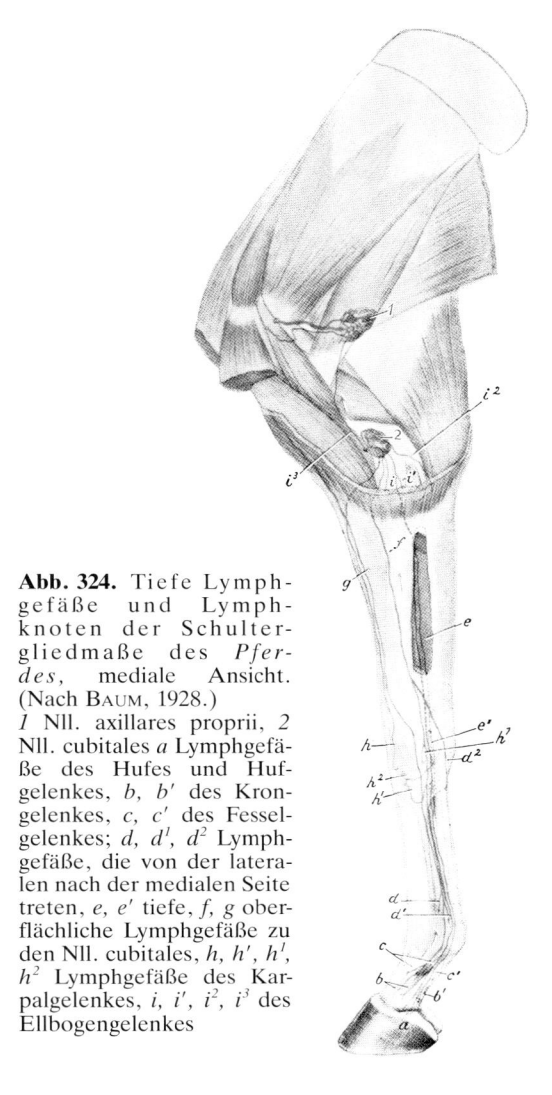

Abb. 324. Tiefe Lymphgefäße und Lymphknoten der Schultergliedmaße des *Pferdes,* mediale Ansicht. (Nach Baum, 1928.)
1 Nll. axillares proprii, *2* Nll. cubitales *a* Lymphgefäße des Hufes und Hufgelenkes, *b, b'* des Krongelenkes, *c, c'* des Fesselgelenkes; *d, d¹, d²* Lymphgefäße, die von der lateralen nach der medialen Seite treten, *e, e'* tiefe, *f, g* oberflächliche Lymphgefäße zu den Nll. cubitales, *h, h', h¹, h²* Lymphgefäße des Karpalgelenkes, *i, i', i², i³* des Ellbogengelenkes

Lymphocentrum thoracicum dorsale

Nll. thoracici aortici des Pfd. (320/*24;* 325/*f;* 326/*g, g'*)

Zwischen den 6. bis 17. Brustwirbelkörpern und der Aorta, teilweise paarig, mitunter unpaar, finden sich in der Regel in Höhe eines jeden Brustwirbels je 1, auch 2–4 Knoten. Daß die Knoten fehlen können, wird besonders rechtsseitig beobachtet; dort kommen sie zwischen dem 7.–15. oder 9.–14. Brustwirbel gewöhnlich nicht vor.

Zufluß: Fascia thoracolumbalis; zahlreiche Schultergürtel- und Brustkorbmuskeln; M. obliquus externus abdominis; M. transversus abdominis; Brustwirbel, Rippen; Brustfell, Mittelfell, Aorta thoracica; Leber(!); Durchgangslymphe der Nll. intercostales und der Nll. mediastinales caudales.

Abfluß: Die Knoten sind unter sich längs und quer verbunden. Sie geben ihre Vasa efferentia im vorderen Brustbereich zu den Nll. mediastinales craniales und medii, im mittleren und hinteren Abschnitt bevorzugt zum Ductus thoracicus und im hinteren Brustbereich auch durch den Hiatus aorticus zu den Nll. coeliaci ab.

Nll. intercostales des Pfd. (320/25; 325/e; 326/f, f')

Im 3., 4. und 5. Interkostalraum neben dem Rand des M. longus colli, vom 6. bis 16. Interkostalraum in Höhe des Rippenköpfchengelenkes sichtbar subpleural oder auch tiefer liegend von den Interkostalgefäßen verdeckt, finden wir im Regelfall 1, seltener 2 Knoten. Sie können in einzelnen Interkostalräumen oder selbst in der Mehrzahl aller fehlen. Im 17. Interkostalraum fehlen sie immer, im 16. sehr oft.

Beachtenswert ist ihre Trennung von den Nll. thoracici aortici durch den Truncus sympaticus vor allem im hinteren Brustbereich, wo beide Gruppen dicht aneinanderrücken.

Zufluß: Schultergürtel-, Rückenstrecker- und Brustwandmuskulatur; M. longus colli; M. psoas minor; teilweise Bauchmuskeln; Brust- und Lendenwirbel, Rippen, Schulterblatt; Brustfell, Mediastinum, Zwerchfell.

Abfluß: Die Knoten sind oft untereinander längsverbunden. Aus den hinteren ca. 10 Zwischenrippenräumen ziehen die Vasa

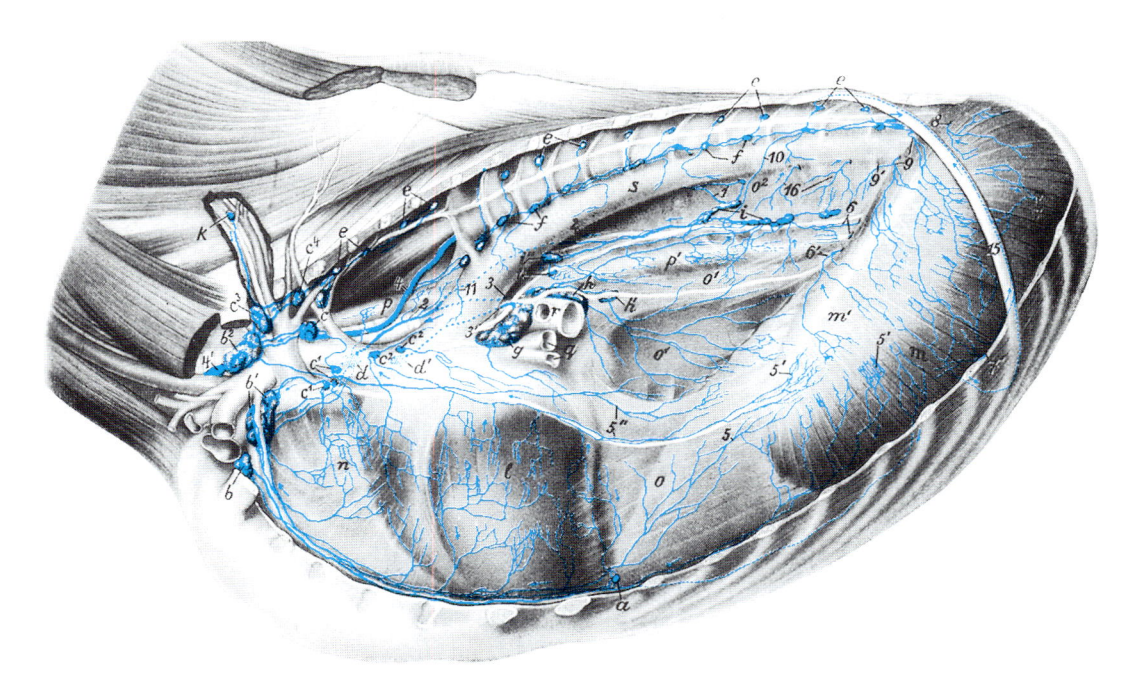

Abb. 325. Lymphgefäße und Lymphknoten der Brusthöhle des *Pferdes*, linke Seitenansicht. (Nach BAUM, 1928.)
a Nl. sternalis caudalis, *b* Nll. sternales craniales, *b', b², c¹, c², c³, c⁴* Nll. mediastinales craniales, *d, d'* weitere Nll. mediastinales craniales, die zwischen dem Truncus brachiocephalicus bzw. der A. subclavia sinistra und der Luftröhre liegen, *e, e, e, e* Nll. intercostales, *f, f* Nll. thoracici aortici, *g* Nll. bifurcationis sinistri, *h* Nll. bifurcationis medii, *h'* abgespaltener Nl. bifurcationis medius, *i, i', i''* Nll. mediastinales caudales, *k* Nl. nuchalis, *l* Herzbeutel, *m, m'* Zwerchfell, *n* Mediastinum craniale, *o, o¹, o²* Mediastinum caudale, *p, p'* Speiseröhre, *q* Äste des Truncus pulmonalis, *r* Luftröhrenbifurkation, *s* Aorta
1 Vasa efferentia, die über den ventralen Rand und die rechte Seite der Aorta zu den Nll. thoracici aortici gehen, *2, 2* Vasa efferentia von den Nll. mediastinales caudales, die zu einem Nl. mediastinalis cranialis ziehen, *3, 3'* Vasa efferentia von den Nll. bifurcationis sinistri und medii, die in die Nll. mediastinales craniales einmünden, *4, 4'* Ductus thoracicus, *5, 5', 5'', 5'''* Lymphgefäße des Zwerchfells, *6, 6'* Lymphgefäße, die durch den Hiatus oesophageus zu den Nll. gastrici gehen, *7, 7'* Lymphgefäße, die zu den Nll. iliaci laterales gehen, *8* Lymphgefäß des Zwerchfells, das durch den Zwerchfellpfeiler zu den Nll. coeliaci tritt, *9, 9'* Lymphgefäße, die durch den Hiatus aorticus zu den Nll. coeliaci gehen, *10* Lymphgefäß der Speiseröhre, das zu einem Nl. thoracicus aorticus geht, *11* Lymphgefäß der Aorta, das nach der rechten Seite umbiegt und in einen Nl. mediastinalis medius eintritt, *15* 15. Rippe, *16* Lymphgefäße vom kaudalen Mediastinum, die über die rechte Seite der Aorta zu den Nll. thoracici aortici aufsteigen

efferentia zu den Nll. thoracici aortici oder direkt zum Ductus thoracicus. Aus dem 3. bis 5. oder 6. Zwischenrippenraum steigen sie zu den Nll. mediastinales craniales ab.

Lymphocentrum thoracicum ventrale

Nll. sternales craniales des Pfd.
(320/*26*; 325/*b*; 326/*a"*)

Eine inkonstante Gruppe auf dem Manubrium sterni im Gefäßwinkel zwischen A. und V. axillaris sowie A. und V. thoracica interna, nicht immer deutlich von den Nll. mediastinales craniales zu trennen, kann auch ganz fehlen. Anläßlich der Fleischuntersuchung werden sie in Verdachtsfällen gemeinsam mit den Nll. mediastinales craniales berücksichtigt.

Zufluß: Brustwandmuskulatur, ventrale Schultergürtelmuskulatur, M. obliquus externus abdominis, M. rectus abdominis, Bauchhautmuskel; Rippen, Brustbein; Luft- und Speiseröhre, Thymus; Herzbeutel, Brustfell, Mediastinum, Hohlvenengekröse, Zwerchfell, Leber; evtl. Durchflußlymphe des inkonstanten Nl. sternalis caudalis.

Abfluß: Nll. mediastinales craniales.

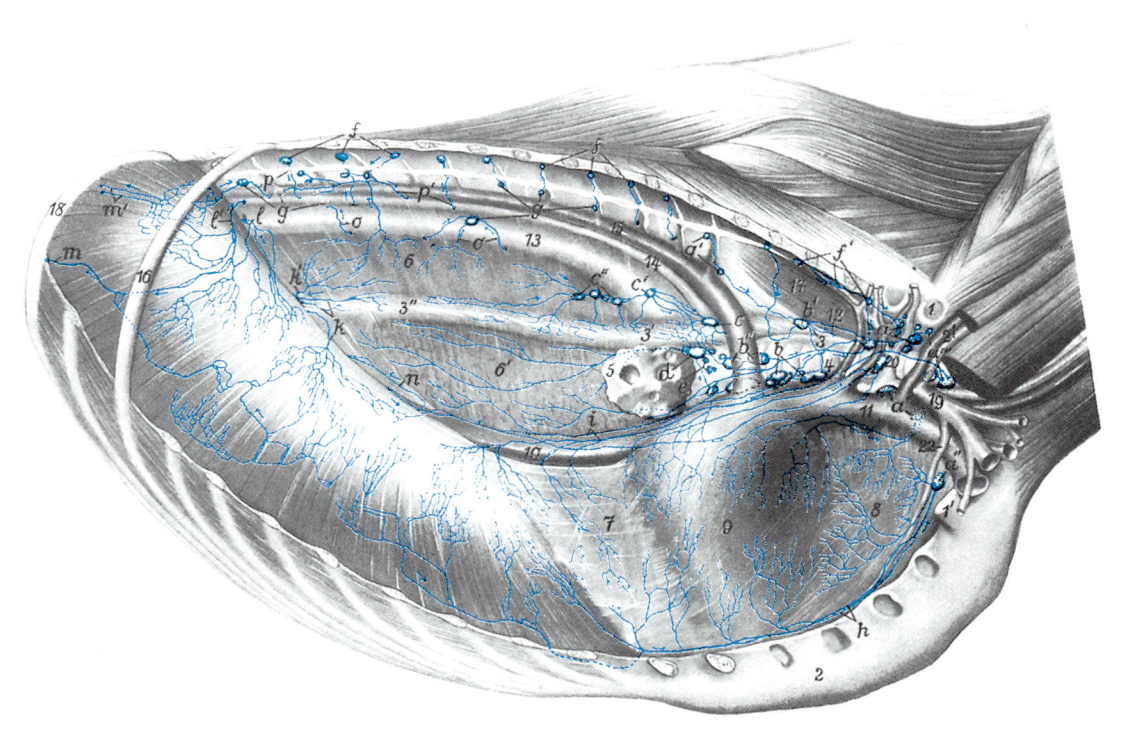

Abb. 326. Lymphgefäße und Lymphknoten der Brusthöhle des *Pferdes*, rechte Seitenansicht. (Nach BAUM, 1928.)
a, a', a''' Nll. mediastinales craniales, *a''* Nll. sternales craniales, *b, b', b''* Nll. mediastinales medii, *c, c', c''* Nll. mediastinales caudales, *d* Nll. bifurcationis medii, *e* Nll. bifurcationis dextri, *f,f,f'* Nll. intercostales, *g, g, g'* Nll. thoracici aortici (zum Teil sind sie verdeckt), *h* Lymphgefäße, die die A. und V. thoracica interna begleiten, *i* Lymphgefäße vom Zwerchfell, Mediastinum caudale und Hohlvenengekröse, die zu den Nll. mediastinales craniales und medii ziehen, *k* Lymphgefäße vom Zwerchfell und *k'* Lymphgefäße des Mediastinum, die mit der Speiseröhre durch das Zwerchfell zu den Nll. gastrici treten, *l* Lymphgefäß, das durch den Hiatus aorticus zu den Nll. coeliaci zieht, *l'* Lymphgefäß, das direkt in den Ductus thoracicus mündet, *m, m'* Lymphgefäße, die in die Bauchhöhle und in ihr zu den Nll. iliaci laterales ziehen, *n* Lymphgefäße des Zwerchfells, die mit der Hohlvene in die Bauchhöhle zu den Nll. gastrici treten, *o, o* Lymphgefäße, die von der linken Hälfte der Brusthöhle (links im Mediastinum) stammen, *p, p'* Lymphgefäße, die nach der linken Hälfte der Brusthöhle hinübertreten
1 Gelenkfläche für die erste Rippe, *1'* ventrales Ende der 1. Rippe, die zum größten Teil herausgeschnitten ist, *2* Sternum, *3, 3'* und *3''* Speiseröhre, *4* Luftröhre, *5* Rest der rechten Lunge, *6, 6'* Mediastinum caudale, bei *6'* schimmert die linke Lunge durch, *7* kaudales Mediastinum, durch das der Anhangslappen der Lunge schimmert, *8* kraniales Mediastinum, *9* Herzbeutel mit Herz, *10* V. cava caudalis, *11* V. cava cranialis, *12* Lymphgefäß, das nach der linken Seite hinübertritt, *13* Aorta, *14* Ductus thoracicus, *15* V. azygos dextra, *16* 16. Rippe, *17* M. longus colli, *18* 18. Rippe, *19* A. subclavia dextra, *20* A. costocervicalis, *21* A. und V. vertebralis, *22* A. thoracica interna

Nl. sternalis caudalis des Pfd.
(320/27; 325/a)

Ein inkonstanter, unpaarer Knoten findet sich entweder nahe dem Zwerchfellansatz median oder rechtsseitig am Sternum oder links im 10. Interkostalraum oder im Hohlvenengekröse. Von BAUM als „Zwerchfellslymphknoten" eingeordnet.
Zufluß: Zwerchfell, evtl. Leber oder Herzbeutel.
Abfluß: Nll. sternales craniales oder bei deren Fehlen zu den Nll. mediastinales craniales.

Lymphocentrum mediastinale
Nll. mediastinales craniales des Pfd. (320/28; 325/b', b^2, c, c^1, c^2, c^3, c^4; 326/a, a', a''')

Im präkardialen Mittelfell treten zwischen 40 und 100 Einzelknoten als in Untergruppen gegliedertes Paket auf. Sie liegen links am Ursprung der Aa. und Vv. costocervicalis, cervicalis profunda und vertebralis, sodann auch im dorsalen Teil des 1. und 2. Interkostalraumes, weiterhin links am Truncus brachiocephalicus und an der V. cava cranialis bis hin zum Herzbeutel und Arcus aortae, aber auch ventral der Luftröhre zwischen V. cava cranialis und Truncus brachiocephalicus, auch rechtsseitig der V. cava cranialis, schließlich rechtsseitig ähnlich an den genannten Blutgefäßen einschließlich der A. und V. intercostalis suprema, darüber hinaus bis in Höhe des Brusthöhleneinganges. Diese Gruppe wird stets in der Fleischuntersuchung berücksichtigt.
Zufluß: Mm. trapezius, rhomboideus, serratus ventralis, splenius; oberflächliche und tiefe Halsmuskulatur, Mm. supra- und infraspinatus; Schulterblatt, 2.–7. Halswirbel, Rippen, Brustbein; Luft- und Speiseröhre, Thymus, Brustfell, Mittelfell, Zwerchfell, Herzbeutel und Herz; Leber; Aorta thoracica; Durchflußlymphe des Nl. nuchalis, der Nll. cervicales profundi caudales, Nll. sternales craniales und caudales, Nll. mediastinales medii und caudales, kraniale Nll. intercostales und kraniale Nll. thoracici aortici.
Abfluß: Die Knoten sind vielfältig untereinander verbunden. Rechtsseitig zum Ductus lymphaticus dexter, linksseitig zum Mündungsteil des Ductus thoracicus.

Nl. nuchalis des Pfd. (320/33; 325/k)

Ein in rund zwei Drittel aller Fälle vorhandener kleiner Knoten medial vom M. longissimus cervicis an der A. und V. cervicalis profunda in Höhe des 1. Interkostalraums.
Zufluß: Umliegende Schultergürtel- und Halsmuskulatur; Schulterblatt, 2.–7. Halswirbel.
Abfluß: Nll. mediastinales craniales.

Nll. mediastinales medii des Pfd. (320/30; 326/b, b', b'')

4–14 Knoten bilden eine dorsal der Herzbasis und rechts von Luft- und Speiseröhre sowie Aortenbogen befindliche Gruppe. Anläßlich der Fleischuntersuchung regelmäßig zu berücksichtigen.
Zufluß: Luft- und Speiseröhre, Lunge, Herzbeutel; Mittelfell; Leber; Aorta thoracica; Durchgangslymphe vom Lc. thoracicum dorsale, Lc. bronchale und den Nll. mediastinales caudales.
Abfluß: Nll. bifurcationis medii und Nll. mediastinales craniales.

Nll. mediastinales caudales des Pfd. (320/31; 325/i, i', i''; 326/c, c', c'')

Die Zahl der Knoten schwankt zwischen 1 und 7, ausnahmsweise fehlen sie; sie befinden sich dorsal und seitlich der Speiseröhre dicht hinter dem Aortenbogen. Anläßlich der Fleischuntersuchung werden sie regelmäßig berücksichtigt.
Zufluß: Lunge, Speiseröhre, Mittelfell.
Abfluß: Nll. mediastinales medii und craniales, evtl. Nll. thoracici aortici.

Nl. phrenicus des Pfd.

Sehr inkonstant kommt ein kleiner bis mittelgroßer Lymphknoten an der brustseitigen Fläche des Zwerchfells in der Nähe der V. cava caudalis oder auch am Zwerchfellansatz nahe dem Brustbein vor.
Zufluß: Zwerchfell, Lunge über das Lungen-Zwerchfellband.
Abfluß: Lc. mediastinale, evtl. Lc. thoracicum ventrale oder durch den Hiatus aorticus zu den Nll. coeliaci.

Lymphocentrum bronchale
Nll. bifurcationis (seu tracheobronchales) dextri des Pfd. (326/e; 327/2)

Nll. bifurcationis
(seu tracheobronchales) sinistri
des Pfd. (320/*34;* 325/*g;* 327/*3*)

Nll. bifurcationis (seu
tracheobronchales) medii des Pfd.
(320/*35;* 325/*h;* 326/*d;* 327/*1*)

Die drei Gruppen sind aus 4–6 bzw. 8–10 bzw. 9–20 Einzelknoten zusammengesetzt zu Paketen, die rechts und dorsal je 40–60 mm, links auch bis 100 mm Länge und ca. 20–30 mm Breite aufweisen. Ihre Lage an der Luftröhrenbifurkation entspricht der vergleichenden Darstellung. Regelmäßig bei der Fleischuntersuchung beachten.

Zufluß: Luftröhre, Lunge, Herz und Herzbeutel, Speiseröhre, Mittelfell; Durchflußlymphe der Nll. mediastinales medii und Nll. pulmonales.

Abfluß: Nll. mediastinales craniales.

Nll. pulmonales des Pfd.

Kleine, inkonstante Knoten, in 50–60 % der Fälle zu finden, liegen an den Stammbronchen und häufig am Lappenbronchus für den Kraniallappen, vom Lungengewebe bedeckt. Anläßlich der Fleischuntersuchung versucht man, die Knoten bei vergrößertem Zustand zu ertasten.

Zufluß: Lunge.
Abfluß: Nll. bifurcationis.

Lymphocentrum lumbale

Nll. lumbales aortici des Pfd.
(257/*3;* 320/*36;* 329/*4;* 332/*5;* 334/*1*)

An der Aorta abdominalis und V. cava caudalis, meistens seitlich und ventral, aber in geringer Anzahl auch dorsal, kommen von den Nieren bis zum Abgang der Aa. und Vv. circumflexae ilium profundae 30–160 Einzelknoten subperitoneal vor. Die Knoten sind mit dem Bauchfell so fest verhaftet, daß sie beim Ausziehen (Abstoßen) des Bauchfells mit diesem von der Körperwand abgezogen werden. In Verdachtsfällen sind sie anläßlich der Fleischuntersuchung zu beachten.

Zufluß: Innere Lendenmuskulatur, Rückenmuskulatur und Fascia thoracolumbalis; Brust- und Lendenwirbel, Beckenknochen; Brust- und Bauchfell; Nieren, Harnleiter, Nebennieren, Harnblase; Hoden und Nebenhoden bzw. Eierstock, Eileiter, Gebärmutter und weibliche Harnröhre; Aorta abdominalis; Durchgangslymphe der Nll. iliaci mediales und Nll. iliaci laterales.

Abfluß: Die Knoten stehen untereinander in Verbindung; die Vasa efferentia münden in bzw. bilden den Truncus lumbalis.

Nll. renales des Pfd.
(320/*37;* 332/*5, 5′*)

Am Stamm der Aa. und Vv. renales finden sich jederseits 10–18 Knoten aus der Reihe der Nll. lumbales aortici, die von diesen nur sehr unscharf zu trennen sind. Regelmäßig bei der Fleischuntersuchung beachten.

Zufluß: Niere, Nebenniere, Harnleiter; Leber, Duodenum; Hoden; Bauchfell und Aorta abdominalis.

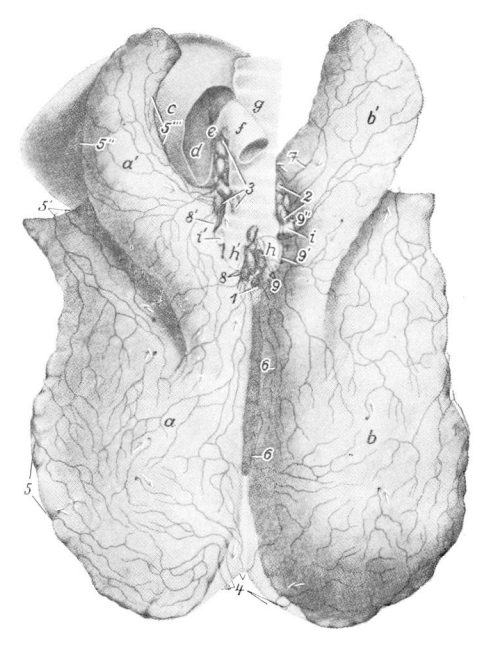

Abb. 327. Lymphknoten und Lymphgefäße der Lunge des *Pferdes*, Dorsalansicht. (Nach BAUM, 1928.)
1 Nll. bifurcationis medii, *2* Nll. bifurcationis dextri, *3* Nll. bifurcationis sinistri, *4* Lymphgefäße, die durch das Zwerchfell treten, *5, 5′, 5″, 5′″* Lymphgefäße, die sich auf die diaphragmatische und mediastinale Lungenfläche umschlagen, *6* Lymphgefäße, die in die Lnn. mediastinales caudales einmünden, *7* Lymphgefäß, das zu den Nll. mediastinales medii geht, *8, 8′* tiefe Lymphgefäße der linken Lunge, *9, 9′, 9″* tiefe Lymphgefäße der rechten Lunge
a; a′ linke Lunge, *b, b′* rechte Lunge, *c* Herzbeutel, aus seinem basalen Teil ist ein Stück herausgeschnitten, damit Aorta (*f*), Truncus pulmonalis (*d*), und Lig. arteriosum (*e*) sichtbar werden, *d* Truncus pulmonalis, *e* Lig. arteriosum, *f* Aorta, *g* Luftröhre, *h* rechter und *h′* linker Bronchus principalis, *i* Bronchus lobaris für den rechten und *i′* für den linken Lobus cranialis

Abfluß: Nll. lumbales aortici oder direkt in die Lendenzisterne.

Nl. ovarius des Pfd. (334/7′)

Inkonstant tritt im Ligamentum suspensorium ovarii ein kleiner Knoten auf.
Zufluß: Eierstock.
Abfluß: Nll. lumbales aortici, auch Nll. iliaci mediales.

Lymphocentrum coeliacum

Nll. coeliaci des Pfd. (255/2; 257/1)

12–30 Knoten umgeben dicht ventral der Aorta die A. coeliaca und deren drei Hauptäste.
Zufluß: Zwerchfell, Lunge, Mittelfell; Bauchfell; Magen, Bauchspeicheldrüse, Leber, Milz, Nebenniere; Aorta abdominalis; Durchflußlymphe aller übrigen Lymphknoten des Lc. coeliacum und der kaudalen Knoten des Lc. thoracicum dorsale.
Abfluß: Die Vasa efferentia fließen zum Truncus coeliacus zusammen, der in den vorderen Teil der Lendenzisterne mündet.

Nll. lienales des Pfd. (255/a)

Am Milzhilus und im Ligamentum gastrolienale entlang der A. und V. lienalis treten 10–30 stark abgeplattete Einzelknoten auf.
Zufluß: Magen, Milz; Durchflußlymphe von den Nll. omentales.
Abfluß: Nll. coeliaci.

Nll. gastrici des Pfd. (255/c, c′, c″; 329/2)

An den Ästen der A. gastrica sinistra gelegen, erstrecken sich die 15–35 Knoten auf die kleine Krümmung, auch gelegentlich auf die beiden Flächen des Magens, treten jedoch gehäuft an der Kardia auf. Bei der Fleischuntersuchung regelmäßig zu berücksichtigen.
Zufluß: Speiseröhre, Magen, Leber, großes Netz; auch Mittelfell und Lungen (!).
Abfluß: Nll. coeliaci.

Nll. hepatici seu portales des Pfd. (255/f; 328/1, 1′)

An der Leberpforte und an den in sie eintretenden Blutgefäßen sind 4–10 Knoten zu

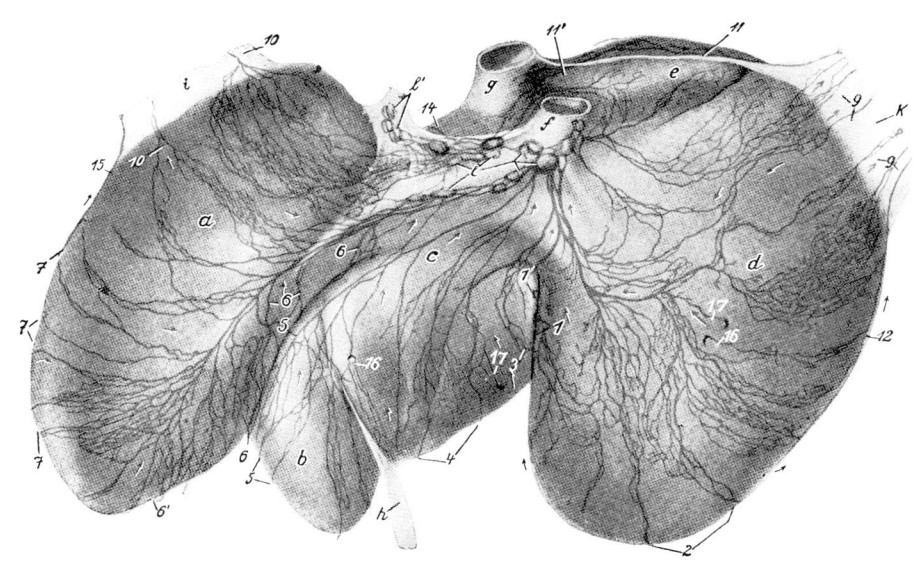

Abb. 328. Lymphgefäße und Lymphknoten an der viszeralen Fläche der Leber des *Pferdes*. (Nach BAUM, 1928.)
a Lobus hepatis sinister lateralis, *b* Lobus hepatis sinister medialis, *c* Lobus quadratus, *d* Lobus hepatis dexter, *e* Lobus caudatus, *f* Pfortader, *g* V. cava caudalis, *h* Lig. falciforme hepatis, *i* Lig. triangulare sinistrum, *k* Lig. triangulare dextrum, *l* Nll. hepatici, die bei *l′* zum Teil unter der Serosa des Pankreas liegen
1–7 Lymphgefäße, die von der parietalen Fläche der Leber auf deren viszerale Fläche übertreten, *9, 9′* Lymphgefäße, die in das Lig. triangulare dextrum und *10, 10* solche, die in das Lig. triangulare sinistrum eintreten, *11, 11′* Lymphgefäße von der viszeralen Fläche des Lobus hepatis dexter, *12* rechtes Randgefäß am Seitenrand des rechten Leberlappens, *14* Lymphgefäß von der parietalen Fläche, das in die Nll. hepatici einmündet, *15* linkes Randgefäß, *16, 16* Lymphgefäße, die in die Tiefe treten, *17, 17* Lymphgefäße, die aus der Tiefe kommen

finden, die durch eine extrem platte, nahezu bandartige Form auffallen. Regelmäßig anläßlich der **Fleischuntersuchung** zu berücksichtigen.

Zufluß: Duodenum, Leber, Pankreas; Durchgangslymphe der Nll. pancreaticoduodenales und Nll. omentales.

Abfluß: Nll. coeliaci.

Nll. pancreaticoduodenales des Pfd. (255/e, e'; 329/1)

An den Aa. und Vv. gastrica dextra und gastroduodenalis sowie an deren Ästen, den Aa. und Vv. pancreaticoduodenalis cranialis und gastroepiploica dextra sind in sehr variabler Weise 5 bis 15 Knoten verteilt. Regelmäßig anläßlich der **Fleischuntersuchung** zu beachten.

Zufluß: Duodenum, Pankreas, Magen, großes Netz; Durchflußlymphe der Nll. omentales.

Abfluß: Nll. hepatici und Nll. coeliaci.

Nll. omentales des Pfd. (255/b, b', b'', b''')

Die 14–20 an der großen Krümmung des Magens oder in ihrer Nähe, d. h. im großen Netz und im Ligamentum gastrolienale gelegenen rundlichen Knoten sind nicht immer, vor allem im dorsalen Teil des Magenmilzbandes, von den Nll. lienales scharf zu trennen. Diese erhalten aber hauptsächlich Zufluß aus der Milz, jene aus dem Magen und großen Netz.

Zufluß: Magen, Omentum majus.

Abfluß: Nach links in die Nll. lienales, Nll. coeliaci; nach rechts in die Nll. pancreaticoduodenales und Nll. hepatici.

Lymphocentrum mesentericum craniale

Nll. mesenterici craniales des Pfd. (257/2; 330/9)

In der kranialen Gekrösewurzel an der A. mesenterica cranialis ist eine Gruppe von 70–80 Knoten untergebracht, die jedoch nicht immer scharf gegen die Knoten des Lc. lumbale, die Nll. coeliaci und die nachfolgend beschriebenen Knoten im Darmgekröse abgegrenzt sind.

Zufluß: Duodenum, Colon ascendens, Pankreas, Nebenniere; Aorta abdominalis; Durchgangslymphe der Nll. jejunales, Nll. caecales, Nll. colici und Nll. mesenterici caudales.

Abfluß: Durch Zusammentreten der Vasa efferentia entsteht der Truncus intestinalis, der in den hinteren Teil der Lendenzisterne mündet.

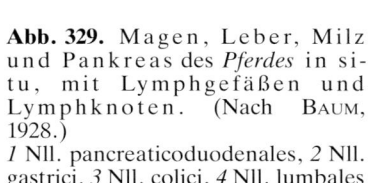

Abb. 329. Magen, Leber, Milz und Pankreas des *Pferdes* in situ, mit Lymphgefäßen und Lymphknoten. (Nach Baum, 1928.)
1 Nll. pancreaticoduodenales, *2* Nll. gastrici, *3* Nll. colici, *4* Nll. lumbales aortici einschließlich Nll. renales und Nll. mesenterici craniales, *5, 5¹, 5², 5³, 5⁴, 5⁵* Lymphgefäße des Pankreas
a linker und *a'* rechter Leberlappen, *b* Magen, *c* Duodenum, *d, d'* Pankreas, *e* Milz, *f* rechte und *f'* linke Niere, *g* rechte und *g'* linke Nebenniere, *h* Übergang der rechten dorsalen Längslage des großen Kolons in das kleine Kolon, *i* Aorta, *i'* Stumpf der A. mesenterica cranialis, *k* V. cava caudalis, *l* V. portae, *m, m'* Aa. und Vv. renales, *n* Blutgefäße der Milz, *o* Netz (abgeschnitten), *p, p'* Harnleiter

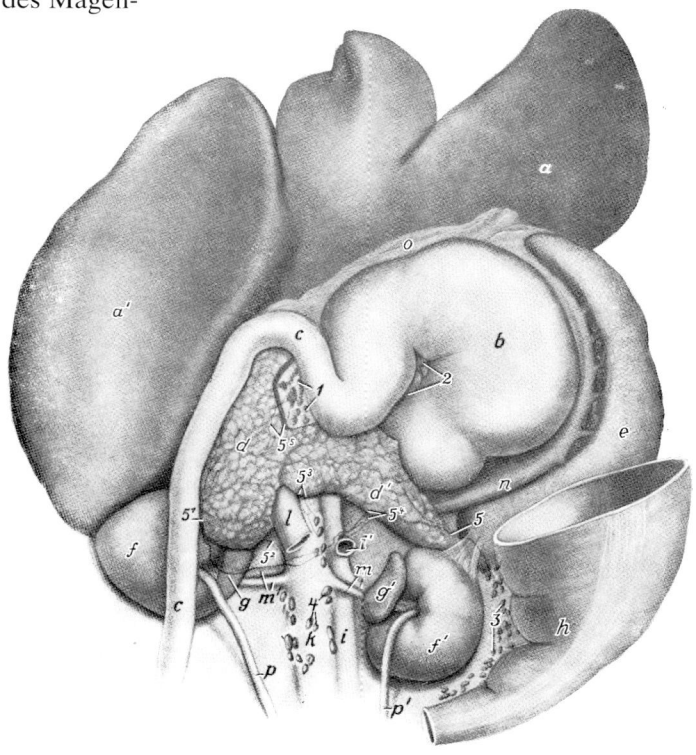

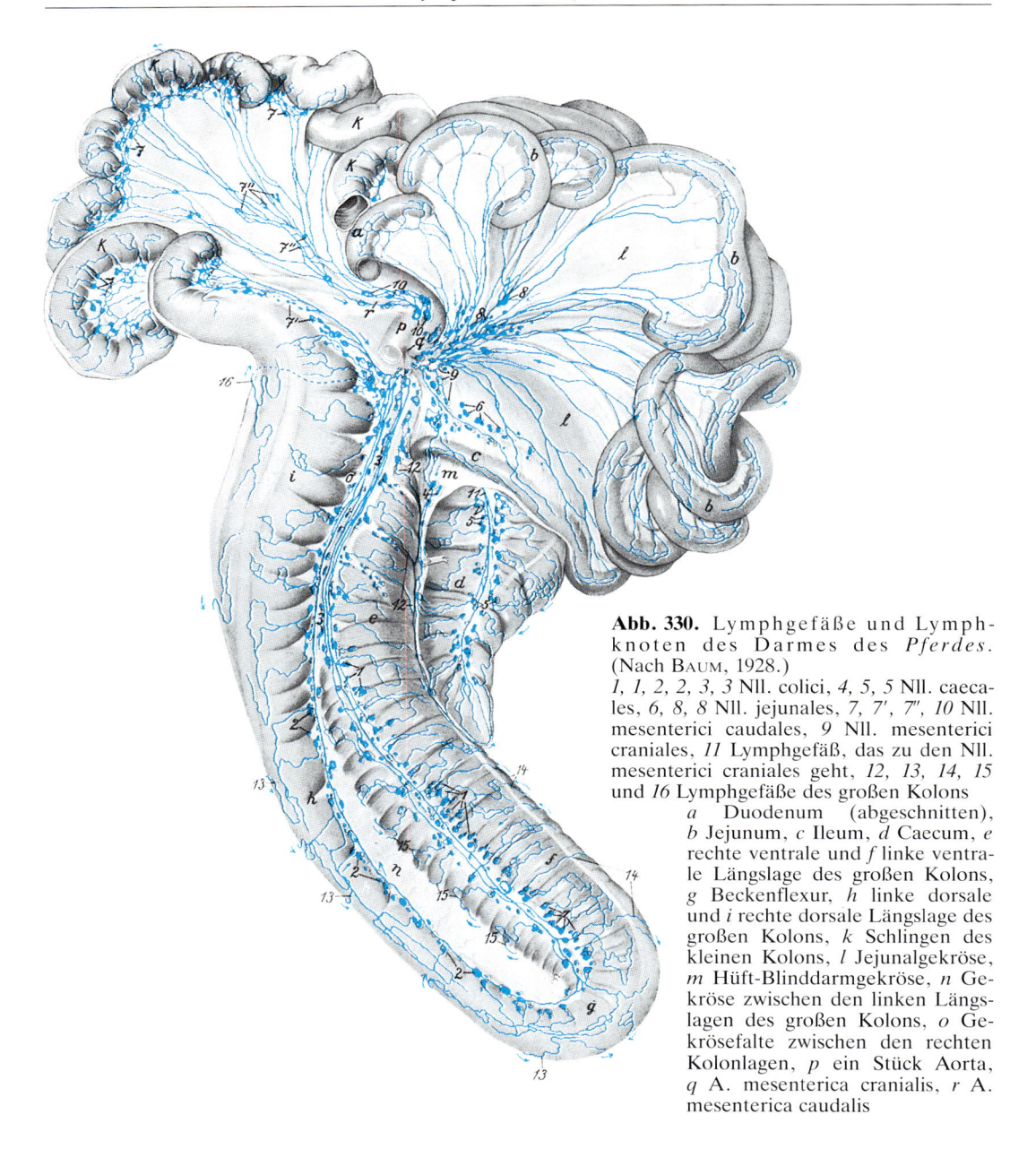

Abb. 330. Lymphgefäße und Lymphknoten des Darmes des *Pferdes*. (Nach Baum, 1928.)
1, 1, 2, 2, 3, 3 Nll. colici, *4, 5, 5* Nll. caecales, *6, 8, 8* Nll. jejunales, *7, 7', 7", 10* Nll. mesenterici caudales, *9* Nll. mesenterici craniales, *11* Lymphgefäß, das zu den Nll. mesenterici craniales geht, *12, 13, 14, 15* und *16* Lymphgefäße des großen Kolons
a Duodenum (abgeschnitten), *b* Jejunum, *c* Ileum, *d* Caecum, *e* rechte ventrale und *f* linke ventrale Längslage des großen Kolons, *g* Beckenflexur, *h* linke dorsale und *i* rechte dorsale Längslage des großen Kolons, *k* Schlingen des kleinen Kolons, *l* Jejunalgekröse, *m* Hüft-Blinddarmgekröse, *n* Gekröse zwischen den linken Längslagen des großen Kolons, *o* Gekrösefalte zwischen den rechten Kolonlagen, *p* ein Stück Aorta, *q* A. mesenterica cranialis, *r* A. mesenterica caudalis

Nll. jejunales des Pfd. (330/8)

Etwa 35–90 Knoten liegen im Ursprungsteil der Aa. jejunales oder im Mesojejunum näher an die Leerdarmschlingen herangerückt. Einige Knoten, die vor allem für den Hüftdarm regionär sind, sind dem Ramus ilei mesenterialis zugeordnet. Stets bei der Fleischuntersuchung zu beachten.

Zufluß: Jejunum, Ileum.
Abfluß: Nll. mesenterici craniales.

Nll. caecales des Pfd.
(257/4, 5; 330/4, 5; 331/a, a', a")

An den Aa. caecales medialis und lateralis entlang der medialen und lateralen Blinddarmtänie bilden je 500–700 Einzelknoten 30–70 mm breite, streifenförmige Pakete. Dazu kommen 4–18 Knoten an der dorsalen Tänie bzw. in der Plica ileocaecalis. Anläßlich der Fleischuntersuchung stets zu berücksichtigen.

Zufluß: Duodenum, Ileum, Caecum.
Abfluß: Nll. mesenterici craniales.

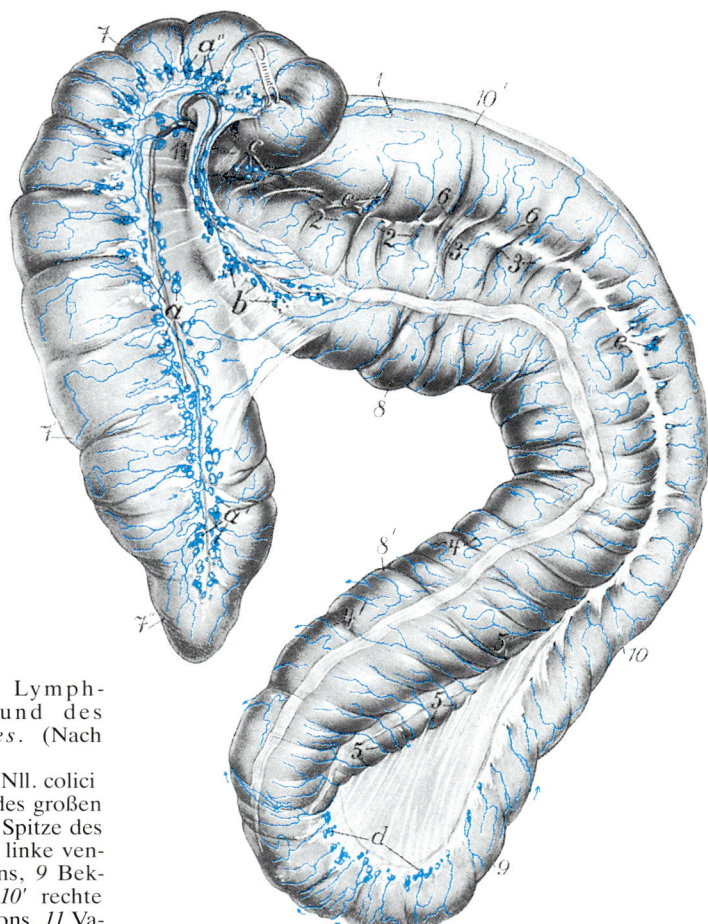

Abb. 331. Lymphgefäße und Lymphknoten des Blinddarmes und des großen Kolons des *Pferdes*. (Nach BAUM, 1928.)
a, a', a" Nll. caecales, *b, c, d* und *e* Nll. colici *1, 2, 3, 4, 5* und *6* Lymphgefäße des großen Kolons, *7* Kopf, *7'* Körper und *7"* Spitze des Zäkums, *8* rechte ventrale und *8'* linke ventrale Längslage des großen Kolons, *9* Bekkenflexur, *10* linke dorsale und *10'* rechte dorsale Längslage des großen Kolons, *11* Vasa efferentia der Nll. caecales, die zu den Nll. mesenterici craniales ziehen

Nll. colici des Pfd.
(257/6, 7; 330/1, 2, 3; 331/b, c, d, e)

Zwischen den rechten Längslagen des Colon ascendens finden sich lateral 100–150 Einzelknoten, medial, d. h. in unmittelbarer Nachbarschaft der beiden Arterien des großen Kolons, liegen zwei langgestreckte Knotenpakete; zwischen den linken Längslagen sind die Knotenpakete in eine ventrale und eine dorsale langgestreckte Gruppe geschieden. Die Gesamtzahl der Einzelknoten im Mesocolon ascendens wird mit 2000–4000, selbst bis 6000 angegeben. Stets bei der Fleischuntersuchung zu beachten.

Zufluß: Colon ascendens und transversum, Ileum, großes Netz.

Abfluß: Die Vasa efferentia der einzelnen Knoten sind über lange Strecken miteinander zu stärkeren Lymphstämmen verbunden, die die Aa. colicae begleiten. Sie münden in die Nll. mesenterici craniales.

Lymphocentrum mesentericum caudale

Nll. mesenterici caudales des Pfd.
(257/8, 9; 330/7, 7', 7", 10)

Die Gruppe liegt an der A. mesenterica caudalis, auch vereinzelt an deren Ästen im Gekröse des Colon descendens und wieder sehr zahlreich am Gekröseansatz entlang dem Darmrohr.

Die Anzahl der Knoten ist beträchtlich. In der Gekrösewurzel werden 30–50, im Mesocolon descendens 50–100 und am Gekröseansatz 1600–1800 Einzelknoten gezählt. Regelmäßig bei der Fleischuntersuchung zu beachten.

Zufluß: Colon descendens, Rektum, Pankreas, Bauchfell, großes Netz; Durchflußlymphe von den Nll. anorectales.

Abfluß: Die darmnahen Knoten schicken ihre Vasa efferentia einerseits zu den Nll. mesenterici craniales, andererseits zu den Knoten der eigenen Gruppe in der Gekrösewurzel. Von hier fließen stärkere Stämme in den Truncus lumbalis oder bilden Parallelbahnen dazu, die in die Lendenzisterne münden.

Nll. vesicales des Pfd.

Ausnahmsweise finden sich im Seitenband der Harnblase ein oder zwei kleine Knoten, die Lymphgefäße von der Harnblase und der Prostata aufnehmen.

Lymphocentrum iliosacrale

Nll. iliaci mediales des Pfd. (257/*14;* 260/*1;* 320/*40;* 332/*3;* 333/*3;* 334/*2;* 335/*c*)

Am Ursprung der Aa. und Vv. circumflexae ilium profundae sowie Aa. und Vv. iliacae externae sind diese Gefäße von rund 25, aber auch mehr, selten nur 3–4, dann großen Knoten umgeben, die subperitoneal gelegen sind, jedoch nicht so innig dem Bauchfell anhaften wie die Nll. lumbales aortici, mit denen die vordersten Knoten zusammenstoßen. In Verdachtsfällen anläßlich der Fleischuntersuchung zu berücksichtigen.

Zufluß: Innere Lendenmuskulatur, innerer schiefer Bauchmuskel; Fascia lata und ihr Spannmuskel; fast alle Muskeln am Becken und Oberschenkel; Knochen des Beckens, Oberschenkelbein; Hüftgelenke; Brust- und Bauchfell; Harnleiter, Harnblase; Hoden, Nebenhoden, Samenleiter und akzessorische Geschlechtsdrüsen bzw. Eier-

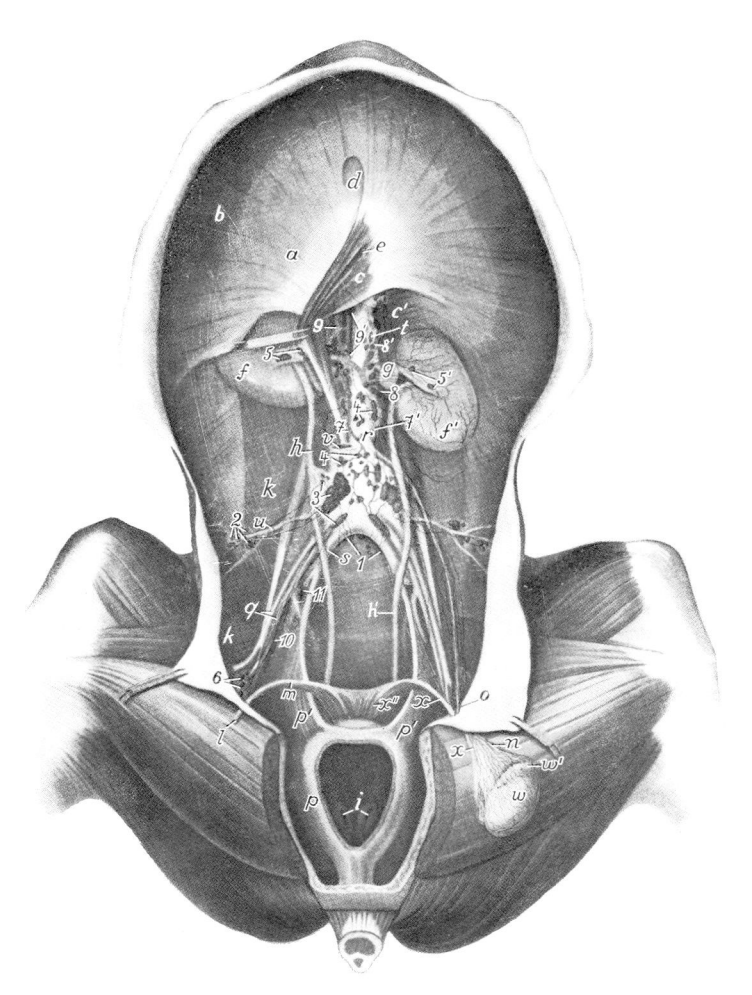

Abb. 332. Lymphknoten und Lymphgefäße an der dorsalen Bauchwand des *Pferdes.* (Nach BAUM, 1928.)
1 Nll. hypogastrici, *2* Nll. iliaci laterales, *3* Nll. iliaci mediales, *4* Nll. lumbales aortici, *5, 5'* Nll. renales, *6* Nll. inguinales profundi, *7, 7'* Trunci lumbales, *8, 8'* Truncus intestinalis, *9, 9'* Lendenzisterne, *10* Vas efferens des Nl. coxalis, *11* Nl. obturatorius mit Vas efferens
a Centrum tendineum und *b* Pars costalis des Zwerchfells, *c, c'* Zwerchfellpfeiler, *d* Hohlvenenschlitz, *e* Speiseröhrenschlitz, *f* rechte und *f'* linke Niere, *g* linke Nebenniere, *h* rechter und *h'* linker Harnleiter, *i* Uretermündungen, *k* Lendenmuskulatur, *l* und *m* rechter Ductus deferens, *n* linker Samenstrang, *o* A. testicularis sinistra (rechterseits ist sie nicht gezeichnet), *p* Harnblase, *p', p''* Ligg. vesicae lateralia, *q* A. und V. iliaca externa, *r* Aorta, *s* A. iliaca interna dextra, *t* A. mesenterica cranialis (abgeschnitten), *u* A. und V. circumflexa ilium profunda dextra, *v* kaudale Hohlvene (abgeschnitten), *w* linker Hoden, *w'* linker Nebenhoden, *x, x', x''* linker Ductus deferens

stock, Eileiter, Gebärmutter und weibliche Harnröhre; Aorta abdominalis; Durchgangslymphe der Nll. iliaci laterales, Nll. hypogastrici, Nll. inguinales profundi, Nll. subiliaci.

Abfluß: Nll. lumbales aortici oder einige Vasa efferentia vereinigen sich zum Truncus lumbalis, der auch als doppelte Bahn zur Lendenzisterne ziehen kann.

Nll. iliaci laterales des Pfd. (260/1'; 320/41; 332/2; 335/f)

Jederseits im Winkel zwischen den Endästen der A. und V. circumflexa ilium profunda tritt eine kleinere Gruppe von 4–20 Knoten auf. In Verdachtsfällen bei der Fleischuntersuchung zu beachten.

Zufluß: Bauchmuskeln, Fascia thoracolumbalis, Fascia lata und ihr Spannmuskel; Rippen, Knochen des Beckens; Brust- und Bauchfell; Leber, Nieren, Zwerchfell; Durchgangslymphe der Nll. subiliaci.

Abfluß: Nll. iliaci mediales und Nll. lumbales aortici.

Nll. hypogastrici des Pfd. (260/1''; 320/42; 332/1; 333/4, 5; 334/3, 4; 335/d)

Eine A. sacralis mediana fehlt dem Pferd oder ist nur schwach ausgebildet. Demnach kann eine Bezeichnung von Nll. sacrales nicht verwendet werden. Die zu beschreibenden Lymphknoten sind demzufolge ausschließlich Nll. hypogastrici.

Eine recht konstante Gruppe von 5–10 Knoten ist im Teilungswinkel der Aorta in die Aa. iliacae internae zu finden. Weitere Einzelknoten kommen gelegentlich innen am breiten Beckenband an der A. pudenda interna vor.

Zufluß: Haut am Sitzhöcker; Mm. glutaeus superficialis und medius, Hinterbackenmuskulatur, M. obturatorius internus, M. quadratus lumborum, M. tensor fasciae latae; Lendenwirbel, Kreuzbein, Hüftbein, Oberschenkelbein; männliche Harnröhre und akzessorische Geschlechtsdrüsen, M. ischiocavernosus bzw. Uterus und Vagina; Durchflußlymphe des Lc. ischiadicum und des Nl. obturatorius.

Abfluß: Nll. iliaci mediales.

Nll. anorectales des Pfd. (260/1'''; 320/43; 334/5)

Am dorsalen Rand des retroperitoneal gelegenen Abschnitts des Rektums sowie im Winkel zwischen After, kaudalem Rand der Hinterbackenmuskulatur und Schwanz sind rund 15–45 Knoten zu finden.

Zufluß: Colon descendens, Rectum, Anus, Haut des Beckenausgangs und Schwanzes; Schwanzmuskeln und Schwanzwirbel; M. semimembranosus; Harnröhre; Vagina, Vulva, Klitoris, Uterus.

Abfluß: Nll. mesenterici caudales, Nll. hypogastrici, Nll. ischiadici.

Nl. uterinus des Pfd. (334/7)

Im Ligamentum latum uteri kann inkonstant ein kleiner Knoten auftreten.

Zufluß: Uterus.

Abfluß: Nll. iliaci mediales oder Nll. lumbales aortici.

Nl. obturatorius des Pfd. (260/1^V; 320/45; 332/11; 335/e)

Ein kleiner, sehr inkonstanter Knoten am kranialen Rand der A. und V. obturatoria, meistens von der Beckenhöhle aus subperitonäal sichtbar.

Zufluß: Fascia lata, M. iliopsoas, M. tensor fasciae latae, M. quadriceps femoris, Glutäenmuskulatur; Hüftgelenk, Beckenknochen.

Abfluß: Nll. hypogastrici.

Lymphocentrum inguinale profundum (seu iliofemorale)

Nll. inguinales profundi des Pfd. (260/2'; 320/47; 332/6; 333/2; 335/b)

Im Schenkelkanal wird um die A. und V. femoralis und den Ursprung der A. und V. profunda femoris aus 16–35 Einzelknoten ein keilförmiges, 80–120 mm langes Paket gebildet.

Zufluß: Haut des Unterschenkels und Fußes; Faszien; fast alle Muskeln am Becken und Oberschenkel und alle Muskeln und Sehnen am Unterschenkel und Fuß; Bauchmuskulatur; alle Knochen und Gelenke der Beckengliedmaße; Bauchfell; Scheidenhautfortsatz mit M. cremaster, Penis, M. ischiocavernosus bzw. Uterus; Durchflußlymphe der Nll. inguinales superficiales und des Lc. popliteum.

Abfluß: Nll. iliaci mediales; ausnahmsweise direkt in die Lendenzisterne.

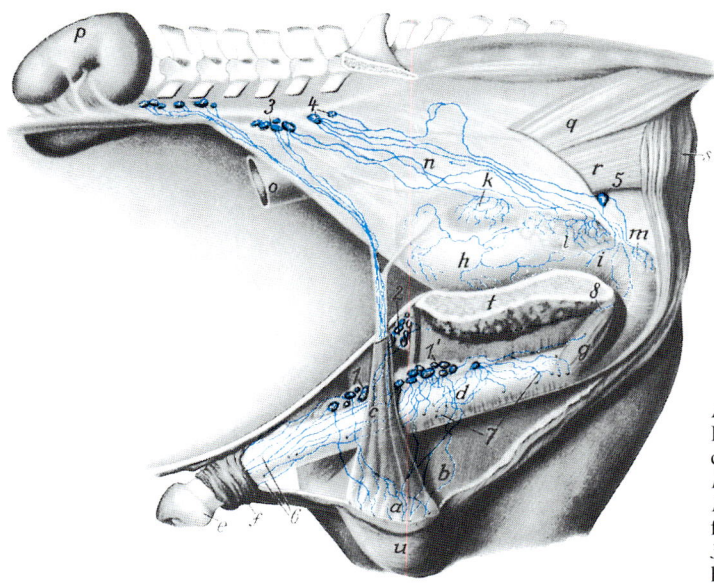

Abb. 333. Lymphgefäße und Lymphknoten der männlichen Geschlechtsorgane des *Pferdes*. (Nach Baum, 1928.)
1, 1' Nll. scrotales (inguinales superficiales), *2* Nll. inguinales profundi, *3* Nll. iliaci mediales, *4* und *5* Nll. hypogastrici, *6, 7, 8* Lymphgefäße vom Begattungsorgan

a linker Hoden und *b* linker Nebenhoden, beide bedeckt, *c* vom Scheidenhautfortsatz und vom M. cremaster, *d* Penis, *e* Glans penis, *f* Praeputium, *g* M. ischiocavernosus, *h* Harnblase, *i* Harnröhre, vom M. urethralis umgeben, *k* Samenblase, *l* Prostata, *m* Bulbourethraldrüse, *n* Seitenband der Harnblase, *o* Rektum, *p* Niere, *q* After, *t* ventrale Beckenwand, *u* Skrotum

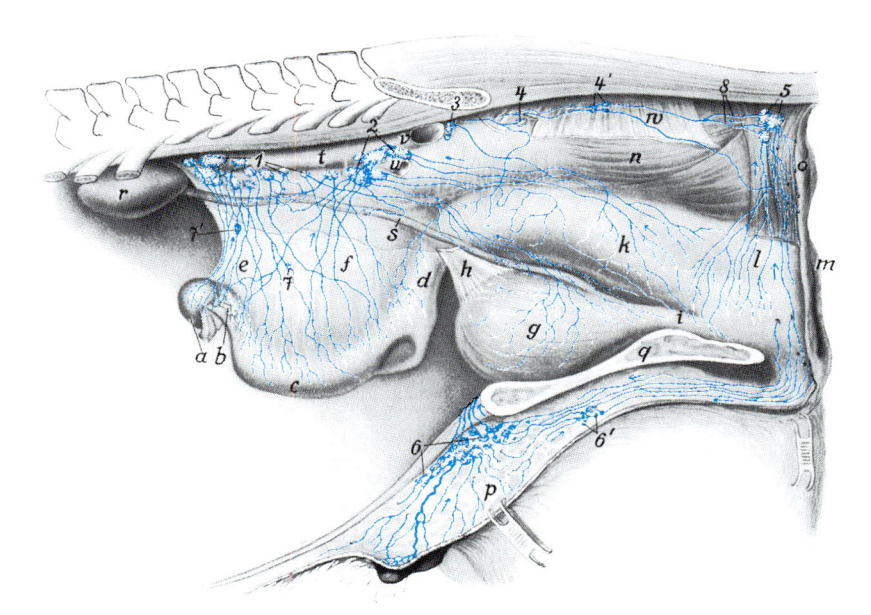

Abb. 334. Lymphknoten und Lymphgefäße der weiblichen Geschlechtsorgane des *Pferdes*. (Nach Baum, 1928.)
1 Nll. lumbales aortici, *2* Nll. iliaci mediales, *3* und *4* Nll. hypogastrici, *4'* linke Nll. ischiadici, die außen am breiten Beckenband liegen, *5* Nll. anorectales, *6* und *6'* Nll. mammarii, *7* Nl. uterinus, *7'* Nl. ovaricus, *8* Vasa efferentia der Nll. anorectales, die an die laterale Seite des breiten Beckenbandes treten und zu den Lnn. ischiadici ziehen

a Eierstock, *b* Eileiter, *c* linkes Uterushorn, *d* Uteruskörper, *e* Mesovarium, *f* Mesometrium, *g* Harnblase, *h* Lig. vesicae laterale (abgeschnitten), *i* Harnröhre, *k* Vagina, *l* Vestibulum vaginae, *m* Labium pudendi, *n* Rektum, *o* After, *p* Euter, *q* ventrale Beckenwand, *r* Niere, *s* Harnleiter, *t* Aorta, *u* A. iliaca ext. (quergeschnitten), *v* A. iliaca int. (quergeschnitten), *w* breites Beckenband (durchtrennt)

Lymphocentrum inguinale superficiale (seu inguinofemorale)

Nll. inguinales superficiales des Pfd. (Nll. scrotales 320/*49;* 333/*1, 1';* Nll. mammarii 260/*3;* 334/*6, 6'*)

Bei männlichen und weiblichen Tieren finden sich jederseits 20–100 Knoten zwischen ventraler Rumpfwand einerseits sowie Präputium und Skrotum bzw. Euter andererseits. Beim männlichen Tier teilt der lateral verlaufende Samenstrang eine größere, kraniale Gruppe mit 110–130 mm Länge von einer kleineren, kaudalen Gruppe mit 40–60 mm Länge. Sie sind seitlich vom Penis gut tastbar. Beim weiblichen Tier überragt das jederseitige 100–140 mm lange Paket die Euterbasis nach lateral und kranial; es reicht kaudal bis zur Umgebung der A. und V. pudenda externa; inkonstant liegt eine kleine Gruppe auch dem kaudalen Abschnitt der Euterbasis an. Die Euterlymphknoten sind tastbar. Bei beiden Geschlechtern sind diese Knoten regelmäßig anläßlich der Fleischuntersuchung und in Verdachtsfällen anzuschneiden und zu untersuchen.

Zufluß: Haut der seitlichen und ventralen Rumpfwand, Haut vom Oberschenkel bis zum Fuß; Bauchmuskeln, Bauchhautmuskel; Schambein, Skrotum, Präputium, Penis, M. ischiocavernosus, männliche Harnröhre bzw. Vulva, Klitoris, Euter.

Abfluß: Nll. inguinales profundi.

Nll. subiliaci des Pfd. (260/*3';* 320/*50;* 323/*3*)

Das aus 15–50 Knoten bestehende etwa 60–100 mm lange Paket ist in der Mitte zwischen der Kniescheibe und dem Hüfthöcker am kranialen bzw. kraniomedialen Rand des M. tensor fasciae latae zu finden. Hier ist es tastbar. Anläßlich der Fleischuntersuchung ist es in Verdachtsfällen anzuschneiden und zu untersuchen.

Zufluß: Haut der dorsalen und seitlichen Rumpfwand, der Kniefalte, über dem Becken, Oberschenkel und Knie; Faszien; M. tensor fasciae latae; Bauchhautmuskel.

Abfluß: Nll. iliaci laterales oder Nll. iliaci mediales oder beide Gruppen.

Nl. coxalis des Pfd. (260/*3";* 320/*51*)

Der inkonstante Knoten kommt nur in einem Viertel aller Fälle vor und liegt an der Beugeseite des Hüftgelenkes auf dem M. rectus femoris zwischen M. iliacus und M. glutaeus profundus bzw. medius oder wenig weiter ventrolateral an der Innenseite des M. tensor fasciae latae an der A. und V. circumflexa femoris lateralis.

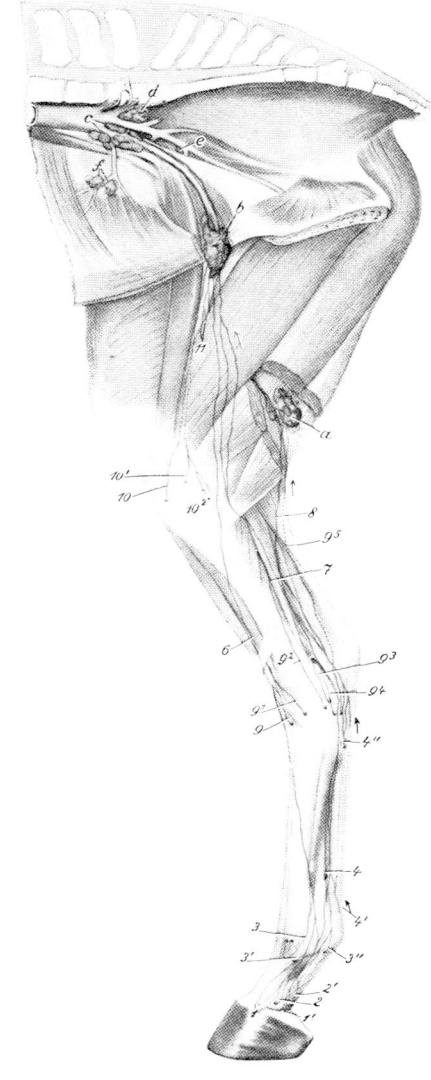

Abb. 335. Tiefe Lymphknoten und Lymphgefäße der Beckengliedmaße des *Pferdes*, mediale Ansicht. (Nach Baum, 1928.)
a Nll. poplitei profundi, *b* Nll. inguinales profundi, *c* Nll. iliaci mediales, *d* Nll. hypogastrici, *e* Nl. obturatorius, *f* Nll. iliaci laterales
1, 1' Lymphgefäße des Hufes und Hufgelenkes, *2, 2'* des Krongelenkes, *3, 3', 3"* des Fesselgelenkes; *4, 4', 4"* Lymphgefäße, die von der lateralen nach der medialen Seite hindurchtreten, *6* Lymphgefäße in der Nähe der V. saphena, *7* Lymphgefäß, das mit der V. tibialis caudalis verläuft; *8* Lymphgefäß, das in die Nll. poplitei mündet; *9, 9^1, 9^2, 9^3, 9^4, 9^5* Lymphgefäße des Tarsalgelenkes, *10, 10', 10^2* des Kniegelenkes; *11* von der lateralen Seite in den Schenkelkanal eintretende Lymphgefäße

Zufluß: Hüftgelenk, Gesäßmuskeln, Kniegelenksstrecker, Fascia lata und ihr Spannmuskel.

Abfluß: Nll. iliaci mediales.

Lymphocentrum ischiadicum
Nll. ischiadici des Pfd. (260/*4;* 320/*54;* 334/*4'*)

Am Seitenrand des Kreuzbeins, außen dem breiten Beckenband aufliegend, findet sich an der A. und V. glutaea caudalis, bedeckt vom M. biceps femoris, eine Gruppe von 1–5 Knoten. In Verdachtsfällen bei der Fleischuntersuchung zu berücksichtigen.

Zufluß: Haut des Beckens und des Schwanzes; M. glutaeus superficialis; Hinterbackenmuskeln; Kreuzbein, Hüftbein, Schwanzwirbel; Durchflußlymphe evtl. des hintersten Nl. hypogastricus und der Nll. anorectales.

Abfluß: Nll. hypogastrici.

Lymphocentrum popliteum
Nll. poplitei profundi des Pfd. (260/*5;* 320/*57;* 335/*a*)

Etwa 50 mm tief in der Kniekehle zwischen den Mm. biceps femoris und semitendinosus verdeckt, liegt auf dem M. gastrocnemius ein aus 3–12 Knoten bestehendes, bis 50 mm langes Paket. In Verdachtsfällen anläßlich der Fleischuntersuchung zu berücksichtigen.

Zufluß: Haut vom Oberschenkel bis zur Zehe; Fascia cruris; Hinterbackenmuskeln und Adduktoren; M. gastrocnemius; Sehne des langen Zehenstreckers, des oberflächlichen Zehenbeugers, Sehnen der Strecker des Sprunggelenkes, M. interosseus medius; alle Knochen der Beckengliedmaße, außer Kniescheibe und Wadenbein; alle Gelenke des Fußes.

Abfluß: Durch den Schenkelkanal zu den Nll. inguinales profundi.

Lymphsammelgänge
Ductus thoracicus des Pfd. (252; 320/*60;* 325/*4, 4';* 326/*14*)

Der Ductus thoracicus des Pfd. nimmt den im vergleichenden Kapitel beschriebenen Verlauf. Er ist im Regelfall ungeteilt, nur ausnahmsweise spaltet er am Ursprung oder während des weiteren Verlaufs einen Zweig ab, der parallel zu ihm an den linken dorsalen Rand der Aorta tritt. Auch in solchen Fällen erfolgt eine Vereinigung beider Stämme beim Überwechseln des Brustlymphganges von rechts nach links in Höhe des 6. Brustwirbels. BAUM sah nur einen Fall, wo der Ductus thoracicus vom Ursprung bis zum Ende links verlief.

Im präkardialen Mittelfell liegt er links von Speise- und Luftröhre unter der A. subclavia sinistra und ihren Ästen. Ausnahmsweise teilt er sich im Endabschnitt in 2, sogar 3 Äste, die sich kurz vor der Mündung wieder vereinigen. Der Ductus thoracicus ist durchweg 7–10 mm stark, extreme Schwankungen zwischen 5 und 20 mm kommen selten vor. Erst im 30–40 mm langen Endstück erweitert er sich zur 13–20 mm weiten, im allgemeinen deutlichen Ampulle. Die Mündung erfolgt am kranialen Rand der 1. linken Rippe oder bis 25 mm kranial vor der 1. Rippe in die V. cava cranialis bzw. auch die V. jugularis externa sinistra. An der Einmündung finden sich 2 halbmondförmige Klappen, die aber nur unvollständig schließen, so daß am toten Pferd stets Blut aus den Venen retrograd in den Brustlymphgang hochsteigt.

Rund 5 mm vor der Mündung ist ein zweites Klappenpaar vorhanden, und im weiteren rückwärtigen Verlauf finden sich durchschnittlich 10–15 teils einfache, teils paarige Klappen, die mehrheitlich im linken Abschnitt des Ductus thoracicus vorkommen, während der rechte Abschnitt nur wenige Klappen aufweist oder sogar klappenfrei ist. Alle diese Klappen sind beim toten Tier insuffizient.

Cisterna chyli des Pfd. (254; 257/*10;* 332/*9*)

Die Lendenzisterne reicht als spindelförmiger Sack im Regelfall vom 2. Lendenwirbel bis zum letzten Brustwirbel und ist 110–120, ausnahmsweise bis 180 mm lang und an der weitesten Stelle 15–20 mm weit. Sie weist 2–5 teils einfache, teils paarige Klappen auf. Auch die einmündenden Lymphgänge können durch Klappen unvollständig geschlossen werden. In den kaudalen Pol münden die Trunci lumbales, in die kaudale Hälfte von ventral und etwas rechts der Truncus intestinalis, und in die kraniale Hälfte von rechts und ventral der Truncus coeliacus ein. Am kranialen Pol wird der

Ductus thoracicus ein- oder zweiästig entlassen.

Die Formenvariation der Lendenzisterne kann überraschen. Neben der einfachen, spindelförmigen Erweiterung gibt es Zisternen, die überhaupt nicht deutlich vom Truncus lumbalis abgesetzt sind. Andererseits finden sich Fälle, bei denen die Zisterne in zwei, die Aorta mehr flankierende Schenkel aufgeteilt ist. Jeder Schenkel ist mit Ausbuchtungen versehen; zudem sind beide Schenkel durch Queräste vielgestaltig miteinander verbunden, so daß sich grobe, über der Aorta gelegene Maschen bilden.

Truncus coeliacus und Truncus intestinalis des Pfd. (254/*Tc, Ti*; 257/*11, 12*; 320/*63, 64*; 332/*8, 8'*)

Der Truncus coeliacus entwickelt sich aus den Vasa efferentia der Nll. coeliaci. Er ist ein nur wenige Zentimeter langer und 8–10 mm weiter Gang, der die A. coeliaca rechts begleitet und zwischen Crus laterale sowie Crus mediale des rechten Zwerchfellpfeilers hindurchzieht und in die kraniale Hälfte der Lendenzisterne mündet.

Der Truncus intestinalis entsteht als kurzer (10–15 mm) aber weiter (7–9 mm) Stamm aus dem Zusammenfluß der Vasa efferentia der Nll. mesenterici craniales. Er steigt rechtsseitig der A. mesenterica cranialis und zwischen Aorta und Vena cava caudalis zum kaudalen Ende oder zur kaudalen Hälfte der Lendenzisterne auf. Oft wird der Eindruck vermittelt, als ob durch das Zusammenfließen von Truncus intestinalis und Truncus lumbalis die Lendenzisterne entstehen würde. In der Mehrzahl der Fälle gabelt sich der Truncus intestinalis in zwei Teiläste, die getrennt in die Lendenzisterne münden.

Truncus lumbalis des Pfd. (257/*13*; 320/*61*; 332/*7*)

Die Vasa efferentia der Nll. lumbales aortici formieren sich zu einem starken, 10 mm weiten Stamm, der auch Vasa efferentia der Nll. mesenterici caudales und Nll. iliaci mediales aufnimmt und in das kaudale Ende der Lendenzisterne einmündet. Welchen der genannten Lymphknotengruppen der Truncus lumbalis vornehmlich seine Entstehung verdankt, wechselt sehr stark. Gelegentlich fließen Sammelgänge über eine längere Strecke parallel zum Truncus lumbalis, bevor sie in ihn oder die Lendenzisterne einmünden, so daß der Truncus mehr oder weniger deutlich doppelt ausgebildet erscheint.

Truncus jugularis des Pfd. (246/*k*; 247/*Tj*; 320/*59*)

Der Truncus jugularis dexter und der Truncus jugularis sinister sind 3–5 mm weite Lymphstämme, die aus den Vasa efferentia der Nll. cervicales profundi craniales entstehen und in die Nll. cervicales profundi caudales einmünden. Abweichungen im Verlauf des Truncus jugularis entlang der Luftröhre kommen nur vor, wenn ausnahmsweise der Gang auf einer Seite doppelt ausgebildet ist.

Ductus lymphaticus dexter des Pfd.

Der Ductus lymphaticus dexter ist etwa 40 mm lang und 8–10 mm weit. Er entsteht aus Vasa efferentia der rechtsseitig gelegenen Nll. mediastinales craniales. Er steigt dicht vor der 1. rechten Rippe in schwachem Bogen auf die V. jugularis externa zu. Dabei nimmt er Vasa efferentia der Nll. cervicales superficiales und der Nll. cervicales profundi caudales auf. Seine Mündung in die V. jugularis externa, gelegentlich auch in die V. cava cranialis oder den Teilungswinkel der Vv. jugulares, ist mit einem Klappenpaar ausgestattet. Auch im kurzen Verlauf des Ductus lymphaticus dexter können weitere ein bis zwei Klappenpaare auftreten.

HAUT UND HAUTORGANE

Allgemeine Decke, Integumentum commune

Allgemeine und vergleichende Betrachtung

Die **Haut, Cutis,** stellt als äußere Bedeckung die schützende Umhüllung des Körpers gegen die Außenwelt dar und befindet sich in einem Zustand dauernder Spannung (Klaffen der Schnittwundränder). Schon für den *Urmenschen* besaß die tierische Haut mit ihren verschiedenen Bildungen (z.B. den Haaren) als erstes Bekleidungsstück und Handelsobjekt eine überragende Bedeutung, und sie war dem Menschen auch von allen Organen des tierischen Körpers am ersten und besten bekannt und vertraut. Deshalb wohl spielt die Haut im Sprachgebrauch des *Menschen* eine beachtliche Rolle. Dies äußert sich in einer großen Zahl von Wortkombinationen, die in Verbindung mit den Begriffen „Haut", „Fell" und „Haar" geprägt worden sind und noch heute unsere Sprache anschaulich beleben. Mit diesen Ausdrücken werden besondere psychische Zustände und alltägliche Verhaltensweisen des *Menschen* charakterisiert. Stellvertretend für zahlreiche dieser Wortverbindungen seien einige der bekanntesten und gebräuchlichsten Redensarten hier angeführt: *„aus der Haut fahren"; „das geht auf keine Kuhhaut"; „hautnahe Berührung"; „seine Haut zum Markte tragen"; „eine Gänsehaut bekommen"; „auf der faulen Haut liegen"; „zäh wie Leder"; „ein dickes Fell haben"; „jemandem das Fell gerben"; „einem das Fell über die Ohren ziehen"; „ihn juckt das Fell"; „ihm sind alle Felle fortgeschwommen"; „mit Haut und Haar"; „Haarspalterei betreiben"; „haarscharf"; „um Haaresbreite"; „Haare auf den Zähnen haben"; „kein gutes Haar an jemandem lassen"; „etwas an den Haaren herbeiziehen"; „sich in die Wolle kriegen"; „sich die Sonne auf den Pelz brennen lassen"* u.ä.

Die Haut erfüllt als Grenzfläche zwischen Organismus und Umwelt eine Reihe von physiologischen Aufgaben und trägt damit ganz wesentlich zur Lebens- und Überlebensfähigkeit des Individuums bei.

Die Hauptaufgabe der allgemeinen Decke besteht im Schutz des Körpers gegen schädliche Einflüsse von außen. Sie schützt den Organismus nicht nur in hohem Maße vor *mechanischen, chemischen, physikalischen* Einwirkungen sowie dem Eindringen von *Parasiten, Bakterien* und *Viren,* sondern dient auch als „Ionenpol" zur Konstanterhaltung des *Serum-Elektrolytspiegels* und als Regulationsorgan für den Blutdruck. Die Haut ist für Wasser vollständig, gegenüber organischen Fetten (Salbengrundlage) nur teilweise undurchlässig. Auch bestimmte chemische Substanzen können die Haut durchdringen, sofern sie lipoidlöslich sind. Die unverletzte Haut verhindert in hohem Maße das Eindringen gasförmiger Stoffe und bietet Schutz vor Austrocknung des Körpers.

Als **Hautsinnesorgane** sind Rezeptoren für Temperatur, Druck, Spannung und Schmerz in die Haut eingebaut. Sie ermöglichen den Kontakt zwischen dem zentralen Nervensystem des Individuums und seiner Umwelt. Die Haut stellt daher ein „**Gefühlsorgan**" dar.

Für die **Konstanterhaltung der Körpertemperatur** homoiostatischer Lebewesen, zu denen unsere *Haussäugetiere* gehören, ist die Haut mit Haaren, Talg- und Schweißdrüsen sowie Blutgefäßen ausgestattet, die außer der Ernährung vor allem der lebenswichtigen **Wärmeregulierung** des Körpers dienen. Daher besitzt die Haut ein viel dichteres Blutgefäßsystem, als zu ihrer Ernährung erforderlich ist. Die zahlreichen Blutgefäßnetze der Haut können, je nach dem Grade ihrer Füllung, einen großen Teil des gesamten Körperblutes in sich aufnehmen. Ihre Erweiterung oder Verengung wird vom zentralen Nervensystem automatisch gesteuert und bedingt eine Vermehrung bzw. Verminderung der Wärmeabgabe. In diesem Zusammenhang spielen auch die Dicke und der histologische Aufbau der Haut, die Beziehung zwischen Oberfläche und Volumen des Körpers, die Vergrößerung der Körperoberfläche durch Hautfaltenbildung, die Dichte, die Farbe und der Aufbau der Haare sowie die permanente Pigmentierung der äußeren Hautschichten als wichtige anatomische Vorrichtungen eine bedeutende Rolle. Die Haut ist ein schlechter Wärmeleiter, was vor allem durch das Fettpolster der Unterhaut bedingt ist.

Die Orientierung der Haare zur Hautoberfläche und der dadurch ermöglichte Lufteinschluß zwischen den Haaren und der Haut, die *passive Flüssigkeitsverdunstung, Perspiratio insensibilis*, die *aktive Schweißbildung* und deren *Verdunstung, Perspiratio sensibilis*, sowie periodisch auftretende Pigmentierungen stellen wichtige physiologische Vorrichtungen dar, mit deren Hilfe die Thermoregulation sinnvoll gesteuert werden kann.

Die Haut besitzt wärmespeichernde *Haare* und *Drüsen*, die für die **Säugetiere, Haartiere,** charakteristisch sind. Während die *Schweißdrüsen* vorwiegend der **Wärmeregulation** (Verdunstungskälte) und der **Exkretion** (Abgabe von Stoffwechselendprodukten) dienen, obliegt den *Talgdrüsen* die **Einfettung der Haare und der Haut**, um diese wasserabstoßend zu machen. Ungesättigte Fettsäuren aus dem Sekret der Talg- und Schweißdrüsen wirken darüber hinaus bakterienabweisend. Dadurch wird die Ansiedlung größerer Mengen von Bakterien auf der Haut verhindert, wenngleich sie stets von Keimen, auch pathogenen, besiedelt ist. Durch besondere Anhäufung und Vergrößerung der eventuell *modifizierten Schweiß-* oder *Talgdrüsen* entstehen **lokalisierte Spezialdrüsenapparate**, die Duftstoffe absondern, welche zur Markierung bestimmter Territorien dienen und mit Hilfe der Witterungsorgane das Auffinden des Geschlechtspartners oder des Muttertieres ermöglichen und somit die **innerartliche Kommunikation** fördern.

Die Haut geht an allen natürlichen Körperöffnungen in die sehr ähnlich gebaute kutane Schleimhaut der entsprechenden Hohlorgane (Mundhöhle, Nasenvorhof, After, Scheide) oder sackähnlicher Gebilde (Konjunktivalsack, Präputialsack) über. Durch Bildung von Hautfalten wird an bestimmten Körperstellen (Präputium, Kniefalte, Achselhöhle) die Voraussetzung für eine starke Umfangsvermehrung bzw. größere Bewegungsmöglichkeit geschaffen.

Nicht zuletzt trägt die Haut durch starke Verhornung an den Gliedmaßenenden zur schützenden Umhüllung der bei unseren *Haussäugetieren* recht unterschiedlich gestalteten **Zehenendorgane** (*Kralle, Klaue, Huf, Ballen*) bei, die zugleich als Waffen Verwendung finden können. Als Hornscheiden der knöchernen Hornzapfen stellen sie bei einigen *Wiederkäuern* sowohl wirksame Stirnwaffen als auch einen Kopfschmuck dar.

Manche Krankheiten spielen sich allein in der Haut ab (Räude), und oft läßt die Haut diagnostisch wichtige Symptome von Allgemeinerkrankungen (Rotlauf, Maul- und Klauenseuche u. a.) erkennen. Die Haut unserer *Haussäugetiere* ist sehr oft der Sitz von Ektoparasiten (Flöhe, Läuse, Zecken, Haarlinge usw).

Schließlich wird die durch Salzen oder Trocknen konservierte Haut der Schlachttiere zu **Leder** verarbeitet und stellt daher einen wichtigen Rohstoff für die Lederindustrie dar. Leder ist durch Gerbung konservierte tierische Haut unter Erhaltung der natürlich gewachsenen Faserverflechtung. Durch den Gerbprozeß wird bewirkt, daß die Haut nicht mehr faulen kann, lederartig auftrocknet und eine mehr oder weniger hohe Wärmebeständigkeit erreicht. Obschon aus den Häuten aller Tiere Leder gewonnen werden kann, werden die meisten Leder aus den Häuten der *Rinder* und den Fellen der *Kälber* hergestellt. Außerdem spielen Schaf- und Ziegenfelle eine große Rolle, während die Häute von *Pferd* und *Schwein* und die Felle von *Hund* und *Katze* nicht sehr ins Gewicht fallen. Unter Häuten (engl. *hides*) werden vom Gerbereigewerbe nur die Körperdecken von großen Tieren (*Rind, Pferd, Maulesel, Schwein*) und dazu die gerbfähigen Häute von *Reptilien, Amphibien* und *Fischen* verstanden. Die Haut kleiner Schlachttiere (*Kälber, Schafe, Ziegen, Lämmer*) wird hingegen als *Fell* (engl. *skin*) bezeichnet.

Die mit sehr dicht stehenden Wollhaaren versehene Haut verschiedener Tiere wird im weiteren Sinne Pelz, ihre Träger werden Pelztiere genannt. Zu ihnen gehören u. a. *Kaninchen, Chinchilla, Bisamratte, Nutria, Biber, Zobel, Edelmarder, Nerz, Otter, Waschbär, Fuchs* usw.

Bei *Narbenleder* ist die durch die Haarporen gezeichnete Oberflächenschicht in einer für jede Tierart charakteristischen Weise genarbt. Das *Spaltleder* wird nach maschinellem Spalten von dickeren Häuten aus den tiefer liegenden Schichten hergestellt und besitzt daher keine natürlichen Narben. Ungespaltene Leder mit Narbenschicht werden als *Voll-Leder* (z. B. Vollrindleder) bezeichnet.

Aus Ziegen- und Schaffellen wird Futterleder, Feinleder für Lederwaren und Bekleidungsleder hergestellt. Fensterleder (Waschleder) werden in Sämischgerbung aus Schaf-, Ziegen- und Rehfellen, deren Narbenteil sehr dünn abgespalten wird, produziert. Für Lederhandschuhe werden Felle von Zickeln und Lämmern sowie Häute von *Schweinen* verarbeitet. Das an seiner glatten Oberfläche erkennbare Nappa-Bekleidungsleder wird sowohl aus Rinderhäuten als auch aus Ziegen- und Schaffellen gefertigt.

Bereits mit bloßem Auge lassen sich am **Integumentum commune** drei Schichten unterscheiden, deren Ausbildung an den einzelnen Körperabschnitten stark variiert. Es sind dies die *Oberhaut, Epidermis*[1], und die *Lederhaut, Corium*[2], welche zusammen die eigentliche Haut, Cutis, bilden, sowie die als verschiebliche Unterlage dienende *Unterhaut, Tela subcutanea, Subcutis*[3].

Die Haut weist bei allen *Haussäugetieren* eine beachtliche Stärke auf und ist meist dicht behaart. Selbst bei scheinbar haarlosen Tieren wie den *afrikanischen Nackthunden* sind reichlich verkümmerte Haare ausgebildet. Weniger dichte Behaarung läßt auf der Hautoberfläche gröbere und feine Furchen erkennen, zwischen denen entsprechende Leisten stehen. Bei einer Umfangsverminderung der betreffenden Körperabschnitte können sie das Bild der Runzelung erzeugen.

Die unterschiedliche Dicke und Festigkeit der Haut ist je nach Tierart, Rasse, Alter, individueller Anlage und Körpergegend verschieden. Auch der Art der Ernährung und den klimatischen Verhältnissen kommt ein bestimmter Einfluß zu. Im allgemeinen ist die Haut am Rücken stärker als am Bauch, beim *Rind* dicker als beim *Pferd*. Alle Hautstellen, die mechanisch erheblich beansprucht werden (seitliche Rumpfflächen und Streckflächen der Gliedmaßen), sind dicker als die mehr geschützt liegenden (Bauchseite, Zwischenschenkelbereich, Medial- und Beugeflächen der Gliedmaßen). Schließlich ist die Haut bei hochgezüchteten und jüngeren Tieren dünner als bei alten Individuen und solchen der Landrassen.

Besonders stark ist die Haut dorsal am Schwanz des *Pferdes*, am Triel des *Rindes* und an der Ventralfläche des Halses sowie am Schild des *Schweines*.

Bei den meisten *Haussäugetieren* ist die Haut braun, grau oder schwarz gefärbt, was von der Menge des in ihre Oberhaut abgelagerten *Pigmentes* abhängt. Hautpigmente sind prinzipiell in der Zelle entstandene endogene Pigmente. Sie gehen zum Teil aus farblosen Vorstufen unter der Einwirkung oxydierender Enzyme hervor. Zu ihnen gehören die indolhaltigen *Melanine* und die lipidhaltigen, häufig mit dem Alter vermehrt zur Ablagerung kommenden *Lipofuszine*. Ihre Farbe ist rötlich-braun bis schwarz, die Form der Pigmentgranula rundlich bis stäbchenförmig. Jedoch gibt es auch Tiere, denen der Hautfarbstoff fehlt und deren Haut daher eine zartrosa Fleischfarbe besitzt. Bei gescheckten und gefleckten Tieren kommen pigmentierte und unpigmentierte Hautbezirke nebeneinander vor. Völlige *Pigmentlosigkeit* der Haut ist in der Regel mit Pigmentmangel in der Iris und der Pars iridica retinae der Augen verbunden (*Albinos*).

Die Haut ist gleichsam ein Spiegel für den Zustand im Innern des Tierkörpers. Eine rauhe, glanzlose, struppige Beschaffenheit des Haarkleides weist oft darauf hin, daß das Tier krank ist (Bedeutung für die klinische Diagnostik).

Phylogenese der Haut

Die Haut der *Wirbellosen* (*Avertebraten*) besteht meist nur aus einer einschichtigen Zellage (einschichtige *Epidermis*), die bis-

---

[1] gr. epi = auf; dérma = Haut
[2] lat. corium = Fell, Haut, Leder
[3] lat. tela = Gewebe; cutis = Haut; sub = unter, hin

weilen, z. B. bei *Insekten* (*Hexapoden*) und *Krebsen* (*Krustazeen*), eine panzerartige, zellenlose Ausscheidung, die Kutikula, bildet.

Die einschichtige Haut der *Würmer* (*Vermes*) tritt mit der Muskulatur in engere Beziehung (Hautmuskelschlauch).

Bei den *Gliedertieren* (*Artikulaten*) sind Körper und Gliedmaßen meist von einem Chitinpanzer umgeben, der aus Ringen (Segmenten) zusammengesetzt ist. Im Rückengebiet der *Schal-* und *Weichtiere* (*Mollusken*) ist über dem dort gelegenen Verdauungsapparat meist eine Schale ausgebildet.

Die *Stachelhäuter* (*Echinodermen*) besitzen ein Hautskelett, das aus Kalkblättchen in der Haut besteht, die sich z. T. in Form spitzer Stacheln erheben.

Mit der Ausbildung der *Chorda dorsalis* und der Reduktion des Hautskeletts erwachsen der Haut neue Aufgaben, die zur Bildung weiterer Strukturen führen. Diese drücken sich in einer Zweischichtung der Haut aus. Während bei den *Fischen* (*Pisces*) in Form der Schuppen noch Hinweise auf die einstige Skelettfunktion der Haut zu erkennen sind, kommt diese Zweischichtung erstmals rein bei den *Lurchen* (*Amphibien*) vor: einer verhältnismäßig dicken und derben Bindegewebsschicht sitzt ein mehrschichtiges, Drüsen bildendes, aber in der Regel noch unverhorntes Epithel auf.

Der Übergang vom Wasser- zum Landleben ruft an der Haut wesentlich geringere Umwandlungen hervor als beispielsweise am Atmungsapparat. Lediglich das Epithel stellt sich durch Vermehrung der Zellschichten und Verhornung der obersten Zellagen auf das Leben in Luft und Sonne ein. So ist z. B. die Haut der *Schlangen* mit einer verhornten Epidermis in Form regelmäßig angeordneter Schuppen bedeckt, die dem Prozeß der Häutung unterworfen ist. Unter Häutung wird allgemein das regelmäßig wiederkehrende Abwerfen und Erneuern der verhornten Epidermis bei verschiedenen Tierarten verstanden.

Tiere, die zu ihrem Schutz einen Hautpanzer besitzen (*Gliederfüßler, Eidechsen, Schlangen*), können nur in der Zeit zwischen dem Abstreifen des alten und dem Hartwerden des neugebildeten Panzers wachsen. Der Vorgang der Häutung wird durch Hormone gesteuert. Die Epidermis der Schlangenhaut wird bei den Häutungen in einem Stück als sog. „Natternhemd" ab-geworfen. Die *Häutung, Ecdysis*[1], stellt einen periodisch sich wiederholenden Vorgang dar, während die Abschilferung und Abstoßung kleiner Teile der Hornschicht kontinuierlich abläuft.

Die Schuppen müssen als die Vorläufer der Federn und Haare aufgefaßt werden. Sie stellen Hautbildungen von sehr verschiedenem Aufbau dar. So bestehen z. B. die Schuppen der Schmetterlingsflügel aus Chitin, die Plakoidschuppen der *Haie* (*Selachier*) aus Schmelz, Dentin und Zement. Die Schuppen der *Knochenfische* (*Teleostier*) stellen in die Tiefe versenkte und von äußerer Haut überzogene Knochenplatten dar, während es sich bei den Schuppen der *Kriechtiere* (*Reptilien*) in der Regel um Verhornungen der äußeren Hautschicht (Epidermis) handelt.

Die Federn der *Vögel* (*Aves*) sind modifizierte Schuppen; echte Schuppen kommen bei ihnen noch an der Haut der Beine und der Zehen vor. Die Haut der *Reptilien* und *Vögel* (*Sauropsiden*) ist mehr oder weniger frei von Drüsen.

Echte Schuppen werden bei den Säugetieren nur noch vom *Schuppentier* und am Schwanz des *Bibers* und *Sumpfbibers* gebildet. Im übrigen verhornen bei ihnen die obersten Zellagen der Epidermis ebenfalls und schilfern als zarte Schüppchen ab.

Das Epithel[2] der Oberhaut der *Säugetiere* entwickelt verschiedene Arten von Hautdrüsen und als typische Neuerwerbung die Haare. Sie sind so charakteristisch, daß die Säugetiere auch als „Haartiere" anderen Tierklassen gegenübergestellt werden können.

Ontogenese der Haut und ihrer Derivate (351)

Die *Oberhaut* geht aus dem äußeren, die unter ihr gelegenen bindegewebigen Anteile *Lederhaut* und *Unterhaut* gehen aus dem mittleren Keimblatt hervor.

Die Oberhaut wird anfangs von einer einschichtigen Lage platter bis kubischer *Ektoblastzellen* gebildet, denen sich bald eine weitere Schicht kubischer Epithelzellen zugesellt, die, basal gelegen, die spätere

---

[1] gr. ekdýo = ich ziehe aus
[2] gr. epitheleīn = über etwas hinwegwachsen

Keimschicht repräsentiert, während die oberflächliche *Deckschicht* aus abgeplatteten Zellen, dem *primitiven Periderm*, besteht. In der weiteren Entwicklung treten zwischen Periderm und Keimschicht weitere Zellagen auf (*Intermediärschicht*), wodurch ein mehrschichtiges Epithel entsteht, dessen Verhornung erst im letzten Drittel der intrauterinen Entwicklung beginnt. Durch besondere Differenzierungsvorgänge entstehen schließlich die typischen Schichten des mehrschichtigen Plattenepithels der Oberhaut und die Epidermalorgane.

Lederhaut und Unterhaut sondern sich verhältnismäßig spät aus dem subepidermalen Mesenchym aus. Diese Aussonderung fällt mit der Entwicklung der Haare und Hautdrüsen zusammen. Die Lederhaut entsteht aus der *Korium-* oder *Hautfaserplatte* der Ursegmente, also aus dem *Mesoblasten*. Die epitheloiden Mesoblastzellen vereinigen sich nach Umwandlung in synzytial verbundene Mesenchymzellen (*Mesenchym* = Vorläufer des Bindegewebes) und liefern die Lederhaut und das intermuskuläre Bindegewebe mit Faszien. Die innerste Schicht des Mesoblasten der Seitenzone bleibt epithelial, wird zum *Zoelothel* und kleidet die serösen Körperhöhlen aus; der Rest des mittleren Keimblattes bildet das Bindegewebe des Gesamtkörpers einschließlich der Gliedmaßen mit dem Stützgerüst.

Die *Mm. arrectores pilorum* entstehen *mesodermal* im Korium. Die tiefere Koriumschicht wird durch Auflockerung zur *Subkutis* und beginnt mit der Bildung von Fettzellen nach der Entwicklungsreihe *Steatoblasten – plurivakuoläre Fettzellen – univakuoläre Fettzellen*. Mit der allgemeinen Entwicklung der äußeren Haut wird auch die Ausbildung der spezifischen Hautorgane eingeleitet. Sie nimmt ihren Anfang stets von der Epidermis aus, jedoch gehen damit Differenzierungen des Mesoblasten einher, wobei sich beide Strukturen gegenseitig beeinflussen (*Induktionswirkung*).

Die ersten Haaranlagen können bei den *Haussäugetieren* am Kopf (Lippen, Augenbögen, Backen, Kinn) festgestellt werden. Sie fallen hier als weiße, leicht erhabene Punkte auf der im übrigen noch glatten und nackten Haut auf. Sie stellen die Vorläufer der späteren *Tast-* oder *Sinushaare* dieser Gegend dar. Die übrigen Körperhaare werden erst später angelegt und lassen gewöhnlich keine Erhebung der Epidermis erkennen.

Die erste Anlage der Haare erfolgt zur Zeit der Dreischichtung der Epidermis. Der sog. *Vorkeim* wird durch Vermehrung der basalen Epithelzellen, die zylindrisch werden und die Basalmembran gegen das Mesenchym hin vorwölben (*Haarkeim*), gebildet. Die Mesenchymzellen reagieren auf die Haarkeimbildung mit einer Verdichtung (bei Sinushaaren schon zur Zeit des Vorkeims), wodurch die bindegewebige *Haarpapille* und die Anlage des bindegewebigen *Haarbalgs* entstehen. Der epitheliale Haarkeim wird linsenförmig nach außen emporgewölbt, und seine basalen Zylinderzellen nehmen Meilerstellung ein. Dann sproßt aus diesen der Haarkeim schiefwinklig in das Korium ein und wird zum *Haarzapfen*. Durch sein schiefes Einwachsen kann an ihm ein kleiner (Vorderseite) und ein großer (Hinterseite) Winkel unterschieden werden. Durch die Wachstumsrichtung der in das Korium einwachsenden Haaranlagen wird die spätere Stellung der Haare nach ihrem Durchbruch bestimmt. Im Verlauf der weiteren Entwicklung bilden die zylindrischen Basalzellen die Außenschicht, die Füllzellen den Achsenstrang des Haarzapfens, der seiner Länge nach von der bindegewebigen Balganlage umgeben wird. Am distalen Ende des Haarzapfens entsteht nun eine knotenartige Anschwellung, welche durch die bindegewebige Haarpapille eingestülpt wird. So entsteht aus dem Haarzapfen der *Bulbuszapfen* oder die *Haarzwiebel*, *Bulbus pili*. Die Meilerzellen des Bulbusendes stellen den Mutterboden (*Matrix*) für das spätere Haar dar. In der Epidermis bildet sich über den Füllzellen des Bulbuszapfens der *Haarkanalstrang*, der sich später nach Verhornung für das herauswachsende Haar öffnet. In der Folge ordnen sich die Basalzellen zur *äußeren epithelialen Wurzelscheide*, biegen über der Papille axial ein und bilden somit die Grundlage für den zentral in die Füllzellen vorstoßenden *Haarkegel*, der rasch verhornt und zum sog. Scheidenhaar wird. Aus ihm geht das eigentliche *Haar, Pilus*, mit *Haarkutikula* und die *innere epitheliale Wurzelscheide* mit der *Scheidenkutikula* hervor. Durch Vermehrung der Matrixzellen über der Papille schiebt sich die Haarspitze mit ihrer Wurzelscheidenumhüllung immer mehr in Richtung Hautoberfläche vor und bricht schließlich durch, wobei ihr der *Haarkanal* als Weg dient. Das eigentliche Haar durchstößt dabei zuerst die innere epitheliale Wurzelscheide, die nur bis zu der Stelle reicht, an der die Talgdrüsen hervorsprossen.

Der Durchbruch der Haare findet an den einzelnen Körperstellen zu bestimmten Zeiten statt. Durch weitere Spezialisierung differenzieren sich die einzelnen Haarschichten (Mark, Rinde, Kutikula) sowie die des epithelialen und bindegewebigen Haarbalgs. Die einzelnen Haare bekommen schließlich ihre von Tierart zu Tierart variierende Größe und Gestalt.

Bei den Tasthaaren lagert sich ein *Blutsinus* zwischen die innere und äußere bindegewebige Balglage, weshalb diese Haare auch Sinushaare genannt werden. Sie entstehen früher als die normalen Körperhaare. Am spätesten erfolgt die Behaarung an den Extremitäten, und zwar in proximodistaler Richtung.

Die Leithaare werden z. B. bei der *Ktz.* entsprechend der Wildzeichnung in kontinuierlichen Leisten angelegt. Auch an später nicht gestreiften Fellen ist diese „Wildzeichnung" noch an der Pigmentierung der Hautinnenfläche erkennbar. Ähnliche streifenförmige Zeichnungen werden auch an der Haut von *Hausschweinembryonen* beobachtet; sie erinnern an die Streifung der *Wildschweinfrischlinge* (351).

Eine Ansammlung besonderer Mesenchymzellen an der Hinterseite des Haares deutet die Entstehung der Mm. arrectores pilorum an. Ein intrauteriner Haarwechsel, der beim *Menschen* die Regel ist (Ausfall der Lanugohaare), kommt bei den *Haussäugetieren* nicht vor.

Die apokrinen[1] Schlauchdrüsen (*Schweiß-* und *Duftdrüsen*) treten gewöhnlich zeitlich vor den *Talgdrüsen* als hohlraumfreie solide Wucherungen der zylinderförmigen Basalzellen des Haarzapfens auf. Sie sprossen keulenförmig in die Subkutis vor, wo sie sich schlängeln und mit ihrem blinden Ende aufknäueln. Durch Auflösung und Resorption ihrer zentralen Zellen erfolgt schließlich die Kanalisierung. Diese Drüsen verlieren später sehr oft den Zusammenhang mit ihrem Haarbalg, weshalb sie dann frei an der Oberfläche ausmünden. An Ballen, Flotzmaul, Rüsselscheibe und Nasenspiegel entstehen die apokrinen Schlauchdrüsen selbständig ohne Bindung an den Haarzapfen. In Verbindung mit Sinushaaren kommen keine apokrinen Schlauchdrüsen vor. Ihr im Laufe der Entwicklung auf zwei Zellschichten reduziertes Epithel spezialisiert sich in die inneren Drüsen- und die äußeren *Myoepithelzellen, Korbzellen.*

Die erste Anlage der Talgdrüsen ist als ein- oder mehrschichtige Ausbuchtung in der äußeren epithelialen Wurzelscheide unterhalb der Anlage der apokrinen Schlauchdrüsen zu erkennen. Die Anlage wächst sich zu einem säckchenförmigen Gebilde aus, dessen innere, vergrößerte Zellen bald fettig degenerieren. Die *Tarsaldrüsen* und die *Präputialdrüsen* sind selbständig entstehende Talgdrüsen (nähere Angaben s. Lehrbücher der Entwicklungslehre).

Unterhaut, Tela subcutanea
(336, 365, 383)

Die **Unterhaut, Tela subcutanea, Subcutis, Hypodermis**[1] (336/*C*; 365/*a*) besteht aus unregelmäßigen Zügen kollagenen[2] Bindegewebes, die, mit reichlich elastischen Fasern versehen, weite, locker gefügte Maschen bilden und die Haut an ihrer Unterlage befestigen. Je stärker die Unterhaut entwickelt ist, desto verschieblicher ist die Haut auf ihrer Unterlage. Das Bindegewebe der *Subcutis* ist tierartlich recht unterschiedlich ausgebildet. Es ist spärlich vorhanden und verhältnismäßig straff bei *Pfd., Rd.* und *Zg.,* reichlich ausgebildet und locker gewirkt bei *Schf.* und *Fleischfresser* (336). Regionale Anhäufungen finden sich im Triel (383/*d*), in der Kniefalte und im Kehlgang. Wo es funktionell erforderlich ist, fehlt die Unterhaut (z. B. an Lippen, Backen, Augenlidern, Ohrmuscheln, After). An diesen Stellen tritt die Muskulatur direkt mit der Haut in Verbindung.

Wo die Haut über vorstehende Knochenpunkte hinwegzieht und eine gewisse Verschiebung erforderlich ist, finden sich als Sonderbildungen des Unterhautbindegewebes die Hautschleimbeutel, *Bursae mucosae subcutaneae,* mit zottenbesetzten, vielbuchtigen Hohlräumen. Es handelt sich um erst nach der Geburt auftretende, er-

---

[1] gr. krineīn = abscheiden; apó = fort, weg

[1] gr. hypó = unter; dérma = Haut
[2] gr. kólla = Leim; génesis = Bildung

worbene Neubildungen, deren Entstehung auf mechanische Einwirkungen (Druck) zurückgeführt werden muß. Sie nehmen mit steigendem Lebensalter zu und werden als pathologische Gebilde aufgefaßt (s. Bd. I, S. 234, und Abb. 360 u. 361).

Bei manchen Tierarten treten vermehrt *Fettzellen, Lipozyten*[1] (336/h) in der Subcutis, die dafür prädisponiert zu sein scheint, auf. Jedoch ist diese Fettanhäufung nicht unbedingt von der Kalorienzufuhr abhängig. Die Fetteinlagerungen der Subkutis können einen wirksamen Wärmeschutz darstellen. Beim *Schw.* ist das Fett in Form eines etwa 2–3 Finger dicken, zusammenhängenden Fettlagers als *Speck, Panniculus adiposus (Stratum adiposum subcutis)*, schon bei normaler Nahrungsaufnahme ausgebildet. Bei den anderen *Haussäugetieren* sammelt sich bei normaler Ernährung Fett nur an ganz bestimmten Körperstellen vermehrt an (Unterbrust beim *Rd.*, Kammfett am Nacken des *Pfd.*, Lenden- und Leistengegendfett beim *Hd.*). Diese Fettgewebsanhäufungen haben als *Speicherorgane für Fett* im Stoffwechsel des Körpers eine große Bedeutung.

Bei *Schw.* und *Hd.* ist die Fettansammlung in der Unterhaut meistens mit einer Fettdepotbildung unter dem oberflächlichen Blatt der äußeren Rumpffaszie verbunden (Schichtbildung der Schweinespeckseiten durch Faszieneinlagerung).

Jede Tierart hat ein **Fett** (*Stratum adiposum subcutis*) **von bestimmter Beschaffenheit**. So weist *Pferdefett* eine dottergelbe Farbe und einen niedrigen Schmelzpunkt auf (ölige Beschaffenheit des Fettes). Das Fett der *Wiederkäuer* ist weißgelblich und hat einen hohen Schmelzpunkt. Im erkalteten Zustand besitzt es eine talgig-bröckelige Konsistenz. Das Unterhautfett des *Schw.* ist von grauweißer Farbe, schneidbar fest und steht konsistenzmäßig zwischen dem von *Pfd.* und *Wiederkäuer*. Beim *Fleischfresser* ist das Fett weißrötlich gefärbt und hat bei Zimmertemperatur eine mehr ölige Beschaffenheit. In den Zehen- und Sohlenballen der *Fleischfresser* (336) finden sich starke Fettgewebspolster (sog. *funktionelles Baufett*). Histologisch besteht dieses Fett der *Haussäugetiere* aus *weißem* oder *univakuolärem Fettgewebe*.

Braunes oder *plurivakuoläres Fettgewebe* kommt bei zahlreichen Säugerspezies vor, ist jedoch, von den Winterschläfern und einer Reihe von Nagetierarten und den Lagomorphen abgesehen, auf einen kurzen peri- und postnatalen Lebensabschnitt beschränkt. Es stellt ein teilweise epithelartig formiertes, reichlich vaskularisiertes, sympathisch innerviertes Fettgewebe dar und verkörpert im wesentlichen ein im Dienst der zitterfreien Thermogenese stehendes Organ. Die der Kontrolle durch das sympathische Nervensystem unterliegende chemische Wärmebildung im braunen Fettgewebe ist ein wichtiger Faktor der Wärmeregulation im Säugetierorganismus. Sie spielt vor allem unter den besonderen physiologischen Bedingungen der Aufwachphase und im Wärmehaushalt der Neugeborenen eine wichtige Rolle (SMOLLICH, 1978).

In der *Unterhaut* kommen neben Fettzellen reichlich Blutgefäße, besonders Venenpolster und auch gröbere Nervennetze vor. Die eigentlichen Hautmuskeln liegen in der *Lamina superficialis* der *Fascia externa*, die direkt an die Unterhaut anschließt. Im kalten Klima lebende Haustierrassen zeichnen sich durch ein dickes Unterhautbindegewebe aus; in heißem Klima lebende haben eine dünnere Haut, die von einer nur schwach ausgebildeten Subkutis unterlagert wird.

Im locker gebauten subkutanen Bindegewebe finden sich beachtliche Mengen von Gewebsflüssigkeit, die mit dem Hautlymphgefäßsystem in Verbindung stehen, wodurch der *Tela subcutanea* eine beträchtliche Aufsaugfähigkeit zukommt. Dieser Effekt und die reichliche Kapillarisierung des Unterhautbindegewebes wird bei der *subkutanen Injektion* zu therapeutischen Zwecken und bei Impfungen (Rotlaufschutzimpfung, Impfung gegen Maul- und Klauenseuche, Staupe usw.) ausgenutzt.

Lederhaut, Corium (336–340)

Die tiefe Schicht der Kutis ist die **Lederhaut, Corium** (336/*B*; 337/*A*; 339; 340/*b, b'*). Sie wird so genannt, weil aus ihr durch den Gerbungsprozeß Leder gewonnen wird (s. oben), und sie ist entwicklungsgeschichtlich ein *Abkömmling* des *parietalen Mesoblasten*. Von dem Grad ihrer Ausbildung wird die Dicke einer Haut bestimmt. Sieht man von *Zwerghundrassen* und der *Ktz.* ab, so hat unter unseren *Haussäugetieren* das *Schf.* die dünnste, das *Rd.* die dickste Le-

---

[1] gr. lipós = Fett; cýtos = Zelle

derhaut. Männliche Tiere besitzen meist ein dickeres Korium als weibliche. Jedoch ist allgemein die Dicke der Lederhaut vom Alter der Tiere und der jeweiligen Körpergegend abhängig. Die Hauptschicht der Lederhaut, das *Stratum reticulare* (336/g; 340/b″), schließt direkt an die Unterhaut an. Es besteht vor allem aus feinen Bündeln kollagener Fasern, die sich zu stärkeren Strängen zusammenlegen und sich nach allen Richtungen durchflechten. Zwischen den Bündeln und diese zum Teil umspinnend, kommen Netze elastischer Fasern vor, die dafür sorgen, daß nach einer Deformation des Gefüges die alte Strukturordnung wieder hergestellt wird. Dem Faserfilz dieser Schicht verdankt das Leder seine Festigkeit.

Die über dem *Stratum reticulare* gelegene und der Epidermis benachbarte Schicht des Koriums, das *Stratum papillare* (336/f; 340/b′), ist locker gefügt und trägt die *Zotten, Papillae*. Diese sind mit feinen, haarnadelförmigen Kapillarschlingen und nervösen Endapparaten ausgestattet und dringen in die Epidermis ein, in ihrer Gesamtheit den bindegewebigen Papillarkörper bildend. Dieser dient der groben Verzahnung von *Epidermis* und *Korium*. Er stellt in erster Linie eine Oberflächenvergrößerung im Dienste der Ernährung der Epidermis dar. Der Gehalt an *sauren Mukopolysacchariden* und die damit verbundene Flüssigkeitsbindung sind für die *Aufrechterhaltung* des *Turgors* wichtig. Eine Überdehnung

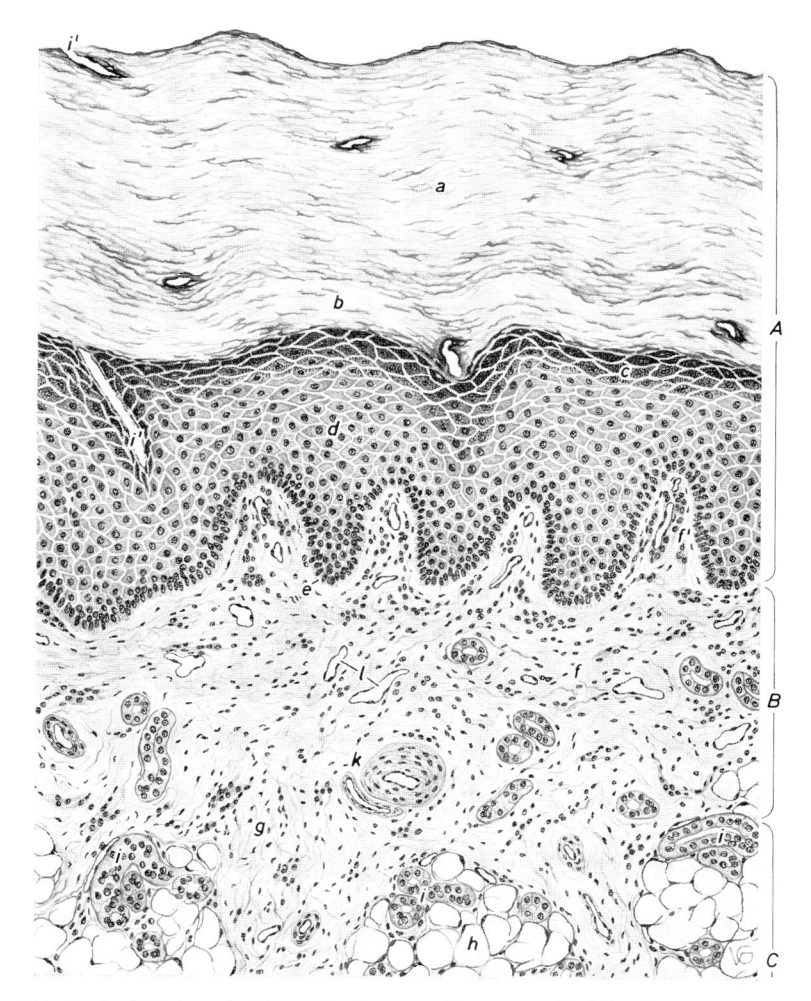

Abb. 336. Sagittalschnitt durch die unbehaarte Haut am Sohlenballen der *Katze*. (Nach einem histologischen Schnittpräparat gezeichnet.)
A Oberhaut, Epidermis; *B* Lederhaut, Corium; *C* Unterhaut, Tela subcutanea
a Stratum corneum; *b* Stratum lucidum; *c* Stratum granulosum; *d* Stratum spinosum; *e* Stratum basale; *f* Stratum papillare mit *f′* hohen Papillen; *g* Stratum reticulare; *h* Fettgewebe; *i* Ballendrüsen; *i′* deren Ausführungsgänge; *k* Arterie und Vene; *l* Blutkapillaren

wird durch die zugfesten Kollagenfasern verhindert. Das *Stratum papillare* bildet an seiner Grenze zur Epidermis eine *Basalmembran*, die Retikulinfasern enthält.

Die *Lederhaut* besitzt bevorzugt gerichtete Strukturen, die durch die sog. Spaltmethode ermittelt werden können. Beim Einstechen einer runden Nadel entstehen in der Haut keine runden Löcher, sondern Spalten. Die Anordnung dieser Spalten, die sich zu sog. *Spaltlinien* ergänzen lassen, ist für eine bestimmte Hautregion bei allen Individuen gleich. Daraus kann gefolgert werden, daß die kollagenen Faserbündel des Koriums nicht wahllos miteinander verflochten sind, sondern in Abhängigkeit von ihrer funktionellen Beanspruchung *bestimmte Verlaufsrichtungen* bevorzugen. Die Haut kann daher nicht in allen Richtungen gleich gut gedehnt werden, und ein in Spaltrichtung der Haut angelegter Schnitt klafft weniger als ein senkrecht dazu geführter. Dieser Feststellung kommt praktische Bedeutung für die Chirurgie zu. Unabhängig von Rasse, Alter und Geschlecht stimmen z.B. beim *Hund* die Spaltlinien mit den angenommenen Spannungslinien der Haut überein.

Das histologische Schnittpräparat zeigt, daß der Papillarkörper des Koriums und das geschichtete Plattenepitel der Epidermis innig miteinander verbunden sind. Dieses „Ineinandergreifen" von *Oberhaut* und *Lederhaut* ist bei unseren *Haussäugetieren* jeweils an unbehaarten, wenig und dicht behaarten Körperstellen sehr unterschiedlich.

Die feinere Verbindung zwischen den beiden Hautschichten erfolgt dabei so, daß zarte Zytoplasmafortsätze der Zellen des *Stratum basale* der Oberhaut, die *sog. „Wurzelfüßchen"*, in das oberflächliche *Gitterfasernetz* der Lederhaut eintauchen. Die *„Innigkeit dieser Verzahnung"* ist abhängig von der Stärke der Behaarung. An der dicht behaarten Haut ist der *Papillarkörper* in Anpassung an die nur schwach geschichtete Epidermis sehr niedrig oder überhaupt nur in Form schwacher Leisten oder sockelartiger Vorsprünge ausgebildet. Die nur gering oder nicht behaarte Haut läßt hingegen einen mit zahlreichen hohen, dicht stehenden Bindegewebszapfen ausgestatteten Papillarkörper erkennen, der tief in die vielschichtige Epidermis hineinragt. Dabei ermöglicht der solcherart beschaffene Papillarkörper nicht nur eine optimale Ernährung und die für diese Hautstellen charakteristische nervöse Versorgung der Epidermis, sondern auch deren ausreichende Verankerung bei ihrer in der Regel starken mechanischen Beanspruchung. Daß sich hierbei in Abhängigkeit von der Lokalisation und der jeweiligen Funktion dieser haarlosen Stellen ein sehr wechselvolles Bild des Papillarkörpers und damit auch der Epidermisunterfläche ergeben muß, liegt auf der Hand. Wie Abhebungsversuche erkennen

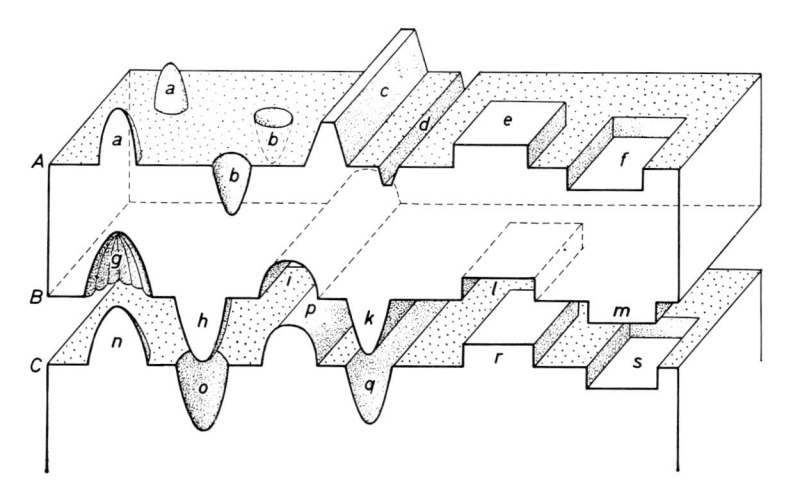

Abb. 337. Das Ineinandergreifen von Epidermis und Corium an der behaarten und unbehaarten Haut der Haussäugetiere. Schematische Übersicht. (Nach SIMON, 1952.)
A Epidermisoberfläche; *B* Epidermisunterfläche; *C* Koriumoberfläche
a–f an der Epidermisoberfläche: *a* Höcker; *b* Grube; *c* Leiste; *d* Furche; *e* Feld; *f* Mulde;
g–m an der Epidermisunterfläche: *g* Kappe; *h* Zapfen; *i* Tunnel; *k* Kamm; *l* Kuppel; *m* Wulst;
n–s an der Koriumoberfläche: *n* Papille; *o* Krater; *p* Wall; *q* Graben; *r* Sockel; *s* Senke

lassen, ist die Verbindung zwischen Epidermis und Korium so fest, daß es eher zu einer Trennung innerhalb des Epithelverbandes kommt, als daß sich die Zellen des *Stratum basale* von der Basalmembran lösen.

Mit Hilfe der normalen Schnitthistologie sind wir jedoch nicht in der Lage, uns ein plastisches Bild von den beiden Kontaktflächen zu machen. Dies ist vielmehr nur durch Betrachtung der durch Mazeration getrennten Berührungsflächen zwischen Epidermis und Korium möglich (337; 338; 339).

Eingehende Untersuchungen über die *Grenzflächen* zwischen *Ober-* und *Lederhaut* an behaarten und unbehaarten Hautstellen der Säugetiere sind von SIMON (1952) durchgeführt worden. Je nach Ausdehnung und Form werden an der Oberfläche der Epidermis *Höcker* (337/a), *Leisten* (/c), *Felder* (/e), *Gruben* (/b), *Furchen* (/d) und *Mulden* (/f) unterschieden. An der Epidermisunterfläche werden die Erhebungen als *Zapfen* (/h), *Kämme* (/k) und *Wülste* (/m), die Vertiefungen als *Kappen* (/g), *Tunnel* (/i) oder *Kuppeln* (/l) bezeichnet. Die diesen Formationen entsprechenden Erhebungen und Vertiefungen der Koriumoberfläche schließlich sind *Papillen* (/n), *Wälle* (/p) und *Sockel* (/r) bzw. *Krater* (/o), *Gräben* (/q) und *Senken* (/s). Für den Zusammenbau von Ober- und Lederhaut ergibt sich also, daß die *Epidermisunterfläche* (338) als *Matrize* ein naturgetreues Negativ der *Koriumoberfläche* (339), der *Patrize*, darstellt, und zwar dergestalt, daß den Papillen Kappen, den Wällen Tunnel und den Sockeln Kuppeln entsprechen. In ähnlicher Weise fügen sich Krater und Zapfen, Gräben und Kämme sowie Senken und Wülste ineinander (337). Die Erhebungen bzw. Vertiefungen an der Epidermisoberfläche können den Erhabenheiten bzw. den Einsenkungen der Koriumoberfläche entsprechen, nur sind sie in der Regel an der Oberfläche der Epidermis undeutlich.

Oberhaut, Epidermis
(336–338, 340)

Die **Oberhaut, Epidermis,** stellt den *epithelialen Anteil* der *Haut* dar. Sie unterliegt einer ständigen Abnutzung, und ihr verhornter Anteil wird bei manchen Tieren (*Reptilien*) periodisch abgestoßen. Sie besteht aus einem mehrschichtigen, an der Oberfläche verhornten Plattenepithel, dessen Dicke und Verhornungsgrad von der jeweiligen mechanischen Beanspruchung abhängig sind. Diese epitheliale Abdeckung der Körperoberfläche stellt im intakten Zustand eine bakteriendichte Abwehrschranke des Organismus dar, die das Bestreben hat, jede Verletzung der Haut so rasch wie möglich wieder mit Epithel abzudecken. Dies trifft zum Beispiel auch für die Wundfläche zu, die nach Abwerfen des Geweihs bei *Cerviden* entsteht.

In der Regel lassen behaarte Hautpartien eine dünne Epidermis mit geringgradiger Verhornung (340/a), unbehaarte Hautstellen (Ballen [336/A], Flotzmaul, Rüsselscheibe) hingegen eine dicke Oberhaut mit starker Verhornung erkennen. Der stärkste Grad der Verhornung findet sich an den Zehenendorganen (*Kralle, Nagel, Klaue, Huf*), an den Hörnern der *Wiederkäuer* sowie an Kastanie und Sporn des *Pfd.* Die Epidermisdicke der behaarten Haut ist recht unterschiedlich und beträgt beim *Fleischfresser* 10–45, beim *Schf.* 25–40, bei *Zg.* und *Rd.* 40–60, beim *Pfd.* 30–90 und beim *Schw.* 70–140 µm. (Die Epidermis des *Menschen* ist im Bereich der allgemeinen Körperdecke 50–120 µm dick.)

Die *Epidermis* ist ein Abkömmling des *Restektoderms* und läßt bereits embryonal die Anlage dreier Bildungen entstehen, die eine genetische und funktionelle Einheit bilden und nach ZIETZSCHMANN (1923) als Epidermalorgankomplex bezeichnet werden. Es sind dies das *Haar, Pilus,* die *Talgdrüse, Glandula sebacea,* und die *Schweißdrüse, Glandula sudorifera,* die unterschiedlich weit in das Korium einwachsen.

Die Oberhaut setzt sich aus der oberflächlichen *Hornschicht, Stratum corneum* (336/a), und der tiefen *Keimschicht, Stratum germinativum,* zusammen. Wenn sich die Hornschicht von der Keimschicht löst, entstehen flüssigkeitsgefüllte Blasen. Ist die Epidermis sehr dick, finden sich zwischen diesen beiden Schichten ein bis mehrere Zellagen, die *Keratohyalinkörnchen* enthalten und das *Stratum granulosum* (336/c) bilden. Über dem *Stratum granulosum* kann sich durch Verflüssigung der Keratohyalinkörnchen zu *Eleidin* eine leuchtende und transparent erscheinende Schicht bilden, die *Stratum lucidum* (336/b) genannt wird, aber meistens fehlt. Die tiefste Zellage des *Stratum germinativum* besteht aus hochpris-

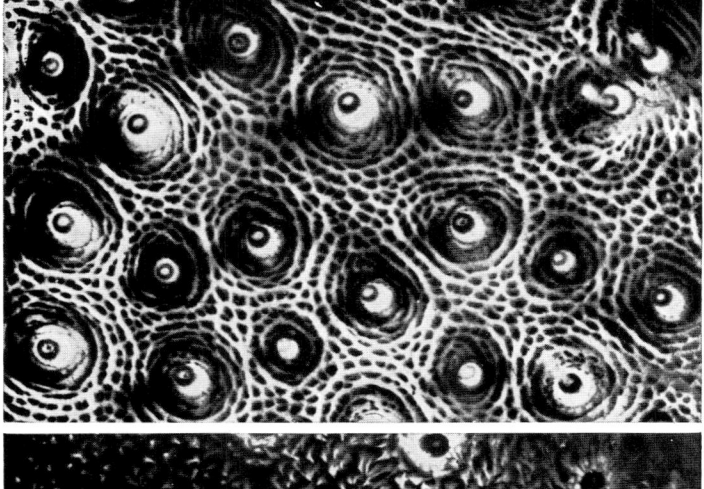

Abb. 338. Epidermisunterfläche des Planum rostrale eines *Hausschweines* mit um die Sinushaare orientierten epidermalen Ring- und Querkämmen, zwischen denen die Kappen liegen. Etwa 12:1. (Nach Simon, 1952.)

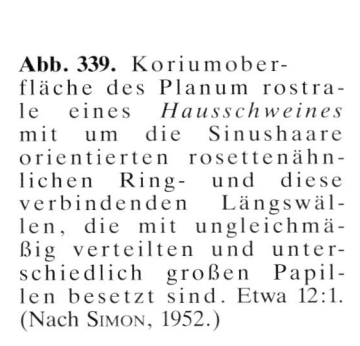

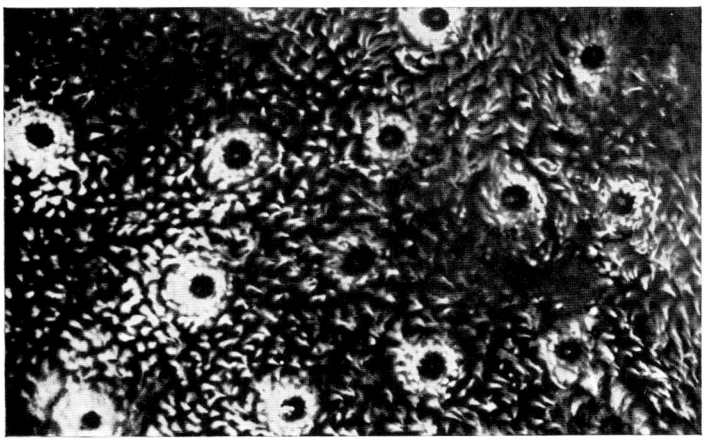

Abb. 339. Koriumoberfläche des Planum rostrale eines *Hausschweines* mit um die Sinushaare orientierten rosettenähnlichen Ring- und diese verbindenden Längswällen, die mit ungleichmäßig verteilten und unterschiedlich großen Papillen besetzt sind. Etwa 12:1. (Nach Simon, 1952.)

matischen Zellen und heißt Stratum basale (336/e). Mit ihren „Wurzelfüßchen" stellen diese die Verbindung mit dem Korium her.

Die über dem *Stratum basale* gelegenen Zellen des *Stratum germinativum* sind vollsaftige, polygonale Epithelzellen, die in ihrer Gesamtheit das *Stratum spinosum* (336/d) bilden. Sie sind durch besonders deutliche *Haftfortsätze, Desmosomen*[1], miteinander verbunden (*Riffel-* oder *Stachelzellen*) und flachen sich gegen die Hornschicht immer mehr ab.

Die Keimschicht dient dem Ersatz der abgeschilferten, verhornten Epithelzellen (Putzstaub, Schuppen). An pigmentierten Hautstellen sind in die Basalzellen *Melaninkörnchen* eingelagert. Nach neueren, elektronenoptischen Befunden soll die Epidermis aus zwei grundsätzlich verschiedenen Zellarten aufgebaut sein: einerseits den „gewöhnlichen" Epithelzellen, „*Keratinozyten*" (s. oben), andererseits aus stärker verzweigten Zellen, den sog. *Dendritenzellen*. Die Dendritenzellen liegen in der normalen Epidermis zwischen den gewöhnlichen Basalzellen. Sie sind befähigt, unter Beteiligung der *Tyrosinase* über *Dopa* das Pigment Melanin (*Melanozyten*) zu bilden und über ihre Fortsätze an die benachbarten Epidermiszellen (Keratinozyten) weiterzugeben (= *cytokrine Sekretion* n. Masson). Neben ihnen kommen im geschichteten Plattenepithel *unspezifische Dendritenzellen* und *Langerhanszellen* vor. Die Melanozyten sollen aus der ektodermalen Neuralleiste stammen und über das *Stratum papillare* des Koriums in die Epidermis einwandern. Genese und Funktion der vorwiegend suprabasal gelegenen Langerhanszellen sind bis heute umstritten. Sie sollen nicht vom Nervensystem abstammen und keine Derivate der Melanozyten sein. Sie werden als sehr aktive, in den Stoffwechsel der Epidermis eingeschaltete Zellen angesehen.

Die Zellen der Oberhaut entstehen also an der Basis als vollsaftige, teilungsfähige

---

[1] gr. desmós = Band; sōma = Körper

Elemente und werden als abgestorbene Hornschuppen an der Hautoberfläche abgestoßen, beim Menschen 6–14 g täglich. Man hat daher der *Haut* auch die *Funktion* einer Hornabscheidungsdrüse zugesprochen. Die Verhornung stellt einen Verdunstungsschutz dar. Die Hornbildung in der Epidermis wird durch das Vitamin A gesteuert. Ein Mangel dieses Vitamins zeigt sich durch *übermäßige Hornbildung, Hyperkeratose,* an. Die Epidermis ist frei von Blutgefäßen, ihre Ernährung erfolgt durch *Osmose* und *Diffusion* auf dem Weg der Interzellularlücken. An haararmen Stellen ist zu erkennen, daß die Oberfläche der Epidermis mit kegelartigen, streifenförmigen oder flächenhaften Erhebungen und Vertiefungen (337/A) versehen ist, die das *Oberflächenrelief* der *Haut* darstellen (s. S. 451).

An manchen Hautstellen, an denen die Oberflächenkonfiguration besonders deutlich ist (*Flotzmaul, Rüsselscheibe, Nasenspiegel*), haben Vergleiche ergeben, daß hier individuelle, genetisch fixierte Unterschiede vorkommen, wie sie von den Papillarlinien der menschlichen Fingerbeeren bekannt sind (*Daktyloskopie*). Abdrücke dieser besonderen Hautstellen werden als *Labiogramm* oder *Nasolabiogramm* bezeichnet und können zur sicheren Identifizierung bestimmter Tiere dienen.

Haare, Pili (340–351, 378, 379)

Die **Haare, Pili** (340/c), sind aus Epithelzellen der Epidermis entstandene, biegsame *Hornfäden*, die schief in die Haut eingepflanzt sind. Bei den *Haussäugetieren* bildet das dichte Haarkleid eine lufthaltige Hülle, die bei der *Thermoregulation* eine große Rolle spielt und auch mechanisch von Bedeutung ist. Am Haar, Pilus, werden der *Haarschaft, Scapus pili* (341/2), der frei über die Hautoberfläche vorragt, und die *Haarwurzel, Radix pili* (341/1), die schräg in das Korium eingelassen ist, unterschieden. Die Haarwurzel ist an ihrem Ende zur *Haarzwiebel, Bulbus pili* (340/8), verdickt, die von der bindegewebigen *Haarpapille, Papilla pili* (340/7), eingedrückt und von deren Gefäßen ernährt wird. Die Haarwurzeln stecken in röhrenförmigen Taschen der Kutis, die bis in das Korium vordringen und *Haarbälge, Folliculi pili* (340/6), genannt werden. Sie bestehen aus dem blindsackartigen Grund, dem verengten Hals und der erweiterten Mündung, dem *Haarbalgtrichter* (340/i).

Der *Haarbalg* setzt sich aus der von längsverlaufenden Bindegewebsfasern gebildeten *äußeren* und einer *inneren Balglage* zusammen, deren Fasern zirkulär angeordnet sind und kontraktile Eigenschaften besitzen. Nach innen folgt die homogen aussehende *Glashaut* (340/5). Von den beiden *epithelialen Wurzelscheiden* geht die *äußere* (340/4) direkt aus der Epidermis hervor; sie schließt an die Glashaut an. Die *innere* (340/3) besteht aus mehreren Lagen verhornter Zellen (HENLEY'sche und HUXLEY'sche Schicht). Sie ist von der *Haarkutikula* (340/1″) durch die *Scheidenkutikula* (340/2), deren freie Zellränder gegen die Haarwurzel gerichtet sind, getrennt.

Die Haare gehen aus den Epithelzellen, die der Haarpapillenspitze aufsitzen, hervor. Diese Stelle wird *Wachstumszentrum, Matrix pili,* genannt. Das Haar wächst also aus dem Grund der epidermalen, röhrenförmigen Tasche als verhornender Zellfaden zusammen mit der inneren epithelialen Wurzelscheide hervor, die ihrerseits in Höhe der Talgdrüseneinmündung endet. Die innere epitheliale Wurzelscheide kann als epitheliale Gleitschicht aufgefaßt werden, durch deren Vermittlung sich das Haar an der äußeren Wurzelscheide entlangschiebt.

Folgende Phasen des Haarwachstumszyklus werden unterschieden:
1. die *anagene Phase* (= Wachstumsphase),
2. die *katagene Phase* (= Involutionsphase),
3. die *telogene Phase* (= Ruhephase).

Das Haar setzt sich aus dem *Haarmark, Medulla pili* (340/1), der *Haarrinde, Cortex pili* (340/1′), und dem *Haaroberhäutchen, Cuticula pili* (340/1″), zusammen; seine freie Spitze wird *Apex pili* (341/3) genannt. Das *Haaroberhäutchen, Cuticula pili* (340/1″), wird von sehr dünnen, durchsichtigen, verhornten, kernlosen und platten Zellen gebildet, die sich dachziegelartig decken und deren freie Ränder haarspitzenwärts gerichtet sind. Je mehr diese Zellränder vom Haarschaft abstehen, desto stärker gezackt oder gesägt ist der Haarrand. Von der Fläche her betrachtet bilden die freien Zellränder ein System feiner Linien, deren Abdrücke auf Gelatineplatten in forensischen Fällen zur *Identifizierung* der *Haare* herangezogen werden können. Neuere, rasterelektronenmikroskopische Untersuchungen haben jedoch gezeigt, daß das *Kutikulamu-*

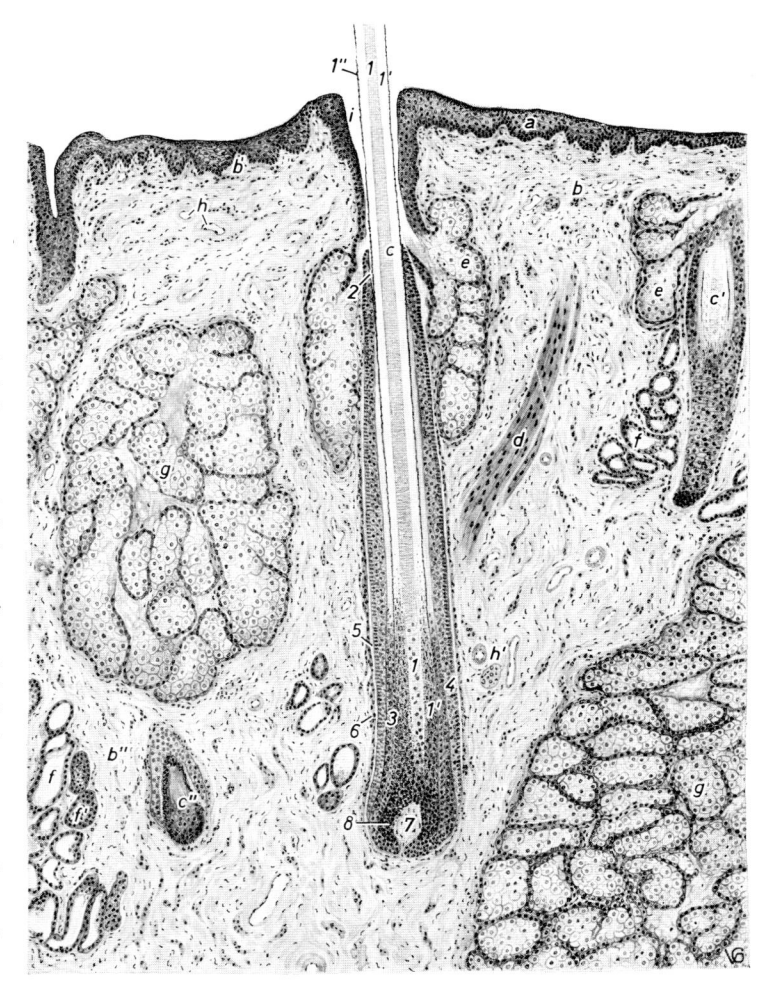

Abb. 340. Sagittalschnitt durch die behaarte Haut im Bereich des dorsalen Schwanzorgans eines *Katers*. (Nach einem histologischen Schnittpräparat gezeichnet.)
a Epidermis; *b* oberflächliche Koriumschicht mit *b'* niedrigen Papillen, *b''* tiefe Koriumschicht; *c* Haar im Längsschnitt, *c'* Haar im Schrägschnitt, *c''* Haarzwiebel im Schrägschnitt; *d* M. arrector pili; *e* Haarbalg-Talgdrüsen; *f* geknäuelte Schlauchdrüsen, *f'* Schlauchdrüse, tangential geschnitten; *g* modifizierte Talgdrüsen (Duftdrüsen); *h* Blutkapillaren, *h'* Arterie, Vene, Nerv; *i* Haarbalgtrichter
1 Medulla pili, *1'* Cortex pili; *1''* Cuticula pili;
2 Scheidenkutikula; *3* innere epitheliale Wurzelscheide mit Huxleys und Henlescher Schicht; *4* äußere epitheliale Wurzelscheide; *5* Glashaut; *6* Folliculus pili; *7* Papilla pili; *8* Bulbus pili

ster allein kein absolut zuverlässiges Merkmal für die Identifizierung bzw. Bestimmung eines Haares darstellt.

Die *Haarrinde, Cortex pili* (340/*1'*), besteht aus einem dichten Verband vollständig verhornter, spindelförmiger Zellen von 60 µm Länge und 5–10 µm Breite. Sie enthalten Pigment in gelöster oder körniger Form.

Das *Haarmark, Medulla pili* (340/*1*), stellt einen axialen Strang aus polygonalen, kubischen oder in der Längsrichtung abgeplatteten Zellen von 15–20 µm Durchmesser dar. Sehr oft findet sich *Luft* zwischen den Zellen, manchmal auch in ihnen. *Pigment* tritt in den Markzellen eher spärlich auf.

Zahlreiche tierartliche Unterschiede kommen in bezug auf Form und Dicke der Mark- bzw. Rindenschicht des Haares vor. Marklos sind z. B. die Wollhaare des *Schf.* und die Schweifhaare des *Pfd.* Die Haare der meisten *Haussäugetiere* besitzen eine dünne Mark- und eine dicke Rindenschicht. Haare mit dickem Mark stehen gerade und sind brüchig; je dicker die Rinde, desto elastischer und widerstandsfähiger ist das Haar. Die Gestalt und Anordnung der Markzellen bietet ebenfalls wertvolle Anhaltspunkte für die Diagnostik (z. B. groß, blasig und polygonal beim *Reh*, dreieckig bei der *Zg.*) (nähere Angaben siehe Lehrbücher der Histologie). In forensischen Fällen können zur Diagnostik der *Haare* auch das Verhältnis von Markdicke zur Rindendicke, die Struktur der Markzellen und die Beschaffenheit der freien Ränder der Kutikulazellen herangezogen werden. Der variabelste Bestandteil des Haares ist das Mark.

Unter dem Begriff „Haarscheibe" wird neuerdings ein um besondere Haarfollikelöffnungen gelegenes, dickes und *reichlich innerviertes Epidermisgebiet* verstanden, unter welchem sich ein stark vaskularisierter Koriumbezirk vorfindet. Diese besonderen, in der Regel etwas größeren *Haarfollikel* finden sich in der Haut regelmäßig verteilt. „*Haarscheiben*" konnten bis heute bei *Hd.*, *Schf.* und *Kaninchen* nachgewiesen werden. Sie werden als besonders empfindliche Reizempfänger gedeutet (SCHWARZ, NEURAND et al., 1989).

Zum Bewegen der Haare dienen die *Mm. arrectores pilorum* (340/d), welche die Haare aufrichten können (*Sträuben der Haare* und sog. „*Gänsehaut*"). Dadurch wird das zwischen den Haaren und der Hautoberfläche befindliche, *wärmeisolierende Luftkissen* bei niedriger Außentemperatur vergrößert. Zum anderen hat das Tier dadurch die Möglichkeit, seine Körperumrisse größer erscheinen zu lassen, um z.B. Angreifer abzuschrecken.

Bei unseren *Haussäugetieren* ist fast die gesamte Körperoberfläche von dicht beieinander stehenden Haaren besetzt. Die Haardichte der *Haussäugetiere* beträgt pro cm^2 Haut bei der *Ktz.* 25 000, beim *Hd.* 1 000–9 000, beim *Schf.* 6 000–8 000, bei der *Zg.* 1 200–1 800, beim *Rd.* 900–1 300, beim *Pfd.* etwa 800 und beim *Schw.* 20–30 Haare (MEYER, SCHWARZ, NEURAND, 1978). Sie fehlen lediglich an Flotzmaul, Nasenspiegel, After, Schamlippen sowie an den Zehenendorganen. In der Haarzahl und Haarausbildung ergeben sich oft auffällige Art- und Rassenunterschiede. Jedes Tier besitzt mehrere Haararten, die je nach Körpergegend verschieden gestaltet sind. Außer Behaarungsunterschieden zwischen den verschiedenen Tierarten kommen auch Unterschiede innerhalb einer Tierart vor, die rassebedingt und zum größten Teil herausgezüchtet worden sind. So gibt es z.B. *lang-, rauh-, draht-, stock- und kurzhaarige Vorstehhunde* sowie *normalhaarige*, *haararme* und *haarlose* Tiere (z.B. *afrik. Nackthund*). Besonders langhaarige *Zg.*, *Ktz.*, *Kaninchen* und *Meerschweinchen* werden als *Angoraziege*, *Angorakatze*, *Angorakaninchen* und *Angorameerschweinchen* bezeichnet.

Im allgemeinen werden folgende **Haararten** unterschieden:

Deck- oder Fellhaare, Capilli
(341)

Es sind die für das Fell eines Tieres (ausgenommen *Schf.*) *charakteristischen Haare*, die auch die Farbe des Tieres bestimmen. Es handelt sich um kürzere oder längere, eventuell gekräuselte oder gewellte und verhältnismäßig weiche Haare mit grobem Mark. Sie kommen in zwei Formen, nämlich als Leithaar oder als Grannenhaar vor.

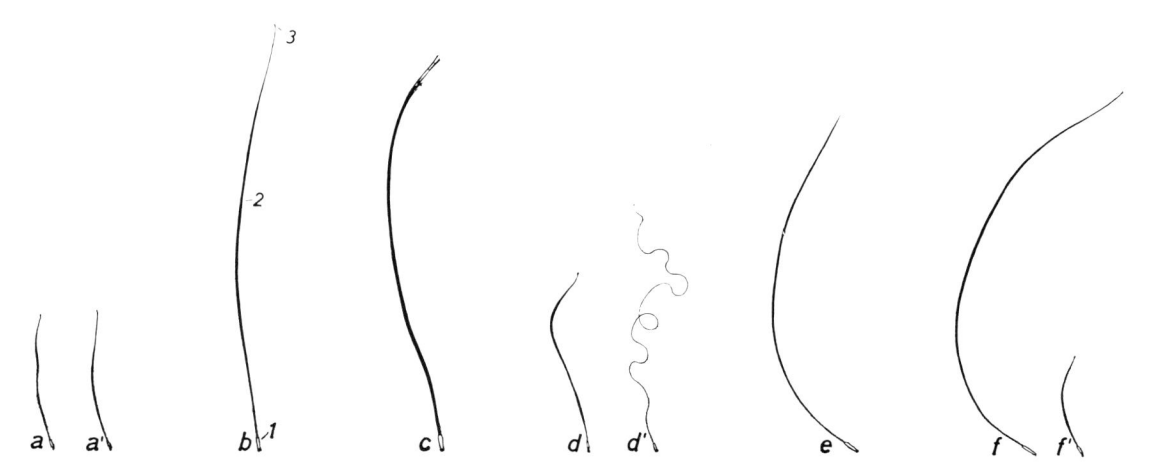

Abb. 341. Haararten verschiedener Haussäugetiere.
a Grannenhaar (seitliches Bauchhaar), *a'* Grannenwollhaar vom Boxer; *b* Leithaar (seitliches Bauchhaar) vom Deutschen Schäferhund; *c* Rückenborste vom Wildschwein; *d* Deckhaar (Gliedmaßenhaar), *d'* Wollhaar vom Hals des Schafes; *e* Deckhaar (seitliches Bauchhaar) vom Rind; *f* Langhaar (Kötenzopfhaar), *f'* Deckhaar (Kruppenhaar) vom Pferd
1 Haarwurzel, Radix pili; *2* Haarschaft, Scapus pili; *3* Haarspitze, Apex pili

Die nicht gewellten *Leithaare* (341/*b*), die den Huftieren fehlen, sind meist steif und länger als die Grannenhaare und bei fast gleichmäßiger Dicke weniger zahlreich.

Die *Grannenhaare* (341/*a*) stehen zahlenmäßig im Vordergrund, sind kürzer als die Leithaare und besitzen vor der Haarspitze eine spindelförmige Verdickung, *Granne*. Sie kommen bei seidenhaarigen *Hd.* und *Schf.* nicht vor.

Flaum- oder Wollhaare, Pili lanei (341/*d'*)

Bei diesen Haaren handelt es sich um kürzere oder längere, meist *feine Haare* mit *starker Wellung*, die bei den *Huftieren* markfrei, bei den *Fleischfressern* markhaltig sind. Sie bilden beim *Schf.* das sehr langhaarige Vlies und bestimmen das besondere Aussehen dieser Tierart (s. dort). Die *Wollhaare* stehen zwischen und unter den *Fellhaaren*. Ihre Dichte ist jahreszeitlich sehr verschieden. Da die Wollhaare im Winter viel zahlreicher als im Sommer vorkommen, sind die *wollhaardichten Winterpelze* bei *Pelztieren* viel wertvoller als die *wollhaararmen Sommerpelze*. Beim *Seeotter*, der ein sehr dichtes Fell und daher einen sehr wertvollen Pelz hat, stehen auf einem cm^2 Hautfläche 20 000 Haare.

Lang- oder Roßhaare
(341/*f*, 349/*h–l*)

Eine weitere Haarart, die in erster Linie bei *Equiden* vorkommt, ist das Lang- oder Roßhaar, eine besonders langwüchsige, sehr elastische und stark glänzende Haarart, die nur an bestimmten Körperstellen ausgebildet ist und andersfarbig als das Fellhaar sein kann (schwarzes Langhaar bei Braunen). Es kommt als *Stirnschopf, Cirrus capitis* (349/*k*), *Mähne, Juba* (349/*i*), und als *Schweifhaar, Cirrus caudae* (349/*l*), vor. Besonders deutlich treten bei unedlen Rassen oder *Kaltblutpferden* palmar und plantar am Fesselgelenk Langhaare auf, die den sog. *Kötenzopf (Kötenschopf), Cirrus metacarpeus* (349/*h*) bzw. *metatarseus* (349/*h'*), bilden.

Borstenhaare, Setae
(341, 378, 379)

Die Borstenhaare bilden die charakteristische Körperbehaarung des *Schweines* (378; 379). Sie stellen auffällig steife und starke Deckhaare dar, deren Spitze aufgespalten ist (341/*c*) und die auch bei anderen Tieren an bestimmten Körperstellen zur Ausbildung kommen. Zu ihnen gehören die *Haare* des *Naseneinganges, Vibrissae*, die *Haare* an der Innenfläche der Ohrmuscheln und an der *Gehörgangsöffnung, Tragi*, die *Augenwimpern, Cilia*, die *Barthaare* der *Zg.* und die *Schnurrbarthaare* beim *Pfd.* Vibrissae und Tragi übernehmen als sog. *Gitterhaare* den Schutz der entsprechenden Körperöffnungen vor dem Eindringen größerer Fremdpartikel oder Insekten.

Tasthaare, Pili tactiles (342–348)

Eine besondere Abart der Borsten sind die Tasthaare, Fühl-, Spür- oder Sinushaare, *Pili tactiles*. Es handelt sich um vereinzelt oder in mehreren Reihen stehende steife und weit über das Haarkleid vorstehende Haare mit *rudimentären Talg-* und *fehlenden Schweißdrüsen*. Ihre Wurzel samt Wurzelscheide steckt in einem meist *gekammerten Blutsinus*, dessen bindegewebige Begrenzung zahlreiche *Tastkörperchen* enthält. Tasthaare kommen bei den *Haussäugetieren* besonders an der Oberlippe in mehreren horizontalen Reihen vor (342–348). Man findet sie jedoch auch an der Unterlippe, am Kinn, an der Backe und um die Augen herum. Jeder Druck auf ein Tasthaar wird auf den Blutsinus übertragen, von wo er, nach dem Gesetz der *Hydraulik* vervielfacht, an die zahlreichen Nervenendapparate der Sinuswand weitergeleitet wird. Solcherart nimmt das Tier, besonders bei Dunkelheit, aber auch sonst im direkten Mund-Nasenbereich, der für das Tier nicht überblickbar ist, jede noch so kleine Berührung verstärkt wahr und kann danach sein Verhalten einrichten.

Nach dem Ort ihres Vorkommens werden folgende Tasthaare, Pili tactiles, unterschieden: *Oberlippentasthaare, Pili tactiles labiales superiores; Unterlippentasthaare, Pili tactiles labiales inferiores; Kinntasthaare, Pili tactiles mentales; Backentasthaare, Pili tactiles buccales; Jochbeintasthaare, Pili tactiles zygomatici; Unteraugenhöhlen-*

Abb. 342

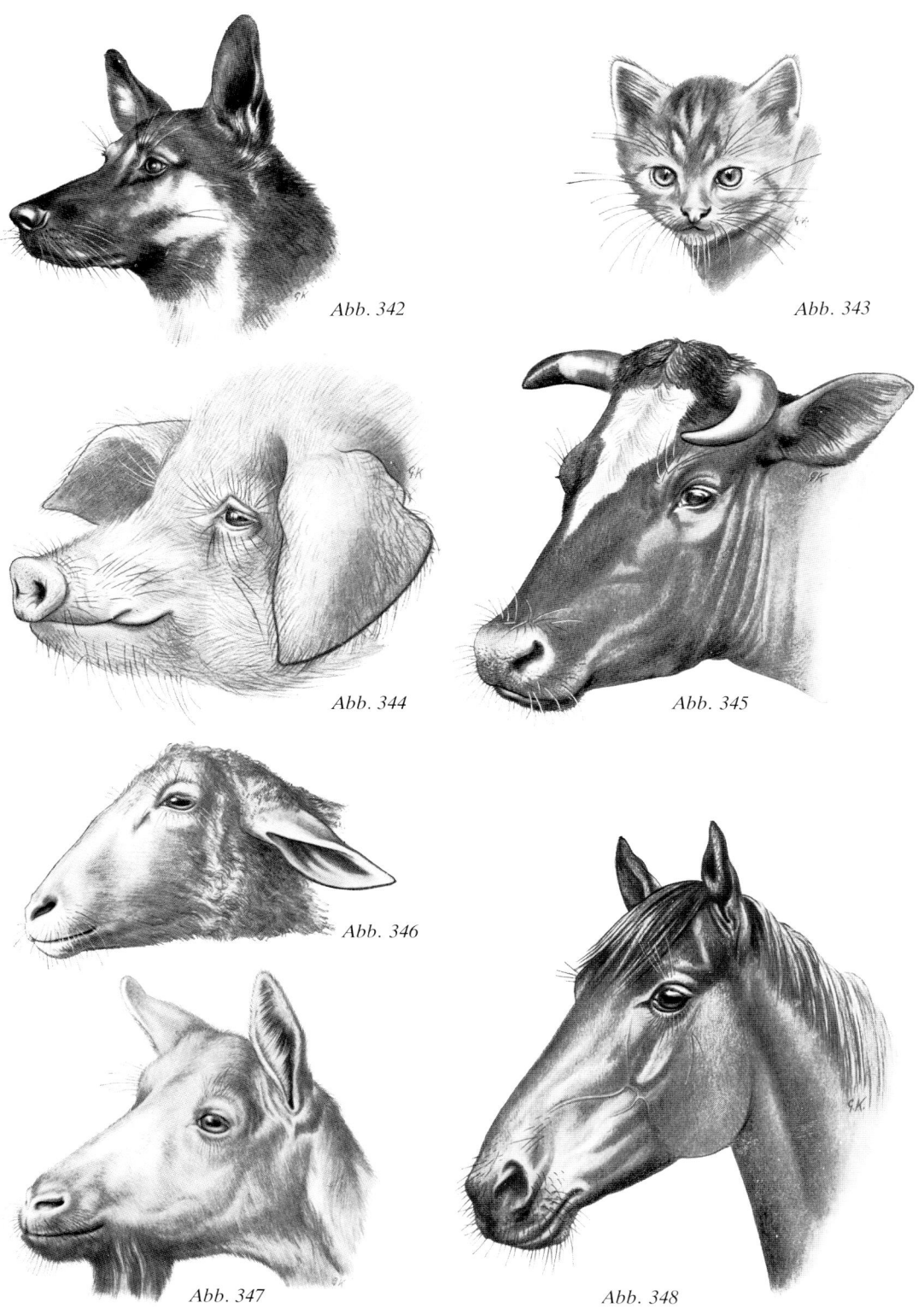

Abb. 343

Abb. 344

Abb. 345

Abb. 346

Abb. 347

Abb. 348

Abb. 342–348. Köpfe der Haussäugetiere mit typischer Ausbildung der Haut im Bereich der Nasenlöcher und Anordnung der Tasthaare, Pili tactiles. (Näheres s. Text.)
Abb. 342 *Hund* mit Planum nasale; Abb. 343 *Katze* mit Planum nasale; Abb. 344 *Schwein* mit Planum rostrale; Abb. 345 *Rind* mit Planum nasolabiale und Cirrus capitis; Abb. 346 *Schaf* mit Planum nasale und Sinus infraorbitalis; Abb. 347 *Ziege* mit Planum nasale und Bart (gekürzt); Abb. 348 *Pferd* mit Nüstern, Cirrus capitis und Juba.

tasthaare, Pili tactiles infraorbitales; Oberaugenhöhlentasthaare, Pili tactiles supraorbitales; Karpaltasthaare, Pili tactiles carpales (342–348).

Die Tasthaare erscheinen während der Hautentwicklung früher als die Fellhaare und fehlen auch bei angeborener Haarlosigkeit nicht.

Anordnung der Haare (349, 350)

Die Anordnung der Haare ist bei den *Haussäugetieren* nicht einheitlich. Während bei *Pfd.* und *Rd.* die *Fellhaare* in *Reihen* stehen (350/*i*) und als Einzelhaare über die gesamte Körperoberfläche gleichmäßig verteilt sind, können sie beim *Schw.* Gruppen von 2–3 Follikeln bilden, doch herrscht auch bei dieser Tierart meist das Einzelhaar vor. Beim *Fleischfresser* und *kleinen Wiederkäuer* sind die Haare bzw. Haarfollikel in Gruppen angeordnet. Bei der Gruppenhaaranordnung unterscheidet man das zentrale Primärhaar (Mittelhaarfollikel), die lateralen Primärhaare (Seitenhaarfollikel) und die Sekundärhaare (Beihaarfollikel). Treten die Gruppenhaare durch eine gemeinsame Öffnung an die Oberfläche, spricht man von *Haarbündeln*. Anordnung und Verteilung der Haarlöcher sind an der gegerbten Haut als sog. *Narben* deutlich zu erkennen und ermöglichen die tierartliche Identifizierung der Haut oder des Leders.

Die Haare sind bei jeder Säugetierart mit einer gewissen Regelmäßigkeit angeordnet, die sich nicht nur auf eine gesetzmäßige Verteilung der einzelnen Haararten in den verschiedenen Gegenden des Körpers beschränkt, sondern auch in einer erstaunlichen Beständigkeit der Haarrichtung ihren Ausdruck findet.

Der größte Teil der Haare, besonders aber die *Deckhaare*, sind, wie bereits erwähnt, schief in die Haut eingepflanzt. Durch die Größe des Haarwinkels und die Seite seiner Öffnung wird die Richtung des Einzelhaares bestimmt. Treten die Haare einer bestimmten Körpergegend in der gleichen Richtung aus der Haut hervor, so wird

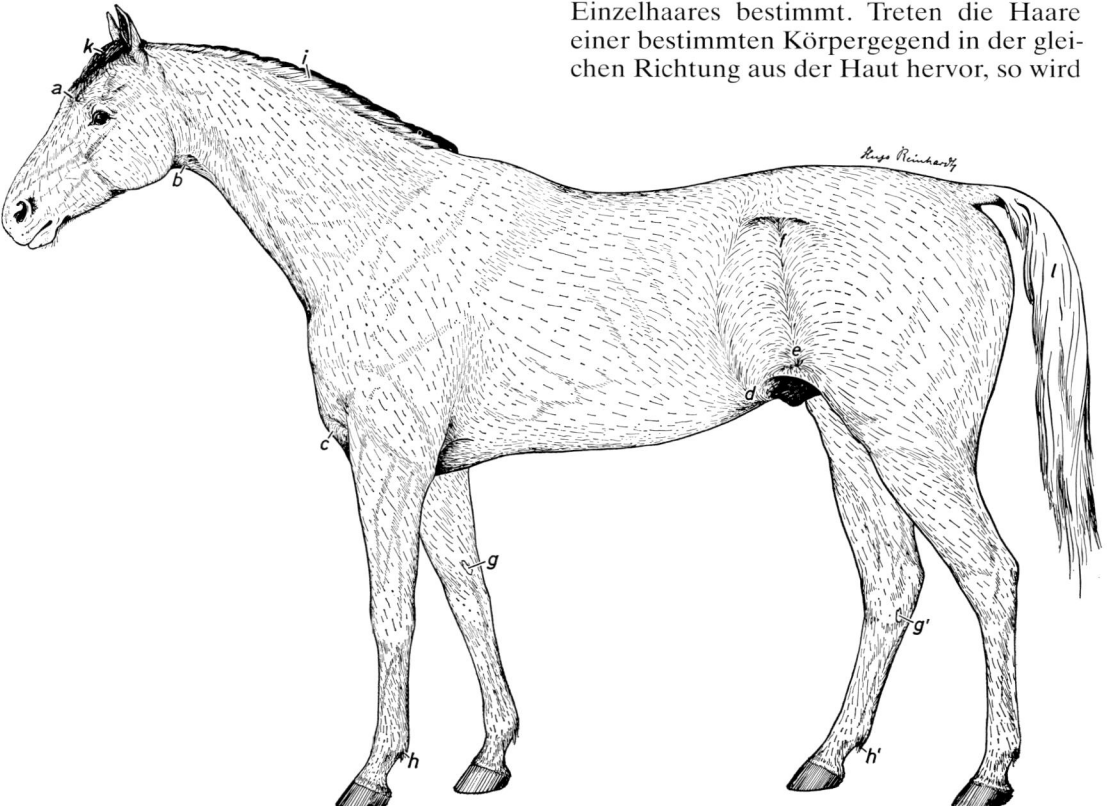

Abb. 349. Haarrichtungen, Fluminae pilorum, und Haarwirbel, Vortices pilorum, an der Haut eines *Pferdes*. (Nach Martin, 1915.)
a Stirnhaarwirbel; *b* Kehlgangshaarwirbel; *c* Vorderbrusthaarwirbel; *d* Haarwirbel an der kaudoventralen Bauchfläche; *e* Haarwirbel in der Kniefaltengegend; *f* Haarwirbel im Gebiet des Hüfthöckers; *g* Torus carpeus, *g'* Torus tarseus; *h* Cirrus metacarpeus, *h'* Cirrus metatarseus; *i* Juba; *k* Cirrus capitis; *l* Cirrus caudae

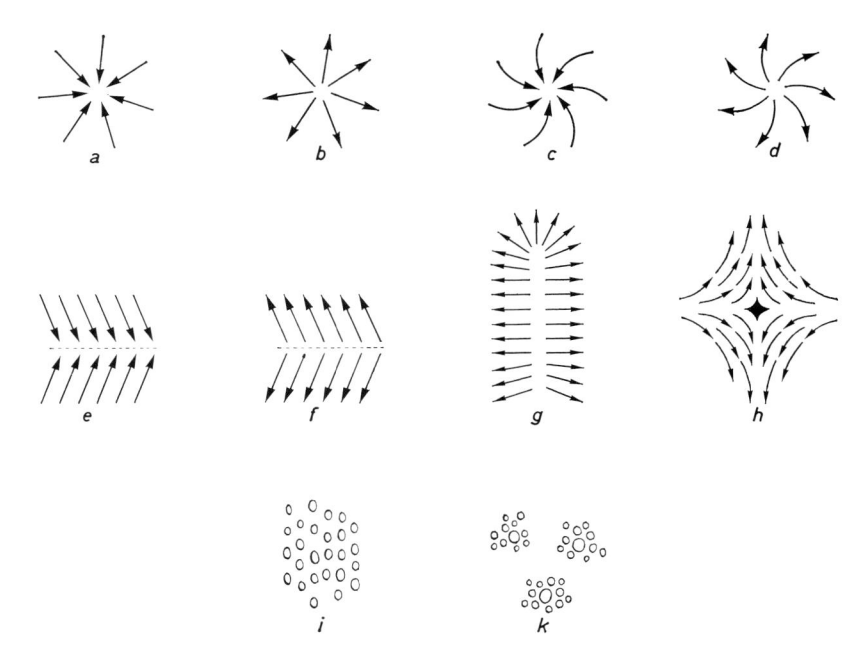

Abb. 350. Schematische Darstellung der Möglichkeiten der verschiedenen Haaranordnungen.
a einfacher konvergierender Haarwirbel, Vortex pilorum convergens simplex; *b* einfacher divergierender Haarwirbel, Haarstern, Vortex pilorum divergens simplex; *c* spiralig verlaufender konvergierender Haarwirbel, Vortex pilorum convergens contortus; *d* spiralig verlaufender divergierender Haarwirbel, Vortex pilorum divergens contortus; *e* Haarkamm, Haarleiste, Linea pilorum convergens; *f* Haarscheide, Linea pilorum divergens; *g* Haarfeder, Penna pilorum; *h* Haarkreuz, Crux pilorum; *i* Stellung der Haare in Reihen; *k* Stellung der Haare in Gruppen

diese Anordnung *Haarstrich* oder *Haarstrom, Flumina pilorum* (349), genannt. Die Richtung der Haare hängt in erster Linie von der normalen Bewegungsrichtung der Tiere ab und wechselt an den einzelnen Körperpartien (349). Dadurch werden *Haarfelder* mit bestimmter Richtung ausgebildet, an deren Grenzen *Haarwirbel, Haarscheiden* oder *Haarleisten* auftreten. Die Spitzen der Haare sind an Nase und Stirn nach vorn-unten, vom Nacken und der *Regio parotidea* aus sowie am Hals gegen die Brust zu und an der Brust gegen den Bauch hin gerichtet. An der Kruppe und an den Gliedmaßen sind die Haare nach hinten-abwärts gekehrt (349). Dadurch können die Haare bei der Vorwärtsbewegung des Tieres durch die entgegenwehende Luft nicht aufgerichtet werden. Bei Regen fließt das Wasser über die eingefetteten Haare ab, ohne sofort die Luftisolierschicht bis auf die Haut zu durchdringen. Die *Haarrichtung* bleibt während des ganzen Lebens konstant. Alter, Rasse und Geschlecht üben keinen Einfluß auf die Haarrichtung aus.

Haarwirbel, Vortices pilorum (349), stellen Ausgangs- und Treffpunkte verschiedener Haarstriche dar. Streben die Haare eines bestimmten Hautbezirkes auf einen bestimmten Punkt zu, so entsteht der *konvergierende Haarwirbel, Vortex pilorum convergens* (350/*a, c*). Laufen die Haare aber von einem gemeinsamen Mittelpunkt entweder radiär (350/*b*) oder spiralig (350/*d*) auseinander, dann spricht man von einem *divergierenden Haarwirbel* oder *Haarstern, Vortex pilorum divergens* (350/*b, d*). Bei den meisten *Haussäugetieren* kommen folgende divergierende Haarwirbel vor: ein Nasenwirbel, zwei Augenwirbel, zwei Ohrwirbel, zwei Vorderbrustwirbel, zwei Wirbel in der Leistengegend (Besonderheiten s. bei den einzelnen Tierarten).

Haarkämme oder *Haarleisten, Lineae pilorum convergentes* (350/*e*), bilden sich an der Grenze zweier entgegengesetzt gerichteter Haarströme. Ziehen hingegen die Haare eines Hautbezirkes von einer Geraden hinweg, so entsteht die *Haarscheide* (besser der Haarscheitel), *Linea pilorum divergens* (350/*f*). Nach Lage und Verlauf können horizontale, vertikale, gerade, wellenförmige, schräge und gebogene Scheiden und Kämme unterschieden werden.

Als *Haarkreuz, Crux pilorum* (350/*h*), wird die Überschneidung von 2 Haarkämmen oder Haarscheiden bzw. die Kombination von 3–4 aufeinanderstoßenden Haarströmen, als *Haarfeder, Penna pilorum* (350/*g*), die Anordnung der Haare entlang einer von Haaren bedeckten Mittellinie bezeichnet. Die eine oder andere dieser besonderen Haarbildungen kommt bei den *Haussäugetieren* konstant, andere kommen nur inkonstant vor. Letztere lassen sich daher für die Identifizierung eines Tieres verwenden. Über die Ursache der Wirbel-, Kamm- und Scheidenbildung ist bis heute nichts Genaues bekannt.

Farbe der Haare (351)

Die Farbe der Säugetierhaare ist abhängig von der *Pigmentmenge*, vom *Luftgehalt* und von ihrer *Oberflächenstruktur*. Hierbei spielt die Menge des *Haarfarbstoffes* die Hauptrolle. Ohne ihn sind die Haare weiß, mit etwas Farbstoff gelb, mit mehr rot, mit viel braun und mit sehr viel schwarz. Das Pigment kommt vorwiegend in der Rinde, aber auch im Haarmark oder zwischen beiden Schichten vor. Bei hellfarbigem Haar ist das Rindenpigment gelöst und diffus verteilt, beim dunkleren Haar findet sich mehr oder weniger körniges Pigment in der Rindenschicht. Durch die Einlagerung von Luft in oder zwischen die Zellen des Haarmarks oder in Hohlräume zwischen Mark und Rinde kann das Haar durch Reflexion des Lichtes heller aussehen. Das Ergrauen der Haare hängt vermutlich mit einem Pigmentschwund in den Matrixzellen zusammen, so daß der nachwachsende Teil des Haares farblos ist. Unsere Erkenntnisse über diesen Vorgang und das *„plötzliche Weißwerden der Haare über Nacht"* beim *Msch.* nach seelischen Erschütterungen sind noch sehr mangelhaft.

Die Farbe eines Säugetieres hängt von der Färbung seines Haarkleides ab. Die Haarfärbung braucht nicht mit der Farbe der Haut übereinzustimmen. Der *echte Schimmel* mit *weißen Haaren* besitzt eine *dunkelpigmentierte Haut*. Schimmelfohlen werden dunkelhaarig geboren. Erst im Alter von 3–5 Jahren werden die pigmentierten Haare durch pigmentfreie ersetzt.

Bei *wildlebenden Säugetieren* kann beobachtet werden, daß das Haar nicht gleichmäßig gefärbt ist, sondern *Ringelungen* aufweist. Die Färbung des Haarkleides ist entweder eine einfache und gleichmäßige oder sie zeigt *Längsstreifen, Flecken* oder *Querstreifen*. Hiervon soll die Längsstreifung der ursprüngliche Zustand sein (sog. Wildzeichnung). So findet sich bei vielen Jungtieren zuerst eine *Längsstreifung*, wie z. B. beim *Wildschweinfrischling* (351), oder auch eine Fleckung wie bei *Rehkitz* und *Hirschkalb*, die später durch Einfarbigkeit abgelöst werden. Streifung und Fleckung stellen Schutzeinrichtungen dar (sog. Tarnbehaarung), die das Haarkleid der Jungtiere der Umgebung anpassen sollen. Eine andere, ebenfalls umweltbezogene Anpassung des Haarkleides stellt der *Farbwechsel* zwischen Sommer- und Winterhaar bei verschiedenen *Wildsäugern* (*Hermelin, Alpenschneehase*) dar. Als Reste einer früheren Streifenzeichnung können der *Wangenstreifen*, der *Schulterstreifen* und der *Rückenstreifen* (*Aalstrich* bei den *Equiden*) aufgefaßt werden. Durch Auflösung der Streifen kann es zur *Fleckung* und durch das Zusammenlaufen der Flecken zur *Scheckenzeichnung* des Felles kommen.

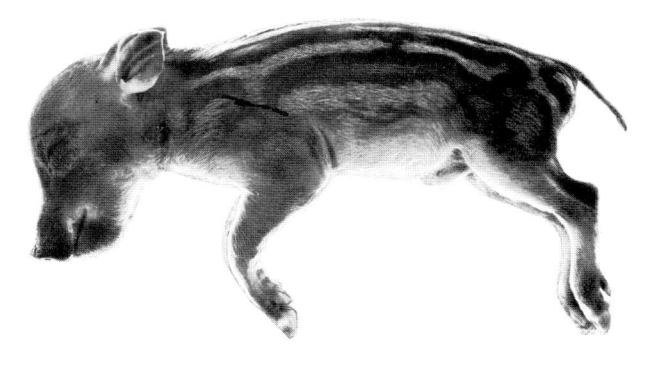

Abb. 351. Haarkleid eines neugeborenen *Wildschweinfrischlings* mit deutlicher Streifenzeichnung (Wild- oder Tarnzeichnung). (Photo: G. Geiger.)

Neben der Anpassung an die Umgebung kann auch das Klima einen Einfluß auf die Haarfärbung ausüben. Ausgesprochen *variable Haarfärbungen*, wie sie bei den *domestizierten Säugetieren* herausgezüchtet worden sind, finden sich bei *Wildtieren* nur selten. Häufiger tritt bei diesen völlige *Pigmentlosigkeit, Albinismus*, auf. Wohl als *Folge* der *Domestikation* kommen im Fell unserer *Haussäugetiere*, besonders beim *Pfd.*, *depigmentierte Stellen* vor, die sich während des Lebens nicht ändern. Sie werden in das Signalement eines Tieres aufgenommen und können dann zur Identifizierung herangezogen werden. Diese depigmentierten Stellen treten vorwiegend am Kopf und an den Gliedmaßenenden auf. Als *Canities* wird das mit zunehmendem Alter auftretende *Ergrauen* der *Kopfhaare* bei *Pfd.* und *Hd.* bezeichnet, das nicht mit den *weißen Abzeichen* verwechselt werden darf.

Die Haare haben nur eine beschränkte Lebensdauer, die beim *Menschen* für die Wimpern 4–5 Monate, für die Kopfhaare ½–4 Jahre beträgt; danach fallen die Haare aus. Entsprechende Untersuchungen über die Lebensdauer der Haare bei den *Haussäugetieren* liegen bis jetzt nicht vor. Während beim *Menschen* die Haare mit ihrer Wurzel leicht ausgerissen werden können, ist das am Tierfell nicht möglich.

Eine besondere Abweichung der normalen Haaranordnung ist die *Lockenbildung* oder *Lockung*, die bei *Haussäugetieren* häufiger beobachtet wird als bei *Wildtieren*. Unter Lockung wird die Zusammenordnung unterschiedlich geformter Einzelhaare eines bestimmten Hautbezirks zu morphologisch einheitlichen Gebilden verstanden. Lockenbildung ist bis jetzt bei *Hd., Schw., Schf., Rd., Esel, Pfd.* und *Mensch* beobachtet worden.

Im allgemeinen werden Locken im engeren Sinn und strähnchenartige Locken (Locken im weiteren Sinn) unterschieden.

Die Locken im engeren Sinn sind durch eine bestimmte Krümmung, bestimmte Anordnung und bestimmte Stellung der Haare zur Hautoberfläche gekennzeichnet. Locken im weiteren Sinn entstehen durch das Zusammenlegen einer größeren Zahl annähernd gleichförmig gekrümmter Haare.

Echte Locken sind die *Welle*, die *zerrissene Welle*, das *Rohr*, die *Bohne*, die *gespaltene Locke*, die *federige Locke*, die *Rippe* und die *Rose*.

Falsche Locken sind die *Sichel* und der *Korkzieher*, eine Sonderstellung ist der *Nigger*. Die Strähnchenlocken sind als Auflösungsformen echter Locken aufzufassen (z. B. beim *Karakul*). Die Locken sind auf dem Fell in charakteristischer Weise angeordnet, so daß bestimmte „*Muster*" zustandekommen.

Die Ursache der Haarkrümmung und damit der Lockenbildung der Haare (*Karakullamm, Pudel, Mangalicaschwein*) muß in einer unterschiedlichen Wachstumsintensität der Hautschichten gesucht werden. Die Art der Lockenbildung kann durch Hautfaltenbildung beeinflußt werden (nähere Angaben s. Spezialliteratur).

Haarwechsel

Der *Haarwechsel*, d. h. der Ersatz ausgefallener Haare durch neue, ist entweder ein *periodischer* (*Tier*) oder ein *kontinuierlicher* (*Mensch*). Der Haarwechsel wird durch Atrophie der Haarpapille und Sistieren des Längenwachstums des Haares eingeleitet. Die Matrixzellen wachsen zu langen verhornenden Zylindern aus, wodurch der *Haarkolben* entsteht, der später an seinem freien Ende besenartig aufsplittert. Das Ersatzhaar entsteht wie das alte Haar aus Resten der Keimschicht auf einer neu induzierten Papille. Das neugebildete Haar wächst, von derselben äußeren Wurzelscheide wie das alte Haar umhüllt, bis zum Durchbruch in die Höhe, wonach das alte, entwurzelte Haar ausfällt. Ein periodischer Haarwechsel kommt bei wildlebenden Tieren vor, bei denen im Herbst die Haare länger und dikker werden, während im Frühjahr ein Haarwechsel erfolgt.

Bei den *Haussäugetieren* sind diese Vorgänge mehr verwischt, jedoch kann auch hier ein *Sommerhaarkleid* von einem *Winterhaarkleid* unterschieden werden. In der Regel findet ein *einmaliger Haarwechsel*, und zwar im Frühjahr, statt. Das kurze Sommerdeckhaar wächst zu Beginn der kälteren Jahreszeit in die Länge. Gleichzeitig schieben sich neu entstandene Wollhaare zwischen die Deckhaare, so daß das Fell dichter wird. Im Frühjahr fällt zunächst das Winterwollhaar meist in dicken Büscheln aus, anschließend auch das lange Deckhaar, das durch neues kurzes Deckhaar ersetzt wird. Das Vorkommen eines zweimaligen Haarwechsels im Jahr ist fraglich. Lang-

und Tasthaare werden in den periodischen Haarwechsel nicht mit einbezogen.

Der topographische Ablauf des Haarwechsels erfolgt art-, rasse- und altersabhängig bilateral-symmetrisch oder diffus und soll nur für *Pfd.* und *Rd.* dargestellt werden (s. dort). Er ist beim *Schw.* nur schwach erkennbar und fehlt beim *Flfr.* Vergleiche zwischen Haussäugetieren und ihren wilden Stammformen lassen für einige Arten Gemeinsamkeiten im zeitlichen und topographischen Ablauf des Haarwechsels erkennen, wobei bei den Haussäugetieren eine deutliche Tendenz zur Unregelmäßigkeit zu erkennen ist.

Der Haarwechsel ist eng mit dem Sexualzyklus und Aktivitätsschüben von Schilddrüse und Nebennieren gekoppelt. Gesteuert wird das Ganze von photoperiodischen Einflüssen (Tageslänge), wobei besonders jahreszeitliche Temperaturschwankungen modifizierend wirken können (MEYER, NEURAND, SCHWARZ, 1980).

Hautdrüsen, Glandulae cutis (336, 340)

Die Haut der *Säugetiere* ist mit wenigen Ausnahmen sehr reich an **Hautdrüsen.** Diese spielen eine wichtige Rolle als *Wärmeregulator,* als *Exkretionsorgane,* zur *Einfettung* der *Haare* und der *Haut,* zum *Feuchterhalten bestimmter Hautstellen,* als *Duftorgane* zur *Erkennung* von *Artgenossen,* zum *Anlocken* der *Geschlechter* während der Brunst, in Form der *Stinkdrüsen* zur *Feindabwehr* sowie modifiziert als *Milchdrüsen* bei der Ernährung der Jungen.

Die Hautdrüsen der *Säuger* gehören zu den beiden großen Gruppen der *polyptychen* und *monoptychen Drüsen.* Sie kommen als Talg-, Schweiß- und Duftdrüsen und an bestimmten Körperstellen als deren besondere Modifikationen vor. Die früher vertretene Auffassung, daß Talgdrüsen immer alveolär[1] und Schweißdrüsen immer tubulös[2] sein müssen, hat heute keine unbedingte Gültigkeit mehr.

Talgdrüsen, Glandulae sebaceae (340)

Die **Talgdrüsen, Glandulae sebaceae,** sind in der Regel säckchenförmige, *polyptyche*[3] Drüsen mit *holokriner*[4] Sekretion. Sie stehen funktionell mit den Haarbälgen in Verbindung und werden daher auch **Haarbalg-Talgdrüsen** genannt. Sie bilden durch Zerfall ihrer zentralen Zellen ein fettiges Sekret, den *Hauttalg, Sebum,* der durch den weiten Ausführungsgang in den Haarbalg gelangt, wodurch die Haare und die Epidermisoberfläche zum Schutz gegen die Wirkung von Wasser und Luft eingefettet werden. Die Talgdrüsen liegen verhältnismäßig oberflächlich und sind kranzförmig um die Haarbälge herum angeordnet. Diese Drüsenart wird bei allen *Wirbeltieren* außer den *Amphibien* angetroffen.

Außer den Haarbalg-Talgdrüsen kommen in der Haut an bestimmten Körperstellen die „echten" freien Talgdrüsen vor, die vielfach eine höhere biologische Bedeutung besitzen als die einfachen Haarbalg-Talgdrüsen. Da sie die Verbindung zum Haarbalg verloren haben, münden sie frei an der Hautoberfläche. Sie können komplexe *Duftorgane* bilden, die entweder im Dienste des Geschlechtslebens stehen oder durch ihr stark spezifisch duftendes Sekret zur gegenseitigen Erkennung bei artgleichen Individuen dienen bzw. vor artfremden Tieren (Raubtieren) die rechtzeitige Flucht veranlassen (sog. *Identifizierungsdrüsen,* s. S. 468).

An den Sinushaaren verkümmern die Talgdrüsen (z. B. *Zwergtalgdrüsen* der *Wimpern*); an unbehaarten Stellen (Ballen, Nasenspiegel, Zitze des Rindes, Hörner, Zehenendorgan usw.) fehlen sie vollständig. Talgdrüsen sind im allgemeinen in der Haut der *Säugetiere* weiter verbreitet als Schweißdrüsen. Sie sind die ursprünglichen Elemente der spezifischen Hautdrüsenorgane.

Schweißdrüsen, Glandulae sudoriferae
(336, 340)

Die **Schweißdrüsen, Glandulae sudoriferae**[*], sind in der Regel *schlauchförmige, monoptyche*[5] Drüsen, deren Ausführungsgänge

---
[1] lat. alvéolus = kleine Aushöhlung
[2] lat. túbulus = Röhrchen
[3] gr. ptychē = Lage; pólys = viel
[4] gr. krino = ich scheide aus; hólos = ganz
[5] gr. ptychē = Lage; mónos = einzel, allein
[*] lat. súdor = Schweiß; férre = tragen

vielfach geschlängelt und deren Endstücke von *Myoepithelzellen* (*Korbzellen*) umhüllt sind. Monoptyche Drüsen sind bis heute nur bei *Amphibien* und *Säugern* nachgewiesen.

Nach der Art der *Sekretion* werden in der Haut der *höheren Säugetiere ekkrine*[1] und *apokrine*[2] Schweißdrüsen unterschieden.

Die kleinen, ekkrinen Schweißdrüsen werden auch *Knäueldrüsen, Glandulae glomiformes*[3], genannt, weil ihre unverzweigten Endstücke enge Knäuel bilden. Sie gehen aus der Epidermis hervor, ohne an eine Haaranlage gebunden zu sein, weshalb ihre Ausführungsgänge die verhornte Epidermis korkzieherartig gewunden durchdringen und frei an der Körperoberfläche mit feinen Öffnungen (Poren) münden (336/i'). Sie werden vorwiegend an schwach- bzw. unbehaarten Hautstellen angetroffen und liefern ein wäßriges Sekret, den eigentlichen *Schweiß, Sudor*. Die saure Reaktion (pH 6–4) ihres dünnflüssigen, wenig konzentrierten Sekretes hemmt das Bakterien- und Pilzwachstum auf der Haut (*Säureschutzmantel*). Diese Drüsen kommen in der Haut der *Haussäugetiere* nur in geringer Zahl vor. Sie stellen einen *Neuerwerb* der *Primatengruppe*, vorab des *Menschen*, dar. Durch die Schweißabsonderung greift die Haut in den Wasser- und Salzhaushalt des Körpers ein.

Die apokrinen Schweißdrüsen sind phylogenetisch älter, besitzen verästelte Endstücke, gehen aus dem Epithel der Haaranlage hervor und geben ihr Sekret in die Haarbälge ab. Sie stellen in der stark behaarten Haut der *Haussäugetiere* die Masse der Schweißdrüsen, liefern vorwiegend ein dickflüssiges, konzentriertes Sekret, das individual-spezifische Duftstoffe enthält, und werden daher auch *Duftdrüsen, Glandulae odoriferae*[4] genannt; sie können sekundär von den Haarbälgen frei werden. Die Duftdrüsen treten an manchen Stellen gehäuft auf, an anderen können sie fehlen. Beachtliche tierartliche Variationen kommen vor. Die apokrin sezernierenden Hautdrüsen besitzen bei *Flfr.* und *Wdk.* nur leicht gewundene, beim *Schw.* und beim *Pfd.* stark gewundene bzw. aufgeknäuelte Endstücke.

Nur bei großer Hitze, Anstrengung und Angst wird so viel Schweiß gebildet, daß er bei manchen Tierarten sichtbar wird. Durch die Bewegung des Sattelgurtes oder des Zuggeschirrs wird der Schweiß des *Pfd.*, der eine beträchtliche Menge Eiweiß enthält, zu flockigem Schaum geschlagen. Bei den *Flfr.* sind die Schweißdrüsen in der Haut nur mangelhaft, bei der *Ktz.* oft nur rudimentär ausgebildet. Hingegen kommen sie in den Sohlenballen dieser Tiere in bemerkenswert großer Zahl vor. Bei *Hd., Rd., Schf.* und *Pfd.* erfolgt *Schweißbildung* vor allem an den Flanken, in der Schultergegend sowie lateral und ventral am Hals. Beim *Schw.* wird unter extremen Temperatur- und Luftfeuchtigkeitsbedingungen Schweiß in der Achselhöhle, entlang der Linea alba ventral am Bauch, am Perineum und in der Analgegend abgesondert. *Ktz.* und *Kaninchen* zeigen an der behaarten Haut keine Schweißsekretion.

Apokrine Drüsen können nach herkömmlicher Art ein fettig-wäßriges, Eisen und Cholesterin enthaltendes und Duftstoffe bindendes Sekret produzieren. Darüber hinaus vermögen sie nicht nur nach dem Typus der eiweißbildenden Drüsen (Speicheldrüsen) zu fungieren, sondern auch in Einzelfällen ein schleimiges Sekret abzusondern (s. bei spezifischen Hautdrüsenorganen).

Von anglo-amerikanischen Forschern wird der Begriff „apokrin" bei der Einteilung der Schlauchdrüsen der Haut für nicht gerechtfertigt gehalten, da keine eindeutigen Zeichen eines nekrobiotischen Sekretionsvorgangs vorliegen. Sie schlagen daher vor, alle tubulösen, exokrinen Hautdrüsen einfach als Schweißdrüsen zu bezeichnen, bis histochemische Untersuchungen zum Sekretionsmodus eine fest fundierte weitere Unterteilung dieser bei verschiedenen Tieren auch unterschiedlich gestalteten und sezernierenden Drüsen ermöglichen.

Blutgefäßversorgung der Haut

Die Arterien der *Haut* sind durch die Ausbildung von drei miteinander in Verbindung stehenden *Netzen* charakterisiert. Die Arterien entstammen in der Regel Blutgefäßen, welche die oberflächliche Körpermuskulatur mit Blut versorgen. Von diesen

---
[1] gr. krino = ich scheide aus; ex = aus, heraus
[2] gr. apokrineĩn = absondern
[3] lat. glómus = Knäuel; fórma = Gestalt
[4] lat. ódor = Duft, Geruch; férre = tragen

abgehende, feine Äste formieren zunächst auf oder direkt über den oberflächlichen Körperfaszien ein *fasziales Netz*, das die Subkutis und besonders das subkutane Fettgewebe versorgt. Durch die Subkutis folgen die Arterien den stärkeren Bindegewebszügen, die sie vor Zug schützen. An Stellen stärkerer Verschieblichkeit der Haut sind die Arterien geschlängelt. Aus diesem Netz gelangen feine Zweige in die tiefen Schichten der Lederhaut und bilden dort das *weitmaschige kutane Netz;* dieses versorgt die Schweiß- und Duftdrüsen. Aus dem kutanen Gefäßnetz hervorgehende feine Blutgefäße vermaschen sich schließlich in den oberen Schichten des Koriums zum *engmaschigen subpapillären Netz,* das der Versorgung der Haarbälge und der Talgdrüsen dient. Außerdem werden von ihm die *Gefäße* für die *Koriumpapillen* abgegeben, die keine Verbindung zu anderen Arterien besitzen, also *Endarterien* sind. Die Haarpapillen haben stets ein eigenes arterielles Gefäß. In den Lederhaut- und Haarpapillen bilden die Kapillaren zierliche Schlingen oder Netze. Die Ernährung der *gefäßlosen Epidermis* erfolgt auf dem Weg der *Diffusion,* aber auch *aktiver Transporte* vermutlich mit Hilfe der Interzellularspalten. In der äußeren Balglage der Sinushaare liegt ein Kapillarnetz, welches z. T. mit dem der inneren Balglage in Verbindung steht. Von letzterem wird der *Blutsinus* versorgt. Während das *Stratum papillare* der Lederhaut zahlreiche Kapillaren besitzt, soll das *Stratum reticulare* frei davon sein.

Die *Blutgefäße* der *Haut* dienen außer der *Ernährung* auch der *Blutdruck-* und *Temperaturregulation* des Organismus.

Vier venöse Hautnetze kommen vor, von denen das erste im *Basalbereich* der *Lederhaut,* das zweite etwa in *halber Höhe* des *Stratum reticulare* und die beiden anderen dicht übereinander im *Stratum papillare* gelegen sind. Im übrigen verlaufen die Venen mit den Arterien.

Nervöse Versorgung der Haut

In allen Schichten der Haut kommen sensible und vegetative (sympathische) Nerven und nervöse Endapparate verschiedener Bauweise vor. Im allgemeinen sind die stark behaarten Hautgebiete weniger reich an Nerven als schwach- oder unbehaarte Hautstellen. Die *vegetativen Nerven* formen vorwiegend *perivaskuläre Geflechte* in Subkutis und Korium, nicht aber in der Epidermis.

Die *sensiblen Nervenfasern* bilden ebenfalls *Geflechte* in der Unter- und Lederhaut. Der größte Teil von ihnen endet an *sensiblen Endapparaten* (Rezeptoren des Tastsinnes) sowie in der *äußeren epithelialen Wurzelscheide* der *Haare* oder *frei* in den *tieferen Epidermisschichten.* Ihre terminalen Abschnitte sind marklos, ihre erregungsleitenden markreich. Die Gesamtheit aller sensiblen Nervenendigungen (Rezeptoren) der Haut wird als Tastorgan, *Organum tactus,* bezeichnet. Die Organe der Oberflächensensibilität sind die Anfangsabschnitte zerebrospinal-sensibler Nervenfasern.

Rein morphologisch lassen sich die *Nervenendapparate* grob unterteilen in die sog. freien Nervenendigungen und in solche, die in Verbindung mit Haaren und Kapselorganen vorkommen. Bei den nervösen Endorganen können *Druck-* und *Berührungsempfänger, Schmerz-* sowie *Temperaturempfänger* unterschieden werden, wobei die Zuordnung der verschiedenen Endorgane zu den einzelnen Empfängergruppen noch nicht endgültig geklärt ist. Trotz ihres großen Formenreichtums können aber *bestimmte Rezeptorentypen bestimmten Reizqualitäten* zugeordnet werden.

Die *Hautsinnesorgane* bestehen aus den spezifischen Sinneszellen, *Exterorezeptoren,* mit ihren verschiedenen Hilfseinrichtungen, sowie dem Sinnesnerven (*sensible periphere Nervenfaser*), der die in den Empfängern (*Rezeptoren*) ausgelösten Erregungen an die Sinnessphaere (*Sinneszentrum*) in der Großhirnrinde weiterleitet.

Zu den Druck- und Berührungsrezeptoren gehören vermutlich:
1. die *Nervenmanschetten* der *Haare* und der *epithelialen Wurzelscheiden,*
2. die MECKELschen *Tastscheiben,* die in den tieferen Lagen der Epidermis gehäuft vorkommen,
3. die MEISSNERschen *Tastkörperchen,* die als Druckempfänger einzeln oder zu mehreren unmittelbar unter der Epidermis in den Koriumpapillen gelegen sind,
4. die VATER-PACINISchen *Lamellenkörperchen,* die im Unterhautbindegewebe liegen.

Letztere ragen infolge ihrer Größe aus der Gruppe der nervösen Endorgane hervor. Sie können 4 mm lang und 2 mm dick sein, also mit bloßem Auge gut wahrgenommen werden.

Die Rezeptoren des Tastsinnes scheinen jeweils für die Aufnahme einer bestimmten *Reizqualität spezialisiert* zu sein, weshalb sie so über die Körperoberfläche verteilt sind, daß jedes Hautareal mehrere Funktionstypen (z. B. schnell oder langsam adaptierende) enthält. *Schnell adaptierende Rezeptoren* sind alle sensiblen Fasern, die Haarfollikel innervieren, während die über die ganze Körperoberfläche verteilten Epithelhöcker mit MERKELschen *Tastzellen* und *Tastmenisken* zu den *langsam adaptierenden Empfängern* gezählt werden müssen.

Bei den Schmerzrezeptoren handelt es sich um freie Nervenendigungen in Form markloser, gewundener Nervenfäserchen, die sich durch Versilberung in der Epidermismittelschicht nachweisen lassen. Die Erregung dieser *intraepithelialen Empfänger* erfolgt vermutlich durch die *Einwirkung chemischer Stoffe*, die von mechanisch, thermisch oder anderweitig geschädigten Epithelzellen abgegeben werden. Jedoch sind nicht alle freien Nervenendigungen Schmerzrezeptoren, da ein Teil von ihnen auch Druck- und Temperaturempfindungen wahrnehmen kann. Schmerzempfindliche Nervenendigungen kommen auch in der kapillarreichen, subpapillären Schicht des Koriums und in Form einzelner Fasern in MEISSNERschen und Lamellen-Körperchen vor.

Aufgrund zahlreicher physiologischer Beobachtungen wird die Existenz von unterschiedlichen Rezeptoren für Kalt- und Warmwahrnehmung angenommen. Und zwar wird vermutet, daß die Kälterezeptoren oberflächlicher liegen als die Wärmerezeptoren.

Die KRAUSEschen *Endkolben*, in der Spitze oder Kuppel der Bindegewebspapillen gelegen, stellen *Kälterezeptoren* dar. Beim *Schw.* sollen sie im Übergangsbereich von Korium und Unterhaut in enger Nachbarschaft von kleinen Blutgefäßen liegen. Die RUFFINISCHEN *Körperchen* sind in der Tiefe des Koriums und in der Subkutis lokalisiert und werden als *Wärmerezeptoren* aufgefaßt. Jedoch kann eine eventuelle *Doppelfunktion* der verschiedenen Körperchen nicht ohne weiteres ausgeschlossen werden. Vermutlich sind die Schmerz- und Temperaturrezeptoren gleichmäßig über die Körperoberfläche verteilt, während die Druckrezeptoren an bestimmten Stellen stärker vertreten sind als an anderen.

Wegen der großen Schwierigkeiten, die bei der Erforschung der „*Sinnesgebiete*" der *Tiere* auftreten, muß man vielfach auf Analogieschlüsse, die sich auf die Erfahrungen am *Menschen* stützen, zurückgreifen. Nach der heute allgemein vertretenen Lehrmeinung werden die Haarbalgmuskeln, die Schweiß- und Talgdrüsen sowie die Gefäße der Haut nur *sympathisch* innerviert. Doch kann ein antagonistisches Verhalten von Drüsen und glatter Muskulatur auch hier festgestellt werden (Antagonismus in ein und demselben System). So wird bei der *nervösen Regulation* der Wandmuskulatur der Blutgefäße, die neben chemischer, mechanischer und thermischer abläuft, durch den Wechsel im Tonus des *N. sympathicus* die Gefäßweite über das Vasomotorenzentrum in der Medulla oblongata bestimmt (Näheres s. Bd. IV).

Auf reflektorischem Weg können Reize von der Haut aus (*Wärmestrahlung, Senfpflaster* u. ä.) sich auf innere Organe auswirken und umgekehrt.

Es ist eine klinische Erfahrung, daß *Entzündungen* an bestimmten *Darmabschnitten* bei der segmentalen Untergliederung des Rückenmarks und seiner Nerven *Hyperämie* und *Überempfindlichkeitsreaktionen* an *bestimmten Hautbezirken* auslösen können. Diese in Mitleidenschaft gezogenen Hautareale sind bestimmten viszeralen Abschnitten zugeordnet. Als HEADsche *Zonen* spielen sie in der Inneren Medizin eine Rolle.

Besondere Bildungen der Haut

Hautmodifikationen allgemeiner Art
(342–347, 352, 383)

Bei unseren *Haussäugetieren* kommen im Kopfbereich in der Umgebung der natürlichen Körperöffnungen bestimmte Hautmodifikationen vor, die beim *Rd.* als *Flotzmaul, Planum nasolabiale* (345), beim *Schw.* als *Rüsselscheibe, Planum rostrale* (344), und beim *kl. Wdk.* und beim *Flfr.* als *Nasenspiegel, Planum nasale* (342; 343; 346; 347), bereits in Bd. II in groben Zügen beschrieben sind. Die Subkutis dieser Gebiete weist bei *Rd., Schf., Zg.* und *Schw.* mächtige Drüsenlager auf. Sie werden beim *Rd.* als *Flotzmauldrüsen, Glandulae plani nasolabialis,* bei den *kl. Wdk.* als *Nasenspiegeldrüsen, Glandulae plani nasalis,* und beim *Schw.* als *Rüsselscheibendrüsen, Glandulae plani rostralis,* bezeichnet. Es handelt sich um aufgeknäuelte, tubulöse, seröse Drüsen, die den Schweißdrüsen zwar ähnlich sind, jedoch den für diese Drüsen charakteristischen Mantel von Myoepithelzellen nicht besitzen. Bei *Hd.* und *Ktz.* kommen im Nasenspiegel keine Drüsen vor. Die *sensible Innervation* des Lippen-Nasenbereichs stimmt bei *Ktz., Hd., Schw.* und *Wdk.* nahezu überein. Die sensiblen Nervenfasern enden nach zickzackförmigem Verlauf frei am *Stratum superficiale* der *Epidermis.* In den zugehörigen Bindegewebsschichten kommen einfache sensible Endkolben vor.

Der *Triel,* die *Wamme* oder der *Brustlappen, Palear* (383/d), des *Rd.* sowie der *Kragen, Plica transversa colli,* am Hals des *Schf.* sind *Hautfalten, Plicae cutis,* in die Fett eingelagert ist.

Als *Glöckchen* oder *Berlocken, Appendices colli* (352), kommen inkonstant bei der *Zg.,* gelegentlich beim *Schw.* und selten beim *Schf.* paarige, zylindrische Hautanhänge ventral an der Kehle vor, deren Bedeutung unbekannt ist. Sie sind bei der *Zg.* etwa kleinfingergroß und dicht behaart (352) und enthalten außer Bindegewebe und einem zentralen Knorpelstäbchen manchmal etwas Muskulatur sowie Blutgefäße und Nerven. Beim *Schw.* stellen sie zeige- bis mittelfingergroße, an ihrem freien Ende kolbig verdickte und abgerundete Anhänge dar, die kaum behaart sind. Sie sind vorwiegend bei *süd-* und *südosteuropäischen Schweinerassen* anzutreffen.

An bestimmten Stellen des Körpers läßt die Haut Sonderbildungen entstehen. Es handelt sich in dem einen Fall um **lokalisierte Spezialdrüsenapparate,** zu denen auch die *Milchdrüse* gerechnet werden kann, im anderen Fall um **spezifische haarlose Hautorgane** mit sehr starker Verhornung der Epidermis.

Lokalisierte Spezialdrüsenapparate (Hautduftorgane) (340, 353–357, 362, 399)

In der behaarten Haut der *Säugetiere* kommen art- oder geschlechtsspezifische Drüsenapparate vor, deren Aufgabe es ist, Duftstoffe zu bilden; sie können daher auch Hautduftorgane genannt werden. Sie treten nicht selten in Verbindung mit taschenartigen Hautfalten auf, weshalb man diesen Gebilden früher irrtümlicherweise die Funktion von „Schmiergruben" zugesprochen hat. Ihr Sekret ist jedoch in den meisten Fällen Träger von tierartspezifischen Duftstoffen, die das gegenseitige Erkennen bzw. das Sichwiederfinden der Tiere untereinander erleichtern. Die *Hautduftorgane* spielen daher im *Sozialverhalten* der *Säugetiere* eine wichtige Rolle. Die im Ano-Rektal-Bereich gelegenen Duftdrüsen benutzen den Kot als Transportmittel für

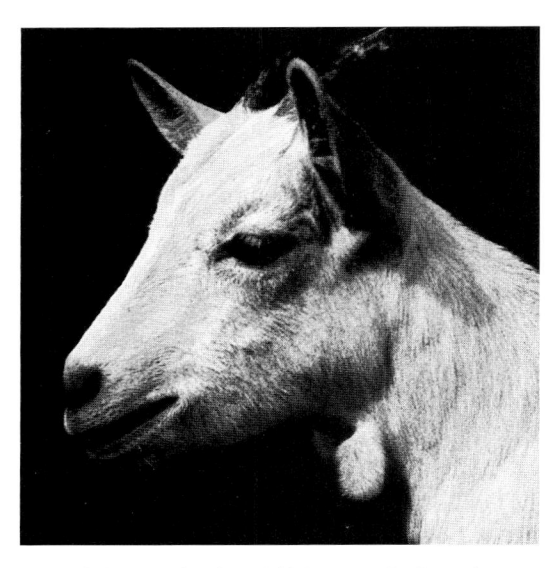

Abb. 352. Berlockenbildung bei einem jungen gehörnten *Ziegenbock*. (Photo: G. Geiger.)

die von ihnen gebildeten Duftstoffe, der dadurch als „*Visitenkarte*" fungiert. Bei den *Hautduftdrüsen* handelt es sich in der Regel um *apokrin sezernierende Knäueldrüsen, Glandulae odoriferae*, oder um *modifizierte Talgdrüsen*, die meist deutlich gegen ihre Umgebung abgegrenzt sind. Sie kommen vorwiegend an exponierten Körperstellen wie Kopf-, Ano-Genital- und Schwanzwurzelgegend sowie an den Gliedmaßenenden vor. Sehr oft weichen Haut und Haar im Bereich dieser Bildungen hinsichtlich Form, Farbe und Struktur deutlich von ihrer Umgebung ab. Hautduftorgane sind oft reichlich mit spezialisierten Haarbalgmuskeln, Myoepithelzellen und Blutkapillaren versehen. Diese vermögen durch Druckwirkung (Kontraktion der Muskeln bzw. Vasodilatation der Gefäße) eine vermehrte Sekretabgabe an die Hautoberfläche bei psychischer Erregung innerhalb kürzester Frist durchzuführen.

Die von den *Hautduftorganen* gebildeten *Sekrete* enthalten ein oder mehrere *Pheromone*. Unter *Pheromonen* werden *Stoffe* verstanden, die der *chemischen Kommunikation* zwischen Individuen einer Art dienen, wobei ihre Wirksamkeit jedoch nicht streng artspezifisch sein soll. Diese Wirkstoffe, die der Territoriumsmarkierung, der Abschreckung oder der Anlockung dienen, sind in der Regel schon in außerordentlich geringer Konzentration wirksam und werden von den Tieren als Signale sofort erkannt. Ein Zusammenspiel der Pheromone mit Keimdrüsenhormonen ist erwiesen.

Die Duftstoffe der wenig oder völlig unbehaarten taschenförmigen Duftorgane (z.B. *Interdigitalorgan* [356]) nehmen Verbindung mit *Talgdrüsensekret* und abgestoßenen *Epidermisschuppen* auf, denen die Funktion eines *Fixativs* und *Transportmediums* zukommen soll.

Das Sekret der Hautduftorgane wird an die Haut und die Haare abgegeben oder in Vorratstaschen gestapelt (z.B. *Infraorbitalorgan* [353]). Größere Mengen werden jedoch kontinuierlich an die Umwelt des Tieres gezielt oder ungezielt abgegeben. Die ungezielte passive Abgabe erfolgt mit Hilfe der Haare, an welchen durch gegenseitige Bewegung das Duftsekret hochmassiert oder hochgesaugt (*Dochtwirkung*) wird. Dieser Vorgang ist am *dorsalen Schwanzorgan* (340) der *Caniden* beobachtet worden. In der Regel stehen die Haare der Hautduftorgane über das Niveau der Nachbarhaare vor, was die Abgabe der Duftstoffe an die Umwelt erleichtert (*dorsales Schwanzorgan* bei *Caniden* und *Feliden*, *Metatarsalbürste* der *Cerviden*).

Bei haarlosen oder nur spärlich behaarten Hautduftorganen erfolgt die Übertragung der Duftinformation durch unmittelbaren Hautkontakt (z.B. *Inguinalorgan* [399/*f*] und Kopf des saugenden Lammes). Hierbei wirken sich Druck oder Massage exkretionsfördernd aus.

Bei den *Hautduftorganen* können folgende Typen unterschieden werden:
a) *Identifizierungsdrüsen* zur Erkennung der Artgenossen,
b) *Brunstdrüsen* zum Anlocken der Geschlechter während der Zeit der Paarungsbereitschaft,
c) *Stinkdrüsen* als Abwehrorgane,
d) *Markierungsdrüsen* zur innerartlichen Kommunikation.

Hautduftorgane mit einem hohen Anteil an *Talgdrüsen* oder „*hepatoiden*" Drüsen stehen vermutlich vorwiegend im Dienst der *langandauernden Informationsübermittlung* an den Artgenossen, wobei der mehr oder weniger witterungsbeständige, nur langsam verdunstende Duftstoff durch Markierung gezielt verteilt wird (z.B. *Analbeutel* [357], *Analdrüsen*). Hingegen kann als bewiesen gelten, daß Hautduftorgane, die aus *apokrinen Knäueldrüsen* bestehen und vorwiegend *hochflüchtige Duftstoffe* liefern (z. B. *Karpalorgan* [355], *Metatarsalbürsten*), meist nur der *kurzfristigen Verständigung* mit den Artgenossen dienen. Durch sie werden die olfaktorischen Kontakte zwischen Mutter und Kind, zwischen den Geschlechtspartnern oder den Mitgliedern eines wandernden Verbandes (z. B. Schafherde) ermöglicht.

Die **spezifischen Hautdrüsenorgane** werden an dieser Stelle gemeinsam für alle *Haussäugetiere* beschrieben. Durch die Domestikation hat ein Teil der Hautduftorgane bei unseren *Haussäugetieren* sicherlich seine ursprüngliche Bedeutung als Markierungs- und Kommunikationsorgan eingebüßt. Wo es für die funktionelle Bedeutung einzelner Hautduftorgane nötig erscheint, sind daher kurze Hinweise auf entsprechende Bildungen verwandter *Wildsäugetiere* unerläßlich. Für zahlreiche Hautduftorgane spielt die Beimengung abgestoßener verhornter Epithelzellen zum Sekret eine gewisse Rolle. *Spezifische Hautdrüsenorgane*, die ausschließlich aus *monoptychen Schlauchdrüsen* bestehen, kommen nur an unbehaarten Körperstellen vor (*Rhinarium, Ballen*). *Hautdrüsenorgane*, die ausschließlich von *polyptychen Drüsen* gebildet werden, finden sich vorwiegend bei *Nagetieren*.

Zirkumoraldrüsen, Glandulae circumorales

Bei den *Zirkumoraldrüsen, Glandulae circumorales*, die nur bei der *Ktz.* vorkommen, handelt es sich um vergrößerte Talgdrüsen, die in der Haut rings um die Mundöffnung, besonders aber an der Unterlippe, gelegen sind. Alle Drüsen werden in ihrer Gesamtheit auch als „*Putzdrüse*" bezeichnet. Zwischen den vergrößerten Talgdrüsen liegen auch apokrine Duftdrüsen. Ihre funktionelle Bedeutung ist nicht genau bekannt. Da in der Wangenhaut außer den üblichen Haarbalg-Talgdrüsen keine speziellen Drüsen vorkommen, kann mit Sicherheit angenommen werden, daß *Ktz.* beim „Wangenreiben" nicht markieren (RIEGER und WALZTHÖNY, 1979).

Infraorbitalorgan, Sinus infraorbitalis (353)

In der Nähe des nasalen Augenwinkels finden sich bei manchen Gruppen der *paarzehigen Huftiere* in einer Vertiefung des *Os lacrimale* Drüsenpakete, *Glandulae sinus infraorbitalis*, die in ihrer Gesamtheit als *Infraorbitalgrube, Voraugendrüse, Ant-, Prae-* oder *Infraorbitalorgan, Sinus infraorbitalis*, bezeichnet werden. Die ebenfalls gebräuchliche Bezeichnung „Tränengrube" ist falsch. Man hielt das *Infraorbitalorgan* irrtümlich für einen Tränensammelbehälter, da diese Hauttasche bei den *Cerviden* durch eine markante Rinne mit dem nasalen Augenwinkel verbunden zu sein scheint. Bei unseren *Haussäugetieren* ist das Infraorbitalorgan nur beim *Schf.* ausgebildet (353/*a*). Es stellt eine enge Spalte von etwa 30 mm Länge dar, die als Fortsetzung des nasalen Augenwinkels in Verlängerung der Lidspalte verläuft. Seine Tiefe beträgt 5–12 mm. Im Inneren ist das Organ mit wenigen kur-

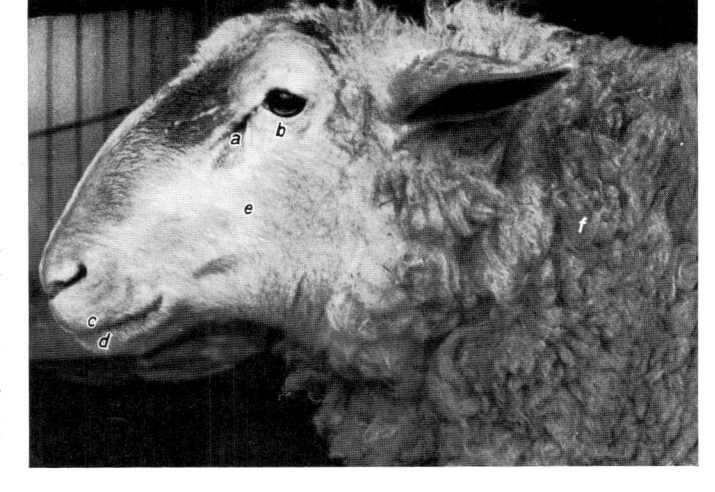

Abb. 353. Lage des Infraorbitalorgans, Sinus infraorbitalis, bei einem weiblichen *Schaf*. (Photo: R. R. Hofmann.)
a Sinus infraorbitalis; *b* Pili tactiles infraorbitales; *c* Pili tactiles labiales superiores; *d* Pili tactiles labiales inferiores; *e* kurze Deckhaare im Kopfbereich; *f* typisches Wollhaar im Halsbereich

zen Haaren sowie mit zahlreichen stark entwickelten, *schlauchförmigen, apokrinen Duftdrüsen* und *großen Talgdrüsen* ausgestattet. Das klebrige Sekret besitzt eine gelb-bräunliche Farbe. Es wird an Sträuchern, Büschen oder auch an anderen Gegenständen abgestreift und dient zur M a r k i e r u n g. Das Infraorbitalorgan läßt beachtliche, rassebedingte Verschiedenheiten erkennen und ist beim *männlichen* Individuum meist stärker entwickelt als beim *weiblichen* Tier. Durch pigmentierte Sekrete holokriner Drüsen können offenbar auch optische Signale gesetzt werden.

Horndrüse, Glandula cornualis (354)

Als *Horndrüse, Glandula cornualis*, wird eine Ansammlung großer *Haarbalg-Talgdrüsen* hinten an der Basis der Hörner bei *Zg.* beiderlei Geschlechts beschrieben. Doch kommt sie an derselben Stelle auch bei hornlosen *Zg.* vor.

Sie entspricht der bei *Gemsen* beiderlei Geschlechts an der gleichen Stelle gelegenen „*Brunftfeige*", die in ihrer Funktion auf den Geschlechtszyklus abgestimmt ist und ebenfalls aus einer starken Wucherung von *Talgdrüsen* besteht. Das Sekret wird zu M a r k i e r u n g s z w e c k e n (*Setzen* von *Duftmarken*) an Büschen und Sträuchern abgestreift.

Eine ähnliche Hautdrüsenbildung sind die „*Brunftfalten*" weiblicher und jugendlicher männlicher *Cerviden* an der Stelle des Rosenstocks, die aus Hautfalten mit vergrößerten *Talgdrüsen* gebildet werden. Auch beim *Rehbock* wurde ein *Stirnduftorgan* beschrieben, das der *Ricke* fehlt. Diese „*Gehörndrüse*" stellt zur Blattzeit (Brunstzeit) und einige Zeit davor eine gewulstete *Hautfalte* zwischen den *Rosenstöcken* dar (Dicke: 5,5 mm) und zeichnet sich durch einen auffallenden Bocksgeruch aus. Das Organ besteht aus *apokrinen Schlauch-* und aus *Talgdrüsen*. Die apokrinen Schlauchdrüsen zeigen den Höhepunkt ihrer Entwicklung vor, die Talgdrüsen während der Blattzeit. Das Sekret soll vor und nach dieser Periode einen anderen „Geruch" haben als während der Blattzeit. Es wird angenommen, daß der *Rehbock* durch das sog. *Fegen* und *Schlagen* an kleinen Bäumen oder am Gebüsch in dem von ihm beherrschten Einstandsgebiet M a r k i e r u n g s m a r k e n setzt, die Rivalen vor dem Betreten dieses Bezirkes warnen sollen.

Ohrenschmalzdrüsen, Glandulae ceruminosae

Die *Ohrenschmalzdrüsen, Glandulae ceruminosae*, die in der Haut des äußeren Gehörgangs angetroffen werden, sollen bei allen *Haussäugetieren* aus *vergrößerten Talg-* und *apokrinen Schlauchdrüsen* bestehen. Das *Ohrenschmalz, Cerumen*, ist eine Mischung von Talg und Epidermisschüppchen. Das Sekret der apokrinen Schlauchdrüsen soll das Ohrenschmalz verflüssigen und beseitigen. Die kurzen Haare am Eingang des Gehörganges werden, wie bereits erwähnt, *Tragi* genannt und bilden in Verbindung mit dem Drüsensekret einen Schutz gegen das Eindringen von Fremdkörpern. Die Ohrenschmalzdrüsen sind beim *Flfr.* und *Schw.* besonders reichlich ausgebildet und produzieren ein rötlich-gelbes (*Flfr.*) bzw. bräunliches (*Schw.*) Ohrenschmalz.

Mentalorgan, Organum mentale

Als *Kinndrüse, Kehlwarze, Mentalbüschel* oder *Mentalorgan, Organum mentale*, wird eine mehr oder weniger hohe, warzenförmige Hauterhebung am Kinn des *Haus-* und *Wildschweines* bezeichnet. Ihr Durchmesser beträgt 15–20 mm, ihre Höhe 5 mm. Auf ihrer Oberfläche sind eine Anzahl von Tasthaaren und etwa 8–10 größere Ausführungsgangöffnungen sichtbar. In den darunter gelegenen Koriumschichten kommen *zusammengesetzte, tubulöse, apokrine Duftdrüsen* sowie zahlreiche *Haarbalg-Talgdrüsen* vor. In den Koriumpapillen können große MEISSNERsche *Tastkörperchen* sowie zahlreiche Nervenfasern nachgewiesen werden. Bei dem Mentalorgan handelt es sich um ein T a s t - und M a r k i e r u n g s o r g a n.

Sternalorgan, Glandulae sternales

Bei *Schaf, Heidschnucke, Ziege, Reh* und *Mufflon* kommt im Bereich des Brustbeins ein länglich-ovales Hautduftorgan, das *Sternalorgan, Glandulae sternales*, vor. Das komplexe Drüsenlager wird von großlumigen Knäueldrüsen des „apokrinen Typs" (*Glandulae sudoriferae apocrinae*) gebildet. Das Organ ist bei *Schafen* 80–140 mm lang und 40–60 mm breit. Bei *Heidschnucken* und *Mufflon* betragen die entsprechenden Maße 80 und 35 mm, während bei der *Ziege* seine Länge 60, seine Breite 30 mm beträgt. Das Sternalorgan zeigt weder jahreszeitlichen noch geschlechtsabhängigen Dimor-

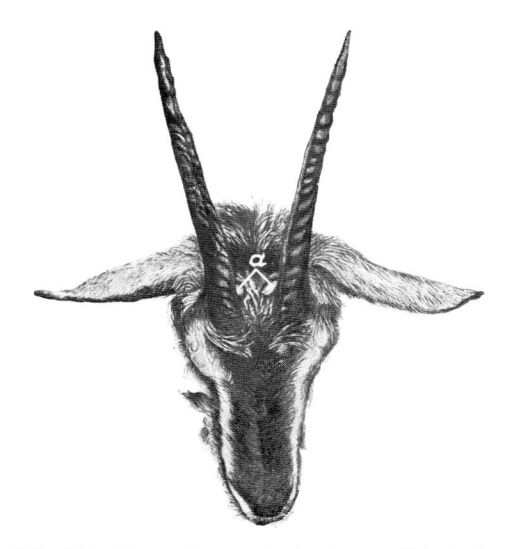

Abb. 354. Horndrüse bei einer 2½ Jahre alten gehörnten weiblichen *Ziege*. (Nach SCHIETZEL, 1911.)
a Horndrüse, Glandula cornualis, durch die Entfernung der sie verdeckenden Haare sichtbar gemacht

phismus, jedoch eine gewisse individuelle Mannigfaltigkeit. Es dient vermutlich der Fährten- und Liegeplatzmarkierung (P. K.-W. MEYER, 1986).

Karpalorgan, Organum carpale (355, 362)

Als *Karpalorgan, Organum carpale*, kommen beim *Haus-* und *Wildschwein* mediopalmar über dem Karpalgelenk mehrere Hautsäckchen vor, die mit verhorntem Epithel ohne Haare ausgekleidet und von starken, modifizierten, *apokrinen Schlauchdrüsenpolstern, Glandulae carpeae*, umgeben sind. In ihrem Bereich ist die Haut meist flachwulstig erhaben. Das Organ ist etwa 50 mm lang, 20 mm breit und 5–10 mm dick. Die Zahl der Ausführungsgangöffnungen bzw. der beutelartigen Hauteinstülpungen beträgt im Mittel 4–5 (355/*f*), im Höchstfall 10. Die Hautsäckchen sind mit einer schmierigen Masse aus Fett, Haaren, Epidermisschuppen und Sekret angefüllt. Die etwa linsengroßen Drüsenläppchen sind durch Binde- und Fettgewebe deutlich voneinander getrennt; zwischen den Drüsenschläuchen kommen im lockeren Bindegewebe zahlreiche glatte Muskelzellen vor. Auch hier muß funktionell zunächst an ein Markierungsorgan gedacht werden, da in der Regel in der Umgebung des Organs

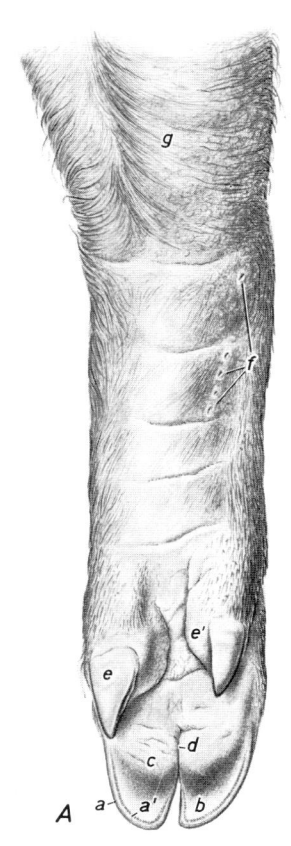

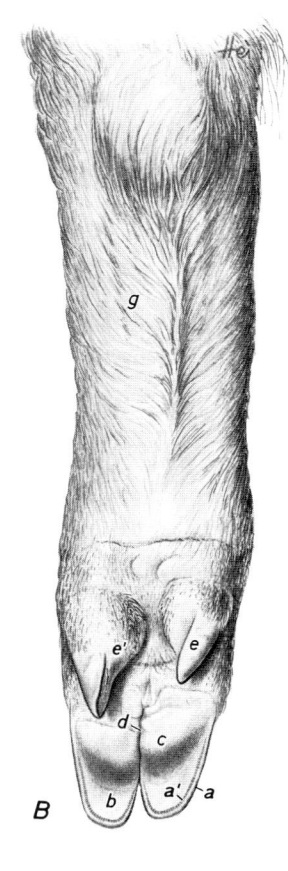

Abb. 355. Karpalorgan, Organum carpale, und Klauen des linken Vorder- (A) und linken Hinterfußes (B) eines *Schweines*. Sohlenflächenansicht. Etwa ½ nat. Größe.
a, a Paries corneus, *a'* Zona alba; *b, b* Solea cornea; *c, c* Torus corneus; *d, d* Spatium interdigitale; *e, e* Afterklauen, *e', e'* Ballen der Afterklauen; *f* Ostia glandulae carpeae des Karpalorganes; *g, g* behaarte Haut

keine Tasthaare vorhanden sind (355/*f*). Da jedoch gelegentlich in der Nachbarschaft des Karpalorgans auch *Tasthaare* mit *rudimentären Talgdrüsen* beobachtet worden sind, kann dem Organ eine **mögliche Tastfunktion** nicht ganz abgesprochen werden. Sicherlich dient das Karpalorgan nicht zum Einschmieren der Karpalbeuge, wie früher angenommen wurde. Vielmehr muß die Hauptbedeutung der Duftstoffe, die aus dem Karpalorgan abgegeben werden, in einer *sexuellen Stimulierung* des *Geschlechtspartners* gesehen werden. Darüber hinaus könnten sie zur *Fährtenmarkierung* und zur Kennzeichnung des weiblichen Geschlechtspartners im Sinne einer Besitzergreifung (Umklammerungsreflex beim Deckakt; MEYER, 1975) dienen.

Das *Karpalorgan* der *Ktz.*, die *Karpalvibrisse*, liegt etwa 25 mm über dem Karpalballen in Form von 3–6 pigmentlosen Sinushaaren (362/*f*), die in 2 Reihen angeordnet sein können. Die Sinushaare stehen auf einer Hautverdickung und überragen die übrige Körperbehaarung dieser Gegend deutlich. In der näheren Umgebung der Haarbälge können einige geschlängelte Schlauchdrüsen vorkommen. Das Karpalorgan der *Ktz.* stellt demnach ein mit *Duftdrüsen* versehenes **Tastorgan** dar, das besonders beim Klettern in Aktion tritt.

Metatarsalbürsten, Organa metatarsalia

Als *Metatarsalbürsten, Organa metatarsalia*, werden bei den *Boviden* und *Cerviden* höher, dichter und andersfarbig behaarte, etwa fünfmarkstückgroße Hautbezirke außen am Proximalende des Metatarsus bezeichnet, in deren Tiefe auffallend stark entwickelte *Haarbalg-Talgdrüsen* und *apokrine Duftdrüsen* vorkommen. Die Ausführungsgänge der Duftdrüsen münden ebenfalls in die Haarbälge. Die Metatarsalbürsten dienen als **Markierungs- und Verständigungsorgane**, wobei der Duftstoffträger am hohen Gras oder am Gebüsch abgestreift und Duftstoff deponiert wird.

Zwischenklauensäckchen, Sinus interdigitalis (356)

Im Bereich zwischen den Zehen kann die Haut in unterschiedlicher Weise mit Drüsen ausgestattet sein. Es handelt sich um flächenhafte, flache oder tiefere Einsenkungen der Zwischenklauenhaut an der Dorsalwand des Zwischenklauenspaltes, die in der Regel haararm und nur mit verstreuten Drüsen ausgestattet sind, oder um tiefe sackartige Hauteinstülpungen, die in Form einfacher Gruben mit weiter bzw. enger Mündung oder langer, geknickter Schläuche mit erweitertem Ende vorkommen (356/*b*). Im ersten Fall kann nur von *Interdigitaldrüsen, Glandulae interdigitales*, im zweiten Fall vom *Zwischenklauensäckchen, Sinus interdigitalis*, gesprochen werden.

Während sich beim *Schf.* und beim *Muffelwild* (*Ovis ammon musimon*) an allen 4 Gliedmaßen ein Zwischenklauensäckchen vorfindet, kommt es bei *Reh* (*Capreolus capreolus*), *Hirsch* (*Cervus elaphus*) und *Gemse* (*Rupicapra rupicapra*) nur an den Hinterextremitäten vor. Beim *Reh* stellt es einen einfachen ovalen Sack von etwa 20 mm Länge und 15 mm Breite dar, der weiter proximal gelegen ist als beim *Schf.* In seiner Wand kommen *apokrine Schlauch*- sowie *Talgdrüsen* vor. An den Schultergliedmaßen ist die Haut an der Kranial- und Kaudalfläche des Zwischenzehenspaltes ebenfalls reichlich mit Talgdrüsen ausgestattet, die Duftstoffe absondern.

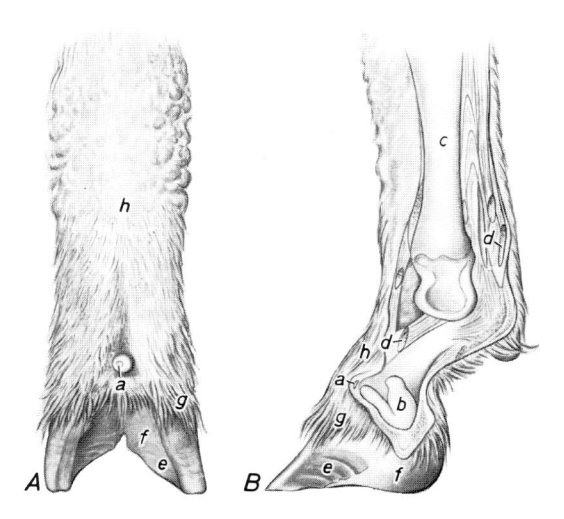

Abb. 356. Zwischenklauensäckchen, Sinus interdigitalis, der rechten Schultergliedmaße eines *Schafes*.
A Dorsalansicht, Mündung des Zwischenklauensäckchens durch Entfernung der Haare sichtbar gemacht; *B* uneröffneter Sinus interdigitalis in Seitenansicht nach Wegnahme der 3. Zehe. Etwa ½ nat. Größe
a, a Mündungsöffnung; *b* Sinus interdigitalis; *c* Metacarpus III u. IV; *d, d* Sehnen- und Bänderanschnitte; *e, e* verkürzte Platte der Klauenspaltfläche; *f, f* Hornballen im Bereich der Klauenspaltfläche; *g, g* Haarabdeckung im Bereich des Kronrandes; *h, h* behaarte Haut

Das *Zwischenklauensäckchen* des *Schf.* läßt an seinem blinden Ende die Andeutung einer s-förmigen Krümmung erkennen. Es besitzt im ganzen die Form einer gebogenen Tabakspfeife (356/b) und ist mit seiner Umgebung nur durch lockeres Bindegewebe verbunden, so daß es einen genügenden Grad von Verschiebbarkeit besitzt. Im Bereich des Mündungsloches sind die *Talgdrüsen* stärker entwickelt, während im Inneren des Organs die *apokrinen Schlauchdrüsen* vorherrschen. Die runde, 2–4 mm weite Mündung führt in einen 18–20 mm langen und 3–4 mm breiten Schlauch, der sich an seiner tiefsten Stelle in einem halbkreisförmigen Bogen nach oben wendet und sich zu einem 8–10 mm breiten und etwa 15 mm langen, ovalen Blindsack erweitert (356/b). Das Interdigitalorgan sezerniert das ganze Jahr hindurch, und seine Duftstoffe werden bei der Fußung an die Fährte abgegeben. Sie dienen somit der Fährten- und bei *Wildschafen* vermutlich auch der Arealmarkierung. Ob im adventitiellen Gewebe des Interdigitalorgans des *Schf.* ähnlich wie beim *Reh Lamellenkörperchen* vorkommen, ist bis heute nicht geklärt. Sie werden beim *Reh* für die Trittsicherheit verantwortlich gemacht.

Dorsales Schwanzorgan, Organum caudae (340)

Als *dorsale Schwanzdrüsen, Glandulae caudae* (*coccygis*), die in ihrer Gesamtheit auch als *dorsales Schwanzorgan, Organum caudae*, bezeichnet werden, kommen bei geschlechtsreifen *Ktz.* dorsal an der Schwanzwurzel Pakete großer, stark gelappter *Haarbalg-Talgdrüsen* vor. Unter ihnen liegen *apokrine Duftdrüsen*, deren Sekret ebenfalls in die Haarbälge dieses Gebietes abgeleitet wird. Das dorsale Schwanzorgan ist beim *Kater* besonders gut ausgebildet und wird allgemein als Duft- und Markierungsorgan angesehen.

Eine ähnliche Bildung ist als *Viole* beim *Rotfuchs* (*Vulpes vulpes*) seit langem bekannt. Sie liegt über dem 7. Schwanzwirbel. Ihre Lage ist nach außen durch einen schwarzen Fleck von 20–50 mm Breite und 10–30 mm Länge gekennzeichnet. Dieser Fleck besteht aus borstenartigen, steifen, farblosen Haaren mit schwarzer Spitze, zwischen denen Wollhaare fehlen. Die Viole selbst ist von ovaler Gestalt, etwa 25–30 mm lang und 5–10 mm breit und läßt zahlreiche feine Drüsenausmündungen erkennen, in deren Umgebung eine gelbliche, ziemlich feste Absonderung erkennbar ist. Die ausgezupften Haare dieses Bezirkes duften wie Veilchen, was diesem Hautdrüsenorgan den Namen Viole eingebracht hat. Die Viole wird von *modifizierten Talgdrüsen* des uni- bzw. plurivakuolären Typs und von *hepatoiden Talgdrüsen* gebildet. Doch kommen vereinzelt echte Talgdrüsen und in der Tiefe des Organs spärlich *apokrine Schlauchdrüsen* vor. Ihrer Funktion nach soll die Viole vorrangig eine „Brunstdrüse" darstellen, da sie zur Zeit der Brunst (*Ranzzeit*) des *Fuchses* stärker ausgebildet ist. Auch könnte sie zur Markierung der dorsalen Röhrenwand der Fuchsbaue dienen, um den Tieren das schnelle „Einfahren" in den Bau auch in der Dunkelheit zu ermöglichen. Der „schnürende" *Fuchs* kann damit nicht nur Pflanzen und Sträucher markieren, sondern soll eine Luftfährte (*Duftspur*) hinterlassen.

Auch bei den meisten, besonders aber den langhaarigen *Hunderassen* kommt ein *rudimentäres dorsales Schwanzorgan* vor. Es ist auch hier durch einen dunklen Schwanzfleck gekennzeichnet, der etwas weiter schwanzspitzenwärts liegt als das Organ selbst, dessen Lage sich konstant über dem 9. Schwanzwirbel befindet. Das Organ besteht vorwiegend aus *modifizierten Talgdrüsen* von *hepatoidem Charakter* mit *meroholokrinem Sekretionsmechanismus*. Die Ausbildung der Drüsenpakete ist bei älteren Rüden besser als bei jungen Hündinnen. Das dorsale Schwanzorgan des *Hd.* dient vermutlich wie bei *Ktz.* und *Fuchs* der Erkennung der Artgenossen und während der Paarungszeit der zwischengeschlechtlichen Beziehung und Verständigung (*Anlockung* des *Geschlechtspartners, Stimulierung* der *Paarungsbereitschaft*).

Subkaudaldrüse, Glandula subcaudalis

Bei der *Zg.* sind unter der Schwanzbasis zwei Drüsentaschen ausgebildet, die als *Subkaudaldrüse, Glandula subcaudalis*, bezeichnet werden und beim männlichen Tier für den „Bocksgeruch" verantwortlich sein sollen. Es handelt sich in der Regel um ein oberflächlich gelegenes Lager *großer Talgdrüsen*, das beim *Ziegenbock* eine Dicke von 1,6 mm erreichen kann. Unter dem bzw. um dieses Paket modifizierter Talgdrüsen herum findet sich eine schmale, öfter durch Fettgewebsläppchen unterbrochene Lage *apokriner Schlauchdrüsen*, deren dünne Ausführungsgänge weit oben in die Haarbälge einmünden. Beim *Schf.* soll ein *Sub-* oder *Infrakaudalorgan* als haararmes

Feld von dreieckiger Form vorkommen, das sich an den Dorsalrand des Afters in größerer Ausdehnung anschließt. Die zugehörigen Drüsen sind die Fortsetzung der mächtigen *Haarbalg-Talgdrüsen* der *Zirkumanalhaut* und der unter ihnen gelegenen, aufgeknäuelten, apokrinen *Schlauchdrüsen* (Duftdrüsen).

Eine ähnliche Bildung kommt bei den *Cerviden* vor, darf aber nicht mit dem stark pigmentierten *Zirkumkaudalorgan* oder der *Wedeldrüse* dieser Tierart verwechselt werden.

Analbeutel, Sinus paranales (357)

Am inneren Afterrand von *Hd.* und *Ktz.* mündet jederseits ein *Analbeutel, Sinus paranalis*. Es handelt sich dabei um sackartige Hohlräume, die zur Aufnahme größerer Sekretmengen befähigt sind.

Die *Analbeutel* der *Ktz.* sind kugelige bis ovale Gebilde, die einen Durchmesser von 6–8 mm besitzen. Sie haben eine glatte, von verhornendem, geschichtetem Plattenepithel gebildete Innenauskleidung, durch welche die Ausführungsgänge der *Talg-* und *apokrinen Schlauchdrüsen, Glandulae sinus paranalis*, hindurchtreten. Die etwa 3,5 mm langen und engen Ausführungsgänge der Analbeutel münden an der After-Hautgrenze. Die Analbeutel sind z.T. von glatter, z.T. von quergestreifter Muskulatur umhüllt, durch deren Kontraktion ihr Inhalt entleert werden kann. Dieser besteht aus einem serös-fettigen Sekret sowie zerfallenen Epithelzellen und duftet für menschliche Nasen wesentlich unangenehmer als für die des *Hd.* Die *Duftstoffe* des Analbeutelsekretes dienen vermutlich zur Erkennung des Individuums und zur Individualmarkierung; sie haften dem abgesetzten Kot an.

Die etwa haselnußgroßen *Analbeutel* des *Hd.* besitzen einen Durchmesser von etwa 12–15 mm (357/*1*), sind ringsum von einer dicken Schicht quergestreifter Muskulatur (357/*n'*) umgeben und haben dieselbe Funktion wie die der *Ktz.* In ihrer Wand kommen vorwiegend *apokrine geknäuelte Schlauchdrüsen* und nur am Übergang zu ihrem Ausführungsgang vereinzelt *Talgdrüsen* vor, die zur Zeit der Brunst besonders groß sein sollen. Das bei *Hd.* nicht allzu selten zu beobachtende Rutschen auf dem After, das sog. „*Schlittenfahren*", kann seine Ursache in einer Entzündung oder prallen

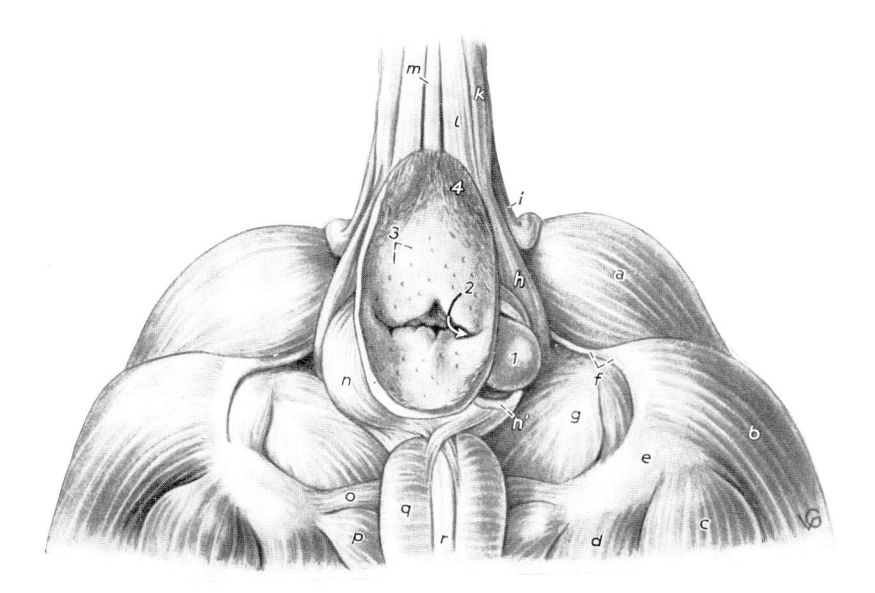

Abb. 357. Topographie der Analbeutel, Sinus paranales, beim *Hund*.
a M. glutaeus medius; *b* M. biceps femoris; *c* M. semitendinosus; *d* M. semimembranosus; *e* Tuber ischiadicum; *f* Ligamentum sacrotuberale; *g* M. obturatorius internus; *h* M. levator ani; *i* M. sacrocaudalis dorsalis lateralis; *k* M. intertransversarius caudae; *l* M. sacrocaudalis ventralis lateralis; *m* M. sacrocaudalis ventralis medialis; *n* M. sphincter ani externus, bei *n'* gefenstert; *o* M. ischiourethralis; *p* M. ischiocavernosus; *q* M. bulbospongiosus; *r* M. retractor penis
1 rechter Analbeutel, Sinus paranalis dexter, freipräpariert; *2* Mündung des Sinus paranalis in der Zona cutanea des Afters; *3* Mündung der Ausführungsgänge der Talgdrüsen; *4* Übergang in die feinbehaarte Haut

Füllung der Analbeutel bei Verstopfung ihres Ausführungsgangs (357/2) haben.

Inguinaltasche, Sinus inguinalis (399)

Von den Inguinalorganen der *Lagomorphen* und der *Ungulaten* soll hier nur auf die *Inguinaltasche, Sinus inguinalis,* beim *Schf.* (399/f) näher eingegangen werden. Bei diesem auch dem *Mufflon* eigenen Organ handelt es sich um eine Hauteinstülpung beiderseits der Milchdrüse bzw. der Hodensackbasis, die mit einem schmierigen bräunlichen Sekret, dem sog. *Fettschweiß*, angefüllt ist. Am Boden der Tasche findet sich eine oberflächliche Lage von *Talgdrüsen* und eine tiefe Schicht von *apokrinen Schlauchdrüsen, Glandulae sinus inguinalis.* Dem Sekret werden reichlich verhornte Epithelzellen beigemengt. Die Inguinaltaschen sind *Hautduftorgane*, die allgemein der Kontaktaufnahme mit Individuen der gleichen Art dienen. Als Markierungsorgane zeigen sie z.B. an, wo ein Tier gelegen hat. Auch weisen sie vermutlich dem jungen Lamm den Weg zur mütterlichen Milchdrüse durch den individual-spezifischen Duft. Das fettige Sekret vermag Reibungen zwischen der laktierenden Milchdrüse und der Innenfläche der Oberschenkel auf ein Mindestmaß zu reduzieren.

Präputialdrüsen, Glandulae praeputiales

Präputialdrüsen, Glandulae praeputiales, kommen bei allen männlichen *Haussäugetieren* in der Vorhaut vor. In der Regel setzen sie sich aus *Haarbalg-Talgdrüsen, freien Talgdrüsen* (Smegmadrüsen) sowie *alveolären* und *tubulösen Duftstoffdrüsen* zusammen. Diese verschiedenen Drüsenarten kommen in unterschiedlicher Art und Anzahl bei unseren *Haussäugetieren* vor; bei *Hd., Schw., Schf.* und *Zg.* sind alle, bei *Ktz., Rd.* und *Pfd.* vorwiegend die Talgdrüsen vertreten.

Präputialbeutel, Diverticulum praeputiale

Beim *Schw.* stülpt sich die der Bauchwand anliegende Partie des Präputiums hinter einer engen Öffnung zu dem etwa faustgroßen *„Nabelbeutel", Präputialbeutel, Diverticulum praeputiale,* ein. An der Wand dieses Divertikels kommen keine Drüsen vor, jedoch liegen an seinem Eingang sehr große *Talg-* und *apokrine Schlauchdrüsen.* Der Präputialbeutel ist durch eine sichelförmige Falte unvollständig in 2 Buchten geteilt, die sich von dorsolateral dem Präputialschlauch anlegen, in dessen kranialen Abschnitt der Präputialbeutel mit einer zweifingerbreiten Öffnung, *Ostium diverticuli,* einmündet. Seine feingefältelte kutane Schleimhaut produziert Horn („*Horndrüse*"). Hornzellen, Restharn und das Sekret der an seinem Hals gelegenen Talg- und Schlauchdrüsen bilden den schmierigen, unangenehm riechenden Inhalt, der besonders beim unkastrierten Tier sehr intensiv ist („*Ebergeruch*") (vergl. auch Bd. II, Abb. 474 u. 478 auf S. 357 u. 359). Zur Funktion des Präputialbeutels werden verschiedene Auffassungen vertreten. Die alte Lehrmeinung besagt, daß es sich um ein rudimentäres, dem *Moschusbeutel* sehr ähnliches, ehemals sekretorisch tätiges Organ handelt. Andere Forscher halten den Präputialbeutel für ein Druckkissen, das den Penis umgreifen und während der Begattung den Rückfluß des Blutes verhindern soll, um die Erektion des männlichen Begattungsorgans genügend lang aufrechtzuerhalten. Anhand neuerer Untersuchungen wird auch die Möglichkeit erwogen, daß dem Präputialbeutel eine Schmierfunktion während des beim *Schw.* verhältnismäßig lange dauernden Deckaktes zukommt. Höchstwahrscheinlich handelt es sich aber um ein Organ, das individual-spezifische, olfaktorisch wahrnehmbare Signale abgibt und der Lager- bzw. Inbesitznahmemarkierung dient.

Milchdrüse, Mamma

Ontogenese der Milchdrüse

Als deutlich sichtbare erste Anlage der *Milchdrüse* tritt bei den *plazentalen Säugetieren* der *Milchstreifen* oder die *Milchleiste* auf, die sich entweder von der Achselhöhle bis in die Leistengegend erstreckt (*Schw., Flfr.*) oder nur dort erkennbar ist, wo sich später die Milchdrüsen vorfinden, also nur in der Brustgegend (*Mensch, Affe, Elefant*) oder nur in der Leistengegend (*Wdk., Pfd.*).

Ihr Vorläufer ist die *Milchlinie*, ein nur wenig verdickter und kaum sichtbarer Epidermisstreifen am Rande der Stammzone bzw. der Extremitätenleiste des Embryos. Durch zunehmende Epidermiswucherung bei gleichzeitiger Verdichtung des benachbarten Koriums entsteht daraus die gut sichtbare Milchleiste. Auf ihr treten in bestimmten Abständen kleine Epidermisverdickungen, die *Milchhügel*, auf; der Rest der Milchleiste bildet sich zurück. Durch das Wachstum der seitlichen Körperwand werden die Milchdrüsenanlagen ventral verlagert. Eine Ausnahme bei den *Säugetieren* bildet die *Nutria*, deren *Milchdrüse* im *Rückengebiet* verbleibt. Die Milchhügel sind die Vorläufer der späteren *Mammarkomplexe*, deren Anzahl und Lage für jede Tierart charakteristisch ist. Aus überzähligen Milchhügeln können unvollständige Mammarkomplexe hervorgehen. Werden nur akzessorische Zitzen angelegt, spricht man von *Hyperthelie*, kommt es auch zur Bildung von Drüsengewebe, wird von *Hypermastie* gesprochen. Solche Variationen werden bei *Schw., Hd.* und *Rd.*, aber auch bei anderen Tieren angetroffen.

Das Epithel der Milchhügel wuchert kolbenförmig in die Tiefe, während sich ihre Oberfläche als *Areolarzone* (*Mammarknospenstadium*) napfförmig vertieft und von einem mehr oder weniger deutlichen Kutiswall, der durch Mesenchymwucherung entsteht, umgeben wird. Diese Gesamtanlage liefert die Zitze mit ihrem Hof. An der Oberfläche der Mammarknospe tritt ein *Hornpfropf* auf, durch dessen Schrumpfung die *Mammar-* oder *Zitzentasche* gebildet wird. Mit der Umwandlung der Mammarknospe zur Zitze, die sich beim *Pfd.* und *Wdk.* als *Proliferationszitze*, bei *Schw., Flfr.* und *Mensch* als *Eversionszitze* entwickelt (s. Lehrbücher der Entwicklungslehre), wuchern die für jede Tierart typischen und der Anzahl der späteren Hohlraumsysteme entsprechenden soliden Epithelzapfen in Form der *Primärsprossen* in die Tiefe des Mesenchyms hinein. Aus diesen treten später *Sekundärsprossen* und zur Zeit der Pubertät bzw. während der ersten Trächtigkeit *Tertiärsprossen* hervor. Die Kanalisierung erfolgt vom Primärsproß aus durch Einschmelzung zentraler Zellen bei gleichzeitigem äußeren Abschluß des Kanalsystems durch die Bildung eines Hornpfropfes an der Stelle der späteren Strichkanalöffnung.

Aus dem Primärsproß gehen der *Strichkanal, Ductus papillaris,* und die *Zisterne, Sinus lactiferus,* aus den Sekundärsprossen die *Milchgänge, Ductus lactiferi,* und aus den Tertiärsprossen das eigentliche *sezernierende Milchdrüsengewebe, Glandulae mammariae,* hervor. Dem definitiven Zustand entsprechend, bilden die *kleinen Hauswiederkäuer* jederseits eine, das *Rd.* 2 Mammarknospen aus, die jeweils einen Primärsproß in die Tiefe entsenden. Beim *Pfd.* entsteht jederseits eine Mammarknospe mit je 2 (3) Primärsprossen, beim *Schw.* sind es 6–8 Mammarknospen mit je 2–3 Primärsprossen. Bei den *Flfr.* kommen jederseits in der Regel 4 (*Ktz.*) bzw. 4–5 (*Hd.*) Mammarknospen mit jeweils 5–7 (*Ktz.*) bzw. 8–12 und mehr (*Hd.*) Primärsprossen zur Ausbildung. Auch beim männlichen Tier werden entsprechende Mammarkomplexe angelegt, die aber nur in Ausnahmefällen, und zwar bei hormonalen Störungen, das Stadium der Funktionsfähigkeit erreichen.

Die Milchdrüse ist in ihrer ersten Anlage bei beiden Geschlechtern vorhanden und auch bis zur Zeit der Geschlechtsreife bei ihnen in gleicher Weise entwickelt. Nach diesem Zeitpunkt bildet sich die *männliche Milchdrüse, Mamma masculina,* nicht weiter.

Allgemeine und vergleichende Betrachtung (358–361, 373, 374, 378, 379, 385, 387, 390)

Als Milchdrüse, *Mamma*, wird jeder Milchdrüsenkomplex verstanden, der mit einer Zitze, *Papilla mammae*, ausgestattet ist.

Die **Milchdrüse**, bei *Pfd.* und *Wdk.* als E u t e r, *Uber*, beim *Schw.* und *Flfr.* als G e s ä u g e bezeichnet, ist eine *modifizierte Schweißdrüse*, die eine so auffällige Spezialentwicklung erfahren hat, daß die anderen Komponenten des *Epidermalorgankomplexes* (s. S. 452) ganz fehlen oder nur noch in rudimentärer Form (*Pfd., Ktz.*) nachweisbar sind.

Die Milchdrüse liefert als Sekretionsprodukt die M i l c h und kommt naturgemäß nur beim *weiblichen Geschlecht* zur vollen Entfaltung, wo sie als *sekundäres Geschlechtsmerkmal* eine bedeutende Rolle spielt. Sie stellt für das *Neugeborene* die einzige *natürliche Nährstoffquelle* dar und gibt einer ganzen Klasse der *Wirbeltiere*, den *Säugetieren* oder M a m m a l i a, ihren Namen. Darüber hinaus kommt der Milch der *Wdk.* und des *Pfd.*, besonders aber der des *Rd.* eine sehr wichtige Bedeutung als Nahrungsmittel für den *Menschen* zu.

Bis zur ersten Trächtigkeit verharrt die Milchdrüse in ihrem infantilen Zustand, um mit der *ersten Laktation* im Anschluß an die Geburt der Jungtiere ihre volle Größe und Funktion zu erreichen. Nach *Beendigung* der *Säugeperiode*, die bei den einzelnen *Haussäugetieren* unterschiedlich lange andauert, hört die Milchproduktion auf. Die Milchdrüse bildet sich zurück, erreicht aber nicht wieder den jungfräulichen Zustand. Kurz vor der nächsten Geburt wird die Milchdrüse auf hormonalem Wege erneut zur Milchproduktion gebracht. Bei Tieren, die auf besondere Milchleistung (*Rd., Zg., Milchschaf*) gezüchtet sind, erstreckt sich die Milchsekretion auf einen wesentlich längeren Zeitraum, als zunächst biologisch vorgesehen ist. Im höheren Alter bildet sich die Milchdrüse weitgehend zurück (*senile Involution*) und büßt dadurch endgültig ihre Funktion ein; hierbei wird das Drüsengewebe großenteils durch Binde- und Fettgewebe ersetzt.

Die M i l c h d r ü s e der *Haussäugetiere* besteht aus einer wechselnden Anzahl von Milchdrüseneinheiten, die als *Mammarkomplexe* (Mammae) bezeichnet werden. Sie stellt ein bilateral symmetrisches, an der ventralen Rumpfwand aufgehängtes Organ dar und ist zur Hälfte links, zur Hälfte rechts der Medianlinie gelegen. Beim *Msch., Pfd.* und *kl. Wdk.* treten jederseits

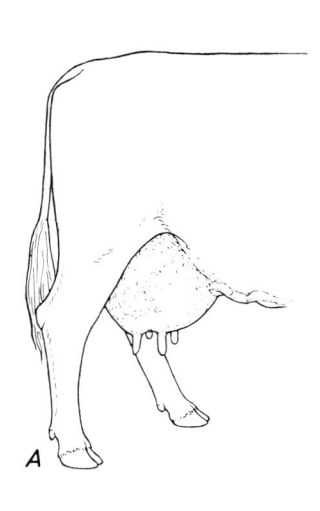

Abb. 358. Milchdrüse der Haussäugetiere vergleichend. Schematische Darstellung.
A Rind; *B* Ziege; *C* Hund; *D* Schaf; *E* Schwein

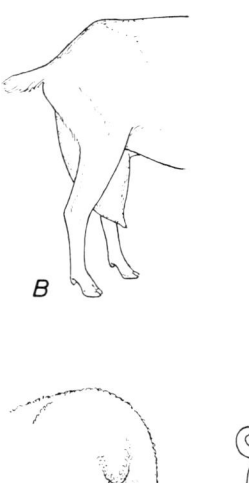

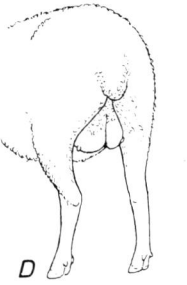

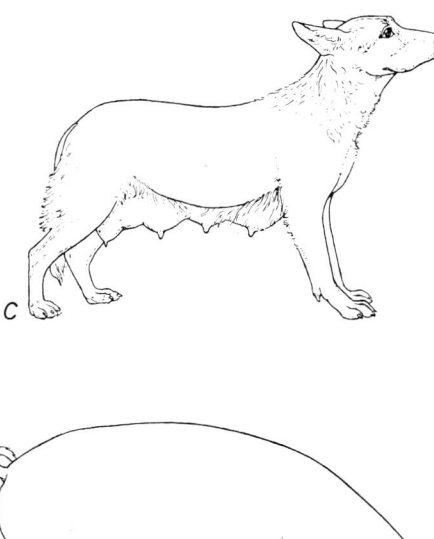

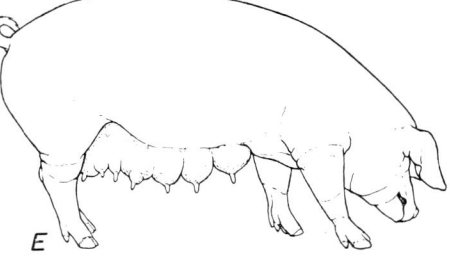

ein (358/*D*), beim *Rd.* 2 (358/*A*), bei der *Ktz.* 4, beim *Hd.* 5 (358/*C*) und beim *Schw.* 7 (seltener 6 oder 8) *Mammarkomplexe* (358/*E*) auf, die häufig nicht alle zur vollen Entwicklung kommen. Die nicht laktierende Milchdrüse ist wesentlich kleiner als die laktierende, beim nicht milchgebenden Gesäuge sind meist nur die Zitzen deutlich erkennbar (379).

Von den in Europa wild- oder in Tierparks lebenden *Wdk.* besitzen *Rotwild, Sikawild, Elch, Ren, Damwild, Rehwild* und *Gemse* an ihrem Euter 4 Zitzen mit je einem zugehörigen Mammarkomplex, *Steinwild* und *Muffelwild* aber nur 2 Zitzen mit je einem Mammarkomplex.

Der Anzahl der Mammarkomplexe entsprechend läßt die Milchdrüse eine unterschiedliche Form, Lage und Ausdehnung erkennen. Sie ist bei *Mensch, Elefant* und *Affe thorakal*, bei der *Ktz. thorakoabdominal*, bei *Hd.* und *Schw. thorakoinguinal* (358/*C, E*) und bei *Pfd.* und *Wdk. inguinal* (358/*A, B, D*) der ventralen Rumpfwand angehängt. Die Mamma des *Pfd.* und *Wdk.* ist damit auf die *Leistengegend, Regio inguinalis*, zwischen den Beckengliedmaßen beschränkt, wo sie bei *Pfd., Rd.* (358/*A*) und *Schf.* (358/*D*) ein einheitliches *halbkugeliges Organ* bildet, während das der *Zg.* (358/*B*) mehr *sackförmig* ist. Durch den median gelegenen *Sulcus intermammarius* (358/*D*) wird die Trennung der Milchdrüse dieser Tierarten in zwei Hälften nur angedeutet. Beim *Schw.* (358/*E*; 378) und *Flfr.* (358/*C*; 373) besteht die laktierende Milchdrüse aus einer linken und rechten Reihe mehr oder weniger gut gegeneinander abgesetzter Drüseneinheiten, die sich an der ventralen Rumpfwand vom Thorax bis in die Schamgegend erstrecken. Sie sind durch eine breite sagittale Zwischenzone getrennt; während der Hauptsäugezeit kann diese Trennungszone durch starke Zunahme des Drüsengewebes verwischt sein.

Zu jedem Mammarkomplex gehören 2 Anteile: der halbkugelähnliche *Drüsenkörper* und sein papillenförmiger Anhang, die *Zitze*. Der *Drüsenkörper, Corpus mammae* (360/*e*), setzt sich aus dem *Drüsenparenchym, Glandulae mammariae*, und dem zugehörigen, die Leitungsbahnen aufnehmenden interparenchymatösen Bindegewebe zusammen und wird von der Haut überzogen. Er ist gegenüber der Zitze mehr oder weniger deutlich abgesetzt.

Die *Zitze*, der *Strich, Papilla mammae* (358; 360), geht entweder unmittelbar (*Rd.*, *Schw., Schf., Flfr.*) oder allmählich (*Pfd., Zg.*) aus dem Drüsenkörper hervor. Sie besitzt für jede Tierart eine charakteristische Gestalt und ist ebenfalls von Haut überzogen. An der Zitzenspitze sind eine, zwei, drei oder mehr *Zitzenöffnungen, Ostia papillaria* (374/*i*), ausgebildet, die das Hohlraumsystem der Mammarkomplexe mit der Außenwelt in Verbindung setzen. Das *Hohlraumsystem* eines *Mammarkomplexes* besteht grundsätzlich aus 3 Abschnitten: Jedes Ostium papillare führt in einen engen, mit kutaner Schleimhaut ausgekleideten Kanal, den *Zitzen-* oder *Strichkanal, Ductus papillaris* (360/*a*), dessen Schleimhaut in Falten gelegt ist. Die Funktion des Ductus papillaris als Verschlußvorrichtung gegenüber der Außenwelt wird durch ein muskulöses (*Hd., Rd., Zg.*) oder ein aus elastischen Elementen bestehendes Ringfasersystem (übrige *Haussäugetiere*) unterstützt, das in Verbindung mit der konischen Einziehung des Ostium papillare beim Melken den Milchstrahl formt.

Nach kurzem Verlauf erweitert sich der Strichkanal unvermittelt zur *Milchbucht, Milchzisterne, Sinus lactiferus* (*Receptaculum lactis*), die als Milchsammelraum dient. Ein Teil dieses Sammelraumes liegt in der Zitze und wird daher als *Zitzenteil, Pars papillaris* (360/*b*), der andere ist im Drüsenkörper gelegen und wird als *Drüsenteil, Pars glandularis* (360/*c*) bezeichnet. Beide gehen in der Regel ohne deutlich sichtbare Grenze ineinander über und sind von einem zweischichtigen, leicht gelb gefärbten Zylinderepithel ausgekleidet. Lediglich beim *Schf.* und in seltenen Fällen beim *Rd.* kann zwischen beiden Teilen eine Ringfalte ausgebildet sein. In der Wand des Zitzenteils können bei den einzelnen Tierarten, besonders aber bei der *Zg.*, im unterschiedlichen Grad *akzessorische Drüsenläppchen* vorhanden sein. Die größte Ausdehnung zeigt der *Sinus lactiferus* bei *Zg., Rd.* (359/*b, c*; 360/*A, C*) und *Schf.*, also bei den Tieren, die in jedem Mammarkomplex nur ein Hohlraumsystem besitzen. Bei den anderen *Haussäugetieren* stellen die Milchzisternen nur enge, längliche Säckchen dar, die jedoch in der Laktationsperiode eine beachtliche Vergrößerung erfahren können.

Der basale Abschnitt des Drüsenteils der Zisterne wölbt sich großbuchtig gegen das Drüsenparenchym vor. In diese Buchten treten die großen *Milchgänge, Ductus lactiferi* (360/*d*), ein. Sie sind nicht wie andere

Drüsengänge auf längere Strecken annähernd gleich weit, sondern bestehen abwechselnd aus sehr engen kurzen und stark erweiterten Teilstücken. Die *Ductus lactiferi* tragen auf einer bindegewebig-elastischen und mit glatten Muskelfasern versehenen Propria ein zweischichtiges Epithel, das zur Sekretion befähigt ist, und gehen gegen die Parenchymtiefe zu in die sich immer stärker aufteilenden, mit einschichtigem Epithel versehenen *Ausführungsgänge* der milchsezernierenden und mit Alveolen besetzten *Drüsenendstücke* über. Die auf Schnitten durch das Drüsenparenchym (359/*f*) erkennbare *Läppchenzeichnung* wird durch zartes, interlobuläres Bindegewebe hervorgerufen, das Gruppen solcher Ausführungsgänge und das dazugehörige sezernierende Drüsengewebe umhüllt. Das hellgefärbte Bindegewebe steht mit der oberflächlichen Organkapsel in Verbindung (359/*g*) und tritt bei laktierenden Milchdrüsen gegenüber dem gelblichen Drüsengewebe stark zurück, um bei Rückgang der Milchsekretion immer stärker in den Vordergrund zu treten.

Das hier geschilderte Hohlraumsystem findet sich in jedem Mammarkomplex der *Wdk.* (360/*A, C*) nur einmal und ist daher von beachtlicher Größe. Ihre Zitze beherbergt nur eine Zisterne, einen Strichkanal und eine Strichkanalöffnung. Wegen der mechanischen Beanspruchung besitzen die *Wdk.* um das Hohlraumsystem der Zitze eine verhältnismäßig dicke Wand, die kräftige Bündel glatter Muskulatur und starkwandige Venen enthält (385/*K*).

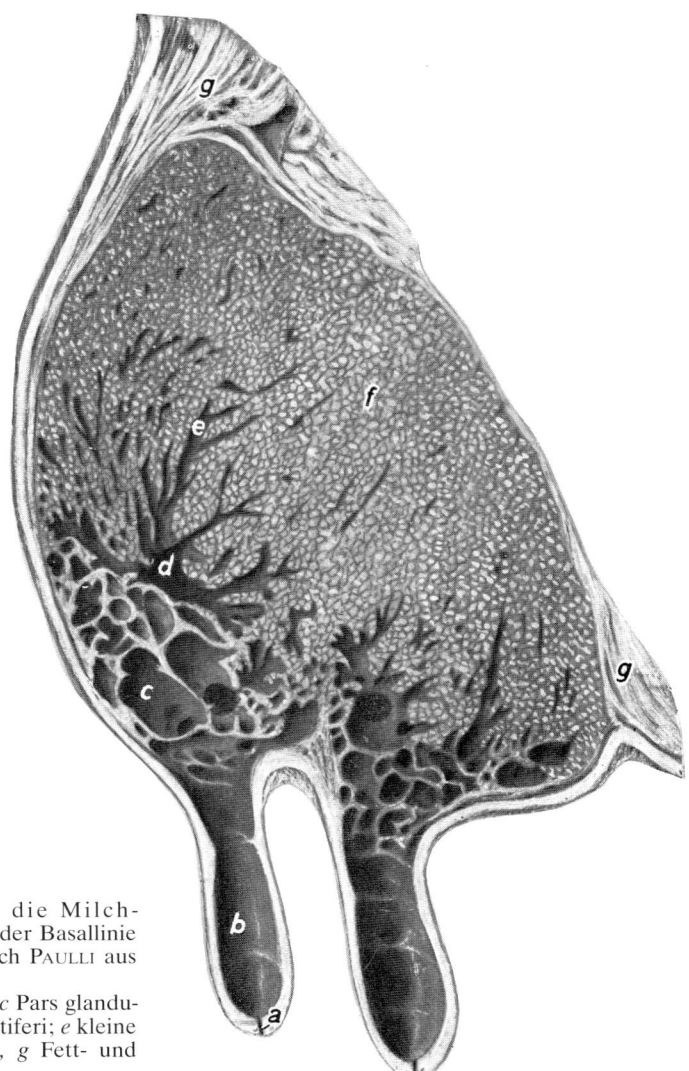

Abb. 359. Sagittalschnitt durch die Milchdrüse eines *Rindes*. Der Verlauf der Basallinie entspricht der natürlichen Lage. (Nach PAULLI aus MARTIN/SCHAUDER, 1938.)
a Ductus papillaris; *b* Pars papillaris, *c* Pars glandularis sinus lactiferi; *d* große Ductus lactiferi; *e* kleine Ductus lactiferi; *f* Drüsengewebe; *g, g* Fett- und Bindegewebe

Bei der *Stute* kommen in jedem Mammarkomplex 2 (360/*B*), beim *Schw.* 2 oder 3 Hohlraumsysteme (360/*D*) vor. In den Zitzen dieser Tierarten sind also 2–3 Zisternen und ebenso viele Strichkanäle und Strichkanalöffnungen vorhanden. Beim *Flfr.* schließlich sind an jeder Zitzenspitze 5–7 (*Ktz.*) bzw. 8–12 (*Hd.*) (360/*E*) punktförmige Strichkanalöffnungen (374/*i*) zu erkennen, die auf ebenso viele Strichkanäle und Zisternen hinweisen. Und jede dieser auf engstem Raum zusammengedrängten Zisternen empfängt die Milch aus ihrem zugehörigen sezernierenden Drüsenparenchym über die entsprechenden zuführenden Milchgänge. Eine Kommunikation mit anderen Hohlraumsystemen des gleichen Mammarkomplexes kommt in der Regel nicht vor. Eine noch größere Zahl (15–22) von Hohlraumsystemen tritt auf der Mamille der *menschlichen* Brustdrüse aus.

Auf der Schnittfläche lassen die Milchdrüsen eine körnige Beschaffenheit erkennen, da ihr Drüsenparenchym durch Bindegewebe in *Lappen, Lobi glandulae mammariae*, und in *Läppchen, Lobuli glandulae mammariae* (387/*f*), aufgeteilt wird. Die Milchdrüse wird außer von der allgemeinen Decke auch von dem *oberflächlichen* und *tiefen Blatt der äußeren Rumpffaszie* sowie einer Lage *lockeren Bindegewebes* und von *Fettgewebe* umhüllt (359/*g*). Zwischen die beiden Euterhälften tritt bei *Pfd.* und *Wdk.* eine Bindegewebsplatte. Diese stellt einen Teil des komplizierten *Aufhängeapparates der Milchdrüse, Apparatus suspensorius mammarius*, dar und ist besonders am Euter der *Kuh* gut entwickelt (s. dort). Desgleichen dringen, wie bereits erwähnt, von den umhüllenden oberflächlichen Bindegewebslagen Fasern zwischen das Drüsengewebe ein. Mit diesem interparenchymatösen Bindegewebe treten Gefäße und Nerven in die Tiefe des Organs, und die *Ductus lactiferi* liegen in diesen Bindegewebsstraßen und öffnen sich zur Drüsenzisterne. Während der Involutionsphase und mit zunehmendem Alter bilden sich im interlobulären Bindegewebe vermehrt Fettzellen.

Die *Haut* der *Milchdrüse* ist bei hochgezüchteten *Rinderrassen* dünn und nur fein behaart, während sie bei den anderen Tierarten in ihrer Beschaffenheit mehr der übrigen Körperdecke gleicht. Die *Zitzen* des *Rd.* und *Schw.* sind unbehaart, die von *Pfd., kl. Wdk.* und *Ktz.* schwach und beim *Hd.* nur in den basalen Abschnitten behaart. Hautdrüsen kommen an der Zitze in der Regel nur in Verbindung mit Haaren vor.

Während der Laktationsperiode sind die Mammarkomplexe und die Zitzen mit Ausnahme des *Rd.* wesentlich größer als vor bzw. nach der Laktationsphase. Man kann daher grundsätzlich zwischen *laktierender* und *nicht laktierender Milchdrüse* unterscheiden. Der Besprechung der Milchdrüse bei den einzelnen Tierarten liegt immer das laktierende Organ zugrunde. Je häufiger ein Tier laktiert hat, desto größer bleiben nach der Laktationszeit Milchdrüsenkörper und Zitzen. Aus dieser Feststellung lassen sich auch gewisse Schlüsse auf das Lebensalter eines Tieres ziehen.

Die *Milchdrüsen männlicher Säugetiere, Mammae masculinae*, sind nur in Form kleiner Zitzen an den typischen Körperstellen angedeutet; selten lassen sie ein durchgängiges Hohlraumsystem und eine Unterlagerung mit rudimentärem Drüsengewebe erkennen. Daran ändert auch die Tatsache nichts, daß infolge hormonaler „Entgleisung", besonders bei *Ziegenböcken*, „sezernierende" Milchdrüsen beobachtet worden sind. Die Zitzen des *Rüden, Katers* und *Ebers* haben dieselbe Lage wie beim weiblichen Tier. Beim *Wdk.* kommen, in der Regel der Anzahl beim weiblichen Partner entsprechend, kleine Zitzen vor der Basis des Hodensacks vor; ihre Zahl kann jedoch auch vermehrt oder vermindert sein (390). Bei *Pferdehengst* und *-wallach* finden sich Reste der Milchdrüse nur in Ausnahmefällen in Form kleiner Zitzen zu beiden Seiten der Präputialöffnung, während sie beim *Eselhengst* fast regelmäßig vorhanden sind.

Sowohl beim weiblichen wie auch beim männlichen Tier kann die Anzahl der Zitzen durch das Auftreten von sog. *Afterzitzen*, die keinerlei Beziehungen zum Milchdrüsengewebe besitzen, vermehrt sein. Sie dürfen nicht mit *überzähligen Zitzen*, die zu echten Mammarkomplexen gehören und bei *Flfr.* und *Schw.* nicht selten vorkommen, verwechselt werden. Bei Vermehrung der normalen Zitzenzahl spricht man von *Hyperthelie*[1] bzw. bei zusätzlicher Ausbildung von Drüsengewebe von einer *Hypermastie*[2]; die Unterentwicklung einer Milchdrüse wird als *Hypomastie*[3] bezeichnet.

---

[1] gr. hypér = über, oberhalb; thelē = Mutterbrust, Zitze
[2] gr. mastós = Euter, Zitze
[3] gr. hypó = unter, unterhalb

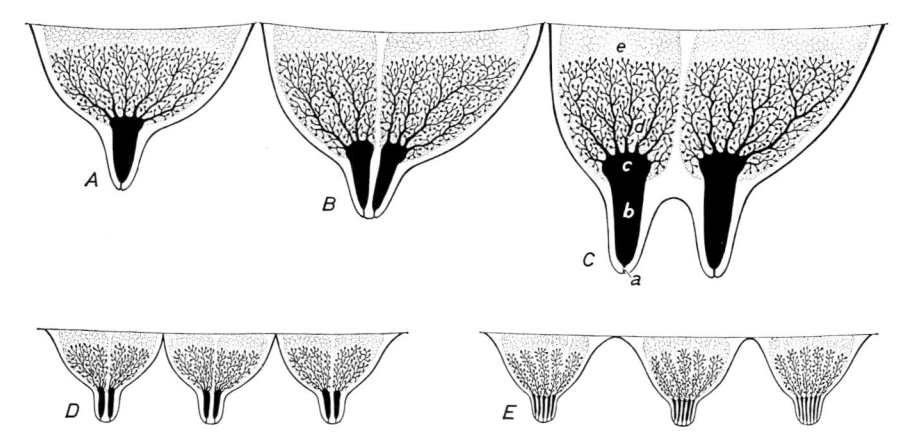

Abb. 360. Schematische Darstellung der Hohlraumsysteme der Milchdrüse bei verschiedenen Haussäugetieren.
A kleine Hauswiederkäuer; *B* Pferd; *C* Rind; *D* Schwein; *E* Fleischfresser
a Strichkanal; *b* Zitzenzisterne; *c* Drüsenzisterne; *d* Milchgänge; *e* Drüsengewebe

Die Milchdrüsenarterien stammen bei *Wdk.* und *Pfd.* von der *A. pudenda externa*, bei *Schw.* und *Flfr.* zusätzlich von der *A. thoracica interna* und der *A. thoracica lateralis*. Die gleichnamigen Venen verlaufen mit den Arterien, doch kommen zusätzliche Venen besonders am Euter der *Wdk.* und des *Pfd.* vor (Näheres s. bei den einzelnen *Haussäugetieren*).

Die zahlreichen Lymphgefäße ziehen zu den *Nll. mammarii* des *Lc. inguinale superficiale* s. *inguinofemorale* und von dort bei *Pfd.* und *Rd.* weiter zum *Lc. iliosacrale*.

Beim *Schw.* strömt die Lymphe aus den vorderen Abschnitten des Gesäuges zu den *Nll. cervicales superficiales ventrales* und zu den *Nll. sternales craniales*. Bei *Hd.* und *Ktz.* gelangt ein Teil der Lymphe sowohl zum *Lc. axillare* als auch durch die Brustwand zu dem *Nl. sternalis cranialis*. Bei *Schw.*, *Hd.* und *Ktz.* kommen Lymphgefäßanastomosen vor (Näheres s. Kap. Lymphatisches System.)

Das in den ersten Tagen nach der Geburt gelieferte Produkt des Gesäuges ist noch keine Milch im landläufigen Sinn. Sie wird als Biest- oder Kolostralmilch bezeichnet und hat eine andere Zusammensetzung als normale Milch. Der Kolostralmilch kommt eine große Bedeutung zu, da sie durch ihre besondere Zusammensetzung – sie ist *reich an Salzen, Vitaminen, Fett* und *Eiweiß* – für das neugeborene Jungtier unentbehrlich ist. Sie wirkt abführend auf das schon vorher im Darm des Neugeborenen angesammelte *Darmpech, Meconium*, und enthält außer wichtigen Nährstoffen besondere, Eiweiß gebundene Schutzstoffe (*Immunglobuline*) gegen die Infektionen, die das Jungtier bedrohen. Die *Verabreichung der Kolostralmilch* ist besonders bei *Schw., Rd., kl. Wdk.* u. *Pfd.* wichtig, da durch deren *epitheliochoriale Plazenta* vor der Geburt keine *Immunglobuline* von der Mutter auf den Fetus übertreten können. Die mit der Kolostralmilch aufgenommenen *Gamma-Globuline* (*Immunproteine*) bewirken eine passive Immunisierung der *Ferkel, Kälber, Lämmer* und *Fohlen*. Bei *Mensch* (hämochoriale Plazenta) und *Flfr.* (endotheliochoriale Plazenta) treten Schutzstoffe von der Mutter auf den Fetus bereits in den letzten Wochen der Gravidität über. Die Undurchlässigkeit der epitheliochorialen Plazenta für maternale Antikörper wird neuerdings in Frage gestellt.

Mammogenese und Laktopoese

Entwicklung, Wachstum und Funktion der Milchdrüse werden durch komplizierte, *hormonal-nervöse Steuerungsvorgänge* sichergestellt, die gleichermaßen den *weiblichen Geschlechtszyklus* beeinflussen (361). Nach der Geburt nimmt auch die Milchdrüse mit dem allgemeinen Körperwachstum etwas an Größe zu, die Zitzen werden länger, und eine vermehrte Fettgewebseinlagerung im späteren Drüsenbereich erfolgt (*Platzhaltefett*). Mit dem Eintritt der Geschlechtsreife (*Pubertät*) werden von den bereits vorhandenen Primär- und Sekundärsprossen der Milchdrüsenanlage bei jeder Brunst neue solide Epithelsprossen gebildet, die nach später erfolgender Kanalisierung das sich immer stärker verzweigende System der inter- und intralobulären Milchgänge darstellen.

Die Ausbildung des eigentlichen Milchdrüsengewebes, die mit einer Knospung der Alveolen aus den Endsprossen der Milchgänge beginnt und zur Entstehung der Drüsenläppchen führt (361/*f–f″*), ist an die erste *Gravidität* der Tiere gebunden und beim *Rd.* etwa mit dem 7. Trächtigkeitsmonat beendet. Die kurz vor der Geburt zu beobachtende, besonders auffällige Vergrößerung des Euters hat mit der Ausbildung des Drüsengewebes nichts mehr zu tun, sondern weist bereits auf eine Füllung des Organs durch die beginnende *Milchsekretion* hin.

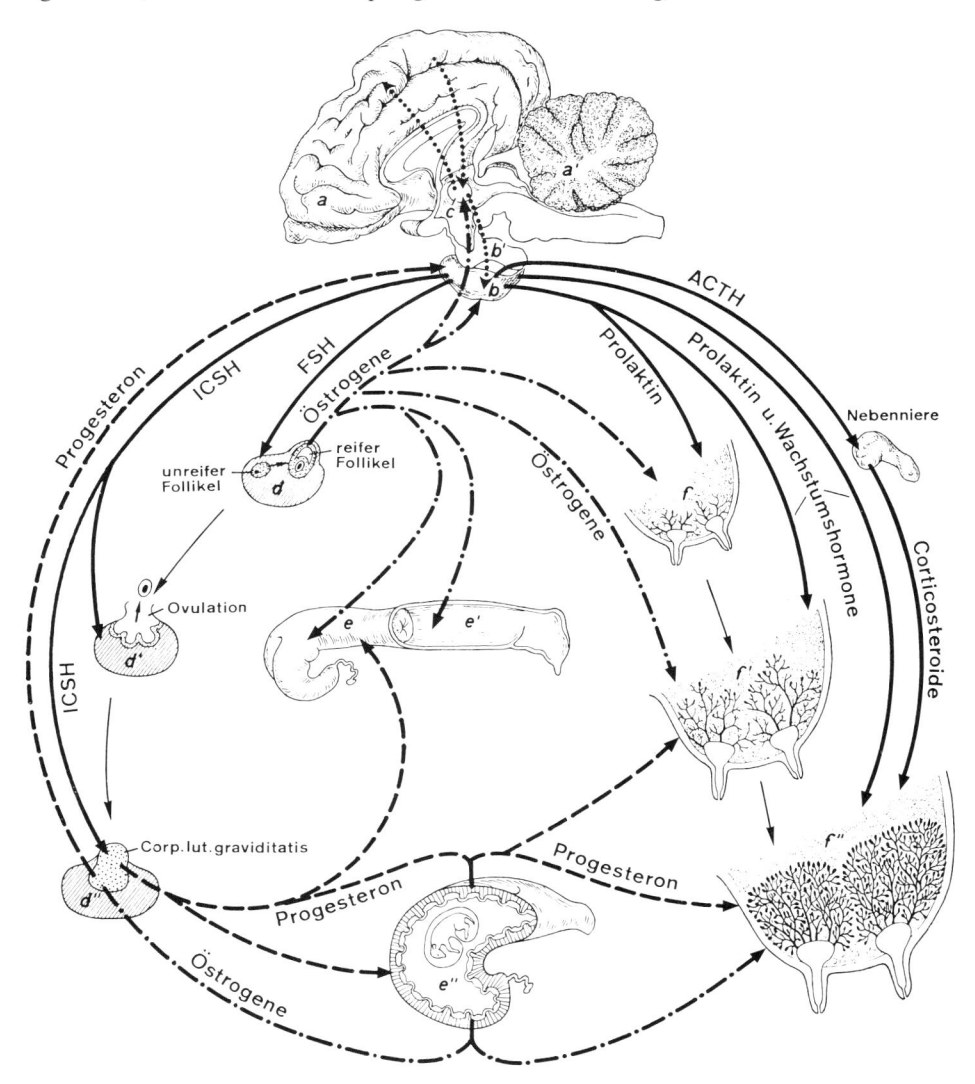

Abb. 361. Hormonale Regulation des Milchdrüsenwachstums. Schematische Darstellung. (In Anlehnung an SEIFERLE, 1949.)
a Cerebrum, *a′* Cerebellum im Längsschnitt; *b* Adenohypophyse, *b′* Neurohypophyse; *c* Diencephalon mit Genitalzentrum; *d–d″* Ovarialzyklus: *d* Ovarium mit heranreifendem Follikel, *d′* Ovarium mit geplatztem Follikel, *d″* Ovarium mit Corpus luteum graviditatis; *e* Uterus mit eröffneter Vagina (*e′*), *e″* eröffneter trächtiger Uterus; *f–f″* verschiedene Wachstumsstadien der Milchdrüse: *f* und *f′* Sprossung der Ductus lactiferi, *f″* Sprossung des Drüsengewebes
Kräftig ausgezogene Linie: Drüsenlappenhormone der Hypophyse; gestrichelte Linie: Gelbkörperhormone; strichpunktierte Linie: Follikelhormone; punktierte Linie: nervöse Reizung
FSH = Follikelstimulierendes Hormon; *ICSH* = Luteinisierungshormon; *ACTH* = Adrenocorticotropes Hormon

Zu Beginn der Gravidität sind es die zunächst von den Ovarien und später von der Plazenta gebildeten *Oestrogene* und *Progesterone*, die das *Wachstum* des *Organs*, die *Mammogenese* (361), veranlassen. Die lückenhaften Kenntnisse über die in der ersten Graviditätshälfte ablaufende Mammogenese bei den *Haussäugetieren* basieren auf *Experimenten* an kleinen *Versuchstieren* (*Kaninchen*, *Ratten*) und auf *hormonanalytischen Blutuntersuchungen* bei verschiedenen *Haussäugetieren*. Anhand experimenteller Untersuchungen an *Ratten* hat man festgestellt, daß für *die Mammogenese bis zum Prälaktationsstadium* mindestens fünf Hormone benötigt werden, deren Tätigkeit sinnvoll aufeinander abgestimmt ist. Es sind dies *Oestrogen, Progesteron, Prolaktin, Wachstumshormon* und *Corticosteroide*. Die Hypophysenhormone dürften besonders für die letzte Phase der Mammogenese bedeutungsvoll sein. Keines dieser fünf Hormone reicht für sich allein zu einem vollständigen Aufbau der Milchdrüse aus. Dieses *Hormonquintett* kann auch für die Entwicklung der Milchdrüse bei *Rd.*, *Zg.* und *Schw.* verantwortlich gemacht werden, wie Blutanalysen auf die entsprechenden Hormone bei diesen Tierarten gezeigt haben. Die mammogenetischen Vorgänge laufen in der ersten Hälfte der Gravidität ab.

Die zweite Phase der Entwicklung, die Laktogenese (*Laktopoese*), vollzieht sich dann allmählich in der 2. Hälfte der Trächtigkeit. Experimentell konnte bei *Ratten* und *Kaninchen* nachgewiesen werden, daß *Prolaktin* und *Corticosteroide* auch für die *Laktogenese* von entscheidender Bedeutung sind, während *Oestrogen* und *Progesteron* sich eher hemmend auf diesen Vorgang auswirken. Durch Lösung der nicht mehr sehr aktiven Plazenta kurz vor der Geburt kommt es zu einer Abnahme dieser beiden Hormone, was auf die nun notwendig werdende Milchsekretion einen günstigen Einfluß hat (*Wegfall der Hemmwirkung*). Unter Berücksichtigung *älterer experimenteller, neuerer biochemischer* und *jüngster Hormonspiegel-Untersuchungen* muß angenommen werden, daß die *Glukokortikoide* der *Nebennierenrinde* und das *hypophysäre Prolaktin*, das vermutlich in den sog. Schwangerschaftszellen gespeichert wird, für die *Laktogenese* die *wichtigste Bedeutung* besitzen. Hingegen sind die Faktoren, die für die *Galaktopoese*, d. h. für die *Aufrechterhaltung* der *Milchsekretion* verantwortlich sind, noch weitgehend unbekannt und offenbar von Tierart zu Tierart verschieden. So konnte der Nachweis erbracht werden, daß *hypophysektomierte Zg.* zur *optimalen Galaktopoese Prolaktin, Wachstumshormon, ACTH* und *schilddrüsenstimulierendes Hormon* benötigten, während bei *hypophysektomierten Kaninchen* derselbe Effekt durch *Prolaktin* allein erzielt werden konnte.

Die *Milchabsonderung* wird so lange aufrechterhalten, wie der *Saug-* oder *Melkreiz* vorhanden ist. Es kann heute wohl mit Sicherheit behauptet werden, daß die Milch bei den *Haussäugetieren* während der Säuge- oder Melkperiode kontinuierlich gebildet und in den vorhandenen Hohlräumen (*Ductus lactiferi, Sinus lactiferi*) gespeichert wird. Damit die Milch bei Bedarf fortwährend fließt, bedarf es außer des genannten, mechanisch ausgelösten nervösen Reizes eines weiteren wichtigen Hormons, nämlich des im Hypophysenhinterlappen gestapelten *Oxytocins*, das die *Bereitschaft* des *Körpers* zur *Milchabgabe* überwacht.

Der *Milchabgabe* liegt ein *neurohormonaler Reflex* zugrunde. Durch den *Saug-* oder *Melkreiz* wird der *afferente neurale Schenkel* des *Reflexbogens* erregt, der den Reiz zu den das *Oxytocin* produzierenden Neuronen im *Nucleus paraventricularis* und *supraopticus* des *Hypothalamus* weiterleitet. Durch Aktivierung dieser Neurone wird *Oxytocin* und eine geringe Menge *Vasopressin* der Neurohypophyse freigesetzt. Von der Neurohypophyse an beginnt dann der *hormonale efferente Schenkel* des *Reflexbogens*. Das freigesetzte *Oxytocin* gelangt in die *Blutbahn* und mit dem Blut an das *Myoepithel* der *Drüsenendstücke*. Durch deren Kontraktion werden die Drüsenalveolen entleert, das Sekret gelangt in die bereits mit Sekret gefüllten Milchgänge, was zu einer Drucksteigerung und damit zum Milchfluß führt.

Aufregung der Muttertiere, Schmerzen, Schreck und andere Angstzustände können auf dem Weg über das vegetative Nervensystem durch *Sympathikusreizung* zu einer vermehrten *Adrenalinausscheidung* aus den Nebennieren führen, welche die *Bildung* des *Oxytocins vorübergehend blockiert*, wodurch das „*Einschießen der Milch*" verhindert bzw. *unterbrochen* wird (Näheres s. Lehrbücher der Physiologie).

Für die Bildung der Milchdrüse sind jedoch auch verschiedene *Erbfaktoren* verantwortlich. Bei *Rd.* und *kl. Wdk.* kommen erblich bedingte *Hypoplasie*[1] (= mangelhafte Entwicklung des Drüsenparenchyms) und *Aplasie*[2] (= völliges Fehlen des Drüsenparenchyms) einzelner Drüsenkomplexe vor. Hierbei sind die Zitzen mit Strichkanal und Zisternen normal entwickelt. Jedoch können auch Aplasie und Hypoplasie gemeinsam vorkommen; sie stellen Hemmungsmißbildungen unterschiedlichen Grades dar.

Spezifische haarlose Hautorgane

Ontogenese der spezifischen haarlosen Hautorgane

Die erste Anlage des Zehenendorgans stellt eine Epidermisverdickung an den Gliedmaßenspitzen dar. Etwa zur selben Zeit treten bindegewebige Papillen und Leisten im Korium auf, welche die Epidermis zur Bildung von entsprechenden Hornleisten in der Wand und von mehr (*Pfd.*) oder weniger deutlichen (*Flfr.*) Hornröhrchen anregen. *Krallen*, *Klauen* und *Hufe* besitzen zunächst eine kugelförmige Gestalt und sind anfangs in ihren distalen Abschnitten viel schmaler als später. Das Periderm ihrer Sohle, *Eponychium*[3], ist mächtig entwickelt und wuchert kegelförmig. Es bleibt während der ganzen intrauterinen Entwicklung als gummiweiche Masse erhalten und dient dem Schutz der Eihäute gegen die in den letzten Trächtigkeitswochen auftretenden, unwillkürlichen Strampelbewegungen des Fetus. Nach der Geburt trocknet es ein und wird beim Laufen rasch abgestoßen. Bei den *Paarzehern*, vor allem aber bei den *Suidae*, ist die dicke, weiche Epidermis am Sohlenrand sehr stark dorsal aufgekrümmt und führt zu einer wulstförmigen Zipfelbildung an der Klauenspitze.

Da die Bezeichnung „*Eponychium*" in der Veterinäranatomie auch für die Saumepidermis von Huf und Klaue verwendet wird, hat BRAGULLA (1991) vorgeschlagen, die hinfällige Hufkapsel bei geburtsreifen Pferdefeten und bei neugeborenen Fohlen *Capsula ungulae decidua* zu nennen.

Kastanie und *Sporn* werden wie der Huf angelegt.

Die *Entwicklung* des *Pferdehufes* wird durch das Wachstum des Hufbeines eingeleitet. Es erfolgt von einem Ossifikationszentrum aus oppositionell und führt zu einer merklichen Längen- und Dickenzunahme. Im 3. *Trächtigkeitsmonat* lassen die Subkutis und das Korium im proximalen Hufbereich ein starkes Wachstum erkennen, was zur *Bildung* des *Kronwulstes* und dessen deutlicher Abgrenzung gegenüber der Haut und den anderen Hufabschnitten führt. Im 4. *Trächtigkeitsmonat* wird an der *Krone*, vom Zehen- zum Trachtenteil fortschreitend, das *provisorische Horn* gebildet, das in distaler Richtung herunterwächst und die primäre Epidermis vor sich herschiebt. Die *Wandepidermis, Hyponychium*[4], kann ihrerseits die von ihr gebildeten Zellen gegen den Druck des provisorischen Kronhorns nicht mehr weiterschieben. Vielmehr wird ihr *Stratum basale* gegen die Wandlederhaut gedrückt, wodurch die ersten Anlagen der Korium- und Epidermisblättchen entstehen.

Im 6. *Fetalmonat* beginnt die Bildung von *pigmentiertem, definitivem Horn* wieder über dem Zehenteil der Kronlederhaut. Das distal wachsende Horn drückt vermehrt auf das Hyponychium, wodurch sich an den Seiten der Koriumblättchen neue Einbuchtungen des *Stratum basale* der Epidermis gegen das Korium bilden: die *Epidermis-* und *Koriumleistchen* bzw. die sekundären Epidermis- und Koriumblättchen, von denen erstere nicht verhornen.

Im 8. *Fetalmonat* senkt sich die Epidermis oberhalb des Kronwulstes entlang des

---

[1] gr. hypó = unter; pláisis = Bildung
[2] gr. a = ohne = α privativum
[3] gr. epí = auf; ónyx = Nagel

[4] gr. hypó = unter; ónyx = Nagel

Kronrandes als Saumbandleiste (Kronfalz) ein.

Im *10.* und *11. Trächtigkeitsmonat* wird auch an der *Sohlen-* und *Strahlfläche definitives Horn* produziert. Am Huf des neugeborenen *Fohlens* ist die Hufwand proximal noch dicker als distal, weil die im oberen Kronwulstbereich gebildeten Hornsubstanzen noch nicht bis in die distalen Wandabschnitte heruntergewachsen sind. Für *Klaue, Kralle* und *Nagel* gilt prinzipiell dieselbe Entwicklung, jedoch fehlt die Röhrchenstruktur an Kralle und Nagel, die wegen fehlender mechanischer Belastung keine stoßbrechende Eigenschaft benötigen.

Die *Entwicklung* der *Hörner* wird zwar embryonal begonnen, aber erst lange Zeit nach der Geburt beendet. An der Stelle der späteren *Hornzapfenanlage* verschmilzt das gefäßreiche Korium mit dem Schädeldach im Bereich des Stirnbeines, das an dieser Stelle noch vor der Geburt eine leichte Auftreibung erkennen läßt. Schon sehr früh treten in diesem Bereich Haare auf, die einen Wirbel bilden. Einige Zeit nach der Geburt verdickt sich hier die Epidermis unter Verhornung und wird zu einer bröckeligen, von Haaren durchsetzten Masse, die mit der Entstehung der besonderen Koriumpapillen rasch zunimmt. Da die *Bildung* des *knöchernen Hornzapfens* mit einiger Verzögerung erfolgt, läßt sich der niedrige *Hornkegel* noch lange auf seiner Unterlage verschieben. Schließlich beginnt das Wachstum des knöchernen Hornzapfens, und auf dem Papillarkörper des Koriums produziert die Epidermis z.T. Röhrchenhorn (Näheres s. Lehrbücher der Embryologie).

Allgemeine und vergleichende Betrachtung

Zu den **spezifisch haarlosen Hautorganen** werden gewöhnlich Spezialeinrichtungen der Körperoberfläche gerechnet, die durch *Haar-* und *Drüsenlosigkeit* sowie *starke Epidermiswucherung* mit *hochgradiger Verhornung* unter besonderer Mitbeteiligung des Koriums gekennzeichnet sind. Zu ihnen gehören die Ballen, das Zehenendorgan in seinen verschiedenen Erscheinungsformen und die Hörner der *Wdk.* Im Grenzbereich zur behaarten Haut werden Teile der spezifischen haarlosen Hautorgane noch von Haaren überdeckt.

Ballen (336, 362–364, 365, 366, 375, 376, 380, 412, 435)

Als stoßabfangende Einrichtungen sind an den Gliedmaßen der *Haussäugetiere* haarlose Hautorgane, die *Ballen, Tori (Pulvini),* entwickelt, die neben einer stark verdickten Epidermis mit einer dicken weich-elastischen Hornschicht, einem hohen Papillarkörper und durch eine beachtliche Wucherung der Unterhaut charakterisiert sind. Das Unterhautbindegewebe enthält zahlreiche elastische Faserelemente, in deren Lücken massenhaft inkompressible Fettzellen eingelagert sind. Bei diesem Fettgewebe handelt es sich nicht um Depotfettgewebe, sondern um sog. *Baufettgewebe,* das gleichsam als Kugellager fungiert und die festweiche, federnde Konsistenz der Ballen bedingt (*Stoßkissenbildung*). In den Ballen der *Flfr.* (336/c) kommen zahlreiche, im Strahl der *Equiden* wenige *apokrine Schlauchdrüsen* vor; bei *Wdk.* und *Schw.* fehlen Ballendrüsen vollkommen. Treten Drüsen in den Ballen auf, dann müssen in diesen zusätzliche Duft- oder Markierungsorgane gesehen werden, die der Fährte der Tiere einen spezifischen Geruch verleihen. Bei hochsommerlicher Hitze kann die Menge des Ballendrüsensekretes beim *Hd.* so reichlich sein, daß die Ballen deutlich feuchte Trittsiegel hinterlassen. Werden die Ballen noch als Tastorgane gebraucht, dann ist ihre Verhornung weniger stark und die Epidermis weniger dick (z.B. *Fingerbeere* des *Menschen* und des *Affen*). Ihre Oberfläche ist entweder glatt oder mit kleinen Wärzchen bzw. gebogenen Leisten mit Zwischenfurchen versehen (362; 376). Ausbildung und Zahl der Ballen sind abhängig vom Fußungstyp der Tiere und der Anzahl ihrer Zehen.

Bei den Sohlengängern (*plantigrade Tiere*) sind die Ballen mehr oder weniger vollzählig in 3 Gruppen angeordnet: Die am weitesten apikal gelegenen sind die *Zehen-* oder *Digitalballen, Tori digitales* (362; 376/c, c). Sie treten zum Zehenendorgan in Beziehung, ihre Anzahl entspricht der Zahl der Zehen. Die proximal folgenden Ballen liegen in Höhe des 1. Zehengelenks inmitten der Sohle. Sie werden daher als *Zwi-*

schen- oder *Sohlenballen, Tori metacarpei* (362; 376/*b*) bzw. *metatarsei* (362; 376/*b'*), bezeichnet. Sie kommen beim *Flfr.* und beim *Pfd.* vor, fehlen aber den *Paarzehern*. Die dritte Gruppe von Ballen liegt als *Fußwurzelballen, Torus carpeus* (362; 376; 435/*a*) bzw. *tarseus* (435/*a'*), medial an Karpus und Tarsus. Ihre Ausbildung ist noch stärker vom Fußungsprinzip geprägt. Die Fußwurzelballen sind bei unseren *Haussäugetieren* als *Karpalballen* beim *Flfr.* ausgebildet, kommen rudimentär in Form der *Kastanie* beim *Pfd.* vor und fehlen bei *Wdk.* und *Schw.* Bei *digitigraden Tieren* (*Carnivoren*) sind also mindestens die beiden distalen Ballengruppen, bei *unguligraden Tierarten* (*Pfd.*, *Wdk.*, *Schw.*) wenigstens die mit den Zehenendorganen (s. dort) verbundenen Ballen vorhanden.

Die Zahl der Tori hängt von der Anzahl der Zehen ab, d. h. sie geht bei deren Reduzierung entsprechend zurück. Von den bei unseren *Haussäugetieren* noch ausgebildeten Ballen oder deren Rudimenten sind noch folgende in Funktion, also mit dem Boden in Berührung: die *Zehenballen* der 3. Zehe der *Equiden* als Strahl (364/*e–h*), bei den *Klauentieren* der *Digitalballen* der 3. und 4. Zehe (380/*c*; 412/*b*), bei den *Carnivoren* die Digitalballen der 2.–5. Zehe und die Sohlenballen (362; 376). Ballen, die nur gelegentlich den Boden berühren, sind die *Afterklauenballen* des *Schw.* (380), der beim Klettern benutzte *Karpalballen* der *Ktz.* (362/*a*) und eventuell das *Ballenrudiment* an der *atavistischen hyperdaktylen Hinterpfote* mancher Hunderassen (*Bernhardiner, Zughunde*).

Zu den funktionslosen *Ballenrudimenten* gehören der *Sporn* (435/*b, b'*) und die *Kastanie* der *Equiden* (435/*a, a'*), die *Afterzehenballen* an den *Schulterextremitäten* und die *Karpalballen* des *Hd.* (376/*a*). Während der Sporn allgemein als rudimentärer Sohlenballen des 3. Strahls aufgefaßt wird, gehen die Ansichten über die Homologisierung der Kastanien auseinander. So werden sie für Homologe der Tarsal- und Metatarsalorgane der *Cerviden*, für andere spezielle Hautgebilde oder für rudimentäre Tori gehalten. Obwohl ihnen Drüsen und Unterhautpolster fehlen, hält man sie heute allgemein für *Rudimente* von *Karpal-* bzw. *Tarsalballen*. Auf den Bau der Zehenballen wird bei der Beschreibung der Zehenendorgane näher eingegangen.

Die Tori metacarpei bzw. metatar-

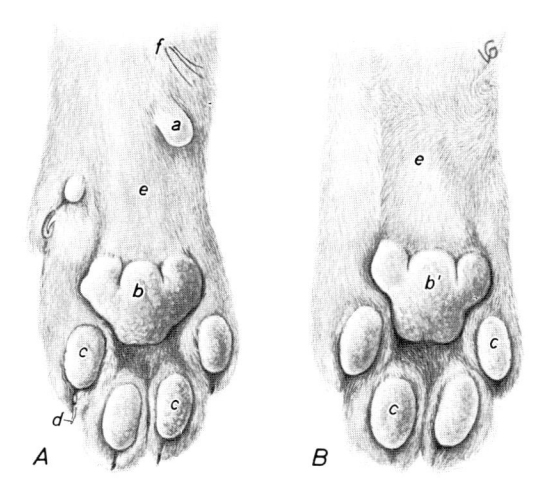

Abb. 362. Ballen der rechten Vorder- (A) und Hinterpfote (B) einer *Katze*. Sohlenflächenansicht. Etwa ½ nat. Größe.
a Torus carpeus; *b* Torus metacarpeus, *b'* Torus metatarseus; *c, c* Tori digitales; *d* Hornkralle; *e* behaarte Haut; *f* Tasthaare (Karpalvibrissen)

sei befanden sich ursprünglich zwischen den einzelnen Strahlen auf dem Zwischenzehenbindegewebe, weshalb sie früher *Interdigitalballen* genannt wurden. Infolge des stark verkürzten 1. Strahls sind sie an der Fleischfressergliedmaße nur noch in der Dreizahl angelegt, bei der *Ktz.* (362/*b, b'*) deutlicher sichtbar als beim *Hd.* (376/*b, b'*), wo sie bereits intrauterin zu einem dreilappigen, lyraförmigen Polster verschmelzen. Durch die maximale Aufrichtung des Fußes (*Unguligradie*) hat der Sohlenballen keine Funktion mehr. Bei den *Paarhufern* ist er deshalb auch vollständig zurückgebildet. Den *Einhufern* bleibt er in der Regel als Sporn erhalten, kann jedoch bei sehr *edlen Pferden* ebenfalls vollkommen zurückgebildet sein. Den Fußwurzelballen bzw. ihren Rudimenten kommt bei unseren *Haussäugetieren* (excl. *Ktz.*) überhaupt *keine funktionelle Bedeutung* mehr zu.

Zehenendorgan, Organum digitale (363–366, 375–377, 380–382, 403–417, 422–439)

An Körperstellen, die dauernd mechanisch stark beansprucht werden, nimmt die verhornte Schicht der Epidermis an Dicke zu (z. B. Schwielen an den Handflächen des schwerarbeitenden *Menschen* und bei ande-

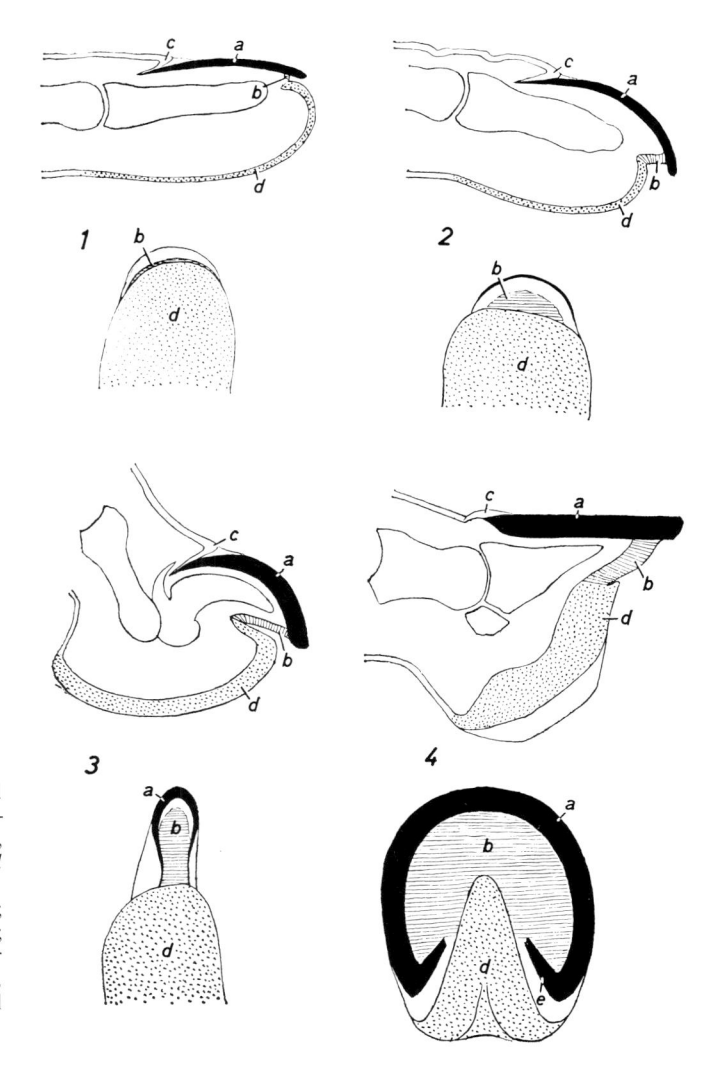

Abb. 363. Medianschnitt und Palmaransicht des Zehenendorgans von *Mensch* (1), *Affe* (2), *Hund* (3) und *Pferd* (4). (Nach Zietzschmann, 1918.)
a Nagel-, Krallen- oder Hufplatte; *b* Nagel-, Krallen- oder Hufsohle; *c* Dorsalteil des Nagel-, Krallen- oder Hufwalls; *d* Fingerballen (*Mensch, Affe*), Zehenballen (*Hund*), Strahl (*Pfd.*); *e* Eckstrebe des Hufes

ren *Primaten*). Bei den *quadrupeden Säugetieren* sind es die Gliedmaßenspitzen, die am stärksten mechanischen Einwirkungen ausgesetzt sind. Da diese Kräfte, phylogenetisch gesehen, aber seit sehr langer Zeit auf den Tierkörper einwirken, sind bei ihnen nicht nur die Epidermis, sondern auch das dazugehörige Korium und die Subkutis im Bereich der Zehenenden in diesen Umwandlungs- und Anpassungsprozeß mit einbezogen und in tierartspezifischer Weise umgebildet worden. Die solcherart modifizierten und stark verhornten Anteile der Haut bilden mit den von ihnen umhüllten Teilen des Zehenendes einschließlich der stützenden Knochen das **Zehenendorgan, Organum digitale** (363; 365; 366; 380; 403).

Die Zehenendorgane sind in ihrem Bau ganz der artspezifischen Gebrauchsweise der Gliedmaßen angepaßt. Man kann danach unter den *Säugetieren* zwei Gruppen unterscheiden, die Krallentiere, Unguiculatae, zu denen die *Flfr.* gehören, und die Huftiere, Ungulatae, die durch *Schw., Wdk.* und *Pfd.* vertreten sind.

Die Lederhaut des Zehenendorgans trägt im allgemeinen einen sehr stark entwickelten, z.T. modifizierten Papillarkörper (425). Die Unterhaut läßt in Anpassung an die besondere Beanspruchung der Zehenenden an bestimmten Stellen ein stoßabfangendes Polster (365; 365/*e, e'*; 366/*d*) entstehen, während sie an anderer Stelle dem Knochen direkt anliegt und das Periost der Endphalange (365) bilden hilft.

Das Zehenendorgan stellt entweder nur eine reine *Schutzeinrichtung* für die Gliedmaßenspitze und einen *Stoßbrecher* für die Gesamtgliedmaße dar oder kann auch als *Grab-, Scharr-, Kratz-* und *Tastorgan* Verwendung finden. Es kommt in drei verschiedenen Ausbildungsformen vor: 1. als *Kralle, Unguicula,* bei den *Flfr.* (363/3) und den meisten *Säugetieren,* 2. als *Nagel, Unguis,* bei den *Primaten* und dem *Menschen* (363/1, 2) und 3. als *Huf, Ungula,* mit der Spezialform des eigentlichen Hufes bei den *Unpaarzehern, Perissodactyla* (363/4), und der *Klaue* bei den *Paarzehern, Artiodactyla.*

Die Krallen von *Hd.* und *Ktz.* dienen dem Schutz des *Krallenbeins, Os unguiculare,* stellen aber beim *Hd.* auch Grab- und Scharrwerkzeuge dar. Die Krallen der *Ktz.* sind spitze, dolchartig gekrümmte, scharfe Waffen, die beim Laufen zurückgezogen werden können und daher keine Bodenberührung haben. Außerdem kann die *Ktz.* beim Hängeklettern ihre scharfen Krallen als Einhakvorrichtung gebrauchen. Hingegen sind die Krallen des *Hd.* durch die Abnutzung beim Laufen stumpf. Die Grundlage der Krallen bilden das Krallenbein sowie die an ihm ansetzenden Sehnen und Bänder, die von dem Korium und der epidermalen Kralle umhüllt werden. Der federnd-elastische, lautlose Tritt der *Carnivoren,* besonders der *Feliden,* wird durch die Ausbildung der Zehen- und Sohlenballen ermöglicht (s. dort).

Klaue und Huf

Die Klauen der *Paarhufer* bilden vor allem *schützende Hornkapseln* um die beim Zehenspitzengang allein den Boden berührenden Endphalangen. Eine Verwendung als Waffe kommt wohl erst in zweiter Linie in Frage. Die durch die steile Aufrichtung der Zehen- und Mittelfußknochen erforderliche Stoßbrechung beim Aufsetzen des Fußes wird z. T. durch die Zehenbänder bewirkt, die ein Abfedern und Auseinanderweichen der Zehen in der Streckstellung zulassen. Unterstützt wird dieser Vorgang durch den Bau der Klaue selbst, deren hinterer, weicher Teil sich zusammen mit den Ballen bei der Belastung elastisch erweitert, während der Entlastung aber wieder die Ausgangsposition einnimmt.

Der höchste Grad *federnd-elastischen Stoßabfangens* findet sich jedoch am Huf der *Equiden.* Er wird erreicht durch das

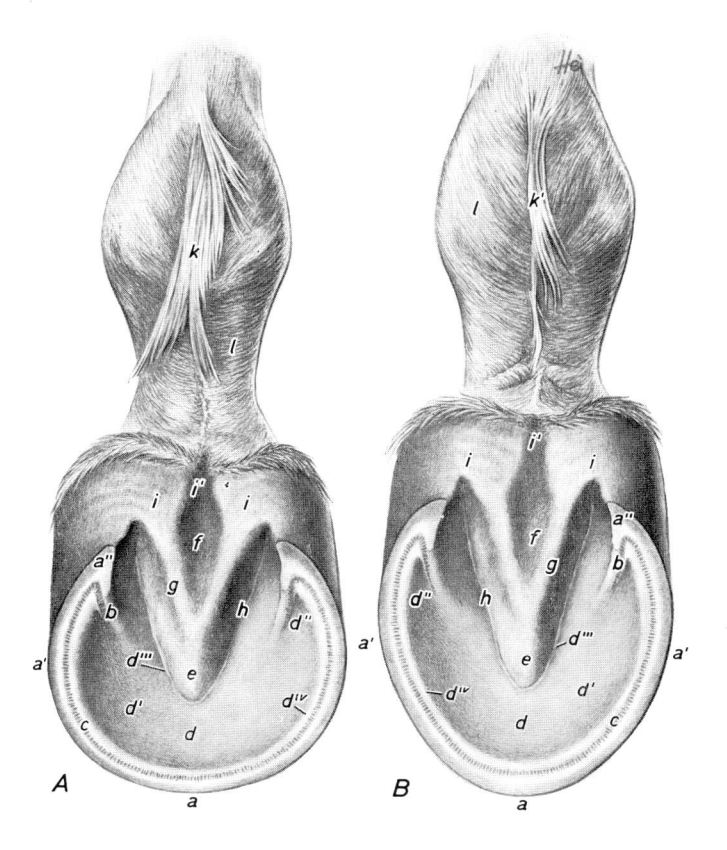

Abb. 364. Linker Vorder- (A) und Hinterhuf (B) eines *Pferdes.* Sohlenflächenansicht. Etwa ½ nat. Größe.
a Rückenteil, a' Seitenteil, a'' Trachtenteil; b Eckstrebenteil der Hufplatte, Paries corneus; c Zona alba, aus heller Innenzone des Stratum medium parietis cornei und Lamellae epidermales bestehend; d Hufsohle, Solea ungulae, d' Crus soleae, d'' Angulus soleae, d''' Margo centralis, d^{IV} Margo parietalis; e–h Hufstrahl, Cuneus ungulae: e Strahlspitze, Apex cunei, f mittlere Strahlfurche, Sulcus cunealis centralis, g Strahlschenkel, Crus cunei laterale und mediale, h seitliche Strahlfurchen, Sulcus paracunealis medialis und lateralis; i, i Strahlbasis, Basis cunei, in Ballen, Tori digitales, übergehend, i' Ballengrube; k Cirrus metacarpeus, k' Cirrus metatarseus; l, l behaarte Haut

Dünnerwerden der Hornwand des Hufes in palmarer bzw. plantarer Richtung und durch die Ausbildung der *Eckstrebenwinkel* (364/b), die ein Auseinanderweichen der gewölbten Sohle in ihren hinteren Abschnitten zulassen. Die größte Bedeutung kommt jedoch dem keilförmigen, im hinteren Abschnitt verbreiterten und auf dem Querschnitt in Gestalt eines „W" mehrfach gebrochenen *Hornstrahl* (432/a) zu, der aus verhältnismäßig weichem Horn besteht und zusammen mit dem unter ihm gelegenen *Strahlkissen* (432/c) einen sehr *gut federnden Polstermechanismus* darstellt. Den an den kaudalgerichteten Hufbeinästen ansetzenden *Hufknorpeln* (424/C; 432/B) kann die Bedeutung von sagittal gestellten, federnden Platten im Rahmen des Hufmechanismus nicht abgesprochen werden. *Pfd.*, welche sich von früher Jugend an nur auf asphaltierten oder gepflasterten Straßen bewegen müssen, lassen mit zunehmendem Alter eine Hufknorpelverknöcherung erkennen und bekommen daher einen „klammen" Gang. Nicht zuletzt spielt die Ausbildung bedeutender Gefäßnetze, besonders in der Huflederhaut (432/h, n), eine bestimmte Rolle für den Stoßauffangmechanismus des Hufes.

Nicht nur die Ernährung der sehr dicken Epidermis, sondern auch deren dauernde Druck- und Zugbelastung durch den Stoßabfangmechanismus bei der Bewegung erfordern eine *sehr feste Verbindung zwischen Epidermis und Korium*. Dies führt zu einer auffälligen Modifikation der Lederhaut im Bereich des Zehenendorgans in Form besonderer Koriumzöttchen und -blättchen, die an den Krallen lediglich angedeutet, an den Klauen schon besser entwickelt sind und den höchsten Grad ihrer Ausbildung am Huf erreichen. Durch seine Härte stellt der Huf für die *Equiden* auch eine wirksame Waffe dar.

Wie bereits erwähnt, wird aus vergleichend-anatomischen Gründen als Zehenendorgan das gesamte dritte Zehenglied mit seinen modifizierten Hautteilen einschließlich des dritten Zehengelenks aufgefaßt, da dieses beim *Pfd.* vom Hornschuh mit umhüllt wird. In diesem Fall wird dann von *Klaue* und *Huf* im *weiteren Sinne* gesprochen. Vom Zentrum zur Peripherie sind daher zu beschreiben: die knöchernen und

Abb. 365. Medianschnitt durch das Zehenendorgan eines *Pferdes*. Die erweitert gezeichneten synovialen Räume sind dunkel, ihre Wände sowie die Gelenkknorpel sind hell dargestellt. Etwa ½ nat. Größe.
A Phalanx proximalis; *B* Phalanx media; *C* Phalanx distalis; *D* Os sesamoideum distale
a Tela subcutanea der behaarten Haut; *b* Tela subcutanea limbi und coronae; *c* Tela subcutanea parietis; *d* Tela subcutanea soleae; *e, e′* Tela subcutanea tori und cunei; *f* Korium der behaarten Haut; *g* Corium limbi mit feinen Papillae coriales; *h* Corium coronae mit groben Papillae coriales; *i* Corium parietis mit *i′* Lamellae coriales; *i″* distales freies Ende eines Lederhautblättchens mit Papillen; *k* Corium soleae mit Papillae coriales; *l, l′* Corium tori und cunei mit Papillae coriales; *m* behaarte Epidermis; *n–o* Hufplatte: *n* Hufsaum, Limbus ungulae, *o* Hufwand, Paries ungulae; *p* Epidermis parietis mit Lamellae epidermales; *q* Hufsohle, Solea ungulae; *r* Hufballen, Torus ungulae, *r′* Hufstrahl, Cuneus ungulae
1 Sehne des M. extensor digitalis communis; *2* Sehne des M. flexor digitalis profundus; *3* Ligamentum sesamoideum rectum; *4* Fesselsohlenbinde; *5* Strahl-Hufbeinband, *6* Gewebsbrücke zwischen *7* und *8*; *7* distale Sehnenscheide der Beugesehnen; *8* Bursa podotrochlearis; *9* Krongelenksack mit Ausbuchtungen; *10* Hufgelenksack mit Ausbuchtungen

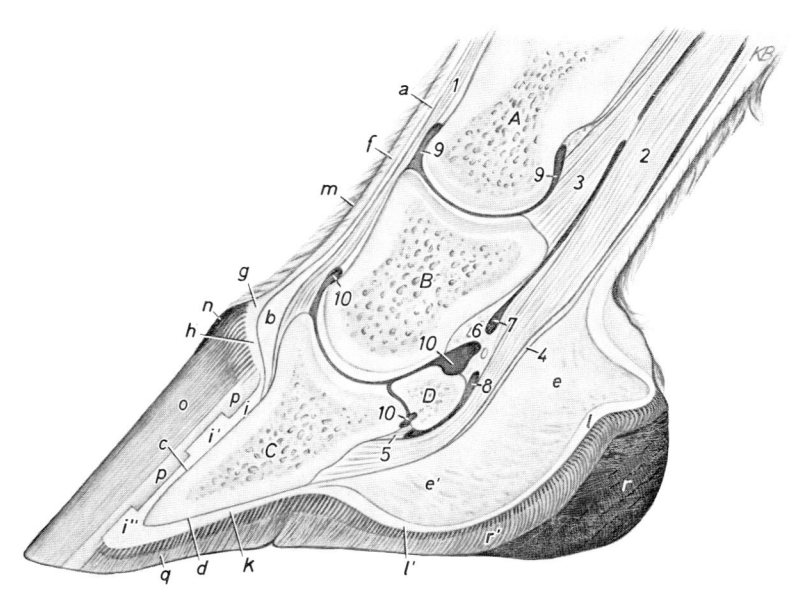

bindegewebigen Anteile und deren Hautüberzug mit *Tela subcutanea*, *Corium* und *Epidermis* (363; 365; 366; 403). Mithin kann das Zehenendorgan in *Schichten* gegliedert werden. Jedoch lassen die Hautschichten in den verschiedenen Abschnitten des Organs eine derart variable und komplizierte Bauweise erkennen, daß eine Darstellung nach *Segmenten* ebenfalls notwendig ist.

Betrachtet man zunächst die Gliederung des Zehenendorgans nach Schichten, so finden wir als äußerste Schicht die *Klauen-* und *Hufoberhaut*, *Epidermis*. Die abgelöste, isolierte, epidermale Hornkapsel des Zehenendorgans stellt die *Klaue* oder den *Huf* im engeren Sinne dar. Sie bildet gewissermaßen die Gußform, *Matrize*, für den übrigen Teil des Zehenendorgans, der sich bei Klaue und Huf wie ein Prägestempel, *Patrize*, der Innenstruktur der Hornkapsel anpaßt. Die Patrize wird an ihrer Oberfläche vom *Corium*, also der *Klauen-* (404–406) oder *Huflederhaut* (425) überzogen, die einen stark modifizierten Papillarkörper besitzt. Auf sie folgt als dritte Schicht der Haut die *Unterhaut*, *Tela subcutanea*, die an bestimmten Stellen zu *Kissen* oder *Polstern* (363/d) umgestaltet ist, während sie andernorts zum *Periost* der *Endphalange* wird, die mit ihren Hilfseinrichtungen als Stütze des Zehenendorgans fungiert.

Die Gliederung des Zehenendorgans nach Segmenten ist eine künstliche und bedingt die Unterteilung der Matrize in nebeneinanderliegende, baulich prinzipiell gleichartige Abschnitte, von denen einer dorsal, zwei lateral und zwei palmar bzw. plantar orientiert sind. Diese Segmente können am Koriumüberzug der Patrize besser erkannt werden als an den Epidermalanteilen. Dorsal und lateral folgen aufeinander in proximodistaler Richtung: 1. das *Saumsegment* (425/b), direkt an die behaarte Haut anschließend, 2. das *Kronsegment* (425/c), das dem vorgenannten direkt distal folgt, und 3. das *Wandsegment* (425/d), welches das 2. Segment distal weiterführt. Dazu sind auf der Palmar- bzw. Plantarfläche erkennbar: 4. das *Ballen-Strahlsegment* (425/b'; 423/f), das ebenfalls direkt an die behaarte Haut anschließt und mit dem Saumsegment in Verbindung steht, sowie 5. das *Sohlensegment* (423/g), das unten an das Ballensegment grenzt und ringsum von der distal auswachsenden Hornplatte (Hornwand) umgeben ist. Jeder dieser fünf Abschnitte umfaßt die drei Schichten der Haut, also *Epidermis*, *Corium* und *Tela subcutanea*. Schwierigkeiten bereitet die deutliche Abgrenzung der Dorsal- bzw. Lateralsegmente, da deren in distaler Richtung auswachsende verhornte Oberhaut sich übereinanderschiebt und dadurch in ihrer Gesamtheit die sog. *Hornplatte* (365/n–o) bildet. Die Platte wird durch die *Sohle* von kaudodistal her zum Zehenendorgan im engeren Sinne ergänzt. Die Sohle ist weniger stark verhornt als die Platte, besitzt aber ebenfalls eine charakteristische und gut abgrenzbare Gestalt.

Platte und Sohle stellen die Haupt-, die proximalen hautähnlichen Abschnitte die Nebenteile des Zehenendorgans dar. Die genauere Beschreibung von Klaue und Huf erfolgt bei den einzelnen Tierarten.

Kralle (363, 366, 375–377)

Bei der Kralle der *Flfr.* (363/3), der ursprünglichsten Form des Zehenendorgans, bilden die beiden Hauptteile die *Krallentüte*, die in ihrer Form dem 3. Zehenglied, *Os unguiculare*, gleicht (363; 366). Die Platte stellt den dorsolateralen Teil der Tüte dar und ist Träger der Hauptfunktion. Hierzu liefert die Oberhaut die feste widerstandsfähige *Hornplatte*, *Paries corneus unguiculae* (366/b; 375/a; 377/f), die Lederhaut das bindegewebige Plattenbett, *Lectulus parietalis*, Corium parietis (366/c; 377/c, c'). Das Plattenbett setzt sich aus zwei Zonen zusammen, einer proximalen Kronsegment- und einer distalen Wandsegmentzone. Die *Kronsegmentzone* trägt vollsaftige Epidermiszellen, welche die Hauptschicht der Hornwand bilden und deshalb als *Fertilteil* des *Plattenbettes* (*Fertilbett*) bezeichnet wird. Die der *Wandsegmentzone* aufsitzenden Epithelzellen produzieren nur in geringer Menge Horn, das in erster Linie als Verschiebe- oder Gleitschicht für die Hornplatte fungiert. Sie wird daher auch als *Sterilteil* des *Plattenbettes* (*Sterilbett*) bezeichnet. Fertilteil und Steriltel des Plattenbettes gehen kontinuierlich am Distalrand der Krone ineinander über. Die *Sohlenlederhaut* wird als *Sohlenbett* bezeichnet. Die Sohle stellt den palmaren bzw. plantaren Abschnitt der Krallentüte dar. Ihr Epidermisanteil bildet die weiche *Hornsohle*, *Solea cornea unguiculae* (366/b'; 376/d'; 377/h), ihr Koriuman-

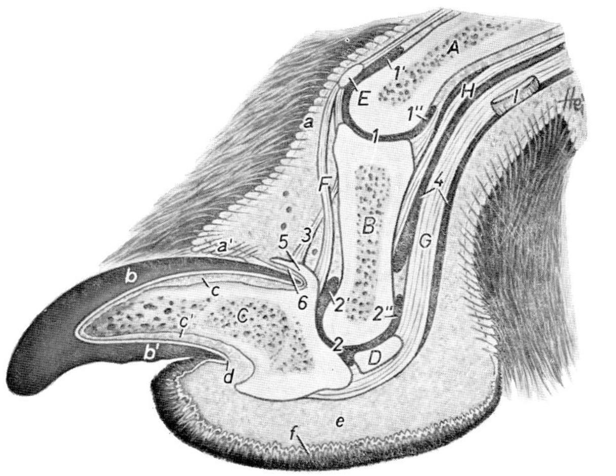

Abb. 366. Medianschnitt durch die Zehe der Schultergliedmaße eines *Hundes*. Etwa nat. Größe.
A Phalanx proximalis; *B* Phalanx media; *C* Phalanx distalis; *D* Os sesamoideum distale; *E* Os sesamoideum dorsale; *F* Sehne des M. extensor digitalis communis; *G* Sehne des M. flexor digitalis profundus; *H* Sehne des M. flexor digitalis superficialis; *I* mittleres Ringband, durchschnitten
a behaarte Haut, *a'* Außenblatt des Krallenfalzes; *b* Paries corneus, *b'* Solea cornea; *c* Corium coronae des Rückenwulstes, *c'* Corium soleae; *d* Grenzfurche zwischen Sohle und Ballen; *e* Tela subcutanea tori digitalis; *f* Epidermis tori digitalis
1 Articulatio interphalangea proximalis manus, *1'* dorsale, *1"* palmare Ausbuchtung ihres Gelenksacks; *2* Articulatio interphalangea distalis manus, *2'* dorsale, *2"* palmare Ausbuchtung ihres Gelenksacks; *3* elastisches Ligamentum dorsale des Krallengelenks; *4* Sehnenscheide der tiefen Beugesehne; *5* Crista unguicularis; *6* Sulcus unguicularis

teil das *bindegewebige Sohlenbett, Lectulus solearis,* Corium [Dermis] soleae (366/*c'*; 377/*g*).

Von den Nebenteilen des Zehenendorgans ist der *Hautwall* (363/*c*) vorhanden. Er ist der Krallentüte als weniger auffällig veränderter Hautwulst ringförmig aufgesetzt und besteht aus zwei Abschnitten. Als Dorsalteil bildet er den der Hornplatte gegenüberstehenden *Falz, Vallum* (366/*a'*). Dieser bedeckt im ursprünglichen Zustand als Falte die Wurzel der Hornplatte und kann behaart sein. Der Palmar- bzw. Plantarteil stellt den der Hornsohle gegenüberstehenden *Zehenballen, Torus digitalis* (363/*d, e*), dar (s. auch S. 487).

Nagel (363)

Der Nagel, *Unguis,* der *Primaten* ist eine *Hornplatte* (363/*1, 2a*), die unter der halbmondförmigen Hautfalte, dem *Nagelfalz* (363/*1, 2c*), distal des 3. Zehengelenks hervortritt. Die abgeflachte Nagelplatte ist im Nagelfalzbereich dünner als an ihrem freien Rand, läßt aber sowohl um die Längs- als auch um die Querachse eine leichte Wölbung erkennen. Der Nagelfalz überdacht die Wurzel und die Seitenränder der Nagelplatte. Sein umgeschlagener Teil bildet ein weiches Horn, das in ganzer Ausdehnung des Falzes auf der Nagelplatte liegt und mit dieser distal vorwächst, falls es bei der Nagelpflege nicht zurückgeschoben wird.

Vom Nagelfalz bedeckt bzw. distal von ihm befindet sich der *Fertilteil* des *Plattenbettes* bzw. das hornproduzierende, vollsaftige Epidermisfeld als helle halbmondförmige Stelle, *Lunula*. Unter der Nagelplatte trägt der Papillarkörper der Lederhaut feine niedrige Längsleisten (*Lederhautblättchen*), die von vollsaftigen Epithelzellen der Oberhaut umhüllt sind. Diese produzieren an der Unterfläche der Nagelplatte ebenfalls feine Längsleisten (*verhornte Epidermisblättchen*), welche zwischen die Lederhautblättchen (*Sterilteil des Plattenbettes*) eingreifen und so wie auf Schienen allmählich finger- bzw. zehenspitzenwärts gleiten sollen.

Die *Nagelsohle* (363/*1, 2b*) wird von einem knapp millimeterbreiten Streifen dünner Haut repräsentiert, welche die Unterfläche des überstehenden freien Randes der Nagelplatte mit der an der Fingerspitze (Zehenspitze) zurückgebogenen Haut der *Fingerbeere* (Zehenballen) verbindet. Ihre Epidermiszellen produzieren dauernd ein farbloses, bröckeliges, weiches Horn, das (bei der Nagelpflege) leicht unter dem freien Rand des Fingernagels (Zehennagels) hervorgeholt werden kann.

Die Fingerbeere ist als **Tastballen** (363/*1, 2d*) mit einem *feinen Leistensystem* und zahlreichen *Nervenendigungen* ausgestattet und geht ohne besondere Grenze aus dem Nagelfalz hervor. Da sie mechanisch nicht so stark belastet wird, findet keine vermehrte Hornproduktion statt. Hingegen läßt der Zehenballen am Fuß, der stärkeren mechanischen Einflüssen ausgesetzt ist, eine erheblichere Verhornung der Epidermis erkennen. Auch haben sich diese Ballen zehenspitzenwärts verlängert, so daß sie die 3. Phalange plantar vollkommen decken und sogar noch die Nagelsohle apikal unter dem freien Nagelrand aufwärtsdrängen.

Beim *Nagel* des *Menschen* und der *Affen* ist also nur noch der eine der beiden Hauptteile des Zehenendorgans, die Platte, voll entwickelt, während sich die Sohle so stark reduziert hat, daß sie keine zusammenhängende Hornschicht mehr zu bilden vermag.

Im Hinblick auf die funktionelle Morphologie des Zehenendorgans beschäftigt den Anatomen schon lange die Frage, wie sich das Röhrchenhorn der Wand über dem Blättchenhorn der Wand bzw. über den Lederhautblättchen von proximal nach distal verschiebt.

Beim *Menschen* wurde früher die Auffassung vertreten, daß der *Nagel* nur von dem in der Nageltasche gelegenen, bis zum distalen Lunularand reichenden *Matrixepithel* gebildet würde, während das an der Nagelunterseite liegende *Hyponychium* mit seinem Epithel nicht an dessen Bildung beteiligt wäre. Der Nagel sollte bei seinem Wachstum über das Hyponychium hinweggleiten, wobei jedoch die Art des „Gleitvorgangs" nicht näher beschrieben wurde.

Erst MÖRICKE (1954) konnte durch Autoexperimente nachweisen, daß das *Hyponychium keine stagnierende Gleitbahn darstellt*, sondern in seinen obersten Abschnitten genau so rasch nach vorn wächst wie der Nagel. Auch liegt nach seinen Untersuchungen keine Auswirkung durch den vorwachsenden Nagel, sondern ein *eigener Wachstumstrieb* der *Wandepidermis* vor. Die Vermutung liegt nahe, daß die basal gebildeten und ununterbrochen distal und auf die Nagelunterseite zu geschobenen Epithelzellen zu einer in distaler Richtung zunehmenden Verdickung des *Eponychiums* führen müssen. In der Tat nimmt die Dicke des Hyponychiums in proximodistaler Richtung kontinuierlich zu, weshalb das Hyponychium keine reine Gleitfläche für den Nagel sein kann. Bei diesem Vorgang muß ein ständiger Umbau an den die Epithelzellen verbindenden und verspannenden *Desmosomen*[1] stattfinden, während die *Tonofibrillen*[2] entgegen früherer Auffassung nicht von einer Zelle in die andere übertreten, sondern jeweils an den Desmosomen enden.

Nach *Untersuchungen* am *Pferdehuf* bildet die wandeigene Epidermis, das *Hyponychium*, einen quantitativ nur wenig auffälligen, in seiner funktionellen Bedeutung aber um so wichtigeren Anteil der Hornwand, indem es eine *kontinuierliche Verbindung* zwischen der von der Krone herabwachsenden *Hornwand* (Kronepidermis) und der *Hornsohle* (Sohlenepidermis) darstellt. Diese Verbindung kann man sich folgendermaßen vorstellen: An das von den proximal gelegenen Wandabschnitten (Wandepidermis) produzierte, nur wenig ältere Epidermismaterial lagern sich jüngere Zellen an, werden mit den ersteren distal geschoben und verhornen allmählich. Die Bildung von Zellen der Wandepidermis führt zu einer Vermehrung des Epidermismaterials der Hufplatte vom Kronrand bis zum Tragrand, die jedoch im wesentlichen durch eine Tiefenzunahme der Epidermisleistchen und eine geringe Dickenzunahme der Hornplättchen charakterisiert ist. Die verhornten Wandepidermiszellen stellen zusammen mit dem über den distalen Enden der Koriumblättchen entstandenen Röhrchenhorn einen beachtlichen Anteil der *Zona alba* des Tragrandes dar (s. später).

Horn der Wiederkäuer, Cornu (352, 354, 367–371)

Das **Horn, Cornu,** der *Hauswiederkäuer* setzt sich ähnlich wie das Zehenendorgan aus einer skelettösen Grundlage und einem haar- sowie drüsenlosen Hautüberzug mit stark verhornter Epidermis zusammen (367). Es stellt eine zeitlebens bestehenbleibende Bildung dar, die – wenn sie bei hornlosen *Rinder-*, *Schaf-* und *Ziegenrassen* nicht ganz fehlt – *in der Regel beiden Geschlechtern* zukommt und durch den *Sexualzyklus nicht beeinflußt* wird. Die Hörner, Cornua, sind in der Regel beim männlichen Geschlecht stärker entwickelt und breiter an der Basis als beim weiblichen Tier und stellen glatte, unverzweigte und spitz-konisch auslaufende Gebilde dar. Die Grundlage der Hörner wird vom *Hornfort-*

---

[1] gr. desmós = Band; soma = Körper

[2] lat. tonus = Spannung; fibrilla = Fäserchen

satz, Processus cornualis, des *Stirnbeines, Os frontale* (367/d), gebildet, der sich erst einige Zeit nach der Geburt sichtbar entwickelt. Dieser Fortsatz entsteht beim *Rd.* als direkte Wucherung des Stirnbeines, stellt also eine *Exophyse* im Sinne ZIETZSCHMANNS dar. Bei *Schf.* und *Zg.* dagegen wird der Hornfortsatz als isolierter, periostaler Knochenkern, *Os cornu*, also als „*sekundärer Ossifikationskern*" angelegt und vereinigt sich erst sekundär mit dem Stirnbein. Die definitive Lage des knöchernen Hornzapfens ist beim *Rd.* eine seitliche (temporale), bei *Schf.* und *Zg.* eine mehr nach oben gerichtete (parietale). Der Hornfortsatz hat eine bei *Rd., Schf.* und *Zg.* verschiedene, aber artspezifische Form, so daß nach ihr ohne weiteres Tierartbestimmungen möglich sind (Bedeutung für paläoosteologische Untersuchungen).

Die Hörner der *kl. Wdk.* liegen dicht hinter der Orbita, die des *Rd.* am kaudalen Ende des Schädeldaches als seitliche Begrenzung der *Protuberantia intercornualis*. Bei *hornlosen Zg.* ist hier ein mächtiger, bei *hornlosen Schf.* ein nur schwacher Höcker ausgebildet. Bei *ungehörnten Rd.* findet sich an Stelle des Hornfortsatzes eine Beule. Die knöchernen Hornfortsätze sind beim *Rd.* rassenmäßig verschieden gestaltet, ihre Oberfläche ist rauh, porös und von Gefäßrinnen durchzogen.

In Anpassung an die Form der Hornzapfen sind in der Regel die Hörner der *Kühe* schmal und lang, die der *Bullen* (*Stiere*) dick und kurz sowie die der *Ochsen* dick und lang. Die säbelscheidenförmigen Hörner der *Zg.* (352; 354) sind nur schwach gebogen und sitzen auf ebenso geformten, an ihrer Oberfläche nur von engen Gefäßrinnen durchzogenen Knochenzapfen (367/A). Die schneckenförmig gewundenen Hörner des *Schf.* haben anfangs stark nach hinten-außen, später nach vorn-außen gebogene knöcherne Zapfen als Grundlage. Bei den vermutlich aus Island stammenden Loaghten-Schafen auf der Insel Man in der irischen See haben die Böcke 4, manchmal 6 Hörner.

Die *Querschnittsform* der *knöchernen Hornzapfen* und damit auch der Hörner ist beim *Rd.* rund, beim *Schf.* dreieckig und bei der *Zg.* längsoval bzw. säbelscheidenförmig.

Der Hornfortsatz stellt in den ersten Lebensmonaten ein massives Gebilde dar, das erst mit etwa 6 Monaten durch das Einwachsen der Stirnhöhlenschleimhaut pneumatisiert wird. Diese *Pneumatisierung* schreitet mit zunehmendem Alter so weit vor, daß der Hornzapfen mit Ausnahme des zuerst gebildeten Spitzenteils hohl und lufthaltig ist (367/d'). Somit gehören die *Hauswiederkäuer* zu den Hohlhörner tragenden Tieren, den C a v i c o r n i a .

Abb. 367. Längsschnitt durch das linke Horn einer *Ziege* (A) und eines *Rindes* (B). Schematischer Schnitt durch die Hornwurzel (C). Etwa ½ nat. Größe.
(Nach ZIETZSCHMANN aus ELLENBERGER/BAUM, 1943.)
a epidermale Hornscheide, *a', a'* deren solides Endstück, beim Rind das Ende nach oben abgebogen und daher auf eine Länge von 2½ cm nicht mehr getroffen; *b, b* Korium; *c* Periost, nur bei C dargestellt; *d, d* Processus cornualis des Os frontale, beim Rind bis zum Ende (*d'*) pneumatisiert, bei der Ziege (*d"*) auf 5 cm solid endend; *e, e* Schleimhaut des Sinus frontalis; *f, f* Sinus frontalis; *g* weiche Hornmassen des Hornsaumes

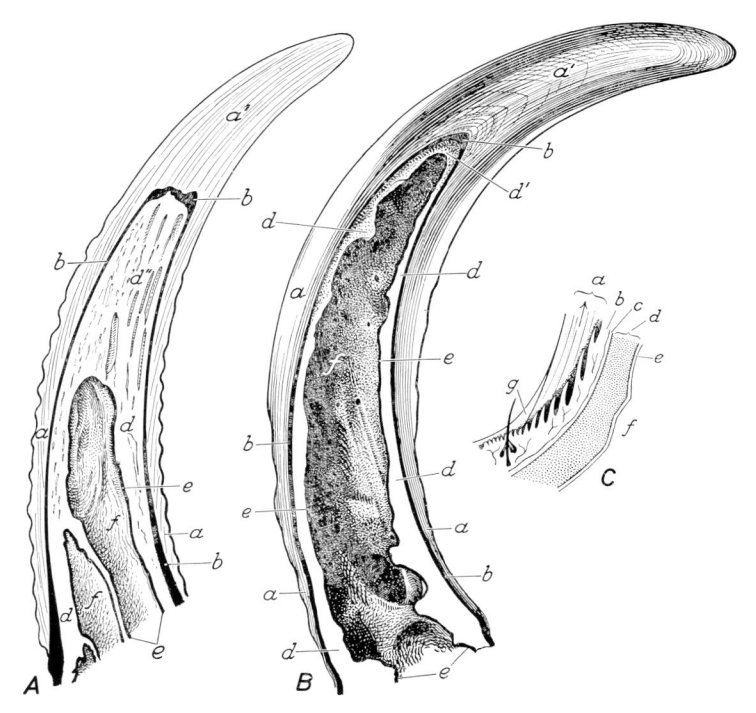

Brüche des knöchernen Hornzapfens, die gar nicht so selten im Bereich der Hornbasis vorkommen, sind keine harmlosen Verletzungen, da hierdurch bei über 7 Monate alten Tieren die Stirnhöhlen mit eröffnet werden. Durch die moderne Massentierhaltung bedingt, setzt sich die *künstliche Enthornung* der Rinder immer mehr durch. Das Absägen der Hörner ausgewachsener *Rinder* wird unter Sedierung bzw. nach Anaesthesie des *Ramus cornualis*, eines Zweiges des *N. lacrimalis* des *N. trigeminus*, durchgeführt. Er verläuft am unteren Rand der *Crista frontalis externa*, von der Schildmuskulatur verdeckt, bis zum Genickkamm und versorgt vor allem die Haut des Hornzapfens. Neuerdings wird bereits bei Kälbern durch einen operativen Eingriff an der Hornanlage (Entfernung der Hornanlage und der benachbarten Haut) die Entstehung der knöchernen Hornzapfen und der Hörner von Anfang an unterbunden.

An seiner Oberfläche ist der *Processus cornualis* von der allgemeinen Decke überzogen. Die dünne *Unterhaut* wird in ihrer Gesamtheit zum *Periost* des *Knochenzapfens*. Die blutgefäß- und nervenreiche *Lederhaut* besitzt einen deutlichen Papillarkörper und trägt an der *Hornbasis, Basis cornus* (369/*a*), sowie an der *Hornspitze, Apex cornus* (369/*c*), oberflächenparallel angeordnete Zotten (368/*a, c*), während das Korium am *Mittelabschnitt* des *Hornes, Corpus cornus* (369/*b*), eine mehr oder weniger glatte Oberfläche besitzt (368/*b*).

Die Epidermis produziert überall Horn und liefert dadurch die charakteristisch geformte und sehr feste, *epidermale Hornscheide* (367/*a*; 370/*e*), das „Horn im engeren Sinne". Die einzigen Hornröhrchen entstehen über der Spitze des Matrixkegels, die sich in einige sehr kräftige, lange und nebeneinander stehende Warzen auffasert. Nur über diesen großen Papillen, die die übrigen Koriumzotten der Hornmatrix um ein Vielfaches an Größe übertreffen, entwickeln sich *typische Hornröhrchen; Tubuli epidermales;* sie sind mithin auf den zentralen, über dem Ende des Matrixkegels gelegenen Bereich der Hornscheide beschränkt. Die gesamte restliche Hornscheide, die diesen Kegel umhüllt, besitzt eine abgewandelte Röhrchenstruktur, d.h. eine der Hornoberfläche ungefähr parallel verlaufende *Lamellenstruktur*. Sie kommt dadurch zustande, daß über den dicht über-

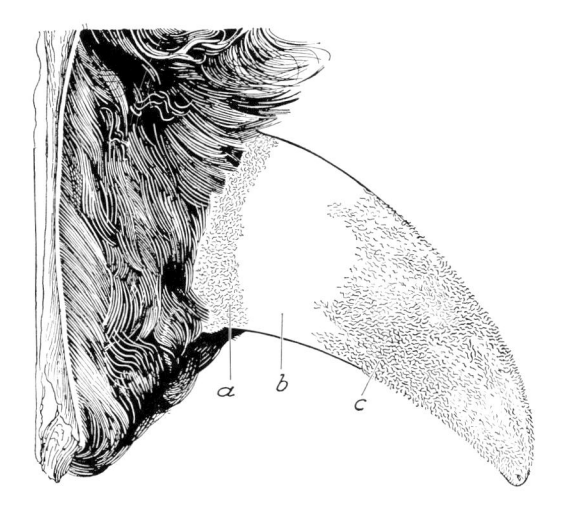

Abb. 368. Patrize des linken Hornes eines jungen *Rindes;* die Hornspitze ist nach vorn gerichtet. Dorsalansicht. Etwa ½ nat. Größe. (Nach ZIETZSCHMANN aus ELLENBERGER-BAUM, 1943.)
a schmale Basalzone des Koriums mit zarten Papillae coriales; *b* Mittelzone des Koriums ohne und *c* breite Spitzenzone des Koriums mit starken Papillae coriales

einander angeordneten feinen Koriumzotten solide Hornfasern entstehen, die durch ein lockeres und etwas stärker pigmentiertes Zwischenhorn zu Lamellen verbunden werden.

Während der *Processus cornualis*, die *Tela subcutanea* und das *Korium* die Patrize des Hornes darstellen, repräsentiert die *epidermale Hornscheide* die Matrize des Hornes, die wegen der besonderen, oberflächenparallelen Anordnung der Koriumzöttchen ihre Hornmassen auf den vollsaftigen Epithelzellen hornspitzenwärts verschiebt und dadurch kontinuierlich in die Länge wächst. Die einmal verhornten und dadurch unnachgiebig gewordenen Epidermiszellen können nämlich den durch die fortwährende Zellvermehrung in der Keimschicht entstandenen Druck nicht mehr durch Dehnung ausgleichen, sondern heben sich als Ganzes ab und werden in Richtung der sich verjüngenden Hornspitze verschoben. Da die unter dem Althorn sich neu bildenden Hornschichten ebenfalls distal vorrücken, findet das Hornwachstum parallel zur Längsachse des *Processus cornualis* statt. Das *Auswachsen* der *Hornmassen* erfolgt beim *männlichen Rd.* ziemlich *gleichmäßig*, wodurch die Schichtdicke apikal kontinuierlich zunimmt und die *Hornoberfläche* fast *glatt* erscheint. Beim *weibli-*

chen Rd. und bei den *kleinen Hauswiederkäuern* findet eine periodisch unterschiedlich starke und mehr *schubweise Bildung* der *Hornsubstanzen* statt, wodurch eine durch *Furchen* (369/e) und *Wülste* (369/d) gekennzeichnete Hornoberfläche (369/A, B) zustande kommt. Die furchenartigen Einschnürungen (369/e) sind jeweils hornspitzenwärts durch einen deutlich markierten Absatz begrenzt, der als Wulst abgetastet werden kann. Furchen und Wülste (Ringe) deuten auf unterschiedlich intensive Hornbildung hin. Da die Hornproduktion als Stoffwechselleistung des Organismus von der Zufuhr bestimmter Stoffe abhängt, hinterlassen Zeiten stärkerer *Stoffwechselbelastung* (Trächtigkeiten, Krankheiten, Futtermangelzeiten) ihre Spuren in Form von *Furchen* bzw. *Einschnürungen* an den *Hörnern*. Während die Wülste auf Perioden normaler Hornproduktion hinweisen, stellen die Furchen Zonen verminderten Hornwachstums dar, dem bei den *Cavicorniern* verschiedene Ursachen zugrunde liegen können. Beim *weiblichen Rd.* fällt die Zeit verminderter Hornbildung mit den letzten Wochen der *Trächtigkeit* und der *Laktationsperiode* zusammen, während der die Nährstoffe vordringlich für den stark wachsenden Fetus und später für die Milchproduktion benötigt werden. Die so entstandenen Furchen werden allgemein als *Trächtigkeitsfurchen* bezeichnet. Aus der Anzahl und dem Abstand der Furchen läßt sich mit einer gewissen Sicherheit das *Alter* der *Tiere* errechnen. Bei regelmäßiger alljährlicher Gravidität sind am Horn einer Kuh soviel Furchen zu erkennen, wie Trächtigkeiten stattgefunden haben (369/A, B). Die *Zahl* der *Furchen* entspricht dann der *Zahl* der *Trächtigkeiten*. Geht man von der Tatsache aus, daß die erste Gravidität gewöhnlich im Alter von 2 Jahren abläuft, ergibt die Zahl der Furchen + 2 die Anzahl der *Lebensjahre* (369/A, B). Eine ähnliche Beobachtung kann an den *Hörnern* (*Krickel, Krucken*) der *Gemsen* sowie an den *Hörnern* des *Steinwildes, Capra ibex*, gemacht werden. Bei dieser Spezies sind es oft die *Ernährungsbedingungen* während der *Wintermonate*, die bei *beiden Geschlechtern* eine *verminderte Hornerzeugung* bedingen, so daß hier die *Zahl* der deutlich erkennbaren *Einschnürungen* an den Hörnern der *Anzahl* der *Lebensjahre* entspricht. Diese Jahresfurchen sind vermutlich hormonal bedingt, da sie in Tierparks bei Gems- und Steinwild im Winter auch bei ausreichender Ernährung auftreten. Mit Hilfe dieser Furchen kann auch der jährliche Längenzuwachs der Hörner, der mit zunehmendem Alter immer geringer wird, sicher bestimmt werden.

Das Wachstum der Hornscheide erfolgt durch die Bildung neuer Hornlagen unter bzw. innerhalb der erstabgelagerten Schichten. Diese Neuzubildungen finden regelmäßig nach den Perioden verminderter Hornbildung statt. Dadurch wird der basale Rand der alten Hornscheide gezwungen, sich von der behaarten Haut zu lösen. An seiner Stelle wird der Basalrand der neugebildeten Hornschicht sichtbar, während diese selbst als trichterförmige Neubildung auf dem knöchernen Hornzapfen von dem alten Horntrichter vollkommen verdeckt wird. Durch die fortgesetzte Wiederholung dieses Vorgangs bilden sich an der Hornoberfläche ringförmige, mehr oder weniger

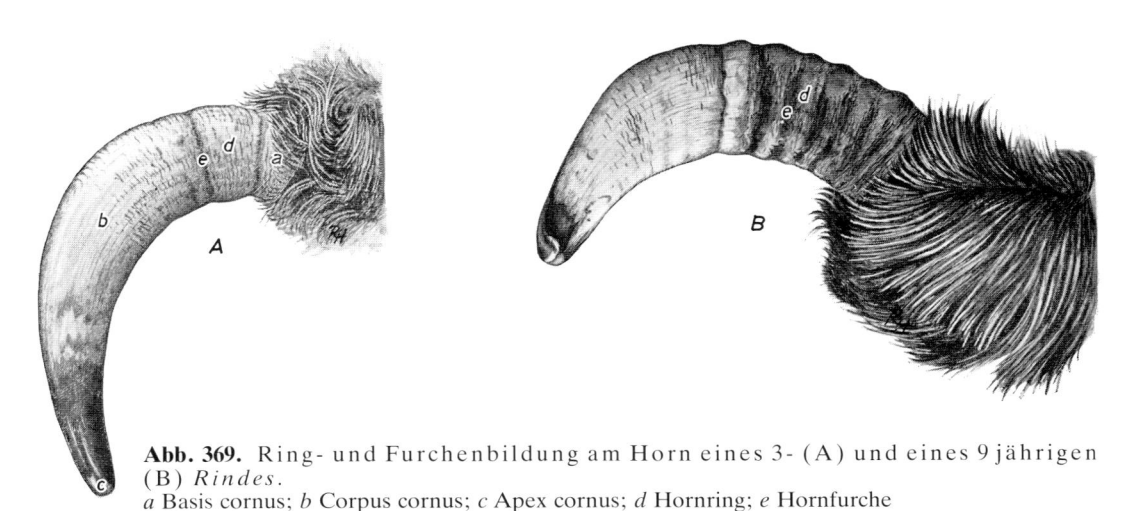

Abb. 369. Ring- und Furchenbildung am Horn eines 3- (A) und eines 9 jährigen (B) *Rindes*.
a Basis cornus; *b* Corpus cornus; *c* Apex cornus; *d* Hornring; *e* Hornfurche

deutliche *Hornzuwachslinien*. Durch die Vielzahl der ineinandergesteckten Horntüten, die fest miteinander verbunden sind, wird an der Hornspitze eine kompakte Hornmasse gebildet, während die Wanddicke der Hornscheide in Richtung auf die Hornbasis immer mehr abnimmt.

Die durch die Einschnürungen an der Hornoberfläche entstehenden *Hornwülste* (*Hornringe*) sind bei *Schf.* und *Zg.* viel zahlreicher und treten deutlicher in Erscheinung (354). Pro Jahr werden 9–12 dieser "*Schmuckringe*" gebildet, die in ihrer Gesamtheit einem echten Jahresring entsprechen.

Unter dem Mikroskop läßt die verhornte Epidermis zum Teil eine deutliche Röhrchenstruktur mit radiärer Zusammenpressung der Hornröhrchen erkennen. Ähnlich dem Saumhorn am Zehenendorgan findet sich an der Hornbasis ein schmaler *Hautsaum*, der als *Überleitungszone* bei zunehmendem Haarverlust eine Epidermisverdickung zeigt, die ein weiches Glasurhorn als *basale Deckschicht*, *Epiceras*, für die Hornscheide bildet (367/g).

Die Blutgefäßversorgung der *Hörner* erfolgt über die *Aa.* und *Vv. cornuales*, die Endäste der *A.* und *V. temporalis superficialis* darstellen.

Die *Krucken* (*Krickel*) der *Gemsen*, die *Schnekken* des *Muffelwildes* und die *Hörner* des *Steinwildes* zeigen die gleiche Bauweise wie das Horn der Hauswiederkäuer. Bei der *Gemse* sind die jährlichen Hornzubildungen deutlich und die Jahresfurchen sehr markant. Hingegen weicht das Geweih (Gehörn) der *Cerviden* als prinzipiell gleichartige Bildung in wesentlichen Punkten von der Hornbildung ab.

Das Geweih (Gehörn) stellt ein nur periodisch auftretendes, mehr oder weniger verzweigtes Gebilde dar, das nur den *männlichen Cerviden* (Ausnahme: *Rentier*, *Rangifer tarandus*) zukommt und daher ein *männliches sekundäres Geschlechtsmerkmal* darstellt. Seine Ausbildung wird von der periodischen Hodentätigkeit gesteuert. Das *Geweih* (*Gehörn*) durchläuft während des Jahres verschiedene Umbildungsprozesse, so daß es ein jahreszeitlich wechselndes Aussehen besitzt. Der Knochenzapfen besteht bei den *Cerviden* aus 2 Abschnitten, dem *Rosenstock* (371/a), der zeitlebens von behaarter Haut überzogen ist, und der *Stange* (371/c), die den Hautüberzug einbüßt und daher alljährlich gewechselt wird. Das *fertige Geweih* (*Gehörn*) ist zum größten Teil aus solidem Knochen (371 B/c–e) mit Leisten bzw. Perlen an seiner Oberfläche aufgebaut. Dieser wird von einer nicht sehr dicken Bindegewebslage (*Tela subcutanea* und *Corium* [370/c, d]) umhüllt, die selbst wieder von einer dünnen *Epidermis* mit kurzen, weichen Haaren überzogen ist (370/e). Die *Haut* dieses als *Kolbengeweih* bzw. *Bastgehörn* bezeichneten Gebildes ist *drüsenfrei*. Nach seiner vollen Ausbildung trocknet die Haut infolge unterbrochener Ernährung ein und wird als „*Bast*" gefegt (beim *Rehbock* im Frühjahr, beim *Hirsch* im Sommer). Das Absterben und Fegen des Bastes geschieht folgendermaßen: Die Verknöcherung des Kolbengeweihs führt zu einer Drosselung des venösen Systems, was zu Störungen im Blutkreislauf des Geweihs bzw. Gehörns führt. In dieser Entwicklungsphase werden die Bastarterien rasch und fest kontrahiert und verschlossen. Diese physiologische Okklusion der Bastarterien wird als Ursache der

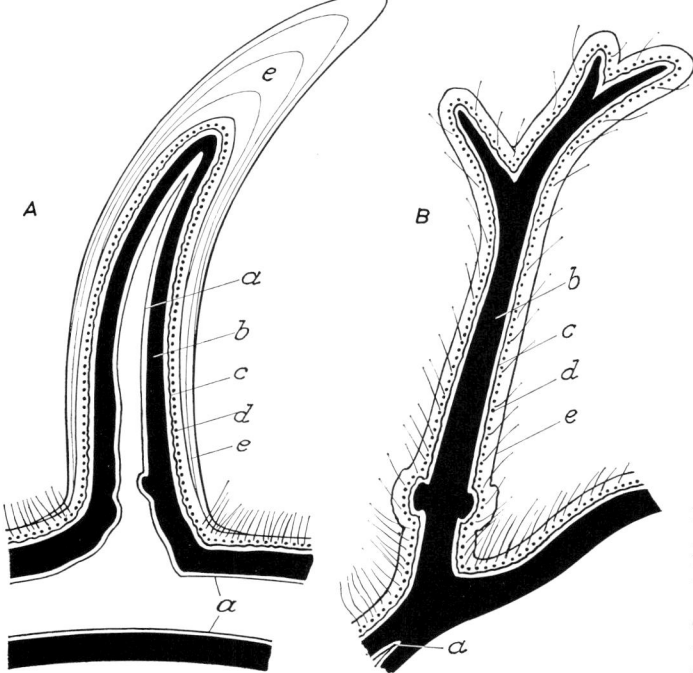

Abb. 370. Horn des *Rindes* (A) und Bastgehörn des *Rehs* (B) im Längsschnitt. Schematische Darstellung. (Nach ZIETZSCHMANN, 1942.)
a, a Schleimhaut des Sinus frontalis; *b, b* Processus cornualis; *c, c* Periost; *d, d* Corium; *e, e* Epidermis

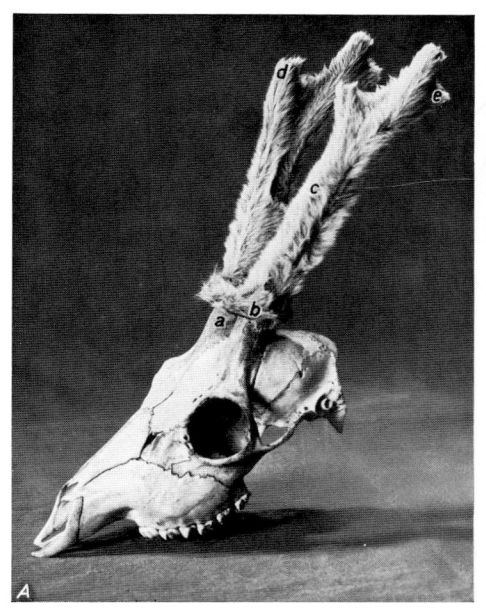

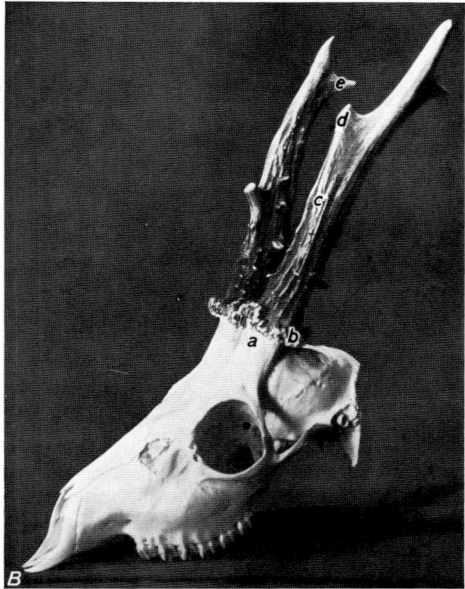

Abb. 371. Gehörn eines *Rehbocks* im Bast (A) und nach Entfernung des Bastes (B).
Das Bastgehörn entspricht in seiner morphologischen Bauweise dem Horn der *Hauswiederkäuer*, das verfegte Gehörn ohne Bast dem knöchernen Hornzapfen der *Hauswiederkäuer*; es ist jedoch massiv, wird alle Jahre abgeworfen und wieder neu gebildet.
a Rosenstock; *b* Rose; *c* Stange; *d* Vordersprosse; *e* Hintersprosse

Atrophie und des Trockenwerdens des Bastes angesehen. Der Reiz zum heftigen Fegen, das selbst nur wenige Stunden andauert, soll durch das männliche Geschlechtshormon ausgelöst werden. Bei Fehlen dieses Hormons findet keine Abstoßung des Bastes statt.

Durch das *Fegen des Bastes* (371 A) entsteht das *definitive Geweih* (*Gehörn*) (371 B), das aus den beiden knöchernen Stangen (371/c) und deren Vereckungen (*Sprossen*) (371/d, e) sowie einer basalen Wulstbildung, der *Rose* (371/b), besteht. Nach Verlust der Weichteile des Geweihs trocknen die Gefäße in den Kanälen der oberflächlichen dichten Bezirke des freigelegten Knochens ein, während die zentralen, mehr spongiösen Abschnitte noch längere Zeit mit Blut versorgt werden.

Das vom Bast befreite Geweih ist nun nicht mehr dem Horn der Wiederkäuer gleich.

Ein vom abdeckenden Oberflächenepithel entblößter und die Blutgefäßversorgung verlierender Körperteil ist aber nicht lange lebensfähig. Deshalb wird das *Geweih* (*Gehörn*) alljährlich am Rosenstock abgeworfen (beim *Rehbock* im Herbst, beim *Hirsch* im Frühjahr). Die durch den Abwurf entstehende Wundfläche wird sofort wieder überhäutet. Unter der Wundverschlußstelle wuchert dann bald ein bindegewebiger, knorpelähnlicher Fortsatz hervor, der die Haut vor sich herschiebt, genmäßig festgelegte Seitensprossen entwickelt, allmählich verknöchert und auf diese Art ein neues Bastgeweih entstehen läßt (Kolbenhirsch, Bock im Bast), das dann gefegt und nach einer bestimmten Zeitspanne wieder abgeworfen wird.

Nach neueren Untersuchungen wird die *Rindenschicht* der Kolbengeweihe durch *desmogene Ossifikation* gebildet, wohingegen es sich bei dem primären Kolbengewebe um ein knorpelartiges Material handelt, das in den tieferen Schichten einen echten hyalinen Knorpel darstellt. Während der Entwicklung des Geweihs laufen im Inneren des Kolbens endostale Apposition und Knochenumbau nebeneinander her (Näheres siehe bei BUBENIK, 1966).

Haut und Hautorgane der Fleischfresser

Haut des Hundes
(341, 342, 350, 373, 375, 376)

Die **Haut** des *Hd.* ist im Vergleich mit der der anderen *Haussäugetiere* in der Regel sehr locker und daher gut verschieblich mit ihrer Unterlage verbunden sowie oft von Fettpolstern unterlagert. Das durch die Tätigkeit der Hautmuskulatur bewirkte „*Schütteln*" der nassen Hundehaut demonstriert deren gute Verschieblichkeit. Auch läßt sich mühelos bei jedem nicht zu fetten *Hd.* die Rückenhaut zu einer hohen Falte anheben. Außer am Nasenspiegel, an den Zitzen, den Ballen (376), den Krallen (375) und am Afterkegel läßt die Haut eine mehr oder weniger dichte Behaarung erkennen (373). Bei älteren *Hd.* großer Rassen können die Liegestellen („*Liegeschwielen*") am Ellbogengelenk unbehaart sein.

Die Haut ist an Nacken, Rücken und dorsal am Schwanz dicker und die Behaarung an diesen Körperabschnitten dichter als am Bauch, der Seitenbrust und den Innenflächen der Gliedmaßen. Als „*Wamme*" wird die lose herabhängende Haut im Bereich der Kehle bei manchen *Hunderassen* bezeichnet.

Das Integument des *Hd.* besteht wie das der anderen *Haussäugetiere* aus der *Oberhaut, Epidermis*, sowie der *Lederhaut, Corium*, und wird von der *Unterhaut, Tela subcutanea*, unterlagert (336). Die Dicke der Epidermis ist bei fast allen Rassen mit einem Durchmesser von 20 μm gleichstark. Am Korium sind ein *Stratum reticulare* und ein *Stratum papillare* deutlich zu unterscheiden.

Die *Mm. arrectores pilorum* sind in der Rückenhaut am stärksten entwickelt (Aufrichten der Rückenhaare beim Imponierverhalten, als Drohgebärde u. ä.); an anderen Körperstellen sind sie schwächer oder können ganz fehlen.

Auffällig ist, daß die Haut des *Hd.* im Gegensatz zu der der anderen *Haussäugetiere* sehr anfällig für Erkrankungen ist. Der pH-Wert der Hautoberfläche liegt beim *Hd.* über, bei *Welpen* unter 6 und bietet daher Bakterien und Pilzen vergleichsweise gute Entwicklungsmöglichkeiten. Der *Säureschutzmantel* der *Hundehaut* ist daher nicht so wirksam wie beim *Menschen*.

Die Haare, *Pili*, stehen beim *Hd.* in *Gruppen* (350/*K*) und treten büschelförmig aus dem Haarbalgtrichter hervor. Die einzelnen Haargruppen setzen sich aus einem stärkeren *Haupthaar* und meist 2 kleineren *Nebenhaaren* zusammen. Um jedes dieser 3 *Stammhaare* sind kranzartig 6–12 schwächere *Beihaare* angeordnet, die mit den Stammhaaren zusammen das *Haarbüschel* bilden. Die stärkeren Haupthaare bilden als gerade und spitz auslaufende *Leithaare* (341/*b*), die schwächeren Nebenhaare als schwach gewellte, spitzenwärts verdeckte *Grannenhaare* (341/*a*) und vorherrschende Haarart die typischen und charakteristisch gefärbten *Deck-* oder *Fellhaare* des *Hd.* (373). Die deutlich gewellten und feineren Beihaare liefern das rassenmäßig und jahreszeitlich unterschiedlich dichte *Wollhaar* (341/*a'*).

Das Haarkleid des *Hd.* ist durch die Domestikation und die intensive züchterische Beeinflussung sehr stark verändert worden. Als ursprüngliches Haarkleid kann noch das Fell des *Deutschen Schäferhundes* (373) angesehen werden. Es besteht aus mittellangen, schlichten, nur leicht gekrümmten derben Deckhaaren, dem sog. *Stockhaar*, und aus dichtem Wollhaar. Diese Behaarungsart kommt in zwei Formen vor: als *kurzstockhaarig* mit dicht gestellten, 30–40 mm langen Grannenhaaren bei spärlicher Wollhaarbildung und als *langstockhaarig* mit 50–100 mm langen und leicht gewellten Deckhaaren und dichter Wollbehaarung. Zwischen ihnen gibt es Übergänge. Wuchern die Wollhaare über die Deckhaare hinaus, dann kann sich daraus ein dichtgestapelter *Haarfilz* entwickeln, wie er bei manchen *ungarischen Hirtenhunden* (*Komondor, Puli*) beobachtet wird. Wachsen die Deckhaare länger aus, entsteht daraus das schlichte oder *leicht gewellte, dichte Langhaar* mit reichlich Unterwolle, wie es sich beim *Neufundländer* oder beim *langhaarigen Deutschen Vorstehhund* findet. Tritt das Wollhaar hingegen stark in den Hintergrund und werden die Langhaare dünn und weich, so resultiert daraus das *lockere, fallende Langhaar* des *Setters*, das bei noch feinerer Beschaffenheit der Grannenhaare auch als *Seidenhaar* (*Malteser, Yorkshire, Seidenspitz*) bezeichnet wird.

Bei *langhaarigen Hunderassen* sind die Fellhaare (Deck- oder Grannenhaare) lang, weich und hängend. Sie bilden an den Ohrmuschelrändern „*Fransen*", an der Hinterfläche der Gliedmaßen „*Federn*", an der Kaudalfläche der Oberschenkel „*Hosen*" (373) und an der Ventralfläche des Schwanzes die „*Fahne*" (Setter, Deutsch-Langhaar u. ä.).

Verlängern und vermehren sich die feinen, immer gewellten Beihaare eines Haarbüschels, so bildet sich das *weiche Wellhaar* des *Barsois* oder bei mehr spiraliger Drehung des Haarschaftes das *Kraushaar* des *Pudels*. Sind die Haare in unterschiedliche Richtung in die Haut eingepflanzt, so daß sie mehr oder weniger stark nach verschiedenen Richtungen von der Oberfläche abstehen, dann liegt das sog. *offene Haarkleid* vor. Es findet sich als *Wirr-* oder *Rauhhaar* bei verschiedenen *Terrierarten* und kann in Abhängigkeit von Länge, Dicke und Form der Haare als *langes, kurzes, hartes, weiches, zottiges* oder *krauses Rauhhaar* bezeichnet werden. *Hartes, rauhes, mittellanges Wirrhaar* wird von den Kynologen auch häufig *Stichelhaar* genannt. *Kurzes Stockhaar* von größerer Härte heißt *Drahthaar*, wobei sich das längere Rauhhaar vorwiegend auf das Gesicht (*Bart, Nasenbürste, Augenbrauen*) und den Rücken konzentriert (*Drahthaariger Deutscher Vorstehhund, Drahthaarterrier*).

Schließlich kann aus dem *Kurzstockhaar* (s. oben) durch unterschiedlich starke Rückbildung der Wollhaare und entsprechende Verkürzung der Deckhaare das *Kurzhaar* oder *Glatthaar* hervorgehen (*Pinscher, Terrier, Dackel, Deutscher kurzhaariger Vorstehhund, Boxer, Dalmatiner* u. a.).

Das Haarkleid gesunder *Hd.* hat mit Ausnahme der verfilzten Haare des *Schnürenpudels*, des *Pulis* und evtl. des *Komondors* einen gewissen Glanz.

Die *Flfr.* wechseln im Frühjahr und Herbst Teile ihres Haarkleides. Dieser Rhythmus kann durch unterschiedliche Haltungsbedingungen sehr stark verwischt werden. Eine Aussage über den topographischen Haarwechsel läßt sich bei den *Carnivoren* nicht machen, weil die Neubildung der Haare mosaikartig diffus erfolgt, so daß gleichzeitiger Haarausfall nur schwer festgestellt werden kann. Ihre Haut läßt vielmehr nebeneinander Haarfollikel mit unterschiedlichen Zyklusstadien erkennen.

Noch variabler als die Haarbeschaffenheit ist beim *Hd.* die Färbung des Haarkleides. Die ursprüngliche, schlichte gräuliche *Wildfärbung*, die auch bei *Wildcaniden* schon Farbnuancen aufweist, ist recht selten geworden. Sie kommt noch beim *Deutschen Schäferhund*, beim *Polarhund* und beim *Wolfspitz* vor. Durch selektive Züchtung besitzen die heutigen Hunderassen kräftige Farben wie reines Schwarz, reines Weiß oder Rostbraun und deren unterschiedliche Mischungen und Variationen. *Scheckenbildung* ist bei *Haustieren* recht häufig und bezeichnet eine unregelmäßige Verteilung verschiedener Farben. Auch der *Haushund* blieb von dieser Domestikationserscheinung nicht verschont (z. B. *Dalmatiner, gefleckte Deutsche Dogge*). (Näheres s. Spezialwerke über Hunderassen.)

Sichere, rassebedingte Unterschiede in der Feinstruktur konnten am Hundehaar nicht gefunden werden. Weiße Haare und farblose Krallen bei gefärbten Augen und pigmentierter Haut (sog. *Leukodermie*) sowie *angeborener echter Albinismus* (weiße Haare, rosarote Haut, rote Augen und pigmentfreie Krallen) treten sporadisch auf, sind aber bei keiner Hunderasse erwünscht, da vollständiger oder fast vollständiger Pigmentmangel in der Regel mit einer allgemeinen Konstitutionsschwäche und oft mit funktionellen Störungen der Seh- und Gehörorgane oder des Zentralnervensystems gekoppelt ist (SEIFERLE, 1949).

Auch beim *Hd.* kommen Haarwirbel (350) vor. Sie sind am besten bei kurzhaarigen, weniger gut bei langhaarigen Rassen zu erkennen. Am Kopf können ein oder zwei *divergierende Haarwirbel* am Nasenrücken (373) sowie an Auge und Ohr angetroffen werden. Bezüglich Haarrichtung und Haaranordnung sind dagegen keine deutlichen Unterschiede bei den einzelnen Rassen feststellbar; vielmehr sind *Haarwirbel* und -*kämme* (350) am Körper weitgehend übereinstimmend angeordnet. In der Regel sind im Halsgebiet 2 *Haarwirbel* erkennbar, einer in der Atlasgegend, der andere in der Mitte der ventralen Halsfläche. Seitlich am Hals kann ebenfalls ein *Haarkamm* ausgebildet sein. An Vor- und Unterbrust kommen ebenfalls *Haarwirbel* und *Haarkämme* vor. Regelmäßig ist beim *Hd.* auch ein *Haarwirbel* medial am Oberarm und ein *Haarkamm* kaudolateral an der Schultergliedmaße (373) zu beobachten. In der Hüftgelenkgegend ist oft ein nur wenig deutlicher *Wirbel* vorhanden, während ein gut erkennbarer bei *Hündinnen* am Übergang von der Innenfläche der Oberschenkel in die ventrale Beckengegend vorkommt. Bei vielen *Hündinnen* tritt außerdem im Gebiet des Perinaeums ein Kamm auf, der bei *Rüden* in der Regel fehlt. Vom häufig anzutreffenden *Sitzbeinhöckerwirbel* verläuft oft ein *Haarkamm* in Richtung After.

An Spezialhaaren besitzt der *Hd.* neben den *Wimpern, Cilia,* am Kopf zahlreiche Tasthaare, deren Wurzeln samt Wurzelscheiden in einem gekammerten, *blutgefüllten Säckchen, Sinus,* liegen, dessen Wände aus Bindegewebe bestehen und mit zahlreichen *sensiblen Nervengeflechten* versehen sind. Beim *Hd.* kommen folgende Tasthaargruppen (342) vor: 1–3 Tasthaare bilden in

Mundwinkelhöhe das *Mentalbüschel*, während 1–3, meist 30–60 mm lange Sinushaare jederseits *Wangenbüschel* darstellen. Ihre Bälge sind als kleine Prominenzen tastbar. Neben den *Augenbrauen*, *Supercilia*, befinden sich über dem *medialen Augenwinkel* 4–8 Tasthaare. An der *Oberlippe* sind die Tasthaare in 4, an der *Unterlippe* in 2 Reihen wenig auffällig angeordnet. Sie treten kaudal nicht über den *Mundwinkel*, *Angulus oris*, hinaus. Ihre Anzahl beträgt an jeder Gesichtshälfte 30–40 Stück. Auch im Bereich des Jochbeines sollen beim *Hd.* büschelförmig angeordnete Sinushaare vorkommen. Lediglich in der Unteraugenhöhlengegend fehlen ihm Tasthaare.

Jeder *Haarbalg* des *Hd.* ist mit einer zur Einfettung der Haare und der Haut bestimmten Talgdrüse ausgestattet. Bei den meisten *Hunderassen* sind sie zahlreicher als die *Schweißdrüsen*, bei *Spaniel*, *Rattler*, *Bernhardiner* und *Schnauzer* sehr stark entwickelt.

Die verkümmerten rudimentären Schweißdrüsen sind zwar über die gesamte Körperoberfläche verteilt, aber nicht in der Lage, nennenswerten Schweiß abzusondern. Sie sind an ihrem Ende geschlängelt, jedoch nicht aufgeknäuelt, liegen am Übergang vom Korium in die Unterhaut auch in dieser und münden regelmäßig im Haarbalgtrichter aus. Das Sekret der Schweißdrüsen tritt, durch die Hauttemperatur unterstützt, gasförmig (*Duftdrüsen*) und nicht in Tröpfchenform aus.

Die in der Hundehaut ausgebildeten *Knäueldrüsen* geben ihr Sekret ebenfalls in die Haarbälge hinein ab, was eine Eigentümlichkeit apokriner Drüsen ist, deren Funktion die Absonderung von Fett (Duftstoffen) ist (s. Hautdrüsenorgane im Allgemeinen Teil). *Ekkrine Drüsen*, d.h. *echte Schweißdrüsen*, sind beim *Hd.* selten. Eine sichtbare Schweißabsonderung ist dem *Hd.* nur an den Zehenballen möglich.

Mikroskopisch lassen die Gefäße der *Hundehaut* mit Ausnahme besonderer Stellen wie Ohrmuschel, Nasenspiegel, Lippe, Augenlid, Zitze, Präputium, Anus, Vulva und Ballen ein allgemeines Grundschema der Anordnung erkennen. Hierbei können drei horizontal und etagenförmig übereinandergelegene arterielle und venöse Gefäßnetze unterschieden werden:
1. ein *tiefer* oder *subkutaner Plexus*, der aus mehreren Lagen bestehen kann,
2. ein *mittleres Geflecht*, das unmittelbar unter oder in Höhe der Talgdrüsen gelegen ist, und
3. ein in den *obersten Schichten* des *Koriums gelegenes Netz,* von dem zahlreiche Kapillarschlingen in den Papillarkörper bzw. die Papillen eintreten.

An verschiedenen Stellen der Hundehaut (Augenlid, Lippen, Nasenrücken, Pfotenrücken, Schwanzwurzel, Anus) sind in jüngster Zeit besondere, auffällige Hauptpapillen mit vermutlich *langsam adaptierenden Mechanorezeptoren* als „eindrückbare Platten" beschrieben und als besondere Vorrichtungen für eine erleichterte Reizaufnahme gedeutet worden.

Haut der Katze
(336, 340, 343, 350, 362, 372)

Die **Haut** der *Ktz.* läßt im Prinzip die gleiche Bauweise erkennen wie die des *Hd.* Sie ist am stärksten am Nacken und in der Lenden-Kreuzbeingegend, die dünnsten Hautstellen befinden sich lateral an den Gliedmaßenenden. In der Regel nimmt die Hautdicke am Rumpf in dorsoventraler, an den Extremitäten in proximodistaler Richtung ab. Ihre *Oberhaut*, *Epidermis*, besteht nur aus wenigen Zellagen (340/a). Da ein geschlossenes *Stratum granulosum* und *lucidum* fehlen, besteht die Katzenepidermis nur aus dem *Stratum basale*, *Stratum spinosum* und *Stratum corneum*. Der Papillarkörper der *Lederhaut*, *Corium* (340/b), ist verhältnismäßig niedrig und nur in Form flacher Wellen angedeutet. Die übliche Gliederung in *Stratum papillare* (340/b') und *Stratum reticulare* (340/b'') ist auch am Korium der *Ktz.* vorhanden. Menge und Anordnung der Zellen und Fasern lassen keine signifikanten Unterschiede zur Hautstruktur anderer *Haussäugetiere* erkennen (336).

Die *Unterhaut*, *Tela subcutanea*, wird von zwei morphologisch unterscheidbaren Bindegewebsschichten gebildet. Die dem Korium benachbarte Schicht ist in der Regel und besonders in der Umgebung der Haarwurzeln reichlich mit Fettzellen versehen und kann daher als *Stratum adiposum* bezeichnet werden. An diese Schicht schließt sich das *Stratum fibrosum* an, das aus derbem Bindegewebe besteht, den Hautmuskel enthält und möglicherweise mit der oberflächlichen Körperfaszie identisch ist.

Die Haare, *Pili*, der *Ktz.* sind in Gruppen (350/*K*) angeordnet und stellen Haarbüschel dar. Aus einer gemeinsamen Balgmündung treten ein zentral stehendes grobes *Leithaar*, einige meist mit Grannen versehene feine *Stammhaare* und mehrere, um diese herumgruppierte, zarte *Beihaare* (*Wollhaare*) hervor. Jedes *Haarbüschel* besitzt den zugehörigen *Talgdrüsenapparat* (340/*e*), und jedes *Leithaar* hat seine *Schweißdrüsen* (340/*f*). Leithaare kommen bei der *Ktz.* jedoch seltener vor als andere Haare. Sie sind während der Entwicklung in kontinuierlichen Leisten angelegt, entsprechend der *Wildzeichnung*. Auch an später nicht gestreiften Fellen bleibt dies an der Pigmentierung der Hautinnenfläche erkennbar. Das *Grannenhaar* ist kürzer als das Leithaar und zeigt bedeutende Dickenunterschiede. Das *Wollhaar* (*Flaumhaar*) ist als kürzestes Haar weich, fein und in ganzer Länge stark gewellt. Es stellt das am häufigsten vertretene Haar des Katzenfells dar. Bei der *Ktz.* beträgt die Länge des Leithaars 41, die des Grannenhaars 37 und die des Wollhaars etwa 20 mm. Am Kopf der *Ktz.* sind keine Grannenhaare ausgebildet. Die *Mm. arrectores pilorum* sind, namentlich an den Rücken- und Schwanzhaaren, gut entwickelt. Individualspezifische Merkmale sind an den Katzenhaaren bis heute nicht festgestellt worden. Die Haare der *Siamkatzen* sind kürzer, die der *Birma-* und *Perserkatzen* länger als die der *Hauskatze;* besonders lange Haare besitzt die *Angorakatze*.

Die Haarfarbe der *Katzen* ist recht variabel. Es gibt weiße, schwarze, schwarz-weiß geschekte, grau-, grünbraun- und rötlich-gelb-getigerte *Hauskatzen*. Weiße, schwarze und geschekte *Hauskatzen* sind erbfeste Mutationen, die immer wieder auftreten. *Drei-* oder *vierfarbige Schecken* entstehen durch Paarung *schwarz-weiß-gescheckter* mit *rötlichen*, *gelblichen* oder *wildfarbenen Hauskatzen*. Drei- oder Vierfarbigkeit kommt nur bei weiblichen Hauskatzen vor, Kater sind höchstens zweifarbig. Trotz zahlreicher Kreuzungen hat sich auch die schlichte Wildfärbung (*Tigerung*) bis heute erhalten. Mit der Haarfärbung ändert sich auch die Farbe der Haut. Bei den Wildformen und den *wildfarbenen Hauskatzen* ist sie einheitlich dunkel. Aufhellungen bis zur völligen Pigmentlosigkeit sind selten, kommen aber vor.

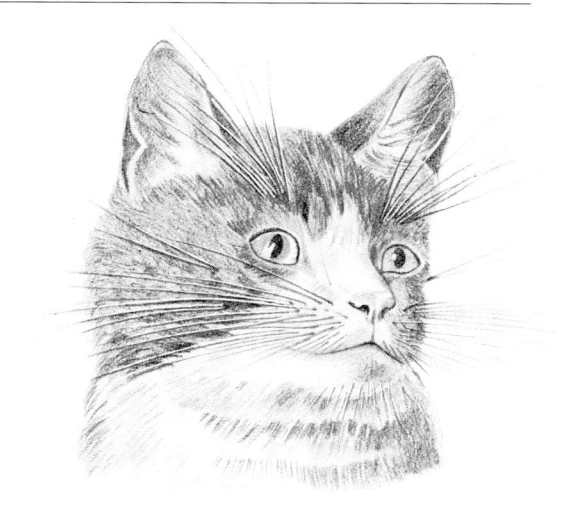

Abb. 372. Sinushaare am Kopf einer *Katze*. (Nach MÜLLER, 1919)
Lange Tasthaare am oberen Augenlid, an der Backe (Wange) sowie an Ober- und Unterlippe (Bart- oder Schnurrhaare.)

Sehr unterschiedlich ist auch die *Farbe* des *Nasenspiegels*. Bei der *Wildkatze* ist er rot, bei der *Falbkatze* schwarz, bei *reinweißen Ktz.* stets rosa, bei *tiefschwarzen* immer schwarz und bei *wildfarbenen* meist rötlich. Bei *gescheckten Katzen* kann ein Nasenloch rosa, das andere schwarz gefärbt sein.

Divergierende Haarwirbel (350/*b*) kommen an der Brust und in der Leistengegend in der Zweizahl vor, desgleichen sind sie an Nase, Auge und Ohr doppelt ausgebildet.

Die *Ktz.* besitzt folgende Sinushaare (343; 372): 2 *Wangenbüschel* an den Bakken, 8–12 *Tasthaare über den Augen* sowie die *Oberlippentasthaare* (*Schnurrhaare*). Diese sind in 4 Reihen angeordnet, ihre Zahl beträgt jederseits etwa 30 Stück (372). Die Sinushaare sind meist weiß; nur bei einfarbig schwarzen *Ktz.* sind sie schwarz. Mit Hilfe der Kopftasthaare vermag sich die *Katze* sehr gut in ihrer Umwelt zu orientieren (über die *Karpalvibrissen* s. S. 472 u. Abb. 362).

Schweißdrüsen kommen vorwiegend im Bereich des Rückens vor und münden wie die *Talgdrüsen* in den weiten *Haarbalgtrichter*. Die spindelförmigen Myoepithelzellen der apokrinen Hautdrüsen sind achsenparallel zum tubulösen Endstück angeordnet (MEYER und NEURAND, 1978). Besonders gut sind sie zwischen den Zehen- und Sohlenballen, an den Lippen, am Kinnwinkel sowie in der Nachbarschaft der Zitzen entwickelt, während sie an den übrigen Körperabschnitten nur rudimentär ausgebildet sind. Die *Ktz.* kann keinen sichtbaren Hautschweiß bilden. Ihre Talgdrüsen sind im allgemeinen klein; größere finden sich nur an den Lippen, am Präputium und dorsal an der Schwanzwurzel (über *Zirkumoraldrüsen*, *Analdrüsen* und *Analbeutel* s. S. 469 u. 474).

Milchdrüse des Hundes
(358, 360, 373, 374)

Die **Milchdrüse** oder das **Gesäuge** der *laktierenden Hündin* setzt sich jederseits aus 4, seltener 5 oder 6 *Mammarkomplexen* (358; 360/E; 373) zusammen, die in der Medianebene durch einen breiten *Sulcus intermammarius* getrennt und deutlich sichtbar an der ventralen Bauchwand (358; 373) aufgehängt sind. Die Unterschiede in der Anzahl der Milchdrüseneinheiten sind z. T. rassebedingt; ihre Zahl ist nicht von der Körpergröße der Tiere abhängig. Die Anzahl der *Mammarkomplexe* kann auf beiden Seiten variieren; sie sind meist *alternierend angeordnet* (374), so daß bei Seitenlage der *Hündin* jede Zitze von den *Welpen* gut erreicht werden kann. Form und Größe der in der Regel kegelförmigen, seitlich zusammengedrückten *Zitzen* sind ebenfalls rassemäßig sehr verschieden. Die Haut des Gesäuges und die Zitzenbasis sind fein behaart, die Zitze selbst nicht. Die Haare sind mit kleinen Talg- und großen apokrinen Schlauchdrüsen ausgestattet. Die Strichkanalöffnungen können, außer bei *kleinen Hunderassen*, mit bloßem Auge erkannt werden. Ihre Anzahl schwankt je nach Größe der Zitze zwischen 6 und 20 und beträgt im Mittel 10–14 (374/i). Alle *Ostia papillaria* befinden sich dicht nebeneinander auf der etwas abgestumpften Zitzenspitze, was den Eindruck erweckt, als sei die Zitzenspitze siebartig durchlöchert (374/i). In der Zitze liegen die *Zisternen* parallel dicht nebeneinander, um am Übergang in die kurzen Strichkanäle bzw. in die Drüsenzisternen deutlich zu divergieren (360/E). Die Länge der *Strichkanäle* beträgt etwa ¼–⅓ der Zitzenlänge. Es ist wahrscheinlich, daß die Hohlraumsysteme in den einzelnen Mammarkomplexen des Hundegesäuges ähnlich wie die der großen *Haussäugetiere* nicht miteinander in Verbindung stehen. *Akzessorische Milchdrüsenläppchen* treten bei der *Hündin* schon dicht oberhalb des *Ductus papillaris* auf; die kutane Schleimhaut der Strichkanäle hat bei den *Carnivoren* keinen deutlichen Papillarkörper.

Das Milchdrüsengewebe ist bei der nicht laktierenden *Hündin* so schwach entwickelt, daß es durch die Haut hindurch nicht wahrgenommen werden kann. Vom Gesäuge sind bei kurzhaarigen *Hd.* lediglich die Zitzen, bei rauh- und langhaarigen *Hd.* noch nicht einmal diese sichtbar. Die Zitzen trächtig gewesener *Hündinnen* sind immer größer und länger als die des infantilen Gesäuges. Beim *Rüden* sind gewöhnlich nur die noch wesentlich kleineren, gerade tastbaren Zitzen in etwa gleicher oder geringerer Anzahl wie bei der *Hündin* ausgebildet.

An der arteriellen Versorgung des *Gesäuges* sind verschiedene Gefäße betei-

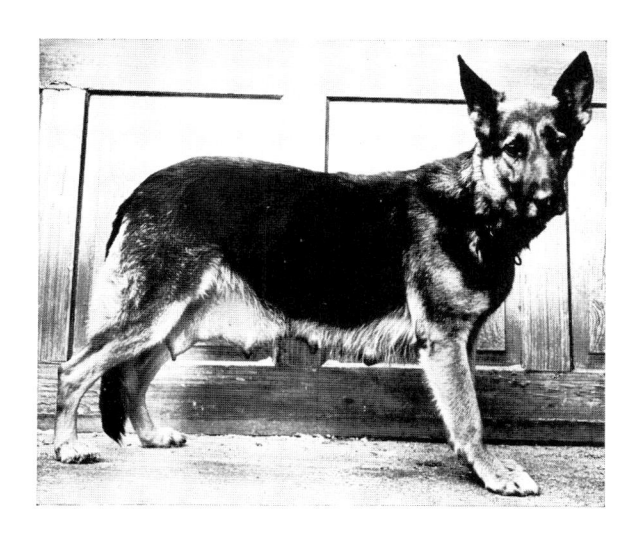

Abb. 373. Laktierendes Gesäuge einer *Deutschen Schäferhündin* mit 4 Paar Mammarkomplexen. Lateralansicht. (Photo: G. Geiger.)

ligt (374). Die thorakalen Mammarkomplexe werden von den *Rami mammarii* der *Rami perforantes* (374/6) und den *Rami mammarii* der *A. thoracica interna* (374/6) sowie der *Aa. intercostales* (374/8) versorgt. An die hinteren thorakalen sowie die vorderen abdominalen Gesäugeabschnitte treten *Rami mammarii* aus der *A. epigastrica cranialis superficialis* (374/5) heran. Die abdominalen und inguinalen Mammarkomplexe werden von *Rami mammarii* der *A. epigastrica caudalis superficialis* (374/4′), der *A. abdominalis cranialis* (374/9) sowie dem *Ramus labialis ventralis* der *A. pudenda externa* (374/4–4″) mit Blut versorgt. Letztere vaskularisiert auch die kaudal vom Gesäuge gelegenen *Nll. mammarii* (*Nll. inguinales superficiales*). Arterioarterielle Anastomosen kommen vor.

Das venöse Blut des *Gesäuges* wird vom kaudalen Abschnitt des 3. und vom 4. und 5. Mammarkomplex zur *V. pudenda externa* (374/4), vom kranialen Bezirk des 3. sowie vom 2. und 1. Mammarkomplex zur *V. epigastrica cranialis superficialis* (374/5) abgeführt. Venovenöse Anastomen sind reichlich vorhanden.

Die Innervation des *Gesäuges* wird durch Äste des *N. genitofemoralis* und die *Nn. intercostales* sichergestellt.

Abb. 374. Arterien und Venen des Gesäuges einer Hündin. Ventralansicht der Brust und Bauchwand, Arterien rot, Venen schwarz dargestellt.
Die Haut ist abgezogen, auf der rechten Seite ist ein nur wenig, auf der linken Seite ein stark entwickeltes Gesäuge dargestellt. Auf der rechten Seite ist daher die A. pudenda externa mit ihren Ästen in fast ununterbrochenem Verlauf zu erkennen, auf der linken Seite sind die Gefäße oft unterbrochen, weil sie z. T. im Gesäugeparenchym liegen.
Beachte die alternierende Anordnung der Mammarkomplexe. (Nach BAUM, unveröffentlicht.)
a Mammarkomplexe der linken, *b* Mammarkomplexe der rechten Seite; *c* Beckensehne des M. obliquus externus abdominis; *d* M. sartorius; *e* M. pectineus; *f* M. gracilis; *g* das durch den Canalis inguinalis ausgetretene Ligamentum teres uteri (Ligamentum ovarii); *h* Vulva; *i* Zitze mit Ostia papillaria
1, 1 A. femoralis, *1′* V. femoralis; *2* A. profunda femoris, *2′* V. profunda femoris; *3* A. epigastrica caudalis; *4* A. u. V. pudenda externa und ihre Äste; *4′* A. u. V. epigastrica caudalis superficialis, *4″* Rami labiales ventrales; *5* Rami mammarii der A. u. V. epigastrica cranialis; *6* Rami mammarii der Rami perforantes aus der A. thoracica interna; *7* A. caudalis femoris media; *8, 8, 8* Rami mammarii der Aa. intercostales; *9, 9, 9* Haut- und Milchdrüsenäste der A. abdominalis cranialis; *10,10* Rami mammarii der A. epigastrica caudalis

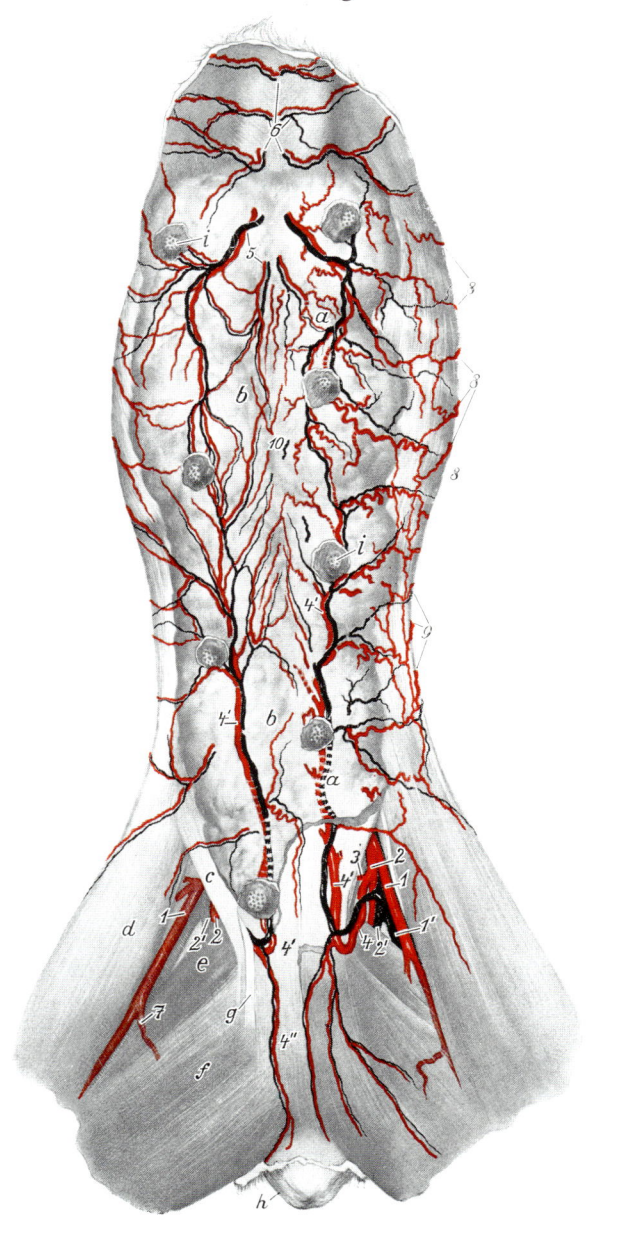

Milchdrüse der Katze

Das **Gesäuge** der *Ktz.* setzt sich aus jederseits 4 Mammarkomplexen zusammen, die beiderseits der Medianlinie an der ventralen Bauch- und Brustwand gelegen sind. Jede Milchdrüseneinheit trägt eine kleine kegelförmige *Zitze* mit abgestumpfter Spitze. Die Zitzenpaare stehen segmental selten in gleicher Höhe, sondern sind vielmehr in der Regel etwas gegeneinander versetzt, so daß die Jungen bei Seitenlage des Muttertieres nebeneinander liegend saugen können. Die bei *laktierenden Ktz.* kleinen halbkugeligen Milchdrüsenkörper sind von dicht behaarter Haut bedeckt. Die Haut der Zitze ist in Anpassung an die Fellfärbung weiß oder pigmentiert, besitzt schwache Runzeln und ist fein behaart sowie mit großen Talg- und Schweißdrüsen ausgestattet. Am nicht laktierenden Gesäuge sind die Zitzen so klein, daß sie im Fell vollkommen verborgen sind. Sie können jedoch etwa 30 mm von der Medianlinie entfernt getastet werden. In der Säugeperiode erreichen sie eine Länge von 5–9 mm. Mit der Lupe sind an der Zitzenspitze 5–7 *Ostia papillaria* zu erkennen, von denen 2–3 direkt auf der Spitze gelegen sind, während die restlichen unregelmäßig bis zur halben Zitzenlänge über die Seitenflächen verteilt sind. Die milchabführenden Kanalsysteme sind mit bloßem Auge nicht sichtbar. Mit dem Mikroskop kann man erkennen, daß von den *Ostia papillaria* aus die feinen *Strichkanäle* und deren Fortsetzung, die *Zitzenzisternen,* schräg zur Zitzenlängsachse dem Zitzenzentrum zustreben und dicht nebeneinander gelagert in Richtung Zitzenbasis verlaufen. Dort divergieren die Gänge, so daß die mittleren dorsal, die vorderen kranial und die hinteren kaudal in das *Drüsenparenchym* eintreten. Die Zisternen nicht laktierender Tiere lassen hohe Längsfalten erkennen, die während der Laktation verstreichen. Die Strichkanäle können, ähnlich wie beim *Pfd.*, zusätzlich mit *Mammarhaaren* und *Talgdrüsen* ausgestattet sein und auch blind enden.

Der **Kater** besitzt in der Regel jederseits nur je eine kleine Zitze in der Nabel- und in der Schaufelknorpelgegend.

An der Vaskularisation des *Gesäuges* der *Ktz.* sind Äste der *A.* und *V. epigastrica cranialis superficialis* und *caudalis superficialis,* der *A. u. V. thoracica lateralis* und der *A. u. V. thoracica interna* beteiligt.

Die Innervation erfolgt wie beim *Hd.* durch den *N. genitofemoralis* und die *Nn. intercostales.*

Zehenendorgan der Fleischfresser

(336, 362, 363, 366, 375–377)

Das **Zehenendorgan, Organum digitale,** der *Fleischfresser* wird Kralle, Unguicula, genannt. Seine Grundlage stellt das *Krallenbein, Phalanx distalis (Os unguiculare),* dar. Dieses ist mehr oder weniger stark in seiner Längsrichtung, also um seine Querachse gebogen und daher krallenförmig. Seine dorsale Konvexität besitzt bei *Hd.* und *Ktz.* eine Längsrinne, die den *Rückenwulst* des *Krallenbettes* (377/c') aufnimmt. Die Basis des Krallenbeines trägt beim *Flfr.* eine ringartige Knochenlamelle, die *Krallenleiste* (366/5), welche mit dem *Krallenwall* (363/C), einer Hautduplikatur, Verbindung aufnimmt und auch die *Krallenplatte* (363/a; 366/b) falzartig abdeckt.

Die Patrize der Kralle wird von der *Krallenlederhaut* (377/c) („*Krallenbett*") überzogen. Sie bedeckt den Dorsalteil und die Seitenflächen des Krallenbeines. Ihr *Fertilteil* (377/c'), der von der Knochenleiste überdeckt wird, tritt proximal als flacher Wulst in Erscheinung, der seitlich sowie palmar bzw. plantar schmal beginnt und sich dorsal als *Rückenwulst* (377/c') stark verbreitet. Er zieht dem Krallenbeinrücken entlang distal bis zur Krallenbeinspitze und teilt so den Steriltteil mehr oder weniger vollständig in zwei laterale Regionen. Beim *Hd.* ist der Rückenwulst dem Rücken des Krallenbeines breitbasig aufgelagert. Durch die Ausbildung des Rückenwulstes wird der *Steriltteil* des *Krallenbettes* ganz auf die Lateralflächen gedrängt. Er ist an seiner Oberfläche mit sehr feinen Längsleistchen besetzt, die als besondere Bildungen des Papillarkörpers mit dem Epithelbelag der Kralleninnenfläche Verbindung aufnehmen.

Das *Sohlenbett* der *Kralle* (377/g) ist lang und schmal; es beschränkt sich auf die Palmar- bzw. Plantarfläche des Krallenbeines. Jedoch ist es nicht ganz so schmal, wie es von außen den Anschein hat. Es dringt vielmehr, mit groben Papillen (377/g) besetzt, unter den Seitenrändern der Krallenplatte (375/a; 376/d; 377/f) weit dorsal vor und

Abb. 375. Rechte Vorderpfote eines *Deutschen Schäferhundes*. Lateralansicht. ¾ nat. Größe. (Nach ZIETZSCHMANN aus ELLENBERGER-BAUM, 1943.)
a Paries corneus unguiculae; *b* Haare des falschen Walles; *c* Krallenfalz, geschoren; *d* Tori digitales; *e* Torus metacarpeus

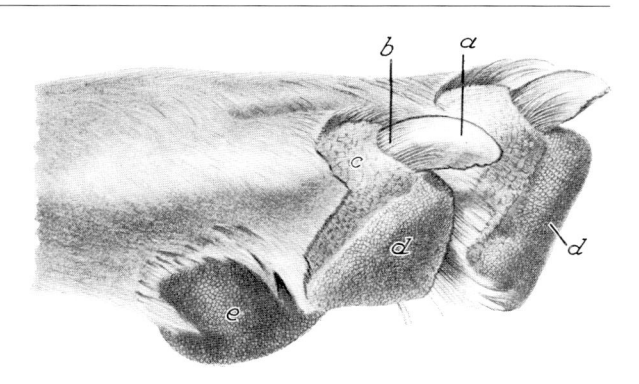

geht ohne scharfe Grenze seitlich des Krallenbeines in den Sterilteil des Krallenbettes (377/*c*) über. Die epidermale Krallenplatte, die Krallenmatrize (375/*a*), zeigt an ihrer, der Lederhaut zugekehrten Innenfläche das scharf abgebildete Negativ der Krallenpatrize. Besonders markant ist die dorsale tiefe Rinne für die Aufnahme des Rückenwulstes. In einem schmalen basalen Randbezirk sind undeutlich feine Öffnungen zu erkennen, welche die entsprechenden Zöttchen der Patrize dieses Bereichs aufnehmen. Diese Zöttchen sind relativ kurz, so daß sie nicht in der Lage sind, in der Krallenplatte eine Röhrchenstruktur entstehen zu lassen. Das Horn der Krallenplatte wächst ähnlich wie der Nagel des Menschen in Schichten, die parallel zur Oberfläche gelagert sind. An der seitlichen Innenfläche der Krallenplatte sind zartgeformte, nicht verhornende Epidermisblättchen zu erkennen, die den Lederhautblättchen des Sterilteils entsprechen.

Die *Form der Kralle* gleicht der eines mehr oder weniger stark seitlich komprimierten Kegels, der in seiner Längsrichtung (366/*b*; 375/*a*; 376/*d*; 377/*f*) gebogen ist. Bei den *Caniden* läßt sie sich nicht zurückziehen. Daher ist ihre Spitze immer stumpf und zeigt deutliche Abnutzungserscheinungen, so daß sie nicht mehr als echte Waffe verwendet werden kann (*Scharrkralle*).

Die *Kralle* des Hd. ist an ihrer Oberfläche glatt, glänzend und pigmentiert (366/*b*; 375/*a*). Doch gibt es auch *Hunderassen*, deren Krallen pigmentfrei sind (*Dalmatiner, gefleckte Deutsche Dogge* u. ä.). Ihr *Querschnitt* ist *rundlich*. *Die Krallenplatte* ist seitlich verhältnismäßig dünn, umfaßt ein nur schmales Fertilbett und greift besonders basal über die Sohle hinaus. Die Hornschicht des Krallenrückens nimmt in distaler Richtung beachtlich an Stärke zu und stellt damit einen widerstandsfähigen Stabilisator für die Gesamtkralle dar (366/*b*). Sie liegt über dem Rückenwulst der Krallenlederhaut (366/*c*).

Die *epidermale Krallensohle* (376/*d'*; 377/*h*) ist nur schmal und bildet ein nicht sehr festes und wenig widerstandsfähiges Horn. Sie wächst senkrecht zu ihrer Oberfläche in die Dicke, bildet im allgemeinen keine Hornröhrchen und besitzt nicht die Tendenz der Platte, sich flächenhaft auszubreiten. Die Krallensohle wird von der sie seitlich und apikal überragenden Platte fest eingeschlossen und bildet so einen hinter der Krallenspitze gelegenen, ovalen Bezirk weichen Hornes. Ihre Innenfläche läßt die feinen Öffnungen für die Papillen der Sohlenlederhaut erkennen.

Krallenplatte und *Krallensohle* bilden zusammen die Krallentüte und stellen die *Hauptteile der Kralle* dar, während der sog. Krallenwall (375/*b*) ein *akzessorisches Gebilde* ist. Er schließt sich als ringförmiger Hautstreifen der Basis der Krallentüte an. Auch an diesem Wall können zwei Teile unterschieden werden: ein dorsaler und ein palmarer bzw. plantarer Anteil, die beide proximal allmählich in die behaarte Haut übergehen und sich seitlich an der Zehe ohne scharfe Grenze vereinigen. Der *Dorsalteil* dieses Hautringes liegt proximal der Basis der Krallenplatte gegenüber. Er hüllt deren Wurzel falzartig ein und wird daher *Krallenfalz* (366/*a'*; 375/*c*) genannt. Dieser bildet dadurch eine Hautduplikatur, den eigentlichen *Krallenwall* (375/*b*) (s. vorn) und verwächst dabei sehr fest mit der *Krallenleiste, Crista unguicularis,* der *Phalanx distalis* (366/5) und der *Krallenbasis*. Seine Außenfläche kann noch behaart (375/*c*) sein, der eingeschlagene Innenteil dagegen, der der Wurzel der Krallenplatte direkt anliegt und mit ihr verwächst, ist frei von Haaren und Drüsen. Im übrigen besteht der Krallenwall (375/*b*) aus Korium und Epidermis. Seine

Aufgabe erschöpft sich nicht nur im Abdekken der Krallenwurzel; vielmehr liefert sein *Epidermisüberzug*, soweit er mit seinem Innenblatt der Krallenplatte direkt aufliegt, ein *weiches biegsames Horn*, das als *Deckschicht* ein Stück weit distal mit der Krallenplatte herabwächst und beim Gebrauch der Krallen sehr bald abgenutzt oder abgestreift wird. Dieses Horn kann mit dem *Saumhorn, Stratum externum*, des *Hufes* verglichen werden.

Seitlich sowie palmar bzw. plantar geht der Krallenwall über die Seitenränder der Krallenplatte hinaus ohne deutliche Grenze in seinen Palmar- bzw. Plantarteil über. Er schließt direkt proximal an die Sohle an, und ist gegen sie durch eine deutliche Furche (366/*d*) abgegrenzt. Der *Palmar-* bzw. *Plantarteil* stellt den sog. *Zehenballen* oder *Fingerballen, Torus digitalis* (375/*d*; 376/*c*) dar, der gegen seine Nachbarschaft in Form einer deutlichen Prominenz vorspringt. Durch ihn wird die Kralle der direkten Bodenberührung entzogen. Seine Grundlage bildet ein subkutanes Kissen von besonders hoher Elastizität, das *Krallenpolster, Tela subcutanea tori digitalis* (366/*e*), welches einen vollkommen stoßbrechenden Apparat für die fußende Gliedmaße darstellt. Die Haut des Ballens ist gewöhnlich pigmentiert (376/*o*), doch kommen auch pigmentfreie, rötlich gefärbte Tori (z. B. bei *Dalmatiner, gefleckter Deutscher Dogge*) vor. Sie besitzt an ihrer *Oberhaut, Epidermis tori digitalis* (366/*f*), enggestellte warzenförmige Erhabenheiten, die durch entsprechende *Lederhautpapillen, Papillae coriales tori digitalis*, hervorgerufen werden. Das so gebildete *Oberflächenrelief* kann im Gegensatz zu dem Leistensystem an der Fingerbeere des *Menschen* nicht ohne weiteres zum *Identitätsnachweis* benutzt werden. Die Zehenballen tragen keine Haare, sind aber mit zahlreichen großen Schweißdrüsen ausgestattet. Sie haben eine dreieckige Gestalt mit abgerundeten Ecken (376/*c*), stützen die Krallengelenke und sind spiegelbildlich angeordnet, wobei sich die peripheren Zehenballen zwischen die axialen und den *Sohlenballen, Torus metacarpeus* (376/*b*) bzw. *Torus metatarseus* (376/*b'*), keilförmig einschieben. Der *Zehenballen* der *1. Zehe* ist an der Vorderpfote nur rudimentär entwickelt, an der Hinterpfote fehlt er bzw. tritt mit der dort gelegentlich vorkommenden, manchmal sogar verdoppelten *Afterkralle* auf.

Afterkrallen bilden keine Besonderheit bestimmter Hunderassen (*Bernhardiner, Tibetdogge*), sondern stellen eine allgemeine Eigenart des *Haushundes* dar, die wahrscheinlich dort gehäuft auftritt, wo auf engumgrenzten Gebieten während vieler Jahre Inzucht betrieben wurde (*Großer St. Bernhard, Hochland von Tibet*) oder unkontrollierte Durchkreuzungen verschiedener Rassen möglich waren. Durch züchterische Maßnahmen ist das Auftreten von Afterkrallen an den Beckengliedmaßen weitgehend ausgemerzt worden. Die einfache *Afterkralle* der *Beckenextremität* stellt einen *Atavismus* dar; gelegentlich kommt eine *doppelte Afterkralle* vor.

Mit zunehmendem Alter treten im Krallenpolster Fasern an die Stelle von Fettzellen. Die Ausführungsgänge (336/*i*) der Ballendrüsen (336/*i*) steigen im Zwischenhorn

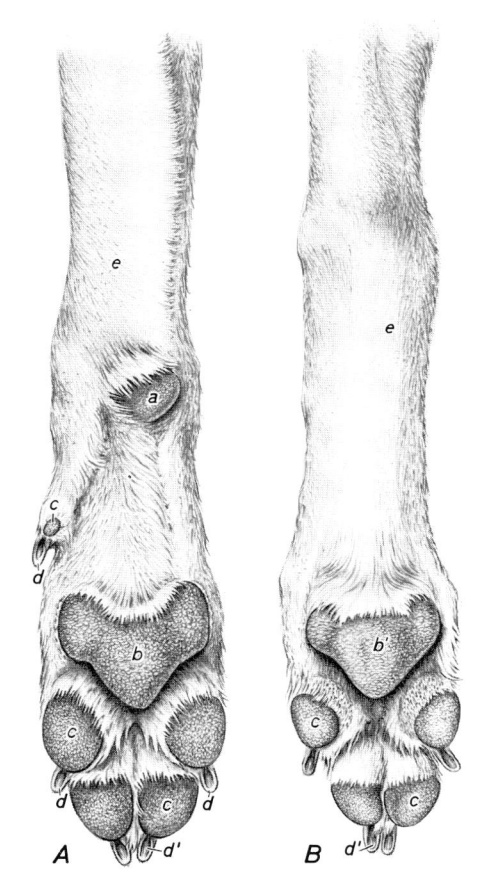

Abb. 376. Ballen der rechten Vorder- (A) und rechten Hinterpfote (B) eines *Deutschen Schäferhundes*. Palmar- bzw. Plantaransicht. Etwa ½ nat. Größe.
a Torus carpeus; *b* Torus metacarpeus, *b'* Torus metatarseus; *c, c* Tori digitales; *d, d* Hornkralle, *d', d'* Solea cornea; *e* behaarte Haut

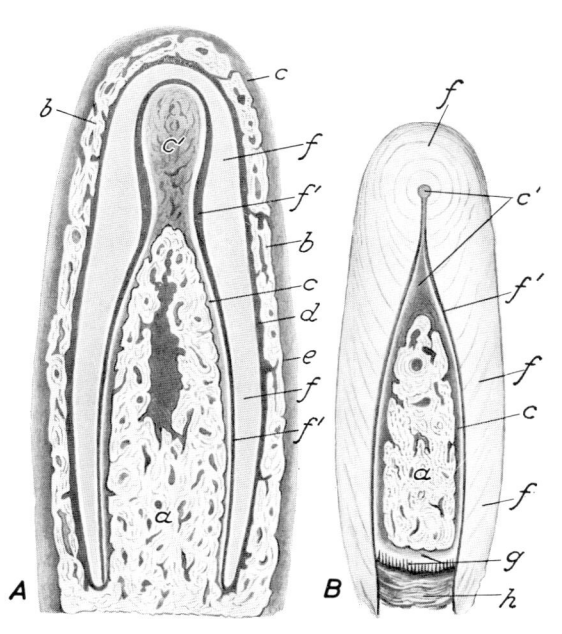

Abb. 377. Querschnitt durch die Kralle einer *Katze* im Bereich des Krallenbeinfalzes (A) und nahe dem Rückenwulstende (B). Ein Mehrfaches der nat. Größe.
(Nach SIEDAMGROTZKY, 1870.)
a Krallenbein, Phalanx distalis; *b* Krallenleiste; *c* Periost und Corium parietis, Sterilbett, *c'* Rückenwulst, Fertilbett des Paries corneus; *d* Periost der Innenfläche der Krallenleiste; *e* Periost und Korium der Außenfläche der Krallenleiste; *f* Paries corneus, *f'* dessen vollsaftige Epithelzellen, die Matrix der Krallenplatte darstellend; *g* Corium soleae mit Papillae coriales; *h* Solea cornea

der Epidermis bis an die Ballenoberfläche hoch. Palmar bzw. plantar kann die Haut zwischen den vier Zehenballen *Schwimmhäute* bilden, deren Ausbildungsgrad rassemäßig stark variiert (gute Ausbildung beim *Neufundländer*). Durch besondere, kompliziert gebaute Nervenendigungen (*Lamellenkörperchen*) erhalten die *Ballen* der *Fleischfresser* zusätzlich eine Tastfunktion.

Bei der *Ktz.*, deren Krallen *seitlich stark komprimiert* sind (377), ist der *koriale Rückenwulst* fast in ganzer Länge durch eine Einschnürung sehr deutlich vom *Krallenrücken* abgesetzt (377/*c'*), so daß er die Funktion einer einheitlichen großen Papille übernimmt, die von der Basis der Kralle aus weit in deren gut entwickelten Rückenteil vordringt. Die *Krallen* der *Ktz.* sind an ihrer Oberfläche glatt und in der Regel unpigmentiert. Bei einfarbig dunkelhaarigen Katzen sind sie schwarz, bei hellfarbigen und reinweißen Individuen weißlich bzw. fleischfarben. Ihre Spitzen sind *dolchartig scharf*, ihre Seitenränder baummesserartig schneidend, so daß sie als „Schneidkrallen" bezeichnet werden können. Sie stellen gefährliche Waffen dar. Um die Wirksamkeit ihrer scharfen Spitzen zu erhalten, können die Krallen beim Laufen in dafür vorgesehene Hauttaschen zurückgezogen werden, was auch den lautlosen Gang der *Feliden* ermöglicht. Die funktionell wichtigeren Krallen der Vorderpfoten sind größer und stärker als die der Hinterpfoten. Ihr prinzipieller Aufbau entspricht dem des *Hundes*.

Die vier *Ballen* der 2.–5. Zehe (362/*c*) sind längsoval geformt, sie können pigmentiert oder unpigmentiert sein. Sie sind haarlos, besitzen jedoch zahlreiche Schweißdrüsen (336/*i*). Die 1. Zehe der Schultergliedmaße trägt einen rudimentären Ballen und eine kleine Kralle (362).

Über die Sohlenballen der *Flfr.* (362; 376) und ihre Rudimente wurde im allgemeinen Teil (S. 486) schon das Wesentliche geschrieben. Beim *Fleischfresser* sind die Sohlenballen (362/*b*, *b'*; 376/*b*, *b'*) die größten Ballen im Fußbereich. Sie schließen proximal an die Zehenballen (362/*c*; 376/*c*) an und lassen bei der *Ktz.* (362/*b*, *b'*) noch deutlicher als beim *Hd.* (376/*b*, *b'*) ihre *Verschmelzung* aus 3 *Metakarpal-* bzw. *Metatarsalballen* erkennen. Die Sohlenballen der Vorderpfoten sind beim *Hd.* etwas größer als die der Hinterpfoten (376/*b*, *b'*). Bei der *Ktz.* sind sie entweder gleichgroß, oder die der Hinterpfoten sind geringgradig größer (362/*b*, *b'*). Ihr Oberflächenrelief ist beim *Hd.* (376/*b*, *b'*) markanter und gröber als bei der *Ktz.* (362/*b*, *b'*).

Als Fußwurzelballen ist bei *Hd.* und *Ktz.* nur noch der *Karpalballen* (362/*a*; 376/*a*) ausgebildet. Er liegt lateropalmar und distal vom *Os accessorium* am Karpalgelenk, ist zapfenähnlich gestaltet und wesentlich kleiner als die Zehenballen. Er hat keine Bodenberührung mehr, wird aber noch beim Klettern benutzt. Ein *Tarsalballen* kommt bei *Hd.* und *Ktz. nicht* mehr zur *Ausbildung*.

In den *Zehenballen* der *Ktz.* kommen VATER-PACINI-*Lamellenkörperchen* vor, die im Alter von 3½ Monaten ihre endgültige funktionelle Reife erlangen. Die Haut der Ballen kann schwarz oder zartrosa gefärbt sein und ist von der Fellfarbe abhängig. Wildfarbene *Ktz.* haben stets schwarze Ballen.

Haut und Hautorgane des Schweines

Haut des Schweines
(341, 344, 350, 355, 378, 379)

Die Haut des *Schw.* ist in ihrem grundsätzlichen Aufbau der der anderen *Haussäugetiere* gleich und in der Regel nicht pigmentiert (Ausnahmen: *Schwäbisch-hällisches Schwein, Angler Sattelschwein, Deutsches Cornwallschwein, Deutsches Weideschwein*). Sie weist eine unterschiedliche Dicke auf und ist am stärksten im Bereich des Nackens, des Widerristes und des Rückens ausgebildet. Es folgen dickenmäßig die Haut des Kopfes, der Seitenbrust und der Außenfläche der Gliedmaßen. Dünn ist die Schweinehaut an der Innenfläche der Gliedmaßen und am Unterbauch.

Eine besondere Hautbildung des *Schw.* ist der „*Schild*". Es handelt sich hierbei um eine auffällige *Verdickung* der *Haut* an Hals, Schulter und Seitenbrust *geschlechtsreifer, männlicher Schw.*, die um so weiter an der Unterbrust kaudal reicht, je älter das Tier ist. Die Hautverdickung beruht auf einer Zubildung von straffem Bindegewebe, die zum Schwund der Subkutis führt. Da bei frühkastrierten männlichen Tieren sich der Schild nicht entwickelt, besteht sicherlich ein Zusammenhang zwischen der Funktion der männlichen Geschlechtsdrüsen und der Schildbildung. Die Dicke der Kutis schwankt beim *veredelten Deutschen Landschwein* zwischen 10 und 20 mm, beim *Englischen Schwein* zwischen 6 und 16 mm.

Die *Oberhaut, Epidermis,* ist im Rückenbereich nur schwach, an den Außenflächen der Gliedmaßen stärker entwickelt. Ihr *Stratum corneum* ist am stärksten am Dorsalrand der Rüsselscheibe und im Zwischenklauenspalt.

In der Ausbildung der *Lederhaut, Corium,* kommen beachtliche individuelle Unterschiede vor. Sie ist am stärksten und sehr grobfaserig bei *unveredelten Landschweinen*, am schwächsten beim *Englischen Schwein* entwickelt. Die dicksten Koriumschichten finden sich am Kopf und hier besonders an der Rüsselscheibe, am Nacken und ventral am Hals. Die Lederhaut des *Schw.* besitzt einen sehr ausgeprägten Papillarkörper.

Die *Unterhaut, Tela subcutanea,* bzw. das in ihr reichlich vorkommende Fettgewebe, bildet beim *Schw.* den *Speck, Panniculus adiposus,* der bei manchen *Schweinerassen* deutlich vom Korium abgegrenzt ist. Die Dicke des Specks kann beim *gemästeten Schw.* 50 mm und mehr betragen. Neuerdings werden *Schw.* gezüchtet, deren Speckdicke in der Regel 20 mm nicht übersteigt. Der Speck geht mit kräftigen Fasersträngen in das Korium über und dringt beim *gemästeten Schw.* weit in die tieferen Koriumschichten vor. Beim *Schw.* wird die *Haut* auch als *Schwarte,* die *Subkutis* als *Fettschicht* bezeichnet.

Die Dichte und die Art der Behaarung sind domestikationsabhängig. Während manche *englischen* und *chinesischen Schweinerassen* fast unbehaart sind, kommt beim *Ungarischen Mangalicaschwein* eine schafvliesähnliche Behaarung vor. Auch das *Wildschwein* besitzt ein ziemlich dichtes Haarkleid. Zwischenformen in der Behaarung stellen unter anderen das *veredelte Deutsche Landschwein* (378; 379), das *Ungarische Steppenschwein* und das *Serbische Hochlandschwein* dar. Die Haare des *Schw.* sind gewöhnlich weiß, nur an pigmentierten Hautbezirken schwarz (s. oben). An den natürlichen Körperöffnungen ist nur eine kurze Behaarung vorhanden. Ausnahmen sind der Lid- und Ohrmuschelrand, die Langhaare tragen. Die *Wimpern, Cilia,* sind am oberen Augenlid in 2–3 Reihen angeordnet (344), das untere Augenlid dagegen ist frei von Zilien.

Während der stark verhornte dorsale Rüsselscheibenrandwulst eine typische Hornröhrchenstruktur besitzt und haarlos ist, sind auf der *Rüsselscheibe* selbst marklose *Zwergsinushaare* ausgebildet, deren freie Länge 2–4 mm beträgt und die der Abnutzung unterliegen; sie sind in regelmäßigem Abstand eingepflanzt. Haarfrei ist der vordere Nasenrücken hinter der Rüsselscheibe, und zwar auf einer Breite von 20 und einer Länge von 30 mm (344).

Die *Deck-* oder *Fellhaare* sind in Form steifer, meist ziemlich langer, verschieden starker sowie an ihrer Spitze in der Regel *mehrfach gespaltener Borsten* (341/c) ausgebildet, die mit zunehmendem Alter immer steifer und spröder werden. Am stärksten sind sie im Bereich des Nackens, des Rückens, der Rumpfseite und der Außenfläche der Gliedmaßen, wo sie auch am dichtesten stehen (378). Unterbrust, Bauch und Innenfläche der Extremitäten sind weniger dicht von feineren Borsten besetzt; an den Borsten jüngerer Tiere ist die Spitze noch nicht aufgesplittert.

Das *Hausschwein* besitzt in Abhängigkeit von der Jahreszeit verschiedene „Borstentypen"; im Herbst und Winter sind die Borsten hart, im Frühjahr und Sommer weich. Der Haarwechsel erfolgt nach folgendem Schema: Er beginnt im Bauchbereich und breitet sich von dort kaudolateral über die Oberschenkelpartie zur Kreuzbeingegend aus. Von hier wandert die Wachstumswelle über die Flanken und den Rücken zum Kopf. Jedoch finden sich beim *Schw.* Unregelmäßigkeiten in der Ausbreitung der wachsenden Haarfollikel, so daß in jeder Körperregion ruhende und wachsende Haarfollikel vorkommen können.

Beim *Schw.* überwiegt als Grundtyp der Haarstellung in der Regel die *Dreiergruppe* (350/K). Die Haare stehen meist in *typischer Dreieckstellung*, wobei das *Haupthaar* (*Leithaar*) unter schieferem Winkel in die Haut eingepflanzt ist als die *Nebenhaare* (*Grannenhaare*). Die Haargruppen sind in einer zur Längsachse des Körpers transversalen Reihe angeordnet. Die typische Dreiergruppe herrscht beim Ferkel vor; bei älteren Tieren werden fast ebenso häufig Zweiergruppen und einzeln stehende Borsten angetroffen. In den Dreiergruppen verläßt jede Borste durch einen eigenen Haartrichter ihren Balg. Der Querschnitt der Borsten ist beim *Hausschwein* rundlich, beim *Wildschwein* dagegen kantig abgerundet. Zudem weisen die Borsten eine rassebedingte unterschiedliche Form auf: sie sind beim *Wildschwein* gerade, beim *Polnischen Schwein* schwach gebogen, beim *Englischen* und den *meisten Landschweinerassen* annähernd halbkreisförmig gekrümmt, während die des *Mangalicaschweines* in mehreren Windungen spiralig gedreht sind. Die Spaltung der Borstenspitze nimmt von den *Landschweinrassen* (2–4 Äste) über das *Ungarische Schwein* (5 Äste) bis zum *Wildschwein* (6 und mehr Äste) zu. Am stärksten ist die Spaltung der Borsten an Widerrist und Rücken.

Zwischen den Borsten bleibt Platz für das feinere, weiche Wollhaar, das vorwiegend beim *Mangalicaschwein* und beim *Wildschwein* vorkommt. Die Woll- oder Unterhaare sind, außer im Kopfbereich und an den Gliedmaßen, reichlich vertreten. Ihre Dichte ist abhängig von der Jahreszeit und dem Alter der Tiere. Je jünger die Tiere sind und je niedriger die Außentemperatur ist, desto mehr Wollhaare sind ausgebildet.

Haarrichtung und Haarwirbel (350) sind beim *Schw.* in der Regel gut erkennbar. Am Nasenrücken befindet sich ein *divergierender Haarwirbel*. Von ihm aus ziehen die Rückenhaare parallel zur Medianebene kaudal. Die die seitliche Kopfgegend, den Hals, den Rumpf und die Gliedmaßen bedeckenden Haare lassen einen nach hinten und unten gerichteten *Haarstrom* (378) erkennen. An der Vorderbrust sind zwei *divergierende Haarwirbel* ausgebildet, von denen die Haare kranial zum Hals und kaudal an den Bauch sowie seitwärts an die Innenfläche der Schultergliedmaße herantreten. *Konvergierende Haarwirbel* kommen beim *Schw.* am Kehlgang vor, wo die Borsten von der Unterlippe und von der Vorderbrust zusammentreffen, sowie in der Bauchmitte, wo einerseits die Brusthaare, andererseits die Haare der Schamgegend konvergieren (378). Weitere Wirbel befinden sich in der Leistengegend, am Hodensack, in der Ellbogengegend (378; 379) sowie am Ohr. Jedoch weist die Haarwirbelbildung beim *Schw.* auch individuelle Unterschiede auf.

Für das *Schw.* ist das Vorkommen aller Sinushaargruppen am Kopf charakteristisch (344). Bei ihm sind sowohl am Kinn als auch an den Wangen Tasthaare in Büschelform ausgebildet. Das *Mentalbüschel* liegt hinter dem Kinnwinkel am Kehlgang und besteht aus 6–15 Tasthaaren, die aus einer deutlich vorspringenden Hautpapille hervortreten. Das *Wangenbüschel* wird auch als *Buckalorgan* bezeichnet und besteht aus 2–3 Haaren im Bereich einer flachen Hauterhabenheit (344) an der seitlichen Gesichtshälfte. Die *Augenbrauen* werden von 2–3 Reihen auffälliger Tastborsten an der Basis des oberen Augenlides gebildet, deren Gesamtzahl über 40 beträgt und die bis zu 80 mm lang sein können. Sie stehen büschelförmig besonders am medialen Augenwinkel. Am unteren Augenlid sind sie spärlicher und etwa 10 mm vom Lidrand entfernt (344). Die sehr kurzen und daher recht undeutlichen *Tasthaare* der *Regio infraorbitalis* bilden 4–6 Reihen, ihre Gesamtzahl beträgt etwa 30 Stück. An der *Oberlippe* befinden sich 5, an der *Unterlippe* 2 Reihen von höchstens 40 mm langen

Tasthaaren. Die farblosen Sinushaare sind oft nicht länger als die Deckhaare und deshalb nicht immer deutlich sichtbar. Am Karpalorgan (355) sollen im Gegensatz zu dem der *Ktz. keine Tasthaare* vorkommen.

Bei *Italienischen Landschweinen* und *Schweinerassen* des *Balkans* kommen nicht selten am Hals im Kehlgangsbereich *Berlocken* vor (s. Allgemeiner Teil, S. 467).

Die *Talgdrüsen* der Borsten sind rosettenförmig um den Haarbalg angeordnet. Sie haben eine halbkugelige bis langgestreckt säulenförmige Gestalt. An den Wollhaaren kommen nur zwei gegenständige Talgdrüsen vor. An den Sinushaaren sind sie in der Regel sehr klein und werden daher „*Zwergtalgdrüsen*" genannt. Außerdem befinden sich freie Haarbalg-Talgdrüsen in den Augenlidern und der Wand des äußeren Gehörgangs.

Die beim *Schw.* verhältnismäßig großen *Schweißdrüsen* sind über die ganze Körperoberfläche verteilt. Ihre Gesamtzahl wird mit 0,5 Millionen angegeben, ihre Verteilung ist altersabhängig. Beim *neugeborenen Ferkel* sollen es 550–1000 Drüsen pro cm^2, bei *1 Monat alten Ferkeln* nur noch 185–370 Stück pro cm^2 sein. Bei *2–3 Jahre alten Mutterschweinen* entfallen noch 10–25 Drüsen auf einen cm^2. Ihr Sekretionsmodus ist wahrscheinlich im *Sommer* vorwiegend *apokrin*, während der *Wintermonate* dagegen überwiegend *merokrin*. Diese unterschiedliche Art der Sekretabgabe ist mit einer entsprechenden Strukturänderung der Drüsen gekoppelt. Die Schweißdrüsen liegen im Grenzbereich von Korium und Subkutis oder noch tiefer und sind mehr oder weniger stark an ihrem Ende aufgeknäuelt. Die größten Drüsenansammlungen finden sich an den Ohrmuscheln, in der Dammgegend, an der ventralen Bauch- und Brustwand sowie in der Zwischenklauenhaut, wo sie vielleicht einen Ersatz für das nicht ausgebildete Zwischenklauensäckchen darstellen. Im Korium der *Rüsselscheibe* kommen zahlreiche *zusammengesetzte tubulöse Drüsen* vor.

Milchdrüse des Schweines

(358, 360, 378, 379)

Wie bei den anderen *Haussäugetieren* ist der Beschreibung des **Gesäuges** die *laktierende Milchdrüse* (358/*E*) zugrunde gelegt. Am *Gesäuge* des *Schw.* können in der Regel 2 Brust-, 4 Bauch- und ein inguinales Drüsenpaar unterschieden werden, die im prall gefüllten Zustand mit ihren Drüsenkörpern aneinanderstoßen (358; 378). Bei vollständiger Entwicklung des laktierenden Gewebes sind folglich jederseits der Medianlinie *7 halbkugelige, männerfaustgroße Mammarkomplexe* vorhanden, von denen sich in der Regel 3 vor dem Nabel, der 4. in Nabelhöhe und die restlichen postumbilikal in etwa gleichem Abstand voneinander befinden. Das vorderste Milchdrüsenpaar liegt etwas hinter der Schultergliedmaße (378; 379), das letzte schiebt sich noch zwischen die Beckengliedmaßen ein (358; 378; 379); eine alternierende Anordnung wie beim *Flfr.* kommt selten vor. Der Abstand zwischen den rechten und linken Mammarkomplexen ist im Vorderbauchbereich größer als zwischen den Hinterschenkeln. Von den 7 Milchdrüsenpaaren sind die Paare 2 und 6, die dem *europäischen Wildschwein* regelmäßig fehlen, einer starken Variabilität in der Ausbildung unterworfen und daher bei *unveredelten Landschweinrassen* ebenfalls oft nicht ausgebildet. Das Gesäuge ist nur schwach behaart (378).

Zwischen der Milchdrüse und der ventralen Bauchwand ist eine breite Fett-Bindegewebszone als Verschiebeschicht eingebaut. Das Gesäuge wird durch starke Bindegewebsplatten, die von den Rumpffaszien abstammen, federnd-elastisch an der Bauchwand aufgehängt. Dieses Bindegewebe umhüllt nicht nur die einzelnen Milchdrüseneinheiten, sondern dringt auch zwischen das Drüsengewebe selbst vor, wobei es Nerven-, Blut- und Lymphgefäße mit sich führt. Es bildet somit das Grundgerüst des Gesäuges, in welches das Drüsenparenchym gleichsam eingebettet ist.

Das *Milchdrüsenparenchym* besteht bei noch nicht trächtig gewesenen Tieren nur aus soliden Zellsprossen, die wie kleine Inseln im Fett- und Bindegewebe liegen, das als Platzhalter für das Drüsengewebe dient. Am laktierenden Organ ist das Bindegewebe weitgehend durch Drüsengewebe ersetzt. Die *schlauchförmigen Drüsenendstücke* setzen sich in die *kleinen Milchgänge* fort, die meist mit ein- oder zweischichtigem Zylinderepithel ausgekleidet sind. Aus diesen gehen die *großen Milchgänge* hervor, die schließlich in die beim *Schw.* nur sehr enge *Drüsenzisterne* oberhalb der Zitzenbasis (360/*D*) einmünden. Von dort gelangt

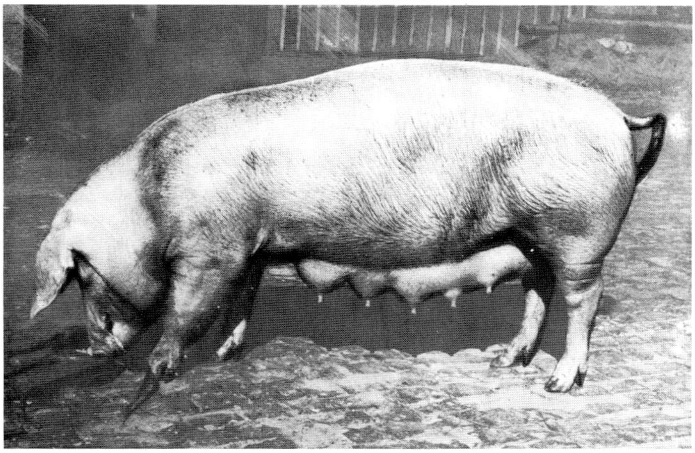

Abb. 378. *Veredeltes Deutsches Landschwein* mit in voller Laktation stehendem Gesäuge. (Photo: G. Geiger.)

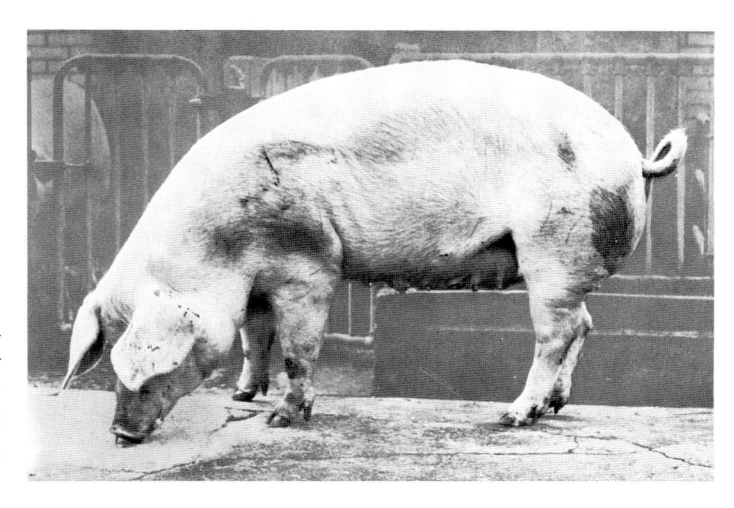

Abb. 379. *Veredeltes Landschwein* mit zurückgebildetem Gesäuge nach Absetzen der Ferkel. Rückbildung des Drüsengewebes. Faltenbildung der Haut am Gesäuge, Verkleinerung der Zitzen. (Photo: A. Mahler.)

die Milch beim Saugakt durch den *Zitzenteil* der *Zisterne* und den *Strichkanal* (360/*D*) nach außen. Solche Hohlraumsysteme, die aus Strichkanal, Zisterne, Milchgängen und zugehörigen Drüsenendstücken bestehen, sind beim *Schw.* in jedem Mammarkomplex mindestens zweimal vorhanden (360/*D*). Die Drüsenendstücke liegen nicht einfach nebeneinander, sondern können mit ihren Begrenzungen zackenartig ineinandergreifen. Dies ist besonders bei frisch laktierenden Gesäugen der Fall. Durch die zunehmende Proliferation schieben sich die Drüsenendstücke des einen Hohlraumsystems zwischen die des anderen ein, was durch verschiedenfarbige Injektionen über die beiden Strichkanäle deutlich gemacht werden kann. Im Zitzenbasisbereich stoßen die Hohlraumsysteme mit glatten Grenzflächen aneinander. Die beiden Kanalsysteme eines Mammarkomplexes, deren Hohlräume nicht miteinander in Verbindung stehen, münden unterschiedlich weit voneinander entfernt auf der schief abgestumpften Zitzenspitze. Jede *Papilla mammae* enthält also *2, manchmal sogar 3 Strichkanäle* und *ebenso viele Zitzenzisternen* (360/*D*), die in Bindegewebe und glatte Muskulatur eingebettet und von Haut überzogen sind. Bei Ausbildung von 3 Strichkanälen endet einer gewöhnlich blind an der Zitzenbasis.

Die etwas gerunzelten *Papillae mammae* sind *haarlos*, je nach Funktionszustand des Gesäuges und Alter der Muttertiere 20–35 mm lang und haben zylinderförmige Gestalt. In der Wand der Zitzenzisterne liegen zahlreiche *gelbliche, accessorische Drüsen*. Der Strichkanal ist nur 3–4 mm lang und durch die von der Zisterne herkommenden Längsfalten dicht verschlossen. Zwischen Zitzenzisterne und Strichkanal besteht keine scharfe Grenze; ein muskulöser Ringverschluß ist um die Strichkanalöffnung herum nicht ausgebildet. Ihr Verschluß wird wie beim *Pfd.* vorwiegend mit Hilfe elastischer Fasern sichergestellt. Haare kommen an der Haut der Zitze nicht vor; desgleichen fehlen Talg- und apokrine Schlauchdrüsen. An der Zitzenbasis dagegen sind Haare mit sehr kleinen Talgdrüsen vorhanden.

Beim *Schw.* kommen am *Gesäuge überzählige* und *After-Zitzen* vor. *Überzählige Zitzen* werden sehr häufig zwischen der 3. und 4. Milchdrüseneinheit, seltener zwischen der 4. und 5. und nur ausnahmsweise zwischen den anderen Milchdrüsenpaaren angetroffen. Sie sind in der Regel schwächer entwickelt, oft nur einseitig ausgebildet und haben meistens keine Verbindung zu Drüsengewebe. *Afterzitzen* kommen häufiger vor, sind stets paarweise angeordnet und immer verkümmert. Sie liegen beim *weiblichen Schw.* regelmäßig am Ende des Gesäuges zwischen den Hinterschenkeln und sind am besten bei Adspektion von kaudal zu erkennen. Beim *Eber* findet man sie *ventral vom Hodensack*. Im Hinblick auf das Vorkommen normaler und überzähliger Zitzen gibt es keine Geschlechtsunterschiede.

Bei jungen, nicht säugenden *weiblichen Schw.*, bei *Ebern* sowie kastrierten männlichen Tieren (*Bork*) sind nur die kleinen Zitzen sichtbar ausgebildet, die aber bei *weiblichen Schw.* und besonders solchen, die bereits einmal laktiert haben, immer etwas größer sind (379).

Die *tägliche Milchmenge* laktierender *Schw.* schwankt zwischen *3* und *12* Litern und hängt in erster Linie von der Wurfgröße ab. Je mehr Ferkel in einem Wurf vorhanden sind, desto größer ist die vom Muttertier produzierte Milchmenge. Das *Gesamtmilchvolumen* eines *Mutterschweines* während einer *Säugeperiode* beträgt zwischen *100* und *450 Litern*. Bei kleinen Würfen kommt es zur Rückbildung der von den Jungen nicht angenommenen und somit nicht angesaugten Milchdrüseneinheiten (358/*E*).

Nach *elektronenmikroskopischen* Untersuchungen laufen in der Milchdrüse des Schweines verschiedene Modifikationen der Sekretion ab. Daher ist die Vorstellung von einer apokrinen Sekretion der Milchdrüse in der althergebrachten Form heute umstritten.

Der Blutbedarf des *laktierenden Gesäuges* ist sehr groß. Alle Blutgefäße der Körperwand, welche im Bereich von Brust, Bauch und Zwischenschenkel an die Haut herantreten, sind auch an der Versorgung des Gesäuges beteiligt. Es sind dies die *A.* und *V. thoracica interna* und *lateralis* für das vordere Brustpaar, die *A.* und *V. epigastrica cranialis* für die beiden Brust- und die vorderen Bauchpaare sowie die *A.* und *V. pudenda externa* für die hinteren Bauchkomplexe und das inguinale Milchdrüsenpaar.

Zehenendorgan des Schweines (355, 380–382)

Die in der Regel unpigmentierten **Klauen, Ungulae,** des *Schw.* gleichen in hohem Maße denen der *kleinen Hauswiederkäuer*. Haupt- und Nebenklauen einer Gliedmaße weisen fast eine spiegelbildliche Symmetrie auf. Das *Ballensegment* (355/*c*; 380/*c*) ist an der Schweineklaue stark distal vorgewölbt und nimmt mehr als die hintere Hälfte der Fußungsfläche ein. Trotzdem wird das *Schw.* im Vergleich zum *Hauswiederkäuer* als „Kurzballer" bezeichnet. Die Klauensohle (355/*b*) ist etwas umfangreicher als beim *kleinen Hauswiederkäuer* und umfaßt den vorderen Teil der Klauenunterseite. Die Grundlage der *Ballen* bildet das *Ballenpolster*. Es besteht aus Binde- und Fettgewebe und schiebt sich zwischen die Ballenlederhaut und die tiefe Beugesehne bzw. das Klauenbein ein. Entsprechende Bindegewebsanhäufungen bilden den flachen, aber breiten *Kronwulst* der Schweineklaue (381/*b*).

Die Zotten der *Saumlederhaut* (381/*a*) sind länger, größer und schlanker als die Papillen der ihr benachbarten Haut. Sie treten senkrecht in die *Saumepidermis* (380/*a*) ein und lassen an ihrer Spitze eine leicht distal gerichtete Abbiegung erkennen. Die Papillen der *Kronlederhaut* (381/*b*) sind in der distal anschließenden proximalen Fertilbettzone auffallend kurz und schmal, distalwärts gekrümmt und dachziegelartig übereinandergelegt. Im mittleren Abschnitt des Fertilbettes stehen die kleineren Papillen wieder senkrecht auf ihrer Unterlage, während sie ihre Spitzen distal richten. Im Übergangsbereich zur *Wandlederhaut* schließlich sind die Basen der Papillen zu niedrigen Leisten ausgezogen, auf denen dünne, schlanke Zotten entspringen, die

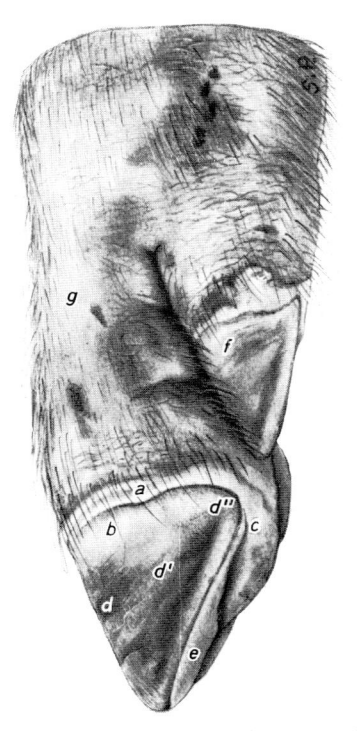

Abb. 380. Zehenendorgan eines *Schweines*. Lateralansicht. (Nach GEYER, 1974.)
a–e an der Hauptklaue: *a* Limbus corneus; *b* Margo coronalis; *c* Torus corneus; *d–d″* Paries corneus: *d* Pars dorsalis, *d′* Pars collateralis, *d″* Margo palmaris lateralis; *e* Solea cornea; *f* Paries corneus der Afterklaue; *g* behaarte Haut

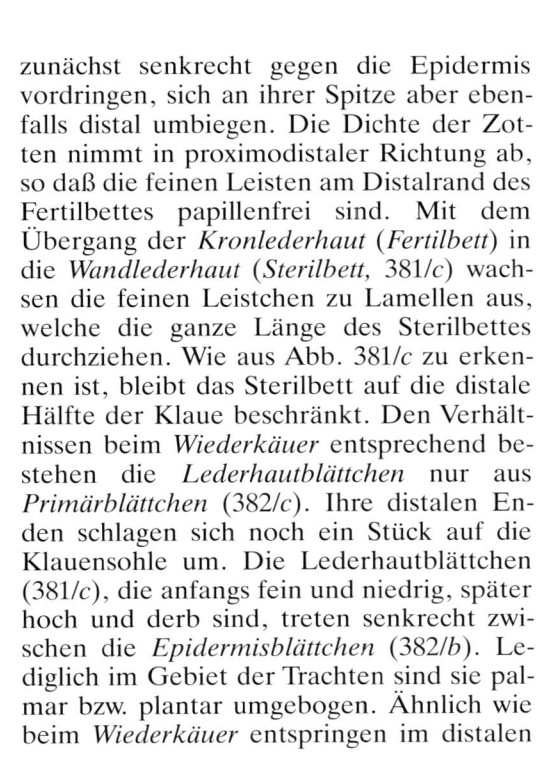

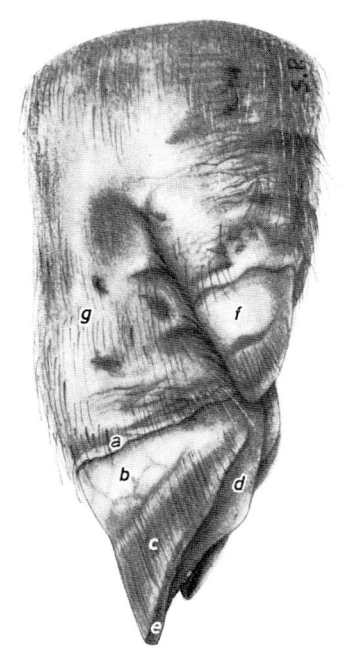

Abb. 381. Zehenendorgan eines *Schweines* nach Entfernung der Hornkapsel an Haupt- und Afterklaue. Lateralansicht. (Nach GEYER, 1974.)
a–e an der Hauptklaue: *a* Corium limbi; *b* Corium coronae; *c* Corium parietis mit Lamellae coriales; *d* Corium tori; *e* Corium soleae; *f* Koriumüberzug der Afterklaue; *g* behaarte Haut

zunächst senkrecht gegen die Epidermis vordringen, sich an ihrer Spitze aber ebenfalls distal umbiegen. Die Dichte der Zotten nimmt in proximodistaler Richtung ab, so daß die feinen Leisten am Distalrand des Fertilbettes papillenfrei sind. Mit dem Übergang der *Kronlederhaut* (*Fertilbett*) in die *Wandlederhaut* (*Sterilbett*, 381/*c*) wachsen die feinen Leistchen zu Lamellen aus, welche die ganze Länge des Sterilbettes durchziehen. Wie aus Abb. 381/*c* zu erkennen ist, bleibt das Sterilbett auf die distale Hälfte der Klaue beschränkt. Den Verhältnissen beim *Wiederkäuer* entsprechend bestehen die *Lederhautblättchen* nur aus *Primärblättchen* (382/*c*). Ihre distalen Enden schlagen sich noch ein Stück auf die Klauensohle um. Die Lederhautblättchen (381/*c*), die anfangs fein und niedrig, später hoch und derb sind, treten senkrecht zwischen die *Epidermisblättchen* (382/*b*). Lediglich im Gebiet der Trachten sind sie palmar bzw. plantar umgebogen. Ähnlich wie beim *Wiederkäuer* entspringen im distalen Bereich des Sterilbettes aus dem freien Rand der Lamellen feine, lange Zotten. Dort, wo die Lamellen zur Klauensohle umbiegen, gehen sie in eine Reihe plumper Endzotten über. Die an sie direkt anschließenden Papillen der *Sohlenlederhaut* (381/*e*) sind zunächst sehr groß und stehen in einer kurzen Reihe nebeneinander. Die restlichen Sohlenlederhautpapillen sind schmaler, kürzer und nicht mehr in Reihen angeordnet. Die Zotten der *Ballenlederhaut* (381/*d*) besitzen eine unterschiedliche Höhe, die z. T. die der Sohlenlederhaut übertrifft; sie sind ebenfalls nicht in Reihen angeordnet. Die Höhe der Ballenlederhautzotten nimmt in proximaler Richtung ab, so daß sie im Übergangsbereich zur behaarten Haut nur noch halb so hoch sind wie an der Sohlenfläche. Der bei der Fußung direkt belastete und daher stark verhornte Teil der Ballenhaut besitzt mithin wesentlich längere Papillen als ihr nicht direkt belasteter Teil.

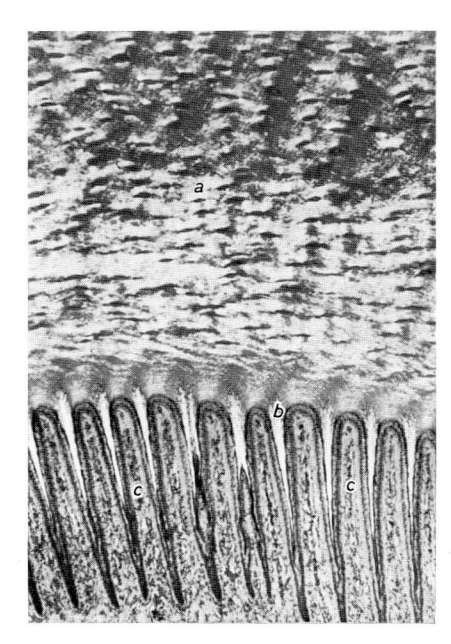

Abb. 382. Horizontalschnitt durch die Schutz- und Wandschicht sowie die Wandlederhaut einer Schweineklaue im Bereich der distalen Klauenhälfte.
(Nach GEYER, 1974.)
a Stratum medium parietis cornei mit Tubuli epidermales und Zwischenröhrchenhorn; *b* Lamellae epidermales der Epidermis parietis; *c* Lamellae coriales des Corium parietis

Der Hornschuh der *Schweineklaue* wird von der Platte, der Sohle und den Ballen gebildet. Als *Klauenplatte* (380/d–d") wird die kräftige, seitlich zusammengebogene Hornwand bezeichnet, die eine leicht gewölbte *Außenfläche* (380/d'), einen kräftigen steilen *Rückenteil, Margo dorsalis* (380/d), und eine schwach konkave *Zwischenklauenfläche* besitzt. Die Höhe der Klauen nimmt von ihrem Rückenteil zum hinteren Abschnitt der beiden Seitenflächen, dem Trachtenteil, kontinuierlich ab (380). Die Interdigitalfläche der Klauenplatte ist kleiner als deren Außenfläche und bedeckt nur die vordere Hälfte der gesamten Zwischenklauenfläche. Die *Innenfläche* der *Klauenplatte* ist in ihrer distalen Hälfte mit hohen *Hornleisten* (382/b) ausgestattet, die mit den Lamellen der Wandlederhaut (382/c) alternieren. Die distalen Lamellenenden und deren Zöttchen sind vom *Röhrchenhorn* der sog. *Terminallagen* umgeben. Sie bilden an der Sohlenfläche der Klaue die *weiße Zone* (355/a'), die den freien distalen Plattenrand mit dem Sohlenhorn verbindet (355/a, b). Nur der vordere Teil der Sohlenfläche wird vom *Sohlenhorn* (356/b; 380/e) eingenommen. Diese füllt mit seinen dicken und festen Hornmassen den Raum zwischen den distalen Rändern der Klauenplatte (355/a) aus. Es ist axial zum Kaudalrand der Interdigitalfläche der Klauenplatte nur mit einem kurzen, abaxial zum Hinterrand der Außenfläche der Klauenplatte hingegen mit einem langen Fortsatz (355/b) versehen. Das Sohlenhorn leitet direkt in das *Ballenhorn* über, das an der Zwischenklauenfläche mit einem zungenförmigen Zipfel am weitesten nach vorn reicht (355/c). Beim *Schwein* ist morphologisch eine klare Trennung zwischen Ballen- und Sohlensegment möglich, da der Ballenwulst abrupt endet. Auch an der seitlichen Hornwand erfolgt ein plötzlicher Übergang zum seitlichen Ballen, was deutlich sichtbar ist (GEYER, 1979). Palmar bzw. plantar wird das Ballenhorn immer breiter (355/c; 380/c) und stößt an den Hinterrand der Außenfläche der Klauenplatte. Der im Niveau der Sohlenfläche gelegene Teil des Ballenhorns besitzt etwa die Dicke und Festigkeit des Sohlenhorns. Im übrigen bildet das Ballenhorn noch alle anderen, nicht von der Platte und der Sohle gestellten Teile des verhornten Klauenschuhs. Am Grund des Zwischenklauenspaltes verschmelzen die Ballen beider Hauptklauen miteinander und setzen sich proximal in die allgemeine Decke fort. Zwischen den Proximalrand der Platte und die behaarte Haut ist als flacher Dorsalwall das *Saumsegment* (380/a) eingeschoben. Die *Saumepidermis* (380/a) ist gegenüber der *Kronepidermis* (380/b) etwas vorgewölbt; eine seichte Rinne kennzeichnet den Übergang. Die Hornmassen des Saumsegmentes sind locker strukturiert, sie reichen vom Kronrand aus etwa 5 mm weit distal. Auch das Epithel der Kronepidermis ist durch das bindegewebige Fertilbett etwas vorgewölbt (380/b) und produziert die Hornplatte. Das Epithel der *Wandepidermis* bildet nur in geringem Maße Zellen, die sich als *Übergangs-* oder *Gleitschicht* mit der Platte distal verlagern und dort als distales Hyponychiumhorn (*Terminallagenhorn*) zum Vorschein kommen. Zugleich dient die Wandepidermis wie beim *Wiederkäuer* und *Pfd.* der Fixation der Platte. Das Terminalhorn wird in erster Linie an und zwischen den Zotten am unteren Ende der Koriumblättchen gebildet. Das Klauenwandhorn wächst pro Monat um 10 mm. Bei ungenügendem Abrieb treten bald Deformationen der Klauen auf.

Länge und Dichte der Lederhautzotten stehen in einer bestimmten Relation zum Umfang der Hornbildung. Fehlen die Zotten oder besteht der Papillarkörper nur aus flachen Leisten, so tritt nur eine geringe Hornbildung auf, oder es kommt lediglich zu einer einfachen Zellproduktion, die z. B. bei der Kralle die Gleitschicht darstellt. Hingegen sind die Gleitflächen der Platte an Huf und Klaue mit hohen Lamellen versehen, was eine feste Verbindung und somit eine Tragefunktion gewährleistet.

Auf *histologischen Horizontalschnitten* durch die Hornwand der Schweineklauen (382) ist zu erkennen, daß die *Hornröhrchen* des Kronsegmentes nur in der innersten Zone rundlich, im übrigen Bereich oval oder stark abgeplattet sind (382/a). Die Hornröhrchen des Ballen-, Sohlen- und Saumsegmentes haben eine rundliche Form, die des Sohlensegmentes allgemein einen kleineren Durchmesser als jene des Saum- oder Ballensegmentes. Das harte Horn des Kronsegmentes besitzt pro Flächeneinheit zahlreiche Röhrchen, das weiche Ballenhorn nur wenige. Die einzelnen Zellen des *Stratum corneum* der Schweineklaue sind meist platt und pfannkuchenförmig; die Tonofibrillen verlaufen in diesen Zellen parallel zur Seitenfläche in proximodistaler und horizontaler Richtung (GEYER, 1980).

Die Rinde der Klauenröhrchen aller Segmente wird von mehr oder weniger platten Zellen gebildet und kann nicht exakt gegen das Zwischenröhrchenhorn abgegrenzt werden.

Klauenrisse kommen durch Haltung der *Schw.* auf Spaltenböden besonders häufig an den Stellen vor, an denen weiches und hartes Horn aneinanderstoßen, also zwischen Platte und Sohle und zwischen Platte und Ballen (GEYER, 1979).

Die Afterklauen (355/e, e') des *Schw.* sind echte Klauen, da sie die obligate knöcherne Grundlage besitzen. Sie sind weniger weit reduziert als beim *Wdk.*, erreichen aber infolge der Verkürzung des sonst kompletten Zehenskeletts bei festem Untergrund den Boden nicht (379). Auf weichem Boden oder im sumpfigen Gelände erfüllen jedoch auch die Afterklauen eine wichtige Tragefunktion. Die laterale Afterklaue ist in der Regel länger als die mediale (355/e,

e'), was zur sicheren Zuordnung des isolierten Fußes zur rechten oder linken Körperhälfte in gerichtlichen Fällen beitragen kann. Die Afterklauen der Beckengliedmaßen (355; 379) sind höher angesetzt und etwas kürzer als die der Schultergliedmaßen, was für die Unterscheidung von Vorder- und Hinterfuß bedeutsam ist.

Blutgefäße des Zehenendorgans des Schweines

Arterien

Aus dem *Arcus palmaris superficialis* entspringen je zwei *axiale* und *abaxiale* Arterien für die 3. und 4. Zehe. Sie begleiten deren Seitenflächen bis zum Klauenschuh, geben zahlreiche unregelmäßige Äste dorsal und palmar ab und anastomosieren auch miteinander. Beim Eintritt in den Klauenschuh werden mehrere Zweige für den Ballen abgegeben. Im Klauenbein gehen die *axiale* und die *abaxiale Seitenarterie* jeder Zehe, den *Arcus terminalis* bildend, ineinander über. Aus- und Eintrittsöffnung des Klauenbeinkanals liegen beim *Schw.* an der axialen und abaxialen Wandfläche nahe der Sohle. An die Klauenbeinspitze werden vom *Arcus terminalis* ein bis drei Gefäße abgezweigt, die nach Durchdringung des Knochens die Wand-, Ballen- und Sohlennetze mit Blut versorgen.

Die Aufzweigung der *Arterien* am Klauenbein der Beckengliedmaßen entspricht der an den Schultergliedmaßen.

Venen

An den Klauenschuh treten zwei *dorsale* (*axiale*) und zwei *abaxiale* Venen heran, die ebenfalls im Zehenbereich reichlich miteinander anastomosieren. Eine über die Dorsalfläche der Phalanx media abgegebene kräftige Anastomose zu den Seitenvenen stellt zugleich die *Kronrand-* bzw. *Kronwulstvene* dar. Jede *dorsale Zehenvene* entläßt Äste zu den *Venennetzen* der *Wandlederhaut* und eine weitere Anastomose zu den Seitenvenen entlang des Streckfortsatzrandes. Schließlich teilt sich jede in eine schwache *Klauenbein-* und eine spaltseitige

Klauenrandvene. Erstere durchläuft den Klauenbeinkanal und anastomosiert dann mit den Seitenvenen, während die Klauenrandvene der spaltseitigen Wandrinne folgt und an der Klauenbeinspitze ebenfalls mit der Seitenvene in Verbindung tritt. Jede der beiden *Seitenvenen* teilt sich in eine kräftige *Ballen-* und eine schwächere *Klauenschuhvene.* Jene bildet die mächtigen *Ballennetze,* diese erhält die bereits erwähnten Anastomosen von den *Dorsalvenen,* läuft in der abaxialen Wandrinne zur Klauenspitze und verbindet sich dort mit der *Klauenrandvene.*

Haut und Hautorgane der Wiederkäuer

Haut des Rindes
(341, 345, 350, 383)

Die **Rinderhaut** ist stärker als die aller anderen *Haussäugetiere;* ihre Dicke schwankt bei *Kälbern* von 2,0–4,8, bei *ausgewachsenen Rindern* von 3,0–12,0 mm, wobei *Gebirgsrassen* eine dickere Haut als *Niederungsrassen* besitzen.

Die Kälberhaut ist am dicksten an der Backenfläche, an der Stirn und in der Genickgegend. Vermehrtes subkutanes Bindegewebe kommt in der Brust- und Kniefalte, am Ellbogenhöcker sowie an der Flanke vor. Elastisches Bindegewebe fehlt am Triel und in der Kniefalte, weshalb diese beiden Stellen am besten für eine *subkutane Injektion* geeignet sind.

Ochsen haben stets eine dickere *Oberhaut* als gleichalte *Bullen (Stiere).* Rassenunterschiede im Aufbau der Hautschichten konnten bisher nicht festgestellt werden. Das Bindegewebe des Koriums ist bei *Kälbern* weitmaschiger. In dünnen Häuten erwachsener Tiere findet sich eine straffere Bündelung als in dicken Häuten. Im übrigen ist das Korium bei Kälbern und bei *alten Rd.* feinbündeliger als bei mittelalten Tieren. Die elastischen und kollagenen Fasern der Lederhaut sind gröber als beim *Pfd.*

Wie bereits erwähnt, kommt beim *Rd.* im Bereich der Vorderbrust eine mediane, rassenmäßig unterschiedlich ausgebildete Hautfalte, der *Brustlappen, Triel* oder *Wamme, Palear (Plica colli ventralis)* (383/d), vor, die bei *Masttieren* reichlich Fettgewebe enthalten kann. Dieses, von Bindegewebe durchsetzte Fettpolster kann bei guter Ernährung bis 70 mm dick und darüber werden. Bei älteren Tieren findet sich in ihm oft Kalk eingelagert.

Beim *Rind* zeigt die äußere Form der Haare keine besonders charakteristischen Merkmale. Das Haarkleid besteht sowohl aus dicken, steifen als auch dünnen *Grannenhaaren* sowie ganz feinen *Wollhaaren.* Die *Deck-* oder *Fellhaare* (341/e) haben eine gewisse Ähnlichkeit mit denen des *Pfd.,* doch sind sie in der Regel etwas länger. Zwischen den beiden Hörnern sind die etwas längeren Fellhaare nicht selten gelockt (*Stirnlocken*) oder buschig vermehrt (383), besonders beim *Höhenfleck-* und beim *Alpenbraunvieh.* Am Ende des Schwanzes bilden lange starke Haare die *Schwanzquaste, Cirrus caudae.* Auch an den Ohrmuschelrändern kommen längere Haare vor, die Ohrmuschelinnenfläche ist dicht behaart (383/c). Im Unterschied zum *Pfd.,* bei dem die Haarfarben nicht rassebedingt sind, zeichnen sich die verschiedenen *Rinderrassen* durch eine bestimmte Färbung des Haarkleides aus. So werden in Mitteleuropa im einzelnen *Grau-, Braun-, Rot-, Gelb-, Fleck-* und *Buntvieh* (*schwarzbunte* und *rotbunte Rinderrassen*) mit zusätzlichen lokalen Bezeichnungen unterschieden.

Haarlänge und *Haardicke* sind beim *Rd.* sowohl ein *Geschlechts-* als auch ein *Rassemerkmal.* So sind in der Regel die Haare der *Bullen (Stiere)* kürzer als die der *Kühe* und diese wieder kürzer als die der *Ochsen.* Beim *schwarzbunten Niederungs-* und beim *Simmentaler Fleckvieh* haben die *Bullen* dünnere Haare als die *Kühe.* Die Haare des *Höhenviehs* sind im allgemeinen länger als die der *Niederungsrinder.* Die durchschnittlich längsten Haare besitzen aber die *Rot-*

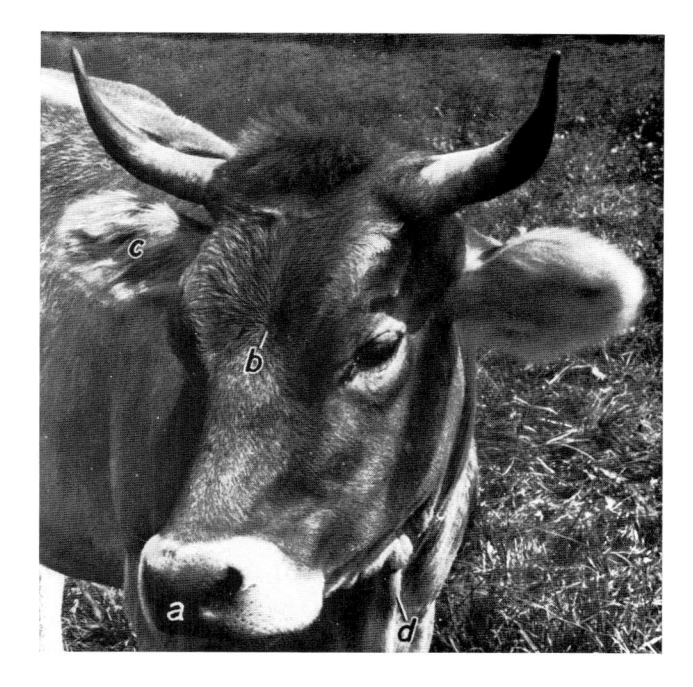

Abb. 383. Kopf einer jungen *Alpenbraunviehkuh* mit deutlichem Haarschopf, Cirrus capitis. Hörner noch ohne Ringe und Furchen. (Photo: G. Geiger.)
a graublau pigmentiertes Planum nasolabiale mit seitlichen Sinushaaren und Ausmündungen der Glandulae plani nasolabialis; *b* Vortex frontalis; *c* Langhaare am Ohrmuschelrand und starke Behaarung an der Innenfläche der Ohrmuschel; *d* Wamme, Palear

bunten mit 63,8 mm; ihnen folgen die *Pinzgauer*, das *Höhenfleckvieh*, die *Schwarzbunten*, das *Grauvieh* und die *Murnau-Werdenfelser* mit schließlich nur 22,5 mm Länge. Die dicksten Haare wurden bei den *Murnau-Werdenfelsern* mit 35,6, die dünnsten beim *Höhenfleckvieh* mit 29,8 µm gemessen; ihre Dicke soll allgemein zwischen 20 und 50 µm schwanken. *Rinderhaare* sind markreicher als die Haare der anderen *Haussäugetiere*.

Bei Kreuzungen zwischen *Simmentaler Fleck-* und *Alpenbraunvieh* kann *Streifenzeichnung* der Haut auftreten. Starke Pigmentierung ist mit einer gesteigerten Widerstandsfähigkeit der Haut verbunden. Pigmentlose Hautstellen weisen eine höhere Empfindlichkeit, besonders gegenüber intensiver Sonnenbestrahlung, auf.

Bei Pigmentlosigkeit und bei Weidegang soll das Haar länger und gröber, an Stellen, die einem stärkeren Druck von innen (knöcherne Grundlage) ausgesetzt sind, kürzer und gröber werden.

Beim *Rd.* kann der Haarwechsel am besten im Frühjahr (März bis Juni) beobachtet werden. Auf seinem Höhepunkt ist der Körper der Tiere von einem teppichartigen lockeren Haarfilz bedeckt. Das neugebildete Haar tritt zuerst am Kopf und am Hals auf, erfaßt dann die Schulter und einen schmalen Streifen entlang der Wirbelsäule und breitet sich von dort an der seitlichen Körperwand aus. Schließlich erfaßt der Haarwechsel die ventralen Flankenabschnitte und die Bauchgegend. Der unauffällige Herbsthaarwechsel verläuft diffus.

Wie bei den anderen *Haussäugetieren* kommen auch beim *Rd.* an den einzelnen Hautbezirken bestimmte Haarströmungen, Haarkreuze und Haarwirbel vor.

An *Haarwirbeln* (350) besitzt das *Rd.* je einen am Gesicht (383/*b*), an der Oberlippe und am Nacken. Paarig sind die Augen- (383) und die Ohrhaarwirbel. Am übrigen Körper kommen vor: ein Ellbogenhaarwirbel, ein Achselhöhlenkreuz, ein divergierender seitlicher Brustwirbel, ein konvergierender Bauchwirbel, ein medialer Schenkelwirbel beim männlichen Tier, ein Kniefaltenwirbel, ein *„Milchspiegel"* in der Dammgegend oberhalb des Euters und ein Nabelwirbel. Weitere Haarwirbel können individuell ausgebildet sein.

Von den Tasthaaren am Kopf ist das *Mentalbüschel* beim *Rd.* fast regelmäßig ausgebildet (345). Es besteht aus 2–3 (1–6) Sinushaaren von etwa 50 mm Länge, die meist kaudal umgelegt sind. Ein *Wangenbüschel* kommt hingegen selten vor; ist es vorhanden, besteht es nur aus 1–2 Tasthaaren. Die *Augenbrauen* setzen sich aus 8–14 einzeln stehenden Tasthaaren an der Basis des oberen Augenlids zusammen. Die *Sinushaare* an *Ober-* und *Unterlippe* (345) sind unregelmäßig angeordnet. Ihre Länge liegt in der Regel unter 50 mm. In der Regio infraorbitalis sind keine Tasthaare ausgebildet (345).

Infolge ihrer allgemeinen Kürze und Feinheit sind die Tasthaare beim *Rd.* nicht sehr deutlich; ihre Farbe richtet sich nach der Farbe der Umgebung bzw. der Pigmentierung der Haut.

Die Haut des *Rd.* ist mit reichlich *Schweiß-* bzw. *Duftdrüsen* ausgestattet. Sie fehlen nur an der Zitzen- und der Zwischenklauenhaut. Auch die Zahl der selbständig mündenden *Talgdrüsen* ist oft sehr beachtlich. Die sezernierenden Abschnitte der Schweißdrüsen sind sehr weit (60–100 µm), oft nur schwach gewunden oder geschlängelt und nicht aufgeknäuelt. Talgdrüsen kommen vermehrt an folgenden Körperabschnitten vor: Vorderende des Nasenrückens, am Übergang der behaarten Haut zum Flotzmaul, am Mundwinkel, in der Umgebung der Hornbasis, am Euter, Damm, After, an der Scham und der Vorhautöffnung sowie in der Fesselbeuge. Die Oberfläche der interfollikulären Oberhaut besteht aus einer wellenförmigen Lage von unebenen hexagonalen Schuppen. An ihren Rändern kommt ein amorphes Material vor, das oft eine völlige Umgrenzung der Schuppen bildet. Dieses Material besteht aus Lipiden, so daß die Annahme berechtigt ist, daß das Sekret der Talgdrüsen auf die Zellgrenzen beschränkt bleibt und so eine physikalische Barriere gegenüber Mikroorganismen bildet (MEYER, NEURAND und SCHWARZ, 1978).

Die Haut des *Rd.* stellt den wichtigsten Rohstoff für die Lederherstellung dar. Sie kann durch die Larven der Dasselfliegen (*Hypoderma bovis* und *Hypoderma lineatum*) so beschädigt sein, daß ihr Wert als Lederrohstoff erheblich gemindert ist. In extremen Fällen kann sie so stark durchlöchert sein, daß sie zur Lederherstellung nicht mehr verwendet werden kann.

Haut der Ziege
(347, 350, 352, 354)

Die **Haut** der *Zg.* ist wesentlich dünner als die des *Rd.*, jedoch dicker, fester und elastischer als die des *Schf.* Die an den einzelnen Körperstellen variierende Dicke der Haut läßt nur geringe Geschlechtsunterschiede erkennen. Ein *Stratum lucidum* ist in der *Oberhaut* nur an Lippen, Nasenspiegel und Klauenrand ausgebildet. Sonst entspricht der Aufbau der Haut weitgehend dem der anderen *Hauswiederkäuer*.

Bei der *Zg.* überragen die wenigen starken, langen, glatten und markhaltigen *Leithaare* deutlich die übrigen Haare. Zahlreich vertreten ist das weniger lange, leicht gewellte und markhaltige *Grannenhaar* (352). Die dünnen, sehr fein gewellten und marklosen *Wollhaare* stehen zwischen den übrigen Haaren und kommen in der Regel nur bei der Winterbehaarung vor.

Das Haarkleid der *Zg.* weist beachtliche Rassenunterschiede auf. Die *Thüringer Waldziege* hat die längsten Grannen- und die kürzesten Wollhaare von allen *Haussäugetieren*. Bei der *Deutschen Weißen Edelziege* sind die Wollhaare die längsten, die Grannenhaare die kürzesten von allen deutschen Ziegenrassen. Das kräftigste Wollhaarkleid trägt die *Deutsche Bunte Edelziege*, die ein rehfarbenes Haarkleid mit deutlichem schwarzem Aalstrich auf dem Rücken und schwarzbehaarte Gliedmaßen besitzt. Ein eventuell ausgebildeter Bart ist ebenfalls schwarzhaarig. Während die Deckhaare meist einzeln stehen, sind die Wollhaare in der Regel zu Bündeln zusammengefaßt.

Besonders lange Haare bilden im Kehlgang den *Bart*, *Barba* (347), der beim *Bock* stärker ist als bei der *weiblichen Zg.* Zwischen den Wurzeln der Barthaare liegen *Talgdrüsen* mit langen, verästelten Ausführungsgängen. Die feinste Behaarung weist auch bei der *Zg.* die Haut des Euters auf.

Der Haarwechsel der *Zg.* kann nur noch im Frühjahr wahrgenommen werden und verläuft insgesamt sehr unauffällig und langsam. Als Steuerungsmechanismen wirken auch hier neben dem Sexualzyklus Schilddrüsen- und Nebennierenaktivitäten sowie photoperiodische Einflüsse mit. Temperatur und Ernährung besitzen nur modifizierenden Charakter (MEYER et al., 1980).

An besonderen Hautbildungen kommen im Kopfbereich außer dem Bart noch die *Berlocken* und die *Hörner* vor. Es gibt *Zg.*, bei denen alle drei Hautbildungen vorhanden sind. Andere besitzen eine oder aber zwei dieser Hautbildungen in beliebig möglichen Kombinationen (352).

Die Haarwirbel (350) haben bei der *Zg.* etwa die gleiche Anordnung wie beim *Schf.:* es kommen je *2 Haarwirbel* an Brust, Lende, Auge und Ohr und je einer an Nase und Genick vor.

Bei der *Zg.* fehlen Tasthaare an *Kinn* und *Wangen.* Die etwa 25 *Augenbrauentasthaare* verteilen sich in vier unregelmäßigen Reihen über das ganze obere Augenlid (347). Am *unteren Augenlid* stehen die 10–20 Sinushaare (347) in 2 Reihen. An *Ober-* und *Unterlippe* sind sie in Fluren angeordnet und können eine Länge von 40–60 mm erreichen; sie sind aber wegen ihrer Feinheit nicht gut zu erkennen (347).

Typische *Talgdrüsen* finden sich überall in der Haut ausgebildet. Darüber hinaus werden besonders große, verzweigte Talgdrüsen am Kronrand der Klauen, an der Ohr- und Hornbasis sowie im perianalen Bereich beobachtet. Während der *Brunstzeit* nimmt die Größe der Hauttalgdrüsen an der ganzen Körperoberfläche, besonders aber im Kopf-Halsbereich, zu. Diese Talgdrüsenvergrößerung wird von einer veränderten chemischen Zusammensetzung der Hautlipide begleitet. Vermutlich sind die vergrößerten Talgdrüsen für den starken „*Brunstgeruch*" der *Ziegenböcke* verantwortlich.

Die *Schweißdrüsen,* die keine jahreszeitlich bedingte Veränderung ihrer Größe erfahren, sind als tubulöse, apokrine Knäueldrüsen (*Duftdrüsen*) in der ganzen Haut verbreitet. An den Zitzen, am Euter, am Skrotum, im perianalen Bereich und in der Achselgegend sind sie größer, am Augenlid und an der Ohrmuschel kleiner als am übrigen Körper. Im *Nasenspiegel, Planum nasale,* kommen zusammengesetzte *tubulöse* und *seröse Drüsen* vor.

(Über die Horndrüse [354] und die Berlocken [352] s. S. 467 u. 470.)

Histophysiologische Untersuchungen an der Haut des *Rehbocks* haben erkennen lassen, daß *neurohumorale Wirkungen* in Abhängigkeit vom *Sexualzyklus* und der *Gehörnbildung* zu jahreszeitlich bedingten Veränderungen in der Ausbildung der Haut führen. So zeigt die Haut zur Zeit der Gehörnentwicklung (Dezember–Februar) ihre geringste Dicke und Ausbildung. Ab März ist eine deutliche Proliferation mit Verdikkung der Haut, Vergrößerung der Hautdrüsen und Bildung der Sommerhaare zu erkennen. Von September bis Dezember laufen dann wieder Involutionsprozesse ab, deren Ergebnis das Winterhaarkleid bei gleichzeitiger Rückbildung der einzelnen Schichten der Haut ist. Entsprechende Untersuchungen an der *Ziegenhaut* liegen bis heute nicht vor.

Haut des Schafes
(341, 346, 353)

Die **Haut** des *Schafes* ist dünner als die der *Zg.* Ihre Dicke beträgt beim erwachsenen Tier im Mittel nur 2,5 mm. Am dicksten ist sie an der Stirn und dorsolateral am Rumpf. Die Stärke der Haut und die ihrer Schichten verändert sich mit dem Alter. Auch Geschlechtsunterschiede kommen vor. Beim *Schafbock* ist die Haut viel dicker und fester gefügt als bei *Mutterschafen* und *Hammeln. Mischwollige Schf.* haben eine verhältnismäßig dicke, *Merinos* und *Haarschafe* eine dünne Haut.

Die langen, dünnen, gekräuselten und meist marklosen *Wollhaare* (341/*d'*) bilden beim *Schf.* das Vlies (353/*f*). Beim *Schaf* werden fünf Grundvliestypen unterschieden:
1. feinwollig (*Merino*): kein Haarwechsel
2. kurzwollig: kein oder ein nur wenig ausgeprägter Haarwechsel
3. langwollig: wenig ausgeprägter oder kein Haarwechsel
4. mischwollig: unvollständiger Haarwechsel
5. haarig und wild: ausgeprägter Haarwechsel.

Zwischen den Wollhaaren kommen auch vereinzelt steife, dicke, mehr oder weniger gewundene und in der Regel markhaltige *Grannenhaare* vor. Die kurzen, geraden Deckhaare (341/*d*) bedecken das Gesicht (353/*e*) und die Gliedmaßen je nach Rasse mehr oder weniger weit proximal (356).

Der Haarwechsel beim *Schf.* verläuft sukzessiv nach einem bilateral-symmetrischen Muster von ventral nach kaudodorsal. Das neue Haarkleid entsteht zuerst an Bauch, Hals und Schultergliedmaßen, geht dann auf die Beckengliedmaßen und den Schwanz über und findet schließlich über Flanken und Rücken in der Kruppengegend seinen Abschluß. Mit zunehmender Verfeinerung des Vlieses vom *Wildschaf* zum durchgezüchteten *Feinwollschaf* (*Merino*) nimmt die Tendenz zum zyklischen saisonalen Haarwechsel bei dieser Tierart ab. Der zeitliche Ablauf des Haarwechsels wird dabei durch eine verlängerte Wachstumsphase der Haare verwischt. Primitivere *Hausschafrassen* (Haar- und Grobwollrassen) zeigen z. T. noch Parallelen zu *Wildschafen* (MEYER, NEURAND und SCHWARZ, 1980).

Die Haare des *Schf.* bilden *Follikelgruppen*, die aus primären und sekundären Haarfollikeln bestehen. Zu den primären Haarfollikeln gehören Talg- und Schlauchdrüsen sowie Haarbalgmuskeln, zu den sekundären nur Talgdrüsen. Die Follikeldichte je mm^2 Haut variiert bei *neugeborenen Schaflämmern* (Stara-Sagosarasse) beachtlich und beträgt bei ♀ Einzel- bzw. ♀♀ Zwillingsgeburten 174,9 bzw. 200,7 und bei ♂ Einzel- bzw. ♂♂ Zwillingsgeburten 162,7 bzw. 193 Stück. Mit zunehmendem Alter nimmt die *Follikeldichte* der *Haut* allgemein ab und beträgt bei den ehemaligen Mutter- sowie Bocklämmern mit 18 Monaten noch etwa 69,5 pro mm^2 Haut.

Zwischen den Haargruppen und den Faserstrukturen der Haut besteht eine topographische Korrelation.

Viele *Schafrassen* weisen in der Jugend eine Wellung des Körperhaars auf, die als *Lockenbildung* bezeichnet wird. Die stärkste Lockung zeigen *neugeborene Lämmer* des *Karakulschafes*. Bei ihnen können folgende *Lockenmuster* unterschieden werden: *gemischte, Lyra-, Tannenbaum-* und *Schachbrettmuster*. Unsymmetrische und wilde Muster sind als Sonderfälle der Lockung erkannt worden. Die Locken des *Karakullammes* haben vorwiegend Röhrchenform; die Lockung selbst geht mit zunehmendem Alter zurück und verschwindet schließlich ganz.

An *divergierenden* Haarwirbeln kommen beim *Schf.* vor: je zwei an Brust, Lende, Auge und Ohr und je einer an Nase und Nacken.

Von den Tasthaaren am Kopf des *Schf.* fehlen wie bei der *Zg.* die *Kinn-* und die *Wangentasthaare* regelmäßig. Die *Augenbraue* besteht aus einem lockeren Büschel von 8–15 Sinushaaren auf der vorderen Hälfte des oberen Augenlids (346). Die Tasthaare des *unteren Augenlids* stehen in 2 Reihen angeordnet in der Nähe des Lidrandes. Schließlich kommen an der *Ober-* und *Unterlippe* zahlreiche, z. T. in unregelmäßigen Reihen angeordnete Tasthaare vor (346; 353). Wegen ihrer Kürze und Feinheit sind sie nicht immer deutlich erkennbar.

Die *Schweißdrüsen* des *Schf.* sind nur geschlängelt, aber an ihren Enden nicht aufgeknäuelt. Besonders groß und zahlreich sind sie an der ventralen Schwanzfläche. Die Entwicklung der *Talgdrüsen* bleibt zeitlebens gleich, während die Schweißdrüsen bei älteren *Schf.* an Menge zunehmen. Beim *Schf.* befindet sich auf den Hautschuppen mehr Talg als beim *Rd.*, doch sind auch hier die Zellen nicht vollständig von Talg überzogen.

(Über besondere Hautdrüsenorgane beim *Schf.* s. S. 469, 472 u. 475.)

Das zugerichtete Fell des ganz jungen Karakullammes wird *Persianer* genannt. Die Anzahl der Faktoren, die den Wert eines Lammvlieses bestimmen, ist sehr groß. Die beherrschende Rolle fällt dabei den Haaren, insbesondere deren Stärke und Länge zu. In der Regel sind weiße Haare länger und dünner als schwarze.

Die abgeschorenen Haare des *Schf.* liefern die *Schurwolle* als Grundlage der Wollstoffherstellung. Starke Markanhäufung und schwache Ausbildung der Haarrinde setzen die Güte der Wolle bzw. ihre technische Verwendbarkeit herab. Der Glanz der Wolle kann auf die Beimengung des fettigen Sekretes ihrer Talgdrüsen, den sog. „*Wollschweiß*", zurückgeführt werden. Er schützt die Wolle gegen äußere Einwirkung und kann bis zu 60 % des Schurgewichts ausmachen. Die Verwitterung der Wolle, das „*Kreidigwerden*", ist die Folge ungenügender Wollschweißbildung. Gemischt ist die Wolle, wenn Grannen- und Wollhaar deutlich voneinander unterschieden sind. Bei der schlichten Wolle (Glanzwolle) besteht kein Unterschied zwischen beiden Haararten. Das Merino-Wollhaar besteht nur aus Wollhaar.

Milchdrüse des Rindes
(358–360, 384–394)

Der **Milchdrüse** der *Hauswiederkäuer* (358/ *A, B, D*) kommt eine besondere Bedeutung zu, da ihr Produkt nicht nur für die Ernährung der Jungen wichtig ist, sondern auch als Nahrungsmittel für den *Menschen* eine bedeutende Rolle spielt. Sie soll daher etwas ausführlicher beschrieben werden. Ausbildung und Größe der Milchdrüse der *Hauswiederkäuer* schwanken sehr und werden von verschiedenen Faktoren (Alter der Tiere, Rasse, Fütterung, Laktationsphase u. ä.) beeinflußt. Der Beschreibung wird das laktierende Organ zugrunde gelegt.

Das Euter, Uber, des *Rd.* stellt einen beachtlich großen, halbkugeligen *Drüsenkörper, Corpus mammae* (358/*A*; 384), dar, der aus *vier Mammarkomplexen* mit je einer *Zitze, Papilla mammae* (358/*A*; 384), zusammengesetzt ist. Die Milchdrüse des *Rd.* hat sich durch züchterische Selektion zu einem recht umfangreichen Organ entwickelt, das bei guten Milchkühen in der Leistengegend deutlich herunterhängt, kranial fast bis zum Nabel reicht und kaudal sich weit vulvawärts zwischen die Beckengliedmaßen vorschieben kann (386).

Der Hautüberzug der Milchdrüse ist dünn, leicht auf der Unterlage verschieblich und nur spärlich mit dünnen Haaren besetzt, so daß oft die oberflächlichen Eutervenen (384) durch die Haut sichtbar sind. Der an der Kaudalfläche des Euters vorhandene doppelte Haarwirbel wird als „Milchspiegel" bezeichnet; seine Größe und Ausbildung sagen aber nichts über die Milchleistung des betreffenden Tieres aus. An den Zitzen läßt sich die Haut nicht von ihrer Unterlage abheben, sie stellt vielmehr einen wesentlichen Bestandteil der Zitzenwand dar.

Das *Euter* des *Rd.* ist durch Bänder und Lamellen straff mit der ventralen Bauchwand verbunden. Diese *Aufhängevorrichtung, Apparatus suspensorius mammarius* (385/*e*, *f*), geht aus dem tiefen Blatt der äußeren Rumpffaszie hervor, die beim *Pflan-*

zenfresser mit zahlreichen elastischen Fasern von gelber Farbe ausgestattet ist und daher auch *gelbe Bauchhaut, Tunica flava* (385/*f*), genannt wird. Sie ist mit dem *äußeren schiefen Bauchmuskel, M. obliquus externus abdominis,* sehr fest verwachsen. Der Aufhängeapparat besteht aus 4 Haupt- und zahlreichen Nebenblättern. Die *4 Hauptblätter* treten an die laterale (385/*f*) und mediale (385/*e*) Oberfläche jeder Euterhälfte heran und stellen die *seitlichen* und *mittleren Aufhängebänder* des *Euters, Laminae laterales und mediales apparati suspensorii mammarii,* dar. Sie vereinigen sich an der Zitzenbasis, laufen in der Zitzenwand aus und bilden in ihrer Gesamtheit die *Euterkapsel, Capsula uberis.*

Die seitlichen Aufhängebänder gehen oberhalb und lateral des *oberflächlichen Leistenringes, Anulus inguinalis superficialis,* die mittleren beiderseits dicht neben der *Linea alba* aus der gelben Bauchhaut hervor. Die beiden letztgenannten treten als *doppelblättriges, stark elastisches, mittleres Aufhängeband* des *Euters, Ligamentum suspensorium uberis* (385/*e*), zwischen die bei-

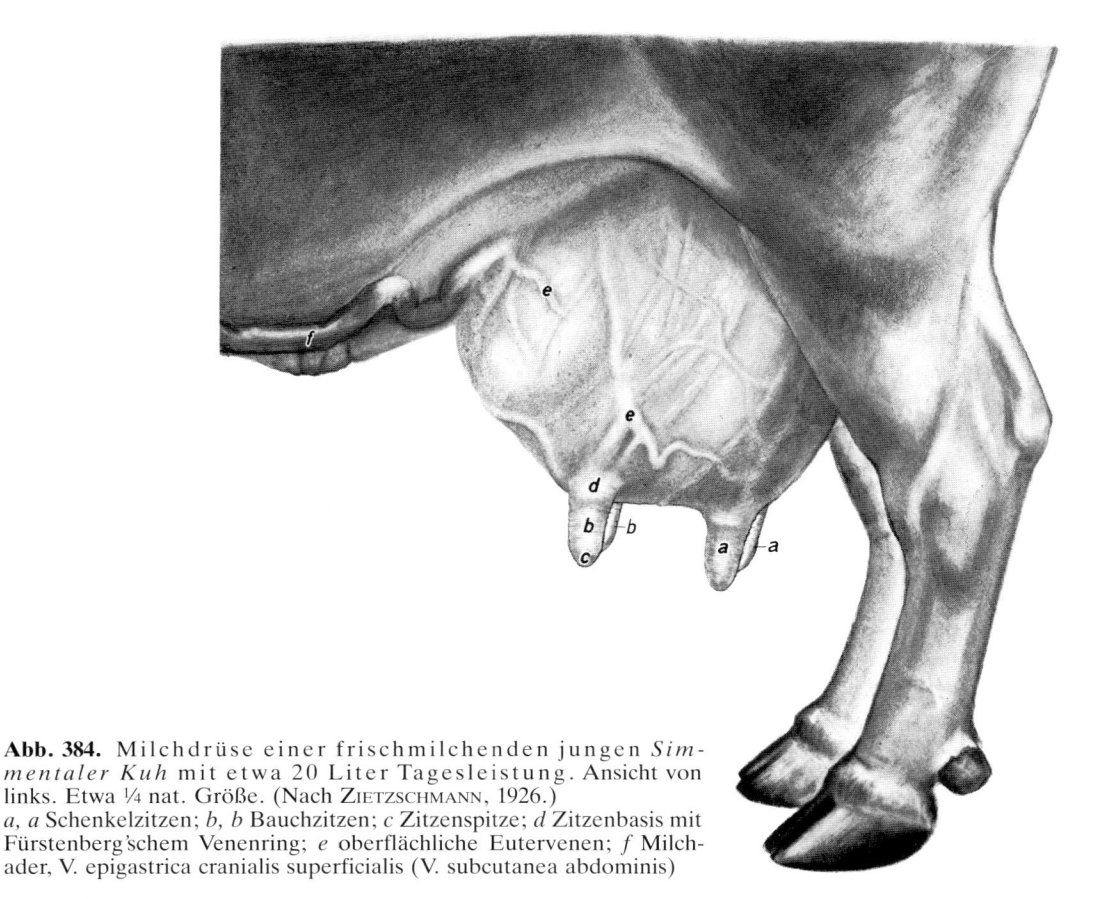

Abb. 384. Milchdrüse einer frischmilchenden jungen *Simmentaler Kuh* mit etwa 20 Liter Tagesleistung. Ansicht von links. Etwa ¼ nat. Größe. (Nach Zietzschmann, 1926.)
a, a Schenkelzitzen; *b, b* Bauchzitzen; *c* Zitzenspitze; *d* Zitzenbasis mit Fürstenberg'schem Venenring; *e* oberflächliche Eutervenen; *f* Milchader, V. epigastrica cranialis superficialis (V. subcutanea abdominis)

den Euterhälften und tragen durch ihre Befestigung an deren Medialfläche zur Bildung des *Sulcus intermammarius* bei. Das *Ligamentum suspensorium uberis* nimmt mit seinem kaudalen Abschnitt auch am *Ligamentum pubicum craniale* Ursprung. In ihrem Verlauf entlang der Euteroberfläche spalten die 4 Hauptblätter sowohl an der Basis als auch an den medialen und lateralen Oberflächen *7–10 Nebenblätter, Lamellae suspensoriae,* ab, die in das Drüsengewebe eindringen und dieses in Lappen unterteilen.

Ein besonderes Interesse verdient die *Ursprungslinie des Ligamentum suspensorium uberis,* da von ihr die Hauptmasse des Euters getragen wird. Ihr kaudaler Abschnitt wird bereits von der ventralen Bauchwand abgespalten, bevor sich diese am *Schambeinkamm, Pecten ossis pubis,* anheftet. Somit ist das Euter vorwiegend an der flexiblen Bauchwand aufgehängt und nur indirekt durch das *Ligamentum pubicum craniale* am knöchernen Beckenboden befestigt. Daher können Erschütterungen des Skelettes, die bei der Fortbewegung entstehen, die Milchdrüse nur geringgradig beeinflussen.

Die beschriebene Aufspaltung der Hauptblätter in Nebenblätter sorgt dafür, daß die beiden Euterhälften nicht einfach in starren Bindegewebssäcken liegen, sondern vielmehr durch den alternierenden Wechsel zwischen Bindegewebslamellen und Drüsenlappen diese einzeln aufgehängt werden. Dadurch werden übermäßige Druckwirkungen auf das Drüsenparenchym vermieden, und die elastischen Elemente der Bindegewebslamellen verhindern dessen Zerrung während der Fortbewegung der Tiere.

Form und Größe der Rindermilchdrüse können recht variabel sein. Neben dem „*Normaleuter*" (386/*a*) werden noch verschiedene andere Euterformen angetroffen, die z. T. rassebedingt sein können. Eine Milchdrüse, die in ihren Ausmaßen unter der Normalgröße liegt, wird „*Wildeuter*" (386/*b*) genannt. Befindet sich die Hauptmasse eines Normaleuters bei seitlicher Betrachtung vor den Beckengliedmaßen, so wird vom „*Baucheuter*" (386/*c*), bei entgegengesetztem Verhalten vom „*Schenkeleuter*" (386/*d*) gesprochen. Mangelhafte Ausbildung der Bauch- bzw. Schenkelviertel wird als *Hypoplasie* der Vorder- (386/*e*) bzw. Hinterviertel (386/*f*) bezeichnet. Bei

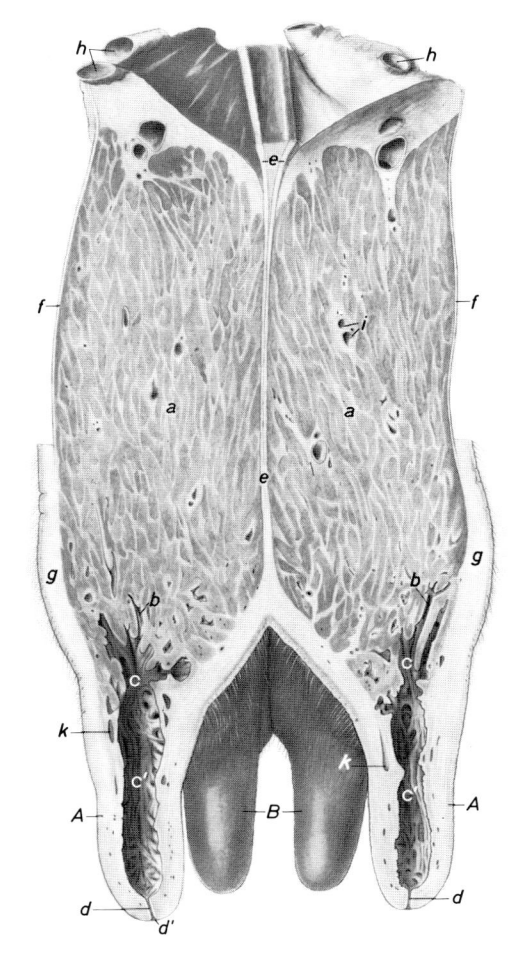

Abb. 385. Querschnitt durch das Euter eines *Rindes* in Höhe der Bauchzitzen. Ansicht von vorn. Etwa ⅔ nat. Größe. (Nach ZIETZSCHMANN, 1926.)
A Bauchzitzen; *B* Schenkelzitzen
a Lobi glandulae mammariae der beiden Bauchviertel; *b* große Ductus lactiferi; *c*, *c'* Sinus lactiferus, *c* Pars glandularis, *c'* Pars papillaris mit gefälteter Schleimhaut; *d* Ductus papillaris, *d'* Ostium papillare; *e* Ligamentum suspensorium uberis; *f* an der Außenfläche des Corpus mammae herabziehendes Blatt der Tunica flava abdominis; *g* Haut des Euters; *h* Basalvene des Euters; *i* Gefäße im Drüsenparenchym; *k* Vv. papillares

einem „*windbrüchigen*" Euter (386/*g*) sind die Zitzenbasen stark ausgeweitet, bei dem „*Ziegeneuter*" (386/*h*) gehen die Zitzen ähnlich denen der Zg. mehr oder weniger kontinuierlich aus dem Euter hervor.

Das gut ausgebildete *Euter* einer *laktierenden Kuh* wiegt je nach Milch- und Blutgehalt 5–10 kg und mehr. Ein echtes Drüseneuter fühlt sich im gefüllten Zustand

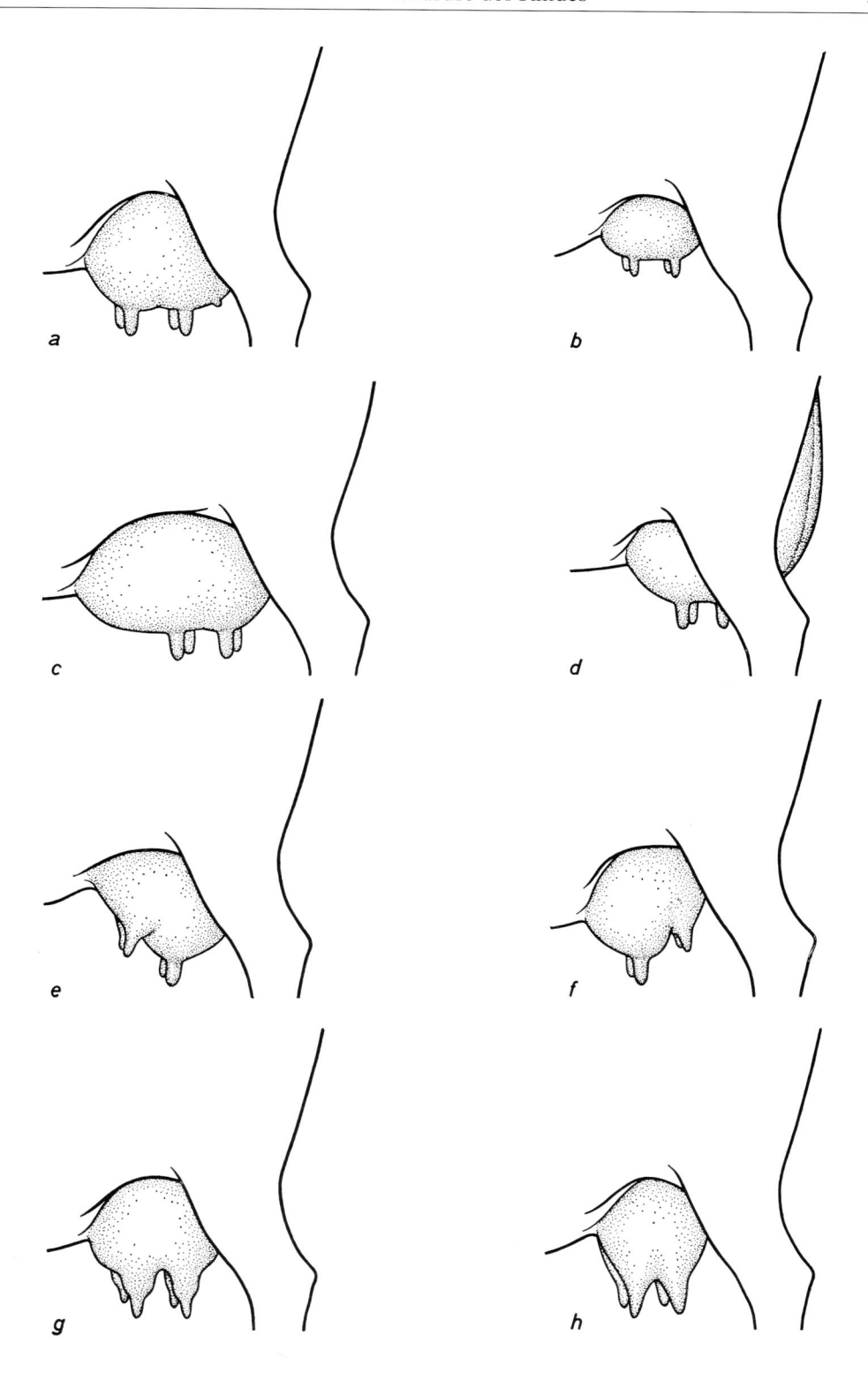

Abb. 386. Schematische Darstellung der möglichen Euterformen beim *Rind*. Lateralansicht.
a Normaleuter mit postponierter Afterzitze; *b* Wildeuter; *c* Baucheuter (selten); *d* Schenkeleuter; *e* Hypoplasie der Bauchviertel; *f* Hypoplasie der Schenkelviertel (selten); *g* Euter mit wind- und milchbrüchigen Zitzen; *h* Ziegeneuter, bei alten und viel Milch gebenden Kühen vorkommend

fest, aber nicht hart an; nach dem Ausmelken ist es weich und schlaff und seine Haut (besonders an der Kaudalfläche) längsgefaltet. Manche *Kühe* der *schwarzbunten* und der *rotbunten Niederungsrasse* sind so einseitig auf hohe Milchleistung gezüchtet, daß ihre Euter übermäßig groß und die Zitzenspitzen beim stehenden Tier nur etwa 100 mm vom Erdboden entfernt sind.

Jede *Milchdrüse* besteht aus *4 Vierteln*, die mit *je einer Zitze* (384) ausgestattet sind. Die *mediane Euterfurche, Sulcus intermammarius*, deutet die Grenze zwischen den beiden Euterhälften an. Die gleichseitigen Euterviertel sind äußerlich nicht oder nur durch eine wenig markante Querfurche im sog. *Euterjoch* gegeneinander abgegrenzt (387). Trotzdem sind die Hohlraumsysteme und die Drüsenbezirke beider Viertel vollständig voneinander getrennt, was durch ihre Füllung mit *verschieden gefärbten Injektionsmassen* vom Strichkanal aus bewiesen werden kann (387) und im Hinblick auf das Ausmelken und eventuelle Eutererkrankungen von großer praktischer Bedeutung ist. Die Grenzflächen zwischen beiden Vierteln einer Seite sind nicht vollkommen glatt, sondern ihre Anteile können sich gegenseitig überlappen. Die in der Regel etwas schwächeren kranialen *Euterviertel* werden als *Bauch-* oder *Vorderviertel* (387), die kaudalen als *Schenkel-* oder *Hinterviertel* (387) bezeichnet. Die entsprechende Bezeichnung wird auch für die zugehörigen Zitzen verwendet. Am infantilen Euter sind die noch nicht voll entwickelten Drüsensysteme der einzelnen Viertel deutlich durch Fettgewebe (Platzhaltefunktion) voneinander getrennt (389/*a*).

Die *Zitzen* oder *Striche, Papillae mammae* (384/*a, b*), stellen bei normaler Ausbildung 70–90 mm lange, zylindrisch-zapfenförmige Anhänge des Euters mit abgerundeter Spitze dar. Sie sind durch ihren großen Reichtum an *muskulösen Schwellvenen* erektionsfähig und bilden ursprünglich nur die Saugvorrichtung für das Neugeborene. Als kleinste Zitzenlänge wurden beim *Rd.* 25, als größte 140 mm gemessen. Die Zitzenachse weicht oft, besonders bei praller Füllung der Zisterne, in kraniolateraler Richtung ab. Als Zitzenbasis oder Zitzenwurzel (384/*d*) wird der Zitzenbereich bezeichnet, der den weitesten Abschnitt der Zitzenzisterne enthält. Er befindet sich in der Regel am Übergang von der behaarten Euter- in die unbehaarte Zitzenhaut (385).

Die *Zitzen* des *Rd.* weisen jeweils nur *einen Strich-* oder *Zitzenkanal, Ductus papillaris* (385/*d; 387/b*), auf, dessen punktförmige *Öffnung, Ostium papillare* (385/*d'; 387/a*), von einem etwa 0,5–1,0 mm hohen Epithelwall umrahmt ist. Die hierdurch bedingte *konische Einziehung* des *Ostium papillare* (385/*d'*) ist für die *Formung* des *Milchstrahls* wichtig. Der Strichkanal hat eine Länge von 4–16, im Mittel 8–11 mm. Seine in feine Längsfalten gelegte weiße Schleim-

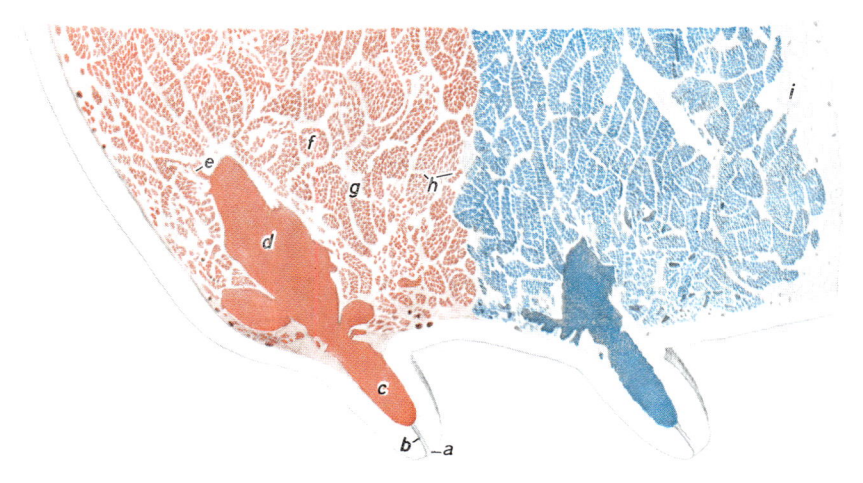

Abb. 387. Sagittalschnitt durch die rechte Milchdrüsenhälfte einer *Kuh*. Beachte die getrennten Hohlraumsysteme: das des Schenkelviertels mit roter, das des Bauchviertels mit blauer Gelatine gefüllt. Etwa ⅓ nat. Größe. (Nach ZIETZSCHMANN, 1926.)
a Ostium papillare; *b* Ductus papillaris; *c* Pars papillaris sinus lactiferi; *d* Pars glandularis sinus lactiferi; *e* Ductus lactifer; *f* Lobus glandulae mammariae, aus Lobuli glandulae mammariae zusammengesetzt; *g* interlobuläres Bindegewebe; *h* intralobuläres Bindegewebe; *i* Fettgewebe

haut trägt ein mehrschichtiges verhorntes Plattenepithel mit ausgeprägtem *Stratum granulosum* (388 A/*b*). Das innere Ende des Kanals setzt sich durch einen etwas vorspringenden Faltenkranz (FÜRSTENBERGsche *Rosette*) scharf von der anschließenden Zisternenschleimhaut ab. Erhebliche Varietäten in Länge, Durchmesser und Dehnungsweite des Strichkanals kommen vor.

Der an den Strichkanal anschließende Hohlraum der Zitze wird als *Zitzenzisterne, Pars papillaris sinus lactiferi* (385/*c*; 387/*c*), bezeichnet. Er ist bei *Rd.* (385/*c*) und *Zg.* (397/*b*) groß und langgestreckt, beim *Schf.* wesentlich kleiner, und reicht basal als *Drüsenzisterne, Pars glandularis sinus lactiferi* (387/*d*), weit in die Drüsenmasse des Euters hinein (360/*c*). Seine dünne Schleimhaut besteht aus einem meist zweischichtigen Zylinderepithel (388/*h*), hat eine gelbe Farbe und läßt bei leerem Hohlraum ein zierliches, netzartiges Leisten- und Faltenmuster erkennen. In ihre Wand, besonders die des Dorsalteils, ist hirse- bis hanfkerngroßes, gelblich gefärbtes Milchdrüsengewebe eingelagert. Die Wand der *Zitzenzisterne* ist aus einer sehr *muskel*- und *gefäßreichen bindegewebigen* (388/*d'*) Eigenschicht aufgebaut und von einer haar- und drüsenlosen, aber reichlich mit sensiblen Nerven ausgestatteten *Kutis* (388/*e', f'*) umgeben; eine eigentliche *Subkutis* fehlt dagegen. Während die gröberen Muskelfasern ein netzartig verbundenes Spiralsystem bilden, gehen die feineren Muskelzüge häufig in elastische Fasern über, die sowohl eine Verbindung mit ihrer unmittelbaren Umgebung herstellen, als auch besondere Strukturen für den Durchtritt der zahlreichen Zitzengefäße schaffen.

Die *Propria mucosae* der Zitzenwand besteht aus kollagenem und elastischem Bindegewebe sowie zahlreichen Bündeln glatter Muskelzellen, die am *Ostium papillare* zum *Schließmuskel, M. sphincter papillae*, verdichtet sind. In der Propria liegen zahlreiche *dickwandige Venen*, die einen für die Rinderzitze typischen, *längsmaschigen Schwellkörper, Plexus venosus papillaris*, bilden (392/*p*), der als „hämostatischer Apparat" der Zitzen beim „Zurückhalten" oder „Aufziehen" der Milch in Verbindung mit physiologischen und psychischen Einflüssen eine bestimmte Rolle spielt. Am Übergang vom Zitzen- zum Drüsenteil der Zisterne besteht in der Regel eine deutliche Verengung. Sie ist durch eine 2–6 mm dicke

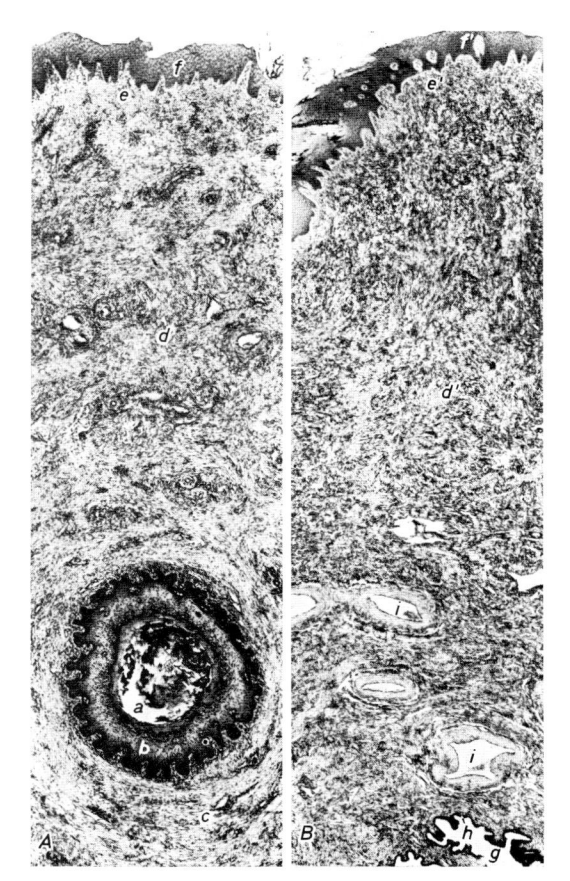

Abb. 388. Querschnitt durch die Zitze eines *Jungrindes* im Bereich des Strichkanals (A) und im Gebiet der Zitzenzisterne (B). (Mikrophoto).
a Ductus papillaris mit Hornpfropf; *b* mehrschichtiges Plattenepithel des Ductus papillaris; *c* M. sphincter papillae; *d, d'* bindegewebig-muskulöse Eigenschicht der Zitzenwand mit Gefäßen und Nerven; *e, e'* Korium der unbehaarten Zitzenhaut; *f, f'* Epidermis der unbehaarten Zitzenhaut; *g* Pars papillaris sinus lactiferi; *h* deren Epithelauskleidung; *i, i* dickwandige Vv. papillares

Ringfalte bedingt, die aus straffem Bindegewebe und zirkulär angeordneten Venen (FÜRSTENBERGscher *Venenring*) besteht (393/*o*). Dieser Venenring und die elastisch-muskulösen Fasern um den Strichkanal verhindern ein Abfließen der Milch außerhalb des Saugens bzw. Melkens.

Die *Schwermelkbarkeit* kann beim *Rd.* durch verschiedene morphologische Veränderungen im Zitzenbereich bedingt sein. Dazu gehören abgeknickter Strichkanal, Hyperplasie des verhornenden Strichkanalepithels, in deren Folge Strichkanalverengung eintritt, sowie Kompression und

Verengung des Strichkanals durch Plattenepithelzellknötchen. Auch können stenosierende Ringfalten an der Zitze selbst vorkommen, die ebenfalls eine Schwermelkbarkeit bedingen.

Die *Drüsenzisterne* ist durch hohe Schleimhautfalten in Buchten geteilt, in welche die zahlreichen großen *Milchgänge, Ductus lactiferi*, mit 5–17 mm weiten Öffnungen einmünden (385/*b*). Das Fassungsvermögen einer Zisterne beträgt beim *Rd*. etwa 500 cm^3, das des gesamten Hohlraumsystems eines Euters mittlerer Größe und Leistung etwa 10 Liter. Daraus kann gefolgert werden, daß das Gesamtfassungsvermögen des Hohlraumsystems in der Regel größer ist als die Milchmenge eines Melkaktes.

Die Anzahl der großen Milchgänge (387/*e*) in den einzelnen Eutervierteln ist unterschiedlich und beträgt zwischen 8–12 Stück. Ihre Durchschnittsentfernung von der Haut mißt nur 9–12 mm.

In den *Bauchvierteln* verlaufen sie vorwiegend an der *Lateral-*, in den *Schenkelvierteln* an der *Kaudalfläche*. Dieser Verlauf der größeren Milchgänge ist von Bedeutung, da der von den Innenflächen der Bekkengliedmaßen auf das Euter ausgeübte Druck sich nicht direkt auf die Milchgänge auswirken kann.

Sie treffen mit ihren Mündungen mehr oder weniger im spitzen Winkel aufeinander, die Winkel betragen gewöhnlich 20–45°, selten einmal 90°.

Auf der Schnittfläche des laktierenden Euters treten zahlreiche 0,5–5,0 mm große, unregelmäßig runde oder mehr eckige und etwas gekörnte Felder von gelblicher Farbe hervor, die *Drüsenläppchen, Lobuli glandulae mammariae* (359/*f*), die durch das zarte, weißgelbliche, interlobuläre Bindegewebsgerüst abgegrenzt werden. Letzteres ist reich an elastischen Fasern und steht sowohl mit dem intralobulären als auch mit dem die Milchdrüse umhüllenden Bindegewebe in einem kontinuierlichen Zusammenhang. Das *bindegewebige Stützgerüst* der *Milchdrüse* (387/*g, h*) bildet eine in sich geschlossene funktionelle Einheit, die einen beachtlichen Grad von Dehnungsfähigkeit besitzt. Das Mengenverhältnis von Drüsengewebe zu Bindegewebe variiert im Einzelfall sehr. Hierbei gilt grundsätzlich die Feststellung, daß bei laktierenden Milchdrüsen (389/*b*) immer weniger Bindegewebe vorhanden ist als bei nicht laktierenden (389/*c*). Tritt bei laktierendem Euter das Drüsengewebe gegenüber dem Stützgewebe in den Hintergrund, dann handelt es sich um ein zwar umfangreiches, aber milcharmes *Fleischeuter*. Fleischeuter sind im Gegensatz zum Drüseneuter auch nach dem Ausmelken noch groß und fühlen sich fest und derb an.

Abb. 389. Histologische Schnittpräparate der Milchdrüse vom *Rind*.

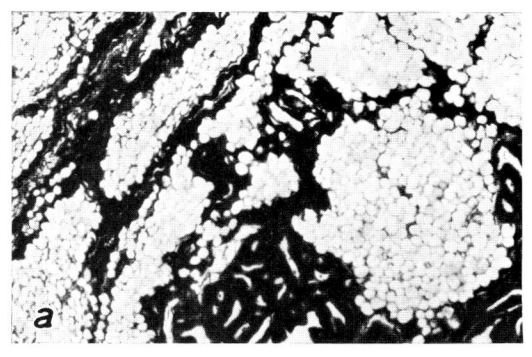

a. Ausschnitt aus der Milchdrüsenanlage eines *Kalbes*. Inseln von Drüsengewebe; hell: Fett als Platzhaltergewebe. (Mikrophoto.)

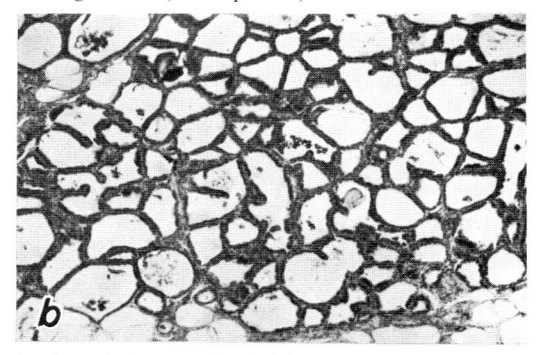

b. Ausschnitt aus der laktierenden Milchdrüse einer *Kuh*. Weite Drüsenendstücke mit Epithelzellen in unterschiedlichen Sekretionsstadien; wenig Bindegewebe; kein Fettgewebe. (Mikrophoto.)

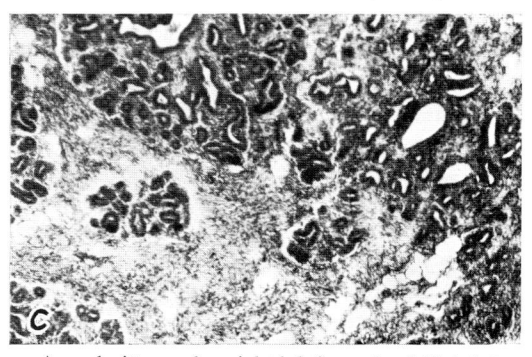

c. Ausschnitt aus der nicht laktierenden Milchdrüse einer „*trockenstehenden*" Kuh. Drüsengewebe zurückgebildet; Drüsenendstücke verkleinert; Zunahme des Binde- und Fettgewebes. (Mikrophoto.)

In das *Stützgewebe* des *Euters* eingebaut verlaufen die von einem ein- bis zweireihigen Zylinderepithel ausgekleideten *interlobulären Milchsammelgänge* (359/d) sowie zahlreiche Blut- und Lymphgefäße (385/i), Nervenfasern und vereinzelt glatte Muskelzellen.

Jedes *Milchdrüsenläppchen, Lobulus glandulae mammariae*, wird von dichtstehenden, träubchenartigen *Drüsenbläschen, Glandulae mammariae*, gebildet. Sie sind an die *intralobulären Drüsengänge* angehängt und wie diese von kontraktilen Korbzellen (*Myoepithelzellen*), feinsten Bindegewebsfasern und Blutkapillaren umhüllt. Das Epithel der *Glandulae mammariae* ist in der Regel einschichtig, kann aber in Abhängigkeit vom Sekretions- und Füllungszustand sehr unterschiedliche Höhen (niedrigkubisch bis hoch-zylindrisch) aufweisen (389/b). Hohe prismatische Zellen mit lumenwärts vorspringenden Sekretkuppen sind vor allem gegen Ende der Zwischenmelkzeiten vorhanden. Die Zellkerne liegen vorwiegend basal, in ihrem Zellplasma sind Fettkügelchen erkennbar. Nach neueren Untersuchungen haben die *Drüsenendstücke* des *Euters* eine *verzweigt alveoläre Form*. Dabei sind die einzelnen Drüsenbläschen wie in der Lunge nur durch dünne Septen voneinander getrennt, was zu einer Oberflächenvergrößerung beiträgt und der *Milchdrüse* die *Struktur* einer *apokrinen Speicherdrüse* mit der Fähigkeit zu ausgesprochener *Sekretstapelung* verleiht (ZIEGLER und MOSIMANN, 1960). Die Bezeichnung „apokrine Sekretion" kennzeichnet eine Sekretabgabe, die mit einem größeren Verlust an lebender Zellsubstanz einhergehen soll. Jedoch hat sich die Vorstellung von der Abschnürung apikaler Zellteile im Sinne einer partiellen Nekrobiose als irrig erwiesen. Vielmehr wird unter apokriner Sekretabgabe die Abschnürung membranumhüllter Blasen verstanden, deren Inhalt ein spezifisches Sekret ist. Hierbei ist nur die Sekrethülle ein Produkt der lebenden Zellsubstanz in Form einer Vesikulation der evaginierten Zellmembran. Ein solcher Absonderungsmodus vollzieht sich bei der Abgabe des Milchfetts. Er bedingt zwangsläufig einen ständigen Ersatz der auf diese Art verbrauchten Zellsubstanz.

Zusätzliche Zitzen kommen auch am *Euter* der *Wdk.* vor. Sie werden *Abortiv-* oder *Afterzitzen* genannt und stehen in der Regel

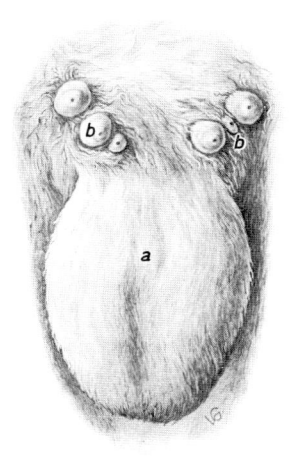

Abb. 390. Afterzitzen an der Hodensackbasis eines *Stier-* oder *Bullenkalbes*. Kranialansicht. ½ nat. Größe.
a behaartes Scrotum mit Inhalt; *b* Afterzitzen von unterschiedlicher Größe

nicht mit Milchdrüsengewebe in Verbindung. Ihre Lage hinter den Schenkelzitzen wird als *postponiert* (386/a), zwischen Bauch- und Schenkelzitzen als *interkalar* und vor den Bauchzitzen als *präponiert* (selten) bezeichnet. Am häufigsten (40%) treten postponierte überzählige Zitzen auf.

Afterzitzen kommen bei den einzelnen Rinderrassen unterschiedlich häufig vor (*Simmentaler Fleckvieh*: 52–54%; *Vogelsberger Höhenvieh*: 36–37%; *Schwarzbuntes Niederungsvieh*: 30%). Bei *männlichen Rd.* sind ebenfalls *Afterzitzen* ausgebildet (*Schwarzbuntes Niederungsvieh*: 100%; *Höhenfleckvieh*: 21%). Bei *Bullen* und *Ochsen* liegen die *Afterzitzen* in der Regel *kranial* vor der *Hodensackbasis* (390).

Die von den *Glandulae mammariae* gebildete Milch ist eine weiße, undurchsichtige Flüssigkeit. Sie wird nach der Geburt so lange produziert, wie das für die Ernährung des Jungtiers notwendig ist. Eine Ausnahme bilden die *Hauswiederkäuer*, deren Milchdrüsen von den *Menschen* wirtschaftlich genutzt werden. Bei ihnen ist die Laktationsperiode künstlich verlängert worden. Sie beträgt für das *Rd.* etwa 300 Tage.

Unter Milch als Handelsware versteht man nur die Kuhmilch, während die Milch anderer Tiere nur unter deutlicher Kennzeichnung der Tierart, z. B. als Ziegen- oder Schafmilch in den Verkehr gebracht werden darf. Als ausschließliche Nahrung des neugeborenen und heranwachsenden Lebewesens enthält die Milch sämtliche unentbehrlichen Nährstoffe: Eiweiße, Fette, Kohlenhydrate, Vitamine, Mineralstoffe und Spurenelemente.

Die normale *Kuhmilch* setzt sich aus 90–84 % Wasser und 10–16 % Trockensubstanz zusammen. Diese besteht aus 2,8–4,5 % Fett, 3,3–3,95 % Gesamteiweiß (Kasein, Albumin, Globulin), 3–5,5 % Milchzucker (Laktose), 0,7–0,8 % Salze (Asche). Im Vergleich dazu enthält die *Ziegenmilch* 87,15 % Wasser und 12,85 % Trockensubstanz, davon 4,1 % Fett, 3,75 % Gesamteiweiß, 4,2 % Milchzucker und 0,8 % Asche.

Das Fett ist in der Milch nicht in gelöster Form, sondern als schwebende Kügelchen von 3–4 μm Durchmesser enthalten (*Fettemulsion*). Im Milchfett sind nicht nur die Vitamine A und D und ihre Vorstufen gebunden, sondern auch die fettlöslichen Vitamine E, F, K_1–K_6 sowie die wasserlöslichen Vitamine B_1, B_2, B_6 B_{12}, C, H, p-Aminobenzoesäure, Nikotinsäureamid, Panthothensäure und Folinsäure.

An Mineralstoffen kommen in der Milch vorwiegend Kalk, Phosphor und Kalium sowie in geringen Mengen Kochsalz und Eisen und in Spuren Zink, Kupfer, Aluminium, Blei, Mangan, Silizium und Jod vor. (Näheres s. Lehrbücher der Physiologie.)

Gute *Milchkühe* der *schwarzbunten Niederungsrasse* geben täglich etwa 30–40 (–60) Liter Milch mit einem Fettgehalt von mehr als 4 %. Das ergibt eine Jahresleistung von über 6000 Liter Milch und eine Fettmenge von 270–300 kg. Im Jahre 1968 wurde die bisher höchste Leistung einer *Anglerkuh* erzielt. Es handelt sich um die Freikönig-Tochter „*Intermezzo*", die im Kontrolljahr 10 592 kg Milch mit 5,44 % Fettgehalt produzierte, was einer Jahresfettmenge von 576 kg entspricht. Um diese enormen Leistungen vollbringen zu können, muß die Blutversorgung des Euters sehr gut sein und darf keinerlei Unterbrechung erfahren.

Blutgefäße der Milchdrüse des Rindes

Arterien (391–394)

Die arterielle Vaskularisation des *Euters* des *Rd.* wird neben einigen kleineren Zuflüssen aus der *A. pudenda interna* vor allem durch die *A. pudenda externa* sichergestellt. Ihr Durchmesser kann bei laktierenden Kühen bis zu 20 mm betragen. Die *A. pudenda externa* (392/*a*) tritt nach Passage des Leistenspaltes von dorsal her an die Euterbasis heran und teilt sich dort über der Schenkelzitze in eine *vordere* und *hintere Euterarterie, A. mammaria cranialis* und *caudalis* (391/*b, c*). Bei ihrem Durchtritt durch den Leistenspalt wird die *A. pudenda externa* kranial von der gleichnamigen Vene (392/*a'*), kaudal von den Hauptlymphgefäßen des Euters begleitet (392/*W*). Vor dem Erreichen der Euterbasis besitzt sie eine S-förmige Biegung (392/*a*). Sehr oft entläßt die *A. pudenda externa*, bevor sie in das Milchdrüsengewebe eintritt, einen hinteren basalen Ast, *Ramus basalis caudalis* (391/*d*), der Anteile der kaudodorsalen Euterabschnitte und die *Lymphknoten* des *Euters* mit Blut versorgt.

Von diesem Gefäßverhalten gibt es zahlreiche Abweichungen. So werden Fälle beschrieben, bei denen die *A. pudenda externa* bis zum Eintritt in das Euter ungeteilt bleibt und sich dann erst in die *A. mammaria cranialis* und *caudalis* aufspaltet. Auch kann der Abgang des *Ramus basalis caudalis* erst aus der *A. mammaria caudalis* erfolgen (391/*d*).

Die *A. mammaria cranialis* (391/*b*; 392/*b*) zieht im Euterparenchym kranioventral und entläßt zunächst eine oder mehrere *Aa. laterales sinus caudalis* (391/*1*) an den kraniolateralen Abschnitt des Schenkelviertels, die auf ihrem Weg zahlreiche Parenchymäste abgeben.

Eines dieser Gefäße kann als *A. papillaris* (391/*1'*) die Schenkelzitze versorgen. Im weiteren Verlauf entläßt die *A. mammaria cranialis* mehrere *Aa. laterales sinus cranialis* (391/*2*; 393/*d*) in den seitlichen Bereich des Bauchviertels, von denen eine als *A. papillaris* (391/*2'*) an die Bauchzitze herantritt. Kleinere Dorsaläste (391/*3*) der kranialen Milchdrüsenarterie versorgen das Parenchym an der Basis des Bauchviertels. Von diesen Gefäßen werden Verbindungsäste an die *A. saphena* (391/*4*) und an die *A. circumflexa ilium profunda* (391/*5*) abgegeben. Die *A. mammaria cranialis* entspricht dem kaudalen Abschnitt der *A. epigastrica caudalis superficialis* (391/*6*), die die gleichnamige Vene (393/*h*) begleitet und mit der *A. epigastria cranialis superficialis* anastomosiert.

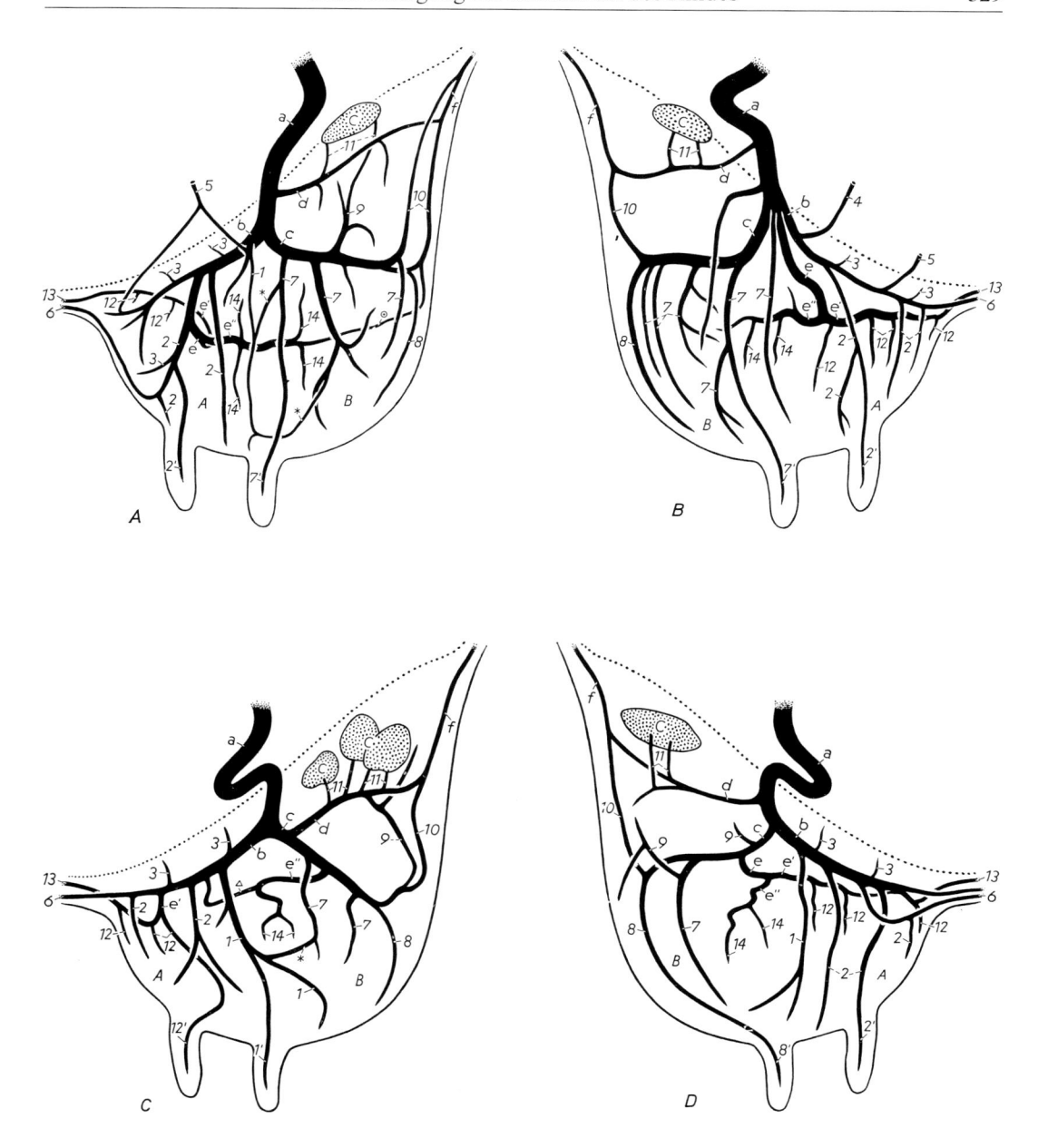

Abb. 391 A–D. Schematische Darstellung der Variationen des Arterienverhaltens an der Milchdrüse des *Rindes*. Linke bzw. rechte Seitenansichten. Beachte den unterschiedlichen Entstehungsmodus der A. papillaris. (Nach LE ROUX und WILKENS, 1959.)
A Bauchviertel; *B* Schenkelviertel; *C* Nl. mammarius
a A. pudenda externa; *b* A. mammaria cranialis (A. epigastrica caudalis superficialis); *c* A. mammaria caudalis (Ramus labialis ventralis et mammarius); *d* Ramus basalis caudalis; *e* A. mammaria media (FÜRSTENBERGsche Arterie), *e'* ihr Ramus cranialis, *e"* ihr Ramus caudalis; *f* Ramus labialis dorsalis et mammarius der A. pudenda interna
1 A. lateralis sinus caudalis der A. mammaria cranialis, *1'* A. papillaris; *2* Aa. laterales sinus cranialis, *2'* A. papillaris; *3* Rami dorsales der A. mammaria cranialis; *4* Verbindungsast zur A. saphena; *5* Verbindungsast zum Ramus superficialis der A. circumflexa ilium profunda; *6* A. epigastrica caudalis superficialis; *7* Aa. laterales sinus caudalis der A. mammaria caudalis, *7'* A. papillaris; *8* A. caudalis sinus caudalis, *8'* A. papillaris; *9* Rami dorsales der A. mammaria; *10* Ramus labialis ventralis et mammarius der A. pudenda interna; *11* Äste zum Nl. mammarius; *12* Aa. mediales sinus cranialis, *12'* A. papillaris; *13* Ramus basalis cranialis medialis; *14* Aa. mediales sinus caudalis; ○ Verbindungsäste zum Ramus labialis ventralis et mammarius; ★ Verbindungsäste

Die *A. mammaria caudalis* (391/c) verläuft kaudoventral im Schenkelviertel und gibt den *Ramus basalis caudalis* (391/d) ab, ausgenommen die Fälle, in denen dieser Ast bereits von der *A. pudenda externa* direkt abgezweigt wird. Der *Ramus basalis caudalis* versorgt mit mehreren Ästen die *Nll. mammarii* (391/11). Durch verschiedene Dorsaläste (391/9) versorgt die *A. mammaria caudalis* (391/7) das Parenchym der Basis des Schenkelviertels. Mehrere *Aa. laterales sinus caudalis* (391/7) hingegen ziehen durch das Milchdrüsengewebe zum ventrolateralen Abschnitt des Schenkelviertels, wobei eine dieser Arterien über die Zitzenbasis hinaus als *A. papillaris* (391/7′) an die Schenkelzitze herantritt. Aus der Endaufteilung der *A. mammaria caudalis* gelangen schließlich einige dorsale Äste in den kaudodorsalen Abschnitt des Schenkelviertels und stellen Anastomosen zum *Ramus basalis caudalis* bzw. zum *Ramus labialis dorsalis und mammarius* der *A. pudenda interna* (391/10) her. Entlang des Sulcus intermammarius wird die *A. caudalis sinus caudalis* (391/8) entlassen, die in seltenen Fällen ebenfalls eine *A. papillaris* (391/8) für die Schenkelzitze abzweigen kann.

Als drittem wichtigem Gefäß für das Euter kommt der *A. mammaria media* (391/e; 394/1) eine große Bedeutung zu. Ihr Ursprung weist individuell beachtliche Unterschiede auf. Sie kann aus der *A. mammaria cranialis* (391/b), aus der *A. mammaria caudalis* (391/c) oder aus dem Teilungswinkel der *A. pudenda externa* in diese beiden Gefäße hervorgehen. Nach in der Regel kurzem, geschlängeltem Ventralverlauf teilt sie sich in einen *Ramus cranialis* (391/e′) und einen *Ramus caudalis* (391/e″), welche die medialen Abschnitte des Bauch- und Schenkelviertels mit Blut versorgen. Diese beiden Äste werden beim Fehlen der *A. mammaria media* aber auch von der *A. mammaria cranialis* bzw. *caudalis* gebildet. Der *Ramus cranialis* der *A. mammaria media* gibt mehrere *Aa. mediales sinus cranialis* (391/12) für den Medialbereich des Bauchviertels ab, von denen eine die Bauchzitze versorgen kann. Der *Ramus cranialis* setzt sich schließlich im *Ramus basalis cranialis media* (391/13) entlang der ventralen Bauchwand bis zur Regio umbilicalis fort. Aus dem *Ramus caudalis* der *A. mammaria media* gehen mehrere *Aa. mediales sinus caudalis* (391/14) für die Vaskularisation des kaudomedialen Abschnitts

des Bauch- sowie den medialen Bereich des Schenkelviertels hervor. Verbindungen zum *Ramus labialis dorsalis et mammarius* der *A. pudenda interna* sind möglich (391/⊙).

Der arteriellen Versorgung der Zitze dient jeweils nur eine Zitzenarterie, *A. papillaris* (391), die jedoch von den verschiedensten Gefäßen abgezweigt werden kann (s. oben). Ihr Verlauf erfolgt lateral, kaudal oder medial in der Zitzenwand, je nachdem, aus welcher Euterarterie bzw. aus welchem ihrer Äste sie hervorgeht. Die *A. papillaris* (391/1′, 2′, 7′, 8′, 12′) verläuft nahe der Innenfläche der Zitzenwand zwischen den größeren, stark verzweigten Venen, mit denen sie sich im distalen Zitzenbereich verbindet, gestreckt von der Basis zur Zitzenspitze. Außer der *A. papillaris* sind noch weitere, feine Arterien vorhanden, die an die Haut herantreten. Die netzartige Verbindung dieser oberflächlichen Arterien kann im Bereich der Zitzenbasis einen arteriellen Gefäßring vortäuschen.

Zwischen Gefäßen derselben Seite kommen *arterio-arterielle Anastomosen* vor. Funktionell bedeutsam sind jedoch die a r t e r i e l l e n   Q u e r v e r b i n d u n g e n   zwischen den beiden Euterhälften, in erster Linie zwischen den beidseitigen *Rami basales caudales*, zumal diese über den *Ramus labialis dorsalis et mammarius* mit der *A. pudenda interna* in Verbindung stehen. Diese Querverbindungen laufen um den Kaudalrand des Ligamentum suspensorium uberis herum, geben Äste an dieses ab und stellen eine oberflächlich gelegene Anastomose zwischen den *Aa. pudendae externae* her. Die *Aa. mammariae mediae* können durch das mediale Aufhängeband des Euters hindurch in Verbindung stehen.

Der *Ramus labialis dorsalis et mammarius* (391/f) der *A. pudenda interna* verläuft im subkutanen Bindegewebe des Zwischenschenkelspaltes zusammen mit der Schenkelspaltvene (392/r; 394/5).

Auffällig ist, daß die linksseitigen Eutergefäße meist stärker entwickelt sind als die der rechten Seite.

Venen (392–394)

Für die normal-physiologische Funktion der laktierenden Milchdrüse ist ein kontinuierlicher, reichlicher Blutdurchfluß unabdingbare Voraussetzung. Blutstauungen, wie sie beim Liegen des Tieres durch Venenkompression leicht vorkommen können, wird durch die Ausbildung verschiedener Blutabflußwege sinnvoll begegnet. Aus dem *Zitzenschwellkörper, Plexus venosus papillaris,* gelangt das Blut über die zahlreichen, dickwandigen, muskelstarken *Zitzenvenen, Vv. papillares* (393/*p*), die in mehreren Lagen in der Gefäßschicht der Zitzenwand miteinander anastomosierend angeordnet sind, in einen an der Zitzenbasis gelegenen Gefäßkranz, den FÜRSTENBERGschen *Venenring, Circulus venosus papillae* (392; 393/*o*; 394/*o*). Von hier aus wird das Blut in erster Linie durch unmittelbar unter der Haut gelegene und daher bei guten Milchkühen deutlich sichtbare, mehr oder weniger stark gewundene Eutervenen, *Vv. sinuum superficiales laterales* (393/*i*; 394/*i*),

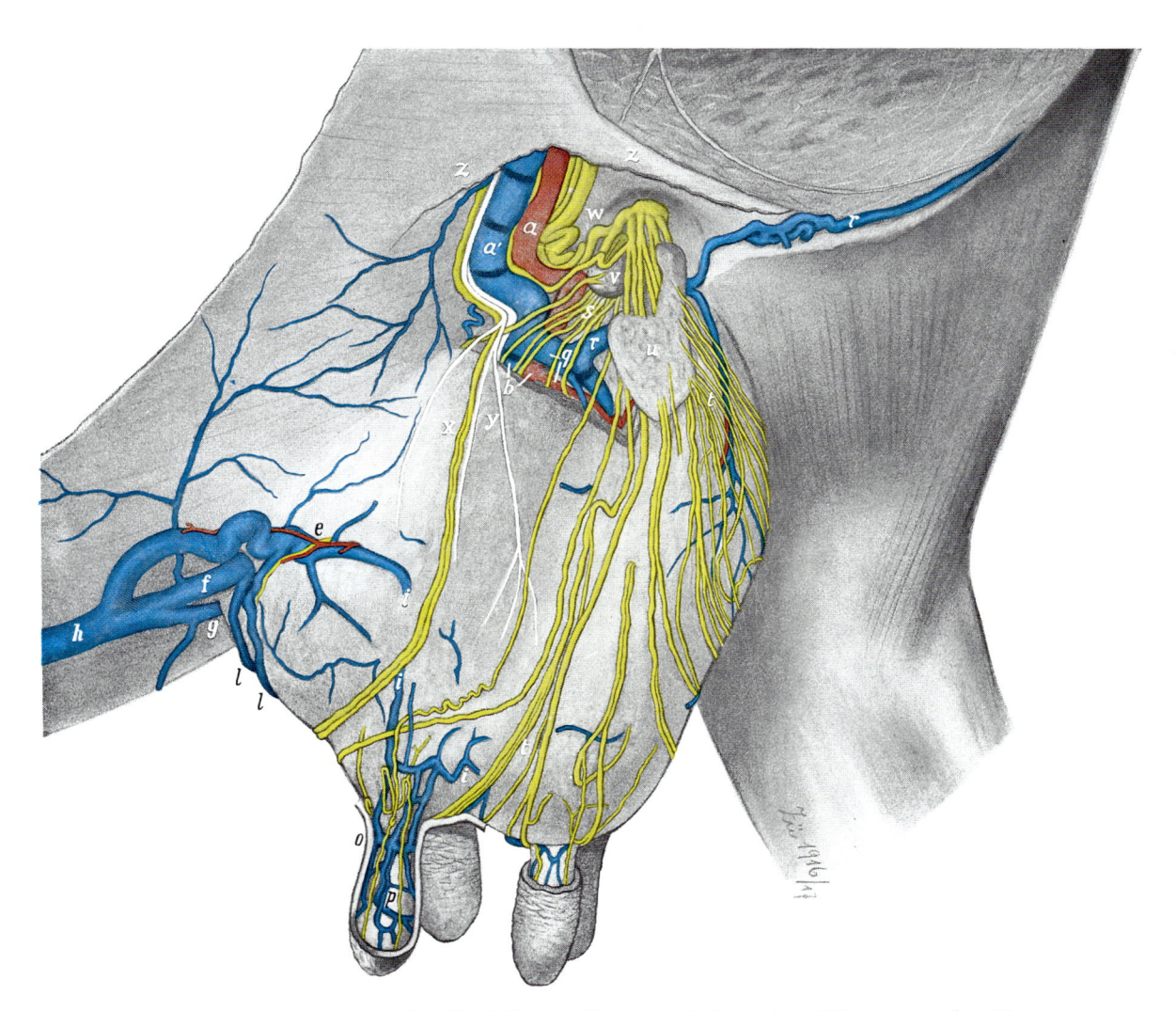

Abb. 392. Topographie der oberflächlichen Blut- und Lymphgefäße sowie der Nerven der linken Euterhälfte einer *Kuh*. Die linke Beckengliedmaße ist im Hüftgelenk abgesetzt. Lateralansicht. Etwa ⅓ nat. Größe. (Nach ZIETZSCHMANN, 1917.)
rot: Arterien, blau: Venen, gelb: Lymphgefäße, weiß: Nerven
a, a' A. u. V. pudenda externa mit durchscheinenden Klappen; *b* A. u. V. mammaria cranialis; *e, f, g* laterale, mittlere und mediale Verbindungsäste mit *h* V. epigastrica cranialis superficialis (V. subcutanea abdominis); *i* oberflächliche laterale Eutervene; *l* oberflächliche mediale Eutervene; *o* Fürstenbergscher Venenring an der Zitzenbasis; *p* Plexus venosus papillaris; *q, r* A. u. V. mammaria caudalis bzw. V. labialis ventralis, mit der V. labialis dorsalis et mammaria der V. pudenda interna anastomosierend; *s* tiefe, *t* oberflächliche Vasa afferentia der Nll. mammarii; *u* oberflächlicher, *v* tiefer Euterlymphknoten; *w* Vasa efferentia der Nll. mammarii; *x* ein oberflächliches Lymphgefäß, das die Euterlymphknoten umgeht; *y* oberflächliche Äste des N. genitofemoralis; *z* abgeschnittenes Blatt der Fascia trunci profunda, welche aus dem Seitenblatt des Anulus inguinalis superficialis an die Lateralfläche des Euters zieht

an die Euterbasis herangeführt. Die sich im Inneren der Milchdrüse formierenden Venen verlaufen mit den gleichnamigen Arterien bauchwärts und treten an der Euterbasis in die *vordere* und *hintere Eutervene, V. mammaria cranialis* (393/*b*) und *caudalis* (393/*q*), ein. Diese sind durch Queranastomosen mit den Gefäßen der Gegenseite verbunden und bilden den *Circulus venosus mammae*. Aus ihm wird das Blut von der *V. pudenda externa* (392/*a'*; 393/*a*) durch das *Spatium inguinale* in die *V. pudendoepigastrica*, durch die *Schenkelspaltvene, V. labialis dorsalis* und *mammaria* (392/*r*), kaudodorsal über den Sitzbeinausschnitt in die zur Beckenhöhle ziehende *V. pudenda interna*, oder durch die meist sehr voluminöse, die Bauchhaut deutlich vorwölbende und

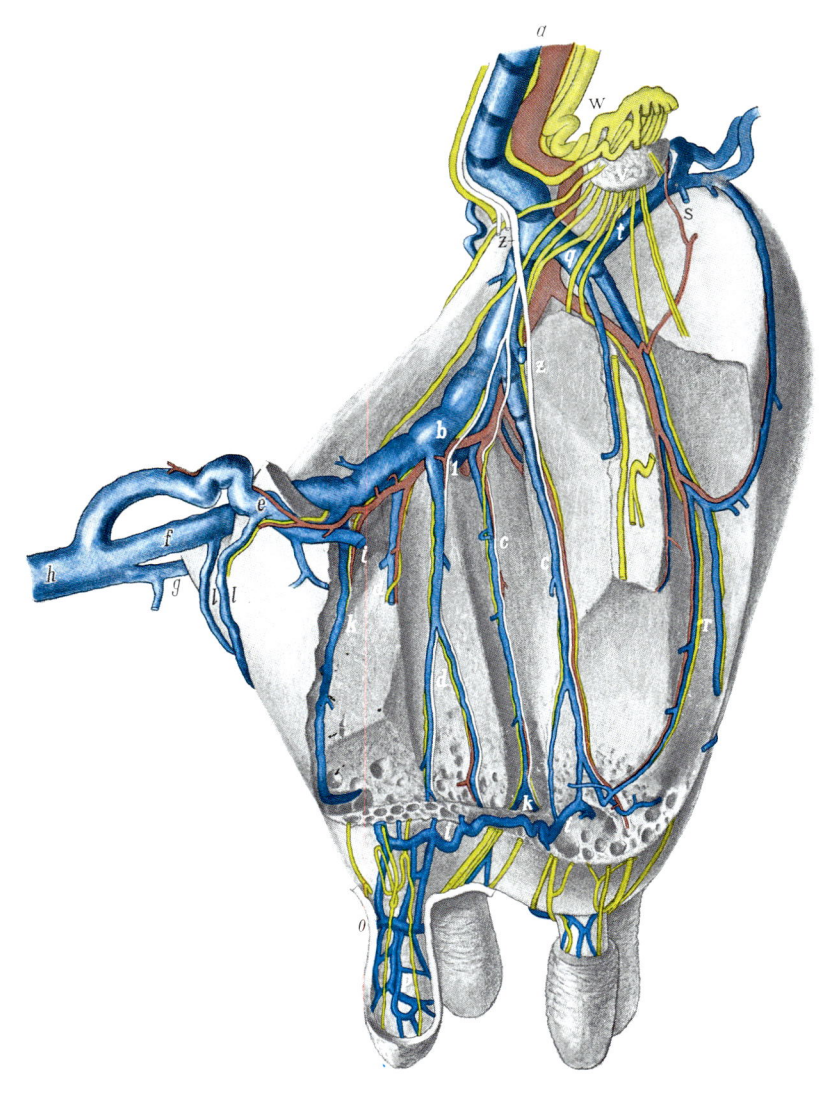

Abb. 393. Topographie der tiefen Blut- und Lymphgefäße sowie der tiefen Nerven der linken Euterhälfte einer *Kuh*. Lateralansicht. Ewa ⅓ nat. Größe. (Nach ZIETZSCHMANN, 1926.)
rot: Arterien, blau: Venen, gelb: Lymphgefäße, weiß: Nerven
a A. u. V. pudenda externa; *b* A. u. V. mammaria cranialis; *c* Aa. u. Vv. laterales sinus caudalis; *d* A. u. V. lateralis superficialis sinus cranialis; *e* laterale, *f* mittlere, *g* mediale Verbindungsäste mit *h* V. epigastrica cranialis superficialis; *i* Vv. sinuum superficialis lateralis; *k* A. u. V. lateralis profunda sinus cranialis; *l* oberflächliche Venenzuflüsse zur V. basalis cranialis und zur V. mammaria cranialis; *o* Circulus venosus papillae; *p* Vv. papillares; *q*, *t* V. mammaria caudalis bzw. V. labialis ventralis; *r* A. u. V. caudalis profunda sinus caudalis; *s* Arterie für den Euterlymphknoten; *v* Nl. mammarius mit tiefen, zuführenden Lymphgefäßen; *w* Vasa efferentia des Euterlymphknotens, zum Canalis inguinalis verlaufend; *z* Rami genitales des N. genitofemoralis
1 A. u. V. mammaria media

unterschiedlich stark gewundene *Milchader, V. epigastria cranialis superficialis (V. subcutanea abdominis* [392; 393/h]), kranial abgeführt. Letztere ist gut daumenstark, durchdringt in der Regel die Bauchwand zwischen Schaufelknorpel und 8. Rippenknorpel und gibt ihr Blut über die *V. epigastrica cranialis* und die V. *thoracica interna* an die *vordere Hohlvene, V. cava cranialis,* ab. Die Durchtrittsstelle kann als „Milchnäpfchen" mit den Fingern abgetastet werden. Ihre besondere Größe wird als Hinweis auf eine gute Milchleistung gedeutet. Anastomosen zwischen der V. *epigastrica cranialis superficialis (V. subcutanea abdominis)* und der *V. saphena* sind beim *Rd.* nicht selten, wie *venovenöse Anastomosen* am Euter überhaupt recht zahlreich sind.

Über den oben beschriebenen Abflußweg des Blutes aus der Milchdrüse des *Rd.* bestehen jedoch weiterhin unterschiedliche Ansichten. Nach neueren Untersuchungen beschränkt sich das Ursprungsgebiet der *V. labialis dorsalis et mammaria* (392/r) nicht allein auf die kaudalen Abschnitte des Euters, sondern schließt die im Bereich der Milchdrüse gelegene Haut der Oberschenkelinnenfläche und der Milchspiegelgegend

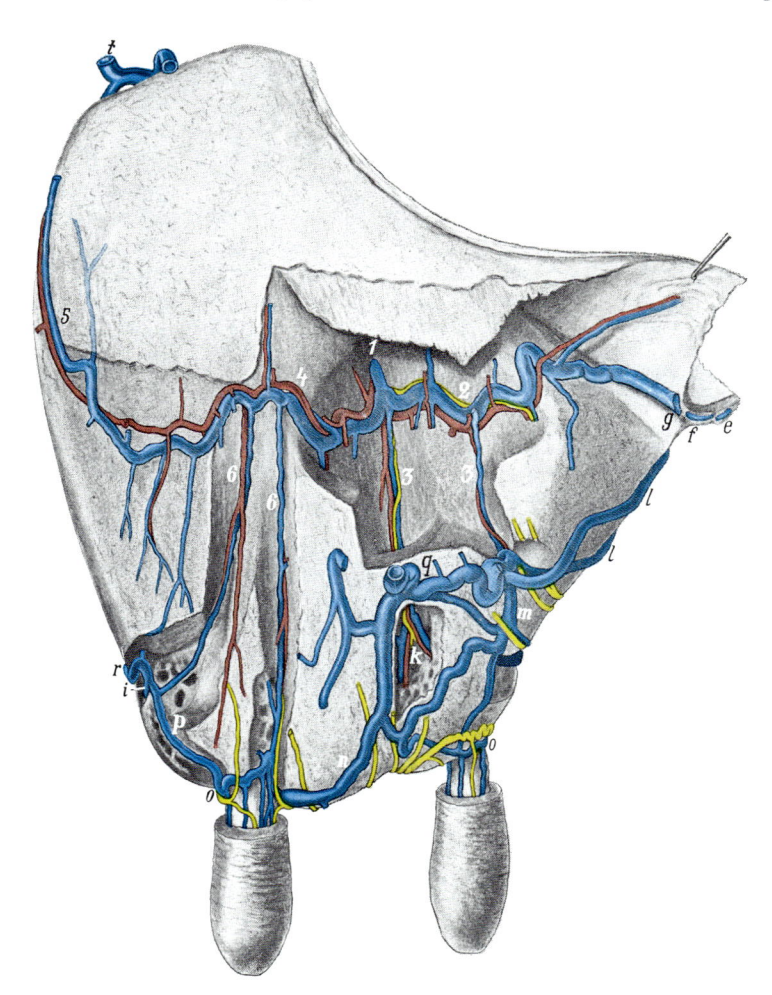

Abb. 394. Topographie der oberflächlichen und tiefen Blut- und Lymphgefäße der linken Euterhälfte einer *Kuh.* Medialansicht. Etwa ⅓ nat. Größe. (Nach ZIETZSCHMANN, 1917.)
rot: Arterien, blau: Venen, gelb: Lymphgefäße
e laterale, *f* mittlere, *g* mediale Verbindungsäste zur V. epigastrica cranialis superficialis; *i* Vv. sinuum superficialis lateralis; *k* A. u. V. lateralis profunda sinus cranialis; *l* oberflächliche Venenzuflüsse zur V. basalis cranialis; *m* V. medialis sinus cranialis; *n* Ast zur Schenkelzisterne; *o* Circulus venosus papillae; *p* Ast der V. sinuum superficialis lateralis zum Fürstenbergschen Venenring; *q* V. basalis cranialis; *r* V. caudalis profunda sinus caudalis; *t* V. basalis caudalis
1 A. u. V. mammaria media, *2* Rami craniales; *3* Aa. u. Vv. mediales sinus cranialis, *4* Rami caudales; *5* Schenkelspaltvene, mit der V. pudenda interna anastomosierend; *6* Vv. mediales profundae sinus caudalis

mit ein. Das venöse Blut dieser Bezirke kann zum Euter hin transportiert werden, während das Blut aus dem Schamlippenbereich der *V. pudenda interna* zugeführt wird. Das Blut fließt somit in dieser Vene in beiden Richtungen. Das venöse Blut des Euters wird demnach nur durch die *V. pudenda externa* (392/*a'*; 393/*a*) und durch die *V. epigastrica cranialis superficialis* (*V. subcutanea abdominis*) (392; 393/*h*) abgeführt, wobei die Milchader insbesondere das Blut aus der Haut und Unterhaut der ventralen Bauchwand aufnimmt. Nach anderen Untersuchern leitet nur die *V. pudenda externa* das Blut aus der Milchdrüse ab, während die *Milchader* dem Bluttransport aus der ventralen Bauchwand und die *V. labialis dorsalis et mammaria* aus der Dammgegend zum Euter dienen. Und zwar sollen bei älteren weiblichen Tieren die Venenklappen in der Milchader teilweise oder völlig insuffizient sein, so daß das venöse Blut beim stehenden Tier nabelwärts, beim liegenden Tier aber euterwärts abfließen kann. Auch in der *V. mammaria caudalis* sollen die Klappen individuell unterschiedlich ausgerichtet sein.

Bei guten *Milchkühen* sind die *Eutervenen* und die abführenden Venen sehr weitlumig, bei alten Tieren oft deutlich geschlängelt und sehr dünnwandig. Diese Venen, besonders aber die *Milchader*, können in Notfällen für *intravenöse Injektionen* verwendet werden.

Das Fassungsvermögen der Eutervenen ist etwa fünfzigmal größer als das seiner Arterien. Dadurch wird die Strömungsgeschwindigkeit des Blutes verringert, wodurch die für die Milchbildung wichtigen Stofftransporte aus dem Blut in das Drüsenepithel ermöglicht werden. Zur *Bildung von einem Liter Milch* müssen *etwa 400 Liter Blut* durch die *Milchdrüse* des *Rd.* fließen. Zum besseren Stoffaustausch sind die milchproduzierenden Drüsenendstücke von einem Netz feinster Blutkapillaren umsponnen.

Lymphgefäße

Die *Lymphe* der Milchdrüse sammelt sich von einem subkutan gelegenen diffusen Lymphgefäßnetz aus an der Euterbasis. Von dort ziehen größere Lymphsammelgefäße zu den oberhalb und kaudal der Schenkelviertel gelegenen und dort palpierbaren *Euterlymphknoten, Nll. mammarii,* die das *Lc. inguinofemorale* bilden helfen. Andere Lymphsammelgefäße treten direkt durch den Leistenkanal zu dem medialen Darmbeinlymphknoten, dem *Lc. ilicosacrale.* Außerdem führen aber auch Lymphgefäße des Euters zum Kniefaltenlymphknoten, *Nl. subiliacus* (Näheres s. Lymphgefäßsystem).

Nerven

Das Euter ist mit sensiblen und vegetativen Nerven gut versorgt. Die sensible Innervation, die für die Funktion der Milchdrüse nicht ohne Bedeutung ist, führen folgende Spinalnerven durch: die *Rami cutanei ventrales* des *N. iliohypogastricus* und des *N. ilioinguinalis,* die mit sensiblen Fasern an die Haut der Bauchviertel und der vorderen Abschnitte der Euterbasis herantreten; der *N. genitofemoralis,* der die Haut, das Drüsengewebe und die Zitzen, ausgenommen die hintersten Abschnitte der Schenkelviertel, innerviert, und schließlich der *Ramus mammarius* des *N. pudendus,* der die Haut an der Hinterfläche der Schenkelviertel bis oberhalb der Schenkelzitzen sensibel versorgt. Für die vegetative Innervation werden vor allem *sympathische* Fasern des *Ganglion mesentericum caudale* verantwortlich gemacht, die mit den Fasern des *N. genitofemoralis* durch den Leistenkanal an das Euter herantreten und bis an die Drüsenläppchen vordringen sollen. Jedoch werden von ihnen lediglich die Korbzellen, die glatten Muskelfasern sowie die Gefäße versorgt, nicht aber die Drüsenendstücke. Dagegen konnten bis heute in und zwischen den Drüsenzellen selbst keine *sympathischen* Nervenendigungen nachgewiesen werden. Auch *parasympathische* Fasern waren in der Milchdrüse bisher nicht darstellbar.

Milchdrüse der Ziege
(358, 360/*A*, 395–398, 402)

Bezogen auf ihre Körpergröße besitzt die *Zg.* ein verhältnismäßig großes **Euter** (395), das aus zwei in der Leistengegend gelegenen *Mammarkomplexen* besteht. Aus dem kegelförmigen, langgestreckten und tief herabhängenden Drüsenkörper (358/*B*) geht jederseits in kraniolateraler Richtung eine *Zitze* (395) hervor. Die Zitzen haben bei primiparen Tieren eine schlanke Form und sind von dem noch mehr kugeligen Drüsenkörper gut abgesetzt (395/*a, b;* 402/ *c*). Bei älteren *Zg.* hingegen, die öfter laktiert haben, sind die großen Zitzen weitbauchig und gehen kontinuierlich aus dem Drüsenkörper hervor (395/*c, d*). Oft findet sich aber im Übergangsbereich zwischen Drüsenkörper und Zitzenbasis noch eine undeutliche zirkuläre Einziehung. Euter und Zitzen sind bei *weißhaarigen Ziegenrassen* unpigmentiert, bei *rehfarbenen* oder *dunkelhaarigen Rassen* ist die Haut der Milchdrüse braun gefärbt. Das Hohlraumsystem des Drüsenkörpers entspricht weitgehend dem des *Rd.* Die *intralobulären Ausführungsgänge* zeigen wie die *interlobulären Sammelgänge* nicht selten beachtlich große, z.T. buchtenförmige Erweiterungen. Die 6–9 großen *Ductus lactiferi* (396/*b;* 397/*c*) liegen oberflächlich im kaudolateralen Euterbereich (396/*b*) und münden in ventraler Richtung in den gemeinsamen, fast *kinderfaustgroßen Milchsammelraum* (397/*b'*) jeder Euterhälfte ein. Er erstreckt sich bei älteren *Zg.* im Bereich des eigentlichen Drüsenkörpers dicht unter der Haut (398/*c, c'*) weit kaudolateral und kann von außen abgetastet werden (397/*b'*). Die weitlumige *Zitzenzisterne* hat bei in voller Laktation stehenden *Zg.* eine Länge von 70 und eine Breite von 25 mm und füllt die Zitze fast vollständig aus (397/*b;* 398/*d, d'*). Der *Strichkanal* (397/*a*) ist mit etwa 5–7 mm Länge nur sehr kurz, sein Lumen durch die Längsfalten in der basalen Hälfte eingeengt. Distal geht er in das konisch eingezogene *Ostium papillare* über. An dem eröffneten Hohlraumsystem (397) ist die Grenze zwischen dem weißen Strichkanalepithel und dem mehr gelblichen Epithelbelag der Zitzenzisterne deutlich erkennbar. Der Strichkanal trägt ein mehrschichtiges verhorntes Plattenepithel, die Zisterne ist mit einem zweischichtigen Zylinderepithel ausgestattet. Der Aufbau der Zitzenwand entspricht weitgehend dem des *Rd.* In der Mittelschicht kommen starkwandige, mit Klappen versehene Venen vor, eine Subkutis fehlt. Die Kutis ist reichlich mit Haaren, Talg- und stark geknäuelten Duftdrüsen ausgestattet. Haare und Drüsen fehlen lediglich an der Zitzenspitze. In der Regel ist jederseits von der Euterbasis eine kleine, etwa 5–10 mm lange *Afterzitze* entwickelt.

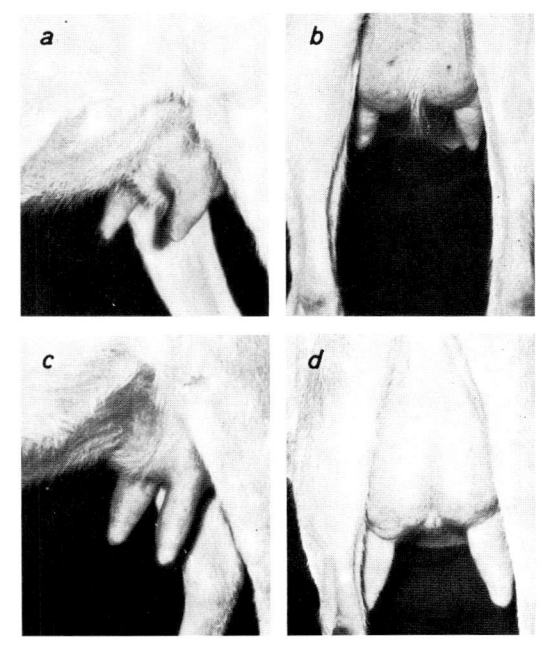

Abb. 395. Milchdrüse einer jüngeren (*a, b*) und einer älteren (*c, d*) *Ziege* in Lateral- und Kaudalansicht.
Beachte die unterschiedliche Form und Größe der Mammarkomplexe und der Zitzen.

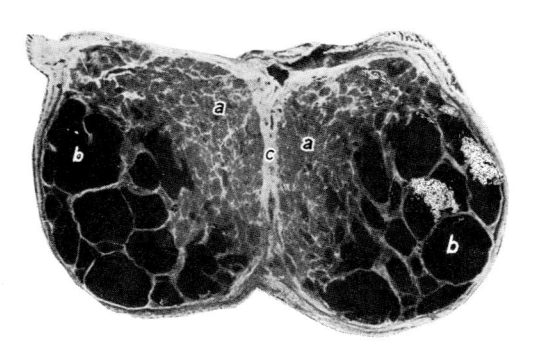

Abb. 396. Horizontaler Querschnitt durch die Milchdrüse einer *Ziege*.
Oben im Bild: kranial; unten im Bild: kaudal. ½ nat. Größe. (Nach MARTIN und SCHAUDER, 1938.) Kraniomedial liegt das Drüsengewebe (*a*) mit den kleinen und mittelgroßen Milchgängen, kaudolateral sind die mit Gelatine gefüllten großen Milchgänge (*b*) zu sehen. Zwischen beiden Euterhälften Gefäßanschnitte und das Ligamentum suspensorium uberis (*c*)

Der *Ziegenbock* besitzt häufig vor der Hodensackbasis je eine *Afterzitze* von 20–60 mm Länge, die mit Drüsengewebe in Verbindung stehen kann. Im Gegensatz zum *Bullen* (*Stier*) und *Schafbock* sind bei ihm schon Fälle von *Absonderung* einer *milchähnlichen Flüssigkeit* beobachtet worden. Ihre Menge kann bis zu ½ Liter pro Tag betragen. Bei Kastraten sind die Afterzitzen in der Regel nicht größer als bei nicht kastrierten Böcken.

Milchdrüse des Schafes
(358, 360/*A*, 399)

Die **Milchdrüse** des *Schf.* ist ebenfalls in der Leistengegend gelegen, hat die Form einer abgeflachten Halbkugel (358/*D*) und ist aus zwei Euterhälften zusammengesetzt, was äußerlich durch den gut ausgebildeten *Sulcus intermammarius* (358/*D*; 399/*d*) deutlich wird. Jede Euterhälfte besteht aus einem *Mammarkomplex* (360/*A*), der aber wesentlich kleiner ist als der der *Zg.* Die nur kleinen, 10–30 mm langen, *kegelförmigen Zitzen* (358/*D*) sind seitwärts gerichtet und zeigen mit ihrer Spitze kraniolateral. Die Haut des Euters ist in der Regel bräunlich und nur selten pigmentfrei. An jeder Zitzenspitze mündet ein gut sichtbarer Strichkanal, *Ductus papillaris*, mit dem *Ostium papillare* (399/*c*).

Während die an die Oberschenkelinnenfläche angrenzenden lateralen Euterpartien

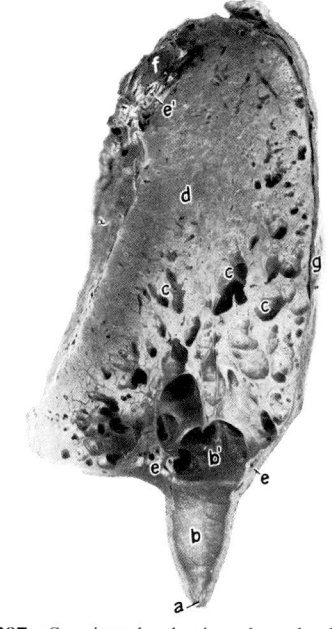

Abb. 397. Sagittalschnitt durch die rechte Euterhälfte einer stehend formalinfixierten älteren *Ziege*. (Nach Schauder, 1951.)
a Ductus papillaris; *b* Pars papillaris, *b'* Pars glandularis sinus lactiferi; *c, c, c* Ductus lactiferi; *d* Lobi glandulae mammariae; *e* Venen an der Zitzenbasis, *e'* Gefäße an der Euterbasis; *f* Nl. mammarius; *g* fein behaarte Haut

und die Zitzen nur fein behaart sind, tragen die anderen Abschnitte der Milchdrüse eine dichte Wollhaarbedeckung (358/*D*; 399/*d*).

Der innere Aufbau des Schafeuters entspricht weitgehend dem der *Zg.* Die längs-

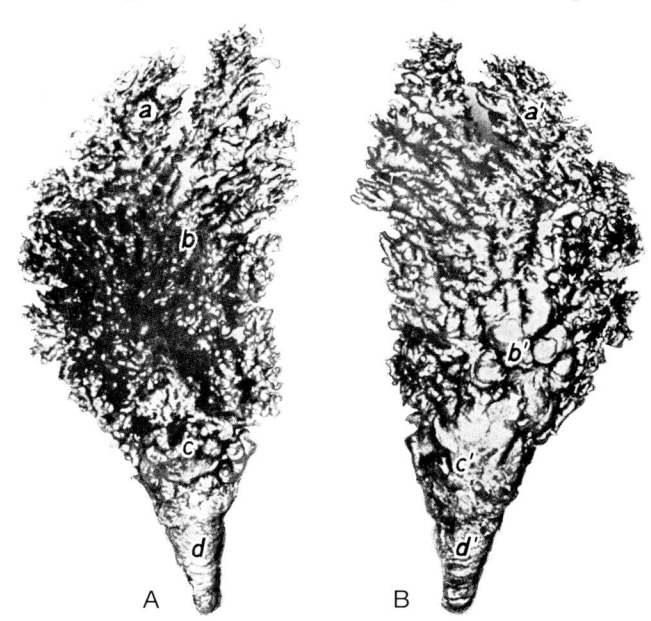

Abb. 398. Milchgangsystem in der Milchdrüse einer *Ziege*. Korrodierte Metallausgüsse. (Nach Martin und Schauder, 1938.)
A Kranialansicht mit Lobuli glandulae mammariae (*a*), kleinen Ductus lactiferi (*b*), Pars glandularis (*c*) und Pars papillaris sinus lactiferi (*d*)
B Kaudalansicht mit Lobuli glandulae mammariae (*a'*), großen Ductus lactiferi (*b'*), Pars glandularis (*c'*) und Pars papillaris, sinus lactiferi (*d'*)

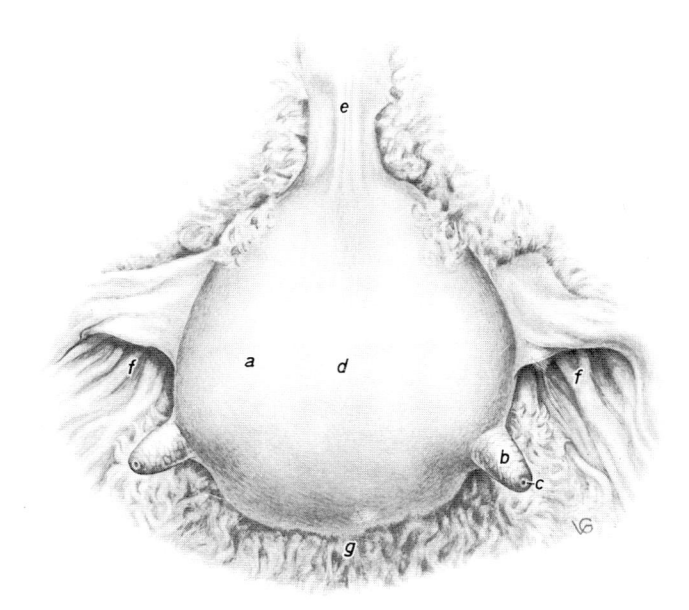

Abb. 399. Laktierende Milchdrüse eines *Schafes*. Kaudoventrale Ansicht. Etwa ½ nat. Größe.
a halbkugeliges Corpus mammae; b Papilla mammae; c Ostium papillare; d Sulcus intermammarius; e unbehaarte Perinealfalte; f, f Sinus inguinalis; g behaarte Haut

gefaltete Strichkanalschleimhaut ist dunkel pigmentiert. Die Zitzenwand enthält zahlreiche elastische Fasern, während die glatte Muskulatur eher spärlich entwickelt ist. Ein *M. sphincter papillae* ist *nicht* ausgebildet; der Verschluß des Strichkanals wird von dem dichten elastischen Fasernetz bewerkstelligt. Die *Zitzenzisterne* des *Schf.* ist wesentlich kleiner als die der *Zg.*, ihr distaler Abschnitt sehr eng, ihr proximaler säckchenförmig erweitert. Die *Drüsenzisterne* ist etwa *walnußgroß* und im Grenzbereich zur Zitzenzisterne deutlich eingeschnürt. Das *Drüsenparenchym* und die *Milchgänge* verhalten sich wie beim *Rd.* Die Laktationsperiode beläuft sich bei *Zg.* und *Schf.* auf etwa 130–140 Tage. In dieser Zeit liefert eine *Zg.* etwa 600, ein *Milchschaf* etwa 500 Liter Milch.

Afterzitzen sind beim *Schf.* in der Regel nicht ausgebildet, sie werden nur gelegentlich angetroffen. Der *Schafbock* besitzt laterokranial vor der Hodensackbasis jederseits zwei Afterzitzen, von denen die vordere etwa 5 mm, die hintere 15–25 mm lang sein kann. Zwischen Euter bzw. Scrotum und Oberschenkelinnenfläche sind beim *Schf.* bzw. *Schafbock* die Inguinaltaschen, *Sinus inguinales* (399/*f*), gelegen (s. S. 475).

Blutgefäße der Milchdrüse der kleinen Hauswiederkäuer

Arterien (400–402)

Auch das Euter der *kleinen Hauswiederkäuer* wird nur von der *A. pudenda externa* (400/*a;* 402/*1*), die aus dem *Truncus pudendoepigastricus* hervorgeht und durch den Leistenspalt an die Euterbasis herantritt, versorgt. Kurz vor Eintritt in den kaudalen Basalabschnitt des Euters entläßt sie beim *Schf.* den *Ramus labialis ventralis* (400/*b*), der Zweige für die Euterlymphknoten abgibt. Bei der *Zg.* ist hier neben dem *Ramus labialis ventralis* (408/*2*) eine *besondere Lymphknotenarterie* (402/*9*) ausgebildet. Bei ihr versorgt der *Ramus labialis ventralis* nur das kaudodorsale Euterdrittel.

Unmittelbar nach Eintritt in das Euterparenchym zweigt die *A. pudenda externa* einen *Ramus caudalis* (400/*e;* 402/*4*) ab, der den kaudalen Bereich des Euters vaskularisiert. Kurz danach gabelt sich die *A. pudenda externa* in die *A. mammaria media* (400/*c, n;* 402/*7, 7'*) und in die *A. mammaria cranialis* (400/*d, o;* 402/*2, 3*).

Aus der *A. mammaria media* (400/*c;* 402/*7*) geht in der Regel die *A. medialis sinus* (400/*f*) hervor, die sich etwa in Höhe der Zitzenbasis meist in zwei *Aa. papillares* (401/*b*) aufspaltet. Diese (400/*h;* 401/*b*) bilden unter weiterer Aufspaltung und Verzweigung etwa in der Mitte der Zitzenlänge und in Höhe des Strichkanals den *Plexus arteriosus papillae* (400/*i*; 401/*c*) bzw. den *Plexus arteriosus ductus papillaris* (400/*k*; 401/*d*).

In Abweichung von diesem Gefäßverhalten kann beim *Schf.* der *Ramus caudalis* (400/*e*) auch von der *A. mammaria cranialis* (400 B/*e*) oder von der *A. mammaria media* (400 C/*e*) gebildet werden.

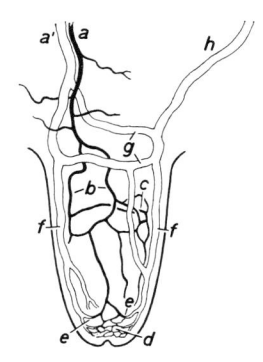

Abb. 401. Zitzengefäße eines *Schafes*. Nach einem Plastoid-Korrosionspräparat gezeichnet. Etwas schematisiert. Etwa nat. Größe.
(Nach STOJANOWIC, 1975.)
a A. medialis sinus, *a'* V. medialis sinus; *b* Aa. papillares; *c* Plexus arteriosus papillae; *d* Plexus arteriosus ductus papillaris; *e* vermutliche arterio-venöse Anastomosen; *f* Vv. papillares; *g* Circulus venosus papillae; *h* V. lateralis sinus

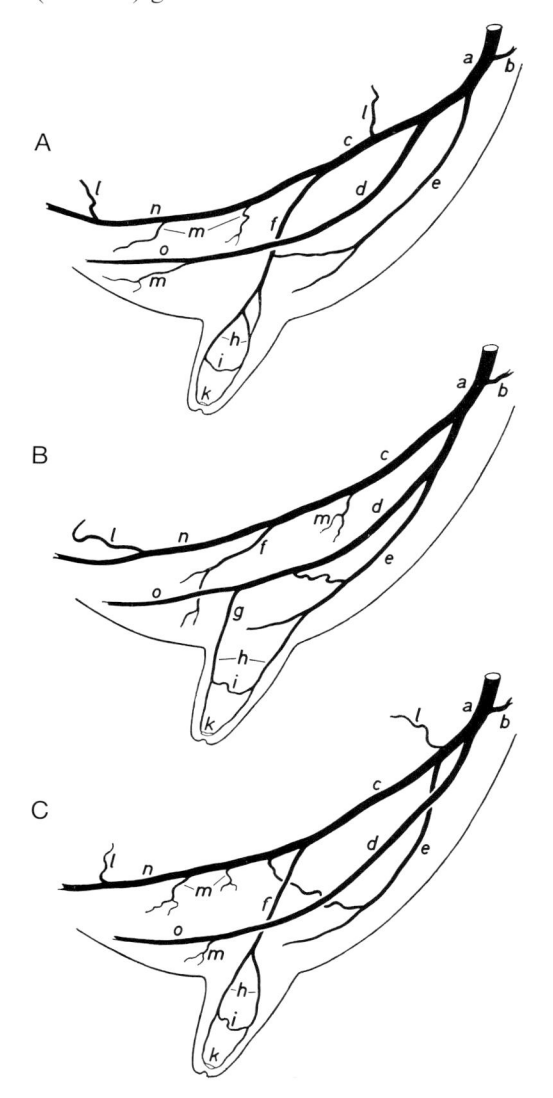

Abb. 400 A–C. Halbschematische Darstellung der Variationen des Arterienverhaltens am Schafeuter. Linke Seitenansicht.
(Nach STOJANOWIC, 1975.)
a A. pudenda externa; *b* Ramus labialis ventralis mit Lymphknotenast; *c, n* A. mammaria media; *d, o* A. mammaria cranialis (A. epigastrica caudalis superficialis); *e* Ramus caudalis; *f* A. medialis sinus; *g* A. lateralis sinus; *h* Aa. papillares; *i* Plexus arteriosus papillae; *k* Plexus arteriosus ductus papillaris; *l* Rami communicantes; *m* Parenchymäste

Anastomosen zwischen den arteriellen Hauptästen kommen vor. *Querverbindungen* zwischen den Arterien beider Euterhälften durch das *Ligamentum suspensorium uberis* finden sich (im Gegensatz zum *Rd.*) vornehmlich im kranialen, weniger häufig im kaudalen Euterbereich. Hierbei handelt es sich einerseits um Äste der *A. mammaria media*, andererseits um feine Zweige des *Ramus labialis ventralis*, die durch die mediane Scheidewand hindurchtreten und Verbindungen mit Ästen der gleichnamigen Arterien der anderen Euterhälfte aufnehmen.

Venen (401–402)

Der venöse Blutabfluß aus dem Euter erfolgt in der Hauptsache über die *V. pudenda externa* (402/*10*), die auch eine *V. labialis ventralis* (402/*17*) von den Nll. mammarii aufnimmt.

Im übrigen verhalten sich die Aufzweigungen der Venen wie die der Arterien. Die kleineren Venen sind in der Regel zahlreicher ausgebildet als die entsprechenden Arterien.

Das venöse Blut der Zitzenwand wird über ein kapilläres Netz sowie über arterio-venöse Anastomosen weitergeleitet. Die *Vv. papillares* (401/*f*; 402/*16*) münden in Höhe der Zitzenbasis in den *Circulus venosus papillae* (401/*g*; 402/*15*). Von hier aus kann das Blut sowohl über die *V. medialis sinus*

Abb. 402. Breitbasiges Euter einer jüngeren *Ziege*. Kraniodorsalansicht. An der rechten Euterhälfte Drüsenhohlräume und Venen, an der linken vorwiegend Arterien dargestellt. Nach einem Plastoid-Korrosionspräparat gezeichnet.
Dunkel: Arterien; hell: Venen
a Lobuli glandulae mammariae; *b* Pars glandularis, *c* Pars papillaris sinus lactiferi
1 A. pudenda externa; *2, 3* A. mammaria cranialis (A. epigastrica caudalis superficialis); *4* Ramus caudalis; *5* A. lateralis sinus; *6* A. papillaris; *7, 7'* A. mammaria media; *8* Ramus labialis ventralis; *9* Ast zum Euterlymphknoten; *10* V. pudenda externa; *11, 11', 13, 13'* V. mammaria cranialis bzw. V. epigastrica caudalis superficialis; *12, 12'* V. mammaria media, an der rechten Euterhälfte Übergang in die V. epigastrica cranialis superficialis (V. subcutanea abdominis); *14* V. lateralis sinus; *15* Circulus venosus papillae (Fürstenbergscher Venenring); *16* Vv. papillares; *17* V. labialis ventralis; *18* Venenklappen

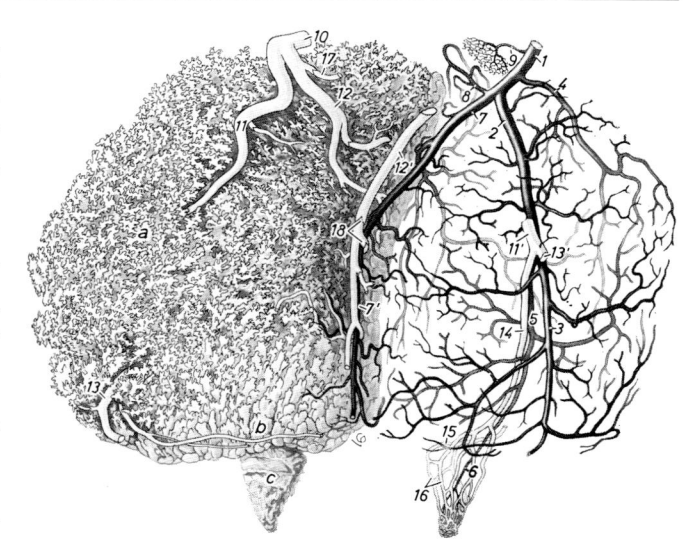

der *V. mammaria media* (402/*12, 12'*) oder des *Ramus caudalis* als auch auf kurzem Weg über die *V. lateralis sinus* (401/*h;* 402/*14*) der *V. mammaria cranialis* (402/*11, 11'*) zugeführt werden. Die *V. mammaria media* (402/*12, 12'*) kann ihr Blut auch in die *V. epigastria cranialis superficialis* abgeben wie die *V. mammaria cranialis* (402/*11, 11', 13, 13'*).

Die Innervation des *Euters* gleicht der beim *großen Hauswiederkäuer*.

Zehenendorgan des Rindes (403–413)

Allgemeines

Die **Klaue, Ungula,** stellt die *besondere Form* des *Zehenendorgans* bei den *Paarzehern* dar. An jedem Fuß können zwei Hauptklauen und zwei Afterklauen (412) unterschieden werden; beide Hauptklauen zusammen sind dem Huf nicht unähnlich.

Als Klaue wird das *distale Zehenglied* mit seinem *Hautüberzug* bezeichnet, dessen Epidermis den verhornten Klauenschuh bildet. Zu den *zentralen Stützgebilden* gehören das Klauenbein (403/*D*), der distale Abschnitt des Kronbeines (403/*C*), das Strahlbein (403/*E*), der Bandapparat der Gelenke sowie die Endabschnitte der Streck- (403/ *4–6*) und Beugesehnen (403/*9, 10*) mit der Bursa podotrochlearis (403/*16*). (Einzelheiten s. Bd. I, S. 320 u. 321.)

Wie bereits im allgemeinen Teil beschrieben wurde, kann der Hautüberzug des Zehenendorgans nach *Schichten* und nach *Segmenten* gegliedert werden. Entsprechend den drei Schichten der Haut sind an der Klaue die *Klauenunterhaut, Tela subcutanea ungulae,* die *Klauenlederhaut, Corium ungulae,* und die *Klauenoberhaut, Epidermis ungulae* (403), ausgebildet. Darüber hinaus können das *Saum-*, das *Kron-*, das *Wand-*, das *Sohlen-* und das *Ballensegment* unterschieden werden. Lediglich *Strahl* und *Eckstreben* kommen an der *Klaue nicht* vor. An allen diesen Segmenten lassen sich die drei Schichten der Haut nachweisen (403).

Klauenunterhaut, Tela subcutanea ungulae

Die Klauenunterhaut, *Tela subcutanea ungulae,* überzieht die zentralen Stützteile und weist an den fünf Segmenten eine unterschiedlich starke Entwicklung auf. Im Saumbereich bildet sie dorsal und an der Außenfläche jeder Hauptklaue das *Saumpolster* (403/*a'*), das sich palmar bzw. plantar verbreitert und in das *Ballenpolster* (403/*b'*) übergeht. An der Klauenspaltfläche ist die Saumunterhaut nur schwach ausgebildet.

Die *Tela subcutanea coronae* (403/c″) formt das nur schwach gewölbte *Kronpolster*, das vom Zehenrücken aus in palmarer bzw. plantarer Richtung an Breite und Dicke abnimmt. Im Bereich des *Wand*- und *Sohlensegmentes* stellt die Unterhaut einen Teil des *Periostes* des Klauenbeines dar und verbindet als solches die Lederhaut sehr fest mit den zentralen Stützteilen, besonders im Gebiet der Klauenbeinspitze (403/e′).

Die mächtigste Ausbildung erfährt die Subkutis des Ballensegmentes. Als *Ballenpolster, Tela subcutanea tori* (403/b″), wirkt es federnd-elastisch und stoßbrechend bei der Belastung der Klauen. Es nimmt palmar bzw. plantar die gesamte Breite der Klaue ein und hat hier eine Dicke von maximal 15 mm (403/b″). Klauenspitzenwärts flacht sich das Ballenpolster hingegen immer mehr ab, schiebt sich weit auf die Fußungsfläche der Klaue vor und geht unmerklich in die *Tela subcutanea soleae* über. Diese ist verhältnismäßig dünn und liegt dem Klauenbein (403/D) direkt an.

Klauenlederhaut, Corium ungulae

Klauenlederhaut und *Klauenepidermis* bilden zusammen die Klauenhaut. Die Klauenlederhaut, *Corium ungulae*, liegt der Klauenunterhaut auf und bildet mit ihr sowie den zentralen Stützteilen die *Klauenpatrize*, die ein sehr charakteristisches Oberflächenrelief besitzt. Sie trägt am Saum-, Kron-, Sohlen- und Ballensegment Zöttchen, am Wandsegment Blättchen (404–406).

Die mit Zöttchen, *Papillae coriales*, versehene *Saumlederhaut, Corium limbi* (404/a), tritt als *Saumwulst* in Erscheinung. Ihre Breite beträgt dorsal an der Außenwand 5–6, lateral 4–7 und palmar bzw. plantar 8 mm und setzt sich durch eine seichte Rinne an der Außenfläche und im Ballengebiet gegen das Korium der behaarten Haut ab (404; 405). Die Saumlederhaut geht palmar bzw. plantar unter Verbreiterung in die Ballenlederhaut (404–406/b) über. Durch einen deutlichen *Falz, Vallum*, der distal als Grat vorragt (404/1), wird die Saumlederhaut (404/a), besonders im Bereich der Außenwand, von der Kronlederhaut (404; 405/c) getrennt. Der Falz besteht demnach aus einer Erhabenheit und einer Vertiefung und ist besonders an der *Rinderklaue* deutlich erkennbar. Die Länge der Saumlederhautzotten schwankt zwischen 1,0 und 1,8 mm, die stärksten Zotten liegen immer am freien Falzrand. Ihre Dichte beträgt 20–30 Zöttchen pro mm².

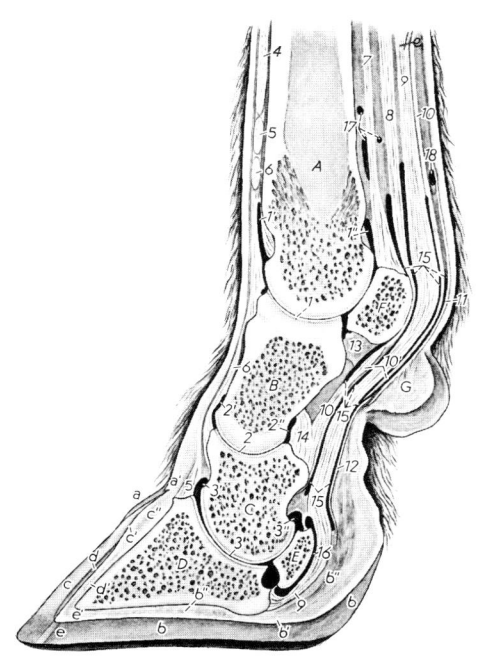

Abb. 403. Linker Vorderfuß eines *Rindes*. Sagittalschnitt durch die laterale Hauptzehe. Lateralansicht. Am Korium wurde auf die Darstellung des Papillarkörpers verzichtet. (Nach WILKENS, 1964.)
A Metacarpus IV; *B* Phalanx proximalis; *C* Phalanx media; *D* Phalanx distalis; *E* Os sesamoideum distale; *F* Os sesamoideum proximale mediale; *G* laterale Afterklaue
a Epidermis limbi, *a′* Corium limbi mit Falz, von der Tela subcutanea limbi unterlagert; *b* Epidermis tori, *b′* Corium tori, *b″* Tela subcutanea tori; *c* Epidermis coronae, *c′* Corium coronae, *c″* Tela subcutanea coronae; *d* Epidermis parietis, *d′* Corium parietis; *e* Epidermis soleae, *e′* Corium soleae
1 Articulatio metacarpophalangea, *1′* dorsale, *1″* palmare Ausbuchtung des Gelenksacks; *2* Articulatio interphalangea proximalis manus, *2′* dorsale, *2″* palmare Ausbuchtung des Gelenksacks; *3* Articulatio interphalangea distalis manus, *3′* dorsale, *3″* palmare Ausbuchtung des Gelenksacks; *4* Sehne des M. extensor digiti III proprius; *5* Sehne des M. extensor digitalis communis; *6* Sehne des M. extensor digiti IV proprius; *7–8* M. interosseus medius: *7* Mittelplatte, *8* Verbindungsplatte zur Sehne des M. flexor digitalis superficialis; *9* Sehne des M. flexor digitalis profundus; *10* Sehne des M. flexor digitalis superficialis, *10′* Manschette um die tiefe Beugesehne; *11* Fesselringband; *12* Sehnenhaltebänder; *13* Ligamenta sesamoidea decussata; *14* axiales Palmarband des Krongelenks; *15* gemeinsame digitale Beugesehnenscheide mit ihren Buchten; *16* Bursa podotrochlearis; *17* venöser Arcus palmaris distalis; *18* arterieller Arcus palmaris distalis

Abb. 404. Außenfläche der Patrize

Abb. 405. Interdigitalfläche der Patrize

Abb. 406. Fußungsfläche der Patrize

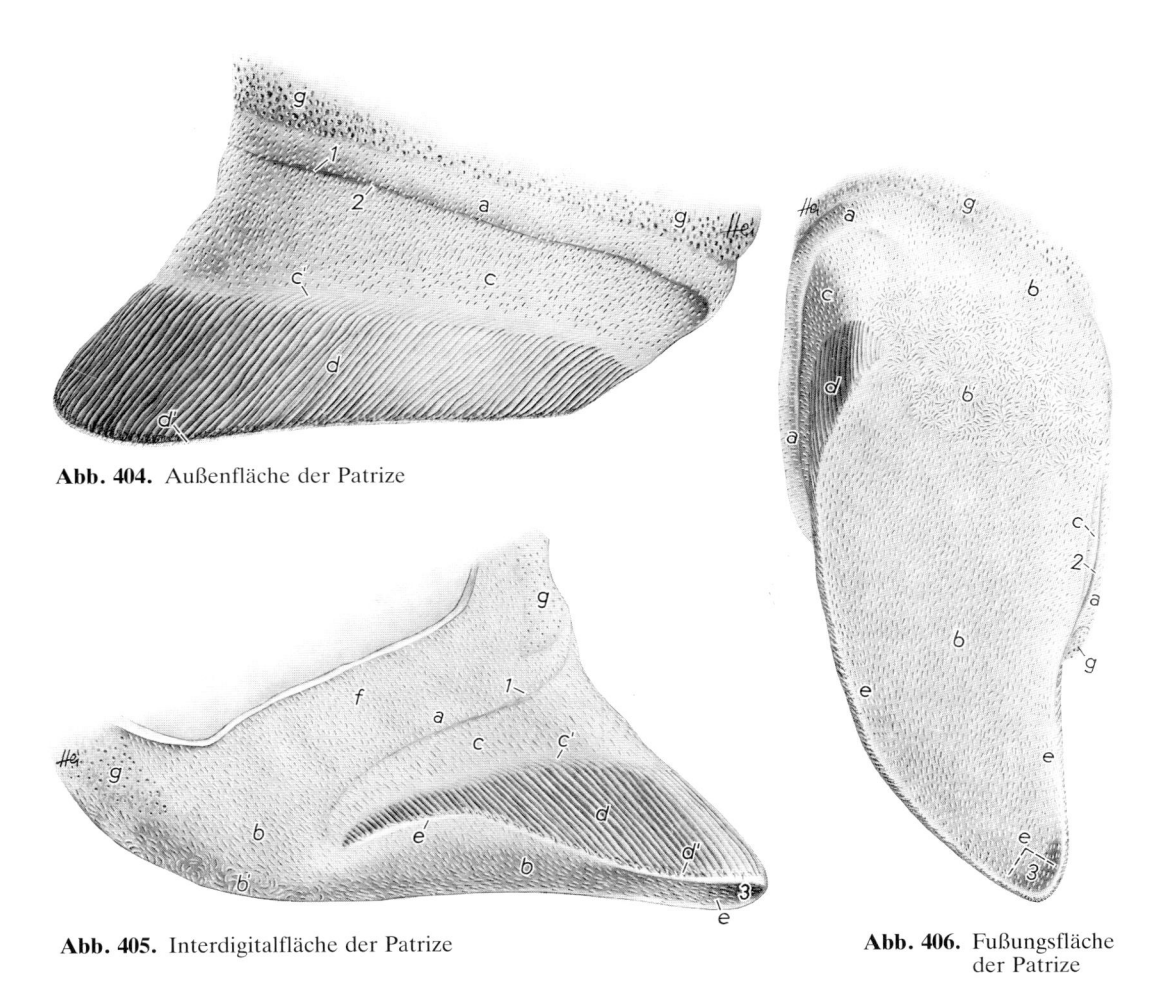

Abb. 404–406. Patrize mit Lederhaut der Außenklaue eines linken Vorderfußes vom *Rind*. Papillarkörper leicht schematisiert. (Nach WILKENS, 1964.)
a Corium limbi mit Papillae coriales; *b* Corium tori mit Papillae coriales, *b'* Ballenwulst; *c* Corium coronae mit Papillae coriales, *c'* niedrige, mit feinen Zöttchen besetzte Leisten im distalen Abschnitt des Kronsegments; *d* Corium parietis mit Lamellae coriales, *d'* distales, mit Zotten besetztes Ende der Lamellen; *e* Corium soleae mit niedrigen, zottenbesetzten Leisten; *f* Korium der unbehaarten Haut des Spatium interdigitale mit Papillae coriales; *g* Korium der behaarten Haut
1 Falz des Corium limbi; *2* Sulcus coronalis; *3* fingerkuppenstarke Vertiefung im Bereich des Corium soleae an der Klauenspitze

Die *Kronlederhaut, Corium coronae* (404; 405/*c*), bildet das *Fertilbett* der *Klauenplatte*, grenzt proximal an die Kronfalzrinne (404/*2*) und wird durch das unter ihr gelegene Kronpolster als breiter, aber relativ flacher *Kronwulst* (403/*c"*) etwas vorgewölbt. Die Breite der Kronlederhaut beträgt an der Außenwand dorsal 30, seitlich 25–30 und im Trachtenbereich 15–20 mm, an der Zwischenklauenwand dorsal 20–25, seitlich 10–15 und an der Trachte 5 mm (404; 405). Ihre 0,2–0,3 mm langen Zotten enden konisch, abgerundet oder spitz. Im Übergangsgebiet zur Wandlederhaut sind bereits niedrige, mit feinen Zöttchen besetzte Leisten (404/*c'*) zu erkennen, die zu den Lederhautblättchen (404; 405/*d*) überleiten. Dieser Übergangsbereich kann besonders an der Außenwand durch eine seichte Rinne markiert sein (s. Klauenbein). Der Kronlederhaut fehlt der Eckstrebenteil.

Distal folgt auf die Kronlederhaut die *Wandlederhaut, Corium parietis* (404; 405/*d*), die das *Sterilbett* der *Klauenplatte* darstellt. Sie besitzt eine etwas geringere Breite als die Kronlederhaut (404; 405/c). Da die Wandunterhaut einen Teil des Klauenbeinperiostes repräsentiert, hat sie sich in ihrem Relief der Form des Klauenbeines angepaßt und setzt sich am Tragrand noch ein Stückchen auf die Sohlenfläche fort (406/e). Die *Wandlederhautblättchen* sind kürzer als am Huf des *Pfd.* und besitzen keine Nebenblättchen; ihre Höhe schwankt zwischen 0,9 mm an der Trachte und 2,5 mm dorsal und seitlich an der Klauenaußenwand. Sie nehmen von dorsal nach palmar bzw. plantar an Länge ab (404/d); in derselben Richtung nimmt die Dicke der Wandlederhaut von 2–4 mm im Zehenrückenbereich, bis auf 7 mm im Ballenbereich zu. Die Blättchen stehen besonders am *Zehenteil* dichter als beim *Pfd.* Ihre Zahl beträgt insgesamt etwa 1 300 Stück bei einer durchschnittlichen Gesamtausdehnung der Wandlederhaut von etwa 145 mm.

Die sehr schmale *Sohlenlederhaut, Corium soleae* (406/e), nimmt nur die peripheren Bereiche der Sohlenfläche ein. Sie ist von Zotten besetzt, die dem freien Rand von Leisten aufsitzen, welche als abgewinkelte Fortsetzungen der Wandlederhautblättchen an der Sohlenfläche aufgefaßt werden können. Daher sind die Papillen in deutlichen Reihen angeordnet. An der Klauenspitze läßt die Sohlenlederhaut eine fingerkuppengroße Konkavität (406/3) erkennen.

Die *Ballenlederhaut, Corium tori* (404–406/b), erstreckt sich weit klauenspitzenwärts an die Fußungsfläche der Klaue und nimmt proximopalmar bzw. -plantar mit der Saumlederhaut direkten Kontakt auf (406/b). Sie wird vom *Ballenpolster* (406/b′) unterlagert, das sich zum Sohlensegment hin abflacht. Dort geht die Ballenlederhaut (406/b) ohne Grenze in die der Sohle (406/b, e) über. Die Ballenlederhaut der benachbarten Zehen ist oft durch eine Brücke verbunden. Proximal dieser Brücke befindet sich unter der Zwischenklauenhaut ein Fettpolster, das die Reibung beider Klauen während der Bewegung vermindert.

Die langen, schlanken und spitz endenden Zotten der Ballenlederhaut stehen sehr dicht beieinander und bilden zur Klauenspitze hin mit der Bodenfläche einen spitzen Winkel (406/b), während sie im palmaren bzw. plantaren Ballenbereich fast senkrecht stehen (406/b). Ihre Länge schwankt zwischen 0,1 und 1,5 mm; ihre Stärke weist beachtliche Unterschiede auf. Die in der Regel ebenfalls in Reihen angeordneten Zotten der Ballenlederhaut bilden im palmaren bzw. plantaren Bereich der Klauen eigenartige Wirbel (406/b′), was sich auf die Verlaufsrichtung der Hornröhrchen des epidermalen Ballensegmentes auswirken muß.

Klauenoberhaut, Epidermis ungulae

Die Oberhaut der Klaue, *Epidermis ungulae,* besteht aus einem mehrschichtigen Plattenepithel, das sich durch seine Vielschichtigkeit und seine starke Verhornung auszeichnet. Ihre Innenfläche gleicht der Außenfläche der Lederhaut wie die geprägte Form einem Prägestempel.

Sie bildet den *verhornten Klauenschuh,* der ebenfalls 5 Segmente aufweist und das Zehenende schützend umhüllt. Wie beim Pferdehuf schieben sich Saum-, Kron- und Wandhorn in proximodistaler Richtung übereinander und bilden so die Klauenplatte. Diese ist um die zentrale Zehenachse so herumgebogen, daß dorsal eine abgerundete Kante geformt wird (412/a). So können an ihr der *Zehenrückenteil* (407/1), die schwach konvexe *Außenwand* (407/2) und die leicht konkave *Interdigitalwand* (409/2′) unterschieden werden. Letztere trägt zur Bildung des Interdigitalspaltes (412/e) bei. An der *Außen-* sowie der *Interdigitalwand* der Klauenplatte wird der vordere Abschnitt als *Seitenteil* bezeichnet, dem sich ballenwärts der *Trachtenteil* anschließt. Der distale Abschnitt des Zehenrückenteils ist zum Klauenspalt hin eingebogen (412/e), an der medialen Klaue stärker als an der lateralen (*Möglichkeit der Zuordnung der Klauen zur linken oder rechten Gliedmaße*). Die *Klauen* des Vorderfußes (412/A) sind breiter, stumpfer sowie kürzer und klaffen stets etwas mehr auseinander als die des Hinterfußes (412/B) (*Möglichkeit der Zuordnung der Klauen zu Schulter- oder Beckengliedmaßen*).

Die Dicke der Klauenplatte nimmt von dorsal nach palmar bzw. plantar ab, von proximal nach distal zu (403). Sie beträgt in der Mitte der Seitenwand abaxial 7, axial 5 mm.

Die feste Verbindung der vielschichtigen verhornten Klauenepidermis mit der Klauenlederhaut und ihre Ernährung wird durch den *hohen Papillarkörper* sichergestellt

(404–406). An den Klauen werden über den Lederhautzotten *Epidermisröhrchen, Tubuli epidermales* produziert, deren *Rinde* aus den *zirkumpapillären* und deren Mark aus den *suprapapillären Epidermiszellen* gebildet wird. Zwischen den Hornröhrchen entsteht über den *interpapillären* Abschnitten des Koriums das *Zwischenröhrchenhorn.* Zwischen den ungefiederten Koriumblättchen gehen aus vollsaftigen Epidermiszellen die gleichfalls ungefiederten *Hornblättchen* der Klauenplatte, die als *Verbindungsschicht* des Wandsegmentes fungieren (408/*d*), hervor.

Das weiche Saumhorn wird von der *Saumoberhaut, Epidermis limbi* (403/*a*), gebildet, beschränkt sich auf das proximale Viertel der Klauenwand und ist distal unregelmäßig begrenzt; seine Außenfläche erscheint streifig (407/*a*). Die von der *Kronoberhaut, Epidermis coronae* (403/*c*), produzierte *Schutzschicht* der *Klauenplatte* besteht aus dem sehr widerstandsfähigen und festen K r o n h o r n (407/*c*; 408/*c'*). Dieses wird im Trachtenbereich wulstartig vom Ballenhorn überdeckt (407; 408/*b*). An der Zwischenklauenfläche bildet es distopalmar bzw. -plantar einen freien Rand, der sich über das Ballenhorn legt (408/*b*). Im übrigen ist die Oberfläche des Kronhorns mit unterschiedlich deutlichen Rillen versehen, die in dorsopalmarer bzw. -plantarer Richtung leicht divergieren (407/*c*). Das Kronhorn ist an seiner Interdigitalfläche zerklüftet (409/*c'*), seine Innenfläche im Anlagerungsbereich des Kronwulstes als flache, breite *Kronmulde* (410/*c'*) sichtbar, distal davon aber von den Blättchen des Wandhorns (410/9) bedeckt. Die feinen Löcher für die Zöttchen der Kronlederhaut nehmen im distalen Drittel der Kronmulde an Zahl ab und bilden Reihen, die zwischen feinen Hornleisten proximodistal verlaufen (410/8). Die größten verhornten Epidermisröhrchen befinden sich in der Mittelschicht der Kronepidermis, die in der Regel pigmentfrei ist.

Die ungefiederten, nur zentral verhornten Blättchen, *Lamellae epidermales*, der *Wandoberhaut, Epidermis parietis* (408/*d*), bilden in ihrer Gesamtheit das W a n d h o r n und stehen durch ihre vollsaftigen Epidermiszellen mit den Lederhautblättchen in inniger Verbindung. Die Hornblättchen sind proximal sehr niedrig, erreichen aber noch oberhalb der halben Länge ihrer Gesamtausdehnungsfläche ihre größte Höhe (408/

d). Über die Ausdehnung der Wandepidermis an der Interdigitalwand orientiert Abb. 410/*d'*. In den distalen zwei Dritteln des Wandsegmentes wird über den freien Rändern der Lederhautblättchen Horn produziert, das als Füllmaterial zwischen die Epidermisblättchen eingeschoben wird und distal an Masse zunimmt. Die Hornsubstanz des Wandsegmentes ist zum Tragrand hin nur wenig stärker ausgebildet, woraus geschlossen werden kann, daß sie vorwiegend proximal produziert und von der tragrandwärts herunterwachsenden Schutzschicht des Kronsegmentes über die vollsaftigen Epidermiszellen des Wandsegmentes geschoben wird (403/*d*). Die Bezeichnung *Sterilbett* für die Wandlederhaut ist deshalb gerechtfertigt, weil die Wandepidermis, die ihr anliegt, wenig Horn produziert.

Die distalen freien Enden der Lederhautblättchen gehen in Zotten (404; 405/*d'*) über, weshalb die Epidermis dieses Bereiches Röhrchen bildet. Am Tragrand, *Margo solearis* (407/6), der Klaue stellt die verhornte Wandepidermis wie auch am Huf die *weiße Linie, Zona alba* (411/13; 412/*d*), dar, die sich jedoch nicht so deutlich gegen die beim *Rd.* meist unpigmentierte Schutzschicht abhebt.

Die *Sohlenoberhaut, Epidermis soleae* (411/*e, e'*), bildet durch Verhornung ihrer oberflächlichen Zellagen das S o h l e n h o r n. Dieses stellt an der Rinderklaue nur einen kleinen Teil der *Hornsohle, Solea cornea* (412/*c*), dar und ist an ungepflegten Klauen nicht deutlich gegen das Ballenhorn abgrenzbar. Es bildet zwei schmale *Schenkel, Crura soleae*, entlang der *Zona alba* (411/*e, e''*). Das Sohlenhorn besitzt Röhrchen (411/*e*), grenzt peripher an das Wandhorn (411/*c*) und geht axial und palmar bzw. plantar in das Ballenhorn (411/*b*) über. Beim *Kalb* ist es als schmaler Streifen entlang der *Zona alba* und von etwa gleicher Breite wie diese gut zu erkennen.

Die *Ballenoberhaut, Epidermis tori* (407–411/*b*), läßt durch Verhornung ihrer Epithelzellen das B a l l e n h o r n entstehen. Dieses erstreckt sich an den Seiten der Klauen, besonders aber an ihrer Fußungsfläche weit klauenspitzenwärts (411/*b*) und nimmt daher den größten Teil der Sohlenfläche der Klaue ein (s. vorn). Daher wird das *Rd.* zu den „L a n g b a l l e r n" gezählt. An der Hornsohle werden die oberflächlichen Hornschichten in groben Schuppen abgestoßen.

Abb. 407

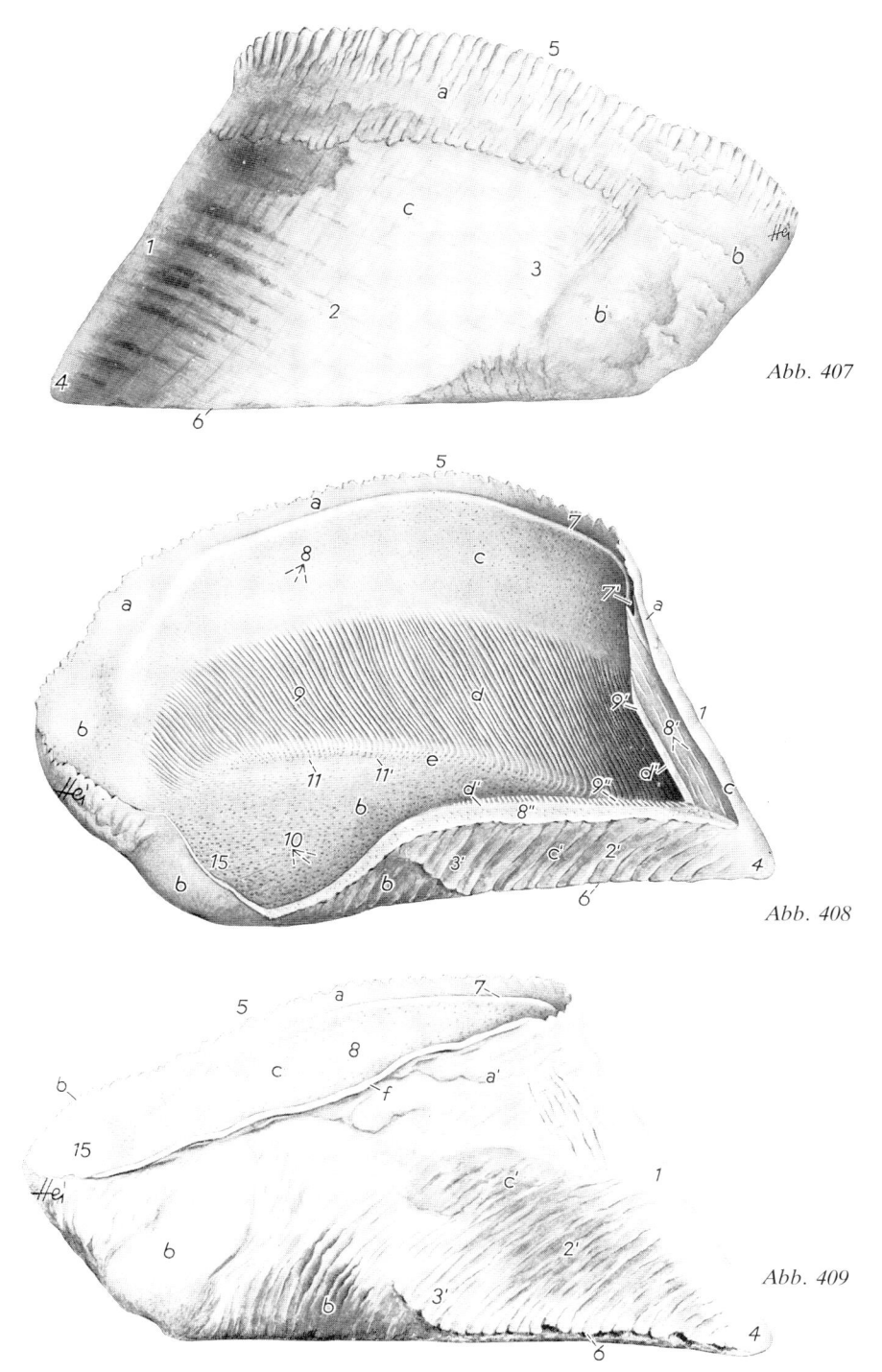

Abb. 408

Abb. 409

Abb. 407–411. Epidermaler Klauenschuh der Außenklaue (IV) eines linken Vorderfußes vom *Rind*. Innenrelief sowie Fußungsfläche leicht schematisiert. (Nach WILKENS, 1964.)
Abb. 407: Außenwand. Lateralansicht; Abb. 408: Außenwand nach weitgehender Abtragung der Interdigitalwand sowie eines Teiles der Ballenepidermis, Medialansicht; Abb. 409: Interdigitalwand, Medialansicht; Abb. 410: Interdigitalwand nach weitgehender Abtragung der Außenwand, Lateralansicht; Abb. 411: Fußungsfläche des Epidermalschuhs
a Stratum externum parietis cornei lateralis, *a'* Stratum externum parietis cornei interdigitalis; *b* Epidermis tori, *b'* ihr auf die Außenwand übergreifender Wulst; *c* Stratum medium parietis cornei lateralis, *c'* Stratum medium parietis cornei interdigitalis; *d* Stratum internum parietis cornei lateralis, *d'* Stratum internum parietis cornei interdigitalis; *e* an die Außenwand grenzender Schenkel der Epidermis soleae, *e'* an die Digital-

Palmar bzw. plantar stellt das *Ballenhorn* als abgerundeter Wulst das Ende der Klaue (407; 408/*b*) dar. Zwischen den Hornsohlenschenkeln ist das Ballenhorn hart, kaudal besitzt es eine weichere Konsistenz. Daher wurde früher der Bereich des festen Ballenhorns einschließlich des Sohlenhorns als Hornsohle der Klaue bezeichnet, was morphologisch nicht korrekt, im klinischen Sprachgebrauch aber nach wie vor üblich ist. Das entscheidende Kriterium für die Unterteilung der Fußungsfläche an der Klaue in Ballen und Sohle ist das Vorhandensein bzw. Fehlen eines bindegewebigen Polsters zwischen Lederhaut und Klauenbein. Liegt die Lederhaut dem Periost ohne jegliches Zwischengewebe auf, handelt es sich um die Sohle; in den anderen Fällen muß von Ballen gesprochen werden. (FÜRST, 1992).

Die Sohlenfläche der Klaue ist im Gegensatz zu der des Hufes nicht gewölbt, sondern plan (412/*c*). Palmar bzw. plantar ist an der Innenfläche des Ballenhorns als Abdruck des Ballenwulstes eine Vertiefung (409/*15*) zu erkennen, die auch als *„Ballenschüssel"* bezeichnet wird. Proximopalmar bzw. -plantar geht das Ballenhorn direkt in das Saumhorn, *Epidermis limbi* (408/*a*), über. In Abhängigkeit von der Oberflächengestaltung der Ballenlederhaut besteht das Ballenhorn aus Röhrchen und Zwischenhorn.

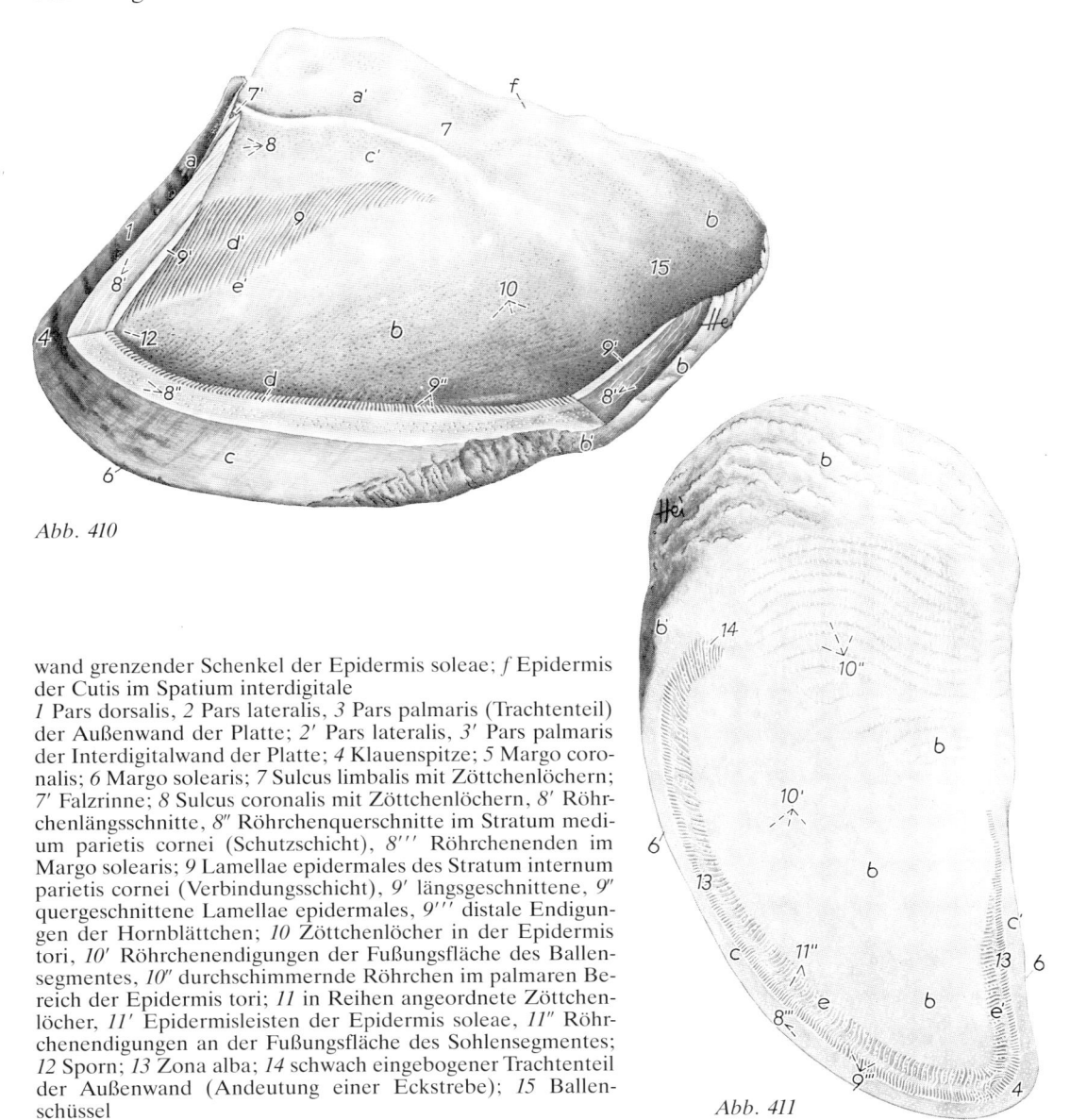

Abb. 410

wand grenzender Schenkel der Epidermis soleae; *f* Epidermis der Cutis im Spatium interdigitale
1 Pars dorsalis, *2* Pars lateralis, *3* Pars palmaris (Trachtenteil) der Außenwand der Platte; *2'* Pars lateralis, *3'* Pars palmaris der Interdigitalwand der Platte; *4* Klauenspitze; *5* Margo coronalis; *6* Margo solearis; *7* Sulcus limbalis mit Zöttchenlöchern; *7'* Falzrinne; *8* Sulcus coronalis mit Zöttchenlöchern, *8'* Röhrchenlängsschnitte, *8''* Röhrchenquerschnitte im Stratum medium parietis cornei (Schutzschicht), *8'''* Röhrchenenden im Margo solearis; *9* Lamellae epidermales des Stratum internum parietis cornei (Verbindungsschicht), *9'* längsgeschnittene, *9''* quergeschnittene Lamellae epidermales, *9'''* distale Endigungen der Hornblättchen; *10* Zöttchenlöcher in der Epidermis tori, *10'* Röhrchenendigungen der Fußungsfläche des Ballensegmentes, *10''* durchschimmernde Röhrchen im palmaren Bereich der Epidermis tori; *11* in Reihen angeordnete Zöttchenlöcher, *11'* Epidermisleisten der Epidermis soleae, *11''* Röhrchenendigungen an der Fußungsfläche des Sohlensegmentes; *12* Sporn; *13* Zona alba; *14* schwach eingebogener Trachtenteil der Außenwand (Andeutung einer Eckstrebe); *15* Ballenschüssel

Abb. 411

Die *Epidermis* der *Klaue* besitzt histologisch sowohl bei juvenilen als auch bei adulten *Rd*. im *Kron-* und *Wandsegment* kein *Stratum granulosum*. Die Zellen des *Stratum spinosum* sind in den oberflächlichen Lagen stark abgeplattet und gehen direkt in das *Stratum lucidum* über, dem das *Stratum corneum* folgt. Hingegen ist im Saumsegment und im proximalen Bereich des Ballensegmentes ein *Stratum granulosum* ausgebildet.

Im Bereich des Ballens und der Zwischenklauenwand werden ständig zu eng gewordene Hornhüllen distal verschoben, wodurch die Schachtelung dieser Schichten bedingt sein soll (409/*a'*).

Die Afterklauen (412; 413) sind reduzierte Klauen und bestehen wie diese aus *Unterhaut*, *Lederhaut* (413) und verhornter *Oberhaut*, die oft sehr lang wird, wenn an ihrer Spitze keine Abnutzung erfolgt (fehlende Bodenberührung). Sie sind proximal durch die Fascia pedis und das Fesselringband am Metakarpo- bzw. Metatarsophalangealgelenk so befestigt, daß ihr Rücken nach außen, ihr Ballenteil aber gegen die Fußachse gerichtet ist (412/*g*). Zusätzliche Verbindungen bestehen durch die Sehnen der Afterklaue mit den Faszien im Bereich des Krongelenkes und mit dem Ballenpolster der Klauen. Auffällig sind die starke Vorwulstung der Saumlederhaut (413/*e*) und das gut entwickelte Saumhorn (413/*a*), welches das Kronhorn (413/*b*) auf eine weite Strecke überzieht. Da das Saumhorn ohne besondere Abgrenzung in das Ballenhorn (413/*c*) übergeht, stellen die Afterklauen sehr oft zylindrische Gebilde dar. Im übrigen sind ihre Schichten ähnlich wie die der Hauptklauen gebaut.

Das hellgelbe *Eponychium* an den Klauen *neugeborener Kälber* ist 10–20 mm lang und weich. Nach 3–5 Stunden, spätestens nach einem Tag, ist es nicht mehr vorhanden. Da es sehr viel Wasser enthält, trocknet es bald nach der Geburt ein und wird beim Laufen abgestoßen.

Für den *feineren Bau* der *Klauenröhrchen* wurde von WILKENS (1964) anhand *polarisationsoptischer* und *elektronenmikroskopischer* Untersuchungen eine Modellvorstellung entwickelt, nach der sie mit dem Bau eines *Tannenzapfens* Ähnlichkeit haben sollen. Dem *Mark* der *Klauenröhrchen* entspricht hierbei die *zentrale* (axiale) *Spindel* des *Zapfens*, um welche die stark abgeplat-

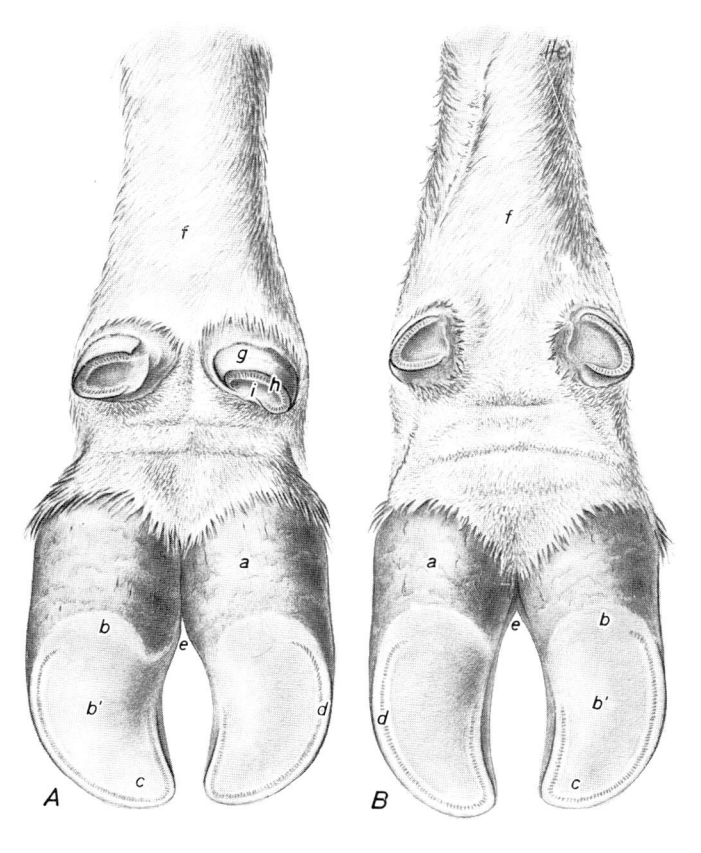

Abb. 412. Sohlenansicht der Klauen des linken Vorder- (A) und linken Hinterfußes (B) eines *Rindes*. Klauen und Afterklauen beschnitten. Etwa ½ nat. Größe. *a* Klauenplatte; *b* Torus corneus, *b'* in das Sohlengebiet vorgedrungener Hornballen; *c* Solea cornea; *d* Margo solearis mit Zona alba; *e* Spatium interdigitalis; *f* behaarte Haut; *g* Afterklaue; *h* Zona alba, *i* Solea cornea der Afterklaue

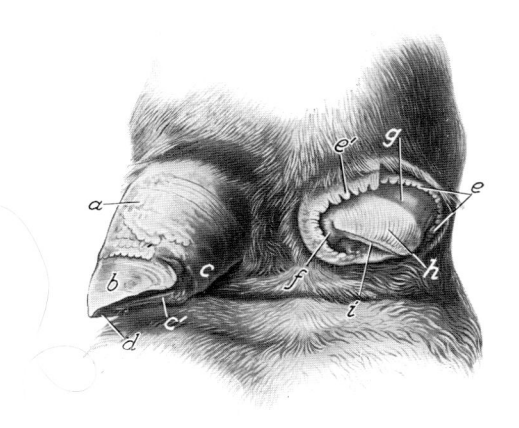

Abb. 413. Afterklauen des linken Vorderfußes eines *Rindes*. Palmaransicht. Die mediale Afterklaue ist ausgeschuht. ½ nat. Größe. (Nach ZIETZSCHMANN aus ELLENBERGER-BAUM, 1943.)
a wulstige Deckschicht; *b* Paries corneus; *c* Torus corneus, *c'* sein gegen die Sohle vordringender Abschnitt; *d* Solea cornea; *e* zöttchentragendes Corium limbi, *e'* Reste von deckenden Epithel- und Hornmassen; *f* Corium tori; *g* flach vorgewulstetes Corium coronae (Fertilbett); *h* blättchentragendes Corium parietis (Sterilbett); *i* Gebiet des Corium soleae

teten und schalenartig gebogenen *Epidermiszellen* der *Rinde* als *Schuppen* angeordnet und in distaler Verlaufsrichtung des Röhrchens mehr oder weniger deutlich gegen die Röhrchenachse geneigt sind. Die Epidermiszellen der Klauenröhrchen sind durch *Desmosomen* stark miteinander verzahnt. Die *Tonofilamente*[1] der Epidermiszellen sind in allen drei Ebenen des Raumes angeordnet, treten aber nicht in benachbarte Zellen über.

Das Klauenhorn ist um so widerstandsfähiger gegen Abnutzung, je stärker es pigmentiert ist und je mehr Hornröhrchen pro Flächeneinheit verhornte Klauenwand vorhanden sind.

Zehenendorgan der kleinen Hauswiederkäuer
(414, 415)

Die **Klauen** von *Zg.* und *Schf.* lassen eine ähnliche Bauweise wie die des *Schw.* erkennen. An der Dorsalseite der Klauen ist die Platte beim *kleinen Hauswiederkäuer* sehr stark gekrümmt. Der Dorsalrand der Klauen bildet mit der Fußungsfläche einen steilen Winkel von normal 60–70 Grad.

Das weiche Saumhorn deckt in der proximalen Klauenhälfte das harte Kronhorn; die äußere Hälfte des Kronhorns ist beim *Schaf* oft pigmentiert. Die Hornblättchen entstehen in halber Höhe der Klauen.

Die Ballen-Wandgrenze ist beim *Schaf* deutlich erkennbar, die Ballen-Sohlengrenze hingegen nicht. Sie wird von der Verbindungslinie zwischen dem axialen und abaxialen Ende der weißen Linie markiert (GEYER, 1989). Alles, was vor dieser Verbindungslinie gelegen ist, wird als *Sohle* der *Schafklaue* aufgefaßt. Da weder an der Epidermis noch am Corium morphologische Unterschiede zwischen Sohlen- und Ballensegment festgestellt worden sind, handelt es sich hierbei um eine willkürlich festgelegte Grenze (ROSSKOPF, 1987).

Am Hornschuh können eine leicht konvex gewölbte *Außen-* und eine geringgradig konkave *Zwischenklauenplatte* unterschieden werden, die am *Dorsum* (415/*a*) unter sehr spitzem Winkel ineinander übergehen, so daß nur ein sehr schmaler *Klauenrücken* ausgebildet ist. Etwas hinter dem Klauenrücken besitzt die *Klauenplatte* ihre größte Höhe (415/*a*). Da die Sohlenfläche (415/*8*) im Klauenspitzenbereich (415/*e*) etwas hochgezogen ist, endet die Klauenplatte dort etwas früher. Die Außenplatte (415/*a, c* u. *d*), welche die gesamte Außenfläche der Phalanx distalis bedeckt, nimmt palmar bzw. plantar nur gering an Höhe ab. Die Interdigitalplatte hingegen verschmälert sich sehr viel stärker und läßt das hintere Drittel der Zwischenklauenfläche frei.

An den distalen Rand der Klauenplatte schließt sich die *weiße Linie, Zona alba,* an, die ähnlich wie beim *Schw.* von der Terminallage der Schutzschicht und den distalen Enden der Hornlamellen, die der Innenseite der Klauenplatte aufsitzen, gebildet wird. Bei der *Zg.* ist zwischen weißer Linie und Ballenhorn gewöhnlich nur ein schmaler Sohlenhornstreifen (415/*e*) ausgebildet. Der *Ballen* verdrängt beim *kleinen Hauswiederkäuer* das eigentliche Sohlenhorn so stark, daß die Fußungsfläche fast nur von Ballenhorn gebildet wird (415/*b, e*). In palmarer bzw. plantarer Richtung wird der Ballen immer breiter (415/*b*) und erstreckt sich lateral und interdigital am Trachtenrand der Klauenplatte steil nach oben und bildet so den hinteren Abschluß der Klauen (415/*b*). Er geht in die behaarte Haut über,

---
[1] lat. tonus = Spannung, filamentum = Faden

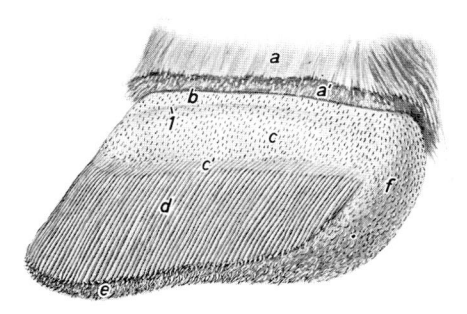

Abb. 414. Patrize mit Lederhautsegmenten der Hauptklaue eines Vorderfußes vom *Schaf*. Papillarkörper etwas schematisiert. Etwa nat. Größe.
a behaarte Haut, *a'* Papillarkörper der Haut; *b* Corium limbi mit Papillae coriales; *c* Corium coronae mit Papillae coriales, *c'* niedrige, mit feinen Zöttchen besetzte Leisten im distalen Kronsegmentbereich; *d* Corium parietis mit Lamellae coriales; *e* Corium soleae mit hohen Papillen; *f* Corium tori mit Papillen
1 Falz des Saumsegmentes der Lederhaut

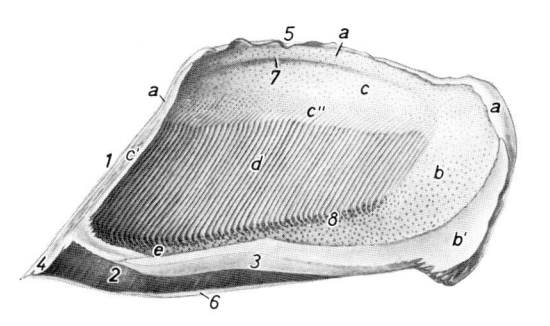

Abb. 415. Epidermaler Klauenschuh der rechten Hauptklaue eines Vorderfußes vom *Schaf*. Innenansicht der Außenplatte nach weitgehender Abtragung der Zwischenklauenplatte. Papillarkörper leicht schematisiert. Etwa nat. Größe.
a Epidermis limbi der Außenplatte; *b* Epidermis tori mit Zöttchenlöchern, *b'* Schnittfläche des Ballenhorns; *c* Epidermis coronae der Außenplatte mit Zöttchenlöchern, *c'* Röhrchenlängsschnitte, *c''* Übergang des Röhrchenhorns in das Blättchenhorn der Epidermis parietis; *d* Epidermis parietis der Außenplatte mit Lamellae epidermales; *e* an die Außenplatte grenzender Schenkel der Epidermis soleae mit Zöttchenlöchern
1 Rückenteil; *2* Seitenteil der Außenplatte, die Sohlenfläche überragend; *3* Sohlenteil des Ballenhorns; *4* Spitze des Klauenschuhs; *5* Margo coronalis; *6* Margo solearis; *7* Sulcus limbalis; *8* in Reihen angeordnete Zöttchenlöcher und Epidermisleisten der Epidermis soleae

ohne mit dem Hornballen der Nachbarzehe direkten Kontakt aufzunehmen. Das Ballenhorn ist bei den *kleinen Hauswiederkäuern* stärker verhornt (415/*b'*) als beim *Schw.* und geht ohne deutliche Grenzen in das Horn der Seitenplatten über. Das feste Horn der Klauenplatte setzt sich proximal direkt in die schmale Zone des weichen Saumhorns fort (415/*a*), das sich deutlich über das Niveau der behaarten Zehenhaut vorwölbt. Im Gebiet des Zwischenklauenspaltes sind die beiden Zehen etwas oberhalb des Saumes im Übergangsbereich von der Interdigitalplatte in die Ballenhaut durch eine deutliche Hautfalte verbunden.

Die behaarte Haut geht bei der *Zg.* mit einer leichten Konvexität in die schmale *Saumepidermis* (415/*a*) über, von der sich das distal folgende, unverhornte Epithel des Plattenbetts durch eine *Furche, Sulcus limbalis* (415/*7*), absetzt. Die Klauenplatte gliedert sich in die *proximale Matrix* (415/*c*), in das daran anschließende *Hyponychium* (415/*d*) und die *distale Terminallage* (415/*e*). Die Matrix erstreckt sich auf der Interdigitalseite über das proximale Viertel, auf der Lateralseite auf das proximale Drittel der Klaue und verschmälert sich sowohl zur Trachte als auch zum Rücken hin. Ähnliche Ausdehnungsvariationen lassen sich am Hyponychium erkennen. Dort, wo es schmaler wird, verbreitet sich die Ballenepidermis (415/*b*). Die Klauenplatte besitzt eine außerordentliche Festigkeit; ihre Schutzschicht ist bei der *Zg.* 2–3, ihre Verbindungsschicht 1–2 mm dick. Auch hier nimmt die Dicke der Schichten von dorsal nach palmar bzw. plantar ab. Der *Tragrand* (415/*6*) überragt die Sohlenfläche beachtlich, besonders bei im Stall gehaltenen Tieren, bei denen er sich wegen ungenügender Abnutzung als feste Hornplatte von außen und innen her über die Hornsohle hinwegbiegt (415/*6*). Bei der *Zg.* schiebt sich das weiche Ballenhorn nicht so weit klauenspitzenwärts vor wie beim *Rd.*, so daß im Bereich der Klauenspitze ein deutlicher Bezirk aus festerem *Sohlenhorn* zu erkennen ist. Noch ausgeprägter sind diese Verhältnisse an der Lederhaut zu erkennen, an welcher das Sohlensegment (414/*e*) ein dreieckiges Feld im Bereich der Klauenspitze bildet, das gegenüber dem nach palmar bzw. plantar anschließenden Lederhautballen (414/*f*) gut abgegrenzt ist. Trotzdem werden die *kleinen Hauswiederkäuer* auch zu den „Langballern" gezählt.

Die *Koriumpapillen* der behaarten Zehenhaut sind plump (414/*a'*), die distal folgenden *Saumpapillen* (414/*b*) langgestreckt und dünn sowie mit ihrer Spitze leicht distal geneigt.

Die *Papillen* der *Kronlederhaut* (414/c) sind im proximalen Bereich ebenfalls dünn, aber etwas kürzer als die der Saumlederhaut. Die distal folgenden Papillen verhalten sich ähnlich wie an der Klaue des *Schw.*, stehen bei *kleinen Hauswiederkäuern* jedoch in regelmäßigen Reihen angeordnet.

Die *Blättchen* der *Wandlederhaut* (414/d) setzen die Richtung der Zottenreihen der Kronlederhaut fort. Lediglich in ihrem distalen Bereich sind sie mit feinen, bodenwärts geneigten Papillen besetzt, um schließlich an ihrem Ende in eine Reihe langer und kräftiger Papillen auszulaufen. Die Anzahl der Lederhautblättchen wird für das *Schf.* mit 550–700 angegeben. Wie beim *Rd.* fehlen auch bei *Schf.* und *Zg.* die Nebenblättchen.

Die *Papillen* der *Ballenlederhaut* (414/f) besitzen unterschiedliche Längen und stehen nur im Anschluß an die Wandlederhaut in Reihen. Die zwischen der Ballenlederhaut und dem unteren Plattenrand gelegenen *Papillen* der *Sohlenlederhaut* (414/e) sind von denen der Ballenlederhaut kaum zu unterscheiden.

Bei erwachsenen *Schafen* und *Ziegen* wächst die Klauenwand in 28 Tagen etwa um 4 mm; die Klauen sollten daher alle 3 Monate geschnitten werden.

Blutgefäße des Zehenendorgans des Wiederkäuers (416, 417)

Arterien (416)

Für die Blutgefäßversorgung der *Klauen* sind in erster Linie die *Aa. digitales palmares* bzw. *plantares propria axiales* und *abaxiales der 3.* und *4. Zehe* (416/2–5) verantwortlich. Die *dorsalen Zehenarterien, Aa. digitales dorsales propriae III* und *IV axiales* (416/7) spielen hierbei eine mehr untergeordnete Rolle. Die palmaren bzw. plantaren Zehenarterien gehen aus *besonderen Gefäßbögen* und der *A. digitalis palmaris* bzw. der *A. plantaris communis III* (416/1) hervor (s. S. 550).

Palmare bzw. plantare und dorsale Gefäße sind im Zehenbereich durch *Aa. interdigitales* miteinander verbunden. Die palmaren bzw. plantaren und dorsalen Zehenarterien geben an jede Phalange Äste ab, die als *Rami palmares* bzw. *plantares* und *dorsales phalangis proximalis, medialis* und *distalis* zu bezeichnen sind. Sie stehen ebenfalls durch Anastomosen miteinander in Verbindung. Die schwächeren *Aa. digitales palmares* bzw. *plantares propriae abaxiales* (416/2, 5) enden, sich netzförmig verzweigend, in den gleichseitigen Zehenballen, an die auch Äste der *A. digitalis palmaris* bzw. *plantaris communis* (416/1) als *Rami tori digitales* (416/9, 9') herantreten.

Die stärkeren *Aa. digitales palmares* bzw. *plantares propriae axiales* der 3. und 4. *Zehe* (416/3, 4) geben *Rami plantares* (416/14) ab, ziehen im Zwischenklauenspalt dorsal und treten schließlich in der Nähe der dorsalen Klauenkontur in den Hornschuh ein. Dort zweigt jede von ihnen eine starke *Kronpolsterarterie, A. coronalis* (416/11), ab, die sich in einen tiefen und 2 oberflächliche Äste für das Kronpolster und seinen Hautüberzug aufspaltet. Die axialen Zehenarterien selbst dringen dann als *Klauenbeinarterie, A. phalangis distalis* (416/13), am Klauenspaltloch in den Klauenbeinkanal ein. Zuvor entlassen sie aber noch ein Gefäß (416/12) für die Zehenstrecker und die Dorsalabschnitte des Klauengelenks. Die Klauenbeinarterie verläuft im Klauenbeinkanal parallel zur interdigitalen Wandrinne bis fast zur Klauenspitze, kehrt dort im spitzen Winkel um und zieht parallel zur abaxialen Wandrinne in Richtung auf das Palmar- bzw. Plantarende des Klauenbeines zu, wo sie durch das Wandloch wieder austritt. Der im Klauenbeinkanal verlaufende Gefäßabschnitt wird auch *Arcus terminalis* (416/15) genannt, da das den Klauenbeinkanal verlassende Gefäß rückläufig mit Ästen der *Ballenarterien* (416/17) und den Endverzweigungen der *A. digitalis palmaris* bzw. *plantaris propria abaxialis der 3.* und *4. Zehe* (416/10, 10') anastomosiert. Der Arcus terminalis stellt also einen Endbogen zwischen den axialen und abaxialen Seitengefäßen der Zehen dar. Er entläßt innerhalb des Klauenbeinkanals zahlreiche kleine Äste, die den Knochen durchdringen und an die Kron-, Wand-, Ballen- und Sohlenlederhaut herantreten. Ein stärkerer, proximaler Ast (416/18) stellt eine *Anastomose* zu dem tiefen Ast der *A. coronalis* (416/11) her und gibt außerdem mehrere kleine Zweige an die Wandlederhaut ab. Zwei weitere Äste (416/15') ziehen zur Klauenbeinspitze, verzweigen sich dort in der Sohlen- sowie der axialen und abaxialen

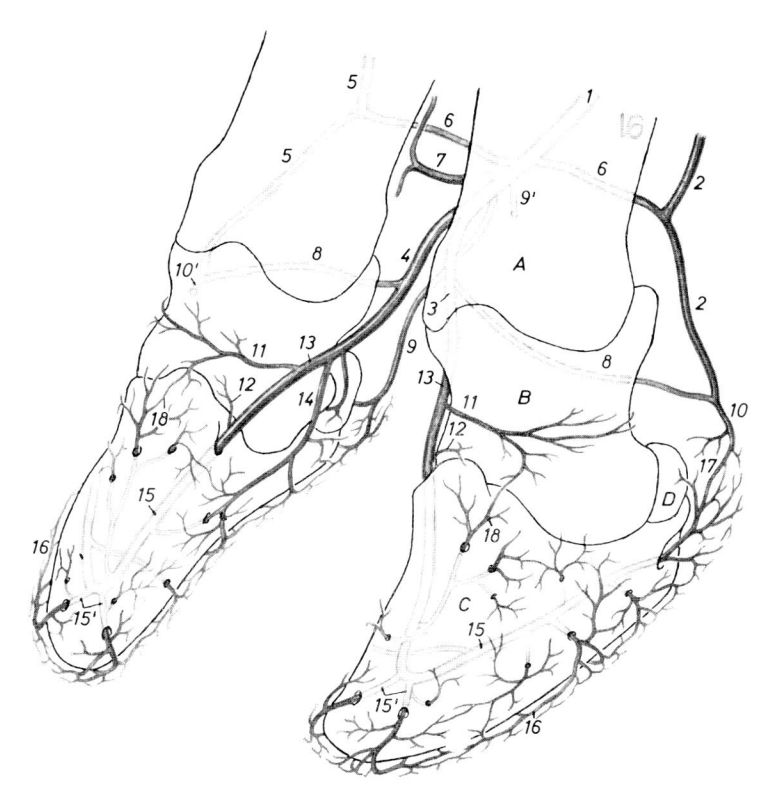

Abb. 416. Arterien der Klauen des rechten Vorderfußes eines *Rindes*, etwas schematisiert. Kraniomedialansicht.
Die Klauen sind extrem gespreizt. Nach einem Plastoid-Korrosionspräparat gezeichnet. Etwa natürliche Größe.
A Phalanx proximalis; *B* Phalanx media; *C* Phalanx distalis; *D* Os sesamoideum distale
1 A. digitalis palmaris communis III; *2* A. digitalis palmaris propria III abaxialis; *3* A. digitalis palmaris propria III axialis; *4* A. digitalis palmaris propria IV axialis; *5* A. digitalis palmaris propria IV abaxialis; *6* Anastomosierende Rami palmares phalangium proximalium; *7* A. interdigitalis III; *8* Rami palmares phalangium mediarum; *9, 9'* Rami tori digitales der axialen Zehenarterien, bei *9'* abgeschnitten; *10, 10'* Rami tori digitales der abaxialen Zehenarterien, bei *10'* abgeschnitten; *11* Rami dorsales phalangium mediarum mit Aa. coronales; *12* Ast der A. phalangis distalis an die Zehenstrecker; *13* A. phalangis distalis; *14* Ramus palmaris; *15* Arcus terminalis, *15'* dessen Äste zur Klauenspitze; *16* A. marginis solearis; *17* Anastomosen zwischen dem Arcus terminalis und dem arteriellen Ballennetz; *18* Verbindungleiste zwischen dem Arcus terminalis und den Aa. coronales

Wandlederhaut und anastomosieren mit der A. *marginis solearis* (416/16). Ein stärkeres und mehrere schwächere Gefäße ziehen parallel zur Sohlenfläche an die Seitenwand der Klaue; ihre Seitenäste biegen distal zum Tragrand ab und sind dort z. T. arkadenartig miteinander verbunden. Diese bogenförmigen Verbindungen können in ihrer Gesamtheit als *Sohlenrandarterie, A. marginis solearis* (416/16), bezeichnet werden. Weitere stärkere Äste versorgen die Lederhaut der axialen und abaxialen Klauenwand, der Sohle und des Ballens.

An den *Afterklauen* ist das axiale Gefäß regelmäßig vorhanden, während das abaxiale nur unregelmäßig ausgebildet ist.

Venen (417)

Im Gegensatz zu den Arterien, die jeweils nur mit einem stärkeren Gefäß an die Einzelklaue herantreten, wird das venöse Blut jeder Klaue durch 3 Venen gesammelt, nämlich eine dorsale (Hauptabflußgefäß) und zwei seitliche Zehenvenen.

Während jedoch an der Schultergliedmaße die Hauptmenge des Blutes durch eine *Anastomose* (417/9) zwischen der *V. digitalis dorsalis communis III* (417/1) und der *V. digitalis palmaris communis III* (417/2) palmar abgeleitet wird, fehlt eine solche Anastomose an der Beckengliedmaße.

Die *dorsale Zehenvene, V. digitalis dorsalis propria axialis* jeder Hauptklaue (417/7, 8), die aus der *V. digitalis dorsalis communis III* (417/1) hervorgeht, verläuft abaxial in Richtung Klauenrücken und ergibt den *Ramus dorsalis phalangis mediae* (417/7′, 8′). Dieser strebt dem Kronrand im Dorsalbereich des Klauenschuhs zu und teilt sich, bevor er ihn erreicht, auf. Seine beiden bogenförmigen Äste ziehen oberflächlich sowohl an der axialen als auch an der abaxialen Fläche des Kronwulstes palmar bzw. plantar. Sie können daher als *V. coronalis superficialis axialis* und *abaxialis* (417/11, 11′) bezeichnet werden. Beide Gefäße bilden die *oberflächlichen Kronpolster-* und *Wandnetze* und anastomosieren reichlich mit entsprechenden Gefäßen der axialen und abaxialen seitlichen Zehenvenen. Die V. coronalis superficialis abaxialis (417/11) tritt noch mit einem *schwachen Ast* durch ein proximales Loch an der abaxialen Klauenbeinfläche *in den Knochen* ein.

Die *V. coronalis superficialis axialis* und *abaxialis* (417/11, 11′) entlassen aus ihrem Netzverband jeweils ein stärkeres Gefäß, das sich etwas tiefer bis zur Mitte der Wandhöhe einsenkt und mit einem entsprechenden Ast der abaxialen Zehenvenen eine Anastomose bildet, die tragrandparallel in den axialen und abaxialen Wandrinnen als *Sammelvene der Klauenwand* (417/12) klauenspitzenwärts verläuft und dort in das Sohlennetz übertritt. Sie nimmt von proximal

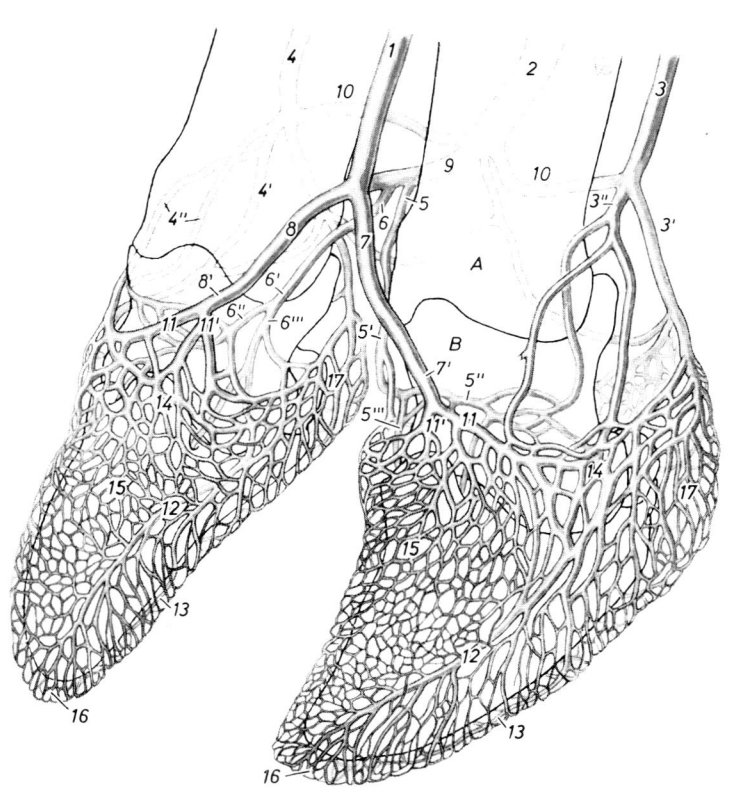

Abb. 417. Venen und Venennetze der Klauen des rechten Vorderfußes eines *Rindes*, etwas schematisiert. Kraniomedialansicht, die Klauen sind extrem gepreizt, die Venennetze vereinfacht dargestellt. Nach einem Plastoid-Korrosionspräparat gezeichnet. Etwa nat. Größe.
A Phalanx proximalis; *B* Phalanx media
1 V. digitalis dorsalis communis III; *2* V. digitalis palmaris communis III; *3* V. digitalis palmaris propria III abaxialis, *3′* ihr Ballenast, V. tori digitalis, *3″* ihre Aufspaltung in den Ramus dorsalis phalangis mediae und seitliche Vv. coronales; *4* V. digitalis palmaris propria IV abaxialis, *4′* ihr Ballenast, V. tori digitalis, *4″* ihre Aufspaltung in den Ramus dorsalis phalangis mediae und seitliche Vv. coronales; *5, 5′* V. digitalis palmaris propria III axialis, *5″* V. coronalis profunda, *5‴* V. phalangis distalis; *6, 6′, 6‴* V. digitalis palmaris propria IV axialis, *6″* V. coronalis profunda; *7* V. digitalis dorsalis propria III axialis, *7′* Ramus dorsalis phalangis mediae; *8* V. digitalis dorsalis propria IV axialis, *8′* Ramus dorsalis phalangis mediae; *9* V. interdigitalis III; *10* Rami palmares phalangium proximalium; *11* V. coronalis superficialis, abaxialer Ast, *11′* V. coronalis superficialis, axialer Ast; *12* V. dorsalis phalangis distalis; *13* V. marginis solearis; *14* venöse Netze der Kronlederhaut; *15* venöse Netze der Wandlederhaut; *16* venöse Netze der Sohlenlederhaut; *17* venöse Netze der Ballenlederhaut

und distal Blut aus der Wandlederhaut auf. Alle Venen, die von distal zu diesen Sammelvenen ziehen, können am Tragrand durch bogenförmige Anastomosen miteinander zu der nur schwachen *Sohlenrandvene, V. marginis solearis* (417/*13*), verbunden sein.

Von den beiden seitlichen Zehenvenen jeder Klaue gehen jeweils die axialen aus der *starken Anastomose* (417/*9*) zwischen *V. digitalis dorsalis communis III* (417/*1*) und der *V. digitalis palmaris communis III* (417/*2*) hervor. Sie verlaufen als *V. digitalis palmaris propria III axialis* (417/*5*) bzw. *V. digitalis palmaris propria IV axialis* (417/*6*) zur axialen Klauenfläche und gabeln sich bald darauf in eine tiefe Kronpolstervene (417/*5″, 6″*) und die Klauenbeinvene (417/*5‴, 6‴*).

Die *Klauenbeinvene, V. phalangis distalis* (417/*5‴, 6‴*), gibt einige Zweige an das Kronpolster und an die Wandlederhaut ab und tritt dann durch das Klauenspaltloch in den Klauenbeinkanal ein, den sie mit der gleichnamigen Arterie gemeinsam durchläuft, das arterielle Gefäß netzartig umhüllend. Sie verläßt den Klauenbeinkanal durch das *Foramen soleare laterale* und nimmt mit den Venennetzen der Wandlederhaut (417/*13*) und des Ballens (417/*17*) Verbindung auf.

Die *tiefe Kronpolstervene, V. coronalis profunda* (417/*5″, 6″*), gabelt sich ebenfalls in einen axialen und einen abaxialen Ast, die unter den oberflächlichen Kronpolstervenen am Kronrand palmar ziehen und, mit deren Ästen anastomosierend, die *tiefen Kron-Wandlederhautnetze* (417/*14, 15*) bilden.

Im Palmarbereich der Klauenkrone und der Klauenwand treten die Äste der dorsalen und axialen Zehenvenen mit entsprechenden Zweigen der abaxialen Zehenvenen, die mit ihren Endverzweigungen die venösen Ballennetze (417/*17*) bilden, in Beziehung. Auf die Mitwirkung der *V. digitalis palmaris propria III abaxialis* (417/*3*) und der *V. digitalis palmaris propria IV abaxialis* (417/*4*) bei der *Bildung* der *axialen* und *abaxialen Sammelvenen* der *Klauenwand* wurde bereits hingewiesen.

Die Sammelvenen der Klauenwand, *Vv. dorsales phalangis distalis* (417/*12*), sind in der Regel stärker als die Sohlenrandvenen (417/*13*).

Aus allen Hauptvenen geht eine größere Zahl kleiner Venen hervor, die zu den weitmaschigen *Netzen* der *Sohlen-* (417/*16*) und *Wandlederhaut* (417/*15*) zusammentreten. Darüber hinaus bilden diese Äste peripher ein weiteres, sehr dünnmaschiges präkapilläres Netz, so daß in der Lederhaut der Klaue ein inneres, grob-, und ein äußeres, feinmaschiges Venengeflecht ausgebildet sind.

Mithin sind an der *Rinderklaue* folgende *Venennetze* vorhanden:
1. die *venösen Netze* der *Wandlederhaut* (417/*15*) in doppelter Lage, deren Abfluß über die dorsalen (417/*7, 8*) und in geringerem Umfang über die axialen (417/*5, 6*) und abaxialen (417/*3, 4*) Zehenseitenvenen erfolgt;
2. die an der Klauenspitze doppelten, sonst einfachen *venösen Sohlennetze* (417/*16*), deren Blut in die axialen (417/*5, 6*) und abaxialen (417/*3, 4*) Zehenvenen übertritt;
3. die *Netze* des *Ballens* (417/*17*), die über die Ballenvenen, Vv. tori digitales (417/*3′, 4′*), und andere Äste ihr Blut vorwiegend an die axialen (417/*5, 6*) und abaxialen Zehenvenen (417/*3, 4*) abgeben;
4. die *Netze* des *Kronbereichs* (417/*14*), die zu den starken axialen und abaxialen Kronpolstervenen, Vv. coronales superficiales axiales und abaxiales (417/*11, 11′*), zusammenfließen und ihr Blut über diese Sammelstämme zu den dorsalen, axialen und abaxialen Zehenvenen abführen, und schließlich
5. das beim *Rd.* nicht sehr deutliche *Venengeflecht* des *Klauenbeins*, das beim *kleinen Wiederkäuer*, besonders aber bei der *Zg.*, sehr gut ausgebildet sein soll.

Die Netze der Wand- und Sohlenlederhaut stehen durch besondere Kanälchen mit dem Geflecht des Klauenbeins beim *Rd.* nur in geringem, bei den *kleinen Wiederkäuern* in stärkerem Maße in Verbindung. An der *Klauenbeinspitze* bilden Anteile des Klauenbeingeflechts die *Abflußwege für das dort vorkommende innere venöse Sohlennetz*.

An den *Klauen* der Beckengliedmaßen verhalten sich die beiden *Vv. digitales dorsales propriae* wie die analogen Gefäße der Vordergliedmaßen. Die aus dem *Arcus venosus metatarsalis plantaris* in Höhe der Afterklauen hervorgehenden *Vv. digitales plantares propriae* bilden den *Arcus venosus digitalis plantaris*, der auch noch die *V. digitalis plantaris communis* aufnimmt. Aus ihm gehen die axialen Zehenvenen hervor. Sie verlaufen im gekreuzten Zwischenklauenband und im Fettgewebe des Klauenpolsters ballenwärts und verschmelzen mit Ästen der Ballenvene.

Die Kronpolster- und Ballen- sowie die Klauenbein- und Klauenhautvenen verhalten sich wie an der Schultergliedmaße.

In allen Abschnitten der Klauenlederhaut kommen *Venenklappen* vor; sie sind besonders zahlreich in den Venen und Venengeflechten am Kronrand. Ähnlich wie am Huf sollen *Drosselvenen* und *Sperrarterien* im Gefäßsystem der Klaue ausgebildet sein. Auch *arterio-venöse Anastomosen* treten in Form von Randschlingen mit einem peripher (in den Papillen) oder zentral (in den Lamellen) ausgebildeten Kapillarnetz überall in der Lederhaut der Klauen auf.

Kontinuierliche Durchblutungsverhältnisse und eine Förderung des venösen Rückflusses des Blutes werden in der Klaue durch das arterio-venöse Druckgefälle in den Anastomosen und in den Kapillaren mit Hilfe des Klauenmechanismus bei Be- und Entlastung der Gliedmaßen sowie durch die Funktion der Venenklappen erzielt.

Die Form der *Blutkapillaren* der *Lederhaut* ist weitgehend von der *Form* und *Größe* der *Papillen* und *Lamellen abhängig*. Jedoch kommen auch andere Gefäßformen vor. In der Regel werden Papillarkörperform und Kapillarmuster in hohem Maße von der Funktion der einzelnen Abschnitte des Zehenendorgans bestimmt, wobei die als *Fertilbett* differenzierten Abschnitte des Papillarkörpers besser ausgebildete Gefäßnetze besitzen als die funktionell weniger intensiv beanspruchten Abschnitte des *Sterilbetts*.

Prinzipiell besteht im Verhalten der **Blutgefäße der Zehenendorgane** des *Schw.*, des *Rd.* und der *kleinen Hauswiederkäuer* Übereinstimmung. Die Darstellung geringfügiger tierartlicher Unterschiede muß der Spezialliteratur vorbehalten bleiben.

Haut und Hautorgane des Pferdes

Haut des Pferdes
(341, 348–350, 418)

Die **Haut**, *Cutis,* liegt dem Pferdekörper in der Regel dicht an und ist an den meisten Stellen auf ihrer Unterlage gut verschieblich. Zwischen Brust und Schultergliedmaße sowie zwischen Bauchwand und Knie sind mit den *Achsel-* und *Kniefalten* ständige Hautfalten ausgebildet. Die Haut kann durch die mit ihr sehr innig verbundene Hautmuskulatur aktiv bewegt und dort, wo die Hautmuskeln gut entwickelt sind (Brust, Bauch, Schulterblatt, Oberarm), auch stark erschüttert werden (Abschütteln von Staub und Flüssigkeit oder Abwehr stechender Insekten).

Die *Oberhaut, Epidermis,* der ein *Stratum lucidum* fehlt, löst sich an ihrer Oberfläche kontinuierlich in Form feiner heller oder grauer Schuppen ab, die neben Verschmutzungen den Hauptteil des Putzstaubs ausmachen.

Die *Lederhaut, Corium,* ist im allgemeinen beim *Pfd.* dünner als beim *Rd.* Ihre durchschnittliche Dicke wird mit 3,8 mm angegeben. Sie ist am stärksten an Kopf und Rücken, weniger dick am Bauch und an der Seitenbrust, am dünnsten am Euter, an der Oberschenkelinnenfläche und an den äußeren Geschlechtsorganen. In der Jugend ist die Haut feiner und gefäßreicher, das Haarkleid glatter und glänzender als im höheren Alter. Jedoch wird der Grad der Feinheit, Elastizität, Glätte und Geschmeidigkeit der Pferdehaut vom Gesundheitszustand, der Rasse und der Pflege der Tiere sowie von klimatischen Verhältnissen stark beeinflußt. Bei feinhäutigen *Pfd.* (*Vollblüter*) können oft die Konturen der Knochen an den Extremitätenenden, die Umrisse von Muskeln und Sehnen sowie oberflächlich verlaufende Blutgefäße (*V. facialis* und ihre Äste, *Sporader, oberflächliche Eutervenen*) gut unter der Haut erkannt werden. Nach längerem Bewegen im Trab oder Galopp werden beim *Pfd.* weitere Hautvenen an Kopf, Schulter, Unterarm, Unterschenkel und Bauch sichtbar.

Beim *Pfd.* kommen neben den bereits erwähnten dicken und elastischen *Langhaa-*

ren (341/*f*) und den dicken steifen, 11–17 mm langen *Grannenhaaren* mit *langer Spitze* und gleichmäßigem Schaft (341/*f*) noch lange, feine, etwas gewundene *Grannenhaare* mit *kurzer Spitze* vor. Zwischen ihnen steht das sehr dünne, kurze, gewellte *Wollhaar* mit gleichmäßig dickem Schaft. Um die Augen, an den äußeren Geschlechtsorganen, am Afterkegel und in der Dammgegend sind die Haare allgemein feiner und weniger dicht angeordnet. Bei ständigem Aufenthalt in der Kälte (nördliches Klima, kalter zugiger Stall) wird das Deckhaar lang und rauh. Bei *Ponys* können die Fellhaare mehr als doppelt so lang sein wie bei *anderen Pferderassen*. Auch im Winter sind die Deckhaare gewöhnlich länger als im Sommer. *Vollblüter* haben oft ein feines, seidigglänzendes Haar. Jedoch ist aufgrund der Länge, Dicke und Schuppengröße der Haarrinde sowie der Form des Markes keine eindeutige Rassendifferenzierung möglich. *Neugeborene* und *junge Fohlen* bis zum Alter von etwa 8 Wochen lassen eine geringe (*Pfd.*) bzw. sehr deutliche (*Esel*) Lockenbildung erkennen (s. auch S. 462). Mähnen- und Schweifhaare sind beim *Fohlen* kurz, wollig und ohne Glanz. Gegen Ende des ersten Lebensjahres werden sie durch die bleibenden Langhaare ersetzt.

Über die topographische Reihenfolge des Haarwechsels beim *Hauspferd* liegen nur spärliche Angaben vor. Daher wird hier als Grundmuster der Haarwechsel beim *Urwildpferd* (*Przewalski-Pferd*) als dem vermutlichen Vorfahren unserer heutigen Hauspferde beschrieben. Der Frühjahrshaarwechsel verläuft bei ihm bilateral-symmetrisch. Er fängt in der Augen- und Wangengegend an und springt einige Tage später auf die Schulter- und Kruppengegend über. Die solcher Art entstandenen Haarwechselinseln vergrößern sich und fließen zusammen. Als letztes werden die Haare der Bauchgegend gewechselt. Mähnen- und Schweifhaare werden nicht regelmäßig gewechselt.

Pfd. können anhand ihrer Haarfarbe und ihrer Abzeichen (= angeborene pigmentfreie Behaarung an Kopf und Gliedmaßen bzw. durch Sattel- oder Geschirrdruck erworbene pigmentlose Haarbezirke an anderen Körperstellen) unterschieden werden.

Nach den wichtigsten Grundfarben der Deckhaare werden *Füchse, Rappen, Braune* und *Schimmel* sowie nach den drei erstgenannten Farben in Verbindung mit dem Schimmelhaar *Fuchsschimmel* (*Rotschimmel*), *Rappschimmel* und *Braunschimmel* unterschieden. Beim *Fuchs* ist das Deckhaar rot, die Langhaare sind fuchsfarben oder hell. *Rappen* haben schwarze Deck- und Langhaare, *Braune* ein braunes Fell mit schwarzem Langhaar. *Schimmel* sind Pferde mit weißer Behaarung am ganzen Körper. Sie können weiß geboren sein und haben weißes Deckhaar; Haut, Hufe und selten auch die Iris sind pigmentfrei (*Atlasschimmel, Samtschimmel*). *Albinos* sind Schimmel mit rosafarbener Haut und roter Iris. *Echte Schimmel* werden dunkelhaarig geboren und färben erst später um (s. S. 461). Ihr dunkles Deckhaar ist mit weiß gemischt, die Haut, die Hufe und die Regenbogenhaut des Auges sind immer pigmentiert. Als weitere Besonderheiten des Haarkleides kommen neben anderen Schimmelfarben noch *Isabellen, Falben, Schecken* und *Tiger* vor. *Gescheckte Pfd.* haben in der Regel ein „*Krötenmaul*", d. h. unregelmäßig verteilte pigmentlose Flecken an den Lippen, die rötlich (fleischfarben) aussehen und meist mit größeren farblosen Kopfabzeichen (Laterne, Blesse) oder Stichelhaar gekoppelt sind. (Einzelheiten über Haarfarbe und Abzeichen s. Spezialliteratur.)

Bei einem Teil der *Pfd.* sind noch Reste der *Wildzeichnung* am Fell erkennbar. Am häufigsten und deutlichsten ist sie bei Falben zu beobachten, deren Langhaar wie bei Braunen schwarz ist. Es folgen in der Reihenfolge der Häufigkeit Füchse, Braune, Isabellen und Schimmel. Die Streifen können als *Aalstrich* (Rückenstreifen), als *Schulter-, Hals-, Brust-* und *Lendenstreifen* sowie als *Querstreifung distal an den Gliedmaßen* vorkommen. Beim *Pfd.* ist auch eine Streifenzeichnung an der *Schwanzwurzel* möglich, wobei es sich meist um vier Querstreifen handelt, die den Aalstrich unterbrechen. Von den divergierenden Haarwirbeln kommen beim *Pfd.* je einer an beiden Lippen, je zwei Brust- und Leistenhaarwirbel (349/*f*) sowie ein oder mehrere Wirbel an Stirn (349/*a*) und Kamm vor. Auch an anderen Körperstellen (Spitze des Brustbeins [349/*c*], Ellbogengegend, Skrotum, Nabel, Sitzbeinhöcker usw.) können Haarwirbel ausgebildet sein. Hierbei handelt es sich meistens um *konvergierende Haarwirbel* (350).

Ganz selten werden beim Pferd Tasthaare am Kinn oder an der Wange beob-

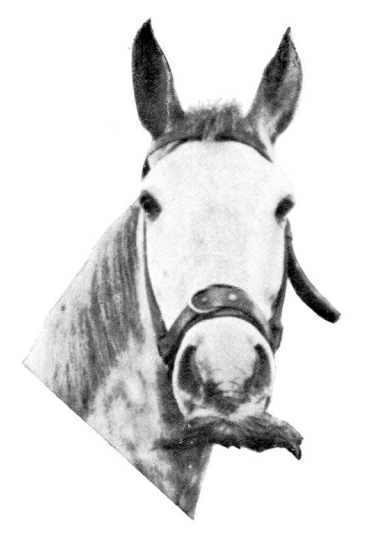

Abb. 418. Sehr ausgeprägte Schnurrbartbildung bei einem Warmblutpferd. (Photo: R. Rudofsky.)

achtet (348). Die Anzahl der Sinushaare *über dem Auge* schwankt zwischen 2 und 5. Am *unteren Augenlid* kommen zwei Reihen bis zu 120 Millimeter langer Tasthaare vor, deren Anzahl zwischen 9 und 18 Stück beträgt (348). An *Ober-* und *Unterlippe* können jederseits über 50 in Fluren angeordnete Sinushaare gezählt werden. Sie überschreiten den *Angulus oris* in kaudaler Richtung nicht. Die Farbe der Tasthaare ist der der Fellfarbe angepaßt oder dunkler. An den Lippen des *Pfd.* können zwei verschiedene Sorten von Tasthaaren ausgebildet sein: echte Sinushaare und normale Fellhaare mit besonderer Innervation.

Bei etwa 2,5 % aller *Pferde* ist **Schnurrbartbildung** auf der Oberlippe (418) zu beobachten. Sie wird am häufigsten bei *Kaltblutpferden* und bei *Füchsen, selten* oder *gar nicht* bei *Vollblütern, Ponys, Eseln, Maultieren* und *Zebras* festgestellt. Lage, Form, Farbe, Länge und Dichte des *Schnurrbartes*, der bei beiden Geschlechtern ausgebildet sein kann, zeigen bei den einzelnen Tieren individuelle Unterschiede. Das Schnurrbarthaar stellt eine Übergangsform zwischen Deck- und Langhaar dar und unterliegt nicht dem allgemeinen Haarwechsel. Die Anlage zur Bartbildung bleibt zeitlebens erhalten, was für die *Identifizierung* eines *Pfd.* von Bedeutung sein kann.

Beim *Pfd.* sind Talg- und Schweißdrüsen überall in der Haut ausgebildet, wobei eine deutliche Anhäufung von Talgdrüsen in der Scham- und Aftergegend charakteristisch ist. Darüber hinaus kommen Schweiß- bzw. Duftdrüsen am Huf als *Strahldrüsen, Glandulae cunei,* vor. Sie dienen zur Markierung der Fährte (s. S. 472).

Die Blutgefäße der *Pferdehaut* werden von den *Arterien* der oberflächlichen Muskelschichten des Körpers abgezweigt, die *Hautvenen* geben ihr Blut an die Venen der oberflächlichen Muskelschichten des Körpers ab (s. oben). Arterio-arterielle und veno-venöse Anastomosen kommen überall, arterio-venöse Anastomosen vorwiegend im Bereich des Ohres, des Kronrandes und der Huflederhaut (s. S. 575) vor.

Milchdrüse des Pferdes
(419–421)

Die laktierende **Milchdrüse** des *Pferdes* besteht aus je einem linken und rechten, in der Leistengegend gelegenen, *abgeflacht halbkugeligen Drüsenkörper* (419/*a*), der mit einer stumpfkegelförmigen, seitlich zusammengedrückten Zitze (419/*b;* 420/*a*) ausgestattet ist. Beide Euterhälften sind durch einen breiten *Sulcus intermammarius* (420/*c*) getrennt, in dessen Haut zahlreiche *Talgdrüsen* (Duftdrüsen?) liegen, deren schwarzgraues, schmieriges Exkret eine Reibung der beiden Euterhälften bei der Bewegung vermindert. Die in der Regel schwarz pigmentierte Haut der Milchdrüse und der Zitze ist fein behaart und mit zahlreichen apokrinen Schlauchdrüsen ausgestattet. Bei *Albinos* sowie bei *gescheckten* und *getigerten Pfd.* ist die Haut des Euters pigmentfrei und fleischfarben oder fleckig pigmentiert.

Jeder *Mammarkomplex* setzt sich aus zwei äußerlich nicht erkennbaren *Hohlraumsystemen* zusammen, von denen das kraniale das größere ist (421). Auf jeder *Zitzenspitze* liegen in flachen Vertiefungen 2, selten 3 Strichkanalöffnungen, *Ostia papillaria*, die annähernd sagittal hintereinander liegen (420/*b*). Aus jeder Strichkanalöffnung ragen bei *neugeborenen Stutfohlen* 5–8 zu einem Büschel angeordnete Haare hervor. Sie sind nur wenig fest im Gewebe verankert und daher an Eutern, die bereits laktiert haben, nicht mehr vorhanden. Die kutane Schleimhaut des 5–10 mm langen *Strichkanals* (421/*h, h'*) läßt eine starke Längsfaltung erkennen und ist dunkel pig-

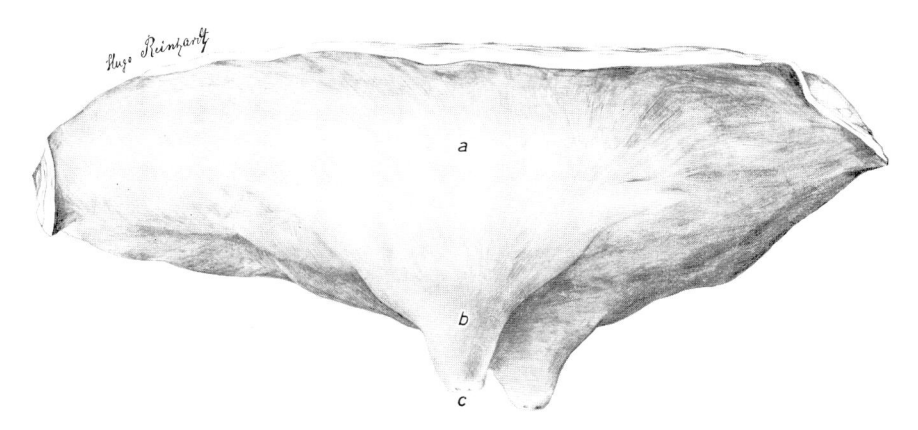

Abb. 419. Milchdrüse einer *Stute*. Lateralansicht. (Nach MARTIN, 1915.)
a Corpus mammae; *b* Papilla mammae; *c* Ostia papillaria

mentiert. Der Übergang des mehrschichtigen verhornten Plattenepithels in das Zylinderepithel der *Zitzenzisterne* erfolgt im Gegensatz zu *Wiederkäuer* und *Ktz.* nur allmählich. Die beiden Zitzenzisternen (421/g, g') durchziehen als weite Kanäle die Zitze und münden an deren Basis in kranialer bzw. kaudaler Richtung in ihre zugehörige *Drüsenzisterne* (421/f, f'). Eventuell dazwischen gelegene weitere Zitzenzisternen treten in dorsaler Richtung in das Drüsenparenchym über. Die Schleimhaut der Zisternenwand weist zahlreiche Längs- und Querfalten auf. Die bindegewebigmuskulöse Mittelschicht und die an elastischem Gewebe reiche Haut der Zitzen sind beim *Pfd.* gut entwickelt. Die Gefäßversorgung der Zitzenwand ist schwach, die Venen haben keine Klappen und im Vergleich zum *Rd.* nur eine dünne Muskelwand. Die Muskelschicht der Zitzenwand selbst ist kräftig, ein deutlich erkennbarer *M. sphincter papillae* aber *nicht ausgebildet*. Von säugenden Stuten können täglich etwa 10 Liter Milch gemolken werden.

Afterzitzen sind bei der *Stute* selten vorhanden. *Pferdehengst* und *-wallach* besitzen ebenfalls nur selten, der *Eselhengst* hingegen regelmäßig *Afterzitzen*. Sie liegen, jederseits in Einzahl, bei erschlafftem Penis kaudal hinter der Präputialöffnung etwa 40–50 mm vor der Hodensackbasis. Die kegelförmigen Afterzitzen sind etwa 10–15 mm lang und haben einen Durchmesser von etwa 5–10 mm. An ihrer Spitze sind gewöhnlich zwei Strichkanalöffnungen erkennbar.

Blutgefäße der Milchdrüse des Pferdes
Arterien

Die 5–7 mm starke *A. pudenda externa* tritt, von einer schwachen Vene begleitet, durch den Leistenspalt und teilt sich in einen zwischen Bauchwand und Euter brustwärts ziehenden stärkeren und einen etwas schwächeren kaudalen Ast auf. Beide Äste verlaufen etwa 30–40 mm jederseits der Linea alba und können als *A. mammaria cranialis* und *caudalis* bezeichnet werden. Sie geben zahlreiche Äste an das Euter und die Zitzen ab. Der kaudale Ast versorgt die Euterlymphknoten und verbindet sich mit der *A. obturatoria*, der kraniale vaskularisiert vorwiegend das Euter und die Haut bis zum Nabel.

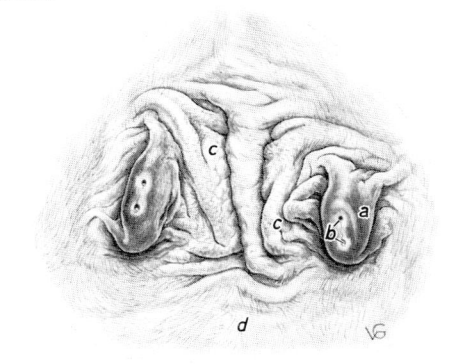

Abb. 420. Nicht laktierende Milchdrüse einer *jungen Stute*. Ventralansicht.
a Papilla mammae; *b* Ostia papillaria; *c* talgdrüsenhaltiges Hautfeld zwischen den beiden Euterhälften; *d* fein behaarte Haut

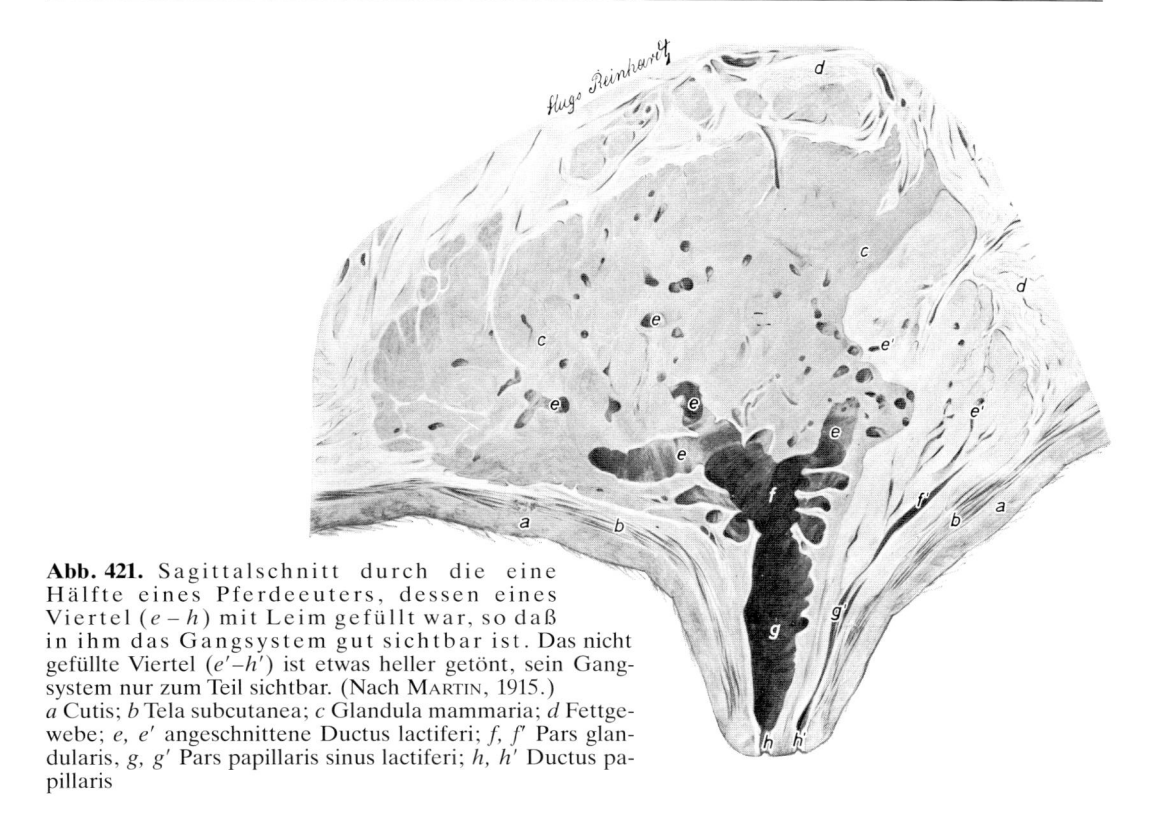

Abb. 421. Sagittalschnitt durch die eine Hälfte eines Pferdeeuters, dessen eines Viertel (*e – h*) mit Leim gefüllt war, so daß in ihm das Gangsystem gut sichtbar ist. Das nicht gefüllte Viertel (*e'–h'*) ist etwas heller getönt, sein Gangsystem nur zum Teil sichtbar. (Nach Martin, 1915.)
a Cutis; *b* Tela subcutanea; *c* Glandula mammaria; *d* Fettgewebe; *e, e'* angeschnittene Ductus lactiferi; *f, f'* Pars glandularis, *g, g'* Pars papillaris sinus lactiferi; *h, h'* Ductus papillaris

Venen

Die sehr starke nicht arterienparallele V. *pudenda externa* tritt mit einem kurzen Anfangsabschnitt 40–50 mm kaudal von der A. pudenda externa zwischen M. gracilis und M. pectineus hervor und ist ventral vom Schambein mit der der Gegenseite durch einen starken Querast verbunden. Sie bildet jederseits ein zwischen ventraler Bauchwand und Euter verlaufendes *Gefäß* oder ein *grobes Netzwerk*, aus dem mehrere starke Äste an die Milchdrüse und an die Nll. mammarii abgegeben werden. Die Venen oder die Netze stehen kranial mit der *V. epigastrica cranialis superficialis (V. subcutanea abdominis)*, kaudal mit der *V. obturatoria* bzw. der *V. labialis dorsalis et mammaria* der *V. pudenda interna* in Verbindung. Auch mit der die *A. pudenda externa* begleitenden kleinen Vene werden Verbindungsäste ausgetauscht.

Zehenendorgan des Pferdes

Allgemeines

Das **Zehenendorgan** des *Pferdes*, der Huf, *Ungula*, stellt das distale, modifizierte Ende des einzehigen Pferdefußes dar, der mit der phylogenetisch bedingten Rückbildung vom Vier- zum Einstrahler eine beachtliche Zunahme an Masse und Festigkeit erfahren hat.

Die *zentralen Stützteile* des *Zehenendorgans* (s. Bd. I, Passiver Bewegungsapparat) sind der distale Abschnitt des Kronbeins (365/*B*), das Hufbein (365/*C*), das Strahlbein (365/*D*), die Hufknorpel (422/*C*), die Bänder (365/*3, 5*), die Beuge- (365/*2*) und Strecksehnen (365/*1*) sowie der Fußrollenschleimbeutel, *Bursa podotrochlearis* (365/*8*). Sie werden von der allgemeinen Decke überzogen, die jedoch in ihrer Bauweise zum Teil sehr stark modifiziert ist. So fehlen Haar- und Talgdrüsen vollständig und apokrine Knäueldrüsen (Duftdrüsen) kommen lediglich am Strahl vor.

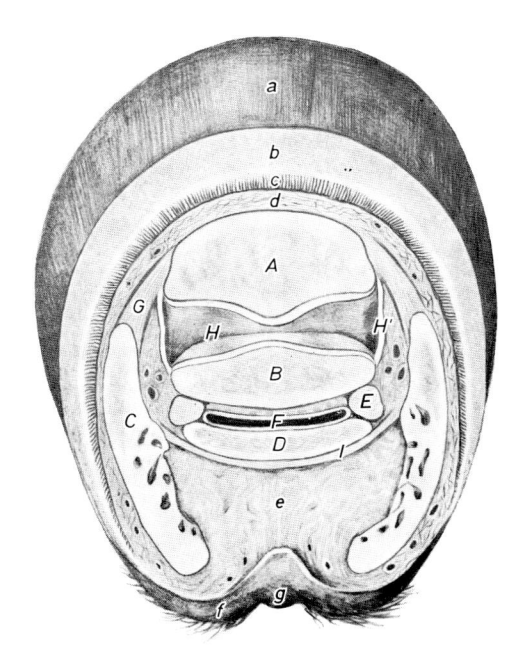

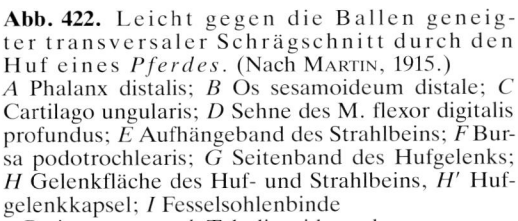

Abb. 422. Leicht gegen die Ballen geneigter transversaler Schrägschnitt durch den Huf eines *Pferdes*. (Nach MARTIN, 1915.)
A Phalanx distalis; *B* Os sesamoideum distale; *C* Cartilago ungularis; *D* Sehne des M. flexor digitalis profundus; *E* Aufhängeband des Strahlbeins; *F* Bursa podotrochlearis; *G* Seitenband des Hufgelenks; *H* Gelenkfläche des Huf- und Strahlbeins, *H'* Hufgelenkkapsel; *I* Fesselsohlenbinde
a Paries corneus; *b* Tubuli epidermales coronae; *c* Lamellae epidermales et coriales; *d* Corium parietis; *e* Tela subcutanea cunei; *f* Torus corneus; *g* Mittelspitze des Ballenhorns

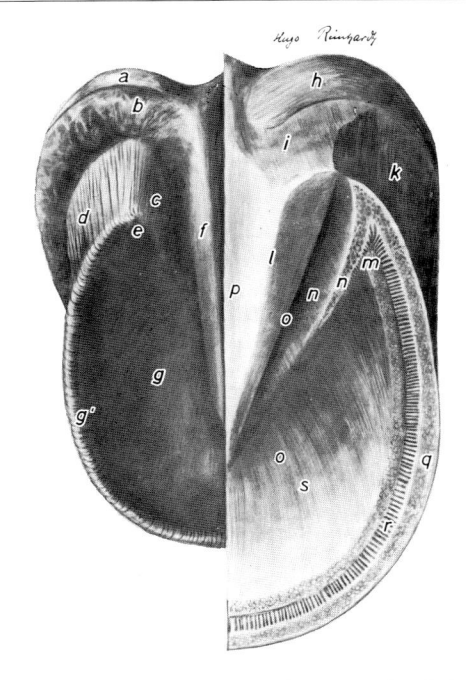

Abb. 423. Halbausgeschuhter Pferdehuf. Links die Lederhautanteile, rechts die Teile des Hornschuhs dargestellt. Sohlenflächenansicht. (Nach MARTIN, 1915.)
a Corium limbi; *b* Tela subcutanea coronae mit Corium coronae; *c* Lamellae coriales der Eckstrebe; *d* Lamellae coriales der Wandlederhaut; *e* Eckstrebenwinkel der Wandlederhaut; *f* Corium cunei; *g* Corium soleae, *g'* Übergang der Wandlederhautblättchen in die Sohlenlederhautzöttchen; *h* Torus corneus; *i* Übergang des Hornballens in den Hornstrahl; *k* Hornplatte; *l* Crus cunei; *m* Eckstrebenwinkel des Hornschuhs; *n* Eckstrebenteil der Hornplatte; *o* Sulcus paracunealis; *p* Sulcus cunealis centralis; *q* Margo solearis; *r* Zona alba; *s* Solea cornea

Am Huf des *Pfd.* können folgende Segmente unterschieden werden: der *Hufsaum, Limbus ungulae* (365/n), die *Hufkrone, Corona ungulae* (365/h), die *Hufwand, Paries ungulae* (365/o), die *Hufsohle, Solea ungulae* (365/q), der *Hufstrahl, Cuneus ungulae* (365/r'), und der *Hufballen, Torus ungulae* (365/r).

Den zentralen Stützorganen liegt im Bereich des Hufes zunächst die Unterhaut, *Tela subcutanea ungulae* (365/a–e') dicht auf. Ihre Struktur ist sehr unterschiedlich. Wo sie die Seitenflächen bzw. die Fußungsfläche des Hufbeins oder die Hufknorpel direkt berührt, wird sie zu deren *Periost* bzw. *Perichondrium* (365/c, d). Im Saum-, Kron-, Strahl- oder Ballenbereich bildet sie durch Zunahme ihres Bindegewebes und unter Einschaltung von Baufettgewebe *Polster* bzw. *Kissen*, die dem Huf und dem Übergangsbereich zwischen behaarter Haut und Zehenendorgan ihre typische Form verleihen. Diese Bindegewebs-Fettgewebsanhäufungen werden je nach ihrer Lage als *Saum-, Kron-, Strahl-* und *Ballenkissen* bzw. *-polster* bezeichnet. Sie stellen wichtige Teile des *elastischen Federungsmechanismus* und damit für die *Stoßbrechung* des Hufes (365/b, e, e') dar.

Das Korium der behaarten Haut (365/f) wird im Bereich des Zehenendorgans zur Huflederhaut, *Corium ungulae* (365/g–l'). Diese läßt sich, den verschiedenen Abschnitten des Hufes gemäß in *Saum-* (365/g), *Kron-* (365/h), *Wand-* (365/i), *Sohlen-* (365/k), *Strahl-* (365/l') und *Ballenlederhaut* (365/l) unterteilen.

Entsprechend den Lederhautsegmenten kommen am Huf auch gleichnamige Abschnitte der Oberhaut, *Epidermis ungulae* (365/n–r′), vor. Demnach können eine *Saum-* (365/n), *Kron-* (365/o), *Wand-* (365/p), *Sohlen-* (365/q), *Strahl-* (365/r′) und *Ballenepidermis* (365/r) unterschieden werden. Diese Epidermisformationen produzieren eine mehr oder weniger starke Hornschicht, das Hufhorn, und bilden in ihrer Gesamtheit den Hornschuh des Hufes, die *Hufkapsel, Capsula ungulae*. In Abhängigkeit von der Oberflächenbeschaffenheit der jeweils unter der Epidermis gelegenen Lederhaut ist das *Hufhorn* entweder ein *Röhrchen-* (426/d) oder ein *Blättchenhorn* (426/e) jeweils mit *Zwischenhorn* (426/d′). Unter entsprechender Berücksichtigung seiner Entstehung aus den verschiedenen epidermalen Segmenten kann daher vom *Saum-, Kron-, Wand-, Sohlen-, Strahl-* und *Ballenhorn* gesprochen werden.

Der Hornsohle des *Hufes* wird die Hornplatte gegenübergestellt, die den Rückenteil, die Seitenwände und die Trachten des Hornschuhs umfaßt. Die *Horn-* oder *Hufplatte* (363/a; 429) wird dadurch gebildet, daß sich die verhornten Zellen der Saum-, der Kron- und der Wandepidermis in proximodistaler Richtung übereinanderschieben (430/a″, d, f). Hierbei ist die *Glasur-* oder *Deckschicht* eine Bildung der *Saumepidermis*. Die *Haupt-* oder *Schutzschicht* geht durch Verhornung aus den vollsaftigen Zellen der *Kronepidermis* hervor, während die *Verbindungsschicht* ihre Entstehung der *Wandepidermis* verdankt. Die *Hornsohle* fügt sich der Konkavität der Hauptplatte distal an und wird durch *Ballen-* und *Strahlhorn* vervollständigt.

Die *Hufkapsel* ist trotz ihrer Festigkeit nicht unnachgiebig starr, sondern besitzt durch besondere Ausbildung der hinteren Hufabschnitte eine *bedeutende Elastizität*. Dieser Federungsmechanismus wird durch das keilförmige Strahlpolster (422/e) unterstützt, das von kaudal zwischen die Hornsohle (423/s) und das Hufskelett (422/A) eingeschoben ist. Das Polster trägt zusammen mit der Winkelung der Gelenke und der besonderen Bauweise der hinteren Hufabschnitte (Trachten und Eckstreben) zur Brechung des vom Boden kommenden Stoßes bei der Belastung der Gliedmaße wesentlich bei (sog. *Stoßdämpfungsmechanismus*). *Huflederhaut* und *Hufoberhaut* bilden zusammen die Hufhaut.

Hufunterhaut, Tela subcutanea ungulae

Im palmaren bzw. plantaren Bereich des Hufes sind proximal zwei flache Wülste ausgebildet, die Partes laterales und mediales des *Ballens, Torus ungulae* (364/i), die durch die *Ballengrube, Fossa intratorica* (364/i′), voneinander getrennt werden. Sie sind zum Teil von der behaarten Haut, zum Teil von der verhornten Ballenepidermis (365/r) überzogen. Ihre Grundlage stellt das schwammartige *Ballenpolster, Tela subcutanea tori* (365/e), dar, das sich sohlenwärts in das bereits erwähnte *Strahlpolster, Tela subcutanea cunei* (365/e′), seitlich aber bis zu den *Hufknorpeln* (432/B) fortsetzt. Die federnden Ballen spielen ebenfalls eine bedeutende Rolle bei dem bereits erwähnten Vorgang der Stoßbrechung; in ihnen ist das Bindegewebe reich an elastischen Fasern.

Das *Strahlpolster, Tela subcutanea cunei* (365/e′), stellt als keilförmiges, elastisches Kissen die Grundlage des Strahles, *Cuneus ungulae*, dar. Seine proximale Partie grenzt an die Fesselsohlenbinde, seine distale, von der Strahllederhaut (365/l′) überzogene Fläche besitzt eine mittlere Furche, durch die das Strahlpolster in zwei Abschnitte, die *Strahlschenkel, Crura cunei* (428/c), unterteilt wird. Der kaudal gelegene Körper des Strahlpolsters ist durch eine Furche geteilt und stellt, wie bereits erwähnt, als *Ballenpolster, Tela sucutanea tori* (365/e), die Grundlage der Ballen (364/i)

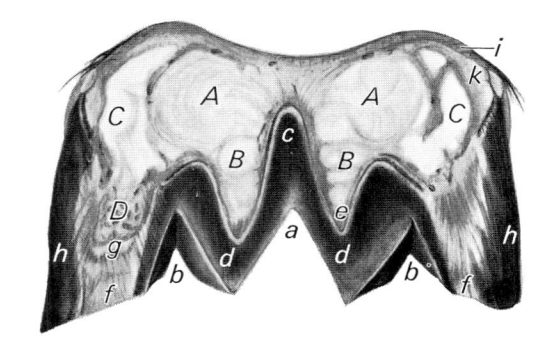

Abb. 424. Transversaler Längsschnitt durch den Vorderhuf eines *Pferdes* in Höhe der Strahlbasis und der Ballen. Palmaransicht.
A Tela subcutanea tori; *B* Tela subcutanea cunei; *C* Cartilago ungularis; *D* Processus palmaris
a Sulcus cunealis centralis; *b* Sulcus paracunealis lateralis und medialis; *c* Spina cunei; *d* Epidermis cunei; *e* Corium cunei; *f* Epidermis soleae; *g* Corium soleae; *h* Hufplatte; *i* Epidermis, *k* Korium der behaarten Haut

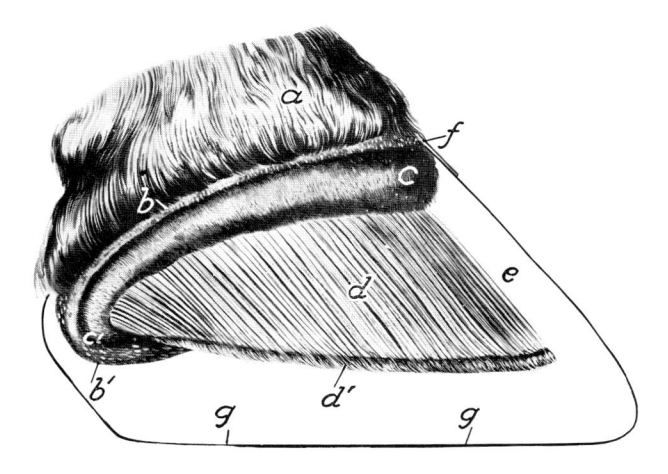

Abb. 425. Lederhaut eines Pferdehufes. Seitenansicht. Hornwand als Umrißlinie. Etwa ⅗ nat. Größe. (Nach NICKEL, 1938.)
a behaarte Haut; *b* Corium limbi, *b'* Corium tori mit vergrößerten Zotten; *c* Corium coronae, *c'* Pars inflexa des Corium coronae; *d* Corium parietis, *d'* Papillen am freien Distalrand der Lamellae coriales; *e* Stratum medium parietis cornei; *f* Stratum externum parietis cornei; *g* Margo solearis als Umrißlinie

dar, während seine Spitze sich als zelliger bzw. faseriger Strahl unter die Spitze des Horn- und Lederhautstrahls einschiebt. Das gefäßarme Strahlkissen besteht aus sich durchflechtenden kollagenen und elastischen Fasern, zwischen die Fettzellen und Drüsen eingelagert sind (424/*B*).

Am Übergang von der behaarten Haut in den Huf bildet das Unterhautbindegewebe das schwache *Saumpolster, Tela subcutanea limbi*, und den stärkeren *Kronwulst, Tela subcutanea coronae* (365/*b*). Die *Unterhaut der Wand, Tela subcutanea parietis* (365/*c*), und die der *Sohle, Tela subcutanea soleae* (365/*d*), bilden zugleich das *Periost* des *Hufbeins* bzw. das *Perichondrium* der *Hufknorpel* (422/*C*).

Huflederhaut, Corium ungulae

Die bindegewebige, sehr blut- und nervenreiche Huflederhaut, *Corium ungulae* (425), dient der Ernährung der fest mit ihr verbundenen vollsaftigen Epidermiszellen. Diese sorgen für den Ersatz der an der Hufoberfläche durch Abnutzung verlorengehenden verhornten Zellen. Vermutlich wirkt die Huflederhaut durch ihre Weichheit und ihren großen Blutreichtum ebenfalls stoßbrechend. Sie stellt die *Verbindung* zwischen *Hornschuh* und *Stützskelett* des *Hufes* her. Ihr *Papillarkörper, Stratum papillare* (425), ist viel mächtiger entwickelt als an anderen Abschnitten des *Integumentum commune* und trägt *Zotten, Papillae*, oder *Blättchen, Lamellae* (425).

Die einzelnen Abschnitte der Huflederhaut können durch Entfernung des epidermalen Hornschuhs mit Hilfe der Wärmemazeration sichtbar gemacht werden. Die Trennung erfolgt in der Regel nicht zwischen Korium und Epidermis, sondern im Bereich der vollsaftigen Epidermiszellen, da die basale Epidermiszellage mit ihren Halbdesmosomen sehr fest im Korium verankert ist.

Die *Saumlederhaut, Corium limbi* (425/*b*), stellt einen 4–6 mm breiten, etwas eingesenkten Koriumstreifen dar, der zwischen dem Kronwulst und der behaarten Haut gelegen und durch den Kronfalz deutlich von der Kronlederhaut (425/*c*) abgegrenzt ist. Palmar bzw. plantar setzt sich die Saumlederhaut in die Ballenlederhaut (425/*b'*) fort, die zunehmend breiter wird und sich schließlich in der Ballengrube mit der der Gegenseite vereinigt. Ihre Oberfläche trägt feine, 1–2 mm hohe Papillen, *Papillae coriales* (365/*l*), die kürzer als jene der Kronlederhaut sind. Über der *Saumlederhaut* wird von den *Epidermiszellen* das Saumhorn, *Stratum corneum epidermis limbi* (430/*a*), gebildet.

Die *Kronlederhaut, Corium coronae* (425/*c*), überzieht das 7–8 mm starke Kronpolster (365/*b*) und schließt distal an die Saumlederhaut (425/*b*) an. Sie bedeckt dorsal die gemeinsame Strecksehne (365/*1*), seitlich das Kronbein (365/*B*) und die Hufknorpel (432/*B*) und setzt sich in palmarer bzw. plantarer Richtung in die Lederhaut über den beiden bindegewebigen Strahlschenkeln fort. Ihre größte Breite von 13–15 mm besitzt sie dorsal über dem Streckfortsatz des Hufbeins (365/*C*; 424/*C*);

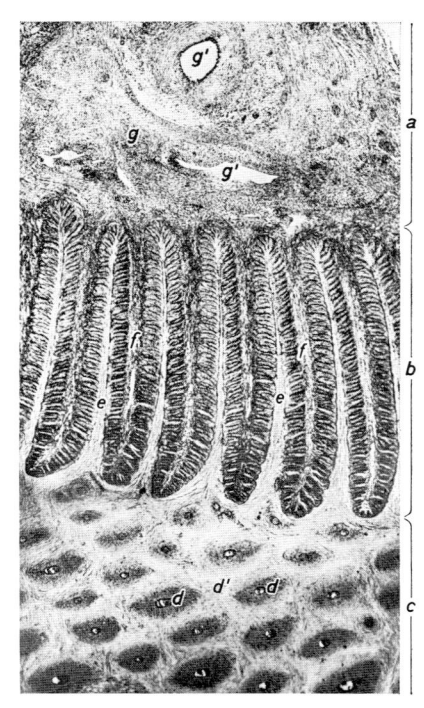

Abb. 426. Horizontalschnitt durch die Epidermis und die Wandlederhaut eines Pferdehufes direkt unterhalb des Kronwulstes. Hufbein mit Periost und Glasurschicht nicht, Schutzschicht nur zum Teil dargestellt. (Mikrophoto.)
a Corium parietis; b Stratum internum parietis cornei (Verbindungsschicht); c Stratum medium parietis cornei (Schutzschicht); d Hornröhrchen, d' Zwischenröhrchenhorn; e Hornblättchen; f Lederhautblättchen; g bindegewebige Wandlederhaut mit Gefäßen (g')

neum epidermis coronae (430/c, d), sondern im Grenzbereich zur Wandlederhaut primäres Blättchenhorn gebildet.

Die *Wandlederhaut, Corium parietis* (425/d), stellt die distale Fortsetzung der Kronlederhaut (425/c) dar und liegt dem Hufbein (431/B) und der Basis des Hufknorpels von der Krone bis zum Tragrand an (431/C). Palmar bzw. plantar schlägt sie sich beiderseits der Strahllederhaut unter spitzem Winkel nach der Hufsohle hin um und bildet so den *Eckstrebenteil, Pars inflexa*, der *Wandlederhaut* (423/c; 428/g). Am Tragrand (425/g) geht die Wandlederhaut (423/d) in die Sohlenlederhaut (423/g) über. Ihre Außenfläche ist von feinen kapillarhaltigen *Blättchen, Lamellae coriales* (423/d), besetzt, die sich von der Krone bis zum Tragrand des Hufes erstrecken. Länge und Höhe der Wandlederhaut nehmen von dorsal aus in

von hier aus nimmt ihre Ausdehnung nach beiden Seiten allmählich ab. Die Kronlederhaut ist mit 4–6 mm langen, gefäßführenden Zotten (365/h) ausgestattet, die am Übergang in die Wandlederhaut (425/d) dünner und kürzer werden. Die *Papillae coriales* treten als 4–5 mm breiter Streifen in die seitliche Strahlfurche über und gehen am *Eckstrebenteil* der *Kronlederhaut* etwas seitlich von der Mitte des Strahles kontinuierlich in die Sohlenlederhaut über. Die Zotten der Kronlederhaut sind im Grenzbereich zu den Blättchen der Wandlederhaut in Reihen gestellt. Am Dorsalteil des Hufes sind sie gerade aufgerichtet, am Seiten- und Trachtenteil im Bogen nach den Trachten zu angeordnet (365/h). Über der *Kronlederhaut* wird von den *Epidermiszellen* nicht nur das Kronhorn, *Stratum cor-*

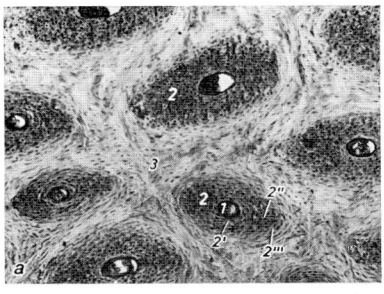

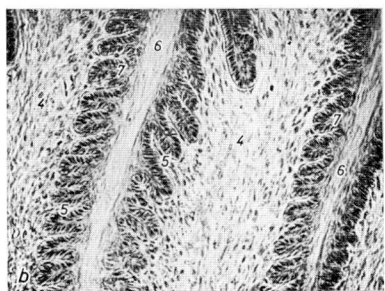

Abb. 427. Ausschnittvergrößerungen aus Abb. 426.
a Horizontalschnitt durch das Röhrchenhorn der Schutzschicht der Hornwand
1 Röhrchenmark (suprapapilläres Horn); *2* Röhrchenrinde (zirkumpapilläres Horn) mit *2'* Innenzone, *2''* Mittelzone, *2'''* Außenzone; *3* Zwischenröhrchenhorn (interpapilläres Horn) mit Zöttchenlöchern
b Horizontalschnitt durch Epidermis- und Koriumblättchen der Verbindungsschicht der Hornwand:
4 Primärblättchen der Wandlederhaut mit Gefäßen; *5* Sekundärblättchen der Wandlederhaut; *6* Primärblättchen der Epidermis (Hornblättchen) mit unverhorntem Epithel der Sekundärblättchen (*7*) zu beiden Seiten

palmarer bzw. plantarer Richtung ab. Die Lederhautblättchen sind durch tiefe schmale Furchen für die Aufnahme der Hornblättchen (429/*g*) getrennt.

Die Lederhautblättchen besitzen in Kronrandnähe nur eine geringe Höhe und erreichen etwa in der Mitte ihrer Gesamtlänge die größte Höhe, die bis zum Tragrand beibehalten wird (365/*i*). Die Höhe der Wandlederhautblättchen schwankt zwischen 1–4 mm, ihre Dicke zwischen 0,05–0,2 mm; ihre Anzahl beträgt pro Huf etwa 600. An histologischen Präparaten ist zu erkennen, daß ihre Oberfläche durch feine *Nebenblättchen, Sekundärblättchen* (427/5), vergrößert ist. Ihre Zahl soll an jedem Primärblättchen 100–200 Stück betragen. Sie werden vom freien Rand und den Seitenflächen der Primärblättchen abgezweigt und bedingen das gefiederte Aussehen der Lederhautblättchen (426/*f*; 427/4), was für die Wandlederhaut der *Equiden* charakteristisch ist. Am freien Sohlenende sind die *Lederhautblättchen* mit 4–6 mm hohen *Zöttchen* (365/*i"*; 425/*d'*) besetzt, ähnlich wie auch am freien Rand der Eckstreben. In Tragrandnähe findet sich an der Wandlederhaut dorsal eine der Hufbeineinsenkung an dieser Stelle entsprechende flache *Mulde*, in der die Blättchen ebenfalls zahlreiche Papillen tragen. Während die Koriumblättchen tragrandwärts dünner werden, nehmen die verhornten Epidermisblättchen an Stärke zu. Durch die Ausbildung der sekundären Lederhautblättchen wird am *Huf* eine *wesentlich innigere Verbindung zwischen Lederhaut und epidermalem Hornschuh* hergestellt als an den Zehenendorganen der *Artiodaktylae*. Die einige Millimeter hohen primären Hornblättchen (430/*f*) der Innenschicht des Wandhorns bestehen aus interpapillärem Horn, das in den Nischen zwischen den Koriumblättchen nahe am Kronwulst entsteht. Sie wachsen zusammen mit der starken Mittelschicht des Wandhorns von proximal nach distal und können daher als Kronwandhornblättchen bezeichnet werden. Die *Epidermis parietis* wird in Anlehnung an die Verhältnisse beim menschlichen Nagel, *Unguis*, als *Hyponychium* bezeichnet. Das *Hyponychium* ist in bezug auf Hornbildung nicht ganz steril. Es bildet die sekundären Hornblättchen, die dem peripapillären Horn der übrigen Hufregionen entsprechen. Primäre und sekundäre Hornblättchen kontaktieren sehr eng wie an anderen Hornteilen des Hufes das interpapilläre und das peripapilläre Horn (MOSIMANN, 1982).

Die *Sohlenlederhaut, Corium soleae* (365/*k*), ist oft fleckig pigmentiert und liegt der Sohlenfläche des Hufbeins (431/*B*) fest an. Sie setzt sich fußachsenwärts in die Strahllederhaut (424/*e*), peripher am Tragrand in die Wandlederhaut (422/*d*) fort. Mit der Kronlederhaut ist sie durch deren Eckstrebenteil (425/*c'*) verbunden. Die Sohlenlederhaut ist verhältnismäßig dünn und mit zahlreichen hohen, schräg distal gerichteten, gefäßhaltigen Zotten ausgestattet. Sie erhält durch den von hinten sich einschiebenden Strahl die *Gestalt* einer *Mondsichel* (423/*g*) und bildet zwei, an den Eckstreben spitz auslaufende *Winkel, Anguli soleae*. Über und zwischen den *Zöttchen* der *Sohlenlederhaut* wird von den dort gelegenen *Epidermiszellen* das Sohlenhorn, *Stratum corneum epidermis soleae* (430/*g*), gebildet.

Die *Strahllederhaut, Corium cunei* (365/*l'*), hat eine Dicke von 2–4 mm und überzieht das Strahlpolster (365/*e'*), mit dem es fest verbunden ist. Sie ist heller gefärbt als die Sohlenlederhaut, und ihre sehr dicht stehenden gefäßhaltigen Zotten haben eine geringere Höhe. Palmar bzw. plantar geht die Strahllederhaut (365/*l'*; 423/*f*) jederseits kontinuierlich in die Ballenlederhaut (365/*l*;

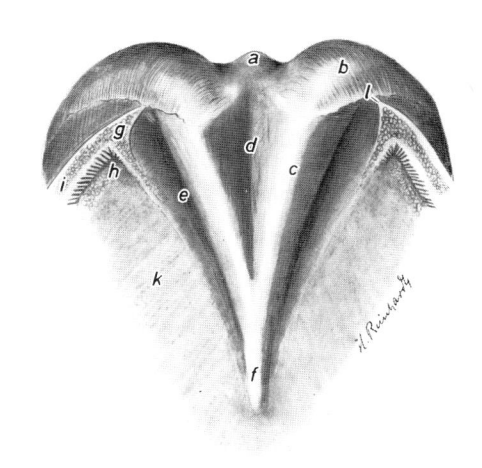

Abb. 428. Hornballen, Hornstrahl, Eckstreben und Teil der Hornsohle vom Huf eines *Pferdes*. Sohlenflächenansicht. (Nach MARTIN, 1915.)
a Mittelspitze des Ballenhornes; *b* Torus corneus; *c–f* Cuneus corneus; *c* Crus cunei, *d* Sulcus cunealis centralis, *e* Sulcus paracunealis, *f* Apex cunei; *g* Pars inflexa (Eckstrebe); *h* Angulus partis inflexae (Eckstrebenwinkel); *i* Margo solearis des Paries corneus; *k* Solea cornea; *l* Margo palmaris bzw. plantaris der Hufplatte

425/*b'*) über, die sich ihrerseits in die Saumlederhaut (365/*g*; 423/*a*) fortsetzt. Ihre seitlichen Abschnitte nehmen Kontakt mit dem Eckstrebenteil der Kronlederhaut (425/*c'*) auf. Die Form der Strahllederhaut entspricht der des Strahlpolsters. An ihr können ein *medialer* und *lateraler Strahlschenkel, Crus cunei mediale et laterale* (423/*l*), eine *mittlere Strahlfurche, Sulcus cunealis centralis* (423/*p*), sowie zwei *seitliche Strahlfurchen, Sulcus paracunealis lateralis et medialis* (423/*o*), unterschieden werden.

Die auf dem *Lederhautstrahl* gelegenen *Epidermiszellen* bilden das Strahlhorn, *Stratum corneum epidermis cunei* (364/*e–g*; 430/*i*).

Die nur sehr dünne *Ballenlederhaut, Corium tori* (425/*b'*), überzieht die beiden *Ballen, Tori ungulae*, und ist mit sehr feinen *Papillen* ausgestattet. Die auf ihr gelegenen *Epidermiszellen* bilden im proximalen Abschnitt behaarte Haut, im distalen Bereich das sehr dünne und weiche Ballenhorn, *Stratum corneum epidermis tori* (430/*b*).

Die an elastischen Fasern reiche, bindegewebige Huflederhaut besitzt wie die Lederhaut der allgemeinen Decke ein *Stratum reticulare* und ein *Stratum papillare*. Das elastisch-fibrilläre *Stratum reticulare*, das dem der Haut weitgehend gleicht, ist sehr gefäßreich und wird daher auch *Stratum vasculosum* genannt. Es ist an der Hufkrone und am Tragrand verstärkt, am Strahl hingegen schwächer ausgebildet. Dort, wo subkutane Polster oder Periost ausgebildet sind, geht es in diese über.

Das *Stratum papillare et lamellatum* trägt makroskopisch sichtbare, zottenartige *Papillen* auf der Saum-, Kron-, Sohlen-, Strahl- und Ballenlederhaut bzw. *Blättchen* auf der Wandlederhaut und deren Eckstrebenteil.

Hufoberhaut, Epidermis ungulae

Die **Hufoberhaut,** *Epidermis ungulae*, bildet den Überzug aller Lederhautteile, läßt daher die gleichen Formen wie diese erkennen und ist mit ihnen durch das Ineinandergreifen der Blättchen, Zöttchen und Röhrchen fest verbunden.

Entsprechend den verschiedenen Lederhautabschnitten können auch an der Hufepidermis und dem von ihr gebildeten Hornschuh folgende Segmente unterschieden werden:

1. das *Saumhorn* (432/*k*); 2. das *Kronhorn* (430/*c*); 3. das *Wandhorn* (428/*i*); 4. das *Sohlenhorn* (432/*e*); 5. das *Strahlhorn* (428/*c–f*); 6. das *Ballenhorn* (428/*b*).

Saumhorn, Kronhorn und Wandhorn bilden die Hufplatte, *Paries corneus [Lamina]* (429/*a–d*). Sie besitzt eine äußere konvexe (433/*l*) und eine innere konkave, mit Hornblättchen besetzte Fläche (433/*h*), einen *Kronrand, Margo coronalis* (433/*k*), und einen *Tragrand, Margo solearis* (423/*q*). Der palmare bzw. plantare Abschnitt der Platte schlägt sich im *Eckstrebenwinkel, Angulus partis inflexae* (428/*h*), dorsomedial um und bildet die *Eckstrebe, Pars inflexa* (429/*d*). Diese verläuft neben der seitlichen Strahlfurche (423/*o*) und verliert sich allmählich in der Hufsohle (364/*d*; 423/*s*). Zwischen die Eckstrebenwände schiebt sich mithin von palmar bzw. plantar der Hornstrahl (364/*e–h*) ein.

Der *Kronrand, Margo coronalis* (433/*k*), stellt ein palmar bzw. plantar offenes Oval dar und läßt nach innen zunächst die *Saumrinne, Sulcus limbalis*, und anschließend die *Kronrinne, Sulcus coronalis* (430/*e*; 433/*i*),

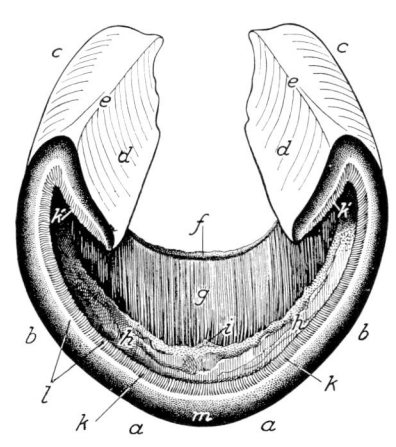

Abb. 429. Durch Herausbrechen der Sohle, des Ballens und des Strahls isolierte Platte des linken Vorderhufes eines *Pferdes*. Eckstrebenabschnitte am Kronrand durch Eintrocknen etwas eingezogen. Sohlenflächenansicht. Etwa nat. Größe. (Nach Zietzschmann aus Ellenberger-Baum, 1943.)
a, a Pars dorsalis, *b, b* Pars collateralis, *c, c* Trachtenteil, *d, d* Eckstrebenteil der Hufplatte; *e, e* Margo palmaris (Eckstrebenkante); *f* Sulcus coronalis; *g* Lamellae epidermales an der Innenfläche der Platte; *h* Reste der herausgebrochenen Sohle; *i* Sohlensporn; *k, k* Lamellae epidermales marginis solearis, *k, k'* Lamellae epidermales am Eckstrebenteil der Platte; *l* Zona alba; *m* Stratum medium parietis cornei am Margo solearis

erkennen, die feine porenförmige Öffnungen zur Aufnahme der Zöttchen der Saum- bzw. der Kronlederhaut besitzen. Palmar bzw. plantar verbreitet sich die Kronrinne zum Ballengebiet hin und bildet jederseits eine breite Furche, die das Strahlpolster und die Strahllederhaut (433/c) aufnimmt.

Der *Tragrand, Margo solearis* (429/m), der Hufkapsel beschreibt einen größeren Bogen als der Kronrand (433/k). Wo sich die Hufplatte in ihrem Margo palmaris bzw. plantaris (428/l; 429/e) gegen die Fußachse in die Eckstreben umschlägt, liegt der *Eckstrebenwinkel, Angulus partis inflexae (Angulus parietalis* [428/h; 433/f]).

An der Platte selbst können eine *Innenfläche, Facies interna* (429/g; 430/f), und eine *Außenfläche, Facies externa* (433/l), unterschieden werden, die selbst wieder aus einem *Rückenteil, Pars dorsalis* (429/a), den beiden *Seitenteilen, Partes collaterales* (429/b), und den beiden Trachten mit den *Margines palmares* bzw. *plantares* (428/l; 429/e) bestehen.

Der proximale Rand der Eckstrebe (430/c′) ist wie die Kronrinne (430/c) mit feinen Löchern versehen, in welche die Zöttchen des Eckstrebenteils der Kronlederhaut hineinpassen. Der Distalrand der Hufplatte ragt als *Tragrand* frei über die Hufsohle vor; seine fußachsenseitige, vorwiegend freie Fläche ist der seitlichen Strahlfurche zugekehrt, seine der Eckstrebenlederhaut zugewandte Fläche verbindet sich mit dieser durch Hornblättchen.

Die *Farbe der Hufplatte* ist gelb-weiß, schwarz oder streifig. Sie besteht, wie bereits erwähnt, aus drei Schichten: 1. der nur sehr dünnen Deck- oder Glasurschicht, *Stratum externum, Epidermis limbi,* die über der Saumlederhaut aus vollsaftigen Epidermiszellen durch Verhornung gebildet wird (365/n), 2. der sehr dicken Schutzschicht, *Stratum medium, Epidermis coronae* (365/o), die aus dem Röhrchenhorn und Zwischenhorn über der gewulsteten Kronlederhaut besteht, und 3. der Verbindungsschicht, *Stratum internum, Epidermis parietis* (365/p), die durch primäre Hornblättchen gekennzeichnet ist. *Alle drei Epidermissegmente bilden eine kontinuierliche Einheit* (365/n–p).

Die *Glasur*- oder *Deckschicht, Stratum externum parietis cornei* (365/n), besteht aus elastischem, glänzendem Horn, das im Wasser aufquillt, dadurch ein weißlich-trübes

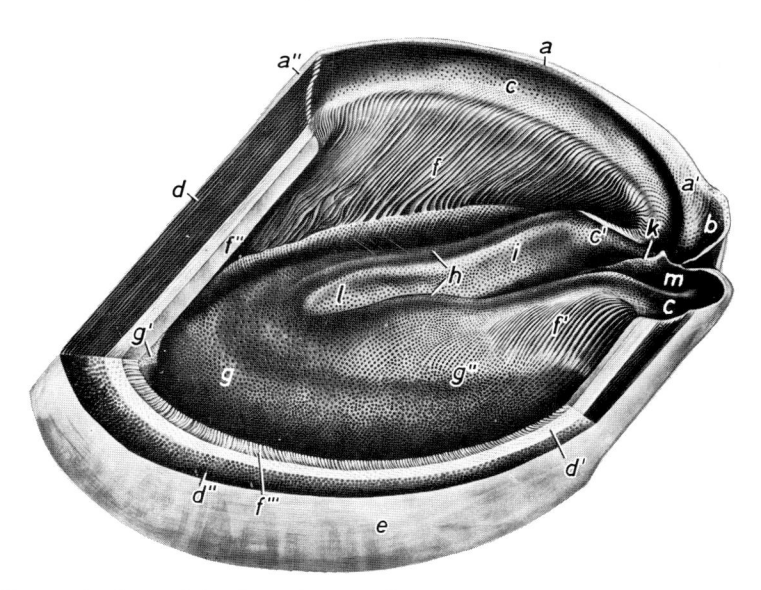

Abb. 430. Hufkapsel eines *Pferdes*, deren einer Seitenteil abgetragen ist. Innenansicht von der linken Seite. ½ nat. Größe. (Nach NICKEL, 1938.)
a epidermaler Saum, der sich trachtenwärts verbreitert (*a′*), mit Zöttchenlöchern, *a″* Stratum externum parietis cornei; *b* Epidermis tori; *c* Sulcus coronalis, *c′* abgeflachter Eckstrebenteil der Kronrinne, beide mit Zöttchenlöchern; *d* Stratum medium parietis cornei, *d′* innere pigmentfreie und *d″* äußere, pigmentierte Zone; *e* Außenansicht der Seitenwand; *f* Lamellae epidermales der Seitenwand, *f′* der Eckstrebenwand in der Innenansicht, *f″* im Längsschnitt am Dorsalteil, *f‴* im Querschnitt am Seitenteil der Wand; *g* Epidermis soleae mit Zöttchenlöchern, *g′* deren kammartige, mediane Vorwölbung gegen den Dorsalteil der Wand, *g″* Sohlenast; *h* seitliche Strahlleisten; *i* Epidermis cunei mit Zöttchenlöchern; *k* Spina cunei; *l* Sulcus cunealis centralis; *m* Ballenschüssel

Abb. 431. Transversaler Längsschnitt durch den Vorderhuf eines *Pferdes* in Höhe der Strahlspitze. Palmaransicht.
A Phalanx media; *B* Phalanx distalis; *C* Cartilago ungularis
a Solea cornea; *b* Cuneus corneus; *c* Sulci paracuneales; *d* Zona alba; *e* Margo solearis; *f* Paries corneus; *g* Limbus corneus; *h* Cutis; *i* Corium soleae mit Venennetzen; *k* Corium cunei; *l* Corium parietis; *m* Corium coronae; *n* Corium limbi; *o* Articulatio interphalangea distalis; *p* Ligamenta collateralia; *q* Ligamenta chondrocoronalia; *r* Gefäße der Phalanx distalis

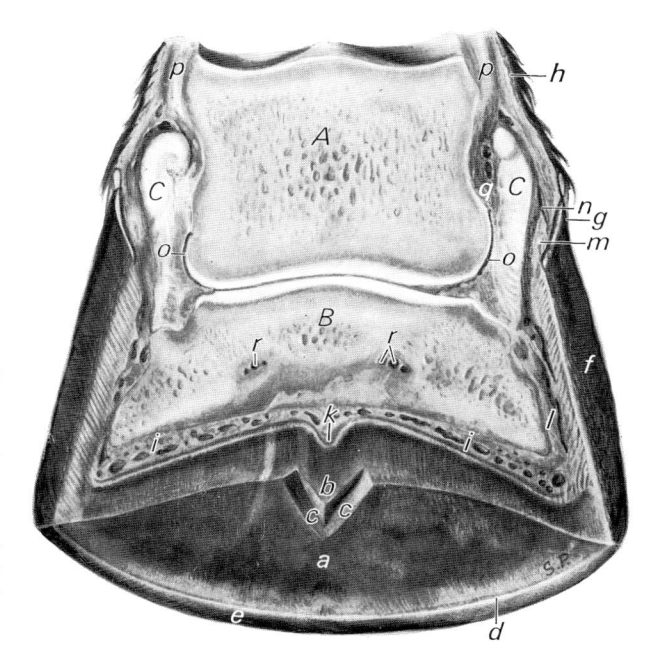

Abb. 432. Transversaler Längsschnitt durch den Vorderhuf eines *Pferdes* in Höhe der Strahlmitte. Palmaransicht.
A Processus palmaris; *B* Cartilago ungularis; *C* Sehne des M. flexor digitalis profundus, *C'* deren Endschenkel; *D* Endsehnenscheide
a Epidermis cunei; *b* Corium cunei; *c* Tela subcutanea cunei; *d* Sulci paracuneales; *e* Epidermis soleae; *f* Corium soleae mit Venengeflechten; *g* Epidermis parietis; *h* Corium parietis mit Venengeflechten; *i* Corium coronae; *k* Epidermis limbi; *l* Corium limbi; *m* A. digitalis; *n* Venengeflecht an der Innenfläche des Hufknorpels

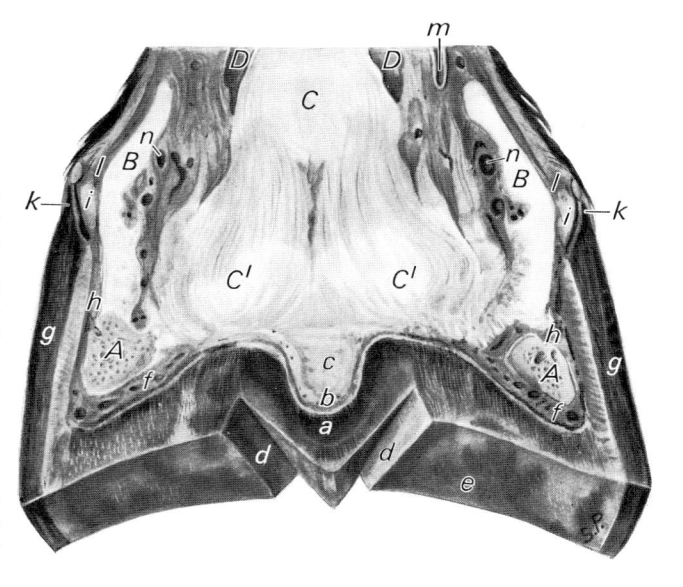

Aussehen erhält und brüchig wird. Palmar und plantar tritt sie auf die Ballen über (428/*b*). Das Ballenhorn biegt sich gegen die Fußachse hin ein, wodurch die *Ballenfurche, Sulcus tori*, entsteht, die palmar in die *Ballengrube, Fossa intratorica* (364/*i'*), und dorsal in die vertiefte *mittlere Strahlfurche, Sulcus cunealis centralis* (364/*f*), ausläuft. Die Glasurschicht ist beim *neugeborenen Fohlen* noch deutlich ausgebildet, bei *älteren Pferden* dagegen stark abgenutzt oder fast ganz verschwunden. Die Glasurschicht bedingt die glatte Oberfläche der Hornwand und schützt den Huf vor Feuchtigkeitseinwirkung.

Die *Mittel-* oder *Schutzschicht, Kronhorn, Stratum medium parietis cornei* (365/*o*; 426/*c*; 430/*d*), stellt die stärkste und dickste Schicht der Hufplatte dar. Sie besteht aus Röhrchen- (426/*d*) und Zwischenröhrchenhorn (426/*d'*) und wächst vom Kronrand zum Tragrand hinunter. Ihre stärkere Außenschicht ist stark pigmentiert (430/*d''*), ihre dünnere und weiche Innenschicht pigmentfrei (430/*d'*) und bildet am Tragrand die helle Einfassung der weißen Linie (364/*c*).

Die Außenfläche der Schutzschicht und gegebenenfalls auch die Glasurschicht lassen kronrandparallele, schwach ausgebildete, halbkreisförmige Querlinien oder -wülste erkennen, die auf eine unterschiedliche Ernährung der Epidermis zurückzuführen sind (*Wachstumsringe*).

An den *Hornröhrchen, Tubuli epidermales* (426/*d*), können Rinde (427a/*2*) und Mark (427a/*1*) unterschieden werden. Die Rinde besteht aus verhornten Epithelzellen (427a/*2–2″*). Die proximale Lichtung der Hornröhrchen wird an der Hufkrone von deren Lederhautpapillen ausgefüllt. Die Räume zwischen den Hornröhrchen werden ebenfalls von verhornten Zellen, dem *Zwischenhorn* (426/*d′*; 427a/*3*) eingenommen. Diese gehen aus den Epidermiszellen im Bereich zwischen den Kronlederhautzöttchen hervor.

Nach elektronenmikroskopischen Untersuchungen sind innerhalb bestimmter Hufröhrchenwände *Zonen unterschiedlich geformter Wandzellen* mit vorwiegend steilem oder überwiegend flachem Verlauf ihrer *Tonofilamente* vorhanden. Diese sind jedoch strukturell nicht mit den Lamellen der Osteone identisch (NICKEL, 1938).

Die *Blättchen-* oder *Verbindungsschicht, Wandhorn, Stratum internum parietis cornei* (426/*b*), ist als innerste Schicht der Hufplatte stets unpigmentiert und trägt die *verhornenden Epidermisblättchen, Lamellae epidermales* (426/*e*; 427b/*6*), die gleichsam Abdrücke der Lederhautblättchen, *Lamellae coriales* (426/*f*; 427b/*4*), darstellen und deren Zwischenräume ausfüllen. In dem proximalsten, etwa 2 mm breiten Bereich der Kronwandhornblättchen erfolgt eine plötzliche Höhenzunahme der Blättchen auf 1,5 mm. In den distal anschließenden 10 mm tritt eine allmähliche Höhenzunahme um weitere 1,5 mm auf insgesamt 3 mm auf. Im übrigen, etwa 40 mm langen Distalabschnitt bis zum Tragrand erfolgt keine oder nur noch eine sehr geringe Höhenzunahme der Hornblättchen (BUDRAS und PREUSS, 1982). Beim Distalwachsen der Wandhornblättchen erfolgt eine Größenabnahme aller Hornzellen durch Verringerung ihrer spongiösen Natur, so daß trotz Zunahme der Zellzahl nur eine geringfügige Dicken- und Höhenzunahme der Wandhornblättchen eintritt. Die Epidermisblättchen weisen entsprechend den Blättchen der Lederhaut Nebenblättchen (427b/*5*; 427b/*7*) auf, die im Gegensatz zu den Primärlamellen nicht verhornt sind. Zum Tragrand hin gehen die Hornblättchen in die weiße Linie über. Die Kronhornblättchen bilden die vergrößerte Unterfläche des toten *Mesonychiums*. Die oberflächlichen Wandepidermiszellen legen sich als lebendes *Hyponychium* (Grenz-Stachelzellen) zwischen den Lederhautblättchen den Kronhornblättchen an und versehen diese durch ihre Verhornung mit Hornleistchen. Nur diese Hornleistchen der Kronhornblättchen (und ein dünner Zwischenleistchenbelag) verdienen nach PREUSS (1981) den Namen Verbindungshorn, denn sie sind die einzigen Zellen der Wandepidermis, die sich mit dem von der Krone herunterwachsenden Horn hornig verbinden (Gleit-Haft-Mechanismus) (MOSIMANN, 1978).

Durch das *Stratum internum* wird eine innige Verbindung zwischen der verhornten Hufplatte (426/*b, c*) und der Wandlederhaut (426/*a*) hergestellt. Die Innenteile des Hufes sind dadurch gleichsam im Hornschuh aufgehängt, so daß *Sohle, Ballen* und *Strahl* nur einen kleinen Teil der Körperlast aufnehmen. Wird diese Verbindung zwischen Wandlederhaut und Hornwand durch krankhafte Prozesse gestört (Ödem der Huflederhaut, z.B. bei der Hufrehe), so senkt sich das Hufbein, und die Sohle kann schließlich durchgetreten werden (*Rehehuf*).

Die *Sohlenoberhaut, Sohlenhorn, Epidermis soleae* (424/*f*), bedeckt die Sohlenlederhaut und ist als Hufsohle (364/*d*) zwischen Hufplatte (423/*k*), Eckstreben (423/*n*) und Hornstrahl (423/*l*) eingefügt. Sie wird in den vor der Strahlspitze (364/*e*) liegenden *Sohlenkörper, Corpus soleae* (364/*d*), und die beiden *Sohlenschenkel, Crura soleae* (364/*d′*), mit den beiden *Winkeln, Anguli soleae* (364/*d″*), die sich zwischen Trachtenwand (364/*a″*) und Eckstreben (364/*b*) einschieben, gegliedert.

Die *Außenfläche* der *Hornsohle, Facies externa* (432/*e*), ist zum Hufbein hin gewölbt, am Vorderhuf weniger stark als am Hinterhuf. Der Scheitel der Wölbung liegt im Bereich der Strahlspitze (431/*b*). Die nicht gepflegte und nicht beschnittene Hufsohle ist zerklüftet und rauh und stößt kontinuierlich kleine oder größere flache Hornstückchen ab. Die etwas tieferen Schichten der Hornsohle sind zwar etwas fester gefügt, aber doch von weicherer Konsistenz als die Schutzschicht der Hufplatte. Daher können spitze Gegenstände (Nägel, Drahtstücke, Glasscherben, Holzsplitter u. ä.) die

Hornsohle leicht durchdringen (sog. „Nageltritt"). Biotin (= Vitamin H) bewirkt bei Langzeitbehandlung eine Verminderung der Beschädigung der Hufepidermis (Risse der Hornwand, Tragrandabbrüche).

Eine ähnliche Wölbung wie die Außenfläche läßt auch die *Innenfläche* der *Hornsohle, Facies interna* (432/e), erkennen. Sie besitzt zahlreiche Löcher für die Zotten der Sohlenlederhaut (430/g). Die Dicke der Hornsohle variiert beachtlich; sie ist am schwächsten vor der Strahlspitze, am stärksten peripher in Nähe der Hufplatte. Die Hornsohle besteht aus den parallel zur Hornplatte verlaufenden Hornröhrchen und aus Zwischenhorn. Sie ist in der Regel grauschwarz pigmentiert, zuweilen fleckig oder unpigmentiert. Mit der Hufplatte (364/a–a″) und den Eckstreben (364/b) wird sie durch die weiße Linie (364/c) verbunden. Ihr Übergang in den Hornstrahl ist ein kontinuierlicher, eine Grenzzone zwischen diesen beiden Hufabschnitten ist nicht feststellbar.

Die *weiße Linie, Zona alba* (364/c; 423/r; 429/l), erstreckt sich auf die eigentliche Hufwand und die Eckstreben. Sie bildet zunächst eine an der Hornwand außen, an den Eckstreben hingegen innen gelegene und weißem Wachs ähnliche Einfassung (429/l), die der *tiefen, unpigmentierten Lage* der *Schutzschicht* entspricht. An sie schließt sich eine *zweite Schicht* an, die mehr gelblich gefärbt und von mürber, brüchiger Beschaffenheit ist. Diese wird von *Hornblättchen* der *Verbindungsschicht* der *Hornwand* gebildet, die keine Nebenblättchen besitzen (429/l). Die Räume zwischen ihnen sind von jungem gelblichen Horn ausgefüllt, das über den Zotten am freien Distalrand der Lederhautblättchen von den dort gelegenen Epidermiszellen gebildet wird. Daher steht dieses „Zwischenblättchenhorn" aus Hornröhrchen, die schräg ausgerichtet und reihenweise angeordnet sind (WISSDORF u.a., 1983).

Die Zona alba markiert die Linie, in die beim Hufbeschlag unter bestimmtem Winkel die Nägel eingeschlagen werden.

Der keilförmige **Hornstrahl,** *Cuneus ungulae* (364/e–h), wird von der *Strahloberhaut, Epidermis cunei,* gebildet. Er schiebt sich von palmar bzw. plantar in die Hufsohle (364/d) ein, bedeckt den Lederhautstrahl (423/f) und stellt eine auf dem Querschnitt W-förmige (424/c, d), aus weichem und elastischem Röhrchenhorn bestehende,

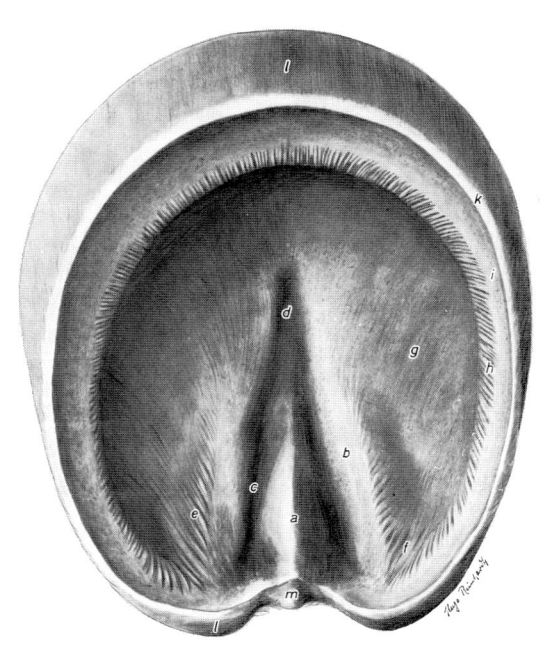

Abb. 433. Innenansicht des Hornschuhs eines *Pferdes* von dorsal. ½ nat. Größe. (Nach MARTIN, 1915.)
a Spina cunei (Boden der mittleren Strahlfurche); *b* Boden der seitlichen Strahlfurche; *c* Rinne für den Strahlschenkel; *d* Apex cunei; *e* Lamellae epidermales der Eckstrebenwand; *f* Eckstrebenwinkel; *g* Facies interna der Solea cornea; *h* Lamellae epidermales der Außenwand; *i* Sulcus coronalis zur Aufnahme der Tela subcutanea coronae; *k* Margo coronalis; *l* Facies externa parietis cornei

wichtige stoßbrechende Einrichtung des *Hufes* zwischen beiden Eckstreben (428/g) dar. Apikal geht er ohne scharfe Grenze in die Hornsohle (364/d), palmar bzw. plantar in den Hornballen (364/i) über; seitlich grenzt er an den inneren Rand der Eckstreben (364/b) und an den *Margo centralis* der Hornsohle (364/d‴). Bei normal gebauten Hufen liegt die *Bodenfläche, Facies externa,* des *Hornstrahls* in einer Ebene mit dem Tragrand der Hufplatte, wodurch er die Körperlast mit tragen hilft. Der **Strahl** wird durch die *mittlere Strahlfurche, Sulcus cunealis centralis* (364/f; 428/d), in die zwei *Strahlschenkel, Crus cunei laterale* und *mediale* (364/g; 428/c), geteilt. Ihre Seitenwände bilden mit den Eckstreben und den zentralen Rändern der Hornsohle die beiden tiefen *seitlichen Strahlfurchen, Sulcus paracunealis medialis* und *lateralis* (364/h; 428/e). Die stumpfe *Strahlspitze, Apex cunei* (364/e; 428/f), ist über der Querschnittshöhe des Tragrandes gelegen; das hintere *Strahlende, Basis cunei,* leitet kontinuierlich in die Ballen (364/*i*; 428/*b*) über. Die *Lederhautfläche, Facies interna,* des *Hornstrahls* (433/*a–d*) besitzt zwei tiefe innere Strahlmulden zur Aufnahme der durch Unterlagerung des Strahlpolsters gebildeten beiden Lederhautstrahlschenkel (433/*c*). Beide Furchen sind durch den abgerundeten *Hahnenkamm, Spina cunei* (433/*a*), der die Höhe des Eckstrebeninnenrandes erreicht, voneinander getrennt. Die gesamte, meist dunkel pigmentierte Innenfläche des Hornstrahls weist eine Vielzahl feiner Löcher (430/*i*) für die Zotten der Strahllederhaut auf. Der Hornstrahl ist aus Hornröhrchen und Zwischenröhrchenhorn aufgebaut. Seine im *Querschnitt typische W-Form* (424/*c, d*) verleiht ihm *federnde Elastizität,* die durch die Polsterwirkung des Strahlanteils vom Hufkissen (424/*B*) noch verstärkt wird. Unter Belastung flacht sich das „W" ab und drückt Eckstreben (364/*b*), Hufknorpel (424/*C*) und Trachtenwand (424/*h*) nach außen. Bei Entlastung kehren diese Teile durch ihre Elastizität wieder in ihre Ausgangsposition zurück. Die Rücken- oder Zehenwand des Hufes verändert hierbei ihre Lage nicht.

Unterschiede zwischen Vorder- und Hinterhuf

Am *Vorderhuf* verhält sich die Höhe der Dorsalwand zu jener der Trachten wie 3:1, am *Hinterhuf* wie 2:1. Der *Winkel,* den der Rückenteil des Hufes mit dem Erdboden bildet, beträgt am *Vorderhuf* 45°–50°, am *Hinterhuf* 50°–55°, d.h. der *Hinterhuf* ist steiler gestellt als der *Vorderhuf.* Besondere Unterschiede weist der *Tragrandbogen* (364) auf. Dieser ist am *Vorderhuf* im Zehenbereich halbkreisförmig und im Mittelabschnitt am weitesten (364/*A*). Am *Hinterhuf* dagegen besitzt der *Tragrand* (364/*B*) einen spitzen vorderen und einen breiten hinteren Abschnitt. Der Umriß des Margo solearis des *Vorderhufes* kann am besten mit dem stumpfen, der des *Hinterhufes* mit dem spitzen Pol eines Hühnereies verglichen werden (364/*A, B*). Beim normal gebauten Huf ist der mediale Seitenteil der Hufplatte steiler gestellt als der laterale, wodurch seine Zuordnung zur rechten oder linken Extremität ohne weiteres möglich ist.

Die *monatliche Wachstumsrate* des *Hufhorns* beträgt etwa 8–10 mm. Das gesamte Horn am Rückenteil des Hufes wird somit innerhalb von 12, am Seitenteil mit 6–8, am Trachtenteil mit 4–5 Monaten erneuert. Das *Kronhorn* wächst bei *Lipizzanerpferden* in einem Monat 7 mm, bei *Warm- und Kaltblutpferden* 8–9 und bei *Islandponys* 4–5 mm im Mittel. Die Huferneuerungszeit liegt im Mittel bei 11 Monaten.

Das *Sohlenhorn* verzeichnet ein mittleres monatliches Wachstum von 4,2 mm und erneuert sich in 3–4 Monaten (JOSSECK, 1991).

Histologischer Bau der Hufröhrchen

Die Hufröhrchen (434C/*e*) sind im distalen Wandbereich hohl bzw. ihr *Mark* besteht aus zerfallenden oder zerfallenen Zellmassen (427/*a/l*; 434C/*a′*). Dieser Teil der Hufröhrchen hat keine funktionelle Bedeutung. Die *Rinde* der Hufröhrchen (427 a/2; 434C/*b*) hingegen erfährt eine mechanische Beanspruchung. Sie wird aus spiralig verlaufenden Zellsträngen (434C/*b′–b′′′*) aufgebaut, deren Einzelzellen sich dem Druck mit ihrer hohen Kante entgegenstellen und deren Tonofilamente desmosomal miteinander verspannt sind. Die *Röhrchenrinde* kann aus drei verschieden gebauten Schichten: der *Innen-* (427 a/2′; 434C/*b′*), der *Mittel-* (427 a/2′′; 434C/*b′′*) und der *Außenzone* (427 a/2′′′; 434C/*b′′′*) bestehen. In diesen Schichten können *Zonen unterschiedlich geformter Wandzellen* mit überwiegend *steilem* (434/*A*) oder *flachem* (434/*B*) *Tonofilamentenverlauf* festgestellt werden (NICKEL, 1938), die jedoch nicht den Lamellen der Osteone gleichzusetzen sind. Die Hufröhrchen sind bei gleichmäßiger Belastung im Querschnitt rund (434/*A, B*), bei ungleichmäßigen Druckverhältnissen hingegen oval oder dreieckig.

Die mechanische Bedeutung der Hufröhrchen spiegelt sich also in ihrer unterschiedlichen Bauweise wider (434/*A, B*). Bei der Belastung der Gliedmaßen entsteht ein Druck in proximodistaler Richtung, dem dieselbe Kraft vom Boden aus entgegenwirkt. Der beidseitige Druck verteilt sich im Hornschuh des Hufes. Das funktionell mit den Epidermisblättchen in Verbindung stehende Zwischenröhrchenhorn übernimmt den *Vertikaldruck* als *Zug* und überträgt diesen sekundär von der Seite her (*Radialdruck*) und in der Längsrich-

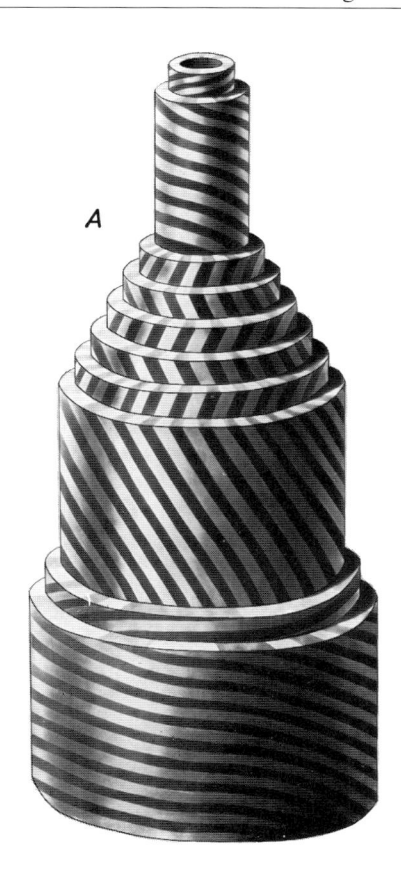

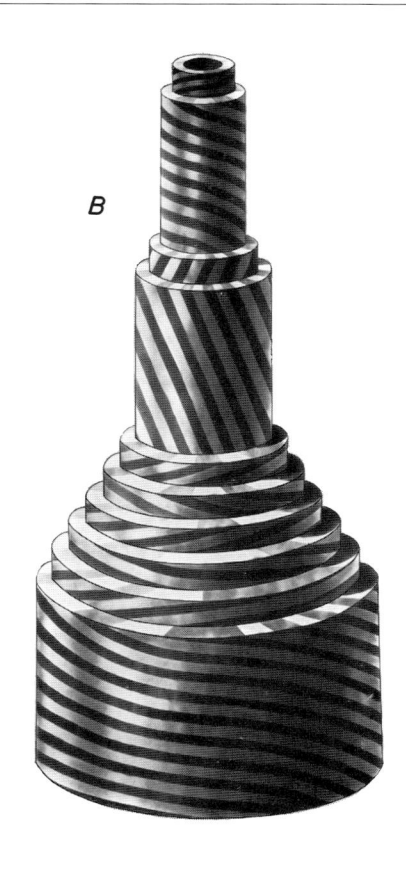

Abb. 434 A–C. Bau der Hornröhrchen der Hufplatte (A, B) und halbschematische Darstellung der Hufepidermis und der Huflederhaut im Sagittalschnitt (C). (Nach Nickel, 1938.)
A Schematische Darstellung des Baues eines runden Hufröhrchens des vorwiegend steilspiralig gewickelten Typs. Charakteristisch sind die schwache und flachspiralig gewickelte Außenschicht, die starke, steilspiralig gewickelte Mittelschicht und die schwache, flachspiralig gewickelte Innenschicht.
B Schematische Darstellung des Baues eines runden Hufröhrchens des vorwiegend flachspiralig gewickelten Typs. Charakteristisch sind die starke, flachspiralig gewickelte Außenschicht, die schwache, steilspiralig gewickelte Mittelschicht und die schwache, flachspiralig gewickelte Innenschicht.
C 1 Stratum basale; *2* Stratum intermedium; *3* Stratum corneum der Epidermis; *4* Korium
a zirkumpapilläres, *a'* suprapapilläres Röhrchenepithel (Markepithel); *b* Rinde der Epidermisröhrchen, *b'* Innen-, *b''* Mittel-, *b'''* Außenzone eines Epidermisröhrchens mit verschiedener Spiralwicklung; *c* Zwischenhorn, interpapilläres Horn, horizontalgeschichtet bleibend; *d* gefäßführendes Stratum reticulare des Koriums; *d'* Koriumpapille; *e* Gesamtbereich eines Hufröhrchens

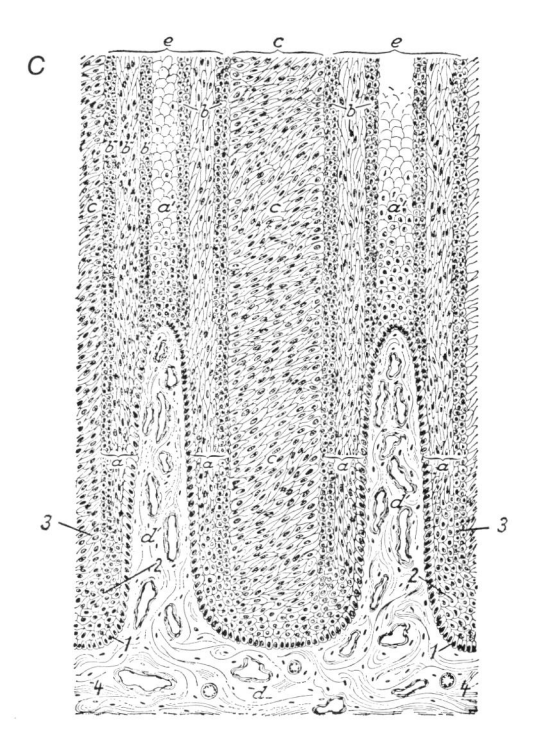

tung (*Axialdruck*) auf die Hufröhrchen. Darüber hinaus werden diese auch noch auf Biegung beansprucht. Die vorwiegend steilspiralig gewickelten Hufröhrchen (434/*A*) setzen einem auf sie einwirkenden Axialdruck einen größeren Widerstand entgegen als die vorwiegend flachspiralig gewickelten Hufröhrchen (434/*B*). Erstere kommen im Dorsalteil und am Innenteil der Seitenabschnitte der Schutzschicht vor, während letztere sich vorwiegend im Außenteil der Schutzschicht und der übrigen Abschnitte der Hufplatte und allen anderen Hufsegmenten vorfinden. Dabei geht in der Platte der Übergang zwischen den beiden Formen von innen nach außen und von dorsal nach palmar bzw. plantar allmählich unter Verlust der steil gewickelten Anteile und gleichzeitiger Verkleinerung der Hufröhrchen vor sich (NICKEL, 1938).

Der Aufbau der Hufwand der *Haus-* und *Wildequiden* ist grundsätzlich gleich. Abweichungen kommen hinsichtlich der Hornröhrchengröße und der Anordnung in den einzelnen Schichten der Kronepidermis vor.

Kastanie und Sporn
(349, 364, 435)

Die Kastanie, *Torus carpeus* bzw. *Torus tarseus,* ist eine Hautschwiele mit stark verdickter und verhornter Epidermis über einer völlig drüsenlosen Koriumpartie, die auffallend hohe und schlanke Papillen in das Innere der Epidermiswucherung entläßt, so daß es in der Epidermis zur Bildung von Röhrchenhorn kommt. Die *Kastanie* liegt an der Schultergliedmaße medial oberhalb des *Karpus* (349/*g*; 435/*a*), an der Beckengliedmaße medial unterhalb des *Tarsus* (349/*g'*; 435/*a'*). An der Oberfläche der Kastanien wird Hornsubstanz in blätterartigen Lagen abgestoßen. Größe und Form der Kastanien weisen beachtliche Unterschiede auf. Ihre Breite schwankt zwischen 5 und 15, ihre Länge zwischen 10 und 100 und ihre Dicke zwischen 10 und 90 mm. Meist sind die Kastanien der Schultergliedmaße größer; gelegentlich können sie am Tarsus fehlen.

Bei schweren *Pfd.* sind die Kastanien im allgemeinen größer als bei leichten; sie können dort zu bizarr geformten Gebilden auswachsen. Ihre Länge, Breite und Dicke

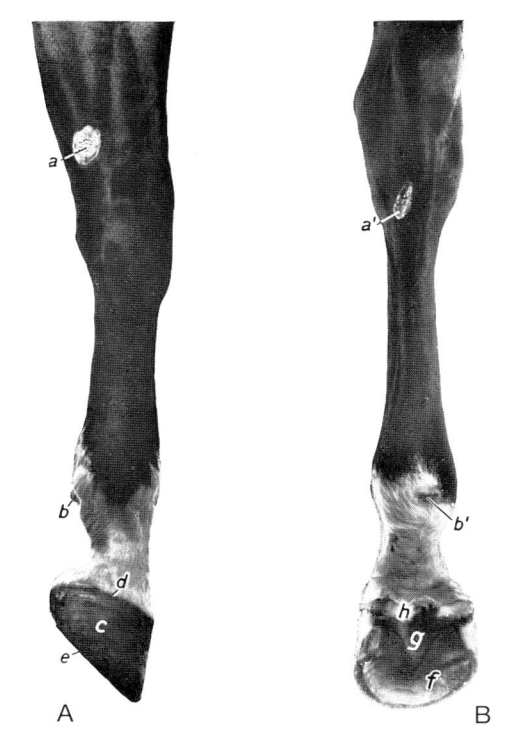

Abb. 435. Kastanie und Sporn an Schulter- (A) und Beckengliedmaße (B) eines *Pferdes.* Vorderfuß in Medial-, Hinterfuß in Plantaransicht. Etwa ⅛ nat. Größe. (Photo: G. Geiger.)
a Torus carpeus, *a'* Torus tarseus; *b* Calcar metacarpeum, *b'* Calcar metatarseum, beide durch Entfernung des Kötenschopfes sichtbar gemacht; *c* Hornplatte; *d* Margo coronalis; *e* Margo solearis; *f* Hornsohle; *g* Hornstrahl; *h* Hornballen

schwankt bei Tieren verschiedener Rassen. Talg- und Schweißdrüsen fehlen im Bereich der Kastanie. Die funktionelle Bedeutung der Kastanie und ihre Homologisierung sind bis heute nicht eindeutig geklärt (s. S. 486).

Bei *Esel, Maultier, Maulesel* und *Zebra* sind die Kastanien rund, flach, weich und schwarz pigmentiert. Sie fehlen in der Regel an den Beckengliedmaßen, während sie an den Schultergliedmaßen meistens relativ größer, aber nicht dicker als beim *Pfd.* sind. Die Pigmentierung ist bei *Zebra* und *Maulesel* am stärksten.

Der Sporn, *Calcar* (435/*b, b'*), stellt eine in der Regel haarlose, mit dicker Hornschicht ausgestattete Hautwarze dar, die an der Palmar- bzw. Plantarfläche des Fesselgelenks gelegen ist und allgemein als Rudiment des Sohlenballens des dritten Strahles aufgefaßt wird. Der Sporn hat eine rundliche oder ovale Grundfläche und ist 5–32 mm lang (435/*b*). Um den Sporn herum sind zahlreiche Langhaare ausgebildet, die in ihrer Gesamtheit den *Kötenschopf, Cirrus metacarpeus* (349/*h*; 364/*k*) bzw. *Cirrus metatarseus* (349/*h'*; 364/*k'*), bilden. Dieser und der Sporn sind besonders bei schweren Kaltblutpferden gut entwickelt. Ihre Funktion besteht in der freien Ableitung des Regenwassers über die sehr nässeempfindliche Fesselbeuge hinweg. Der *Esel* besitzt vordere und hintere Sporne, die ähnlich wie beim *Zebra* nur wenig dicke, stark pigmentierte Platten, aber keine Zylinder bilden. Beim *Maultier* werden die Sporne bis über 20 mm lang.

Blutgefäße des Zehenendorgans des Pferdes (436–439)

Arterien

Das Zehenendorgan des *Pfd.* wird von den beiden besonderen *Zehenarterien, A. digitalis palmaris* bzw. *plantaris lateralis* und *medialis* (436/*a*), deren unterschiedliche Entwicklung an den Schulter- bzw. Beckengliedmaßen (s. S. 104 bzw. 162) bereits beschrieben wurde, versorgt. Sie verlaufen, vom Rand der oberflächlichen Beugesehne verdeckt, über die Seitenflächen

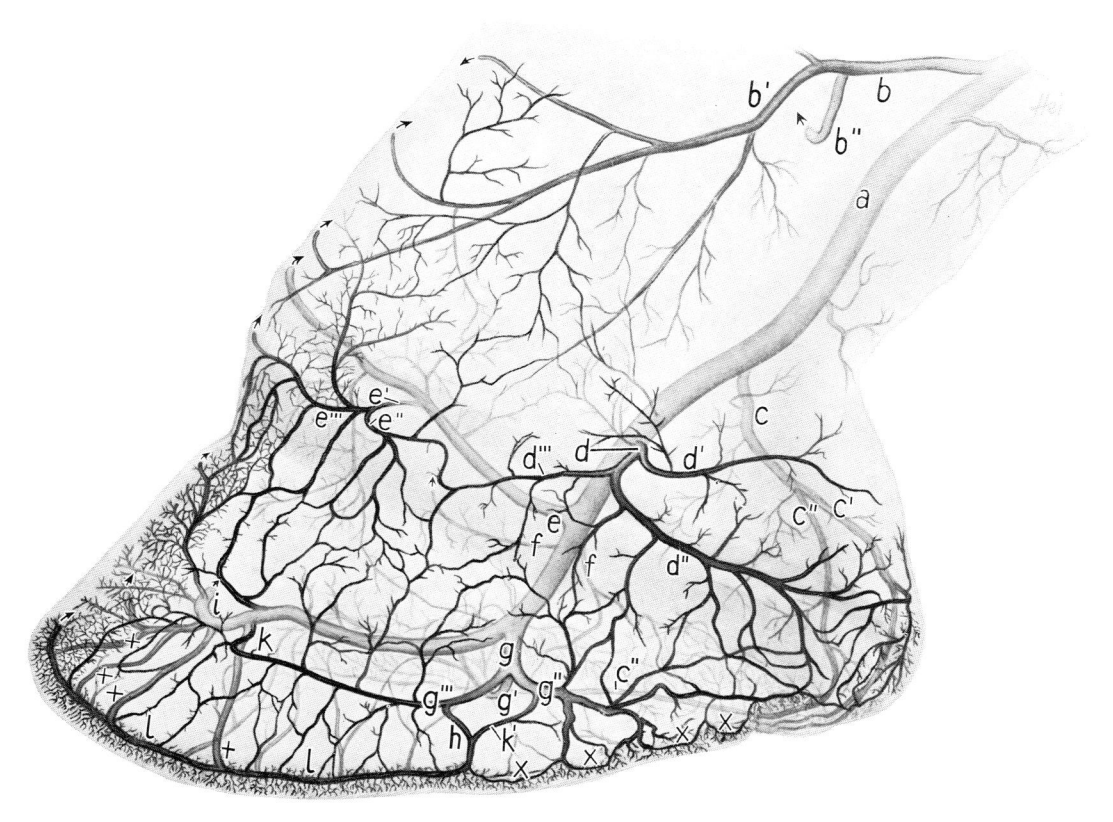

Abb. 436. Arterien des Zehenendorgans der Schultergliedmaße eines *Pferdes*. Laterale Hälfte. Nach einem Plastoid-Korrosionspräparat gezeichnet. Etwa nat. Größe. Oberflächliche Gefäße dunkler, tiefe heller getönt. (Nach Schummer, 1951.)
a A. digitalis palmaris lateralis; *b* gemeinsamer Ursprungsabschnitt des Ramus dorsalis (*b'*) und des Ramus palmaris phalangis proximalis (*b''*); *c* A. tori digitalis mit peripherem (*c'*) und axialem (*c''*) Ast; *d* Stamm der A. coronalis, *d'* trachtenwärtiger Ast zur Haut proximal der Krone, *d''* trachtenwärtiger, *d'''* seitlicher Abschnitt der A. coronalis; *e* A. dorsalis phalangis mediae, *e'* ihr Ramus coronalis mit seinen Verzweigungen (*e''* u. *e'''*); *f* A. palmaris phalangis mediae mit Rami articulares für das Hufgelenk; *g* gemeinsamer Ursprung der A. dorsalis phalangis distalis (Hufwandarterie) und der A. palmaris phalangis distalis (Hufbeinastarterie) (*g'*) mit Rami cunei, *g''* trachtenwärtiger Abschnitt der Hufwandarterie mit Gefäßbögen (*x, x*) zum Sohlenrand, *g'''* seitlicher Abschnitt der Hufwandarterie; *h* Verbindungsast zur A. marginis solearis; *i* Arcus terminalis; *k* Ast des Arcus terminalis zum seitlichen Abschnitt der A. dorsalis phalangis distalis; *k'* Ast des trachtenwärtigen Abschnitts der Hufwandarterie; *l* A. marginis solearis; +, + Äste des Arcus terminalis zur A. marginis solearis

des Fesselgelenks zusammen mit den *gleichnamigen Venen* und Nerven distal. In ihrem weiteren Verlauf werden sie durch den Hufknorpel und die Ballen der Sicht entzogen und enden schließlich im Huf. Sie entlassen lateral und medial die gleichen Äste, die sowohl dorsal als auch palmar bzw. plantar miteinander anastomosieren. Die größeren Hufarterien liegen dort, wo sie vor Zug und Druck geschützt sind. Da die arterielle und venöse Versorgung des Vorder- und Hinterhufes weitgehend übereinstimmen, sollen sie gemeinsam besprochen werden.

Die *A. digitalis palmaris* zweigt zunächst in der Tiefe der Ballengrube am proximopalmaren bzw. -plantaren Winkel des Hufknorpels die *Ballenarterie, Ramus tori digitalis* (436; 437/*c*), ab, die sich in einen peripheren (436; 437/*c'*) und einen axialen (436; 437/*c"*) Ast aufteilt. Ersterer versorgt die Strahlfurche, die Eckstrebe und die Trachtenwand sowie die Lederhaut des Saumes und der Krone (436; 437/*c'*). Der axiale Ast folgt dem Strahlschenkel bis zur Spitze. Weitere kleine Zweige der Ballenarterie treten an das Hufkissen, den Hufknorpel, die tiefe Beugesehne, das Strahlbein, den Fußrollenschleimbeutel und das Hufgelenk heran (436/*c–c"*). Als nächstes Gefäß wird von den besonderen Zehenarterien die *Kronpolsterarterie, A. coronalis* (436/*d*), abgegeben. Sie versorgt mit ihrem lateralen Stamm und dessen trachtenwärtigen und seitlichen Abschnitten die in ihrem Bereich gelegenen Hufabschnitte (436/*d–d'''*).

Die etwas weiter distal aus der besonderen Zehenarterie hervorgehende *dorsale Kronbeinarterie, Ramus dorsalis phalangis mediae* (436/*e–e'''*), verläuft zuerst an der Innenfläche des Hufknorpels, zieht dann schräg dorsoproximal, unterkreuzt die Strecksehne und anastomosiert mit dem entsprechenden Gefäß der Gegenseite. Sie gibt am dorsalen Hufknorpelrand einen dorsalen Ast (436/*e'*) für Saum und Krone in diesem Bereich ab. Etwa in gleicher Höhe geht aus der *A. digitalis* die *palmare* bzw. *plantare Kronbeinarterie, A. palmaris* bzw. *plantaris phalangis media* (436/*f*), hervor, die mit dem entsprechenden Gefäß der Gegenseite in Verbindung tritt und Kronbein, Strahlbein, Hufgelenk, Hufkissen sowie die vorderen Abschnitte des Strahls vaskularisiert.

Am Astloch bzw. Astausschnitt wird aus der Zehenseitenarterie die *Hufwandarterie,*

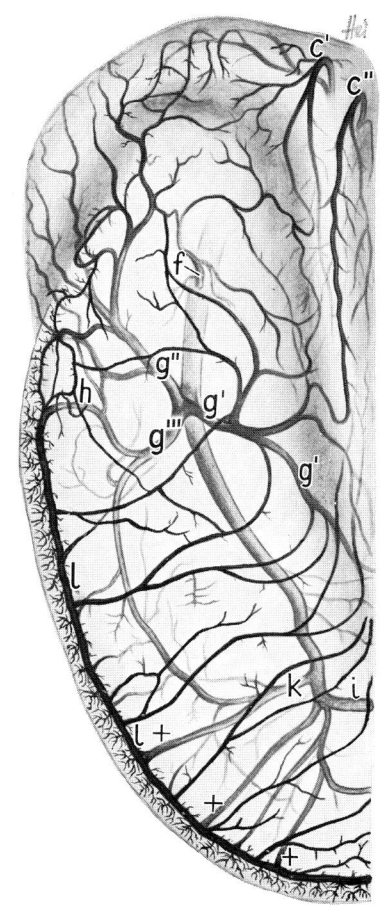

Abb. 437. Arterien des Zehenendorgans der Schultergliedmaße eines *Pferdes*. Sohlenflächenansicht. Nach einem Plastoid-Korrosionspräparat gezeichnet. Etwa nat. Größe. Oberflächliche Gefäße dunkler, tiefe heller getönt. (Nach SCHUMMER, 1951.)
c' peripherer, *c"* axialer Zweig der A. tori digitalis; *f* A. palmaris phalangis mediae; *g'* Hufbeinastarterie, A. palmaris phalangis distalis; *g"* trachtenwärtiger, *g'''* seitlicher Abschnitt der Hufwandarterie, A. dorsalis phalangis distalis; *h* ihr Ast zur A. marginis solearis; *i* Arcus terminalis; *k* Verbindungsast zwischen Arcus terminalis u. Hufwandarterie; *l* A. marginis solearis; +, + Äste des Arcus terminalis zur Sohlenrandarterie

Ramus dorsalis phalangis distalis (436/*g*), abgegeben, die sich in einen medialen Zweig, die *Hufbeinastarterie, Ramus palmaris phalangis distalis* (436; 437/*g'*), die das Strahlkissen und die Strahllederhaut versorgt, und in einen lateralen Zweig aufteilt. Dieser stellt den seitlichen Stamm (436; 437/*g"*) der *Hufwandarterie* dar, tritt durch das Astloch oder den Astausschnitt nach außen und teilt sich in einen dorsalen und eine palmaren bzw. plantaren Ast.

Letzterer bildet den trachtenwärtigen Abschnitt der *Hufwandarterie* (436; 437/g″), die mit benachbarten Gefäßen die Seiten- und Trachtenteile der Hufwand versorgen. Der dorsale Ast aber stellt den seitlichen Abschnitt der Hufwandarterie (436; 437/g‴) dar, verläuft in der Wandrinne des Hufbeines und anastomosiert durch zahlreiche Zweige proximal mit Ästen der Kronwulstarterie, distal (436; 437/h) mit solchen der Sohlenrandarterie.

Nach Abgabe des Hufwandastes (436/g) verläuft die *A. digitalis* in der Sohlenrinne des Hufbeines, gibt einige Äste an das Strahlbein und den Strahl ab, tritt dann durch das *Sohlenloch, Foramen soleare*, in den Hufbeinkanal und bildet dort mit dem entsprechenden Gefäß der Gegenseite den *Arcus terminalis* (436; 437/i).

Aus diesem gehen in proximaler Richtung 8–10 unterschiedlich große Gefäße hervor, die in geradem Verlauf durch den Dorsalteil des Hufbeines ziehen und dieses durch die Wandlöcher wieder verlassen. Ein auf der Grenze zwischen Dorsal- und Seitenwand des Hufbeines gelegenes Gefäß (436; 437/k) tritt in den bereits erwähnten, als seitlichen Abschnitt der Wandarterie bezeichneten Gefäßbogen über. Alle anderen Äste versorgen die Haut des dorsalen Hufabschnitts und gehen mit Ästen der Kronwulst- und der Sohlenrandarterie Verbindungen ein.

In distaler Richtung werden jederseits 4–5 Gefäße aus dem *Arcus terminalis* entlassen, die nach gestrecktem Verlauf aus den Sohlenrandlöchern aus- und unter fast rechtem Winkel in die Sohlenrandarterie eintreten (436; 437/l).

Die *Sohlenrandarterie, A. marginis solearis* (436; 437/l), verläuft in der Lederhaut des Sohlenrandes wenige Millimeter vom Hufbeinrand entfernt. An ihrer Bildung sind eine Reihe stärkerer Gefäße beteiligt, die vom Arcus terminalis und dem seitlichen Abschnitt der Wandarterie herkommen (436; 437/+). Die Sohlenrandarterie folgt als starker Gefäßbogen dem Sohlenrand im Ausdehnungsbereich des Hufbeines. Ihr Ende findet sie an der Hufbein-Hufknorpelgrenze, wo sie den Verbindungszweig vom seitlichen Abschnitt der Wandarterie (436/k′) aufnimmt. Im Trachtenteil des Sohlenrandes wird die Funktion der Sohlenrandarterie von einzelnen Zweigen des trachtenwärtigen Abschnitts der Wandarterie (436; 437/g″) übernommen.

Aus der *Sohlenrandarterie* werden jederseits 8–10 Proximaläste (436/x) zu den entsprechenden Zweigen des dorsalen und seitlichen Abschnitts der Wandarterien, sowie zehenachsenwärts 8–10 Gefäße, die mit gleichen Ästen der Gegenseite und solchen der Strahlarterie anastomosieren, entlassen. Zahlreiche Zweige verästeln sich büschelförmig in der Lederhaut des Sohlenrandes. Sämtliche Arterien des Hufes sind durch zahlreiche arterio-arterielle Anastomosen miteinander verbunden (436; 437).

Venen

Die *Vv. digitales palmares* bzw. *plantares laterales* und *mediales* (438/a) gehen an den Schultergliedmaßen aus der *V. mediana* und der *V. radialis*, an der Beckengliedmaße aus den *Vv. plantares lateralis et medialis* hervor (s. S. 222 u. 264). Sie verlaufen hufknorpelwärts und teilen sich, einzelne Geflechtgruppen bildend, auf.

In der Höhe des Sporns sind die beiden *Zehenvenen* durch eine starke, an der Palmar- bzw. Plantarfläche gelegene Anastomose miteinander verbunden, deren Zweige den Sporn versorgen bzw. im Hufkissen mit Ästen der weiter distal entspringenden Venen in Verbindung treten. Etwa 20–30 mm oberhalb des proximalen Hufknorpelrandes teilt sich die Zehenvene in der Regel in ein dorsales und ein palmares bzw. plantares Gefäß (438/a) auf, die an der Innenfläche des Hufknorpels durch 1–2 Queräste verbunden sind. Gewöhnlich geht aus dem palmaren bzw. plantaren Ast zunächst die *Ballenvene, V. tori digitalis*) (438/b), hervor die in der Ballengrube mit der gleichnamigen Vene der Gegenseite anastomosiert.

Einige Zentimeter nach ihrem Ursprung gibt die *Ballenvene* mehrere trachtenseitige Äste (438/c) ab. Sie versorgen in Form eines feinmaschigen doppelschichtigen Netzes die behaarte Haut im Bereich des Saum-Kronwulstes.

Die Zehenvene verläuft proximal parallel zum Hufknorpel in dorsaler Richtung und entläßt hier die etwa gleichstarke *dorsale Kronbeinvene, V. dorsalis phalangis mediae* (438/d, d″), die sich am Rande der Strecksehne in die *Vv. coronales* (438/d′) und einen tiefen (438/d″) Ast aufspaltet. Der tiefe Ast löst sich im subtendinösen Bindegewebe geflechtartig auf, bildet aber mit den Zweigen der Gegenseite und dem fortlau-

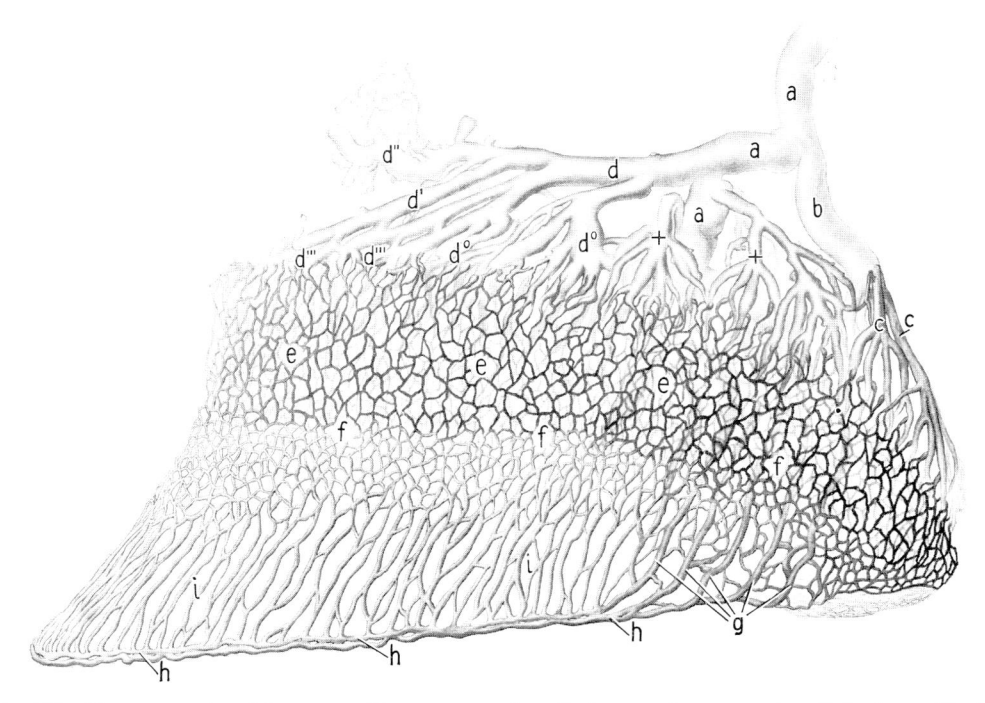

Abb. 438. Venen und subkutanes Venennetz des Zehenendorgans der Schultergliedmaße eines *Pferdes*. Lateralansicht. Nach einem Plastoid-Korrosionspräparat gezeichnet. Etwa nat. Größe. Oberflächliche Gefäße dunkler, tiefe heller getönt. (Nach Schummer, 1951.)
a V. digitalis palmaris lateralis; *b* V. tori digitalis, *c* ihre trachtenwärtigen Äste; *d, d''* V. dorsalis phalangis mediae; *d'* Vv. coronales, *d'''* ihre dorsalen, *d°* ihre lateralen Äste; + Rami coronales aus dem Venengeflecht an der Innenfläche des Hufknorpels; *e* oberflächliches und tiefes subkutanes Venennetz des Saum-Kronsegmentes; *f* Grenzzone zwischen den Venennetzen des Saum-Kron- und des Wandsegmentes; *g* Äste vom Geflecht an der Innenfläche des Hufknorpels zur V. marginis solearis; *h* V. marginis solearis; *i* subkutanes Venennetz des Wandsegmentes

fenden Stamm der gleichseitigen *V. digitalis* Querverbindungen aus. Die *Vv. coronales* liegen auf der Strecksehne und verbinden sich proximal mit dem dort gelegenen Venengeflecht der behaarten Haut. Ihre Hauptäste ziehen distal und bilden, in Saum und Krone gelegen, als *Rami dorsales* (438/*d'''*) ein feinmaschiges doppelschichtiges Netz (438/*e*). Zuvor geben sie die seitlichen Wandäste (438/*d°*), ab, ehe sie sich selbst in einen oberflächlichen und tiefen Ast aufspalten. Die *dorsalen Kronbeinvenen* stehen dorsal über eine kräftige Anastomose, von der Zweige an das Kronbein abgegeben werden, mit denen der Gegenseite in Verbindung.

Nach Abgabe der *dorsalen Kronbeinvene, V. dorsalis phalangis mediae* (438/*d*), bildet die *V. digitalis* distal an der Innenfläche des Hufknorpels ein *Venengeflecht*, aus dem am Palmar- bzw. Plantarrand des Hufbeinastes der *fortlaufende Stamm* der *V. digitalis* wieder hervortritt. Dieser verläuft in der Sohlenrinne des Hufbeines und gabelt sich vor Erreichen des Sohlenlochs in 2 Äste, die mit der gleichnamigen Arterie in den Hufbeinkanal eintreten. Aus dem fußachsenseitigen Gefäß wird zuvor noch ein kräftiger Zweig abgegeben, der mit dem der Gegenseite anastomosiert und den Venenplexus des Strahlbeines versorgt.

Im Hufbeinkanal bilden die beidseitigen *Vv. digitales* den *Arcus terminalis venosus*. Dieser stellt den Venenplexus des Hufbeines dar und steht durch zahlreiche Äste mit dem Wandgeflecht der Huflederhaut in Verbindung. Sie verlaufen mit den entsprechenden, aus dem *Arcus terminalis arteriosus* stammenden Arterien, um die sie geflechtartige Gefäßscheiden bilden.

Aus dem von der *V. digitalis* gebildeten grobmaschigen Geflecht an der Innenfläche des Hufknorpels werden verschiedene Gefäße abgegeben (438/+). Fußachsenseitig geht die kräftige *palmare* bzw. *plantare Kronbeinvene, V. palmaris* bzw. *plantaris phalangis mediae,* hervor, die in distalkonvexem Bogen oberhalb des Strahlbeins mit dem gleichnamigen Gefäß der Gegenseite in Verbindung tritt. Einen weiteren Verbindungsast entläßt das Geflecht entlang der Hufknorpelinnenfläche zur *dorsalen Kronbeinvene.* Nach außen werden zahlreiche mittelstarke Zweige abgegeben, die in den Saum-Kronwulst gelangen und die *seitlichen Kronpolstervenen, Vv. coronales,* in ihrem palmaren bzw. plantaren Abschnitt ergänzen (438/+). Darüber hinaus werden aus dem Geflecht an der Innenfläche des Hufknorpels mehrere Äste (438/g) zur *V. marginis solearis* (438/h) entlassen, die selbst wieder mit dem einfachen subkutanen Venennetz des Wandsegments (438/i) in Verbindung steht. In halber Höhe des Hufes gehen die subkutanen Venennetze des Saum-Kronsegments in die des Wandsegments über (438/f). Schließlich löst sich das Venengeflecht im palmaren bzw. plantaren Bereich in distal und sohlenwärts ziehende, netzartig miteinander verbundene Äste auf, die als *Binnenvenen* bezeichnet werden können. Sie treten an die Lederhaut von Ballen, Strahl, Eckstrebe, Sohle und Wand, an das Huf- und Strahlbein sowie das Hufgelenk, den Fußrollenschleimbeutel und die Beugesehnenscheiden heran.

Außer zahlreichen veno-venösen Querverbindungen kommen in der Huflederhaut auch *arterio-venöse Anastomosen* vor, besonders in den großen Zotten des Sohlenrandes, und zwar zwischen Ramus und *V. papillaris* im Bereich der Zottenspitze. Sie stellen eine direkte Verbindung zwischen Sohlenrandarterie und -vene und zugleich eine zirkulationsfördernde Einrichtung für den Huf dar (Schummer, 1951).

Gefäßnetze sind die notwendige *Voraussetzung* für die *flächenhafte Ausbreitung* der *Hufhaut.* Durch neuere Untersuchungen wurde die früher übliche Vorstellung widerlegt, daß die Hufgefäßnetze im Zusammenwirken mit dem Hufmechanismus

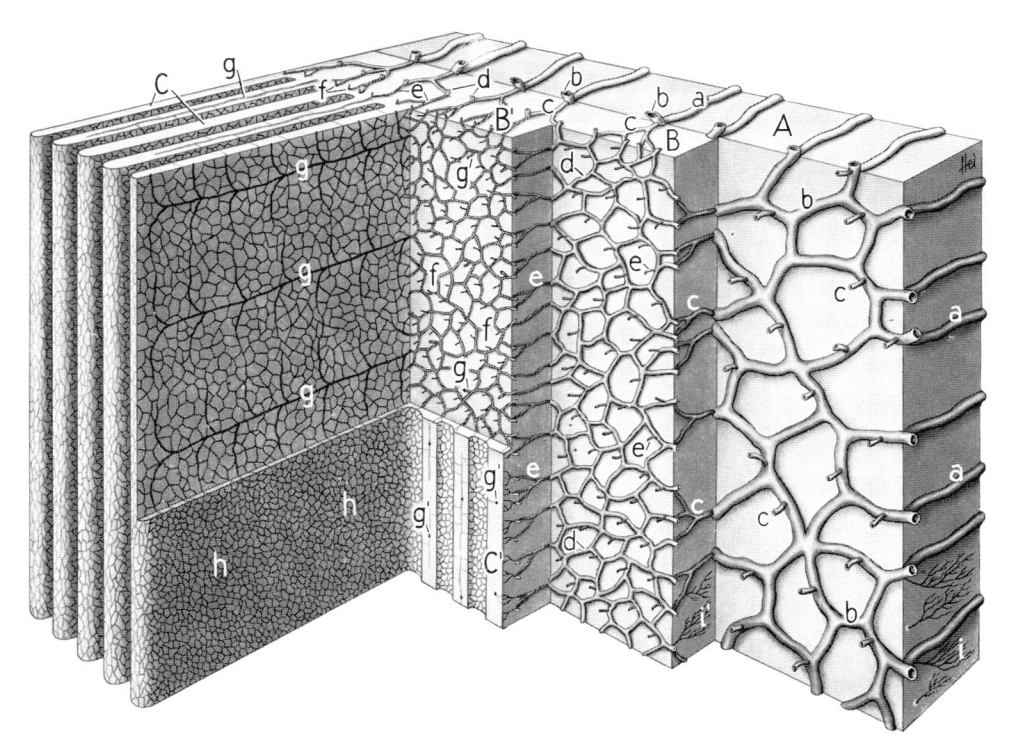

Abb. 439. Schematische Darstellung der Arteriennetze eines Ausschnitts der Hufhaut des Wandsegmentes. (Nach Schummer, 1951.)
A Subcutis (Stratum periostale): *B* und *B'* Corium; *C* Lamellae coriales, *C'* Lamellae coriales, an der Basis abgetragen
a zuführende Gefäße; *b* subkutanes Netz; *c* Verbindungsäste; *d* tiefes, koriales Netz; *e* Verbindungsäste; *f* subpapilläres Netz; *g* Ramuli lamellares, *g* Ramuli lamellares auf dem Querschnitt; *h* subepitheliales Kapillarnetz; *i* Kapillaren in der Subkutis; *i'* Kapillaren im Korium (die feiner gemaschten Venennetze haben die gleiche Gliederung)

nach Art einer Saug- und Druckpumpe die Blutzirkulation fördern bzw. aufrechterhalten würden. Dem Hufmechanismus kommt selbst nur eine geringe zirkulationsfördernde Wirkung zu. Vielmehr wird der Blutumlauf durch verschiedene, im Blutgefäßsystem selbst manifestierte Einrichtungen wie *Gefäßkurzschlüsse, Polsterarterien, Drosselvenen, Venenklappen,* die *Vis a tergo* sowie das *Kleinerwerden* des *Druckgefälles* in *Richtung Herz* bewirkt.

Im Bereich des Hufes sind **arterielle Gefäßnetze** (439) schichtweise angeordnet; sie gliedern sich in ein *subkutanes* (439/*b*), ein *tiefes* (439/*d*) und ein *oberflächliches koriales* bzw. *subpapillares Netz* (439/*f*). Durch diese Netze sind die Gefäße der Hufhaut in horizontaler und vertikaler Richtung kontinuierlich miteinander verbunden (439).

Aus dem subpapillären Arteriennetz gehen die *Ramuli papillares* für die Zotten bzw. die *Ramuli lamellares* (439/*g*) für die Lederhautblättchen hervor; sie bilden ein *subepitheliales Kapillarnetz* (439/*h*). Das Vorhandensein der arteriellen Netze und ihre besondere Angioarchitektur ermöglichen die Blutgefäßversorgung des Hufes in jeder Phase seiner mechanischen Beanspruchung. Über die Verteilung und die Anordnung der verschiedenen Arteriennetze am Huf orientiert Abbildung 439.

An allen Segmenten des Hufes finden sich typische **subkutane Venennetze**, die sich in 3 Systeme einordnen lassen. Es sind dies

1. das *Venennetz* des *Saum-Kronsegmentes* (438/*e*), das in die Kronpolstervenen überleitet,
2. das *Wand-* und *Sohlennetz* (438/*i*), das mit den Sohlenrandvenen (438/*i*) in Verbindung steht, und
3. die *Netze* der *Eckstrebe* und des *Ballen-Strahlsegmentes,* die ihr Blut an die Binnenvenen des Hufes abführen.

Aus den *subkutanen Venennetzen* entstehen die *tiefen,* aus diesen die *oberflächlichen Koriumnetze,* welche die *Vv. papillares* bzw. *Vv. lamellares* entlassen. Am Strahl- und Hufbein kommen auffallend stark entwickelte Venengeflechte vor. In einem Teil der Hufvenen sind Klappen vorhanden.

Das **venöse Blut** wird auf mehreren Wegen aus dem Huf abtransportiert:

1. Aus den subkutanen Netzen des Saum-Kronsegmentes (438/*e*) über die Kronpolstervenen (438/*d'''*) und die dorsalen Kronbeinvenen (438/*d*) in die Vv. digitales (438/*a*).
2. Aus den Wand- und Sohlennetzen (438/*i*) über die Sohlenrandvene (438/*h*) zu den Zehenvenen (438/*a*).
3. Aus der Eckstrebe, dem Strahl und den Ballen sowie den Binnenvenen des Hufes zu den Geflechten innen am Hufknorpel und von dort zu den Vv. digitales (438/*a*).

Literaturverzeichnis*

Kreislaufsystem

Blutgefäßsystem

Hand- und Lehrbücher, Monographien

AKAJEVSKII, A. I., und M. I. LEBEDEV (1971): Anatomie der Haustiere. 3. Teil: Herzgefäß-, endokrines und Nervensystem, Haut und Geflügel. (russ.) Izdatel'stvo Vyss. Schkola, Moskva.

BARGMANN, W. (1964): Histologie und mikroskopische Anatomie des Menschen. 5. Aufl. Thieme, Stuttgart.

BARGMANN, W., und W. DOERR (1963): Das Herz des Menschen. Bd. I und II. Thieme, Stuttgart.

BARONE, R. (1957): Appareil circulatoire. In: R. TAGAUD et R. BARONE: Anatomie des équidés domestiques. Vol. 2, tome 4. Toulouse, Lab. d'Anat. École Nat. Vét.

BEGEMANN, H., und H.-G. HARWERTH (1971): Praktische Hämatologie. 5. Aufl. Thieme, Stuttgart.

–, und J. RASTETTER (1972): Atlas der Klinischen Hämatologie. 2. Aufl. Springer, Berlin, Heidelberg, New York.

BENNINGHOFF, A., und K. GOERTLER (1971): Lehrbuch der Anatomie des Menschen. 2. Bd. Urban und Schwarzenberg, Wien.

BERG, R. (1995): Angewandte und topographische Anatomie der Haustiere. 4. Aufl. Fischer, Jena.

BRADLEY, O. CH. (1920): The topographical anatomy of the limbs of the horse. Green and Son, Edinburgh.

– (1922): The topographical anatomy of the thorax and abdomen of the horse. Green and Son, Edinburgh.

– (1923): The topographical anatomy of the head and neck of the horse. Green and Son, Edinburgh.

– (1959): rev. by T. GRAHAME: Topographical anatomy of the dog. 6th rev. ed. Oliver and Boyd, Edinburgh, London.

BRESSOU, C. (1964): Le porc. 2e éd. In: L. MONTANÉ, E. BOURDELLE et C. BRESSOU: Anatomie régionale des animaux domestiques. Vol. 3. Baillière et Fils, Éd., Paris.

BUCHER, O. und H. WARTENBERG (1989): Cytologie, Histologie und mikroskopische Anatomie des Menschen. 11. Aufl. Huber, Bern, Stuttgart, Wien.

CANOSSI, C. C., M. DARDARI, N. CORTESI, B. BRUNELLI und C. PASQUINELLI (1968): Gefäßanatomie des Hundes: Technik und Atlas. (frz.) Vigot Frères, Paris.

CLARA, M. (1956): Die arteriovenösen Anastomosen. 2. Aufl. Springer, Wien.

CROUCH, J. E. (1969): Text-atlas of cat anatomy. Lea and Febiger, Philadelphia.

DOBBERSTEIN, J., und G. HOFFMANN (1964): Lehrbuch der vergleichenden Anatomie der Haustiere. 3. Bd.: Das Blutgefäßsystem. 2. Aufl. Hirzel, Leipzig, 1–74.

ELLENBERGER, W., und H. BAUM (1891): Systematische und topographische Anatomie des Hundes. Parey, Berlin.

–, – (1894): Topographische Anatomie des Pferdes. II. Teil: Kopf und Hals. Parey, Berlin.

–, – (1897): Topographische Anatomie des Pferdes. III. Teil: Der Rumpf. Parey, Berlin.

–, – (1943): Handbuch der vergleichenden Anatomie der Haustiere. 18. Aufl. Springer, Berlin.

FALLER, A. (1978): Die Fachwörter der Anatomie, Histologie und Embryologie. Ableitung und Aussprache. 29. Aufl. Bergmann, München.

FIELD, H. E., and M. E. TAYLOR (1969): An atlas of cat anatomy. Univ. Chicago Press. Chicago.

FRICK, H. (1956): Morphologie des Herzens. In: Handbuch der Zoologie, Bd. 8/7/5. de Gruyter, Berlin.

GHETIE, V., E. PASTEA si I. RIGA (1955): Anatomie topografica a calului. Ed. Agro-Silvica De Stat, Bucuresti.

GHOSHAL, N. G., T. KOCH, and P. POPESKO (1981): The venous drainage of the domestic animals. Saunders, Philadelphia, London, Toronto, Sydney.

–, B. S. NANDA (1975): Equine heart and arteries. In: R. GETTY: Sisson and Grossman's anatomy of the domestic animals. Vol. I. 5th ed. Saunders, Philadelphia, London, 554–618.

–, – (1975): Porcine heart and arteries. In: R. GETTY: Sisson and Grossman's anatomy of the domestic animals. Vol. II. 5th ed. Saunders, Philadelphia, London, 1306–1342.

–, – (1975): Carnivore heart and arteries. In: R. GETTY: Sisson and Grossman's anatomy of the domestic animals. Vol. II. 5th ed. Saunders, Philadelphia, London, 1594–1651.

–, –, R. E. HABEL (1975): Ruminant heart and arteries. In: R. GETTY: Sisson and Grossman's anatomy of the domestic animals. Vol. I. 5th ed. Saunders, Philadelphia, London, 960–1023.

---

* Die Titel der englischen und französischen Arbeiten sind in der Orginalsprache wiedergegeben, während teilweise die Überschriften der anderssprachigen Veröffentlichungen zur besseren Orientierung aus dem *Landwirtschaftlichen Zentralblatt, Abt. IV Veterinärmedizin*, in deutscher Übersetzung übernommen wurden.

GRAU, H., und P. WALTER (1967): Grundriß der Histologie und vergleichenden mikroskopischen Anatomie der Haussäugetiere. Parey, Berlin, Hamburg.

HAFFERL, A. (1933): Das Arteriensystem. 1. Die Arterien des Kiemen- und Körperkreislaufes. In: L. BOLK, E. GÖPPERT, E. KALLIUS und W. LUBOSCH (Hrsg.): Handbuch der vergleichenden Anatomie der Wirbeltiere. 6. Bd. Urban und Schwarzenberg, Berlin, Wien, 563–677.

HALTENORTH, Th. (Hrsg.) (1971): Die Säugetiere. In: F. GESSNER (Hrsg.): Handbuch der Biologie VI., 3. Akad. Verlagsges. Athenaion, Frankfurt/M.

HEBERER, G., G. RAU und W. SCHOOP (1974): Angiologie. Grundlagen, Klinik und Praxis. Thieme, Stuttgart.

HOPKINS, G. S. (1914): A guide to the dissection of the blood vessels and nerves of the pectoral and pelvic limbs of the horse. 3rd ed. Humphrey, Geneva, N. Y.

– (1925): Guide to the dissection and study of the blood vessels and nerves of the limbs, thorax and abdomen of the horse. 2nd ed. Publ. by author, Cornell Univ., Ithaca.

HORSBURGH, D., and J. HEATH (1938): Atlas of cat anatomy. Stanford Univ., California.

KOCH, T. (1970): Lehrbuch der Veterinäranatomie. 3. Bd. 2. Aufl. VEB Fischer, Jena.

KRAUSE, C. (1933): Lehrbuch der Sektion der Haustiere. Urban und Schwarzenberg, Wien.

KRÖLLING, O., und H. GRAU (1960). Lehrbuch der Histologie und vergleichenden mikroskopischen Anatomie der Haustiere. 10. Aufl. Parey, Berlin, Hamburg.

LESBRE, F.-X. (1923): Précis d'anatomie comparée des animaux domestiques. 2e vol.: Appareil de la circulation. Baillière et Fils, Paris, 254–422.

MANNU, A. (1930): Apparecchio vascolare. In: U. ZIMMERL, A. C. BRUNI, G. B. CARADONNA, A. MANNU e L. PREZINSO: Trattato di anatomia veterinaria. Vol. 3. Casa Ed. Vallardi, Milano.

MAREK, J., und J. MÓCSY (1956): Lehrbuch der klinischen Diagnostik der inneren Krankheiten der Haustiere. 5. Aufl. Fischer, Jena.

MARTIN, P. (1915): Die Blutgefäße. In: P. MARTIN: Lehrbuch der Anatomie der Haustiere, 2. Bd., 2. Hälfte. 2. Aufl. von Schickhardt und Ebner, Stuttgart, 121–206.

–, (1923): Gefäßsystem der Fleischfresser. A. Blutgefäße. In: P. MARTIN: Lehrbuch der Anatomie der Haustiere. 4. Bd. 2. Aufl. von Schickhardt und Ebner, Stuttgart, 240–265.

–, W. SCHAUDER (1938): Das Blutgefäßsystem der Wiederkäuer. In: P. MARTIN und W. SCHAUDER: Lehrbuch der Anatomie der Haustiere. 3. Bd., 3. Teil. 3. Aufl. von Schickhardt und Ebner, Stuttgart, 378–427.

MAY, N. D. S. (1964): The anatomy of the sheep. 2nd ed. Univ. Queensland Press, St. Lucia, Brisbane, Queensland.

MCCLURE, R. C., M. J. DALLMANN, and Ph. G. GARRETT (1973): Cat anatomy. Lea and Febiger, Philadelphia.

MILLER, M. E., G. C. CHRISTENSEN, and H. E. EVANS (1984): Anatomy of the dog. Saunders, Philadelphia, London.

MONTANÉ, L., et E. BOURDELLE (1913): Anatomie régionale des animaux domestiques. 1er vol.: Cheval. Baillière et Fils, Paris.

–, – (1917): Anatomie régionale des animaux domestiques. 2e vol.: Ruminants. Baillière et Fils, Paris.

–, –, C. BRESSOU (1953): Anatomie régionale des animaux domestiques. 4e vol.: Carnivores. Chien et chat. Baillière et Fils, Paris.

MUELLER, C. (1873): Das Blutgefäßsystem. In: A. G. T. LEISERING und C. MUELLER: GURLTs Handbuch der vergleichenden Anatomie der Haussäugetiere. 5. Aufl. Hirschwald, Berlin.

NIEPAGE, H. (1974): Methoden der praktischen Hämatologie für Tierärzte. Parey, Berlin, Hamburg.

NOMINA ANATOMICA (1966): 3rd ed. Excerpta Med. Found., Amsterdam, New York, London, Milan, Tokio, Buenos Aires.

NOMINA ANATOMICA VETERINARIA (1994): Publ. by the Int. Committee on Vet. Anat. Nomenclature of the World Ass. of Vet. Anat., 4th ed. Wien.

PAVAUX, Cl. (1981): Angiologie des Mammifères domestiques. Fsc. 3. Veines – Lymphatiques. Ecole Nat. Vét. Toulouse.

PIERARD, J. (1972): Anatomie appliquée des carnivores domestiques, chien et chat. Éd. S. A. Maloine, Paris. Somabec Lee St. Hyacinthe, Que.

POPESKO, P. (1979): Atlas der topographischen Anatomie der Haustiere. 1. Teil. Enke Verlag, Stuttgart.

– (1979): Atlas der topographischen Anatomie der Haustiere. 2. Teil. Enke Verlag, Stuttgart.

– (1979): Atlas der topographischen Anatomie der Haustiere. 3. Teil. Enke Verlag, Stuttgart.

RATSCHOW, M. (1974): Angiologie. Hrsg. von G. Heberer, G. Rau und W. Schoop, 2. Aufl. Thieme, Stuttgart.

REIGHARD, J., and H. S. JENNINGS (1935): Anatomy of the cat. 3rd ed. Holt and Comp., New York.

ROONEY, II, J. R., W. O. SACK, and R. E. HABEL (1967): Guide to the dissection of the horse. Publ. by W. O. Sack. Distr. by Edwards Brs Inc., Ann Arbor, Michigan.

SCHALLER, O. (Hrsg.) (1992): Illustrated veterinary anatomical nomenclature. Enke, Stuttgart.

SCHALM, O. W. (1965): Veterinary Haemotology. 2nd ed. Lea and Febiger, Philadelphia.

SCHEUNERT, A., und A. TRAUTMANN (1965): Lehrbuch der Veterinär-Physiologie. 5. Aufl. Parey, Berlin, Hamburg.

SCHMALTZ, R. (1927): Atlas der Anatomie des Pferdes. 4. Teil: Die Eingeweide. Schoetz, Berlin.

– (1928): Anatomie des Pferdes. 2. Aufl. Schoetz, Berlin.

– (1929): Atlas der Anatomie des Pferdes. 5. Teil: Der Kopf. Schoetz, Berlin.

– (1939): Atlas der Anatomie des Pferdes. 2. Teil: Topographische Myologie. 5. Aufl. Schoetz, Berlin.

– (1940): Atlas der Anatomie des Pferdes. 3. Teil: Die Lage der Eingeweide. 2. Aufl. Schoetz, Berlin.

SCHWARZE, E. (1964): Kompendium der Veterinär-Anatomie. 3. Bd.: Das Blutgefäßsystem. VEB Fischer, Jena, 3–105.

SIMOENS, P., N. R. DE VOS, and H. LAUWERS (1984): Illustrated anatomical nomenclature of the venous system in the domestic mammals. Mededel. Fac. Diergeneesk., Rijksuniv. Gent, **26**, 1–91.

SISSON, S., and J. D. GROSSMAN (1953): The anatomy of the domestic animals. 4th ed. Saunders, Philadelphia, London.

STRUSKA, J. (1903): Lehrbuch der Anatomie der Haustiere. Braumüller, Wien, Leipzig.

STUBBS, G. (1766): The antomy of the horse. J. Purser, London. With a modern Paraphrase by J. McCUNN and C. W. OTTAWAY. Allen and Co, Ltd., London (1965).
TAYLOR, J. A. (1954): Regional and applied anatomy of the domestic animals. Part 1: Head and neck. Oliver and Boyd, Edinburgh.
– (1959): Regional and applied anatomy of the domestic animals. Part 2: Thoracic limb. Oliver and Boyd, Edinburgh.
– (1970): Regional and applied anatomy of the domestic animals. Part 3: Pelvic limb. Oliver and Boyd, Edinburgh.
ZIETZSCHMANN, O. (1943): Die Arterien. Die Venen. In: W. ELLENBERGER und H. BAUM: Handbuch der vergleichenden Anatomie der Haustiere. 18. Aufl. Springer, Berlin, 627–743.
ZIMMERL, U., A. C. BRUNI, G. B. CARADONNA, A. MANNU e L. PREZINSO (1930): Trattato di anatomia veterinaria. Casa Ed. Valardi, Milano.

Blutgefäße, Allgemeines, Blut

ÁBRAHÁM, A. (1953): Die Innervation der Blutgefäße. Acta Biol. 4, 69–160.
ASCHOFF, L. (1925): Das reticulo-endotheliale System. Erg. inn. Med. Kinderheilk. 26, 1–118.
BARGMANN, W. (1958): Über die Struktur der Blutkapillaren. Dtsch. Med. Wschr. 83, 1704–1710.
BAUM, H. (1889): Die Arterienanastomosen des Hundes und die Bedeutung der Collateralen für den tierischen Organismus. Dtsch. Z. Thiermed. vergl. Path. 14, 273–316.
BECHER, H. (1932): Praktische wichtige Kapitel aus der Anatomie der Kreislauforgane. In: Herzneurosen und Moderne Kreislauftherapie. IX. Fortbildungslehrg., Bad Nauheim, 131–140. Steinkopff, Dresden, Leipzig.
BENNINGHOFF, A. (1927): Über die Formenreihe der glatten Muskulatur und die Bedeutung der Rouget'schen Zellen an den Capillaren. Z. Zellforsch. mikr. Anat. 4, 125–170.
– (1927): Über die Beziehungen zwischen elastischem Gerüst und glatter Muskulatur in der Arterienwand und ihre funktionelle Bedeutung. Z. Zellforsch. 6, 348–396.
BLIN, P. C. (1963): Plasticité et dynamique vasculaire. „La circulation collatérale expérimentale". Extr. de Economie et Medicine animales 4, 273–319.
BONGARTZ, G. (1958): Über die Struktur und Funktion der V. cava caudalis bei Rind, Schaf, Pferd, Schwein und Hund. Z. Zellforsch. 48, 24–50.
BOSTROEM, B. P., W. SCHNEIDER und W. SCHOEDEL (1953): Über die Durchblutung der arteriovenösen Anastomosen in der hinteren Extremität des Hundes. Pflügers Arch. ges. Physiol. 256, 371–380.
BOUCEK, R. J., R. TAKASHITA, and R. FOJACO (1964): Functional anatomy of the ascending aorta and the coronary ostia (dog). Am. J. Anat. 114, 273–282.
CLARA, M (1956): Über die Morphologie der epitheloiden Zellen in der terminalen Strombahn. Acta neuroveg. 14, 3–15.
CONTI, G. (1953): Über das Vorkommen von Sperrvorrichtungen in Arterien mit spezieller Berücksichtigung der „gestielten Polster". Acta anat. 18, 234–255.

DRAGENDORFF, O. (1911): Über die Formen der Abzweigungsstellen von Arterien bei den Wirbeltieren. Anat. H. 42, 737–803.
DZIALLAS, P. (1949): Über das Vorkommen von Klappen in den kleinsten Venen beim Menschen. Z. Anat. 114, 309–315.
EL ETREBY, M. F. (1963): Zur Orthologie und Pathologie der Glomerula digitalia, der sog. arterio-venösen Anastomosen in den Extremitätenenden des Hundes. Diss. med. vet. München.
FISCHER, H. (1951): Über die funktionelle Bedeutung des Spiralverlaufes der Muskulatur in der Arterienwand. Morph. Jb. 91, 394–445.
FREERKSEN, E. (1943): Gestalt, Anordnung und Einbauweise der Blutgefäße als funktionsfördernde Faktoren (Teil I). Z. Anat. Entwicklungsgesch. 112, 304–318.
GRAU, H. (1933): Beiträge zur vergleichenden Anatomie der Azygosvenen bei unseren Haustieren (Pferd, Hund, Rind, Schwein) und zur Entwicklung der Azygosvenen des Rindes. Z. Anat. Entwicklungsgesch. 100, 119–148, 256–276, 295–329.
– (1943): Allgemeines über den Kreislaufapparat. In: W. ELLENBERGER und H. BAUM: Handbuch der vergleichenden Anatomie der Haustiere. 18. Aufl. Springer, Berlin.
GRIGOR'EVA, T. A. (1962): The innervation of blood vessels. Pergamon Press, New York.
GROSSER, O. (1902): Über arteriovenöse Anastomosen an den Extremitätenden beim Menschen und den krallentragenden Tieren. Arch. mikr. Anat. 60, 191.
HAMMERSEN, F. (1970): Morphologische Befunde zur Ernährung der Gefäßwand. In: Lokalisierende Faktoren für Arterien- und Venenverschlüsse. Hrsg. von W. Rotter, H. Kief, D. Gross. Schattauer, Stuttgart.
– (1974): Endstrombahn, Mikrozirkulation. Allgemeiner Teil: Das Muster der terminalen Gefäße, S. 611–615. Zur Onthologie des Wandbaues und der Histophysiologie terminaler Gefäße, S. 615–633. Wege und Barrieren des transkapillaren Stoffaustausches. S. 633–637. In: Angiologie. Grundlagen. Klinik und Praxis. Hrsg. von G. Heberer, G. Rau und W. Schoop. Thieme, Stuttgart.
HAVLICEK, H. (1929): Vasa privata und Vasa publica. Hippokrates 2, 105–127.
– (1935): Die Leistungszweiteilung des Kreislaufes in Vasa privata und Vasa publica. Verh. dtsch. Ges. Kreisl.-Forsch. 8, 237–245.
HENNING, A. (1957): Modellversuch zur arteriovenösen Koppelung. In: T. V. LANZ, Anatomisches Seminar, München.
HENNINGSEN, B. (1969): Zur Innervation arteriovenöser Anastomosen. Z. Zellforsch. 99, 139–145.
HETT, J. (1943): Zur feineren Innervation der arterio-venösen Anastomosen in der Fingerbeere des Menschen. Z. Zellforsch. 33, 151–156.
HOYER, H. (1877): Über unmittelbare Einmündungen kleinster Arterien in Gefäßäste venösen Charakters. Arch. mikr. Anat. 13, 603–644.
HYRTL, J. (1873): Die Korrosionsanatomie und ihre Ergebnisse. Braumüller, Wien.
ILLIG, L. (1961): Die terminale Strombahn. Capillarbett und Mikrozirkulation. Pathologie und Klinik in Einzeldarstellungen. Bd. X. Springer, Berlin, Göttingen, Heidelberg.
KNOCHE, H. (1958): Untersuchungen über die feinere Innervation der arterio-venösen Anastomosen. I. Mitteilung. Z. Zellforsch. 120, 379–391.

KÜGELGEN, A. VON (1951): Über den Wandbau der großen Venen. Morph. Jb. **91**, 447–482.
— (1958): Die Venenwand als Gesamtkonstruktion. 3. Internat. Tag der Dtsch. Arbeitsgemeinsch. für Phlebologie, Leverkusen.
LANZ, T. VON (1936/7): Über den funktionellen Einbau peripherer Venen. Anat. Anz. (Erg. H.) **83**, 51–60.
—, A. KRESSNER und R. SCHWENDEMANN (1938): Der Einbau der oberflächlichen und der tiefen Venen am Bein, morphologisch und konstruktiv betrachtet. Z. Anat. Entw. **108**, 695–718.
LASSMANN, G., R. GOTTLOB (1970): Über die Bildung von epitheloidzellhaltigen Sperrpolstern in der Wand kleiner venöser Anastomosen im Bereich des Fußrückens bei Hunden. Acta anat. **75**, 47–53.
LEHMANN, W. (1909): Über Bau und Entwicklung der Wand der hinteren Hohlvene des Rindes und Venenklappen bei Pferd und Rind. Diss. Bern.
LOWENSTEIN, L. M. (1959): The mammalian reticulocyte. Int. Rev. Cytol. **8**, 136–174.
LUCKNER, H. (1955): Die Funktion der arteriovenösen Anastomosen. In: H. BARTELSHEIMER und H. KÜCHENMEISTER: Kapillaren und Interstitium. Thieme, Stuttgart.
MAXIMOW, W. (1927): Bindegewebe und blutbildende Organe. In: Handbuch der mikroskopischen Anatomie des Menschen. Bd. II/1, 232–583, Springer, Berlin.
MAYERSBACH, H. (1956): Der Wandbau der Gefäßübergangsstrecken zwischen Arterien rein elastischen und rein muskulösen Typs. Anat. Anz. **102**, 333–360.
MILLEN, J. W. (1948): Observation of the innervation of blood vessels. J. Anat. **82**, 68–80.
MOLYNEUX, G. S. (1970): Innervation of arteriovenous anastomoses. J. Anat. (Lond.) **106**, 203.
MOORE, D. H., H. RUSKA (1957): The fine structure of capillaries and small arteries. J. Biophysic. Biochem. Cytol. **3**, 457–461.
ORTMANN, R. (1959): Allgemeine Anatomie der Herz- und Gefäßnerven. Verh. dtsch. Ges. Kreisl. Forsch. **25**, 15–36.
PALADE, G. E. (1953): Fine structure of blood capillaries. J. Appl. Physics **24**, 1424–1445.
RACHMANOW, A. W. (1901): Zur Frage der Nervenendigung in den Gefäßen. Anat. Anz. **19**, 555–558.
REALE, P., H. RUSKA (1966): Die Feinstruktur der Gefäßwand. In: Morphologie und Histochemie der Gefäßwand. Hrsg. von M. Comel, L. Laszt. Karger, Basel.
ROLLHÄUSER, H. (1959): Die Morphologie der Kapillaren. In: M. RATSCHOW: Angiologie. Thieme, Stuttgart, 73–82.
ROTTER, W., W. BÜNGELER (1955): Blut und Blutbildende Organe. In: Lehrbuch der speziellen patholog. Anatomie. Bd. I, 414–834. Springer, Berlin.
ROUILLER, CH., W. G. FORSSMANN (1969): Morphologie der arteriellen Gefäßwand. In: Arterielle Hypertonie. Hrsg. von R. Heinz und G. Loose. Thieme, Stuttgart.
RUHENSTROTH-BAUER, G. (1957): Die Struktur der Säugererythrozyten. In: Handbuch der gesamten Hämatologie. Bd. I/1, Urban und Schwarzenberg, Wien.
SCHAEWEN, H. von (1969): Normwerte hämatologischer Merkmale beim Hund. Diss. med. vet. Berlin FU.
— (1971): Die Morphologie der Thrombozyten bei Mensch und Tier. Parey, Berlin.
SCHENK, E. A., A. EL BADAWI (1968): Dual innervation of arteries and arterioles. Z. Zellforsch. **91**, 170–177.
SCHÖNBERGER, F. (1960): Über die Vaskularisation der Rinderaortenwand. Helv. physiol. pharmacol. Acta **18**, 136–150.
SCHORN, J. (1955): Zur normalen und pathologischen Anatomie der sogenannten „arterio-venösen Anastomosen" in den Endgliedern der Finger und Zehen des Menschen. Habil.-Schr., Med. Fak., Univ. Gießen.
SCHUMMER, A. (1949): Zirkulationsfördernde Einrichtungen am Zehenendorgan des Pferdes. Dtsch. Tierärztl. Wschr. **56**, 36–38.
— (1954): Morphologische und funktionelle Betrachtung zum peripheren Blutkreislauf. Tierärztl. Umsch. **9**, 377–385.
— (1961): Das Blutgefäßsystem als Gegenstand anatomischer Forschung. Nachrichten der Gießener Hochschulges. **30**, 35–50.
SPALTEHOLZ, W. (1941): „Endarterien", historische und kritische Studie. Erg. Anat. **33**, 21–30.
SPANNER, R. (1932): Neue Befunde über die Blutwege der Darmwand und ihre funktionelle Bedeutung. Gegenbaurs Morph. Jb. **69**, 394–454.
— (1952): Zur Anatomie der arteriovenösen Anastomosen. Verh. Dtsch. Ges. Kreislaufforsch. **18**, 257–277.
STAUBESAND, J. (1949): Über den Wandbau der arterio-venösen Anastomosen und die Bedeutung der epitheloiden Zellen. Ärztl. Forsch. **3**, 78–86.
— (1950): Über verschiedene Typen arterio-venöser Anastomosen. Anat. Anz. (Ergh.) **97**, 68–75.
— (1955): Zur Morphologie der arterio-venösen Anastomosen. In: H. BARTELSHEIMER und H. KÜCHENMEISTER: Kapillaren und Interstitium. Thieme, Stuttgart.
— (1956): Eigenarten des Gefäßmusters bei räumlicher und bei flächenhafter Ausbreitung der arteriellen Strombahn in Organen. Verh. dtsch. Ges. Kreislaufforsch. **22**, 263–267 (Darmstadt).
—, W. RULFFS (1958): Die Klappen kleinerer Venen. Z. Anat. **120**, 392–423.
— (1959): Anatomie der Blutgefäße. In: M. RATSCHOW: Angiologie. Thieme, Stuttgart.
— (1959): Über die Versorgung der Arterienwand. Anat. Anz. **107**, 332–339.
— (1963): Anatomische Befunde zur Ernährung der Gefäßwand. Verh. dtsch. Ges. Kreislaufforsch. **29**, 1–16.
— (1968): Zur Orthologie der arterio-venösen Anastomosen. In: Die arterio-venösen Anastomosen. Hrsg. von F. Hammersen und D. Gross. Huber, Bern.
— (1974): Normale Anatomie (der Blutgefäße). In: Angiologie. Grundlagen, Klinik und Praxis. Begr. von M. Ratschow, Hrsg. von G. Heberer, G. Rau und W. Schoop. 2. Aufl. Thieme, Stuttgart, 1–39.
STENIUS, P. I. (1928): Untersuchungen zur Kenntnis der Altersveränderungen an den Blutgefäßen des Hundes. Diss. med. vet. Leipzig.
STÖHR, PH. jr. (1925): Über den formgestaltenden Einfluß des Blutstromes. Würzburger Abhandl. **22**, 269–282.
THIENEL, M. (1903): Vergleichende Untersuchungen über den mikroskopischen Bau der Blutgefäße

der Schultergliedmaßen von Pferd, Esel, Rind, Kalb, Schaf, Schwein und Hund. Diss. Bonn.
TISCHENDORF, F. (1948): Bau und Funktion der arterio-venösen Anastomosen. Dtsch. med. Rdsch. **2**, 432–435.
WATZKA, M. (1936): Über Gefäßsperren und arteriovenöse Anastomosen. Z. mikrosk. anat. Forsch. **39**, 521–544.
YOFFEY, J. M. (1950): The mammalian lymphocyte. Biol. Rev. **25**, 314–343.
ZWEIFACH, B. W. (1939): Character and distribution of blood capillaries. Anat. Rec. **73**, 475–495.

Herz

AAGARD, O. C., H. C. HALL (1915): Über Injektionen des Reizleistungssystems und der Lymphgefäße des Säugetierherzens. Anat. H. **51**, 357–427.
ÁBRAHÁM, A., L. ERDÉLYI (1957): Über die Struktur und die Innervation des Reizleitungssystems im Herzen der Säugetiere. Acta. Biol. **3**, 275.
ACKERKNECHT, E. (1918): Die Papillarmuskeln des Herzens. Untersuchungen an Karnivorenherzen. Arch. Anat. Physiol. 63–136.
– (1941): Der Säugetierherz-Mechanismus. VI. Beitrag zur „Anatomie für den Tierarzt". Dtsch. Tierärztl. Wschr. **49**, 301–307.
– (1943): Das Herz. In: W. ELLENBERGER und H. BAUM: Handbuch der vergl. Anatomie der Haustiere. 18. Aufl. Springer, Berlin.
ALBRECHT, R. (1957): Zur Anatomie des Bovidenherzens (Untersuchungen am Yak, Wisent, Bison, indischen Büffel, Zebu, Zwergzebu und Steppenrind). Morphol. Jb. **59**, 574–605.
ANGST, J. (1928): Das Herz des Hausschafes (Ovis aries L.). Diss. med. vet. Zürich.
ASCHOFF, L. (1910): Nervengeflechte des Reizleitungssystems des Herzens. Dtsch. med. Wschr. **36**, 104.
BALMER, J. (1937): Über Herzgewichte gesunder und nierenkranker Hunde. Diss. med. vet. Bern.
BARGMANN, W. (1963): Bau des Herzens. In: Das Herz des Menschen. Bd. 1. Thieme, Stuttgart, 88–118.
BARONE, R., R. MALAVIEILLE (1951): Les vaisseaux du cœur des équidés. Recueil Med. Vet. **77**, 513–529.
–, A. COLIN (1951): Les artères du cœur chez les ruminants domestiques. Rev. Méd. Vét. **102**, 172–181.
BENNINGHOFF, A. (1930): Blutgefäße und Herz. In: v. Möllendorf's Handbuch der mikroskopischen Anatomie des Menschen. **II/1**. J. Springer, Berlin, 1–225.
– (1933): Herz. In: L. BOLK, E. GÖPPERT, E. KALLIUS und W. LUBOSCH: Handbuch der vergleichenden Anatomie der Wirbeltiere, 6. Bd. Urban und Schwarzenberg, Berlin, Wien, 467–556.
– (1948): Anatomische Beiträge zur Frage der Verschiebung der Ventilebene im Herzen. Ärztl. Forsch. **2**, 27–32.
BERG, R. (1962): Untersuchungen über das Verhalten der Coronargefäße beim Hausschwein im Hinblick auf das Herztodproblem. Vorl. Mitt. Mh. Vet. Med. **17**, 469–472.
– (1962): Das makroskopisch-anatomische Verhalten der Aa. coronariae und ihrer Äste beim Hausschwein im Vergleich zum Menschen. Mh. Vet. Med. **17**, 628–635.
– (1963): Über das Auftreten von Myokardbrücken über den Koronargefäßen beim Schwein (Sus scrofa dom). Anat. Anz. **112**, 25–31.
– (1964): Über den Entwicklungsgrad des Koronargefäßmusters beim Hausschwein (Sus scrofa dom.). Anat. Anz. **115**, 193–204.
– (1964): Beitrag zur Phylogenese des Verhaltens der Koronararterien zum Myokard beim Hausschwein (Sus scrofa dom.). Anat. Anz. **115**, 184–192.
– (1965): Zur Morphologie der Koronargefäße des Schweines unter besonderer Berücksichtigung ihres Verhaltens zum Myokard. Arch. exp. Vet. Med. **19**, 1145–1307.
BETTINGER, H. (1932): Beiträge zur Pathologie des Ductus Botalli. Cbl. allg. Path. path. Anat. **54**, 289–295.
BHARGAVA, I., C. BEAVER (1970): Observations on the arterial supply and venous drainage of the bovine heart. Anat. Anz. **126**, 343–354.
BLAIR, E. (1961): Anatomy of the ventricular coronary arteries in the dog. Circulat. Res. **9**, 333–341.
BLUM, S. (1925): Beiträge zu den Maß- und Gewichtsverhältnissen des Pferdeherzens. Diss. med. vet. Budapest.
BÖHME, G. (1964): Die Herzbeutel-Zwerchfell-Verbindung beim Hund. Anat. Anz. **115**, 83–88.
BOOTH, N. H., et al. (1966): Postnatal changes in the ventricles of the pig. Proc. Soc. exp. Biol. Med. **122**, 186–188.
BOUCEK, R. J., R. FOJACO, R. TAKASHITA (1964): Anatomic considerations for regional intimal changes in the coronary arteries (dog). Anat. Rec. **148**, 161–169.
BROWN, R. E. (1965): The pattern of the microcirculatory bed in the ventricular myocardium of domestic mammals. Am. J. Anat. **116**, 355–373.
BUCHER, O. (1945): Sondervorrichtungen an Kranzgefäßen. Schweiz. Med. Wschr. **75**, 966–969.
CHIODI, V. (1932): Il nodo seno-atriale del cuore dei mammiferi. La Clinica Vet. **55**, 689–705.
– (1957): Le strutture profonde del cuore in canidi. Atti. Acad. Sci. Bologna, **245**, 59–72.
CHRISTENSEN, G. C., F. L. CAMPETI (1959): Anatomic and functional studies of the coronary circulation in the dog and pig. Am. J. vet. Res. **20**, 18–26.
– (1962): The blood supply to the interventricular septum of the heart. Am. J. vet. Res. **23**, 869–874.
CORODAN, G., C. RADU, L. RADU (1966): Untersuchungen über die kapillare Herzvaskularisation bei Wirbeltieren. Ser. Med. vet. (rum.) **9**, 87–89.
DAASCH, T. (1927): Die Herzknochen beim Schweine. Diss. med. vet. Berlin.
DAVIES, F., E. T. B. FRANCIS, D. R. WOOD, E. A. JONSON (1959): The atrioventricular pathway for conduction of the impulse for cardiac contraction in the dog. Trans. Roy. Soc. Edinburgh. **63**, 71–84.
DIDION, H. (1942): Über die Persistenz des Ductus Botalli im höheren Alter. Zbl. allg. Path. path. Anat. **80**, 55–56.
ELISKA, O., and M. ELISKOVA (1980): Lymphatic drainage of the ventricular conduction system in man and in the dog. Acta anat. **107**, 205–213.
ESPERANCA-PINA, J. A., M. CORREIA, J. G. O'NEILL, A. B. RENDAS (1981): Morphology of the veins draining the coronary sinus of the dog. Acta anat. **109**, 122–128.

FEHN, P. A., B. B. HOWE, R. R. PENSINGER (1968): Comparative anatomical studies of the coronary arteries of canine and porcine hearts. II. Interventricular septum. Acta anat. **71,** 223–228.

FILHO, A. F. (1969): Beitrag zum Studium des Sinusknotens beim Vollblutpferd. Rev. Fac. Vet., Sao Paulo, **8,** 43–58.

FUCHS, J. (1954): Der Feinbau der Koronargefäße bei Pferd und Rind. Diss. med. vet. Zürich.

GLAUS, A. (1958): Systematische und statistische Untersuchungen am Schweineherz. Diss. med. vet. Zürich.

GOERTTLER, K. (1951): Die Bedeutung der funktionellen Struktur der Gefäßwand. I. Untersuchungen an der Nabelschnurarterie des Menschen. Morph. Jb. **91,** 368–393.

GROSSMANN, H. E. (1923): Über Herzknochen. Verh. zool. Ges. **28,** 41–42.

GSCHWED, T. (1931): Das Herz des Wildschweines. VI. Beitrag zur Anatomie von Sus scrofa L. und zum Domestikationsproblem. Diss. med. vet. Zürich.

HABERMEHL, K.-H. (1956): Die Verlagerung der Bauch- und Brustorgane des Hundes bei verschiedenen Körperstellungen. Habilschr. Gießen 1953, in Zbl. Vet. Med. **3,** 1–43 und 172–204.

– (1959): Die Blutgefäßversorgung des Katzenherzens. Zbl. Vet. Med. **6,** 655–680.

– (1963): Hohlraumsystem und Eigengefäße eines Herzens vom Puma (Felis congolor L.), dargestellt mit Hilfe des Plastoid-Korrosionsverfahrens. Morph. Jb. (Goerttler-Festschrift) **104,** 394–404.

– (1964): Zur Technik der intrakardialen und intrapulmonalen Injektion beim Fleischfresser. Sonderdruck aus „Die Blauen Hefte" für den Tierarzt **1,** 13 S.

– (1966): Morphologie und Funktion der Herzeigengefäße. Zbl. Vet. Med. A. **13,** 111–138.

– (1966): Eine seltene Anomalie der V. cordis magna beim Pferd. Anat. Anz. **119,** 284–295.

– (1967): Zur Variationsbreite des Koronarvenenmusters bei Mensch und Haussäugetier. Zbl. Vet. Med. A **14,** 777–788.

HAHN, A. W. (1908): Beitrag zur Anatomie der Kammerscheidewand unserer Haustiere. Diss. med. vet. Bern.

HAMLIN, R. L. (1960): Radiographic anatomy of heart and great vessels in healthy living dogs. J. Am. vet. med. Assoc. **136,** 265–273.

HARMS, D. (1966): Über den Bau und Verschluß des Ductus arteriosus Botalli der Rinder. Z. Zellforsch. **72,** 344–363.

HAUSOTTER, E. (1924): Das Herzskelett der Haussäuger Pferd, Rind, Schaf, Schwein, Hund und Katze. Diss. med. vet., Wien, 1923. Wien. Tierärztl. Mschr. **11,** 311.

HEGAZI, H. EL (1958): Die Blutgefäßversorgung des Herzens von Rind, Schaf und Ziege. Diss. med. vet. Gießen. Zbl. Vet. Med. **5,** 776–819.

HIRSCH, S. (1949): Grundsätzliches zur Frage der Regulationseinrichtungen im Coronarkreislauf. Acta anat. **8,** 168–184.

HOFFMANN, V. (1960): Die Blutgefäßversorgung des Pferdeherzens. Diss. med. vet. Gießen.

HUWYLER, B. (1926/27): Zur Anatomie des Schweineherzens. Untersuchungen des Kammerinneren bei Sus scrofa domesticus. Anat. Anz. **62,** 49–76.

HYDE, D. M., D. D. BUSS (1986): Morphometry of the coronary microvasculature of the canine left ventricle Am. J. Anat. **177,** 415–425.

ILLY, F. (1956): Beiträge zur Kenntnis der Maß- und Gewichtsverhältnisse des Rinder- und Schweineherzens. Diss. med. vet. Budapest.

JANSEN H. H. (1963): Innervation des Herzens. In: Das Herz des Menschen. Bd. 1., Thieme, Stuttgart, 228–255.

JYRISCH, A. (1913): Die Pars membranacea septi ventriculorum des Herzens. Sitzungsber. Kaiserl. Akad. Wiss. Wien, **121,** 187–207.

KÁDÁR, F. (1956): Topographische Beziehungen zwischen arteriellen und venösen Kranzgefäßen des Herzens. Anat. Anz. **103,** 112–115.

– (1963): Die topographischen Verhältnisse zwischen Gefäßen und Muskelfastern des Herzens. Anat. Anz. **113,** 381–386.

KATSCHNISKY, P. (1923): Die Herzknorpel des Pferdes. Diss. med. vet. Bern.

KEITH, A., M. W. FLACK (1906): The auriculo-ventricular bundle of the human heart. Lancet **II,** 359–364.

–, – (1907): The form and the nature of the muscular connections between the primary divisions of the vertebrate heart. J. Anat. Physiol. **41,** 172–189.

KLUMP, W. (1910): Die Bewegung des Herzens und der großen Gefäße. Diss. med. vet. München.

KNESE, K.-H. (1963): Topographie des Herzens. In: Das Herz des Menschen. Bd. 1, Thieme, Stuttgart, 260–308.

KOCH, W. (1913): Zur Entwicklung und Topographie des spezifischen Muskelsystems im Säugetierherzen. Med. Klin. **9,** 77–78.

KRETZ, I. (1927): Über die Bedeutung der Venae minimae Thebesii für die Blutversorgung des Herzmuskels. Virchows Arch. path. Anat. **266,** 647–675.

KRIPPENDORF, W. (1923): Die Größenverhältnisse des Herzens bei verschiedenen Hunderassen. Diss. med. vet. Berlin.

KÜLBS, F. (1912): Vergleichende Anatomie und Histologie des His'schen Bündels. Med. Klin. **8,** 1294–1295.

KUNZE, G. (1932): Messungen am Hundeherzen. Diss. med. vet. Gießen.

KUVŠYNOV, J. A. (1965): Form und Größe der atrioventrikulären Öffnungen und Klappen beim Pferdeherz. Veterynarija, Kyiv, 63–69.

– (1965): Die Herzform beim Pferd. Veterynarija, Kyiv, 60–62.

LECHNER, W. (1942): Vorkammermuskulatur und große Herzvenen bei Säugern. Z. Anat. **111,** 545–571.

– (1942): Herzspitze und Herzwirbel. Anat. Anz. **92,** 249–283.

LÜCKE, R. (1955): Blutgefäßversorgung des Hundeherzens. Diss. med. vet. Hannover.

LUKASZEWSKA-OTTO, H. (1968): Subepikardiales lymphatisches Netzwerk des Herzens bei Mensch und Schwein. Fol. morph., Warszawa, **27,** 453–456.

– (1968): Die linke Atrioventrikularklappe beim Hund. Fol. morph., Warszawa **27,** 115–128.

– (1968): Die Mitralis beim Kalb und Ochsen. Fol. morph., Warszawa, **27,** 233–247.

– (1968): Die Klappen der V. cava caudalis und des Koronarsinus der Schweine, Rinder und des Rotwildes. Fol. morph., Warszawa, **27,** 441–446.

– (1968): Die Klappen der V. cava caudalis und des Koronarsinus am Herzen des Hundes. Fol. morph., Warszawa, **27**, 447–452.
MARTINI, E. (1965): Die arterielle Gefäßversorgung des Herzens einiger Haussäugetiere. Arch. ital. Anat. Embriol. **70**, 351–380.
MCKIBBEN, J. S., G. C. CHRISTENSEN (1964): The venous return from the interventricular septum of the heart. Am. J. vet. Res. **25**, 512–517.
–, R. GETTY (1968): A comparative study of the cardiac innervation in domestic animals. The canine. Am. J. Anat. **122**, 533–543.
–, – (1968): A comparative morphologie study of the cardiac innervation in domestic animals. II. The feline. Am. J. Anat. **122**, 545–553.
–, – (1969): Innervation of heart of domesticated animals: Horse. Am. J. vet. Res. **30**, 193–202.
–, – (1969): Innervation of heart of domesticated animals: Pig. Am. J. vet. Res. **30**, 779–789.
–, – (1969): A comparative study of the cardiac innervation in domestic mammals: Sheep. Acta anat. **74**, 228–242.
–, – (1970): A comparative study of the cardiac innervation in domestic animals: The goat. Anat. Anz. **126**, 161–171.
MELKA, J. (1926): Beiträge zur Kenntnis der Morphologie und der Obliteration des Ductus arteriosus Botalli. Anat. Anz. **61**, 348–361.
MEINERTZ, TH. (1966): Eine Untersuchung über den Sinus coronarius cordis (V. cava. sin.), die V. cordis media und den Arcus aortae sowie den Ductus (Lig.) Botalli bei einer Anzahl von Säugetierherzen. Morph. Jb. **109**, 473–500.
– (1975): Weitere Untersuchungen über den Sinus coronarius cordis, die V. cordis media und den Arcus aortae sowie den Ductus (Lig.) Botalli bei einer Anzahl von Säugetierherzen. Morphol. Jb. **121**, 139–154.
MEYLING, H. A., H. TER BORG (1957): The conducting system of the heart in hoofed animals. Cornell Vet. **47**, 419–447.
MICHEL, G. (1962): Zur mikroskopischen Anatomie der Purkinjefasern im Herzen des Schweines und des Hundes. Mh. Vet. Med. **17**, 848–850.
– (1963): Zum Bau des Reizbildungs- und Erregungsleitungssystems bei Haus- und Wildschwein. Arch. exp. Vet. Med. **17**, 1049–1080.
– (1963): Zum Bau der Herzmuskulatur bei Haus- und Wildschweinen. Zbl. Vet. Med. A **10**, 381–396.
– (1966): Zum Bau der Herzmuskulatur bei Haus- und Wildschwein sowie beim Rind. Arch. exp. Vet. Med. **20**, 1071–1076.
MITSUOKA, T., A. PELLEG, E. L. MICHELSON, L. S. DREIFUS (1987): Canine AV nodal artery: anatomical variations and a detailed description of cannulation technique. Am. J. Physiol. **22**, 968–973.
MÜHLENBRUCH, H. G. (1970): Zum Bau des Herzens des Göttinger Miniaturschweines unter besonderer Berücksichtigung der Herzeigengefäße. Diss. med. vet. München.
MÜLLER, G., E. WERNICKE (1969): Das Relief der Trabeculae carneae der Herzhöhlen. Anat. Anz. **125**, Ergh., 75–78.
MÜLLER, G. (1976): Morphologische und metrische Untersuchungen an Herzen mitteleuropäischer Wildwiederkäuer (Cervus elaphus, Capreolus capreolus, Capra ibex, Dama dama, Rupicapra rupicapra) unter besonderer Berücksichtigung der Herzknochen als Mittel der Altersschätzung. Diss. med. vet. Gießen.
MUIR, A. R. (1954): The development of the ventricular part of the conducting tissue in the heart of the sheep. J. Anat. (Lond.) **88**, 381–391.
– (1957): Observations on the fine structure of the Purkinje fibres in the ventricles of sheep's heart. J. Anat. (Lond.) **91**, 251–258.
NANDY K., G. H. BOURNE (1963): A study of the conducting tissue in mammalian hearts. Acta anat. **53**, 217–226.
OTTAWAY, C. W. (1944): The anatomical closure of the Foramen ovale in the Equine and Bovine Heart: A comparative study with observations on the foetal and adult states. Vet. J. **100**, 111–118, 130–134.
OTTOLENGHI, M., P. SARTORIS (1929): Topografia Toraco-Cardiaca del Cane. Nuovo Ercolani, Torino, 1–31.
PALMGREEN, A. (1928): Herzgewicht und Weite der Ostia atrioventricularia des Rindes. Anat. Anz. **65**, 333–342.
PETERSEN, G. (1918): Über das atrioventrikulare Reizleitungssystem bei den Haussäugetieren. Arch. wiss. Tierheilk. **44**, 97–113.
PIANETTO, M. B. (1939): The coronary arteries of the dog. Am. Heart J. **18**, 403–410.
POLÁCEK, P. (1959): Über die myokardialen Bündel, die den Verlauf der Koronararterien überbrücken. Anat. Anz. **106**, 386–395.
–, L. STEINHART, J. ENDRYS, J. VYSLOUŽIL (1962): Muskelbrücken und Fellen auf Kranzarterien im Coronariogramm. Českoslov. Morfol. **10**, 251–258.
PREUSS, F. (1955): Zur Nomenklatur am Herzen. Anat. Anz. **103**, 20–37.
– (1955): Einheitliche Benennung am Herzen der Tiere und des Menschen. Zbl. Vet. Med. **2**, 802–805.
PUFF, A. (1960): Der funktionelle Bau der Herzkammern. Thieme, Stuttgart.
– (1960): Die funktionelle Bedeutung des elastischmuskulären Systems der Kranzarterien. Morph. Jb. **100**, 546–558.
– (1964): Funktionelle Besonderheiten im Wandbau der Herzvenen. Verh. Anat. Ges. **59**, 282–284.
–, J. BERNARDI (1965): Die mechanische Bedeutung der Koronararterien für die diastolische Entfaltung der Herzkammern. Morph. Jb. **107**, 399–414.
QUIRING, D. P., and R. J. BAKER (1953): The equine heart. Am. J. vet. Res. **14**, 62–67.
RACKER, D. K. (1989): Atrioventricular node and input pathways: a correlated gross anatomical and histological study of the canine atrioventricular junctional region. Anat. Rec. **224**, 336–354.
RACKNITZ, W. VON (1964): Untersuchungen zur Vaskularisation der normalen und der fibrotischen Herzklappen des Hundes. Diss. med. vet. München.
RICKERT, J. (1955): Blutgefäßversorgung des Schweineherzens. Diss. med. vet. Hannover.
RÖSE, C. (1890): Beiträge zur vergleichenden Anatomie des Herzens der Wirbelthiere. Morph. Jb. **16**, 27–96.
RÜHL, B. (1971): Gewichte, Faserdicken und Kernzahlen des Herzmuskels und deren Beziehungen zu Körpergewicht und Skelettmuskelmasse bei 205 Tage alten, 5 Rassen zugehörigen Schweinen. Zbl. Vet. Med. A **18**, 151–173.

SANDUSKY, G. E., K. M. KERR, C. C. CAPEN (1979): Morphologic variations and aging in the atrioventricular conduction system of large breed dogs. Anat. Rec. **193**, 883–902.

SCAGLIA, G. (1927): L'apparato nervoso contenuto nel sistema atrioventricolare di Bos taurus. Arch. ital. Anat. Embriol. **24**, 658–696.

SCHALLER, O. (1958): Korrosionsanatomie des Pferdeherzens. Zbl. Vet. Med. **5**, 152–170.

– (1962): Die arterielle Gefäßversorgung des Erregungsleitungssystems des Herzens bei einigen Säugetieren. I. Die arterielle Gefäßversorgung des Nodus sinuatrialis beim Hunde (Canis familiaris). Morph. Jb. **102**, 508–540.

– (1962): Die arterielle Gefäßversorgung des Erregungsleitungssystems des Herzens bei einigen Säugetieren. II. Die arterielle Gefäßversorgung des atrioventriculären Anteiles des Erregungsleitungssystems beim Hunde (Canis familiaris). Morph. Jb. **102**, 541–569.

SCHAUDER, W. (1918): Makroskopische Darstellung des atrioventrikularen Verbindungsbündels im Herzen des Pferdes. Arch. wiss. prakt. Tierheilk. **44**, 371–380.

SCHIEBLER, T. H. (1953/54): Herzstudie. I. Mitteilung. Histochemische Untersuchungen der Purkinjefasern von Säugern. Z. Zellforsch. **39**, 152–167.

– (1955/56): Herzstudie. II. Mitteilung. Histologische, histochemische und experimentelle Untersuchungen am Atrioventrikularsystem von Huf- und Nagetieren. Z. Zellforsch. **43**, 243–306.

– (1961): Histochemische Untersuchungen am Reizleitungssystem tierischer Herzen. Naturwiss. **48**, 502–503.

–, W. DOERR (1963): Orthologie des Reizleitungssystems. In: Das Herz des Menschen. Bd. 1. Thieme, Stuttgart, 165–221.

SCHMACK, K.-H. (1974): Die Ventilebene des Herzens bei Pferd, Rind und Hund. Diss. med. vet. Gießen.

SCHMALTZ, R. (1886): Die Purkinje'schen Fäden im Herzen der Haussäugetiere. Arch. wiss. prakt. Tierheilk. **12**, 161–209.

SCHMIDT, D., B. HOHAUS, F. RÖDER (1967): Offener Ductus arteriosus (Botalli) beim Hund. Berl. Münch. Tierärztl. Wschr. **9**, 168–171.

SCHRÖDER, F. (1921): Die Größenverhältnisse am Herzen bei Schwein und Schaf und über den Einfluß der Kastration auf die Entwicklung des Herzens. Diss. med. vet. Leipzig.

SCHUBERT, F. (1909): Beiträge zur Anatomie des Herzens der Haussäugetiere. Diss. med. vet. Leipzig.

SCHWARZ, G. (1910): Untersuchungen über das Sinusgebiet im Wiederkäuerherzen. Diss. med. vet., Gießen.

SCIACCA, A. (1952): Topografia delle fibre muscolari del fascio atrioventriculari di Bos taurus. Atti. Soc. ital. Anat. **60**, 314.

SEMMLER, A. (1923): Untersuchungen über Größenverhältnisse von Herz und Lunge gegenüber Größe, Lebend- und Schlachtgewicht bei zwei verschiedenen Schweinerassen. Diss. med. vet. Bern.

SICHERT, E. (1935): Zur vergleichenden Anatomie des Herzens der Katze (Felis domestica Briss.). Diss. med. vet. Budapest.

SIMIC, V. (1938): Zur Anatomie des Carnivorenherzens (Untersuchungen an Feliden, Hyäniden, Caniden, Procyoniden und Musteliden). Morph. Jb. **82**, 499–536.

– (1964): Herzvasographie bei den Haustieren und beim Menschen. Verh. Anat. Ges. **59**, 334–351.

SLEZÁČEK, L., P. ZUBAL (1968): Die Kranzarterien des Schafherzens. Acta Univ. Agric., Brno, Fac. agron. **16**, 282–291.

SPALTEHOLZ, W. (1924): Die Arterien der Herzwand. Anatomische Untersuchungen an Menschen- und Tierherzen. Hirzel, Leipzig.

– (1934): Die Thebesischen Venen. Anat. Anz. **79**, 212–216.

STEINMÜLLER, G. (1910): Segel- und Taschenklappen unserer Haussäugetiere. Diss. med. vet. Bern.

STIÉNON, L. (1925): Recherches sur l'origine du système purkinien dans le cœur des mammifères. Arch. Biol. **35**, 89–115.

– (1926): Recherches sur l'origine du nœud sinusal dans le cœur des mammifères. Arch. Biol. **36**, 523–539.

STROH, G. (1923): Foramen ovale. Münch. tierärztl. Wschr. 293.

STRUBELT, H. (1925): Anatomische Untersuchungen über den Verschluß und die Rückbildung des Ductus Botalli bei Kälbern und Rindern. Diss. med. vet. Berlin.

STÜNZI, H., E. TEUSCHER und A. GLAUS (1959): Systematische Untersuchungen am Herzen von Haustieren. 2. Mitt. Schwein. Zbl. Vet. Med. **6**, 640–654.

SUMMERFIELD KING, T. J., B. COAKLEY (1958): The intrinsic nerve cells of the cardiac atria of mammals and man. J. Anat. **92**, 353–376.

SUSSDORF, v. M. (1923): Anatomische Vorbemerkungen über die Lage des Herzens. Aus Lehrb. der klin. Untersuchungsmethoden. Enke, Stuttgart.

TAWARA, S. (1906): Das Reizleitungssystem des Säugerherzens. Eine anatomisch-histologische Studie über das Atrioventrikularbündel und die Purkinjeschen Fäden. Fischer, Jena.

TCHENG, K. T. (1951): Innervation of the dog's heart. Amer. Heart. J. **41**, 512–524.

TER BORG, H. (1937): Untersuchungen über das Vorkommen von Purkinje-Zellen in den Herzvorkammern unserer Haustiere unter besonderer Berücksichtigung des Pferdes! Acta neerl. morphol. **1**, 64–67.

THEBESIUS, A. G. (1709): Disputatio medica de circulo sanguinis in corde. Lugduni Batavorum.

UNGER, K. (1934/35): Die Venae minimae und die Foramina venarum minimarum (Thebesii) des Herzens. Z. Kreislforsch. **26, 27**, 57–93, 865–877.

– (1938): Beitrag zur Kenntnis der Vv. cordis minimae (Thebesii) des menschlichen Herzens. Z. Anat. Entw. **108**, 356–375.

VAERST, G. (1888): Vorkommen, anatomische und histologische Entwicklung sowie physiologische Bedeutung der Herzknochen bei Wiederkäuern. Dtsch. Z. Thiermed. vergl. Path. **13**, 46–71.

VALLET, L.-P. (1951): Les Artères Coronaires Cardiaques chez les Carnivores. Thèse med. vet. Lyon.

VAU, E. (1968): Über die Variation der Koronararterien im Schafherzen. Truy po veterinarii, Tartu, **57**, 35–39.

WAHLIN, B. (1935): Das Reizleitungssystem und die Nerven des Säugetierherzens. Diss. Uppsala.

WELSCH (1921): Herzknorpel von Hund und Katze. Diss. med. vet. Berlin.

WENSING, C. J. G. (1965): Das Erregungsleitungssystem und seine Nervenkomponenten im Schweineherz. Tijdschr. Diergenees. **90**, 765–777.
– (1965): Innervation des atrioventriculären Reizleitungssystems beim Schwein. Zbl. Vet. Med. A **12**, 531–533.
WITZEMANN, S. (1923): Über die Noduli valvularum semilunarium und ihre physiologische Bedeutung bei unseren Haustieren. Diss. med. vet. Bern.
ZIMMERL, U. (1911): Topografia Toraco-Cardiaca degli Equidi. Arch. Scient. della Reale Societa Naz. Veterin. Torino, 1–41.
ZIMMERMANN, A. (1923): Das Reizleitungssystem des Herzens bei Equiden. Anat. Anz. (Erg. H.) **57**, 252–258.
– (1924): Das Reizleitungssystem des Herzens bei Haussäugetieren. Berl. Tierärztl. Wschr. **39**, 39–41.
ZINCK, K. H. (1941): Weiteres über Sondervorrichtungen an Kranzgefäßen. Klin. Wschr. **20**, 1032.
ZÖLCH, K. (1967): Korrosionsanatomische Untersuchungen an den Herzeigengefäßen des Hausschweines (Sus scrofa dom.). Unter Berücksichtigung des Kapillarsystems. Diss. med. vet. Gießen.
ZYPEN, E. VAN DER (1974): Über die Ausbreitung des vegetativen Nervensystems in den Vorhöfen des Herzens. Eine enzymhistochemische und elektronenmikroskopische Untersuchung. Acta anat. **88**, 363–384.

Arterien, Venen

BARONE, R. (1954): Les anomalies artérielles chez les équidés domestiques. Bull. Soc. Sci. vét. Lyon, **56**, 1–9.
BAUM, H. (1889): Die Arterienanastomosen des Hundes und die Bedeutung der Collateralen für den tierischen Organismus. Diss. phil. Erlangen.
BLIN, P.-C. (1963): Plasticité et dynamique vasculaires. La circulation collatérale expérimentale. Econ. Méd. anim. **4**, 273–319.
BRESSOU, C. (1932): Anastomose artério-veineuse chez un cheval. Recl Méd. vet. **108**, 401–403.
BURROWS, C. F. (1973): Techniques and complications of intravenous and intraarterial catheterization in dogs and cats. J. Am. vet. med. Ass. **163**, 1357–1363.
BOURDELLE, E. (1899): Anomalie de l'artère collatérale du canon. Revue Méd. vét. Toulouse **24**, 479–483.
FAUJOUR, R. (1923): Contribution à l'anatomie du système artériel du chat. Thèse doct. vét. Lyon.
HENCKE, W. (1940): Unblutige Blutdruckmessungen bei Hunden. Diss. med. vet. Hannover.
HOROWITZ, A. (1967): Remarks on the arteriae bovis. Als Manuskript vervielfältigt im Rahmen der Nomenklaturdiskussionen.
HORVATH, E. (1934): Das arterielle System der Hauskatze. Diss. med. vet. Budapest.
HUISMAN, G. H. (1969): De bloedcirculatie van het varken. Tijdschr. Diergeneesk. **94**, 1428–1436.
KRESTEV, L. (1948): Beitrag zur Erforschung der Arterien der Ziege. Jb. Univ. Sofia, Vet. Med. Fak. **24**, 511–520.
POHLE, C. (1920): Das Venensystem des Hundes. Diss. med. vet. Leipzig.
SAJITZ, E. (1973): Beschreibung der zuführenden Hautarterien des Halses des Rumpfes und der Extremitäten beim Göttinger Miniaturschwein. Diss. med. vet. München.
SANKARI, S. (1983): A practical method of taking blood samples from the pig. Acta vet. Scand. **24**, 133–134.
SCHMALTZ, R. (1898): Über die Beschreibung der Venen. Berl. Thierärztl. Wschr. **17**, 193–195.
SCHWARZ, W. L., and J. E. SMALLWOOD (1977): Collection of blood from swine. Tex. Vet. Med. J. **39**, 6–7.
SIMIĆ, V., et V. GHETIE (1939): Des variations dans la division de quelques artères importantes chez le cheval. Revue Méd. Milit., No. 4
SMALLWOOD, J. E., and R. F. SIS (1973): Selective arteriography in the cat. Am J. vet. Res. **34**, 955–963.
WACHTEL, W. (1966): Kreislauf des Schweines. Arch. exp. Vet. Med. **20**, 1005–1113.
ZIMMERMANN, A. (1930): Über das Venensystem. (ung.) Természettudományi Közlöny, Budapest.

Rumpf

ANDERSON, W. D., and W. KUBICEK (1971): The vertebral-basilar system of dog in relation to man and other mammals. Am. J. Anat. **132**, 179–188.
BARONE, R., et Cl. PAVAUX (1959): Veine cave céphalique gauche chez une vache. C. r. Ass. Anat. **21**, 82.
BARTELS, J. M., and J. T. VAUGHAN (1969): Persistent right aortic arch in the horse. J. Am. vet. med. Ass. **154**, 406–409.
BASSETT, E. G. (1965): The anatomy of the pelvic and perineal regions fo the ewe. Aust. J. Zool. **13**, 201–241.
– (1971): The comparative anatomy of the pelvic and perineal regions of the cow, goat and sow. N. Z. Vet. J. **19**, 277–290.
BERG, R. (1958): Vergleichende anatomische Messungen an der Vena cava caudalis unserer Haustiere. Diss. med. vet. Humboldt-Univ. Berlin.
– (1961): Systematische Untersuchungen über das Verhalten der Äste der Aorta abdominalis bei Felis domestica. Anat. Anz. **110**, 224–250.
– (1962): Systematische Untersuchungen über das Verhalten der Äste der Aorta abdominalis bei Canis familaris. Mh. Vet. Med. **17**, 307–315.
–, A. SMOLLICH (1961/62): Systematische Untersuchungen über die Aufzweigung der Aa. subclaviae bei Canis familaris. Anat. Anz. **110**, 410–416.
BERON, A. (1964): Contribution à l'étude de la vascularisation interne des vertèbres cervicales du chien. Thèse doct. vét. Alfort.
BIERMANN, A. (1953): Blutgefäßversorgung des Zwerchfells beim Schwein. Diss. med. vet. Hannover.
BLIN, P.-C., et A. BERON (1964): Vascularisation artérielle du segment vertébral cervical chez le chien. Econ. Méd. anim. **5**, 426–437.
BOETHER, H. (1898): Ein seltener Fall von zwei vollständig ausgebildeten oberen (vorderen) Hohlvenen bei einem Pferde. Dtsch. tierärztl. Wschr. **6**, 138–139.
BOHN, F. K. (1970): Beitrag zur Diskussion von Fällen mit Ductus arteriosus persistens. Tierärztl. Umsch. **25**, 301–303.

BORDONI, A., e J. A. D. MOREES PESSAMILIO (1974): Observações sobre a veia ázigos em bovinos (Bos taurus L.). Revta Med. vet. **10,** 139–152.

BORY, G. (1917): Über den unregelmäßigen Ursprung der A. thoracica externa beim Hund. (ung.) Allatorvosi Lapok XL **50,** 323.

BRESSOU, C. (1919): Présence d'une jugulaire antérieure chez le cheval, accompagnée d'une anastomose jugulo-carotidienne. Bull. Soc. Cent. Méd. vét. **1919,** 147–.

BROWN, R. E., and R. E. CARROW (1963): Vascular anatomy of the bovine tail. J. Am. vet. med. Ass. **143,** 1214–1215.

BUERGELT, C.-D., and L. G. WHEATON (1970): Dextroaorta, atopic left subclavian artery, and persistent left cephalic vena cava in a dog. J. Am. vet. med. Ass. **156,** 1026–1029.

–, P. F. SUTER, and W. J. KAY (1968): Persistent truncus arteriosus in a cat. J. Am. vet. med. Ass. **153,** 548–552.

ÇALISLAR, T. (1968): Verteilung der zervikalen und thorakalen Arterien beim Schaf. (türk.) Vet. Fak. Derg. Ankara Univ. **15,** 250–265.

CHAMBERS, G., E. ELDRED, and C. EGGETT (1972): Anatomical observations on the arterial supply to the lumbosacral spinal cord of the cat. Anat. Rec. **174,** 421–433.

CEMBIREK, H., G. FREILINGER, L. GRÖGER, H. MANDL und H. ZACHERL (1974): Zur Gefäßversorgung der Bauchhaut des Schweines. Acta anat. **87,** 146–153.

DAIGO, M., Y. SATO, M. OTSUKA, T. YOSHIMURA, S. KOMIYAMA, and Y. OGAWA (1973): Stereoroentgenographical studies on the peripheral arteries of the udder of the cow. Bull. Nippon vet. zootech. Coll. No **22,** 21–39.

DAVIS, D. M. (1910): Studies on the chief veins in early pig embryos, and the origin of the vena cava inferior. Am. J. Anat. **10,** 461–472.

DELORME, H. (1982): Die Blutentnahme aus der Vena coccygica beim Rind. Diss. med. vet. Hannover.

DENIZ, E., und K. H. WROBEL (1964): Über eine Vena cava cranialis sinistra persistens beim Esel. Zbl. Vet. Med. A **2,** 358–362.

DRÄGER, K. (1937): Über die Sinus columnae vertebralis des Hundes und ihre Verbindungen zu Venen der Nachbarschaft. Morph. Jb. **80,** 579–598.

DUVERNOY, H., Cl. MAILLOT et J. G. KORITKE (1970): La vascularisation de la modelle épinière chez le chat (Felis domestica). Les artères extramédullaires postérieures. J. Hirnforsch. **12,** 419–437.

FARKAS, D. (1929): Über die venösen Stämme des Pferdes. (ung.) Diss. med. vet. Budapest.

FERNANDES FILHO, A. (1958–1959): Note on the origin of the common carotid arteries in Sus scrofa domesticus. Folia Clin. Biol. **28,** 100–102.

–, V. BORELLI (1970): Wichtige Kollateralen des Aortenbogens bei der Katze. (port.) Revta Fac. Med. Vet., Univ. S. Paulo, **8,** 385–388.

GETTY, R., and N. G. GHOSHAL (1967): Applied anatomy of the sacrococcygeal region of the pig as related to tail-bleeding. Vet. Med. small Anim. Clin. **62,** 361–367.

GHOSHAL, N. G., and R. GETTY (1967): Applied anatomy of the sacrococcygeal region of the ox as related to tail bleeding. Vet. Med. small Anim. Clin. **62,** 255–264.

GLÄTTLI, H. (1924): Anatomie des Venensystems des Kuheuters. Diss. med. vet. Zürich.

GOMERČIĆ, H. (1967): Vena cardinalis cranialis sinistra persistens bei einem Hund. (kroat.) Vet. Arh. **37,** 307–314.

GRAU, H. (1933): Beiträge zur vergleichenden Anatomie der Azygosvenen bei unseren Haustieren (Pferd, Hund, Rind, Schwein) und zur Entwicklungsgeschichte der Azygosvenen des Rindes. I.–III. Z. Anat. Entwicklungsgesch. **100,** 119–148; 256–276; 295–330.

– (1944): Über die venöse Versorgung der präkardialen Rumpfwand bei unseren Haussäugetieren, insbesondere über die V. intercostalis suprema und V. vertebralis thoracica. Morph. Jb. **89,** 481–498.

GREIFFENHAGEN, U. (1973): Arterien der Körperwand des Pferdes. Diss. med. vet. Hannover.

HABEL, R. E. (1966): The topographic anatomy of the muscles, nerves and arteries of the bovine female perineum. Am. J. Anat. **119,** 79–96.

HABERMEHL, K.-H. (1951): Das Verhalten der V. cava caudalis (postrenaler Abschnitt) und ihres visceralen Zuflußgebietes bei der Katze (Felis domestica). Anat. Anz. **98,** 295–308.

HAMMOND, W. S. (1937): The developmental transformations of the aortic arches in the calf (bos taurus), with especial reference to the formation of the aorta. Am. J. Anat. **62,** 149–177.

HARE, W. C. D. (1961): Radiographic anatomy of the cervical region of the canine vertebral column. I. Fully developed vertebrae. II. Developing vertebrae. J. Am. vet. med. Ass. **139,** 209–216; 217–220.

HENNINGER, K. (1991): Korrosionsanatomische und topographische Untersuchungen an den Blutgefäßen in der Regio colli des Hundes – unter Berücksichtigung der Gefäße des Rückenmarkes. Diss. med. vet. München.

HOFFMANN, T. (1981): Korrosionsanatomische Untersuchungen am Blutgefäßsystem der Wirbelsäule bei Felis catus. Diss. med. vet. München.

HÜTTEN, H., und F. PREUSS (1953): Blutentnahme beim Schwein. Berl. Münch. Tierärztl. Wschr. **66,** 89–90.

HUGHES, T. (1967): The aorticopulmonary artery of the cat – its location and postnatal closure. Anat. Rec. **158,** 491–499.

HUTTON, P. H. (1969): The presence of a left cranial vena cava in a dog. Br. vet. J. **125,** 21–22.

INGHAM, B. (1969): An unusual configuration of the posterior vena cava in a beagle. Z. Versuchstierk. **11,** 276–278.

IVANOV, S. (1947): Über die Variabilität von Vena azygos bei den Haustieren. Jb. Univ. Sofia, Vet. Med. Fak. **23,** 289–342.

–, K. DIMITROV und D. DINOV (1964): Variabilität der V. azygos bei Haustieren. IV. Schaf. (bulg.) Nauchni Trud. vissh. vet.-med. Inst. **13,** 25–30.

–, L. KRESTEV, K. DIMITROV und A. TODOROV (1950): Über die Variabilität von Vena azygos bei den Haustieren. II. Untersuchungen am Rind. Jb. Univ. Sofia, Vet. Med. Fak. **26,** 185–200.

KÄHLER, W. (1960): Arterien der Körperwand des Schweines. Diss. med. vet. Hannover.

KADLETZ, M. (1928): Über eine Mißbildung im Bereiche der Vena cava caudalis beim Hunde. Z. Anat. Entwicklungsgesch. **88,** H. 3 und 4.

– (1931): Die Venen der Thoracolumbalgegend eines Hundeembryos von 12 mm S.-S.-L. und über eine zweite Mißbildung im Bereiche der Vena cava caudalis beim Hunde. Z. Anat. Entwicklungsgesch. **94,** H. 2–5.

KAYANJA, F. I. B. (1971): The blood supply to the lumbar vertebrae of the cat. Zbl. Vet. Med. A **18**, 219–224.

KNELLER, S. K., R. E. LEWIS, and R. B. BARRETT (1972): Arteriographic anatomy of the feline abdomen. Am J. vet. Res. **33**, 2111–2119.

KÖSTERS, W. (1967): Sulcocommissuralgefäße bei Wiederkäuern und Pferd. Diss. med. vet. Hannover.

KOSTYRA, J. (1953): Die Vena azygos beim Schaf. (poln.) Annls Univ. Mariae Curie-Sklodowska, Sect. DD **8**, 87–102.

KOSYKH, A. P., und V. V. PETROV (1959): Topographie und Technik zur Punktierung der A. carotis beim Rind. (russ.) Trudy Buryat. zoovet. Inst. **14**, 175–204.

KOWATSCHEV, G. (1968): Über die Variabilität der Äste der Brust- und Bauchaorta bei Schafföten. Anat. Anz. **122**, 37–47.

KRAHMER, R. (1964): Über eine paarige V. cava cranialis beim Schäferhund. Anat. Anz. **115**, 354–357.

– (1966): Ein Beitrag zum Verhalten der V. cava caudalis und ihres viszeralen Zuflußgebietes bei der Katze. Anat. Anz. **118**, 310–316.

– (1966): Über die sogenannte „Verdoppelung" der V. cava caudalis im postrenalen Abschnitt bei Katzen (Felis domestica). Anat. Anz. **119**, 436–443.

– (1968): Über die funktionelle Bedeutung der Kollateralen der V. cava caudalis beim Rind. Wiss. Z. Karl-Marx-Univ. Leipzig. **17**, 171–174.

–, M. GÜNTHER (1967): Über die funktionelle Bedeutung der Kollateralen der V. cava caudalis bei Rind und Schwein. Arch. exp. Vet. Med. **21**, 475–482.

LAZORTHES, G., A. GOUAZÉ, G. BASTIDE, L.-H. SOUTOUL, O. ZADEK et J.-J. SANTINI (1966): La participation des artères radiculaires lombosacrées à la vascularisation fonctionelle du renflement lombaire. Bull. Ass. Anat. 51e Réun., 580–588.

LE ROUX, J. M. W., und H. WILKENS (1959): Beitrag zur Blutgefäßversorgung des Euters der Kuh. Dtsch. tierärztl. Wschr. **66**, 429–435.

LESCHKE, U. (1976): Venen der Körperwand des Pferdes. Diss. med. vet. Hannover.

LEVINGER, I. M., and N. APPEL (1966): The anastomoses between the vertebral artery and the rete mirabile epidurale in cattle. Refuah vet. **23**, 241–244.

LOEFFLER, K. (1966): Zur Blutgefäßversorgung der Haut des Rindes. Berl. Münch. Tierärztl. Wschr. **79**, 365–367.

LOGINOVA, L. A. (1970): Vergleichende Charakteristika der Blutzufuhr zu den vertebralen Venenplexus bei Mensch und Hund (russ.) Arkh. Anat. Gistol. Embriol. **59**, 50–55.

MANNU, A. (1914): Considerazioni sulla morfologia dell'arterie vertebralis e occipitalis in alcuni mammiferi. Arch. ital. Anat. Embriol. **12**, 434–442.

– (1914): Variazioni dell'arteria vertebralis nell'uomo e nei mammiferi. Arch. ital. Anat. Embriol. **13**, 79–113.

MARIN, D. R. (1972): Aportaciones al conocimiento de la vascularización en la columna vertebral. An. Anat. (Zaragoza) **21**, 557–569.

MARTHEN, G. (1939): Über die Arterien der Körperwand des Hundes. Diss. med. vet. Hannover.

MAY, N. D. S. (1960): Absence of the prerenal segment of the posterior vena cava of the dog. Aust. vet. Inl. Feb. **1960**, 67–68.

MÜNTER, U. (1962): Arterien der Körperwand des Schafes. Diss. med. vet. Hannover.

NITSCHKE, Th., und F. PREUSS (1971): Die Hauptäste der A. iliaca interna bei Mensch und Haussäugetieren in vergleichend-anatomisch häufiger Reihenfolge. Anat. Anz. **128**, 439–453.

OPITZ, M. (1961): Arterien der Körperwand der Katze. Diss. med. vet. Hannover.

OTSUKA, J. (1969): Beobachtungen über die Gefäßkanäle in den Rippenknorpeln der Ziegen und des Rindes. (jap.) Bull. Fac. Agric. Kagoshima Univ. No. **19**, 21–29.

OTTO, E. (1961): Arterien der Körperwand der Ziege. Diss. med. vet. Hannover.

PAIVA, O. M. (1948): Dos casos de a. subclavia dextra como última colateral do arcus aorticus no cão. Revta Fac. Med. Vet., Univ. S. Paulo, **3**, 203–222.

– (1953/54): A. subclavia dextra como última colateral do arcus aorticus em sus scrofa domestica. Revta Fa. Med. Vet., Univ. S. Paulo, **5**, 5–16. Folia Clin. Biol. **22**, 190–292.

–, P. PINTO E SILVA (1958–59): Aspects of the distribution of the truncus omocervicalis in the dog. Folia Clin. Biol. **28**, 210–215.

PALIC, D. (1954): Vascularisation des Schafeuters. Acta vet. **4**, Fasc. 2.

PARKER, A. J. (1973): Distribution of spinal branches of the thoracolumbar segmental arteries in dogs. Am. J. vet. Res. **34**, 1351–1353.

PARSONS, F. G. (1902): On the arrangement of the branches of the mammalian aortic arch. J. Anat. Physiol. (N. S.) **16**, 389–399.

PAVLETIC, M. M. (1980): Vascular supply to the skin of the dog: A review. Vet. Surgery, **9**, 77–82.

PEARL, R. (1908): An abnormality of the venous system of the cat, with some considerations regarding adaption in teratological development. Arch. Entwicklungsmech. **25**, 648–654.

PETERS, K. H. (1967): Sulcocomissuralgefäße bei Hund und Katze. Diss. med. vet. Hannover.

PETIT, M. A. (1929): Les veines superficielles du chien. Revue Vét. **81**, 425–437.

PUGET, E., et M. TOTY (1956): Sur la circulation artérielle de la mamelle chez la chienne. Revue Méd. vét. **107**, 84–93.

RAUHUT, D. (1962): Venen an der Körperwand der kleinen Wiederkäuer: Ziege und Schaf. Diss. med. vet. Hannover.

RICHMOND, B. T. (1968): A case of persistent right aortic arch in the cat. Vet. Rec. **83**, 169–.

ROOT, C. R., and R. J. TASHJIAN (1971): Thoracic and abdominal arteriography in calves. Am J. vet. Res. **32**, 1193–1205.

SCHALLER, O. (1955): Die V. cava cranialis sinistra persistens bei unseren Haussäugetieren, insbesondere den Fleischfressern. Z. Anat. Entwicklungsgesch. **119**, 131–155.

SCHAUDER, W. (1951): Die Blutgefäße des Euters der Ziege. Tierärztl. Umsch. **6**, 71.

SCHRÖDER, L. (1962): Über eine allein ausgebildete V. cava cranialis sinistra und paarige V. azygos beim Hund. Mh. Vet. med. **17**, 846–848.

–, R. KRAHMER (1966): Über die funktionelle Bedeutung der Kollateralen der V. cava caudalis bei den Fleischfressern. Arch. exp. Vet. Med. **20**, 443–450.

SCHWARZ, R., und H. BADAWI (1961): Eine doppelte V. cava caudalis bei einem Ziegenbock. Anat. Anz. **110**, 52–62.

–, – (1962): Unterschiede in der Einmündung der V. spermatica interna und V. circumflexa ilium profunda sowie Besonderheiten im Entstehungsgebiet der V. cava caudalis bei den Haussäugetieren. Dtsch. tierärztl. Wschr. **69**, 498–501.

–, S. GODYNICKI (1980): Die Gefäßversorgung der Haarfolikel beim neugeborenen Schwein. (Abstr.) Zbl. Vet. Med. C., **9**, 369.

SEIDLER, D. (1966): Arterien und Venen der Körperwand des Rindes. Diss. med. vet. Hannover.

SKODA, K. (1912): Eine seltene Anomalie des Carotidenursprunges – Mangel des Truncus bicaroticus – beim Pferde. Anat. Anz. **40**, 540–544.

SMIRNOV, G. N. (1928): Zur Anatomie des Aortenbogens. (russ.) Utschenye Zapiski Kasansk. Univ. **88**, 49–52.

SMITH, H. W. (1909): On the development of the superficial veins of the body wall in the pig. Am. J. Anat. **9**, 439–462.

SMOLLICH, A. (1959): Ursprungsvariationen der Kopf- und Schlüsselbeinarterien beim Hund. Anat. Anz. **106**, 6–10.

–, R. BERG (1959): Beobachtungen über das Verhalten der Äste des Aortenbogens bei Canis familiaris, Felis domestica und Sus scrofa domesticus. Anat. Anz. **107**, 309–316.

–, R. BERG (1960): Systematische Untersuchungen über den Ursprung und Aufzweigung der Äste des Aortenbogens beim Hausschwein (Sus scrofa domesticus). Mh. Vet. Med. **14**, 489–492.

–, H. J. FRANZKE (1959): Ursprungsanomalie der Arteria carotis communis sinistra beim Hund. Anat. Anz. **107**, 187–189.

SMUTS, M. M. S. (1977): Venous drainage of the cervical vertebrae of the ox. Onderstepoort J. vet. Res. **44**, 233–248.

SOLIS, J. A., and C. P. MAALA (1973): Intrathoracic vessels of the Philippine carabao (Bos bubalis) Philipp. J. Vet. Med. **12**, 1–11.

SOUZA GARCIA, O. DE (1963): Origem des artérias pudenda externa e epigástrica caudal profunda nocão-tronco pudendo-epigástrico. Arqs Esc. Vet. **15**, 153–166.

– (1965): Estudo anatômico acêrca de un caso de persistência da veia precardinal esquerda em equino. Arqs Esc. Vet. **17**, 71–73.

STAROSTINAS, V. (1967): Einige Venen des Cavum thoracis des Pferdes und ihre Klappen. (lit.) Trudy Litovsk. vet. Akad. **8**, 39–47.

STEFANOWSKI, T. (1971): Arterien des thorakalen Zwerchfells bei Karnivoren. (poln.) Polskie Archwm. wet. **14**, 623–643.

STOJANOWIC, V. (1975): Die Blutgefäßversorgung des Euters des Schafes. Anat. Anz. **138**, 240–250.

TELSER, R. (1971): Angiographie der A. carotis communis und der A. vertebralis beim Hund. Diss. med. vet. München.

TOTY, M (1954): De la vascularisation mammaire chez la chienne. Applications pratiques. Thèse doct. vét. Toulouse.

TSOLOV, S. (1966): Variation in der Aufzweigung des Truncus brachiocephalicus communis bei Schafembryonen. (bulg.) Nauchni Trud. vissh. vet.-med. Inst. **17**, 237–248.

VAU, E. (1959): Blutversorgung des Euters des Schweines. Zborn. nautsch. trud. eston. sel'sk. akad. **8**–.

– (1960): Die Blutabflußwege des Kuheuters. Wiener tierärztl. Mschr., Festschr. Prof. Schreiber, 312–319.

VERGNAUD, P. (1966): Contribution à l'étude de la vascularisation interne des vertèbres dorsales du chien. Thèse doct. vét. Alfort.

VITUMS, A. (1962): Anomalous origin of the right subclavian and common carotid arteries in the dog. Cornell Vet. **52**, 5–15.

– (1969): Development and transformation of the aortic arches in the equine embryos with special attention of the formation of the definitive arch of the aorta and the common brachiocephalic trunc. Z. Anat. Entwicklungsgesch. **128**, 243–270.

– (1970): Abnormal origin of the carotid arteries in a Shetland pony. Anat. Anz. **126**, 284–288.

– (1972): Anomaly of the vena cava caudalis in a dog. Zbl. Vet. Med. C **1**, 149–152.

WAIBL, H. (1973): Linke Vena cava cranialis ohne entsprechende Venen auf der rechten Seite bei der Hausziege. Berl. Münch. Tierärztl. Wschr. **86**, 171–174.

WAKURI, H., and Y. KANO (1960): Study on the aortic arch and the branches arising from it in the Japanese domestic cat. Bull. Azabu vet. Coll., Japan, No 7, 125–133.

–, – (1961): Study on the aortic arch and its branches in the pig. Bull. Azabu vet. Coll., Japan, No 8, 57–66.

WEIR, E. C. (1970): Venous anomalies in the abdomen of a dog. Vet. Rec. **86**, 582–.

WESZELY, E. (1925): Über den Truncus brachiocephalicus und seine Zweige beim Schaf. (ung.) Diss. med. vet. Budapest.

WIEBOLDT, A. (1966): Venen der Körperwand des Hundes und der Katze. Diss. med. vet. Hannover.

WILKENS, H., und G. ROSENBERGER (1957): Betrachtungen zur Topographie und Funktion des Oesophagus hinsichtlich der Schlundverstopfung des Rindes. Dtsch. tierärztl. Wschr. **64**, 393–396.

WISSDORF, H. (1970): Die Gefäßversorgung der Wirbelsäule und des Rückenmarkes vom Hausschwein (Sus scrofa F. domestica L., 1758). Zbl. Vet. Med., Beih. **12**, 1–104.

WOLFF, K. (1963): Venen der Körperwand des Schweines. Diss. med. vet. Hannover.

WORTHMANN, R. P. (1956): The longitudinal vertebral venous sinuses of the dog. I. Antomy. II. Functional aspects. Am. J. vet. Res. **17**, 341–363.

WYROST, P. (1968): A rare case of left anterior vena cava (vena cava cranialis sinistra persistens) in a dog. Folia Morph. **27**, 129–133.

YASUDA, M. (1949): Studies on Vv. thoracicae longitudinales of mammalia. 1. Studies on Vv. thoracicae longitudinales of dog. Jap. J. zootech. Sci. **19**, 39–40.

ZAKIEWICZ, M., B. KORZYBSKA-BLENAU und H. ZEMBRZYCKA (1965): Arcus aorticus dexter persistens bei einem Hund. (poln.) Medycyna wet. **21**, 11–13.

ZIETZSCHMANN, O. (1917): Die Zirkulationsverhältnisse des Euters einer Kuh. Dtsch. tierärztl. Wschr. **25**, 361–365.

ZIMMERMANN, G. (1933): Topographisch-anatomische Untersuchungen mit besonderer Berücksichtigung des Vorkommens von Vena cava cranialis sinistra beim Hund. (ung.) Közlemények az összehasonlitó életés kórtan köréból **30**, 306–.

Kopf

ADAMS, W. E. (1957): On the possible homologies of the occipital artery in mammals, with some remarks on the phylogeny and certain anomalies of the subclavian and carotid arteries. Acta anat. **29**, 90–113.

AHMED, A. K. (1977): Die arterielle Gefäßversorgung des Bulbus oculi und seiner Hilfsorgane beim Schaf mit einer vergleichenden Betrachtung der Gefäßversorgung des Auges beim Menschen und bei den Haussäugetieren. Diss. med. vet. Hannover.

–, W. MÜNSTER und K. POHLMEYER (1978): Die arteriellen Blutgefäße des Auges vom Schaf. Gleichzeitig ein Beitrag zur vergleichenden Nomenklatur der Augenarterien. Berl. Münch. Tierärztl. Wschr. **91**, 260–264.

ANDERSON, B. G., and W. D. ANDERSON (1977): Vasculature of the equine and canine iris. Am. J. vet. Res. **38**, 1791–1799.

BAIER, W. (1929): Über Venennetze am Speiseröhreneingang bei den Haussäugetieren. Berl. Tierärztl. Wschr. **45**, 625–626.

BALDWIN, B. A. (1964): The anatomy of the arterial supply to the cranial regions of the sheep and ox. Am. J. Anat. **115**, 101–118.

–, F. R. BELL (1963): The anatomy of the cerebral circulation of the sheep and ox. The dynamic distribution of the blood supplied by the carotid and vertebral arteries to cranial regions. J. Anat. Lond. **97**, 203–215.

BECKER, H. (1960): Arterien und Venen am Kopf des Schweines. Diss. med. vet. Hannover.

BENVENUTI, C., und M. FEDRIGO (1969): Beobachtungen über die arterielle Vaskularisation der Mandibula des Hundes. (ital.) Ann. Fac. Med. Vet. Pisa, **21**, 190–204.

BESSAGUET, P. (1969): Vascularisation artérielle de la moelle épinière des ongulés domestiques. Thèse doct. vét. Toulouse.

BINEV, K., N. BODUROV und C. GADEV (1970): Röntgenologische Untersuchungen über die arterielle Blutversorgung der Hörner beim Rind. Anat. Anz. **127**, 290–295.

BOCCADORO, B. (1964): Röntgenographische Untersuchungen des intra- und extrakraniellen Arteriensystems beim Hund. (ital.) Veterinaria, Milano, **13**, 463–480.

BOOTH, K. B., and N. G. GHOSHAL (1979): Angioarchitecture of the canine thyroid gland. Anat. Anz. **145**, 32–51.

BRÜCKNER, C. (1909): Die Kopfarterien des Hundes unter spezieller Berücksichtigung derer des Bulbus und der Schädelhöhle. Diss. med. vet. Zürich.

BUGGE, J. (1978): The cephalic arterial system in carnivores, with special reference to the systematic classification. Acta anat. **101**, 45–61.

CANOVA, P. (1909): Die arteriellen Gefäße des Bulbus und seiner Nebenorgane bei Schaf und Ziege. Diss. med. vet. Zürich. Anat. **1909**, 5–52.

CARR, A. P. (1988): Zur Topographie der außerhalb der Schädelhöhle verlaufenden Blutgefäße am Kopf des Hundes und der Katze. Diss. med. vet. München.

ČERNÝ, H., and R. NAJBOT (1970): Contribution to morphology and arterial supply to rete mirabile epidurale in the calf. Acta vet. Brno, **39**, 367–375.

ČERVENY, C., und J. KAMAN (1962): Zur Innervation und Blutversorgung des Hornes beim Rind. Veterinářství **12**, 73–75.

CHADZYPANAGIOTIS, D., and A. KUBASIK (1968): Arteries supplying blood to the brain in the cat. Folia Morph. **27**, 411–421.

CHOMIAK, M., und J. WELENTO (1968): Arterien des Gehirnes beim Kalb. (poln.) Polskie Archwm wet. **11**, 185–190.

CHRISTENSEN, G. C., and S. TOUSSAINT (1957): Vasculature of external nares and related areas in the dog. J. Am. vet. med. Ass. **131**, 504–509.

CUMMINGS, J. F., and R. E. HABEL (1965): The blood supply of the bovine hypophysis. Am. J. Anat. **116**, 91–114.

DAIGO, M., Y. SATO, M. OTSUKA, and Y. OGAWA (1968): Stereroentgenographical and dimensional studies on the physical structure of the dog. V. Organs and arteries of the head. VI. Peripheral arteries of the stomach. Bull. Nipp. vet. zootechn. Coll. No **17**, 1–9; 10–17.

DENNSTEDT, A. (1903): Die Sinus durae matris der Haussäugetiere. Diss. med. vet. Gießen.

DIWÓ, A., und J. ROTH (1913): Die Kopfarterien des Schweines. Österr. Wschr. Tierheilk. **38**, 437–440.

DRÄGER, K. (1937): Über die Sinus columnae vertebralis des Hundes und ihre Verbindung zu Venen der Nachbarschaft. Morph. Jb. **80**, 579–598. Diss. med. vet. Hannover.

DZIALLAS, P. (1952): Die Entwicklung der Venae diploicae beim Haushunde und ihr Einschluß in das knöcherne Schädeldach. Morph. Jb. **92**, 500–576.

EGELKRAUT, I. (1987): Korrosionsanatomische und topographische Untersuchungen zu den Arterien in der Schädelhöhle des Schweines. Diss. med. vet. München.

FLECHSIG, G., und I. ZINTZSCH (1969): Die Arterien der Schädelbasis des Schweines. Anat. Anz. **125**, 206–219.

FLORENTIN, P., et R. FLORIO (1955): Veines auriculaires et injections par voie intra-veineuse chez les bovins. Revue Méd. vét. **106**, 34–43.

FRENZEL, K. (1967): Venen am Kopf der Katze. Diss. med. vet. Hannover.

GASTINGER, W., und E. HENSCHEL (1960): Vorläufige Mitteilung über die röntgenologische Gefäßdarstellung der Kopfarterien beim lebenden Tier, insbesondere beim Hunde. Zbl. Vet. Med. A **7**, 984–990.

GILLILAN, L. A. (1974): Blood supply to brains of ungulates with and without a rete mirabile caroticum. J. comp. Neurol. **153**, 275–290.

GODYNICKI, S. (1972): Vergleichende Morphologie des Systems der Kopfarterien bei einigen Tieren der Reihe Artiodactyla. (poln.) Rocz. AR, Poznań, H. **36**, 1–60.

–, H. FRACKOWIAK (1979): Arterial branches supplying the rostral and caudal retina mirabilia in artiodactyls. Folia Morph. **38**, 505–510.

–, R. SCHWARZ und B. RADKE (1981): Mikromorphologische Untersuchungen am Rete mirabile epidurale rostrale und am Sinus cavernosus des Schafes (Ovis aries). Zbl. Vet. Med. C **10**, 227–237.

GROSSER, O. (1907): Die Elemente des Kopfvenensystems der Wirbeltiere. Verh. Anat. Ges. **21**, 179–192.

HAINES, D. E., K. R. HOLMES, and J. A. BOLLERT (1969): The occurrence of a common trunk of the anterior cerebral artery in dog. Anat. Rec. **163**, 303–.

HEESCHEN, W. (1958): Arterien und Venen am Kopf des Schafes. Diss. med. vet. Hannover.

HEGEDUS, S. A., and R. T. SHACKELFORD (1965): A comparative anatomical study of the craniocervical venous systems in mammals, with special reference to the dog: relationship of anatomy to measurements of cerebral blood flow. Am. J. Anat. 116, 375–386.

HEGNER, D. (1962): Das Blutgefäßsystem der Nasenhöhle und ihrer Organe von Canis familiaris, gleichzeitig ein Versuch der funktionellen Deutung der Venenplexus. Diss. med. vet. Gießen.

–, B. SCHNORR und A. SCHUMMER (1964): Korrosionsanatomische Untersuchungen der Blutgefäße des harten Gaumens von Schaf und Ziege. Z. wiss. Mikr. mikr. Techn. 65, 458–471.

HEINZE, W. (1961): Die Kopfvenen des Schweines unter besonderer Berücksichtigung der venösen Organversorgung. Wiss. Z. Humboldt-Univ. Berlin, 10, 641–688.

– (1961): Systematische Untersuchungen über den Ursprung der V. reflexa und der V. buccinatoria sowie über das Auftreten eines Anastomosenastes zwischen den beiden Vv. nasofrontales des Schweines. Anat. Anz. 110, 30–40.

–, D. LINDNER (1963): Makroskopische und mikroskopische Untersuchung der V. facialis des Rindes – ein Beitrag zum Problem der Muskelvenen. Anat. Anz. 112, 362–376.

HOLTERMANN, B. (1975): Das Blutgefäßsystem des Kopfes beim Göttinger Zwergschwein mit besonderer Berücksichtigung der venösen Anastomosen und Venenplexus. Diss. med. vet. München.

HÜRLIMANN, R. (1911): Die arteriellen Kopfgefäße der Katze. Diss. med. vet. Zürich. Int. Mschr. Anat. Physiol. 29, 1–74 (1912).

JAMES, C. W., and B. F. HOERLEIN (1960): Cerebral angiography in the dog. Vet. Med. 55, 45–56.

JANKOVIC, Z. (1953): Einige interessante Variationen der A. carotis interna, A. occipitalis und ihrer Äste beim Pferde. (kroat.) Acta vet. Beograd, 2, 233–239.

JENKE, W. (1919): Die Gehirnarterien des Pferdes, Hundes, Rindes und Schweines, verglichen mit denen des Menschen. Diss. med. vet. Leipzig.

KHAMAS, W. A. H., and N. G. GHOSHAL (1982): Blood supply to the nasal cavity of sheep (Ovis aries) and its significance to brain temperature regulation. Anat. Anz. 151, 14–28.

KLEIN, T. (1979): Korrosionsanatomische Untersuchungen am Blutgefäßsystem des Encephalon und der Meninges bei Felis domestica. Diss. med. vet. München.

KOPER, S. (1966): Röntgenographische Untersuchungen über den Verlauf der A. alveolaris mandibulae beim Rind. (poln.) Annls Univ. Mariae Curie-Sklodowska Sect. DD 21, 175–180.

LÄNGLE, D. (1973): Korrosionsanatomische Untersuchungen am Blutgefäßsystem des Encephalon und der Meninges bei Capra hircus. Diss. med. vet. München.

LECHNER, W. (1941): Die A. alveolaris mandibulae beim Wiederkäuer. Anat. Anz. 91, 273–320.

LEE, R., and I. R. GRIFFITHS (1972): A comparison of cerebral arteriography and cavernous sinus venography in the dog. J. small Anim. Pract. 13, 225–238.

LE ROUX, J. M. W. (1959): Die Venen am Kopf des Rindes. Diss. med. vet. Hannover.

MARTÍNEZ, P. (1965): Le système artériel de la base du cerveau et l'origine des artères hypophysaires chez le chat. Acta anat. 61, 511–546.

MAY, N. D. S. (1967): Arterial anastomoses in the head and neck of the sheep. J. Anat. Lond. 101, 381–387.

– (1968): Experimental studies of the collateral circulation in the head and neck of sheep (Ovis aries). J. Anat. Lond. 103, 171–181.

MIA, A., and R. F. SIS (1970): The arterial supply to the salivary glands of the cat. Archs oral Biol. 15, 1–10.

MOBILIO, C. (1909): Della circolazione venosa della testa, con speciale riguardo ai rapporti fra quella intra- ed extra-craniane negli equini. Tesi lib. doc. Torino.

MÖCKEL, O. (1909): Die Venen des Kopfes des Pferdes und ihre Variationen. Diss. med. vet. Leipzig.

MOLENDA, O. (1970): Arteries of the parotid gland in sheep. Folia Morph. 29, 187–195.

– (1973): Arteries supplying the mandibular gland in sheep. Folia Morph. 32, 185–193.

MOSKOV, M. (1939): Über die Variationen in der Verzweigung der oberflächlichen Kopfvenen der Schafsembryonen. Jb. Univ. Sofia, Vet. Med. Fak. 15, 337–351.

MUGLIA, U., M. LONGO, and S. PATERNITI (1982): A topographic study on endocranial vascularization in Ovis aries and Capra hircus by means of angiography. Anat. Anz. 151, 240–246.

NICKEL, R., und R. SCHWARZ (1963): Vergleichende Betrachtung der Kopfarterien der Haussäugetiere (Katze, Hund, Schwein, Rind, Schaf, Ziege, Pferd). Zbl. Vet. Med. A 10, 89–120.

OLIVEIRA, A. DE, und I. P. NEVES (1972): Morphologie des kraniovertebralen Venensystems bei Rinderföten. (port.) Arqs Univ. Fed. Rur. Rio de Janeiro, 2, 71–75.

POPOVIĆ, S. (1964): Arterio-venöse Anastomosen zwischen Aa. carotides internae und Vv. maxillares internae bei Schweinen. (serb.) Acta vet., Beograd, 14, 45–48.

– (1965): Ungewöhnliche Erscheinungen extrakranialer arteriovenöser Anastomosen zwischen den Aa. carotides internae und den Vv. maxillares internae sowie Anomalien gewisser Blutgefäße beim Schwein. (Abstr.) Acta anat. 61, 469.

– (1967): Anatomische und röntgenologische Untersuchung der Vaskularisation der Nasenschleimhaut bei Schweinen. (kroat.) Acta vet., Beograd, 17, 445–458.

–, D. JOJIĆ (1973): Arterielle Vaskularisation der Zunge bei Schweinen. (slowen.) Acta vet., Beograd, 23, Suppl., 111–116.

PORHAJMOVA, J. (1963): Beitrag zur arteriellen Versorgung der Nasenhöhle des Schweines. Diss. med. vet. Brno.

PREUSS, F. (1954): Gibt es eine V. reflexa? Tierärztl. Umsch. 9, 388–389.

PRICHARD, M. M. L., and P. M. DANIEL (1953): Arterio-venous anstomoses in the tongue of the dog. J. Anat. 87, 66–74.

PRINCE, J. H., C. D. DIESEM, I. EGLITIS, and G. L. RUSKELL (1960): Antomy and histology of the eye and orbit in domestic animals. Blackwell Scient. Publ. Ltd., Oxford.

REINHARD, K. R., M. E. MILLER, and H. E. EVANS (1962): The craniovertebral veins and sinuses of the dog. Am. J. Anat. 111, 67–87.

RICHTER, E. (1962): Das Blutgefäßsystem der Nasenhöhle und ihrer Organe von Felis domestica, gleichzeitig ein Versuch der funktionellen Deutung der Venenplexus. Diss. med. vet. Gießen.

–, H. WILKENS (1972): Zur Angiographie der Kopfarterien des Rindes. Dtsch. tierärztl. Wschr. **79**, 342–346.
RUEDI, M. (1922): Topographie, Bau und Funktion der Arteria carotis interna des Pferdes. Diss. med. vet. Zürich.
RÜMPLER, G. (1967): Venen am Kopf des Hundes. Diss. med. vet. Hannover.
SAUERLÄNDER, R. (1971): Die makroskopisch-präparatorische Darstellung der Arterien und Venen des äußeren Ohres des Hausschweines (Sus scrofa f. domestica L., 1758). Diss. med. vet. Zürich.
–, H. WISSDORF (1972): Die unterschiedliche Ausbildung der klinisch wichtigen Ohrvenen bei Steh- und Hängeohrschweinen sowie die Bedeutung der Ohrgefäße für die Wärmeregulation. Dtsch. tierärztl. Wschr. **79**, 73–77.
SCHMALTZ, R. (1905): Über die Venen am Pferdekopf. Berl. Tierärztl. Wschr. **1905**, 265–267.
SCHMELZEISEN, R., C. BÖTEL, H. J. SCHUBERT, and K. POHLMEYER (1991): Experimental transplantation of vascularized autologous and allogenic bone grafts for mandibular defects. – Anatomical, immunological and surgical basis for vascularized bone transfer in the Göttingen minipig. Int. J. Oral Maxillofac. Surg. **20**, 239–244.
SCHMIDT, K. (1910): Die arteriellen Kopfgefäße des Rindes. Diss. med. vet. Zürich.
SCHNORR, B., und D. HEGNER (1967): Gefäßarchitektur der Nasenhöhle bei Schaf und Ziege. Zbl. Vet. Med. A **14**, 445–468.
SCHUMMER, A., und G. ZIMMERMANN (1937): Weitere Untersuchungen über die Sinus durae matris, Diploe- und Kopfvenen des Hundes mittels der Korrosionsmethode. Z. Anat. Entwicklungsgesch. **107**, 1–6.
SCHWARZ, R. (1959): Arterien und Venen am Kopf der Ziege. Diss. med. vet. Hannover.
SHAHRASEBI, H., und B. RADMEHR (1974): Untersuchungen über die Gehirngefäße von einheimischen Wiederkäuern (Rind, Schaf und Ziege) im Iran. (pers.) Revue Fac. Vét. Univ. Teheran, **29**, 41–51.
SHARMA, D. N., Y. SINGH, and L. D. DHINGRA (1974): The vascular supply and innervation of the horn of buffalo (Bubalus bubalis). Haryana Agric. Univ. J. Res. **3**, 224–224 d, 225.
SHIMIZU, E. (1968): Stereological studies on several ducts and vessels by injection method of acrylic resin. XX. On the ethmoidal artery in some mammals. Okajimas Folia Anat. Jap. **45**, 99–141.
SHUST, I. V. (1959): Blutversorgung der Occipitalregion des Schweines. (ung.) Nauk. Pratsi L'viv. zoovet. Inst. **10**, 428–433.
SIMOENS, P. (1985): Morphologic study of the vasculature in the orbit and eyeball of the pig. Thesis submitted to the Faculty of Veterinary Medicine for acquirement of the Degree of Agrégé in Higher Education on the Morphology of the Domestic animals (Habil.-Schr.), Gent.
–, N. G. GHOSHAL (1981): Arterial supply to the optic nerve and the retina of the sheep. J. Anat. **133**, 481–497.
–, N. R. DE VOS, and H. LAUWERS (1978–1979): Illustrated anatomical nomenclature of the heart and the arteries of head and neck in the domestic mammals. Mededel. Fac. Diergeneesk., Rijksuniv. Gent, **21**, 1–100.
STEVEN, D. H. (1964): The distribution of external and internal ophthalmic arteries in the ox. J. Anat. Lond. **98**, 429–435.
SUZUKI, T. (1967): The vascular system of the neck in the dog. II. On the vascular suppply of the pharynx and larynx. Ann. Rep. Tokyo Univ. Agric. Technol., No **10**, 99–.
– (1982): Arterial supply of the masseter muscle in horse. Jap. J. vet. Sci. **44**, 503–510.
UEHARA, M., N. KUDO, and M. SUGIMURA (1978): Morphological studies on the rete mirabile epidurale in the calf. Jap. J. vet. Res. **26**, 11–18.
UESHIMA, T., and Y. SUENAGA (1972): Arteries of the basal region of the brain in the dog. I. Origins of main arteries. II. Anatomical structures and courses of main arteries. J. Fac. Agric., Tottori Univ., **7**, 38–46; 47–56.
VIRAT, P. (1972): Arterien des Hundekopfes. (frz.) Thèse doct. vét. Alfort.
VITUMS, A. (1954): Nerve and arterial blood supply to the horns of the goat with reference to the sites of anesthesia for dehorning. J. Am. vet. med. Ass. **125**, 284–286.
VÜLLERS, M. (1984): Zur Topographie der Venen in der Schädelhöhle des Hundes. Diss. med. vet. München.
WILAND, C. (1973): Variation of the basal arteries of the brain in dogs. Folia morph. (engl. ed.) **32**, 63–70.
ZIETZSCHMANN, O. (1912): Zur Vaskularisation des Bulbus und seiner Nebenorgane. Verh. Anat. Ges. **26**, 107–118. (Erg.-H. Anat. Anz. **41**).
– (1912): Die Orbitalarterien des Pferdes. Arch. vergl. Ophthal. **3**, 129–210.
ZIMMERMANN, A. (1916): Über die Abnormität der Kopfarterien des Pferdes. (ung.) Közlemények az összehasonlító élet- és kórtan köréből. **13**, 53.
– (1925): Zur vergleichenden Anatomie der inneren Kopfarterie. (ung.) Matematikai és természettudományi Értesítő **47**, 46.
– (1937): Vergleichende anatomische Untersuchungen über das Sinussystem der Schädelhöhle. (ung.) Közlemények az összehasonlító élet- és kórtan köréből. **28**, 269.
ZIMMERMANN, G. (1936): Über die Dura mater encephali und die Sinus der Schädelhöhle des Hundes. Z. Anat. Entwicklungsgesch. **106**, 107–137.

Schulter- und Beckengliedmaße

ACKERMANN, N., H. E. GARNER, J. R. COFFMAN, and J. W. CLEMENT (1975): Angiographic appearance of the normal equine foot and alterations in chronic laminitis. JAVMA **166**, 58–62.
ARCULARIUS, K. (1982): Die lokale intravenöse Anästhesie zur Schmerzausschaltung im Zehenbereich beim Pferd und Rind. Mh. Vet. med. **37**, 877–883.
AURELI, G., B. BOCCADORO, R. CALVARI, und L. LEONARDI (1964): Anatomische und röntgenologische Untersuchungen beim Hund. Arteriographie der Gliedmaßen in Streckung und Beugung. (ital.) Veterinaria, Milano, **13**, 481–491.
BAUM, H. (1907): Die Benennung der Hand- und Fußarterien des Menschen und der Haussäugetiere. Anat. Anz. **31**, 428–448.
COLLES, C. M., H. E. GARNER, and J. R. COFFMANN (1979): The blood supply of the horse's foot. Proc. 25th. Ann. Conv. A. A. E. P., 385–397.
DE MOOR, A., F. VERSCHOOTEN, P. DESMET et al. (1973): Intraveneuze lokale anesthesie van de distale delen van des ledematen bij het rund. Vlaams diergeneesk. Tijdschr. **42**, 1–7.

ESTILL, C. T. (1977): Intravenous local analgesia of the bovine lower leg. Vet. Med. (SAC) **72,** 1499–1502.

FIRTH, E. C., and P. W. POULOS (1983): Microangiographic studies of metaphyseal vessels in young foals. Res. vet. Sci. **34,** 231–235.

GHOSHAL, N. G., and R. GETTY (1967): The arterial supply to the appendages of the goat (Capra hircus). Iowa State Univ. Vet. **29,** 123–144.

–, – (1968): The arterial supply of the appendages of the sheep (Ovis aries). Iowa State J. Sci. **42,** 215–244.

–, – (1968): The arterial blood supply to the appendages of the ox (Bos taurus). Iowa State J. Sci. **43,** 41–70.

–, – (1968): The arterial blood supply to the appendages of the domestic pig (Sus scrofa domesticus). Iowa State J. Sci. **43,** 125–152.

–, – (1968): The arterial blood supply to the appendages of the horse (Equus caballus). Iowa State J. Sci. **43,** 153–181.

GOGI, S. N., J. M. NIGAM, and A. P. SINGH (1982): Angiographic evaluation of bovine foot abnormalities. Vet. Radiol. **23,** 171–174.

GOLLER, H. (1962): Gefäß- und Nerventopographie der Vorder- und Hinterextremität des Pferdes. Vet. med. Nachr. **4,** 240–245.

HABEL, R. E. (1950): The nerves and arteries of the bovine foot. Proc. Bk. Am. vet. med. Ass., 78th meet., Miami Beach. 323–327.

HEINZE, W., B. RICHTER und P. RIESSNER (1973): Morphologische Untersuchungen an den Venen der Vorder- und Hintergliedmaße des Rindes im Hinblick auf den Blutrückfluß. I. Mitt. Einführung, Material und Methodik, das Venensystem der Vordergliedmaße. Anat. Anz. **134,** 20–37.

–, –, – (1973): Morphologische Untersuchungen an den Venen der Vorder- und Hintergliedmaße im Hinblick auf den Blutrückfluß. II. Mitt. Das Venensystem der Hintergliedmaße, Teildiskussion, zusammenfassende Diskussion, Literaturverzeichnis. Anat. Anz. **134,** 186–208.

HERTSCH, B. (1973): Zur Arteriographie der Zehe des Pferdes. Berl. Münch. Tierärztl. Wschr. **86,** 461–465.

– (1982): Arteriographische Untersuchungen an den Extremitäten beim Pferd. Habil.-Schr. Tierärztl. Hochsch. Hannover.

–, H. WISSDORF und R. ZELLER (1982): Die sogenannten „Gefäßlöcher" des Strahlbeins und ihre Beziehung zum Hufgelenk. Tierärztl. Prax. **10,** 365–379.

JANES, P. T., A. G. KEMLER, and J. E. SMALLWOOD (1980): The arterial supply to the distal sesamoid bones of the eqine thoracic and pelvic limb. J. vet. Orthop. **2,** 38–45.

KNIGHT, A. P. (1981): Intravenous regional anesthesia of the bovine foot. Bovine Pract. **1,** 11–15.

KORTUM, M. (1934): Untersuchungen über die Hautvenen der Gliedmaßen mit besonderer Berücksichtigung der Verhältnisse beim Rinde. Diss. med. vet. Hannover.

KRÜGER, G. (1933): Über die Blutgefäßversorgung der Zehe und besonders der Zehenendorgane des Pferdes. Diss. med. vet. Gießen.

LAUWERS, H., en N. R. DE VOS (1967): Systematische en topografische beschrijving van de venen van de voor- en achtervoet bij het rund. Vlaams diergeneesk. Tijdschr. **36,** 81–90.

LECHNER, W. (1934): Die Blutgefäßnetze in den Zehenenden einiger Paarzeher, ihre Beziehung zum Zehenendorgan und zu den analogen Gefäßen der Unpaarzeher und des Menschen. Z. Anat. Entwicklungsgesch. **102,** 594–622.

MOSKOV, M. (1940): Über die Variationen in der Verzweigung der oberflächlichen Venen der Extremitäten der Schafsembryonen. Jb. Univ. Sofia, Vet. Med. Fak. **16,** 235–242.

PORCHER, –, et – FORGEOT (1902): Étude radiographique des artères du pied chez le cheval. Bull. Soc. Sci. vét. Lyon, **1902,** 7.

PRENTICE, D. E., and G. WYN-JONES (1973): A technique for angiography of the bovine foot. Res. vet. Sci. **14,** 86–90.

PREUSS, F., und W. MÜLLER (1965): Die Ursprungsgefäße der Vasa digitalia des Hundes, ein Beitrag zur vergleichend-anatomischen Bezeichnung der Hand- und Fußgefäße. Berl. Münch. Tierärztl. Wschr. **78,** 281–283.

RICHTER, B., und P. RIESSNER (1973): Morphologische Untersuchungen an den Venen der Vorder- und Hintergliedmaße des Rindes im Hinblick auf den Blutrückfluß. Diss. med. vet. Humboldt-Univ. Berlin.

RUBELI, O. (1929): Zur Benennung der Extremitätenarterien bei den Haussäugetieren. Baum-Festschrift, Schaper, Hannover, 257–272.

SCHUMMER, A. (1951): Blutgefäße und Zirkulationsverhältnisse im Zehenendorgan des Pferdes. Morph. Jb. **91,** 569–649.

SUSSDORF, M. VON (1889): Die Verteilung der Arterien und Nerven an Hand und Fuß der Haussäugetiere. Festschr. 25j. Regierungsjubiläum S. M. König Karl von Württemberg. Kohlhammer, Stuttgart.

TZSCHACHEL, C. (1953): Darstellung der Arterien an der Extremität des Pferdes im Röntgenbild. Diss. med. vet. Leipzig.

ZIMMERMANN, A. (1932): Zur vergleichenden Anatomie der Arterien am Fuße der Ungulaten. (ung.) Allatorvosi Lapok **55,** 199–200.

Schultergliedmaße

BADAWI, H. (1959): Arterien und Venen der Vordergliedmaße des Schweines. Diss. med. vet. Hannover.

–, H. WILKENS (1961): Zur Topographie der Arterien an der Schultergliedmaße des Rindes, unter besonderer Berücksichtigung der Versorgung des Vorderfußes. Zbl. Vet. Med. A. **8,** 533–550.

–, W. MÜNSTER und H. WILKENS (unveröffentlicht): Venen der Schultergliedmaße und des Vorderfußes der Haussäugetiere.

BEGO, U. (1960): Die komparativen Verhältnisse der Blutgefäße und Nerven der vorderen Extremitäten bei Kamel, Lama, Giraffe und Rind. Acta anat. **42,** 261–262. Biol. Glasn. **13,** 307–320.

BLIN, P.-C. (1963): Radiographie des artères de la région du coude chez le chien. Econ. Méd. anim. **4,** 68.

BOSSI, V. (1902): Contributo alla morfologia delle arterie dell'aorto toracico nei mammiferi domestici. Tip. Simoncini, Pisa.

COLLES, C. M. (1979): Ischaemic necrosis of the navicular bone and its treatment. Vet. Rec. **104,** 133–137.

–, and J. HICKMANN (1977): The arterial supply of the navicular bone and its variation in navicular disease. Equine vet. J. **9,** 150–154.

DAIGO, M., S. MORITA, G. KAWAHARA, and A. KAGAMI (1965): Individual deviation of peripheral terminal branch running beneath the nail and the courses of running of the arteriae digitales propriae of the anterior and posterior extremity in the dog. Bull. Nippon vet. zootech. Coll. **14**, 64–82.

DALLMANN, M. J., and R. C. MCCLURE (1967): Nomenclature of the brachial artery branches in the antebrachium of the domestic cat and dog. Anat. Rec. **157**, 354.

–, – (1970): Nomenclature of the brachial artery branches in the antebrachium of the domestic cat and dog. Zbl. Vet. Med. A **17**, 365–377.

DAVIS, D. D. (1941): The arteries of the forearm in carnivores. Pap. Mammal. **17**, 137–227.

DE VOS, N. (1963): Topografische beschrijving van de arteries van het voorbeen bij het schaap. Mededel. Veeartseneijschool Rijksuniv. Gent, **7**, 1–43.

– (1963): Topografische beschrijving van de arteries van het voorbeen bij de hond (I en II). Vlaams diergeneesk. Tijdschr. **32**, 185–207 en 318–330.

– (1964): Vergelijkende studie van de arteries van het voorste lidmaat bij de huisdieren. Mededel. Veeartsenijschool Rijksuniv. Gent, **8**, 1–176.

FEHLINGS, K. (1980): Intravenöse regionale Anästhesie an der Vena digitalis dorsalis communis III bei Eingriffen an den Vorderzehen des Rindes. Dtsch. tierärztl. Wschr. **87**, 4–7.

FIRTH, E. C., and P. W. POULOS (1982): Blood vessels in the developing growth plate of the equine distal radius and metacarpus. Res. vet. Sci. **33**, 159–166.

FREWEIN, J. (1963): Die Vv. communicantes an den Schultergliedmaßen einiger Säugetiere (Rind, Pferd, Schwein, Hund und Katze). Verh. Anat. Ges., Jena, **59**, 304–309.

– (1967): Die Faszien an den Schultergliedmaßen von Schwein, Rind und Pferd. Anordnung, Struktur und Bedeutung für den Einbau der Leitungsbahnen. Acta anat., Suppl. **53**.

–, M.-B. MORCOS (1962): De arteries van de voorvoet bij het rund. Vlaams diergeneesk. Tijdschr. **31**, 161–170.

GHOSHAL, N. G. (1972): The arteries of the thoracic limb of the cat. Anat. Anz. **131**, 259–271.

–, R. GETTY (1970): Comparative morphological study of the major arterial supply to the thoracic limb of the domestic animals (Bos taurus, Ovis aries, Capra hircus, Sus scrofa domestica, Equus caballus). Anat. Anz. **127**, 422–443.

GIESE, G. (1941): Über die Arterien des Halses und der Vordergliedmaße beim Hund, insbesondere ihr topographisches Verhalten. Diss. med. vet. Hannover.

GOMERČIĆ, H. (1969): Vergleichende Beziehungen von Blutgefäßen und Nerven der Brustgliedmaßen einiger Feliden. (slowen.) Biol. Glasn. **21**, 9–19.

GÖPPERT, E. (1904): Die Beurteilung der Arterienvarietäten der oberen Gliedmaße bei den Säugetieren und beim Menschen auf entwicklungsgeschichtlicher und vergleichend-anatomischer Grundlage. Erg. Anat. Entwicklungsgesch. **14**, 170–233.

HOROWITZ, A. (1964): The veins of the thoracic limb of the ox. Speculum, Ohio, **17**, 21–30.

–, L. M. BIXBY, E. W. MOSS, and B. WURTZ (1971): Median cubital vein of man and domestic animals. Proc. XIX. World Vet. Congr., Mexico City.

KAWATA, S. (1925): On the superficial veins in the forearm of the horse. Fol. anat. Jap. **3**, 339–344.

KAYANJA, F. I. B. (1970): The postnatal development of the blood supply of the humerus of the cat. Anat. Anz. **127**, 354–366.

LECHNER, W. (1933): Besonderheiten der Arteria mediana und ihrer Äste bei einem Pferde. Anat. Anz. **76**, 417–456.

MENGER, M. (1988): Angioarchitektonische Untersuchungen am Blutgefäßsystem der Vordergliedmaße von Katze und Hund – eine vergleichende Studie. Diss. med. vet. München.

MÜLLER, W., und F. PREUSS (1966): Zur Benennung einiger Armgefäße des Hunde. Anat. Anz. **118**, 209–218.

MÜNSTER, W., und R. SCHWARZ (1968): Venen der Schultergliedmaße des Rindes. Zbl. Vet. Med. A**15**, 677–717.

NEYRET, J. P. (1979): Sur l'anatomie comparée des artères de l'avant-bras chez le Mammifères domestiques. I. Le système des artères radiales. Zbl. Vet. Med. C **8**, 340–359.

NICKEL, R., und H. WISSDORF (1964): Vergleichende Betrachtung der Arterien an der Schultergliedmaße der Haussäugetiere (Katze, Hund, Schwein, Rind, Schaf, Ziege, Pferd). Zbl. Vet. Med. A **11**, 265–292.

NICKEL, W. (1962): Arterien und Venen der Vordergliedmaße der Ziege. Diss. med. vet. Hannover.

PAULICK, H.-J. (1967): Venen der Vordergliedmaße des Hundes. Diss. med. vet. Hannover.

PEDUTI NETO, J., A. FERNANDES FILHO und V. BOBELLI (1971): Ursprung der medialen und lateralen tiefen volaren Metakarpalarterien bei Eseln. (port.) Revta Fac. Med. Vet., Univ. S. Paulo, **8**, 625–629.

–, –, A. A. D'ERRICO (1972): Ursprung der tiefen volaren Metakarpalarterien bei Vollblütern. (port.) Revta Fac. Med. Vet., Univ. S. Paulo, **9**, 55–62.

POHLMEYER, K. (1979): Die arteriellen Versorgungsgefäße und deren intraosseärer Verlauf in den Extremitätenknochen beim Pferdefohlen. IV. Ossa digitorum manus. Dtsch. tierärztl. Wschr. **86**, 113–119.

–, A. K. AHMED (1978): Die arteriellen Versorgungsgefäße und deren intraosseärer Verlauf in den Extremitätenknochen beim Fohlen. III. Ossa antebrachii und Ossa metacarpalia. Dtsch. tierärztl. Wschr. **85**, 12–17.

–, B. HERTSCH (1977): Die arteriellen Versorgungsgefäße und deren intraosseärer Verlauf in den Extremitätenknochen beim Fohlen. I. Scapula. Dtsch. tierärztl. Wschr. **84**, 170–175.

–, – (1977): Die arteriellen Versorgungsgefäße und deren intraosseärer Verlauf in den Extremitätenknochen beim Fohlen. II. Humerus. Dtsch. tierärztl. Wschr. **84**, 378–382.

SAPRA, R. P., and L. D. DINGHRA (1973): The blood vessels of the thoracic limb of buffalo (Bubalus bubalis). The digital veins. Anat. Anz. **134**, 45–50.

–, – (1973): The blood vessels of the thoracic limb of buffalo (Bubalus bubalis). The metacarpal veins. Anat. Anz. **134**, 94–98.

–, – (1973): The blood vessels of the thoracic limb of buffalo (Bubalus bubalis). The superficial system of veins. Anat. Anz. **134**, 134–138.

–, – (1973): The blood vessels of the thoracic limb of buffalo (Bubalus bubalis). The deep system of

venous drainage. Anat. Anz. **134**, 269–277.
- , – (1974): The blood vessels of the thoracic limb of buffalo (Bubalus bubalis). Anat. Anz. **135**, 116–139.
Scott, E. A., D. E. Thrall and G. A. Sandler (1976): Angiography of equine metacarpus and phalanges: Alterations with medial palmar artery and medial palmar digital artery ligation. Am. J. vet. Res. **37**, 869–873.
Simoens, P., N. R. de Vos, H. Lauwers, and M. Nicaise (1980): Illustrated anatomical nomenclature of the arteries of the thoracic limb in the domestic mammals. Mededel. Fac. Diergeneesk., Rijksuniv. Gent, **22**, 1–50.
Speed, J. G. (1943): The thoraco-acromial artery of the dog. Vet. J. **99**, No 6.
Starostinas, V. (1958): I. Variationen in Verlauf und Verzweigung der V. brachialis beim Pferd unter Berücksichtigung von Altersveränderungen und Klappen. II. Technik der Venenpräparation der Vordergliedmaßen des Pferdes. (russ.) Lietuvos vet. Akad. darbai **4**, 171–178, 179–187.
Sumner-Smith, G. (1980): Die Blutversorgung von Radius und Ulna des Hundes. Kleintier-Prax. **25**, 349–456.
Tourneilles, J. (1962): Contribution à l'étude de la vascularisation interne de l'humérus du chien. Thèse doct. vét. Toulouse.
Wasiljewa, Z. A. (1973): Gewisse Besonderheiten der Arterien der Brustextremität der Wiederkäuer in der postnatalen Periode. (russ.) Nautsch. tr. Omsk. vet. in-ta **29**, 21–25.
Wilkens, H. (1955): Arterien des Unterarms in vergleichender Betrachtung beim Menschen und bei unseren Haussäugetieren. Zbl. Vet. Med. A **2**, 193–198.
Wissdorf, H. (1961): Arterien und Venen der Schultergliedmaße des Schafes. Diss. med. vet. Hannover.
- (1963): Arterien an der Schultergliedmaße der Katze und des Löwen. Kleintier-Prax. **8**, 159–166.
- (1965): Die Venensysteme an der Schultergliedmaße der Katze. Kleintier-Prax. **10**, 101–109.

Beckengliedmaße

Badawi, H., und R. Schwarz (1963): Venen der Beckengliedmaße der Ziege. Morph. Jb. **104**, 125–140.
Bassett, F. H., J. W. Wilson, B. L. Allen jr., and H. Azuma (1969): Normal vascular anatomy of the head of the femur in puppies with emphasis on the inferior retinacular vessels. J. Bone Jt Surg. **51A**, 1139–1153.
Bego, U., und M. Zabundžija (1968): Die vergleichenden Verhältnisse der Blutgefäße und Nerven der Beckengliedmaßen einiger Raubtiere (Malaiischer Bär, Himalayischer Bär, Wolf, Tiger, Hund). (slowen.) Biol. Glasn. **21**, 1–8.
Bickhardt, K. (1961): Arterien und Venen der Hintergliedmaße des Schweines. Diss. med. vet. Hannover.
Biel, M. (1966): Arterien und Venen der Beckengliedmaße der Katze. Diss. med. vet. Hannover.
Bötel, C. (1989): Die intraossearen Gefäße des Os femoris bei gesundem und an Epiphyseolysis capitis ossis femoris erkrankten Schweinen. Diss. med. vet. Hannover.
Cherepakhin, D. A. (1972): Epiphysen-Venen des Rinder-Femur. (russ.) Sb. Nauchn. trud. Mosk. Vet. Akad. **62**, 91–92.
Cummings, B. C. (1961): Collateral circulation of the canine pelvic limb. Small anim. Clin. **1**, 260; 264–267 and 20a.
Daigo, M., S. Morita, G. Kawahara, and A. Kagami (1965): Stereoroentgenographical and topographical studies on the anatomy of peripheral blood vessels in domestic animals and domestic fowls. 12. Individual deviation of peripheral branch running beneath the nail and the courses of running of the arteriae digitales propriae of the anterior and posterior extremity in limbs in the dog. 13. Dorsal and plantar arteries of hind limbs in the dog. Bull. Nippon vet. zootech. Coll. **14**, 64–82; 83–103.
De Vos, N. (1964): Description topographique des artères du pied chez le boeuf. Econ. Méd. anim. **5**, 367–401.
- , M. B. Morcos (1960): De arteries van de achtervoet bij het rund. Vlaams diergeneesk. Tijdschr. **29**, 241–246.
Elek, P. (1938): Über die Gefäße des Sprunggelenkes. (ung.) Állatorvosi Lapok **61**, 294–296.
Fitzgerald, T. C. (1961): Blood supply of the head of the canine femur. Vet. Med. **56**, 389–394.
Freytag, K. (1962): Arterien und Venen an der Beckengliedmaße des Schafes. Diss. med. vet. Hannover.
Ghoshal, N. G. (1972): The arteries of the pelvic limb of the cat (Felis domestica). Zbl. Vet. Med. A **19**, 78–85.
- (1973): Significance of the so-called perforating tarsal artery of domestic animals. Anat. Anz. **134**, 289–297.
Herrmann, G. (1940): Über die Arterien der Hintergliedmaße des Hundes, insbesondere ihr topographisches Verhalten. Diss. med. vet. Hannover.
Howlett, C. R. (1971): Anatomy of the arterial supply to the hip joint of the ox. J. Anat. **110**, 343–348.
Ippensen, E. (1969): Venen der Beckengliedmaße des Rindes. Diss. med. vet. Hannover.
Kaderly, R. E., B. G. Anderson, and W. E. Anderson (1983): Intracapsular and intraosseous vascular supply to the mature dog's coxofemoral joint. Am J. vet. Res. **44**, 1805–1812.
Kane, W. J., and E. Grim (1969): Blood flow to canine hind-limb bone, muscle, and skin. J. Bone Jt Surg. **51 A**, 309–322.
König, H. E. (1970): Die Arteria poplitea einiger Haussäugetiere. Zbl. Vet. Med. A **17**, 644–651.
Münster, W., H. Badawi und H. Wilkens (unveröffentlicht): Venen der Beckengliedmaße und des Hinterfußes bei den Haussäugetieren.
Nitschke, Th. (1971): Zur Frage der Arteria profunda femoris und der Arteriae circumflexae femoris bei Mensch, Hund und Schwein. Acta anat. **79**, 239–256.
Parouti, J.-P. (1962): Contribution à l'étude de la vascularisation interne du fémur du chien. Thèse doct. vét. Toulouse.
Piney, G. (1972): Intraosseale arterielle Vaskularisation der Kaninchen-Tibia und -Fibula. (frz.) Thèse doct. vét. Allfort.
Pohlmeyer, K. (1981): Die Arterien der Articulatio coxae und des proximalen Femurabschnittes bei der Katze (Felis catus). Zbl. Vet. Med. C **10**, 246–256.

–, E. BUTENDIECK (1979): Die intraossären Arterien der Ossa coxae beim Pferdefohlen. Berl. Münch. Tierärztl. Wschr. **92**, 178–180.

–, – (1979): Die nutriven und intraossären Arterien des Os femoris und der Patella beim Pferdefohlen. Berl. Münch. Tierärztl. Wschr. **92**, 512–517.

–, – (1980): Die nutritiven und intraossären Arterien der Ossa cruris und die Versorgungsarterien der Menisken beim Pferdefohlen. Berl. Münch. Tierärztl. Wschr. **93**, 51–56.

–, H. WISSDORF (1975): Die arterielle Gefäßversorgung des Musculus pectineus et adductor longus beim Hund. Kleintier-Prax. **20**, 102–107.

PREUSS, F. (1942): Arterien und Venen des Hinterfußes vom Hund, vorzüglich ihre Topographie. Diss. med. vet. Hannover.

RIVERA, L. A., Y. Z. ABDELBAKI, C. W. TITKEMEYER, and D. A. HULSE (1979): Arterial supply to the canine hip joint. J. vet. Orthoped. **1**, 20–33.

SALAMANCA, M. E. DE, und R. SCHWARZ (1960): Die Arterien an der Beckengliedmaße der Ziege. Wien. Tierärztl. Mschr., Festschr. Prof. Schreiber, 102–114.

TAMM, R. H. (1953): Untersuchungen über das Verhalten der arterio-venösen Anastomosen in der hinteren Hundeextremität. Diss. med. Göttingen.

UPDIKE, S. J., and Ch. D. DIESEM (1980): Vascular supply of the equine stifle joint. Am. J. vet. Res. **41**, 1621–1625.

VITUMS, A. (1972): Abnormal development of the cranial and caudal tibial arteries in a horse. Anat. Anz. **131**, 487–490.

WILKENS, H., und H. BADAWI (1962): Beitrag zur arteriellen Blutgefäßversorgung vom Fuß der Beckengliedmaße des Rindes. Berl. Münch. Tierärztl. Wschr. **75**, 471–476.

WILSON, J. W., B. L. ALLEN, and F. H. BASSETT (1967): Normal vascular supply of the femoral head in young pups and revascularization following experimental aseptic necrosis. Anat. Rec. **157**, 342–343.

WÜNSCHE, A. (1966): Die Nerven des Hinterfußes vom Rind und ihre topographische Darstellung. Zbl. Vet. Med. A **13**, 429–443.

Organe der Brusthöhle

ASSALI, N. S., N. SEGHAL, and S. MARABLE (1962): Pulmonary and ductus arteriosus circulation in the fetal lamb before and after birth. Am. J. Physiol. **202**, 536–540.

AWTOKRATOW, D. M. (1930): Zur Frage nach dem Vorhandensein einer Längskommissur zwischen den visceroventralen Bogengefäßen bei Säugetieren. Anat. Anz. **69**, 7–12, 282–284.

BARER, G. R. (1966): Bronchopulmonary anastomoses in foetal, newborn and adult animals. Q. J. exp. Physiol. **51**, 103–111.

BARONE, R. (1953): Arbre bronchique et vaisseaux sanguins des poumons chez les Equidés domestiques. Recl Méd. vét. **129**, 545–564.

– (1956): Bronches et vaisseaux pulmonaires chez le boeuf. C. r. Ass. Anat., Lisbonne, **18**.

– (1957): Arbre bronchique et vaisseaux pulmonaires chez le chien. C. r. Ass. Anat., Leiden, **19**, 132.

– (1958): Bronches et vaisseaux pulmonaires chez le porc. C. r. Ass. Anat., Gand, **20**, 143.

BÜHLING, H. (1943): Die Venae pulmonales des Rindes. Diss. med. vet. Hannover.

CALKA, W. (1967): Bronchial arteries with extrapulmonary course in domestic cattle. Folia Morph. **26**, 359–367.

– (1969): Precapillary anastomoses between the bronchial and pulmonary arteries in domestic cattle. Folia Morph. **28**, 60–68.

– (1969): The blood supply of the lungs through direct branches of the aorta in domestic cattle. Folia Morph. **28**, 442–450.

CASTIGLI, G. (1954): I vasi sanguigni del polmone di Bos taurus. Arch. ital. Anat. **59**, 283–322.

CHAUDHRY, M. S. (1964): A Study of the bronchopulmonary vasculature in postnatal growth of the dog. Diss. Abstr. **25**, 2163.

COTOFAN, V., und I. COZARIUC (1972): Zirkulationssystem der Lungen bei Schweinen. (rum.) Lucr. sţi. II. Zooteh. Med. vet. Inst. agron. Ion Ionescu Brad, Iasi, 99–106.

DAWES, G. S. (1966): Pulmonary circulation in the foetus and the newborn. Br. med. Bull. **22**, 61–65.

DENNHÖFER, S. (1987): Zur Topographie der Arteriae pulmonales und ihrer segmentalen Äste beim neugeborenen Hund. Diss. med. vet. München.

DURSUN, N. (1975): Les artères du coeur chez le cheval et le veau. Annls Méd. vét. **119**, 391–410.

– (1975): Les artères du coeur chez le porc. Annls Méd. vét. **119**, 443–446; 447–450; 451–454.

EHRSAM, H. (1957): Die Lappen und Segmente der Pferdelunge und ihre Vaskularisation. Diss. med. vet. Zürich.

EL-GAAFARY, M. A., F. A. E. OSMAN, and W. MÜNSTER (1980): Vasa pulmonales of the dog. I. Topographical anatomical studies on the Truncus pulmonalis. J. Egypt. Vet. Med. Ass. **40**, 53–61.

FISCHER, A. (1942): Die Bronchialgefäße und ihre Anastomosen mit dem Pulmonalgefäßsystem beim Pferd. Diss. med. vet. Hannover.

FIZE, M. (1965): Anatomie der Lungen und des Bronchialgefäßbaumes bei Wiederkäuern. (frz.) Thèse doct. vét. Lyon.

GADEV, Chr. (1954): Über einige Variationen in den nutritiven Gefäßen der Lunge beim Pferd. Naučni trud. Viss. veterinarnomed. Inst. Sofija, **3**, 67–77.

HÄRTL, H. (1942): Über die Bronchialgefäße und ihre Anastomosen mit dem Pulmonalgefäßsystem bei Schaf und Ziege. Diss. med. vet. Hannover.

HEUSER, Ch. H. (1924): The bronchial vessels and their derivates in the pig. Contrib. Embryol., Washington, **77**, 123–139.

KAMAN, J., und Č. ČERVENÝ (1968): Akzessorische Lungenarterien beim Schwein. Anat. Anz. **122**, 60–67.

KUWILSKI, S. (1945): Beziehungen des nutritiven zum funktionellen Gefäßsystem der Hundelunge. Diss. med. vet. Hannover.

MORICONI, A., und S. LORVIK (1960): Ursprung der Bronchialarterien beim Ochsen. (ital.) Atti Soc. ital. Sci. vet. **14**, 504–508.

OSMAN, F. A. E., and W. MÜNSTER (1980): Vasa pulmonales of the dog. II. Topographical anatomical studies on the venae pulmonales. J. Egypt. Vet. Med. Ass. **40**, 9–16.

RADU, C., und L. RADU (1969): Vergleichende Anatomie der Lungen-Vaskularisation bei Haustieren und Hühnern. (rum.) Lucr. sţi. Inst. agron. Rim., Ser. Med. vet. **12**, 89–104.

Rawlings, C. A. (1977): Coronary arterial anatomy of the small pony. Am. J. vet. Res. **38,** 1031–1035.

Schorno, E. (1955): Die Lappen und Segmente der Rinderlunge und deren Vaskularisation. Diss. med. vet. Zürich.

Schwemmer, P. (1987): Zur Topographie der Arteriae pulmonales und ihrer segmentalen Äste beim fetalen und neugeborenen Kalb. Diss. med. vet. München.

Silva, P. (1938): Arterias bronquicas do Cao. Med. contemp. Nr. 20.

Simić, V., und D. Jojić (1967): Arterielle Gefäßversorgung des Hunde-Oseophagus. (kroat.). Acta vet. Beograd, **17,** 27–33.

Simoens, P., N. R. de Vos, H. Lauwers (1983): Illustrated anatomical nomenclature of the arteries of the abdomen, the pelvis and the pelvic limb in the domestic mammals. Mededel. Fac. Diergeneesk. Rijksuniv. Gent, 1–48.

Starostinas, V. (1967): Der Verlauf einiger Venen des Cavum thoracis des Pferdes und ihre Klappen. (lit.) Lietuvos vet. Akad. darbai, **8,** 39–47.

Steinbrecher, H. (1942): Das nutritive Gefäßsystem der Lunge des Schweines und seine Verbindungen zu den Pulmonalgefäßen. Diss. med. vet. Hannover.

Stitz, B. (1936): Anatomische Untersuchungen über den Verlauf der Aa. und Vv. bronchiales des Hundes und über ihre Anastomosen mit dem Pulmonalsystem. Diss. med. vet. Hannover.

Varićak, T. (1969): Verschiedene Muster der Anordnung der Zweige der Lungenvenen beim Rind. Biol. Glasn. **21,** 21–23.

Organe der Bauch- und Beckenhöhle

Anderson, W. D., and A. F. Weber (1969): Arterial supply to the ruminant (ovine) stomach. (Abstr.) J. Anim. Sci. **29,** 183.

Arnautović, I. (1962): Die Vaskularisation der Niere bei Haustieren. Biol. Glasn. **15,**–.

–, M. Bevandić (1964): Nomenklatur des arteriellen Systems der Niere bei Haustieren. (kroat.) Veterinaria, Sarajewo, **13,** 389–396.

Ashdown, R. R. (1958): The arteries and veins of the sheath of the bovine penis. Anat. Anz. **105,** 222–230.

–, S. W. Barnett, and D. Ardalani (1981): Impotence in the boar: Angioarchitecture and venous drainage of the penis in normal boars. Vet. Rec. **109,** 375–382.

–, –, – (1982): Impotence in the boar. 2: Clinical and anatomical studies on impotent boars. Vet. Rec. **110,** 349–356.

–, –, – (1982): Venous drainage of the ovine corpus cavernosum penis. J. Anat. **134,** 621–622.

–, J. S. E. David, and C. Gibbs (1979): Impotence in the bull: (1) Abnormal venous drainage of the corpus cavernosum penis. Vet. Rec. **104,** 423–428.

–, –, – (1979): Impotence in the bull: (2) Occlusion of the longitudinal canals of the corpus cavernosum penis. Vet. Rec. **104,** 598–603.

–, H. Gilanpour (1974): Venous drainage of the corpus cavernosum penis in impotent and normal bulls. J. Anat. **117,** 159–170.

Audron, P. (1934): Des veines portes accéssoires et collatérales. Thèse doct. vét. Toulouse.

Babić, K., and H. Gomerčić (1971): A contribution to the knowledge of the variation of the arterial supply of the colon in the dog. Abstracta. 14. Kongr. Udruzenja anat. Jugoslav. Beograd.

Baird, D. T., and R. B. Land (1973): Division of the uterine vein and the function of the adjacent ovary in the ewe. J. Reprod. Fert. **33,** 393–397.

Bardin, J. (1953): Vascularisation de l'estomac chez les équidés domestiques. Lyon, Annequin.

Barone, R. (1956): Les vaisseaux sanguins des reins chez les équidés. Bull. Soc. Sci. vét. Lyon, **58** et **59,** 237–245.

– (1957): La vascularisation utérine chez quelques mammifères. C. r. Ass. Anat., Leiden, **19,** 124–131.

–, H. Burel (1957): Les vaisseaux sanguins du tractus génital chez la vache. Revue Méd. vét. **108,** 382–395.

–, B. Blavignac (1964): Les vaisseaux sanguins des reins chez le boeuf. Bull. Soc. Sci. vét. Lyon, **66,** 113–130.

–, Cl. Pavaux (1962): Les vaisseaux sanguins du tractus génital chez les femelles domestiques. Bull. Soc. Sci. vét. Lyon, **64,** 33–52.

–, –, P. Frapart (1962): Les vaisseaux sanguins de l'appareil génital chez la truie. Bull. Soc. Sci. vét. Lyon, **64,** 337–346.

–, H. Schwarzenbart (1952): Les vaisseaux sanguins du tractus génital de la jument. Revue Méd. vét. **103,** 833–852.

Barpi, U. (1906): Contributo alla conoscenza dei vasi aberranti del fegato in alcuni animali domestici. Nota II. Mon. Zool. It. **17,** 235.

Bauer, F. W. (1968): The aortic origin of renal arteries in man and other mammals. Archs Path. **86,** 230–233.

Becker, R. B., and P. T. Dix (1942): Circulatory system of the cow's udder. Fla. Agric. Exp. Sta. Bull. **379,** 1–18.

Beckett, S. D., T. M. Reynolds, and J. E. Bartels (1978): Angiography of the Crus penis in the ram and buck during erection. Am. J. vet. Res. **39,** 1950–1954.

Bego, U., and K. Babić (1969): One some more fundamental characteristics in the constitution and ramification of blood vessels of kidneys in some carnivores. 13. Kongr. anat. Ohrid, **6,**–.

Bellamy, J. E. C., W. K. Latshaw, and N. O. Nielsen (1973): The vascular architecture of the porcine small intestine. Can. J. comp. Med. **37,** 56–62.

Beutler, O. (1922): Das Verhalten der Arteria spermatica interna im Hoden der Haussäugetiere (Rind, Schaf, Pferd, Schwein, Hund und Katze). Diss. med. vet. Hannover.

Bevandić, M., and I. Arnautović (1964): A contribution to the arterial system of the kidney in domestic animals. Veterinaria, Sarajewo, **13,** 389–396.

Bignardi, C. (1948): Sul comportamento dei vasi nella tuba della bovina. Atti Congr. Int. Fecond. Artif.

Blavignac, B. (1964): Untersuchungen über die Blut- und Nervenversorgung in Rindernieren. (franz.) Thèse doct. vét. Lyon.

Borisevich, V. B. (1966): Kollaterale Blutzirkulation des Rinder-Hodens. (ung.) Visn. sil-hospod. Nauki, **9,** 106–108.

Bourdelle, E. (1899): Anatomie de l'artère collatérale du canon. Revue Vét. Toulouse **24,** 479–483.

Boye, H. (1956): Vergleichende Untersuchungen über die arterielle Gefäßversorgung des Uterus

von Wild- und Hausschweinen. Z. Tierzücht. Zücht. Biol. **67**, 259–296.
BRAGULLA, H. (1986): Zur Topographie der Venen in der Leber des fetalen und neugeborenen Schweines. Diss. med. vet. München.
BREMER, J. L. (1915): The origin of the renal artery in mammals and its anomalies. Am J. Anat. **18**, 179–200.
BRESSOU, C., et J. LE GALL (1936): Contribution à l'étude de la vascularisation de l'utérus des ruminants. Recl Méd. vét. **112**, 5–9.
BRIKAS, P., and Ch. TSIAMITAS (1980): Anatomic arrangement of the hepatic veins in the goat. Am. J. vet. Res. **41**, 796–797.
BROWING, J., and B. GANNON (1986): Mucosal microvascular organization of the rat colon. Acta anat. **126**, 73–77.
BUREL, J. (1957): Les vaisseaux sanguins du tractus génital de la vache. Thèse doct. vét. Lyon.
BUSCH, Chr. (1973): Gefäßversorgung der Magenwand vom Schwein. Diss. med. vet. Hannover.
CADETTE, LEITE, A. (1973): The arteries of the pancreas of the dog. An injection-corrosion and microangiographic study. Am. J. Anat. **137**, 151–157.
CAMPOS, V. J. M. (1973): Sobre a existência da artérial vesical ventral no cão (Canis familiaris). Revta Med. vet. S. Paulo, **8**, 227–239.
– Contribução ao estudo da artéria umbilical (A. umbilicalis) no cão adulto (Canis familiaris). Revta Med. vet. S. Paulo, **10**, 106–132.
CARDOSO, F. M., und H. P. GODINHO (1972): Parenchymale Ramifikation der A. testicularis bei Widdern und Ziegen. (port.) Arqs Esc. Univ. Fed. Minas Gerais, **24**, 11–20.
CHAHRASBIE, H., und I. POUSTIE (1971): Die parenchymale Verteilung der Milzarterie bei Wiederkäuern und Schweinen. (pers.) Revue Fac. Vét. Univ. Teheran, **27**, 89–96.
CHATELAIN, E. (1973): Vascularisation artérielle et veineuse des organes digestifs abdominaux et de leurs annexes chez le porc (Sus scrofa domesticus). I. Artère coeliaque (a. coeliaca). Annls Rech. vét. **4**, 437–455.
– (1973): Vascularisation artérielle et veineuse des organes digestifs abdominaux et de leurs annexes chez le porc (Sus scrofa domesticus). II. Artères mésentériques craniale et caudale (A. mesenterica cranialis, A. mesenterica caudalis) et système veineux. Annls Rech. vét. **4**, 457–485.
CHEETHAM, S. E., and D. H. STEVEN (1966): Vascular supply to the absorptive surfaces of the ruminant stomach. J. Physiol. Lond. **166**, 56–58.
CHRISTENSEN, G. C. (1950): Canine renal circulation. Thesis, Cornell Univ., Ithaca, N. Y.
– (1953): Angioarchitecture of the canine penis: its role in the process of erection. Thesis, Cornell Univ., Ithaca, N. Y.
– (1954): Angioarchitecture of the canine penis and the process of the erection. Am. J. Anat. **95**, 227–262.
COLLIN, B. (1972): Nierenblutgefäße beim Hund. (frz.) Annls Méd. vét. **116**, 631–646.
– (1973): La vascularisation artérielle du testicule chez le cheval. Zbl. Vet. Med. C **2**, 46–53.
COSOROABA, J., G. M. CONSTANTINESCU et C. RADU (1977): Contributions à l'étude de la vascularisation de l'estomac du cochon de lait. Lucr. sţi., Seria Med. Vet. **14**, 9–12.
COUDERT, S. P., G. D. PHILIPPS, C. FAIMAN, W. CHERNECKI, and M. PALMER (1974): A study of the uteroovarian circulation in sheep with reference to local transfer between venous and arterial blood. J. Reprod. Fert. **36**, 319–331.
CUQ, P., P.-C. BLIN et A. BÉRENGER (1965): Topographie de la veine porte intra-hépatique du chien. Recl Méd. vét. **141**, 5–15.
–, –, – (1965): Topographie artérielle du foie du chien. Recl Méd. vét. **141**, 123–135.
DELANEY, J. P. (1967): Arteriovenous anastomoses in the mesenteric organs of the dog. Diss. Abstr. **27 B**, 4537.
DELLBRÜGGE, K. F.-W. (1940): Die Arterien des weiblichen Geschlechtsapparates vom Hunde. Diss. med. vet. Hannover. Morph. Jb. **85**, 30–48.
DEL CAMPO, C. H., and O. J. GINTHER (1972): I. Anatomy of utero-ovarian vasculature of laboratory species. II. Anatomy of utero-ovarian vasculature of mares, ewes and sows. J. Anim. Sci. **35**, 1117–1119.
–, – (1973): Vascular anatomy of the uterus and ovaries and the unilateral luteolytic effect of the uterus: horses, sheep, and swine. Am. J. vet. Res. **34**, 305–316.
–, – (1973): Vascular anatomy of the uterus and ovaries and the unilateral luteolytic effect of the uterus: angioarchitecture in sheep. Am. J. vet. Res. **34**, 1377–1385.
–, – (1974): Vascular anatomy of the uterus and ovaries and the unilateral luteolytic effect of the uterus: histologic structure of utero-ovarian vein and ovarian artery in sheep. Am. J. vet. Res. **35**, 397–399.
–, – (1974): Arteries and veins of uterus and ovaries in dogs and cats. Am J. vet. Res. **35**, 409–415.
–, W. P. STEFFENHAGEN, and O. J. GINTHER (1974): Clearing technique for preparation and photography of anatomic specimens of blood vessels of female genitalia. Am. J. vet. Res. **35**, 303–310.
DOBBERSTEIN, J., und H. HARTMANN (1932): Über die Anastomosenbildung im Bereich der Blind- und Grimmdarmarterien des Pferdes und ihre Bedeutung für die Entstehung der embolischen Kolik. Berl. Münch. Tierärztl. Wschr. **48**, 397–402.
DRAHN, F. (1924): Varietät der Arteria broncho-oesophagea beim Pferd. Anat. Anz. **58**, 173–174.
EISBERG, H. B. (1924): Intestinal arteries. Anat. Rec. **28**, 227–242.
ENGELMANN, K. (1971): Beitrag zur Anatomie der Baucheingeweide des Göttinger Zwergschweines unter besonderer Berücksichtigung ihrer Blutgefäßversorgung. Diss. med. vet. München.
ERASHA, A. M. M. (1987): Topographisch-anatomische Untersuchung zur Homologisierung der Arterien des Perineums beim Rind. Diss. med. vet. Hannover.
–, W. MÜNSTER (1987): Die Arterien von Rektum und Anus beim Rind unter besonderer Berücksichtigung der vergleichenden Anatomie und Nomenklatur. 16. Kongr. Europ. Vereinig. Vet. Anat., Budapest, 1986. Anat. Histol. Embryol. **16**, 161. (Abstr.)
ERNST, F. (1851): Über die Anordnung der Blutgefäße in den Darmhäuten. Diss. med. Zürich.
FEHLINGS, K. (1976): Korrosions- und röntgenanatomische Untersuchungen der Arteria testicularis von Katze, Hund, Schwein, Schaf, Rind und Pferd. Diss. med. vet. Hannover.
–, K. POHLMEYER (1978): Die Arteria testicularis und ihre Aufzweigung im Hoden und Nebenhoden des Esels (Equus africanus f. asinus). Korro-

sionsanatomische und röntgenologische Untersuchungen. Zbl. Vet. Med. C **7,** 74–78.
FISCHER, K. (1949): Die Darmvenen der Katze unter gleichzeitiger Berücksichtigung der Resorptionsverhältnisse im Mastdarm. Diss. med. vet. Hannover.
FLORENTIN, P., et M. NAGHAVI (1960): Particularités anatomiques du système porte du chien. Recl Méd. vét. **136,** 85–94.
FORGEOT, –, et – GRAS (1903): Le système veinaux de la verge chez les animaux domestiques. J. Méd. vét. Lyon **1903,** 11 und 71.
FRANZKE, H.-J. (1958): Über eine Gefäßvariation im Bereich der Aorta abdominalis beim Schaf (A. coeliaca-mesenterica). Anat. Anz. **105,** 332–334.
FRAPART, P. (1963): La vascularisation du tractus génital de la truie. Thèse doct. vét. Lyon.
FULLER, P. M., and D. F. HUELKE (1973): Kidney vascular supply in the rat, cat and dog. Acta anat. **84,** 516–522.
GADEV, Chr. (1966): Über die Blutversorgung des Eierstocks bei der Stute und bei der Eselstute. (bulg.) Naučni trud. Viss. veterinarnomed. Inst. Sofija, **16,** 195–204.
– (1966): Über die Blutversorgung des Eileiters bei der Stute und der Eslestute. (bulg.) Naučni trud. Viss. veterinarnomed. Inst. Sofija, **17,** 215–224.
– (1968): Über die Vaskularisation des Mesometriums bei der Stute und der Eselstute. Anat. Anz. **122,** 391–402.
– (1972): Blutgefäße des Uterus und der Placenta des Schafes. (frz.) Revue Méd. vét. **123,** 1095–1104.
–, N. BODUROV und K. BINEV (1974): Röntgenologische Untersuchungen der arteriellen Blutversorgung der Gebärmutter bei der Büffelkuh. Anat. Anz. **135,** 321–326.
GEOROCEANU, P., und C. DUCA (1970): Viszerale Kollateralen, zu abnormer Höhe ansteigend, von der Aorta abdominalis bei einem Schaf. (rum.) Lucr. şti. Inst. agron. Cluj, Ser. Med. vet. Zooteh. **26,** 37–41.
GHEŢIE, V., P. OPRIŞESCU, V. NICOLESCU, M. PANAITESCU, A. HILLEBRAND und I. MICLĂUS (1965): Untersuchungen über die Blutgefäß- und neurovegetativen Systeme in der Beckenhöhle des Schweines. (rum.) Lucr. şti. Inst. agron. N. Bălcescu Ser. C **8,** 89–98.
GINTHER, O. J., and C. H. DEL CAMPO (1973): Vascular anatomy of the uterus and ovaries and the unilateral luteolytic effect of the uterus: areas of close apposition between the ovarian artery and vessels which contain uterine venous blood in sheep. Am. J. vet. Res. **34,** 1387–1393.
–, – (1974): Vascular anatomy of the uterus and ovaries and the unilateral luteolytic effect of the uterus: cattle. Am. J. vet. Res. **35,** 193–203.
–, M. C. GARCIA, E. L. SQUIRES, and W. P. STEFFENHAGEN (1972): Anatomy of vasculature of uterus and ovaries in the mare. Am. J. vet. Res. **33,** 1561–1568.
GODINA, G. (1936): Les artères utérines de la vache pendant et après la grossesse. Arch. It. Anat. Embriol. **37,** 371–410. Nuova Ercol. **41,** 138–146.
– (1937): L'artère utérine moyenne de la vache pendant et après la grossesse. Arch. It. Anat. Embriol. **38,** 459–492. Nuova Ercol. **43,** 213–215.
GODINHO, H. P. (1964): Estudo anatômico da terminacao e anastomoses da A. lienalis e as zonas (segmentos) arteriais lienalis em canis familiaris. Arqs Esc. Vet. Minas Gerais, **16,** 163–196.

–, J. F. DO NASCIMENTO (1962): Nota anatômica sôbre a sintopia hepato-cava em capra hircus. Arqs Esc. Vet. Minas Gerais **14,** 133–137.
GODYNICKI, S. (1976): Das Blutgefäßsystem der Magenwand der Katze. Zbl. Vet. Med. C **5,** 147–164.
GOMERČIĆ, H., and K. BABIĆ (1972): A contribution to the knowledge of the variations of the arterial supply of the duodenum and the pancreas in the dog (Canis familiaris). Anat. Anz. **132,** 281–288.
GORDON, N. (1960): Surgical anatomy of the bladder, prostate gland and urethra in the male dog. J. Am. vet. med. Ass. **128,** 215–221.
GRÄVENSTEIN, H. (1938): Über die Arterien des großen Netzes beim Hund. Diss. med. vet. Hannover. Morph. Jb. **82,** 1–26.
GRAHAM, T., and P. G. D. MORRIS (1957): Comparison of the vascular supply to the virgin and post gravid uterus of the pig, ox and sheep. Br. vet J. **113,** No 12.
GROTTEL, K. (1971): Arteries of the middle part of the celiac plexus in the dog. Folia morph. (engl. ed.) **30,** 488–496.
GÜNTHER, E. (1957): Zur Vaskularisation der Uterus-Karunkel des Schafes. Diss. med. vet. FU Berlin.
GYÜRÜ, F., and G. KOVÁCS (1967): Die Beckenarterie (A. hypogastrica) der Haussäugetiere. Acta Vet. Acad. Sci. Hung. **17,** 371–399.
HABEL, R. E. (1966): The topographic anatomy of the muscles, nerves, and arteries of the bovine female perineum. Am. J. Anat. **119,** 79–96.
HAPKE, H.-J. (1957): Die Pfortader des Schweines. Diss. med. vet. Hannover.
HAPPICH, A. (1961): Blutgefäßversorgung der Verdauungsorgane in Bauch- und Beckenhöhle einschließlich Leber, Milz und Bauchspeicheldrüse beim Schaf. Diss. med. vet. Hannover.
HARLÉ, H.-F.-C. (1964): Anatomie du système porte du chat; ses particularités. Thèse doct. vét. Alfort.
HEATH, T. (1968): Origin and distribution of portal blood in the sheep. Am J. Anat. **122,** 95–106.
HEINZE, W., and W. PTAK (1976): Vergleichende morphologische Untersuchungen am Blutgefäßsystem des Hodens von Rind, Schwein, Pferd und Hund unter funktionellen Aspekten. Arch. exp. Vet. Med. **30,** 669–685.
HEISSE, K. (1989): Zur Topographie der extralienalen Milzgefäße beim neugeborenen Hund. Diss. med. vet. München.
HENNAU, A., et B. COLLIN (1973): Les vaisseaux sanguins du rein chez le chien. Acta vet. Beograd, **23,** 33–42.
HILLIGER, H.-G. (1957): Zur Uterus-Karunkel des Rindes und ihrer Vascularisation unter Berücksichtigung der zuführenden Uterusgefäße. Diss. med. vet. FU Berlin. Zbl. Vet. Med. A **5,** 51–82 (1958).
HODSON, N. (1968): On the intrinsic blood supply to the prostate and pelvic urethra in the dog. Res. vet. Sci. **9,** 274–280.
HOFMANN, R. (1960): Die Gefäßarchitektur des Bullenhodens, zugleich ein Versuch ihrer funktionellen Deutung. Zbl. Vet. Med. A **7,** 59–93.
HÖFLIGER, H. (1943): Die Ovarialgefäße des Rindes und ihre Beziehungen zum Ovarialzyklus. Berl. Münch. Tierärztl. Wschr. **1943,** 179.
HOLLE, U. (1964): Das Blutgefäßsystem der Niere von Schaf (Ovis aries) und Ziege (Capra hircus). Diss. med. vet. Gießen.

HOROWITZ, A. (1965): The distribution of the blood vessels to the postdiaphragmatic digestive tract of five mature female goats. Diss. Abstr. **26**, 1278.

–, W. G. VENZKE (1965): The distribution of the blood vessels to the postdiaphragmatic digestive tract of the goat. J. Am. vet. med. Ass. **147**, 1659.

–, – (1966): Distribution of blood vessels to the postdiaphragmatic digestive tract of the goat. Celiac trunk – gastroduodenal and splenic tributaries of the portal vein. Am. J. vet. Res. **27**, 1293–1315.

HUMMEL, R., und B. SCHNORR (1982): Das Blutgefäßsystem des Dünndarms vom Wiederkäuer. Anat. Anz. **151**, 260–280.

HUNDEIKER, M. (1972): Vaskuläre Regulationseinrichtungen am Hoden. Arch. Dermatol. Forsch. **245**, 229–241.

IPPENSEN, E., Ch. KLUG-SIMON und E. KLUG (1972): Der Verlauf der Blutgefäße vom Hoden des Pferdes im Hinblick auf eine Biopsiemöglichkeit. Zuchthygiene **7**, 35–45.

IWAKU, F., S. MORI and S. TOMITA (1971): Blutgefäße und Lebergänge in der Hundeleber. (jap.) Acta Anat. Nippon. **46**, 259–274.

JANKOVIC, Z. (1954): Ein Beitrag zur Kenntnis der Lebervenen bei den Hunden. (kroat.) Acta vet. Beograd. **4**, 69–81.

JANTOŠOVIČOVÁ, J. (1969): I. Contribution to the study of the veinal system of the testis and epididymis of rams, boars and stallions. II. Anastomoses of the arteries of ram, boar and stallion testis and epididymis. III. Das intraorganische Arteriensystem des Hodens von Widdern, Ebern und Hengsten. (slowak.) Folia vet. **13**, 13–20; 21–26; 26–31.

– (1977): Topographisch-anatomische Angaben über die A. testicularis, A. ductus deferentis und A. cremasterica beim Widder. Morph. Jb. **123**, 914–923.

KALT, D. J., and J. E. STUMP (1993): Gross anatomy of the canine portal vein. Anat. Histol. Embryol. **22**, 191–197.

KAMAN, J. (1962): Die Blutversorgung der Leber des Schweines. Diss. med. vet. Brno.

– (1965): Extrahepatische Verzweigung der Leberarterie beim Schwein. (tschch.) Sb. vys. šk. zeměd. Brně. Ser. B **13**, 447–464.

– (1965): Zur terminalen Ramifikation der Arteria hepatica des Schweines. Mikroskopie **20**, 129–140.

– (1966): Die Grobmanifikation der Leberblutgefäße des Schweines. Zbl. Vet. Med. A **13**, 719–745.

– (1966): Ein Beitrag zur Frage der Funktionsbeziehung der Arteria hepatica und Vena portae des Schweines. Z. ges. exp. Med. **141**, 235–250.

– (1969): Die Reaktion des A. hepatica des Schweines auf verschiedene Eingriffe an den Lebergefäßen. Anat. Anz. **125**, 473–495.

– (1969): Morphology of functional relations between the arteria hepatica and the vena portae. Zbl. Vet. Med. A **16**, 323–328.

KHAN, J. R., and A. VITUMS (1971): Portosystemic communications in the cat. Res. vet. Sci. **12**, 215–218.

KLÜVER, G. (1991): Arterielle Blutgefäßversorgung des Perineums bei der Ziege. Diss. med. vet. Hannover.

KNELLER, S. K., R. E. LEWIS, and R. B. BARREIT (1972): Arteriographic anatomy of the feline abdomen. Am. J. vet. Res. **33**, 2111–2119.

KOVÁCS, G., und F. GYÜRY (1967): Neuere Befunde über das Blutgefäßsystem der Beckenorgane bei den Haustieren. (ung.) Magy. Allatorv. Lap. **22**, 216–220.

KRATOCHVIL, M., J. PAYER und J. RIEDEL (1957): Das System der Leberarterie und ihr Verhältnis zum Pfortadersystem in der Leber des Hundes. Acta anat. **31**, 246–260.

KUDO, N. (1973): Untersuchungen über Veränderungen in Eierstocksvenen von Ziegen. (jap.) Acta Anat. Nippon. **48**, 152–153.

KÜHN, H., und R. ROTHKEGEL (1962): Beitrag zur makroskopischen Anatomie der V. portae des Schafes (Ovis aries). Anat. Anz. **110**, 312–326.

KÜHN, I. (1980): Makroskopisch-anatomische Untersuchung am Blutgefäß-System der weiblichen Geschlechtsorgane der Hauskatze. Diss. med. vet. München.

LAMOND, D. R., and M. DROST (1974): Blood supply to the bovine ovary. J. Anim. Sci. **38**, 106–112.

LANGE, H. (1959): Neue Untersuchungen zur Vaskularisation des Schweineuterus. Diss. med. vet. FU Berlin.

LASSERRE, R., et F. ARMANGAUD (1934): Anatomie des vaisseaux testiculaires chez le cheval et applications à la pathologic chirugicale. Revue Méd. vét. **86**, 13–38.

LAUWERS, H., N. R. DE VOS et H. TEUCHY (1975): La vascularisation du feuillet du boeuf. Zbl. Vet. Med. C **4**, 289–306.

LE ROUX, J. M. W., and H. WILKENS (1959): Beitrag zur Blutgefäßversorgung des Euters der Kuh. Dtsch. tierärztl. Wschr. **66**, 429–435.

LIBERSA, C., und M. LAUDE (1965): Anatomische Untersuchung der Variationen der Venen des Milzhilus beim Hund. (frz.) Recl Méd. vét. **141**, 1055–1064.

LINZELL, L. J. (1960): Valvular incompetence in the venous drainage of the udder. J. Physiol. (Lond.) **153**, 481–491.

– (1974): Mammary blood flow and methods of identifying and measuring precursors of milk. In: B. L. LARSON and V. R. SMITH (eds): Lactation. Vol. I. Academic Press, New York.

MAALA, C. P., and W. O. SACK (1981): The arterial supply to the ileum, cecum and proximal loop of the ascending colon in the ox. Zbl. Vet. Med. C **10**, 130–146.

MAGILTON, J. H., and R. GETTY (1969): Blood supply to the genitalia and accessory genital organs of the goat. Iowa State J. Sci. **43**, 285–305.

MALINOVSKY, L. and E. NAVRATILOVA (1990): The V. portae of the domestic cat and variability of its tributaries. Fol. Morph. **38**, 273–277.

–, – (1990): Veins of the large intestine, stomach and pancreas of the domestic cat and their variability. Fol. Morph. **38**, 278–282.

MIA, M. A. (1969): The posterior mesenteric circulation in the goat. Pakist. J. vet. Sci. **3**, 127–131.

MICLEA, M., und H. POP (1965): Variation im Ursprung der Zweige der A. coeliaca und A. mesenterica beim Schaf. (rum.) Lucr. sti. Inst. agron. Cluj, Ser. Med. vet. Zooteh. **21**, 23–26.

MIYAGI, M. (1966): Changes in the arteria uterina media of cows caused by pregnancy. Jap. J. vet. Res. **13**, 137–138.

MOZES, E. (1943): Die Venenklappe der hinteren Hohlvene bei der Leber. (ung.) Közlemények az összehasonlító élet-és kórtan köréből **31**, 310.

NASCIMENTO, J. F., and H. P. GODINHO (1960/61): The relations between the vena cava caudalis and the liver in ovis aries. Arqs Esc. Vet. Minas Gerais, **13**, 249–254.

NEIDER, Ch. (1951): Zur Gefäßversorgung des Hundeuterus nebst Angioarchitektur seiner Wandabschnitte. Diss. med. vet. FU Berlin.

NICKEL, R. (1937): Die Haemorrhoidalvenen des Hundes und ihre Bedeutung bei der Resorption im Mastdarm. Dtsch. tierärztl. Wschr. **42**, 595–596.

NINOMIYA, H. (1980): The penile cavernous system and its morphological changes in the erected state in the dog. Jap. J. vet. Sci. **42**, 187–195.

–, T. NAKAMURA (1981): The capillary circulation in the penile skin of the dog. Zbl. Vet. Med. C **10**, 361–369.

NITSCHKE, Th. (1966): Zur Frage der Vena profunda glandis des Rüden. Zbl. Vet. Med. A **13**, 474–476.

–, F. PREUSS (1971): Die Hauptäste der A. iliaca interna bei Mensch und Haussäugetieren in vergleichend-anatomisch häufigster Reihenfolge. Anat. Anz. **128**, 439–453.

NUNEZ, Q., and R. GETTY (1969): Arterial supply to the genitalia and accessory genital organs of swine. Iowa State J. Sci. **44**, 93–126.

–, – (1970): Blood vessels of the genitalia and accessory genital organs of swine (Sus scrofa domesticus). II. Veins. Iowa State J. Sci. **45**, 297–315.

OLIVEIRA, A. DE (1956): The portal venous district in sus scrofa domesticus. Arqs Esc. Vet. **9**, 141–160.

– (1960): Die Zusammensetzung des Stammes der Vena portae bei Canis familiaris. Wien. Tierärztl. Mschr., Festschr. Prof. Schreiber, 88–97.

OLIVEIRA, M. C., P. PINTO E SILVA, A. M. ORSI, and R. M. DEFINE (1979): Anatomical observations about the closure of the ductus venosus in the dog (Canis familiaris). Anat. Anz. **145**, 353–358.

ORSI, A. M., S. MELLO DIAS, M. C. OLIVEIRA, V. J. MATTOS CAMPOS, D. BOCCALETTI e P. PINTO E SILVA (1978): Contributo allo studio anatomico di alcuni vasi pelvici nel gatto (Felis domestica). Archo vet. ital. **29**, 37–40.

OTTOLENGHI, M. (1957): Le variazioni delle arterie renali nel cane studiate col metodo statistico seriale. Nuova Ercol. Riv. Med. vet. **15**, 1–11.

OXENREIDER, S. L., R. C. MCCLURE, and B. N. DAY (1965): Arteries and veins of the internal genitalia of female swine. J. Reprod. Fert. **9**, 19–27.

PAECH, C.-D. (1962): Die arterielle Blutgefäßversorgung der Bauch- und Beckenhöhle bei Schwein und Schaf. Diss. med. vet. FU Berlin.

PANIGEL, M., and H. LEFREIN (1960): Preliminary note on the vascular anatomy of the cotyledon in cattle. C. r. Ass. Anat. No **108**, 577–580.

PAVAUX, Cl., et J. DESCAMPS (1966): Sur la vascularisation artérielle de l'oviducte des mammifères domestiques. Bull. Soc. Sci. Vét. Méd. comp. Lyon, **1966**, 343.

PETER, A. (1929): Die Arterienversorgung von Eierstock und Eileiter. Untersuchungen bei Hund und Katze. Diss. med. vet. Zürich. Z. Anat. Entwicklungsgesch. **89**, 763–.

PFÖRRINGER, L. (1971): Die arterielle Versorgung des Ductus choledochus. Acta anat. **79**, 389–408.

POPESKO, P. (1965): Vaskularisation des Hodens des Bullen: A. spermatica interna. (slowak.) Folia vet. **9**, 137–146.

POPOVIC, N. A., and J. F. MULLANE (1972): Common renal vein in the dog. Vet. med. Small Anim. Clin. **67**, 558–559.

POTT, G. (1949): Die arterielle Blutgefäßversorgung des Magen-Darmkanals, seiner Anhangdrüsen (Leber, Pancreas) und der Milz bei der Katze. Diss. med. vet. Hannover.

PREUSS, F. (1959): Die A. vaginalis der Haussäugetiere. Berl. Münch. Tierärztl. Wschr. **72**, 403–406.

RADEK, J. (1979): The arterial vascularisation of the reproductive organs of the ewe (ovis amon f. avies). Zool. Pol. **27**, 227–253.

RAUCH, R. (1962): Beitrag zur arteriellen Versorgung der Bauch- und Beckenhöhle bei Katze und Hund. Diss. med. vet. FU Berlin.

RESOAGLI, E. H., und R. L. GIMÉNEZ (1967): Doppelte Nierenarterie beim Hund. (span.) Gac. vet. **29**, 341–345.

–, –, R. A. MOREIRA (1972): Nierenarterie beim Hund. Ihre möglichen Variationen. (span.) Gac. vet. **34**, 590–599.

RÖHRL, S. (1981): Die Pfortader der Katze unter besonderer Berücksichtigung der Verhältnisse beim neugeborenen Tier. Diss. med. vet. München.

SACK, W. O. (1971): Das Blutgefäßsystem des Labmagens von Rind und Ziege. Diss. med. vet. München. Zbl. Vet. C **1**, 27–54 (1972).

SANJONSKI, H. (1955): A. lienalis als Ast der A. mesenterica cranialis und Truncus bicaroticus beim Hund. Anat. Anz. **101**, 243–246.

SCHENK, B. (1993): Das Blutgefäßsystem des Dickdarms der Hauswiederkäuer (Eine korrosionsanatomische, histologische und elektronenmikroskopische Untersuchung einschließlich einer Literatur-Studie). Diss. med. vet. Gießen.

–, K.-H. WILLE und S. MOHR (1991): Verlauf und Struktur der Enddarm-Blutgefäße von Ruminantiern. Verh. Anat. Ges. **84**, (Anat. Anz. Suppl. **168**), 199–200.

SCHILTSKY, R. (1966): Arterien der Verdauungsorgane in Bauch- und Beckenhöhle einschließlich Leber, Bauchspeicheldrüse und Milz des Schweines. Diss. med. vet. Hannover.

SCHMALTZ, R. (1898): Bemerkungen über die Gefäße des Penis beim Pferde. Berl. Tierärztl. Wschr. **1898**, 254–257.

SCHMIDT, S., C. L. LOHSE, and P. F. SUTER (1980): Branching patterns of the hepatic artery in the dog: Arteriographic and anatomic study. Am. J. vet. Res. **41**, 1090–1097.

–, P. F. SUTER (1980): Angiography of the hepatic and portal venous system in the dog and cat: an investigative method. Vet. Radiol. **21**, 57–77.

SCHMITZ, A. (1910): Die Pfortader des Pferdes, Rindes und Hundes und ihr mikroskopisches Verhalten beim Pferd. Diss. med. vet. Leipzig.

SCHNORR, B., und B. VOLLMERHAUS (1968): Das Blutgefäßsystem des Pansens von Rind und Ziege. IV. Mitteilung zur funktionellen Morphologie der Vormägen der Hauswiederkäuer. Zbl. Vet. Med. A **15**, 799–828.

SCHUMMER, A., und B. VOLLMERHAUS (1960): Die Venen des trächtigen und nichtträchtigen Rinderuterus als blutstromregulierendes funktionelles System. Wien. Tierärztl. Mschr., Festschr. Prof. Schreiber, 114–138.

SCHWARZENBART, H. (1952): Les artères du tractus génital de la jument. Thèse doct. vét. Lyon.

SCUPIN, E. (1960): Blutgefäßversorgung der Verdauungsorgane in Bauch- und Beckenhöhle einschließlich Leber, Milz und Bauchspeicheldrüse bei der Ziege. Diss. med. vet. Hannover.

SELLERS, A. F., C. E. STEVENS, A. DOBSON, and F. D. MCLEOD (1964): Arterial blood flow to the ruminant stomach. Am. J. Physiol. **207**, 371–377.

SHIVELY, M. J. (1978): Origin and branching of renal arteries in the dog. J. Am. vet. med. Ass. **173**, 986–989.

SHURBENKO, A. (1955): Zur Frage der Blutversorgung der Gebärmutter bei der Stute. Wiss. Abh. Beloruss. Landw. Akad. **21**, 82–97.

– (1966): Das Gefäßsystem des Schafuterus. (russ.) Veterinariya, Kiev, No **10**, 132–138.

SIEBER, H. F. (1903): Zur vergleichenden Anatomie der Arterien der Bauch- und Beckenhöhle bei den Haussäugetieren. Diss. philos. Zürich.

SIMIĆ, V. (1953): Die Arterien der Geschlechtsorgane des Schafes und der Ziege. (kroat.) Acta vet., Beograd, **3**, 75–83.

–, R. ANDRIĆ (1967): Vaskularisation des Eierstokkes, Eileiters, der Eierstocktasche und des Uterushornes der Katze im Vergleich mit der Hündin. (kroat.) Acta vet., Beograd, **17**, 3–16.

–, Chr. GADEV (1968): Anatomische und röntgenologische Untersuchungen über die Arterienvaskularisation des Eierstockes, Eileiters und vorderen Uterushornes bei domestizierten Equiden. (kroat.) Acta vet., Beograd, **18**, 101–118.

SIMOENS, P., N. R. DE VOS, and H. LAUWERS (1983): Illustrated anatomical nomenclature of the arteries of the abdomen, the pelvis and the pelvic limb in the domestic mammals. Mededel. Fac. Diergeneesk., Rijksuniv. Gent, 1–48.

SLEIGHT, D. R., and N. R. THOMFORD (1970): Gross anatomy of the blood supply and biliary drainage of the canine liver. Anat. Rec. **166**, 153–160.

STARFLINGER, F. (1971): Zum Bau des Begattungsorgans beim Ziegenbock mit besonderer Berücksichtigung der Angioarchitektonik. Diss. med. vet. München.

TANUDIMADJA, K., and R. GETTY (1970): Arterial supply of the digestive tract of the sheep (Ovis aries). Iowa State J. Sci. **45**, 275–295.

–, –, N. G. GHOSHAL (1968): Arterial supply to the reproductive tract of the sheep. Iowa State J. Sci. **43**, 19–39.

TAUSCHER, W. (1922): Über Besonderheiten an den Arterien der Ligamenta lata weiblicher Haustiere. Diss. med. vet. Wien.

THAMM, H. (1941): Die arterielle Blutversorgung des Magendarmkanals, seiner Anhangdrüsen (Leber, Pankreas) und der Milz beim Hunde. Diss. med. vet. Hannover. Morph. Jb. **85**, 417–446.

TIEDEMANN, K. (1968): Die Angioarchitektur der Schleimhaut des Anorektalgebietes bei Hund und Schwein. Diss. med. vet. Humboldt-Univ. Berlin.

TRAPPE, K. (1984): Herkunft und Verlauf der Blutgefäße des Perineums beim Schwein. Diss. med. vet. Hannover.

TRAUTH, O. (1958): Studien zur Architektonik des arteriellen Gefäßbaumes in der Hundeniere, mit besonderer Beachtung der Umbauvorgänge bei chronischen Schrumpfnieren. Diss. med. vet. München.

TRIXL, H. (1973): Zur Angioarchitektur des Magens beim Göttinger Miniaturschwein. Diss. med. vet. München.

TUFFLI, G. (1928): Die Arterienversorgung von Hoden und Nebenhoden. Untersuchungen bei Hund und Katze mit Hilfe Spalteholz'scher Aufhellung an Injektionspräparaten. Diss. med. vet. Zürich.

TUOR-ZIMMERMANN, E. (1972): Das Blutgefäßsystem der Niere der Katze (*Felis catus tr.*). Diss. med. vet. Zürich.

ULLRICH, G. (1984): Das Blutgefäß-System des Dünndarmes vom Pferd. Diss. med. vet. Gießen.

VAERST, L. (1937): Über die Blutversorgung des Hundepenis. Diss. med. vet. Hannover. Morph. Jb. **81**, 307–352 (1938).

VANDERPUTTEN, A. (1981–1982): Portocavale anastomosen bij de huisdieren en in het bijzonder ter hoogte van het rectum bij des herkauwers. Rijksuniv. Gent, Fac. Diergeneesk., Lab. Anat., 1–31.

VITUMS, A. (1959): Portal vein in the dog. Zbl. Vet. Med. A **6**, 723–741.

– (1959): Portosystemic communications in the dog. Acta anat. **39**, 271–299.

– (1963): Die Anastomosen zwischen der Pfortader und dem Hohlvenensystem unter Berücksichtigung ihrer funktionellen Bedeutung bei den Haustieren, insbesondere beim Hund. Berl. Münch. Tierärztl. Wschr. **76**, 335–339.

VOLLMERHAUS, B. (1962): Die Arteria und Vena ovarica des Hausrindes als Beispiel einer funktionellen Koppelung viszeraler Gefäße. Verh. Anat. Ges., Genua, 258–264.

– (1964): Gefäßarchitektonische Untersuchungen am Geschlechtsapparat des weiblichen Hausrindes (Bos primigenius f. taurus L., 1758). Zbl. Vet. Med. A **11**, 538–646.

VRZGULOVÁ, M., B. HÁJOVSKÁ und J. JANTOŠOVIČOVÁ (1965): Vorkommen von akzessorischen Hodenarterien bei Bullen. (slowak.) Folia vet. **9**, 165–171.

WAKUI, S., M. MATSUDA, M. FURUSATO, and Y. KANO (1993): Branching mode of the middle rectal artery from the prostatic artery in the dog. Anat. Histol Embryol. **22**, 376–380.

WELLER, U. (1964): Das Blutgefäßsystem der Niere des Pferdes (Equus caballus). Diss. med. vet. Gießen.

WILLIAMSON, I. M. (1969): Some responses of bovine mesenteric arteries, veins and lymphatics. J. Physiol. Lond. **202**, 112–113.

WILLIAMSON, M. E. (1967): The venous and biliary systems of the bovine liver. M. S. Thesis, Cornell, Univ., Ithaca, N. Y.

WITTLEBEN, N. (1989): Zur Topographie der Venen in der Leber des fetalen und neugeborenen Hundes. Diss. med. vet. München.

WROBEL, K.-H. (1961): Das Blutgefäßsystem der Niere von Sus scrofa dom. unter besonderer Berücksichtigung des für die menschliche Niere beschriebenen Abkürzungskreislaufs. Diss. med. vet. Gießen.

YAMAUCHI, S., and F. SASAKI (1970): Studies on the vascular supply of the uterus of a cow. Jap. J. vet. Sci. **32**, 59–67.

ZAHNER, M. (1991): Das Blutgefäßsystem des Dickdarms von Hund, Schwein und Pferd (Korrosionsanatomische, histologische und elektronenmikroskopische Untersuchungen). Diss. med. vet. Gießen.

–, K.-H. WILLE und S. MOHR (1991): Submukosa- und Propria-Blutgefäße des Enddarms von Sus scrofa f. domestica. Verh. Anat. Ges. **85** (Anat. Anz. Suppl. 170), 133–134.

Organe innerer Sekretion

BABIĆ, K., and H. GOMERČIĆ (1971): Variations of the arterial supply of the adrenal gland in the dog (Canis familiaris). 7. Congr. Ass. Vet. Anat., Bologna, 3–4.

BARONE, R. (1956): Les artères des glandes surrénales chez le cheval. Bull. Acad. Vét. **29**, 77–78.

BENNET, H. S., and L. KILHAM (1940): The blood vessels of the adrenal gland of the adult cat. Anat. Rec. **77**, 447–472.

BERNHARDT, S. (1959): Die Blutgefäßversorgung der Schilddrüse des Pferdes. Diss. med. vet. Hannover.

CAPUTO, G. (1964): Blutzufuhr zur Schilddüse bei Schafen. (ital.) Acta med. vet. Napoli, **10**, 499–512.

COTOFAN, V., O. COTOFAN und I. COZARIUC (1970): Untersuchungen über die Vaskularisation von Thyreoidea und Parathyreoidea. (rum.) Inst. agron. Ion Ionescu Brad Iasi Lucr. şti. II Zooteh. Med. Vet., 145–152.

DENIZ, E. (1964): Die Blutgefäßversorgung des Thymus beim Kalb. Zbl. Vet. Med. A **11**, 749–759.

ERICHSEN, C. P. (1957): Die Blutgefäßversorgung der Schilddrüse beim Schwein. Diss. med. vet. Hannover.

GROTTEL, K. (1971): The suprarenal arteries in dogs and their extravisceral and intracapsular connections. Folia morph. (engl. ed.) **30**, 497–509.

HARRISON, F. A., and I. R. MCDONALD (1965): The arterial supply to the adrenal gland of the sheep. J. Anat. **100**, 189–202.

HELM, F. CHR. (1957): Die Gefäßverzweigung in der Schilddrüse des Rindes. Zbl. Vet. Med. A **4**, 71–79.

KRÖLLING, O. (1939): Über die Venenversorgung der Schilddrüse beim Hund. Wien. Tierärztl. Mschr. **26**, 689–698.

– (1951): Über die Venenversorgung der Schilddrüse bei den Raubtieren (Feliden und Ursiden). Acta anat. **11**, 479–489.

LOEFFLER, K. (1955): Blutgefäße der Schilddrüse des Hundes. Diss. med. vet. Hannover.

NEGREA, A., und H. E. KOMIG (1970): Beitrag zur Nebennierenvaskularisation bei einigen Spezies der Haussäugetiere. (rum.) Inst. agron. Ion Ionescu Brad Iasi Lucr. şti. II Zooteh. Med. Vet., 153–158.

OLIVEIRA, M. C., S. MELLO DIAS, P. PINTO-SILVA e A. M. ORSI (1974): Sull'origine e frequenza delle arterie tiroidee craniali e caudali nel porco (Sus scrofa domestica). Arch. vet. ital. **25**, 71–78.

ORSI A. M. (1977): Consideracões sobre a ocorrenca, origem e ramificacão da a. tiroidea acessória (LESBRE, 1923), do gato (Felis domestica). Cientifica **5**, 84–87.

–, P. PINTO-SILVA, M. C. OLIVEIRA, S. MELLO DIAS e V. FREITAS (1978): Contribuzione allo studio anatomico dell'arterie tiroidee craniale nel gatto (Felis domestica, L. 1756). Archo vet ital. **29**, 156–158.

OTTOLENGHI, M. (1932): Le vene tiroidee e paratiroidee in alcuni mamifere domestici. Ric morf. **13**, 221–225.

PASTEA, E. (1973): Contribution à l'étude macroscopique de l'innervation et de la vascularisation des glandes surrénales chez le boeuf. Anat. Anz. **134**, 120–126.

PEDUTI NETO, J., und V. BORELLI (1970): Ursprung eines gemeinsamen Stammes der A. coeliaca und A. mesenterica cranialis bei Felis catus domestica. (port.) Revta Fac. Med. Vet. Univ. S. Paulo, **8**, 395–398.

PINTO E SILVA, P., M. C. OLIVEIRA e V. ROSSI (1973): Frequencia e origem das artérias tiroideas caudalis (Aa. thyreoideae caudales) no cão (Canis familiaris). Revta Med. vet **9**, 25–37.

RUSSO, E., und G. V. PELAGALLI (1972): Die Makro- und Mikrozirkulation der Nebennieren bei kleinen Wiederkäuern. Untersuchungen bei Schafen und Ziegen. (frz.) Acta anat. **82**, 179–197.

SILVA, Z., P. PINTO, E. SILVA, V. J. M. CAMPOS, D. A. O. SILVA, and W. A. FERNANDES (1980): Study of the venous drainage of the thyroid gland in dogs (Canis familiaris). Anat. Anz. **148**, 245–251.

SINGH, Y., D. N. SHARMA, and L. D. DHINGRA (1973): Anatomical study on the vessels of the thyroid gland of the buffalo (Bos bubalis). Philipp. J. vet. Med. **12**, 20–26.

SLONE, D. E., J. T. VAUGHAN, P. D. GARRETT, M. F. VADEN, and R. C. PUROHIT (1980): Vascular anatomy and surgical technique for bilateral adrenalectomy in the equid. Am. J. vet. Res. **41**, 829–832.

ZIMMERMANN, A. (1942): Über die Gefäße der Thymusdrüse. (ung.) Közlemények az összehasonlító élet- és kórtan köréből **30**, 225–230.

Lymphatisches System

Hand- und Lehrbücher, Monographien

ABRAMSON, D. I. (ed.) (1962): Blood vessels and lymphatics. Academic Press, New York.

ALLEN, L. (1970): Abdominal lymphaticovenous communications as species characteristics and anomalies. In: Progress in Lymphology II., hrsg. von VIAMONTE, M. et al., Thieme, Stuttgart.

BARGMANN, W. (1943): Der Thymus. In: Handbuch der mikroskopischen Anatomie des Menschen. Bd. VI, 1–172, hrsg. von W. v. MÖLLENDORFF, Springer, Berlin.

BARTELS, H. (1968): Die Untersuchung der Schlachttiere und des Fleisches. Parey, Berlin, Hamburg.

BARTELS, P. (1909): Das Lymphgefäßsystem. Fischer, Jena.

BAUM, H. (1912): Das Lymphgefäßsystem des Rindes. Hirschwald, Berlin.

– (1918): Das Lymphgefäßsystem des Hundes. Hirschwald, Berlin.

– (1928): Das Lymphgefäßsystem des Pferdes, Springer, Berlin.

– (1928): Zur Technik der Injektion der Lymphgefäße. In: Handbuch der biologischen Arbeitsmethoden Abt. VII. Urban und Schwarzenberg, Berlin, Wien.

–, und H. GRAU (1938): Das Lymphgefäßsystem des Schweines. Parey, Berlin.

–, A. TRAUTMANN (1933): Das Lymphgefäßsystem der Säugetiere. In: L. BOLK, E. GÖPPERT, E. KALLIUS und W. LUBOSCH: Handbuch der vergleichenden Anatomie der Wirbeltiere. Bd. **IV**, 758–842. Urban und Schwarzenberg, Berlin, Wien.

BERNHARD, W., and R. LEPLUS (1964): Structure fine du ganglion humain normal et malin. Fine structure of the normal and malignant human lymph node. Pergamon Press, Oxford, Gauthier-Villars, Paris, Macmillan, New York.

BEZUIDENHOUT, A. J. (1993): The lymphatic system. In MILLER's Anatomy of the Dog. 3rd ed. Saunders, Philadelphia, London, Toronto, Montreal, Sydney, Tokyo.

BURKE, J. F., and L. V. LEAK (1970): Lymphatic capillary function in normal and inflamed states. In: Progress in Lymphology II., 81–85, hrsg. VIAMONTE, M., et al. Thieme, Stuttgart.

CASLEY, J. R. (1983): The Structure and Function of Blood Vessels, Interstitial Tissues and Lymphatics. In: FÖLDI, M. and J. R. CASLEY-SMITH (eds): Lymphology. F. K. Schattauer, Stuttgart, New York.

CASLEY-SMITH, J. R. (1970): How the lymphatic system overcomes the inadequacies of the blood system. In: Progress in Lymphology II, 51–54, hrsg. von VIAMONTE, M., et al. Thieme, Stuttgart.

– (1973): The lymphatic system in inflammation. In: B. W. ZWEIFACH, L. GRANT, R. T. MCCLUSKEY (eds.): The inflammatory process. 2nd ed., Vol. II, 161–204; Academic Press, New York, London.

COURTICE, F. C. (1972): The Chemistry of Lymph. In: Handbuch der Allgemeinen Pathologie, Bd. III/6, 311–362. Springer, Berlin, Heidelberg, New York.

DEFENDI, D., and D. METCALF (ed.) (1964): The thymus. Philadelphia, A. Wistar Institute Monograph No. 2, Wistar Institute Press.

DRINKER, C. K., and J. M. YOFFERY (1941): Lymphatics, lymph and lymphoid tissue. Cambridge, Harvard University Press.

DUMONT, A. E., and P. E. PETERS (ed.) (1968–75): Lymphology. Official organ of the International Society of Lymphology. Vol. 1–8.

FIORE-DONATI, L., and M. G. HANNA jr. (1969): Lymphatic tissue and germinal centers in immune response. Plenum Press, New York.

FÖLDI, M. (1972): Physiologie und Pathophysiologie des Lymphgefäßsystems. In: Handbuch der Allgemeinen Pathologie, III/6, 239–310, Springer, Berlin, Heidelberg, New York.

FRIESS, A. E., und J. SCHLÜNS (1990): Das Immunsystem und die Organe der Abwehr. In: MOSIMANN, W., und T. KOHLER: Zytologie, Histologie und mikroskopische Anatomie der Haussäugetiere. Parey, Berlin, Hamburg.

GERTEIS, W. (1972): Darstellungsmethoden des Lymphgefäßsystems und praktische Lymphographie. In: Handbuch der Allgemeinen Pathologie Bd. III/6, 595–636, Springer, Berlin, Heidelberg, New York.

GOOD, R. A., and A. E. GABRIELSEN (1964): The thymus in immunbiology. Hoeber medical Division, Harper u. Row Publ., New York.

GRAU, H. (1963): Die Mandeln im Rahmen des Lymphapparates. In: Lymphsystem und Lymphatismus, hrsg. von M. J. ZILCH. Barth, München.

– (1972): Vergleichende Anatomie des Lymphgefäßsystems. In: Handbuch der Allgemeinen Pathologie, III/6, 39–88, Springer, Berlin, Heidelberg, New York.

– (1974): Vergleichende Darstellung des Lymphgefäßsystems der Säugetiere. Fortschritte der Veterinärmedizin. Beihefte zum Zentralblatt für Veterinärmedizin. **19**, Parey, Berlin, Hamburg.

– und J. BOESSNECK (1960): Der Lymphapparat. In: HELMCKE – LENGERKEN – STARCK, Handbuch der Zoologie, **8**, 1–74, Berlin.

HARTMANN, A. (1930): Die Milz. In: Handbuch der mikroskopischen Anatomie des Menschen, Bd. VI/1, 397–563, hrsg. von W. v. MÖLLENDORFF, Springer, Berlin.

HELLMAN, T. (1927): Der lymphatische Rachenring. In: Handbuch der mikroskopischen Anatomie des Menschen, Bd. V/1, 245–289, hrsg. von W. v. MÖLLENDORFF, Springer, Berlin.

– (1943): Lymphgefäße, Lymphknötchen und Lymphknoten. In: Handbuch der mikroskopischen Anatomie des Menschen, Bd. VI/1, 233–396, Springer, Berlin, 1930, Bd. VI/4, 173–201, Springer, Berlin.

HERRATH, E. VON (1958): Bau und Funktion der normalen Milz. de Gruyter, Berlin.

HUNTINGTON, G. S. (1911): The anatomy and development of the systemic, lymphatic vessels in the domestic cat. Memoirs of the Wistar Institute of Anatomy and Biology No. 1, Philadelphia, PA.

ISHIDA, O., H. UCHIDA, Y. TAJI and S. SONE (1970): Lymphatic-venous anastomoses – experimental study. In: Progress in Lymphology II, hrsg. von M. VIAMONTE et al. Thieme, Stuttgart.

JOSSIFOW, G.M. (1930): Das Lymphgefäßsystem des Menschen mit Beschreibung der Adenoide und der Lymphbewegungsorgane. Fischer, Jena.

KAMPMEIER, O. F. (1969): Evolution and comparative morphology of the lymphatic system. Charles C. Thomas, Springfield, Ill.

KRÖLLING, O. (1930): Retikulo-endotheliales System. In: STANG-WIRTH, Tierheilkunde und Tierzucht, VIII, 542–549, Urban und Schwarzenberg, Berlin, Wien.

LEAK, L. V. (1972): The fine structure and function of the lymphatic vascular system. In: Handbuch der Allgemeinen Pathologie, III/6, 149–196, Springer, Berlin, Heidelberg, New York.

LEIBER, B. (1961): Der menschliche Lymphknoten. Anatomie, Physiologie und Pathologie nach Ergebnissen der vergleichenden klinischen und histologischen Zytodiagnostik. Urban und Schwarzenberg, München, Berlin.

LENNERT, K. (1961): Lymphknoten. In: Handbuch der speziellen pathol. Anat. Histol., Bd. I/3 A, hrsg. von E. UEHLINGER, Springer, Berlin.

LIMBORGH, J. VAN (1966): Mikroskopische Anatomie der Lymphgefäßwand. In: COMÈL, M., und L. LACZT (ed.): Morphologie und Histochemie der Gefäßwand, Teil II, 309–324, Karger, Basel.

MALÉK, P. (1972): Lymphaticovenous anastomoses. In: Handbuch der Allgemeinen Pathologie, III/6, 197–218, Springer, Berlin, Heidelberg, New York.

MILLER, J. F. A. P., und P. DUKOR (1964): Die Biologie des Thymus nach dem heutigen Stand der Forschung. Akademische Verlagsgesellschaft Frankfurt a. M.

MISLIN, H. (1972): Die Motorik der Lymphgefäße und der Regulation der Lymphherzen. In: Handbuch der Allgemeinen Pathologie, III/6, 219–238, Springer, Berlin, Heidelberg, New York.

MÖLLER, G. (ed.) (1975): Subpopulation of B lymphocytes. In: Transplantation Reviews **24,** Munksgaard, Copenhagen.

– (ed.) (1975): Separation of T and B lymphocyte subpopulations. In: Transplantation Reviews **25,** Munksgaard, Copenhagen.

MÜLLER, B. (1970): Lymphgefäße. In: JOEST, E.: Handbuch der speziellen pathologischen Anatomie der Haustiere, II. Bd., 3. Aufl. Parey, Berlin, Hamburg.

николаNomina Anatomica Veterinaria (1994): International Committee on Veterinary Gross Anatomical Nomenclature, 4. Edition, Zürich and Ithaca, New York.

Ottaviani, G., und G. Azzali (1966): Ultrastructure des capillaires lymphatiques. In: Comèl, M., und L. Laczt (ed.): Morphologie und Histochemie der Gefäßwand, Teil II, 325–360. Karger, Basel.

Rebuck, J. E. (ed.) (1960): The lymphocyte and lymphocytic tissue. Hoeber, New York.

Rényi-Vámos, F. (1960): Das innere Lymphgefäßsystem der Organe. Anatomie, Pathologie, Klinik. Verlag der Ungarischen Akademie der Wissenschaften, Budapest.

Röhrer, H. (1970): Lymphknoten. In: Joest, E.: Handbuch der speziellen pathologischen Anatomie Haustiere. II. Bd., 3. Aufl. Parey, Berlin, Hamburg.

Rusznyak, I., M. Földi, and G. Szabo. (1967): Lymphatics and lymph circulation. 2nd English Ed. by L. Youlten. Pergamon Press, New York.

Rusznyák, I., M. Földi und G. Szabó (1969): Lymphologie. Physiologie und Pathologie der Lymphgefäße und des Lymphkreislaufes. 2. dtsch. Auflage, Fischer, Stuttgart.

Schneidawind, H. und P. Habit (1995): Fleischhygienerecht. Textsammlung mit Geleitwort. 7. Aufl. Jehle, München.

Skoda, K. (1929): Lymphknoten, Lymphonodi. In: Stang-Wirth, Tierheilkunde und Tierzucht, **VI**, 647–659, Urban und Schwarzenberg, Berlin, Wien.

Tischendorf, F. (1956): Milz. In: Kükenthals Handbuch der Zoologie (hrsg. v. J.-G. Helmcke und H. v. Lengerken). VIII/5 (2). 1–32. de Gruyter & Co., Berlin.

– (1969): Die Milz. In: Handbuch der mikroskopischen Anatomie des Menschen, hrsg. von W. v. Möllendorf und W. Bargmann, Bd. VI/6. Erg. VI/1. Springer, Berlin, Heidelberg, New York.

Töndury, G. (1967): Embryology and topographic anatomy of the lymphatic system. In: Progress in Lymphology. Hrsg. von A. Rüttimann, Thieme, Stuttgart.

–, und S. Kubik (1972): Zur Ontogenese des lymphatischen Systems. In: Handbuch der Allgemeinen Pathologie, III/6, 1–38, Springer, Berlin, Heidelberg, New York.

Vollmerhaus, B., A. E. Friess, und H. Waibl (1994): Immunorgane und Lymphgefäße. In: Frewein, J. und B. Vollmerhaus: Anatomie von Hund und Katze. Parey, Berlin, Hamburg.

Weiss, L. (1972): The cells and tissues of the immune system. Foundations of Immunology Series. Englewood Cliffs, N. J., Prentice-Hall.

Wellauer, J. (1967): The lymphatic system in history. In: Progress in Lymphology. Hrsg. von A. Rüttimann, Thieme, Stuttgart.

Weller, C. V. (1938): The hemolymph nodes. In: Doroney, Handbook of hematology, vol. III, 1759–1787.

Wenzel, J. (1972): Normale Anatomie des Lymphgefäßsystems. In: Handbuch der Allgemeinen Pathologie, III/6, 89–148, Springer, Berlin, Heidelberg, New York.

Wirth, W., und S. Kubik (1974): Anatomie, Topographie und funktionelle Aspekte des Lymphsystems. In: Atlas der Lymphographie. Hrsg. von A. Rüttimann, M. Viamonte et al., Thieme, Stuttgart.

Wolstenholme, G. E. W., und J. Knight (ed.) (1963): The immunologically competent cell: its nature and origin. J. and A. Churchill, Ltd., London.

Yoffey, J. M., and F. C. Courtice (1956): Lymphatics, lymph and lymphoid tissue. 2nd ed. Edward Arnold Publ., London.

–, – (1970): Lymphatics, lymph and the lymphomyeloid complex. Academic Press, London and New York.

Zaribnicky, F. (1911): Über die chemische Zusammensetzung der Pferdelymphe. Wurst, Wien.

Zietzschmann, O. (1958): Das Lymphsystem von Schwein, Rind und Pferd. In: Die Ausführung der tierärztlichen Fleischuntersuchung mit besonderer Berücksichtigung der anatomischen Grundlagen und der gesetzlichen Bestimmungen. F. Schönberg und O. Zietzschmann, 5. Aufl. Parey, Berlin, Hamburg.

Zilch, M. J. (1963): Lymphsystem und Lymphatismus. Barth, München.

Lymphatisches Gewebe einschließlich Mandeln und Lymphknoten; Immunität

Albertine, K. H., and C. C. O'Mochoe (1981): An ultrastructural study of the transport pathways across arcuate, interlobar, hilar, and capsular lymphatics in the dog kidney. Microvasc. Res. **351**, 3–61.

– L. M. Fox, and C. C. O'Morchoe (1982): The morphology of canine lymphatic valves. Anat. Rec. **202**, 453–461.

Allen, L. (1970): Abdominal lymphaticovenous communications as species characteristics and anomalies. In Viamonte, M., et al. (eds.) Progress in Lymphology II. Stuttgart, Thieme.

Anderson, J. C. (1972): The Micro-Anatomy of the Lymph Node of Germ-free Piglets. Br. J. exp. Path. **53**, 37–39.

Arnsdorff, A. (1923): Die Noduli aggregati bei den Fleischfressern. Diss. med. vet. Berlin.

Aschoff, L. (1924): Das Retikulo-endotheliale System. Ergebn. inn. Med. Kinderheilk. **26**, 1–118.

– (1926): Die lymphatischen Organe. Med. Klin. **22**, Beih. 1, 1–22.

Barone, R., L. Joubert, Stagnara et Valentin (1957): Immunologie des hétérogreffes artérielles et osseuses. Colloque sur les greffes, Rennes.

Barrett, J. T. (1976): Basic Immunology and its Medical Application. Mosly, St. Louis.

Baum, H. (1911): Die Lymphgefäße der Mandeln des Rindes, zugleich ein Beitrag zur Beurteilung der Mandel als Eingangspforte für Infektionserreger. Zschr. f. Infektionskrankh. d. Haust. **9**, 157–160.

Berens v. Rautenfeld, D., D. Lubach und C. Hunneshagen (1987): Zur Nomenklatur initialer Lymphgefäße und ihrer Strukturelemente bei Vertebraten. Anat. Histol. Embryol. **16**, 357–362.

Biggs, P. M. (1956): Lymphoid and haemopoietic tissue. Vet. Rec. **68**, 525–526.

Bundschuh, G., und B. Schneeweiss (1979): Immunologie. Fischer, Stuttgart.

Burnet, F. M. (1959): The Clonal Section Theory of Acquired Immunity. Nashville, Tn: Vanderbilt University Press.

– (1968): Evolution of the immune process in vertebrates. Nature **218**, 426–430.

– (1976): Immunology. Readings from Scientific American, W. H. Freeman and Co., San Francisco.

CAVE, A. J. E., and F. J. AUMONIER (1962): Lymph node structure in the sumatran rhinoceros. J. R. Micr. Soc. **81**, 73–77.

CHIODI, V. (1958): II cosi detto sistema reticolo endoteliale nell' apparato cutaneo degli animali. Atti Acc. Scien. Ist. Bologna, **V**, 5–8.

COHRS, P. (1931): Knochenmark und Körperlymphknoten. Arch. Tierheilk. **64**, 152–159.

CULZONI, V. (1961): La bourse de Fabricius en quelques oisseaux de cage et de volière. La nuova Veter. **37**/12, 257–261.

DABELOW, A. (1963): Neue Ergebnisse über das Gefäßsystem des Lymphknotens und anderer lymphatischer Organe. Verhandl. Anat. Gesell. **81**, 187–206.

DAHMEN, E. (1970): Die embryonale Entwicklung des Waldeyer'schen Rachenringes beim Rind. Diss. med. vet. München.

DUBIEZ, R. (1967): Contribution à l'étude de la formule leucocytaire et de la numération globulaire du porc. Diss. med. vet. Lyon.

ERENCIN, Z. (1945): Die Untersuchungen über das Retikulo-endotheliale System. Acta Vet. Turcica **13**, 55–62.

FEHER, G., und Z. A. NAGY (1972): Histometrische Analyse der Hühnermilz während der primären Immunitätsreaktion gegenüber löslichem Rinderserumalbumin. Mathematisch-histometrische Methode zur Bestimmung quantitativer Veränderungen von Thymus- bzw. Bursa-abhängigen Lymphozyten. Z. F. Immunitätsforsch., exp. u. klin. Immunol. **143**, 245–251.

FELLENBERG, R. (1978): Kompendium der allgemeinen Immunologie. Parey, Berlin, Hamburg.

FISCHER, H. (1937): Die Veränderungen im Bau des Lymphknotens und die Bedeutung seines Gefäßsystems. Z. mikr.-anat. Forsch., **41**, 229–244.

FOSSUM, S., W. L. FORD (1985): The organization of cell populations within lymphnodes: Their origin, life history, and functional relationships. Histopathology **9**, 469.

FREEMAN, L. W. (1942): Lymphatic pathways from the intestine in the dog. Anat. Rec. **82**, 543–550.

FRIESS, A. E. (1969): Fluoreszenzmikroskopische Untersuchungen an Lymphozyten. Zbl. Vet. Med. A **16**, 341–353.

FUJITA, T., M. MIYOSHI and T. MURAKAMI (1972): Scanning Electron Microscope Observation of the Dog Mesenteric Lymph Node. Z. Zellforsch. mikr. Anat. **133**, 147–162.

FURTH, R. VAN, Z. A. COHN, J. G. HIRSCH, J. H. HUMPHREY, W. G. SPECTOR, H. L. LANGEVOORT (1972): The mononuclear phagocyte system: a new classification of macrophages, monocytes, and their precursor cells. Bull. WHO **46**, 845.

GARBER, S. L., P. J. O'MORCHOE, and C. C. O'MORCHOE (1980): A simultaneous comparison of the cells of blood, renal hilar, and thoracic duct lymph in the dog. Anat. Rec. **198**, 255–261.

GIURGEA, R. (1973): Veränderungen an der Bursa fabricii und am Thymus bei den Küken nach der Milzexstirpation. Zbl. Vet. Med. A. **20**, 677–682.

–, und V. TOMA (1975): Reaktionen der Thymusdrüse und der Bursa Fabricii auf Verabreichung von ACTH bei einer ontogenetischen Unterfunktion der Nebennieren. Zbl. Vet. Med. A. **22**, 485–492.

–, – und G. SIMU (1975): Das Verhalten von Thymus und Bursa Fabricii bei Hühnern mit nicht-tumorösen Formen von Infektionen mit dem Rous-Sarkom-Virus. Zbl. Vet. Med. B **22**, 448–454.

GNEPP, D. R., and F. H. Y. GREEN (1979): Scanning electron microscopy of collecting lymphatic vessels and their comparison to arteries and veins. Scanning Microsc. **3**, 757–762.

–, – (1980): Scanning electron microscopic study of canine lymphatic vessels and their valves. Lymphology **13**, 91–99.

GOLDKUHL, E. (1927): Über die Lymphknoten des Schweines. Z. mikr.-anat. Forsch. **8**, 365–383.

GORGOLLON, P., and J. KRSULOVIC (1973): Ultrastructure of the lymph nodes in the dog. Anat. Anz. **134**, 239–252.

GRAU, H. (1954): Über die Herkunft der Lymphozyten. Tierärztl. Umschau, **21/22**, 392–396.

– (1955): Über das lymphoretikuläre Gewebe. Berl. Münch. Tierärztl. Wschr. **23**, 404–406.

– (1965): Das Lymphgewebe des Organismus in neuerer Sicht. Zbl. Vet. Med. A. **12**, 479–492.

GRUNDMANN, E. (1958): Die Bildung der Lymphozyten und Plasmazellen im lymphatischen Gewebe der Ratte. Beitr. path. Anat. **119**, 217–262.

HABERMEHL, K. H. (1969): Das lymphatische Gewebe – ein Stoffwechselapparat. Schweiz. Arch. Tierheilk. **111**, 501–517.

HASHIMOTO, Y., and Y. EGUCHI (1957): Studies on the intra-embryonic haematopoietic tissue of the cattle foetus. 4. various haematopoietic tissues, expcept the liver, spleen and bone marrow, with special reference to the thymus and lymph node. Jap. J. of Vet. Sci. **19**, No. 4.

HASSA, O. (1955): Histomorphologischer Charakter der Bursa fabricii. Diss. med. vet. Ankara.

– (1955): Über die Ontogenie und hematopoetische Funktion von Bursa fabricii bei den Haushühnern. Ankara Üniversitesi Veteriner Fakültesi yayinlari **70**.

HEBEL, R. (1960): Untersuchungen über das Vorkommen von lymphatischen Darmkrypten in der Tunica submucosa des Darmes von Schwein, Rind, Schaf, Hund und Katze. Anat. Anz. **109**, 7–27.

–, und H.-G. LIEBICH (1969): Elektronenmikroskopische Untersuchungen an kleinen Lymphozyten aus dem Ductus thoracicus der Ratte. Z. Zellforsch. **93**, 232–248.

HETT, J. (1927): Untersuchungen am Lymphknoten. Verhandl. Anat. Gesell. **63**, 139–140.

HILLE, R. (1908): Untersuchungen über das Vorkommen der Keimzentren in den Lymphknoten von Rind, Schwein, Pferd und Hund und über den Einfluß des Lebensalters auf die Keimzentren. Diss. med. vet. Leipzig.

HÖLSCHER, H. (1925): Das Vorkommen lymphatischer Herde in der Thyreoidea trächtiger Tiere. Diss. med. vet. Berlin.

HORSCH, F. (1976): Entwicklung und Leistung des Immunsystems des Ferkels. Mh. Vet. Med. **11**, 418–422.

HULLIGER, L. (1959): Über die unterschiedlichen Entwicklungsfähigkeiten der Zellen des Blutes und der Lymphe in vitro. Virchows Arch. path. Anat. **329**, 289–318.

HUNT, A. C. (1968): Micro-anatomy of the lymph nodes of the pig. Br. J. exp. Path. Vol. **XLIX**, No. 4, 339–339.

KABAT, E. (1976): Structural Concepts in Immunology and Immunochemistry, w. ed. Holt, New York.

KELLER, L. (1951): Der Bau des Lymphknotens. Verh. Anat. Ges. (Jena) **48**, Erg.-H. zu Anat. Anz. **97**, 92–94.

KELLER, R. (1977): Immunologie und Immunpathologie. Thieme, Stuttgart.
KESSLER, H. (1955): Zur Histologie der Lymphknoten. Zbl. allg. Path. path. Anat. **93**, 139–143.
KEYE, W. (1922): Die natürliche Abwanderung des Pigments aus der Haut in die Lymphdrüsen bei Pferden. Diss. med. vet Berlin.
KIHARA, T. (1956): Entwicklungsgeschichtliche und experimentelle Untersuchungen über die Retikulumfasern. Bull. Osaka med. Sch. Suppl. **1**, 1–19.
– (1956): Das extravaskuläre Saftbahnsystem. Folia anat. jap. **28**, 601–621.
KOBOSIL, K. (1973): Versuche zur Wiederherstellung der humoralen Reaktionsfähigkeit immunologisch defekter Hühner. Diss. med. vet. München.
KOCK, G. DE (1929): A study of the reticulo-endothelial system of the sheep. 13th + 14th Repts. of the Dir. of Vet. Education and Research I, 647.
KÖHLER, H. (1958): Das Retikulo-Histiozytäre System (RHS) in der Veterinärpathologie. Wien. Tierärztl. Mschr. **45**/3, 155–168.
KREHAHN, P. (1921): Die Verteilung und Anordnung des zytoblastischen Gewebes in der Choanengegend beim Schwein, Kalb, Rind und Pferd. Diss. med. vet. Leipzig.
KRÖLLING, O. (1928): Über das retikulo-endotheliale System. Wien. Tierärztl. Mschr. **XV**, 459–463.
KRUML, J., F. KOVARU, J. LUDVIK and I. TREBICHAVSKY (1970): The Development of Lymphoid and Haemopoietic Tissues in Pig Fetuses. Fol. microbiol. Praha **15**, 17–22.
–, –, J.M. POSPISIL and I. TREBICHAVSKY (1970): The Development of Lymphatic Tissue during Ontogeny. Proceedings, Vol. **1**, 35–54.
KÜRZ, E. (1921): Die Verteilung und Anordnung des zytoblastischen Gewebes in der Choanengegend bei Schaf, Hund und Katze. Diss. med. vet. Leipzig.
LAULANIE, P. (1880): Expériences sur la reconstitution des globules rouges du sang après les hémorragies abondantes. Rev. Vét. Toulouse, 400.
– (1881): Sur le passage des globules rouges dans la circulation lymphatique. Rev. Vét. Toulouse, 65.
LEMM, E. (1921): Die Lymphdrüsen am Darm des Pferdes – Anzahl, Gestaltung, Gewicht, Verteilung. Diss. med. vet. Berlin.
LIEBICH, H.-G. (1970): Zur Morphologie kleiner Lymphozyten: Ergh. Anat. Anz. **126**, 381–385.
– (1970): Elektronenmikroskopische Untersuchungen an kleinen Lymphozyten. Zbl. Vet. Med. A **17**, 97–119.
– (1971): Zur Feinstruktur elektrophoretisch getrennter Zellen des Ductus thoracicus. Anat. Anz. Ergh. **65**, 281–287.
– (1973): Experimentell-morphologische Untersuchungen an immunkompetenten Zellen. Habilitationsschrift München.
– und R. HEBEL (1969): Elektronenmikroskopische Untersuchungen an Zellen aus dem Ductus thoracicus des Hundes. Z. ges. exp. Med. **151**, 308–320.
MASUI, K. (1926): Preliminary note on the effect of gonadectomy upon the weight of the kidney, thymus and spleen of mice. Proc. Imp. Acad. **2**, 33–35.
– and Y. TAMURA (1926): The effect of gonadectomy on the weight of the kidney, thymus and spleen of mice. British J. Exp. Biol. **3**, 207–223.
MAY, S. N. (1903): Vergleichende anatomische Untersuchungen der Lymphfollikelapparate des Darmes der Haussäugetiere (Pferd, Esel, Rind,

Schaf, Ziege, Schwein, Hund, Katze). Diss. med. vet. Gießen.
MESIPUU, I. (1973): Lymphovenöse Anastomose zur Langzeitgewinnung von Lymphe aus dem Ductus thoracicus bei Schafen und Kälbern. Zschr. f. Versuchstierk. **15**, 199–203.
MOSKOV, M., T. SCHIWATSCHEWA und St. BONEV (1969): Vergleichshistologische Untersuchung der Lymphknoten der Säuger. Die Lymphknoten des Delphins. Anat. Anz. **124**, 49–67.
MOVATH, H. Z., and N. V. P. FERNANDO (1965): The fine structure of the lymphoid tissue during antibody formation. Exp. Molec. Path. **4**, 155–188.
MÜLLER-HERMELINK, H. K., B. VON GAUDECKER, D. DRENCKHAHN, K. JAWORSKY, C. FELDMANN (1981): Fibroblastic and dendritic reticulum cells of lymphoid tissue. J. Cancer Res. Clin. Oncol. **101**, 149–164.
NAGY, Z. A., und G. FEHRER (1972): Histometrische Analyse der Hühnermilz während der primären Immunitätsreaktion gegenüber löslichem Rinderserumalbumin. I. D. Beziehungen zwischen quantitativen Veränderungen von Thymus- bz. Bursa-abhängigen Lymphozyten in der Milz und der Splenomegalie. Z. F. Immunitätsforsch., exp. u. klin. Immunol. **143**, 223–244.
–, – (1972): Histometrische Analyse der Hühnermilz während der primären Immunitätsreaktion gegenüber löslichen Rinderserumalbumin, III. Der Einfluß der Antigendosis auf die Proliferation immunkompetenter Zellen bei optimalen und größeren Antigenmengen. Z. f. Immunitätsforsch., exp. u. klin. Immunol. **143**, 323–332.
NOSSAL, G. (1972): Antikörper und Immunität. Suhrkamp Taschenbuch **44**.
OHHASHI, T. (1987): Comparison of viscoelastic properties of walls and functional characteristics of valves in lymphatic and venous vessels. Lymphology **20**, 219–223.
PAERTAN, J., and N. THUMB (1958): Studies on lymphocytic function. Blood **13**, 417–426.
PATZELT, V. (1933): Die Entwicklung der Peyer'schen Platten und die Beziehungen des Epithels zum lymphoretikulären Gewebe. Wien kl. Wschr. **15**, 461–462.
PELAGALLI, G. V., M. LANGELLA et G. COLELLA (1983): Aspects morphologiques et structuraux de la tonsille palatine du boeuf (Bos taurus) et du buffle (Bubalus buffalus). Zbl. Vet. Med. C. Anat. Histol. Embryol. **12**, 253–265.
PISCHINGER, A. (1951): Über den Bau des lymphoretikulären Gewebes und die Genese der Lymphozyten. Verh. Anat. Ges. Erg.-H. z. Anat. Anz. **98**, 49–53.
– (1954): Über den Bau des Lymphgewebes und die Vermehrung der Lymphozyten. Z. Zellforsch. **40**, 101–116.
POPPER, P., C. R. MANTYH, S. R. VIGNA, J. E. MAGGIO, and P. W. MANTYH (1988): The localization of sensory nerve fibers and receptor binding sites for sensory neuropeptides in canine mesenteric lymph nodes. Peptides **9**, 257–267.
PREUSS, F. (1977): Der Lymphfluß im Schweinelymphknoten. Zbl. Vet. Med. C **6**, 37–51.
RADTKE, A. (1996): Unspezifische und spezifische Abwehrmechanismen bei wechselwarmen Wirbeltieren – eine Literaturstudie. Inaug.-Diss. med. vet., München.

RAMIS, A., J. RAMOS, D. FONDEVILA, M. PUMAROLA, y L. FERRER (1991): Estudio Histoquímico e Immunohistoquímico del Tejido Linfoide Porcino: Ganglio Linfático, Bazo y Timo. Anat. Histol. Embryol. **20**, 154–168.

RICHTER, J. (1902): Vergleichende Untersuchungen über den mikroskopischen Bau der Lymphdrüsen von Pferd, Rind, Schwein und Hund. Arch. mikrosk. Anat. u. Entw. Gesch.**60**, 469–514.

RÖHLICH, K. (1963): Struktur und Blutgefäßversorgung der Keimzentren. Anat. Anz. **16**, 215–222.

ROITT, I. M. (1977): Leitfaden der Immunologie. Steinkopf, Darmstadt.

ROOIJEN, N. VAN (1987): The "In Situ" Immun Response in Lymph Nodes: a Review. Anat. Rec. **218**, 359.

ROSE, N. R., and H. FRIEDMANN (1976): Manual of Clinical Immunology. American Society for Microbiology, Washington.

SABIN, F. R. (1905): The Development of the Lymphatic Nodes in the Pig and their Relation to the Lymph Hearts. Am. J. Anat. **4**, 356–389.

SCHNAPPAUF, H., und B. SCHNORR (1968): Zur Natur der stark basophilen Zellen in der Ductus thoracicus-Lymphe. Acta Haemat. **39**, 282–290.

SCHUMACHER, A. (1962): Elektronenmikroskopische Untersuchungen an Plasmazellen in Lymphknoten und Milz der Ratte. Diss. med. vet. Wien.

SEGERSTAD (1927): Beitrag zur Histologie der Lymphknoten des Elefanten. Diss. Leipzig.

SELL, S. (1977): Immunologie, Immunpathologie und Immunität. Verlag Chemie, Weinheim, New York.

STUTMAN, O. (1982): A model for T-cell differentiation. In: FABRIS, N., ed.: Developments in Hematology and Immunology. Vol. 3: Immunology and Aging. The Hague, Boston, London: Martinus Nijkoff Publishers.

TIZARD, I. R. (1981): Einführung in die veterinärmedizinische Immunologie. Bearb. und übersetzt von H. G. BUSCHMANN. Parey, Berlin, Hamburg.

TOMA, V., und R. GIURGEA (1974): Dynamik der Nukleinsäuren und des Eiweißgehaltes im Thymus und in der Bursa fabricii der Hühnchen unter dem Einfluß von Cortisol. Zbl. Vet. Med. A **21**, 506–513.

TRAUTMANN, A: (1926): Die Lymphknoten (Lymphonodi) von Sus scrofa, insbesondere deren Lymphstrom-, Färbungs- und Rückbildungsverhältnisse. Zschr. Anat. u. Entw. Gesch. **78**, 733–755.

VARICAK, T., und A. FRANK (1966): Das histiozytäre System der Lymphknoten während der Hypothermie, Reanimation und Posthypothermie. Bull. sci. Acad. RSF Yougosl. A 11/10/12, 248.

VIERTEL, W. P. (1973): Untersuchungen über das Auftreten pyrinophiler Zellen bei mit Rotlaufimpfstoffen behandelten Schweinefeten unter besonderer Berücksichtigung der Lymphknoten. Diss. med. vet. Berlin.

VOGEL, K., und J. BEYER (1975): Die immunologische Bedeutung von Bursa Fabricii und Thymus des Huhnes. Monatshft. Vet. Med. **30**, 386–394.

VOLLMERHAUS, B. (1957): Über tonsilläre Bildung in der Kehlkopfschleimhaut des Rindes. Berl. Münch. Tierärztl. Wschr. **70**, 288–290.

– (1959): Zur vergleichenden Nomenklatur des lympho-epithelialen Rachenringes der Haussäugetiere und des Menschen. Zbl. Vet. Med. A **6**, 82–89.

WAGNER, G., (1973): Untersuchungen von Graft versus Host reaktiven Lymphozyten mit Hilfe der trägerfreien Elektrophorese. Diss. med. vet. München.

WILKINSON, P. C. (1976): Recognition and response in mononuclear and granular phagocytes. Clin. exp. Immunol. **25**, 355.

WILS, G. (1925): Beiträge zur Anatomie und Histologie der Lymphknoten des Schweines. Diss. Leipzig.

WIRTZ, A. S. (1972): Entwicklung und Morphologie der Bursa Fabricii und ihre Rolle im immunologischen System. Diss. med. vet. Hannover.

WOMACK, W. A., P. K. TYGART, D. MAILMAN, P. R. KVIETYS, and D. N. GRANGER (1988): Villous motility: Relationship to lymph flow and blood flow in the dog jejunum. Gastroenterology **94**, 977–983.

WOODRUFF, J. J., L. M. CLARKE, Y. H. CHIN (1987): Specific cell-adhesion mechanismus determining migration pathways of recirculating lymphocytes. Ann. Rev. Immunol. **5**, 201.

YANG, T. J. (1986): Green coloration of superficial cervical lymph nodes in dogs tattooed in the ear. J. Vet. Med. A **33**, 788–790.

ZIMMERMANN, A. (1941): Die Veränderungen der Lymphknoten im hohen Alter. Közlemények az összehasonlító élet- és kórtan köréből **31**, 245.

ZIMMERMANN, G. (1932): Über den Waldeyerschen lymphatischen Rachenring . Allatani Közlemények **XXIX**, 126–137.

– (1933): Über den Waldeyer'schen lymphatischen Rachenring. Arch. wiss. prakt. Tierheilk. **67**, 141–153.

Blutlymphknoten

AL-BAGDADI, F. K., C. L. SEGER, C. W. TITKEMEYER, and L. F. ARCHIBALD (1986): Ultrastructural Morphology of Plasma Cells in Normal Ovine Hemal Lymph Nodes. Anat. Histol. Embryol. **15**, 344–354.

BAUM, H. (1907): Rote Lymphknoten. Dtsch. Tierärztl. Wschr. **34**, 477–480.

ERENCIN, Z. (1948): Hemolymph nodes in small ruminants. Am. J. Vet. Res. **IX**, 291–295.

– (1951): Die Zytologie der Haemallympohknoten von Wiederkäuern (Schaf und Ziege). Acta Anat. (Basel), Separatum **11**, 401–413.

– (1952): Haemaellymphknoten. Ankara Üniversitesi- Vet. Fakültesi Yayinlari: 34 Calismalar: 18 Ankara Üniversitesi Bas mevi.

FITZGERALD, D. V. M. (1961): Hemal lymph nodes in a dog. J. Vet. Med. **56**, 256–257.

KARPFER, K. (1927): Über die Blutlymphknoten. Allatorvosi Lapok **L**, 159.

KAZEEM, A. A., O. REID, R. J. SCOTHORNE (1982): Studies on hemolymph nodes. I. Histology of the renal hemolymph node of the rat. J. Anat. **134**, 677–683.

KELLER, O. (1922): Om Haemolymphglandler. En Anatomisk Studie. Københaben.

KOCK, G. DE (1929): Hemo-lymphoid-like nodules in the liver of ruminants a few years after splenectomy. 15th Rept. of the Dir. of Vet. Services, **II**, 577.

KUDO, N. (1953): Studies on the red Lymphonodus **I**. Macroscopical observations on the red Lymphonodus in goats. Jap. J. Vet. Res. **1**, 97–110.

– (1953): Studies on the red Lymphonodus **II**. Microscopical observations on the peripheral sinus

of the red Lymphhonodus in goats. Jap. J. Vet. Res. **1**, 157–166.
– (1954): Studies on the red Lymphonodus **III**, About the agyrophilic fibers on the peripheral sinus on the red Lymphonodus in goats. Jap. J. Vet. Res. **2**, 117–128.
MEYER, A. W. (1908): The haemolymph glands of the sheep. Anat. Rec. **2**, 62–64.
OLAH, J., und J. TÖRÖ (1970): Blutlymphknoten der Ratte. Cytobiologie (Stuttgart) **2**, 376–386.
PILTZ, H. (1907): Über Hämolymphdrüsen. Berl. Tierärztl. Wschr. **27**, 518–520.
– (1909): Ein Beitrag zur Kenntnis der roten Lymphknoten. Diss. med. vet. Berlin.
SCHMALTZ, R. (1907): Blutlymphdrüsen. Berl. Tierärztl. Wschr. **47**, 853.
SCHUHMACHER, S. v. (1912): Über Blutlymphdrüsen. Verh. d. Anat. Ges. 131–139.
– (1913): Bau, Entwicklung und systematische Stellung der Blutlymphdrüsen. Arch. mikr. Anat. **81**, 92–150.
TURNER, D. R. (1969): The vascular tree of the hemal node in the rat. J. Anat. (London) **104**, 481–493.
VARICAK, T., und A. FRANK (1966): Die Haemalknoten der Ziegen unter normalen Bedingungen sowie während der Hypothermie, Reanimation und Posthypothermie. Vet. archiv. **36**/11/12, 334–336.
VINCENT, S., and S. HARRISON: On the hemolymph glands of some vertebrates. J. Anat. Phys. **31**, 176–198.
ZIMMERMANN, A. (1916): Von den Blutlymphknoten. Allatorvosi Lapok **XXXIX**, 179.

Milz

BARGMANN, W. (1941):Zur Kenntnis der Hülsenkapilaren der Milz. Z. Zellforsch. **31**, 630–647.
BLUE, J., L. WEISS (1981): Vascular pathways in nonsinusal red pulp – an electron microscope study of the cat spleen. Am. J. Anat. **161**, 135–168.
–, – (1981): Electron microscopy of the red pulp of the dog spleen including vascular arrangements, periarterial macrophage sheaths (ellipsoids), and the contractile, innervated reticular meshwork. Am. J. Anat. **161**, 189–218.
BORTOLAMI, R., et S. LOMBARDO (1952): Osservazioni sullo sviluppo delle fibre elastische nella capsula e nelle trabecole della milza in feti di Bos taurus. Atti Soc. It. Scien. Veter. **6**, 324–327.
–, – (1953): Dello svolgimento e della fine struttura della capsula lienis in feto di Bos taurus. La nuova Veterinaria **29**, 37–40.
BRINKMANN, A. (1958): Die Arterien und Venen der Rindermilz unter Berücksichtigung ihres Einbaus in das Trabekelsystem. Diss. med. vet. Gießen.
CARDINET, G. H., and G. T. HARTKE. (1972): Variation in the Origin of the splenic artery in the dog. Anat. Rec. **172**, 449.
CURSON, H. H. (1930): Accessory spleens in a horse. 16th Report of the Director of vet. Services of South Africa, 875–877.
DIRSCHLMAYER, K. (1936): Beitrag zur vergleichenden Anatomie und Histologie der Milz bei den Wiederkäuern. Diss. med. vet. Wien.
DOOLEY, P. C., J. F. HECKER and M. E. D. WEBSTER (1972): Contraction of the sheep's spleen. Austr. J. Exp. Biol. Med. Sci. **50**, 745–755.

EWIJK, W. VAN, P. NIEUWENHUIS (1985): Compartments, domains, and migration pathways of lymphoid cells in the splenic pulp. Experientia **41**, 199–208.
FILLENZ, M. (1970): The innervation of the cat spleen. Proc. Roy. Soc. London, B. **174**, 459–468.
FRANK, A., und J. VARICAK (1966): Morphologisch-funktionelle Abhängigkeit der Zellenelemente und Aa. folliculares in den Folliculi lymphatici lienales. Bull. Sci. Acad. RSF Yougoslavie A **11**, 10/12, 249, Zagreb.
GODINHO, H. P. (1963): Anatomical studies about blood circulation of the dog's spleen. I. Venous drainage: venous lienal zones. Arq. Esc. Vet. **15**, 63–72.
– (1964): Anatomical studies on the termination and anastomoses of the a. lienalis and arterial lienal segments in the dog. Arq. Esc. Vet. **16**, 163–196.
GOSCH, L. (1931): Über das Vorkommen und die Gestalt glatter Muskelzellen im Parenchym der Milz einiger Säugetiere. Z. mikr.-anat. Forsch. **25**, 455–495.
GRAHAME, T., and J. TEHVER (1931): The capsule and trabeculae of the spleens of domestic animals. J. Anat. (Lond.) **65**, 473–481.
GUPTA, S. G., C. D. GUPTA, and S. B. GUPTA (1978): Segmentation in the dog spleen. Acta Anat. **101**, 380–382.
–, –, – (1981): Study of venous segments in the spleens of buffalo and dog. Acta Anat. **111**, 204–206.
HARTWIG, H. (1950): Die makroskopischen und mikroskopischen Merkmale und die Funktion der Pferdemilz in verschiedenen Lebensaltern und bei verschiedenen Rassen. Z. mikr.-anat. Forsch. **55**, 287–409.
HASHIMOTO, Y., and Y. EGUCHI, (1957): Studies on the intra-embryonic haemotopoietic tissue of the cattle foetus. 2. Haematopoiesis in the spleen. Jap. J. of Vet. Sci.**19**, No. 2.
HERRATH, E. v. (1935): Anatomische Bemerkungen zur Frage der Blutspeicherfunktion der Milz. Dtsch. Med. Wschr. **48**, 1924–1933.
– (1935): Vergleichend-quantitative Untersuchungen an acht verschiedenen Säugermilzen. Z. mikr.-anat. Forsch. **37**, 389–406.
– (1935): Bau und Funktion der Milz. Z. Zellforsch. **23**, 375–430.
– (1935): Über einige Beobachtungen bei der Durchspülung verschiedener Säugermilzen. Anat. Anz. **80**, 38–44.
– (1936): Einiges über die Beziehungen zwischen Bau und Funktion der Säugermilz. Anat. Anz. Erg.-H. **81**, 182–186.
– (1937): Experimentelle Untersuchungen über die Beziehungen zwischen Bau und Funktion der Säugermilz. 1. Der Einfluß des Lauftrainings auf die Differenzierung der Milz heranwachsender Tiere. a) Hunde. Z. mikr.-anat. Forsch. **42**, 1–32.
– (1938): Experimentelle Ergebnisse zur Frage der Beziehungen zwischen Bau und Funktion der Säugermilz. Anat. Anz. Erg.-H. **85**, 196–207.
– (1938): Zur vergleichenden Anatomie der Säugermilz und ihrer Speicher- und Abwehraufgaben. Zugleich ein Beitrag zur Typologie der Milz und zum Problem der artlichen und individuellen Milzgröße. Med. Klin. **34**, 1355–1359.

– (1939): Experimentelle Untersuchungen über die Beziehungen zwischen Bau und Funktion der Säugermilz. I. Der Einfluß des Lauftrainings auf die Differenzierung der Milz heranwachsender Tiere. b) Hunde. Z. mikr.-anat. Forsch. **45**, 111–156.
– (1939): Die Milztypen beim Säuger. Anat. Anz. Erg.-H. **87**, 247–254.
– (1941): Milz und Wärmeregelung. Anat. Anz. **91**, 20–31.
– (1947): Beiträge und Fragestellungen zu einigen anatomischen Problemen des peripheren Kreislaufs. Med. Rdsch. **1**, 140–149.
– (1953): Zur Morphologie des Retothelialen Systems. Verh. Dt. Ges. Pathol. **37**, 13–25.
– (1955): Experimentelle Untersuchungen über die Beziehungen zwischen Bau und Funktion der Säugermilz. 2. Der Einfluß der Außentemperatur auf die Differenzierung der Milz heranwachsender Tiere (Hunde, Katzen, Kaninchen). Bemerkungen über das Verhalten der Gewichte wachsender Organe unter Außentemperatur- und Trainingseinfluß. Gegenb. Morph. Jb. **96**, 162–208.
– (1958): Bau und Funktion der Milz. De Gruyter & Co., Berlin.
– (1963): Zur Frage der Typisierung der Milz. Anat. Anz. **112**, 140–149.
IMAI, M. (1956): Histological study on the sheathed tissue (the ellipsoid body) and sheathed artery of the spleen. 1: A new fact on the structure of the sheathed artery. J. Vet. Med. Tokyo **186**, Japanisch.
– (1957): Histological study on the sheathed tissue (the ellipsoid body) and sheathed artery of the spleen. 2. On the sheathed tissue. J. Vet. Med. Tokyo **209**, Japanisch.
JACQUIN, A. (1953): Etude anatomique de la rate des Equides domestiques. Diss. med. vet. Lyon.
KÖNIG, H. E., und P. CURA (1971): Eine Nebenmilz beim Pferd. Anat. Anz. **128**, 489–490.
LANGER, P. (1941): Die Altersveränderungen der Milz beim Pferd mit besonderer Berücksichtigung der Gitterfasern. 5. Beitrag zur Altersanatomie des Pferdes. Diss. med. vet. Hannover.
LUNDBERG, J.M., A. ÄNGGÅRD, J. PERNOW, T. HÖKFELT (1985): Neuropeptide Y, substance P- and VIP-immunoreactive nerves in cat spleen in relation to autonomic vascular and volume control. Cell Tissue Res. **239**, 9–18.
MALL, F. P. (1903): On circulation through the pulp of the dog's spleen. Am. J. Anat. **2**, 315–332.
OBIGER, L. (1940): Untersuchungen über die Altersveränderungen der Milz bei Hunden. (2. Beitrag zur Altersanatomie des Hundes.) Diss. med. vet. Hannover.
OCAL, M. K., and I. TAKCI (1991): Arterial Segmentation in the Spleen of the Sheep. Anat. Histol. Embryol. **20**, 152–153.
POPESCU, P. (1937): Beitrag zum Studium der Topographie und der Punktionstechnik der Milz beim Rinde. Diss. med. vet. Bukarest.
REISSNER, H. (1929): Untersuchungen über die Form des Balkengerüstwerks der Milz bei einigen Haussäugetieren, sowie die Verteilung von elastischem und kollagenem Bindegewebe und glatter Muskulatur in Kapsel und Trabekel. Z. mikr.-anat. Forsch. **16**, 598–626.
RIEDEL, H. (1932): Das Gefäßsystem der Katzenmilz. Z. Zellforsch. **15**, 459–529.

ROBINSON, W. L. (1930): The venous drainage of the cat spleen. Am. J. Path. **6**, 19–26.
SCHABADASCH, A. (1935): Beiträge zur vergleichenden Anatomie der Milzarterien. Versuch einer Analyse der Evolutionsbahnen des peripheren Gefäßsystems. Zschr. Anat. Entw.-gesch. **194**, 502–570.
SCHLÜNS, J. (1964): Untersuchungen zur Histotopochemie der alkalischen Phosphatase in der Milz einiger Säugetiere. Acta histochem. **19**, 201–233.
– (1964): Über den Nachweis einer γ-Glutamyltranspeptidase-ähnlichen Enzymaktivität in den Schweiger-Seidelschen Kapillarhülsen der Milz des Schweines. Tierärztl. Umsch. **4**, 183–188.
SCHMIDT, E. E., I. C. MACDONALD, and A. C. GROOM (1982); Direct arteriovenous connections and the intermediate circulation in dog spleen, studies by scanning electron microscopy of microcorrasion casts. Cell Tissue Res. **225**, 543–555.
–, –, – (1983): Circulatory pathways in the sinusal spleen of the dog, studied by scanning electron microscopy of microcorrosion casts. J. Morph. **178**, 111–123.
–, –, – (1983): The intermediate circulation in the nonsinusal spleen of the cat, studied by scanning electron microscopy of microcorrosion casts. J. Morph. **178**, 125–138.
SCHÖNBERG, F. (1926): Über Nebenmilzen bei 8 Schweinen mit gleichzeitiger Einsprengung von Pankreasläppchen in das Milzgewebe. Berl. Tierärztl. Wschr. **26**, 428–430.
SCHULZ, P. (1956): Maße und Gewichte der Milzen unserer Schlachttiere. Dtsch. Schlacht. u. Viehhof Ztg. **56**, 86–88.
SCHWARZE, E. (1937): Über Bau und Leistung der Milzkapsel unserer Haussäugetiere. Berl. Tierärztl. Wschr. **34**, 521–522.
SCHWEIGER-SEIDEL, F. (1863): Untersuchungen über die Milz. Abt. II Virch. Arch. pathol. Anat. Physiol. **27**, 460–504.
SNOOK, T. (1950): A. comparative study of the vascular arrangements in mammalian spleens. Am. J. Anat. **87**, 31–78.
STEGER, G. (1938): Zur Biologie der Milz der Haussäugetiere. Dtsch. Tierärztl. Wschr. **39**, 609–614.
– (1939): Die Artmerkmale der Milz der Haussäugetiere (Pferd, Rind, Schaf, Ziege, Schwein, Hund, Katze, Kaninchen und Meerschweinchen). Diss. med. vet. Leipzig, 1938.
– (1939): Die Artmerkmale der Milz der Haussäugetiere. Gegenb. Morph. Jb. **83**, 125–157.
– (1939): Die tierartlichen Merkmale der Haussäugermilzen bezüglich Form, Hilus und Gefäßen. Dtsch. Tierärztl. Wschr. **21**. 325–327.
TABLIN, F., L. WEISS (1983): The equine spleen: an electron microscopic analysis. Am. J. Anat. **166**, 393–416.
TAKUBO, K., H. MIYAMOTO, M. IMAMURA, and T. TOBE (1986): Morphology of the human and dog spleen with special reference to intrasplenic microcirculation. Jpn. J. Surg. **16**, 29–35.
TISCHENDORF, F. (1948): Beobachtungen über die feinere Innervation der Säugermilz. Klin. Wschr. **26**, 125.
– (1951): Die Pulpamuskulatur der Milz und ihre Bedeutung. Z. Zellforsch. **36**, 2–44.
– (1953): Über die Elefantenmilz. Zschr. Anat. Entw.-gesch. **116**, 577–590.
– (1956): Milz. In: Kükenthals Handbuch der Zoologie, hrsg. von J.-G. HELMCKE und H. v. LENGERKEN, VIII/5, 1–32. de Gruyter & Co., Berlin.

– (1956): Neue Beobachtungen zur Frage der arteriellen Endigungen in der menschlichen Milz. Anat. Anz. **103**, 437–442.

– (1956): Die Innervation der Säugermilz. Ein Beitrag zur neurohistologischen Analyse funktioneller Organstrukturen. Biol. lat. (Milano) **9**, 307–342.

– (1958): Über die Hippopotamidenmilz. Ein Beitrag zur Typen- und Altersanatomie der Milz. Z. mikr.-anat. Forsch. **64**, 228–257.

– (1959): Untersuchungen über die terminale Strohmbahn im Bereich der Pars subcapsularis der menschlichen Milz. Z. Zellforsch. **50**, 369–414.

– (1969): Die Milz. In: v. MÖLLENDORFF/BARGMANN, Handbuch der mikroskopischen Anatomie des Menschen. VI/6, Erg. VI/I, Springer, Berlin, Heidelberg, New York.

– und A. LINNARTZ-NIKLAS (1958): Autoradiographische Untersuchungen zur Frage des Eiweißstoffwechsels in den lymphoretikulären Organen. Experientia **14**, 379–383.

TURNER, A. W., and V. E. HOGETTS (1959): The dynamic red cell storage function of the spleen in sheep. I. Relationship to fluctuations of jugular haematocrit. Austr. J. exp. Biol. **37**, 399–420.

VEREBY, (1943): Vergleichende Untersuchungen über die Kapsel, Trabekel und Gefäße der Milz. I. Die Milz des Schafes und Rindes. Zschr. Anat. Entw. -gesch. **112**, 634–652.

WAGEMEYER, M. (1956): Über den Einbau des Gefäßsystems der Milz in die Trabekelarchitektur und dessen funktionelle Bedeutung. Diss. med. Mainz.

WINQVIST, G. (1954): Morphology of the blood and the hemopoietic organs in cattle under normal and some experimental conditions. Acta Anat. (Basel) Suppl. **21** ad **22**, 7–159.

YOSHIOKA, K., A. HAYAKAWA, T. FURUTA, N. ISHIKAWA, and T. SHIGEL (1988): Distinctive characteristics of the splenic vein in the dog. Its morphological and pharmacological discontinuities with the portal vein and splenic capsule. Blood Vessels **25**, 273–284.

Thymus

ANDREASEN, E. (1943): Studies on the thymolymphatic system. Acta path. microbiol. scand., Suppl. **49**, 1–171.

ARNASON, G., B. D. JANKOVIĆ and B. H. WAKSMAN (1962): A survey of the thymus and its relation to lymphocytes and immune reaction. Blood **20**, 617–628.

BABA, A. I., M. GABOREANU et H. POP (1972): Etude du thymus dans l'hypothrépsie des porcelets. Zbl. Vet. Med. A **19**, 343–352.

BADERTSCHER J. A. (1915): The development of the thymus in the pig. I. Morphogenesis. Am. J. Anat. **17**, 317–337.

BEVANDIC, M., and I. ARNAUTOVIC (1965): Der Thymus des Lammes bis zur Geschlechtsreife. Bericht der Jugosl. Anatomen Ges. erschienen in: Acta Anat. **61**, 456.

– (1966): The thymus of the ewe from its birth till sexual maturity. Veterinaria **15**/1, 51–56.

BIMES, C. H., P. DE GRAEVE, S. AMIEL et al. (1975): Beziehungen zwischen Thymus und Geschlechtshormonen beim Meerschweinchen. Zbl. Vet. Med. C **4**, 162–171.

BLAU, J. N., R. N. JONES and L. A. KENNEDY (1968): Hassall's corpuscels: A measure of activity in the thymus during involution and reconstitution. Immunology **15**, 561–570.

BLIN, P. C., et M. PONTOIS (1972): Le thymus et la thymectomie chez le porcelet. Rec. Med. Vet. **148**, 411–426.

BLOM, T., und N. ÄDERMAN (1922/23): Zur Altersanatomie des Kaninchenthymus: II: Zahlenmäßige Feststellung der Anzahl und Größe der Hassallschen Körper. Upsala Läkareforenings Föhr. **28**, 301–332.

BURNET, F. M. (1962): The thymus gland. Sci. Am. **207**, 50–57.

DASCHINGER, E. (1978): Topographie und Vaskularisation des Schweinethymus bei neugeborenen und drei Wochen alten Ferkeln. Diss. med. vet. München.

DENIZ, E. (1964): Die Blutgefäßversorgung des Thymus beim Kalb. Zbl. Vet. Med. A **11**, 749–759.

FUJISAKI, S. (1966): The fine structure of Hassall's corpuscles and reticular cells in the mouse thymus. Acta Med. Biol. **14**, 107.

HAGSTRÖM, M. (1921): Die Entwicklung des Thymus beim Rind. Anat. Anz. **53**, 545–566.

HAMMAR, J. A. (1914): Methode, die Menge der Rinde und des Marks der Thymus, sowie Anzahl und Größe der Hassallschen Körper zahlenmäßig festzustellen. Zeitschr. angew. Anat. u. Konstitutionslehre **1**, 311–396.

– (1923): Die Thymus bei Influenza epidemica (hispanica). Acta med. scand. **59**, 79–113.

– (1927): Zur Frage der Thymusfunktion. Über Bakterientoxine als Anreger einer Neubildung der Hassallschen Körper. Z. mikr.-anat. Forsch. **9**, 68–78.

– (1932): Über Wachstum und Rückgang, über Standardisierung, Individualisierung und bauliche Individualtypen im Laufe des normalen postfetalen Lebens. Konstitutionsanatomische Studien am Kaninchen. Z. mikr.-anat. Forsch. **29**, 1–540.

HESS, M. W. (1968): Experimental thymectomy, possibilities and limitations. Springer Verlag, New York.

HESSDÖRFER, E. (1925): Ein Beitrag zur Anatomie und Rückbildung des Thymus beim Schwein. Diss. med. vet. Berlin.

HOSHINO, I., M. TAKEDA, K. ABE and T. ITO (1969): Early development of thymic lymphocytes in mice, studied by light and electron microscopy. Anat. Rec. **164**, 47–66.

INOMATA, T., T. HYODO, K. SAKITA, H. NINOMIYA, Y. SHOWJI, Y. HASHIMOTO, and S. MURAKATA (1993): Influence of Adrenalectomy on the Developing Rat Thymus During Peri-Weaning Period. Anat. Histol. Embryol. **22**, 296–299.

JAROSLOW, B. N. (1967): Genesis of Hassall's corpuscles. Nature **215**, 408–409.

KINGSBURY, B. F. (1936): On the mammaliam thymus, particulary thymus IV: the development in the calf. Am. J. Anat. **60**/1, 149–183.

KÖHLER, H. (1975): Zum Auftreten tödlicher Verblutungen im Thymusrestgewebe bei Hunden. Wien. Tierärztl. Mschr. **62**, 341–345.

KOEPPL-DASCHINGER, E. (1983): Zur Topographie und Blutgefäßversorgung des Thymus der neugeborenen Hauskatze (Felis silvestris f. catus). Z. Versuchstierk. **25**, 100–113.

LATIMER, H. B. (1954): The pernatal growth of the thymus in the dog. Growth **18**, 71–77.

LEE, D. G., and W. J. LENTZ (1947): The tonsillar tissue of the dog. University of Penna. Vet. Ext. Quart. **105**, 23–26.

LEHNHARDT, F. J. (1966): Über eine Methode zur Untersuchung des Thymus bei Ferkelkrankheiten. Diss. med. vet. Hannover.

LENKEIT, W. (1927): Über das Wachstum des Brustkorbes und der Brustorgane (Herz, Lunge, Thymus) während der Entwicklung beim Schwein. Z. Anat. Entw.-gesch. **82**, 605–642.

LIEBICH, H.-G. (1974): Elektronenmikroskopische Untersuchungen zur Differenzierung von Thymus-Lymphozyten. Berl. Münch. Tierärztl. Wschr. **87**, 122–125.

LUCKHAUS, G. (1966): Ein Beitrag zur Entwicklungsgeschichte des Schafsthymus. Berl. Münch. Tierärztl. Wschr. **79**, 183–188.

– (1966): Die Pars cranialis thymi beim fetalen Rind. Morphologie, Topographie, äußere Blutgefäßversorgung und entwicklungsgeschichtliche Betrachtungen. Zbl. Vet. Med. A **13**, 414–427.

METCALF, D., and M. BRUMBY (1966): The role of the thymus in the ontogeny of the immune system. J. Cell. Physiol. **67**, 149–168.

METTLER, F. (1975): Thymome bei Hund und Katze. Schweiz. Arch. Tierheilk. **117**, 577–584.

MICHEL, G. (1958): Beitrag zur Anatomie des Thymus des Syr. Goldhamsters (Mesocricetus auratus W.). Zbl. Vet. Med. **V**, 675–691.

MILLER, J. F. A. P. (1961): Immunological function of the thymus. Lancet **11**, 748–749.

– (1964): The thymus and the development of immunological responsiveness. Science **144**, 1544–1551.

MÜLLER-HERMELINK, H. K., ed. (1958): The Human Thymus, Histophysiology and Pathology. Current Topics of Pathology. Springer, Berlin, Heidelberg, New York.

PAPP, E., und W. G. VENZKE (1958): Beobachtungen an zellulären Bestandteilen der Thymusdrüse in Gewebekulturen. Wien. Tierärztl. Mschr. **56/7**, 411–418.

PESTANA, C., G. A. HALLENBECK, and R. G. SHORTER (1965): Thymectomy in newborn pigs. J. Surg. Res. **5**, 306–312.

PHILIPP, A. (1967): Zur Frage der Herkunft der Thymozyten nach Untersuchungen am Material vom Rind. Diss. med. vet. München.

RUTTANAPHANI, R. (1965): Histology of the canine thymus gland at various ages. M. S. Thesis, Cornell University.

RYGAARD, J., and C. W. FRIJS (1974): Die Zucht kongenital thymusloser Mäuse (nude Mäuse). Zschr. f. Versuchstierk. **16**, 1–10.

SANDEGREN, B. (1917/18): Beiträge zur Konstitutionsanatomie IV: Über die Anpassung der von HAMMAR angegebenen Methoden der mikroskopischen Analyse des Thymus an den Thymus des Kaninchens. Anat. Anz. **50**, 30–39.

SCHNEEBELI, S. (1958): Zur Anatomie des Hundes im Welpenalter. 2. Beitrag: Form und Größenverhältnisse innere Organe. Diss. med. vet. Zürich.

VARICAK, T. (1938): Thymus aus der Gegend der zweiten Schlundtasche. Zschr. Anat. Entw.-gesch. **108**, 394–397.

WAIBL, H. (1982): Zur Anatomie des Schweinethymus. Gliederung, Topographie, Skeletotopie, Vaskularisation. Zbl. Vet. Med. C **11**, 213–233.

– (1982): Quantitative Untersuchungen am Schweinethymus. Zbl. Vet. Med. C **11**, 234–241.

WASCHINSKY, G. (1925): Über den Thymus des Schweines. Diss. med. vet. Berlin.

WHITE, J. B. (1942):Growth changes of the thymus of the dog (Canis familaris). M. S., Ames/Iowa.

WUSTINGER, J., und N. POSPIESZNY (1984): Die arterielle Vaskularisation des Schweinethymus in der zweiten Hälfte der pränatalen Periode. Zbl. Vet. Med. C. Anat. Histol. Embryol. **13**, 341–350.

ZIMMERMANN, A. (1940): Die funktionelle Anatomie der Arterien der Thymusdrüse. Közlemének az összehasonlitó élet-és kórtan köréból **30**, 225.

– (1942): Über Thymus-Retikulum. Matematikai és Természettudomanyi Ertesitó **62**, 201.

ZOTTERMAN, A. (1911): Der Schweinethymus als ein Thymus ecto-entodermalis. Anat. Anz. **38**, 514–530.

Lymphgefäßsystem

ANDERSON, D. H. (1926): Lymphgefäße des Ovars beim Schwein. Contr. Embryol. Carneg. Instn. **17**, 107.

APOSTOLEANO, E. (1925): Contribution à l'étude du système lymphatique mammaire chez les carnivores domestiques. Diss. med. vet. Alfort.

– (1925): Système lymphatique mammaire chez les carnivores. Diss. med. vet. Toulouse.

– (1925): Perfectionnement du matériel employé pour les injections des lymphatiques (Procédé Gérota). Bull. Soc. Centr. Méd. Vét. **78**, 104–106.

– et M. A. PETIT (1925): A la recherche des lymphatiques du pied du cheval. Bull. Soc. Centr. Méd. Vét. **78**, 288–292.

ATKINS, A. M., and G. C. SCHOFIELD (1972): Lymphoglandular complexes in the large intestine of the dog. J. Anat. **113**, 169–178.

AUER, J. A. (1974): Die Lymphographie der Beckengliedmaße des Pferdes. Diss. med. vet. Zürich.

BÄRISWYL, K. (1960): Das Lymphsystem und seine Beziehungen zur Fettspeicherung und zum Fetttransport in der Rindermilchdrüse. Diss. med. vet. Bern.

BALANKURA, K. (1950/51): Entwicklung des Ductus thoracicus bei den Säugern. Diss. med. vet. Cambridge.

BALAZSY, J. L. (1934): Über die Herstellung von Lymphgefäßpräparaten. Allattani Közlemények **XXXI**, 56–64.

BARONE, R., M. BERTRAND et R. DESENCLOS (1950): Recherches anatomiques sur les ganglions lymphatiques des petits rongeurs de laboratoire (cobaye, rat, souris). 4 planches horstexte. Rev. Méd. Vét., 423–437.

–, ARNULF, BENICHOUX, LOSSON ET MORIN (1954): Documents expérimentaux et cliniques sur la lymphographie, Presse Médicale **78**, 1631–1633.

–, –, –, –, –, (1955): Données expérimentales sur la ligature des lymphatiques étudiée par la lymphographie. Minerva Cardioangiologia Europea, **I**, 2–12.

– und H. GRAU (1971): Zur vergleichenden Topographie und zur Nomenklatur der Lymphknoten des Beckens und der Beckengliedmaße. Zbl. Vet. med. A **18**, 39–47.

–, – (1970): Sur la topographie comparée et la nomenclature des nodules lymphatiques du bassin et du membre pelvien. Rev. Méd. Vét. **121**, 649–659.

BARTELS, H., und R. HADLOCK (1964): Die Untersuchung der Lymphknoten am Kopf des Schweines im Rahmen der amtlichen Fleischuntersuchung. Fleischwirtsch. **16**, 189–191.

BASSET, J. (1920): Relations des ganglions lymphatiques du boeuf. Bull. Soc. Cent. Méd. Vét. 476–484.

BAUM, H. (1911): Übertreten von Lymphgefäßen über die Medianebene. Dtsch. Tierärztl. Wschr. **26**, 401–402.

– (1911): Die Lymphgefäße der Muskeln und Sehnen der Schultergliedmaße des Rindes. Anat. Hefte **44**, 623–656.

– (1911): Die Lymphgefäße der Gelenke der Schultergliedmaße des Rindes. Anat. Hefte **44**, 439–456.

– (1911): Können Lymphgefäße direkt in Venen einmünden? Anat. Anz. **39**, 593–602.

– (1911): Die Lymphgefäße der Pleura costalis des Rindes. Zschr. f. Infektionskrankh. d. Haust. **9**, 375–381.

– (1911): Können Lymphgefäße, ohne einen Lymphknoten passiert zu haben, in den Ductus thoracicus einmünden? Zschr. f. Infektionskrankh. d. Haust. **9**, 303–306.

– (1911): Die Lymphgefäße der Milz des Rindes. Zschr. f. Infektionskrankh. d. Haust. **10**, 397–407.

– (1912): Zur Technik der Lymphgefäßinjektion. Anat. Anz. **40**, 303–309.

– (1912): Die Lymphgefäße des Thymus des Kalbes. Zschr. f. Tiermed. **16**, 13–16.

– (1912): Die Lymphgefäße der Harnblase des Rindes. Zschr. f. Fleisch- und Milchhyg. **XXII**, 101–103.

– (1912): Welche Lymphknoten sind regionär für die Leber? Zschr. f. Fleisch- und Milchhyg. **XXII**, 121–124.

– (1912): Die Lymphgefäße des Nervensystems des Rindes. Zschr. f. Infektionskrankh. d. Haust. **12**, 387–396.

– (1916): Können Lymphgefäße direkt in das Venensystem einmünden? Anat. Anz. **49**, 407–414.

– (1916): Die Lymphgefäße der Gelenke der Schulter- und Beckengliedmaße des Hundes. Anat. Anz. **49**, 512–520.

– (1916): Die Lymphgefäße der Leber des Hundes. Zschr. f. Fleisch- und Milchhyg. **XXVI**, 225–228.

– (1917): Die Lymphgefäße der Skelettmuskeln des Hundes, ihrer Sehnen und Sehnenscheiden. Ber. Tierärztliche Hochschule in Dresden.

– (1917): Die Lymphgefäße der Haut des Hundes. Anat. Anz. **50**, 1–15.

– (1918): Die im injizierten Zustande makroskopisch erkennbaren Lymphgefäße der Skelettknochen des Hundes. Anat. Anz. **50**. 521–539.

– (1918): Das Lymphgefäßsystem des Hundes. Arch. wiss. prakt. Tierheilkd. **44**, 521–650.

– (1918): Lymphgefäße der Skelettknochen und Hufe des Pferdes. Ber. Tierärztl. Hochschule, Dresden.

– (1918): Lassen sich aus dem anatomischen Verhalten des Lymphgefäßsystems einer Tierart Schlüsse auf dasjenige anderer Tierarten ziehen? Unterschiede im Lymphgefäßsystem zwischen Rind und Hund. Anat. Anz. **51**, 401–420.

– (1920): Die Lymphgefäße der Gelenke und der Schulter- und Beckengliedmaße des Pferdes. Anat. Anz. **53**, 37–46.

– (1922): Über die Einmündung von Lymphgefäßen der Leber in das Pfortadersystem. Anat. Verhandl., Erg.-Bd. z. Anat. Anz. **55**, 97–103.

– (1923): Die Kommunikation der Lymphgefäße der Prostata mit denen der Harnblase, Harnröhre, Samenblase, Bulbourethraldrüse. Anat. Anz. **57**, 17–27.

– (1925): Die Lymphgefäße der Faszien des Pferdes. Zschr. Anat. **77**, 266–274.

– (1925): Lymphgefäße der Leber des Pferdes. Zschr. Anat. Entw.-gesch. **76**, 645–652.

– (1925): Allgemeines über das Lymphgefäßsystem der Haustiere, insbesondere Unterschiede im makroskopischen Verhalten des Lymphgefäßsystems verschiedener Tierarten. Z. Fleisch- u. Milchhyg. **36**, 49–54.

– (1926): Die Lymphgefäße der Lungen des Pferdes, Rindes, Hundes und Schweines. Zschr. Anat. **78**, 714–732.

– (1926): Folgen der Exstirpation normaler Lymphknoten für den Lymphapparat und die Gewebe der Operationsstelle. Dtsch. Z. Chir. **195**, 241–266.

– (1926): Die Benennung der Lymphknoten. Anat. Anz. **61**, 39–42.

– (1927): Die Lymphgefäße der Schultergliedmaßen des Pferdes. Anat. Anz. **63**, 122–131.

– (1927): Die Lymphgefäße der Beckengliedmaßen des Pferdes. Berl. Tierärztl. Wschr. **35**, 581–584.

– (1927): Lymphgefäße der Gelenke der Schulter- und Beckengliedmaße der Haustiere. Zschr. Anat. Entw. gesch. **84**, 192–202.

– (1927): Die Lymphgefäße des Euters der Haustiere (Rind, Pferd, Schwein, Hund). Dtsch. Tierärztl. Wschr. **35**, 413–415.

– (1928): Zu dem Artikel von J. M. JOSIFOFF: „Die tiefen Lymphgefäße der Extremitäten des Hundes", im Anat. Anz. Bd. 65, S. 65. Anat. Anz. **65**, 421–428.

– (1928): Die Lymphgefäße des Kehlkopfes der Haustiere (Pferd, Rind, Schwein und Hund). Festschrift f. Eugen Fröhner, Stuttgart, Enke Verlag.

– (1929): Die Lymphgefäße des Kniegelenkes, Tarsalgelenkes und der Zehengelenke des Menschen. Anat. Anz. **67**, 301–318.

– (1929): Zum Kapitel Reißmannsche Drüse und rechte obere Bronchialdrüse. Z. Fleisch- und Milchhyg. **XXXIX**, 3–8.

– (1929): Betrachtungen über die Arbeit von Potsma: „Das Lymphgefäßsystem des Schweines." Z. Fleisch- u. Milchhyg. **XXXIX**, 133–140.

– (1929): Nach der Tierart verschiedenes Verhalten der Lymphgefäße der Serosa der Leber und der Lunge. Anat. Anz. **67**, 88–98.

– (1930): Das Verhältnis der Lymphgefäße der Nierenkapseln zueinander und zu denen der Nierensubstanz. Berl. Tierärztl. Wschr. **40**, 673–678.

– (1930): Lymphgefäße der Nieren. Berl. Tierärztl. Wschr. **46**, 673–693.

– (1930): Lymphgefäße des Magens und der Milz des Schweines. Berl. Tierärztl. Wschr. **46**, 375–384.

– (1932): Ist es berechtigt von Schaltlymphknoten zu sprechen? Anat. Anz. **74**, 154–166.

– und T. KIHARA (1929): Untersuchungen über den Bau der Lymphgefäße und den Einfluß des Lebensalters auf diese. Z. mikrosk.-anat. Forschung **18**, 159–198.

– und A. TRAUTMANN (1926): Die Lymphgefäße in der Nasenschleimhaut des Pferdes, Rindes, Schweines und Hundes und ihre Kommunikation mit der Nasenhöhle. Anat. Anz. **60**, 161–181.

BENOIT, J. (1947): La circulation lymphatique à travers le diaphragme chez les animaux domestiques. Rev. Méd. Vét., 49–58.

BODA, J. (1929): Die abdominalen Lymphknoten der Schafe. Diss. med. vet. Budapest.

CASLEY-SMITH, J. R. (1962): The identification of chylomicra and lipoproteins in tissue sections and their passage into jejunal lacteals. J. Cell. Biol. **15,** 259–277.

– (1967): The fine structure, properties and permeabilities of the lymphatic endothelium. Experentia (Basel), Suppl. **14,** 19–39.

– (1968): How the lymphatic system works. Lymphology **1,** 77–80.

– (1969): The structure of large lymphatics: How this determines their permeabilities and their ability to transport lymph. Lymphology **2,** 15–25.

CORD, U. (1981): Zur Entwicklung der Wildbrethygiene mit besonderer Berücksichtigung der Lymphknoten des Rehwildes. Diss. med. vet. Gießen.

DANESE, A., R. BROWER and J. M. HOWARD (1962): Experimental anastomoses of lymphatics. Arch. Surg. **84,** 6–9.

DAVISON, A. (1903): Lymphgefäßsystem an den Extremitäten der Katze. Anat. Anz. **22,** 125–128.

DE FREITÁS, V. von, C. R. PIFFER, N. L. ZORZETTO, G. SEULLNER, and S. L. MARTINS (1981): On the topography of the ductus thoracicus in the dog. Anat. Anz. **149,** 451–454.

DESENCLOS, R. (1949): Recherches sur la topographie des ganglions lymphatiques du rat et de la souris. Diss. med. vet. Lyon.

DUROVIČOVÁ, J., and V. MUNKA (1974): Stages of lymph drainage from the stomach in the dog. Folia Morphol. (Praha) **22,** 353–355.

ELISKA, O., and M. ELIŠKOVÁ (1980): Lymphatic drainage of the ventricular conduction system in man and in the dog. Acta Anat. **107,** 205–213.

ELIŠKOVÁ, M., and O. ELISKA (1974): Lymph drainage of the dog heart. Morphologica **22,** 320–323.

EGEHÖJ, J. (1934): Das Lymphsystem des Kopfes beim Rinde. Dtsch. Tierärztl. Wschr. **42,** 333–336.

– (1936): Untersuchungen über das Verhalten einiger Lymphknoten am Kopf und am Halse des Schweines. Dtsch. Tierärztl. Wschr. **44,** 287–289 und 319–322.

– (1937): Das Lymphgefäßsystem des Schweines. Z. Fleisch- u. Milchhyg. **47,** 273–280, 293–298, 313–315, 333–341, 353–360, 372–378.

FABIAN, G. (1969): Zur Darstellung der Lymphkapillaren mittels Patentblau-Violett und Tusche. Berl. Münch. Tierärztl. Wschr. **82,** 113–116.

FÖLDI, M., A. GELLERT, M. KOZMA, M. POBERAI, Ö. T. ZOLTAN und E. CSANDA (1966): Neue Beiträge zu den anatomischen Verbindungen zwischen Gehirn und Lymphsystem. Acta anat. (Basel) **64,** 498–505.

FORGEOT, E. (1908) Les ganglions lymphatiques des ruminants. Journ. Méd. Vét. Lyon , 666–669.

FORSTNER, V. v. (1974): Zur makroskopischen Anatomie der Lymphknoten und Lymphgefäße am Magen und Darm der Ziege. Diss. med. vet. München.

FREEMAN, L. W. (1942): Lymphatic pathways from the intestine in the dog. Anat. Rec. **82,** 543–550.

GOONERATNE, B. (1972): Lymphatic system in the cats outlined by lymphography. Acta Anat. **81,** 36–41.

GRAU, H. (1931): Ein Beitrag zur Histologie und Altersanatomie der Lymphgefäße des Hundes. Z. mikrosk.-anat. Forsch. **25,** 207–237.

– (1933): Die Lymphgefäße der Haut des Schafes (Ovis aries). Zschr. Anat. Entw. gesch. **101,** 423–448.

– (1934): Die Lymphgefäße der Schultergliedmaßenmuskeln des Schafes (Ovis aries). Morph. Jb. **75,** 62–91.

– (1941): Zur Benennung der Lymphknoten. Hier: Die Lymphknoten des Beckeneinganges und der Beckenhöhle. Berl. Münch. Tierärztl. Wschr. **57,** 237–241.

– (1942): Zur Benennung der Lymphknoten. Hier: Die Lymphknoten der Beckenwand und des Brusteinganges. Berl. Münch. Tierärztl. Wschr. **58,** 180–181.

– (1960): Prinzipielles und Vergleichendes über das Lymphgefäßsystem. Verhandlungen der Deutschen Gesellschaft für innere Medizin. 66. Kongreß. Bergmann München.

– (1965): Die Lymphgefäße, ein Sonderdrainagesystem des Bindegewebsräume. Wien. Tierärztl. Mschr. **52,** 353–359.

– (1974): Vergleichende Darstellung des Lymphgefäßsystems der Säugetiere. Fortschr. d. Veterinärmed. **19.** Parey, Berlin, Hamburg.

–, and R. BARONE (1970): Sur la topographie comparee et la nomenclature des nodules lymphatiques du bassin et du membre pelvien. Rev. Med. Vet. N. S. **33,** 649–659.

–, und A. KARPF (1963): Das innere Lymphgefäßsystems des Hodens. Zbl. Vet. Met. A **10,** 553–557.

–, und U. MEYER-LEMPENAU (1965): Das innere Lymphgefäßsystem der Leber. Zbl. Vet. Med. A **12,** 232–242.

–, und J. SCHLÜNS (1962): Experimentelle Untersuchungen zum zentralen Chylusraum der Darmzotten. Anat. Anz. **111,** 241–249.

–, und M. TAHER (1965): Das innere Lymphgefäßsystem von Pankeas und Milz. Berl. Münch. Tierärztl. Wschr. **78,** 147–152.

GREGOR, P. (1914): Lymphknoten und Lymphbahnen am Kopf und Hals des Schweines. Diss. med. vet. Berlin.

GRIAZNOVA, A. V. (1962): On ligation of thoracic lymphatic duct in dog. Arkh. Anat. **42,** 90–97.

GRODZINSKY, E. (1922): Entwicklung des Ductus thoracicus beim Schwein. Bull. Inter. Acad. Sci. Krakau, 183–185.

HADLOCK, R. (1974): Die für die amtliche Fleischuntersuchung im nationalen und internationalen Fleischhygienerecht vorgesehenen Lymphknoten. Fleischwirtschaft **54,** 1621–1622.

HAMPL, A. (1965): Lymphonodi intramammarii der Rindermilchdrüse. I. Makroskopisch-anatomische Verhältnisse. Anat. Anz. **116,** 281–298.

– (1965): Lymphonodi intramammarii der Rindermilchdrüse. II. Mikroskopisch-anatomische Verhältnisse. Anat. Anz. **117,** 129–137.

– (1967): Die Lymphknoten der Rindermilchdrüse. Anat. Anz. **121,** 38–54.

–, J. BARTOŠ und R. ZEDNÍK (1967): Lymphonodi supramammarii der Schafmilchdrüse. Zbl. Vet. Med. A **14,** 570–577.

–, and P. KOPUNECZ (1982): Lymph Nodes in Hare (Lepus europaeus Pallas 1778). I. Lymph nodes of the head and neck. Acta univ. agric. (Brno), fac. agron. **XXX,** 121–132.

–, and P. KOUTNÝ (1982): Lymph Nodes in Hare (Lepus europaeus Pallas 1778). II. Superficial lymph nodes of thorax, abdomen, pelvis und limbs. Acta univ. agric. (Brno), fac. agron. **XXX,** 133–143.

HARAZDY, K., und J. MOHACSY (1916): Die Lymphknoten des Rindes. Husszemle **XI**, 21–25.

–, – (1916): Vom Lymphgefäßsystem. Allatorvosi Lapok **XXXIX**, 143.

HARTUNG, K., H. M. BLAUROCK und W. CLAUSS (1968): Zur Technik der Lymphographie beim Hunde. Berl. Münch. Tierärztl. Wschr. **81**, 254–256.

HIGGINS, G. M., und A. S. GRAHAM (1929): Lymphdrainage aus der Peritonealhöhle des Hundes. Arch. Surgery **19**, 453–465.

HIRASHIMA, T., D. KUWAHARA, and M. NISHI (1984): Morphology of lymphatics in the canine large intestine. Lymphology **17**, 69–72.

HORSTMANN, E. (1950): Beobachtungen an den Lymphgefäßen des Mesenteriums. Anat. Nachr. **1**, 90–91.

– (1951): Über die funktionelle Struktur der mesenterialen Lymphgefäße. Morph. Jb. **91**, 483–510.

– (1959): Beobachtungen zur Motorik der Lymphgefäße. Pflüg. Arch. ges. Physiol. **269**, 511–519.

– (1961): Die Motorik der Lymphgefäße. Europ. Konf. Mikrozirkulation, Hamburg 1960. Bib. Anat. **1**, 306–308.

– (1968): Die Lymphgefäße. Bild der Wissenschaft **9**, 765–773.

–, und H. BREUCKER (1972): Über die Lymphkapillaren in den Darmzotten von Meerschweinchen u. Affe. Z. Zellforsch. mikr. Anat. **133**, 551–557.

HOYER, H.(1934): „Das Lymphgefäßsystem der Wirbeltiere vom Standpunkt der vergleichenden Anatomie." Extrait des Mémoires de l'Académie Polonaise des Sciences et des Lettres, Classe de Médicine, Krakau.

HUBER, F. (1909): Der Ductus thoracicus von Pferd, Rind, Hund und Schwein. Diss. med. vet Dresden.

IWANOFF, St. (1947/48): Über die Anatomie und Topographie der Lymphknoten und großen Lymphgefäße bei der Ziege. Jb. d. Universität Sofia, **24**, 551–571.

JÄNICKE, A. (1911): Vergleichende Größen- und Gewichtsbestimmungen verschiedener Organlymphknoten vom Rind, Kalb, Schaf und Schwein. Diss. med. vet. Zürich.

JELÍNEK, K. (1975): Das innere Lymphgefäßsystem der Gebärmutter der Kuh. I. Lymphkapillaren des Perimetrium. Anat. Anz. **138**, 281–287.

– (1975): Das innere Lymphgefäßsystem der Gebärmutter der Kuh. II. Lymphkapillaren und Lymphgefäße des Myometrium. Anat. Anz. **138**, 288–295.

– (1975): Das innere Lymphgefäßsystem der Gebärmutter der Kuh. III. Lymphkapillaren des Endometrium. Anat. Anz. **138**, 296–306.

–, und V. KACER (1973): Die Lymphkapillaren der Portio vaginalis uteri der Kuh. Anat. Anz., **133**, 431–440.

JOSSIFOW, J. M. (1928): Tiefe Lymphgefäße der Extremitäten des Hundes. Anat. Anz. **65**, 65–76.

– (1932): Das Lymphgefäßsystem des Schweines. Anat. Anz. **75**, 91–104.

KAGAN, K. G., and E. M. BREZNOCK, (1979): Variations in the canine thoracic duct system and the effects of surgical occlusion demonstrated by rapid aqueous lymphography, using an intestinal lymphatic trunk. Am. J. Vet. Res. **40**, 948–958.

KARBE, E. (1965): The development of the cranial lymph nodes in the dog. Anat. Anz. **116**, 155–164.

KARPF, A. (1965): Das innere Lymphgefäßytem der Lunge. Anat. Anz. **116**, 442–451.

–, und E. S. TAHER, (1965): Untersuchungen über das innere Lymphgefäßsystem des Hodens, des Ovars, der Lunge und des Pankreas. Zbl. Vet. Med. A**12**, 553–558.

KISS, Z. (1958): Lymphgefäßuntersuchungen bei der Katze. Diss. med. vet. Budapest.

KOCISOVA, M., and V. MUNKA (1974): Comparative anatomical study of the lymph vessels and nodes of the human and dog ovary. Folia Morphol. **22**, 282–285.

KRAUS, H. (1955): Zur Lymphgefäßversorgung des Dünndarms bei Schweinen. Tierärztl. Umschau **10**, 8–10.

– (1957): Zur Morphologie, Systematik und Funktion der Lymphgefäße. Z. Zellforsch. **46**, 446–456.

KRETSCHMANN, M. J. (1958): Die morphologisch-funktionelle Beziehungen zwischen Aorta und Trunci lumbales, Cisterna chyli, Ductus thoracicus beim Hund. Morph. Jb., **99**, 662–678.

KUBIK, I., T. VIZKELETY und J. BÁLINT (1956): Die Lokalisation der Lungensegmente in den regionalen Lymphknoten. Anat. Anz. **104**, 104–121.

–, und T. TÖMBÖL (1958): Über die Abflußfolge der regionären Lymphknoten der Lunge des Hundes. Acta Anat. **33**, 116–121.

KUBIK, S. (1969): Die normale Anatomie des Lymphsystems. Fortschr. Röntgenstr. Beilage Dt. Röntgenkongreß 1968, **110**, 87–88.

– (1971): Morphologische Grundlagen des Lymphsystems. Diagnostik **4**, 477–490.

KUPRIANOV, V. V.: (1969): Some features of the initial lymphatic vessels in their interrelation with blood capillaries. Acta Anat. **73**, 69–80.

LEAK, L. V. (1971): Studies on the permeability of lymphatic capillaries. J. Cell. Biol. **50**, 300–323.

LINDSAY, F. E. F. (1974): The cisterna chyli as a source of lymph samples in the cat and dog. Res. Vet. Sci. **17**, 256–258.

LUCIANO, L., und A. KOCH. 1975. Feinstruktur von Venolen und Lymphgefäßen in der Schilddrüse des Hundes. Acta Anat. **92**, 101–109.

MARAIS, J., and T. W. FOSSUM, (1988): Ultrastructural morphology of the canine thoracic duct and cisterna chyli. Acta. Anat. **133**, 309–312.

MARTIN, D. J., C. PARKER, and A. TAYLOR (1983): Simultaneous comparison of tracheobronchial and right duct lymph dynamics in dogs. J. Appl. Physiol. **54**, 199.

MEIER, A. (1989): Zur deskriptiven Anatomie der tastbaren Lymphknoten der Hauskatze. Diss. med. vet. München.

MEYER, A. W. (1906): An experimental study on the recurrence of lymphatic gland and regeneration of lymphatic vessels in the dog. Johns Hopkins Hosp. Bull. **17**, 185–192.

– (1906): An experimental study on the recurrence of lymphatic gland and regeneration of lymphatic vessels in the dog. J. Am. Vet. Med. Assoc. **140**, 943–947.

MILLER, A. J., A. DE BOER, R. PICK, L. VAN PELT, A. S. PALMER, and M. P. HUBER (1988): The lymphatic drainage of the pericardial space in the dog. Lymphology **21**, 227–233.

MILROY, E. J., and A. T. COCKETT (1973): Lymphatic system of the canine bladder. An anatomical study. Urology **2**, 375–377.

MISLIN, H. (1961): Experimenteller Nachweis der autochthonen Automatie der Lymphgefäße. Se-

peratum Experientia. Mschr. f. das gesamte Gebiet der Naturwissenschaften. **17,** 29–30.
MOSLER, U. (1973): Lymphographic diagnosis of the large afferent lymphatic ducts (thoracic duct). Med. Welt **24,** 2026–2028.
NAUWERK, G. (1964): Eine photographische Studie über die Untersuchung von geschlachteten Rindern mit kritischen Anmerkungen. Diss. med. vet. München.
NAVEZ, O. (1927): Le système lymphatique de l'espèce bovine. Annales de Med.-Vet. Oct.
– (1927): Le système lymphatique du chien. Annales de Med.-Vet. Déc.
– (1927): Le système lymphatique des animaux domestiques. Annales de Med.-Vet. Août-Sept.
– (1929): Le système lymphatique du cheval. Annales de Med.-Vet. Janv., Fèv., Mars.
– (1939): Le système lymphatique du porc. Annales de Med.-Vet. Mars.
NICKEL, R. (1939): Blut- und Lymphgefäßsystem des Darmes als Infektionspforte. I. Bestehen direkte Verbindungen zwischen den Darmlymphgefäßen und der Pfortader? Dtsch. Tierärztl. Wschr. **47,** 91–93.
–, und W. GISSKE (1939): Blut- und Lymphgefäßsystem als Infektionspforte. II. Dringen Bakterien vom Darm in die Pfortaderkapillaren ein? Dtsch. Tierärztl. Wschr. **47,** 434–435.
–, (1941): Blut- und Lymphgefäßsystem des Darmes als Infektionspforte. Zschr. Fleisch- und Milchhyg. **51,** 225, 239, 257.
–, und H. WISSDORF (1966): Die Topographie des Ductus thoracicus der Ziege und Operationsbeschreibung zur Lymphgewinnung aus seinem Endabschnitt. Zbl. Vet. Med. A **13,** 645–648.
NORÉN, S. (1939): Beitrag zur Kenntnis über die Lymphgefäße vom Spatium retromucosum in der Luftröhre des Rindes. Skand. veterinärtidskr. 781–787.
NORDQUIST, R. E., R. D. BELL, R. J. SINCLAIR, and M. J. KEYL (1973): The distribution and ultrastructural morphology of lymphatic vessels in the canine renal cortex. Lymphology **6,** 13–19.
ONNO, L. (1940): Le système lymphatique du boeuf. Bull. Acad. Vét. France **93**/13, 113–115.
PAPP, M., P. RÖHLICH, J. RUSZNYÁK und J. TÖRÖ (1926): An electron microscopie study of the central lacteal in the intestinal villus of the cat. Z. Zellforsch. **57,** 475–486.
PATSIKIS, M. N., and A. DESSIRIS (1992): The Lymph Drainage of the Mammary Glands in the Bitch. Third Hellenic Veterinary Symposium of Small Animal Medicine, Athens.
PETIT, M. A. (1925): Sur la présence de lymphatiques dans le pied du cheval. Bull. Soc. Centr. Méd. Vét. **78,** 74–76.
PFLUG, J. J., and J. S. CALNAN (1969): Lymphatics: Normal anatomy in the dog hind leg. J. Anat. **105,** 457–465.
PINA, J. A. E., and A. S. TAVARES (1980): Comparative morphological study of the epicardial ventricular lymphatics in the dog before and after ligature of the superficial veins. Acta Anat. **107,** 72–79.
POSTMA, H. (1928): Das Lymphgefäßsystem des Schweines. Z. Fleisch-Milchhyg. **38,** 354–362.
PRIER, J. E., B. SCHAFFER and J. F. SKELLEY (1962): Direct lymphangiography in the dog. Am. J. Vet. Med. Assoc. **140,** 943–947.

PÜSCHNER, J. (1974): Einiges über das Blut- und Lymphsystem. Rundschau für Fleischbeschauer und Trichinenschauer **26,** 115–118.
RIENHOFF, W. F. (1931): The lymphatic vessels of the thyroid gland in the dog and in man. Arch. Surg. **23,** 783–804.
ROMSOS, D. R., and A. D. MCGUILIARD (1971): Preparation of thoracic and intestinal lymph duct shunts in calves. J. Dairy Sci., **53,** 1275–1278.
ROOS, H., und J. FREWEIN (1974): Die Lymphknoten und Lymphgefäße des Beckens und der Beckengliedmaße der Ziege. Berl. Münch. Tierärztl. Wschr. **87,** 101–105.
ROY, P. (1947): Recherches sur la topographie des ganglions lymphatiques du cobaye. Diss. med. vet. Lyon.
RUBERTE, J., J. Y. SAUTET, J. M. GINE, C. LOPEZ, and A. RODRIGUEZ (1990): Topographie des Collecteurs Lymphatique Mammaires de la Chienne. Anat. Histol. Embryol. **19,** 347–358.
RUMPH, P. F., P. D. GARRET, and B. W. GRAY (1980): Facial lymph nodes in dogs. J. Am. Vet. Med. Assoc. **176,** 342–344.
SAAR, L. I., and R. GETTY (1961/62): The lymphatic system. A neglected area in veterinary research. I. S. U. Vet. **24**/3, 146–151.
–, – (1962) Nomenclature of the lymph apparatus. I. S. U. Vet. **25**/1, 23–29.
–, – (1962/63): Lymph nodes of the head, neck and shoulder region of swine. I. S. U. Vet. **25**/3, 120–134.
–, – (1964): The interrelationship of the lymph vessel connections of the lymph nodes of the head, neck and shoulder regions of swine. Am. J. Vet. Res. **25**/100, 618–636.
–, – (1964): The lymph nodes and the lymph vessels of the abdominal wall, pelvic wall and the pelvic limb of swine. I. S. U. Vet. **27**/2, 97–113.
–, (1964): The lymph vessels of the thoracic limb of swine. I. S. U. Vet. **26**/3, 161–168.
SATJUKOVA, G. S., I. D. KIRPATOWSKI, and J. W. KIPRENSKI (1977): Einige neue Angaben zum Lymphbett der Extremitäten des Hundes. Verh. Anat. Ges. **71,** 793–800.
SAUER, J. (1965): Das innere Lymphgefäßsystem der Nebenniere. Diss. med. vet. München.
SCHAUDER, W. (1920): Über die oberflächlichen Lymphgefäße der Widerrist-, Schulter-, Oberarmgegend und angrenzenden Brustgegenden des Pferdes nach klinischen Befunden. Monatshefte f. Tierheilk. **30,** 88–92.
– (1949): Über die Lymphgefäße und Lymphknoten des Euters der Ziege. Dtsch. Tierärztl. Wschr. **56,** 41–42.
SCHMALTZ, R. (1927): Zur Benennung der Lymphdrüsen. Anat. Anz. **63,** 170–171.
SCHMIDTOVA, K., A. GREGOR, and V. MUNKA (1974): Note on lymph drainage of the heart in the dog. Folia Morphol. **22,** 405–407.
SCHNEIDAWIND, H. und P. HABIT (1995): Fleischhygienerecht. Textsammlung mit Geleitwort. 7. Auflage. Jehle, München.
SCHNEPPE, K. (1912): Die Lymphgefäße der Leber und die zugehörigen Lymphdrüsen. Diss. med. vet. Berlin.
SCHNORR, B., D. WEYRAUCH und A. HILD (1975): Die Feinstruktur der Lymphgefäße in der Pansenwand der Ziege. Anat. Anz. **138,** 271–280.
SHDANOV, D. A. (1962): Zur Lösung der Streitfragen über die funktionelle Morphologie des Lymphgefäßsystems. Anat. Anz. **111,** 17–50.

Shelton, M. E., and W. B. Forsythe (1979): Buccal lymph node in the dog. Am. J. Vet. Res. **40,** 1638–1639.
Shimada, T., T. Noguchi, K. Takita, H. Kitamura, and M. Nakamura (1989): Morphology of lymphatics of the mammalian heart with special reference to the architecture and distribution of the subepicardial lymphatic system. Acta anat. **136,** 16–20.
Skelley, J. F., J. E. Prier, and R. Koehler (1964): Applications of direct lymphangiography in the dog. Am. J. Vet. Res. **24,** 747–755.
Somers, R. K. (1951): The lymph gland of Cattle, Dogs and sheep. Circular Nr. 866, Washington D. C.
Spira, A. (1962): Die Lymphknotengruppen (Lymphocentra) bei den Säugern – ein Homologisierungsversuch. Anat. Anz. **111:** 294–364.
Steinbauer, F. (1980): Zum Lymphgefäßsystem der Baucheingeweide des Schafes. Diss. med. vet. München.
Sterns, E. E., and G. E. Vaughan (1970): The lymphatics of the dog colon. A study of the lymph drainage patterns by indirect lymphography in the dog under normal and abnormal conditions. Cancer **26,** 218–231.
Sugimura, M., N. Kudo and K. Takahata (1955): Studies on the lymphonodi of cats. I. Macroscopical observations on the lymphonodi of heads and necks. Jap. J. Vet. Res. **3** (2), 90–105.
–, –, – (1956): Studies on the lymphonodi of cats. II. Macroscopical observations on the lymphonodi of the body surfaces, thoracic and pelvic limbs. Jap. J. Res. **4** (3), 101–115.
–, –, – (1958): Studies on the lymphonodi of cats. III. Macroscopical observations on the lymphonodi in the abdominal and pelvic cavities. Jap. J. Vet. Res. **6** (2), 69–90.
–, –, – (1959): Studies on the lymphonodi of cats. IV. Macroscopical observations on the lymphonodi in the thoracic cavity and supplemental observations on those in the head and neck. Jap. J. Vet. Res. **7** (2), 27–53.
–, –, – (1960): Studies on the lymphonodi of cats. V. Lymphatic drainage from the peritoneal and pleural cavities. Jap. J. Vet. Res. **8** (1), 35–49.
Sunderville, E. (1910): The lymphatic of cattle. N. Y. S. Vet. Med. Soc. Proc., 47–56.
– (1915): The location of the accessible lymph glands in cattle with reference to physical diagnosis. Cornell Vet., 269–276.
Suter, P. (1969): Die Lymphographie beim Hund, eine röntgenologische Methode zur Diagnose von Veränderungen am Lymphsystem. Zürich, Juris-Verlag.
Tagand, R., E. Barone et Ch. Sourd (1946): Le système lymphatique du lapin. Rev. Méd. Vét., **116,** 167.
–, – (1948): Sur la topograhie et la nomenclature de quelques groupes ganglionaires lymphatiques. Bull. Soc. Sc. Vét. Lyon, 10.
Taher, E. S. (1965): Das innere Lymphgefäßsystem der Niere. Diss. med. vet. München.
– (1965): Zur Technik der Lymphgefäßdarstellung. Zbl. Vet. Med. A **12,** 501–508.
Tanudimadja, K., and N. G. Ghoshal (1973): The lymph nodes and lymph vessels of the thoracic wall of the goat. Iowa State J. of Res. **47** (4), 229–243.
–, – (1973): The lymph nodes and the lymph vessels of the neck and thoracic limb of the goat. Anat. Anz. **134,** 64–80.
–, – (1973): The lymph nodes and the lymph vessels of the head of the goat. Am. J. Vet. Res. **34** (7), 909–914.
–, – (1973): The lymph nodes and lymph vessels of the thoracic viscera of the goat (Capra hircus). Zbl. Vet. Med. C **2,** 316–326.
Todd, G., and G. Bernard (1973): The symphathetic innervation of the cervical lymphatic duct of the dog. Anat. Rec. **177,** 303–316.
–, – (1974): The cervical lymphatic ducts of the dog: Structure and function of the endothelial lining. Microvasc. Res. **8,** 139–150.
Vermeulen, H. A. (1911): Een en ander over het systema lymphaticum. Tijdschr. v. Veeartsenijkunde 1911, 24, 1.
Vollmerhaus, B., und H. Roos (1987): Über die Lymphknoten des Darmes von Schaf (*Ovis aries*) und Ziege (*Capra hircus*). Anat. Histol. Embryol. **16,** 377–382.
–, – (1989): Über die Lymphknoten des Magens von Schaf (*Ovis aries*) und Ziege (*Capra hircus*). Anat. Histol. Embryol. **18,** 374–380.
Vreim, C. E., K. Ohkuda, and N. C. Staub (1977): Proportions of dog lymph in the thoracic and right lymph ducts. J. Appl. Physiol. **43,** 894.
Wenzel, N. (1965): Vergleichende Untersuchungen über den Wandbau des Ductus thoracicus bei Schaf und Hund. Diss. med. vet. München.
Wilkens, H., und W. Muenster (1972): Eine vergleichende Darstellung des Lymphsystems bei den Haussäugetieren (Hund, Schwein, Rind und Pferd). Dtsch. Tierärztl. Wschr. **79,** 574–581.
Wolf, H. (1920): Der histologische Bau des Ductus thoracicus von Ziege, Schwein und Hund. Diss. med. vet. Leipzig.
Womack, W. A., P. K. Tygart, D. Mailman, P. R. Kvietys, and D. N. Granger (1988): Villous motility: Relationship to lymph flow and blood flow in the dog jejunum. Gastroenterology **94,** 977–983.
Ziegler, H. (1959): Das Lymphgefäß-System der Rindermilchdrüse und dessen Bedeutung für die Milchsekretion. Bull. Schweiz. Akad. med. Wiss. **15,** 105–120
– (1959): Der Fettkörper der Rindermilchdrüse und seine Beziehung zum Lymphapparat. Verhandl. Anat. Ges., Zürich, 237–240.
Zimmermann, A. (1915): Zur Geschichte der Anatomie des Lymphgefäßsystems. Husszemle X. 7. 25; 9. 33.
– (1915): Zur vergleichenden Anatomie des Lymphgefäßsystems. Allatorvosi Lapok, **XXXVIII,** 157.

Haut und Hautorgane
Hand- und Lehrbücher

Ashdown, R. R., S. Done (1984): Topographische Anatomie der Wiederkäuer. Ferdinand Enke Verlag Stuttgart.
Ashdown, R. R., S. Done (1988): Topographische Anatomie des Pferdes. Ferdinand Enke Verlag Stuttgart.
Bargmann, W. (1967): Histologie und mikroskopische Anatomie des Menschen. 6. Aufl. G. Thieme, Stuttgart.
Benninghoff, A., und K. Goertler (1967): Lehrbuch der Anatomie des Menschen. Bd. 3, 8. Aufl. Urban und Schwarzenberg, München, Berlin, Wien.

BLOCH, B., F. PINKUS und W. SPALTEHOLZ (1927): Anatomie der Haut. In: JADASSOHN: Handbuch der Haut- und Geschlechtskrankheiten. Julius Springer, Berlin.

BOLK, L., E. GÖPPERT, E. KALLIUS und W. LUBOSCH (1931): Handbuch der vergleichenden Anatomie der Wirbeltiere. Bd. I. Urban und Schwarzenberg, München, Berlin, Wien.

BRINK, F. H. VAN DEN (1972): Die Säugetiere Europas westlich der 30. Längengrades. 2. Aufl. Paul Parey, Hamburg, Berlin.

BUBENIK, A. B. (1966): Das Geweih, Entwicklung, Aufbau und Ausformung der Geweihe und Gehörne und ihre Bedeutung für das Wild und für die Jagd. Paul Parey, Hamburg u. Berlin.

BUDRAS, K.-D., S. RÖCK (1991): Atlas der Anatomie des Pferdes. Schlütersche Verlagsanstalt Hannover. 2. Aufl.

BUDRAS, K.-D., W. FRICKE (1991): Atlas der Anatomie des Hundes. 3. Aufl. Schlütersche Verlagsanstalt Hannover.

COWIE, A. T. (1973): In: Hormones in Reproduction. Cambridge University Press 106–143.

DABELOW, A. (1957): Die Milchdrüse, in: W. v. MÖLLENDORF und W. BARGMANN: Handbuch der mikr. Anat. des Menschen. Bd. III, 3. Teil. J. Springer, Berlin.

DYCE, K. M., W. O. SACK, C. J. G. WENSING (1991): Anatomie der Haustiere. Ferdinand Enke Verlag Stuttgart.

ELLENBERGER, W., und H. BAUM (1943): Handbuch der vergleichenden Anatomie der Haustiere. 18. Aufl. (von O. ZIETZSCHMANN, E. ACKERKNECHT, H. GRAU). J. Springer, Berlin.

FRIEDENTHAL, H. (1911): Tierhaaratlas. G. Fischer, Jena.

FÜRSTENBERG, M. H. F. (1868): Die Milchdrüsen der Kuh, ihre Anatomie, Physiologie und Pathologie. Leipzig.

GEGENBAUER, C. (1874): Grundriß der vergleichenden Anatomie. W. Engelmann, Leipzig.

GRAU, H., und P. WALTER (1967): Grundriß der Histologie und vergleichenden mikroskopischen Anatomie der Haussäugetiere. Paul Parey, Berlin, Hamburg.

HEIMANN, W. (1976): Grundzüge der Lebensmittelchemie. Dr. D. Steinkopff, Darmstadt.

HOFMANN, R. R. (1972): Zur funktionellen Morphologie des Subauriculorganes des ostafrikanischen Bergriedbockes, Redunca fulvorufula chanleri (Rothschild, 1895). Berl. Münch. Tierärztl. Wschr. **85**, 470–473.

IHLE, J. E. W., P. N. VAN KAMPEN, H. F. NIERSTRASZ und J. VERSLUYS (1927): Vergleichende Anatomie der Wirbeltiere. J. Springer Berlin.

KAMPFE, L., R. KITTEL und J. KLAPPERSTÜCK (1970): Leitfaden der Anatomie der Wirbeltiere. 3. Auflage. G. Fischer, Stuttgart.

KARG, H. (1972): Hormonale Regulation der Milchdrüsenentwicklung und der Milchbildung. In: W. LENKEIT und K. BREIREM: Handbuch der Tierernährung, Bd. II. Paul Parey, Berlin, Hamburg.

KOCH, T. (1970): Lehrbuch der Veterinäranatomie. Bd. III, 2. Aufl. VEB G. Fischer Jena.

KOCH, T., R. BERG (1985): Lehrbuch der Veterinär-Anatomie. Bd. 3. Die großen Versorgungs- u. Steuerungssysteme. 4. Aufl. G. Fischer, Jena.

KOCH, T., R. BERG (1990): Lehrbuch der Veterinär-Anatomie. Bd. 2 Eingeweidelehre. 4. Aufl. Fischer, Jena.

KOCH, T., R. BERG (1992): Lehrbuch der Veterinär-Anatomie. Bd. 1 Bewegungsapparat. 5. Aufl. Fischer, Jena.

KOLB, E. (1962): Lehrbuch der Physiologie der Haustiere. VEB Fischer, Jena.

KRÖLLING, O., und H. GRAU (1960): Lehrbuch der Histologie und vergleichenden mikroskopischen Anatomie der Haustiere. Parey, Berlin, Hamburg.

LIEBICH, H. G. (1992): Funktionelle Histologie. Ein Farbatlas und Kurzlehrbuch der mikroskopischen Anatomie der Haussäugetiere. 2. Aufl. Schattauer.

LITTERSCHEID, F., und H. LAMBARDT (1921): Die Erkennung der Haare unserer Haussäugetiere und einiger Wildarten. Reimann u. Co., Hamm.

LÖFFLER, K. (1970): Anatomie und Physiologie der Haustiere. Ulmer, Stuttgart.

LÖFFLER, K. (1991): Anatomie und Physiologie der Haustiere. 8. Aufl. Ulmer, Stuttgart.

MARTIN, P., und W. SCHAUDER (1938): Lehrbuch der Anatomie der Haustiere, Bd. III, 3. Aufl. Schickhardt u. Ebner, Stuttgart.

MASSON, P. (1948): Pigment cells in man. In: „Biology of Melanomas". M. Gordon et al. New York Academy of Sciences, Spec. Publ. **6**, 15–51.

MOSIMANN, W., T. KOHLER (1990): Zytologie, Histologie und mikroskopische Anatomie der Haussäugetiere. Paul Parey, Berlin, Hamburg.

NICKEL, R., A. SCHUMMER und E. SEIFERLE (1968): Lehrbuch der Anatomie der Haustiere. Bd. I, 3. Aufl. Paul Parey, Berlin, Hamburg.

–, – (1975): Lehrbuch der Anatomie der Haustiere, Bd. IV. Paul Parey, Berlin, Hamburg.

NICKEL, R., A. SCHUMMER, E. SEIFERLE (1992): Lehrbuch der Anatomie der Haustiere. Bd. 1. Bewegungsapparat. 6. völlig neu bearbeitete Auflage von J. Frewein, K.-H. Wille u. H. Wilkens. Paul Parey, Berlin, Hamburg.

NICKEL, R., A. SCHUMMER, E. SEIFERLE (1992): Lehrbuch der Anatomie der Haustiere. Bd. 5. Anatomie der Vögel. 2. völlig neu bearbeitete Aufl. von B. Vollmerhaus. Paul Parey, Berlin, Hamburg.

NUSSHAG, W. (1949): Lehrbuch der Anatomie und Physiologie der Haustiere. Hirzel, Leipzig.

ROMER, A. S. (1966): Vergleichende Anatomie der Wirbeltiere. 2. Aufl. Parey, Berlin, Hamburg.

RÜSSE, I., F. SINOWATZ (1991): Lehrbuch der Embryologie der Haustiere. Parey, Berlin, Hamburg.

SAJONSKI, H., und A. SMOLLICH (1972): Mikroskopische Anatomie. Mit besonderer Berücksichtigung der landwirtschaftlichen Nutztiere. Hirzel, Leipzig.

–, – (1973): Zelle und Gewebe. Eine Einführung für Mediziner und Naturwissenschaftler. 2. Aufl. Dr. D. Steinkopf, Darmstadt.

SCHAFFER, J. (1940): Die Hauptdrüsenorgane der Säugetiere. Urban und Schwarzenberg, Berlin, Wien.

SCHALLER, O., R. E. HABEL und J. FREWEIN (1973): Nomina Anatomica Veterinaria. 2. Aufl. Holzhausen Nachf., Wien.

SCHALLER, O. (1992): Illustrated Veterinary Anatomical Nomenclature. Enke, Stuttgart.

SCHEUNERT, A., und A. TRAUTMANN (1965): Lehrbuch der Veterinär-Physiologie. 5. Aufl. Hrsg. von BRÜGGEMANN, J., HILL, H., HORN, V., KEMENT, A., MOUSTGAARD, J., SPÖRRI, H. Parey, Berlin, Hamburg.

SCHNORR, B. (1989): Embryologie der Haustiere. 2. Aufl. Enke, Stuttgart.
SCHUHMACHER, V. MARIENFRIED, S. (1956): Jagd- und Biologie, ein Grundriß der Wildkunde. 2. Aufl. Wagner, Innsbruck.
SEIFERLE, E. (1949): Kleine Hundekunde. Müller Rüschlikon/ZH.
SISSON, S., and J. D. GROSSMANN (1938): The anatomy of the domestic animals. 3. Aufl. W. B. Saunders Company, Philadelphia, London.
SMOLLICH, A., G. MICHEL (1992): Mikroskopische Anatomie der Haustiere. 2. Aufl. Fischer, Jena.
STEINIGER, Fr. (1940): Erbbiologie und Erbpathologie des Hautorganes der Säugetiere. Aus: „Handbuch der Erbbiologie des Menschen". Hrsg. von G. Just. 3. Bd. Springer, Berlin.
TÄNZER, E. (1932): Haar- und Fellkunde. Der Rauchwarenmarkt, Leipzig.
TOLDT, K. (1935): Aufbau und natürliche Färbung des Haarkleides der Wildsäugetiere. Dtsch. Ges. f. Kleintier- u. Pelztierzucht, Leipzig.
TRAUTMANN, A., und J. FIEBIGER (1941): Lehrbuch der Histologie und vergleichenden mikroskopischen Anatomie der Haustiere, 7. Aufl. Parey, Berlin, Hamburg.
WEIGEL, I. (1979): In „Grzimeks Tierleben", Bd. 12 Säugetiere 3. Katzen. DTV, München.
ZIEGLER, H., und W. MOSIMANN (1960): Anatomie und Physiologie der Rindermilchdrüse. Parey, Berlin, Hamburg.
ZIETZSCHMANN, O. (1926): Bau und Funktion der Milchdrüse. In: GRIMMER: „Lehrbuch der Chemie und Physiologie der Milch", 2. Aufl. Parey, Berlin.
–, und O. KRÖLLING (1955): Lehrbuch der Entwicklungsgeschichte der Haustiere. 2. Aufl. Parey, Berlin, Hamburg.

Haut, Haare, Drüsen

AHMED ALI, A. M., M. R. FAHT EL-BAB, R. SCHWARZ, S. GODYNICKI (1984): The morphogenesis of vasculature in swine fetal skin. Gegenbaurs Morph. Jb., Leipzig 130, 297–306.
–, R. SCHWARZ, S. M. R. FAHT EL-BAB (1985): Morphological studies on the epidermis, hair follicles and skin glands of sheep during prenatal life. Assiut vet. med. J. 14, 21–26.
BAKER, K. P. (1974): Hair growth and replacement in the cat. Brit. veter. J. London 130, 327–335.
BAUMANN, E. T. (1965): Untersuchungen der Feinstruktur von Rinderhaaren zur Möglichkeit einer Rassendifferenzierung. Diss. med. vet. München.
BETHCKE, Fr. (1917): Das Haarkleid des Rindes. Diss. med. vet. Leipzig.
BITTNER, H. (1928): Haut als Industrieartikel. Tierhlkd. u. Tierzucht V. 176–195.
BLOCH, B. (1917): Chemische Untersuchungen über das spezifische pigmentbildende Ferment der Haut, die Dopaoxydase. Z. f. physiol. Chemie 98, 226–254.
BLÜMEL, B. (1965): Untersuchung der Feinstruktur von Ziegenfellhaaren zur Möglichkeit einer Rassendifferenzierung. Diss. med. vet. München.
BOSCH, E. (1910): Untersuchungen über die Ursachen der Haarwirbelbildungen bei den Haustieren mit besonderer Berücksichtigung des Gesichtswirbels und dessen praktische Bedeutung für Beurteilung, Leistung und Zucht der Haustiere. Jb. f. wiss. u. prakt. Tierzucht.
BRINKMANN, A. (1912): Die Hautdrüsen der Säugetiere (Bau und Sekretionsverhältnisse). Ergeb. Anat. Entw. 20, 1173–1231.
CLAUSSEN, A. (1933): Mikroskopische Untersuchungen über die Epidermalgebilde am Rumpf des Hundes mit besonderer Berücksichtigung der Schweißdrüsen. Anat. Anz. 77, 81–97.
EBNER, H., und G. NIEBAUER (1967): Elektronenoptische Befund zur Funktion der Langerhans-Zelle. Z. Haut- u. Geschl.krkh. 42, 677–684.
EDELMANN, K. (1940): Die Haut des Schweines als Leder. Dtsch. Tierärztl. Wschr. 31–32.
ENGLERT, H. K. (1936): Über die Vererbung der Haarfarben beim Hund. Diss. med. vet. München.
EWERT, H. (1944): Über den Spaltlinienverlauf in der Haut der Haustiere. Arch. wiss. u. prakt. Tierhlkd. 79, 99–120.
FAHT EL-BAB, M. R., R. SCHWARZ, S. GODYNICKI (1983): The morphogenesis of the vasculature in bovin fetal skin. J. Anat. 136, 561–572.
–, A. M. AHMED ALI, R. SCHWARZ (1984): The morphogenesis of vasculature elements in the fetal skin of sheep. Z. mikr. anat. Forsch. Leipzig 98, 659–672.
FEDER, F.-H. (1964): Untersuchungen der Feinstruktur von Pferdehaaren zur Möglichkeit einer Rassendifferenzierung. Diss. med. vet. München.
–, (1980): Rasterelektronenmikroskopische Untersuchungen an Schweinehaaren. Zbl. Vet. Med. C 9, 213–219.
FUCHS, F. (1934): Mikroskopische Untersuchungen über die Epidermalgebilde an Kopf und Gliedmaßen des Hundes. Inaug.-Diss. med. vet. Berlin.
GERISCH, M. L. (1977): Morphologie und Funktion der schlauchförmigen Drüsen in der behaarten Haut des Rindes unter Berücksichtigung ihrer Bedeutung für die Thermoregulation. Zusammenfassung und Diskussion der einschlägigen Literatur. Inaug. Diss. med. vet. Hannover.
GODYNICKI, S., M. R. FAHT EL-BAB, R. SCHWARZ (1985): Die Anordnung der Blutgefäße in der Haut beim Schwein zum Zeitpunkt der Geburt. Zentralbl. Vet. Med. C, 14, 304–315.
GODYNICKI, S., R. SCHWARZ, M. R. FAHT EL-BAB (1987): Die Gefäßversorgung am Primärhaarfollikel beim Schwein in den ersten 12 Lebenswochen. XVI. Kongr. d. EVVA, Budapest, August 1986, Zentralbl. Vet. Med. C., 16, 182–183.
–, – (1991): Die Gefäßversorgung der Haut junger Hunde und Katzen. XVIII. Kongr. d. EVVA, Leipzig, August 1990, (Poster). Zentralbl. Vet. Med. C, 20.
GÖRGEN, S. (1983): Histologische und histochemische Untersuchungen zur Entwicklung der Haut des Hausschweines. Inaug.-Diss. med. vet. Hannover.
GOLDSBERG, St., and M. L. CALHOUN (1959): The comparative Histology of the skin of Hereford and Aberdeen Angus cattle. J. Vet. Res. Vol. 20, 74, 61–68.
HABERMEHL, K. H. (1950): Untersuchungen über das Vorkommen des Schnurrbartes beim Pferd. Tierärztl. Umschau 5, 453–458.
HACKLÄNDER, TH. (1972): Die Vaskularisation der Haut der Säugetiere im Vergleich zum Menschen. Zusammenfassende Darstellung und Dis-

kussion der einschlägigen Literatur. Inaug.-Diss. med. vet. Hannover.
HEBEL, R. (1974): Neue Erkenntnisse über den Tastsinn. Eine Gegenüberstellung neurophysiologischer und morphologischer Befunde aus den letzten Jahren. Berl. Münch. Tierärztl. Wschr. **86**, 81–84.
HECK, H. (1936): Bemerkungen über die Mähne der Urwildpferde. Zool. Garten N. F. 8, 179–189.
HEGENAUER, H. (1978): Gerb- und Zurichttechnologie. Präparator **24**, 201–214.
HEIDE, H. (1938): Anfall und Verwertung der Schweineborsten in Deutschland. Diss. med. vet. Gießen.
HERRE, W., und H. WIGGE (1939): Die Lockenbildung der Säugetiere. Kühn-Archiv **52**, 233–254.
HIRSCHFELD, W. K. (1937): Genetische Untersuchungen über die Haarfarbe beim Hunde. Diss. phil. Gießen.
HIRT, E. O. (1923): Makroskopische Untersuchungen über das Verhalten der Haarwurzeln und des Schweißdrüsenapparates des Hundes. Diss. med. vet. Bern.
HÖFLIGER, H. (1931): Haarkleid und Haar des Wildschweines. Inaug.-Diss. med. vet. Zürich.
– (1937): Über die Haarbalgmuskulatur des Schweines. Anat. Anz. **85**, 1–14.
HOFFMANN, R. (1938): Untersuchungen über die Hauttemperatur des Schafes mit dem Thermoelement. Inaug.-Diss. med. vet. Hannover.
HOHENSTEIN, VON (1914): Ein Beitrag zur Streifenzeichnung beim Rind. Dtsch. Landw. Tierzucht **9**, 105 ff.
HOLM, J. P. (1964): Untersuchungen der Feinstruktur von Katzenfellhaaren zur Möglichkeit einer Rassendifferenzierung. Inaug.-Diss. med. vet. München.
HOPPE, H. (1950): Über die Wasserstoffionenkonzentration (pH) der Hautoberfläche gesunder Hunde. Inaug.-Diss. med. vet. Gießen.
HORNITSCHEK, H. (1938): Bau und Entwicklung der Locke des Karakul-Schafes. Kühn-Archiv **47**, (12. Sonderheft f. Tierzucht) 81–174
HUGHES, H. V., and J. W. DRANSFIELD (1959): The blood supply to the skin of the dog. Brit. Vet. J. 115, 229–310.
IRWIN, D. H. G. (1966): Tension line in the skin of the dog. J. small animals Pract. **7**, 593–598.
JABONERO, V., und J. MOYA (1971): Studien über die sensiblen Endausbreitungen. Acta anat. **78**, 488–520.
JÄKEL, H. (1940): Mikroskopische Untersuchungen über die Epidermalgebilde an verschiedenen Körperstellen mehrerer Hunderassen. Diss. med. vet. Wien, 1940 u. Wien. Tierärztl. Mschr. **27**, 458–459.
JENKINSON, D. McEWAN, P. S. BLACKBORN, and R. PROUDFOOT (1967): Seasonal changes in the skin glands of the goat. Brit. Vet. J. **123**, 541–549.
– (1967): On the classification of sweat glands and the question of the existence of an apocrine secretory process. Brit. Vet. J. **123**, 311–316.
JENKINSON, D. McEWAN, and D. H. LLOYD (1979): The topographie of the skin surface of cattle and sheep. Brit. Vet. J. London **135**, 376–379.
JESS, P. (1896): Beiträge zur vergleichenden Anatomie der Haut der Haussäugetiere. Diss. med. vet. Basel–Leipzig.
KARAROV, J. (1970): Veränderungen der Haarfollikel von der Geburt bis zum Alter von 18 Monaten beim feinwolligen Stara-Sagora-Schaf. Zivot nuvudni nauki, Sofija **7**, 28–30.
KANTER, M. (1965): Zur Morphologie der Hautrezeptoren. Zb. Vet. Med. Reihe A, **12**, 493–500.
KELANY, A., M. R. FATH EL-BAB, R. SCHWARZ, G. KAMEL, A. A. SELIM (1987): The morphogenesis of the vasculature in fetal skin of goat. XVI. Kongr. d. EVVA, Budapest, August 1986, Zentralbl. Vet. Med. C, **16**, 166 (Abstrakt).
KORMANN, B. (1906): Über die Modifikationen der Haut und die subkutanten Drüsen in der Umgebung der Mund- und Nasenöffnungen, die Formationes parorales et paranasicae der Haussäugetiere. Anat. Anz. **28**, 113–137.
KOZLOWSKI, G. P., and M. L. CALHOUN (1969): Microscopic anatomy of the integument of the sheep. Am. J. vet. Res. **30**, 1267–1279.
KRÄNZLE, E. (1912): Untersuchungen über die Haut des Schweines. Arch. mikroskop. Anat. **79**, 525–559.
KRISTENSEN, S. (1976): Histologie der behaarten Haut von Hunden und Katzen. Tierärztl. Praxis **4**, 515–526.
KRÜGER, G. (1949): Die Bedeutung der Haarwirbel für die Signalementsaufnahme bei Trabern. Mhefte Vet. Met. **4**, 147–151.
KÜPPER, W., und M. HUNDEIKER (1973): Möglichkeiten einer vergleichenden Oberflächenmorphologie der Haarkutikula. Berl. Münch. Tierärztl. Wschr. **86**, 125–129.
LAMBARDT, H. (1921): Ein Beitrag zur Erkennung der Haare unserer Haussäugetiere und verschiedener Wildarten. Inaug.-Diss. med. vet. Gießen.
LASZLO, F. (1935): Über die Schildbildung der Eber. Dtsch. Tierärztl. Wschr. 790.
LINK, L. (1962): Eigenartige Hauptpapillen an der Schwanzwurzel des Hundes. Z. Zellforsch. **56**, 143–148.
– (1974): Über das Vorkommen von „Haarscheiben" in der Haut von Säugetieren. Berl. Münch. Tierärztl. Wschr. **87**, 127–129.
LYNE, A. G., and H. B. CHASE (1967): Branchedcells in the Epidermis of the sheep. Landw. Zbl. 06–0027.
MALINOVSKÝ, L. (1966): Variabilität der Tastkörperchen in der Nasenhaut und im Bereich des Sulcus labiomaxillaris bei Katzen. Folia morphol. Praha **14**, 417–429 (Landw. Zbl. 1968, 04–0032).
MARCARIAN, H. Q., and M. L. CALHOUN (1966): Microscopic anatomy of the integument of adult swine. Amer. J. vet. Res. **27**, 765–772.
MEYER, W., TH. BARTELS, K. NEURAND (1989): Anmerkungen zur Faserarchitektur der Vertebraten-Dermis. Z. Zool. Syst. Evolut. Forsch. **27**, 115–125.
–, A. BOOS, A. KELANI, R. SCHWARZ (1987): Beobachtungen zum pränatalen Haarfollikelwachstum der Ziege. Dtsch. Tierärztl. Wschr. **94**, 568–572.
–, S. GÖRGEN (1985): Strukturelle und funktionelle Aspekte zur Embryonalentwicklung der Schweinehaut. XV. Kongr. d. EVVA, Utrecht, August 1984, Zentralbl. Vet. Med. C, **14**, 175–176.
–, – (1986): Some observations on dermis development in fetal porcin skin. Anat. Anz. **161**, 297–307.
–, – (1986): Development of hair coat and skin glands in the fetal porcin integument. J. Anat. **144**, 201–220.

–, – (1986): Histochemical aspects of the development of cutaneous appendaces in fetal porcine skin. Cell. mol. Biol. **32,** 131–140.

–, –, CH. SCHLESINGER (1986): Structural and histochemical aspects of epidermis development of fetal porcine skin. Am. J. Anat. **176,** 207–219.

–, –, – (1986): Further histochemical aspects of the development of the fetal porcine epidermis. J. vet. med. A, **33,** 481–490.

–, K. NEURAND (1975): Enzymhistochemische Untersuchungen an der Epidermis des Hausschweines. Z. mikr.-anat. Forschg. **89,** 961–973.

–, – (1977): The distribution of Enzymes in the Epidermis of the Domestic cat. Arch. Derm. Res. **260,** 29–38.

–, – (1978): Zur Struktur und Histochemie von Myoepithelzellen der apokrinen Hautdrüsen der Katze. Zbl. Vet. Med.. C**7,** 70–73.

–, – (1979): Untersuchungen zur Struktur und Enzymhistochemie der Hautdrüsen des Wildschweines (Sus scrofa L.). Z. Säugertierkd. **44,** 96–100.

–, – (1982): The demonstration of Krause End Bulbs (Paciniform Corpuscles) in the Hairy skin of the pig. Zbl. Vet. Med. C **11,** 283–288.

–, – (1982): Aspekte zur Morphologie und Funktion der Drüsen in der Analregion des Hundes. Zbl. Vet. Med. C **11,** 263–264.

–, – (1985): Comparative SEM of the skin of domestic mammals. Fortschr. Zool. **30,** 479–481.

–, – (1987): Comparative structure-function relationships of fibre arrangements in the dermis of domestic mammals. XVI. Kongr. d. EVVA Budapest, August 1986, Zentralbl. Vet. Med. C **16,** 185 (Abstract).

–, – (1987): A comparative electron microscopic new of the integument of domestic mammals. Scann. Microscopy **1,** 169–180.

–, – (1988): Schmerzempfinden bei Hund und Katze. Von peripheren Rezeptoren und ihrer tiefgreifenden Bedeutung. Report, EFFEM-Forsch. Kleintiernahrg. **26,** 21–35.

–, – (1991): Comparison of skin pH in domesticated and laboratory mammals. Arch. Dermatol. Res. **283,** 16–18.

–, –, TH. BARTELS (1991): Der Säureschutzmantel der Haut unserer Haussäugetiere. Dtsch. tierärztl. Wschr. **98,** 167–170.

–, –, R. SCHWARZ (1978): Die Haut der Haussäugetiere. 1. Mitteilung. Ihre Bedeutung für die dermatologische Forschung, Grundzüge der vgl. Morphologie. Tierärztl. Praxis. **6,** 153–162.

–, –, – (1978): Die Haut der Haussäugetiere 2. Ihre Bedeutung für die Dermatologische Forschung. Hinweise zur spezifischen Funktion einzelner Hautteile. Tierärztl. Praxis **6,** 289–298.

–, –, – (1980): Der Haarwechsel der Haussäugetiere. I. Allgemeine Problematik und zeitlicher Ablauf. Dtsch. Tierärztl. Wschr. **87,** 27–31.

–, –, – (1980): Der Haarwechsel der Haussäugetiere. II. Topographischer Ablauf, Vergleich Haustier–Wildtier und Steuerungsmechanismen. Dtsch. Tierärztl. Wschr. **87,** 96–102.

–, –, – (1980): Der Haarwechsel der Haussäugetiere III. Der Haarwechsel bei Schaf und Ziege. Dtsch. Tierärztl. Wschr. **87,** 346–353.

–, H. M. POELING, K. NEURAND (1991): Intraepidermal distribution of free amino acids in porcine skin. J. Dermatol. Sci. (im Druck).

–, Ch. SCHLESINGER, S. GÖRGEN (1987): Observations on the structural and functional development of fetal porcine epidermis. XXIII: World Vet. Kongr. Montreal, **36** (Abstr.).

–, –, K. NEURAND (1987): Membrane-coating granules (MCGs) in porcine epidermis. Schweiz. Arch. Tierheilkd. **129,** 133–137.

–, A. TSUKISE, K. NEURAND (1987): Histochemical observations on the apocrine glands of the scrotal skin of cat and dog. Gegenbaurs Morph. Jb. Leipzig, **133,** 163–173.

MINDER, K. (1930): Die natürlichen Körperöffnungen des Wildschweines. Diss. med. vet. Zürich.

MOHR, E. (1952): Ungewöhnliche Streifung bei Pferden. Zool. Anz. **148,** 303–305.

MÜLLER, H. (1919): Über das Vorkommen von Sinushaaren bei den Haussäugetieren. Inaug.-Diss. med. vet. Zürich.

MÜLLER, W. (1965): Untersuchung der Feinstruktur von Hundehaaren zur Möglichkeit der Rassendifferenzierung. Diss. med. vet. München.

MYKYTOWYCZ, R. (1972): The behavioral role of the mammalian skin glands. Nat. Wiss. **59.** 133–139.

NAAKTGEBOREN, C., and W. VAN DEN DRIESCHE (1962): Beiträge zur vergleichenden Geburtskunde. Z. Säugetierkd. **27,** 83–110.

NEURAND, K., und R. SCHWARZ (1969): Lichtmikroskopische Untersuchungen an der Haut der Katze (Epidermis, Corium, Subcutis). Dtsch. Tierärztl. Wschr. **76,** 521–527.

–, W. MEYER, A. ABDEL HADI (1978): Untersuchungen an der Haut stark und schwach behaarter Säugetiere. XII. Kongr. d. EVVA, St. Vincent/Aosta 1978.

–, – (1987): Die Säugertierhaut – Barriere oder Eintrittspforte? Report EFFEM-Forsch. Kleintiernahrg. **24,** 26–37.

NEURAND, M.-L. (1974): Morphologie und Funktion der schlauchförmigen Drüsen in der behaarten Haut und in den Ballen des Hundes. Inaug.-Diss. med. vet. Hannover.

NIEDOBA, Th. (1917/18): Untersuchungen über die Haarrichtungen der Haussäugetiere. Anat. Anz. **50,** 178–192 u. 204–216.

NOVOTNÝ, E., und J. HOLMANN (1960): Die histologische Zusammensetzung der Kälberhaut mit Hinblick zur subkutanen Injektion größerer Flüssigkeitsmengen. Acta univ. agricult. Brno.

PASEČNIK, N. M. (1972): Der Bau der Faserstrukturen in der Haut von grobwolligen, dünnwolligen und Kreuzungsschafen. Ref. Z. Moskva Zivot novodstro i. Vet. 1. 58 (S. 15).

PAVLOVIĆ, M. B. (1967): Histophysiologische Untersuchungen der Haut des Rehbockes. Acta vet. Beograd **17,** 215–225.

RAST, A.(1911): Studien über das Haarkleid, den Haarwechsel und die Haarwirbel des Pferdes. Inaug.-Diss. med. vet. Bern.

REINHARDT, V. (1940): Beitrag zur Kenntnis der Häuteschäden. Diss. med. vet. Gießen.

RUDZINSKI, K. J. (1944): Untersuchungen über die Hauttemperatur bei Tieren der Rindergeschlechtes, gemessen mit dem Thermoelement, und ihre Beeinflussung durch die Umgebungstemperatur. Inaug.-Diss. med. vet. Zürich.

SAGLAM, M., R. SCHWARZ, A. TANYOLAC (1987): Licht- und elektronenmikroskopische Untersuchungen an den Haarfollikeln der Angoraziege. XVI. Kongr. d. EVVA, Budapest, August 1986, Zentralbl. Vet. Med. C **16,** 173 (Abstrakt).

SAMANDARI, F. (1973): Die Mechanik der Hautleisten- und Tiradienbildung auf Palma und Planta. Anat. Anz. **134**, 484–496.

SAR, M., and M. L: CALHOUN (1966): Microscopic anatomy of the integument of the common American goat. Amer. J. vet. Res. **27**, 444–456.

SCHÄFER, H. (1975): Untersuchungen am Haarkleid eintägiger Karakullämmer. - Eine Bilanz 10jähriger Forschungsarbeit. Dtsch. tierärztl. Wschr. **82**, 264–267.

SCHALLER, R. (1972): Licht- und elektronenmikroskopische Untersuchungen am Grannenhaar der Katze. Inaug.-Diss. med. vet. Hannover.

–, und R. SCHWARZ (1972): Licht- und elektronenmikroskopische Untersuchungen am Mark vom Grannenhaar der Katze. Dtsch. tierärztl. Wschr. **79**, 588–590.

SCHAUDER, W. (1919): Über die dunkle Streifenzeichnung („Wildzeichnung") beim Pferd. Berl. Tierärztl. Wschr. **XXXV**, 29.

SCHIEFERDECKER, P. (1922): Die Hautdrüsen des Menschen und der Säugetiere, ihre biologisch und rassenanatomische Bedeutung sowie die Muscularis sexualis. Zoologica **27**, 1–154.

SCHLÄFLI, W. (1950): Untersuchungen über die Ursachen der Haarformen und vergleichende Studien über Haar und Horn beim Simmentaler Rind. Inaug.-Diss. med. vet. Bern.

SCHMID, W. (1967): Untersuchung der Feinstruktur von Hundehaaren zur Möglichkeit einer Rassendifferenzierung. Diss. med. vet. München.

SCHMIDT, W., J. RICHTER und R. GEISLER (1974): Die dermoepidermale Verbindung. Untersuchungen an der Haut des Menschen. Z. Anat. Entw.-Gesch. **145**, 283–297.

SCHNORR, B. (1972): Dendritenzellen im pigmentierten Plattenepithel des harten Gaumens vom Hund. Berl. Münch. Tierärztl. Wschr. **85**, 474–476.

SCHÖNBERG, Fr. (1929): Über die Bildung und Lagerung des Oberhaut- und Haarpigmentes in der braunen Pferdehaut. Berl. Münch. Tierärztl. Wschr. **45**, 173–176.

SCHOTTERER, A. (1933): Vergleichende Hautuntersuchungen bei Rindern. Z. Züchtg. **26**, 203–218.

SCHWARZ, R. (1986): Haut, Haar und Haarwechsel beim Hund. Nieders. Jäger. **31**, 267–269; 382–383.

– (1988): Untersuchungen zum Haarwachstum und Haarwechsel bei Haussäugetieren. 4. Morph.-Kolloquium Leipzig.

– (1991): Haarwachstum und Haarwechsel – eine zusätzliche funktionelle Beanspruchung der Haut – am Beispiel markhaltiger Primärhaarfollikel. Kleintierpraxis (im Druck).

–, K. NEURAND (1986): Untersuchungen zum Haarwechsel des Hundes. I. Der Haarzyklus und die auf ihn einwirkenden Faktoren. Report, EFFEM-Forsch. Kleintiernahrg. **22**, 1–7.

–, – (1987): Untersuchungen zum Haarwechsel des Hundes. II. Der physiologische Haarverlust – sein zeitlicher Ablauf. Report, EFFEM-Forsch. Kleintiernahrg.

–, –, W. MEYER, R. ASTI (1989): Zur Morphologie der Haarscheiben der Haussäugetiere. XVII. Kongr. d. EVVA, Regensburg, August 1988, Zentralbl. Vet. Med, C, **18**, 286–287 (Poster).

–, W. MEYER, A. TANYOLAC (1987): Structural aspects of hair follicle growth in the Angora Goat. Congr. Fed. Europ. Zootec. Lissabon, p. 1080.

–, M. SAGLAM, K. NEURAND (1986): Das Haarzyklusgeschehen bei Säugetieren aus funktionell-morphologischer Sicht. Berl. Münch. Tierärztl. Wschr. **99**, 274–278.

–, –, TANYOLAC, R. ASTI, Z. ÖZKAN, W. MEYER (1991): Mikroskopische Untersuchungen an der Haut der Türkischen Angoraziege. II. Funktionelle Morphologie der Haarfollikel. Dtsch. tierärztl. Wschr. **98**, 297–303.

–, TANYOLAC, A., W. MEYER, M. SAGLAM, A. ÖZER, Z. ÖZCAN, S. MÜFTOOGLU (1989): Mikroskopische Untersuchungen an der Haut der Türkischen Angoraziege. I. Hautschichten. Dtsch. tierärztl. Wschr. **96**, 498–503.

–, J. M. W. LE ROUX, R. SCHALLER and K. NEURAND (1979): Micromorphologie of the skin (Epidermis, Dermis, Subkutis) of the dog. Onderstepoort J. vet. Res. **46**, 105–109.

SEVERNJUK, L. O. (1975): Altersabhängige Veränderungen im Aufbau der Haut und in der Entwicklung der Haarfollikel bei Lämmern aus Kreuzungen mit Marschschafen. Ref. Landw. Zbl. **20**, Heft 6.

SIEGEL, R. (1907): Anatomische Untersuchungen über die äußere Haut des Hundes. Inaug.-Diss. med. vet. Leipzig/Dresden.

SIMON, E. (1951): Das Ineinandergreifen von Ober- und Lederhaut an typischen Körperstellen bei verschiedenen Tieren. Diss. med. vet. Gießen 1950 u. Z. Anat. Entw.-Gesch. **116**, 62–66, und 168–189.

SMOLLICH, A. (1978): Das braune Fettgewebe. Monatshefte Vet. Med. Jena **33**, 62–67, zit. n. Landw. Zbl. IV, 1904.

SOKOLOWSKI, A. (1933): Das Haarkleid der Säugetiere in biologischer Beziehung. Dermat. Wschr. **I**, 373–377.

SPICHTIG, M. (1974): Stereologische Untersuchungen der Schweißdrüsen und andere Hautstrukturen des Hundes. Diss. med. vet. Bern.

SPRANKEL, H. (1955): Die fibrilläre Architektur von Epidermis und Sinushaaren der Rüsselscheibe des Hausschweines (Sus scrofa domesticus), erschlossen aus der Polarisationsoptik. Z. Zellforschg. **41**, 236–284.

STAHL, W. (1947): Die Schweinehaut als Industrierohstoff. Diss. med. vet. Gießen.

STEPHAN, E., und R. REDECKER (1970): Die Rolle der Haut bei der Thermoregulation von Haustieren. Dtsch. tierärztl. Wschr. **77**, 628–631.

STRAILE, W. E. (1961): The morphology of „tylotrich" follicles in the skin of the rabbit. Am. J. Anat. **109**, 1–7.

STRICKLAND, J. H., and M. L. CALHOUN (1936): The integumentary system of the cat. Am. J. Vet. Res. **24**, 1018–1029.

TALUDKAR, A. H., M. L. CALHOUN and A. L. W. STINSON (1970): Sensory endorgans in the upper lip of the horse. Am. J. vet. Res. **31**, 1751–1754.

–, – (1972): Specialised vascular structures in the skin of the horse. Am. J. vet. Res. **33**, 335–338.

TOPP, M. (1983): Der Haarwechsel beim Hund. Inaug.-Diss. med. vet. Hannover.

TSUKISE, A., W. MEYER, R. SCHWARZ (1983): Histochemistry of complex carbohydrates in the skin of the pigsnout, with special reference to eccrine glands. Acta anat. **115**, 141–150.

–, –, K. NEURAND (1989): Cytochemistry of glycoconjugates in bovine and porcine nasolabial glands. XVII. Kongr. d. EVVA, Regensburg, August 1988, Zentralbl. Vet. Med. C, **18**, 287 (Poster).

–, M. Okano, W. Meyer (1985): Histochemistry of complex carbohydrates in the skin of the bovine muzzle. XV. Kongr. d. EVVA, Utrecht, August 1984, Zentralbl. Vet. Med. C, **14**, 191 (Poster).

Vulov, T. (1969): Altersbedingte Veränderungen und Geschlechtsunterschiede in der Mikrostruktur der Haut bei 12 bis 18 Monate alten Zigaja-Schafen. Veterinarno medicinski nauki Sofija **6**, 33–42.

Wahode, E. (1927): Biometrische Untersuchungen über Länge und Dicke am Deckhaar des Rindes. Inaug.-Diss. med. vet. Leipzig.

Walther, A. R. (1913): Die Vererbung unpigmentierter Haare (Schimmelung) und Hautstellen („Abzeichen") bei Rind und Pferd als Beispiel transgressiv flukturierender Faktoren. Habil.-Schrift agr. Gießen.

Walter, P. (1956): Sinneshaare im Bereich der Pferdelippe. Zbl. f. Vet.-Med. **III**, 599–604.

– (1958): Die Innervation der Hautmodifikationen bei Haussäugetieren. Acta Neurovegetative **XVIII**, 60–66.

– (1960): Die sensible Innervation des Lippen-Nasenbereiches von Rind, Schaf, Ziege, Schwein, Hund und Katze. Z. Zellforschg. **53**, 394–410.

Walterfang, E. (1950): Der Rohstoff „Haut". Eine veterinärwirtschaftliche Studie. Inaug.-Diss. med. vet. Gießen.

Westendorf, P. (1974): Der Haarwechsel der Haussäugetiere. Zusammenfassende Darstellung und Diskussion der einschlägigen Literatur. Inaug.-Diss. med. vet. Hannover.

Wissdorf, H. (1984): Der Haarwechsel beim Hund. EFFEM-Züchterberatungsdienst Inform. Blatt 6.2 und 6.2.a.

Wrobel, K. H. (1965): Bau und Bedeutung der Blutsinus in den Vibrissen von Tupaia glis. Zbl. Vet. Med. Reihe A, **12**, 888–899.

Zietzschmann, O. (1904): Vergleichende histologische Untersuchungen über den Bau der Augenlider der Haussäugetiere. Von Graefes Arch. Ophthalm. **58**, 61–122.

– (1943): Die allgemeine Decke. In: W. Ellenberger und H. Baum: Handbuch der vergleichenden Anatomie der Haustiere. 18. Aufl. Springer, Berlin, 1028–1072.

Züblin, H. (1947): Wesen und Ursachen der Schimmelbildung beim Pferd. Inaug.-Diss. med. vet. Bern.

Zurbenko, A. M. (1969): Schweißdrüsen bei Schweinen in der postnatalen Periode der Ontogenese. Veterinarija Kyiv. **21**, 98–104 (Orig. ukrainisch).

Lokalisierte Spezialdrüsenapparate (Hautduftorgane)

Ackerknecht, E. (1939): Zur Frage der Rudimentärorgane. Dtsch. tierärztl. Wschr. 86–88.

Claussen, Cl. P., and H. Jungius (1973): On the Topography and Structure of the so-called Glandular Subauricular Patch and the Inguinal Gland in the Reedbuck. Z. f. Säugetierkd. **38**, 97–109.

Flachsbart, M. F. (1990): Untersuchungen zur funktionellen Morphologie des Analbeutels und seiner Drüsen bei der Hauskatze (Felis sylvestris F. catus). Inaug.-Diss. med. vet. Hannover.

–, K. Neurand (1991): Die Drüsenorgane in der Analregion bei Hund und Katze – ihre funktionelle und klinische Bedeutung.

Gerstenberger, Fr. (1919): Die Analbeutel des Hundes und ihre Beziehungen zum Geschlechtsapparat. Inaug.-Diss. med. vet. Dresden.

Greer, M. B., and M. L. Calhoun (1966): Anal sacs of the cat (Felis domesticus). Am. J. Vet. Res. **27**, 773–781.

Hausendorff, E. (1949): Duft- und Hautdrüsenorgane als Markierungs-, Brunft- und Abwehrdrüsen. Wild u. Hund **12**.

Imagawa, T., Y. Kon, H. Kitagawa, Y. Hashimoto, M. Uehara, and M. Sugimura (1994): Anatomical and histological re-examination of Appendices colli in the goat. Ann. Anat. **176**, 175–179, Fischer, Jena.

Karlson, P., und D. Schnieder (1973): Sexualpheromone der Schmetterlinge als Modelle chemischer Kommunikation. Nat.-Wiss. **60**, 113–121.

Koch, R., H. Gasse (1991): Macroscopic and histologic study to differentiate large glands and bulbi in the perianal body region of the male gray short-tailed opossum, Monodelphis domestica. J. exp. Anim. Sci. **34**, 45–53.

Krage, P. (1907): Vergleichende histologische Untersuchungen über das Präputium der Haussäugetiere. Inaug.-Diss. med. vet. Zürich.

Krölling, O. (1927): Entwicklung, Bau und histologische Bedeutung der Analbeuteldrüsen bei der Hauskatze. Z. Anat. Entw.-Gesch. **88**, 22–69.

– (1955): Duftdrüsen-Morphologie und -Physiologie. Jb. d. Arbeitskreises f. Wildtierforschg. S. 1–11.

Kuhn, H.-J. (1976): Antorbitaldrüse und Tränennasengang von Neotragus pygmaeus. Z. Säugertierkd. **41**, 369–380.

Kuoni, F. (1922): Das Karpalorgan des Schweines, seine Entwicklung und sein Bau. Inaug.-Diss. med. vet. Zürich.

Leyhausen, P. (1982): Verhaltensstudien an Katzen. 6. Aufl. Parey, Berlin, Hamburg.

Meyen, J. (1958): Neue Untersuchungen zur Funktion des Präputialbeutels des Schweines. Inaug.-Diss. med. vet. Berlin.

Meyer, P. (1971): Das dorsale Schwanzorgan des Hundes, Glandula caudae s. coccygis (Canis familiaris). Zbl. Vet.-Med. Reihe A, **18**, 541–557.

–, und H. Wilkens (1971): Die Viole des Rotfuchses (Vulpes vulpes L.). Zbl. Vet.-Med. Reihe A, **18**, 353–364.

– (1976): Innerartliche Kommunikation durch Hautduftorgane. Zbl. Vet.-Med. Beiheft Nr. 20.

– (1987): Zur funktionellen Morphologie des Sinus interdigitalis beim Reh (Capreolus capreolus L. 1758). XVI. Kongr. d. EVVA, Budapest, August 1986, Zentralbl. Vet. Med. C, **16**, 169 (Abstrakt).

– (1988): Das Zwischenzehensäckchen des Rehes. Nds. Jäger **33**, 1077–1080.

– (1988): Beitrag zur Kenntnis über Bau und Funktion des dorsalen Schwanzorgans beim Hund (Glandulae caudae (coccygis), Supracaudalorgan). Report EFFEM-Forsch. Kleintiernahrung **27**, 43–50.

– (1988): Zur funktionellen Morphologie des Sinus interdigitalis beim Reh (Capreolus capreolus L. 1758). Z. Jagdwiss. **34**, 12–21.

Meyer, W., A. Tsukise, K. Neurand (1983): SEM and carbohydrate histochemical aspects of the glands in anal region of the pig. Z. Säugetierkd. **48**, 245–255.

–, K. NEURAND (1984): Die Drüsenkomplexe in der Analregion des Hundes. Verh. Dtsch. Ges. Säugetierkd., 58. Hauptvers. Göttingen 36–37 (Poster).

MLADENOWITSCH, L. (1907): Vergleichende anatomische Untersuchungen über die Regio analis und das Rectum der Haussäugetiere. Diss. med. vet. Leipzig.

OEHMKE, P. (1897): Anatomisch-physiologische Untersuchungen über den Nabelbeutel des Schweines. Arch. wiss. prakt. Tierhlkd. **23**, 146.

OHE, H. V. D. (1927): Über das Vorkommen und den Bau der Zirkumoraldrüse der Katze. Inaug.-Diss. med. vet. Hannover.

RICHTER, J. (1973): Zur Kenntnis der Antorbitaldrüsen der Cephalophinae (Bovidae, Mammalia). Z. Säugetierkd. **38**, 303–313.

RIECK, W. (1934): Die Hautdrüsen, jagdkundlich bedeutungsvolle Organe unseres Wildes. Dtsch. Jagd. Nr. 22.

RIEGER, I., und D. WALZTHÖNY (1979): Markieren Katzen beim Wangenreiben? Z. Säugetierkd. **44**, 319–320.

SCHALLER, O., J. FREWEIN und J. LEIBETSEDER (1961): Geschlechtsunterschiede an den Extremitätenenden des Rehes (Capreolus capreolus L.). Wien. tierärztl. Mschrft. **48**, 415–433.

SCHIETZEL, O. (1911): Die Horndrüse der Ziege. Diss. med. vet. Leipzig.

SCHUHMACHER, S. V. (1936): Das Stirnorgan des Rehbockes (Capreolus capreolus L.), ein bisher unbekanntes Duftorgan. Z. mikroskop.-anat. Forschg. **39**, 215–230.

SCHWARZ, R. (1984): Zur Entwicklung von Analbeutel und Analbeuteldrüsen der Katze. Verh. Dtsch. Ges. Säugetierkd., **58**. Hauptvers. Göttingen 53–54.

– (1987): Zur Morphogenese des Sinus paranalis der Katze. Zentralbl. Vet. Med. C, **16**, 325–329.

–, M. R. FAHT EL-BAB, H. WISSDORF (1983): Analbeutel und Analbeuteldrüsen der Katze. I. Zur Histomorphologie ihrer Entwicklung. Report, EFFEM-Forsch. Kleintiernahrung **17**, 5–12.

–, –, – (1984): Analbeutel und Analbeuteldrüsen der Katze. II. Vergleichende Untersuchungen zur Entwicklung von Analbeutel und äußerer Haut. Report, EFFEM-Forsch. Kleintiernahrung **18**, 25–31.

–, –, – (1985): Analbeutel und Analbeuteldrüsen der Katze. III. Morphologie und Sekretion der Drüsen im Vergleich zu den entsprechenden Hautdrüsen. Report, EFFEM-Forsch. Kleintiernahrung **20**, 32–39.

TEMPEL, M. (1897): Die Drüsen in der Zwischenklauenhaut der Paarzeher. Diss. med. vet. Leipzig.

WALLENBERG, A. (1910): Die Carpal- und Mentalorgane der Suiden. Inaug.-Diss. med. vet. Bern.

ZIETZSCHMANN, E. H. (1903): Beiträge zur Morphologie und Histologie einiger Hautorgane der Cerviden. Z. wiss. Zool. **74**, 1–63.

ZIMMERMANN, A. (1909): Über das Klauensäckchen des Schafes. Öster. Mschrft. Tierheilkd. **34**, 145–154.

ZIMMERMANN, K. W. (1904): Untersuchungen des Analintegumentes des Hundes. Inaug.-Diss. Bern und Arch. wiss. prakt. Tierheilkd. **30**, 472–515.

Milchdrüse

ADAMIKER, D., und E. GLAWISCHNIG (1967): Elektronenmikroskopische Untersuchungen an der Schweinemilchdrüse. Teil I. Befunde an Drüsen virgineller, gravider und laktierender Tiere. Wien. Tierärztl. Mschrft. **54**, 507–518.

ANDREAE, U., und F. PANDZA (1969): Versuch einer objektiven Erfassung der inneren Struktur des Kuheuters durch morphologische und histologische Merkmale. Z. Tierzüchtg. u. Züchtgsbiol. **85**, 325–337.

BALMYŠEV, N. P. (1971): Zur Innervation der Euterzitzen bei Kühen, Schafen und Ziegen. Ref. Z. Moskva Zivotnovodstro i. Vet. 12. 58. 73, 10.

BENTIVOGLIO, F. (1985): Histologische und histochemische Untersuchungen zur Anbildung der Milchdrüse bei trächtigen Ziegen. Inaug.-Diss. med. vet. Zürich.

BOMMELI, W. (1972): Die Ultrastruktur der Milchdrüsenalveole des Rindes, insbesondere die Basalfalten des Epithels und der Mitochondrien-Desmosomen-Komplex. Zbl. Vet.-Med. Reihe C, **1**, 299–325.

COMURI, N. (1972): Untersuchungen über zyklusabhängige Strukturveränderungen am distalen Gangsystem der Milchdrüse des Rindes. Inaug.-Diss. med. vet. Gießen.

DERENDINGER, H. (1974): Die topographisch-anatomischen Grundlagen zu den Operationen in der Inguinalgegend und im Bereich des Gesäuges des Hundes mit besonderer Berücksichtigung der Prostatektomie. Inaug.-Diss. med. vet. Zürich.

EL HAGRI, M. A. A. M. (1945): Study of the arterial and lymphatic system in the udder of the cow. Vet. J. **101**, 27–33, 51–63, 75–88.

GEYER, H., P. RÜSCH, L. L. GIESE, H. AUGSBURGER (1985): Zur Entnahmetechnik von Euterbiopsien bei Ziege und Schwein. Zbl. Vet. Med. A, **32**, 331–336.

–, L. GIESE, F. BENTIVOGLIO (1986): Vergleichende Betrachtung zur Anbildung der Milchdrüse bei Schwein und Ziege. Berl. Münch. Tierärztl. Wschr. **99**, 176–180.

–, S. OETTLI, S. RAHM, H. AUGSBURGER (1986): Zur Involution der Milchdrüse bei Ziegen. Zbl. Vet. Med. A, **33**, 451–473.

– (1988): Zur Rückbildung und Anbildung des Ziegeneuters. 4. Morph.-Kolloquium, Leipzig.

–, H. AUGSBURGER (1991): Rück- und Anbildung der Milchdrüse bei Ziegen. Histologisch-histochemische Untersuchungen nach einer Melkzeit von 8–10 Monaten. Schweiz. Arch. Tierheilkd. **133**, 229–242.

GIESE, L. (1985): Histologische und histochemische Untersuchungen an der Milchdrüse der Sau während der Anbildung im letzten Drittel der Trächtigkeit. Inaug.-Diss. med. vet. Zürich.

GLÄTTLI, H. (1924): Anatomie des Venensystems des Kuheuters. Inaug.-Diss. med. vet. Zürich.

HABERMEHL, K.-H. (1970): Form und Funktion des Gesäuges beim Hausschwein. Schweiz. Milchzeitung **96**, 89–90.

HAMPL, A. (1965): Lymphonodi intramammarici, neue Euterlymphknoten beim Rind. Veterinarstvi **15**, 468–472.

– (1968): Beitrag zur Frage der regionalen Zugehörigkeit der Intramammarlymphknoten und ihre Beziehung zu den Supramammarlymphknoten beim Rind. Acta univ. agricult. Brno **16**, 293–298.

HARRIS, G. W. (1958): The central nervous system, new-hypophysis and milk ejection. Proc. Roy. Soc. B **149**, 336–353.

HEINZ, M. (1988): Licht- und elektronenmikroskopische Untersuchungen der Milchdrüse des Rindes im Verlauf der Trockenstehperiode unter besonderer Berücksichtigung des Involutionsprozesses. Diss. med. vet. Leipzig.

HEINZ, M., G. MICHEL (1988): Untersuchungen zur Involution der bovinen Milchdrüse. 4. Morph.-Kolloquium Leipzig.

HENNEBERG, B. (1905): Abortivzitzen des Rindes. Anat. Hefte **I**, 25.

HÖFLINGER, H. (1952): Drüsenaplasie und -hypoplasie in Eutervierteln des Rindes – eine erblich bedingte Entwicklungsanomalie. Schweiz. Arch. Tierhlkd. **94**, 824–833.

HÖRNLIMANN, B. (1988): Histologische Untersuchungen zur prä- und postnatalen Entwicklung der Milchdrüse beim weiblichen und männlichen Schwein. Inaug.-Diss. med. vet. Zürich.

JURKOV, M. J., L. J. CHOLODOVA und V. J. NIKITIN (1971): Anatomie der Arterien des Schafeuters in der Norm und Pathologie. Ref. Z. Moskva Zivotnovodstro i. Vet. 8. 58. 53. S. 6.

KAEPPELI, F. (1918): Über Zitzen- und Zisternenverhältnisse der Haussäugetiere. Inaug.-Diss. med. vet. Zürich.

KÄSTLI, P. (1953): Die Ausscheidung von toxisch wirkenden Stoffen durch die Milchdrüse mit besonderer Berücksichtigung der Insektizide. Schweiz. Arch. Tierheilkd. **95**, 171–187.

KOCH, T. (1956): Die Milchdrüse (Glandula lactifera, Mamma) des Rindes. Monatshefte Vet.-Med. **11**, 527–532.

KOLB, E. (1958): Zur Biochemie der Milchsekretion beim Rind. Mhefte Vet.-Med. **5**, 129–134.

KRÄHENMANN, A. (1971): Zur Involution des Gems-, Hirsch- und Rehgesäuges. Schweiz. Arch. Tierhlkd. **113**, 504–516.

KREIKENBAUM, K., und A. KÖNIG (1974): Neuere Erkenntnisse der Endokrinologie der Fortpflanzung bei Haustieren. 7. Folge: Endokrinologie der Geburt und Laktation. Dtsch. Tierärztl. Wschr. **17**, 409–412.

KRÜGER, W. (1953): Begünstigen bestimmte Zitzen und Euterformen die Ausbildung von Euterentzündung beim Rinde? Tierärztl. Umschau 23/24.

KÜNG, W. B. (1956): Weiterer Beitrag zur Kenntnis einer erblich bedingten Drüsenaplasie und -hypoplasie in Eutervierteln des Rindes. Inaug.-Diss. med. vet. Zürich.

LEBEDEWA, N. A. (1960): Die Klappen in den Venen des Euters bei einigen Haustieren. Schreiber-Festschrift Wien. Tierärztl. Mschr. 358–365.

LE ROUX, J. M. W., und H. WILKENS (1959): Beitrag zur Blutgefäßversorgung des Euters der Kuh. Dtsch. Tierärztl. Wschr. **66**, 429–435.

LINZELL, L. J. (1960): Valvula incompetence in the venous drainage of the udder. J. Physiol. (London) **153**, 481–491.

LOPPNOW, H. (1959): Über die Abhängigkeit der Melkarbeit vom Bau der Zitze. Dtsch. Tierärztl. Wschr. **66**, 88–97.

MAINZER, G. (1939): Ein Beitrag zur Morphologie der Milchgänge im Euter der Kuh. Z. mikr.-anat. Forschg. **45**, 443–460.

MEISSNER, R. (1964): Beiträge über den anatomischen Bau des elastisch-muskulösen Systems der Rinderzitze. Diss. med. vet. Berlin (Ost).

MICHEL, G. (1981): Das histologische Bild der Milchdrüse des Rindes in den einzelnen Stadien der Laktionsperiode. Monatshefte Vet. Med. **36**, 537–541.

– (1983): Die Entwicklung der Milchdrüse beim Rind. Monatshefte Vet. Med. **38**, 899–902.

– (1992): Involutional and regenerative processes in the mammary gland of cattle. XIX. Kongr. d. EVVA, Ghent.

– und B. SCHNEIDER (1975): Histologische und histochemische Untersuchungen zur Innervation der Milchdrüse vom Rind (Bos taurus L.). Z. mikrosk.-anat. Forsch. Leipzig **89**, 231–238.

MOSIMANN, W. (1949): Zur Anatomie der Rindermilchdrüse und über die Morphologie ihrer sezernierenden Teile. Diss. med. vet. Bern 1949 u. Acta anat. **8**, 347–378.

– (1957): Das Volumen der Zellkerne im Epithel der Milchdrüse in Abhängigkeit vom Funktionszustand und bei Stilboestrol-Zufuhr (Ziege, Ratte). Z. mikr.-anat. Forschg. **63**, 303–316.

– (1969): Zur Involution der bovinen Milchdrüse. Schweiz. Arch. Tierheilkd. **111**, 431–439.

NEUHAUS, U. (1956): Die Bedeutung des Oxytocins für die Milchsekretion. Dtsch. Tierärztl. Wschr. **63**. 467–469.

NÜESCH, A. (1904): Über das sogenannte Aufziehen der Milch bei der Kuh. Inaug.-Diss. med. vet. Zürich.

RENK, W. (1959): Zur Pathologie der Milchsekretions- und Abflußstörungen. Berl. Münch. Tierärztl. Wschr. **72**, 41–44 u. 64–66.

RICHARDSON, K. C. (1947): Some structural features of the mammary tissues. Brit. Med. Bull. **5**, 1099.

RICHTER, J. (1931): Mehrzitzigkeit beim männlichen und weiblichen Rind. Diss. med. vet. Leipzig.

ROTARU, (1924): Zitzenzahl der Hündinnen. Diss. med. vet. Bukarest.

RUBELI, O. (1913): Besonderheiten im Ausführungsgangsystem der Milchdrüsen des Rindes. Mittlg. nat. forsch. Ges. Bern.

– (1914): Bau des Kuheuters. Verlag Art. Inst. Orell Füssli, Zürich.

RUOSS, G. (1965): Beitrag zur Kenntnis der Euterarterien des Rindes mit besonderer Berücksichtigung der Beziehung zwischen Feinbau und Funktion. Inaug.-Diss. med. vet. Zürich.

SCHMALSTIEG, R. (1958): Die Strukturverhältnisse der Milchdrüse des schwarzbunten Rindes und ihre Beziehungen zu Euter und Leistungsmerkmalen. Z. Tierzüchtg. u. Züchtungsbiol. **72**, 113–150 u. 196–224.

SCHAUDER, W. (1951): Die Blutgefäße des Euters der Ziege. Tierärztl. Umschau 5/6, 77.

SEIFERLE, E. (1949): Neuere Erkenntnisse über Bau und Funktion der Milchdrüse der Kuh. Schriften der Schweiz. Vereinigung für Tierzucht, Euter und Milchleistung. Banteli AG, Bern-Bümpliz.

SKJERVOLD, H. (1961): Überzählige Zitzen bei Rindern. Hereditas, Lund **46**, 1960; Landw. Zbl. S. 1156.

STOJANOWIĆ, V. (1975): Die Blutgefäßversorgung des Euters vom Schaf. Anat. Anz. **138**, 240–250.

STRAUSS-ELLERMANN, H. (1985): Klinische und pathomorphologische Befunde an der nicht laktierenden Milchdrüse des Schweines und deren Bedeutung für die folgende Laktation. Diss. med. vet. FU Berlin.

TGETGEL, B. (1926): Untersuchungen über den Sekretionsdruck und über das Einschießen der

Milch in das Euter des Rindes. Diss. med. vet. Zürich.
TURNER, C. W. (1934): The causes of the growth and function of the udder of cattle. Agricult. Exper. Station, Univ. of Missouri, Bul. 339.
USUELLI, F. (1948): I fattori ormonici e nervosi che spiegano gli effeti della gimnastica funzionale della mammella. Revista di zootecnica XXI. Bd. 6.
VAU, E. (1960): Die Blutabflußwege des Kuheuters. Schreiber-Festschrift Wien. Tierärztl. Mschrft. S. 312.
VENSKE, C. E. (1940): A histological study of the teat and gland cisterns of the bovine mammary gland. J. Am. Vet. Med. Assoc. **96**, 170.
VIERLING, R. (1956): Das Zwischenhirn-Hypophysensystem und die Laktation. Z. Tierzücht., Zücht.-Biol. **66**, 317–322.
VYAS, K. N. (1971): On the individuality and number of the mammary components draining through a teat of the mare. Nord. Veterinaermed. **23**, 244–245.
WEISS, R. (1992): Histological observations on the development of mammary glands in alpine ibex (Capra ibex ibex L.) during pregnancy. XIX. Kongr. d. EVVA, Ghent.
WIESNER, H. U., und J. V. GOMEZ (1979): Das aktuelle Thema. Euterpflegemittel. Dtsch. Tierärztl. Wschr. **86**, 3.
ZIEGLER, H. (1941): Zur baulichen Eigenart der Milchgänge. Schweiz. Arch. Tierheilkd. **83**, 47–52.
– (1954): Zur Hyperthelie und Hypermastie (überzählige Zitzen und Milchdrüsen) beim Rind. Schweiz. Arch. Tierheilkd. **96**, 344–350.
ZIETZSCHMANN, O. (1917): Anatomische Skizze des Euters der Kuh und die Milchströmung. Schweiz. Arch. Tierheilkd. **12**, 645–667.
– (1917): Die Zirkulationsverhältnisse des Euters einer Kuh. Dtsch. Tierärztl. Wschr. **25**, 1–29.
ZWART, S. G. (1911): Beiträge zur Anatomie und Physiologie der Milchdrüse des Rindes. Inaug.-Diss. med. vet. Bern.

Spezifische haarlose Hautorgane (Kralle, Klaue, Huf, Hörner)

ALBARANO, T., CH. WARZECHA (1992): The influence of certain environmental factors on hoof horn strength in cattle and pigs. XIX. Kongr. d. EVVA, Ghent.
BAGGOTT, D. G., K. J. BUNCH u. K. R. GILL (1988): Variations in some inorganic components and physical properties of claw keratin associated with claw disease in the British Friesian cow. Br. Vet. J. **144**, Nr. 6, 534–542.
BAIER, W. (1950): Über die Beziehung zwischen Epidermis und Korium an Huf und Klauen. Berl. Münch. Tierärztl. Wschr. **63**, 59–63.
BERTRAM, J. E. A. u. J. M. GOSLINE (1987): Functional design of horse hoof keratin: The modulation of mechanical properties throug hydration effects. J. exp. Biol. **130**, 121–136.
BOHLI, E. (1993): Die Normalwerte der Zugfestigkeit des Klauenhorns von Rind und Schwein. Inaug.-Diss. med. vet.
BOLLIGER, C. (1991): The equine hoof: Morphological and histochemical findings. Inaug.-Diss. med. vet. Zürich.
–, H. GEYER, (1992): Zur Morphologie und Histochemie des Pferdehufes. Pferdeheilkd., **8**, 259–286.
BONADONNA, T., L. PECHCIAI und A. SFERCO (1957): Sulle caratteristische esteriosi ed istologiche delle cosidette „castagnette" nel cavallo, nell'asino de nei loro ibsidi. Zootecn. e Veterin. **12**, 86–117.
BRAGULLA, H. (1991): Die hinfällige Hufkapsel (Capsula ungulae decidua) des Pferdefetus und neugeborenen Fohlens. Zbl. Vet. Med. C, **20**, 66–74.
–, CH. MÜLLING u. K.-D. BUDRAS (1992): Light- and ultramicroscopic studies of hoof horn keratinization with special reference to aseptic inflammations of the bovine and equine digit. Proceedings 7. Internat. Symp. on disorders of the Ruminant Digit, 21.–25. 6. 1992, Rebild/Denmark.
–, S. REESE, CH. MÜLLING (1992): Histochemical and immunohistological studies of the horn quality of the equine hoof. XIX. Kongr. d. EVVA, Ghent.
BUCHER, K. (1987): Zum mikroskopischen Bau der Epidermis an umschriebenen Stellen des Pferdehufes. Inaug.-Diss. med. vet. Zürich.
BUDRAS, K.-D. u. H. GEYER (1989): Elelektronenmikroskopische Untersuchungen über abnorm verändertes Horn in der Schutzschicht des Pferdehufes. Anat. Histol. Embryol. **18**, 268.
–, R. L. HULLINGER, W. O. SACK (1989): Light- and electronmicroscopy of keratinization in the laminar epidermis of the equine hoof with reference to laminitis. Am. J. Vet. Res. **50**, 1150–1160.
–, H. BRAGULLA (1990): Besonderheiten des Membrane Coating Material (MCM, Kittsubstanz zwischen Keratinozyten) im harten Horn des Pferdehufes. 85. Vers. Anat. Ges., München, S. 39.
–, M. SEIDEL (1992): Die segmentale Gliederung und Hornstruktur an der Kralle des Hundes. Anat. Histol. Embryol. **21**, 348–363.
–, F. PREUSS (1979): Elektronenmikroskopische Untersuchungen zur Hornbildung im Hyponychium des Pferdehufes. Der praktische Tierarzt **60/9**, 729–731.
BUTLER, W. F. (1967): Innervation of the horn region in domestic ruminants. Vet. Rec. **80**, 490–492.
ČERVENÝ, Č. und J. KAMAN (1963): Zur Innervation und Blutversorgung des Rinderhornes. Veterinarstvi **12**, 73–75.
DIERKS-MEYER, B. (1985): Histometrische Untersuchungen, Bestimmung des Wasser- und Aschegehaltes sowie der Klauenhornhärte an Klauen von Mastschweinen bei unterschiedlicher Beschaffenheit. Diss. med. vet. Hannover.
DIETZ, O., G. PRIETZ (1981): Klauenhornqualität – Klauenhornstatus. Monatsh. Vet. Med. **36**, 419–422.
DIRKS, C. (1985): Makroskopische, licht- und elektronenmikroskopische Untersuchungen über den Rückenteil der Rinderklaue. Diss. med. vet. FU Berlin.
DOBLER, Chr. (1969): Papillarkörper und Kapillaren der Hundekralle, Schweine- und Ziegenklaue. Morph. Jb. **113**, 382–428.
ERNST, R. (1954): Die Bedeutung der Wanderepidermis (Hyponychium) des Pferdehufes für die Hornbildung. Inaug.-Diss. med. vet. Bern u. Acta anat. **22**, 15–48.
FESSL, L. (1967): Untersuchungen von Klauenkapseln heimischer Rinderrassen. Ref. Landw. Zbl. 02-0020.

FREI, O. (1928): Bau und Leistung der Ballen unserer Haussäugetiere. Jb. Morph. u. mikrosk. Anat. **59,** 253–296.

FUERST, A., E. BOHLI u. U. MUELLER (1991): Mikroskopischer Bau und Zugfestigkeit des Klauenhorns beim Rind. Acta anat. **140,** 194.

– (1992): Makroskopische und mikroskopische Anatomie der Rinderklaue. Inaug.-Diss. med. vet. Zürich.

GEYER, H., J. POHLENZ und H. K. SPÖRRI (1974): Die Morphologie der normalen Schweineklaue im Hinblick auf die Entstehung pathologischer Veränderungen. Vortrag gehalten auf dem IX. Kongreß der Europ. Vereinigung der Vet.-Anatomen in Toulouse.

– (1979): Morphologie und Wachstum der Schweineklaue. Grundlagen der Stallbodengestaltung und Klauenpathologie. Habil.-Schrift (Med. vet.) Zürich.

– (1980): Zur mikroskopischen Anatomie der Epidermis an der Schweineklaue. Zbl. Vet. Med. C **9,** 337–360.

– (1984): Histochemische Untersuchungen an der Klauenepidermis des Schweines. Zbl. Vet. Med. C, **13,** 120–140.

– (1989): Zur Anatomie der Klaue von Schaf und Ziege. Kleintierzüchter Nr. 8, 498–504.

– (1991): Hufsorgen. Zum Doppelblindversuch an hufgeschädigten Lipizzaner-Hengsten der Spanischen Reitschule in Wien mit Vitamin H (Biotin). Roche-Magazin **38,** 3–17.

– (1993): Wie wirkt Biotin an der Hufkapsel des Pferdes? Tier und Ernährung **3.**

–, P. GLOOR (1984): Klauenleiden beim Schwein. UFA-Revue **6,** 23–25.

–, J. SCHULZE, K. STREIFF, F. TAGWERKER, L. VÖLKER (1984): Der Einfluß des experimentellen Biotinmangels auf Morphologie und Histologie von Haut und Klauen des Schweines. Zbl. Vet. Med. A. **31,** 519–538.

–, V. ESSLINGER, P. WIGET, U. LEU (1986): Histologische und physikalische Untersuchungen zur qualitativen Beurteilung des Hufhornes beim Pferd. XVI. Kongr. d. EVVA, Budapest.

–, F. TAGEWERKER (1986): The pigs hoof: Its structure and alterations. Hoffmann-LaRoche, Basel.

–, J. TROXLER (1988): Klauenerkrankung als Folge von Stallbodenmängeln Tierärztl. Prax. Suppl. **3,** 48–54.

–, H. JOSSECK, W. ZENKER (1992): Hoof horn changes in Lipizzan Horses: New results of a blind study with biotin and a placebo. XIX. Kongr. d. EVVA, Ghent.

GROSENBAUGH, D. A. u. D. M. HOOD (1992): Keratin and associated proteins of the equine hoof wall. Am. J. Vet. Res. **53,** 1859–1863.

GUTHRIE, S. C. u. N. B. GILULA (1989): Gap junctional communication and development. TINS **12,** Nr. 1, 12–15.

HABACHER, F. (1948): Der Huf- und Klauenbeschlag. Urban und Schwarzenberg, Wien.

HAERTEL, M. (1985): Histometrische Untersuchungen, Wasser- und Aschegehaltsbestimmungen am Klauenhorn von Mastschweinen. Diss. med. vet. Hannover.

HARTWIG, H., und J. SCHRUDDE (1974): Untersuchungen zur Bildung der primären Stirnauswüchse beim Reh. Z. Jagdwiss. **20,** 1–13.

HEINZE, W., und H. KANTOR (1972): Morphologisch-funktionelle Untersuchungen über das Blutgefäßsystem der Rinderklaue. Morph. Jb. **117,** 472–482, 1971/72 u. **118,** 139–159.

HERTSCH, B. (1973): Zur Arteriographie der Zehe des Pferdes. Berl. Münch. Tierärztl. Wschr. **86,** 461–465.

HOHMANN, H. (1901): Untersuchungen über die Klauenlederhaut des Rindes. Inaug.-Diss. med. vet. Bern.

HORSTMANN, E. (1955): Bau und Struktur des menschlichen Nagels. Z. Zellforsch. **41,** 532–555.

HUBER, M., F. GRAF, O. DISTL, H. KREUSSLICH (1984): Messung morphologischer Klauenparameter an Jungbullen in der Eigenleistungsprüfung. Züchtungskd. **56,** 115–126.

HULLINGER, R. L., K.-D. BUDRAS, C. DIRKS (1987): Role of parietal Horn (hyponychial) keratinization in formation of the digital organ in the ox and horse. Anat. Rec. **218,** 2.

JOSSECK, H. (1991): Hufhornveränderungen bei Lipizzanerpferden und ein Behandlungsversuch mit Biotin. Inaug.-Diss. med. vet. Zürich.

KAMEYA, T., S. YOSHIDA, K. KIRYU und S. YAMAOKA (1971): Morphological studies on the chestnut of the horse. Exp. Rep. equine Health Labor Tokyo **8,** 10–25.

KEMPSON, S. A. (1987): Scanning electron microscope observations of hoof horn from horses with brittle feet. Vet. Rec. **120,** 568–570.

– (1990): Ultrastructural observation on the response of equine hoof defects to dietary supplementation with Farriers Formula. Vet. Rec. **127,** 494–498.

KIND, H. (1961): Vergleichende Untersuchungen über die Abnutzung der Hufe einiger Equiden auf Grund der Struktur der Hufkapselwand. Diss. med. vet. Berlin.

KORTE, B. (1987): Ein Beitrag zur Entwicklung der Klaue des Schafes mit besonderer Berücksichtigung der Hornbildung. Diss. med. vet. FU Berlin.

KRÜGER, G. (1934): Über die Blutgefäßversorgung der Zehe und besonders des Zehenendorganes des Pferdes. Morph. Jb. **74,** 639–669.

KÜNG, M. (1991): Die Zugfestigkeit des Hufhornes von Pferden. Inaug.-Diss. med. vet. Zürich.

LANDMANN, L. (1988): The epidermal permeability barrier. Anat. Embryol. **178,** 1–13.

LECHNER, W. (1934): Die Blutgefäßnetze in den Zehenenden einiger Paarzeher, ihre Beziehung zum Zehenendorgan und zu den analogen Gefäßen der Unpaarzeher und des Menschen. Z. f. ges. Anat. I. Abtlg. **102,** 594–622.

LEU, U. (1987): Vergleichende Untersuchungen über den Einfluß von oral verabreichtem Biotin auf das Hufhorn beim Pferd. Inaug.-Diss. med. vet. Zürich.

LOJDA, Z. (1950): Histogenesis of the antlers of our Cervidae and its histochemical picture. Čsl. Morfologie **IV,** 42–62.

MAIR, F. J. (1973): Dehnungsmessungen an der Hornwand in Tragrandnähe und an der Hornsohle beim Pferde-Hinterhuf. Diss. med. vet. Wien.

MALINOVSKÝ, L. (1966): Die Variabilität in den Nervenendigungen in den Fußballen einer Hauskatze. Acta nat. **64,** 82–106.

MARKS, G. (1984): Makroskopische, licht- und elektronenoptische Untersuchung zur Morphologie des Hyponychiums bei der Hufrehe des Pferdes. Diss. med. vet. FU Berlin.

MEYER, W., Th. BARTELS, R. SCHWARZ (1990): Zur Struktur und Funktion des Fußballens der Katze. Kleintierpr. **35**, 67–76.

–, –, A. TSUKISE, K. NEURAND (1990): Histochemical aspects of stratum corneum function in the feline foot pad. Arch. Dermatol. Res. **281**, 541–543.

MÖRICKE, K. D. (1954/55): Das Verhalten des Hyponychiums beim normalen Nagelwachstum. Verhdlg. Anat. Ges. Münster. Erg. Heft. z. Anat. Anz. Bd. **101**, 289–293.

MOSIMANN, W. (1978): Die Bildung des Hornes am Pferdehuf. Zbl. Vet. Med. C **7**, 364.

MÜLLER, Fr. (1936): Der Pferdehuf im sagittalen Axialschnitt. Arch. wiss. prakt. Tierhlkd. **70**, 296–301.

MÜLLING, CH., H. BRAGULLA, K.-D. BUDRAS (1992): The significance of the intercellular cementum substance for the quality of hoof horn. XIX. Kongr. d. EVVA, Ghent.

– (1993): Struktur, Verhornung und Hornqualität in Ballen, Sohle und weißer Linie der Rinderklaue und ihre Bedeutung für Klauenerkrankungen. Diss. med. vet. FU Berlin.

NEURAND, M. L. (1974): Morphologie und Funktion der schlauchförmigen Drüsen in der behaarten Haut und den Ballen des Hundes. Diss. med. vet. Hannover.

NICKEL, R. (1938): Über den Bau der Hufröhrchen und seine Bedeutung für den Mechanismus des Pferdehufes. Morph. Jb. **82**, 119–160.

– (1939): Untersuchungen über den Bau des Pferdehufes mit besonderer Berücksichtigung des Hufmechanismus und von Hufkrankheiten. Dtsch. Tierärztl. Wschr. **47**, 521–524.

– (1949): Anordnung des Zwischenhornes an Trachte und Eckstrebe der Hufplatte. Dtsch. Tierärztl. Wschr. **56**, 34–36.

OLT, A. (1921): Innersekretorischer Einfluß der Hoden auf die Entwicklung des Cervidengeweihes. Dtsch. Jägerztg. **76**, 28/29.

POHLMEYER, K. (1979): Die arteriellen Versorgungsgefäße und deren intraosseärer Verlauf in den Extremitätenknochen beim Pferdefohlen IV. Ossa digitorum manus. Dtsch. Tierärztl. Wschr. **86**, 3.

PREUSS, F. (1981): Vergleichende Untersuchungen an Spezialausbildungen der Epidermisverhornung. Berl Dermat. Symp. „Stratum corneum, Struktur und Funktion". Grosse, Berlin.

RHUMBLER, L. (1931): Ergänzende Mitteilungen über den Aderverlauf im Kolbengeweih der Hirsche an Hand einiger Diapositive. Zool. Anz. Suppl.-Bd. **5**, 171–178.

ROSSKOPF, M. (1986): Mikroskopische Anatomie der Klauenepidermis des Schafes. Inaug.-Diss. med. vet. Zürich.

ROSSKOPF, M., GEYER, H. (1987): Mikroskopische Anatomie der Klauenepidermis des Schafes. Berl. Münch. Tierärztl. Wschr. **100**, 373–377.

SCHÄLICKE, H. (1932): Über die Verwertbarkeit von Ballenabdrücken für den Identitätsnachweis bei Hunden. Inaug.-Diss. med. vet. Berlin.

SCHMIDT, W. J., und H. SPRANKEL (1954): Bildet sich im Stratum corneum des Rinderhornes Röhrchenstruktur aus? Z. Morph. u. Ökol. Tiere **42**, 449–470.

SCHRÖDER, H. D. (1961): Untersuchungen über die Struktur des Klauenhornes bei einigen exotischen Rinderrassen aus dem Tierpark Berlin unter besonderer Berücksichtigung der Abnutzungsverhältnisse. Diss. med. vet. Berlin.

SCHUHMACHER, S. V. (1936): Die sog. Ballen an den Pfoten des Hasen. Anat. Anz. **82**, 102–112.

SCHULENBURG, A. VON DER (1984): Klauenhornqualität bei Mastschweinen. Der praktische Tierarzt **12**, 1128–1131.

–, K. MEYER, B. DIERKS-MEYER (1986): Orthopädische und mikrostrukturelle Untersuchungen am Klauenhorn von Mastschweinen in verschiedenen Aufstallungsarten. Zentralbl. Vet. Med. A, **33**, 767–776.

SCHUMMER, A. (1949): Zirkulationsfördernde Einrichtungen am Zehenendorgan des Pferdes. Dtsch. Tierärztl. Wschr. **56**, 36–38.

– (1951): Blutgefäße und Zirkulationsverhältnisse im Zehenendorgan des Pferdes. Morph. Jb. **91**, 568–649.

SCHWEITZER, W. u. H. E. KÖNIG (1990): Korrosionsanatomische und rasterelektronen-mikroskopische Untersuchungen an den Blutgefäßen der Beckengliedmaße des Rindes. Tierärztl. Prax. **18**, 13–16.

SEIDEL, M. (1992): Makroskopische, licht- und elektronenmikroskopische Untersuchung an der Kralle des Hundes. Diss. med. vet. FU Berlin.

SEIFERLE, E. (1927): Atavismus und Polydaktylie der hyperdaktylen Hinterpfoten des Haushundes. Morph. Jb. **57**, 3.

– (1928): Wesen, Verbreitung und Vererbung hyperdaktyler Hinterpfoten beim Haushund. Schweiz. Arch. Tierheilkd. **70**.

SHARPE, T. (1979): Isle of Man. Wo heute noch gestern ist. Geo **6**, 66–85.

SIEDAMGROTZKY, O. (1870): Die Krallen der Fleischfresser. Bericht Vet.-Wesen Königr. Sachsen **15**, 135–150.

SMITH, R. N. (1954): The chestnuts and ergots of the horse. Asscociation of Vet. Stud. Journal **14**.

TAGWERKER, F. J. (1984): Gesunde Schweineklauen – auch ernährungsbedingt. UFA-Revue **6**, 27–29.

WILKENS, H. (1964): Zur makroskopischen und mikroskopischen Morphologie der Rinderklaue mit einem Vergleich der Architektur von Klauen- und Hufröhrchen. Zbl. Vet. Med., Reihe A, **11**, 163–234.

WINTZER, H. J. (1971): Zur arteriellen Blutversorgung des Strahlbeines und der Gleichbeine beim Pferd. Zbl. Vet. Med., Reihe A, **18**, 646–652.

– (1986): Der Einfluß einer Vitamin-H-Substitution auf Wachstum und Beschaffenheit des Hufhornes. Tierärztl. Prax. **14**, 495–500.

WISSDORF, H., und H. WILKENS (1982): Überlegungen zur Benennung der weißen Linie -Zona alba- des Pferdehufes. Zbl. Vet. Med. C **11**, 370.

–, –, B. HERTSCH (1983): Benennung der weißen Linie -Zona alba- des Pferdehufes. Tierärztl. Prax. **11**, 503–506.

–, B. HERTSCH, H. WILKENS (1987): Beitrag zur Nomenklatur am Pferdehuf – Capsula ungulae. Berl. Münch. Tierärztl. Wschr. **100**, 400–408.

WOLF, J., and S. HANŠUSOVÁ (1965): The transport of the nailplate. Fol. morph. Czech. Akad. Sci. Prague **14**, 283–307.

ZENKER, W. (1991): Hufhornveränderungen bei Lipizzaner-Pferden und ein Behandlungsversuch mit Biotin. Histologische Untersuchungen an veränderten Hufen und Bestimmung biotinabhängiger Enzyme. Inaug.-Diss. med. vet. Zürich.

ZIEGLER, H. (1954): Die Bildung des menschlichen Nagels und des Pferdehufes. Z. mikroskop.-anat. Forsch. **60**, 556–572.

ZIETZSCHMANN, O. (1915): Beiträge zur Entwicklung von Hautorganen bei Säugetieren. I. Die Entwicklung der Hautschwielen (Kastanie u. Sporn) an den Gliedmaßen der Equiden. Arch. mikroskop. Anat. **86**, 371–434.
- (1917): Betrachtungen zur vergleichenden Anatomie der Säugetierkralle. Morphol. Jb. **50**, 433–453.
- (1918): Das Zehenendorgan der rezenten Säugetiere: Kralle, Nagel, Huf, Schweiz. Arch Tierhlkd. **6**, 241–272.
- (1942): Horn und Geweih. Dtsch. Tierärztl. Wschr. **50**, 55–57.

ZIMMERMANN, A. (1913): Die Kastanien des Pferdes. Z. f. Tiermed. **17**, 1–16.

Sachwortverzeichnis

Die Buchstaben bezeichnen die Tierarten: F. = Fleischfresser, H. = Hund, K. = Katze, P. = Pferd, R. = Rind, S. = Schwein, Sf. = Schaf, W. = Wiederkäuer, Z. = Ziege. Sie sind den Ziffern bei tierartlichen Darstellungen vorangestellt, während sie bei allgemeinen und vergleichenden Schilderungen fehlen.

A
Aalstrich 461
Abortivzitzen R. 527
Abzeichen P. 554
Afterklauen S. 515; R. 546
Afterkrallen H. 506
Afterzitzen 480; S. 512; R. 527; Z. 535; P. 556
Albinismus 462
Analbeutel F. 474
Anastomosen
– , arteriovenöse 14
– , lymphovenöse 316
Angulus venosus dexter 317
– – sinister 317
Anisozytose 4
Anuli fibrosi arteriosi 23
– – atrioventriculares 23
Anulus fibrosus aortae 76
Aorta 18, 75, 77
– abdominalis 75, 121, 132, 166
– – , Eingeweidearterien 166
– ascendens 75
– descendens 75
– thoracica 75, 121
– – , Eingeweidearterien 129
Apex cordis 19
– cunei P. 575
– pili 465
Apparatus suspensorius mammarius 480; R. 521
Appendices colli 467
Arachnoidale Zellanhäufungen 283
Arcus aortae 75, 77
– dorsalis superficialis K. 92; 98; K. 102
– palmaris profundus 98; F. 99; S. 102; W. 103; P. 104
– – superficialis 98 F. 102; S., W. 103; P. 104
– plantaris profundus 98; F., S. 157; W. 160; P. 162
– – – distalis 98
– – superficialis 98
– – terminalis 99, S. 515; W. 549; P. 573
– (venosus) dorsalis profundus 99; F. 262
– (–) – superficialis 99; K. 214; H. 262
– (–) hyoideus F., S. 229
– (–) – profundus H. 227
– (–) laryngeus caudalis 225

– (–) palmaris profundus 98; F. 99, 216; S. 218; W., P. 219
– (–) – profundus distalis 98; S. 218; W., P. 219
– (–) – superficialis 98; F. 102, 216; S. 218
– (–) plantaris profundus 98, 254; F. 259; S. 262; W. 263; P. 264
– (–) – profundus distalis 98; S. 262; W. 263; P. 264
– (–) – superficialis 98; F. 259; S. 262
– (–) terminalis 99
Arterien 8, 74
Arteria, Arteriae
– abdominalis caudalis 140
– – cranialis 77; F., S. 121, 136
– alveolaris inferior 116
– angularis oculi 113
– – oris 112
– antebrachialis superficialis cranialis 81, 91
– arcuata H. 99, 157
– auricularis caudalis 113
– – profunda 114
– – rostralis 115
– axillaris 81
– basilaris 79
– bicipitalis 88; F. 90; W. 91
– brachialis 81, 88
– – superficialis 90
– broncho-oesophagea 77, 129
– buccalis 116
– bulbi penis 165
– – vestibuli 165
– caecales K. 177
– caecalis 177
– – lateralis P. 177
– – medialis P. 177
– carotis communis 78, 104, 105
– – – dextra 78, 105
– – – sinistra 78, 105
– – externa 104, 105, 107
– – interna 104, 107
– caudales femoris 150
– caudalis dorsolateralis 166
– – femoris distalis 152
– – – media F. 152
– – – proximalis F. 150
– – lateralis (A. caudalis lateralis superficialis) 164, 166
– – mediana 165
– – ventralis F. 166

– – ventrolateralis 166
– centralis retinae 119
– cervicalis profunda 78
– – superficialis 81
– ciliares anteriores 119
– – posteriores breves 119
– – – longae 119
– circumflexa femoris lateralis 147
– – – medialis 143
– – humeri caudalis 86, 88
– – – cranialis 88
– – ilium profunda 77, 121, 137
– – – superficialis F. 145
– – scapulae 85, 86, 88
– clitoridis 165, 182
– – media P. 165
– coeliaca 77, 166
– colica dextra 177
– – media 180
– – sinistra 181
– collateralis media 87
– – radialis 86; P. 88
– – ulnaris 88
– comitans n. ischiadici 164
– condylaris 107
– conjunctivales anteriores 120; S. 120
– – posteriores 119
– cornualis W. 114
– coronalis 99; W. 550; P. 572
– coronaria dextra 41, 75
– – – dorsalis 174
– – – ventralis 174
– – sinistra 41, 75
– – – dorsalis 174
– – – ventralis 174
– coronariae 41
– costoabdominalis dorsalis 75, 128
– cremasterica 142
– cystica W. 171
– digitales dorsales communes F., S., W. 93, 98; F. 102, 157; S. 103; W. 104, 162
– – – propriae 99; F. 102, 157; S. 103, 160; W. 104, 162
– – palmares communes 98; F. 102; S., W. 103; P. 104
– – – propriae 99; F. 102; S., W. 103; P. 104
– – plantares communes 98; F., S. 157; W. 161; P. 162

Arteria, Arteriae; – digitales plantares (Fortsetzung)
– – – propriae   99; F., S. 157;
    W. 161; P. 162
– – propriae   99
– digitalis dorsalis I abaxialis
    K. 93; 98
– – – V abaxialis   98; F. 102, 157
– – – propria III axialis   W. 160
– – – – IV axialis   W. 160
– – palmaris I abaxialis   98;
    F. 102
– – – V abaxialis   98; F. 102
– – – lateralis   P. 105
– – – medialis   P. 105
– – plantaris lateralis   P. 162
– – – medialis   P. 162
– – – propria II abaxialis   F. 157
– – – – V abaxialis   98
– – – – I axialis   F. 157
– diverticuli   S. 168
– dorsalis clitoridis   165
– – nasi   113; Z. 114; F. 121
– dorsalis nasi caudalis   113
– – – rostralis   H. 120
– – pedis   143, 156
– – penis   165
– – phalangis mediae   P. 572
– ductus deferentis   183
– epigastrica caudalis   121, 142
– – – superficialis   142; H., K.
    503; R. 529
– – cranialis   80, 121
– – – superficialis   80; H., K.
    503; S. 512; R. 529
– episclerales   119
– ethmoidalis externa   120
– facialis   105, 108
– femoralis   143, 145
– fibularis   150
– gastrica dextra   172
– – sinistra   169
– gastricae breves   168, 174, 175
– gastroduodenalis   174
– gastroepiploica dextra   174
– – sinistra   174
– genus descendens   150
– – distalis lateralis   152
– – – medialis   152
– – media   152
– – proximalis lateralis   152
– – – medialis   152; K. 154
– glutaea caudalis   164, 182
– – cranialis   163
– hepatica   169
– –, Leberäste   170
– ilei   176
– ileocolica   176
– iliaca externa   77, 121, 140, 143
– – interna   77, 162, 182
– – –, Eingeweidearterien   182
– iliacofemoralis   164
– iliolumbalis   163
– infraorbitalis   120
– intercostales   H. 503
– – dorsales   75, 121, 126
– intercostalis suprema   78, 81
– interdigitales   99; F. 102, 157;
    S. 103; W. 103, 161, 162
– interosseae   88, 96
– – caudalis   93
– – communis   91, 96

– – cranialis   91
– – cruris   S., R. 156
– ischiadica   152, 163
– jejunales   176
– labialis inferior   112
– – superior   113
– lacrimalis   119
– laryngea cranialis   106
– laterales nasi   S. 120
– lateralis nasi   113; F. 120
– – – caudalis   113
– – – rostralis   113
– lienalis   168
– lingualis   105, 108
– lumbales   77, 121, 134
– malaris   120
– malleolaris caudalis lateralis
    P. 153
– – cranialis lateralis   S., R. 156
– – – medialis   S., R. 156
– mammaria caudalis   P. 143,
    556; R. 528; W. 143
– – cranialis   P. 143, 556; R.
    528; W. 143
– – media   R. 529; W. 537
– marginis solearis   99; W. 550;
    P. 572
– masseterica   F., S., R. 116
– maxillaris   105, 115
– mediana   81, 96
– meningea caudalis   107
– – media   W. 107; 116
– – rostralis   H., P. 120
– mentalis   W., P. 116
– mesenterica caudalis   77, 166,
    175, 181
– – cranialis   77, 166, 175
– metacarpeae dorsales   98;
    F. 102; S. 103; W., P. 104
– – palmares   98; F. 99; S. 102;
    W. 103; P. 104
– metatarseae dorsales   98;
    F. 157; S. 158; W. 161; P. 162
– – plantares   98; F., S. 157;
    W. 160; P. 162
– musculophrenica   80, 121
– nervomedullaris   126
– nutricia fibulae   S. 154
– – humeri   87, 88
– – radii   91
– – scapulae   87
– – tibiae   P. 153; W. 156
– – tibiae et fibulae   F., S. 156
– – ulnae   91
– nutriciae/A. interossea communis   96
– obturatoria   163
– occipitalis   107
– ophthalmica externa   118
– – interna   119
– ovarica   77, 166, 182
– palatina ascendens   108
– – descendens   121
– – major   121
– – minor   121
– palmaris phalangis mediae
    P. 572
– palpebrae tertiae   120
– palpebralis inferior lateralis
    F., W. 114; S., P. 119

– – – medialis   120
– – superior lateralis   F., W. 114;
    S., P. 119
– – – medialis   S. 120; F., P. 120
– pancreaticoduodenalis
    caudalis   176
– – cranialis   174
– papillaris   R. 530; W. 538
– parotidea   F. 108
– penis   165, 182
– – cranialis   P. 142; 165
– – media   P. 165
– pericardiacophrenica   80
– perinealis dorsalis   F., S. 164;
    W. 165, 189
– – ventralis   165, 182
– phalangis distalis   W. 549
– pharyngea ascendens   107
– phrenica caudalis   75, 136;
    S., W. 166
– – craniales   75; P. 128
– plantaris lateralis   150
– – medialis   150
– poplitea   143, 152
– profunda antebrachii   96
– – brachii   88
– – clitoridis   165
– – femoris   121, 142
– – linguae   108
– – penis   165
– prostatica   182, 183
– pudenda externa   121, 142;
    S. 512; R. 528; W. 538; P. 556
– – interna   164, 182; R. 528
– – , Eingeweidearterien   182
– – – , Typ, kurzer   S., W. 162,
    164
– – – , Typ, langer   F., P. 162,
    164
– pulmonalis dextra   75
– – sinistra   75
– radiales superficiales   90
– radialis   81, 96
– – proximalis   P. 97
– rectalis caudalis   165; W. 190
– – cranialis   181
– – media   188, 189
– recurrens interossea   91
– – tibialis cranialis   156
– – ulnaris   95
– renalis   77, 166, 182
– reticularis   175
– – accessoria   Sf., Z. 169
– ruminalis dextra   174
– – sinistra   174
– sacralis mediana   77, 165
– saphena   143, 148
– scapularis dorsalis   78, 81
– sigmoideae   181
– sphenopalatina   121
– stylomastoidea   S. 107; 113
– – profunda   107
– subclavia   77, 81
– – sinistra   77
– sublingualis   108
– submentalis   108; S., R. 112
– subscapularis   83
– supraorbitalis   119
– suprarenales craniales   166
– – mediae   S. 76, 181

– suprarenalis media F. 76, 181
– suprascapularis F., Sf., Z., R., P. 83
– supratrochlearis 120
– tarsea lateralis 156
– – medialis 156
– – perforans 156
– – – distalis 98; S. 156
– – – proximalis 98; S. 156
– temporales profundae 116
– temporalis profunda Sf., Z. 116
– – – caudalis 116
– – – rostralis 116
– – superficialis 105, 114
– testicularis 77, 166, 182
– thoracica externa 83
– – interna 80, 121; H. 503; S. 512
– – lateralis F., S. 83, 512; K. 503
– thoracodorsalis 85
– thyreoidea caudalis 105
– – – dextra 79
– – – cranialis 105
– tibialis caudalis 152
– – cranialis 153
– tori digitales W. 549; P. 572
– transversa cubiti 91, 94
– – faciei 114
– – tympanica caudalis H. 107; P. 113
– – rostralis F., P. 116
– ulnaris 81, 95
– umbilicalis 182, 183
– urethralis 189
– uterina 183; F. 189
– vaginalis 182, 190
– vertebralis 78
– – thoracica 79, 81
– vesicalis caudalis 188, 189
– – cranialis 183
– – media F., S. 142
– vestibularis R. 189
Arterien
– , Becken 162
– , Beckengliedmaße 143
– , Hals 104
– , Herz 17; F. 45; S. 53; R. 58; P. 66
– , Hinterfuß 97; F. 156; S. 157; W. 160; P. 162
– , –, dorsale 98; F. 157; S. 160; W. 161; P. 162
– , –, plantare 98; F. 156; S. 157; W. 160; P. 162
– , kleiner Kreislauf 76
– , Kopf 104
– , Lungenkreislauf 76
– , präkapillare 8, 10, 12
– , Rumpfwand 121
– , Schultergliedmaße 81
– , Schwanz 162
– , Vorderfuß 97; F. 99; S. 102; W. 103; P. 104
– , –, dorsale 98; F. 102; S. 103; W., P. 104
– , –, palmare 98; F. 99; S. 102; W. 103; P. 104
Arterienbau 8, 9, 10, 11

– , Drosselarterien 10
– , elastischer Typ 8
– , Endothel 8
– , Intima 8
– , Lamina subendothelialis 8
– , Media 8, 11
– , muskulöser Typ 9
– , Sperrarterie 10
– , Tunica elastica interna 8
Arteriolen 8, 10
Artiodactyla 496
Atrioventrikularknoten 39
Atrium dextrum 27
– sinistrum 29
Auricula cordis s. atrii 18, 27
Austreibungsbahn 32, 35
Azygosvenen, Segmentalgefäße der 193

B
Ballen 485, 486; K. 506; P. 559
Ballenepidermis 485; P. 567
Ballenfurche P. 567
Ballengrube P. 567
Ballenhorn S. 514; R. 543; W. 548; P. 567
Ballenlederhaut S. 513; R. 542; W. 549; P. 563
Ballenoberhaut R. 543
Ballenpolster S. 512; R. 540; P. 559
Ballenrudiment 486
Ballensegment R. 542
Ballen-Strahlsegment 490
Basis cordis 19
– cunei P. 567
Bastgehörn 496
Baufettgewebe 495
Berlocken 467; S. 510; Z. 518
Biestmilch 491
Blättchenhorn P. 559
Blut 1
– , Anisozytose 4
– , Erythropoese 7
– , Hämoglobin 4
– , Hämolyse 4
– , Hypererythrozytose 5
– , Oligoerythrozytose 5
– , Poikilozytose 5
Blutadern 8
Blutbildung 6
Blutgefäße
– , Allgemeines 8
– , Zehe 99
– , Fuß 97
– , Ernährung 15
– , herzeigene, Bau und besondere Einrichtungen 43
– , Mittelfuß, oberflächliche 97, 98
– , –, tiefe 97, 98
– , Sondereinrichtungen 8
– , Vasodilatatoren 15
– , Vasokonstriktoren 15
– , Vasomotoren 15
Blutgefäßsystem 1
Blutgefäßwand, Ernährung 15
Blutgerinnung 8
Blutgewebeschranke 13
Blutlymphknoten 288

Blutmauserung 6
Blutplasma 2
Blutspeicher 11
blutstromregulierende Einrichtungen 11
Blut-Thymus-Schranke 293
Blutzellen 2
– , Anzahl 6
– , Entwicklung 7
B-Lymphozyten 282
Borstenhaar 457
Brückenanastomosen 14
Brunstdrüsen 468, 473
Brustlymphgang 334
Buglymphknoten 324
Bulbus aortae 35, 75
– pili 447, 454
Bulbuszapfen 447
Bursa mucosa subcutanea 448
B-Zellen 282

C
Calcar P. 570
Capilli 456
Cartilago cordis 24
Cavicornia 493
Cavum pericardii 17, 18
Cerumen 470
Chemorezeptoren 17
Chiasma anuli fibrosi arteriosi 23
Chordae tendineae 33, 36
Chylus 302
Chylusgefäße 309
Cilia 457; H. 499
Circulus arteriosus cerebri 116
Cirrus capitis P. 457
– caudae P. 457
– metacarpeus P. 457, 571
– metatarseus P. 457, 571
Cisterna chyli 304, 306, 318, 342; H. 365; K. 374; S. 391; R. 410; Sf., Z. 422; P. 440
Conus arteriosus 19, 30, 74
Cor *siehe Herz* 17
Corium 459, 499; H. 498; S. 508; R. 516; P. 553, 560
– coronae R. 541
– cunei P. 562
– limbi R. 540; P. 560
– parietis F. 490; R. 541; P. 561
– soleae R. 542; P. 562
– tori R. 551; P. 571
– ungulae R. 540; P. 548, 560
Cornu W. 492
Corpus mammae R. 520
Corpuscula thymica 292
Cortex pili 454
Corticosteroide 483
Crista terminalis 27
Crura cunei P. 559
Crux pilorum 461
Cuneus ungulae P. 567
Cuticula pili 455
Cutis 443; P. 553

D
Daktyloskopie 454
Deckhaare 456
Deckschicht P. 564

Dendritenzellen 453
Dermis 491
Desmosomen 453
Digitalballen 485
Diverticulum praeputiale S. 475
Drahthaar H. 499
Drosselarterie 10
Drosselvene 11
Drüseneuter R. 526
Ductus arteriosus (Botalli) 29, 75
– lymphaticus dexter 306, 317, 326; H. 366; S. 391; R. 410; P. 441
– thoracicus 304, 306, 317, 334; H. 365; K. 374; S. 390; R. 409; Sf., Z. 422; P. 440
– venosus (Arantii) F., W. 269
Duftdrüsen 464; R. 518
Duftstoffe 464
Durchgangslymphe 318

E
Ecdysis 446
Eckstrebe P. 563
Eckstrebenwinkel 489; P. 563
Einströmungsbahn 30, 35
Eleidin 452
Endocardium 22
Endothel 9, 13
Epicardium 18, 22
Epiceras 496
Epidermalorgankomplex 452
Epidermis 452, 490; H. 498; K. 500; S. 508; P. 558
– ungulae R. 542; P. 563, 571
Eponychium 484; R. 546
Erythroblasten 7
Erythropoese 7
Erythrozyten 3, 6, 7
Euter 477; R. 520

F
Facies atrialis 20
– auricularis 20
Falz F. 491; R. 540
Fascia endothoracica 18
Fell 443
Fertilbett S. 513; R. 541
Fett 449
Fettmark 7
Fibrin 2
Fibrinogen 2
Filum tendineum intermedium 23
Fingerbeere 491
Flaumhaar 457
Fleischbalken 32
Fleischeuter R. 526
Flotzmaul R. 467
Flumina pilorum 460
Folliculi lymphatici aggregati 283
– – solitarii 283
Folliculus pili 454
Foramen ovale 29
– venae cavae caudalis 241
Foramina venarum minimarum 28

Fürstenbergscher Venenring R. 531
Fußwurzelballen 486; F. 507

G
Gänsehaut 456
Gebiet, tributäres 318
Geflecht, venöses, am Dorsum penis 267
Gehörn 496
Gesäuge 477; H. 502; K. 504; S. 510
Geweih 496
Gitterhaare 457
Glandula, Glandulae
– caudae K. 473
– ceruminosae 470
– circumorales K. 469
– cornualis Z. 470
– cutis 463
– glomiformes 464
– interdigitales 472
– mammariae 476
– odoriferae 464
– praeputiales 475
– sebaceae 464
– subcaudalis 473
– sudoriferae 464
Glashaut 454
Glatthaar H. 499
Glöckchen 467
Glomusanastomosen 14
Glomusorgane 15
Grannenhaar 456; P. 554
Granulozyten 3, 6
–, basophile 5
–, eosinophile 5
–, neutrophile 4
–, segmentkernige 5
–, stabkernige 5

H
Haar, Haare 454; H. 498; K. 501; S. 508; R. 516; Z. 518; Sf. 519; P. 553
Haaranlage 447
Haaranordnung 459
Haararten 456
Haarbalg 447, 454
Haarbalgtalgdrüsen 463
Haarbalgtrichter 454
Haarbündel 459
Haarfarbe 461; K. 501; R. 516; P. 554
Haarfeder 461
Haarfelder 460
Haargefäße 8
Haarkämme 460
Haarkanal 447
Haarkolben 462
Haarkreuz 461; R. 517
Haarkrümmung 462
Haarkutikula 447, 454
Haarleisten 460
Haarmark 454
Haaroberhäutchen 454
Haarpapille 447, 454
Haarrinde 455
Haarschaft 454
Haarscheibe 456

Haarscheide 460
Haarstellung S. 509
Haarstern 460
Haarstrich 460
Haarstrom 460; R. 517
Haarwechsel 462
Haarwirbel 460; H. 499; K. 501; S. 509; R. 517; Z. 519; Sf. 520; P. 554
Haarwurzel 454
Haarzwiebel 447, 454
Haftfortsätze 453
Hahnenkamm P. 568
Hämalknoten
–, lymphoide 288
–, splenoide 288
Hämoglobin 4
Hämolyse 2
Hämozytoblasten 6, 7
Hassallsche Körperchen 292, 293
Häutung 446
Haut 443; H. 497; K. 500; S. 508; R. 516; Z. 518; Sf. 519; P. 553
–, Blutgefäßversorgung 464
–, Duftorgane 467
–, Falten 467
–, Lamellenkörperchen 465
–, Modifikationen 467
–, nervöse Versorgung 465
–, Ontogenese 446, 484
–, Phylogenese 445
–, Pigmente 445
–, Säureschutzmantel 464
–, Schleimbeutel 448
–, Schweißdrüsen 444, 463; H. 500; K. 501; S. 510; R. 518; Z. 519; Sf. 520; P. 555
–, Sinnesorgane 444
–, Spaltlinien 451
–, spezifische haarlose Organe 484
–, Talgdrüsen 444, 448, 463; H. 500; K. 501; S. 510; R. 518; Z. 519; Sf. 520; P. 555
Hautdrüsen, apokrine 448, 484; R. 527
–, ekkrine 464
–, holokrine 463
–, monoptyche 463
–, polyptyche 463
Hautdrüsenorgane, spezifische 469
Hauttaschen K. 507
Hautwall F. 491; H. 505
Headsche Zonen 466
Herz 17; F. 45; S. 53; R. 58; Sf., Z. 62; P. 67
–, artdiagnostische Merkmale 44, 73, 74
–, Größe, Gewicht und Maße 44; H. 46; K. 49; S. 54; R. 61; P. 67
–, Lage H. 48; S. 55; R. 61; P. 68
Herzbeutel 17
Herzkammer, linke 35
–, rechte 30
Herzknochen 23

Herzknorpel 23
Herznerven 40, 41
Herzohren 27
Herzskelett 23, 24
Herzspitze 19
Herzvenen 43
Herzvorhof, linker 29, 190
–, rechter 27
Herzwirbel 25
Hohlvene, hintere 240
–, vordere 190
Hormone, gefäßaktive 16
Horn, Hörner 492; W. 494
Hornabscheidungsdrüse 454
Hornballen W. 543
Hornblättchen P. 566
Horndrüse Z. 470
Hornfortsatz 492
Hornfurchen R. 495
Hornoberfläche R. 495
Hornplatte 490, 559
Hornproduktion 495
Hornringe 495
Hornröhrchen P. 566
Hornscheide, epidermale 494
Hornschuh S. 514; W. 547; P. 559
Hornsohle F. 490; R. 543; W. 547; P. 566
Hornstrahl 489; P. 566
Hornzuwachslinien 495
Huf 488, 490; P. 557
Hufballen P. 559
Hufkapsel P. 559
Hufknorpel 489; P. 559
Hufkrone P. 558
Huflederhaut 490; P. 558, 559
Hufmechanismus 489
Hufoberhaut 490; P. 563
Hufplatte P. 566
Hufröhrchen P. 568
Hufsaum P. 558
Hufsohle P. 558, 566
Hufstrahl P. 567
Hufunterhaut P. 559
Hufwand P. 558, 567, 576
Hyperkeratose 454
Hypermastie 480
Hyperthelie 480
Hypodermis 448
Hypomastie 480
Hyponychium 484, 492; W. 548

I
Identifizierungsdrüsen 468
Immunität 278
–, adaptive (aktive) 278
–, adoptive 279
–, passive 279
Immunproteine 481
Immunorgane 277
Immunozyten 281
Immunsystem 278
–, Einteilung der Organe 282
Incisura apicis 19
Inguinaltasche Sf. 475
Informationsübermittlung 468
Infraorbitalorgan 469

Injektion, intravenöse 223
Innervation der Blutgefäße 15
Innervation des Herzens 40, 41
Integumentum commune 445; H. 498
Interdigitaldrüsen 472
Intima 9, 11
Intimawülste 11

J
Juba P. 468

K
Kammerscheidewand 29
Kammuskeln 28
Kapillaren 12
–, Basalmembran 13
–, Endothel 13
–, Grundhäutchen 13
–, Perizyten 13
–, Sinusoide 12
Kardia siehe Herz 17
Karpalballen F. 516
Karpalorgan S. 471; K. 472
Kastanie P. 570
Keratinozyten 453
Keratohyalin 452
Klappensinus 11
Klaue, Klauen 488; S. 512; R. 539; Z., Sf. 547
Klauenlederhaut 540
Klauenoberhaut 542
Klauenplatte S. 514; R. 542; W. 547
Klauenunterhaut R. 549
Klisma 272
Knochenmark, gelbes 7
–, rotes 6
Kötenzopf P. 457, 571
Kolbengeweih 496
Kolostralmilch 481
Koppelung, arteriovenöse 12
Kralle, Krallen 490; F. 490, 504; K. 516
Krallenbein 488; F. 504
Krallenbett F. 504
Krallenfalz H. 504
Krallenlederhaut 504
–, Rückenwulst K. 505
Krallenleiste H. 515
Krallenmatrize F. 505
Krallenpatrize F. 505
Krallenplatte F. 505
Krallenpolster H. 505
Krallenrücken H. 505
Krallensohle H. 505
Krallentiere 487
Krallentüte F. 490; H. 505
Krallenwall 504
Kranzfurche 19
Kraushaar H. 498
Krötenmaul P. 554
Kronepidermis S. 514
Kronhorn R. 543; P. 559, 561
Kronlederhaut S. 512; R. 541; W. 549; P. 560
Kronoberhaut R. 543
Kronrand P. 563
Kronrinne P. 563
Kronsegment 490; R. 539

Kronwulst R. 541; P. 560
Kurzballer S. 512
Kurzhaar H. 498
Kurzschlußgefäße 14

L
Lactopoese 481
Lamellae coriales P. 561
– epidermales P. 566
Langballer R. 543; W. 545
Langhaar H. 498; P. 457
Leder 444, 449
Lederhaut 444; H. 498; S. 508; R. 540; P. 553
Leitgefäße 305, 312
Lendenzisterne 342
Leukodermie H. 499
Leukozyten 4
Liegeschwielen H. 498
Lien 290
Ligamentum arteriosum 74, 75
– phrenicopericardiacum 18
– sternopericardiacum 18
– suspensorium uberis 522
– teres hepatis 268
– – vesicae / A. umbilicalis 183
Limbus fossae ovalis 28
Linea pilorum 460
Lockenbildung 462; Sf. 520
Lymphangion 313
lymphatische Organe 277
– –, fixe Zellen 279
– –, freie Zellen 280
– –, periphere Organe 283
– –, Phylogenese 277
lymphatisches System 276
– –, Erforschung 310
Lymphbildung 310
Lymphgefäße 302, 312
–, afferente Gefäße 314, 318
–, Atmungsapparat 315
–, Bewegungsapparat 315
–, efferente Gefäße 314, 318
–, Harn- und Geschlechtsapparat 315
–, Haut 316
–, innersekretorisches System 316
–, Kreislauf- und Abwehrsystem 316
–, Ontogenese 303
–, Phylogenese 302
–, seröse Häute 315
–, Verdauungsapparat 315
–, Zentralnervensystem 316
Lymphgefäßsystem 302
Lymphgewebe, diffuses 283
Lymphherzen 303
Lymphkapillaren 306, 307
–, Feinbau 306
Lymphklappen 312
Lymphknoten siehe Nodi lymphatici 286
–, Ontogenese 303
–, regionäre 318
Lymphoblasten 283
Lymphocentrum 319
– axillare 326; H. 355; K. 368; S. 380; R. 396; Sf., Z. 413; P. 427

Lymphocentrum (Fortsetzung)
- bronchale 333; H. 357; K. 370; S. 382; R. 399; Sf., Z. 416; P. 430
- cervicale profundum 325; H. 355; K. 368; S. 379; R. 395; Sf., Z. 412; P. 425
- - superficiale 324; H. 354; K. 368; S. 378; R. 394; Sf., Z. 412; P. 425
- coeliacum 337; H. 358; K. 371; S. 383; R. 400; Sf., Z. 417; P. 432
- iliofemorale 345; H. 362; K. 373; S. 388; R. 405; Sf., Z. 420; P. 437
- iliosacrale 343; H. 361; K. 372; S. 386; R. 405; Sf., Z. 419; P. 436
- inguinale profundum 345; H. 362; K. 373; S. 388; R. 405; Sf., Z. 420; P. 437
- - superficiale 346; H. 364; K. 373; S. 388; R. 407; Sf., Z. 420; P. 439
- inguinofemorale 346; H. 364; K. 373; S. 388; R. 407; Sf., Z. 420; P. 439
- ischiadicum 347; K. 374; S. 389; R. 408; Sf., Z. 421; P. 440
- lumbale 335; H. 358; K. 371; S. 383; R. 400; Sf., Z. 417; P. 431
- mandibulare 320; H. 352; K. 366; S. 375; R. 392; Sf., Z. 411; P. 423
- mediastinale 333; H. 356; K. 370; S. 381; R. 398; Sf., Z. 415; P. 430
- mesentericum caudale 342; H. 361; K. 372; S. 386; R. 405; Sf., Z. 419; P. 435
- - craniale 340; H. 359; K. 372; S. 384; R. 403; Sf., Z. 419; P. 433
- parotideum 320; H. 349; K. 366; S. 375; R. 391; Sf., Z. 410; P. 423
- popliteum 347; H. 365; K. 374; S. 389; R. 409; Sf., Z. 422; P. 440
- retropharyngeum 321; H. 353; K. 367; S. 376; R. 393; Sf., Z. 411; P. 425
- thoracicum dorsale 331; H. 356; K. 369; S. 380; R. 397; Sf., Z. 414; P. 427
- - ventrale 332; H. 356; K. 370; S. 380; R. 397; Sf., Z. 414; P. 429
Lymphonodi *siehe Nodi lymphatici* 286
Lymphonodi haemales 288
Lymphozyten 6, 280, 283
Lymphozytenkappe 285
Lymphsammelgänge 316; H. 365; K. 374; S. 390; R. 409; Sf., Z. 422; P. 440
Lymphzentrum *siehe Lymphocentrum* 319

M
Mähne P. 457
Makroblasten 7
Makrophagen 282
Mammarknospe 476
Mammarkomplex 478; H. 502; S. 510; R. 520; Z. 534; P. 555
Mammogenese 481
Mandeln 284
-, Ontogenese 285
Margo ventricularis dexter 19
- - sinister 19
Markierungsdrüsen 468
Markorgan 7
Matrix pili 454
Matrize 490
Meconium 481
Mediatorzellen 281
Medulla ossium flava 7
- - rubra 6
- pili 455
Megakaryoblasten 7
Megakaryozyten 7
Melanin 445
Mentalorgan S. 470
Metatarsalbürsten 472
Mikrolymphknoten 305
Mikropinozitose 13
Milchader 248; R. 533
Milchbrustgang siehe Ductus *thoracicus* 334
Milchdrüse, Milchdrüsen 477; H. 502; K. 504; S. 510; R. 520; Z. 534; Sf. 536; P. 555
-, Ductus lactiferi 488
-, papillaris 478
-, Ontogenese 476
-, Parenchym S. 510
-, Zisterne 478; H. 502; S. 511; R. 525; Sf. 537; P. 556
Milchflecken 283
Milchgänge 477; S. 510; R. 526
Milchhügel 476
Milchleiste 476
Milchnäpfchen 202; R. 533
Milz 290
-, Ontogenese 290
Mittelfellspalt 17
Monoblasten 8
Monozyten 5, 6, 8
Musculi arrectores pilorum 456
- papillares 33, 36
- pectinati 28, 30
Musculus papillaris magnus 33
- - subarteriosus 33
- - subatrialis 36
- - subauricularis 36
Myeloblasten 7
Myelozyten 7
Myocardium 22
Myoepithelzellen 464

N
Nagel 491
Nageltritt P. 567
Nasolabiogramm 454
Nebennierengefäße, arterielle, Ursprungsmöglichkeiten 182
Nervus, Nervi
- cardiaci 40
- genitofemoralis H. 503; K. 504; R. 534
- iliohypogastricus R. 534
- ilioinguinalis R. 534
- intercostales H. 503; K. 503
- pudendus R. 534
Nodi lymphatici, Nodus lymphaticus 286, 318
- - abomasiales dorsales 337; R. 402; Sf., Z. 418
- - - ventrales 337; R. 403; Sf., Z. 418
- - anorectales 345; S. 387; R. 405; Sf., Z. 419; P. 437
- - atriales 337; R. 400; Sf., Z. 418
- - axillares accessorii 326; H. 355; K. 369; R. 397; Sf. 414
- - - primae costae 326; K. 369; S. 380; R. 397; Sf., Z. 413
- - - proprii 326; H. 355; K. 368; R. 396; Sf., Z. 413; P. 427
- - bifurcationis dextri 333; H. 357; K. 370; S. 382; R. 399; Z. 416; P. 430
- - - medii 333; H. 357; K. 371; S. 382; R. 400; Z. 416; P. 431
- - - sinistri 333; H. 357; K. 370; S. 382; R. 399; Sf., Z. 416; P. 431
- - caecales 342; K. 372; R. 404; Sf. 419; P. 434
- - cervicales profundi caudales 325; H. 355; K. 368; S. 380; R. 395; Sf., Z. 413; P. 426
- - - - craniales 325; H. 355; S. 379; R. 395; Sf., Z. 412; P. 425
- - - - medii 325; H. 355; K. 368; S. 380; R. 395; Sf., Z. 413; P. 426
- - - - superficiales 324; H. 354; R. 394; Sf., Z. 412; P. 425
- - - - - accessorii 325; R. 395; Sf. 412
- - - - - dorsales 324; K. 368; S. 378
- - - - - medii 324; S. 379
- - - - - ventrales 324; K. 368; S. 379
- - coeliaci 337; S. 383; P. 432
- - - et mesenterici craniales R. 400; Sf., Z. 417
- - colici 341; H. 360; K. 372; S. 385; R. 404; Sf., Z. 419; P. 435
- - costocervicalis 325; R. 396; Sf., Z. 413
- - coxalis 347; R. 408; Sf. 421; P. 439
- - - accessorius 347; R. 408
- - cubitalis 326; Sf. 414; P. 427
- - epigastricus 345; R. 407
- - - caudalis 346; K. 373
- - - cranialis 332; K. 370
- - femoralis 345; H. 362; K. 373

– – fossae paralumbalis 347;
R. 408
– – gastrici 337; H. 359; K. 371;
S. 384; P. 432
– – glutaeus 347; S. 389; R. 408
– – hepatici 337; H. 359; K.
372; S. 384; R. 403; Sf.,
Z. 418; P. 432
– – – accessorii 337; R. 403
– – hyoideus caudalis 322;
R. 394
– – – rostralis 322; R. 394
– – hypogastrici 345; H. 362;
K. 372; S. 386; R. 405; Sf.,
Z. 419; P. 437
– – ileocolici 342; S. 385;
Z. 419
– – iliaci laterales 345; S. 386;
R. 405; Sf., Z. 419; P. 437
– – – mediales 343; H. 361;
K. 372; S. 386; R. 405; Sf.,
Z. 419; P. 436
– – iliofemorales 345; H. 362;
K. 373; S. 388; R. 405; Sf.
420
– – infraspinatus 326; R. 397
– – inguinales profundi 345;
Z. 420; P. 437
– – – superficiales 346; H. 364;
K. 373; S. 388; R. 407; Sf.,
Z. 420; P. 439
– – intercostales 331; H. 356;
K. 369; R. 397; Sf., Z. 414;
P. 428
– – ischiadici 347; K. 374;
S. 389; R. 408; Sf., Z. 421;
P. 440
– – jejunales 341; H. 359;
K. 372; S. 384; R. 403; Sf.,
Z. 419; P. 434
– – lienales 337; H. 358;
K. 371; S. 384; P. 432
– – – seu atriales 337; R. 400;
Sf., Z. 418
– – lumbales aortici 335; H.
358; K. 371; S. 383; R. 400;
Sf., Z. 417; P. 431
– – – proprii 335; R. 400
– – mammarii 346; H. 364;
K. 373; S. 388; R. 407; Sf.,
Z. 420; P. 439
– – mandibulares 320; H. 352;
K. 366; S. 375; R. 392; Sf.,
Z. 411; P. 423
– – – accessorii 320; K. 366;
S. 376
– – mediastinales caudales 333;
S. 381; R. 398; Sf., Z. 416;
P. 430
– – – craniales 333; H. 356;
K. 370; S. 381; R. 398; Sf.,
Z. 415; P. 430
– – – medii 333; R. 398;
Sf., Z. 416; P. 430
– – mesenterici caudales 342;
H. 361; K. 372; S. 386;
R. 405; Sf., Z. 419; P. 435
– – – craniales 340; S. 384;
P. 433
– – nuchalis 333; P. 430

– – obturatorius 345; P. 437
– – omasiales 337; R. 402; Sf.,
Z. 418
– – omentales 337; P. 433
– – ovarici 336; P. 432
– – pancreaticoduodenales 337;
H. 359; K. 372; S. 384;
R. 403; Sf., Z. 418; P. 433
– – parotidei 320; H. 349;
K. 366; S. 375; R. 391; Sf.,
Z. 410; P. 423
– – phrenicoabdominalis 336;
S. 383
– – phrenicus 333; K. 370;
R. 399; P. 430
– – poplitei profundi 347;
S. 389; R. 409; Sf., Z. 422;
P. 440
– – – superficiales 347; H. 365;
K. 374; S. 390
– – portales 337; H. 359;
K. 372; S. 384; R. 403; Sf.,
Z. 418; P. 432
– – pterygoideus 321; R. 393
– – pulmonales 334; H. 358;
K. 371; R. 400; Z. 417;
P. 431
– – renales 336; S. 383; R. 400;
Sf., Z. 417; P. 431
– – reticulares 337; R. 402;
Sf., Z. 418
– – reticuloabomasiales 337;
R. 402; Sf., Z. 418
– – retropharyngei laterales
321; H. 353; K. 367; S. 378;
R. 394; Sf., Z. 411; P. 425
– – – mediales 321; H. 353;
K. 367; S. 376; R. 393; Sf.,
Z. 411; P. 425
– – ruminales craniales 337;
R. 402; Sf., Z. 418
– – – dextri 337; R. 402; Sf.,
Z. 418
– – – sinistri 337; R. 402; Sf.,
Z. 418
– – rumino-recticularis 337,
R 402; Sf. 418
– – sacrales 345; H. 362;
K. 372; S. 386; R. 405; Sf.,
Z. 419
– – scrotales 356; H. 364;
K. 373; S. 388; R. 407; Sf.,
Z. 420; P. 439
– – sternales caudales 332; K.
370; R. 398; Sf. 415; P. 430
– – – craniales 332; H. 356;
K. 370; S. 380; R. 397; Sf.,
Z. 414; P. 429
– – subiliaci 346; K. 374;
S. 389; R. 408; Sf., Z. 420;
P. 439
– – subrhomboideus 325;
R. 396
– – testicularis 336; S. 383
– – thoracici aortici 331;
K. 369; S. 380; R. 397; Sf.,
Z. 414; P. 427
– – tracheobronchales craniales
333; S. 383; R. 400; Sf.,
Z. 416

– – – dextri 333; H. 357;
K. 370; S. 382; R. 399;
Z. 416; P. 430
– – – medii 333; H. 357; K. 371;
S. 382; R. 400; Z. 416;
P. 431
– – – sinistri 333; H. 357;
K. 370; S. 382; R. 399; Sf.,
Z. 416; P. 431
– – tuberalis 347; R. 408; Sf.,
Z. 421
– – uterini 345; S. 388; P. 437
– – vesicalis 342; P. 436
Nodulus valvulae semilunaris 35
Nodus atrioventricularis 36, 38
– sinuatrialis 37
Normoblasten 7
Normozyten 3

O
Oberhaut 452; H. 498; K. 500;
S. 508; R. 516; Z. 518; Sf. 519;
P. 553
Ohrenschmalzdrüsen 470
Organe der Blutbildung 6
– des Kreislaufes 1
Organum carpale S. 471
– caudae 473
– digitale 486
– mentale S. 470
– metatarsale 472
– tactus 465
Os cordis 24
Ostia papillaria 478; H. 502;
K. 504; S. 510; R. 524; Z. 535;
P. 555
Ostium aortae 36
– atrioventriculare dextrum 26,
29, 30
– – sinistrum 26, 29, 35
– trunci pulmonalis 74
– venae cavae caudalis 28
– – – cranialis 28
– venarum pulmonarum 28
Oxytocin 483

P
Paarzeher 488
Palear 467; R. 516
Panniculus adiposus 449, S. 508
Papilla mammae 478; S. 511;
R. 520
Papillarkörper 450
Paramunität 280
Pars membranacea septi inter-
ventricularis 23
– transversa / R. sinister / V. por-
tae 268
– umbilicalis / R. sinister / V.
portae 268
Patrize 490
Pelz 445
Penna pilorum 461
Pericardium 17
–, Cavum 18
– fibrosum 18
–, Lamina parietalis 18
–, – visceralis 18
–, Pleura 18
– serosum 18

Pericardium (Fortsetzung)
– , Sinus obliquus 18
– , – transversus 18
– , Vaginae serosae arteriorum et venarum 18
Perizyten 13
Peyersche Platten 283
Pfortader 268
Pheromone 468
Pili lanei 457
– tactiles 457
Pilus 447
Planum nasale 467
– nasolabiale R. 467
– rostrale S. 467
Plasmazellen 7, 281
Platten, eindrückbare H. 500
Pleura pericardiaca 18
Plexus pampiniformis 273
– venae profundae faciei R. 232
– (venosus) ophthalmicus F. 236, 239
– (–) palatinus 233, 237
– (–) pharyngeus 231
– (–) pterygoideus 233
– (–) vertebralis externus dorsalis 193
– (–) – – ventralis 193
– (–) – internus ventralis 193
Plicae cutis 467
Plica vasculosa 273
– venae cavae 240
Präputialbeutel S. 475
Präputialdrüsen 475
Pressorezeptoren 16
Primärfollikel 283
Primärlymphe 318
Primärstation 319
Processus cornualis 493
Proerythroblasten 7
Promyelocyten 7
Pulsadern 8
Purkinjesche Fasern 37

Q
Querbalken 36

R
Rachenring, lymphatischer 284
Radix pili 454
Ramus, Rami
– acetabularis / A. circumflexa femoris medialis 145
– – / V. circumflexa femoris medialis 249
– acromialis F., S., W. 83, 205; F., S. 223
– ad rete mirabile epidurale rostrale / A. meningea media S. 116
– – – – – – / A. meningea rostralis S. 120
– anastomoticus / Aa. metacarpeae dorsales P. 104
– – / V. temporalis superficialis F. 238
– – cum a. carotidea interna / A. meningea media F. 116
– – – – – – / A. ophthalmica externa H. 119

– – cum a. meningea media / A. ophthalmica externa H. 119
– – cum a. occipitali / A. vertebralis 78
– – cum a. ophthalmica interna / A. ophthalmica externa 119
– – cum plexu ophthalmico / Vv. temporales profundae P. 238
– – – – – / V. temporalis superficialis F. 238
– – cum v. ophthalmica externa dorsali / V. angularis oculi 232
– – – – – ventrali / V. profunda faciei F. 232
– – cum v. saphena mediali / R. caudalis / V. saphena lateralis 257
– – – – – – / R. cranialis / V. saphena lateralis 255
– – cum v. temporali superficiali / V. profunda faciei F. 232
– angularis oculi / A. malaris R. 120
– ascendens / A. cervicalis superficialis 81
– – / A. circumflexa femoris lateralis 147
– – / A. circumflexa femoris medialis 145
– – / V. circumflexa femoris lateralis 253
– – / V. iliacofemoralis 164
– – / V. cervicalis superficialis 223
– – / V. circumflexa femoris medialis 249
– articularis temporomandibularis / A. maxillaris F. 115
– – – / Aa. temporales profundae Sf., Z. 116
– – – / A. transversa superficialis 114
– – – / A. temporalis faciei S., R. 114
– auricularis / V. cervicalis superficialis S. 223, 237
– – intermedius / A. auricularis caudalis 114
– – – lateralis / A. auricularis caudalis R. 114
– – – medialis / A. auricularis caudalis R. 114
– – lateralis / A. auricularis caudalis 114
– – medialis / A. auricularis caudalis 114
– – – / A. auricularis rostralis W. 115
– bronchalis / A. broncho-oesophagea 75, 129
– canalis vertebralis / Aa. intercostales dorsales 126
– carpei dorsales / V. ulnaris 214
– carpeus dorsalis / A. collateralis ulnaris 89

– – – / A. interossea cranialis 92
– – – / A. radialis 96
– – – / A. ulnaris 96
– – – / V. interossea cranialis 213
– – – / V. radialis 214
– – – / V. radialis proximalis P. 216
– – palmaris / A. collateralis ulnaris 90
– – – / A. interossea caudalis 94
– – – / A. radialis 96
– – – / A. ulnaris 96
– – – / V. interossea caudalis 213
– – – / V. radialis 214
– – – / V. radialis proximalis P. 216
– caudales / A. caudalis mediana 166
– – / V. caudalis mediana 268
– caudalis / A. circumflexa ilium profunda 140
– – / A. saphena 143, 150
– – / V. circumflexa ilium profunda 243
– – / V. saphena lateralis 249, 255
– – / V. saphena medialis [magna] 249, 253
– ad rete mirabile epidurale rostrale W. 117
– colici 176
– collaterales / Aa. intercostales dorsales 126
– collateralis / A. mesenterica cranialis 175
– – / V. mesenterica cranialis R. 272
– – / V. ruminalis dextra 272
– cranialis / A. circumflexa ilium profunda 140
– – / A. saphena 143; F., P. 149
– – / V. saphena lateralis 249, 255
– – / V. saphena medialis [magna] 249, 253
– cricothyreoideus / A. thyreoidea cranialis 106
– cutanei laterales / Aa. intercostales dorsales 126
– – – / Aa. lumbales 136
– cutaneus medialis / R. dorsalis / Aa. intercostales dorsales 126
– – – / R. dorsalis / Aa. lumbales 136
– deltoideus / A. axillaris 81
– – / A. cervicalis superficialis 81
– dentales / A. alveolaris inferior 116
– – / A. infraorbitalis 120
– – / V. infraorbitalis 232
– descendens / A. circumflexa femoris lateralis 147
– – / A. vertebralis 78
– – / V. circumflexa femoris lateralis 253

- dexter / A. hepatica 171
- – / V. portae 268
- – lateralis / A. hepatica 169
- – medialis / A. hepatica 169
- dorsales / A. vertebralis 78
- – linguae 108
- dorsalis / Aa. intercostales dorsales 126
- – / Aa. lumbales 135
- – / A. ulnaris 96
- – / R. carpeus dorsalis / A. collateralis ulnaris 89; W., P. 90
- – / V. collateralis ulnaris 209
- – / V. costoabdominalis dorsalis 192
- – / Vv. intercostales dorsales 192
- – / V. intervertebralis 193
- – / Vv. lumbales 244
- – / V. ulnaris K. 213
- – phalangis distalis 99; P. 104, 162
- – – mediae 99; P. 104, 162
- – – proximalis 99; P. 104, 162; S. 160
- ductus deferentis 189
- – – / A. testicularis 182
- – – / V. testicularis 273
- – – / V. prostatica P. 275
- – duodenales / A. pancreaticoduodenalis cranialis 174
- epididymales / A. testicularis 182
- – / V. testicularis 273
- epiploici / A. gastroepiploica dextra 174
- – / A. gastroepiploica sinistra 174
- – / A. lienalis 168
- epiploicus / A. ruminalis dextra / sinistra 174, 175
- – / V. lienalis W. 272
- frontalis / A. malaris S. 120
- gastrici / A. gastrica dextra W. 173
- gastrolienalis / A. lienalis S. 168
- glandulares W. 108
- – zygomatici F. 116
- glandularis 112; H. 113
- ilei antimesenterialis 177
- – mesenterialis 177
- interarcuales / Plexus vertebralis internus ventralis H. 193
- intercostales ventrales / A. musculophrenica 80, 121
- intercostalis ventralis / A. thoracica interna 80, 121
- interosseus / A. interossea caudalis 93
- – / A. interossea cranialis 92
- – / V. interossea caudalis F., S. 213
- – / V. interossea cranialis W. 213
- – s. perforans K., S., R. 156
- – interspinosus / R. dorsalis / A. intercostalis dorsalis 126

- laryngeus / A. laryngea cranialis 106
- – caudalis / V. thyreoidea cranialis 225
- – caudalis / A. thyreoidea cranialis 106
- labialis dorsalis / A. perinealis ventralis 165
- – – et mammarius / A. perinealis ventralis W. 165
- – – ventralis / A. pudenda externa 143
- lacrimalis / A. temporalis superficialis Sf., R. 114
- lienales / A. lienalis 168
- lingualis / V. lingualis impar K. 230
- malleolares laterales / A. interossea cruris S., R. 156
- – – mediales / A. interossea cruris S., R. 156
- – – – / A. saphena 150
- – – – / A. tibialis caudalis R. 153
- mammarii / A. epigastrica caudalis superficialis F., S. 143
- – – / A. epigastrica cranialis superficialis 80
- – – / Aa intercostales dorsales 126
- – – / A. thoracica interna 80
- – – laterales / A. thoracica lateralis F., S. 83
- – – / V. epigastrica caudalis superficialis 249
- – – / V. epigastrica cranialis superficialis 200
- – – / Vv. intercostales ventrales 195
- – – / Vv. perforantes F., S. 195
- massetericus / A. carotis externa R., P. 108
- – / A. transversa faciei 115
- mediastinales / Aorta thoracica 132
- – / A. thoracica interna 80
- meningeus / A. auricularis caudalis Sf., Z. 113
- – – / A. auricularis rostralis R. 115
- mentales / A. alveolaris inferior F., S. 116
- musculares / A. ophthalmica externa 119
- – / V. auricularis caudalis F., S. 237
- mylohyoideus / A. alveolaris inferior 116
- obturatorius / A. circumflexa femoris medialis 145
- – / V. circumflexa femoris medialis 249
- occipitalis / A. auricularis caudalis 114
- – / A. occipitalis 107
- oesophagei / Aorta thoracica 132
- oesophageus / A. bronchooesophagea 75, 129
- – – / A. gastrica dextra 173

- – / A. gastrica sinistra 169
- – – / A. reticularis 175
- palatini / A. pharyngea ascendens Sf., Z. 107
- palmaris 81, 94, 96
- – profundus / A. radialis 97
- – – – / V. radialis 203, 216
- – superficialis / A. radialis 97
- – – – / V. radialis 203, 216
- – – phalangis distalis 99
- – – – mediae 99
- – – – proximalis 99
- pancreatici 174, W. 168, 176; P. 168, 169
- pancreaticus S. 168, 169; W., P. 171; K. 172
- parietalis / A. gastrica sinistra P. 169
- parotidei S. 108; W., P. 113
- perforans / A. interossea cruris 156
- – / A. tibialis cranialis 156
- – / V. interossea cruris S. 258
- – / V. tibialis cranialis 258
- perforantes / A. thoracica interna 80, 121
- – / Vv. metacarpeae palmares 98; F. 216; S. 218; W. 219
- – / Vv. metatarseae plantares 98; F. 259; S. 262; W. 263
- – distales / Aa. metacarpeae 98; F. 99; S. 102; W. 103; P. 104
- – – / Aa. metatarseae 98; F., S. 157; W. 160; P. 162
- – proximales / Aa. metacarpeae 98; F. 99; K., S. 102; W. 103; P. 104
- – – / Aa metatarseae 98; F., S. 157; P. 162
- pericardiaci / Aorta thoracica 132
- perihyoidei / A. lingualis 108
- pharyngei / A. pharyngea ascendens 107
- pharyngeus / A. laryngea cranialis 106
- – – / A. thyreoidea cranialis 106
- phrenici / Aa. lumbales S., W. 136
- – – / Aa. intercostales dorsales 126
- – – / A. musculophrenica 80
- – – / A. reticularis 175
- plantaris phalangis distalis 99
- – – – mediae 99
- – – – proximalis 99; F. 157; S. 160
- praeputiales / V. epigastrica caudalis superficialis 249
- praescapularis / A. cervicalis superficialis 81
- – – / V. cervicalis superficialis 223
- profundus / A. circumflexa femoris medialis 145
- – – / A. plantaris lateralis 150
- – – / A. plantaris medialis 150
- – – / R. palmaris 94, 97

Ramus, Rami; – profundus (Fortsetzung)
– – / V. circumflexa femoris medialis 249
– – / V. plantaris lateralis 254
– – / V. plantaris medialis 254
– prostaticus / A. prostatica 188
– pterygoidei / A. maxillaris 116
– retis / Rete mirabile a. maxillaris K. 115
– rostrales ad rete mirabile epidurale rostrale W. 117
– sacrales P. 164, 166
– scrotalis dorsalis / A. perinealis ventralis 165
– – ventralis / A. pudenda externa 143
– sinister / A. hepatica F. 169; S. 169; W. 171; P. 171
– – / V. portae 268
– spinales / A. vertebralis 78
– – / Plexus (venosus) vertebralis internus ventralis 194
– – / Rr. sacrales 166
– spinalis / Aa. intercostales dorsales 126
– – / Aa. lumbales 135
– sternales / Rr. perforantes / A. thoracica interna 80
– – / Vv. perforantes 195
– sternocleidomastoideus / A. carotis communis W. 105
– sternocleidomastoideus / A. auricularis caudalis H., S., Z. 113
– – / A. thyreoidea cranialis 105
– sublingualis / Plexus (venosus) pterygoideus 235
– submentalis / Arcus (venosus) hyoideus 230
– superficialis / A. circumflexa ilium profunda 140
– – / A. plantaris lateralis 150
– – / A. plantaris medialis 150
– – / A. tibialis cranialis 156
– – / R. caudalis / V. circumflexa ilium profunda 244
– – / R. palmaris 95, 213
– – / V. plantaris lateralis 253
– – / V. plantaris medialis 253
– suprarenales 182
– – / Aa. lumbales H., W. 136
– – caudales / A. coeliaca 166
– – – / A. renalis 182, 183
– – craniales W. 166, 182
– – – / A. phrenica caudalis 136
– – – / V. phrenica caudalis F. 242
– suprascapularis / A. cervicalis superficialis R. 81
– – / A. suprascapularis F., Sf., Z. 83
– – / V. cervicalis superficialis F., S. 205; W. 223
– – / V. subscapularis S. 207
– – / V. suprascapularis 207
– thymici / A. thoracica interna 80
– tonsillares / A. pharyngea ascendens R. 107
– tori digitalis 99

– transversus / A. circumflexa femoris lateralis 147
– – / V. circumflexa femoris lateralis 253
– – (R. descendens) / A. circumflexa femoris medialis 143
– – (–) / V. circumflexa femoris medialis 251
– tubarius / A. ovarica 182
– – / V. ovarica 273
– uretericus / A. renalis 182
– – / A. prostatica 188
– – / A. umbilicalis 183
– – / A. vesicalis caudalis 188, 189
– urethralis / A. prostatica 188
– – / A. vesicalis caudalis 188, 189
– uterinus / A. ovarica 182
– – / A. umbilicalis Sf. 183
– – / A. vaginalis 189
– – / V. ovarica 273
– – / V. vaginalis 275
– (venosi) colici W. 272
– (–) pancreatici P. 272
– (–) parotidei 238
– (–) sacrales 268
– (venosus) colicus 272
– (–) dorsalis phalangis distalis 99; P. 222, 265
– (–) – – mediae 99; P. 222, 265
– (–) – – proximalis 99; P. 222, 265; W. 264
– (–) ilei antimesenterialis 272
– (–) – mesenterialis 272
– (–) infraorbitalis 232
– (–) perforans / V. tibialis cranialis K., S., R. 258
– (–) palmaris 213
– (–) – phalangis distalis 99
– (–) – – mediae 99
– (–) – – proximalis 99
– (–) plantaris phalangis distalis 99
– (–) – mediae 99
– (–) – – proximalis 99; F. 259
– (–) profundus / R. palmaris 214
– (–) suprarenalis caudalis W., P. 273
– (–) tori digitalis 99
– (–) – metatarsei K. 259
– ventrales / A. vertebralis 78
– vestibularis P. 189
– visceralis / A. gastrica sinistra P. 169
Rauhhaar H. 499
Reflex, neurohormonaler 493
Reizbildungs- und Erregungsleitungssystem 36
Rete articulare cubiti 87, 89, 91
– – genus 152
– – calcanei / A. saphena 150
– – carpi dorsale 92, 96, 98; F. 102; S. 103; W., P. 104
– mirabile a. maxillaris K. 115
– – ophthalmicum W. 119
– patellae 152
– (venosum) articulare cubiti 209

– (–) carpi dorsale 99; F. 217; S. 218; W. 219; P. 222
Retikulierungszone 285
Retikulozyten 4
Retikulumzellen 7, 279
Reusenzellen 287
Rezeptoren 466
Riesenkapillaren 12
Röhrchenhorn P. 559
Roßhaar 457

S
Saccus lymphaticus 304
– (–) caudalis 304
– (–) inguinalis 304
– (–) jugularis 304
– (–) retroperitonealis 304
Saugadern 1, 302
Saumepidermis S. 514
Saumlederhaut S. 512; R. 540; P. 560
Saumpolster R. 539; P. 558
Scapus pili 454
Scheidenkutikula 447; 454
Schild S. 508
Schlagadern 8
Schlittenfahren H. 474
Schnurrbart P. 555
Schwanzdrüsen, dorsale K. 473
Schwanzorgan, dorsales K. 473
Schwarte S. 508
Schweifhaar 457
Schweiß 464
Sebum 463
Segelklappe 33
Sehnenfäden 33, 35
Sekretion, cytokrine 453
Sekundärfollikel 284
Sekundärstation 319
Septum interatriale 26, 29
– interventriculare 30, 35
– ventriculoconale aortale 23
Setae 457
Sinus aortae 37, 75
– coronarius 28, 42, 192
– durae matris 237
Sinushaare 457
Sinus infraorbitalis Sf. 469
– inguinalis Sf. 475
– interdigitalis Sf. 472
– lactiferus R. 526
– obliquus pericardii 18
Sinusoide 12
Sinus paranales F. 474
– petrosus ventralis 107
– transversus pericardii 18
– trunci pulmonalis 34, 74
– venae buccalis P. 236
– – profundae faciei P. 232
– – transversae faciei P. 237
– venarum cavarum 18, 42
– (venosus) cavernosus 240
– (–) ophthalmicus S. 239
– (–) pterygoideus S. 233
Sohlenballen 486; H. 506
Sohlenbett F. 491
Sohlengänger 485
Sohlenhorn S. 514; R. 545; W. 547; P. 559, 566

Sohlenlederhaut S. 513; R. 542; W. 549; P. 562
Sohlenoberhaut R. 543; P. 566
Sohlensegment 490; R. 540
Sohlenunterhaut P. 560
Solea cornea F. 490; R. 543
– ungulae P. 558
Solitärfollikel 283
Spatium mediastini 17
Speck S. 508
Sperrarterien 10
Spezialdrüsenapparat 444, 467
Spina cunei P. 568
Splen 290
Sporn 452
Sterilbett S. 513; R. 543
Stinkdrüsen 468
Stirnschopf 457
Stockhaar H. 498
Stoffaustausch 13
Stoßbrechung 488
Stoßkissenbildung 485
Strahl P. 559, 567
Strahlfurche P. 563, 567
Strahllederhaut P. 563
Strahloberhaut P. 567
Strahlhorn P. 559, 563
Strahlpolster P. 559
Strahlkissen 489
Strahlschenkel P. 559, 563
Strahlspitze P. 567
Stratum adiposum K. 500
– basale 453; K. 500
– corneum 452; K. 500; S. 508
– externum parietis cornei P. 564
– fibrosum K. 500
– germinativum 452
– granulosum K. 500
– internum parietis cornei P. 566
– lucidum 452; K. 500; Z. 518
– medium parietis cornei P. 565
– papillare 450; H. 498; K. 500
– reticulare 450; H. 498; K. 500
– spinosum 453; K. 500
Strich 478
Strichkanal 478; H. 502; K. 504; S. 511; R. 524; Z. 535; P. 555
Strichkanalöffnung 478
Strombahn, terminale 8, 12
Subkaudaldrüse Z. 473
Subkutis 448
Sulci cunei P. 563
Sulcus coronarius 18
– intermammarius 478; H. 502; R. 522; P. 555
– interventricularis paraconalis 18
– – subsinuosus 18
– – terminalis 27
– venae cavae hepatis 240
Systema lymphaticum 276

T
Taschenklappe 33
Tastballen 491
Tasthaar 457, 491; H. 499; K. 501; S. 509; R. 517; Z. 519; Sf. 520; P. 554
Tastkörperchen 465
Tastmenisken 466
Tastorgan 465
Tastscheiben 465
Tastzellen 465
Tela subcutanea 448, 490; H. 498; K. 500; S. 508
Thermoregulation 454
Thrombin 2
Thrombozyten 5, 6
Thymozyten 293
Thymus 291; H., K. 294; S. 296; W. 297; P. 301
–, akzessorische Thymen 298
–, Blutgefäßversorgung H. 295; S. 296; R. 299; P. 302
–, Feinbau 292
–, Funktion 292
–, Involution 293
–, Isthmus craniocervicalis 294; S. 296; R. 298
–, – cervicothoracalis 294; S. 296; R. 297
–, Lobus dexter H. 294
–, – sinister H. 294
–, Ontogenese 291
–, Pars cervicalis 294
–, – cranialis 294
–, – thoracalis 294
–, Thymus superficialis S. 296
Thymusfettkörper 292
T-Lymphozyten 293
Tonsillae 284
Tonsillarkrypten 285
Tonsillektomie 286
Torus, Tori 485
– carpeus 486; P. 570
– digitales 485, F. 491; H. 506; P. 567
– metacarpeus 486; H. 506
– metatarseus 486; H. 506
– tarseus 486; P. 570
– ungulae P. 558
Trabeculae carneae 32, 35, 38
Trachte P. 564
Trächtigkeitsfurchen W. 495
Tragi 457
Tragrand P. 563, 568
Transportgefäße 305, 313
Triel 467; R. 516
Trunci lymphatici siehe Lymphsammelgänge 316
Truncus bicaroticus 77, 105
– brachiocephalicus 77, 79
– costocervicalis 78
– fasciculi atrioventricularis 36, 38
– linguofacialis 108
– (lymphaticus) coeliacus 337; P. 441
– (–) colicus 342
– (–) dexter 326; H. 366; S. 391; P. 441
– (–) gastricus 337
– (–) hepaticus 337; R. 410
– (–) intestinalis 342; P. 441
– (–) jejunalis 342
– (–) jugularis 326; H. 366; S. 391; R. 410; Sf., Z. 422; P. 441
– (–) lumbales 337, 348; H. 366; S. 391; R. 410; Sf., Z. 422; P. 441
– (–) trachealis 326
– (–) visceralis 337, 342; H. 365; S. 391; R. 410
– pudendoepigastricus 121, 142
– pulmonalis 18, 29, 74
– thyreocervicalis S. 78, 81, 105
Tuberculum intervenosum 28
Tubuli epidermales P. 566
Tunica elastica interna 8
– externa 8
– intima 8
– media 8
T-Zellen 282

U
Uber 477; R. 520
Uferzellen 280, 287
Unguicula 488; F. 504
Unguis 488
Ungula 488; S. 512; R. 539; P. 557
Unterhaut 448; H. 498; K. 500; S. 508; P. 558
Uterinschwirren 188

V
Vaginae serosae arteriorum et venarum 18
Valva aortae 6
– atrioventricularis dextra 32
– – sinistra 34, 35
– bicuspidalis s. mitralis 35
– tricuspidalis 32
– trunci pulmonalis 33
Valvula foraminis ovalis 29
– sinus coronarii 29, 43
– venae cavae caudalis 28
Valvulae semilunares 76
– – trunci pulmonalis 33, 36
Vasa afferentia 314; 318
– efferentia 314, 318
– lymphatica siehe Lymphgefäße 302, 312
Vasodilatatoren 15
Vasokonstriktoren 15
Vena, Venae 8, 10, 189
– abdominalis caudalis F., W. 246
– cranialis F., S. 242
– alveolaris inferior 234
– angularis oculi 232
– – oris 231
– articulares temporomandibulares 234
– auricularis caudalis 237
– – intermedia 273
– – lateralis 237; K. 237
– – medialis P. 237
– – profunda 237
– – rostralis 237
– axillaris 203
– axillobrachialis F. 223

Vena, Venae (Fortsetzung)
- azygos dextra 26, 73, 74, 190, 191
- – , Segmentalgefäße 193
- – sinistra 28, 74, 75, 190, 191, 192
- basivertebrales 193
- bicipitalis 209
- brachialis 203, 209
- – superficialis F. 210; 224
- brachiocephalica F., S. 190, 201, 203
- bronchales 192, 193
- broncho-oesophagea K., H., P. 192
- buccalis 235
- bulbi penis 267
- – vestibuli 267
- caecalis 272
- – lateralis P. 272
- – medialis P. 272
- caudalis dorsalis K. 266
- – dorsolateralis 268
- – femoris distalis 254
- – – media 254
- – – proximalis 254
- – lateralis superficialis F. 266
- – mediana 242, 268
- – ventrolateralis 268
- cava caudalis 18, 240, 242, 249
- – – , Eingeweidevenen 268
- – – , Endaufteilung 242
- – – cranialis 18, 190, 203
- cephalica 203, 222, 223
- – accessoria 203, 224
- cervicalis profunda 195, 200
- – superficialis 222, 223
- ciliares 240
- circumflexa femoris lateralis 253
- – – medialis 249
- – humeri caudalis 208
- – – cranialis 203, 208
- – ilium profunda 242, 243
- – – superficialis F. 252
- – scapulae 207
- clitoridis 267, 275
- – media P. 266
- colica dextra 272
- – media 272
- – sinistra 272
- colicae dextrae W. 272
- collateralis media 209
- – radialis 209
- – ulnaris 203, 209
- comitans a. carotidis externae 226
- – a. lingualis 226, 230
- – n. tibialis P. 254
- conjunctivales 240
- cordis magna 42
- – – media 43
- cornualis W. 238
- coronalis 99
- – profunda W. 559; P. 573
- – superficialis W. 551
- costoabdominalis dorsalis 192, 193, 194
- – , Ursprungsgefäße der 194
- costocervicalis 190, 194, 200, 202
- cremasterica 246
- cricothyreoidea 225
- cysticae 269
- digitales dorsales communes 98; F. 218, 262; S. 219, 263; W. 219, 264; P. 265
- – – propriae 99; F. 218, 262; S. 219, 263; W. 219, 264
- – palmares communes 98; F. 216; S. 218; W. 219; P. 222
- – – propriae 99; F. 216; S. 218; W. 219; P. 222
- – palmaris I abaxialis 98; F. 217
- – – V abaxialis 98; K. 216; S. 218
- – – lateralis P. 222
- – – medialis P. 222
- – plantaris V abaxialis 98; K. 259; S. 263
- – – lateralis P. 264
- – – medialis P. 264
- – plantares communes 98; F. 259; S., W. 263; P. 264
- – – propriae 99, F. 259; S., W. 263; P. 264
- – propriae 99
- digitalis dorsalis I abaxialis 98
- – – V abaxialis 98; F. 218; S. 219
- diploica frontalis F. 240
- diploicae parietales 235
- – temporales 235
- diverticuli S. 272
- dorsales linguae 227, 230
- dorsalis clitoridis 267
- – nasi 232
- – pedis 249, 259
- – penis 267
- – phalangis mediae P. 573
- ductus deferentis 275
- emissariae 237
- emissaria canalis carotici 237
- – fissurae orbitalis F., P. 240
- – foraminis jugularis 226, 227
- – – laceri 237
- – – orbitorotundi S., W. 240
- – – ovalis 237
- – – retroarticularis 237; W. 237
- – – rotundi 237
- – occipitalis 226
- epigastrica caudalis 246
- – – superficialis 242, 246; K. 503
- – cranialis 190, 195
- – – superficialis 195, 249; K. 503; H. 504; R. 533; P. 557
- ethmoidalis externa 240
- facialis 222, 231
- femoralis 249, 251
- frontalis (V. supratrochlearis) 232
- gastricae breves 272
- gastrica dextra 269, 272
- – sinistra 272
- – – parietalis P. 272
- – – visceralis P. 272
- gastroduodenalis 268, 272
- gastroepiploica dextra 272
- – – sinistra 272
- genus descendens 254
- – – distalis lateralis 258
- – – – medialis 258
- – – media 258
- – – proximalis lateralis 258
- – – – medialis 258
- – glandulares 227; W. 237
- – glandularis H. 227; F. 233
- – glutaea caudalis 265, 266
- – – cranialis 266
- – hemiazygos dextra S., W. 192
- – – sinistra F., P. 192
- – hepaticae 268
- – ilei 272
- – ileocolica 272
- – iliaca communis 242, 243, 249
- – – externa 242, 244, 249
- – – interna 242, 265
- – – – , Eingeweidevenen 275
- – iliacofemoralis P. 244, 249
- – iliolumbalis 266
- – infraorbitalis 232; K. 236
- – intercostales dorsales 190, 192, 193, 194; H., S. 195
- – – – , Ursprungsgefäße 194
- – – ventrales 190, 195
- – intercostalis suprema 190, 201
- – interdigitales 99; F. 217, 259; S. 218, 263; W. 219, 264
- – interossea caudalis 213
- – – communis 203, 211
- – – cranialis 213
- – – cruris S., R. 258
- – interspinosae 193
- – intervertebralis 193
- – jejunales 272
- – jugularis communis 223, 225
- – – externa 190, 222
- – – interna 222, 225
- – labialis dorsalis 267
- – – et mammaria W. 267; R. 532; P. 557
- – – inferior 231
- – – superior 231
- – – ventralis 249; W. 547
- – lacrimalis 240
- – laryngea cranialis 231
- – – impar F. 229
- – lateralis nasi 232
- – lienalis 268, 272
- – lingualis 227
- – – impar K. 230
- – linguofacialis 222, 226
- – lumbales 193, 194, 242
- – – , Ursprungsgefäße 243
- – malaris H. 232, 240
- – malleolaris caudalis lateralis P. 258
- – mammaria caudalis W., P. 249; R. 532
- – – cranialis W., P. 249; R. 532; W. 537
- – – media W. 537
- – marginis solearis 99; W. 551; P. 575
- – masseterica 233
- – – ventralis W., P. 233
- – maxillaris 222, 234

– mediana 203, 213
– – cubiti 224
– mediastinales 195
– mentalis, mentales 234
– mesenterica caudalis 268, 272
– – cranialis 268, 272
– metacarpeae dorsales 98; F., S. 218; W. 219
– – palmares 98; F. 216; S. 218; W., P. 219
– metatarsea dorsales 98; F. 262; S. 263; W. 264; P. 265
– – plantares 98; F. 259; S. 262; W. 263; P. 264
– musculophrenica 190, 195
– nervomedullares 193
– obliqua atrii sinistri 193
– obturatoria 266
– occipitalis 225
– oesophageae 192
– oesophagea caudalis 272
– omobrachialis H. 223
– ophthalmica externa dorsalis 239
– – – ventralis 239
– ovarica 268, 273
– palatinae 234
– palatina ascendens F. 231
– – descendens 233
– – major, minor 233
– palmaris phalangis mediae P. 575
– palpebrae tertiae S., W. 240
– palpebralis inferior F. 231
– – – lateralis S., W. 237
– – – medialis S., R., P. 232
– – superior lateralis S., W. 238
– – – medialis 232
– pancreaticae 272
– pancreaticoduodenalis caudalis 272
– – cranialis 272
– papillaris R. 531; W. 538
– penis 267, 275
– – cranialis, media P. 249, 266
– perforantes 195
– – / V. profunda femoris 246
– pericardiacophrenica 195
– perinealis dorsalis F., S. 266; W. 276
– – ventralis 267, 275
– phalangis distalis W. 551
– pharyngea F., S. 226
– – ascendens 231
– pharyngeae W., P. 234
– phrenica caudalis 242, 243
– phrenicae craniales 242
– plantaris lateralis 253
– – medialis 253
– poplitea 249, 257
– portae 268
– profunda antebrachii 214
– – brachii 209
– – clitoridis 267
– – faciei 232
– – femoris 244
– – linguae 227
– – penis 267
– prostatica 275
– pterygoideae 236

– pudenda accessoria P. 246
– – externa 246; H. 503; R. 532; W. 538; P. 557
– – interna 265, 267, 275; R. 532; P. 557
– – –, Eingeweidevenen 275
– – –, Typ, langer P. 267
– pudendoepigastrica 242, 246; R. 532
– pulmonales 18, 28, 189
– –, Aufzweigungsmodus 190
– radiales superficiales F. 210
– radialis 203, 214
– – proximalis P. 216
– radiculares dorsales 193
– – ventrales 193
– rectalis caudalis F., S., Sf., R., P. 267; Z., R. 276
– – cranialis 272
– – media 275; F., W. 276
– recurrens interossea 213
– – ulnaris W., F. 213
– renalis 268, 273
– reticularis 272
– ruminalis dextra, sinistra 272
– sacralis mediana 242, 268
– saphena lateralis 249, 254
– – medialis [magna] 249, 253
– scapularis dorsalis 195
– scrotalis dorsalis 267
– – ventralis 249
– sigmoideae 272
– sphenopalatina 233
– spinales 193
– sternocleidomastoidea 233
– stylomastoidea S., P. 226; H., W. 237
– subclavia 190, 203
– subcutanea abdominis 242; R. 533; P. 557
– sublingualis 230
– submentalis 231
– subscapularis 207
– superficialis ventralis linguae H. 230
– supraorbitalis 240
– suprarenales R., P. 242, 273
– suprascapularis 205
– supratrochlearis 232
– surales 258
– tarsea lateralis 259
– – medialis H. 253, 259
– – perforans distalis 98, 259
– – – proximalis 98; S., R. 259
– temporales profundae 234
– temporalis superficialis 237
– testicularis 268, 273
– thoracica externa 205
– – interna 190, 195; R. 533
– – lateralis F., S. 205; K 503
– – superficialis R., P. 205; P. 209
– thoracodorsalis 209
– thymicae 195
– thyreoidea caudalis F. 201
– – cranialis 225
– – media 225

– tibialis caudalis 258
– – cranialis 249, 258
– tori digitalis P. 573
– transversa cubiti 211
– – faciei 237
– ulnaris 203, 213
– urethralis F., S. 276
– uterina 275
– vaginalis 275, 276
– – accessoria R. 276
– vertebralis 195, 222
– – thoracia 193, 195
– vesicalis caudalis 275; S. 276
– – cranialis S., Z. 273; S. 275
– – media K. 246
– vestibularis R. 276
– vorticosae 240
Venenbau 11
–, Endothel 11
–, Intimawülste 11
–, Tunica externa 8, 11
–, – intima 8, 11
–, – media 8, 11
Venen
–, Bauchwand 242
–, Becken 265
–, Beckengliedmaße 249
–, Brustwand 190
–, Drosselvenen 11
–, Hals 222
–, Herz F. 52; S. 57; R. 65; P. 73
–, Hinterfuß 98; F. 259; S. 262; W. 263; P. 264
–, –, dorsale 99; F. 262; S. 263; W. 264; P. 265
–, –, plantare 98; F. 259; S. 262; W. 263; P. 264
–, Klappensinus 11
–, kleiner Kreislauf 190
–, Kopf 222
–, Lungenkreislauf 190
–, postkapillare 8
–, Schultergliedmaße 203
–, Schwanz 265
–, Vorderfuß 98; F. 216; S. 218; W., P. 219
–, –, dorsale 99; F. 217; S. 218; W. 219; P. 222
–, –, palmare 98; F. 216; S. 218; W., P. 219
Venenklappen 11
Venennetze W. 551; P. 574
– subkutane P. 576
Venenwinkel 317
Venolen 8
Ventriculi cordis 29
Verbindungsschicht P. 564
Verständigungsorgane 472
Vibrissae 457
Viole 473
Vis a tergo 11
Vlies 457; Sf. 519
Voraugendrüse Sf. 469
Vorhof, linker 28
–, rechter 27
Vortex cordis 24
Vortices pilorum 460

W

Wachstumshormone 483
Wamme 467; H. 498; R. 516
Wandhorn R. 543; P. 559
Wandlederhaut S. 512; R. 541; W. 549; P. 561
Wandoberhaut R. 443
Wandsegment 490; R. 539
Wandunterhaut P. 560
Warzenmuskeln 32, 35
weiße Linie *siehe* Zona alba
Wildzeichnung 461; P. 554
Wollhaare 457

Wurzelfüßchen 451
Wurzelscheide, epitheliale 447, 454

Z

Zehenballen 485; F. 491; H. 506; K. 507
Zehenendorgan 444, 452, 484, 486; F. 504; S. 512; R. 539; W. 546; P. 557
– , Ontogenese 484
– , Schichtengliederung 490
– , Segmentgliederung 490

Zellen, immunkompetente 279
Zirkulation, extravaskuläre 307
Zitze 478; S. 511; R. 520
Zirkumoraldrüsen K. 469
Zitzen, überzählige S. 512
Zitzenkanal 478; R. 524
Zitzenzisterne K. 504; S. 511; R. 525; Z. 535; Sf. 537; P. 556
Zona alba W. 547, 547; R. 543; P. 565, 567
Zwergtalgdrüsen 463; S. 510
Zwischenhorn P. 559
Zytopempsis 13